W. Remmele (Hrsg.) **Pathologie 5**

Springer-Verlag Berlin Heidelberg GmbH

W. Remmele (Hrsg.)

Pathologie

5

Männliches Genitale • Niere • Ableitende Harnwege und Urethra • Skelettsystem • Gelenke, Sehnen und Sehnengleitgewebe, Bursen, Faszien • Haut

Zweite, neubearbeitete Auflage

Mit Beiträgen von

W. Anemüller G. Delling U. Helmchen B. Helpap
W. Mohr G.E. Schubert F. Städtler S. Störkel
M. Tronnier H.H. Wolff

Mit 378, zum Teil farbigen Abbildungen in 816 Einzeldarstellungen und 107 Tabellen

Springer

Prof. Dr. med. Wolfgang Remmele
Kliniken der Landeshauptstadt
Institut für Pathologie
Ludwig-Erhard-Straße 100
65199 Wiesbaden

Die Deutsche Bibliothek – CIP-Einheitsaufnahme
Pathologie / W. Remmele ... (Hrsg.). –
Berlin; Heidelberg; New York; Barcelona; Budapest; Hongkong;
London; Mailand; Paris; Santa Clara; Singapur; Tokio: Springer.
NE: Remmele, Wolfgang [Hrsg.]
Bd. 5. Männliches Genitale; Niere; Ableitende Harnwege und Urethra;
Skelettsystem; Gelenke, Sehnen und Sehnengleitgewebe, Bursen, Faszien; Haut
mit Beitr. von W. Anemüller ... 2., neubearb. Aufl. – 1997
ISBN 978-3-642-63911-1 ISBN 978-3-642-59232-4 (eBook)
DOI 10.1007/978-3-642-59232-4

NE: Anemüller, Waltraud

Softcover reprint of the hardcover 2ndedition 1997

Einbandgestaltung: E. Kirchner, Heidelberg
Herstellung: PRO EDIT GmbH, Heidelberg
Satz: K+V Fotosatz GmbH, Beerfelden
SPIN: 10496627 25/3134-5 4 3 2 1 0 – Gedruckt auf säurefreiem Papier

Vorwort zur zweiten Auflage

Band 5 der Neuauflage der „Pathologie“ ist an den Band 3 der 1. Auflage angelehnt, enthält aber nicht mehr alle seine Kapitel. Abgehandelt werden in einem 1. Themenkreis die Erkrankungen des männlichen Genitale, der Niere und der ableitenden Harnwege, in einem 2. Themenkreis diejenigen des männlichen Genitale und in einem 3. Themenkreis die Pathologie des Stütz- und Bewegungsapparates sowie der Haut. Wie in der 1. Auflage ist die Pathologie der Muskulatur aus der 3. Gruppe herausgenommen und in dem bereits erschienenen Band 6 zusammen mit der Neuropathologie besprochen.

Die Zunahme unseres Wissens schlägt sich inhaltlich in einer Vielzahl neuer Befunde nieder, vor allem auf den Gebieten der Immunhistologie und der Molekularpathologie. Äußerlich findet sie ihren Ausdruck in der hierdurch bedingten Umfangsvermehrung der meisten Kapitel. Da dieser Sachverhalt natürlich auch für die anderen, in Band 3 der 1. Auflage enthaltenen Kapitel (weibliches Genitale, Mamma, Pathologie der Schwangerschaft, der Plazenta, des Neugeborenen und des Kindesalters, endokrine Organe) gilt, wurden diese in einem neuen Band 4 untergebracht, dessen Herstellungsarbeiten weit fortgeschritten sind und der in Kürze erscheinen wird.

Der Dank von Herausgeber und Verlag kommt von Herzen. Es war, wie bei Vielmännerbüchern üblich, nicht immer leicht, die Terminvorgaben der verschiedenen Autoren unter einen Hut zu bringen. Ich habe nicht nur den bewährten Autoren der 1. Auflage zu danken, sondern auch denjenigen, die auf meine Bitte hin neu hinzugekommen sind, um die bisherigen Alleinautoren zu entlasten und ihr eigenes Spezialwissen in das Werk einzubringen. Ferner danke ich wiederum Herrn Prof. Hermanek, der sich der ICD-Klassifikation beratend angenommen hat.

Dem Springer-Verlag, vor allem Frau Dr. Heinz, Frau Gründler und Frau Mathieu, sowie dem mit der Herstellung beauftragten Unternehmen PRO EDIT (Heidelberg), hier an erster Stelle Herrn Klemens Schwind, danke ich für ihren Einsatz, ihre Geduld und die fachliche Begleitung bei der Gestaltung des Bandes.

Zusammen mit den Autoren hoffe ich, daß auch dieser Band all denen, für die er geschrieben wurde – Pathologen, Kliniker, niedergelassene Ärzte, besonders interessierte Studenten – ein nützlicher Ratgeber sein wird.

Wiesbaden, im Februar 1997 *Wolfgang Remmele*

Inhaltsübersicht der Bände 1–4 und 6

Inhaltsverzeichnis

Autorenverzeichnis

Dr. Waltraud Anemüller
Klinik für Dermatologie und Venerologie
der Medizinischen Universität
Ratzeburger Allee 160
23562 Lübeck

Professor Dr. G. Delling
Institut für Pathologie
der Universität
Martinistraße 52
20251 Hamburg

Professor Dr. U. Helmchen
Institut für Pathologie
der Universität
Martinistraße 52
20251 Hamburg

Professor Dr. B. Helpap
Institut für Pathologie
Städtisches Krankenhaus Singen
Virchowstr. 10
78224 Singen

Professor Dr. W. Mohr
Institut für Pathologie
und Rechtsmedizin der Universität
Abteilung Pathologie
Albert-Einstein-Allee 11
89081 Ulm

Professor Dr. G.E. Schubert
Institut für Pathologie
der Kliniken der Stadt Wuppertal
und der Universität Witten-Herdecke
Heusnerstraße 40
42283 Wuppertal

Professor Dr. F. Städtler
Praxis für Pathologie
Richtweg 19
28195 Bremen

Professor Dr. S. Störkel
Institut für Pathologie
der Kliniken der Stadt Wuppertal
und der Universität Witten-Herdecke
Heusnerstraße 40
42283 Wuppertal

Priv.-Doz. Dr. M. Tronnier
Klinik für Dermatologie und Venerologie
der Medizinischen Universität
Ratzeburger Allee 160
23562 Lübeck

Professor Dr. H.H. Wolff
Klinik für Dermatologie und Venerologie
der Medizinischen Universität
Ratzeburger Allee 160
23562 Lübeck

Kapitel 1 Männliches Genitale

F. Städtler, B. Helpap

Inhaltsverzeichnis

Hoden

F. Städtler

Weiterführende Literatur

1. Doerr W, Seifert G (Hrsg) (1981) Spezielle pathologische Anatomie, Bd 14,I/II. Pathologie der endokrinen Organe. Springer, Berlin Heidelberg New York
2. Hedinger CE, Dhom G. In: Doerr W, Seifert G (Hrsg) (1991) Spezielle pathologische Anatomie, Bd 21. Pathologie des männlichen Genitale. Hoden, Prostata, Samenblasen. Springer, Berlin Heidelberg New York Tokyo
3. Labhart A (ed) (1986) Clinical endocrinology. Theory and practice. Springer, Berlin Heidelberg New York Tokyo
4. Nistall M, Paniagua R (1984) Testicular and epididymal pathology. Thieme, Stuttgart New York
5. Peterson RO (1992) Urologic pathology, 2nd edn. Lippincott, Philadelphia
6. Pugh RCB (ed) (1976) Pathology of the testis. Blackwell, Oxford London Edinburgh Melbourne
7. Skakkebaek NE, Berthelsen JG, Grigor KM, Visfeldt J (eds) (1981) Early detection of testicular cancer. Scriptor, Copenhagen
8. Städtler F (1973) Die normale und gestörte präpuberale Hodenentwicklung des Menschen. Veröff Pathol Heft 92, Fischer, Stuttgart
9. Teilum G (1976) Special tumors of ovary and testis and related extragonadal lesions. Munksgaard, Copenhagen

Anatomisch-physiologische Vorbemerkungen

Embryologie

Die *Urgeschlechtszellen* sind bereits bei einem Embryo mit einer *S*cheitel-*S*teiß-*L*änge (SSL) von 2–3 mm nachweisbar. Sie entstehen etwa in der 3. Woche der Fetalentwicklung und befinden sich in der Wand des Dottersackes nahe der Ansatzstelle des Allantois-Ganges. Die Gonadenanlage aus *Rinde und Mark* ist bei beiden Geschlechtern zunächst gleich, d. h. indifferent und bisexuell und enthält noch keine Keimzellen. Die Gonadenanlage wird bei einem 4–5 mm großen Embryo (SSL) nachweisbar. Die Keimleiste erstreckt sich zunächst vom 2. Sakral- bis zum 6. Thorakalsegment. Bei männlicher Differenzierung involviert die Rinde der Gonadenanlage und es bilden sich die Markstränge mit Urgeschlechtszellen und somatischen Zellen. Aus dem Mark bzw. den Marksträngen geht das Tubulussystem hervor. Die Anlage besteht nun aus den Urgeschlechtszellen, den Mesenchymzellen und Derivaten des Zölomepithels, die die Keimzellen umgeben. Die Urgeschlechtszellen differenzieren sich zu *Spermatogonien* und die somatischen Zellen zu den Vorstufen der *Sertoli-Stützzellen*, während die peritubulären mesenchymalen Elemente sich in *Leydig-Zwischenzellen* umwandeln. Die Entwicklung der männlichen Gonade ist abhängig von der Anwesenheit eines Y-Chromosoms, das über ein Gen ein Regulatorprotein synthetisiert[10,11,13,18]. Etwa in der *8.–9. Schwangerschaftswoche* lassen sich beim Embryo die Gonaden als *Hoden* abgrenzen. Während sich die Müller-Gänge unter Einwirkung des Anti-Müller-Hormons (AMH)[2] zurückbilden, entwickeln sich aus dem Wolff-Urnierengang unter dem Einfluß des Testosteron bzw. Dihydrotestosteron die *Ductuli efferentes* zwischen dem Rete testis und dem Nebenhodenkopf, ferner der *Nebenhoden*, der *Ductus deferens* und *die Samenblase.* Durch Einwirkung der placentaren Gonadotropine entfalten sich die *Leydig-Zwischenzellen*, die erstmals im 2. Schwangerschaftsmonat sichtbar werden und um die *20. Schwangerschaftswoche* ihre stärkste Entfaltung aufweisen, so daß sie *zu dieser Zeit etwa 2/3 des Hodengewebes einnehmen.*

Gegen *Ende des 3. Schwangerschaftsmonats* finden sich die Hoden intraabdominell an der vorderen Bauchwand oberhalb des inneren Leistenringes. Der weitere *Deszensus* beginnt im 7. Schwangerschaftsmonat und am Geburtstermin befinden sich 90% der Gonaden im Skrotum. Weitere 8–9% deszendieren spontan während des ersten Lebensjahres. Nach dem Deszensus obliteriert der *Processus vaginalis* und es bleibt lediglich im Bereich des Hodens ein kapillärer Spaltraum zurück, dessen parietales Blatt als *Periorchium*, dessen viszeraler Anteil als *Epiorchium* bezeichnet wird. Der Spaltraum selber, das *Spatium testis*, ist von Mesothelien ausgekleidet.

Anatomie

- Der Hoden wird von 3 Arterien versorgt: als erstes ist die *A. testicularis* zu nennen, die beidseits aus der Aorta in Höhe des LWK 2 entspringt. Die *A. ductus deferentis* entspringt aus der A. umbilicalis. Beide Gefäße anastomosieren im Bereich des Nebenhodenkopfes miteinander. Das dritte Gefäß ist die *A. cremastica*, die von der A. epigastrica inferior ausgeht und in erster Linie die Hodenhüllen versorgt, aber auch mit der A. testicularis anastomosiert.
- Der *venöse Abfluß* erfolgt zunächst über dem Plexus pampiniformis und dann über die *V. testicularis*, die *rechts* in die V. cava inferior und *links* in die Vena renalis einmündet.

- Der *Lymphabfluß* beginnt in den Septula testis und führt entweder in das Lymphgefäßgeflecht der Tunica albuginea oder zum Hodenhilus. Von hier aus erfolgt der weitere Abfluß der Lymphe über die Gefäße entlang des Samenstranges und entlang der A. und V. testicularis zu den Lymphknoten unterhalb des *Nierenhilus.* Die *Lymphgefäße* des *Skrotums* und des *Penis* ziehen zu den Lymphknoten der *Inguinalgegend.* Dieser *unterschiedliche* Lymphabfluß ist für die differente lymphogene Metastasierung verantwortlich und deshalb von praktischer Bedeutung.
- Die *Nervenversorgung* des Hodens erfolgt durch das *Ganglion spermaticum* im Retroperitonalraum, das vegetative Fasern vom *Plexus coeliacus* und *Plexus intermesentericus* erhält, über den *Plexus testicularis*, der die A. testicularis umgibt. Mit der A. testicularis erreichen die postganglionären Fasern den Hoden und verzweigen sich am Hodenhilus einmal zur Tunica albuginea and zum anderen ins Hodenparenchym. Die Fasern aus dem Steuerungszentrum des *Plexus coeliacus* sind für die vegetative Regulation verantwortlich. Dies ist der Grund, warum Operationen in diesem Bereich zur Impotenz führen können.

Der Hoden baut sich aus etwa 250 Läppchen, den *Lobuli testis*, auf. Die einzelnen Läppchen bestehen aus einem Netzwerk von Samenkanälchen, den *Tubuli contorti*, die durch Bindegewebssepten voneinander getrennt sind. Etwa 7–15 Kanälchen münden dann ins Rete testis. Die Verbindung vom Rete testis zum Nebenhodenkopf bilden die *Ductuli efferentes.* Der weitere Abfluß erfolgt vom Nebenhodenkopf über den Nebenhodenkörper, den Nebenhodenschwanz, den Ductus deferens, die Samenblase zum Colliculus seminalis in der Pars prostatica der Harnröhre.

Präpuberale Hodenentwicklung

Unsere Kenntnisse von der fetalen und postnatalen Hodenentwicklung des Menschen sind immer noch lückenhaft. Morphometrische Untersuchungen an fetalen, natalen und postnatalen männlichen Gonaden hat an einem größeren *selektierten* Kollektiv unseres Wissens nur Schönberger[16] vorgenommen. *Die Hoden zeigen pränatal ein kontinuierliches lineares Wachstum* und wiegen zur Zeit der Geburt etwa 0,3 g. Obwohl sich die fetalen Leydig-Zwischenzellen nach der Geburt zurückbilden, stagniert die Gewichtszunahme der Gonaden nicht, sondern setzt sich während der gesamten *präpuberalen Lebensphase* kontinuierlich und linear fort. So wiegen die Hoden im 10. Lebensjahr etwa 1,2 g. Der *mittlere Tubulusdurchmesser* ändert sich bei den *pränatalen Gonaden* wahrscheinlich nicht und liegt bei etwa 58 μ. Auch im ersten Lebensjahr bleibt der *Tubulusquerschnitt beim Kind* etwa konstant, so daß die Gewichtszunahme der Gonaden zu dieser Zeit in erster Linie auf ein Längenwachstum der Samenkanälchen zurückzuführen ist. Erst danach vergrößert sich allmählich der Durchmesser der Hodenkanälchen und erreicht *präpuberal Werte bis* 70 μ. Gleichzeitig nimmt die Zellausstattung und linear auch die Zahl der Spermatogonien zu[8]. Die Tubuli bestehen präpuberal aus soliden *Zellsträngen*, d. h. eine Lichtung ist in dieser Lebensphase nicht entwickelt. Die *Tubuluswand* baut sich aus zarten kollagenen Fasern auf und eine Basalmembran ist nur elektronenmikroskopisch nachweisbar. Elastische Fasern bilden sich in der Wand der Hodenkanälchen erst nach Eintritt in die Pubertät. In diesem Zusammenhang sei auch auf die Arbeiten von Holstein[13] und Wartenberg[18] verwiesen.

Während der *präpuberalen* Lebensphase sind im Hoden *keine Leydig-Zwischenzellen* erkennbar. Auch entsprechende Vorstufen lassen sich unter den spindeligen Elementen nicht abgrenzen (Abb. 1.1 c).

Pubertät

Mit Eintritt in die Pubertät (10.–16. Lebensjahr) *vergrößern* sich die Gonaden rasch. Die Volumenzunahme geht fast ausschließlich auf die *Entfaltung der Samenkanälchen* zurück. Gleichzeitig werden die *Leydig-Zwischenzellen* sichtbar, die besonders in der frühen Phase der Pubertät reichlich Lipoide einlagern und zwar in einem solchen Maße, wie dies später unter normalen Umständen nicht wieder zu beobachten ist. Auch die 3-*β*-Hydroxysteroiddehydrogenase, ein Enzym, das in die Steroidbiosynthese eingreift, ist jetzt enzymhistochemisch in den Leydig-Zwischenzellen nachweisbar. Die *Periode der Pubertät* ist individuell verschieden. Sie dauert *in der Regel etwa 5 Jahre.* Nach ihrem Abschluß ist auch die Fertilität erreicht.

Erwachsenenhoden

Der regelhaft entwickelte Hoden des Erwachsenen *wiegt* zwischen *20 und 30 g* und weist ein *Volumen* von 18–28 ml/Gonade auf. Der *Tubulusdurchmesser* der Samenkanälchen variiert erheblich (180–300 μ), wobei als *untere Normgrenze 180* μ anzusehen sind. Die Samenbildung läuft in drei wesentlichen Schritten ab. Auf die noch weitergehende Differenzierung innerhalb dieser Stufen kann hier im einzelnen nicht eingegangen werden.

Die *Spermatogonien* sitzen der Basalmembran auf. Bei der Teilung dieser Elemente bleibt eine Zelle als Stammzelle zurück, während die andere in die *Spermatogenese* eintritt. Bei der nächsten Zellteilung entstehen *zwei Spermatozyten.* Diese durchlaufen dann zwei Reifeteilungen (*Meiose*). Es entstehen zunächst die *Präspermatiden*, aus denen dann die *Spermatiden* hervorgehen. In einem weiteren Schritt, der früher als Spermiohistogenese und heute als *Spermiogenese* bezeichnet wird, differenzieren sich dann die Spermatiden zu

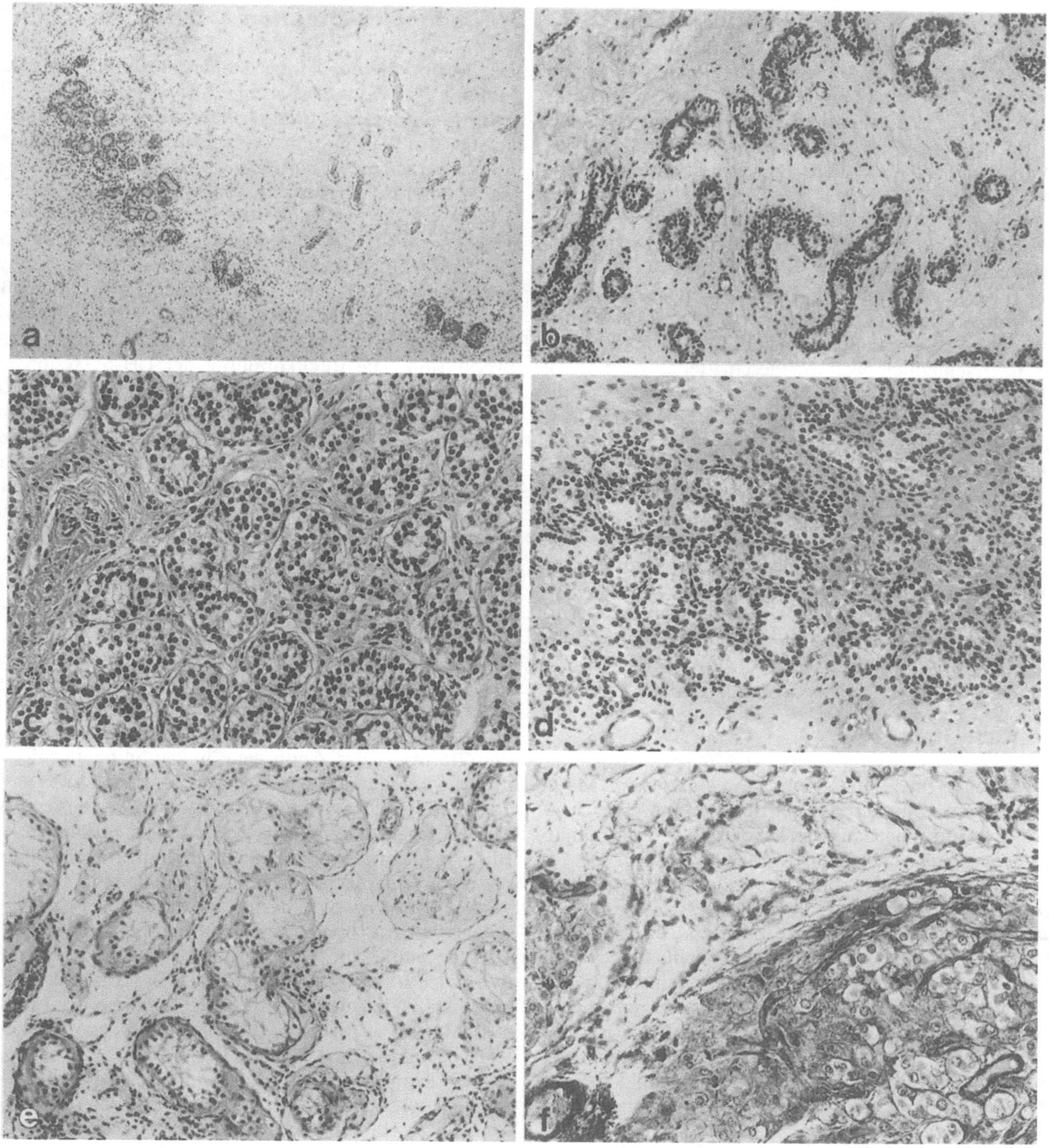

Abb. 1.1. a Sogenannte konnatale Anorchie. Das zunächst angelegte Hodengewebe ist sekundär wieder vernarbt. Bei dem 6jährigen Jungen sind hier einzelne Tubuli im Randbereich erhalten geblieben. HE, 38 : 1. **b** Schwere Entwicklungsverzögerung des Hodens bei einem 12jährigen Jungen mit Hirntumor. Mangelhafte Entfaltung der Tubuli mit wenig geschlängeltem Verlauf. Breites Stroma. HE, 95 : 1. **c** Regelrecht entfalteter Hoden eines 5jährigen Jungen mit einem mittleren Tubulusdurchmesser von 60 μm. HE, 150 : 1. **d** 5jähriger Junge mit bilateralem Leistenhoden. Mangelhaft entfaltete Tubuli mit einem mittleren Durchmesser von 50 μm und praktisch einreihiger Zellauskleidung. Breites Stroma. Bei gleicher Vergrößerung ist der Entwicklungsrückstand gegenüber der Normalentwicklung (Abb. 1.1 c) bereits im Alter von 5 Jahren gut erkennbar. HE, 150 : 1. **e** Leistenhoden eines 25jährigen Mannes. Die Hodenkanälchen sind z. T. in hyaline Narbenstränge umgewandelt. Restliche, erhaltene Hodenkanälchen zeigen lediglich eine Ausstattung mit Sertoli-Stützzellen. HE, 95 : 1. **f** Klinefelter-Syndrom eines 32jährigen Patienten. Typisches histologisches Bild mit hyperplastischen Leydig-Zellkomplexen (*r. u.*) und völlig vernarbten und z. T. in Auflösung begriffenen Hodenkanälchen (*l. o.*). HE, 375 : 1

reifen Spermatozoen (▷ Abb. 1.16a). Dieser letzte Schritt vollzieht sich in engem Kontakt mit den *Sertoli-Stützzellen.* Die Dauer der gesamten Samenbildung von der Teilung der Spermatogonien bis zu den Spermatozoen beträgt beim Menschen etwa 74 (±5 Tage)[12]. Bis die Spermatozoen in den Nebenhoden gelangen, vergehen nochmals 8–17 Tage, also insgesamt mindestens 82 Tage.

Während im *Tierreich* die Spermatogenese in den Tubuli *wellenförmig* abläuft, so daß auf einen Tubulusquerschnitt immer nur eine Ausreifungsstufe zu beobachten ist, findet man *beim Menschen* ein *unregelmäßiges, mosaikförmiges Verteilungsmuster im Querschnitt* durch die Samenkanälchen. Hierbei sieht man Herde mit unterschiedlich weit fortgeschrittener Ausreifung nebeneinander. Schulze u. Rehder[17] nahmen aufwendige Rekonstruktionsversuche vor und konnten zeigen, daß die *Samenbildung beim Menschen im Tubulus schraubenförmig* verläuft, so daß im Tubulusquerschnitt immer unterschiedliche Ausreifungsstufen nebeneinander anzutreffen sind. Das Mosaikmuster ist hierbei nur vorgetäuscht.

Die *Sertoli-Stützzellen* haben nicht nur eine wichtige Funktion im Rahmen der Spermiogenese, sondern produzieren auch das *Peptidhormon Inhibin* und in geringer Menge auch *Steroidhormone.* Außerdem haben sie die Fähigkeit zu *phagozytieren.*

Climacterium virile

In Analogie zur Frau spricht man auch beim Mann vielfach vom „Climacterium virile“. Diesen Vergleich – wenn man ihn überhaupt anwenden will – kann man nur *sehr bedingt* vornehmen. Das Erlöschen der Sexualhormonproduktion bei der *Frau* stellt ein *obligates* Ereignis dar, das in dieser Form beim *Mann* höchstens *ausnahmsweise* einmal eintritt. Zwar können auch beim Mann die Funktionen der Gonaden nachlassen und als Folge Allgemeinsymptome auftreten, doch wird in der Regel durch eine erhöhte *Gonadotropinsekretion* über längere Zeit eine Kompensation erreicht. So ist z.B. auch der Testosteronplasmaspiegel zwischen dem 18. und 70. Lebensjahr unverändert. Im Einzelfall kann auf diese Weise die Fertilität bis ins hohe Greisenalter erhalten bleiben. Entsprechend variabel ist auch der histologische Befund des Hodens[14]. *Ein typisches Bild für die Gonaden des alternden Mannes gibt es nicht.* Allerdings beobachtet man im höheren Alter gehäuft eine allgemein reduzierte Spermatogenese. Im Vergleich zu den Gonaden eines jungen Menschen treten mit zunehmendem Alter in vermehrtem Umfang gefäßbedingte herdförmige Tubulusatrophien und -vernarbungen auf. Ein weiterer inkonstanter Hinweis für den Hoden eines älteren Mannes sind *herdförmige Leydig-Zellhyperplasien,* die bei gesunden jungen Leuten in dieser Weise praktisch nicht beobachtet werden.

Hormonale Regulation

Der *Hypothalamus* ist das Steuerungszentrum für das Hypophysen-Gonadensystem. Als *Sexualzentrum* gilt beim Menschen das *Tuber cinereum.* Die Regulierung erfolgt über die rhythmische Freisetzung des hypothalamischen *Gonadotropin-Releasing-Hormons* (*GnRH*), wobei dann in der Adenohypophyse LH und FSH freigesetzt und an die Blutbahn abgegeben werden. Der Transport des GnRH, dessen Dekapeptidstruktur seit 1971 aufgeklärt ist, vom Hypothalamus zur Adenohypophyse geht auf dem Blutweg über die Portalgefäße vonstatten. LH stimuliert vor allem die Leydig-Zwischenzellen und damit die Androgen- und Östrogenproduktion. Die Rückkopplung der LH-Sekretion erfolgt dann über einen *negativen Feedbackmechanismus*[3]. Der *Hypothalamus* wirkt als Koordinationszentrum, doch ist in die Regulation auch die *Adenohypophyse* eingeschaltet. Der Blutspiegel der Androgene und der Östrogene ist dabei für die Bremsung bzw. Aktivierung verantwortlich. FSH beeinflußt vorwiegend die Sertoli-Stützzellen und auch die Sekretion von Inhibin, unterliegt aber seinerseits nicht der Kontrolle von Inhibin[14a]. FSH wird auch durch Androgene nicht beeinflußt und insbesondere nicht gehemmt. Weitere endokrine Funktionen der Sertoli-Zellen im Rahmen des Metabolismus erscheinen möglich. So besitzen die Sertoli-Zellen Zytosolrezeptoren für Testosteron und Dihydrotestosteron. Unter dem Einfluß von FSH bilden sie ferner das *Androgenbindende Protein* (ABP), das für den Transport der Androgene in die Samenkanälchen und die ableitenden Samenwege notwendig ist.

Liegt eine *gravierende Störung der Spermatogenese* vor, ist *regelmäßig FSH erhöht.* Dieser erhöhte FSH-Blutspiegel ist ein außerordentlich empfindlicher Parameter für entsprechende Keimzell-Läsionen.

Auch das *Prolaktin* beeinflußt die endokrine Aktivität des Hodens über eine Beeinträchtigung der Hypophysen- und Hypothalamusfunktion. So ist bekannt, daß bei Prolaktin-produzierenden Tumoren und resultierender Hyperprolaktämie eine Abnahme der Libido auftritt und auch eine sexuelle Impotenz sich entwickeln kann.

Mit Einführung des *Radioimmunoassay* wurde es möglich, *auch präpuberal* LH und FSH, das Releasinghormon sowie Testosteron und Östrogene im Blut zu bestimmen[1,3]. In der *Pubertät* beobachtet man dann einen *raschen Anstieg* sämtlicher Parameter. Die Erhöhung der verschiedenen Blutspiegel geht dabei der Pubertät voraus. Die Fakten, die zur *Auslösung der Pubertät* führen, sind nur teilweise bekannt. Präpuberal ist der Hypothalamus *äußerst sensibel* für Sexualhormone. Aufgrund des negativen Feedbackmechanismus werden deshalb die entsprechenden Hormonspiegel niedrig gehalten. Entscheidend für den Beginn der Pubertät ist im *Hypothalamus die Abnahme der Sensibilität für Sexualsteroide.* Welche Faktoren die Sensibilität des Hypothalamus beeinflussen, ist bisher unbekannt. Wahrscheinlich besteht u.a. eine Wechselwirkung zwischen der *Gonadarche* und der *Adrenarche*, die für den Ablauf der Pubertät notwendig ist. Die Rolle der *Epiphyse*, die offenbar die Auslösung der Pubertät bremst, ist in diesem Regelkreis ebenfalls weitgehend ungeklärt.

Mit *zunehmendem Alter* verändert sich auch beim Mann die Sexualhormonproduktion. Hierbei kompensiert der Organismus durch vermehrte Ausschüttung der Gonadotropine die Produktion der gonadalen Hormone. Obwohl es große individuelle Unterschiede gibt, setzt eine *verstärkte endokrine Involution erst nach dem 70. Lebensjahr* ein. Die Stimulierbarkeit der Leydig-Zwischenzellen läßt nach, d.h. trotz erhöhter LH-Spiegel können Androgene nicht mehr im ausreichenden Maße produziert werden. Hinzu kommt, daß es außerdem zu einer *Verschiebung des freien und des an Proteine gebundene Testosteron* kommt. Das frei zirkulierende, biologisch aktive Testosteron nimmt dabei stärker ab, so daß der effektive Plasmaspiegel niedriger ist als es der gesamte Blutspiegel erwarten läßt. Eine Korrelation zwischen dem FSH-Blutspiegel und dem Alter besteht nicht bzw. konnte bisher nicht festgestellt werden.

Aus den oben erwähnten Gründen ist deshalb im Alter bei Androgenmangelerscheinungen therapeutisch eine Substitution mit Testosteronpräparaten erforderlich.

Zusammenfassend ist festzustellen, daß sich die *hormonelle Regulation der Samenbildung* als ein *außerordentlich komplexes Geschehen* darstellt.

Fehlbildungen

Echte Fehlbildungen männlicher Gonaden sind außerordentlich *selten*.

- Beim *Agonadismus* handelt es sich um *phänotypisch weibliche, genotypisch jedoch männliche Individuen* mit dem Geschlechtschromosomensatz XY. Das äußere Genitale ist *weiblich*, kann jedoch gelegentlich auch eine gewisse Vermännlichung aufweisen. Rudimente der Müller- und Wolff-Gänge sind teilweise erhalten, doch lassen sich keine Gonaden nachweisen. *Ätiologie* und *Pathogenese* dieses Krankheitsbildes sind *unbekannt*[3]. Diskutiert wird ein sehr frühzeitiger Verlust der Gonaden und zwar noch während der Differenzierung der Wolff-Gänge.
- Streng abzugrenzen ist die *ein- und doppelseitige konnatale Anorchie* (Abb. 1.1a).
  Der Begriff der „Aplasie" sollte vermieden werden, da er nicht zutreffend ist. Die Patienten zeigen regelmäßig eine männliche Differenzierung. *Anstatt der Hoden* wird histologisch *fibröses Bindegewebe* am Ende des Samenstranges gefunden. Die zunächst angelegten Gonaden sind sekundär wieder vernarbt, wobei häufig Anteile des Nebenhodens und des Samenstranges, gelegentlich auch noch einzelne Tubuli erhalten bleiben. Die *Ursache des embryonalen Gonadenverlustes* ist *unklar*. Auch intrauterine Hodentorsionen werden diskutiert. Hedinger[2] spricht von *embryonalen* und *fötalen testikulären Regressionssyndromen* und unterteilt nach gonadaler Aplasie, Agonadismus, frühe fötale Gonadenregression, rudimentäre Hoden und Anorchie.
- Bei *Monorchie* handelt es sich um ein komplexes Krankheitsbild. Sie ist regelmäßig auch mit einer *Aplasie der ableitenden Samenwege* und der *gesamten Nierenanlage* auf der gleichen Seite vergesellschaftet. Bei intakter Gonadenentwicklung auf der kontralateralen Seite ist in diesen Fällen die Fertilität nicht beeinträchtigt.
- Als weitere Fehlbildungen sind der *Polyorchismus*[15] bzw. die *Triorchidie* bekannt. Auch diese Anomalien stellen eine ausgeprägte *Rarität* dar. Meist ist die *linke Seite* betroffen, wobei dann zwei Hoden in der linken Skrotalhälfte gefunden werden. Bei der Doppelanlage ist fast immer einer der Hoden stark verkleinert.

Gestörtes präpuberales Gonadenwachstum

Pubertas praecox

Idiopathische Pubertas praecox: Hiervon wird dann gesprochen, wenn beim Knaben vor dem 8.–10. Lebensjahr eine Gonadenreifung mit Entwicklung einer Spermatogenese eintritt, ohne daß ein anderes Leiden vorliegt, das die Pubertät ausgelöst hat.

Es handelt sich hierbei immer um eine *vorzeitige vermehrte Sekretion des gonadalen Releasinghormons* mit entsprechender Aktivierung des hypophysären-gonadalen Systems. Dagegen gibt es *keine echte Pubertas praecox*, die primär von der Adenohypophyse ausgeht.

Wichtig ist bei diesen Kindern, daß ein *organisches Leiden* als Ursache *ausgeschlossen* wird.

Symptomatische Pubertas praecox: Sie ist häufiger und kann durch *zahlreiche hirnorganische Leiden* ausgelöst werden (z.B. Mißbildungen der Tuber cinereum, andere Hirnmißbildungen, postenzephalitische Veränderungen, Albright-Syndrom, Hydrozephalus usw.).

Pseudopubertas praecox

Bei der Pseudopubertas praecox steht die vorzeitige Entwicklung der *sekundären Geschlechtsmerkmale* im Vordergrund, während die Hoden nur eine geringe vorzeitige Entwicklung, niemals jedoch eine komplette Spermatogenese aufweisen.

Als *Ursache* kommen verschiedene Störungen in Betracht. Zu nennen sind einmal *Gonadotropin-produzie-*

rende Tumoren wie z.B. *Teratome* oder auch *Hepatome*. Relativ häufig ist die Ursache ein *adrenogenitales Syndrom*. Auch *Nebennierenrindentumoren* mit Produktion von Sexualsteroiden sind als auslösender Faktor bekannt. *Leydig-Zelltumoren* gehen ebenfalls mit einer Pseudopubertas praecox einher. *Differentialdiagnostisch* ist immer eine exogene Zufuhr von gonadotropen Hormonen oder Sexualsteroiden mit in Betracht zu ziehen, wie sie z.B. beim Minderwuchs oder auch bei der Behandlung des Hodenhochstandes verabreicht werden. Eine Pseudopubertas praecox wird niemals durch hypothalamische Prozesse hervorgerufen.

Prämature Gonadarche

Bei Knaben vor der Pubertät gibt es eine isolierte vorzeitige Hodenentwicklung, wobei das *histologische Bild* der Gonaden eine Entwicklung aufweist, wie man sie sonst erst zu Beginn der Pubertät sieht. Hierbei können sich auch bereits Spireme entwickeln und manchmal zeigen die Leydig'schen Zwischenzellen schon eine Entfaltung[8]. Im *Gegensatz zur Pubertas bzw. Pseudopubertas praecox* kommt es bei der vorzeitigen Gonadarche nur zu einer *Stimulation der Gonaden, nicht jedoch zur vorzeitigen Entwicklung der sekundären Geschlechtsmerkmale*. Als *Ursache* ist eine passagere erhöhte Gonadotropin- und insbesondere eine verstärkte FSH-Sekretion anzusehen.

Pubertas tarda

> Sind beim *Knaben nach dem 18. Lebensjahr* noch keine Zeichen der einsetzenden Pubertät erkennbar, d.h. zeigen insbesondere die sekundären Geschlechtsmerkmale bis zu diesem Alter noch keine beginnende Entfaltung, sprechen wir von einer *verspäteten Geschlechtsreifung*.
>
> Nach Vollendung des 18. Lebensjahres muß eine klinische Abklärung erfolgen, warum bisher eine Pubertät nicht eingetreten ist. Es kann eine *konstitutionell bedingte verzögerte Geschlechtsreife* vorliegen. Man muß jedoch unbedingt andere Erkrankungen ausschließen, die für einen Hypogonadismus in Frage kommen (z.B. *Chromosomenaberrationen*).

Chronische Leiden und zerebrale Erkrankungen

Chronische, länger dauernde Leiden sowie konsumierende Erkrankungen beeinträchtigen die präpuberale Hodenentwicklung kaum, da in dieser Lebensphase die männlichen Gonaden noch zu den stabilen Organen zu rechnen sind. Eine Ausnahme bilden jedoch Kinder mit *schweren Herzvitien*. Auffallenderweise zeigen diese Knaben eine *vorzeitige Gonadenreifung*. *Histologisch* lassen die Tubuli eine Entfaltung erkennen, wie sie sonst zu Beginn der Pubertät zu beobachten ist. Offenbar beeinträchtigt die Hypoxie den Hypothalamus in der Weise, daß die Empfindlichkeit gegenüber den Sexualsteroiden herabgesetzt wird.

Schwere *zerebrale Läsionen* vermögen die präpuberale Hodenentwicklung zu beeinflussen. Nur in etwa 25% der Fälle verläuft die Entfaltung altersentsprechend. In mehr als der Hälfte der Fälle findet man eine mehr oder weniger ausgeprägte *Retardierung* mit mangelhafter Entfaltung der Tubuli (Abb. 1.1b)[8]. Gehäuft wird bei diesen Kindern auch ein *Hodenhochstand* beobachtet, der auf eine unzureichende hypothalamisch-hypophysäre Stimulation zurückgeht. Die klinisch allgemein bekannte, weil eindrucksvolle *Pubertas praecox bei zerebralen Erkrankungen* stellt also *eher die Ausnahme als die Regel dar* und ist nur in etwa 10–20% der Fälle zu erwarten.

Literatur

1.–9. Weiterführende Literatur (▷ S. 3)

10. Bühler EM (1980) A synopsis of the human Y chromosome. Hum Genet 55:145–175
11. Geralds PS (1979) The H-Y antigen and male sexual development. N Engl J Med 300:788–789
12. Heller CG, Clermont J (1964) Kinetics of the germinal epithelium in man. Recent Prog Horm Res 20:545–571
13. Holstein AF (1985) Die männlichen Geschlechtsorgane. In: Fleischhauer K, Staubesand J, Zenker W (Hrsg) Makroskopische und mikroskopische Anatomie des Menschen, 2 Bd Kreislauf und Eingeweide, 14. Aufl. Urban&Schwarzenberg, München Wien Baltimore, S. 460–514
14. Kaler LW, Neaves WB (1978) Attrition of the human Leydig cell population with advancing age. Anat Rec 192:513–518

14a. Krause W (1996) Inhibin and testicular history. Exp Clin Endocrinol 104 (Suppl. 1) 121

15. Pelander WM, Luna G, Lilly JR (1978) Polyorchidism: Case report and literature review. J Urol 119:705–706
16. Schönenberger HJ (1975) Histologische und morphometrische Untersuchungen an fetalen, natalen und postnatalen Hoden bis zum vollendeten ersten Lebensjahr. Med Dissertation, Med Fakultät, Homburg/Saar
17. Schulze W, Rehder U (1984) Organisation and morphogenesis of the human seminiferous epithelium. Cell Tissue Res 237:395–407
18. Wartenberg H (1985) Die Entwicklung der Harn- und Geschlechtsorgane. In: Fleischhauer K, Staubesand J, Zenker W (Hrsg) Makroskopische und mikroskopische Anatomie des Menschen, 2 Bd Kreislauf und Eingeweide, 14. Aufl. Urban&Schwarzenberg, München Wien Baltimore, S 389–413

Hypogonadismus

Einteilung

Die Unterfunktion der männlichen Gonaden kann auf *sehr unterschiedlichen Störungen* beruhen.

Tabelle 1.1. Einteilung des Hypogonadismus

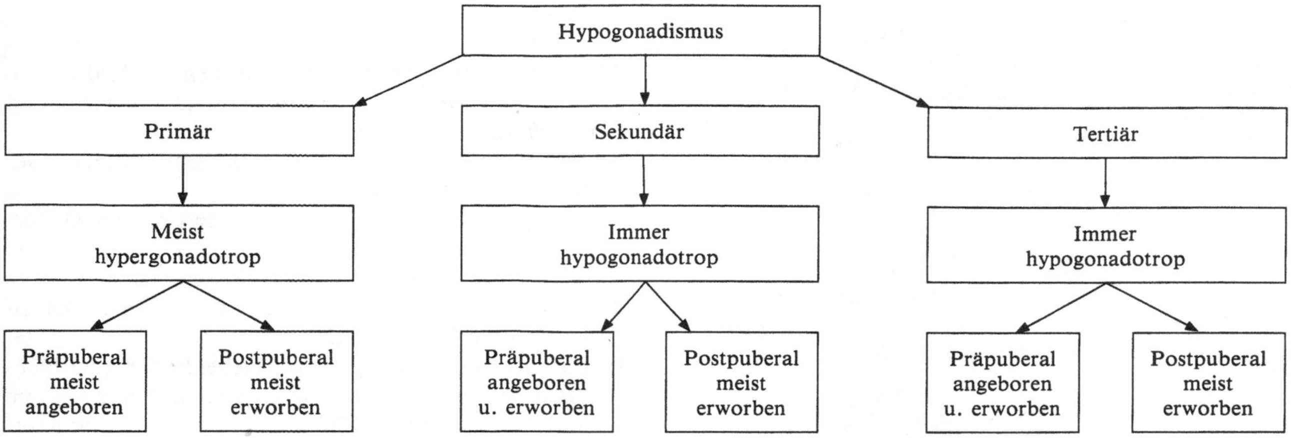

Die heute angewandten Einteilungen des Hypogonadismus haben sich erst in den letzten 50 Jahren herauskristallisiert, als nach der Einführung der Hodenbiopsie als diagnostisches Verfahren durch Charny (1940) eine solche Klassifikation erforderlich wurde. So stammen denn auch die ersten Versuche, die unterschiedlichen Ursachen der Fertilitätsstörungen zu ordnen, von Charny (1946)[12]. Einen weiteren Fortschritt bedeuteten die Klassifikationen von Heller u. Nelson (1948)[18] sowie von Howard et al. (1950)[22]. Im deutschsprachigen Raum sind u. a. die Einteilung von Labhart (1955)[30], Nowakowski (1959)[39], Tonutti et al. (1960)[48], Hornstein (1963)[18,20] und Labhart (1986)[3] zu erwähnen. Man muß jedoch betonen, daß eine *allgemein akzeptierte Einteilung des Hypogonadismus bis heute nicht existiert.* Hedinger (1991)[2] favorisiert im wesentlichen die Klassifikation von Labhart (1986)[3], der jeweils den hyper-(primären) und hypogonadotropen (sekundären und tertiären) Hypogonadismus nach gemischt tubulär-interstitiellen, rein tubulären und rein interstitiellen Formen unterscheidet. *Der Hypogonadismus ist nicht mit den Fertilitätsstörungen des Mannes gleichzusetzen. Beide Begriffe überlappen sich nur teilweise.* Die Infertilität des Mannes umfaßt nicht nur Störungen der Gonaden, sondern sie kann auch auf Erkrankungen der ableitenden Samenwege sowie auf psychische Störungen zurückgehen[45].

Die Unterfunktion der männlichen Gonaden unterteilen wir in einen *primären, sekundären* und *tertiären* Hypogonadismus (Tabelle 1.1).

- *Primäre Formen:* Hierbei liegt die Ursache der mangelnden Funktion *in den Gonaden selbst* begründet. *In vielen Fällen* geht dieses Krankheitsbild mit einer verstärkten Gonadotropinsekretion einher, so daß man auch von einem *hyper*gonadotropen *Hypogonadismus* spricht.
- *Sekundärer Hypogonadismus:* Hierunter versteht man eine *mangelnde Stimulation* von seiten der *Hypophyse*, d. h. die Testes selbst zeigen keine Schädigung, doch sind die Hoden wegen der mangelnden oder unzureichenden Gonadotropinsekretion nicht oder nur unvollständig entfaltet.
- *Tertiärer Hypogonadismus:* Seit Einführung des Radioimmunoassay mit Bestimmung des Releasing-Faktors ist es möglich geworden, einen tertiären Hypogonadismus abzugrenzen. Hierunter versteht man Störungen, die auf einer *mangelnden Funktion des Hypothalamus* beruhen. Bei diesem Krankheitsbild sind die Gonaden und auch die Hypophyse intakt, aber durch das Releasing-Hormon nur unzureichend stimuliert. Die sekundären und tertiären Formen gehören wegen der mangelnden Gonadotropinsekretion zum *hypo*gonadotropen *Hypogonadismus.*

Eine weitere Unterteilung des Hypogonadismus ist danach zu treffen, ob die Störung *prä- bzw. postpuberal* eingetreten ist, da sich die Befunde an den Hoden morphologisch entsprechend unterschiedlich darstellen (Tabelle 1.1).

Primärer präpuberaler Hypogonadismus

Diese Patienten nehmen vielfach eine Sonderstellung ein. Es besteht zwar ein *präpuberaler* Hypogonadismus, doch macht sich dieser häufig erst im Erwachsenenalter bemerkbar. Entsprechend sind die Gonadotropinwerte präpuberal auch nicht erhöht.

Prader[40] führt diese Fälle als eigene Rubrik und nennt sie „Störungen der pränatalen sexuellen Differenzierung".

Hodenhochstand

Klassifikation. Die häufigste präpuberale männliche Gonadenstörung ist der *„Hodenhochstand", Maldescensus testis"* oder *„Kryptorchismus"*. Alle drei Bezeichnungen werden als gemeinsame Oberbegriffe für Deszensusstörungen verwendet. Die Bezeichnung des „Kryptorchismus" als Oberbegriff für *alle* Deszensusstörungen ist heute weit verbreitet, obwohl er im strengen Sinne des Wortes nur für den Bauchhoden zutrifft.

Zur Zeit der Geburt finden sich bei *ca. 90% der Reifgeborenen die Hoden im Skrotum.* Bei *Frühgeborenen* ist der *Anteil retinierter Hoden größer*, und zwar ist dieser Anteil umso größer, je jünger das Frühgeborene bei der Geburt ist.

Bei den *Reifgeborenen deszendieren weitere 8% spontan während des 1. Lebensjahres.* Danach ist mit einem spontanen Deszensus vor Eintritt in die Pubertät nicht mehr zu rechnen. Nach Vollendung des 1. Lebensjahres ist bei 0,7–3% der Knaben mit einem Maldescensus testis zu rechnen. Beim *unbehandelten Erwachsenen* findet man in *0,2–0,9% der Männer* einen Hodenhochstand.

Zum Hodenhochstand gehören zwei verschiedene Deszensusstörungen: die *Retentio testis* und die *Ectopia testis.*

- Bei der Hodenretention liegt ein *mangelnder Deszensus* vor, während bei
- der *Hodenektopie* die Gonaden beim Deszensus einen *falschen Weg* eingeschlagen haben. Das Verhältnis ektoper Hoden zu retinierten Gonaden beträgt etwa 1 : 9[2,3,8].

Retentio testis

Klassifikation. Bei der Retentio testis unterscheiden wir *vier verschiedene Schweregrade.*

- Die *gravierendste Form* ist der *Bauchhoden*, der Kryptorchismus im strengen Sinne oder auch die *Retentio testis abdominalis* genannt. Zur Feststellung der Lokalisation retinierter Gonaden wird heute auch die Computertomographie eingesetzt. Finden sich die Gonaden im Leistenkanal, spricht man von einer *Retentio testis inguinalis.* Je nachdem, ob der Hoden sich hoch am Eingang, in der Mitte oder bereits am Ausgang des Leistenkanals befindet, werden hier noch drei verschiedene Positionen unterschieden. Abgrenzen muß man den *Gleithoden* (*oberer retraktiler Typ*). Hierbei gelingt es zwar, den Hoden manuell ins Skrotum zu drücken, doch rutscht die Gonade nach Loslassen sofort wieder in den Leistenkanal, d.h. in die alte Position, zurück.
- Die *leichteste* und *nicht behandlungsbedürftige Form* der Retentio testis ist der *Pendelhoden* (*unterer retraktiler Typ*), der sich überwiegend im Skrotum befindet, gelegentlich jedoch in den Leistenkanal zurückrutscht. In 10–20% der Fälle tritt die Retentio testis *doppelseitig* auf.

Ätiologie, Pathogenese. Als *Ursachen* des Maldescensus testis sind *verschiedene anatomische Störungen* und *Abweichungen* bekannt:

- Mechanische Gründe, wie z.B. Fehlbildungen des Inguinalkanales.
- Mangelhafte oder fehlerhafte Insertion des Gubernaculum testis.
- Gestörte Funktion des Musculus cremaster.
- Zu kurz angelegter Funiculus spermaticus oder zu kurze Arteria spermatica.
- Entwicklungsstörungen von Nebenhoden und Ductus deferens bis zum völligen Fehlen dieser Organe und bis zur völligen Trennung von Hoden und Nebenhoden.
- Endokrine Störungen mit ungenügender plazentarer und/oder kindlicher Gonadotropinsekretion und konsekutiver mangelnder Stimulation der Gonaden.
- Strukturelle Hodenveränderungen.

Während sich die mechanischen Ursachen des Hodenhochstandes bei der Operation bereits makroskopisch darstellen und die Gonaden bei mangelnder endokriner Stimulation nach entsprechender hormoneller Therapie deszendieren, gestaltet sich die Suche nach den Gründen für den fehlenden Deszensus bei dem verbleibenden, zweifellos größeren Kollektiv als schwierig. Die Arbeitsgruppe um Hadziselimovic[15–17] sieht die *Ursache des Hodenhochstandes in einem inkompletten hypogonadotropen Hypogonadismus mit mangelnder Stimulation der fetalen Leydig-Zwischenzellen*, möglicherweise bedingt durch eine gestörte Hypothalamus-Hypophysen-Gonadenachse.

In den ersten 6 Lebensmonaten fanden Hadziselimovic[16] und Huff et al.[23] in retinierten Gonaden normale Werte für die Keimzellen und lehnen deswegen die Hypothese einer angeborenen Mißbildung der Gonaden ab. Diese Autoren vermuten als *Folge einer Leydigzellatrophie* einen *unzureichenden Testosteronanstieg*, so daß die im 2. bis 3. Lebensmonat einsetzende Umwandlung von Gonozyten zu Ad-Spermatogonien nicht oder nur stark reduziert vonstatten gehe. Die nicht umgewandelten Gonozyten würden sekundär degenerieren, so daß ab dem 6. Lebensmonat die Zahl der Keimzellen in retinierten Hoden kontinuierlich abnehme und ab dem 2. Lebensjahr auch statistisch-signifikant niedriger wäre.

Demgegenüber beurteilen Hedinger[2] und z.B. auch Mininberg[34] die Ursachen des Hodenhochstandes zurückhaltender und meinen, daß es sich hier um ein *Mischkollektiv* handele. Nicht zu Unrecht weisen sie darauf hin, daß bereits im 1. Lebensjahr in retinierten Gonaden eine große Streubreite der Keimzellzahlen auffalle. Hinzu komme, daß innerhalb eines Hodens die Verteilung der Keimzellen von Tubulus zu Tubulus sehr unregelmäßig sei und daß längere Tubulusabschnitte überhaupt keine Keimzellen enthielten. Auch ist beim Maldescensus testis die Zahl der *Ringtubuli etwa sechsmal höher* gegenüber normal deszendierten Hoden.

Zusammenfassend läßt sich feststellen, daß bei der Suche nach den Gründen des Hodenhochstandes in den letzten Jahren weitere Fortschritte erzielt wurden, daß aber dieses Krankheitsbild bis heute *keineswegs als völlig abgeklärt gelten kann.* Die neueren Erkenntnisse insbesondere aus den Untersuchungen von Hadziselimovic[16] sind auch Grundlage für therapeutische Empfehlungen. So wird eine *hormonelle Frühtherapie* schon um den 10. Lebensmonat postuliert. Ob diese Frühtherapie auch zu besseren Ergebnissen in bezug auf eine spätere Fertilität führt, wird die Zukunft zeigen.

Morphologie. Die *Schwere* der mit der konventionellen Histologie faßbaren Veränderungen an Gonaden von Patienten mit Maldescensus testis hängt von verschiedenen Faktoren ab. In erster Linie sind hier das *Alter des Patienten zum Zeitpunkt der PE* sowie die *Lage der retinierten Gonaden* zu nennen.

In der Regel gilt, daß die Entwicklungsverzögerung der Hodentubuli, die Abnahme der Keimzellen und die Fibrose des Interstitiums umso stärker ausgeprägt sind, je älter der Patient zum Zeitpunkt der Orchidopexie ist. Zur Lage der Gonaden kann man allgemein feststellen, daß die obengenannten Gonadenveränderungen mit dem Schweregrad der Retention zunehmen, d. h. die geringsten Veränderungen sieht man an den Gleithoden, die *schwersten Retardierungen am Bauchhoden.*

Beim doppelseitigen Hodenhochstand sind die Befunde in beiden Testes von etwa gleichem Ausmaß (Abb. 1.1 d). Bemerkenswert ist ferner, daß bei Patienten mit einem *unilateralen Maldescensus testis in mehr als 1/3 der Fälle* auch in der *skrotalen*, also deszendierten Gonade *eine Entwicklungsstörung* vorliegt, die so hochgradig sein kann, daß man histologisch die deszendierte Gonade nicht vom retinierten Hoden unterscheiden kann[2,8].

Eine Orchidopexie kurz vor oder nach der Pubertät hat nur noch einen kosmetischen, jedoch keinen funktionellen Effekt mehr (Abb. 1.1 e). Auch Patienten mit *Gleithoden* bedürfen der Therapie, da bei ihnen sonst nach der Pubertät in etwa der Hälfte der Fälle eine Infertilität resultiert.

Verlauf, Komplikationen. Der Hodenhochstand wird heute als *Präkanzerose im weiteren Sinne* aufgefaßt, da die Gefahr der malignen Entartung etwa 10- bis 50mal höher ist als bei der übrigen männlichen Bevölkerung[2,6,7,9]. Dies wird dadurch verdeutlicht, daß *in der Vorgeschichte von Patienten mit Keimzelltumoren in etwa 10% der Fälle eine Retentio testis* zu eruieren ist. Dabei entwickeln sich *Seminome häufiger als Teratome.* Eine Orchidopexie verhindert nicht völlig die Entwicklung eines Keimzelltumors. Bei entsprechend behandelten Patienten ist die Tumorgefahr immerhin nur 4- bis 5mal höher als bei den übrigen Männern[2]. Auch ist es wichtig zu wissen, daß sich beim unilateralen Hodenhochstand der Tumor auch in der deszendierten Gonade entwickeln kann. Werden *kryptorche Hoden* bei Erwachsenen operativ nicht entfernt, sondern ins Skrotum *verlagert*, sollte man anläßlich der Orchidopexie eine *Hoden-PE* entnehmen und die Biopsie immunhistochemisch mit der placentaren alkalischen Phosphatase (*PLAP*) auf atypische Keimzellen untersuchen, um auf diese Weise frühzeitig mögliche atypische Keimzellen zu erfassen.

Ectopia testis

Abzugrenzen von den verschiedenen Formen der Hodenretention ist die *Hodenektopie.* Bei der Ectopia testis unterscheiden wir u. a. folgende Lageanomalien: *Ectopia abdominalis, Ectopia testis inguinalis superficialis, penilis, perinealis und femoralis.* Deszendiert ein Hoden ins Skrotumfach der *kontralateralen* Seite, spricht man von einer *Ectopia transversalis.*

> Die *Abgrenzung der Ectopia testis* gegenüber der *Hodenretention* ist nicht nur aufgrund der Lageanomalien der Gonaden, sondern auch deswegen notwendig, weil es sich hierbei um *primär normal entwickelte und intakte Hoden* handelt. Da aufgrund der atypischen Lage ein Spontandeszensus dieser Hoden ausscheidet, ist eine *Hormonbehandlung kontraindiziert.* Als Therapie kommt alleine eine *operative Korrektur* in Betracht.

Um sekundäre degenerative Veränderungen durch die unphysiologische Lage zu vermeiden, ist eine *frühzeitige Operation im Säuglings- oder Kleinkindesalter anzustreben.* Es ist deshalb eine wichtige Maßnahme im Rahmen der Vorsorgeuntersuchung für Neugeborene, Säuglinge und Kinder, die Lage der Gonaden zu kontrollieren.

Chromosomale Störungen

Störungen der Geschlechtschromosomen

Klinefelter-Syndrom

Epidemiologie. Die Angaben über die Häufigkeit des Klinefelter-Syndroms differieren zwischen 1 : 1000 bis 3,1 : 1000, d. h. *unter 1000 Männern* findet sich das Klinefelter-Syndrom *bis zu dreimal.*

Ätiologie, Pathogenese. Dieses 1942 von Klinefelter beschriebene Krankheitsbild, dessen Ätiologie 1958 aufgeklärt wurde, beruht auf einer *Geschlechtschromosomenaberration*, die in typischer Weise *47,XXY* lautet; 80% dieser Patienten verfügen also über *ein zusätzliches weibliches Geschlechtschromosom*, das sich durch einen positiven Sexchromatinnachweis, z. B. an Plattenepithelien aus Mundabstrichen nachweisen läßt. Man spricht deshalb auch von einem *Sexchromatin-positiven Klinefelter-Syndrom.*

Seltener werden *andere Chromosomenkonstellationen* wie *48,XXXY; 49,XXXXY* oder *48,XXYY* beobachtet[3,19,25,49,50]. Auch *Mosaike* kommen vor. Unter Mosaiken versteht man Individuen, die über einen unterschiedlichen Chromosomensatz verfügen.

In der Regel beruht das Krankheitsbild auf einer *Störung der ersten Reifeteilung*, der *Meiose*. In der Eizelle der Mutter unterbleibt das Auseinanderweichen der Geschlechtschromosomen (*Non-Disjunction*), so daß sich im sonst haploiden Chromosomensatz zwei X-Chromosomen finden. Ausnahmsweise kommt offenbar auch eine *Befruchtung* eines normalen haploiden Eis mit einem *XY-Spermatozoon* vor. Untersuchungen haben ergeben, daß das *Durchschnittsalter der Mütter* zur Zeit der Geburt der Klinefelter-Patienten *signifikant höher* liegt als bei der Durchschnittsbevölkerung, so wie dies auch vom *Mongolismus* bekannt ist. Eine entsprechende *Beziehung zum Alter des Vaters* konnte bisher *nicht* festgestellt werden.

Morphologie. *Präpuberal* findet man histologisch eine höchstens *geringe Reduktion der Spermatogonien.* Sonst sind die Gonaden unauffällig entwickelt. Das charakteristische mikroskopische Bild entwickelt sich erst *mit* und *nach der Pubertät.* Es besteht aus einer *knolligen Leydigzellhyperplasie* und einer *progredienten Vernarbung* und *Destruktion der Tubuli* (Abb. 1.1f).

Klinik, Verlauf. Klinisch wie auch morphologisch zeigt das Krankheitsbild eine *erhebliche Variationsbreite.* Hinsichtlich des *Intellektes* sind alle Übergangsformen vom *schweren Schwachsinn* bis zur *überdurchschnittlichen Intelligenz* vertreten. Nach neueren Erkenntnissen scheint jedoch nur bei *25% der Betroffenen eine Oligophrenie* zu bestehen. Etwa 3/4 der Patienten fallen in den Streubereich normaler Intelligenz. Unter 100 Sonderschülern findet man 1–2 Jungen mit Klinefelter-Syndrom. *Präpuberal* wird gehäuft über *Deszensusstörungen* (*bis zu 40%*) berichtet. *Morphologisch* kann nach der Pubertät eine Spermatogenese partiell erhalten sein. Zu dieser Zeit lassen die Gonaden eine erhebliche Variationsbreite erkennen. Spätestens jedoch nach dem 30. Lebensjahr zeigen die Gonaden den typischen morphologischen Befund. *Differentialdiagnostisch* kommt allein noch das Syndrom der *XX-Männer* in Betracht, das histologisch dem Klinefelter-Syndrom ähneln kann.

Obwohl histologisch die knotenförmige Leydigzellhyperplasie imponiert, besteht bei dem Patienten ein *Androgendefizit. Dies bedeutet, daß die hyperplastischen Leydig-Zwischenzellen funktionell insuffizient sind*[2,3]. Da im Blut die FSH- und LH-Spiegel erhöht sind, läßt sich durch eine exogene Zufuhr von HCG die Sekretion von Testosteron kaum steigern, weil die bereits vermehrt stimulierten Leydig-Zwischenzellen nur noch über eine geringe Funktionsreserve verfügen. Gonadotropingaben beheben das Androgendefizit somit nicht.

Präpuberal fallen die Knaben gelegentlich durch einen femininen Körperbau oder durch eunuchoide Körperproportionen auf. Im allgemeinen wird ab dem 4. Lebensjahrzehnt eine Testosteronsubstitution notwendig, um *Stoffwechselstörungen* wie z. B. eine *Osteoporose*, einen *Eunuchoidismus* und auch eine *Gynäkomastie* zu vermeiden.

Sogenanntes falsches chromatinnegatives Klinefelter-Syndrom

Diesem Krankheitsbild liegt *möglicherweise keine einheitliche Ätiologie* zugrunde. Es besteht klinisch die gleiche Symptomatik wie beim echten Klinefelter-Syndrom, doch ist eine *Chromosomenaberration nicht nachweisbar.* Die *Häufigkeit* ist auch etwas geringer als beim echten Klinefelter-Syndrom. *Histologisch* zeigen die Gonaden einen *Hypogonadismus* mit unterschiedlich ausgeprägter Reduktion der Spermatogenese, einer Tubulussklerose und einer diffusen Leydigzellhyperplasie. Über ein *familiäres Auftreten* dieses Krankheitsbildes wurde mehrfach berichtet. In diese Gruppe gehört auch das *Reifenstein-Syndrom*[3].

XYY-Männer

Die *Häufigkeit* dieser Trisomie entspricht in etwa der des Klinefelter-Syndroms und liegt damit höher als ursprünglich vermutet. Man muß mit *1–4 Patienten pro 1000 Männer* rechnen. Auch *Mosaike* kommen vor. Fast regelmäßig zeigen die Betroffenen einen *Großwuchs*[3,44]. Nicht selten werden Körpergrößen von über 2 m erreicht. Die früher herausgestellte Neigung zu kriminellen Handlungen ist kein obligates Symptom.

Kombinationen mit Mißbildungen des äußeren Genitales und im Knochensystem sind bekannt. Im Gegensatz zum Klinefelter-Syndrom sind die Patienten in der Regel *nicht oligophren.*

Nur bei einem Teil der Patienten besteht ein *primärer Hypogonadismus* mit unterschiedlich eingeschränkter Spermatogenese. Die *Gonaden* weisen allerdings gegenüber der Norm immer ein *geringeres Volumen* auf. Ein Teil dieser Individuen ist fertil. Die Nachkommen weisen dann keine Chromosomenaberration auf. Auch bestehen klinisch *keine hormonellen Störungen.*

Die *Ursache* des Großwuchses als konstantestes Symptom ist unbekannt. Erhöhte Blutspiegel des Wachstumshormons konnten bisher nicht nachgewiesen werden. Die Eltern der Betroffenen unterscheiden sich nicht von denen der Normalbevölkerung. Insbesondere sind die Mütter nicht überaltert.

Syndrom der XX-Männer

Bei diesen Patienten handelt es sich um *normal entwickelte Männer* mit regelhafter äußerer männlicher Geschlechtsdifferenzierung und normaler Intelligenz

(*Häufigkeit:* 1 : 15000 bis 1 : 45000). Es besteht jedoch ein *primärer Hypogonadismus mit kleinen Gonaden.* Nicht selten sind *Deszensusstörungen* vorhanden[32].

Klinisch ist die *Testosteronsekretion* erniedrigt, die *Gonadotropinproduktion* erhöht. Entsprechend sind auch die sekundären Geschlechtsmerkmale unterentwickelt. Häufig besteht eine *Gynäkomastie.*

Das *mikroskopische* Bild ist dabei unterschiedlich[2,4,32,38]. Teils ähnelt der Befund dem eines Klinefelter-Syndroms, teils entspricht die Histologie einem Sertoli-cell-only-Syndrom.

Differentialdiagnostisch ist ein Klinefelter-Syndrom auszuschließen. Die Abgrenzung vom Klinefelter-Syndrom ist nur mittels *Chromosomenanalyse möglich,* die übrigens bei allen sexchromatinpositiven Patienten durchgeführt werden sollte. Die Untersuchung auf Barr-Körperchen allein reicht nicht aus.

Der *Geschlechtschromosomensatz* ist 46 XX, doch sind die Patienten H-Y-Antigen-positiv. Als *Ursache* dieses Syndroms, das auch *La-Chapelle-Syndrom* genannt wird, kommen verschiedene Möglichkeiten in Betracht. Es kann sich einmal um *Mosaike* mit einem differenten Geschlechtschromosomensatz handeln, wie z. B. 46 XX/XY oder XX/XXY. Auch die *Translokalisation* des kurzen Y-Arms auf ein X-Chromosom (XY) im Rahmen der Spermatogenese des Vaters ist möglich. Die Verlagerung auf ein anderes autosomales Chromosom ist ebenfalls denkbar. Als weitere Möglichkeit muß man den *Genaustausch* zwischen dem X- und dem Y-Chromosom oder auch eine *Genmutation* in Betracht ziehen[3]. *Familiäres Vorkommen* von XX-Männern spricht für eine solche Konstellation.

Als weitere Möglichkeit wird diskutiert, ob es sich nicht um Klinefelter-Patienten mit *Deletion des Y-Chromosoms* handelt. Eine männliche Differenzierung ohne Testis-bestimmendes Gen im Chromosomensatz ist nicht vorstellbar. Der Nachweis des H-Y-Antigens beweist letzten Endes auch die Existenz eines entsprechenden Gens[3].

Männliches Turner-Syndrom

Treten bei männlichen Individuen die *gleichen Dysmorphiemerkmale* auf wie bei *weiblichen Personen* mit einem Turner-Syndrom, spricht man von einem *„männlichen Turner-Syndrom"*. Das äußere Genitale ist männlich, doch besteht ein *Hypogonadismus,* der oft mit einem Maldescensus testis verbunden ist. *Histologisch* zeigen die Gonaden eine mangelhafte Tubulusentfaltung. Die Pubertät verläuft vielfach mitigiert. Es besteht eine mäßige *Oligophrenie.*

Meist findet sich ein *regelhafter Chromosomensatz* von 46 XY. Es sind aber auch *Mosaike* mit dem Karyotyp 46 XO/XY bekannt, die bereits zur gemischten Gonadendysgenesie überleiten. Familiäre Häufungen kommen vor[3].

Abzugrenzen ist das *Pseudo-Turner-Syndrom,* das auch als *Noonan-Syndrom* bezeichnet wird. Es zeigt dieselben Dysmorphie-Merkmale, doch fehlt dabei ein *Hypogonadismus.*

Swyer-Syndrom

Das Swyer-Syndrom gehört zur Gruppe der *Testisdysgenesien,* die bei unterschiedlichen Schweregraden mit Genitalhypoplasien und zum Teil auch mit Zwitterbildung einhergehen und eine *autosomal-rezessive* oder *auch X-chromosomal-rezessive* Vererbung aufweisen[3,44]. *Genotypisch* unterscheidet man zwei unterschiedliche Krankheitsbilder mit dem Karyotyp 46,XX und 46,XY. *Phänotypisch* sind beide innerlich und äußerlich rein weiblich differenziert. Als Gonaden finden sich *„streaks"* aus Stroma, das manchmal noch Reste von follikulären Strukturen des Ovars oder rudimentäre Tubuli aufweist. Da in etwa *1/3 der Fälle eine maligne Entartung* auftritt (*Gonadoblastome/Dysgerminome*) ist eine *operative Entfernung der Gonaden* zu empfehlen. Im Rahmen des familiären Vorkommens wird die XY-Form von „gesunden" Frauen übertragen, so daß wahrscheinlich ein *X-chromosomaler, rezessiver Erbgang* vorliegt. Die weibliche Differenzierung bei den XY-Individuen beruht auf dem Fehlen der fetalen Hoden, ohne die eine Entwicklung des männlichen Genitale unterbleibt. Dysmorphie-Merkmale bestehen nicht. *Differentialdiagnostisch* ist in erster Linie eine gemischte Gonadendysgenesie auszuschließen.

Asymmetrische gemischte Gonadendysgenesie

Bei diesen Individuen findet man in der Regel im Geschlechtschromosomensatz *Mosaike* und zwar bevorzugt 46,XO/XY, aber auch andere Konstellationen wie 46,XX/XY oder auch den Karyotyp 46,XY. Das *äußere Genitale* ist *meist zwittrig,* doch kann es auch *rein weiblich* oder – selten – *rein männlich* differenziert sein. In einem Teil der Fälle bestehen weitere *Dysmorphie-Merkmale* ähnlich wie beim Turner-Syndrom. Das *innere Genitale* zeigt vielfach *auf der einen Seite einen Hoden* entsprechend der XY-Komponente und *auf der Gegenseite eine rudimentäre Ovaranlage* mit einem „streak" wie beim Turner-Syndrom. Diese Differenzierung wird durch die Konstellation XO erklärt entsprechend einer asymmetrischen Gonaden-Dysgenesie.

Patienten mit *beidseitig rudimentären Ovarien* (*streaks*) oder Hoden sind ebenfalls bekannt (Abb. 1.2 a). Insbesondere diese Fälle leiten über zum Hermaphroditismus verus bzw. Pseudohermaphroditismus. Die männlichen Gonaden sind *fast immer* retiniert, d. h. sie finden sich intraabdominell als *Bauchhoden.* Auf der Seite, auf der sich ein Hoden differenziert hat, kann sowohl ein Ductus deferens als auch eine Tube entwickelt sein. Bei ungenügender Hodenfunktion unterbleibt die Rückbildung der Müller-Gänge, d. h. es differenzieren sich Tube und Ductus deferens auf derselben Seite nebeneinander. Im Bereich rudimentärer Ovarien sind Tuben und manchmal auch ein hypoplastischer Uterus nachweisbar[26]. *Da beide Gonaden in*

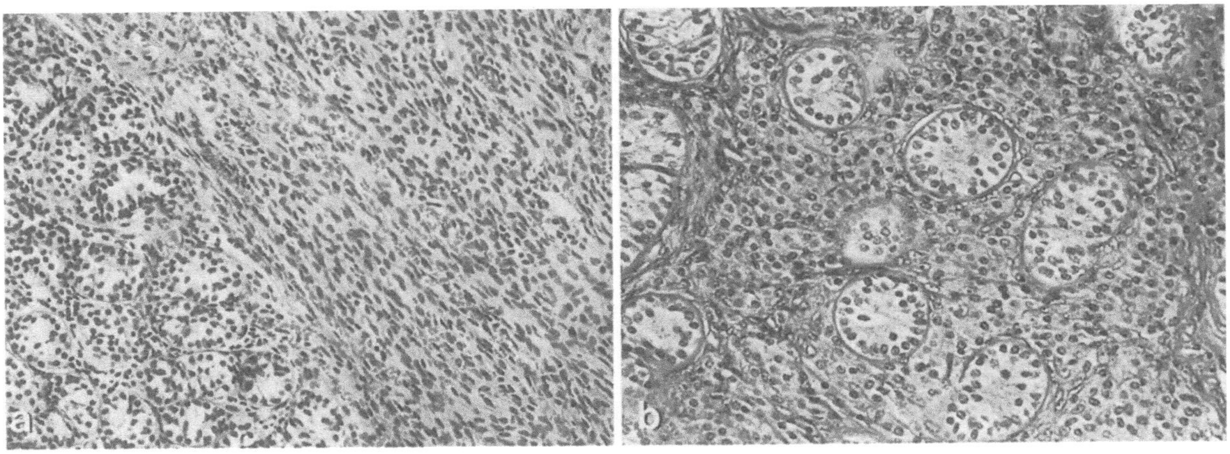

Abb. 1.2. **a** Gemischte Gonadendysgenesie bei einem 3 1/2jährigen Patienten. Es liegt ein Ovotestis vor. Die Hodenkanälchen sind dabei relativ gut entfaltet, während die Ovaranteile sog. „Streaks" entsprechen. HE, 150:1. **b** Testikuläre Feminisierung bei einer 28jährigen „Patientin", bei der anläßlich einer Leistenbruchoperation ein „Tumor" mitentfernt wurde. Histologisch findet sich ein typisches Bild mit unreifen, präpuberalen Hodenkanälchen als Zeichen der Androgenresistenz und hyperplastischen Leydig-Zwischenzellen. HE, 150:1

1/3 der Fälle maligne entarten (Gonadoblastom/Seminom) sollten sie operativ entfernt werden. Auch doppelseitige maligne Entartungen kommen vor.

Hermaphroditismus verus

Definition. Zu einem echten Hermaphroditismus rechnet man solche Individuen, die *sowohl eindeutig differenziertes Hodengewebe wie auch typische Ovarstrukturen* aufweisen. Ist auf der einen Seite ein Hoden und auf der kontralateralen Seite ein Ovar entwickelt, spricht man von einem *lateralen* oder *alternierenden Hermaphroditismus* verus.

Eine *unilaterale Form* liegt vor, wenn auf der einen Seite ein Hoden oder ein Ovar entwickelt ist und auf der Gegenseite ein Ovotestis gefunden wird. Als *Ovotestis* werden solche Organe bezeichnet, die sowohl aus Hoden – wie aus Ovargewebe bestehen.

Liegen zwei Ovotestes vor, spricht man von einem *bilateralen Hermaphroditismus verus.*

Klinik. Das *äußere Genitale* ist *zwittrig*, wobei sowohl der männliche als auch der weibliche Aspekt überwiegen kann. Entsprechend der unterschiedlichen Differenzierung des Genitale kann der *Hoden skrotal/labial, inguinal* oder *abdominal* lokalisiert sein.

Beim *inneren Genitale* sind *alle Kombinationen* von rein weiblich bis rein männlich bekannt. In gleicher Weise entwickeln sich auch die *sekundären Geschlechtsmerkmale*, wobei einmal der weibliche, einmal der männliche Aspekt überwiegt, ohne daß die äußere Differenzierung einen Rückschluß auf das innere Genitale gestattet. *Graviditäten* bei diesen Individuen gehören zu den *größten Raritäten*[3,27].

Die *Chromosomenanalyse* ergibt in der Mehrzahl der Fälle einen *46,XX-Karyotpy*, doch fällt die Untersuchung auf das H-Y-Antigen positiv aus, vergleichbar mit den Fällen der XX-Männer. Daneben sind *Mosaike* unterschiedlicher Konstellation z. B. *46,XX/XY* oder auch ein Chromosomensatz *46,XY* bekannt.

Da auch ein *familiäres Auftreten* beschrieben wurde, wird in diesen Fällen ein *autosomal-rezessives Erbleiden* vermutet[3].

Zur *Diagnose* des echten Hermaphroditismus wird eine *doppelseitige Gonadenbiopsie* herangezogen, da sich endokrinologische Tests bisher als nicht ausreichend erwiesen. Allerdings muß man darauf hinweisen, *daß auch Biopsien zu falschen Ergebnissen* führen können, wenn bei der Gewebsentnahme nur Anteile *einer* Struktur, z. B. eines Ovars oder eines Hodens erfaßt werden, während die andere Komponente in der Biopsie nicht vertreten ist.

Deshalb ist *nur der positive histologische Befund beweisend*, ein negatives Ergebnis schließt einen echten Hermaphroditismus nicht aus. *Maligne Entartungen* kommen bei diesem Krankheitsbild vor, werden allerdings nur in 3% der Fälle beobachtet[42].

Pseudohermaphroditismus masculinus

Im Gegensatz zum Hermaphroditismus verus sind bei diesem Krankheitsbild *die Gonaden immer eindeutig differenziert.* Bei einem *Pseudohermaphroditismus masculinus* sind *immer Hoden und beim Pseudohermaphroditismus femininus stets Ovarien nachweisbar. Entsprechend ist auch der Karyotyp entweder männlich oder weiblich.*

Die Entwicklung des äußeren Genitale zeigt zwischen rein männlich bis rein weiblich alle Übergänge, so daß man beim Pseudohermaphroditismus *vom äußeren Genitale* nicht auf das wirkliche Geschlecht schließen kann. Aus dieser Gruppe ist besonders die

- *testikuläre Feminisierung* bekannt, die etwa eine Häufigkeit von 1 : 20000 bis 1 : 60000 aufweist[3]. Bei diesen Individuen handelt es sich um Personen, deren Psyche, Körperbau und *äußere Geschlechtsmerkmale rein weiblich* sind. Auch eine *Vagina* ist entwickelt, doch *fehlt der Uterus*. Manchmal entwickeln sich rudimentäre Tuben oder rudimentäre Anteile des Samenstranges. Axillar- und Pubesbehaarung fehlen praktisch vollständig ("*Hairless women*"). Intraabdominell, im Leistenkanal oder auch in Labien finden sich Gonaden, deren histologisches Bild pathognomonisch ist. *Morphologisch* zeigen die *Hoden* des Erwachsenen eine mangelnde Entfaltung der Tubuli. Der Durchmesser und die Zellausstattung entsprechen der präpuberalen Lebensphase. Neben Vorstufen der Sertolizellen sieht man auch wenig entfaltete Spermatogonien. Eine Tubuluslichtung ist nicht vorhanden. Im Gegensatz dazu weist das Interstitium *kräftig entfaltete Leydig-Zwischenzellen* als Zeichen der intakten hypothalamisch-hypophysären Stimulation auf (Abb. 1.2b). Mit zunehmendem Alter kommt es zur Entwicklung *maligner Tumoren. Jenseits des 50. Lebensjahres* ist hiervon *jeder dritte Patient* betroffen[2].

  Sowohl der *Testosteron-* als auch *Östrogen-, LH- und FSH-Blutspiegel* sind zumindestens normal, z. T. auch erhöht, wenn man die Werte mit gesunden erwachsenen Männern vergleicht. *Dies bedeutet, daß man auch durch exogene Androgengaben keine Virilisierung erreichen kann.* Hohe LH-Spiegel im Blut sprechen außerdem dafür, daß auch der Hypothalamus in diesen Prozeß mit einbezogen ist und daß der negative Feedbackmechanismus nicht funktioniert. Als *Ursache* wird eine *Störung der Androgenrezeptoren* oder auch ein *Postrezeptorendefekt* vermutet. Kürzlich konnten für einen Teil der Patienten Mutationen des Androgen-Rezeptor-Gens nachgewiesen werden.

  Embryonal läuft dagegen die *Rückbildung der Müller-Gänge* weitgehend *störungsfrei* ab, da diese ja nicht androgenabhängig sind, während gleichzeitig die hormonabhängige *männliche Differenzierung der Wolff-Gänge* aufgrund der Testosteronresistenz *nicht* vonstatten gehen kann.

  Es liegt eine *X-chromosomale rezessive Vererbung vor*, d. h. etwa 50% der männlichen Nachkommen „gesunder" Frauen sind betroffen, zeigen also das Bild der testikulären Feminisierung. Neben diesem voll ausgeprägten Krankheitsbild gibt es auch *inkomplette Formen*, die dann auch äußerlich einen intersexuellen Genitalaspekt aufweisen.

  Die *Abgrenzung gegenüber anderen Zwitterformen (Intersexen)* beruht einmal auf dem Erbgang und zum anderen auf hormonellen Befunden. Hierbei sind insbesondere die erhöhten LH- und Testosteronblutwerte zu nennen, die auch durch eine exogene Androgengabe nicht zu beeinflussen sind. Trotz erhöhter Blutspiegel besteht ein Mangel an Androgenwirkung. Man spricht deswegen auch von einem *„Androgen Insensivity Syndrome"* (AIS) bzw. *„Partial Androgen Insensivity Syndrome"* (PAIS).

  Als weitere Gruppe des Pseudohermaphroditismus masculinus sind

- *Enzymdefekte* zu nennen, die die Steroidbiosynthese beeinträchtigen und damit zum Teil auch die *Androgenbildung herabsetzen*. Als Beispiele seien der 17-*α*-Hydrolase-, der 3-*β*-Hydroxysteroiddehydrogenase-, 17-Hydroxysteroiddehydrogenase-, 17-20-Desmolase-, 20-22-Desmolase-, 17-Reduktase-, und 20-Hydroxylasemangel bzw. -defekt genannt[1,3].

  Im Gegensatz zu den übrigen Formen des primären Hypogonadismus *ist infolge der Synthesestörung der Blutspiegel der Androgene zwangsläufig niedrig*. Dies hat zur Folge, daß sich bei diesen Patienten das äußere Genitale nicht regelhaft entwickeln kann und deshalb ein *intersexueller Genitalaspekt* resultiert. Das Auftreten eines *zwittrigen äußeren Genitales ohne hormonelle Synthesestörung* wurde ebenfalls beobachtet. Als Ursachen werden hierfür *Östrogen-* und *Gestagenapplikationen in der frühen Gravidität angeschuldigt*, die die androgenabhängige Genitaldifferenzierung zu beeinträchtigen vermögen.

- *Oviduktpersistenz:* Sie ist die mildeste Form des Pseudohermaphroditismus masculinus. Es handelt sich um *genotypisch* und *phänotypisch männliche Individuen*. Meist anläßlich dieser Bruchoperation werden in einer Hernie oder auch im Abdomen ein *hypoplastischer Uterus mit Tuben* gefunden. Es liegt hier also eine *fehlende Unterdrückung der Müller-Gänge vor*[26], wobei unklar ist, ob die fetalen Hoden das AMH nicht bilden oder ob die Müller-Gänge gegenüber diesem Hormon resistent sind. Häufig besteht bei diesen Männern ein uni- oder auch bilateraler *Hodenhochstand*. Die *Spermatogenese* kann erheblich beeinträchtigt sein, doch gibt es bei diesem Krankheitsbild auch Männer mit erhaltener Fertilität. Da *familiäre Häufungen unter Brüdern* beobachtet werden, vermutet man einen *autosomal-rezessiven Erbgang*[3]. *Das Risiko, an einem malignen Hodentumor* zu erkranken, ist erhöht, doch ist die Inzidenz nicht höher als beim Hodenhochstand.

Störungen des autosomalen Chromosomensatzes

Auch Veränderungen des autosomalen Chromosomensatzes gehen häufig mit einem primären Hypogonadismus einher. Als Beispiel sei hier das relativ häufige

- *Down-Syndrom* (Trisomie 21) genannt[3,8,45]. Bei diesen Patienten besteht ein meist schwerer *primärer*

Hypogonadismus mit ausgeprägter Reduktion der Spermatogenese, wobei ein Teil der Tubuli nur noch von Sertoli-Stützzellen ausgekleidet wird. Die Chromosomenaberration ist auch in den Keimzellen nachweisbar. Darüber hinaus besteht *zusätzlich ein sekundärer bzw. tertiärer Hypogonadismus*, da die Sekretion der Gonadotropine herabgesetzt ist. Präpuberal findet sich gehäuft ein *Hodenhochstand*. Schwangerschaften bei mongoloiden Frauen sind sehr selten, eine männliche Fertilität ist unseres Wissens beim Down-Syndrom nicht nachgewiesen worden.

Der *Einfluß der Trisomie auf den primären Hypogonadismus ist unklar*. Auf der einen Seite ist die Einschränkung der Spermatogenese bei diesem Krankheitsbild sehr uneinheitlich entwickelt und kann im Extremfall einem *Sertoli-cell-only-Syndrom* entsprechen. Auf der anderen Seite zeigen auch *andere autosomale Chromosomenaberrationen* sowie *Translokalisationen* eine meist schwere Beeinträchtigung der Spermatogenese, so daß man den *chromosomalen Veränderungen* in der Pathogenese des primären Hypogonadismus doch eine zentrale Rolle zubilligen muß, analog den häufigen zusätzlichen Fehldifferenzierungen und angeborenen Mißbildungen, die bei diesen Krankheitsbildern zu beobachten sind.

Komplexe Erbleiden

Auch komplexe Erbleiden sind oft *fakultativ* mit einem *primären Hypogonadismus* vergesellschaftet. Auf einzelne Krankheitsbilder kann hier nicht eingegangen werden. Zu erwähnen sind in diesem Rahmen z. B. das *Werner-Syndrom* (fakultativ), das *Prader-Labhart-Willi*-Syndrom (fakultativ, zusätzlich tertiärer Hypogonadismus), das *Rothmund-Thomson-Syndrom* (häufig), das *Bloom-Syndrom* (häufig) sowie die *Mukoviszidose* und die *Myotonia atrophicans Steinert*[3,10].

Mukoviszidose: Erreichen Männer mit einer Mukoviszidose das Erwachsenenalter, so besteht praktisch immer eine *Infertilität*. Hierfür sind zwei verschiedene Ursachen verantwortlich: meist liegt eine mehr oder weniger ausgeprägte *Reduktion der Spermatogenese* vor entsprechend einem primären Hypogonadismus. Zusätzlich weisen diese Patienten *Defekte der ableitenden Samenwege* auf. Insbesondere sind partielle und auch komplette Aplasien des Nebenhodens sowie des Ductus deferens oder beider Anteile entwickelt.

Myotonia atrophicans Steinert (Curschmann-Batten-Steinert-Syndrom): Sie muß wegen des besonderen Verlaufs hervorgehoben werden. Es handelt sich hierbei um eine *erbliche Myopathie* mit Dystrophie umschriebener Muskelgruppen, die möglicherweise auf einer enzymopathischen Störung beruht. Das Krankheitsbild zeigt einen *autosomal-dominanten Erbgang*. Bei *80% der Erkrankten* entwickelt sich mit fortschreitendem Alter ein *primärer Hypogonadismus*. Im jugendlichen Erwachsenenalter sind jedoch 70% der Betroffenen fertil[3]. Es kommt dann zunehmend zu einer *Atrophie* der Tubuli, zu einer *Sklerose der Tubuluswand* und schließlich zur kompletten Vernarbung und *Verödung* der Samenkanälchen (Abb. 1.3 e). Die Leydig-Zwischenzellen sind insgesamt vermehrt, jedoch nur mäßig entfaltet. Der *Gonadotropinspiegel* wie auch das *Plasmatestosteron* finden sich *im Normbereich*. Hinweise auf ein *Androgendefizit* bestehen selten, doch läßt sich durch HCG-Gaben die Produktionsrate von Testosteron kaum steigern. Als *Ursache der Hodenveränderung* wird eine *Sertoli-Zellinsuffizienz* vermutet[10].

Frühkastration

Definition. Tritt ein *doppelseitiger Hodenverlust vor der Pubertät*, also im Säuglings- oder Kindesalter ein, so spricht man von *Frühkastration*.

Ätiologie, Pathogenese. Als Ursache kommt z. B. eine *doppelseitige Hodentorsion* in Betracht. Diese kann sich *ein- wie auch zweizeitig* entwickeln. Eine zweizeitige Hodentorsion ist in etwa 5–10% der Fälle zu erwarten, sofern bei einseitiger Hodentorsion nicht prophylaktisch die kontralaterale Seite durch eine Orchidopexie vor einer Torquierung geschützt wird.

Weitere Ursachen einer Frühkastration sind *traumatische Ereignisse*, wie z. B. *Unfälle, Sportverletzungen* und – relativ häufig – Alterationen im Rahmen einer *Steißgeburt*. Auch kommen gelegentlich Frühkastrationen nach *doppelseitigen Orchidopexien* und nach doppelseitigen *Hernienoperationen* vor.

Verlauf, Komplikationen. Ohne Substitutionstherapie führt dieses Krankheitsbild wegen des Testosteronausfalls zum

- *Eunuchismus.* Hierzu gehören *eunuchoider Hochwuchs, Osteoporose, infantiles Genitale, kleine Prostata* und *Samenblase* sowie eine *dünne Haut, fehlende Axillar- und Pubesbehaarung*, eine *kindliche Stimme* sowie eine *hypotone*, wenig entwickelte *Muskulatur.*

Die *Gonadotropinwerte* im Blut und insbesondere die FSH-Spiegel sind *erhöht*. In der *Hypophyse* treten *Kastrationszellen* auf und es können sich sekundär auch *Hypophysentumoren* bilden.

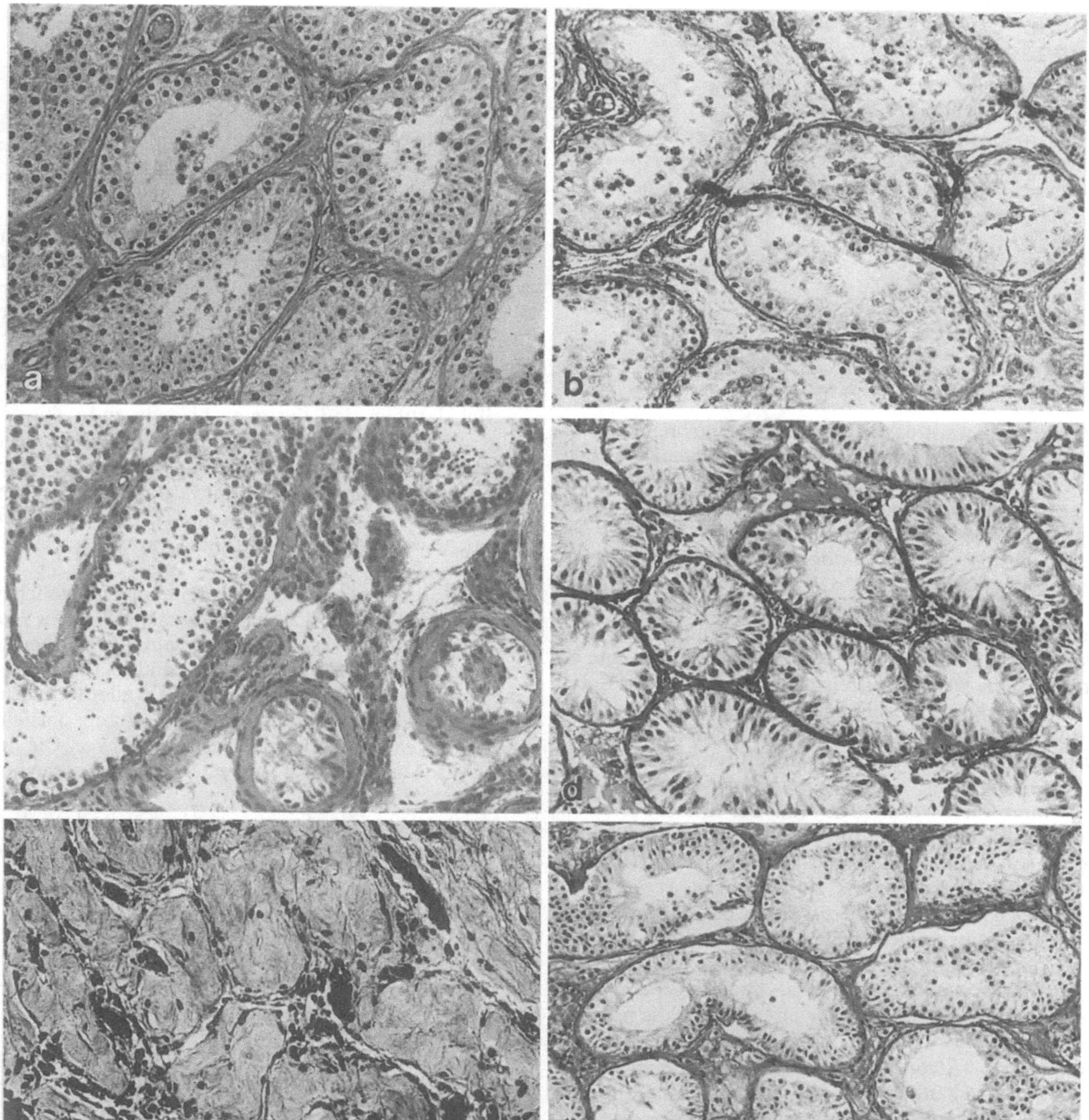

Abb. 1.3. **a** Primärer postpuberaler Hypogonadismus mit Spermatogenese-Arrest vorwiegend auf der Stufe der Spermatiden bei einem29jährigen Patienten mit Azoospermie. Klinisch „leere" Anamnese. HE, 150:1. **b** Primärer postpuberaler Hypogonadismus mit Spermatogenesearrest vorwiegend auf der Stufe der Spermatozyten. Die Leydig-Zwischenzellen sind gut entfaltet. HE, 150:1. **c** Primärer postpuberaler Hypogonadismus mit überwiegend kompletter tubulärer Insuffizienz und einzelnen Samenkanälchen, die noch eine Spermatogenese aufweisen. Die übrigen Tubuli sind nur mit Sertoli-Stützzellen ausgekleidet. Die Samenkanälchen zeigen eine verbreiterte und hyalinisierte Tubuluswand. Sogenannte bunte Atrophie. HE, 150:1. **d** Primärer postpuberaler Hypogonadismus mit kompletter tubulärer Insuffizienz. Die Hodenkanälchen enthalten ausschließlich Sertoli-Stützzellen, einem „Sertoli-cell-only-Syndrom" entsprechend. 29jähriger Patient mit Aspermie. HE, 95:1. **e** Patient mit Myotonia atrophicans Steinert. Die Samenkanälchen sind in hyaline Narbenstränge umgewandelt. Im Interstitium nur mäßig entfaltete Leydig-Zwischenzellen. HE, 150:1. **f** Hodengewebe nach Zytostatikatherapie zur Behandlung eines Morbus Hodgkin. Die Hodenkanälchen werden überwiegend von Sertoli-Zellen ausgekleidet. Einzelne Spermatogonien sind dazwischen jedoch noch erhalten. Entfaltete Leydig-Zwischenzellen. HE, 150:1

Primärer postpuberaler Hypogonadismus

Morphologische Befunde. Der primäre hypergonadotrope postpuberale Hypogonadismus stellt zweifellos die umfangreichste und damit die *wichtigste Gruppe im Rahmen der Unterfunktionszustände männlicher Gonaden* dar. Bei Fertilitätsstörungen dominieren Patienten dieses Kollektivs.

Man subsummiert hierunter *alle Formen der tubulären, interstitiellen* sowie auch der *kombinierten tubulär-interstitiellen Insuffizienz* des Hodens. *Der Erwachsenenhoden ist gegenüber exogenen Noxen und Einflüssen außerordentlich empfindlich*[13,28].

Histologisch weist das Hodengewebe eine breite Palette morphologischer Befunde auf. Die Samenkanälchen können eine *gleichmäßige Einschränkung der Spermatogenese* aufweisen. Dabei ist dann die samenbildende Epithelschicht gleichförmig verschmälert. In anderen Fällen besteht ein *Spermatogenesearrest auf der Stufe der Spermatiden* (Abb. 1.3 a), der *Spermatozyten* (Abb. 1.3 b) oder der *Spermatogonien.* Das histologische Bild des Spermatogenesearrestes resultiert aus einer *Reifungsstörung* mit vorzeitiger Zelldesquamation, d. h. es erfolgt keine weitere Ausreifung mehr bis zu den Spermatozoen, da diese Zellen schon vorzeitig aus dem Zellverband als Vorstufen herausgelöst und abtransportiert werden, z. T. auch als mehrkernige Elemente.

Es kann auch eine *unterschiedlich eingeschränkte Spermatogenese* vorhanden sein. Bei diesen Patienten sieht man dann Tubuli mit regelhafter Samenbildung neben solchen mit reduzierter Spermatogenese. Es gibt dabei alle Übergänge bis zum *völligen Verlust von Keimzellen* (*sog. bunte Atrophie*) (Abb. 1.3 c).

Fehlen samenbildende Elemente vollständig, so liegt eine *komplette tubuläre Insuffizienz* vor (Abb. 1.3 d).

Als schwerste Veränderung ist die *komplette narbige Verödung der Samenkanälchen* anzusehen, die partiell, d. h. beschränkt auf einzelne Hodenläppchen im Hodengewebe auftreten oder auch das gesamte Hodengewebe erfassen kann (Abb. 1.3 e). Als *Folge der gestörten Spermatogenese* ist der Blutspiegel der Gonadotropine erhöht. Entsprechend besteht eine *diffuse* und zum Teil auch *knotenförmige Leydig-Zellhyperplasie.* Bei all diesen Veränderungen handelt es sich fast immer um *Endzustände eines abgelaufenen Prozesses.*

In der Regel ist es nicht möglich, aufgrund des histologischen Befundes die auslösende Ursache zu erkennen. *Große Bedeutung kommt deswegen der klinischen Anamnese zu.* So ist z. B. unbedingt nach einem Hodenhochstand im Kindesalter zu forschen. Trotzdem wird sich bei der überwiegenden Zahl der Patienten mit Infertilität die Anamnese als „leer" erweisen. *Höchstens in 10% der Fälle läßt sich in der Vorgeschichte eine Ursache für die Infertilität eruieren.*

Sertoli-cell-only-Syndrom

Definition. Unter dem *Del-Castillo-Syndrom* oder einem *Sertoli-cell-only-Syndrom* versteht man das *vollständige Fehlen der Keimzellen* in den Hodenkanälchen (Abb. 1.3 d)[2,48].

Ätiologie, Pathogenese. Del Castillo hielt die komplette tubuläre Insuffizienz für eine *embryonale Entwicklungsstörung*, wobei das Einwandern von Geschlechtszellen in die Keimanlage unterbleiben sollte. Bisher ist nicht entschieden, ob es das kongenitale Fehlen von Germinalzellen als eigenständiges Krankheitsbild beim Menschen gibt. Es besteht allerdings kein Zweifel darüber, daß der ganz überwiegende Teil der Fälle mit Fehlen des Keimepithels *auf erworbenen Schäden* beruht. Man sollte deshalb bei diesen Fällen ohne zu präjudizieren – wie im angloamerikanischen Sprachraum – von einem *Sertoli-cell-only-Syndrom* und nicht von einem Del-Castillo-Syndrom sprechen.

Morphologie. Entsprechend der sehr unterschiedlichen Pathogenese ist auch das *mikroskopische Bild des Hodens variabel.* Meist ist der *Tubulusdurchmesser* herabgesetzt. Die *Sertoli-Zellen* sind gut entfaltet. Oft besteht eine *Fibrosierung der Tubuluswand*, die allerdings sehr unterschiedlich ausgeprägt sein kann. Auch partielle *Vernarbungen* des Hodengewebes kommen vor. Die *Leydig-Zwischenzellen* sind gut entfaltet und erscheinen relativ vermehrt.

Meist ist der *FSH-Spiegel erhöht*, während die *LH- und Testosteronwerte* sich in der Regel im *Normbereich* befinden.

Allgemeinerkrankungen

Somatische Erkrankungen und auch *psychische Belastungen* haben nicht selten auch eine Rückwirkung auf die Spermatogenese.

Im Folgenden sollen typische und relativ häufige Ursachen herausgestellt werden, die mit einer Gonadenalteration einhergehen können bzw. obligat eine solche hervorrufen.

- *Diabetes mellitus:* In über 50% der Fälle geht diese Erkrankung mit einem Hypogonadismus einher. Zwar stehen zumeist die Symptome eines *sekundären* bzw. *tertiären* Hypogonadismus im Vordergrund, doch leiden die Patienten zusätzlich an einer *Impotentia coeundi* und auch einer *Impotentia generandi* infolge eines *primären* Hypogonadismus.
- *Chronischer Alkoholismus, chronische Lebererkrankungen* sowie *Leberzirrhosen*[29] gehen mit einem primären Hypogonadismus einher. Der Zusammenhang ist schon lange bekannt sowie auch die Tatsache, daß bei Leberzirrhose die Schwere des Hypogonadismus von Fall zu Fall außerordentlich variabel ist und nicht mit der Schwere des Leberleidens

korreliert. Beim schweren Alkoholismus und anderen Leberschäden hat sich außerdem gezeigt, daß die *Unterfunktion* der Gonaden der Entwicklung einer Leberzirrhose *vorausgehen* kann. Diese Befunde sprechen für eine *primäre unmittelbare Hodenschädigung* und sind nicht allein durch erhöhte Östrogenblutspiegel zu erklären[3]. Andererseits fällt auf, daß die typische hormonelle Tagesrhythmik aufgehoben ist. Die herabgesetzte *Stimulierbarkeit der Leydig-Zwischenzellen* spricht außerdem für eine Insuffizienz dieser Elemente. Es wird daher eine *direkte toxische Wirkung des Alkohols auf die Steroidbiosynthese und insbesondere auf die Testosteronsynthese diskutiert.* Hinzu kommt ferner, daß im Blut eine Erhöhung *des Testosteron-bindenden Globulins* gefunden wird, so daß hierdurch der Anteil des biologisch wirksamen, nicht an Protein gebundenen Testosteron im Plasma weiter vermindert wird. Inwieweit zusätzlich ein *sekundärer Hypogonadismus* eingreift, läßt sich bisher nicht abschließend beantworten. Die *Bestimmung der Gonadotropinwerte hat unterschiedliche Ergebnisse gebracht*[14]. Nur in einem Teil der Fälle sind die Serumspiegel erniedrigt, so daß eine hypothalamisch-hypophysäre Beteiligung offenbar nur von Fall zu Fall eintritt. Toxische Effekte auf den Hypothalamus und die Hypophyse werden vermutet. Auch sind die Prolaktinspiegel männlicher Alkoholiker ständig erhöht[14].

- *Wirkung des Nikotins* auf die Spermatogenese. Im *Tierexperiment* läßt sich durch eine chronische Nikotinzufuhr eine *Hodenatrophie* erzeugen. *Statistische Untersuchungen* zur Fertilität zwischen Rauchern und Nichtrauchern ergeben *keine* signifikanten Unterschiede. Es ist jedoch unbestritten, daß im *Einzelfall* durch Aufgabe des Rauchens eine Besserung bzw. unter Umständen eine Normalisierung des Spermiogramms zu erreichen ist. Besonders auffällig ist hierbei, daß sich die *Motilität der Spermatozoen* verbessert und der Anteil der pathologischen Formen abnimmt. Bei Fertilitätsstörungen, insbesondere bei einer Oligospermie, sollte deshalb unbedingt das Rauchen aufgegeben werden.
- Auch *psychische Belastungen* können mit einer erheblichen Reduktion der Samenbildung einhergehen, die jedoch *reversibel* ist.

Hodenveränderungen durch Strahlen und Zytostatika

Für Zytostatika und ionisierende Strahlen ist das Hodengewebe *außerordentlich empfindlich*[2,3,6,9,28]. Es kommt hierbei zu einem *Verlust des Keimepithels*, zur kompletten tubulären Insuffizienz, während die *Sertolistützzellen erhalten* bleiben (Abb. 1.3f). *Besonders vulnerabel* für exogene Noxen (z. B. Strahlen oder Zytostatika) sind die *Spermatogonien*, die zuerst nekrotisch werden. Die übrigen Elemente der Spermatogenese sind zwar resistenter, doch tritt trotzdem eine *Depopulation der Tubuli* ein, da die Samenmutterzellen zerstört sind und somit kein Nachschub mehr stattfinden kann. Ähnliches gilt auch für die *Applikation von Zytostatika.* Bleiben bei einer entsprechenden nicht zu aggressiven Therapie noch ausreichend Spermatogonien erhalten, kann sich die Samenbildung erholen.

Medikamentös verursachte Hodenveränderungen

In den letzten Jahren werden in zunehmendem Maße Medikamente bekannt, die die normale Spermatogenese und Potenz beeinträchtigen. Es sind hier *nicht* die verschiedenen *Hormonpräparate* gemeint, die in die Gruppe des erworbenen sekundären Hypogonadismus gehören, sondern verschiedene andere Arzneimittel wie *Cimetidine, β-Blocker, Spirolactone, Salazosulfapyridin, Psychopharmaka, Reserpin, Guanethidin, Clonidin und Antiarrhythmika wie Disopyramid und Propafenon*[3]. Bei Applikation dieser Präparate wurden – allerdings nur in Einzelfällen – *reversible Fertilitätsstörungen* beobachtet. Es ist hieraus zu folgern, daß man bei der Suche nach der Ursache eines primären Hypogonadismus auch eine *Medikamenteneinnahme differentialdiagnostisch* mit in Betracht ziehen muß.

Hodenveränderungen durch Zirkulationsstörungen

Bei Störungen der Blutzirkulation sowie auch bei einer Erhöhung der Temperatur im Hoden bzw. im Skrotum tritt eine Reduktion der Spermatogenese ein[51].

- *Thrombosen* und *Embolien* der Hodengefäße sind sehr seltene Ereignisse,
- *Hodentorsionen* dagegen relativ häufig. Trotzdem ist die Hodentorsion (▷ Abb. 1.6a) eine „seltene" urologische Erkrankung. Im Eingangsgut des Pathologischen Institutes der Universität des Saarlandes in Homburg/Saar war sie mit 0,03% vertreten[43]. Die *Prognose* der *doppelseitigen Hodentorsion* ist in Bezug auf die Fertilität *oft schlecht*, auch wenn innerhalb der ersten 6 Stunden operiert wird. Dies beruht darauf, daß sich in den Gefäßen rasch Thromben bilden, die auch nach einer Detorquierung bestehen bleiben, die Durchblutung mehr oder weniger stark beeinträchtigen und dann doch Ursache für eine *Hodennekrose* sind.
- Patienten mit einer *Varikozele* verdienen besondere Aufmerksamkeit, da in 50% der Fälle mit *reversiblen Oligospermien* zu rechnen ist[19]. Die reduzierte Samenbildung geht dabei auf die *Hypoxie* und auf einen *Wärmeschaden* zurück. Nach operativer Beseitigung der Varikozele bessert sich in den meisten Fällen das Spermiogramm. Die Umgebungstemperatur der Hoden ist gegenüber der normalen Körpertemperatur um etwa 4 °C erniedrigt. Kommt es zu einer Störung dieses Temperaturgefälles im Sinne einer *Hyperthermie der Gonaden*, sei es aufgrund eines Wärmestaues im Be-

reich des Skrotums, sei es auch durch eine allgemein erhöhte Körpertemperatur – resultiert ein *Wärmeschaden*, d.h. es tritt eine Reduktion der Samenbildung ein. Dies hat Konsequenzen z.B. auch für *Träger von Suspensorien*, die wegen der erhöhten Umgebungstemperatur der Hoden in der Regel eine unterschiedlich ausgeprägte reversible Oligospermie aufweisen. Auch das Tragen der heute modernen *hautengen Jeans* und der *engen Slips* kann infolge der Hyperthermie zu einer Beeinträchtigung der Samenbildung führen. Experimentell läßt sich der gleiche Effekt z.B. durch *heiße Bäder* oder *künstliches Fieber* erzeugen.

- Möglicherweise geht auch der Hypogonadismus bei *Rückenmarksverletzungen* auf einen *Wärmestau* zurück, da – ähnlich wie bei der Varikozele – infolge der gestörten Vasomotorik durch Gefäßektasien Zirkulationsstörungen entstehen und die Temperaturdifferenz aufgehoben wird. Therapeutisch kann bei allen Fällen mit gestörter Thermoregulation durch eine *therapeutische Skotalhypothermie* die Zahl, Motilität und Morphologie der Spermatozoen verbessert und vielfach eine Fertilität erreicht werden[51].

Entzündungen

Im Kapitel „Orchitis" wird auf die verschiedenen Formen der entzündlichen Hodenerkrankungen näher eingegangen. Im Rahmen des Hypogonadismus sei lediglich darauf verwiesen, daß sowohl die *primäre isolierte Orchitis* wie auch die *Begleitorchitis* bei allgemeinen Infektionskrankheiten (z.B. Mumpsorchitis) die Spermatogenese massiv beeinträchtigen können und im *Extremfall zu einem völligen Verlust des samenbildenden Epithels* führen (▷ Abb. 1.6b). Da die *primäre Orchitis* eine *seltene* Erkrankung ist, spielt sie als Ursache des Hypogonadismus eine nur untergeordnete Rolle. Dagegen hat die *Begleitorchitis* eine *wesentlich größere Bedeutung*.

Interstitielle Insuffizienz

Zu den vorwiegend interstitiell bedingten Formen des primären, postpuberalen Hypogonadismus gehört das

- *Climacterium virile*. Hierfür ist das Zusammenwirken mehrerer Faktoren verantwortlich. Die *Plasmatestosteronwerte* nehmen ab und gleichzeitig kommt es zu einer Vermehrung der Bindungskapazität durch Zunahme des *Sexualhormonbindenden Globulins* im Blut, so daß der Anteil des freien, also wirksamen Testosterons noch stärker vermindert ist als es die Plasmatestosteronwerte vermuten lassen. Zum anderen besteht eine *relative Insuffizienz der Leydig-Zwischenzellen*. Diese dokumentiert sich in erhöhten Werten für *LH* und *FSH* im Serum, während gleichzeitig der Blutspiegel für das *Testosteron* erniedrigt ist bzw. höchstens normale Werte erreicht. Oft ist gleichzeitig die Zahl der *Leydig-Zwischenzellen vermehrt*. Des weiteren ist wahrscheinlich auch die Stimulierbarkeit der Adenohypophyse durch GnRH reduziert. Neuerdings sind auch
- *Leydig-Zellhypoplasien* und *-agenesien* bekannt geworden, die mit dem Bild eines *Pseudohermaphroditismus masculinus* einhergehen. Als Ursache vermutet man einen *LH-Rezeptordefekt*. Ferner kann sich bei
- *unbehandelter Sprue* eine herabgesetzte Empfindlichkeit gegenüber Androgenen entwickeln[3]. Entsprechend finden sich erhöhte LH- und Testosteronblutwerte. Dihydrotestosteron ist jedoch erniedrigt. Unklar ist bisher, ob der *Abbau des Testosterons gestört* ist oder ob eine *Änderung der Konversionsrate zu Dihydrotestosteron* vorliegt.

In bezug auf die *sekundären Formen* mit mangelnder übergeordneter Stimulation sei auf die entsprechenden Kapitel des sekundären Hypogonadismus verwiesen.

Spätkastration

Als *Ursache* einer Spätkastration kommen vorwiegend doppelseitige *Hodentorsionen* und *Traumen* in Betracht[2,3]. Doppelseitige maligne *Hodentumoren* können ebenfalls zur operativen Entfernung beider Gonaden zwingen. Häufiger noch sind *freiwillige Kastrationen* bei Sexualdelinquenten. Auch gibt es beidseitig *vernarbte* Hoden (▷ Abb. 1.3e), ohne daß es im Einzelfall gelingt, die Ursache der kompletten Hodenatrophie abzuklären. Als *Folge* erlöschen oder reduzieren sich die Libido und die Potenz, sofern keine Substitutionstherapie durch Androgene erfolgt. Je früher die Kastration einsetzt, um so größer sind die Auswirkungen. Auch die *Prostata* atrophiert und die androgenabhängige *Sekundärbehaarung* reduziert sich. Da beim Spätkastraten das Wachstum abgeschlossen ist, verändert sich das äußere Erscheinungsbild sonst kaum. Durch Störung des Feedbackmechanismus sind die Gonadotropinwerte im Blut deutlich erhöht. Dabei steigt der FSH-Spiegel wesentlich stärker an als der des LH. Diese Befunde zeigen, daß die *in den Nebennieren gebildeten Androgene* für eine *Kompensation des gonadalen Testosteronausfalles nicht ausreichen*.

Sekundärer und tertiärer präpuberaler Hypogonadismus

Der sekundäre bzw. tertiäre Hypogonadismus kommt im Vergleich zu den primären Formen *relativ selten* vor. Hypophysär und hypothalamisch bedingte Unterfunktionszustände lassen sich heute vielfach durch den GnRH-Test unterscheiden. Einschränkend muß man jedoch darauf hinweisen, daß mit diesem Test *nicht immer* eine eindeutige Differenzierung gelingt, da z.B. das fehlende Ansprechen auf Gaben von GnRH sowohl auf einem Defekt des Hypothalamus aber auch auf einer Zerstörung der Adenohypophyse beruhen kann.

Klinisch erweisen sich die *Gonadotropinwerte* im Blut als *stark erniedrigt* oder sind gar nicht mehr nachweisbar. Entsprechend ist auch der *Testosteronplasmaspiegel niedrig*. Wegen der engen funktionellen Verzahnung von Hypophyse und Hypothalamus sowie wegen der nicht immer durchzuführenden Trennung zwischen sekundär und tertiär bedingten Formen erscheint es sinnvoll, beide Krankheitsbilder nicht streng voneinander zu trennen.

Hypothalamisch-hypophysäre Alterationen

Als Ursache für einen *präpuberalen* sekundären bzw. tertiären Hypogonadismus sind einmal

- *frühkindliche Hirnschäden* und andere *hirnorganische Veränderungen* zu nennen. Es kommen *Hamartome des Tuber cinereum, Kraniopharyngeome, Tumoren der Glandula pinealis*, ein *Hydrozephalus* und auch *entzündliche Hirnprozesse* in Betracht. Zwar kann sich bei diesen Erkrankungen auch eine Pubertas praecox entwickeln, doch sind diese zerebralen Läsionen wesentlich häufiger mit einem Hypogonadismus vergesellschaftet. Dies beruht einmal auf einer Zerstörung oder funktionellen Alteration der nervösen und neuroendokrinen Steuerungszentren im Hypothalamus und geht zum anderen auf eine Unterbrechung der Portalgefäße im Hypophysenstiel zurück, über die die Releasingfaktoren zur Adenohypophyse gelangen. Damit unterbleibt die übergeordnete Stimulation und es findet lediglich eine Basissekretion durch die Hypophyse statt.
- Eine *globale* und *partielle Hypophysenvorderlappeninsuffizienz* nach *Alteration der Adenohypophyse* – z. B. infolge eines Geburtstraumas – bedingt ebenfalls einen Hypogonadismus. Bei unbehandelten Erwachsenen fällt ein infantiles und mangelhaft entfaltetes Genitale mit kleinen Gonaden auf.

Mikroskopisch entsprechen die Tubuli denen der *präpuberalen Lebensphase* und zwar bezüglich des Tubulusdurchmessers als auch der Zellausstattung (Abb. 1.4a). Die *Leydig-Zwischenzellen* sind *nicht entfaltet*. Innerhalb weniger Monate gelingt es durch Hormontherapie, das Hodengewebe zur Entfaltung zu bringen und auch eine Spermatogenese zu erreichen (Abb. 1.4b), während sonst für den normalen Ablauf der Pubertät im Durchschnitt 5 Jahre zu veranschlagen sind.

Endokrine Störungen

Verschiedene endokrine Störungen gehen ebenfalls mit einem tertiär bedingten Hypogonadismus einher. Als Beispiele seien hier die *Leydig-Zelltumoren*, das *adrenogenitale Syndrom* sowie die *Hypothyreose* genannt, die jeweils durch ihre spezifischen Störungen der Hormonbilanz eine regelhafte Gonadenentwicklung unterdrücken bzw. verhindern[1,3].

Klinische Syndrome mit Hypogonadismus

Einzelne komplexe klinische Syndrome gehen teils obligat, teils fakultativ mit einem sekundären bzw. tertiären Hypogonadismus einher. Ohne auf nähere Einzelheiten einzugehen, seien hier z. B. das *Kallmann-Syndrom* (Anosmie und Hypogonadismus[33]), das *Laurence-Moon-Biedl-Syndrom*, das *Fröhlich-Syndrom* (Dystrophia adiposo-genitalis), der *idiopathische Eunuchismus* und das *Prader-Labhart-Willi-Syndrom* (außerdem mit einem primären Hypogonadismus vergesellschaftet) zu nennen. Allen diesen Krankheitsbildern, die z. T. fami-

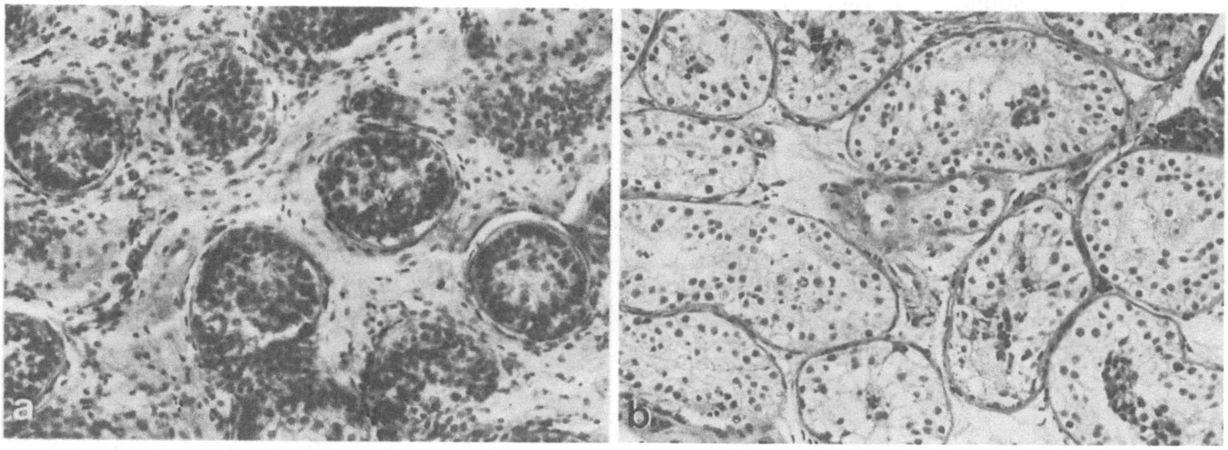

Abb. 1.4. a Sekundärer, präpuberaler Hypogonadismus bei einem 32jährigen Mann. Die Hodenkanälchen entsprechen der präpuberalen Lebensphase. Im Interstitium sind keine entfalteten Leydig-Zellen nachweisbar. HE, 240 : 1. **b** Sekundärer präpuberaler Hypogonadismus ein halbes Jahr nach Therapiebeginn mit einer Hormonbehandlung. Derselbe Patient wie bei **a**. Es ist jetzt eine deutliche Entfaltung der Hodenkanälchen erkennbar und im Interstitium sieht man die beginnende Entfaltung von Leydig-Zellen. HE, 150 : 1

liär gehäuft auftreten, sind *zentrale und hypothalamisch-hypophysäre Störungen* gemeinsam[3].

Sekundärer und tertiärer, postpuberaler Hypogonadismus

Hypothalamisch-hypophysäre Ursachen

Wird die Hypophyse beim *Erwachsenen* partiell oder vollständig zerstört oder kommt es zur Alteration des Hypothalamus, entwickelt sich ein *postpuberaler sekundärer* bzw. *tertiärer Hypogonadismus.* Eine relativ häufige Ursache sind dabei *Hypophysentumoren* sowie auch *Schädel-Hirn-Traumen. Extraselläre Tumoren* und *Hirngeschwülste* kommen als Ursache ebenfalls in Betracht, während spezifische und unspezifische *entzündliche Prozesse* selten eine Unterfunktion der Gonaden auslösen.

Das *mikroskopische* Bild der Hoden ist dadurch charakterisiert, daß die Gonaden ursprünglich regelhaft entfaltet waren und jetzt nach Ausfall oder durch Reduktion der Gonadotropine *atrophisch* werden. Dabei nimmt der Tubulusdurchmesser ab. In Abhängigkeit vom Ausmaß der Gonadotropinverminderung kommt es zur *Einschränkung der Spermatogenese*, die im Extremfall vollständig sistiert, d.h. in den Samenkanälchen sind dann nur Spermatogonien und Sertolistützzellen nachweisbar. Im Interstitium wandeln sich die *Leydig-Zwischenzellen* wieder in *spindelige Elemente* um und sind vom Bindegewebe nicht unterscheidbar.

Eine *Sonderform* des partiellen Hypopituitarismus ist der *isolierte LH-Ausfall*, das

- *Syndrom des „fertilen Eunuchen"* (Pasqualini-Syndrom)[21].

Klinisch zeigen die Patienten wenig ausgeprägte sekundärere Geschlechtsmerkmale, doch weisen die Gonaden meist eine regelhafte Größe auf. Die Libido ist herabgesetzt oder fehlt vollständig.

Mikroskopisch findet man eine reduzierte, z.T. auch normale Spermatogenese, doch sind die Leydig-Zwischenzellen nicht oder nur unvollständig entfaltet. Während die FSH-Spiegel normal sind, ist die LH-Sekretion niedrig oder gar nicht nachweisbar. Die *Ursache* dieses Syndroms beruht wahrscheinlich auf einer hypothalamischen Störung, da nach Gabe von GnRH ausreichend LH ausgeschüttet wird und danach eine Normalisierung eintritt[21]. Dem Krankheitsbild liegt offenbar eine meist *angeborene* hypothalamische Störung zugrunde, doch scheint es auch *erworbene* Formen – z.B. nach schweren Schädel-Hirn-Traumen – zu geben.

Endokrine Störungen

Verschiedene Erkrankungen, die mit einer vermehrten Hormonproduktion einhergehen, haben auch Rückwirkungen auf die Spermatogenese. Es kommt hierbei zu einer *Beeinträchtigung des hypothalamisch-hypophysär-testikulären Regelkreises* mit einer *Bremsung des Hypothalamus* und konsekutiver *mangelnder Stimulation der Erfolgsorgane.* Als *Ursache* sind zu nennen die

- hormonell aktiven *Nebennierenrindentumoren*, ein *adrenogenitales Syndrom, Leydigzelltumoren* und *ektope Gonadotropinbildung*, wie sie z.B. bei *Teratomen, Lungengeschwülsten* und *Hepatomen* auftreten kann.
- Auch bei *Hypothyreosen* mit *Myxödem* kann ein Hypogonadismus resultieren, obwohl beim Menschen insgesamt relativ wenig über den Zusammenhang zwischen einer Hypothyreose und Fertilität bekannt ist. Dies beruht nicht zuletzt darauf, daß man die Vielzahl der biochemischen Schilddrüsenhormonwirkungen noch nicht auf einen gemeinsamen Nenner bringen kann. Das Eingreifen in basale Zellfunktionen (Zellatmung, Mitochondrien, Natrium-Kaliumtransport, Proteinsynthese, Kohlenhydratstoffwechsel usw.) ist offenbar der Grund für die damit verbundene *Alteration der Spermatogenese* mit *Sub-* und *Infertilität.*

  Bekannt ist ferner ein Hypogonadismus mit Verlust der Libido, sexueller Impotenz und mit Auftreten einer Gynäkomastie bei einer
- *vermehrten Prolaktinsekretion.* Als Ursache kommen einmal *Hypophysenadenome* in Betracht. Zum anderen vermögen auch Medikamente wie z.B. *Dopamin-hemmende Substanzen* und *Phenothiazine* eine erhöhte Prolaktinsekretion auszulösen. Ferner sind *hypothalamische Dysfunktionen* und *idiopathische Formen* bekannt.

  Die *Gonadotropine* und die *Androgene im Blut* dieser Patienten sind *erniedrigt.* Warum die erhöhten Prolaktinspiegel einen Hypogonadismus hervorrufen, konnte bisher nicht abschließend geklärt werden. Wesentlich für die Pathogenese sind jedoch die *erhöhten Prolaktinwerte im Blut.* Da *Prolaktinome oft sehr klein* sind, kann der Hypogonadismus nicht durch eine tumorbedingte Zerstörung der Adenohypophyse mit konsekutiver Hypophyseninsuffizienz erklärt werden.

Allgemeinerkrankungen

Schwere Allgemeinerkrankungen beeinträchtigen auch die Spermatogenese. Es entwickelt sich ein *sekundärer* bzw. *tertiärer Hypogonadismus.*

- Bei *ausgeprägten Hungerzuständen* oder *Eiweißmangelernährungen, chronischen Urämien*, aber auch im Rahmen *konsumierender Erkrankungen*, wie z.B. eines *Krebsleidens* oder einer aktiven *Tuberkulose*, kommt es oft zu einer herabgesetzten Gonadotropinsekretion. Der sich entwickelnde Hypogonadismus spielt bei solchen Erkrankungen allerdings häufig nur eine untergeordnete Rolle.

  Bei anderen Erkrankungen ist der Hypogonadismus wesentlich gravierender, da hier infolge der nachlassenden Sexualfunktionen Potenzstörungen und eine Herabsetzung der Libido auftreten, die u. a. physische und familiäre Schwierigkeiten hervorrufen können. Eine häufige Erkrankung, die oft mit einem Hypogonadismus einhergeht, ist der

- *Diabetes mellitus*[1,3]. *Bei über 50% der Patienten ist mit einer mehr oder weniger ausgeprägten Unterfunktion* der Gonaden zu rechnen. Zwischen der Schwere des Diabetes mellitus und dem Ausmaß der mangelnden Gonadenfunktion besteht keine Korrelation. So können z. B. Potenzstörungen Frühsymptome eines Diabetes mellitus sein. Die *Pathogenese* der mangelnden hypothalamisch-hypophysären Stimulation bei diesem Krankheitsbild ist bisher nicht aufgeklärt. Es resultiert nicht nur eine *Impotentia coeundi*, sondern auch eine *Impotentia generandi*.
  Für die *Spermatogenesestörung* werden beim Diabetes mellitus Veränderungen des Zellstoffwechsels und insbesondere der Glukoseverwertung verantwortlich gemacht[3]. Hinzu kommen später auch die typischen *Gefäßveränderungen*. Je nach Alter der Patienten ist eine vorübergehende, hormonelle Substitutionstherapie oder auch eine Dauertherapie erforderlich.
- Erwähnt werden muß bei den Allgemeinerkrankungen auch die *Leberzirrhose*[1,3,29]. Im Rahmen des Leberumbaus entwickelt sich in einem Teil der Fälle ein *primärer Hypogonadismus*. Darüber hinaus finden sich jedoch auch Hinweise auf einen *sekundären bzw. tertiären Hypogonadismus*. Sowohl das gebundene wie auch das freie Östradiol im Blut ist erhöht. Einmal findet eine vermehrte Konversion von Androgenen zu Östrogenen statt, zum anderen ist die Inaktivierung der Östrogene in der Leber herabgesetzt. Entsprechend entwickelt sich eine *Feminisierung* mit *Hodenatrophie, Impotenz, Reduktion der Körperbehaarung* und einer *Gynäkomastie*. Zwischen der Schwere der Symptome und dem Ausmaß des Leberumbaus besteht keine Korrelation.
- *Hämochromatose:* Auch sie geht häufig mit einem ausgeprägten Hypogonadismus einher. Nach der Hepatomegalie und Hyperpigmentierung rangiert die *Gonadeninsuffizienz* zusammen mit dem Diabetes mellitus an der *3. Stelle der Symptomhäufigkeit* bei dieser Erkrankung. Es handelt sich in erster Linie um einen *sekundären Hypogonadismus*. Es ist reichlich Eisen in den Epithelien der Adenohypophyse abgelagert und es entwickelt sich allmählich ein *Panhypopituitarismus*. Dagegen enthalten die Keimzellen sowie auch die Leydig-Zwischenzellen kein Eisenpigment.

Über den

- Hypogonadismus beim *Morbus Wilson*[31,47] ist noch wenig bekannt. Jugendliche Homozygote zeigen oft einen *eunuchoiden Hochwuchs* und *kleine Gonaden*. Dabei ist unbekannt, ob die Stoffwechselstörung selber oder die Leberzirrhose für den Hypogonadismus verantwortlich zu machen ist. Unter Therapie scheint sich ein Hypogonadismus jedoch nicht zu entwickeln bzw. rückbildungsfähig zu sein.
- Bei *generalisierter Amyloidose* sind nicht selten auch Hoden und Nebenhoden mit betroffen, können sogar im Vordergrund der Erkrankung stehen.

Therapeutisch induzierte Funktionsstörungen

Östrogene

Eine Östrogentherapie, die beim Mann heute zur Behandlung des Prostatakarzinoms eingesetzt wird, führt über eine *Hemmung des Hypothalamus* zu einem *Sistieren* bzw. zur *Reduktion der Gonadotropinsekretion*.

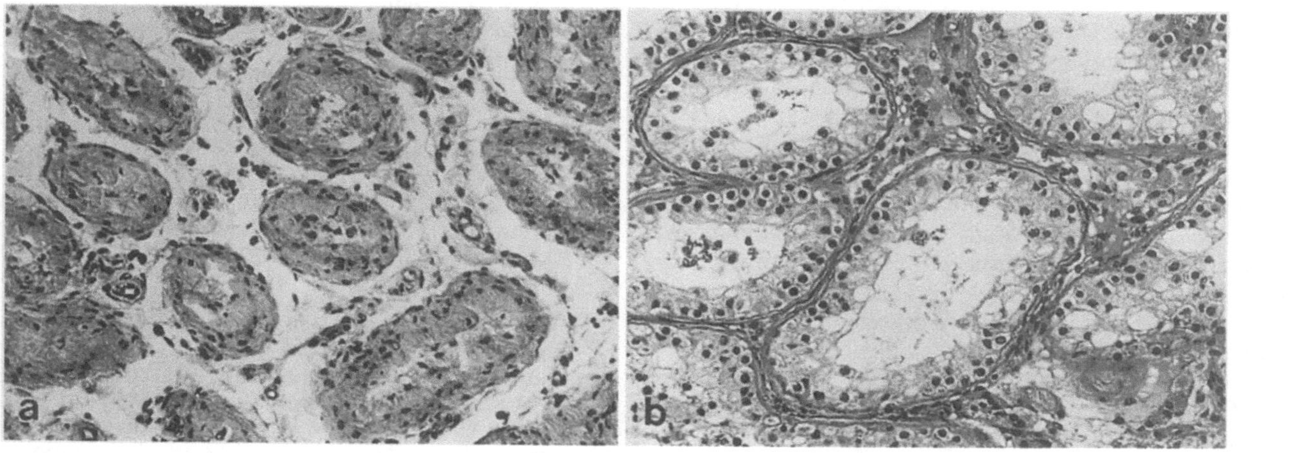

Abb. 1.5. a Primärer postpuberaler Hypogonadismus mit beginnender narbiger Obliteration von Hodenkanälchen nach jahrelanger Östrogentherapie im Rahmen eines Prostatakarzinoms. HE, 150:1. **b** Stark reduzierte Spermatogenese nach Behandlung mit dem Antiandrogen Cyproteronacetat. Behandlung eines Sexualdelinquenten mit 100 mg/die. Es besteht ein Spermatogenesearrest vorwiegend auf der Stufe der Spermatozyten. Die Leydig-Zellen sind teilweise atrophisch. HE, 150:1

Die Gonaden werden atrophisch, die Axillar- und Pubesbehaarung nehmen ab. Es tritt eine Verminderung der Libido ein und es entwickelt sich eine Gynäkomastie. Das *klinische Bild* ist einer Spätkastration vergleichbar.

Mikroskopisch besteht ein *Spermatogenesearrest* auf der Stufe der Spermatogonien und die Leydig-Zwischenzellen bilden sich zurück, so daß sie nicht mehr als solche erkennbar sind. Bei kurzfristiger Therapie sind diese Veränderungen reversibel. Wird eine entsprechende Behandlung über Jahre notwendig, entwickelt sich eine *massive Fibrose der Tubuluswand* und die *Samenkanälchen* können schließlich vollständig *veröden* (Abb. 1.5a). Auch kommt es bei einer langdauernden Östrogentherapie zu einem *Verlust der Spermatogonien*, d.h. es entwickelt sich dann sekundär noch zusätzlich ein *primärer Hypogonadismus.*

Antiandrogene

Antiandrogene sind chemische Substanzen, die über eine *Blockierung der peripheren Androgenrezeptoren* die Wirkung vor allem des Testosteron aufheben[37,41,46]. Die Antiandrogene werden heute bei verschiedenen Krankheitsbildern eingesetzt, so z.B. bei Sexualdelinquenten oder einer Hypersexualität, beim idiopathischen Hirsutismus, bei androgenetischer Alopezie, bei idiopathischer Pubertas praecox, bei schweren Formen der Akne, zur Behandlung des Prostatakarzinoms sowie auch der nodulären Hyperplasie der Prostata.

Es gibt *zahlreiche chemische Substanzen* – meist Steroidhormone – die eine *antiandrogene Wirkung* aufweisen. Dabei ist die Wirkung aber nicht an das Steroidgerüst gekoppelt, wie dies insbesondere die Flutamide gezeigt haben. Das *Cyproteronacetat* (*Androcur, Diane*)[35,36] hat eine Steroidstruktur und gehört zur Gruppe der Gestagene. Es handelt sich um einen *Antagonisten des Testosteron,* der offenbar kompetitiv dieses Hormon von Rezeptoren der Erfolgsorgane verdrängt und damit die androgene Wirkung aufhebt[35–37,46]). Gleichzeitig wirkt *Cyproteronacetat* (*CPA*) als Gestagen und *bremst den Hypothalamus* und damit die *Gonadotropinsekretion.* Aufgrund seiner Wirkungsweise hat CPA auch Rückwirkung auf die Spermatogenese. In der Regel findet man eine *dosisabhängige Reduktion der Samenbildung* sowie eine Atrophie der Leydig-Zwischenzellen. Bei täglicher oraler Gabe von 50 mg sind Rückwirkungen am Hodengewebe histologisch nachweisbar[46]. Die *Samenbildung* kann bei hoher Dosierung bis zum Spermatogenesearrest auf der Stufe der Spermatozyten und z.T. der Spermatogonien gehen (Abb. 1.5b). Gleichzeitig kommt es zu einem *Libido-* und *Potenzverlust.* Man hat diesen Effekt auch als *chemische Kastration* bezeichnet. Tierexperimentell konnte gezeigt werden, daß dann eine Hodenatrophie einsetzt, wenn das Androgen-Binding-Protein reduziert ist.

Die Nachteile einer *Östrogentherapie* wie z.B. Komplikationen von seiten des Herzkreislaufsystems, die sich entwickelnde Gynäkomastie und bei langandauernder Behandlung die irreversible Hodenatrophie sind beim CPA bisher nicht bekannt geworden. Gegenüber einer Kastration hat die Behandlung mit Antiandrogenen außerdem den Vorteil, *daß nach Absetzen der Therapie es zu einer Restitutio ad integrum* kommt und daß sich auch die Spermatogenese erholt[41,46]. *CPA* und *Flutamide* (*Fugerel*) werden heute auch zur Behandlung des *Prostatakarzinoms*[36] eingesetzt.

Abgesehen von der antiandrogenen Wirkung zeigen *andere chemische Substanzen dieser Gruppe ein unterschiedliches Verhalten.* So hat z.B. das reine Cyproteron keine gestagene Wirkung, d.h. der Hypothalamus wird durch diese Substanz nicht gebremst und es treten als Folge der fehlenden Rückkopplung sogenannte Kastrationszellen in der Adenohpyophyse auf.

Tierexperimentell haben diese Substanzen wesentlich dazu beigetragen, grundlegende Erkenntnisse über die fetale Sexualdifferenzierung und Prägung des Individuums zu erhalten[35,36].

Anabolika

Abschließend seien auch noch die *Anabolika* erwähnt, die zu einer Hemmung der Gonadotropinsekretion und damit zu einer Reduktion der Spermatogenese führen. In diesem Zusammenhang ist auch auf den Anabolikamißbrauch im Rahmen von *Dopingfällen* hinzuweisen.

Literatur

1.–9. Weiterführende Literatur (▷ S. 3)

10. Becker H, Hofmann N (1975) Endokrinologische und histologische Untersuchungen zur Hodenatrophie bei Dystrophia myotonica. Dtsch Med Wochenschr 100:149–152
11. Brown DM, Markland C, Dehner LP (1978) Leydig cell hypoplasia: a cause of male pseudohermaphroditism. J Clin Endocrinol Metab 46:1–7
12. Charny CW (1946) The testicular biopsy. A five-year survey. In: Engle ET (ed) Diagnosis in sterility. Thomas, Springfield Ill, pp 43–66
13. Eggert-Kruse W, Rohr G, Jochum R, Adolph M, Runnebaum B (1992) Einfluß von Schwermetallen auf In-vitro-Interaktion zwischen menschlichen Spermien und Zervixschleim. Dtsch Med Wschr 117:1383–1389
14. Gavaler JS, Van Thiel DH (1995) Alkohol und endokrines System. In: Seitz HK, Lieber ChS, Simanowski UA (Hrsg) Handbuch Alkohol. Alkoholismus. Alkoholbedingte Organschäden. Ambrosius Barth, Leipzig Heidelberg, S 427–448
15. Hadziselimovic F (1983) Cryptorchidism: management and implications. Springer, Berlin Heidelberg New York
16. Hadziselimovic F, Herzog B (1990) Hodenerkrankungen im Kindesalter. Hippokrates, Stuttgart
17. Hadziselimovic F, Herzog B, Buser M (1987) Development of cryptorchid testes. Eur J Pediatr 146 (Suppl 2):8–12
18. Heller CG, Nelson WO (1948) Classification of male hypogonadism and a discussion of the pathologic physiology, diagnosis and treatment. J Clin Endocrinol 8:345–366
19. Hienz HA, Voggenthaler J, Weißbach L (1980) Histological findings in testes with varicocele during childhood and their therapeutic consequences. Eur J Pediatr 133:139–146

20. Hornstein O (1963) Zur Klinik und Histopathologie des männlichen primären Hypogonadismus. Arch Klin Exp Derm 217:117–148
21. Hornstein OP, Becker H, Hofmann N, Kleißl HP (1974) Pasqualini-Syndrom („fertiler Eunuchoidismus"). Klinische, histologische und hormonanalytische Befunde. Dtsch Med Wochenschr 99:1907–1914
22. Howard RP, Sniffen RC, Simmons FA, Albright F (1950) Testicular deficiency: a clinical and pathological study. J Clin Endocrinol 10:121–186
23. Huff DS, Hadziselimovic F, Snyder III HM, Duckett JW, Kasting MA (1989) Postnatal testicular maldevelopment in unilateral cryptorchidism. J Urol 142:546–548
24. Huff DS, Hadziselimovic F, Howard McC, Snyder III HM, Blyth B, Duckett JW (1991) Early postnatal testicular maldevelopment in cryptorchidism. J Urol 146:624–626
25. Jockenhövel F, Reinwein D (1992) Klinefelter-Syndrom. Dtsch Med Wochenschr 117:383–389
26. Josso N, Fekete C, Cachin O, Nezelof C, Rappaport R (1983) Persistence of Müllerian ductus in male pseudohermaphroditism, and its relationship to cryptorchidism. Clin Endocrinol 19:247–258
27. Kim MH, Gumpel JA, Graff P (1979) Pregnancy in a true hermaphrodite. Obstet Gynecol 53(3 Suppl):40–42
28. Kreuser ED, Klingmüller D, Thiel E (1992) Diagnostik und Prognose gonadaler Toxizität nach Chemotherapie und Bestrahlung. Dtsch med Wochenschr 117:1810–1817
29. Kuller LH, May SJ, Perper JA (1978) The relationship between alcohol, liver disease, and testicular pathology. Am J Epidermiol 108:192–199
30. Labhart A (1955) Diagnose und Therapie des männlichen Hypogonadismus. Schweiz Med Wochenschr 85:549–554
31. Lange J (1981) Morbus Wilson und Hypogonadismus. Persönliche Mitteilung (Gummersbach)
32. Laurance BM, Darby CW, Vanderschueren-Lodeweyckx M (1976) Two XX-males diagnosed in childhood. Endocrine, renal, and laboratory findings. Arch Dis Child 51:144–148
33. Meschede D, Behre HM, Nieschlag E, Horst J (1994) Kallmann-Syndrom. Dtsch Med Wochenschr 119:1436–1442
34. Mininberg D (1988) Histolopathology of the undescended testis. Semin Urol 6:74–78
35. Neumann F (1977) Hormonale Regulation der Sexualdifferenzierung bei Säugetieren. Med Wiss Buchreihe. Schering, Berlin Bergkamen
36. Neumann F (1994) The antiandrogen cyproterone acetate: discovery, chemistry, basic pharmacology, clinical use and tool in basic research. Exp Clin Endocrinol 102:1–32
37. Neumann F, Steinbeck H (1974) Antiandrogen. In: Eichler O, Farah A, Herken H, Welch AD (Hrsg) Handb Exp Pharm, Bd 35/2:235–484
38. Nistal M, Paniagua R (1979) Ultrastructure of testicular biopsy from XX-male. Virchows Arch (Cell Pathol)31:45–55
39. Nowakowski H (1959) Der Hypogonadismus im Knaben- und Mannesalter. Ergb Inn Med Kinderheilkd NF 12:219–301
40. Prader A (1986) Disorders of sexual differentiation (intersexuality). In: Labhart A (ed) Clinical endocrinology, 2nd edn. Springer, Berlin Heidelberg New York Tokyo, pp 715–747
41. Raspe G (Hrsg) (1972) Schering Symposium über Sexualdeviationen und ihre medikamentöse Behandlung, Berlin, 1971, Life Sciences Monographs 2. Pergamon Press-Vieweg, Oxford Edinburgh New York Toronto Sydney Braunschweig
42. Rutgers JL, Scully RE (1987) Pathology of the testis in intersex syndromes. Semin Diagn Pathol 4:275–291
43. Schnell HJ (1976) Die Bedeutung der Biopsie für die Differentialdiagnose der Hodenerkrankungen. Med Dissertation, Med Fakultät, Homburg/Saar
44. Simpson JL (1976) Disorders of sexual differentiation. Etiology and clinical delineation. Academic Press, New York San Francisco London
45. Städtler F (1982) Die Pathologie des Hodens bei Fertilitätsstörungen. Pathologe 3:149–159
46. Städler F, Horn HJ (1973) Veränderungen an menschlichen Hoden während einer Antiandrogen-Behandlung. Dtsch Med Wochenschr 98:1013–1019
47. Sternlieb I (1982) Morbus Wilson und Hypogonadismus. Persönliche Mitteilung (Bronx N. Y.)
48. Tonutti W, Weller O, Schuchardt F, Heinke E (1960) Die männliche Keimdrüse. Struktur-Funktion-Klinik. Grundzüge der Andrologie. Thieme, Stuttgart
49. Valcke JC (1984) Hypogonadisme péripherique. In: Schaison G, Bouchard P, Mahoudeau J, Labrie F (eds) Médicine de la reproduction masculine. Flammarion, Paris, pp 269–290
50. Zang KD (1984) Genetics and cytogenetics of Klinefelter's syndrome. In: Bandmann HJ, Breit R, Perwein E (eds) Klinefelter's syndrome. Springer, Berlin Heidelberg New York Tokyo, 12–23
51. Zorgniotti AW, Sealfon AI, Toth A (1980) Chronic scrotal hypothermia as a treatment for poor semen quality. Lancet I:904–906

Gesteigerte Gonadenfunktion

Hypergonadismus

Unter einem Hypergonadismus versteht man Veränderungen, die allein auf einer *hormonellen Überproduktion* beruhen.

Im Gegensatz zum Hypogonadismus sind *Überfunktionszustände* der Gonaden *relativ selten*. Sie können dann auftreten, wenn z. B.

- *Hypophysenadenome* mit gesteigerter Gonadotropinsekretion einhergehen, wodurch eine erhöhte Testosteronproduktion hervorgerufen wird. Zum anderen sind als relativ häufige Ursachen
- *endokrin aktive Hodentumoren* zu nennen. Im Kindesalter führen *Leydig-Zelltumoren* zur Pseudopubertas praecox, im Erwachsenenalter zum tertiären Hypogonadismus. *Teratome* bedingen infolge der hohen Gonadotropinbildung eine *Leydig-Zellhyperplasie* und sind somit Ursache für eine vermehrte Testosteronproduktion und eine Einschränkung der Spermatogenese.

Als weitere Ursache ist eine

- *ektope Gonadotropinbildung* bei verschiedenen mesenchymalen und epithelialen Tumoren (z. B. Lunge, Leber) als *paraneoplastisches Syndrom* zu nennen.
- Eine *gestörte Rückkopplung* kann ebenfalls auslösend für eine hormonelle Überproduktion der Leydig-Zwischenzellen sein.

Hyperzoospermie

Die Angabe von Normwerten für ein Spermiogramm ist auch heute noch problematisch. Es hat sich jedoch gezeigt, daß bei Werten von *weniger als 40 Mio./ml* im Ejakulat mit einer *eingeschränkten Fertilität* zu rechnen ist. Bei guter Motilität der Spermatozoen und einem geringen Anteil pathologischer Formen kann auch unterhalb dieser Werte eine Fertilität bestehen. Bei andrologischen Störungen, die knapp 5% erwachsener Männer betreffen, ist in etwa der Hälfte der Fälle mit einer reduzierten Spermatozoenzahl/ml zu rechnen.

Noch schwieriger ist es, einen *oberen Grenzwert* festzulegen. Er wird mit 125 bzw. 250 Mio./ml angegeben. Schirren[15] findet in seinem Krankengut mit Fertilitätsstörungen bei gut 3% eine Hyperzoospermie. Die *Subfertilität* steigt mit zunehmender Spermatozoenzahl an.

Bei Werten von über 350 Mio./ml ist die Fertilität aufgehoben. Wesentlich ist dabei, daß insbesondere die *Motilität der Spermatozoen abnimmt* und die *Anzahl pathologischer Formen ansteigt.*

Der Befund und die Diagnose einer Hyperzoospermie – Synonym *Polyzoospermie* – darf jedoch nicht auf einer einzigen Auswertung eines Spermiogramm beruhen, sondern muß konstant bei *Kontrolluntersuchungen* nachweisbar sein. Ist zusätzlich der Fruktosewert erniedrigt, spricht dies außerdem für eine *Leydigzellinsuffizienz*, die die Fertilität gleichzeitig einschränkt.

Megatestis

> Unter einem Megatestis – eine *sehr seltene* Veränderung – versteht man eine *Hodenvergrößerung bis um das Vierfache* gegenüber der Norm, ohne daß diese Vergrößerung der Gonaden auf einen entzündlichen Prozeß oder auf einen Tumor zurückgeht.

- Die *einseitige* Hodenvergrößerung wird gelegentlich bei einer *unilateralen Anorchie* beobachtet und zwar im Sinne einer *kompensatorischen Hypertrophie.* Gleichzeitig sind die Gonadotropine im Blut dieser Männer erhöht. Trotzdem ist die Fertilität bei diesen Patienten erheblich eingeschränkt. Im Gegensatz hierzu tritt beim *Verlust eines Hodens* (*Trauma, Operation*) eine Einschränkung der Fertilität bei regelhaft entfalteten Gonaden nicht ein, d.h. üblicherweise reicht ein Hoden zur Potentia generandi aus. *Nach Semikastration* entwickelt sich *kein Megatestis* bzw. keine *nachweisbare Hodenhyperplasie.*
- Auch *doppelseitige* Megatestes[3,11,13] kommen vor. Das verstärkte Gonadenwachstum setzt bereits in der Kindheit ein[10,11,13].

Mikroskopisch zeigen die Tubuli degenerative Veränderungen. Die Spermatogenese ist eingeschränkt. Der *endokrinologische Befund* erweist sich als unauffällig, d.h. die Serumplasmawerte der Gonadotropine und Androgene finden sich im Normbereich.

- Eine *weitere Ursache* ist der *Makroorchidismus mit X-chromosomalem Schwachsinn* und *brüchigem X-Chromosom.* Bei dieser familiär auftretenden Erkrankung wurden schon Gonaden mit bis zu 160 ml beobachtet[2,14].

Literatur

1.–9. Weiterführende Literatur (▷ S. 3)
10. Breen DH, Braunstein GD, Neufeld N, Kudish H (1981) Benign macro-orchidism in pubescent boy. J Urol 125: 589–591
11. Laron Z, Karp M, Dolberg L (1970) Juvenile hypothyroidism with testicular enlargement. Acta Paediatr Scand 59:317–322
12. Laron Z, Dickermann Z, Ritterman I, Kaufman H (1980) Follow-up of boys with unilateral compensatory testicular hypertrophy. Fertil Steril 33:297–301
13. Nisula BC, Loriaux DL, Sherins RJ, Kulin HE (1974) Benign bilateral testicular enlargement. J Clin Endocr 38:440–445
14. Nussbaum RL, Ledbetter DH (1989) The fragile X-Syndrome. In: Scriver CR, Beaudet AL, Sly WS, Valle D (eds) The metabolic basis of inherited diseases, 6 edn, vol 1. Mc-Graw-Hill, New York, pp 327–341
15. Schirren C (1982) Praktische Andrologie, 2. Aufl. Karger, Basel München Paris London New York Sydney

Kreislaufstörungen

Hodentorsion

> Unter einer Hodentorsion versteht man die *Drehung des Hodens um die Längsachse des Samenstranges.*

Epidemiologie. Die Hodentorsion kann in jedem Alter auftreten, d.h. bei Neugeborenen[14] ebenso wie bei Männern im hohen Greisenalter. Der *Häufigkeitsgipfel* liegt allerdings zwischen dem 10. und 20. Lebensjahr[10].

Ätiologie, Pathogenese. Als Ursache der Hodentorsion ist eine *abnorme Beweglichkeit der Gonaden* zu nennen, wobei nicht selten ein *fehlendes Gubernaculum testis* beobachtet wird.

Infolge der Torquierung kann zwar zunächst noch arterielles Blut einfließen, doch ist der venöse Abfluß unterbrochen. Es resultiert eine *hämorrhagische Infarzierung* (Abb. 1.6a).

Verlauf, Prognose. Es tritt eine *vollständige Nekrose des hämorrhagisch infarzierten Hodengewebes* ein, wenn nicht innerhalb von 6 Stunden die Stieldrehung beseitigt wird. Liegt zwischen Eintritt der Torsion und der Operation ein *Zeitraum von mehr als 6 h*, erholt sich das Hodengewebe nur noch ausnahmsweise. Aber auch bei frühzeitiger Operation sind die Gonaden nicht immer zu retten. Haben sich in der Zwischenzeit ausgedehnte *venöse Thromben* entwickelt, resultiert trotz rechtzeitiger Detorquierung eine *Totalnekrose des Hodens.*

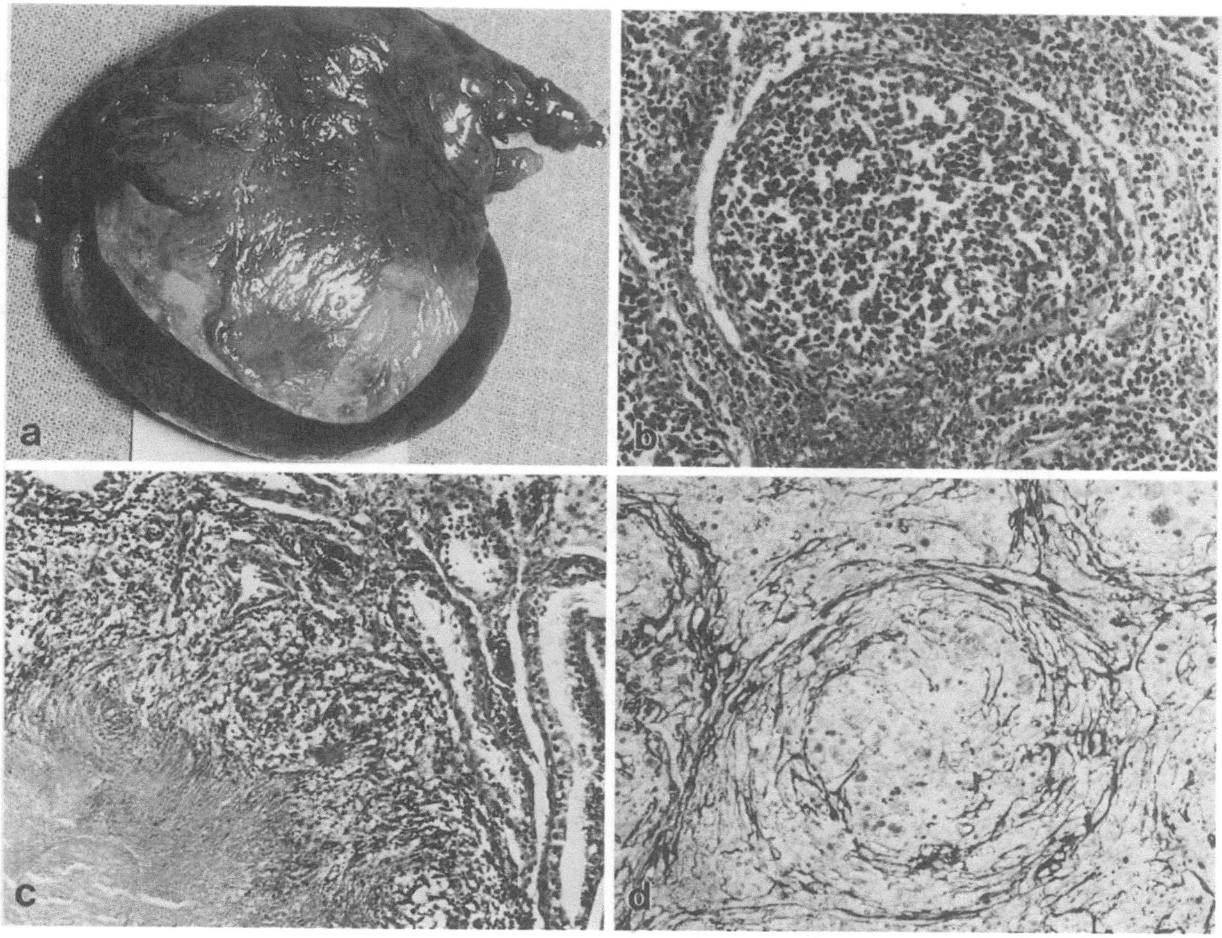

Abb. 1.6. a Hämorrhagische Infarzierung des Hodens nach linksseitiger Hodentorsion bei einem 13jährigen Jungen. Man erkennt die massive Einblutung sowohl im Bereich der Schnittfläche durch die Gonade wie auch im anhängenden Nebenhodengewebe und Samenstrang. **b** Akute eitrige Orchitis mit beginnender Abszedierung. Die leukozytären Infiltrate haben bereits Keimzellen und Sertoli-Stützzellen zerstört. HE, 150 : 1. **c** Spezifisch-tuberkulöse Orchitis mit zentraler käsiger Nekrose und Begrenzung durch einen Epitheloidzellsaum. Epitheloidzellgranulome in der Nachbarschaft. HE, 95 : 1. **d** Granulomatöse unspezifische Orchitis. In der Versilberung erkennt man die Aufsplitterung der Tubuluswand durch den entzündlichen Prozeß mit granulomartigem Grundmuster. Auch im Interstitium findet eine Fibrosierung statt. Semi-Dünnschnitt Movat, 150 : 1

Meist tritt die Torquierung *einseitig* auf. In sehr seltenen Fällen wurden zur gleichen Zeit *doppelseitige* Hodentorsionen beobachtet.

Man muß allerdings darauf hinweisen, daß *nach einseitiger Hodentorquierung in 10–15% der Fälle später auch eine Torsion auf der Gegenseite* zu erwarten ist, wenn nicht nach Eintreten der ersten Torquierung *prophylaktisch* auch auf der *Gegenseite* eine *Orchidopexie* durchgeführt wird.

Klinik. Die *klinische Symptomatik* setzt akut ein. Dabei werden die Schmerzen oft *in die Leiste projiziert*, so daß *differentialdiagnostisch* neben der allgemein bekannten Epididymitis auch inkarzerierte Hernien, Nierenkoliken, ein akutes Abdomen sowie eine Appendizitis in Betracht kommen.

Gleiche Symptome machen auch *stielgedrehte Hydatiden* des Hodens. Hierbei ist besonders häufig die *Morgagni-Hydatide* betroffen, die am oberen Hodenpol zwischen Nebenhodenkopf und der Gonade lokalisiert ist. Zum Teil kann die richtige Diagnose erst aufgrund einer operativen Freilegung gestellt werden.

Cave: Bei *Neugeborenen und Jugendlichen liegt auch bei der Symptomatik einer Epididymitis fast immer eine Hodentorsion* (*akutes Skrotum*) vor.

Morphologie. Die Torsion entwickelt sich bei einem verlängerten und gestielten Mesorchium *intravaginal*. Bei der *extravaginalen* Form erfolgt die Torquierung außerhalb der Tunica vaginalis communis. *Makroskopisch* sind die Gonaden infolge der hämorrhagischen

Infarzierung dunkelblaurot verfärbt und insgesamt etwas vergrößert (Abb. 1.6a).

Mikroskopisch zeigt das Hodengewebe strotzend mit Blut gefüllte Gefäße und massive *Einblutungen* ins Interstitium. Ein Teil der Blutgefäße läßt auch *Thromben* erkennen. Die Hodenkanälchen sind nur noch schattenhaft erkennbar, die Zellkerne stellen sich färberisch nicht mehr dar.

Erfolgt eine operative Exstirpation der Gonaden erst zu einem späteren Zeitpunkt, findet – ausgehend von der Tunica albuginea – eine gewisse *Resorption der Nekrose durch Granulationsgewebe* statt. Der schmale Saum des Organisationsgewebes geht schließlich in *Narbengewebe* über und es kommt damit zur *bindegewebigen Abkapselung* des übrigen nekrotischen Hodenparenchyms, oft verbunden mit sekundären scholligen *Verkalkungen* der Nekrosen.

Varikozele

Unter einer *idiopathischen Varikozele* versteht man eine *Erweiterung* und *stärkere Schlängelung* einzelner Abschnitte oder auch des gesamten *Plexus pampiniformis* im Bereich des Samenstranges[2,10,15,16].

Bei Einstellungsuntersuchungen der Bundeswehr wird bei etwa *20% der jungen Männer eine Varikozele* gefunden[16]. Im selektierten Krankengut einer andrologischen Sprechstunde weisen 40% der Patienten eine Varikozele auf[16]. Aber nur bei der Hälfte dieser Männer besteht eine Oligospermie und Subfertilität. Dies bedeutet, daß *die Varikozele nicht obligat mit einer Beeinträchtigung der Spermatogenese einhergeht.*

In über 80% ist der *linke Samenstrang* betroffen. Bei *knapp 5%* findet man die Varikozele allein auf der *rechten Seite* und *in 15%* der Fälle ist die Varikozele *doppelseitig* entwickelt. Die Seitendifferenz zwischen rechts und links beruht wahrscheinlich auf der *unterschiedlichen Anatomie.* Die Einmündung der Vena spermatica sinistra erfolgt rechtwinklig in die linke Nierenvene, die der rechten Vena spermatica spitzwinkelig in die V. cava inferior.

Von einer *sekundären Varikozele* spricht man dann, wenn ein *anderes Grundleiden* für die Abflußbehinderung verantwortlich ist (z. B. Tumorleiden).

Der *venöse Rückstau* setzt sich fort bis in die Hoden. *Hypoxie* und eine *erhöhte Umgebungstemperatur* um 0,6–0,8 °C führen bei etwa 50% der Patienten zu einer *reversiblen Oligozoospermie,* zu *Asthenozoospermie* bis zur *Azoospermie* mit *Sub-* und *Infertilität.*

Therapeutisch wird eine hohe Unterbindung der V. spermatica durchgeführt.

Gefäßveränderungen

Spontane Thrombosen oder Embolien in den Hodenarterien sind *außerordentlich seltene Ereignisse* und führen zu *umschriebenen Nekrosen.*

- Im Rahmen einer *allgemeinen Arteriosklerose* können auch die Gefäße des Hodens beteiligt sein. *Histologisch* findet man dann disseminierte, partielle oder auch komplette *Vernarbungen von Samenkanälchen* in verschiedenen Hodenläppchen, d. h. je nach Schwere der Gefäßveränderungen *atrophieren* oder *veröden* die Samenkanälchen infolge der Mangeldurchblutung.
- Bei *Panarteriitis nodosa* sind die Gefäße des Hodens *regelmäßig* mitgetroffen. Der Befall dieser Organarterien führt zu umschriebenen *Nekrosen* und *Atrophien des Hodengewebes. Hodenbiopsien* zur Sicherung der Panarteriitis nodosa – insbesondere wenn Schmerzen in den Gonaden auf eine floride Beteiligung hinweisen – haben eine *wesentlich höhere Erfolgsquote positiver histologischer Befunde als die sonst üblichen ungezielten Muskelbiopsien,* zumal wenn noch *doppelseitige Hodenbiopsien* entnommen werden.
- Abschließend sei noch erwähnt, daß durch *traumatische Einwirkungen* (*Pfählungsverletzung, Sport, Arbeitsunfall, Fahrradunfall*) mit Verletzung des Skrotums auch der Hoden von Blutungen und Zerreißungen betroffen sein kann, so daß manchmal eine Orchiektomie notwendig wird.

Entzündungen

Unspezifische Orchitis

Die isolierte ein- und doppelseitige sogenannte primäre Orchitis ohne Beteiligung des Nebenhodens und des Samenstranges ist ein seltenes Krankheitsbild. Meist liegt eine *kombinierte Infektion* sowohl des Hodens wie auch der ableitenden Samenwege vor. Es handelt sich hierbei um eine *Sekundärerkrankung* im Rahmen einer anderen allgemeinen Infektion. Als Sonderform abzugrenzen sind die *Begleitorchitiden,* auf die im folgenden Kapitel gesondert eingegangen wird[10,17].

Ätiologie, Pathogenese. Die Beteiligung der Gonaden erfolgt *hämatogen-metastatisch* oder auch *lymphogen.* Ein *Übergreifen* eines entzündlichen Prozesses (z. B. Erysipel) aus der *unmittelbaren Nachbarschaft* (Skrotum) ist *selten.*

Ganz im *Vordergrund* steht zweifellos die *Fortleitung entzündlicher Prozesse* von der *Harnblase,* der *Prostata,* dem *Ductus deferens* oder dem *Nebenhoden* auf die Gonaden, d. h. Erkrankungen der ableitenden Samenwege greifen auf die Testes über.

Neben *Escherichia coli* kommen als Erreger *Pneumokokken, Streptokokken, Staphylokokken* und *Gonokokken* in Betracht.

Morphologie. Die Entzündung kann

- *akut eitrig* und *abszedierend* verlaufen oder auch einen *primär schleichenden chronischen Verlauf* nehmen. Die *abszedierende* unspezifische Orchitis führt nicht selten unter Ausbildung von *Fisteln* zu einer *Penetration* nach außen durch das Skrotum (Abb. 1.6b).
- *Chronische Entzündungen* weisen *lymphoplasmazelluläre Infiltrate* im *Interstitium* auf. Dabei greifen die entzündlichen Elemente jedoch auch auf die *Tubuli* über und zerstören zunächst das samenbildende Epithel. Später können auch die *Sertolistützzellen* untergehen. Die Tubuli werden dann in *hyaline Narbenstränge* umgewandelt oder auch vollständig *zerstört*.

Klinik. *Klinisch* sind die Gonaden bei akuten Erkrankungen *schmerzhaft geschwollen* und dabei um ein *Mehrfaches gegenüber der Norm vergrößert*. Die Skrotalhaut ist immer mitbeteiligt und weist eine Rötung auf. Infolge der *ausgeprägten Schmerzen* sind die Patienten bettlägerig.

> *Beachte:* Eine Orchitis im Kindesalter ist *extrem selten*, so daß immer erst andere Erkrankungen (Cave: Hodentorsion!) in Erwägung gezogen werden müssen.

Verlauf, Prognose. Bei der *akuten Orchitis* wird neben einer hochdosierten Antibiotikatherapie zur Linderung der Schmerzen eine *Hochlagerung des Skrotums* durchgeführt. In den meisten Fällen gelingt es, so den infektiösen Prozeß zu beherrschen. Kommt es trotz der oben genannten Behandlung zu *Abszessen*, läßt sich oft eine *Orchiektomie* nicht vermeiden, zumal wenn sich *Fisteln* nach außen durch die Skrotalhaut entwickeln. Das Hodengewebe ist dann in den meisten Fällen vollständig *nekrotisch*.

Heilt der entzündliche Prozeß nicht aus und geht in eine *chronische Orchitis* über oder besteht eine *primär chronische Orchitis* mit schleichendem Beginn, kommt es zu einer vielfach fortschreitenden *herdförmigen oder* auch *diffusen Fibrosierung und Vernarbung des Hodengewebes*. Je nach Schweregrad des Entzündungsprozesses tritt eine Alteration der spermatogenetischen Zellen mit *Reduktion der Samenbildung*, ein kompletter Verlust der samenbildenden Elemente, eine völlige *Vernarbung der Tubuli* oder eine vollständige narbige Zerstörung der Hodenkanälchen mit Verlust der Grundstruktur der Tubuli ein.

In Abhängigkeit von der Schwere der Orchitis kann bei diffusem Befall des Hodengewebes und Erkrankung beider Gonaden eine *Infertilität* resultieren. Auch bei Übergreifen der entzündlichen Prozesse auf den Nebenhoden kann sich ein Verschluß der ableitenden Samenwege entwickeln und somit eine Störung der Fertilität (*Verschlußazoospermie*) auftreten.

Begleitorchititis

> Eine besondere Form der Orchitis stellen *Hodenbeteiligungen* im Rahmen von *bakteriellen* und *viralen Infektionskrankheiten* dar, die zum Teil den *sogenannten Kinderkrankheiten* entsprechen und als *Begleitorchitis* bezeichnet werden.

Mumpsorchitis

An erster Stelle ist hier die *Mumpsorchitis* als Komplikation einer *Parotitis epidemica* zu nennen.

Die *makroskopisch* vergrößerten und schmerzhaften Gonaden zeigen im akuten Stadium *mikroskopisch* ein *serofibrinöses Exsudat* im Interstitium. Zusätzlich tritt eine *leukozytäre Infiltration* mäßigen Grades auf. Die segmentkernigen Granulozyten werden vorwiegend in den Tubuli *beobachtet*. Die entzündlichen Elemente zerstören dabei die samenbildenden Zellen und es treten nicht selten größere *Nekrosen* auf. Im mäßigen Umfang findet man im Interstitium *Rundzellinfiltrate*, die oft eine perivasale Akzentuierung aufweisen. Die *Mumpsorchitis verläuft unterschiedlich schwer*. Sie kann auf wenige Hodentubuli beschränkt bleiben, aber auch den gesamten Hoden erfassen. In etwa der Hälfte der Fälle werden durch den Entzündungsprozeß sämtliche samenbildenden Zellen zerstört, so daß eine komplette *tubuläre Insuffizienz* resultiert.

Die Häufigkeit einer *doppelseitigen Mumpsorchitis*, die für *jeden zweiten Patienten* eine Infertilität bedeutet, wird unterschiedlich angegeben. Die Werte differieren zwischen 15 und fast 50%. Dabei erkrankt der zweite Hoden meist mit einigen Tagen Verzögerung[10].

Bei Kindern ist vor der Pubertät eine Mumpsorchitis sehr selten. Sie führt auch *nicht* zu einer Infertilität, da das präpuberale Hodengewebe in Bezug auf den Proliferationsmodus zu den stabilen Organen gehört und somit für eine exogene Noxe relativ unempfindlich ist.

Andere Infektionserkrankungen

Obwohl die Mumpsorchitis das bekannteste Beispiel für eine infektiöse Begleitorchitis darstellt, sind auch andere Infektionskrankheiten Ursache eines solchen Prozesses. Als Beispiele für virale und bakterielle Infektionskrankheiten, die mit einer Begleitorchitis einhergehen, seien die *infektiöse Mononukleose, Erkrankungen mit Echo- und Coxsackieviren, Typhus, Masern und Varizellen genannt*. Auch diese Erkrankungen können das Hodengewebe so alterieren, daß es zu Fertilitätsstörungen kommt.

Im Rahmen der *AIDS-Erkrankungen* werden in *bis zu 50%* der Fälle *Abszesse* und *chronische Entzündun-*

gen mit oft ausgeprägter nekrotisierender Entzündung gefunden. Als Ursache findet sich eine *breite Erregerpalette*, angefangen von der Zytomegalie über die Toxoplasmose bis hin zum Mycobacterium avium und zur Histoplasmose.

Spezifische Orchitis

Tuberkulose

Abgesehen von der Miliartuberkulose mit entsprechenden Granulomen auch in den Gonaden wird der Hoden von einer Tuberkulose *nur dann* erfaßt, wenn eine spezifische Entzündung des *Nebenhodens* besteht und dieser Prozeß *sekundär* dann auch auf den Hoden übergreift (Abb. 1.6c).

Lepra

Bei *einem Fünftel der Leprakranken* findet sich eine Hodenbeteiligung. Hierbei ist meist auch der Nebenhoden mitbetroffen. *Mikroskopisch* gibt es *zwei Erscheinungsformen,* die jedoch nicht immer streng voneinander zu trennen sind und ineinander übergehen. Es kann eine

- *interstitielle Orchitis* mit Rundzellinfiltraten und sogenannten Leprazellen entwickelt sein. Es kommt hierbei zu einer allmählichen Vernarbung der Hodenkanälchen, so daß ein *primärer Hypogonadismus* resultiert. Bei der anderen Verlaufsform treten
- *tuberkuloide Granulome* auf, die bevorzugt unter der Tunica albuginea lokalisiert sind. Auch bei dieser Verlaufsform kann ein *Hypogonadismus* infolge der Hodenzerstörung resultieren.

Sarkoidose

Da im Rahmen einer Sarkoidose sämtliche Organe erkranken, gibt es eine entsprechende Beteiligung auch des Hodens, des Nebenhodens und des Samenstranges. Entsprechende Granulome in den Gonaden sind jedoch *außerordentlich selten.*

Lues

Die *Orchitis luica* gehört heute zu den *seltenen Krankheitsbildern.* Im Gegensatz zur Tuberkulose ist diese Erkrankung *primär häufiger im Hoden als im Nebenhoden* lokalisiert.

Im *Tertiärstadium* treten in den Gonaden

- *konfluierende spezifische Granulome* auf, die zentrale Nekrosen aufweisen und nach außen von einer Zone radiär ausgerichteter Histiozyten umgeben sind.

  Eine zweite Erscheinungsform der Orchitis syphilitica ist die
- *diffuse interstitielle, fibroblastische Hodenentzündung.* Vorwiegend handelt es sich hierbei um eine *Lues connata,* doch kann man diese Verlaufsform auch bei der *akquirierten Syphilis* beobachten. Es finden sich dann Rundzellinfiltrate im Interstitium, die dann häufig perivasal verstärkt sind. Typisch ist hierbei auch eine *endarteriitische Gefäßbeteiligung.* Nur selten werden *kleine Granulome* gebildet. Es entwickelt sich im Stroma eine *Bindegewebsproliferation,* die mit einer Verbreiterung der Interstitiums einhergeht. Bereits frühzeitig kommt es zu einer *Atrophie der Tubuli,* obwohl die entzündlichen Infiltrate nur ausnahmsweise auf die Samenkanälchen übergreifen. *Der morphologische Befund der interstitiellen, fibroblastischen Orchitis ist uncharakteristisch.* Nur in Kombination mit einer entsprechenden Serologie ist die Abgrenzung gegenüber einer anderen chronischen, unspezifischen Orchitis möglich.

Zwischen der interstitiellen, fibroblastischen und gummösen Orchitis gibt es *fließende Übergänge.* Nach Therapie des Grundleidens kommt es zur *narbigen Defektheilung.* Oft resultiert ein *primärer Hypogonadismus.*

Sonderformen

Granulomatöse Orchitis

Die sog. granulomatöse Orchitis tritt vorwiegend bei *älteren Männern* mit einem *Häufigkeitsgipfel* zwischen dem 50. und 60. Lebensjahr auf.

Ätiologie, Pathogenese. Die *Ätiologie* dieses Krankheitsbildes ist bis heute *unbekannt*; u. a. wird als Ursache eine *Autoimmunorchitis* diskutiert. Ein solcher Prozeß würde jedoch nicht erklären, warum die granulomatöse Orchitis *so gut wie immer nur einseitig abläuft.* Auch *Austritte von Spermatozoen ins Interstitium* werden für das Entstehen des entzündlichen Prozesses verantwortlich gemacht.

Klinik, Morphologie. Die erkrankten Gonaden weisen eine *allmähliche Größenzunahme* auf, so daß klinisch meist *Verdacht auf einen Hodentumor* besteht.

Makroskopisch ist die Schnittfläche *homogen* und zeigt eine graugelbe Farbe.

Mikroskopisch sieht man eine *bunte Zellinfiltration* mit Lymphozyten, Plasmazellen, eosinophilen und polymorphkernigen Leukozyten. Die entzündlichen Prozesse greifen auf die Tubuli über und zerstören hier die auskleidende Zellschicht. Hierdurch resultiert ein *granulomartiges Bild,* d. h. es werden keine echten Granulome gebildet. Durch das Übergreifen der entzündlichen Infiltrate auf die Tubuli werden Granulome nur vorgetäuscht (Abb. 1.6d). In den Samenkanälchen findet man in typischer Weise reichlich Zellen mit einem azidophilen Zytoplasma, die lichtmikroskopisch als *Histiozyten* imponieren und das histologische Bild beherrschen können. Im mäßigen Umfang sind auch *mehrkernige Fremdkörperriesenzellen* vorhanden. Bei den *eosi-*

nophilen zytoplasmareichen Elementen handelt es sich um *Makrophagen*, die elektronenmikroskopisch denen des Morbus Whipple ähneln. Sie enthalten häufig Zelltrümmer, Bakterien, Erythrozyten und auch kristalline Strukturen. Diese Elemente zeigen eine deutliche *Ähnlichkeit mit den Zellen, die bei einer Malakoplakie* des Hodens oder auch anderer Organe des Urogenitaltraktes auftreten.

Differentialdiagnostisch sind immer eine *Tuberkulose*, *Lepra*, *Lues* und *maligne Hodentumoren* auszuschließen.

Malakoplakie

Abschließend sei noch darauf hingewiesen, daß als Rarität auch eine *Malakoplakie* im Hoden sich entwickeln kann. Die Abgrenzung von der granulomatösen Orchitis ist durch die *Michaelis-Gutmann-Körperchen* möglich. Es handelt sich hierbei um kugelförmige Partikel, die im Zytoplasma der histiozytären Zellen liegen und die histochemisch eine positive Reaktion auf *Kalk und Eisen* ergeben. Die *Ursache* der Malakoplakie ist letztlich nicht geklärt. Unter anderem wird das histologische Bild auf eine *Störung der Immunantwort* und der *Makrophagentätigkeit* zurückgeführt.

Periorchium

Hydrocele testis

Definition. Kommt es zu einer *vermehrten Ansammlung von seröser oder serofibrinöser Flüssigkeit* zwischen *Epi-* und *Periorchium*, spricht man von einer Hydrocele testis. Physiologischerweise sind nur wenige Tropfen einer serösen Flüssigkeit im Cavum testis zwischen dem viszeralen und parietalen Blatt vorhanden.

Ätiologie, Pathogenese, Morphologie. Hydrozelen gibt es bereits *angeboren*. Es besteht dann noch eine direkte Kommunikation des Processus vaginalis mit der Bauchhöhle. Beim *kindlichen Typ* der Hydrocele testis ist der Processus vaginalis schon verschlossen.

Akut auftretende Hydrozelen stellen in der Regel eine *Begleiterscheinung entzündlicher Prozesse des Urogenitalsystems dar*, wobei die Hodenhüllen dann an dem entzündlichen Prozeß beteiligt sind. Neben banalen akuten Urogenitalinfekten kommen als *Ursache Infektionskrankheiten*, ein Erysipel, aber auch ein Typhus abdominalis oder Erkrankungen des *rheumatischen Formenkreises* in Betracht. Als weitere Ursachen sind *Hodentumoren und Traumen* zu nennen.

Differentialdiagnostisch muß in erster Linie eine *Hernie* ausgeschlossen werden. Neben den akuten Formen gibt es *chronische Hydrozelen*, die *primär schleichend* beginnen, unbehandelt oft erhebliche Ausmaße annehmen und nicht selten mehrere Liter Flüssigkeit enthalten. Bei solchen größeren zystischen Auftreibungen des Cavum testis werden die Hoden in die Hydrozelenwand mit einbezogen und stark abgeplattet. Eine *Druckatrophie der Gonaden* entwickelt sich in der Regel jedoch *nicht*, d. h. die Hodenfunktion wird nicht beeinträchtigt.

Die *chronisch vernarbende Periorchitis* kann mit knotenförmiger Narbenbildung einhergehen, so daß das makroskopische Bild an multiple Fibrome erinnert und auch eine gewisse Ähnlichkeit mit einer *chronischen Bursitis* aufweist.

Spezifische Entzündungen rufen nicht selten eine *chronische Hydrocele testis* hervor und zwar nicht nur dann, wenn die spezifische Entzündung unmittelbar auf das Epi- bzw. Periorchium übergreift. Es gibt dabei auch eine *sympathische Ergußbildung*.

Der *sympathische Hydrozelenerguß* besteht aus einer viskösen, leicht gelblichen, manchmal leicht getrübten geruchlosen Flüssigkeit mit einem spezifischen Gewicht von 1020–1026 g/cm^3. Die Flüssigkeit enthält *Serumalbumine* und *Serumglobuline* sowie auch *Fibrinogen*. Wird die Hydrozele mit in einen entzündlichen Prozeß einbezogen, treten *Blutungen* auf und es kommen *Fibrinausfällungen* hinzu, so daß die Flüssigkeit jetzt einen trüben Charakter annimmt. *Zytologisch* findet man in dieser Flüssigkeit neben Lymphozyten und Leukozyten zahlreiche Mesothelien und nicht selten auch Spermatozoen.

Hämatozele

Werden im Hydrozelensack vorwiegend *Blutkoagel* gefunden, spricht man von einer Hämatozele. Diese entwickelt sich oft auf dem Boden einer chronisch *entzündlich bedingten Hydrozele* und zeigt dann einen schleichenden Beginn.

Andere Ursachen sind *Traumen* oder auch eine *hämorrhagische Diathese* sowie gelegentlich *Hodentumoren*. Besonders nach Traumen kommt es zu einer akut sich entwickelnden Hämatozele. Besteht eine Hämatozele länger, treten *Organisationsprozesse* auf und makroskopisch ähneln dann diese zystischen Hohlräume partiell thrombosierten Gefäßaneurysmen.

Verkalkende Periorchitis

Eine Sonderform stellt die verkalkende Periorchitis dar. Die Kenntnis dieses Krankheitsbildes ist deshalb von Bedeutung, damit falsche therapeutische Maßnahmen vermieden werden. Betroffen sind in erster Linie *Säuglinge* und *Kleinkinder*. Nicht selten stellt die verkalkende Periorchitis eine *Begleiterscheinung einer Mukoviszidose* dar. Kommt es zu einer *Darmperforation* (z. B. im Rahmen eines *Mekoniumileus*) und ist der *Processus vaginalis noch nicht verschlossen*, gelangen Darminhalt und Mekoniumanteile auch zwischen die Hodenhüllen. Es entwickelt sich hier eine unspezifische *granulomatöse* und *verkalkende Entzündung*, die die Hoden einmauern. *Mikroskopisch* lassen sich im Granulationsgewebe Hornlamellen und Pigment (*Mekonium*) nachweisen. Auch die Schleimfärbungen fallen positiv aus. *Das Hodengewebe bleibt dabei intakt,* so daß es nicht indiziert ist, die Hoden operativ zu exstirpieren.

Klinisch besteht meist der Verdacht auf einen Hodentumor oder einen Zustand nach vorausgegangener Hodentorsion. *Therapeutisch* sollte man unter Erhaltung und Belassung der Gonaden die Hoden lediglich ausschälen und nur das verkalkte und entzündlich veränderte Gewebe operativ entfernen.

Literatur

1.–9. Weiterführende Literatur (▷ S. 3)

10. Altwein JE (1979) Urologie. Enke, Stuttgart
11. McClure J (1980) Malakoplakia of the testis and its relationship to granulomatous orchitis. J Clin Pathol 33:670–678
12. Dao AH, Adkins RB (1980) Bilateral gummatous orchitis. South Med J 73:954–955
13. Frei D, Hedinger Chr (1979) Arterioläre Hyalinose in Hodenbiopsien. Virchows Arch (Pathol Anat) 381:269–281
14. Gerstmann DR, Marble RD (1980) Bilaterally enlarged testicles in a newborn: an atypical presentation of intrauterine spermatic cord torsion. Am J Dis Child 134:992–994
15. Hienz HA, Voggenthaler J, Weißbach L (1980) Histological findings in testes with varicocele during childhood and their therapeutic consequences. Eur J Pediatr 133:139–146
16. Klosterhalfen H, Schirren C, Wagenknecht LV (1979) Pathogenese und Therapie der Varikozele. Urologe A 18:187–192
17. Schnell HJ (1976) Die Bedeutung der Biopsie für die Differentialdiagnose der Hodenerkrankungen. Med Dissertation, Med Fakultät, Homburg/Saar
18. Torrington KG, Lewis PG, Tellis CJ, Swedarsky RH (1979) Systemic sarcoidosis presenting with a testicular nodule. South Med J 72:1001–1003

Hodentumoren

Epidemiologie, Diagnostik. Aus verschiedenen Gründen finden die Hodentumoren eine besondere Beachtung. Zwar beträgt der Anteil der primären Hodengeschwülste an den *Krebserkrankungen des Mannes* nur *0,5–2%*, doch sind *über 95% dieser Tumoren maligne.* Hinzu kommt, daß von diesen Tumoren vorwiegend *jüngere Männer zwischen dem 20. und 40. Lebensjahr* betroffen sind.

In *dieser Lebensphase* sind Hodentumoren neben Leukämien und malignen Lymphomen die *häufigsten malignen Neoplasien beim Mann.*

Augenblicklich rechnet man pro Jahr mit bis zu 4 Neuerkrankungen/100000 Männer.

Etwa *2%* der malignen Geschwülste männlicher Gonaden entfallen dabei auf das *Kindesalter.* Unter allen bösartigen Tumoren bei Kindern sind maligne Hodentumoren mit 0,3–3% vertreten (in Indien 29%)[6,12].

Nicht zuletzt die *morphologische Vielfalt*, insbesondere der teratoiden Geschwülste, sowie die bis vor wenigen Jahren außerordentlich *ungünstige Prognose*, haben immer wieder die besondere Aufmerksamkeit auf diese Tumoren gelenkt.

Für die *Früherkennung* von Hodentumoren ist die *Aufklärung der Bevölkerung* und die *Selbstuntersuchung der Gonaden* unabdingbar. Jede derbe Vergrößerung der Hoden muß unter Einsatz aller diagnostischen Möglichkeiten abgeklärt werden (u.a. Ultraschalluntersuchung, Hodenszintigraphie, Computertomographie, Angiographie). Im Zweifelsfall kann auch eine *operative Exploration* erforderlich sein, u.U. unter Einschluß einer Schnellschnittuntersuchung. Auch die *Punktionszytologie* wird diagnostisch zur Abklärung eingesetzt, ist aber *umstritten* (Gefahr der Streuung)[2,17].

Klassifikation. Zahlreiche Autoren haben sich um die *Einteilung der Hodentumoren* bemüht und entsprechende Klassifikationen vorgeschlagen. Heute haben jedoch praktisch *nur noch zwei Schemata weltweit Bedeutung.* Dies ist einmal die *Klassifikation des britischen Testicular Tumor Panels* von Collins u. Pugh (1964)[14] und Pugh (1976)[6] und zum anderen die *Nomenklatur von Mostofi u. Price* (1973)[28], die mit der *WHO-Einteilung von Mostofi u. Sobin* (1977)[39] weitgehend identisch ist. Unter anderem haben Pugh (1976)[6], Mikuz (1979)[27], Hedinger (1980)[21], von Hochstetter u. Hedinger (1982)[22], Hedinger (1991)[2] und Petersen (1992)[5] durch Gegenüberstellung der Diagnosen versucht, die Klassifizierungen der WHO und des britischen Tumorpanels miteinander zu vergleichen. Da insbesondere bei den teratoiden Geschwülsten die Einteilungen z.T. unterschiedliche Veränderungen beinhalten, *ist ein direkter Vergleich oft schwierig und nur bedingt möglich.* Da einerseits auf absehbare Zeit nicht mit einer einheitlichen Nomenklatur zu rechnen ist und andererseits *beide Einteilungen* mit *Vor- und Nachteilen* behaftet sind, sollte man mit beiden Klassifikationen vertraut sein und sie im Rahmen der histopathologischen Begutachtung in der Diagnose der Hodentumoren *nebeneinander verwenden.* Die *britische Nomenklatur* faßt die Krankheitsbilder kompakt zusammen, vernachlässigt dabei aber einige relevante Besonderheiten wie z.B. die Dottersackstrukturen in teratoiden Geschwülsten. Die breit gefächerte und deswegen schwieriger zu handhabende *WHO-Klassifikation erlaubt dagegen die bessere morphologische Zuordnung der verschiedenen Tumormarker,* die zunehmend an Bedeutung gewinnen, zu den verschiedenen Strukturkomponenten der Hodentumoren.

Die Klassifikation der Hodentumoren ist ein histologisch aufwendiges Verfahren wegen:

1. der korrekten Klassifikation,
2. der TNM-Klassifikation,
3. der Bestimmung der Hodenmarker,
4. der Untersuchung der Hodenbiopsie aus dem kontralateralen Hoden.

Pathologisch-anatomische Untersuchung

- Um verschiedene Differenzierungsgrade und Strukturkomponenten eines Keimzelltumors histologisch zu erfassen und den Hodentumor relativ zuverlässig zu klassifizieren, reicht es in der Regel aus, *Gewebe aus 5 verschiedenen Arealen der Geschwulst* zu untersuchen. In *Zweifelsfällen* und insbesondere dann, wenn Diskrepanzen zu den klinisch erhobenen Befunden der Tumormarker bestehen, muß die Zahl der zu untersuchenden Paraffinblöcke weiter *erhöht* werden.
- Sofern sich makroskopisch noch *restliches Hodengewebe* findet, sollte dieses *ebenfalls histologisch untersucht* werden (u. a. auf Vorschädigung der Gonaden, Veränderungen eines Hodenhochstandes, Carcinoma in situ, Leydig-Zellhyperplasien).
- Zusätzliche histologische Schnitte sind notwendig für die *Stadieneinteilung* (*Staging*) nach der UICC, um *die Beziehung des Tumors zur Tunica albuginea*, zum *Rete testis* und *zum Nebenhoden* festzustellen.
- Ferner muß die *Absetzungsstelle des Samenstranges* feingeweblich auf Tumorgewebe kontrolliert werden, um einmal eine *lymphogene* oder *hämatogene Tumorausbreitung* zu erfassen und somit zu entscheiden, ob die Resektion des tumorösen Prozesses *lokal im Gesunden* erfolgte. Wünschenswert ist auch die *histologische Kontrolle* des *Übergangs vom Nebenhoden zum Samenstrang.*
- Desweiteren ist es heute erforderlich, bei Keimzelltumoren *immunhistologische Untersuchungen* durchzuführen. Hierbei wird insbesondere überprüft, ob Tumorzellen *β-HCG* oder *α-Fetaprotein* (*AFP*) exprimieren. Der *Vergleich der serologisch bestimmten Tumormarker mit den morphologischen Befunden* kann dabei *wegweisend* sein, wenn z. B. im Serum AFP positiv ist und man morphologische Tumorstrukturen eines Seminoms findet. Es muß dann ein *Kombinationstumor* vorliegen und der nichtseminomatöse Tumoranteil noch morphologisch gesucht werden. Von den übrigen Tumormarkern hat lediglich augenblicklich noch der *Antikörper-Ki-67 bei Seminomen* eine Bedeutung, wenn eine Aussage zur Proliferationstendenz dieser Tumoren gemacht werden soll.
- Von seiten der Klinik wird heute im Rahmen einer tumorbedingten Orchiektomie eine *Biopsie aus der kontralateralen Gonade* entnommen, um mittels der Immunhistologie zu überprüfen, ob sich auch im kontralateralen Hoden atypische neoplastische Spermatogonien befinden. Mit der *plazentaren alkalischen Phosphatase* (*PLAP*) stellen sich diese Elemente dar, für die der Name *TIN-Zellen* (*testikuläre intraepitheliale Neoplasie*) vorgeschlagen wurde[15,16,25]. Die Untersuchung wird deswegen vorgenommen, weil die *Gefährdung* dieser Patienten, an einem zweiten Hodentumor zu erkranken, gegenüber gesunden Männern *mehr als 100mal größer* ist[15]. In absoluten Zahlen bedeutet dies, daß *TIN-Zellen in kontralateralen Hoden bei Keimzelltumoren in 5–6% der Fälle gefunden* werden.

Tabelle 1.2. WHO-Klassifikation der Hodentumoren

I. *Keimzelltumoren*
   A. Tumoren mit einheitlichem histologischen Bau
      1. Seminom
      2. Spermatozytäres Seminom
      3. Embryonales Karzinom
      4. Yolk-sac-Tumor
      5. Polyembryom
      6. Choriokarzinom
      7. Teratom
         a) Reif
         b) Unreif
         c) Mit maligner Transformation
   B. Tumoren mit histologisch unterschiedlicher Bauart
      1. Embryonales Karzinom und Teratom
      2. Choriokarzinom kombiniert mit anderen Keimzelltumoren
      3. Andere Kombinationstumoren

II. *Samenstrang- und Stromatumoren*
   A. Gut differenzierte Formen
      1. Leydig-Zelltumor
      2. Sertoli-Zelltumor
      3. Granulosazelltumor
   B. Mischformen
   C. Unvollständig differenzierte Formen

III. *Tumoren und tumorähnliche Läsionen mit Keimzell- sowie Keimstrang- und Stromazellanteilen*
   A. Gonadoblastom
   B. Andere (z. B. Hamartome)

IV. *Verschiedenartige Tumoren*
   A. Karzinoid

V. *Tumoren des lymphatischen und hämatopoetischen System*

VI. *Metastasen*

VII. *Tumoren der Samenkanälchen, des Rete testis, des Keimstranges, der Kapsel, des Bindegewebes und der Anhänge*
   A. Adenomatoidtumor
   B. Mesotheliom
   C. Adenom
   D. Karzinom
   E. Melanotische, neuroektodermale Tumoren
   F. Brenner-Tumor
   G. Weichgewebe
      1. Embryonales Rhabdomyosarkom
      2. Andere (z. B. Lipome, Liposarkome, maligne fibröse Histiozytome, Fibrosarkome, Leiomyosarkome u. a.)

Tabelle 1.2 (Fortsetzung)

VIII. Nicht klassifizierbare Tumoren

IX. Tumorähnliche Läsionen
A. Epidermoidale Zyste
B. Unspezifische Orchitis
C. Unspezifische granulomatöse Orchitis
D. Spezifische Orchitis
E. Malakoplakie
F. Fibrosierende Periorchitis
G. Spermiengranulom
H. Lipogranulom
I. Nebennierenrindenreste
J. Andere (z. B. intratestikuläre Blutungen, extragonadale Leydig-Zellknoten, Zysten mesonephritischen Ursprungs, überzählige Hoden, versprengtes Milzgewebe usw.)

In Tabelle 1.2 und 1.3 sind die Nomenklaturen des britischen Hodentumorpanels (BTTP) und der WHO-Klassifikation aufgeführt. Die Tumorvielfalt in der WHO-Einteilung gegenüber der kompakten Gliederung des britischen Hodentumorpanels wird dabei deutlich. In Tabelle 1.4 sind die *beiden Klassifizierungen vergleichend nebeneinander aufgeführt,* soweit dies sinnvoll erscheint.

Zu einem Grading hat man sich bisher nicht entschließen können. Erschwert wird eine solche Graduierung zweifellos einmal durch die differenten Klassifizierungen, und zum anderen durch den oft außerordentlich *variablen histologischen Aufbau* der Keimzelltu-

Tabelle 1.3. Klassifikation der Hodentumoren, Nebenhodentumoren und des Samenstranges des Britischen Testicular Tumour Panes. (Aus Pugh[6])

I. Hodentumoren
Seminom:
Klassisch
Spermatozytär
Teratom:
Differenziertes Teratom (TD)
Malignes Teratom, intermediärer Typ (MTI)
Malignes Teratom, undifferenziert (MTU)
Malignes Teratom, trophoblastisch (MTT)
Kombinationstumor: Seminom und Teratom
Sertolizell-Mesenchym-Tumoren
Interstitielle Tumoren
Yolk-sac-Tumoren
Maligne Lymphome
Mischtumoren
Metastasen
Nicht sicher klassifizierbare Tumoren

II. Tumoren des Nebenhodens und des Samenstranges
Adenomatoidtumor
Tumoren des Zwischengewebes und der Muskulatur
Benigne: Fibrom, Leiomyom, Lipom usw.
Maligne: embryonales Sarkom, Fibrosarkom, Leiomyosarkom usw.
Mischtumoren
Metastasen
Nicht sicher klassifizierbare Tumoren

Tabelle 1.4. *Vergleich* der histologischen Diagnosen der Keimzellgeschwülste des Hodens nach der WHO-Klassifikation (Mostofi u. Sobin[29]) und der Einteilung des Britischen Testicular Tumour Panel (Pugh[6])

WHO (Mostofi u. Sobin 1977)	Britisches Testicular Tumour Panel (Pugh 1976)
1. Seminome	
Seminom	Seminom
Spermatozytäres Seminom	Spermatozytäres Seminom
2. Nichtseminomatöse Keimzelltumoren, ***einheitlich*** *differenziert*	
Teratom	Teratom
– Reif	– Reif, differenziert (TD)
– Unreif	– Unreif (malignes Teratom, intermediär, MTI)
– Mit maligner Transformation	Malignes Teratom, intermediär (MTI)
Embryonales Karzinom	Malignes Teratom, undifferenziert (MTU)
Choriokarzinom	Malignes Teratom, trophoblastisch (MTT)
Dottersacktumor	Dottersacktumor
3. Nichtseminomatöse Keimzelltumoren mit ***unterschiedlicher*** *Bauart*	
Teratokarzinom:	
Embryonales Karzinom und Teratom	Malignes Teratom, intermediär (MTI)
Choriokarzinom und andere nichtseminomatöse Keimzelltumoren	Malignes Teratom, trophoblastisch (MTT)
4. Kombinationstumoren	
Kombination *sämtlicher* Keimzelltumoren unterschiedlicher Bauart (z. B. auch Teratokarzinom und Dottersacktumor)	*ausschließlich* Tumoren mit Anteilen aus *Seminomen und nichtseminomatösen Keimzelltumoren* im *gleichen* Hoden

moren. Gerade die Einteilung der Keimzelltumoren mit den verschiedenen histologischen Differenzierungsgraden zeigt jedoch besonders deutlich, daß es *zweifelsfrei Unterschiede in Bezug auf den Malignitätsgrad gibt,* die auch vom BTTP nachgewiesen werden werden konnten[6].

Neben der Stadieneinteilung der UICC (Tabelle 1.5) gibt es *zahlreiche weitere, z. T. sehr differenzierte Einteilungen,* die insbesondere die Bedürfnisse internationaler und multizentrischer Studien berücksichtigen und von denen Hedinger[2] einige aufgeführt hat. Da solche Einteilungen nur von speziellem Interesse sind, können sie hier nicht berücksichtigt werden.

Wenn auch heute bei Patienten mit gonadalen Keimzelltumoren eine *Heilungschance von z. T. über 90% besteht,* so ist doch eine *frühzeitige Erkennung* von Hodentumoren durch eine *manuelle Selbstuntersuchung* der Gonaden weiterhin nicht nur wünschenswert, sondern sogar geboten. Die relativ günstigen Heilungschancen können *nur dann weiter verbessert werden,* wenn es gelingt, die Hodentumoren in *einem frühen Stadium zu operieren.*

Tabelle 1.5. Stadieneinteilung der UICC für Hodentumoren (ICD-O C62). Postoperative histopathologische Klassifikation

pTX	Primärtumor kann nicht beurteilt werden
pT0	Histologische Narbe oder kein Anhalt für einen Primärtumor
pTis	Intratubulärer Tumor: präinvasiver Krebs
pT1	Tumor begrenzt auf den Hoden (einschließlich Rete testis)
pT2	Tumor infiltriert jenseits der Tunica albuginea oder in den Nebenhoden
pT3	Tumor infiltriert Samenstrang
pT4	Tumor infiltriert Skrotum
pNX	Regionäre Lymphknoten können nicht beurteilt werden
pN0	Keine regionäre Lymphknotenmetastasen
pN1	Metastase in solitärem Lymphknoten, 2 cm oder weniger in größter Ausdehnung
pN2	Metastase(n) in solitärem Lymphknoten, mehr als 2 cm, aber nicht mehr als 5 cm in größter Ausdehnung oder in multiplen Lymphknoten, keine mehr als 5 cm in größter Ausdehnung
pN3	Metastasen in Lymphknoten, mehr als 5 cm in größter Ausdehnung
pMX	Das Vorliegen von Fernmetastasen kann nicht beurteilt werden
pM0	Keine Fernmetastasen
pM1	Fernmetastasen

G: Histopathologisches Grading
bisher nicht etabliert

Hodentumoren bei Kindern

Klassifikation. Für die Hodentumoren im Kindesalter existiert ein *vereinfachtes Schema der WHO-Klassifikation* (Tabelle 1.6). Nach Angaben des BTTP beträgt die Häufigkeit *maligner Keimzelltumoren* bei Kindern etwa *1:4 Mio.,* wobei allerdings Infiltrate von Leukosen in Gonaden nicht mit berücksichtigt sind. Altwein et al.[10] geben eine Inzidenz von *1,04:1 Mio.* an. Zwischen den verschiedenen Ländern sind erhebliche Unterschiede vorhanden. Es entfallen dabei 71% maligner Hodentumoren auf die *Keimzellgeschwülste,* 29% auf *Stromatumoren* und die *paratestikulären Neoplasien.*

Bei den *malignen* Hodentumoren der Kinder sind etwa 50–83% *Dottersackgeschwülste. Die meisten Knaben erkranken dabei vor dem 4. Lebensjahr.* Die Yolk-sac-Tumoren können auch schon zur Zeit der Geburt bestehen. *An zweiter Stelle* sind die *Teratome* mit 14–30% zu nennen, die ihren Häufigkeitsgipfel ebenfalls vor dem 4. Lebensjahr haben. *Seminome* in der präpuberalen Lebensphase sind *extrem selten.* Auch während und unmittelbar nach der Pubertät stellen sie eine Rarität dar[2,20].

Tabelle 1.6. WHO-Klassifikation der Hodengeschwülste im Kindesalter

I. Keimzelltumoren
   1. Embryonales Karzinom
   2. Seminom (klassisch, anaplastisch, spermatozytär)
   3. Teratom (reif, organoid, unreif)
   4. Kombinationsgeschwülste
II. Tumoren des spezifischen Gonadenstromas (einschließlich Leydig- und Sertoli-Zelltumoren)
III. Seltene oder unklassifizierbare Hodentumoren
IV. Metastasen

Dottersacktumor (ICD-O-M-9071/3)

Synonyme: Yolk-sac-Tumor, Orchioblastom, endodermaler Sinustumor, embryonales Adenokarzinom, hellzelliges Adenokarzinom

Histogenese. Der Dottersacktumor wird heute als ein Keimzelltumor angesehen und der Gruppe der teratoiden Geschwülste zugeordnet. Hierfür spricht, daß Yolk-sac-Tumoren *nicht nur im Hoden,* sondern primär auch in der *Sakrokokzygeal-Region,* im *Mediastinum* und im Bereich der *Glandula pinealis* auftreten, also überall dort, wo die Geschlechtszellen während der Wanderung vom Dottersack zur Gonade zu finden sind. Es wird dabei angenommen, daß die Keimzellen in der Lage sind, sich auch zu *extraembryonalen, fetalen Membranen* und zum *extraembryonalen Mesoblast* zu differenzieren (Abb. 1.7a und Tabelle 1.7). Hierbei kann man in Analogie darauf verweisen, daß ein solcher Prozeß zweifellos auch in *trophoblastischen Teratomen* stattfindet, wenn der Tumor extraembryonale Trophoblasten bildet (Abb. 1.7a, b, Abb. 1.11g, h).

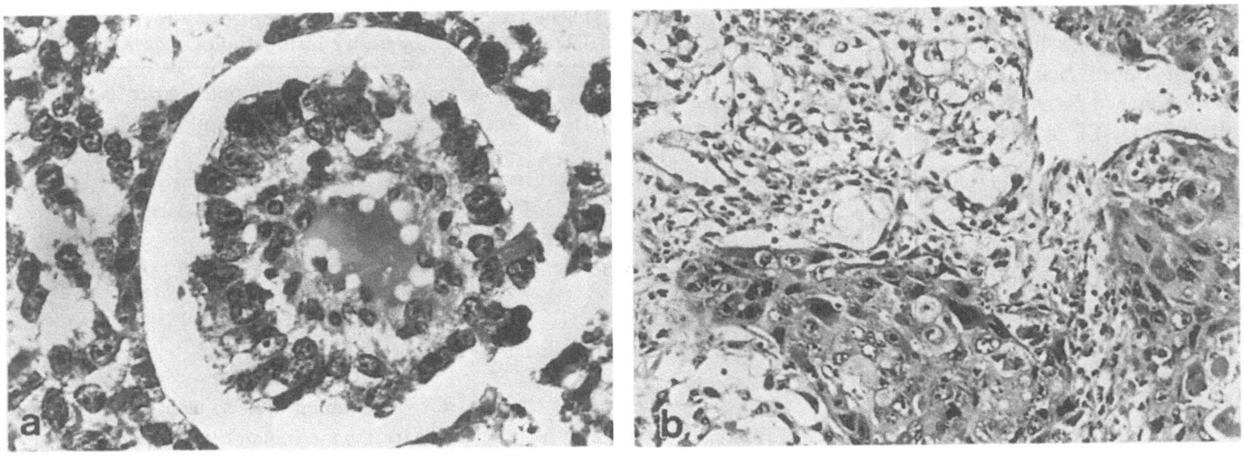

Abb. 1.7. a Yolk-sac-Tumor bei einem 37 Jahre alten Mann. Man sieht lockeres und myxoides Stroma neben Acini, die mit mesothelartigen Zellen ausgekleidet sind. Daneben ein größerer zystischer Hohlraum. HE, 150 : 1. **b** Malignes trophoblastisches Teratom mit partieller Differenzierung auch eines Dottersacktumors. Auf der linken Seite die Strukturen des Yolk-sac-Tumors, rechts Tumorformationen des malignen trophoblastischen Teratoms

Tabelle 1.7. Theorie der Entstehung von Keimzellgeschwülsten (in Anlehnung an Pierce u. Abell, 1970[6] modifiziert von Pugh u. Cameron [6])

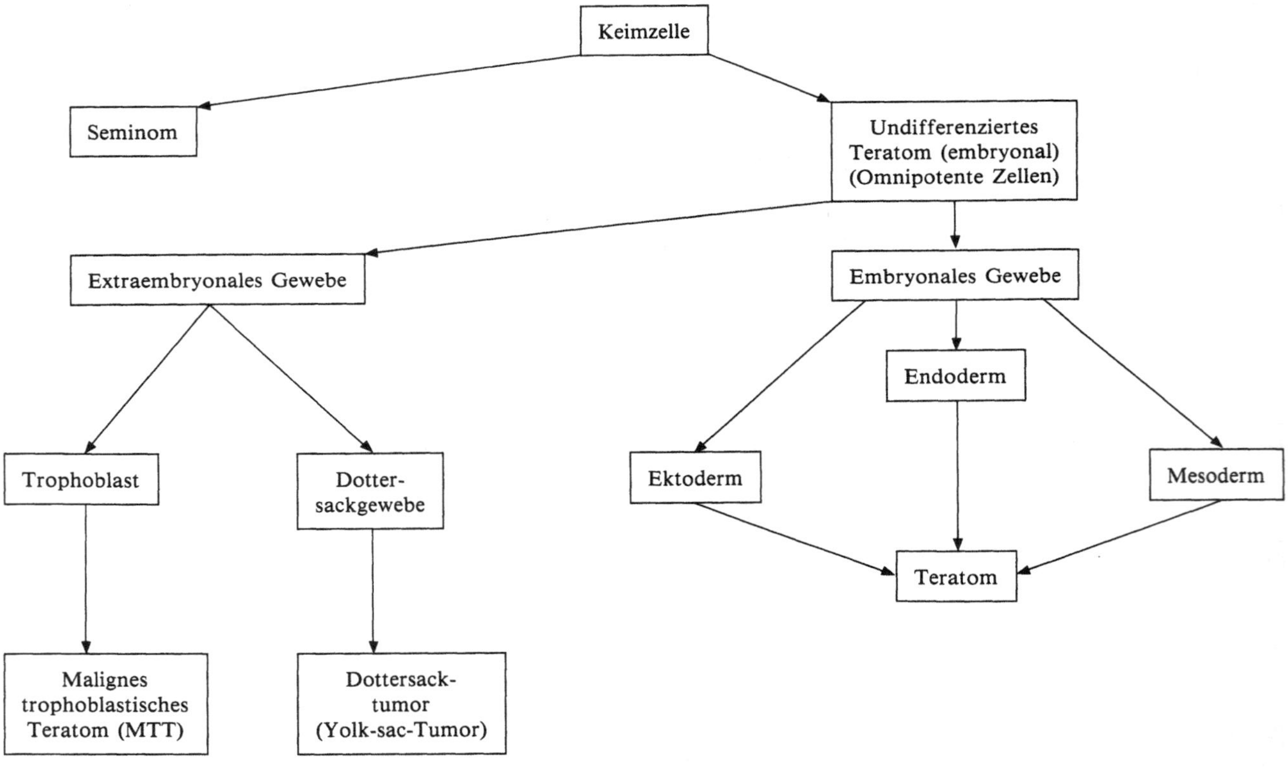

Auch das Auftreten von Dottersackstrukturen in unterschiedlich differenzierten *Teratomen, Kombinationstumoren und Gonadoblastomen* spricht für eine *teratoide Genese* dieser Geschwülste. Ferner ist darauf zu verweisen, daß histologisch identische Tumoren sich auch in Ovarien entwickeln.

Dottersacktumoren *bilden AFP*, das sich auch immunhistologisch in den Tumorzellen nachweisen läßt.

Auf folgende Besonderheit sollte noch hingewiesen werden: In der Umgebung von Dottersacktumoren *im kindlichen Hoden lassen sich keine Veränderungen eines sogenannten Carcinoma in situ und auch keine TIN-Zellen nachweisen.*

Weitere Angaben zu den Dottersacktumoren und insbesondere auch zur *Morphologie* ▷ Kap. „Kindertumoren", Bd. 4, S. 501.

Verlauf, Prognose. Die üblichen Kriterien für die Beurteilung der Malignität und Prognose sind bei Dottersacktumoren wenig hilfreich. Die *besten Parameter* sind das *Alter des Patienten* und die *Dauer der Anamnese* sowie ein *frühes Tumorstadium.* Die Überlebenschance erweist sich als umso günstiger, *je jünger die Patienten* zur Zeit der Orchiektomie sind und *je kürzer die Anamnese* ist. Die *Orchiektomie* ist die Therapie der Wahl. Früher war die Prognose infaust, wenn diese Tumoren metastasiert hatten. Durch die moderne Chemotherapie sind in solchen Fällen heute Heilungen möglich. Eine *adjuvante Chemo- und Radiotherapie* ist jedoch wegen der *fraglichen Effizienz umstritten.* Erliegen die Patienten ihrem Tumorleiden, sterben sie meist innerhalb von 2 Jahren, spätestens jedoch im 3. Jahr nach der Operation.

Polyembryom (ICD-O-M-9072/3)

Als Sonderform der Yolk-sac-Tumoren findet sich in der WHO-Klassifikation noch das Polyembryom. Dieser Tumor bildet *ausschließlich Embryoidkörper,* die der ganz frühen Phase der Embryonalentwicklung vor der Somitenbildung (*Presomite-Embryos*) ähneln. Deshalb werden diese Geschwülste als Polyembryom bezeichnet. Sie sind *außerordentlich selten* und das Herausheben als eigenständiger Tumor ist nicht unumstritten[21]. Andererseits ist das Auftreten einzelner Embryoidkörper in teratoiden Geschwülsten häufig zu beobachten. Ähnlich wie beim trophoblastischen Teratom hat sich die früher infauste *Prognose* mit der Einführung der *modernen Chemotherapie* auch beim Polyembryom gebessert.

Teratome (ICD-O-M-9080/1)

Im Kindesalter sind *über 70% der teratoiden Tumoren differenzierte Hodenteratome (TD). In diesem Altersabschnitt* sind solche Geschwülste als *gutartig* anzusehen, und zwar selbst dann, wenn sie unreife Areale enthalten[6]. Die *Orchiektomie* stellt eine *kurative Therapie* dar. Allerdings kommen auch schon präpuberal maligne Hodenteratome vom intermediären Typ (MTI) und undifferenzierten Typ (MTU) bzw. embryonale Karzinome vor.

> Die Erfahrungen zeigen, daß in der Jugend bis zum 10./12. Lebensjahr *selbst morphologisch maligne Hodenteratome* sich anders als beim Erwachsenen verhalten und in der Regel eine *gute Prognose* aufweisen[6,19]. Erst danach – d.h. *nach Einsetzen der Pubertät* – nehmen die malignen Teratome den *gleichen Verlauf wie beim Erwachsenen.*

Seminom (ICD-O-M-9061/3)

Die früher vertretene Ansicht, daß Seminome nicht vor und während der Pubertät auftreten, läßt sich heute nicht mehr aufrecht erhalten, da inzwischen bei Knaben dieser Altersgruppe Seminome diagnostiziert wurden[2,10,20,40]. Allerdings sind diese Tumoren in dieser Lebensphase *außerordentlich selten.* Meist sind die Seminome mit einem *Maldescensus testis* kombiniert. *Prognose und Therapie* unterscheiden sich nicht von denen der Erwachsenen.

Stromatumoren und Metastasen

> Die höchste Inzidenz unter den Hodengeschwülsten bei Kindern weisen die *Metastasen* sowie die *Tumoren des spezifischen Gonadenstromas* auf.

- Die *Metastasen* betreffen dabei vorwiegend Hodenbeteiligungen im Rahmen von *verschiedenen Leukosen* (Abb. 1.8). Hierbei durchsetzen die Tumorinfil-

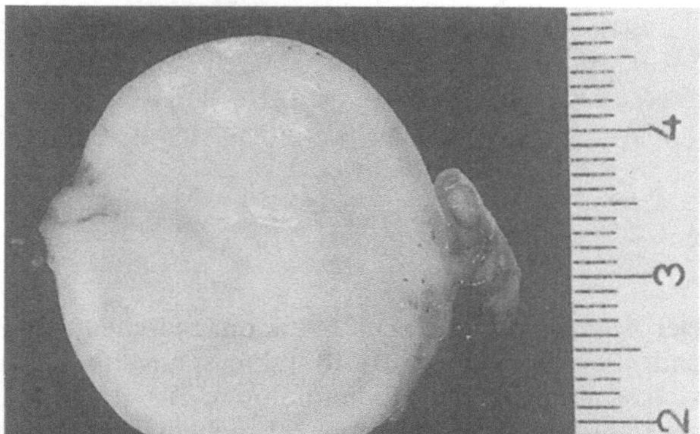

Abb. 1.8. Orchiektomiepräparat von einem 6jährigen Jungen. Man sieht eine grauweiß glasige Schnittfläche. Mikroskopisch handelt es sich um ein malignes lymphoblastisches Lymphom. Die Teilmanifestation in der Gonade war das erste Symptom der malignen Systemerkrankung

trate das Interstitium, ohne daß dadurch die Hodenkanälchen zerstört werden.

- Unter den Tumoren des spezifischen Stromas sind die *Leydig-Zellgeschwülste* wesentlich häufiger als *Sertoli-Zelltumoren* (10% aller Hodentumoren im Kindesalter). *In dieser Lebensphase* sind *Leydig-Zellgeschwülste benigne*, während *Sertolizelltumoren auch in der Jugend vereinzelt einen malignen Verlauf nehmen* und Metastasen setzen[6,10]. Knaben mit *Leydig-Zelltumoren* zeigen klinisch in der Regel eine *Pseudopubertas praecox.* Seltener ist eine *Gynäkomastie* entwickelt, die auch mit der *Pseudopubertas praecox* kombiniert auftreten kann. *Sertoli-Zelltumoren* (*Androblastome*) gehen meist mit einer *Gynäkomastie* einher, während eine *Pseudopubertas praecox sehr selten* ist.

Paratestikuläre Tumoren

Unter den paratestikulären Tumoren sind *Rhabdomyosarkome* die häufigsten Geschwülste. Insgesamt beträgt der Anteil dieser Tumoren an den malignen Hodengeschwülsten etwa 20%. Rhabdomyosarkome sind *rasch wachsende* Tumoren, die *frühzeitig metastasieren.* Etwa 50% der Patienten sterben innerhalb von 2 Jahren. Überlebenszeiten von mehr als 2 Jahren ohne Rezidiv und Metastasen berechtigen zur Hoffnung auf Dauerheilung.

Alle *übrigen Hoden- und Nebenhodentumoren* sind im Kindesalter *sehr selten* und können hier nicht im einzelnen berücksichtigt werden.

Hodentumoren bei Erwachsenen

Seminom (ICD-O-M-9061/3)

Epidemiologie. Der *häufigste Hodentumor* ist das Seminom. Unter Berücksichtigung aller Neoplasien der männlichen Gonade beträgt sein *Anteil etwa 40%.* Unter den Keimzellgeschwülsten ist das reine Seminom mit etwa 45% vertreten. Auf die *teratoiden Geschwülste* entfallen etwa 35% und auf die *Kombinationstumoren* etwa 25%.

Der *Altersgipfel* liegt beim Seminom zwischen dem 30. und 40. Lebensjahr, also 10 Jahre später als bei den nichtseminomatösen Hodentumoren. Bis zum 50. Lebensjahr sind 80%, bis zum 60. Lebensjahr 95% der Seminome klinisch manifest geworden.

In Bezug auf die Epidemiologie muß man darauf hinweisen, daß auch die Keimzelltumoren eine *ausgeprägte geographische Variabilität*[13,34] zeigen und daß die Inzidenz der Keimzelltumoren nicht nur in Deutschland zunimmt. Hierbei hat es z. T. in den letzten 20 Jahren eine *Verdopplung der Neuerkrankungsrate* gegeben.

Patienten, die an einem Seminom erkrankt sind, weisen eine deutlich *erhöhte Tumorgefährdung* auf. In 1–5% der Fälle entwickelt sich auch in der *kontralateralen Gonade* ein zweiter Keimzelltumor[5]. Das erhöhte Tumorrisiko liegt damit in der *Größenordnung von Patienten mit Hodenhochstand.* Aus diesem Grund werden heute anläßlich einer Tumororchiektomie Biopsien aus dem kontralateralen Hoden entnommen und mittels PLAP auf TIN-Zellen untersucht.

Diese atypischen Keimzellen werden dann in 4,4–5,2% der Fälle gefunden[16]. Es besteht also eine zahlenmäßige Diskrepanz zwischen den schon etwas älteren Angaben zur Tumorinzidenz und dem Prozentsatz der nachgewiesenen TIN-Zellen. Zur Erklärung dieses Unterschiedes kann man einmal anführen, daß früher zweifellos Patienten an ihrem Keimzelltumor verstorben sind, bevor in der kontralateralen Gonade der Zweittumor manifest wurde. Zum anderen muß man auch auf die allgemeine Zunahme der Neuerkrankungsrate hinweisen.

Lokalisation. Der *rechte Hoden* ist *etwas häufiger* betroffen als der *linke*[6]. In knapp 2% der Fälle treten Seminome *doppelseitig* auf. Zwischen dem klinischen Manifestwerden doppelseitiger Hodentumoren besteht ein meist mehrjähriges Intervall. Synchron in beiden Hoden sich entwickelnde Seminome sind die große Ausnahme. Berücksichtigt man bei doppelseitigen Hodentumoren auch Kombinationen von Seminomen mit allen anderen Neoplasien der Gonaden, erhöht sich der Anteil auf 3–5% der Fälle[2,5,6,40].

Klinik. Bei etwa 10% der Patienten mit Keimzelltumoren ist in der Anamnese ein *Maldescensus testis* bekannt. Die Seminome treten beim unilateralen Hodenhochstand sowohl in den *deszendierten* wie auch in den *retinierten Gonaden* auf. In den Hoden mit Deszensusstörungen entwickeln sich dagegen seltener nichtseminomatöse Hodentumoren und Kombinationsgeschwülste, wobei der Anteil gegenüber den Seminomen um etwa 20% niedriger liegt[2].

Histogenese. Bis heute ist nicht bekannt, *welche Ursachen* dafür verantwortlich sind, daß sich *aus normalen Gonozyten* bzw. Keimzellen *atypische Keimzellen* und schließlich Keimzelltumoren entwickeln. Auf die erhöhte Inzidenz zwischen Deszensusstörungen und dem Auftreten von Keimzelltumoren wurde schon hingewiesen, ohne daß im einzelnen bekannt ist, warum beim Maldescensus testis mit einem erhöhten Prozentsatz maligner Hodentumoren gerechnet werden muß.

Gelegentlich wurden Keimzellgeschwülste auch bei *eineiigen Zwillingen, bei Brüdern* und auch *bei Vater und Sohn* beobachtet, so daß für diese *speziellen Fälle genetische Faktoren* vermutet werden.

Ob eine *Mumpsorchitis* ein erhöhtes Risiko darstellt, konnte bisher nicht abschließend geklärt werden[18]. Ein *Trauma* als begünstigender Faktor wird allgemein abgelehnt. Andere auslösende Ursachen sind bisher nicht bekannt.

Neuerdings werden Keimzelltumoren auch bei *AIDS-Patienten* beschrieben[5].

Histogenetisch werden die Seminome von *atypischen Keimzellen* bzw. von *atypischen Gonozyten* abgeleitet. Als Frühveränderungen von Seminomen findet man in Hodenkanälchen atypische Elemente, die intratubulär der Basalmembran aufsitzen und die Skakkebaeck (1972) (ausführliche Lit. ▷[7]). *„Carcinoma in situ“* (CIS), Mostofi et al. (1988)[30] *intratubuläre maligne Keimzellen (germ cells)* (*ITMGC*) und Dieckmann et al. (1989)[16] *tubuläre intraepitheliale Neoplasie* (*TIN*) in Analogie zu CIN nannten (Abb. 1.9a). Solche atypischen Keimzellen findet man *regelmäßig* in der Umgebung von Keimzelltumoren. Eine *Ausnahme* bilden lediglich *spermatozytäre Seminome* sowie *kindliche Dottersacktumoren* und *reife kindliche Hodenteratome.* Unklar ist bisher, warum aus diesen Zellen einmal Seminome und ein anderes Mal Teratome oder Kombinationsgeschwülste hervorgehen. Es wird dabei diskutiert, ob möglicherweise ein *größerer Chromosomenverlust* im Rahmen der Tumorgenese die Entstehung nichtseminomatöser Hodentumoren begünstigt[13,32].

Morphologie. *Makroskopisch* zeigen die Hoden unter Beibehaltung ihrer Form eine *symmetrische Vergrößerung.* Dabei können die Gonaden ein *Mehrfaches ihrer Normgröße* erreichen. Insbesondere bei indolenten Patienten erreichen die Hodengeschwülste oft einen Durchmesser von mehr als 15 cm und ein *Gewicht* von über 400 g[6]. Die Seminome lassen in der Regel eine *grauweißrötliche, homogene Schnittfläche* erkennen, wobei sich vielfach einzelne Knoten infolge einer Septierung abgrenzen lassen. Der Tumor ist *makroskopisch scharf begrenzt.* Das noch erhaltene umgebende Hodengewebe wird kapselförmig komprimiert. In größeren Tumorknoten treten manchmal zentral *girlandenförmig begrenzte gelbliche Nekrosen* auf. Größere Einblutungen im *Randgebiet* des Tumors sind eher ungewöhnlich und sprechen oft für eine andere maligne Hodengeschwulst.

Mikroskopisch werden verschiedene Untergruppen beim Seminom gegeneinander abgegrenzt. Morphologisch lassen sich vom *klassischen* Seminom *4* weitere Tumoren unterscheiden. Es sind dies: das Seminom mit *trophoblastischen Riesenzellen,* das *anaplastische* Seminom, das *spermatozytäre* Seminom sowie das spermatozytäre Seminom *mit sarkomatöser Transformation.*

- Die typischen, *klassischen Seminome* bestehen aus unterschiedlich großen, *soliden Zellkomplexen* mit einem teilweise *alveolären Muster.* Die zentral gelegenen *Tumorzellkerne* sind relativ groß und weisen vorwiegend eine *rundliche* bis *ovaläre Form* auf. Das Chromatingerüst ist grobschollig. Meist enthalten die Kerne einen und auch mehrere *prominente Nukleolen.* Das *Zytoplasma* der Tumorzellen ist *teils hell, teils basophil.* Die *hellzelligen,* polygonalen Elemente weisen bei entsprechender Fixation einen *hohen Glykogen- und Lipidgehalt* auf. *Charakteristisch* sind ferner die rundzelligen *Infiltrate* vorwiegend aus *Lymphozyten und Plasmazellen* in den gefäßführenden *Bindegewebssepten* (Abb. 1.9b). Dabei kommt es gelegentlich auch zur Ausbildung von *Lymphfollikeln* und auch *tuberkuloiden Epitheloidzellgranulomen* mit Riesenzellen. Die multinukleären Riesenzellen entsprechen dabei überwiegend dem Langhans-Typ.
- Als Sonderform wird das *Seminom mit trophoblastischen Riesenzellen* abgegrenzt.

Makroskopisch können diese Tumoren gelegentlich dadurch auffallen, daß sie auf der Schnittfläche

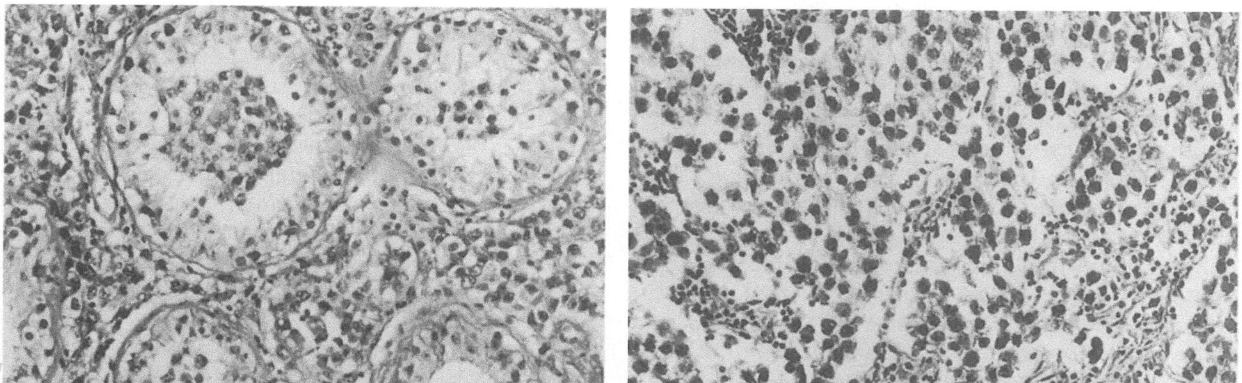

Abb. 1.9. a Frühveränderung eines Seminoms. Auskleidung der Hodenkanälchen mit atypischen Elementen (TIN-Zellen) und Tumorausbreitung bereits im Interstitium. Zufallsbefund bei einem 30jährigen Mann anläßlich einer Fertilitätsuntersuchung. HE, 150:1. **b** Klassisches Seminom. Zwischen den soliden Tumorkomplexen ein unterschiedlich breites Stroma, das in typischer Weise mit Rundzellen durchsetzt ist. HE, 150:1

multiple kleine – keine größeren – *Einblutungen* aufweisen. Schon lange ist bekannt, daß in sonst klassischen Seminomen synzytiotrophoblastische Riesenzellen vorkommen. Diese Elemente haben dann immer eine Beziehung zu den Kapillaren. Die *klinische Bedeutung* dieses morphologischen Befundes besteht darin, daß bei diesen Patienten β-HCG im Serum nachweisbar ist. Auch immunhistologisch läßt sich entsprechend eine *β-HCG-Bildung in den synzytialen Riesenzellen* nachweisen. Aber auch *in einkernigen Tumorzellen* findet sich eine entsprechende Expression.

Nach älteren Literaturangaben beträgt der Anteil β-HCG-produzierender Seminome im Gesamtkollektiv dieser Tumoren *6–13%*. Wahrscheinlich ist der Prozentsatz jedoch höher, da die Immunhistologie gezeigt hat, daß *auch einkernige Tumorzellen β-HCG produzieren*, die sich jedoch mit der konventionellen Histologie nicht von den übrigen Tumorzellen abgrenzen lassen. Bisher fehlen jedoch neuere statistische Angaben zum Anteil der β-HCG-produzierenden Seminome im Gesamtkollektiv dieser Tumorgruppe.

Von Hochstetter et al.[23] unterscheiden hierbei *4 verschiedene Typen von Riesenzellen.*

Bei den Tumoren mit synzytialen Riesenzellen ist es wichtig, diese *gegenüber Kombinationsgeschwülsten von Seminomen und trophoblastischen Teratomen abzugrenzen*, da die Malignität der Kombinationsgeschwülste denen nichtseminomatöser Hodentumoren entspricht, während Seminome mit synzytialen Riesenzellen gegenüber den reinen Seminomen keine schlechtere Prognose erkennen lassen.

- Als *anaplastische Seminome* (ICD-O-M-9062/3) bezeichnet man solche Tumoren, die durch eine ausgeprägte Kern- und Zellpolymorphie auffallen. *Mehr als 3 Kernteilungsfiguren pro Gesichtsfeld* bei starker Vergrößerung (*Objektiv 40fach*) *sprechen für eine anaplastische Form.* Die Abgrenzung gegenüber undifferenzierten nichtseminomatösen Keimzelltumoren kann außerordentlich schwierig sein, zumal bei anaplastischen Seminomen auch die Rundzellinfiltration im Stroma häufig fehlt oder nur geringfügig entwickelt ist. Die anaplastischen Seminome zeigen gegenüber den klassischen Formen eine *erhöhte Malignität* mit *verstärkter Metastasenbildung.* Diese Tumoren werden deshalb auch als eigene Gruppe aus dem Gesamtkollektiv herausgehoben und ausgegliedert. Ihr Anteil an sämtlichen Seminomen wird mit 3–10% angegeben. Sie stehen *an der Grenze* zu den *anaplastischen Teratomen* bzw. zu den *embryonalen Karzinomen* und den *Dottersacktumoren.*
- Das *spermatozytäre Seminom* (ICD-O-M-9063/3) stellt ebenfalls einen definierten Tumor dar. *Das histologische Bild* ist *wesentlich polymorpher* als *beim klassischen* Seminom. Neben polyploiden großzelligen Geschwulstzellen, die manchmal auch mehrere Kerne enthalten, findet man mittelgroße, kleine und auch kleinste, lymphozytenähnliche Tumorzellen. Es resultiert hieraus *ein Zellmuster, das an eine Spermatogenese mit Spermatozyten und Spermatiden erinnert.* Dieser Tumoraufbau ist für die Bezeichnung der Geschwulst verantwortlich. Der Tumor neigt zu regressiven Veränderungen mit z.T. pseudozystischer Umwandlung der Tumorareale.

Das *Chromatingerüst* der kleinen Tumorzellen ist dichter und feingranulär. Gegenüber dem klassischen Seminom ist das *Zytoplasma kompakter* und weist eine Azidophilie auf. Glykogen fehlt meist vollständig oder ist nur in geringem Umfang nachweisbar. Pyknotische Zellformen kommen vor, doch sind *Nekrosen* größerer Tumorareale *ungewöhnlich.*

Weiter ist charakteristisch, daß die *Rundzellinfiltration im Interstitium so gut wie immer fehlt* und *Epitheloidzellgranulome* im Stroma *niemals beobachtet* werden. Insgesamt ist das Interstitium spärlicher entwickelt und zeigt auch nicht die typische Verteilung. Ein auffallendes Phänomen ist ferner die Neigung des Tumors, sich *intratubulär* in den Hodenkanälchen *auszubreiten* und zwar in wesentlichen stärkeren Umfang als man dies gelegentlich auch bei Seminomen beobachten kann. Obwohl die Kernpolymorphie bei malignen Tumoren sonst eher ein ungünstiges Phänomen darstellt, trifft dies für das bunte Zellmuster der spermatozytären Seminome nicht zu. Im Gegenteil ist hier die Prognose außerordentlich günstig. Die Tumoren setzen *praktisch keine Metastasen.* Eine *Ausnahme* bildet allerdings die maligne Variante: es ist das *spermatozytäre Seminom mit sarkomatöser Transformation,* dessen Prognose auch heute noch als außerordentlich schlecht zu bezeichnen ist.

Elektronenmikroskopische Untersuchungen bei spermatozytären Seminomen zeigen ebenfalls morphologische Unterschiede zu den klassischen Formen. Die Tumorzellen weisen *ultrastrukturell* am Golgi-Apparat, an Vesikeln und an den Interzellularbrücken Befunde auf, wie man sie auch von Spermatozyten und Spermatiden in normalen Hoden kennt.

Ein weiteres, auffälliges Phänomen ist *das Fehlen* von Veränderungen *eines CIS* oder *von TIN-Zellen* in der Nachbarschaft des Tumors.

Auch wurden unseres Wissens bisher spermatozytäre Seminome *nur* in den Hoden und *niemals primär extragonadal beobachtet. Kombinationen mit Teratomen bzw. nichtseminomatösen Keimzelltumoren sind ebenfalls unbekannt.* Ein spermatozytäres Seminom tritt auch *praktisch nie in retinierten Gonaden auf.*

Der *Anteil* spermatozytärer Seminome am Gesamtkollektiv der Seminome wird mit *3–8%* angegeben. Der *Altersgipfel liegt* um das 50. Lebensjahr und damit deutlich später als bei den klassischen Formen.

Die *Doppelseitigkeit* ist bei spermatozytären Seminomen etwas *häufiger* als im Gesamtkollektiv der Seminome.

Ausbreitung. Seminome metastasieren *primär* vorwiegend *lymphogen.* So lassen sich bei über 60% der Tumoren histologisch Geschwulsteinbrüche in Lymphspalten des Hodens nachweisen. Zunächst werden auf der ipsilateralen Seite die *paraaortalen Lymphknoten* unterhalb der Einmündung der *Nierenarterien* metastatisch durchsetzt. Später können durch eine deszendierende und aszendierende Tumorausbreitung auch andere Lymphknoten erfaßt werden. Erst *sekundär* kommt es zu einer *hämatogenen* Aussaat vorwiegend in Lunge und Leber.

Verlauf, Prognose. *Schon vor Beginn der aggressiven Chemotherapie* hatten Seminome mit etwa 80% Zehnjahresheilung eine *relativ gute Prognose.* Diese Überlebenswahrscheinlichkeit ist heute durch operative Metastasenentfernung und eine zusätzliche moderne gezielte Radio- sowie Chemotherapie *auf 95% angestiegen,* wobei auch Patienten mit Metastasen eingeschlossen sind[2]. Als *prognostisch ungünstige Faktoren* gelten der Nachweis von *Gefäßeinbrüchen,* die als Indikator für eine Metastasierungstendenz angesehen werden sowie *fortgeschrittene Tumorstadien* (pT3/pT4), die die Heilungschance schmälern. *Metastasen* treten *innerhalb der ersten 2 Jahre* nach Orchiektomie auf. Danach sind sie ausgesprochen selten, wenn auch in Einzelfällen *Spätmetastasen* nach mehr als 10 Jahren beschrieben worden sind.

Für die Prognose ist heutzutage nicht mehr so sehr die histopathologische Typisierung der Keimzelltumoren wichtig als vielmehr das *Tumorstadium.* Auf die *Sonderstellung des spermatozytären Seminoms* wurde schon hingewiesen.

Für die *Kombinationstumoren* aus Seminomen und teratoiden Tumoren sind *die nichtseminomatösen Keimzelltumoranteile* prognostisch *relevant,* da diese Geschwulstabschnitte eine aggressivere Therapie erfordern.

Nichtseminomatöse Keimzelltumoren (teratoide Tumoren)

Epidemiologie. *Etwa jeder dritte Hodentumor ist eine nichtseminomatöse Keimzellgeschwulst.* Rechnet man die Kombinationstumoren mit teratoiden Anteilen hinzu, steigt der Anteil auf über 40% an. Dies ist insofern berechtigt, als in Kombinationsgeschwülsten die Prognose vom Teratomanteil abhängig ist. *Nichtseminomatöse Keimzelltumoren sind somit der zweithäufigste, maligne Tumor der männlichen Gonaden.* Der *Altersgipfel* liegt zwischen dem *20. und 30. Lebensjahr.* In dieser Dekade treten ca. 50% aller teratoiden Tumoren auf. *Im Vergleich zu den Seminomen liegt also der Häufigkeitsgipfel etwa 10 Jahre früher.* Allerdings können sich nichtseminomatöse Hodentumoren auch noch im *Greisenalter* entwickeln. Nur 4% dieser Tumoren treten jedoch bei Patienten jenseits des 50. Lebensjahres auf und 3,4% der Patienten sind *jünger als 15 Jahre*[2,13,34,40].

Histogenese. Die Untersuchungen zur *Histogenese* der Keimzelltumoren sind noch nicht abgeschlossen. Diese Tumoren, d.h. sowohl Seminome wie auch die nichtseminomatösen Keimzellgeschwülste, werden heute auf eine *gemeinsame Stammzelle* zurückgeführt (▷ Tabelle 1.7). Insbesondere die atypischen Keimzellen (CIS, ITMGC, TIN) in der Nachbarschaft führten zu dieser Hypothese. In der *präblastomatösen Phase* kann man den atypischen Zellen histologisch jedoch nicht ansehen, welcher Keimzelltumor sich aus ihnen entwickeln wird. *Zytogenetische Untersuchungen* haben ergeben, daß die TIN-Zellen über einen *tetraploiden Chromosomensatz* verfügen, während die *Keimzelltumoren* selber einen etwa *triploiden DNS-Gehalt* aufweisen. Hinzu kommen bei den Tumoren *strukturelle Chromosomenveränderungen* und auch Variationen in der *Chromosomenzahl.* Diese *Anomalien* sollen *bei teratoiden Geschwülsten ausgeprägter* als bei Seminomen sein und die Ursache für die unterschiedliche Tumorentwicklung darstellen.

Klassifikation. Die Einteilung der nichtseminomatösen Keimzelltumoren ist bis heute uneinheitlich, wobei sowohl *die Klassifikation der WHO* wie auch die *des britischen Hodentumorpanels* (*BTTP*) Vor- und Nachteile aufweisen, so daß man beide Einteilungen *nebeneinander* verwenden sollte. Dies ist auch deswegen notwendig, um die Befunde und Diagnosen zu vereinheitlichen und damit *untereinander vergleichbar* zu machen. Die zunehmende Bedeutung der Tumormarker sowohl für die Diagnose als auch für die Nachsorge der Patienten erfordert ferner, daß diese zusätzlich in der Diagnose erfaßt, d.h. dokumentiert werden.

Bemerkenswert an der *Einteilung des BTTP* ist jedoch, daß sich im Kollektiv des malignen Teratoms, intermediäre Form (*MTI*), die Zuordnung der Geschwulst *nur am differenzierten Tumorgewebe orientiert,* während sonst üblicherweise die Graduierung von Tumoren an den Strukturen erfolgt, die den niedrigsten Differenzierungsgrad aufweisen. Eine *Ausnahme* bilden lediglich *maligne Teratome mit trophoblastischen Anteilen,* die *immer* als *malignes Teratom, trophoblastischer Typ* (*MTT*), klassifiziert werden, ganz gleich, wie der übrige Tumor differenziert ist.

• Differenziertes Teratom

(Abb. 1.10 und Abb. 1.11)
(ICD-O M-9080/0; ICD-O M-9083/3)

Definition. Zu den *differenzierten Teratomen* (DT) rechnet das *BTTP ausschließlich Tumoren mit ausgereiften Geschwulstformationen.* Nur 2% der nichtseminomatösen Tumoren im Erwachsenenalter entfallen auf diese Gruppe.

In der *WHO-Klassifikation* werden in diese Gruppe der Teratome *zusätzlich* noch Tumoren eingeordnet, die Abschnitte *stärker proliferierenden Gewebes* unterschiedlicher Bauart enthalten und die vom BTTP als

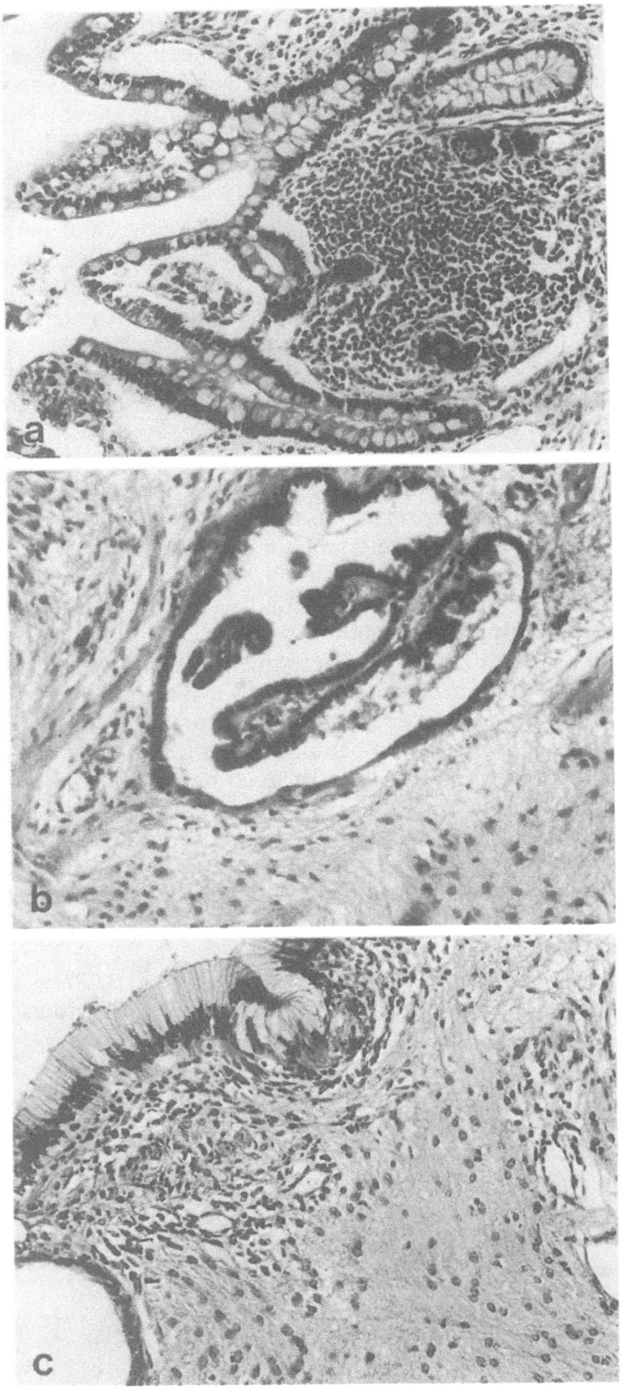

Abb. 1.10 a–c. Differenziertes Hodenteratom (TD). **a** Darmanlage; **b** Glia mit einem kleinen Plexus chorioideus; **c** hochprismatisches mukoides Zylinderepithel neben Glia. HE, 150:1

maligne Teratome, *intermediäre Form (MTI)* (M-9081/3) klassifiziert werden. Als dritte Untergruppe enthält die WHO-Klassifikation *Teratome mit maligner Transformation* und subsummiert hierunter Tumoren, die neben ausgereiften Abschnitten auch Areale *mit hochdifferenzierten karzinomatösen oder sarkomatösen Geschwulstkomponenten* enthalten und nach dem BTTP ebenfalls mit MTI zu klassifizieren sind.

Die *Abgrenzung zum Teratokarzinom* der WHO ist hier *fließend* und kann im Einzelfall problematisch werden.

Morphologie. *Makroskopisch* zeigt die Schnittfläche dieser Geschwülste eine *große Variationsbreite*. Neben *soliden* Tumorabschnitten findet man Areale, die infolge multipler *Zysten* einen schwammartigen Charakter aufweisen. Diese Zysten enthalten z.T. Hornlamellen, z.T. Talgmassen oder auch Flüssigkeiten unterschiedlicher Viskosität (Abb. 1.11 a, b).

Mikroskopisch findet man *ausgereifte Strukturen aller 3 Keimblätter*. Hierbei werden vom Tumor *sämtliche Gewebe des Organismus gebildet*, d.h. man sieht *organoide Strukturen* wie z.B. Bronchialanlagen, Dünn- und Dickdarm, Zähne, Knochen, Hirngewebe mit Ganglienzellen und Anteilen des Plexus chorioideus, Magenschleimhaut sowie Haut und Hautanhangsgebilde, um nur einige Beispiele aufzuführen (Abb. 1.10 a–c). Diese morphologische Vielfalt war auch der Grund für die Namensgebung bei diesen

Abb. 1.11. a Charakteristische Schnittfläche durch ein *differenziertes Hodenteratom* bei einem 22jährigen Patienten. Man erkennt neben zystischen Hohlräumen, die unterschiedlich visköse Flüssigkeit enthalten, knollige Tumorstrukturen, die Talgmassen und Hornperlen aufweisen. **b** Schnittfläche durch ein *malignes Teratom, intermediäre Form (MTI)* bzw. *Teratom und embryonales Karzinom* bei einem 19jährigen Patienten. Die zystischen Areale entsprechen den differenzierten Tumorabschnitten, die soliden grauweißen Bezirke den undifferenzierten Tumoranteilen. **c** Ausschnitt aus einem Keimzelltumor mit *Teratom und embryonalem Karzinom* bzw. aus einem *malignen Teratom, intermediäre Form (MTI)*. Neben ausgereiften Gewebsstrukturen mit drüsigen Formationen findet man *undifferenzierte* Geschwulstformationen in der *unteren Bildhälfte*. HE, 95:1. **d** *Embryonales Karzinom* bzw. *malignes undifferenziertes Teratom (MTU)* mit soliden und atypischen drüsigen Geschwulstformationen. HE, 150:1. **e** *Embryonales Karzinom* bzw. *malignes undifferenziertes Teratom (MTU)* mit soliden Tumorformationen aus polymorphen Geschwulstzellen. Die Abgrenzung zum anaplastischen Seminom und zu solide gebauten Dottersacktumoren wird hier schwierig und erfordert die Immunhistologie. HE, 150:1. **f** *Kombinationstumor* aus *malignem trophoblastischen Teratom (MTT)* und einem *Seminom* bzw. *Choriokarzinom* und *Seminom* bei einem 32jährigen Patienten. Die dunklen, eingebluteten Abschnitte entsprechen den trophoblastischen Tumoranteilen. Die markig grauweißen Areale gehören zum Seminom. Blutungen in der Tumorperipherie sind suspekt auf trophoblastische Tumordifferenzierung. Streckenweise ist unter der Tunica albuginea noch ein schmaler Rest des präexistenten Hodengewebes zu erkennen. **g** *Choriokarzinom* bzw. *malignes trophoblastisches Hodenteratom (MTT)* mit Anteilen des Synzytiums an der Oberfläche und mit atypischen Langhans-Zellen darunter. Nur die typische pseudopapilläre Tumorformation aus beiden Zellpopulationen gestattet diese Diagnose. HE, 150:1. **h** Stärkere Vergrößerung aus einem *Choriokarzinom* bzw. einem *malignen trophoblastischen Hodenteratom (MTT)*. Es werden Pseudozotten aus synzytialen Riesenzellen und darunter gelegenen hellen Langhans-Zellen gebildet. HE, 375:1

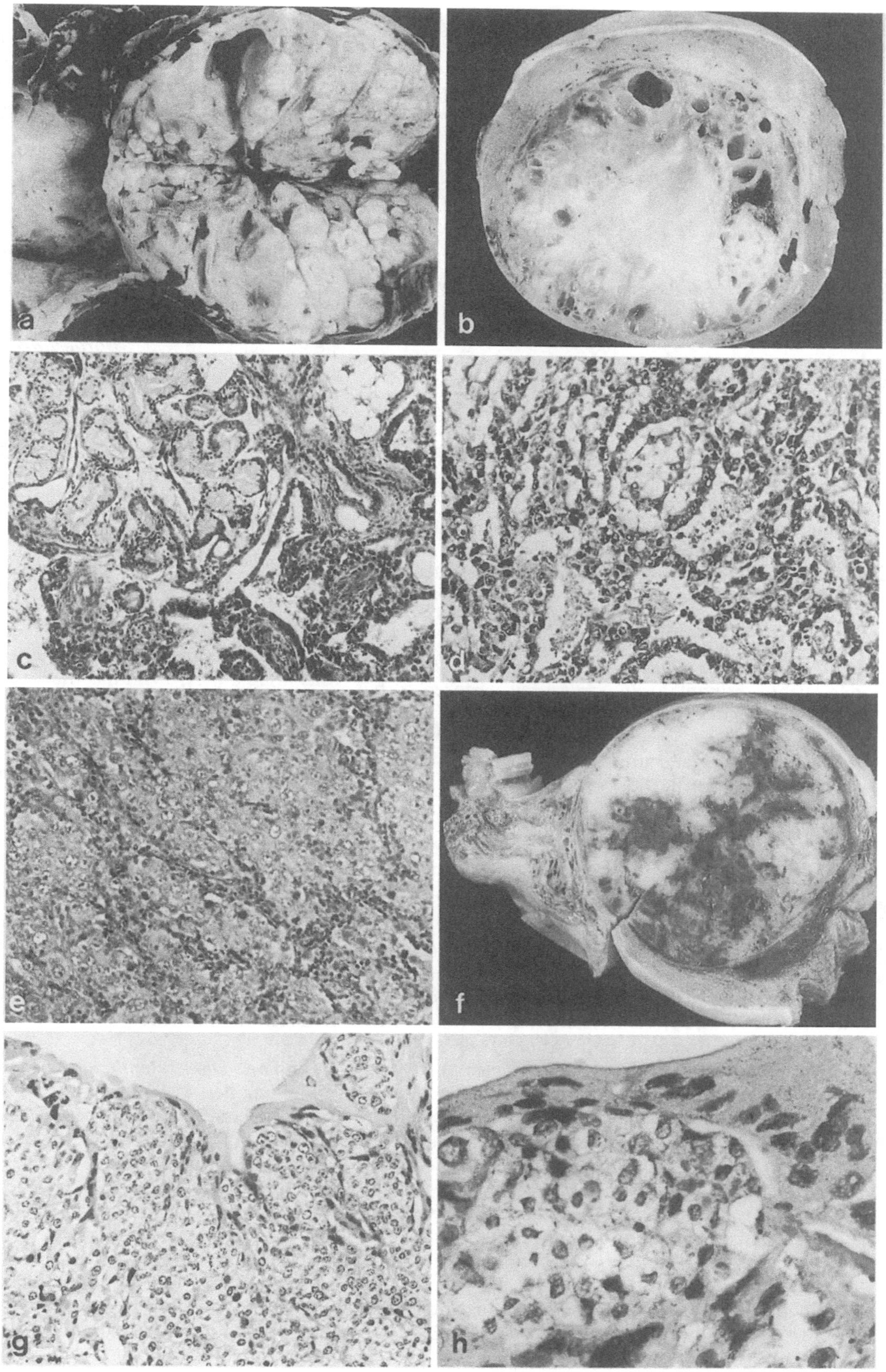
a
b
c
e
f
g
h

Tumoren (Teratom = Wundergeschwulst, Ungeheuer, Mißgeburt).

Dignität. *Obwohl diese Geschwülste also aus ausgereiftem Tumorgewebe bestehen,* gehören die reifen Teratome doch zu den *malignen* Geschwülsten. Bei etwa 1/3 der Patienten muß mit Metastasen gerechnet werden.

Dabei gibt es zur *Erklärung der Metastasen* 2 Möglichkeiten:
Einmal kann die *Metastasierung* eingetreten sein, *bevor der Tumor ausreifte.* Zum anderen können in differenzierten Teratomen *kleinste unreife Areale* vorhanden sein, die zum Ausgangspunkt einer Metastasierung werden und die *bei der histologischen Untersuchung nicht nachweisbar* waren bzw. nicht erfaßt wurden. Da in die Gruppe der teratoiden Tumoren auch noch Geschwülste mit *unreifen Strukturen* (BTTP = MTI/WHO) sowie mit maligner Transformation (WHO) fallen, sind hierunter alle Keimzelltumoren einzugliedern, die einmal gut ausgereifte Geschwulstformationen enthalten und daneben unreife Gewebsstrukturen *aufweisen* (Abb. 1.11c). Diese *weniger differenzierten und proliferierenden Geschwulstanteile* können aus *unreifem Mesenchym, atypischem Plattenepithel, unreifem Knorpel* oder auch *karzinomatösen Strukturen* bestehen, d.h. sie können *aus allen 3 Keimblättern* stammen.

- **Embryonales Karzinom** (ICD-O-M-9070/3), **Teratokarzinom** (ICD-O-M-9081/3)

Malignes Teratom, intermediäre Form (MTI)
(ICD-O M-9083/3)

Malignes undifferenziertes Teratom (MTU)
(ICD-O M-9082/3)

Definition. Der *Unterschied* zwischen einem *embryonalen Karzinom* und einem *Teratokarzinom* (WHO) besteht darin, daß die embryonalen Karzinome *ausschließlich* aus *undifferenzierten* Tumorformationen, also einheitlich aufgebaut sind (Abb. 1.11e), während *Teratokarzinome* neben den anaplastischen Abschnitten auch *noch ausgereiftere* Strukturen enthalten, also eine nicht einheitliche Bauart aufweisen. Im Gegensatz zum Teratom mit maligner Transformation sind beim *Teratokarzinom die karzinomatösen und sarkomatösen Abschnitte völlig entdifferenziert.*

Das *embryonale Karzinom* entspricht dem undifferenzierten Hodenteratom (*MTU* des BTTP) (Abb. 1.11d), das *Teratokarzinom* dem malignen Teratom, intermediäre Form (*MTI*) des BTTP. Weitere Kombinationen z.B. mit Dottersackstrukturen und chorialen Zellen sind nicht selten.

Morphologie. Entsprechend bunt sind *makroskopisch* auch die Schnittfläche durch diese Tumoren, die neben *homogenen* Abschnitten *Nekrosen* und *Einblutungen* sowie auch *Zysten* unterschiedlicher Größe erkennen lassen (Abb. 1.11b).

Mikroskopisch findet man eine breite Palette von Tumorformationen, wobei in der Regel die *karzinomatösen* Abschnitte im Vergleich zu den *sarkomatösen* Anteilen überwiegen. Dabei kann in soliden anaplastischen Tumoren die Abgrenzung gegenüber den Seminomen außerordentlich schwierig sein (Abb. 1.11e).

Differentialdiagnose: Hierfür haben sich *immunhistologische Untersuchungen* mit der Bestimmung u.a. von AFP, der PLAP, von Zytokeratin, Vimentin, Ki-1-Antigen als hilfreich erwiesen, um insbesondere Geschwülste aus der Gruppe der *Borderline-Tumoren* (anaplastisches Seminom, embryonales Karzinom und solider Dottersacktumor) *identifizieren zu können.* Auch die *Abgrenzung* adenopapillärer Tumorformationen beim *embryonalen Karzinom* (Abb. 1.11d) von Strukturen eines *Dottersacktumors* (▷ Abb. 1.7a) bereitet immer wieder erhebliche *Schwierigkeiten.* In Zweifelsfällen gelingt diese Differenzierung heute jedoch mittels Immunhistologie durch den Nachweis von *AFP in den Tumorzellen.* Dabei ist immer wieder erstaunlich, wieviele Tumorzellen in den undifferenzierten Arealen AFP exprimieren. Diese Zellen lassen sich nur mittels der Immunhistologie erfassen, auch ein Grund dafür, warum heute nichtseminomatöse Keimzelltumoren *routinemäßig auf AFP* mittels dieser Methode *untersucht* werden sollten.

Die *Abgrenzung eines mesenchymalen Teratomanteils vom nicht neoplastischen Stroma* im Tumorgewebe ist schwierig. Oft hat man dabei den Eindruck, daß es auch hier fließende Übergänge gibt.

- **Choriokarzinom**
(ICD-O M-9100/3) – (ICD-O M-9101/3)

Malignes trophoblastisches Teratom (MTT)
(ICD-O M-9102/3)

Choriokarzinom und andere nichtseminomatöse Keimzelltumoranteile (ICD-O M-9101/3)

Definition. Der *wesentliche Unterschied* zwischen der Einteilung der WHO und des BTTP besteht darin, daß bei der Klassifikation der *WHO* unter Choriokarzinomen nur solche Tumoren berücksichtigt sind, die *ausschließlich aus chorialen Pseudopapillen* aufgebaut sind und damit dem Chorionepitheliom der Frau entsprechen. Solche Tumoren sind *beim Mann extrem selten.*

Dagegen subsummiert *das BTTP* hierunter alle nichtseminomatösen Tumoren, die *pseudopapilläre Tumorformationen* aus *Synzytio-* und *Zytotrophoblasten* bilden (Abb. 1.11g, h), ganz *unabhängig* davon, *wie der übrige Tumor differenziert ist* (▷ Abb. 1.7b). *Synzytiale Riesenzellen allein berechtigen nicht* zur Diagnose eines malignen trophoblastischen Teratoms. Echte Chorionzotten mit chorialen Elementen und zusätzlichem Stroma kommen in Teratomen nicht vor.

Die *WHO wiederum klassifiziert Tumoren* mit Pseudopapillen aus trophoblastischen Zellen und anderen Gewebsdifferenzierungen als Geschwülste mit *nicht einheitlichem Geschwulstaufbau.*

Morphologie. Maligne trophoblastische Teratome produzieren in erheblichem Umfang *Choriongonadotropin*, das sich sowohl im Serum der Patienten als auch *immunhistologisch mit β-HCG-Antikörpern* in den synzytialen Riesenzellen *nachweisen läßt.* Mit dieser Methode lassen sich auch leichter als bisher *kleinste Herde* im MTT erfassen. Auch bei anderen Keimzelltumoren kann man auf diese Weise ein- und mehrkernige, *isoliert liegende choriale Zellen auffinden* und sie z. B. von anderen Tumorriesenzellen oder Fremdkörperriesenzellen abgrenzen.

Makroskopisch imponieren Tumoren mit trophoblastischen Anteilen durch ausgedehnte *Einblutungen* und *Nekrosen.* Suspekt sind insbesondere Blutungen in der *Tumorperipherie* (Abb. 1.11 f).

> *Mikroskopisch* ist das *einzig entscheidende diagnostische Kriterium*, daß die Tumoren *Pseudopapillen aus Synzytiotrophoblasten und Zytotrophoblasten* bilden (Abb. 1.11 g, h).

Im erhaltenen *restlichen Hodengewebe* findet man – wie übrigens bei allen β-HCG-produzierenden teratoiden Tumoren – als Folge der Hormonproduktion eine *Reduktion der Spermatogenese* und eine mehr oder weniger ausgeprägte, teils herdförmige, teils diffuse *Leydig-Zellhyperplasie.*

Dottersacktumor (ICD-O M-9071/3)

In Keimzelltumoren sind Geschwulstareale mit Strukturen eines Yolk-sac-Tumors häufig zu beobachten. Dagegen sind *reine Dottersacktumoren im Erwachsenenalter eine Rarität* (▷ Abb. 1.7 a, b). Morphologisch bestehen keine Unterschiede zu den Tumoren des Kindesalters.

Morphologie. *Makroskopisch* zeigt der Tumor meist eine graugelbe Farbe mit herdförmigen Einblutungen. Neben *soliden* Abschnitten finden sich auch *zystisch* veränderte Areale mit schleimiger Schnittfläche.

Mikroskopisch weist der Yolk-sac-Tumor zahlreiche kleine *Zysten* und *Spalten* sowie *tubuläre* Formationen auf, die von einem kubischen Epithel ausgekleidet werden. Vielfach ist dieses Epithel auch endothelartig abgeflacht (▷ Abb. 1.7 a, b). Andere Areale bestehen aus papillären und azinären Strukturen. Es kommen auch solide und Honigwaben-ähnliche Abschnitte vor. Im Interstitium sowie auch intrazellulär findet man *hyaline, PAS-positive Ablagerungen*, die in der Randzone gelegentlich auch AFP enthalten können. Charakteristisch sind vom Epithel mantelförmig umgebene *knospenförmige Gefäßvorwölbungen*, die sich in Zysten hinein entwickeln und hierbei als invaginiert imponieren. Diese Formationen, die sog. *Duval-Körper*, erinnern an Strukturen der normalen Rattenplazenta. Sie sollen jedoch *keine Imitation menschlichen Dottersackgewebes* darstellen. AFP ist bei diesen Tumoren regelmäßig sowohl im Serum als auch in den Tumorzellen selber mittels Immunhistologie nachweisbar.

> *Cave:* Bei längerer Fixation in wässriger Formalinlösung kann die Aktivität für AFP jedoch verloren gehen.

Klinik. Reine Dottersacktumoren des erwachsenen Mannes sind als *hochmaligne* anzusehen. Die *Prognose* war früher praktisch immer infaust. Infolge der aggressiven Chemotherapie soll sich auch bei reinen Yolk-sac-Tumoren *die Prognose deutlich verbessert* haben.

Polyembryom (ICD-O M-9072/3)

Besteht ein teratoider Tumor vorwiegend aus Embryoidkörpern, so wird er in der WHO-Klassifikation als eigene Tumor-Entität geführt. Dies ist nicht unumstritten, da solche Tumoren *außerordentlich selten* sind. *Dagegen* werden *einzelne* oder auch mehrere *Embryoidkörper* in kombinierten Keimzelltumoren *häufiger beobachtet. Mikroskopisch* bestehen die Embryoidkörper aus einem *Dottersack-ähnlichen Hohlraum*, der eine *Bindegewebsplatte* enthält und außen von lockerem Mesenchym umgeben ist. Die Basalplatte enthält dabei *tubuläre Strukturen* und *synzytiotrophoblastische Zellen*, so daß diese Strukturen an das Frühstadium der Embryonalentwicklung erinnern.

Ähnlich wie beim Choriokarzinom hat sich auch beim Polyembryom durch die moderne Chemotherapie die *Prognose verbessert*[2].

Kombinationstumoren

> Bei dem Begriff der *Kombinationstumoren* muß man *streng zwischen der Klassifikation der WHO und der Einteilung des BTTP unterscheiden!*

- Die *WHO* versteht hierunter die *Kombination sämtlicher Keimzelltumoren miteinander* und spricht von Tumoren mit mehr als einer histologischen Bauart (z. B. Teratom mit embryonalem Karzinom oder Teratokarzinom mit Dottersacktumor).
- Das *britische Hodentumorpanel* dagegen spricht von Kombinationstumoren *nur dann*, wenn Keimzelltumoren *teratoide Anteile* und *gleichzeitig Strukturen eines Seminoms* aufweisen. Entsprechend unterschiedlich groß muß auch der Anteil von Kombinationstumoren im Kollektiv der Keimzelltumoren des BTTP und in der Klassifikation nach der WHO sein. Diese Prozentzahlen betragen für das BTTP

17%; bei der WHO entfallen 40% der Tumoren auf das Kollektiv der Kombinationstumoren.

Unabhängig von diesen Klassifizierungsproblemen ist jedoch festzuhalten, daß die *Prognose und die einzuschlagende Therapie immer* von den Tumorkomponenten mit dem höchsten Malignitätsgrad, also *vom Teratomanteil abhängen.* Diese Herde müssen deshalb unbedingt in der Diagnose berücksichtigt werden.

> Für das Aufsuchen insbesondere kleiner Herde hat sich die *Immunhistologie mit ß-HCG und AFP* als hilfreich erwiesen. *Klinischerseits* sollten entsprechende serologische Untersuchungen *ergänzend durchgeführt* und vor allem auch *dem Pathologen mitgeteilt* werden!

Doppelseitige Keimzelltumoren

Doppelseitige Keimzelltumoren sind in bis zu 4,3% der Fälle zu erwarten[5]. *Synchrone Entwicklung* stellt dabei eine große *Ausnahme* dar. Bei asynchronem Auftreten entwickelt sich der Zweittumor in über 50% der Fälle in den folgenden 5 Jahren. Weitere 20% werden zwischen 5 und 10 Jahren manifest, aber 3% treten erst nach mehr als 20 Jahren auf. *Bei über 90% der bilateralen Keimzelltumoren ist zumindestens auf einer Seite ein Seminom vorhanden.* Statistiken zeigen, daß auch die Zahl doppelseitiger Hodentumoren zunimmt. Bisher ist unklar, ob dies eine Auswirkung der heute *höheren Überlebensraten* bei Keimzelltumoren und damit des Erlebens des Zweittumors ist *oder* ob es sich um eine *echte Zunahme* handelt wie bei den einseitigen Keimzelltumoren. Ergänzend sei darauf hingewiesen, daß doppelseitige Hodenvergrößerungen nicht nur auf Keimzelltumoren zurückgehen können, sondern auch auf *doppelseitigen Stromatumoren, leukotischen Infiltraten* oder *Metastasen* beruhen können.

Metastasierung

Die *Metastasierung* der Keimzelltumoren erfolgt primär auf den *Lymphweg* in die paraaortalen und parakavalen abdominellen Lymphknoten in Höhe der einmündenden Nierengefäße und auf der ipsilateralen und in 10% der Fälle auch auf der kontralateralen Seite. Von hier aus kann eine *aszendierende* und *deszendierende lymphogene Tumorausbreitung* stattfinden. *Erst sekundär setzt eine hämatogene Streuung ein.* Aufgrund des besonderen Lymphgefäßabflusses werden *die Leistenlymphknoten nur dann betroffen,* wenn der *Tumor* entweder die äußeren *Hodenhüllen erfaßt oder* durch vorausgegangene *Operationen,* wie z.B. eine Orchidopexie oder Leistenbruchoperation, *die primären anatomischen Verhältnisse verändert sind.*

Morphologie der Metastasen nichtseminomatöser Keimzelltumoren

Die vielfältigen Variationsmöglichkeiten teratoider Tumoren dokumentieren sich auch bei der Differenzierung ihrer Metastasen. Bei etwa 50% weisen Primärtumoren und Metastasen den gleichen Differenzierungsgrad auf. Über 40% lassen eine stärkere Entdifferenzierung der sekundären Tumorabsiedlungen erkennen. *Interessant ist jedoch, daß in 10–15% der Fälle die Metastasen eine bessere Ausreifung aufweisen als der Primärtumor.* In Einzelfällen entsprechen die Tumorabsiedlungen dann sogar einem differenzierten Teratom mit organoiden Strukturen.

Interessant ist ferner, daß es unter Einwirkung der modernen Chemotherapie häufig zu einer Ausreifung der Metastasen kommt. Die Befunde sprechen dafür, daß nicht nur ausgereifte Tumorareale persistieren, sondern daß es tatsächlich zu einer Differenzierung von Tumorgewebe unter dem Einfluß der Chemotherapie kommt. Die *Metastasen von Seminomen sind mit dem Primärtumor immer identisch.*

„Ausgebrannte Hodentumoren" (sogenannte okkulte Keimzelltumoren)

In diesem Zusammenhang muß auch auf die sog. *ausgebrannten Hodentumoren* hingewiesen werden. Hierunter versteht man *metastasierende Hodengeschwülste* – meist sind es *Teratome* und auch wohl *Kombinationstumoren, seltener Seminome* – bei denen der *Primärtumor vernarbt* ist. Im Organismus finden sich *jedoch zahlreiche Metastasen.* Die Diagnose eines ausgebrannten Hodentumors läßt sich in der Regel erst *postmortal* stellen, wenn beide Gonaden systematisch untersucht werden können. Bär u. Hedinger[11] fanden sie in 10% ihrer autoptisch untersuchten Fälle und sprechen von okkulten Tumoren. *Zunehmend häufiger* werden heute auch *ipsilaterale Orchiektomiepräparate* untersucht, nachdem eine vorausgegangene Lymphknotenextirpation die Metastase eines Keimzelltumors ergeben hatte. Bei systematischer Suche kann man dann in diesen Gonaden neben Narbengewebe restliche Tumorzellnester oder Residuen des Tumors nachweisen. *Gelegentlich findet man auch Veränderungen von TIN-Zellen oder eines CIS* in der Nachbarschaft des Narbengewebes. Auch diese Befunde sind als *Indiz* für einen vernarbten Keimzelltumor zu werten.

> Hieraus ergibt sich als Konsequenz, daß es erst dann gestattet ist, eine *extragonadale Keimzellgeschwulst* anzunehmen, wenn durch eine sehr sorgfältige makroskopische und histologische Untersuchung beider Gonaden auch ein sogenannter *ausgebrannter Hodentumor ausgeschlossen* worden ist.

Immunhistologie. *Für die tägliche Routine sind die immunhistologischen Reaktionen auf ß-HCG und AFP zu nennen,* auf die heute beim Keimzelltumor nicht mehr verzichtet werden sollte. Sie erleichtern das Auffinden von synzytiotrophoblastischen Elementen und erlauben die Abgrenzung gegenüber anderen Riesenzellen. *Noch* *wichtiger* ist die immunhistologische *Reaktion auf AFP* insofern als die Identifikation *solider Dottersacktumoranteile* in undifferenzierten Tumoren *nur* mittels dieser Technik gelingt. Ferner hat uns die Immunhistologie gezeigt, daß auch differenzierte Tumorstrukturen durchaus AFP exprimieren können.

Auf die *Serologie* sollte von seiten der Klinik nicht verzichtet werden. Sind diese Werte im Serum erhöht und entsprechende Strukturen in den histologischen Schnitten nicht nachweisbar, muß der Keimzelltumor weiter histologisch untersucht werden. *Bei metastasierenden Keimzelltumoren* kann allerdings *AFP und β-HCG* auch *von Metastasen gebildet werden*, während der *Primärtumor selber negativ* ist.

Auch für die *postoperative Überwachung* der Patienten bezüglich von Metastasen sind diese Untersuchungen im Serum wertvoll.

Ein *weiterer Tumormarker*, der bei Hodenbiopsien, präblastomatösen Hodenveränderungen, bei Seminomen und insbesondere auch bei fraglichen Seminommetastasen eine z.T. erhebliche Bedeutung hat, ist die *plazentare alkalische Phosphatase* (*PLAP*).

Hinzuweisen ist ferner auf den Antikörper *Ki-67*, wenn Aussagen zur *Proliferationstendenz* insbesondere bei Seminomen (klassisch/anaplastisch) notwendig sind oder gewünscht werden.

Auch *andere Tumormarker* sind in den Keimzelltumoren nachweisbar, haben jedoch für die tägliche Routinediagnostik *nur eine geringe Relevanz.* Im Einzelfall können sie jedoch gezielt eingesetzt werden. Auf nähere Einzelheiten kann in diesem Rahmen nicht eingegangen werden (▷ hierzu Hedinger[2]).

Prognose. *Vor Einführung der kurativen Polychemotherapie insbesondere mit cis-Platin*[14a] bei nichtseminomatösen Keimzelltumoren lag die *Letalität zwischen 30%* beim ausgereiften Hodenteratom und *100%* beim trophoblastischen Teratom, wobei im Einzelfall der *Differenzierungsgrad* des Tumors und vor allem das *Tumorstadium* eine Rolle spielten. Gerade bei den Keimzelltumoren des Hodens hat es seit Ende der 70er Jahre durch die kurative und adjuvante Chemotherapie die größten Erfolge gegeben. Hierbei wurden *Vollremissionen* auch dann erzielt, wenn die Tumoren *bereits metastasiert* hatten. *So können heute bei 95% der Seminome und bei 80–90% der nichtseminomatösen Keimzellgeschwülste Vollremissionen insbesondere* durch das hochwirksame cis-Platin *erreicht werden.*

Abgesehen von der Unterscheidung Seminom und teratoider Tumor sind histologisch *prognostisch ungünstige Befunde: choriokarzinomatöse Strukturen, Teratokarzinome, Dottersacktumoranteile, sarkomatöse* und *insbesondere rhabdomyosarkomatöse Areale*, Einbrüche in *Lymphspalten* und *Venen.* Prognostische Bedeutung haben ferner das *Tumorstadium*, der *Durchmesser* des größten Tumorknotens und die Höhe der serologischen *Tumormarker. Obwohl prinzipiell alle Tumorzellen auf die Therapie ansprechen, ist der Anteil kompletter Remissionen doch unterschiedlich.*

Auch wenn man die gelegentlich auftretenden späteren Rezidive berücksichtigt, ist an dem Erfolg mit der verbesserten Prognose und den *echten Heilungen* durch die moderne, *stadienorientierte* Therapie *nicht mehr zu zweifeln*[14a]. Trotz aller Erfolge darf jedoch nicht übersehen werden, daß der *wichtigste prognostische Faktor* nach wie vor das *Tumorstadium* ist und die Früherfassung eines Hodentumors weiterhin ein zentrales Anliegen sein muß (Aufklärung/Selbstuntersuchung durch den Patienten).

Dermoidzyste und Epidermiszyste

(ICD-O M-9084/0)

Ein sehr *seltener, gutartiger* Hodentumor ist die *Dermoidzyste.* Sie zeigt den gleichen Aufbau wie die Tumoren im Ovar. Es ist eine große Zyste entwickelt, die *Hornlamellen, Talg* und *Haare* enthält und mit einem *Kopfhöcker* ausgestattet ist. Anteile aller *drei Keimblätter* kommen in der Zystenwand und im Kopfhöcker vor. Diese Tumoren entwickeln sich auch primär im Bereich des *Nebenhodens* und des *Samenstranges.*

Differentialdiagnostisch abzugrenzen sind einfache Plattenepithelzysten, die in der Zystenwand keine Anteile anderer Keimblätter und auch keine Hautanhangsgebilde aufweisen und außerordentlich selten sind.

Die Dermoidzysten wie auch die Plattenepithelzysten werden in der *WHO-Einteilung*[29,36] zu den einseitig differenzierten *Teratomen* gerechnet. Dies ist zumindestens für die Plattenepithelzyste aus unserer Sicht ziemlich problematisch.

Gonadenstromatumoren

Die Einteilung und *Nomenklatur der differenzierten Gonadenstromatumoren* ist heute weitgehend *einheitlich. Unterschiedliche Bezeichnungen* und *Differenzen* findet man jedoch bei den Mischformen und den Tumoren mit *unvollständiger gonadaler Stromadifferenzierung.*

Leydig-Zelltumoren (ICD-O M-8650/1)

Epidemiologie. Unter den Hodengeschwülsten sind Leydig-Zelltumoren mit etwa 2% vertreten, gehören also zu den *seltenen* Neoplasien. Sie werden zu den gut differenzierten Gonadenstromatumoren gerechnet. Es gibt *zwei Häufigkeitsgipfel* und zwar in der Jugend um *das 5.* und einen zweiten um das *35. Lebensjahr.* Die Tumoren können sich jedoch auch noch im hohen Alter entwickeln. In Einzelfällen wird über *doppelseitige* Leydig-Zelltumoren berichtet.

Klinik. Treten die Geschwülste in der *präpuberalen Lebensphase* auf, gehen die Tumoren mit einer deutlich ausgeprägten *Pseudopubertas praecox* einher (Abb. 1.12a). Diese beruht auf einer *Androgenproduktion der Leydig-Zelltumoren.* Sie ist nach operativer Tumorentfernung reversibel. Eine komplette Spermatogenese wird niemals beobachtet.

Im *Erwachsenenalter* kommt es infolge der tumorbedingten Hormonproduktion immer zu einer Störung der hypothalamisch-hypophysären Steuerung und damit zur *Reduktion der Spermatogenese.* Da die Leydig-Zellgeschwülste jedoch nicht nur *Androgene* sondern auch *Östrogene* bilden, treten bei Männern als *zweithäufigstes Symptom eine Gynäkomastie* sowie auch Zeichen der Feminisierung auf. In Einzelfällen entwickelt sich ein Verlust der Libido und/oder auch der Potenz. *Ätiologische Faktoren,* die die Entwicklung der Tumoren begünstigen, sind *nicht bekannt.*

> *Merke:* Bei *doppelseitigen Leydig-Zelltumoren* muß unbedingt ein *adrenogenitales Syndrom* (*AGS*) ausgeschlossen werden!

Morphologie. *Makroskopisch* finden sich im Hoden – selten im Bereich des Nebenhodens und des Samenstranges – *scharf begrenzte,* meist rundliche, *solide,* manchmal auch septierte Tumoren von *gelbbrauner* bis *rotbrauner Farbe.* Der *Durchmesser* beträgt in der Regel *2–5 cm* und nur selten mehr als 6 cm. *Mikroskopisch* zeigen die vielfach trabekulär angeordneten polygonalen Tumorzellen ein azidophiles, granuläres Zytoplasma (Abb. 1.12a). *Lipide* sind in einem Teil der Tumorzellen in geringem Umfang nachweisbar. *Reinke-Kristalle kommen nur ausnahmsweise* in den Geschwulstzellen vor. Häufiger findet man *Lipofuszin.* Die *Kern- und Zellgrößen variieren* oft erheblich, doch kann dies nicht als Zeichen der Malignität gewertet werden. Ähnliches ist auch bekannt von den Adenomen anderer endokriner Organe.

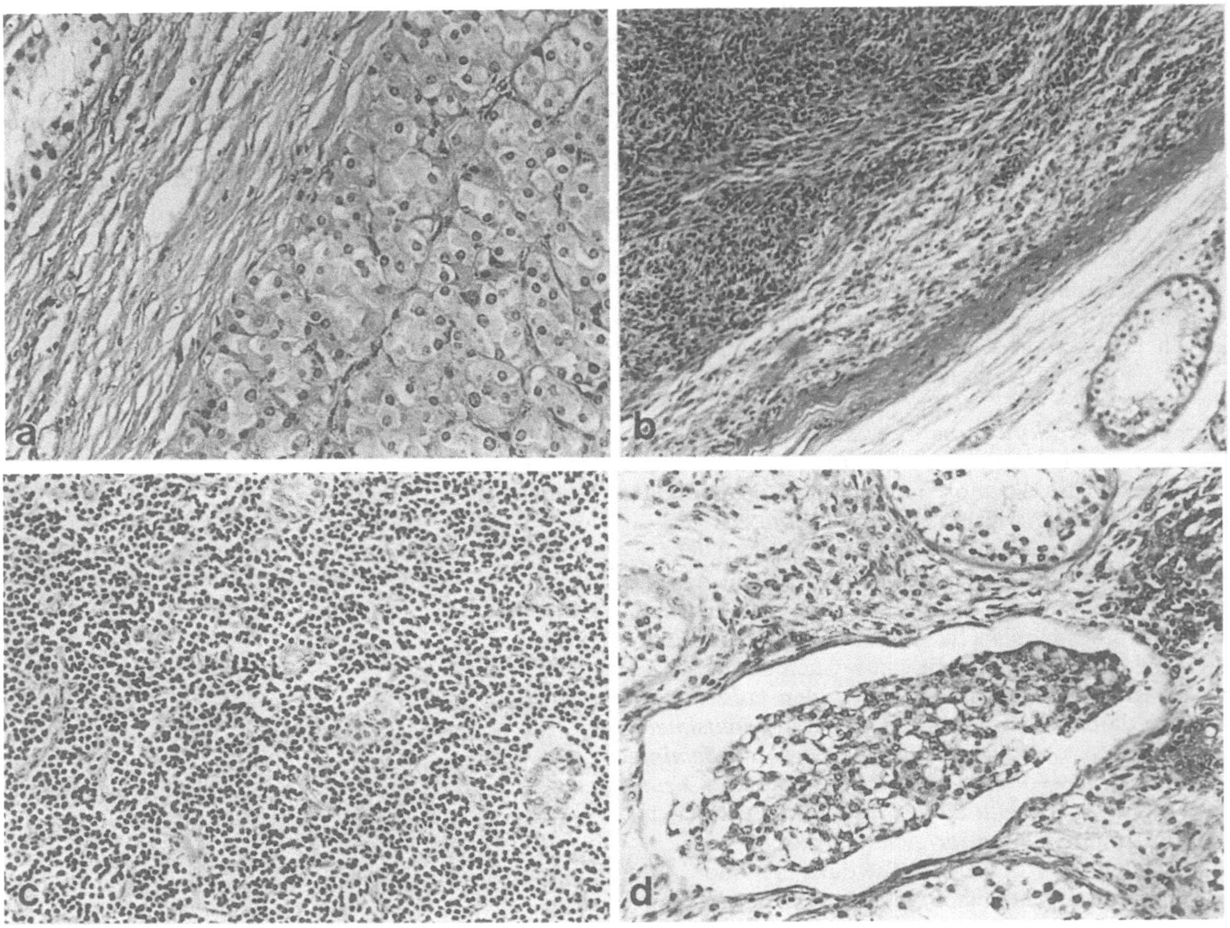

Abb. 1.12. a *Leydig-Zelltumor* bei einem 5jährigen Jungen. Als Folge der Androgenproduktion mäßige Entfaltung der Hodenkanälchen im Rahmen einer Pseudopubertas praecox. HE, 150:1. **b** Unvollständig differenzierter Keimstrang-Gonadenstromatumor vom Typ des *Androblastoms* bei einem 15jährigen Jungen mit rein spindelig gebauten Geschwulstformationen, die sich scharf vom übrigen Hodenparenchym abgrenzen. Die Hodenkanälchen sind mäßig entfaltet. HE, 95:1. **c** *Akute lymphatische Leukämie* bei einem 7 Jahre alten Kind. Die Hodenkanälchen sind durch die neoplastischen Infiltrate auseinandergedrängt. Die unilaterale Hodenvergrößerung, die zur Orchiektomie führte, war das erste Krankheitssymptom. HE, 95:1. **d** *Lymphangiosis carcinomatosa* eines Gallertkarzinoms im Hoden entsprechend dem Krukenberg-Tumor des Ovars. Orchiektomie unter der klinischen Verdachtsdiagnose eines Hodentumors. Aufgrund des histologischen Befundes Feststellung eines metastasierenden Magenkarzinoms. HE, 150:1

Verlauf, Prognose. *Bei Kindern* sind Leydig-Zelltumoren *immer benigne.* Auch bei *Erwachsenen* ist die *Mehrzahl* der Tumoren *gutartig,* doch muß in etwa *10%* der Fälle mit einem *malignen* Verlauf gerechnet werden.

Hierbei fehlen oft die typischen Malignitätszeichen. *Gefäßeinbrüche* und eine *erhöhte Mitosezahl* sind als Kriterien der Malignität aufzufassen. Weisen Tumoren einen *größeren Durchmesser als 5 cm* auf und sind auf der Schnittfläche *Nekrosen, Pseudozysten* und *Hämorrhagien* zu sehen, so sind dies ebenfalls Hinweise auf eine mögliche Malignität. Eine *erhöhte Zahl von Mitosen allein* kann nicht als Zeichen der Malignität gewertet werden. *Letztlich beweisend für eine Malignität sind nur Metastasen.*

Differentialdiagnose. *Differentialdiagnostisch* sind diffuse und knotenförmige Leydig-Zellhyperplasien abzugrenzen. Insbesondere beim fortgeschrittenen *Klinefelter-Syndrom,* bei dem die Samenkanälchen weitgehend zerstört sind, kann die Abgrenzung morphologisch schwierig sein. *Wichtig für die Tumordiagnose ist der solide Aufbau der Geschwulst.* Höchstens in den Randgebieten kommen zwischen den Tumorzellen noch erhaltene Samenkanälchen vor. Niemals findet man dagegen noch erhaltene Hodentubuli in den zentralen Tumorarealen. *Differentialdiagnostisch* sind ferner noch *Nebennierenrindenzellnester* abzugrenzen, die im Rahmen eines *AGS* auch tumorartig gewuchert sein können.

Sertoli-Zelltumor und Androblastom

(ICD-O M-8640/0; ICD-O M-8630/1)

Nomenklatur. Die Bezeichnung des *differenzierten* Sertoli-Zelltumors ist einheitlich. Unterschiede finden sich jedoch bei den *unvollständig differenzierten* Formen. Die *Nomenklatur der WHO* ist insofern *inkonsequent,* als sie die Bezeichnung des Gonadenstromatumors sowohl als Überbegriff als auch für die unvollständig differenzierten Stromatumoren verwendet. Teilum[9] verwendet für die unvollständig differenzierten Tumoren den Begriff *des Androblastoms* und zwar *für beide Geschlechter gemeinsam.*

Man kann darüber streiten, ob man den Übergang vom differenzierten Sertoli-Zelltumor über die Mischformen mit tubulären und spindeligen Formationen bis zum rein mesenchymal gebauten Stromatumor *als fließenden Übergang sieht oder ob man jedes Erscheinungsbild als zusätzliche Entität auffassen soll.* Es ergeben sich dann die bekannten nomenklatorischen Schwierigkeiten.

Der Vorschlag von Lawrence et al.[24], die Tumoren als *Keimstrang-Gonadenstromatumoren vom gemischten* und *unklassifizierbaren Zelltyp* zu bezeichnen, scheint ein *gangbarer Weg* zu sein.

Epidemiologie, Klinik. Mit einem Anteil von 1% sind diese Geschwülste unter den Hodentumoren *noch seltener als die Leydig-Zelltumoren.* Diese Stromatumoren können in jedem Alter auftreten, doch liegt der *Häufigkeitsgipfel* etwa um das *40. Lebensjahr.* Da die Geschwülste so selten sind, fehlen größere Untersuchungsserien. Sie können sowohl Östrogene als auch Androgene produzieren und bieten dann *entsprechende klinische Symptome.* Berichte über *doppelseitige Tumoren* liegen nur als Einzelbeschreibungen vor[2].

Morphologie. *Makroskopisch* sind die Tumoren *scharf begrenzt,* rundlich und zeigen in Abhängigkeit vom *Lipidgehalt* der Tumorzellen eine *weiße* bis leicht *gelbliche Farbe.* Die Geschwülste können einen *Durchmesser von 30 cm* erreichen. In der Regel beträgt dieser jedoch weniger als 10 cm. Besonders größere Tumoren zeigen neben soliden Abschnitten noch *pseudozystische* Areale.

Mikroskopisch weisen die *differenzierten* Sertoli-Zelltumoren einen *rein tubulären* Aufbau auf, wobei die Kanälchen keine Keimzellen enthalten. Reife Tumorzellen sind elektronenmikroskopisch von normalen Sertoli-Zellen nicht zu unterscheiden. Die tubulären Formationen lassen in der Regel keine Lichtung erkennen.

Differentialdiagnose. Eine wichtige DD sind die sog. *hypoplastischen Zonen* aus Hodenkanälchen, wie man sie besonders in retinierten Gonaden findet. Die Abgrenzung kann u. U. schwierig sein. *Verdickte Basalmembranen* und das Auftreten von *Ringtubuli* sprechen für hypoplastische Zonen.

Darüber hinaus gibt es gonadale Stromatumoren, die *keinen einheitlichen Aufbau* mehr zeigen, sondern verschiedene Komponenten enthalten und auch heute noch unterschiedlich bezeichnet werden. *Diese Tumoren werden z. T. als unvollständig differenziert angesehen.* Man kann dabei histologisch eine *kontinuierliche Reihe bilden vom rein tubulär gebauten Sertoli-Zelltumor über Mischtumoren aus tubulären Anteilen und primitiven gonadalen Stromaabschnitten bis hin zum rein mesenchymal gebauten Tumor (Abb. 1.12b), der* auch als *Androblastom* bezeichnet wird, weil diese Stromatumoren morphologisch mit den Androblastomen der Ovarien identisch sind. Die unterschiedlichen Bezeichnungen für diese Tumoren erschweren die Verständigung. Auch die Klassifikation der WHO ist hier nicht hilfreich, sondern eher verwirrend.

Weitere, andere Kombinationen mit *Granulosazellen* und *sarkomartigen Stromaanteilen* kommen vor[2,24]. Außerdem zeigen etwa 1/3 der Sertoli-Zelltumoren *zusätzlich Leydigzellen* und werden dann als *Sertoli-Leydig-Zelltumor* bezeichnet.

Prognose. Die Keimstrang-Gonadenstromatumoren sind *alle als potentiell maligne* anzusehen und zwar sowohl bei Kindern wie auch bei Erwachsenen. Die Angaben zum Anteil maligner, metastasierender Tumoren variieren zwischen 10 und 30%. Wie bei den Leydig-Zelltumoren wird *die Malignität erst durch das Auftreten von Metastasen bewiesen.*

Großzelliger, verkalkender Sertoli-Zelltumor

Dieser Tumor, der durch mehrere Besonderheiten gekennzeichnet ist, wurde erst 1980 als eigene Entität abgegrenzt[32]. Die Tumoren treten *bei Jugendlichen* auf und zwar in der *Hälfte* der Fälle *doppelseitig.* Auffallend sind ferner *familiäre Häufungen, Kombinationen mit endokrinen Störungen,* mit *Herzmyxomen* und mit dem *Swiss-Syndrom. Mikroskopisch* handelt es sich um großzellige Tumoren mit *onkozytenähnlichen* Tumorzellen, wobei der Zytoplasmaleib breit entwickelt ist und eine Eosinophilie aufweist. Neben einem *intratubulären Tumorwachstum* werden auch trabekuläre Zellstränge gebildet, die sich im Interstitium ausbreiten und häufig lamellär *geschichtete Verkalkungen* aufweisen. *Elektronenmikroskopische Untersuchungen* konnten die Abstammung dieser Tumoren von den Sertoli-Zellen nachweisen.

Granulosazelltumor (ICD-O M-8620/1)

In Hoden sind diese Tumoren *extrem selten,* wobei ein *juveniler* und *adulter Typ* voneinander abgegrenzt werden.

- Der *juvenile Typ* baut sich aus *soliden* Formationen auf, wobei größere Tumorkomplexe *pseudozystisch* umgewandelt sind.
- Der *adulte Typ* entspricht *morphologisch* den Tumoren des *Ovars,* wobei die Einschlußkörper an *Call-Exner-Körper* erinnern. Kontinuierliche Übergänge in mesenchymal gebaute Gonadenstromatumoren kommen vor. Einzelne *maligne Verläufe* sind bekannt[24].

Kombinierte Tumoren aus Keimzell- und Gonadenstromaanteilen

Dysgenetische Gonaden (ICD-O M-9073/1)

Das Gonadoblastom gehört in die Gruppe der Hodentumoren, die sich *einmal* aus *Keimzelltumorstrukturen* und *zum anderen* aus *Gonadenstromaanteilen* zusammensetzen[37]. Man findet diese Geschwülste praktisch ausschließlich in *dysgenetischen Gonaden,* also bei Störungen des gonosomalen Chromosomensatzes.

Morphologie. *Makroskopisch* handelt es sich um weiße z. T. gelbe bis bräunliche Tumoren, die sich *ein- und doppelseitig* entwickeln können. Sie zeigen eine *meist feste Konsistenz* und enthalten auch radiologisch nachweisbare *Verkalkungen.* Die Geschwülste haben eine *polygonale Oberfläche* und sind in der Regel 1–8 cm groß. Treten seminomartige Tumorformationen auf, erreichen Gonadoblastome *Durchmesser bis zu 30 cm.* Entsprechend weist die *Schnittfläche* einen mehr fibrösen Charakter oder aber markig grauweiße Areale in den seminomartigen Bezirken auf.

Mikroskopisch enthalten die Tumoren verschiedene Komponenten. Es finden sich *solide Zellkomplexe,* die in unterschiedlichem Umfang hyaline, azidophile, rundliche Strukturen aufweisen, die *Call-Exner-Körper* ähneln und die von kleinen Zellen umgeben sind. Daneben kommen *großzellige Elemente* vor.

Elektronenmikroskopische Untersuchungen lassen vermuten, daß es sich bei den *großleibigen Tumorzellen* um *Keimzellen,* bei den *kleinzelligen Elementen* um *Sertoli-Zellen* handelt. Im Interstitium zwischen den Epithelkomplexen sind meist entfaltete *Leydig-Zwischenzellen* entwickelt, die in der Hälfte der Fälle auch bei Kindern schon vor der Pubertät vorkommen. In diesen Zellen ist es bisher noch nicht gelungen, Reinke-Kristalle nachzuweisen.

Ob die Tumoren endokrin aktiv sind, ist bisher nicht entschieden, zumal bei den Patienten infolge der Gonadendysgenesie immer andere endokrine Störungen bestehen. *In-vitro-Versuche* lassen vermuten, daß die Tumoren *Androgene* und *Östrogene bilden* können.

Prognose. Enthalten die Tumoren seminomartige Areale, ist eine *Metastasierung* möglich, doch ist offenbar bei entsprechender Therapie – wie bei Seminomen – die *Prognose gut.*

Normale Gonaden

Eine *Variante* dieses Tumors, der sich jedoch in *regelhaft entfalteten Gonaden* und auch in *Ovarien* entwickelt, ist der *gemischte Keimzell-Gonadenstromatumor.* Wie beim Gonadoblastom zeigt auch dieser Tumor zwei unterschiedliche Komponenten. Die Geschwülste weisen einen *meist benignen* Verlauf auf.

Rete-testis-Karzinom (ICD-O M-8260/3)

Ein *sehr seltener Tumor* ist das Rete-testis-Karzinom, das meist *papillär,* seltener *tubulär* gebaut ist und sich vom Epithel der intratestikulären Ausführungsgänge herleitet. Der *Häufigkeitsgipfel* dieser Tumoren liegt um das 50. Lebensjahr. Die Geschwülste sind *hochmaligne* und mehr als die Hälfte der Patienten verstirbt schon innerhalb des ersten Jahres nach Orchiektomie. Ein *metastatischer Prozeß* muß jeweils *ausgeschlossen werden.*

Maligne Lymphome (ICD-O M-9590/3)

Epidemiologie. *Nach dem 50. Lebensjahr sind maligne Lymphome* (Abb. 1.12c) *im Hoden nach den Seminomen der zweihäufigste Tumor.* Etwa 5–7% aller malignen Hodenneoplasien entfallen auf maligne Lymphome. Der *Häufigkeitsgipfel* liegt dabei zwischen dem *50. und 80. Lebensjahr* mit dem Peak zwischen 70 und 80[2,5,6]. Oft sind *beide Hoden* betroffen und zwar sowohl *synchron* wie auch *asynchron.*

Die Tumorinfiltrate in den Gonaden können *zwei unterschiedliche Ursachen* haben: Im Rahmen von malignen Lymphomen und anderen Leukosen werden auch die Hoden von Tumorinfiltraten durchsetzt. Es handelt sich damit um eine *Teilmanifestation* im Rahmen des Grundleidens. Nicht selten sind schmerzlose Hodenschwellungen das erste Symptom einer solchen malignen Systemerkrankung.

Andererseits gibt es zweifellos auch maligne Lymphome, die sich *primär* in den Hoden entwickeln. Ein *primäres Lymphom der Gonaden* darf allerdings nur dann diagnostiziert werden, wenn sich bei einer anschließenden klinischen Durchuntersuchung kein Hinweis auf ein malignes Lymphom im übrigen Organismus ergibt.

Die breite Palette der verschiedenen malignen Non-Hodgkin-Lymphome ist auch im Hodengewebe repräsentiert. Sowohl bei primären malignen Non-Hodgkin-Lymphomen wie auch bei den sekundären Formen mit Beteiligung der Gonaden im Rahmen der Systemerkrankung handelt es sich *vorwiegend um maligne Lymphome mit hohem Malignitätsgrad.* Ganz überwiegend sind es *zentroblastische Lymphome.* Weniger häufig kommen *immunoblastische* und andere hochmaligne Lymphome vor. Nur wenige Lymphome entfallen auf die Gruppe der *Zentrozytome*, der *Immunozytome* und der *zentroblastisch-zentrozytischen malignen Lymphome.* Das Auftreten von Infiltraten maligner Lymphome und von *Leukosen* im Hoden (primäre wie auch sekundäre Form) gehört zu den häufigsten Ursachen von Hodentumoren im Kindesalter. Bei *Obduktionen* findet man eine Beteiligung der Gonaden bei diesen Erkrankungen in etwa *2/3 der Fälle.*

Morphologie. *Makroskopisch* ist die Schnittfläche durch den Tumor homogen *grauglasig* (▷ Abb. 1.8) und ähnelt der von Seminomen. *Mikroskopisch* finden sich die Tumorinfiltrate im *Interstitium* (Abb. 1.12c). Die Tubuli werden dabei auseinandergedrängt, bleiben jedoch lange erhalten. Rete testis, Nebenhoden und Samenstrang sind häufig ebenfalls von Tumorgewebe durchsetzt.

Differentialdiagnostisch sind *Seminome* bei Erwachsenen abzugrenzen, die meist primär destruierend, gelegentlich aber auch vorwiegend infiltrierend wachsen. Bei diesem infiltrierenden Tumorwachstum kann im Einzelfall die Differentialdiagnose außerordentlich schwierig sein. Heutzutage erleichtert die *Immunhistologie* die Klassifizierung mit den Tumormarkern für die lymphatische Reihe sowie mit der PLAP für Seminome. Außerdem kommt es – im Gegensatz zu den Lymphomen – *bei Seminomen nicht zu einer diffusen Infiltration von Nebenhoden* und Samenstrang.

Prognose. Sie ist in der Regel vom Grundleiden abhängig. Bei Primärmanifestationen maligner Lymphome im Hoden sind nach Semicastratio Heilungen bekannt geworden.

Seltene Tumoren und tumorähnliche Veränderungen

Zu den seltenen Tumoren im Hoden rechnen *Brenner-Tumoren*[31], *tubuläre Adenome* des Rete testis, *seröse* und *mucinöse Zystadenome, Adenomatoidtumoren*, die im Bereich der Tunica albuginea lokalisiert sind, *Osteosarkome*[26] und auch *Karzinoide*, die sich primär auch im *Nebenhoden* und *Samenstrang* entwickeln können. Als Raritäten sind auch die *Mesotheliome*[12] zu nennen, die vom Epi- bzw. Periorchium ausgehen.

Metastasen im Hoden (ICD-O M-8000/6)

Etwa *1–5%* maligner Hodentumoren gehen auf *Metastasen* zurück – ähnlich wie dies auch für die Ovarien bekannt ist. Metastasen im Hoden stellen also *keine ausgesprochene Rarität* dar[35]. Dabei ist die Hodenvergrößerung nicht selten das erste Symptom einer malignen Geschwulsterkrankung. Bei siegelringzellhaltigen Karzinomen resultiert ein Bild wie beim Krukenberg-Tumor des Ovars (Abb. 1.12d). *Als Primärtumoren* kommen *alle malignen Neoplasien* in Betracht, doch sollte man bevorzugt an *Karzinome der Prostata*, der *Lunge*, des *Magen-Darm-Traktes* sowie der *Harnblase* und des *Pankreas* denken, die sowohl hämatogen als auch lymphogen in die Gonaden streuen.

Literatur

1.–9. Weiterführende Literatur (▷ S. 3)
10. Altwein JE, Smith PJB, Basting R (1981) Kindliche Hodentumoren: Inzidenz, Entstehung, Klinik und Therapie. Act Urol 12:139–145
11. Bär W, Hedinger Chr (1977) Ausgebrannte (okkulte) Hodentumoren. Virchows Arch (Pathol Anat) 377:67–78
12. Benisch B, Peison B, Sobel HJ, Marquet E (1981) Fibrous mesotheliomas (pseudofibroma) of the scrotal sac: a light and ultrastructural study. Cancer 47:731–735
13. Bokemeyer C, Harstrick A, Schöffski P, Schmoll HJ, Poliwoda H (1992) Keimzelltumoren des Hodens. Dtsch Med Wochenschr 117:1532–1537
14. Collin DH, Pugh RCB (1964) The pathology of testicular tumours. Br J Urol 36:Suppl
14a. Derigs HG, Huber C, Schmoll HJ (1994) Stadienorientierte Therapie bei nicht-seminomatösen Hodentumoren. Dtsch Med Wochenschr 119:156–164
15. Dieckmann KP, Loy V (1990) Die Prävalenz von bilateralen Hodentumoren und die Bedeutung der testikulären intraepithelialen Neoplasie zur Frühdiagnostik. Beitr Onkol 40: 143–165
16. Dieckmann KP, Loy V, Huland H (1989) Das Carcinoma in situ des Hodens: klinische Bedeutung, Diagnostik und Therapie. Urologe A 28:271–280
17. Droese M, Rahlf G (1979) Punktionszytologie maligner Hodentumoren? Urologe A 18:338–342
18. Ehrengut W, Schwartau M, Hubmann R (1980) Testikuläre Vorerkrankungen bei Patienten mit Hodentumoren unter besonderer Berücksichtigung der Mumpsorchitis. Urologe A 19:283–288
19. Exelby PR (1980) Testicular cancer in children. Cancer 45: 1803–1809

20. Harms D, Jänig U (1986) Germ cell tumours of childhood. Virchow Arch (Pathol Anat) 409:223–239
21. Hedinger Chr (1980) Pathologie der Hodentumoren. Pathologe 1:179–187
22. Hochstetter AR v, Hedinger Chr (1982) The differential diagnosis of testicular germ cell tumors in theory and practice. Virchows Arch (Pathol Anat) 396:247–277
23. Hochstetter AR v, Sigg C, Saremaslani P, Hedinger Chr (1985) The significance of giant cells in human testicular seminomas. Virchows Arch (A) 407:309–322
24. Lawrence WD, Young RH, Scully RE (1986) Sex cord-stromal tumors. In: Talerman A, Roth LM (eds) Pathology of the testis and its adnexa. Churchill Livingstone, New York Edinburgh London Melbroune, pp 67–72
25. Loy V, Wigand I, Dieckmann KP (1990) Incidence and distribution of carcinoma in situ in testes removed for germ cell tumours: possible inadequacy of random testicular biopsy in detecting the condition. Histopathology 16:187–205
26. Mathew T, Prabhakaran K (1981) Osteosarcoma of the testis. Arch Pathol Lab Med 105:38–39
27. Mikuz G (1979) Klassifizierungsprobleme der Hodengeschwülste. Pathologe 1:40–46
28. Mostofi FK, Price EB Jr (1973) Tumors of the male genital system. Fascicle 8. Atlas of tumor pathology. 2nd series. Armed Forces Institute of Pathology, Washington
29. Mostofi FK, Sobin LH (1977) Histological typing of testis tumors, Bd 16. WHO, Genf
30. Mostofi FK, Sesterhenn IA, Davis CJ (1988) Developments in histopathology of testicular germ cell tumors. Semin Urol 6:171–188
31. Nogales FF, Matilla A, Ortega I, Alvarez T (1979) Mixed Brenner and adenomatoid tumor of the testis. An ultrastructural study and histogenetic considerations. Cancer 43: 539–543
32. Oosterhuis JW, Castedo SMJ, Jong B de et al. (1989) Ploidy of primary germ cell tumors of the testis. Lab Invest 60: 14–21
33. Proppe KH, Scully RE (1980) Large cell calcifying Sertoli cell tumor of the testis. Am J Clin Pathol 74:607–619
34. Schnaidt U, Müller U, Stegmeier Ch (1992) Epidemiologie germinaler Hodentumoren im Saarland. Pathologe 13: 73–77
35. Schnell HJ (1976) Die Bedeutung der Biopsie für die Differentialdiagnose der Hodenerkrankungen. Med Dissertation, Med Fakultät, Homburg/Saar
36. Shah HK, Maxted WC, Chun B (1981) Epidermoid cysts of the testis: a report of three cases and an analysis of 141 cases from the world literature. Cancer 47:577–582
37. Talerman A (1980) The pathology of gonadal neoplasms composed of germ cells and sex cord stroma derivatives. Pathol Res Pract 170:24–38
38. Thüroff JW (1982) Fertilitätsstörungen nach retroperitonealer Lymphadenektomie. Dtsch Med Wochenschr 107:834
39. UICC (1987) TNM Klassifizierung maligner Tumoren, 4. Aufl. Springer, Berlin Heidelberg New York Tokyo
40. Wurster K (1976) Klassifizierung testikulärer Keimzellgeschwülste. Norm Pathol Anat (Stuttg) Heft 31
41. Zone RM (1970) Retinal anlage tumor of the epididymis. A case report. J Urol 103:106–107

Nebenhoden und Samenstrang

F. Städtler

Fehlbildungen

Der *Nebenhoden* besteht aus einem *Kopf-, Körper-* und *Schwanzteil.* Der *Ductus deferens* geht aus dem Nebenhodenschwanz hervor. Als Mißbildungen sind *partielle* und *komplette Aplasien des Nebenhodens* und des *Ductus deferens* bekannt[15]. Vollständige Defekte werden auch in *Kombination* mit einseitiger *Nierenaplasie* beobachtet. Als Entwicklungsstörung kommt die *vollständige Trennung von Hoden und Nebenhoden* vor. Fehlbildungen und partielle Aplasien sind bei Patienten mit *Mukoviszidose* besonders häufig. Dieser Befund wird jedoch nur relevant, wenn die Patienten das Erwachsenenalter erreichen und den Arzt wegen einer *Infertilität* aufsuchen.

Entzündungen

Unspezifische Epididymitis/Funikulitis

Die enge anatomische Verzahnung von Hoden und Nebenhoden ist die Ursache dafür, daß entzündliche Prozesse fast immer *beide Anteile gemeinsam* erfassen. Neben einer

- *akut, eitrig abszedierend verlaufenden Epididymitis,* die mit starken Schmerzen und einer hochgradigen Schwellung der entsprechenden Skrotalhälfte einhergeht, gibt es
- *chronische Verlaufsformen,* die entweder aus der akuten Form hervorgehen oder aber auch primär schleichend beginnen.

Ätiologie, Pathogenese. Als *Erreger* kommen u. a. Kolibakterien, Proteus, Pyozyaneus, Enterokokken, Mykoplasmen, Mykobakterien und wahrscheinlich auch Viren in Betracht. Die früher relativ häufige Gonokokken-Infektion ist auf weniger als 10% zurückgegangen.

- Die *intrakanalikuläre Ausbreitung* der Entzündung wird *begünstigt* durch einen *insuffizienten Refluxmechanismus,* der auf *angeborenen, neurogenen* oder *entzündlich bedingten Störungen* beruhen kann und auch durch Einlage eines Harnblasenkatheters hervorgerufen wird. Dabei muß die Epididymitis nicht bakteriell bedingt sein, sondern kann auch durch den *Reflux sterilen Urins* ausgelöst werden. Bei der aufsteigenden Infektion sind oft auch die *Prostata,* die *Samenblasen* und der *Ductus deferens* mitbeteiligt.
- *Pathogenetisch* kommt ferner eine *hämatogen* hervorgerufene Epididymitis im Rahmen von Allgemeininfektionen in Betracht.

> *Merke:* Die *wichtigste Differentialdiagnose einer Epididymitis ist die Hodentorsion* (▷ S. 26).

Verlauf, Prognose. Eine Epididymitis neigt oft zu *Rezidiven.* Spätestens nach dem zweiten Rezidiv ist klinisch eine *Epididymektomie* therapeutisch in Erwägung zu ziehen. Bei einer *doppelseitigen Epididymitis* droht durch Verschluß der ableitenden Samenwege eine *Infertilität.* Als weitere Komplikation ist bei der akuten eitrigen Epididymitis der *Durchbruch eines Abszesses* durch das *Skrotum* nach außen mit einer anschließenden *Fistelbildung* zu nennen.

Granulomatös-unspezifische Epididymitis

Wie im Hoden kann sich auch im Nebenhoden eine *unspezifische granulomatöse Epididymitis* entwickeln, wobei dieser Prozeß nicht selten Hoden, Nebenhoden und Prostata zugleich erfaßt. Die *Ätiologie* der granulomatösen Epididymitis ist bisher nicht bekannt, doch scheinen verschiedene Ursachen *pathogenetisch* in Betracht zu kommen. So kann z. B. bei *Abflußbehinderungen* eine granulomatöse Epididymitis entstehen, wenn Spermatozoen ins Interstitium austreten. Entsprechende Veränderungen entwickeln sich manchmal durch *Vasektomien.*

> *Eine Epididymitis vor der Pubertät ist außerordentlich selten,* so daß diese Diagnose praktisch einer Fehldiagnose gleichkommt. Die wichtigste *Differentialdiagnose* ist hierbei die *Hodentorsion* bzw. eine *Torsion auch einer Appendix testis.*

Malakoplakie

Eine Malakoplakie kann sich auch im Bereich des Nebenhodens entwickeln[6, 12]. Die Bedeutung der phagozytierten Bakterien in der Pathogenese der Malakoplakie bleibt dabei offen.

Spezifisch-tuberkulöse Epididymitis

Epidemiologie. Sieht man von der Lungentuberkulose ab, dann stellt die Urogenitaltuberkulose mit 1/3 der Fälle die häufigste Organmanifestation dar. Sie ist allerdings *immer sekundär-hämatogen* bedingt.

Bei einer *tuberkulösen Infektion der ableitenden Harnwege* muß *bei jedem 4. Patienten* mit einer Beteiligung auch der *Gonaden* und der *ableitenden Samenwege* gerechnet werden. Umgekehrt findet man bei einer spezifisch-tuberkulösen *Epididymitis in bis zu 90% eine Tuberkulose auch des Harnwegssystems.* Nicht selten sind dabei *beide* Nebenhoden betroffen.

Klinik. Klinisch zeigt die spezifisch-tuberkulöse Epididymitis meist einen *schleichenden* und gelegentlich auch *subakuten* Beginn. Beim Tastbefund fällt eine *schmerzlose harte Vergrößerung des Nebenhodens* auf. Der *Häufigkeitsgipfel* für die tuberkulöse Epididymitis liegt zwischen dem 20. und 40. Lebensjahr.

Pathogenese. In erster Linie wird der Nebenhoden durch eine *hämatogene* Infektion erfaßt. Der *urogenkanalikuläre Weg* wird wesentlich seltener beschritten. Die *genitoprimären Herde* finden sich *am häufigsten* im Bereich des *Nebenhodens* und an 2. Stelle ist in diesem Zusammenhang die *Prostata* zu nennen. Die übrigen Abschnitte des Genitalsystems werden durch eine *zentrifugale* und *zentripedale intrakanalikuläre und lymphogene Ausbreitung* der Infektion erfaßt. Eine Ausnahme bildet die schwere *Miliartuberkulose.* Hierbei werden die Genitalorgane und ableitenden Samenwege gleichzeitig durch hämatogene Streuherde befallen.

Morphologie, Verlauf, Komplikationen. Die tuberkulöse Epididymitis kann *verkäsend* (Abb. 1.13a) rasch progredient verlaufen oder nach jahrelangem Latenzstadium sich ausbreiten. Nur im Anfangsstadium läßt sich der genitoprimäre Sitz der Erkrankung nachweisen. Bei fortgeschrittenen Fällen ist der Ausgangspunkt nicht mehr feststellbar. *Bei jedem 2. Patienten greift die Infektion auch auf den Hoden über.* Dabei bilden sich nicht selten Fisteln durch das Skrotum nach außen. So gut wie immer erkranken auch die *Samenblasen* und *in 70% der Fälle ist die Prostata beteiligt.* Die *Urethra des Penis* wird *nur bei schweren Urogenitaltuberkulosen* miterfaßt. Es können sich dabei spezifische Ulzerationen auch am Präputium und an der Glans penis bilden. Eine *tuberkulöse Kavernitis* und eine *Perikavernitis sind hämatogen-metastatisch* bedingt. Insgesamt ist eine *Penistuberkulose sehr selten.* Noch seltener kommen offenbar primäre *exogene* Penistuberkulosen vor.

Sarkoidose

Eine Sarkoidose manifestiert sich im Nebenhoden und im Samenstrang – ebenso wie im Hoden – *außerordentlich selten.*

Klinisch ist bei 0,5% der Patienten mit Morbus Boeck eine Beteiligung der Gonaden und der ableitenden Samenwege zu erwarten. Bei *Obduktionen von Patienten* mit Sarkoidose findet man in 4–4,5% der Fälle auch einen *Befall* des Genitalsystems[19].

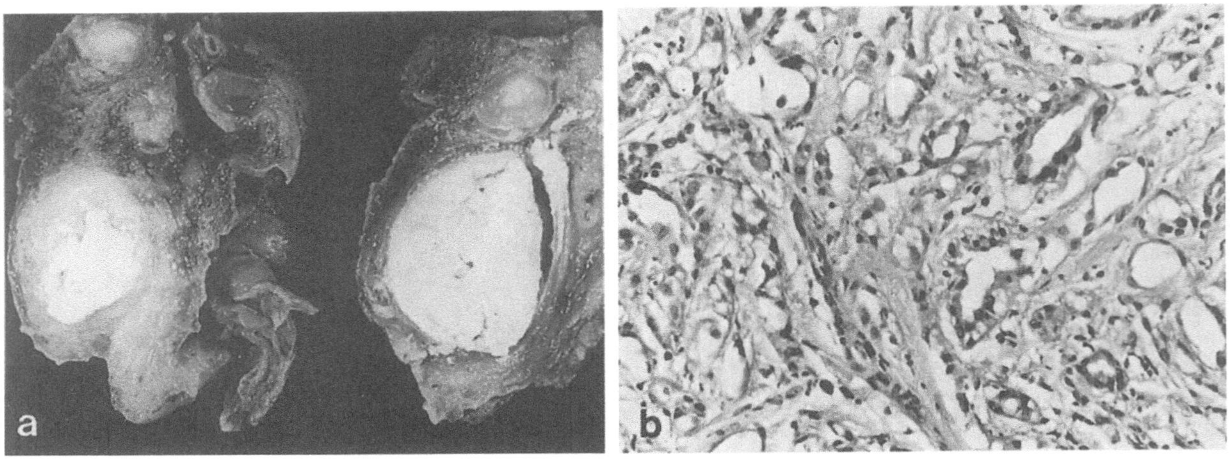

Abb. 1.13. a Verkäsende Nebenhodentuberkulose bei einem 48jährigen Mann. Es handelt sich um ein Epididymektomie-Präparat. Man erkennt teils bindegewebig abgekapselte teils girlandenförmige käsige Nekrosen. Im Bereich der girlandenförmigen Nekrosen mit dem anhängenden grau-glasigen Gewebe findet sich mikroskopisch ein spezifisches Granulationsgewebe. **b** Adenomatoidtumor des Nebenhodens (sog. Mesotheliom) mit drüsenähnlichen Hohlräumen und teilweise kubischer Zellauskleidung. Vorwiegend fibröses Bindegewebsstroma. HE, 240:1

Lues

Eine *primäre* und isolierte luische Infektion des Nebenhodens ist eine *sehr seltene* Erkrankung. *Häufiger* erfaßt die Infektion *zunächst das Hodengewebe* oder man findet eine *gleichzeitige Erkrankung von Hoden und Nebenhoden*, die dann meist in beiden Gonaden nachweisbar ist.

Revasektomie, sogenannte Vasitis nodosa

Zunehmend häufiger wird der Pathologe mit Präparaten konfrontiert, die von Patienten mit *Vasektomien* stammen und bei denen dann aus den unterschiedlichsten Gründen später eine *Rekonstruktion des Ductus deferens*, eine *Revasektomie*, vorgenommen wird. Die Exzisate zeigen neben Spermagranulomen häufig Veränderungen, die als „*Vasitis nodosa*" bezeichnet werden[2,5]. Der Ductus deferens ist dabei *knotig aufgetrieben* und man sieht histologisch *Zylinderepithelproliferationen* in allen Muskelschichten und im anhängenden Bindegewebe des Ductus deferens. *Hierbei wird ein invasiv wachsendes Adenokarzinom imitiert bzw. vorgetäuscht.* Es ist jedoch darauf hinzuweisen, daß die Veränderungen der *Vasitis nodosa* gelegentlich *auch spontan* vorkommen[2].

Zysten

Aus Residuen embryonaler Kanälchen, die sich nicht vollständig zurückgebildet haben, entwickeln sich Zysten im Bereich des Hodens und Nebenhodens. Hier sind z. B. die *gestielte und ungestielte Morgagni-Hydatide*, ferner *Retentionszysten* im Bereich des Rete testis und des Nebenhodens, außerdem *aberrierende Nebenhodenkanälchen* sowie die *Zysten des Paradidymis, des Geralde-Organs*, zu nennen. Enthalten Zysten Samenflüssigkeit, werden sie als *Spermatozelen* bezeichnet. Sie entwickeln sich besonders bei Abflußstörungen und sind vorwiegend im Bereich des Rete testis lokalisiert. Außerdem kommen in diesem Bereich noch *Epidermoidzysten* vor[20].

Tumoren

Die *mesenchymalen Geschwülste* des Nebenhodens, die identisch sind mit denen des Samenstranges, werden im *Kapitel der paratestikulären Tumoren* (▷ S. 56) mit berücksichtigt (Einteilung der Tumoren ▷ Tabellen 1.2 u. 1.3)[16].

Adenomatoidtumor (ICD-O M-9054/0)

Bei diesen Geschwülsten handelt es sich um die *häufigsten Tumoren des Nebenhodens*. Sie sind vorwiegend im *Nebenhodenschwanz* lokalisiert. Diese Neoplasien gibt es jedoch nicht nur im Nebenhoden, sondern sie werden – allerdings in seltenen Fällen – in der *Tunica albuginea des Hodens* beobachtet. Relativ häufig treten sie noch *paratestikulär im Samenstrang* auf.

Die Tumoren entwickeln sich im Erwachsenenalter und wachsen langsam. Sie sind *immer gutartig*.

Neuere *immunhistologische und elektronenmikroskopische* Untersuchungen weisen darauf hin, daß sich die Tumoren *vom Mesothel herleiten*.

Morphologie. *Makroskopisch* zeigen die rundlichen, unscharf begrenzten derben Tumoren eine *grauweißgelbliche Schnittfläche*, die häufig eine *myomähnliche Maserung* erkennen läßt. Sie erreichen selten einen größeren *Durchmesser* als 2 cm.

Mikroskopisch sieht man zahlreiche irreguläre *Spalten* und kleine drüsenartige *Hohlräume*, die von *Mesothel* ausgekleidet werden (Abb. 1.13 b). Das unterschiedlich breite Stroma besteht vorwiegend aus fibrösem Bindegewebe, enthält jedoch auch glatte Muskelfasern, Lymphozytenansammlungen und Lymphfollikel. Der Tumor hat die *Tendenz auf das benachbarte Gewebe überzugreifen* und hier die Strukturen zu infiltrieren.

Seltene Geschwülste

Ein weiterer, gutartiger Nebenhodentumor ist das

- *hellzellige, papilläre Zystadenom* (ICD-O M-8450/0)[6,9,13,16,21]. Es besteht aus multiplen tubulären und zystischen Hohlräumen, die z. T. auch papilläre Geschwulstformationen enthalten. Diese Tumoren treten gehäuft bei *Phakomatosen* auf, so daß sie möglicherweise Hamartome darstellen. Sie finden sich überwiegend im Bereich des Nebenhodenkopfes. Die Geschwulstzellen weisen ein auffallend helles Zytoplasma auf, das reichlich Glykogen enthält. Die *Prognose* ist bei lokaler Exstirpation gut. *Differentialdiagnostisch* ist unbedingt ein *metastatischer Prozeß* auszuschließen.

Im Bereich des Nebenhodens und des Hodens können sich in extrem seltenen Fällen

- *Brenner-Tumoren* (ICD-O M-9000/0) entwickeln, die einen identischen Aufbau wie im Ovar zeigen[6,9,16–18].

  Darüber hinaus treten in dieser Region – vorwiegend bei Kindern –
- *neuroektodermale, melanotische Tumoren* (ICD-O M-9363/0) auf, die eine embryonale Retinaanlage imitieren und aus epithel- sowie lymphozytenähnlichen Zellen aufgebaut sind. Die *Dignität* dieser Tumoren ist offenbar unterschiedlich[9,10,11,14,22].

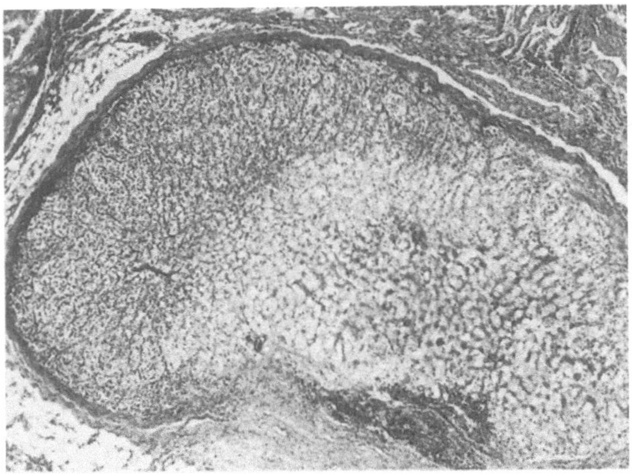

Abb. 1.14. Versprengte dritte Nebenniere im Hilusbereich eines Hodens. Typischer Aufbau einer Nebenniere mit Abgrenzung der verschiedenen Nebennierenrindenzonen und mit Zentralvene. Partielle Nekrose des Organs als Zustand nach vorausgegangener Hoden-PE. HE, 38:1

- Des weiteren ist *versprengtes Nebennierenrindengewebe* zu nennen, das z.T. den typischen Aufbau einer Nebennierenrinde mit entsprechender Zentralvene aufweist (Abb. 1.14).
- *Karzinome* können auch von *der Appendix testis* ausgehen. Es handelt sich hierbei um Reste der Müller'schen Gänge, die sich im Bereich des Nebenhodenkopfes befinden und ein Äquivalent der Fimbrienenden von Tuben darstellen. Aus diesen dünnwandigen Zysten gehen *adenopapilläre Karzinome* (ICD-O M-8260/3) hervor, die eine gewisse Ähnlichkeit mit papillären serösen Ovarialkystomen haben. Dabei kommen vielfach auch *Psammomkörper* vor. *Andere Adenokarzinome* des Nebenhodens sowie *mesonephroide Karzinome* der Ampulla des Ductus deferens sind extrem seltene Tumoren.

Paratestikuläre Tumoren

Im Bereich des Nebenhodens wie auch des Samenstranges kommen sämtliche *benignen mesenchymalen Tumoren* (▷ Tabelle 1.2 u. 1.3) wie *Fibrome, Lipome, Leiomyome, Neurinome, Neurofibrome, Hämangiome* und *Lymphangiome* sowie deren *maligne Varianten* und auch *undifferenzierte, nicht sicher klassifizierbare Sarkome vor.* Alle diese Tumoren und insbesondere die malignen Formen sind *seltene Geschwülste.* Ferner treten in diesem Bereich *Karzinoide* primär auf. Sie haben in der Regel eine gute Prognose.

Relativ häufig sind die verschiedenen Formen des *Rhabdomyosarkoms.* Sie entwickeln sich fast immer vor dem 20. Lebensjahr; 50–60% der Patienten sterben an ihren Metastasen.

Unterbleibt die vollständige Verklebung und Verödung des Processus vaginalis im Bereich des Samenstranges, so entwickelt sich eine *Hydrocele funiculi spermatici.* Sie enthält wäßrig klare, seröse Flüssigkeit. Im Säuglings- und Kindesalter können diese Hydrozelen eingeklemmte Hernien (Diaphanie!) vortäuschen.

Literatur

1.–9. Weiterführende Literatur (▷ S. 3)
10. Eaton WL, Ferguson JP (1956) A retinoblastic teratoma of the epididymis. Case report. Cancer 9:718–720
11. Frank GI, Koten JW (1967) Melanotic hamartoma ("Retinal Anlage tumour") of the epididymis. J Pathol Bact 93:549–554
12. Guccion JG, Thorgeirsson UP, Smith BH (1979) Malacoplakia of epididymis. Urology 12:713–716
13. Küchemann K (1974) Papillary cystadenoma of the epididymis with psammoma bodies. Beitr Pathol 153:406–409
14. Lurie HJ (1961) Congenital melanocarcinoma, melanotic adamantinoma, retina anlage tumor, progronoma, and pigmented epulis of infancy. Summary and review of the literature and report of the first case in an adult. Cancer 14:1090–1108
15. Mercer S (1979) Agenesis or atrophy of the testis and vas deferens. Can J Surg 22:245–246
16. Mostofi FK, Sobin LH (1977) Histological typing of testis tumors, Bd 16. WHO, Genf
17. Nogales FF, Matilla A, Ortega I, Alvarez T (1979) Mixed Brenner and adenomatoid tumor of the testis. An ultrastructural study and histogenetic considerations. Cancer 43: 539–543
18. Ross L (1968) Paratesticular Brenner-like tumor. Cancer 21:722–726
19. Rudin L, Megalli M, Mesa-Tejada R (1974) Genital sarcoidosis. Urology 3:750–754
20. Shah KH, Maxted WC, Chun B (1981) Epidermoid cysts of the testis. A report of three cases and an analysis of 141 cases from the world literature. Cancer 47:577–582
21. Wernert N, Goebbels R, Prediger L (1986) Papillary cystadenoma of the epididymis. Case report and review of the literature. Pathol Res Pract 181:260–262
22. Zone RM (1970) Retinal anlage tumor of the epididymis. A case report. J Urol 103:106–107

Äußeres Genitale

F. Städtler, B. Helpap

Fehlbildungen

Klinisch relevant sind die verschiedenen Formen der *Hypo- und Epispadie* sowie die *Phimosen*, während *Penishypoplasien* eine Rarität darstellen.

Relativ häufig treten

- *Hypospadien* auf, die man je nach Schwere als *Hypospadia glandis, penis, scrotalis* und *perinealis* bezeichnet, wobei die beiden letzten Formen zusätzlich mit einer Spaltung des Skotums einhergehen. *Die Mündung der Harnröhre liegt an der Unterseite des Penisschaftes.* Gleichzeitig ist das Präputium gespalten, und es besteht eine konkave Krümmung des Penis nach unten. Die *Inzidenz* aller Hypospadieformen zusammen beträgt 5 : 1000. 87% entfallen jedoch auf leichte Formen, 10% sind penile Hypospadien, und 3% gehören zu peniskrotalen, also schwersten Fehlbildungen[3].

Liegt die *Mündung der Urethra an der Dorsalseite des Penis*, bezeichnet man diese Mißbildung als

- *Epispadie.* Das Präputium ist hier an der Dorsalseite gespalten. Die Epispadie ist wesentlich seltener als die Hypospadie. Ihre Inzidenz beträgt 1 : 50 000.

  Therapeutisch sind plastische Operationen durchzuführen, um eine Harnröhre zu bilden und eine Aufrichtung des Penis zu erreichen. Da den Veränderungen auch *chromosomale Aberrationen* sowie ein *Hermaphroditismus* verus bzw. *Pseudohermaphroditismus* zugrunde liegen können, sind solche Leiden als Grundkrankheiten auszuschließen. Sporadisches Auftreten sowie auch eine dominante Vererbung der Hypospadie sind bekannt. Ohne operative Korrektur besteht eine *Impotentia coeundi.*

Bei einer

- *Phimose*, die *angeboren* und auch *erworben* sein kann, besteht eine Vorhautverengung, die es unmöglich macht, das Präputium über die Glans penis zu ziehen. Zu beachten ist allerdings, daß es *im Säuglingsalter physiologischerweise Verwachsungen zwischen der Glans penis und dem Präputium gibt.* Diese lösen sich spontan während der ersten 3 Lebensjahre.

  Besteht ein enges Präputium, so kann es nach Rückstreifen der Vorhaut – besonders wenn gleichzeitig ein entzündlicher Prozeß besteht – zu einer *Einschnürung im Sulcus coronarius* kommen. Der venöse Abfluß wird unterbrochen, während der arterielle Zufluß zunächst erhalten bleibt. Es folgt eine schmerzhafte Schwellung der Vorhaut und der Glans penis, da sich das zurückgezogene Präputium nicht mehr ohne weiteres in die ursprüngliche Position zurückstreifen läßt. In schweren Fällen hilft nur ein operatives Eingreifen mit Inzision des Schnürringes. Dieses Krankheitsbild wird als *Paraphimose* bezeichnet.

Kreislaufstörungen

Priapismus

Die wichtigste Zirkulationsstörung im Bereich des Penis stellt der *Priapismus* dar. Man versteht darunter eine *schmerzhafte Dauererektion des Penis ohne sexuelle Erregung*, die ohne Behandlung über Wochen und Monate bestehen bleiben kann. Eine *erfolgreiche Therapie* ist jedoch *nur innerhalb der ersten 24 h* möglich. Als Ursachen kommen *neurovegetative Störungen, idiopathische Formen, Thrombosen* im Bereich des Schwellkörpers aber auch *Penistumoren* und *Medikamente* in Betracht. Ursache der Thrombosen können *Leukosen* aber auch Begleiterscheinungen im Rahmen von *Infektionen* und *Stoffwechselerkrankungen* (z. B. Diabetes mellitus) sowie die sehr seltene *Amyloidose* des Penis sein.

Durch die venöse Abflußbehinderung steigt die CO_2-Spannung an. Es entwickeln sich *Ödeme*, die wiederum die Zirkulation erschweren. Auf diese Weise kommt es zu einem Circulus vitiosus. Ohne rechtzeitige Therapie (innerhalb von 24 h) resultiert eine *Impotentia coeundi.* Insbesondere die sich entwickelnden Vernarbungen lassen keine Erektion mehr zu.

Entzündungen

Unspezifische Entzündungen

Glans und Präputium

Die Entzündung der Glans penis wird als *Balanitis*, die des Präputiums als *Posthitis* bezeichnet. Da normalerweise beide Anteile erkranken, spricht man von *Balanoposthitis.*

- Entzündliche Prozesse entwickeln sich vor allem bei *Smegmaretentionen*, die oft Folge mangelnder Körperpflege sind und besonders bei Phimosen auftreten. Schwere Formen gehen mit *Erosionen* einher.

Unbehandelt können solche Infektionen schließlich eine *Penisgangrän* hervorrufen.

- Als Folge einer zumeist durch den Geschlechtsverkehr übertragenen Virusinfektion treten *Condylomata acuminata* auf, die bevorzugt ihren Sitz an der Glans penis haben. Histologisch handelt es sich dabei um *Fibroepitheliome*, die sich aufgrund einer Infektion mit dem *humanen Papillomvirus 6* entwickeln und sexuell übertragen werden. Die Condylomata acuminata *neigen zu Rezidiven. Differentialdiagnostisch* ist eine Lues II mit *Condylomata lata* abzugrenzen.
- Der *Herpes genitalis* wird durch den *Typ 2* hervorgerufen. Die Bläschen entwickeln sich am Präputium und der Glans penis. Die Übertragung erfolgt ebenfalls sexuell. Rezidive sind häufig. *Histologisch* fallen intranukleäre Einschlußkörper und eine Ballonierung auf.
- *Chronische Infekte* – oft begünstigt durch eine Phimose – führen zu einer chronisch-vernarbenden Balanoposthitis. Es resultiert schließlich – sofern nicht vorher die Phimose operativ beseitigt wird – ein *Lichen sclerosus et atrophicans*, der beim Mann jedoch nur ausnahmsweise eine Präkanzerose darstellt.

  Als eine eigenständige chronische Entzündung ist noch die
- *Balanitis circumscripta plasmacellularis Zoon* zu nennen. Diese Erkrankung tritt praktisch nur bei Männern auf, die sich keiner Circumcision unterzogen haben. Bei Frauen (Vulvitis) ist diese Erkrankung außerordentlich selten. *Klinisch* imponieren die Veränderungen entweder als *Erythroplasie Queyrat* oder als *Morbus Bowen. Histologisch* fallen die Veränderungen dadurch auf, daß unter den bandförmigen chronischen entzündlichen Infiltraten besonders *reichlich Plasmazellen* vertreten sind. Die *Ätiologie* dieses Krankheitsbildes ist weiterhin *unklar.*

Männliche Urethra

Die unspezifische *Urethritis* wird durch *Bakterien, Mykoplasmen und Trichomonaden*, seltener durch *Pilze hervorgerufen.* Als Ursache kommen ferner *mechanische* und *chemische Reize* in Betracht. Beim Mann werden mehr als 50% einer akuten oder subakuten Urethritis durch Geschlechtsverkehr übertragen. Manchmal entwickelt sich dabei eine sogenannte *Ping-Pong-Infektion* zwischen den Partnern. In 30–40% der Fälle greifen die Infektionen auf die *Prostata* über. Im allgemeinen ist eine Vorschädigung mit Schleimhautläsionen die Voraussetzung für das Angehen einer Infektion.

Auch *Virusinfektionen* wie z. B. der Herpes genitalis (5% der Fälle) sind Ursache einer Urethritis. Daneben kommen *Begleiturethritiden* im Rahmen eines Morbus Reiter und anderer Infektionskrankheiten (sog. Kinderkrankheiten) vor. *Begünstigende Faktoren* sind für das Auftreten von Infektionen eine *Resistenzschwäche* des Organismus und *Allgemeinerkrankungen* wie z. B. der Diabetes mellitus.

Als *Komplikation* schwer verlaufenden Urethritiden kommt es zu *Strikturen*, die ihrerseits wieder das Angehen von Infektionen begünstigen.

Differentialdiagnostisch muß immer eine Gonorrhoe ausgeschlossen werden, die heute jedoch seltener geworden ist.

Corpus cavernosum

Eine *Kavernitis* kann *hämatogen-metastatisch* entstehen oder Folge einer *perforierenden Verletzung* sein. In der Regel beruht eine Kavernitis jedoch auf dem *Übergreifen* entzündlicher Prozesse aus der unmittelbaren Umgebung auf den Schwellkörper (z. B. Erysipel). Schwere Verlaufsformen gehen mit Abszessen und einer *Gangrän* einher, die zu ausgeprägten *narbigen Defektheilungen* führen. Um eine Impotentia coeundi zu vermeiden, sind dann plastische Operationen notwendig. Zu den schweren Erkrankungen gehört auch das *Erysipel* des Penis, das dann nicht selten auch auf das Skrotum übergreift.

Das Auftreten einer *Malakoplakie* in der Urethra ist ein seltenes Ereignis [15].

Spezifische Entzündungen

Tuberkulose

Auf die *spezifische-tuberkulöse Entzündung* der Urethra wurde bereits im Rahmen der Urogenital-Tuberkulose im Kapitel der ableitenden Harnwege eingegangen. Eine *Sarkoidose* ist extrem selten.

Lues

Beim Mann findet sich der

- *luische Primäraffekt* bevorzugt im Bereich des Sulcus coronarius des Penis. Nach Eindringen der Spirochäten entwickelt sich zunächst eine *derbe Papel*, die in der Regel 3 Wochen nach der Infektion exulzeriert. *Die Ulkusbildung ist jedoch nicht obligat.* Das entzündliche Zellinfiltrat in der Epidermis und der Cutis zeigt im Zentrum massenhaft Plasmazellen, während man in den Randpartien eine vorwiegend perivasale Anordnung der entzündlichen Infiltrate findet. *Charakteristisch ist die deutliche Vermehrung der Kapillaren und Lymphgefäße.* Dabei zeigen besonders die Endothelien eine markante Proliferation. Größere Gefäße lassen Befunde einer Endarteriitis und Endophlebitis obliterans erkennen. Die auffallend harte Konsistenz des Ulkus ist für die Bezeichnung als *Ulcus durum* verantwortlich. In Exzisionen aus dem Primärherd lassen sich mit der *Levaditifärbung* Spirochäten im Gewebe nachweisen, die besonders um die Gefäße massiert sind.

Die *regionären Lymphknoten* reagieren mit, zeigen eine unspezifische Entzündung und gelegentlich auch tuberkuloide Granulome. Primärherd und Lymphknotenbeteiligung werden als *syphilitischer Primärkomplex* bezeichnet.

Ohne Behandlung geht die Syphilis nach 6–8 Wochen in das

- *Sekundärstadium* über, das durch eine Generalisation mit Beteiligung sämtlicher Organsysteme charakterisiert ist. Am Penis können jetzt *Condylomata lata* auftreten.

Nach jahrelanger Latenz, die zwischen 3 und 10 Jahren dauert, entwickelt sich das

- *Tertiärstadium* mit Manifestation typischer spezifischer Granulome, sogenannter *syphilitischer Gummata*, in den verschiedenen Organen.

Sonstige Geschlechtskrankheiten

Ulcus molle

Diese Krankheit geht auf eine Infektion mit dem gramnegativen *Streptobakterium Ducrey* zurück. Es handelt sich um eine heute *selten* gewordene Geschlechtskrankheit, die mit Geschwürsbildung im Bereich der Glans penis beginnt. Typisch sind die Veränderungen der regionären Lymphknoten (*Bubo inguinalis*), die mit einer *Abszeßbildung* und zum Teil mit einer *Perforation nach außen* einhergehen.

Lymphogranuloma inguinale (venerum)

Diese Geschlechtskrankheit wird *fast ausschließlich sexuell übertragen.* Die Infektion wird hervorgerufen durch *Chlamydia trachomatis der Serotypen* $L_1 - L_3$. Es handelt sich dabei um den Bakterien nahestehende obligat *intrazellulär* lebende Mikroorganismen, die sich eindeutig von Viren abgrenzen lassen und zu denen als zweite Hauptgruppe auch die Erreger der Ornithose gehören.

Das *Erregerreservoir ist der Genitaltrakt des Menschen.* Nach einer Inkubationszeit von 3–20 Tagen entwickelt sich eine *schmerzlose Papel*, anschließend ein Bläschen und schließlich ein *Geschwür*, das dann abheilt. Die Erreger gelangen in die *regionären Lymphknoten*, die schmerzhaft anschwellen. Es kommt zu Abszedierungen mit histiozytärem Randsaum und auch zu *Fistelbildungen* nach außen, und zwar zu einer Zeit, zu der der *Primärherd schon längst abgeheilt* ist. Als *Komplikation* kann sich eine *Elephantiasis* entwickeln. Heute wird die Diagnose meist *serologisch* gestellt (Komplementbindungsreaktion). Die Behandlung erfolgt durch Gabe von Antibiotica.

Histologisch sind Einschlußkörper typisch, bekannt unter dem Namen der *Donovan'schen Einschlußkörper.*

Traumatische Schäden

- *Abriß der Harnröhre:* Zu einer solchen Verletzung kann es im Rahmen einer schweren Traumatisierung des Beckens kommen. Der Abriß der Harnröhre erfolgt dabei entweder oberhalb oder auch unterhalb des Diaphragma urogenitale. Andere Folgen einer Beckenfraktur sind Verletzungen der Harnröhre durch Knochensplitter.
- *Penisfrakturen* werden durch Zerreißungen der Tunica albuginea und der Corpora cavernosa hervorgerufen, wobei meist ein stumpfes Trauma einwirkt. Diese Verletzung entwickelt sich dann, wenn der *Penis im erigierten Zustand abgeknickt* wird. Das dann sich entwickelnde Hämatom engt die Urethra ein, behindert den Harnabfluß oder führt auch zu einem kompletten Verschluß der Lichtung.
- *Ablederungen an der Penishaut, offene* und *penetrierende* Penisverletzungen sind in der Regel ebenfalls Folge von Unfällen.
- Als *Penisluxation* bezeichnet man den *zirkulären Abriß des Präputiums.* Der Penis gleitet dabei nach seitlich oben oder unten aus dem abgerissenen Hautschlauch.

Induratio penis plastica (Peyronie-Krankheit)

Diese Erkrankung beruht auf einer *herdförmigen bindegewebigen Proliferation im Bereich der Corpora cavernosa*[5].

Mikroskopisch handelt es sich um eine *Fibromatose* wie bei der Dupuytren-Kontraktur. Nicht selten stellt sie eine *Teilmanifestation im Rahmen von Fibromatosen* auch in anderen Organen dar. Ferner tritt sie als *paraneoplastisches Syndrom* bei einem *Karzinoid* auf.

Betroffen sind vorwiegend Männer zwischen dem *40. und 65. Lebensjahr.* Der *Altersgipfel* liegt um das 50. Lebensjahr. Da es infolge der Narbenbildung zu Verkrümmungen des Penis insbesondere bei Erektion kommt, resultiert eine *Impotentia coeundi.* Neben konservativer Therapie wird deshalb auch immer wieder eine operative Korrektur versucht, wobei sich jedoch ein Behandlungserfolg nicht voraussagen läßt.

Tumoren

Benigne Tumoren

Fibrome, Lipome, Neurofibrome, Neurinome, Granularzelltumoren sowie *Hämangiome* und *Glomustumoren* sind im Bereich des äußeren Genitale seltene Tumoren. Relativ häufig kommen jedoch *Leiomyome* vor.

Sowohl im Bereich des Penis als auch des Skrotum treten *Epidermoidzysten* auf, die sowohl angeboren als auch erworben sein können. Zu erwähnen sind außerdem die *Condylomata acuminata* als Folge einer Virusinfektion.

Plattenepithelkarzinom (ICD-O M-8070/3)

Epidemiologie. Unter sämtlichen malignen Tumoren des Mannes ist in Europa das Plattenepithelkarzinom des Penis (Tabelle 1.8) mit 0,5–1% vertreten. In anderen Ländern beträgt der Anteil 10% und mehr (Puerto Rico 20%). Das Peniskarzinom ist eine Erkrankung des *älteren Menschen*[5,10,11]. Der *Altersgipfel* liegt zwischen dem 60. und 70. Lebensjahr, selten wird der Tumor vor dem 45. Lebensjahr beobachtet. In der Bundesrepublik sterben pro Jahr etwa 120 Männer an einem Peniskarzinom.

Über 90% der malignen Tumoren im Bereich des äußeren Genitales sind *Plattenepithelkarzinome.*

Präkanzerosen. Entsprechend häufig sind auch die *Präkanzerosen*[17]. Unter dem *klinischen Bild* einer *Leukoplakie* findet man histologisch nur zum Teil *Präkanzerosen.* Vielfach sind es unverdächtige *Pachydermien* und *Parakeratosen* – nicht selten bei Phimosen und chronischer unspezifischer Balanoposthitis.

Hinter dem *klinischen Befund* einer „Leukoplakie“ verbergen sich in *20% der Fälle Präkanzerosen* (verschiedene Schweregrade der Dysplasien, Morbus Bowen) mit der *Gefahr einer malignen Entartung.* Diese Herde sollten deshalb *behandelt* werden.

Das destruierende *Riesenkondylom Buschke-Loewenstein* (Abb. 1.15) wird heute ganz überwiegend den *verrukösen hochdifferenzierten Plattenepithelkarzinomen zugerechnet*[10,17,18]. Diese Tumoren metastasieren nur in einem geringen Prozentsatz. Als Therapie wird die *lokale Excision* durchgeführt. Auch eine Abtragung mit Laser ist möglich.

Im Gegensatz zur Frau stellt der *Lichen sclerosus et atrophicans* des Mannes nur ganz ausnahmsweise einmal eine Präkanzerose dar. Sowohl die *Erythroplasie Queyrat*, die klinisch durch erhabene rote Herde imponiert, als auch der *Morbus Bowen* sind *Präkanzerosen* und in etwa dem Carcinoma in situ der Portio uteri bei der Frau vergleichbar.

Neben dem Mamillenbereich und dem Anus tritt der *Morbus Paget*, das intraepitheliale Karzinom, beim Mann bevorzugt am *Skrotum, seltener an der Glans penis* auf. Bei *Präkanzerosen* des Präputiums kommt als Therapie neben einer *Zirkumzision* auch eine Behandlung mittels *lokaler Chemotherapie* durch Salben (5-Fluorourocil-Creme) in Betracht[18]. Die *bowenoide Papulose* des Penis unterscheidet sich morphologisch nicht von anderen Präkanzerosen. Sie ist jedoch durch das Auftreten *multipler* 2–10 mm großer Herde bei *jungen Männern* zwischen 20 und 40 Jahren charakterisiert und wird durch das *Humanpapillomvirus 16* hervorgerufen. Spontane Rückbildungen sind beobachtet worden. *Die Diagnose läßt sich nur durch die Histologie in Verbindung mit der Klinik stellen.*

Tabelle 1.8. TNM-Klassifikation (UICC) des Peniskarzinoms (ICD-O C60). Die Erkrankung muß histologisch verifiziert sein. Sie gilt nur für Karzinome. Die regionären Lymphknoten sind die oberflächlichen und tiefen Leistenlymphknoten und die Beckenlymphknoten

pTX	Primärtumor kann nicht beurteilt werden
pT0	Kein Anhalt für Primärtumor
pTis	Carcinoma in situ
pTa	Nicht invasives verruköses Karzinom
pT1	Tumor infiltriert subepitheliales Bindegewebe
pT2	Tumor infiltriert Corpus spongiosum oder Corpus cavernosum
pT3	Tumor infiltriert Urethra oder Prostata
pT4	Tumor infiltriert andere Nachbarstrukturen
pNX	Regionäre Lymphknoten können nicht beurteilt werden
pN0	Keine regionären Lymphknotenmetastasen
pN1	Metastase in solitärem oberflächlichem Leistenlymphknoten
pN2	Metastasen in multiplen oder bilateralen oberflächlichen Leistenlymphknoten
pN3	Metastase(n) in tiefen Leisten- und Beckenlymphknoten (uni- oder bilateral)
pMX	Das Vorliegen von Fernmetastasen kann nicht beurteilt werden
pM0	Keine Fernmetastasen
pM1	Fernmetastasen
GX	Differenzierungsgrad kann nicht bestimmt werden
G1	Gut differenziert
G2	Mäßig differenziert
G3–4	Schlecht differenziert/undifferenziert

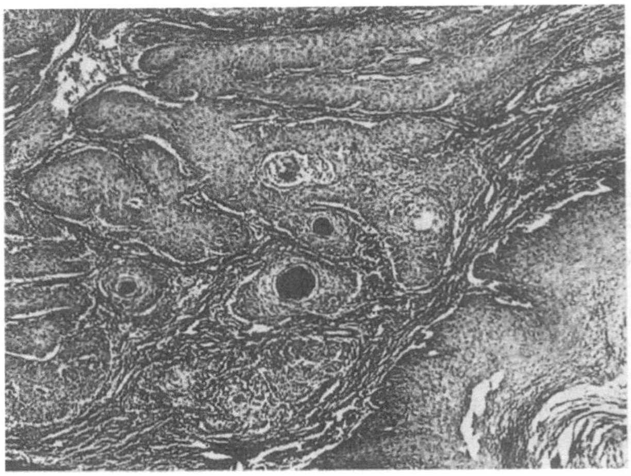

Abb. 1.15. Hochdifferenziertes papillär gebautes verhornendes Plattenepithelkarzinom des Penis. Tumorinvasion unter dem unveränderten Oberflächenepithel (*rechts unten*). HE, 31:1

Ätiologie, Pathogenese. Für die *Ätiologie* scheinen *Smegmaretentionen* einen begünstigenden Faktor darzustellen. Etwa jeder 2. Patient mit einem Peniskarzinom weist gleichzeitig eine *Phimose* auf. Genitalhygiene und offenbar auch eine Zircumzision stellen präventive Maßnahmen dar. Unter Patienten mit Peniskarzinomen finden sich *weniger als 10% mit einer Zircumzision*. Inwieweit eine *Virusinfektion* als zusätzliche Ursache für ein Peniskarzinom mit in Betracht kommt, ist heute noch offen.

Ausbreitung. Die *Metastasierung* des Peniskarzinoms erfolgt vorwiegend *lymphogen* in die *Leistenlymphknoten beidseits*, da sich die *Lymphgefäße* an der Penisschaftbasis zum Teil *kreuzen*.

> Als *erste Station* für Metastasen hat sich hier der *oberflächliche Lymphknoten* an der *Vena epigastrica superficialis* erwiesen, der auch als *Schildwächter (sentinel)-Lymphknoten* bezeichnet wird. Die Kenntnis von dieser ersten Lymphknotenstation bei einer Metastasierung hat sich *klinisch als außerordentlich relevant* erwiesen. Ist dieser Lymphknoten (*Schnellschnittuntersuchung*) tumorfrei, kann auf eine weitere Revision anderer Lymphknoten verzichtet werden, so daß zusätzlich Komplikationen wie z. B. eine Lymphstauung vermieden werden können.

Die alleinige klinische Untersuchung dieses Schildwächter-Lymphknotens hat sich als *unzureichend erwiesen*, da man in 20% der Fälle, die klinisch als negativ imponierten, histologisch trotzdem Lymphknotenmetastasen nachweisen konnte. *Nur ausnahmsweise* kommt es in frühen Tumorstadien beim Plattenepithelkarzinom des Penis zu einer *primären hämatogenen Aussaat*.

Prognose. Beim *Peniskarzinom* ist der primäre Sitz in 50% der Fälle der Bereich der *Glans penis*, bei weiteren 20% das *Präputium* und bei 15% sind sowohl *Präputium* wie die *Glans penis* betroffen.

Die Therapie der Wahl ist die *Teilpenektomie* mit 2 cm breitem Sicherheitsabstand bei Frühformen (pT 1 und pT 2). Eine *vollständige Penektomie* wird ab pT 3 notwendig. Im Stadium pT 1 entfällt eine diagnostische histologische Lymphknotenkontrolle. Ab pT 2 wird der Schildwächter-Lymphknoten kontrolliert und bei metastatischem Befall eine Lymphadenektomie angeschlossen, die in 20–50% der Fälle eine kurative Therapie bedeutet.

> *Cave!* Bei *positivem Lymphknotenbefund* sind in 60% der Fälle die Lymphknoten *doppelseitig befallen!*

Sind die iliakalen Lymphknoten metastatisch durchsetzt, sinkt die *Überlebensrate* nach 3 Jahren auf unter 20% ab. Aus diesen Zahlen geht die Bedeutung der Frühdiagnose und Frühtherapie hervor. Leider *verschleppen* auch heute noch mehr als 2/3 der Patienten ihre Erkrankungen *um mehr als 1 Jahr*, bevor sie erstmals den Arzt aufsuchen.

Plattenepithelkarzinom der Skrotalhaut

(ICD-O M-8070/3)

Der schon am längsten bekannte *Berufskrebs ist das Plattenepithelkarzinom der Skrotalhaut*. Dieser wurde bereits Ende des 18. Jahrhunderts bei Schornsteinfegern in England beschrieben. Auch heute sind bei Teerarbeitern diese Tumoren als *Berufskrebs* anerkannt, da die karzinogenen Eigenschaften des Teers die Entwicklung der Plattenepithelkarzinome begünstigen und *nach der BKVO schon als Verdachtsfälle meldepflichtig sind*.

Adenokarzinom des Penis, Sarkome

(ICD-O M-8140/3)

Sehr selten sind *Adenokarzinome* im Bereich des Penis sowie Karzinome der Urethra[14,19]. Selten sind auch *Basaliome*, die bevorzugt am *Penisschaft* auftreten. Weitere seltene Tumoren sind *Angiosarkome* des Corpus cavernosum, das *Kaposisarkom*, *Leiomyo- und Rhabdomyosarkom*. *Maligne Melanome* und *Fibrosarkome* sind ebenfalls extrem seltene Geschwülste[10,14,20].

Penismetastasen

Eine metastatische Tumorinfiltration des Penis ist *ungewöhnlich*. In 90% der Fälle gehen sie auf ein Prostatakarzinom, seltener auf Harnblasen-, Kolon-, Nieren- und Lungenkarzinome oder Lymphome zurück.

Literatur

1.–9. Weiterführende Literatur (▷ S. 3)
10. Brühl P (1987) Das Peniskarzinom. Urologe A 27:3–7
11. Cabanas RM (1977) An approach for the treatment of penile carcinoma. Cancer 39:456–466
12. Höpner W, Dreikorn K (1992) Erektile Dysfunktion. Bremer Ärzteblatt 8:12–19
13. Knopf HJ, Engelmann KH, Haupt G, Senge Th (1991) Operative Korrektur der angeborenen und erworbenen Penisdeviation. Akt Urol 22:371–375
14. Levine RL (1980) Urethral cancer. Cancer 45:1965–1972
15. Link KH, Kracht J (1981) Malakoplakie der Urethra. Pathologe 2:106–110
16. Porst H (1987) Erektile Impotenz. Enke, Stuttgart
17. Reich H (1981) Pseudokanzerosen, Präkanzerosen-verruköses Karzinom (Ackerman). Dtsch Med Wochenschr 106:1437
18. Roth St, Rathert P (1991) Chemotherapie des Peniskarzinoms. Urologe A 30:10–16
19. Silverman ML, Eyre RC, Zinman LA, Crosson AW (1981) Mixed mucinous and papillary adenocarcinoma involving male urethra, probably originating in periurethral glands. Cancer 47:1398–1402
20. Williams JJ, Mouradian JA, Hagopian M, Gray GF (1979) Hemangioendothelial sarcoma of penis. Cancer 44: 1146–1149

Männliche Infertilität (Sterilität)

F. Städtler

Definition. Der Begriff der männlichen Infertilität (Synonym: Sterilität) stellt einen *Oberbegriff* dar und ist nicht mit dem Hypogonadismus gleichzusetzen. Zusätzlich zu den verschiedenen Formen der Hodenunterfunktion kommen bei der Sterilität auch eine *gesteigerte Gonadenfunktion* sowie Erkrankungen der *ableitenden Samenwege* und des *äußeren Genitales* einschließlich von angeborenen und erworbenen Fehlbildungen sowie *psychische Störungen* hinzu (Tabelle 1.9).

Im angloamerikanischen Schrifttum findet man eine weitgehend identische Einteilung in *prätestikuläre, testikuläre* und *posttestikuläre* Störungen.

Bei etwa 10% aller Ehen besteht ungewollt eine Kinderlosigkeit. *Dieser Prozentsatz hat sich im Vergleich auch zu den zurückliegenden Generationen praktisch nicht verändert.* Die Sterilität beruht in 45% der Fälle allein auf Störungen beim Mann. In gleichem Umfang sind allein die Frauen betroffen und in 10% ist die Ursache bei beiden Partnern zu suchen. Dies bedeutet, daß bei etwa 5–6% der männlichen Bevölkerung eine Infertilität vorliegt. *Hierbei sind alle sozialen Schichten in gleichem Umfang betroffen.*

Tabelle 1.9. Einteilung und Ursachen der Infertilität

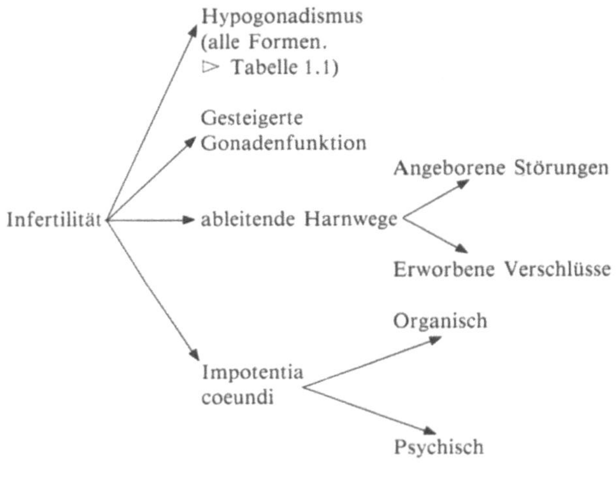

Diagnostik. Bei der Diagnostik männlicher Fertilitätsstörungen ist an erster Stelle die *Untersuchung des Ejakulates* zu nennen. Werden dem Pathologen anläßlich einer Hodenbiopsie *Diagnosen* der Ejakulationsuntersuchung mitgeteilt, besteht leider die große Gefahr *schwerwiegender Mißverständnisse,* da oft von seiten der Kliniker die verschiedenen Diagnosen nicht streng voneinander getrennt, sondern vielfach fälschlicherweise sogar synonym eingesetzt werden. Im Zweifelsfall muß der Pathologe nachfragen, *welche Befunde der Kliniker erhoben hat* bzw. sich *nach den genauen Werten des Spermiogramms erkundigen.* Die *Nomenklatur* und die verschiedenen *Begriffe,* die im Rahmen einer *Ejakulationsuntersuchung* anfallen können, sind deshalb noch einmal in Tabelle 1.10 aufgelistet.

Unter einer

- *Normozoospermie* versteht man eine Spermatozoenzahl zwischen 20 (40) bis 120 (250) Mio./ml bei einer Gesamtmenge des Ejakulates zwischen 2 und 6 ml. Voraussetzung ist ferner, daß 60% der Spermatozoen eine normale Morphologie und eine regelhafte Motilität aufweisen.
- *Asthenozoospermie* bedeutet, daß bei normaler Spermatozoenzahl die Motilität bei mehr als 40% der Samenfäden eingeschränkt ist.
- Von *Teratozoospermie* spricht man, wenn bei normaler Spermatozoenzahl/ml eine Vermehrung pathologischer Formen über 40% beobachtet wird und wenn die Motilität bei mehr als 40% der Spermatozoen herabgesetzt ist.
- *Nekrozoospermie* bedeutet, daß sämtliche Spermatozoen abgestorben, d.h. unbeweglich sind. Die Spermatozoenzahl kann dabei sowohl einer Normozoospermie als auch einer Oligozoospermie entsprechen.

Überschreitet die Spermatozoenzahl 120 (250) Mio./ml, bezeichnet man dies als

- *Hyperzoospermie.* Auch dabei besteht in der Regel eine Infertilität.
  Zum besseren Verständnis sei darauf hingewiesen, daß man im deutschsprachigen Raum – abweichend vom angloamerikanischen Schrifttum – unter einer
- *Azoospermie* das Fehlen von *Spermatozoen* im Ejakulat versteht, d.h. daß *Vorstufen* der Spermatogenese im Ejakulat jedoch *vorhanden sind.*
- *Aspermie* bedeutet das Fehlen sowohl von *Spermatozoen* wie auch von *spermatogenetischen Vorstufen.* Die unterschiedliche Nomenklatur bedingt, daß

Tabelle 1.10. Nomenklatur und Normalwerte bei Ejakulatsuntersuchungen

Normozoospermie	20 (40) – 120 (250) Mio./ml
Hypozoospermie	20 – 40 Mio./ml
Hyperzoospermie	120 (250) Mio./ml
Oligozoospermie I	10 – 20 Mio./ml
Oligozoospermie II	< 10 Mio./ml
Kryptozoospermie	< 1 Mio./ml (nur im Sediment nachweisbar)
Azoospermie	keine Spermatozoen, *jedoch* Spermatogenesezellen im Ejakulat
Asthenozoospermie	Normozoospermie mit verminderter Motilität der Spermatozoen
Teratozoospermie	Normozoospermie mit mehr als 40% pathologischer Formen und mehr als 5% Spermatogenesezellen
Nekrozoospermie (Akinese)	Nur unbewegliche Spermatozoen
Aspermie	Ejakulat ohne Spermien und Spermatogenesezellen
Aspermatismus	Fehlen des Samenergusses
Ejakulatmenge	2 – 6 ml
Hypospermie	Ejakulatsvolumen unter 1,5 ml
Hyperspermie	Ejakulatsvolumen über 6 ml
pH-Wert	7,2 – 7,5 (7,0 – 8,0)
Farbe	milchig bis glasig-milchig
Verflüssigung	nach 10 – 30 min
Morphologie	bei normaler Spermatozoendichte mindestens 60% normal konfigurierte Spermatozoen
Motilität	über 60%, kräftig und gezielt über 2 h
Fruktose	1,2 – 8 mg/ml
Hämatospermie	Blutbeimischungen im Ejakulat
Pyospermie	leukozytär durchsetztes Ejakulat

Vor einer Ejakulatsuntersuchung muß eine sexuelle Karenz von 5 Tagen eingehalten werden.

es immer wieder zu Verständigungsschwierigkeiten zwischen dem Kliniker und dem Morphologen kommt, da insbesondere von seiten des Klinikers die Begriffe miteinander vermengt und nicht scharf abgegrenzt werden.

> Da für den Pathologen die Mitteilung jedoch entscheidend ist, ob eine *Azoospermie* oder eine *Aspermie* vorliegt, sollte der Kliniker zumindestens mitteilen, ob das Ejakulat spermatogenetische Zellen enthält oder nicht.

- *Aspermatismus* ist für solche Fälle reserviert, bei denen *trotz eines Orgasmus keine Ejakulation* stattfindet. Ein Aspermatismus kann u. a. darauf zurückgehen, daß eine *retrograde Ejakulation* in die Harnblase stattfindet, wobei die Zusammensetzung des Ejakulates durchaus normal sein kann.

- Unter einem *OAT-Syndrom* versteht man die Kombination mehrerer pathologischer Befunde nebeneinander:
  Oligozoospermie, Asthenozoospermie und *Teratozoospermie.*

Abschließend sei jedoch *kritisch darauf hingewiesen,* daß bis heute die Werte der *Normozoospermie umstritten* sind und daß es fraglich erscheint, ob ein solcher Normbereich sich exakt definieren läßt. Von der WHO ist 1980 der untere Grenzwert mit 20 Mio./ml festgelegt worden. Offenbar sind jedoch auch Männer fertil, die noch niedrigere Werte aufweisen. *Einer guten Motilität und einer normalen Morphologie der Spermatozoen kommt offenbar eine größere Bedeutung zu als der absoluten Zahl.*

Andererseits ist nicht zu übersehen, daß die *Rate spontaner Konzeptionen unterhalb von 40 Mio./ml deutlich abnimmt.* Die von der WHO angegebene untere Spermatozoenzahl/ml sollte als *unterer variabler Grenzwert* angesehen werden.

Das gleiche gilt auch für den *oberen Normwert,* der teils mit *120* teils mit *250 Mio./ml* angegeben wird. Auch hier ist es so, daß mit zunehmender Spermatozoenzahl/ml die *Rate spontaner Konzeptionen abnimmt* und zwar insbesondere wegen der *erhöhten Anzahl pathologischer Formen* und wegen der *herabgesetzten Motilität* der Spermatozoen. Auf die übrigen Befunde, die aus der Tabelle 1.10 zu ersehen sind sowie auf die zusätzlichen Ergebnisse andrologischer Charakteristika (z. B. Hormonstatus usw.) kann hier im einzelnen nicht eingegangen werden.

Ergänzend sei noch darauf hingewiesen, daß sich insbesondere bei Patienten mit eingeschränkter Fertilität heute noch die zusätzliche Möglichkeit einer *In-vitro-Fertilisation bietet.*

Hodenbiopsie

Indikation. Die *Indikation zur Hodenbiopsie* hat sich im Laufe der Jahre *kontinuierlich gewandelt* und wurde *zunehmend eingeschränkt.* Sie wird fast ausschließlich bei *Fertilitätsuntersuchungen* durchgeführt, wobei im erweiterten Sinne hierzu auch die Biopsien im Rahmen einer *Orchidopexie* bei Deszensusstörungen zu rechnen sind. Der *Prozentsatz von Hodenbiopsien bei Fertilitätsstörungen* variiert zwischen *5 und 25%* mit weiter abnehmender Tendenz. Hodenbiopsien werden ebenfalls nach *Hodentorsionen* entnommen, um zu kontrollieren, ob die samenbildende Zellschicht irreversibel geschädigt ist. Darüber hinaus erhält der Pathologe Hodenbiopsien bei *unklaren intraoperativen Befunden* zur *Schnellschnittdiagnostik.* Als weitere Indikation empfiehlt de Kretzer[17], bei *Varikozelenoperationen* auch Hodenbiopsien zu entnehmen, wenn die Varikozele mit einer mehr oder weniger ausgeprägten Oligozoospermie einhergeht. Im Rahmen der zunehmenden Prozeßfreudigkeit der Patienten könnten so der Schweregrad der Spermatogeneseeinschränkung zum Operationszeitpunkt erfaßt und später ggfs. ungerechtfertigte Ansprüche des Patienten wegen angeblich fehlerhafter Operation oder eines Therapieschadens abgewehrt werden. Schließlich ist die *kontralaterale Hodenbiopsie bei Hodentumoren* zu nennen.

Letztlich entscheidend für die Durchführung einer Hodenbiopsie ist die Einstellung des klinischen Untersuchers zum Stellenwert dieses diagnostischen Verfahrens. Entsprechend breit gefächert ist damit die Indikation zur PE. *So verzichtet z. B. ein Teil der Untersucher* heutzutage bei einer Aspermie (Verschlußazoospermie) auf eine Hodenbiopsie, wenn die *Gonaden normal groß* und der *FSH-Spiegel nicht erhöht ist.* Andere Untersucher wiederum führen eine Biopsie durch, da sich herausgestellt hat, daß bei etwa 20% dieser Patienten eine leicht reduzierte Spermatogenese besteht.

Relativ einheitlich wird die Hodenbiopsie jedoch dann befürwortet, wenn eine *operative Rekonstruktion der ableitenden Samenwege* geplant ist.

Entsprechend divergent sind auch die Meinungen zur Hodenbiopsie bei gravierenden Formen von Oligozoospermien, Azoospermien und dem OAT-Syndrom mit erhöhten FSH-Plasmawerten. Vielfach wird heute bei diesen Diagnosen auf eine Hodenbiopsie *verzichtet*, da sich in der überwiegenden Zahl der Fälle herausgestellt hat, daß die samenbildende Zellschicht irreversibel geschädigt ist. Ist dagegen der FSH-Blutspiegel normal, wird überwiegend eine Biopsie empfohlen.

Neuerdings wird über das Verfahren einer *intrazytoplasmatischen Spermieninjektion (ICSI)* im Rahmen der *assistierten Reproduktion* berichtet[18a]. Bei der Fertilisation wird ein einzelnes Spermatozoon direkt in das Zytoplasma der Eizelle eingebracht. Sofern sich diese neue Methode als Routineverfahren etabliert, wird sich die Indikation zur Hodenbiopsie wieder erweitern. Um dieses Verfahren überhaupt einsetzen zu können, muß gesichert sein, daß im Hoden noch reife Spermatozoen gebildet werden.

> Unabhängig von den therapeutischen Konsequenzen hat Hedinger[2] noch einmal auf einen *ganz wesentlichen Punkt hingewiesen. Auch ein ungünstiger histologischer Befund mit Feststellung einer Infertilität kann für den Patienten außerordentlich wertvoll sein.* Das negative Untersuchungsergebnis beendet die oft jahrelang gehegten falschen Hoffnungen auf eine noch mögliche Fertilität. Zahlreiche, vergebliche *therapeutische Bemühungen können beendet* werden oder bleiben dem Patienten *erspart.* Der definitive negative Bescheid erlaubt nun eine *Neuorientierung* des Patienten (z. B. eine Adoption).

Morphologie, Technik. In den letzten Jahren wurde immer wieder auf die *Semidünnschnitt-Technik* hingewiesen, die gerade bei Hodenbiopsien Vorteile habe. Sicher bietet dieses Verfahren exakte Einblicke in die Spermatogenese, ein Vorteil zweifellos nicht nur für wissenschaftliche Fragestellungen, zumal wenn zusätzlich eine elektronenmikroskopische Untersuchung zur Hilfe genommen wird.

Dies bedeutet im Umkehrschluß aber nun nicht, daß die konventionelle Technik der Paraffineinbettung obsolet sei, wie dies manchmal suggeriert wird.

Mit der *Paraffintechnik* lassen sich bei adäquat fixiertem Hodengewebe ausgezeichnete histologische Präparate herstellen, die sehr wohl eine Beurteilung der Spermatogenese für die Diagnostik erlauben.

> *Dem Argument, nur mit der Semidünnschnitt-Technik ließen sich atypische Keimzellen erfassen, muß energisch widersprochen werden.* In Paraffinschnitten lassen sich diese atypischen Keimzellen sehr gut abgrenzen. Zusätzlich hat man mit den Paraffinschnitten die Möglichkeit, die *atypischen Elemente* mit der *PLAP* selektiv in den Tubuli darzustellen bzw. zu suchen.

> Hodenbiopsien *müssen* für die Routinediagnostik und die Paraffineinbettung grundsätzlich u. a. *in Bouin-, Stieve-, Zenker- oder modifizierter Karnovsky-Lösung* fixiert werden, da Formalin Hodengewebe so hochgradig alteriert (Abb. 1.16b), daß es nicht mehr ausreichend beurteilt werden kann. Außerdem ist die *doppelseitige Hodenbiopsie* mit seitengetrennter Markierung zu empfehlen, da *bei jedem 4. Patienten seitendifferente Befunde* zu erheben sind[2,3,19].

Größe der Hodenbiopsie. Sie sollte *2 mm³ nicht unterschreiten*, andererseits aber auch *Reiskorngröße nicht überschreiten*, um das meist sowieso schon reduzierte Hodengewebe oder die reduzierte Spermatogenese nicht durch größere Gewebsentnahmen noch weiter zu vermindern. Wichtig ist bei der Entnahme, daß das *Gewebe nicht gequetscht* wird, da sonst die Beurteilung der Biopsie beeinträchtigt wird oder gar nicht mehr möglich ist. Gerade wegen der Quetschartefakte haben sich auch *Nadelbiopsien* zur Beurteilung der Spermatogenese *nicht bewährt.* Auch konnte sich die *Punktionszytologie* zur Beurteilung der Spermatogenese *nicht durchsetzen.* Zur Diagnostik von Hodentumoren ist diese Methode ebenfalls umstritten, da hier die Gefahr einer Tumorzellverschleppung in den Punktionskanal gegeben ist.

Als *Komplikation* kommt es nach einer Hodenbiopsie bei 40% der Patienten zu einem *reversiblen Abfall* der Spermatozoenzahl im Ejakulat, die im Einzelfall bis zu 50% des Ausgangswertes betragen kann. Entsprechend der Spermatogenesedauer wird der Ausgangswert nach 4–5 Monaten wieder erreicht[2,11].

Histologische Begutachtung. Hierbei ist zunächst der *mittlere Tubulusdurchmesser* mittels Okularmikrometer zu ermitteln sowie die *Spermatogenese* und die

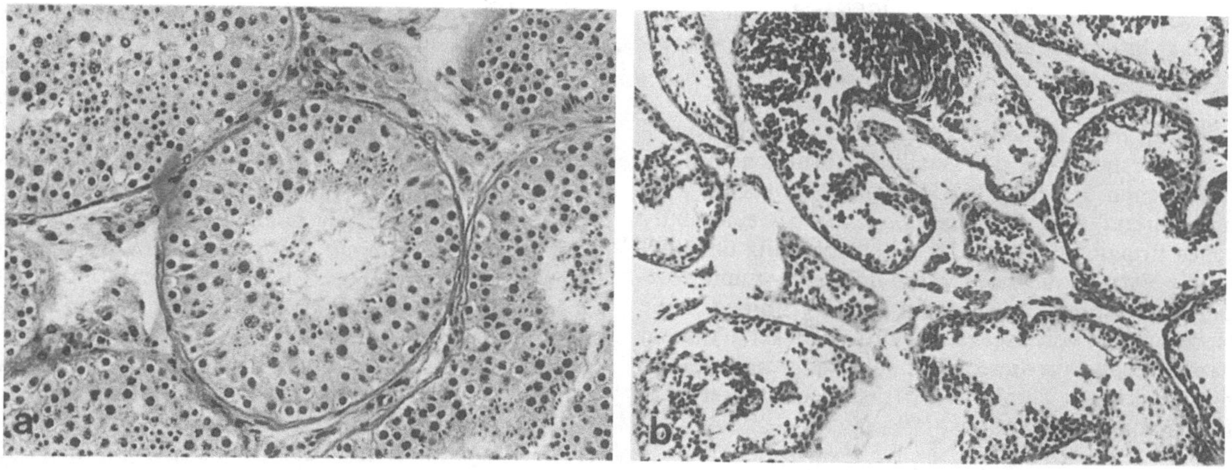

Abb. 1.16. **a** Regelhaft entfaltetes Hodengewebe, fixiert in Bouin-Lösung. Mosaikartige, unterschiedlich weit fortgeschrittene Spermatogenese im Tubulusquerschnitt. HE, 240:1. **b** Schwere Fixierungsartefakte durch fehlerhafte Fixation in Formalin. Die Beurteilung der Spermatogenese ist an solchen Präparaten nur in unzureichendem Ausmaß und oft gar nicht mehr möglich. HE, 150:1

Breite der samenbildenden Zellschicht zu beurteilen (Abb. 1.16a). In der Literatur werden Methoden beschrieben, um die Spermatogenese bzw. die Reduktion der Samenbildung *quantitativ* bzw. *semiquantitativ* zu erfassen, wie dies z.B. Johnson (1970)[14], Sigg (1979)[21] oder Schütte (1984)[20] getan haben. Diese Verfahren können hier im einzelnen nicht aufgeführt werden, sind jedoch bei Hedinger (1991)[2] zusammenhängend dargestellt. Diese z.T. aufwendigen Verfahren sind unseres Erachtens für die Beurteilung von Hodenbiopsien *im Rahmen von Fertilitätsuntersuchungen nicht erforderlich*, da sich die Ausreifung der Spermatogenese auch ohne sie gut erfassen läßt.

Bei der histologischen Beurteilung der Spermatogenese ist einmal auf eine

- *Verschmälerung der samenbildenden Zellschicht* zu achten. Zum anderen sollte ein eventueller
- *Spermatogenesearrest* auf den unterschiedlichen Ausreifungsstufen *Spermatiden, Spermatozyten* oder *Spermatogonien* im Befund dokumentiert werden. Hierbei ist auf besondere Befunde wie z.B. *Megalospermatozyten* oder *Riesenspermatogonien* zu achten. Besteht Zweifel an der Dignität insbesondere polyploider Spermatogonien, ist die immunhistologische Reaktion mit PLAP möglich, um auch einzel liegende atypische Keimzellen zu erfassen. Die *ringförmig angeordneten atypischen Keimzellen* im Sinne eines *Carcinoma in situ* bereiten dagegen keine diagnostischen Schwierigkeiten. Solche Veränderungen werden immer wieder als Zufallsbefunde im Rahmen der Fertilitätsdiagnostik entdeckt und zwar besonders dann, wenn in der Vorgeschichte eine Deszensusstörung bekannt ist (s. auch Abb. 1.9a).
- Bei einer *Reduktion der Spermatogenese* und bei *Abnahme des Tubulusdurchmessers* sowie einer *Fibrose des Interstitiums* beobachtet man häufig auch eine *Zunahme elastischer Lamellen in der Tubuluswand.*

Ein ätiologischer Rückschluß auf die Ursache der reduzierten Spermatogenese ist histologisch nur ausnahmsweise möglich.

- Gelegentlich gelingt es jedoch, im Interstitium *Rundzellinfiltrate* aufzufinden, die als ein Indiz einer *abgelaufenen Orchitis* gewertet werden können.
- Bei der Beurteilung des Hodengewebes ist auch der *Aufbau der Tubuluswand* (*Fibrose*) zu beachten.
- Ferner sollte die *Entfaltung* und die *Anzahl* der *Leydig-Zwischenzellen* im Interstitium beurteilt werden. Gerade bei einer Reduktion der Spermatogenese erscheinen die Leydig-Zwischenzellen in der Biopsie häufig hyperplastisch und insgesamt vermehrt entsprechend einem hypergonadotropen Hypergonadismus.
- Bei der Beurteilung des *Stromas* sollte auf *Fibrosierungen* geachtet und nach *restlichen entzündlichen Infiltraten* als Residuen einer abgelaufenen Orchitis gesucht werden.

Ergänzend sei hier noch mal darauf hingewiesen, daß unter dem Begriff der *Spermatogenese im strengen Sinne* eigentlich nur die *Ausreifung von Spermatogonien bis zu den Spermatiden* zu verstehen ist, daß man jedoch im allgemeinen Sprachgebrauch die gesamte Samenbildung mit einschließt. Unter *Spermiogenese* (älterer Begriff Spermiohistogenese) versteht man *ausschließlich die Reifungsperiode von den Spermatiden zu den Spermatozoen*, die in engem Kontakt mit den Sertoli-Stützzellen stattfindet (Zelleibstreckung, Bildung des Achrosom, des Schlußringes, sowie des Achsen- und Spiralfadens). Anomalien der Spermatozoen sind z.T. auch in der Paraffintechnik zu erkennen, doch muß man ausdrücklich darauf hinweisen, daß die genaue Analyse solcher Anomalien nicht Aufgabe des histologischen Schnittes sein kann, sondern sich z. B. bei Ejakulationsuntersuchungen wesentlich besser erfassen läßt.

Ätiologie, Pathogenese. *Hypo- und Hypergonadismus:* An erster Stelle der Fertilitätsstörungen sind die verschiedenen Formen des *Hypogonadismus* zu nennen, während eine *Gonadenüberfunktion* ein relativ seltenes Ereignis darstellt. Dabei stehen ganz überwiegend die Formen des *primären präpuberalen* und *postpuberalen Hypogonadismus* im Vordergrund. Auf die entsprechenden vorausgegangenen Artikel sei in diesem Zusammenhang verwiesen. Der *sekundäre* und *tertiäre Hypogonadismus* kommt als Ursache einer Infertilität nur ausnahmsweise vor.

Erkrankungen der ableitenden Samenwege. Voraussetzung für eine Fertilität ist die intakte Funktion von Nebenhoden und Samenblasen, die durch Bereitstellung des Sekretes und von Energie (Fruktose) erst die Motilität der Spermatozoen ermöglichen.

Bei 1/3 der Patienten mit Infertilität liegt eine Erkrankung der ableitenden Samenwege vor. Die Kombination von erhaltener Spermatogenese – gesichert durch die Hodenbiopsie – und Aspermie beweist die Abflußstörung. Als Ursache kommen hier die seltenen *angeborenen Fehlbildungen* und *Aplasien* der Samenwege in Betracht. *Meist liegt jedoch ein entzündlich bedingter Verschluß vor.* Die Unterbrechung der ableitenden Samenwege sitzt häufig am Übergang vom Nebenhodenschwanz zum Ductus deferens.

Wird eine Abflußbehinderung diagnostiziert und weist das Hodengewebe in der Biopsie keine gravierenden Veränderungen der Spermatogenese auf, ist der *operative Versuch einer funktionellen Rekonstruktion* zu bejahen. *Der histologische Befund der Hodenbiopsie hat hier also entscheidenden Einfluß auf die Therapie.*

> Es hat sich erwiesen, daß die *Spermatogenese* durch einen Verschluß der ableitenden Samenwege praktisch *nicht* beeinträchtigt wird und zwar auch dann nicht, wenn dieser Zustand *über Jahre* bestanden hat. *Voraussetzung* ist jedoch, daß der *Verschluß distal des Nebenhodenkopfes sitzt,* da dann die Spermatozoen fortwährend im Bereich des Nebenhodenkopfes resorbiert werden können.

Der *Behandlungserfolg* einer Rekonstruktion läßt sich einmal durch das Spermiogramm kontrollieren, *dokumentiert* sich letztlich aber *nur durch eine eingetretene Gravidität.* Eine erfolgreiche *funktionelle Rekonstruktion – oft eine Anastomose zwischen Nebenhodenkopf und Ductus deferens –,* die sich je nach Erfahrung des Operateurs[23] in 20–70% der Fälle durch die Mikrochirurgie erreichen läßt, ist nicht gleichzusetzen mit einer Fertilität. Die Angaben über *eingetretene Graviditäten* nach operativer Korrektur differieren erheblich und reichen *bis zu 30%* – letztlich eine relativ geringe Erfolgsquote, auf die der Operateur schon präoperativ hinweisen sollte. Abschließend ist noch anzumerken, *daß die Patienten bei Verschlußaspermien durch eine Operation nichts zu verlieren haben, bei einem günstigen Ergebnis jedoch eine Fertilität erreichen können.*

Vasektomie. Kurz sei hier noch auf die *Vasektomien im Rahmen der freiwilligen Sterilisation* (3% der Männer im reproduktionsfähigen Alter) hingewiesen. Diese Operation sollte den Patienten als *irreversibel* dargestellt werden, nicht zuletzt unter dem Aspekt der relativ geringen Fertilitätsaussichten nach erneuter Anastomosierung[10,18,23]. Obwohl heute bei diesen Patienten eine Reanastomosierung in 80%–90% der Fälle gelingt, bedeutet dies jedoch nicht, daß im gleichen Umfang auch eine Fertilität gegeben ist. *Nach der Vasektomie entwickeln sich bei den Patienten Autoantikörper gegen Spermatozoen.* Diese Autoantikörper beeinträchtigen offenbar die Funktion der Spermatozoen und verhindern so – trotz erfolgreicher Reanastomisierung – eine Fertilität. Eine *wirksame Behandlung* der durch Spermienantikörper bedingten Sterilität *existiert bisher nicht.*

Impotentia coeundi. Eine Infertilität kann außerdem auf einer *Impotentia coeundi beruhen.* Auf verschiedene Ursachen, die zu einer Impotentia coeundi führen können, wurde in dem vorausgegangenen Kapitel des äußeren Genitale hingewiesen.

- *Als organische Ursachen* seien hier noch einmal die *Hypo-* und *Epispadien, Phimosen, Paraphimosen, Penisfibrosen* sowie die *Induratio penis plastica* genannt. Operative Korrekturen sind vielfach möglich und zum Teil erfolgreich[12,15]. Es werden hierbei zusätzlich auch Prothesen zur Unterstützung der Erektion verwendet[22].
- *Immunologische Phänomene* spielen bei der Infertilität offenbar ebenfalls eine Rolle. Unverträglichkeiten im ABO-System zwischen Frau und Mann sind offenbar gelegentlich Ursache einer Infertilität.
- Des weiteren kommen *neurologische Störungen* im Bereich des Rückenmarks und des kleinen Beckens z. B. nach Unfällen oder nach radikalen Operationen z. B. von Hodentumoren oder Prostatakarzinomen in Betracht.
- Ein größeres Kollektiv betrifft jedoch die *psychischen Potenzstörungen*, die mit Störungen der Erektion, der Libido usw. einhergehen[16]. Eine psychische Potenzstörung darf allerdings *nur dann* diagnostiziert werden, *wenn vorher organische Leiden als Ursache differentialdiagnostisch sicher* ausgeschlossen wurden. Scheiden lokale Veränderungen wie z. B. Entzündungen, arterielle Durchblutungsstörungen, neurologische Ausfälle sowie arzneimittelinduzierte und endokrinologische Ursachen für eine erektile Dysfunktion aus, müssen auch *psychische Gründe als auslösender Faktor in Betracht gezogen werden.*

Psychische Auffälligkeiten spielen bei *mehr als 50%* dieser Patienten eine wesentliche Rolle und müssen entsprechend therapiert werden. Zur Behebung der Erektionsschwäche können dabei auch Schwellkörperautoinjektionen durchgeführt werden.

- *Hormonelle Störungen* der Fertilität fallen unter das Kapitel des sekundären und tertiären Hypogonadismus und sind hier einzuordnen.

Zusammenfassend läßt sich also feststellen, daß die *Störung der männlichen Fertilität zahlreiche Ursachen* haben kann. Vom *Dienzephalon* über den *Hypothalamus*, den *Hypophysenstiel*, den *Hypophysenvorderlappen*, den *Hoden* – exkretorisch wie auch inkretorisch –, den *Nebenhoden*, den *Ductus deferens*, die *Samenblase*, die *Prostata* bis hin zum *äußeren Genitale* ist auf allen Stufen eine *Beeinträchtigung der Fertilität möglich und auch bekannt.*

Literatur

1.–9. Weiterführende Literatur (▷ S. 3)

10. Amelar RD, Dubin L (1979) Vasectomy reversal. J Urol 121:547–550
11. Beierdörffer H, Schirren C (1979) Besonderheiten und Nebenwirkungen bei Hodenbiopsie. Andrologia 11:311–319
12. Hienz A, Voggenthaler J, Weißbach L (1980) Histological findings in testes with varicocele during childhood and their therapeutic consequences. Eur J Pediatr 133:139–146
13. Holstein AF, Wulfhekel U (1971) Die Semidünnschnitt-Technik als Grundlage für eine cytologische Beurteilung der Spermatogenese des Menschen. Andrologia 3:65–69
14. Johnson SG (1970) Testicular biopsy score count – A method for registration of spermatogenesis in human testes: Normal values and results in 335 hypogonadal males. Hormones 1:2–25
15. Knispel HH, Wegner HEH, Klän R, Müller K (1994) Ergebnisvergleich zwischen verschiedenen Schwellkörperimplantaten. Akt Urol 25:225–228
16. Kockott G (1980) Ergebnisse der Verhaltenstherapie bei Potenzstörungen. Münch Med Wochenschr 122:539–542
17. Kretzer DM de (1982) Testicular biopsy in the management of male infertility. Int J Androl 5:449–451
18. Nieschlag E (1987) Vasektomie – pro und contra. Dtsch med Wochenschr 112:1107–1109

18a. Obruca A, Strohmer H, Brunner M, Kindermann Ch, Feichtinger W (1995) Erfolgreiche Etablierung der „Intrazytoplasmatischen Spermien Injektion“ (ICSI) im Rahmen der In-vitro-Fertilisation. Geburtsh Frauenheilk 55:400–403

19. Schirren C (1982) Praktische Andrologie. 2. Aufl. Karger, Basel München Paris London New York Sydney
20. Schütte B (1984) Der Wert der Hodenbiopsie bei Patienten mit Oligospermie. Akt Dermatol 10:88–96
21. Sigg C (1979) Klassifizierung tubulärer Hodenatrophien bei Sterilitätsabklärungen. Bedeutung der sogenannten bunten Atrophie. Schweiz Med Wochenschr 110:801–806
22. Sohn M, Barada JH (1994) Ergebnisse der penilen Gefäßchirurgie bei erektiler Impotenz. Akt Urol 25:133–142
23. Wagenknecht LV, Weitze KH, Hoppe LP, Krause D, Leidenberger FA, Becker H, Schütte B, Holstein AF, Schirren C (1980) New development in surgical andrology. Alloplastic spermatocele. Invest Urol 17:432–434

Prostata

B. Helpap

Weiterführende Literatur

1. Ackerman R, Altwein JE, Faul P (Hrsg) (1991) Aktuelle Therapie des Prostatakarzinoms. Springer, Berlin Heidelberg New York Tokyo
2. Bernstein J, Churg J (1992) Urinary tract pathology. An illustrated practical guide to diagnosis. Raven Press, New York
3. Dhom G (1991) Prostata. In: Pathologie des männlichen Genitale, Bd 21. Spezielle pathologische Anatomie. Doerr W, Seifert G (Hrsg) Springer, Berlin Heidelberg New York Tokyo, S 455–642
4. Epstein JI (1996) Prostate biopsy interpretation. Lippincott – Raven, New York
5. Epstein JI (1992) Differential diagnosis in pathology. Urologic disorders. Igaku-Shoin, New York Tokyo
6. Helpap B (1989) Pathologie der ableitenden Harnwege und der Prostata. Springer, Berlin Heidelberg New York Tokyo
7. Helpap B (1993) Atlas der Pathologie urologischer Tumoren. Springer, Berlin Heidelberg New York Tokyo
8. Klöppel G (Hrsg) (1993) Aktuelle Pathologie der Prostata und der ableitenden Harnwege. Verh Dtsch Ges Pathol 77. Tagung Würzburg. Fischer, Stuttgart Jena New York
9. Murphy WM (1989) Urological pathology. Saunders, Philadelphia San Diego London Toronto Montreal Sydney Tokyo
10. Petersen RO (1986) Urologic pathology. Lippincott, Philadelphia London Mexico City New York St. Louis Sao Paulo Sydney
11. Wernert N (1991) Immunhistochemie der Prostata und des Prostatakarzinoms Fischer, Stuttgart New York

Anatomisch-physiologische Vorbemerkungen

Bei ausgewachsenen jungen Männern wiegt die Prostata ca. 30 g und weist einen sagittalen Durchmesser bis 2,5 cm auf. Nach abgeschlossener Differenzierung unter Androgeneinfluß finden sich 30–50 *Drüsenläppchen* mit etwa 15–30 Ausführungsgängen. Diese münden in den Furchen seitlich des Colliculus seminalis ein. Die überwiegende Organmasse wird durch die *Außendrüse* gebildet. Diese umschließt die *Innendrüse*, die durch eine fibromuskuläre Zone abgegrenzt ist. Das Gesamtorgan ist von einer *kapselartigen Muskel-* und *Bindegewebsschicht* umgeben mit Gefäßen und Nerveneinschlüssen. An der posterioren Seite liegt die *Denonvillier'sche Faszie*, die fest mit dem prostatischen Kapselstroma verwachsen ist. Im Zentrum liegt die bogenförmige *Pars prostatica der Harnröhre*[3,6,7]. Die Prostata wird anatomisch unterteilt (Abb. 1.17 a)[13,50,51] in eine

- *zentrale Zone*, dorsokranial gelegen,
- *Transitionszone* oder präprostatisches Segment bzw. periurethrale Mantelzone, mediolateral der Urethra gelegen,
- *periphere Zone*. Sie umgibt die zentrale Zone.
- *Aglanduläres anteriores Stroma.*

In den *ersten drei Zonen* finden sich *Drüsen* mit einem Hauptgang und zahlreichen Verzweigungen, die von einem mehrreihigen *Zylinderepithel* sowie überwiegend in geschlossener Formation liegenden *Basalzellen* ausgekleidet werden. Die *Epithelien*, schmalen gefäßfüh-

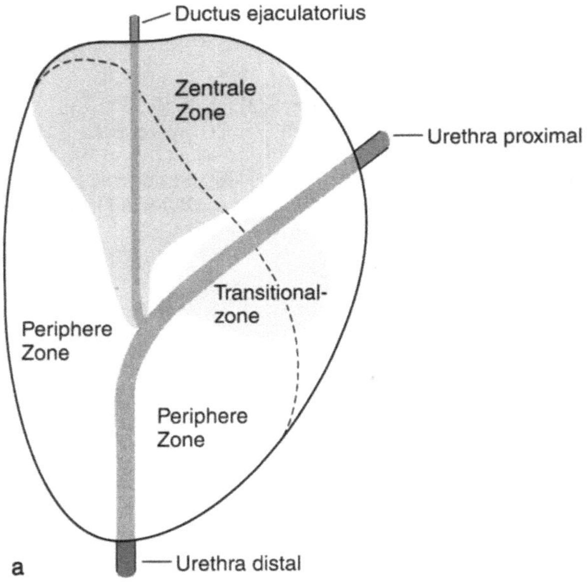

a

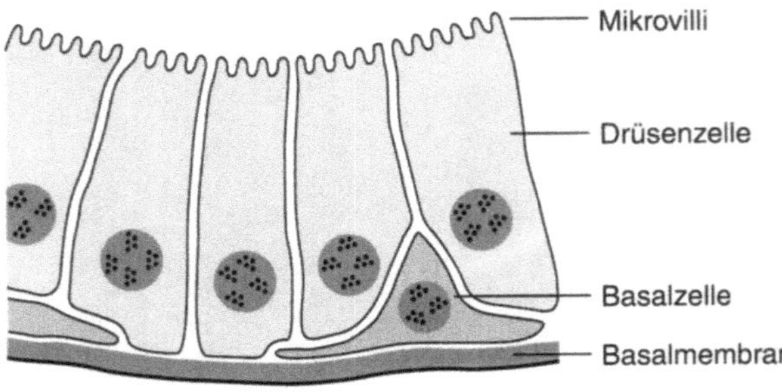

b

Abb. 1.17. a Sagittales Schema der Prostata mit zentraler, transitionaler und peripherer Zone (Mod. nach McNeal[50]). **b** Schematischer Aufbau von Drüsenschläuchen der Prostata mit sekretorischen und Basalzellen renden bindegewebigen Leisten aufliegend, springen fast papillenförmig in die Drüsenlichtung vor. Das Epithel wechselt in der Höhe beträchtlich. Große Drüsen werden von einem flachen, kleine Drüsen von einem breiten, aufgefalteten Epithel ausgekleidet. Hier handelt es sich um unterschiedliche Sekretionszustände der Drüsen[3,6,7,11,50].

- Das *sekretorische Epithel* besteht aus hochzylindrischen Zellen mit wabigem Zytoplasma und kleinen Mitochondrien. Die apikale Zone zeigt reife Sekretgranula. Immunhistochemisch exprimieren die sekretorischen Zellen *prostataspezifische saure Phosphatase* (*PAP*) und *prostataspezifisches Antigen* (*PSA*). Ferner sind die *Zytokeratine 7, 8, 18* und *19* sowie *Alpha-1-Antichymotrypsin* (*ACT*) und *karzinoembryonales Antigen* (*CEA*) sowie *AB0-Blutgruppenantigene* nachweisbar. Der *Androgenrezeptor* wird vom sekretorischen Drüsenepithel exprimiert, d.h. daß die sekretorischen Epithelien androgenabhängig sind. Dagegen sind *Östrogen-* und *Progesteronrezeptoren nicht nachweisbar*[3,65] (Abb. 1.17b u. 1.18a; Tabelle 1.11).
- Die zweite wichtige Zellart ist die *Basalzelle*. Die Basalzellen liegen in geschlossenem oder unterbrochenem Verband. Sie sind untereinander und z.T. auch

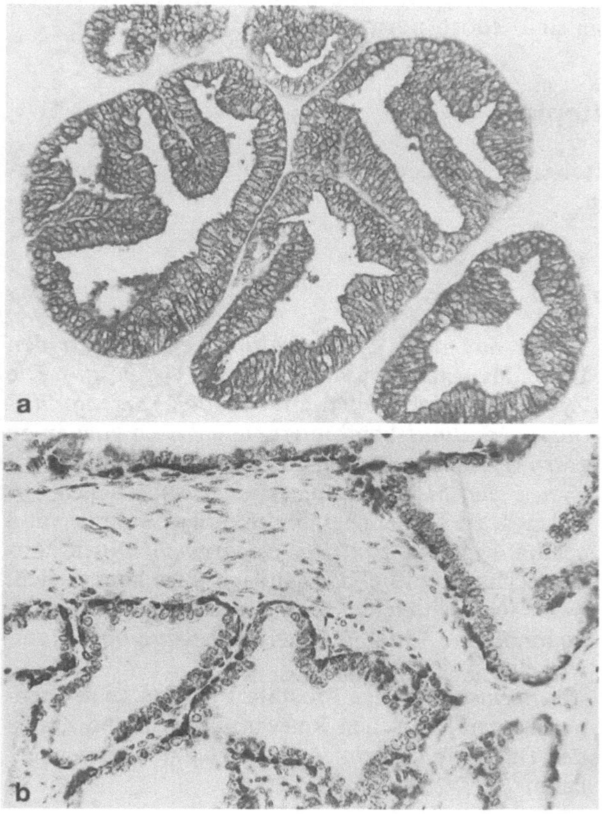

Abb. 1.18. a Expression von prostataspezifischem Antigen in den sekretorischen Zellen der Prostatadrüse. PAP-Methode 250:1. **b** Markierung der Basalzellen durch Zytokeratin 34βE12 (Stratum-corneum-Keratin). ABC-Methode 250:1

Tabelle 1.11. Immunhistochemie der normalen und hyperplastischen Prostata

Antigene	Zytologie (Zellart)			
	Sekretorische	Basale	Endokrine	Stroma-Zellen
PSA	+	–	(+)	–
PAP	+	–	(+)	–
Zytokeratine				
5, 10, 11	–	+	(+)	–
13, 14, 16	–	+	(+)	–
19	+	+	(+)	–
7, 8, 18	+	–	(+)	–
CEA	+	–	–	–
AB0-Blutgruppen	(+)	(+)		–
Rezeptoren				
Androgen	+	(+)	(–)	–
Östrogen	–	+	–	(+)
Progesteron	–	+	–	(+)
Lektine (PNA)	+	+	–	–
Antichymotrypsin	+	–	–	(+)
Vimentin	(+)	–	–	+
SMA (Aktin)	–	– (+)	–	+
Desmin	–	–	–	+
Serotonin	–	–	+	–
S 100 Protein	–	– (+)	+	–
NSE	–	–	+	–
Chromogranin A	–	–	+	–
Calcitonin	–	–	+	–
Somatostatin	–	–	(+)	–
TSH	–	–	(+)	–

mit den sekretorischen Epithelien kompliziert verzahnt. Die immunhistochemische Reaktion auf *Zytokeratine 5, 10, 11, 13, 14 und 16* (*Stratum corneum Keratin, M 903 bzw. 34 β E12*) *ist in den Basalzellen positiv*. Die Expression von PAP und PSA ist dagegen negativ. *Östrogen-* und *Progesteronrezeptoren* sind in Basalzellen *positiv*[6,7,11,34,35] (Abb. 1.17b u. 1.18b). Obwohl die Basalzellenlage androgenunabhängig ist, enthält sie androgen-responsive Zielzellen und exprimiert unterschiedlich stark den nukleären Androgenrezeptor und 5α-Reduktase-2-Isoenzym. Aus der Gruppe der androgen-responsiven Zellen in der Basalzellenlage erfolgt unter Androgeneinfluß die Differenzierung in sekretorisch-luminale Zellen. Zellkinetische Analysen mit Ki67/Mib1-Proliferationsantigenen haben gezeigt, daß die wesentliche proliferative Aktivität bei der normalen und hyperplastischen Prostata in den Basalzellen liegt. *Das proliferative Zellkompartiment in den Prostatadrüsen ist somit androgenunabhängig und liegt in der Basalzellenschicht.* Die sekretorisch-luminalen Zellen sind das Differenzierungskompartiment. Sie sind androgenabhängig und besitzen nur eine eingeschränkte proliferative Aktivität. Innerhalb des proliferativen Zellpools befindet sich die *Stammzellpopulation*, die permanent sich selbst erneuert und aus der über Intermediärformen *Basalzellen*, *sekretorische luminale* und *endokrin-parakrine Zellen* entstehen. Dieser Differenzierungsprozeß wird über zirkulierende Steroidhormone reguliert. *Östrogene* verursachen eine Basalzellenhyperplasie und blockieren den Differenzierungsweg zu sekretorisch-luminalen Zellen. *Androgene* fördern diese Differenzierung. Diese Form ist jedoch von der Zahl androgenresponsiver Zielzellen abhängig[16].

- Zwischen den Drüsenepithelien liegen vereinzelt eingestreut für *Chromogranin A* und *B* sowie für *neuronenspezifische Enolase* (*NSE*) positive *neuroendokrine Zellen.* Im Bereich der großen Gänge sind sie häufiger, vor allem im Utrikulus und in der Urethra. Die neuroendokrinen Zellen enthalten *Serotonin, selten auch Kalzitonin* und ein *TSH-artiges Antigen.* Die peptidartigen Hormone modulieren offenbar die Zellproliferation im Rahmen der Hyperplasie und des Karzinoms. Der Androgenrezeptor wird von den neuroendokrinen Zellen nicht exprimiert. Als postmitotische Zellen sind sie negativ für Ki67/Mib1[16] (Tabelle 1.11).
- Das *Prostatastroma* besteht aus *glatter Muskulatur* und *Bindegewebe* mit kollagenen, retikulären und elastischen Fasern. Die Drüsenazini werden von einer schmalen Bindegewebsschicht mit wenigen elastischen Fasern, vor allem aber von dünnen Scheiden glatter Muskelzellen umgeben. Um größere Drüsenabschnitte und um größere Gänge sind die glatten Muskelfaserzüge zirkulär und in Längsrichtung angeordnet. Offenbar sind sie ein Glied in dem *motorisch-muskulären System*, das die *Austreibung des Sekretes* vollzieht. Der Apex der Prostata wird von Skelettmuskelfasern des Diaphragma urogenitale umgeben. In den Kernen des fibromuskulären Stromas ist der *Östrogenrezeptor* nachweisbar. Für den *Androgenrezeptor* besteht nur eine schwache Reaktion[65] (Tabelle 1.11).
- Die *kapilläre Durchblutung* des Organs ist in der jugendlichen Prostata sehr ausgeprägt. Die Vaskularisation nimmt nach dem 45. Lebensjahr ab, z.T. schwinden die Sinusoide. Venös wird die Prostata von einem periurethralen sowie einem Kapselplexus, der ein Teil des Plexus venosus vesicoprostaticus ist, versorgt. Es finden sich auch reichlich *Lymphgefäße.*
- Diese enden in den externen und internen iliakalen Lymphknoten.

Die *Innervation der Prostata erfolgt* durch den Plexus pelvinus. Stroma und glatte Prostatamuskulatur werden von einem dichten Maschenwerk cholinerger und adrenerger Nerven versorgt[13]. Das papillär aufgefaltete Epithel des *Utriculus prostaticus* unterscheidet sich immunhistochemisch bzw. histologisch nicht von dem der Prostatadrüsen. Es besteht ebenfalls aus Basalzellen und sekretorischem Zylinderepithel.

> *In der Transitionszone entwickelt sich die Prostatahyperplasie. Die periphere Zone ist zu 70% für periphere Prostatakarzinome prädestiniert. 20% der Karzinome finden sich in der Transitionszone, insbesondere hochdifferenzierte inzidente Formen. In 10% der Fälle liegen Karzinome der zentralen Zone vor*[51] (Abb. 1.17a).

Entwicklungsstörungen

Aplasie/Hypoplasie

Eine *partielle oder komplette Aplasie* der Prostata ist *häufig mit Mißbildungen der Nieren und Harnwege, z.B. Prune-Belly-Syndrom* sowie *Kloakenpersistenz, kombiniert.* Eine *Hypoplasie* der Prostata tritt bei primärem und sekundärem *Testosteronmangel* auf (hypogonadotroper Hypogonadismus, Eunuchismus, Klinefelter-Syndrom). Bei *5α-Reduktase-Defekt* (Defekt der Umwandlung von Testosteron zu Dihydrotestosteron) liegt ein *intersexuelles männliches Genitale* mit einer *kleinen Prostata* vor. Stimmbruch und Muskelentwicklung sind jedoch normal[3,6,8,9,10].

Ektopie

Ektopes Prostatagewebe kann *subvesikal* gefunden werden.

Zysten

- *Zysten aus dem Urogenitalsinus* entsprechen den Utrikuluszysten. Das Epithel ist *PSA-positiv.* Die Zysten sind nicht selten mit *Pseudohermaphroditismus masculinus* kombiniert. Die Zysten können zu *Harnwegsobstruktionen* führen.
- *Zysten der Müller-Gänge* sind mesodermalen Ursprungs. Sie können bis mannskopfgroß werden und ebenfalls zu *obstruktiven Syndromen* führen. Aus dem Zylinderepithel der Müller-Gänge können sich, wenn auch sehr selten, *papilläre intrazystische Adenokarzinome* oder *Plattenepithelkarzinome* entwickeln.
- *Retentionszysten* der Prostata sind von keiner nennenswerten klinischen Relevanz. Ferner sind *Zysten der Ductus ejaculatorii* und der Samenblasen bekannt[3,5,8,9,10].

Entzündungen

Pathogenese. Entzündungen der Prostata entstehen entweder *kanalikulär urethrogen aszendierend, urinogen deszendierend* von Niere oder Harnblase oder *spermiokanalikulär* von den Samenblasen ausgehend. Daneben finden sich sehr viel seltener *lymphogen-hämatogen-metastatische Absiedlungen* in der Prostata, z. B. bei Osteomyelitis, Endokarditis, Tonsillarabszessen und allgemeiner Sepsis bzw. Septikopyämie.

Die unspezifische Prostatitis tritt als *selbständige Erkrankung* überwiegend vor dem 5. Lebensjahrzehnt auf. Im *höheren Lebensalter* ist sie überwiegend eine *abakterielle* Komplikation bei *nodulärer Prostatahyperplasie*, oder sie wird durch *instrumentelle Eingriffe* nach transurethralen Resektionen oder Katheterismus ausgelöst[3-6,9,10].

Akute Prostatitis

Die Prostatitis wird in *unspezifische* und *spezifische Formen* unterschieden, wobei unter den unspezifischen die *akute, eitrige* und *abszedierende Prostatitis* den chronischen Verlaufsformen, wie der *interstitiellen diffusen* oder *fokalen* sowie der *periduktalen* oder *periglandulären*, häufig rezidivierenden und der *granulomatösen* gegenübersteht. Akute, eitrige Entzündungsformen können – jedoch selten – in chronische Verlaufsformen übergehen. Es handelt sich um ein *akutes klinisches Geschehen;* histologisch und zytologisch durch klare Befunde dokumentiert, wobei *fokale* und *diffus-phlegmonöse leukozytäre Infiltrate* vorliegen können, letztere vor allem bei *Septikopyämien.* Im Rahmen der akuten Entzündung kann nicht selten das sekretorische Epithel der Drüsen zerstört werden. Die Basalzellen bleiben jedoch meist erhalten. *Differentialdiagnostisch* kann das klinische Bild einer akuten Prostatitis durch eine *Prostatakongestion* vorgetäuscht werden. Das *Prostataexprimat* ist jedoch in diesen Fällen leukozytenfrei und steril[6,38].

Chronische unspezifische Prostatitis
(Tabelle 1.12)

Ätiologie. Als *Erreger* der sog. abakteriellen *chronischen Prostatitis* werden *Chlamydia trachomatis* oder *Ureaplasma urealyticum* diskutiert.

Morphologie. Morphologisch entwickelt sich die chronische unspezifische Prostatitis häufig aus einer sog. *Stauungsprostatitis* und ist in diesen Fällen nicht selten mit einer *paraurethralen nodulären Prostatahyperplasie* kombiniert. Die prostatischen Drüsen sind von Makrophagen, z. T. auch von Leukozyten, ausgefüllt. In fortgeschrittenen Stadien ist das Drüsenepithel destruiert. Ein Gemisch von *Lymphozyten, Monozyten* und *Makrophagen* durchsetzt auch das angrenzende periglanduläre oder periduktale Stroma. Bei längerem Bestehen einer Stauungsprostatitis kann es zur *Eindickung des Sekrets* bzw. *Kalkinkrustationen* sowie *Prostatolithen* des resorptiven entzündlichen makrophagenreichen Exsudates kommen[38].

Diffuse interstitielle Prostatitis

Über eine *chronisch-rezidivierende B-Zell-Prostatitis* kann es zu einer diffusen interstitiellen Prostatitis kommen mit Infiltraten von zunächst *B- und T-Lymphozyten* sowie *Plasmazellen.* Im fortgeschrittenen Stadium überwiegen *T-Lymphozyten* (Abb. 1.19a, b). Bei dieser Entzündungsform kommt es zu *Destruktionen der Drüsen*, wobei im fortgeschrittenen Stadium PSA- oder PAP-Expressionen im Epithel nicht mehr nachweisbar sind. Auch die Keratinexpression der Basalzellen fehlt. *Zytologisch* finden sich *alterierte und z. T. auch atypische Prostataepithelien mit kleinen prominenten Nukleolen.* Bei länger bestehender, chronisch rezidivierender Prostatitis resultiert das Bild der *ausgebrannten chronischen Prostatitis.* Das Interstitium ist *sklerosiert.* Drüsenformationen sind nicht mehr erkennbar[38].

Differentialdiagnose. In diesen Fällen stehen differentialdiagnostisch *sklerosierte Formen undifferenzierter*

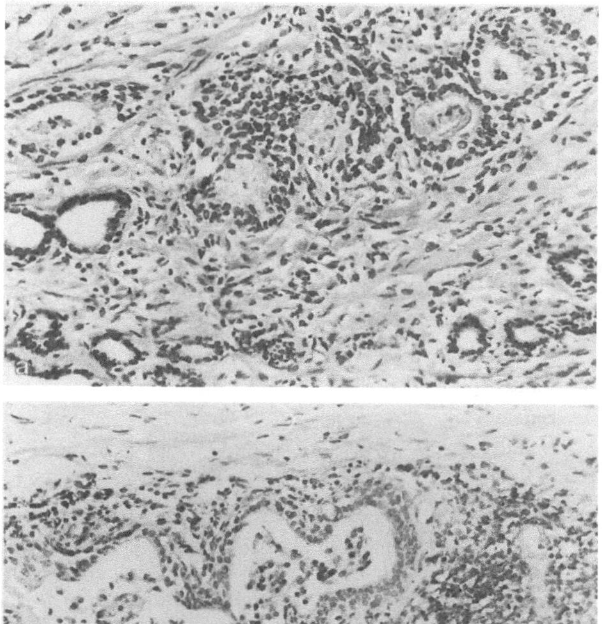

Abb. 1.19. **a** Chronische periglanduläre und interstitielle Prostatitis. Hämatoxylin-Eosin 140 : 1. **b** Chronische periglanduläre Prostatitis mit fast ausschließlicher T-Zellinfiltration. CD3-T-Zellmarker, ABC-Methode, 140 : 1

Tabelle 1.12. Klassifikation der Prostatatumoren (WHO mit ICD-O- und SNOMED-Code)

I. Epitheliale Tumoren	
A. Benigne	
B. In situ Veränderung	
Prostatische intraepitheliale Neoplasie (PIN)	(M-8140/2)
C. Maligne – invasiv	
1. Gewöhnliche Karzinome	
Uniformer Aufbau	
a) Glandulär, hoch differenziert	(M-8140/3)
b) Glandulär, wenig differenziert	(M-8140/3)
c) Kribriform	(M-8140/3)
d) Solide trabekulär	(M-8140/3)
2. Ungewöhnliche Prostatakarzinome	
a) Urothelkarzinome	(M-8120/3)
b) Plattenepithelkarzinome	(M-8070/3)
c) Muzinöses Karzinom	(M-8480/3)
d) Duktal-papilläres Karzinom	(M-8050/3)
e) Adenoid-zystisches Karzinom	(M-8200/3)
f) Basalzellenkarzinom	(M-8147/3)
g) Endokrin differenzierte Karzinome	(M-8246/3)
3. Undifferenzierte (nicht klassifizierbare) Prostatakarzinome	(M-8020/3)
II. Nicht epitheliale Tumoren	
A. Benigne	
B. Maligne	
1. Rhabdomyosarkom	(M-8900/3)
2. Leiomyosarkom	(M-8890/3)
3. Andere (Fibrosarkome, malignes fibröses Histiozytom, Chondrosarkome usw.)	
III. Mischtumoren (Karzinoide, Karzinosarkome, Nävuszellnävi, maligne Lymphome und andere)	
IV. Metastasen	
(von Leukämien, malignen Lymphomen, Karzinomen der Harnblase, der Samenblase, des Rektums, der periurethralen Drüsen)	
V. Unklassifizierbare Tumoren	
Benigne (M-8000/0) oder maligne (M-8000/3) Tumoren, bei I. – IV. nicht sicher einzuordnen	
VI. Tumorähnliche Veränderungen und Epithelatypien	(SNOMED-Nr.)
A. Noduläre Hyperplasie	(72030)
B. Andere Hyperplasien	
1. Basalzellenhyperplasie	(72120)
2. Sklerosierende Adenose	(74220)
3. Atypische adenomatöse Hyperplasie (AAH)	(72005)
C. Atrophieassoziierte Veränderungen, sog. postatrophische Hyperplasie	(72020)
D. Plattenepithelmetaplasie	(73220)
E. Entzündung	
1. Chronische Prostatitis	(43000)
2. Granulomatöse Prostatitis	(44000)
3. Malakoplakie	(43180)

unbehandelter oder *behandelter Prostatakarzinome* zur Diskussion. Der immunhistochemische Nachweis von Entzündungszellen durch LCA („leucocytic common antigen"), T- oder B-Zellmarker erhärtet den Befund einer chronisch sklerosierenden Prostatitis. Der Nachweis von PSA oder PAP in diffuser Expression über den spindelzelligen, z. T. erheblich atypischen Elementen sichert den Befund eines Prostatakarzinoms. Bei dichten fokalen oder diffusen lymphozytären Stromainfiltrationen der Prostata ist eine weitere Differentialdiagnose das *maligne Lymphom*[3–6,9,10,38].

Unspezifische granulomatöse Prostatitis (Tabelle 1.12)

Epidemiologie. Dieses eigenständige Krankheitsbild der granulomatösen Prostatitis ist in *1–3% des Prostatabiopsiematerials* zu finden. Unter den *chronischen* Prostatitiden macht die granulomatöse Form *etwa 20%* aus.

Die *Konsistenz* der Prostata ist deutlich vermehrt, die *Oberfläche* ist höckrig, so daß differentialdiagnostisch auch an ein Karzinom zu denken ist.

Morphologie. *Histologisch* wird das Interstitium von einem *entzündlichen Infiltrat*, bestehend aus *Makrophagen, T-Lymphozyten* und *aktivierten Fibroblasten*, durchsetzt. Dabei finden sich innerhalb von *Granulomen* auch reichlich mehrkernige *Lysozym-positive Riesenzellen*, teils vom ungeordneten, teils vom geordneten Typ. Die granulomatöse Entzündung ist in 70% *fokal*, in 30% der Fälle *diffus*. Sie hat einen ausgeprägt *destruktiven Charakter*. Die Epithelalterationen sind hier am stärksten entwickelt. In den Restlichtungen der zerstörten Drüsen sind z. T. auch eosinophile Granulozyten nachweisbar. Das histologische Bild ist durch *3 Stadien* geprägt[3,46]:

- *Drüsendestruktion* mit Invasion von *neutrophilen* und *eosinophilen Granulozyten* und *Makrophagen*. Die Drüsenlichtungen sind nach Art von Kryptenabszessen mit Zelldetritus und Leukozyten angefüllt.
- *Granulombildung* mit reichlich *Makrophagen* und *Riesenzellbildungen*, die offenbar durch unvollständig phagozytierte Sekretreste induziert wird.
- *Sklerose* und *Narbenbildung* im Sinne einer *ausgebrannten granulomatösen Entzündung*.

Differentialdiagnose. Die differentialdiagnostische Abgrenzung gegenüber *wenig differenzierten bis undifferenzierten Prostatakarzinomen* ist *histochemisch* durch eine positive PAS-Reaktion der Makrophagen gegenüber den undifferenzierten, PAS-negativen Karzinomzellen möglich. Der positive Ausfall von *PSA* und *PAP* in dem diffusen Infiltrat stützt die Diagnose eines Karzinoms, während der positive Nachweis von Lysozym und T-Zellmarkern bzw. LCA und evtl. auch α-1-Antichymotrypsin die Diagnose einer granulomatösen Prostatitis erhärtet. *In 10–12% der Fälle muß jedoch auch mit der Kombination einer granulomatösen Prostatitis und eines Karzinoms gerechnet werden* (Abb. 1.20a)[3,6,51,57–59].

Ätiologie. Die *granulomatöse Prostatitis* ist überwiegend eine *Sekundärerkrankung*. *Ätiologisch* spielt der Kontakt des im Rahmen einer

- *Stauungsprostatitis* aus zerstörten Drüsenlichtungen austretenden Prostatasekrets mit dem Stroma eine wichtige Rolle (Abb. 1.20b). Dabei entwickeln sich offenbar auch lokal gebildete *Autoantikörper*.
- Auf eine *systemische autoimmunologische Entzündung* deuten Beobachtungen hin, in denen das morphologische Bild der granulomatösen Prostatitis von einer *nekrotisierenden Vaskulitis* und von *Granulomen mit fibrinoiden Nekrosen* beherrscht wird.
- Bei der *allergischen granulomatösen Prostatitis* sind fast ausschließlich *eosinophile Granulozyten* vorhanden. Häufig leiden diese Patienten an Asthma bronchiale[27].

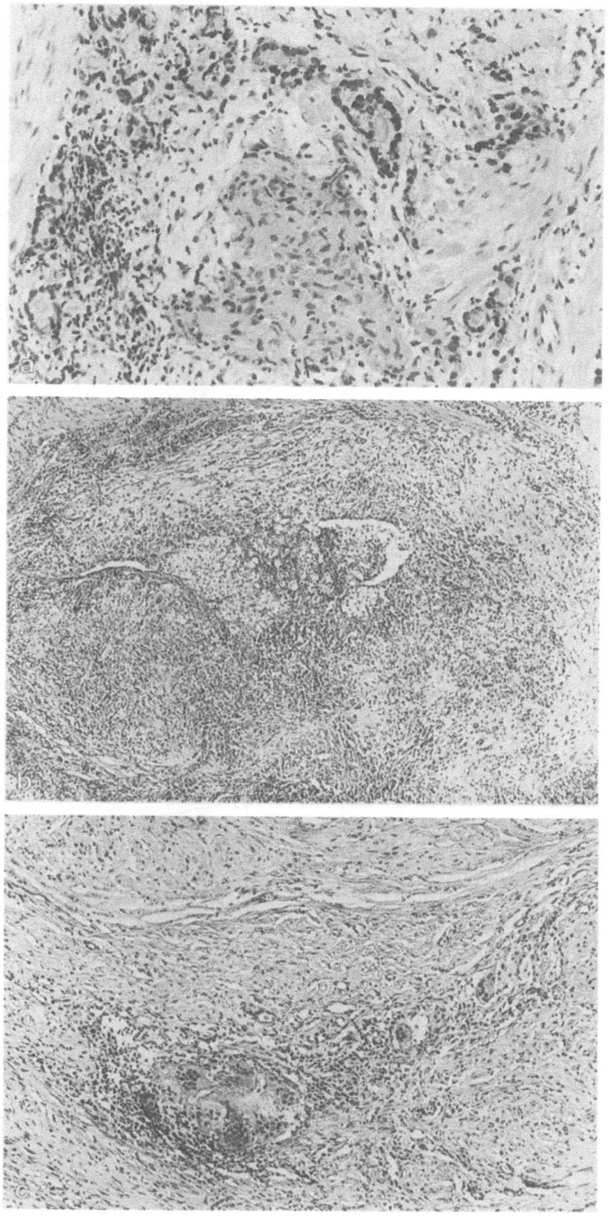

Abb. 1.20. a Chronische granulomatöse Prostatitis in Kombination mit mikroglandulärem Prostatakarzinom. Hämatoxylin-Eosin 140 : 1. **b** Chronisch-granulomatöse Prostatitis ausgehend von einer destruktiven ehemaligen Stauungsprostatitis. Hämatoxylin-Eosin 60 : 1. **c** TUR-Prostatitis mit Riesenzellgranulomen und Resten von karbonisiertem Material. Hämatoxylin-Eosin 60 : 1

Post-TUR-Prostatitis

Morphologie. Die nach vorausgegangener transurethraler Prostataresektion sich im Restorgan entwickelnde, *zumeist herdförmige* Prostatitis zeigt morphologische Bilder, die dem Gesamtspektrum der aufgezeigten Entzündungsformen der Prostata entsprechen. *Selten* findet man ein *eosinophilenreiches entzündliches Infil-*

trat wie bei der eosinophilenreichen granulomatösen bzw. allergischen Prostatitis[27,38]. Ähnlich wie bei der chronischen, destruktiven und granulomatösen Prostatitis liegen fast ausschließlich *T-Lymphozyten* vor. 7–10 Tage nach transurethraler Prostataresektion (TUR), z.T. auch *persistierend* über mehrere Wochen und Monate, kommt es zur Entwicklung von *makrophagen- und epitheloidzellreichen Granulomen mit mehrkernigen Riesenzellen* überwiegend vom ungeordneten, z.T. auch vom geordneten Typ (Abb. 1.20c). Nicht selten enthalten die Riesenzellen *eisenpositives bräunliches Pigment* als Reste der elektrochirurgisch erzeugten *Gewebskarbonisierung.*

Differentialdiagnose. Die Differentialdiagnose im granulomatösen Stadium mit Ausbildung von Riesenzellen kann die *Tuberkulose* sein. Sie wird besonders erschwert, wenn auch im TUR-Granulom kleine Nekrosen vorliegen. Der Nachweis von *Langhans-Zellen* (Riesenzellen vom geordneten Typ) und eine *eisennegative Reaktion* untermauern die Diagnose einer Tuberkulose, wobei zumeist auch bakteriologisch und evtl. fluoreszenzmikroskopisch ein *Erregernachweis* möglich ist. Immunhistochemisch finden sich bei beiden Erkrankungsbildern ausschließlich *T-Lymphozyten*[38].

Malakoplakie (Tabelle 1.12)

Es handelt sich um eine *Sonderform der granulomatösen Prostatitis*, die mit der Malakoplakie der Harnblasenschleimhaut und der Urethra einhergeht. Das Granulationsgewebe ist reich an großen Makrophagen, die rundliche bis ovale, konzentrisch geschichtete Körperchen, sog. *Michaelis-Gutmann-Körperchen* einschließen. Diese Körperchen sind *PAS-*, *Eisen-* und *Sudan-Schwarz-B-positiv.* Es handelt sich um verkalkte, nicht vollständig abgebaute, gramnegative *Bakterienanteile*, vornehmlich der E. coli-Gruppe. *Pathogenetisch* liegt eine *gestörte Makrophagenfunktion* mit defektem lysosomalem Enzymsystem vor[3,4,6,9,10].

Tuberkulöse Prostatitis

Die Urogenitaltuberkulose steht immer noch an erster Stelle der extrapulmonalen hämatogenen Tuberkulose. Die Prostata ist in mehr als 2/3 der Fälle betroffen. *Eine isolierte Tuberkulose der Prostata ist eine große Rarität.* Die tuberkulösen Granulome liegen oft in der Peripherie der Prostata und können mit einer *höckrigen Oberfläche* ein Karzinom vortäuschen. Neben *soliden Granulomen* können auch *große Kavernen* entstehen mit *Übergreifen auf Samenblasen, Nebenhoden* und *Ductus deferentes.* Hier liegt die Quelle für rezidivierende *hämatogene Streuungen*[3,4,6,9,10].

Sonstige granulomatöse Prostatitiden

Weitere granulomatöse Reaktionen durch bestimmte Erreger sind bei *atypischen Mykobakterosen, Brucellose* und *Aktinomykose* zu beobachten. *Parasitäre Infektionen* wie die Bilharziose oder *Mykosen*, z.B. Blastomykosen können ebenfalls in einer granulomatösen Prostatitis gefunden werden[3,6].

Benigne Prostatahyperplasie (BPH)

(Tabelle 1.12)

> **Epidemiologie.** *Die benigne noduläre, paraurethrale Prostatahyperplasie (BPH) ist eine der häufigsten Erkrankungen beim Mann im höheren Lebensalter. 80% aller Männer über 40 Jahre leiden an den urodynamischen Folgen einer BPH.* Die BPH findet sich zu 16% in der Altersgruppe 40 bis 49, zu 50% in der Altersgruppe 50 bis 59 und bereits in 75% in der Altersgruppe 60 bis 69 Jahre.

Kausale und formale Pathogenese. Das *Dihydrotestosteron (DHT)*, das durch das Enzym 5-α-Reduktase aus dem Testosteron ableitbar ist, ist das *effektive Androgen in der Prostata*, das *um den Faktor 3–6 in der BPH gesteigert* ist. Auch *3-α*-Androstandiol ist vornehmlich in den drüsigen Abschnitten der BPH erhöht. Daneben spielen die *Östrogene* und *Prolaktin* eine wichtige Rolle. Der *eigentliche Wachstumsregulator* in enger Verknüpfung mit verschiedensten *Wachstumsfaktoren*, wie „epidermal-growth-factor“ (*EGF*), „basic-fibroblastic-growth-factor“ (*bFGF*) sowie „transforming-growth-factor“ (*TGF-α* und *TGF-β*) ist jedoch das *Androgen.* Die sekretorischen Zellen wie die Basalzellen werden sehr unterschiedlich von den Wachstumsfaktoren beeinflußt. Der „transforming-growth-factor“ (*TGF-β*) nimmt auch Einfluß auf die Zellverluste (*Apoptose*). Auch *stromale Wachstumsfaktoren* sind in der Prostata bekannt mit mitogenen und nichtmitogenen Effekten. Diese stromalen Wachstumsfaktoren besitzen eine vielfältige Stimulationswirkung, die sich auch auf neuronale und nicht-neuronale Zellen auswirkt. *Ein endgültiges Konzept zur Entstehung der BPH liegt jedoch noch nicht vor.* Bei der epithelio-stromalen Interaktion sollten jedoch die hormonregulierten Wachstumsfaktoren beachtet werden (Tabelle 1.13a, b). *Die noduläre Hyperplasie der Prostata wird durch eine Proliferation des mesenchymal-stromalen und des glandulär-epithelialen Anteiles ausgelöst.*

- Der *Proliferationsbeginn* liegt *primär im Stroma.* Die *Proliferation des Drüsenepithels* wird offenbar *sekundär* induziert. Gegenüber der normalen Prostata ist die sekretorische Aktivität der Drüsen in der hyperplastischen Prostata gering reduziert. Bei voll ausgebildeter Hyperplasie überwiegt der stromale Anteil den Drüsenparenchymanteil. Bei diesem, sehr

Tabelle 1.13a. Wachstumsfaktoren und ihre Rezeptoren in der Prostata. (Aus Aumüller[14])

Protein	Molekulargewicht	Protein-Rezeptor	Molekulargewicht
Epidermal growth factor (EGF)	6 kD	EGF-(TGF-α) receptors	170 kD
Transforming growth factor α (TGF-α)	6 kD	TGF-β receptor	65 kD (Typ I)
Transforming growth factor β (TGF-β)	25 kD		
Platelet derived growth factor (PDGF)	14 – 15 kD	PDGF-receptors	unbekannt
Acidic fibroblast growth factor (α-FGF)	18 kD	FGf-receptors	1125/145 kD
Basic fibroblast growth factor (β-FGF)	17,4 kD		
Prostate stromal growth factor (P mod S)	50 – 60 kD		
Prostate stromal growth factor	10 kD		

Tabelle 1.13b. Funktionsschema der Wachstumsfaktoren auf die verschiedenen Prostata-Kompartimente

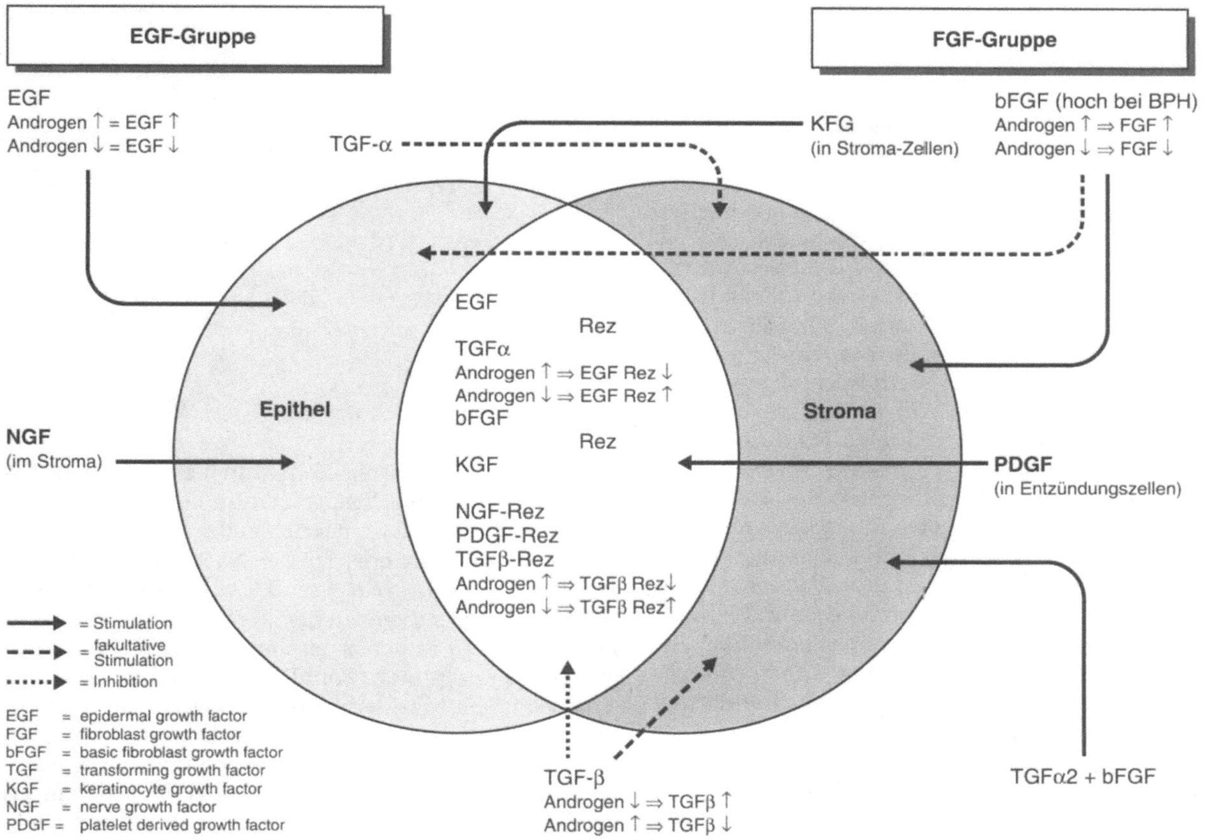

langsam ablaufenden, *hyperplastisch-proliferativen stromalen Prozeß* wird der periphere Prostataanteil kapselförmig komprimiert.

- *Die glanduläre Hyperplasie* entwickelt sich aus einer geordneten, sehr langsam ablaufenden Drüsenproliferation bei erhaltener Epithel-Stroma-Einheit. Unter *Androgenstimulation der Basalzellen* kann es innerhalb des proliferativen Pools der Basalzellen zu einem *Anstieg der Gesamtzahl androgen-responsiver Basalzellen* kommen, die dann im Rahmen einer verstärkten Differenzierung zu einem *abnormen Wachstum der sekretorischen luminalen Zellen* führt. Es entsteht dadurch das Bild der glandulären Hyperplasie innerhalb einer BPH. In solchen hyperplastischen Drüsen besteht eine *Überexpression des nukleären Androgenrezeptors in den Basalzellen*[16]. Unter Östrogeneinfluß kommt es zu einer Basalzellenhyperplasie mit Blockierung der Differenzierung in sekretorisch-luminale Zellen. Der Proliferationsindex Ki67/Mib1 ist in der Basalzellenlage erhöht[16].

Morphologie. *Makroskopisch* ist die BPH, bis zu 400 g schwer, *knotig* aufgebaut und weist ein *teils solides, teils mikro-* und *makrozystisches Muster* auf. Dabei kann eine ausschließliche Hyperplasie der *Seitenlappen* oder eine isolierte Vergrößerung des *Mittellappens* resultieren. In den meisten Fällen liegt jedoch eine *Kombination* vor (Abb. 1.21a). Nicht selten können von der Schnittfläche zähe *Sekretpfröpfe* abgepreßt werden, oder es entleeren sich größere *Konkremente* aus den Gängen. Die *Konsistenz* der hyperplastischen Prostata wird beeinflußt durch das Überwiegen der glandulär-zystischen oder fibromuskulären Anteile.

> In einer makro- und mikronodulären, hyperplastischen Prostata sind *kleinste Karzinomherde*, vor allem wenn sie in den mittleren und zentralen Anteilen lokalisiert sind, *mit bloßem Auge nicht zu erkennen*. Deshalb ist eine *exakte histomorphologische Untersuchung von Ektomie- oder TUR-Präparaten* notwendig[3].

Mikroskopisch kann die hyperplastische Prostata aus reinen fibroleiomyomatösen Knoten oder aus reinen glandulären und glandulär-zystischen Abschnitten bestehen. Je nach Zellanteil werden unterschieden: *unreife mesenchymale (embryonale)*, *fibroblastische*, *gemischt-fibromuskuläre* und *glatt-muskuläre Knoten*. Die bindegewebigen Knoten sind stärker vaskularisiert als die reinen leiomyomatösen Noduli. Vielfach liegt jedoch eine Verflechtung beider Strukturen vor.

Der Gehalt glatter Muskelfasern wechselt vor allem, wenn *begleitende chronische Entzündungen* vorliegen. Wenn sich nach einer transurethralen Resektion in einem Hyperplasierezidiv eine *chronische TUR-Prostatitis* entwickelt hat, kann der bindegewebige Anteil flächenhaft ohne Knotenbildungen zunehmen. Auch die *Vaskularisation* und der Zellgehalt wechseln. Dem fibromuskulären Stroma sitzt eine *Basalzellschicht* und die Zone der *sekretorischen Epithelien* auf. Je nach Stärke der Hyperplasie haben sich *intraglanduläre Papillen* ausgebildet mit einem *schmalen kapillarführenden Stroma*. Das Epithel kann jedoch auch *abflachen* oder sich zu *kribriformen Mustern* ausbilden.

BPH und Entzündung. In 30–50% des histologisch untersuchten, hyperplastischen Prostatagewebes werden unterschiedlich dichte, periglanduläre *Rundzellinfiltrate* gefunden; z.T. haben sich auch *Lymphfollikel* ausgebildet. In Nachbarschaft umschriebener hyperplastischer Herde findet sich eine sog. *Stauungsprostatitis*. Im Lumen sind reichlich speichernde Makrophagen mit Rundzellen und einzelnen polymorphkernigen Leukozyten vermischt nachweisbar. Das *hyperplastische Drüsenepithel* ist *abgeflacht* bzw. *destruiert*. Periglandulär finden sich unterschiedlich dichte Rundzellansammlungen. Die üblichen, lockeren, periglandulären Rundzellinfiltrate sind jedoch allenfalls als *entzündliche Begleitreaktion* zu werten, sie reichen nicht für die Diagnose einer klassischen Prostatitis aus. Eine mittelgradige bis schwere *Begleitprostatitis mit Drüsendestruktion* findet sich in etwa 30–40% der Fälle[38,39].

Immunhistochemie. Die *fibroleiomyomatösen Anteile der BPH* zeigen eine kräftige Reaktion mit Antikörpern gegen *Vimentin*, *Desmin* und *Aktin*. Die *Basalzellenschicht* ist durch das *Stratum corneum Keratin* (*Zytokeratin 34β E12*) deutlich markierbar. Die Expression von *PSA* und *PAP* ist in den Basalzellen negativ. *Die sekretorischen Zellen* zeigen ein umgekehrtes Verhalten. Hier werden PSA und PAP kräftig exprimiert. Vereinzelt sind auch *Chromogranin A* und *B-positive neuroendokrine Zellen* zwischen den hyperplastisch-sekretorischen Drüsenepithelien erkennbar. Die Reaktion auf Zytokeratin 34β E12 ist negativ.

> Die Darstellung der Basalzellenlage durch *Zytokeratin 34β E12* hat sich als *wichtiger differentialdiagnostischer Marker* zur gegenseitigen Abgrenzung von einer *typischen* und *atypischen adenomatösen Hyperplasie* bzw. *prostatischen intraepithelialen Neoplasie (PIN)* mäßigen und schweren Grades, einem *glandulären Karzinom*, einer *sklerosierenden Adenose* und *atypischen Basalzellenproliferaten* bis hin zum *adenoidzystischen Karzinom* mit solider Variante gezeigt (Abb. 1.22c, 1.23c). *Mit zunehmender Atypie wird das Expressionsmuster von Zytokeratin 34β E12 fleckförmiger und schwindet, entsprechend der Auflösung der Basalzellschicht.* Im *Karzinom* ist die Keratinexpression wegen fehlender Basalzellen *negativ*.

Die Basalzellenhyperplasie ist durch eine kräftige Expression von Basalzellenzytokeratin mit hohem Molekulargewicht 34β E12 bei fehlender PSA und PAP-Markierung charakterisiert. Der Nachweis der *intranukleären Östrogen-* (*ER*-) und *Progesteronrezeptoren* (*PR*) ist in den *sekretorischen Zellen der BPH negativ*. Die *Basalzellen* in der hyperplastischen Prostata exprimieren die Rezeptoren. Vor allem jedoch finden sich bei einer kräftigen Markierung die Rezeptoren in den *periglandulären Stromazellen*. Der Androgenrezeptor ist sowohl im sekretorischen, normalen und hyperplastischen Drüsenepithel sowie variabel in Basalzellen, als auch in Fibroblasten im periglandulären Stroma nachweisbar.

> Insgesamt unterscheidet sich das *immunhistochemische Muster* der hyperplastischen, stromalen und glandulären Gewebsanteile nicht von der *normalen Prostata*. Die *Basalzellen* sind der *proliferative Pool*. Die *sekretorischen Zellen* stellen das Differenzierungskompartiment dar und zeigen *nur wenige markierte Zellkerne* durch *Ki-67* oder „proliferating cell nuclear antigen“ *(PCNA)-Immunhistochemie*.

Die Zellverlustrate der sekretorischen Zellen ist im *unbehandelten Stadium* gering. Sie nimmt jedoch erheblich zu, wenn eine *endokrine Therapie der BPH* durchgeführt worden ist. Die proliferative Aktivität der sekretorischen Zellen nimmt weiter ab, sie atrophieren. Die Basalzellen werden dagegen aktiviert[56]. Bei der *Basalzellenhyperplasie* exprimieren nahezu alle Basalzellen im Kern den *Östrogenrezeptor*, z. T. auch den *Androgenrezeptor*. Das einreihige, zur Lichtung hin gelegene sekretorische Epithel ist dagegen negativ für den Östrogenrezeptor[2–11, 16–23, 30, 34, 35, 49, 64, 65].

Verlauf

- Die Behinderung des Urinabflusses induziert auf Dauer die *Balkenblase*, häufig mit einer *chronischen Urozystitis* kombiniert (Abb. 1.21 a, b).
- *Regressive Veränderungen* (*Kreislaufstörungen*): *Anämische Infarkte* finden sich in der Prostata im wesentlichen bei der BPH. In den Randgebieten der Infarzierungen sind häufig *Einblutungen* vorhanden. In den erhaltenen Drüsenschläuchen in der Nachbarschaft des Infarktes entwickeln sich *plattenepitheliale Metaplasien*. Da alte Infarkte zu *Vernarbungen* führen, können derartige derbe Bezirke bei der Abtastung der Prostata zur Verdachtsdiagnose eines Prostatakarzinoms führen. Überwiegend sind vaskuläre Störungen im Rahmen der BPH Ursache für die Infarkte, weniger eine Arteriosklerose. Bei der *Panarteriitis nodosa* werden auch in der Prostata entsprechende Gefäßwandveränderungen gefunden. *Thrombenbildungen im Plexus prostaticus* werden bei der Obduktion relativ häufig gefunden und können auch Ursache für *Lungenembolien* sein. Sie haben jedoch keine Auswirkungen auf das Prostatagewebe[3, 6, 9, 10].

Atrophie

Die einfache Atrophie wird in jeder Prostata des *alternden Mannes* angetroffen. Die *diffuse Atrophie*, die der senilen Organinvolution entspricht und abhängig von der Androgenproduktion ist, kann experimentell durch *Kastration* hervorgerufen werden. Zum anderen wird die *fokale Drüsenatrophie* abgegrenzt, die zumeist Folge einer Kompression hyperplastischer Knoten ist und durch lang andauernden Sekretstau oder durch Konkremente hervorgerufen wird. Bei der *diffusen Atrophie* liegen die z. T. auch zystisch erweiterten Drüsenschläuche dicht beieinander. Auch das periglanduläre Bindegewebe weist Veränderungen auf. Es kommt zu degenerativen Umwandlungen bis hin zur progressiven Hyali-

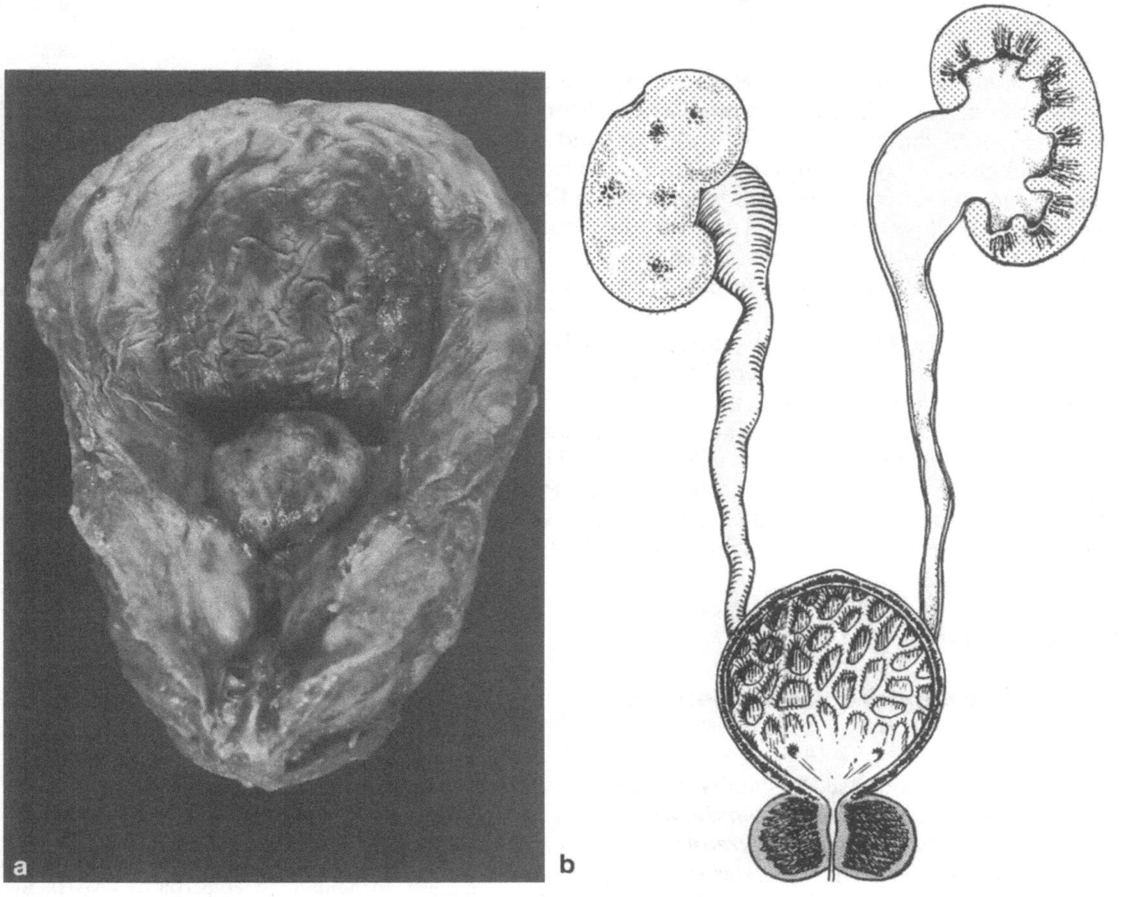

Abb. 1.21. a Seiten- und Mittellappenhyperplasie der Prostata mit chronischer Urozystitis. **b** Schematische Darstellung der Komplikationen einer nodulären Prostatahyperplasie. Vergrößerte Prostata, Balkenblase mit Pseudodivertikelbildung, Hydroureteren und Hydronephrose sowie aszendierende Pyelonephritis

nisierung und Sklerosierung entsprechend der sklerosierenden Atrophie oder auch sklerosierenden Adenose. *Differentialdiagnostisch* kann die Abgrenzung von *mikroglandulären Karzinomen* mit *Stromafibrose* und *Sklerose*, vor allem nach *Strahlenbehandlung*, schwierig sein[2–5,7,9,10,64].

Sog. postatrophische Hyperplasie (Atrophie-assoziierte Drüsenveränderungen) (Tabelle 1.12)
In den zystisch-atrophischen Drüsenarealen kann es zu regenerativen fokalen Epithelaktivierungen mit *intraduktalen pseudopapillären Aussprossungen* kommen. Es können mikroglanduläre *Epithelproliferationen auch nach außen gerichtet* sein. Der Prozeß wird auch als *postatrophische sekundäre Hyperplasie* bezeichnet. Sekretorische Zellen und Basalzellen sind immunhistochemisch differenzierbar. *Diese mikroglandulären Epithelproliferate können bei der Abgrenzung von präneoplastischen Proliferaten eine wichtige Rolle spielen*[2–6,10,49].

Metaplasien (Tabelle 1.12)

- Ersatz von sekretorischem Drüsenepithel durch plattenepithelial differenzierte *Basalzellen* bzw. *Transitionalzellepithel* (*Urothel*) ist in der Prostata *relativ häufig*.
- *Chronische Reizzustände* wie Entzündung, Sekretstau, Konkrementbildung, traumatische Läsionen (TURP), Kreislaufstörungen mit Infarkten und ein Ungleichgewicht zwischen Androgen- und Östrogenspiegel mit *Überwiegen von Östrogenen* im Rahmen der nodulären Hyperplasie und vor allem durch *Östrogentherapie bei Karzinom* führen vornehmlich zu *Plattenepithelmetaplasien* (Abb. 1.28b). Das metaplastische Plattenepithel ist im Östrogenrezeptornachweis positiv. Trotz hoher Proliferationsaktivität ist ein *Übergang von Plattenepithelmetaplasien in Karzinome äußerst selten.* Es sind nur wenige sog. östrogenbedingte Plattenepithelkarzinome bekannt geworden. *Die Differentialdiagnose* zwischen Urothelmetaplasie und intraprostatischem, in die Prostata eingebrochenem *Urothelkarzinom*, z.B. von der Harnblase, kann mitunter schwierig sein[2–11,69].

Präneoplasien

Atypische adenomatöse Hyperplasie (AAH) (Tabelle 1.12)

Die atypische adenomatöse Prostatahyperplasie (AAH) ist durch eine Neubildung *mikroglandulärer Strukturen* mit *einreihigem basalem* und *sekretorisch-luminalem Epithel* charakterisiert. Die Veränderungen sind in der *anterozentralen* bzw. *Transitionszone der Prostata* lokalisiert. Die neugebildeten Drüsen entwickeln sich zumeist in der Peripherie hyperplastischer Noduli. Die Drüsen sind deutlich kleiner als die der BPH. Nicht selten sind die Drüsenareale durch ein helles Zytoplasma charakterisiert. Proliferationskinetisch sind wie bei der BPH mit Ki67/Mib1 markierte Zellkerne fast ausschließlich in der Basalzellenlage lokalisiert. Auch die Meßergebnisse versilberbarer nukleolenorganisierender Regionen in Zellkernen bei der AAH ähneln denjenigen

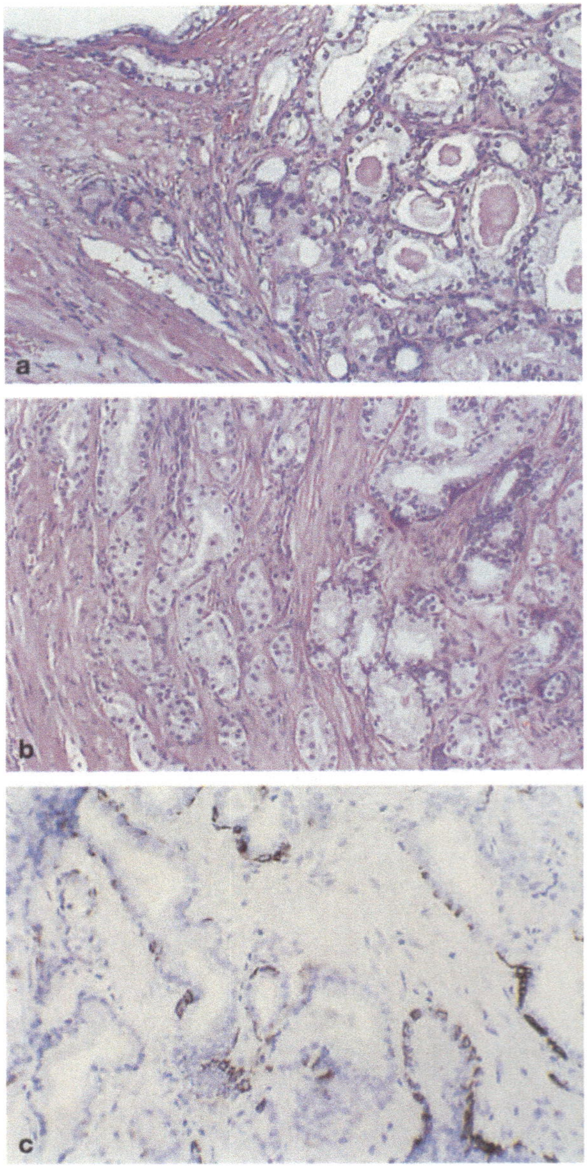

Abb. 1.22. **a** Atypische adenomatöse Hyperplasie (AAH) an der Peripherie eines glandulären Nodulus einer BPH mit unscharfer Stromabegrenzung. Hämatoxylin-Eosin: 130:1. **b** Atypische adenomatöse Hyperplasie (AAH) mit Übergang in differenziertes mikroglanduläres Karzinom. Fehlen von Basalzellen. Hämatoxylin-Eosin 130:1. **c** Fragmentation der Basalzellenschicht in einer atypischen adenomatösen Hyperplasie (AAH). Randständig komplett basalfreie Drüsen eines differenzierten glandulären Prostatakarzinoms. Darstellung mit Zytokeratin von hohem Molekulargewicht 34βE12. ABC-Methode 180:1

der BPH. Immer ist jedoch eine Basalzellenschicht in der Hämatoxylin-Eosinfärbung abgrenzbar. An diesen Stellen, zumal wenn auch Kernnukleolen nachweisbar sind, können die Drüsen einem hochdifferenzierten mikroglandulären Prostatakarzinom ähnlich sein.

Die z. T. schwierige Differentialdiagnose kann durch den Einsatz des *Basalzellenzytokeratins 34β E12* gelöst werden. *Beim Nachweis einer fragmentierten Basalzellenschicht liegt eine AAH vor. Beim Fehlen der Basalzellen liegt ein Karzinom bzw. der Übergang in ein Karzinom vor*[20]. Es muß jedoch betont werden, daß die Diagnose auf dem Boden alleiniger Immunhistochemie nicht gestellt werden sollte, sondern immer in Verbindung mit *entsprechenden histologischen und zytologischen Veränderungen in der Basisfärbung Hämatoxylin-Eosin.*

Da insgesamt die zellulären und zellkinetischen Veränderungen eher einer Adenose bzw. einer BPH-Variante ähneln, ist der präneoplastische Charakter der AAH derzeit noch in Diskussion[7,20,26,28,42,48] (Abb. 1.22).

Prostatische intraepitheliale Neoplasie (PIN) (Tabelle 1.12)

Diese Veränderungen finden sich äußerst selten im Bereich einer BPH, d. h. im anterozentralen Bereich der Prostata. Die Läsion ist *typisch für die periphere Zone der Prostata* und steht in einer sehr engen Beziehung zum high-grade-Karzinom. Die prostatische intraepitheliale Neoplasie (PIN) entwickelt sich in vorbestehenden Drüsen und Gängen. Die Architektur kann *büschelförmige, mikropapilläre, kribriforme* und *flache* Muster aufweisen. Der zelluläre nukleäre und nukleoläre Atypiegrad ist leicht und schwer ausgeprägt. Die *Basalzellenlage* ist in *leichten Formen intakt*, in *schweren Formen* können *Fragmentationen* auftreten. Bei schweren Formen, d. h. der sogenannten *high-grade-PIN*, können auch *prominente*, z. T. exzentrisch gelegene *Nukleolen* in den Kernen nachweisbar sein. In solchen Fällen kann es mit den üblichen histologischen Färbemethoden außerordentlich schwierig sein, vor allem in diagnostischen Stanzzylindern, aus der Peripherie der Prostata ein wenig differenziertes glanduläres, aber auch kribriformes Karzinom abzugrenzen. *Immunhistochemisch* ist auch die high-grade-PIN durch *Basalzellen*, wenn auch in einer *fragmentierten Lage*, gekennzeichnet, während beim invasiven Karzinom die Basalzellenschicht komplett fehlt[17–19,42] (Abb. 1.23).

Während die Epithelgliederung in sekretorisch-luminale Zellen bei der BPH und auch bei der AAH im wesentlichen erhalten sind, ist dieses Strukturmuster bei der prostatischen intraepithelialen Neoplasie aufgehoben. Basalzellen haben ihre Aufgabe als Proliferationspool verloren, statt dessen finden sich nach immunhistochemischer Markierung mit Ki67/Mib1 oder

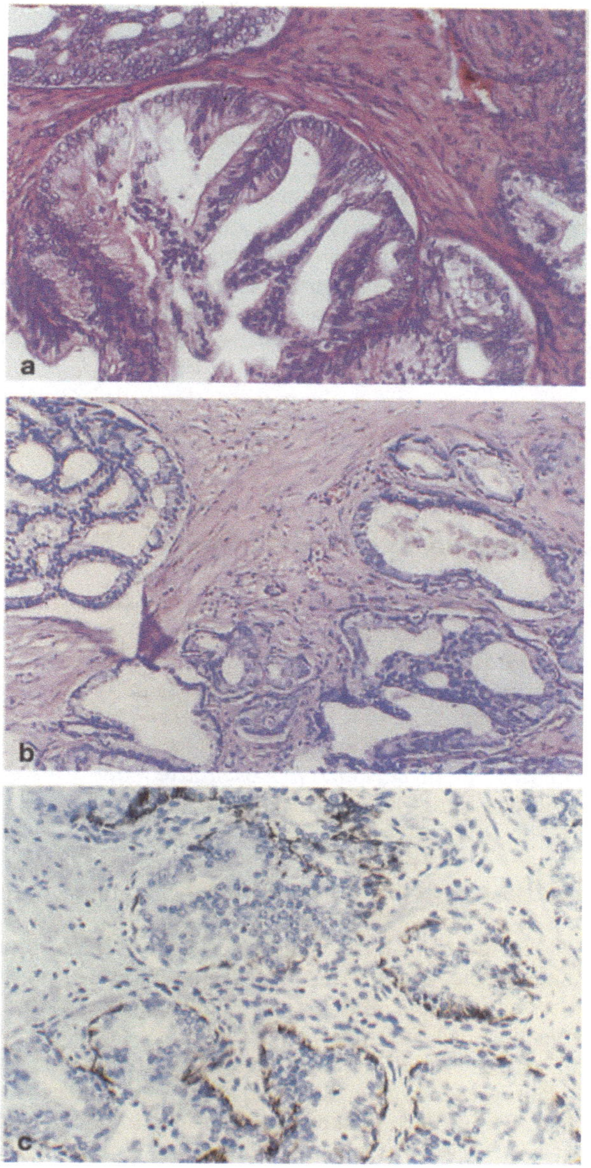

Abb. 1.23. **a** Schwere prostatische intraepitheliale Neoplasie (high-grade-PIN) mit papillärem und kribriformem Drüsenmuster sowie prominenten Nukleolen. Nur noch vereinzelt Basalzellen. Stanzbiopsie. Hämatoxylin-Eosin 140 : 1. **b** Kombination von prostatischer intraepithelialer Neoplasie (high-grade-PIN) mit wenig differenziertem glandulärem, teils auch kribriformem Karzinom. Hämatoxylin-Eosin 130 : 1. **c** High-grade-PIN mit deutlich fragmentierter Basalzellenlage und Übergang in ein wenig differenziertes, teils glanduläres, teils kribriformes Karzinom mit komplettem Basalzellverlust. Zahlreiche prominente exzentrisch gelagerte Nukleolen. Das Basalzellenzytokeratin 34β E12. ABC-Methode 180 : 1

PCNA in allen Epithelzonen der PIN proliferationsaktive Zellen. Lediglich *10% der Zellen in Basalzellenlage* sind positiv für Mib1, in mehr als *80–90% der Fälle* sind jedoch Zellkerne in dem Bereich der *sekretorisch-luminalen Zellen* proliferationskinetisch markiert. Diese *Umkehr im Proliferationsmuster* findet sich auch bei den Karzinomen mit zunehmender Malignität. Proliferationskinetisch, aber auch zytogenetisch aufgrund ähnlicher chromosomaler Veränderungen bei high-grade-PIN und Karzinom, ist damit die *high-grade-PIN* ein *echter Vorläufer des peripheren Prostatakarzinoms* [16,18] (Abb. 1.24).

Die Meßergebnisse versilberbarer nukleolenorganisierender Regionen im Zellkern unterstreichen die dargestellten zellkinetischen Befunde. Der Vergleich von AgNOR's und Nukleolenmuster bei high-grade-PIN ist vergleichbar mit demjenigen von Karzinomen. Sie heben sich signifikant von den Mustern der BPH ab. Aufgrund der zellkinetischen Analysen ist *folgende pathogenetische Reihung* aufzustellen: *BPH, AAH, low-grade-Karzinom, high-grade-PIN, high-grade-Karzinom* [42].

Topographie der Präneoplasien

- In *anterozentralen Abschnitten* der Prostata (Transitionszone) findet sich die prostatische *atypische adenomatöse Hyperplasie* (AAH). Sie kann kombiniert sein mit dem anterozentralen (inzidenten) Prostatakarzinom [7,48].
- Die prostatische intraepitheliale Neoplasie (PIN) ist in den dorso-peripheren Abschnitten der Prostata wie das klinische Karzinom lokalisiert.

Häufigkeit der Präneoplasien

Die Häufigkeit im Resektionsmaterial und in Prostatastanzen ohne zusätzliche Karzinomanteile liegt zwischen 8 und 16%. Bei der atypischen adenomatösen Hyperplasie (AAH) überwiegen leichte Formen, während bei der intraepithelialen Neoplasie die Formen mit hochgradigen Atypien mit etwa 45% im Vordergrund stehen. Beide Läsionen können mit Karzinomen kombiniert sein. Bei der *atypischen adenomatösen Hyperplasie (AAH)* finden sich in zentralen Abschnitten überwiegend *gut bis mäßig differenzierte glanduläre Karzinome*. Die *high-grade-PIN* ist dagegen in über 60% mit *Karzinomen*, zumeist *vom high-grade-Typ* kombiniert [17–19,21,35,53].

Beim Nachweis vor allem einer *high-grade*-PIN ohne Karzinom, sollte der Urologe immer darauf hingewiesen werden, daß unbedingt eine *kurzfristige stanzbioptische Kontrolle* vorgenommen werden sollte [7,17–19,21,48,55,61]. In der *Hälfte der Fälle* wird durch eine *Rebiopsie* das *Karzinom gesichert* [18]. Eine weiterreichende therapeutische Konsequenz, z. B. eine radikale Prostatektomie, ist jedoch ohne Nachweis eines Karzinoms *nicht* indiziert.

Vergleichende Untersuchungen an Autopsie- und Biopsiematerial haben ergeben, daß die prostatische intraepitheliale Neoplasie dem dorso-peripheren Karzinom um 1 bis 2 Altersdekaden vorausgehen kann. Auch dieser Befund sollte Anlaß sein, den Patienten engmaschig klinisch und morphologisch zu kontrollieren, um ein Karzinom nicht zu übersehen [7,35,49].

Prostatakarzinom

Epidemiologie. *Nach dem Bronchialkarzinom steht bei den Krebserkrankungen des Mannes das Prostatakarzinom an 2. Stelle der Häufigkeit.*

Die *Inzidenz* der Prostatakarzinome ist *weltweit sehr unterschiedlich*. Die *schwarze Bevölkerung* der Vereinigten Staaten liegt mit 21% Prostatakarzinomen an der Spitze. Die *asiatischen Völker* haben eine sehr niedrige *Inzidenzrate* von 1–7%. Die westeuropäischen Länder liegen im mittleren bis oberen Bereich. In den

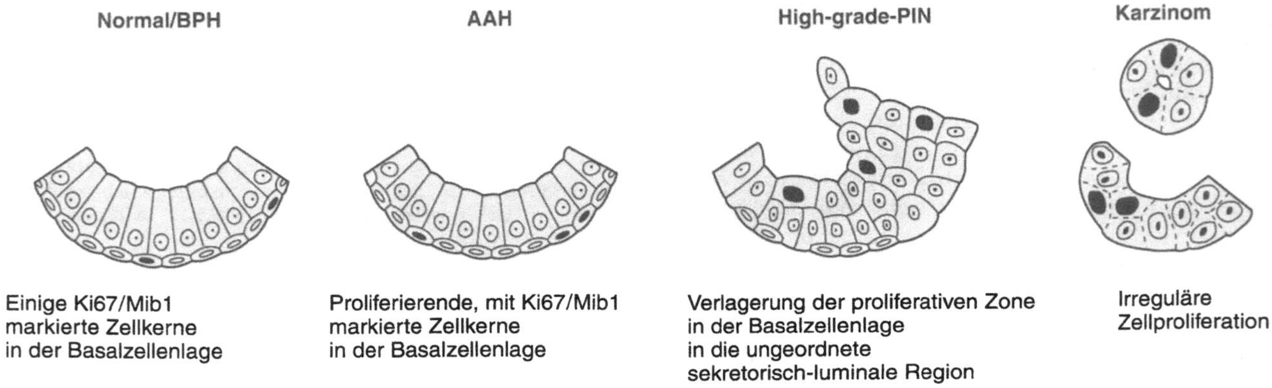

Abb. 1.24. Topographie der proliferierten Zellen in der normalen Prostata, bei BPH, AAH, PIN und Karzinom. Schwarz markierte Zellkerne sind durch Ki67/Mib1 markiert. Bei normalen Drüsen und bei BPH sowie AAH markierte Zellen in der Basalzellenzone. Bei high-grade-PIN Verlagerung der proliferierenden Zellen in die Zone der sekretorisch-luminalen Zell-Lage. Irreguläre Zellproliferation beim Karzinom

osteuropäischen Ländern ist die Inzidenz der Prostatakarzinome dagegen deutlich geringer. Die Inzidenz in den *alten Ländern der Bundesrepublik* schwankt zwischen 26 und 29%. In den *neuen Bundesländern* liegt sie bei 19,9%. *Weltweit besteht eine steigende Tendenz.* Das gilt vor allem auch für die asiatischen Länder und hier vor allem für Japan.

Die Letalität des Prostatakarzinoms ist deutlich niedriger als die Inzidenz. Hier spielt das *inzidente Karzinom* eine wichtige Rolle, denn die Heilungsquote von Prostatakarzinomen ist verbessert worden. Die Zahl der *histologisch entdeckten (inzidenten) Karzinome* hat jedoch zugenommen. Nach dem Krebsatlas der Bundesrepublik Deutschland schwankt die *Letalität* zwischen 12,9 und 19,4%. Das *latente Prostatakarzinom* ist mit der Letalitätsrate gekoppelt, das gilt vor allem auch für die neuesten Studien aus Japan, bei denen das latente Karzinom parallel zur Steigerung der Letalität zunimmt. Die *kausale Pathogenese* des Prostatakarzinoms ist weiterhin *unbekannt.* Wie bei anderen Tumoren gezeigt, steigt die Inzidenz des Prostatakarzinoms bei *Einwanderern* aus Regionen mit niedrigem Krebsrisiko in Ländern mit hohem Risiko an. Hier spielen offenbar *exogene Einflüsse* eine Rolle. Die Ursache der unterschiedlichen Inzidenz und Letalitätsraten der weißen und schwarzen Bevölkerung in den USA sind bisland nicht aufgeklärt worden. Die *hohen Letalitätsraten der schwarzen Bevölkerung* sind wahrscheinlich auf die *Erkennung von Prostatakarzinomen erst in weit fortgeschrittenen Stadien C und D* zurückzuführen. Hier besteht eine 5-Jahresüberlebensrate für Weiße von 57,5%, für Schwarze aber nur von 46,2%. Entsprechend liegt auch die Rate inzidenter Karzinome bei den Schwarzen niedriger als bei den Weißen[3,9,10].

Altersverteilung. Die Altersverteilung histologisch gesicherter Prostatakarzinome entspricht der altersspezifischen Inzidenz. *Vor dem 40. Lebensjahr* werden unter 1%, *vor dem 60. Lebensjahr* knapp 8% bioptisch entdeckt. *Nach dem 60. Lebensjahr* steigt die altersspezifische Inzidenz steil an. Der *Häufigkeitsgipfel* von 20–30% liegt zwischen dem *70. und 75. Lebensjahr.* Die wenigen, im *jugendlichen Alter* festgestellten Prostatakarzinome entsprechen nicht den gewöhnlichen Karzinomtypen. Es handelt sich vielmehr um *hochmaligne kleinzellige, weitgehend undifferenzierte Tumoren mit exorbitanter Metastasierungsneigung*[1,3,8,9,10].

> **Ätiologie, Pathogenese.** *Das Wachstum des Prostatakarzinoms wird hormonell gesteuert. Bei kastrierten Männern ist das Prostatakarzinom unbekannt.*

Die Inzidenz bei *Zirrhotikern* mit erhöhtem Östrogenspiegel ist erniedrigt. Studien über die Testosteronwerte im Plasma bei Patienten mit Prostatakarzinomen haben bislang keine schlüssigen Befunde zur Pathogenese erbracht. Dies gilt auch für Fallkontrollstudien zur sexuellen Anamnese. Inwieweit eine *virale Ätiologie*, vor allen durch *Herpesviren Typ II* möglich ist, ist bislang nicht schlüssig bewiesen. Dies gilt auch für *Alkohol- und Nikotinabusus. Strahleneinflüsse*, z. B. durch die Exposition nach Atombombenabwürfen in Japan, haben keinen Einfluß auf die Häufigkeit latenter Karzinome oder die proliferativen Aktivitäten manifester Prostatakarzinome gezeigt. Bei *Kadmiumexposition* ist jedoch ein erhöhtes Prostatakarzinomrisiko nachgewiesen worden. Evtl. kommt auch *Zink*, das ein normaler Bestandteil der Samenflüssigkeit ist, eine besondere Bedeutung zu[3,6,7,10,13,15].

Entwicklung und Progression der Prostatakarzinome werden sehr entscheidend durch *Onkogene* beeinflußt. Eine stärkere Expression findet sich in hochmalignen, zumeist auch metastasierenden Karzinomen. *P-53-Suppressorgen* sowie *c-myc, Ki-ras, Ha-ras, c-fos, V-erbB* sind die bekanntesten Onkogene beim Prostatakarzinom. Die Expression von *Her-2/neu-Onkogen* ist verbunden mit einem *Anstieg des Malignitätsgrades*, einer *Aneuploidie* der Prostatakarzinomzellen und assoziiert mit *Metastasierung* und *schlechter Prognose.* Die meisten Onkogene können daher als *prognostische Marker* betrachtet werden. Für die Prognose erscheint wichtig, daß z. B. das Suppressorgen 8p22 den Anteil androgenabhängiger Tumorzellen zugunsten androgenunabhängiger Tumorzellen fördert und somit auch ein Marker für eine schlechte Prognose ist. Ferner ist das *Apoptose-Suppressoronkoprotein bcl-2* nachgewiesen. Es nimmt ebenfalls Einfluß auf die Hormonabhängigkeit von Prostatakarzinomzellen. Neben den Onkogenen spielen bei der kausalen Pathogenese des Prostatakarzinoms die verschiedensten *Wachstumsfaktoren*, wie unter Kapitel BPH aufgeführt, eine Rolle. Sie sind vielfach mit den Onkogenen assoziiert. So sind *Assoziationen zwischen „fibroblastic growth factor" (FGF), „transforming-growth-factor" (TGF)* und *c-myc* sowie *Ki-ras-Onkogenen* bekannt (Tabelle 1.14).

Nach dem Stammzellkonzept entwickeln sich die Karzinomzellen aus *transformierten Stammzellen*, die in der Basalzellenlage lokalisiert sind. Diese Zellen haben aber den *Basalzellenphänotyp verloren.* Sie haben *sekretorische Eigenschaften angenommen*, besitzen aber weiterhin die *proliferative Potenz* wie die früheren Zellen in der Basalzellenlage. Dieser Entwicklungsgang wird unter Androgeneinfluß gesteuert und nimmt seinen Anfang über die prostatische intraepitheliale Neoplasie (PIN). Es liegt somit eine ungeordnete und gesteigerte Proliferationskinetik im Karzinom vor, z. T. mit einer Überexpression des Apoptose-Suppressor-Onkoproteins bcl2. Der *programmierte Zelltod* ist jedoch gegenüber der BPH und PIN *reduziert.* Der invasive Charakter der Prostatakarzinome beruht auf der Bildung von neuem Basalmembranmaterial, das für die Penetration der Tumorzellen durch die extrazelluläre Matrix notwendig ist[16]. In der Mehrzahl der Prostatakarzinome liegen *exokrine Tumorzellen* vor, die überwiegend *androgen-responsiv* sind[16]. Entsprechend dem

Tabelle 1.14. Onkogene in Prostatakarzinomen

Onkogene	BPH	Niedrig maligne Karzinome	Hoch maligne Karzinome
v erb B	↑↑	↑	↑↑↑
c erb B (HER-2/neu)	↑↑	↑	↑↑↑
c fos	↓↓	↑	↑↑↑
c myc	↓↓	↑	↑↑↑
C sis	↓↓	(↑)	↑
VH ras		(↑)	↑
Ki ras		↑↑	↑
N ras		↑	↑↑
Suppressorgene 17 P 53	↓↓	↑	↑↑↑
13 q rb (Retinoblastomgen)	↓↓	↑	↑↑↑
bcl2 (Apoptose-Suppressorgen)	↓↓	↑	↑↑↑
Kombination von Wachstumsfaktoren und Onkogenen			
FGF, TGF und Ki-ras, C-myc		↑	↑↑↑
EGF-Rezeptor	↑	(↑)	(↑)
Blutgruppenantigene			
ABH	↑↑	↑	↓↓
Lewis A	↑↑	↑	↓↓
Lewis B	↑↑	↑	↓↓

Stammzellkonzept können sich aus exokrinen Tumorzellen über Intermediär-Differenzierungen Tumorzellen *vom endokrinen Phänotyp* entwickeln, die eine postmitotische Zellpopulation darstellen. Sie besitzen keine proliferative Aktivität mehr, d.h. sie sind negativ für immunhistochemische Reaktionen mit Ki67/Mib1.

Die *endokrin* differenzierten Prostatakarzinome sind *androgen-insensibel* und reagieren nicht auf eine hormonale Therapie, ebensowenig auf eine Strahlentherapie.

Lokalisation und Stadien

(TNM 1992)[45] (Tabelle 1.15). Das *gewöhnliche Prostatakarzinom findet sich fast ausschließlich im äußeren Drüsenfeld der Prostata und dringt sekundär in das Zentrum* vor. Es wird als *dorsoperipheres Karzinom* bezeichnet[48]. Gleichzeitig kommt es zur Infiltration der sog. *Prostatakapsel.* Die Karzinomverbände breiten sich hier fast regelmäßig in *perivasalen Lymphspalten* und in *perineuralen Zonen aus* (Abb. 1.25a–c). Das Prostatakarzinom penetriert die Kapsel an den Nervendurchtritten. Entlang des Gefäßnervenstranges penetriert das Karzinom am *Apex* und im Bereich der Kapsel an der *Basis.*

Das Ausmaß der Tumorinfiltration des neurovaskulären Bündels im Kapselbereich ist bei der radikalen Prostatektomie im Rahmen der nervenerhaltenden Operationstechnik von besonderer Bedeutung. So ist bei T1-Tumoren in 27%, bei T2- und T3-Tumoren bereits in 80% der Fälle die ipsilaterale Kapsel im Bereich des Gefäßnervenstranges infiltriert[52]. Wird im *präoperativen Staging* eine perineurale Invasion stanzbioptisch im Kapselbereich der einen Seite gefunden, ist der Nervenerhalt an dieser Stelle nicht mehr opportun[47].

Zumeist liegen *multifokale Krebsherde* vor.

Etwa 10% der Karzinome entstehen *ausschließlich zentral* und werden *im Rahmen einer TURP-Behandlung einer nodulären Hyperplasie diagnostiziert.* Der drüsenfreie ventrale Abschnitt der Prostata ist nur bei fortgeschrittenem Karzinomwachstum infiltriert. Entsprechend der TNM-Klassifikation (1992, 5. Auflage) liegt eine im Vergleich zur früheren TNM-Klassifikation schwierige Situation vor. Während in der alten TNM-Klassifikation das von Pathologen zufällig in einem TUR-Material entdeckte, jedoch klinisch unbekannte Prostatakarzinom als T0-Stadium bezeichnet worden ist, wird dieses *in der neuen Nomenklatur als T1-Stadium klassifiziert.* Liegt das Tumorvolumen unter 5%, liegt das *Substadium T1a*, bei Tumorvolumen über 5% das *Stadium T1b* vor. Die übrigen TMN-Stadien s. Tabelle 1.15.

Die *Dokumentation perineuraler Invasion*, der *Befall von Samenblasen* (pT3c) und *die Registrierung von Lymphknotenmetastasen* sollten beim fortgeschrittenen lokoregionalen Prostatakarzinom diagnostischer Standard sein, da diese Angaben für Therapiekonzepte und *prognostische Aussagen von großer Bedeutung sind*[45,52].

Klinische Formen des Prostatakarzinoms

- Das *manifeste (klinische) dorsoperiphere Karzinom* ist ein durch rektale Palpation diagnostiziertes Karzinom, das entweder durch *Aspiration, Stanzbiopsie, transurethrale Resektion (TUR), Prostatektomie* oder durch die *Obduktion* bestätigt wird.
- Das *inzidente Karzinom* ist *klinisch unbekannt* und wird *zufällig* durch den Pathologen *histologisch* im transurethralen Resektions- oder Ektomiepräparat, zumeist bei operativer Therapie einer Prostatahyperplasie festgestellt und ist somit *zumeist ein anterozentral gelegenes Karzinom.*
- Das *okkulte Karzinom* äußert sich durch *Metastasen.* Der *Primärtumor* ist *klinisch unentdeckt* geblieben.
- Das *latente Karzinom* ist zu *Lebzeiten des Patienten mit klinischen Methoden nicht nachweisbar* gewesen. Es wird erst durch die *Obduktion* verifiziert.

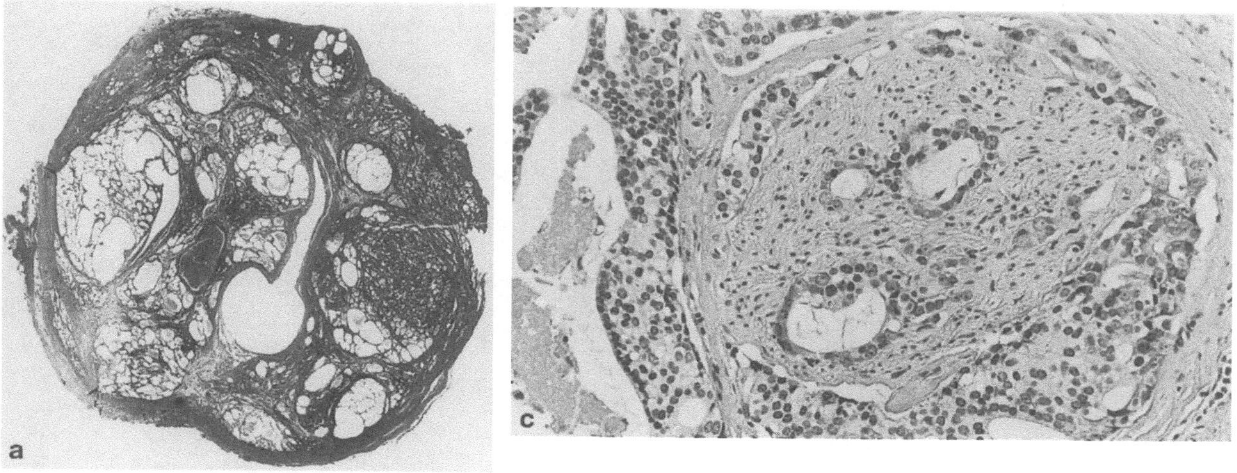

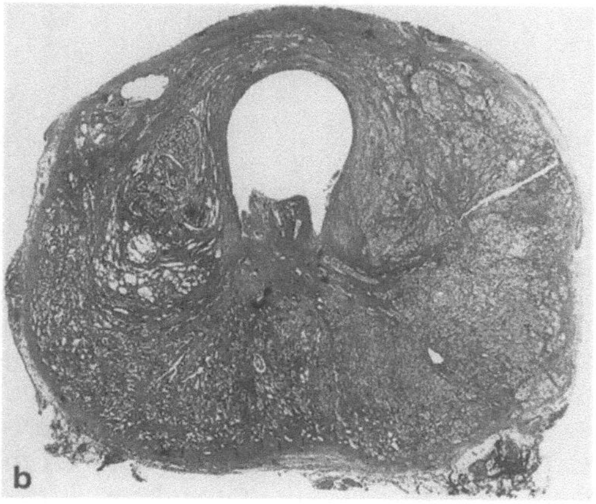

Abb. 1.25. **a** Glandulär-zystische Hyperplasie der Prostata mit Karzinomverbänden in der Transitionszone (*rechts*). Großflächenschnitt. Hämatoxylin-Eosin. **b** Diffuse Durchsetzung der Prostata durch Karzinom des rechten Seitenlappens bis in die Transitionszone und auf den linken Lappen übergreifend. Großflächenschnitt. Hämatoxylin-Eosin. **c** Perineurale Invasion eines glandulären Prostatakarzinoms im Bereich des neurovaskulären Bündels im Kapselbereich der Prostata. Hämatoxylin-Eosin 140:1

Latente Prostatakarzinome nehmen vom 40. Lebensjahr an stetig zu, mit einer Gesamthäufigkeit bei über 70-jährigen von mehr als 50%. Sie sind *bei 50- bis 60-jährigen überwiegend histologisch hochdifferenziert* und weisen einen *niedrigen Malignitätsgrad* auf. Mit *zunehmendem Lebensalter* werden jedoch auch *höhere Malignitätsgrade* beobachtet. Manifeste und inzidente Prostatakarzinome lassen keine Unterschiede bei der histologischen Klassifikation und dem Grading erkennen[1–7].

Morphologie

Typen der Prostatakarzinome (Tabelle 1.12). Das Prostatakarzinom weist eine *breite morphologische Palette* auf. Es werden *uniforme* und *pluriforme Muster* unterschieden. Mit der WHO-Klassifikation im Einklang stehen die Einteilung nach Dhom und dem pathologisch-urologischen Arbeitskreis „Prostatakarzinom“[3,7,24,44,57–60]. Danach werden unterschieden:

- *Gewöhnliche Prostatakarzinome* mit *glandulärem, kribriformem* und *solide-trabekulärem* Muster. Diese Karzinome können einen *uniformen* oder *pluriformen Aufbau* zeigen, wobei vornehmlich glanduläre, vornehmlich kribriforme und vornehmlich kribriform-solide Strukturen unterschieden werden (Abb. 1.26a–c).
- *Ungewöhnliche und seltene Prostatakarzinome.* Hierzu werden *urotheliale, plattenepitheliale, muzinöse, papillär-duktale* und *Basalzellen-Karzinome* gerechnet. Ferner gehören in diese Gruppen *Karzinoide* bzw. *kleinzellige Karzinome* und *Karzinome mit gemischter glandulärer und neuroendokriner Differenzierung* (Abb. 1.27a–e).
- *Undifferenzierte Prostatakarzinome.*

Etwa 95% der Prostatakarzinome entsprechen dem gewöhnlichen Typ. Von ihnen zeigen einen *uniformen Aufbau* 47–49%, einen *pluriformen Aufbau* 50–56%. Bei den pluriformen Karzinomen bestimmt der strukturell niedrigste Differenzierungsgrad die Prognose und damit auch die Therapie. Die Bedeutung der *histologischen Klassifikation* ist wichtig für das *Grading* und das *Regressionsgrading* unter oder nach Therapie, da davon ausgegangen werden kann, daß nur die Gruppe der gewöhnlichen Prostatakarzinome auf eine Hormontherapie anspricht. Ferner gehen die histologischen Muster in das *histologische Malignitätsgrading* mit ein[1,2,3,6,7,36].

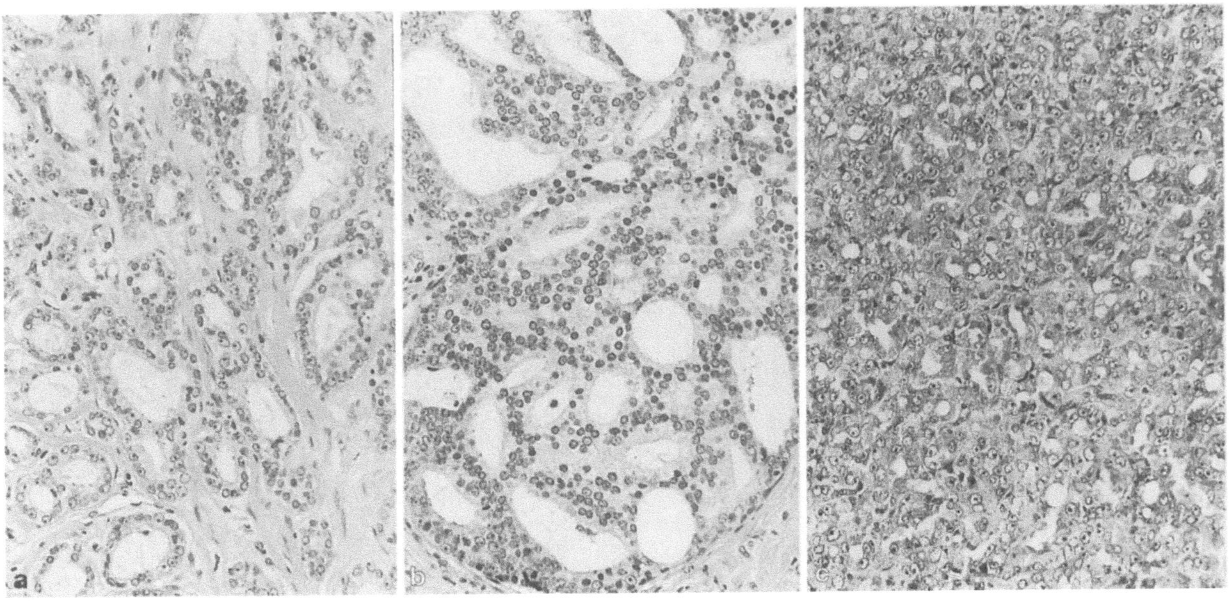

Abb. 1.26. **a** Differenziertes glanduläres Prostatakarzinom. Hämatoxylin-Eosin 140 : 1. **b** Kribriformes Prostatakarzinom. Hämatoxylin-Eosin 140 : 1. **c** Solides, wenig differenziertes Prostatakarzinom. Hämatoxylin-Eosin 140 : 1

Gewöhnliche Karzinomformen

- Das *hochdifferenzierte, hellzellige, drüsenbildende Karzinom* ist histologisch und zytologisch durch gleichmäßige runde Zellkerne ohne oder mit nur wenigen Nukleolen, fehlende Mitosefiguren sowie eine Zytoplasma/Kernrelation von 1 : 4 innerhalb von gleichmäßigen mikro- und makroglandulären Formationen charakterisiert.
- Das *wenig differenzierte, drüsenbildende Karzinom* weist unregelmäßig gestaltete zumeist mikroglanduläre Formationen mit deutlich erkennbarer Kernpolymorphie, Kernnukleolen in zentraler und exzentrischer Lage und gesteigerter Mitoseaktivität auf.
- Typisch für das *kribriforme Karzinom* ist das klassische siebartige Muster mit zahlreichen, prominenten, überwiegend exzentrisch gelagerten Kernnukleolen und gesteigerter Mitoseaktivität.
- Beim *soliden trabekulären (hellzelligen und eosinophilen)* sowie *undifferenzierten Prostatakarzinom* besteht die deutlichste Zell- und Kernpolymorphie mit gesteigerter Mitoseaktivität und hoher Nukleolenfrequenz bei vornehmlich exzentrischer Lagerung[1–6,36,44,59,60] (Abb. 1.26a–c).

Ungewöhnliche und seltene Karzinomformen

Urothelkarzinome (Abb. 1.27a)

Die Karzinome werden in etwa 3–5% unter allen Prostatakarzinomen gefunden. Sie sind zu unterscheiden in:

- *Primäre* Urothelkarzinome der Prostata. Hier muß zunächst immer ein *Harnblasenkarzinom*, insbesondere ein *Carcinoma in situ ausgeschlossen* werden. Diese Karzinome entwickeln sich in den *großen periurethralen Gängen* und *wachsen intraduktal* bis in die Peripherie vor. Der Ausgangspunkt dieser Karzinome ist das *Urothel der periurethralen Gänge.*
- *Sekundäre Urothelkarzinome der Prostata.* Sie sind mit einem *Urothelkarzinom der Harnblase* kombiniert und werden *zufällig nach Zystoprostatektomie* gefunden. Präoperativ ist klinisch zumeist kein pathologischer Befund an der Prostata feststellbar. Diese Karzinome breiten sich *von der Harnblase auf die Prostata breit invasiv* aus.

> Zumeist wachsen die Urothelkarzinome in der Prostata, *kontinuierlich* oder *diskontinuierlich, als In-situ-Karzinom* von der *Pars prostatica der Urethra* in die *tubulo-alveolären Drüsen* der Prostata vor.

Nicht selten finden sich in der Prostata neben den urothelialen Karzinomen auch unterschiedlich differenzierte *glanduläre Formationen* eines typischen Prostatakarzinoms. Eine Kombination mit *intraduktal-papillären Adenokarzinomen* kommt *nicht* vor. Von den Urothelkarzinomen mit schlechter Differenzierung sind die undifferenzierten, soliden trabekulären Prostatakarzinome zu unterscheiden. Die *Prognose der Urothelkarzinome* ist *ungünstig.* Da die invasiven Formationen häufig nicht mehr operativ kurabel sind, muß eine Radiatio oder Zytostase angeschlossen werden. Die Tumoren sind im Gegensatz zu dem typischen Prostatakarzinom *hormoninsensibel*[1–3,6–10,24,32,57,58,70].

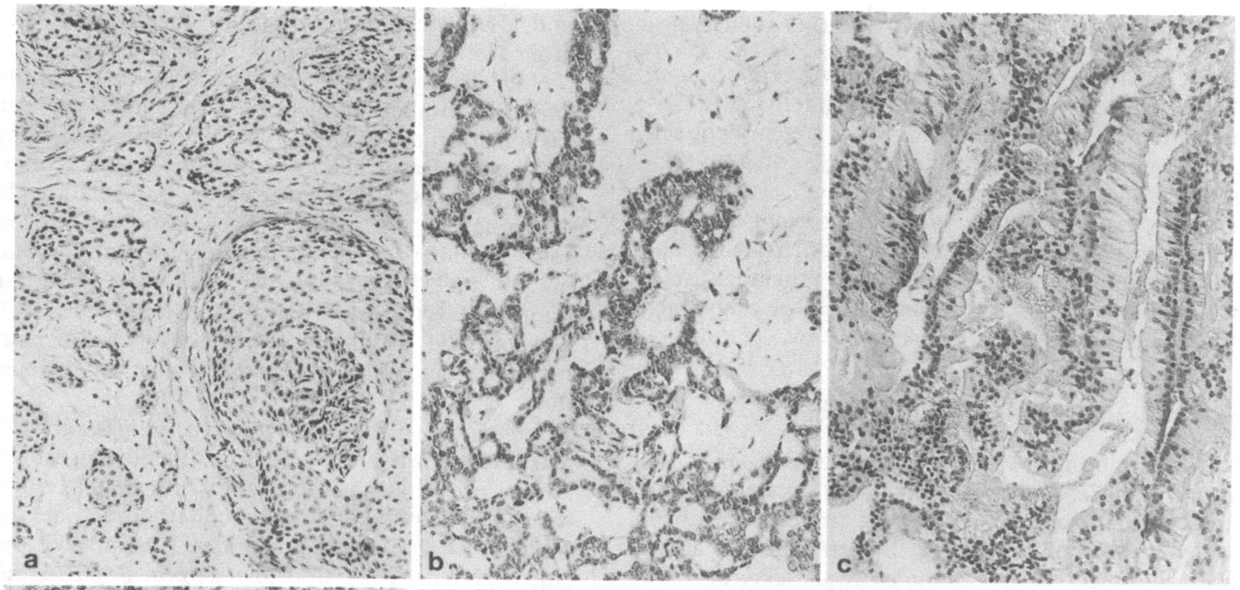

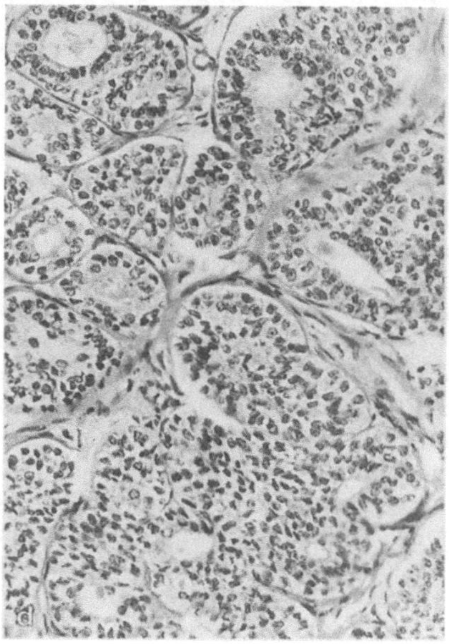

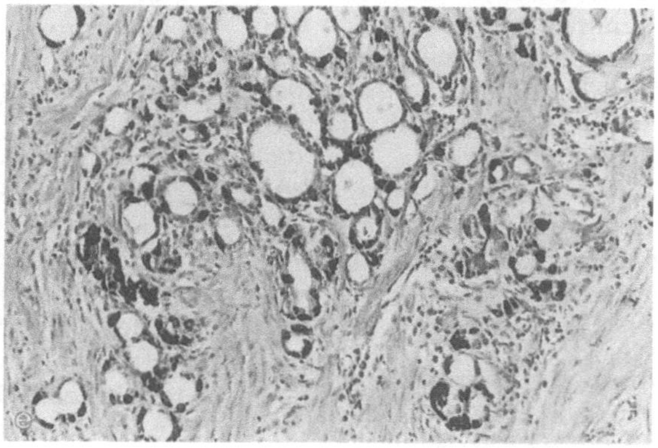

Abb. 1.27. **a** Urothelkarzinom in der Prostata. Hämatoxylin-Eosin 140:1. **b** Muzinöses Prostatakarzinom. Hämatoxylin-Eosin 140:1. **c** Duktal-papilläres Prostatakarzinom. Hämatoxylin-Eosin 140:1. **d** Sog. Basalzellenkarzinom (solide Komponente eines adenoid-zystischen Prostatakarzinoms). Hämatoxylin-Eosin 140:1. **e** Neuroendokrin differenziertes glanduläres Prostatakarzinom. Chromogranin A ABC-Methode 140:1

Plattenepithelkarzinome (ICD-O M-8070/3)

Auch dieses zur Gruppe der ungewöhnlichen Karzinome zu rechnende Prostatakarzinom ist *selten*. Die Tumoren entwickeln sich intraduktal aus einer Basalzellenhyperplasie mit Atypie und plattenepithelialer Differenzierung. Plattenepithelkarzinome können nach vorausgegangener *Hormontherapie (Östrogene)* aus Tumormetaplasien oder auch Basalzellen normaler Prostatadrüsen entstehen. Die metaplastischen Plattenepithelien in normalen Prostatadrüsen sind trotz hoher Proliferationsaktivität nicht oder äußerst selten Ausgangspunkt für Karzinome und entsprechen dann den adenosquamösen Karzinomen der Prostata[1–7,9,10,69].

Muzinöse Karzinome (ICD-O M-8480/3)

Hier handelt es sich um *großdrüsige*, z.T. *zystische* oder auch *siegelringzellartig* differenzierte Karzinome. Sie enthalten AlzianBlau- und PAS-positive Schleimmassen in den Lumina. Eine *saure Muzinproduktion* kann in bis zu 35% der glandulären Prostatakarzinome beobachtet werden. Im Gegensatz dazu werden *neutrale Muzine nur in hyperplastischen Drüsen gebildet*. Differentialdiagnostisch sind Metastasen aus dem Intestinaltrakt oder eingebrochene Rektumkarzinome bzw. verschleimende Adenokarzinome der Harnblase abzugrenzen[2–7,24,31,36,58,59] (Abb. 1.27b).

Duktal-papilläre Karzinome (ICD-O M-8050/3)

Diese Karzinome werden in den *großen periurethralen Gängen* und den *peripheren Azini* gefunden. Diese Karzinome, die ebenfalls PSApositiv sind, treten nicht selten in Kombination mit gewöhnlichen glandulären Karzinomen auf. Die Tumoren wurden früher als *endometrioide* oder *Utrikuluskarzinome* bezeichnet. Eine Verbindung zum Utrikulus besteht jedoch nicht. Das Metastasierungsverhalten und die therapeutische Ansprechbarkeit entspricht denjenigen gewöhnlicher Prostatakarzinome[2, 7, 24, 36, 58] (Abb. 1.27c).

Basalzellenkarzinome (ICD-O M-8147/3)

Die Tumoren bestehen aus *zylindrischen, tubulären* und *kribriformen Zellverbänden*, die sowohl *adenoid-zystische* aber auch *solide Formationen* ausgebildet haben. Die Zellen ähneln Basalzellen. In den zentralen Lichtungen sind nicht selten *glanduläre Reste* sekretorischer Zellen nachweisbar. Die Tumoren werden von den Basalzellen abgeleitet und daher als Basalzellenkarzinom der Prostata bezeichnet. Die Karzinome sind *insensibel für Hormone*. Hin und wieder werden auch plattenepitheliale Differenzierungen beobachtet, die die Herkunft von Basalzellen unterstreichen. Die *Prognose* der Basalzellenkarzinome (solide Form des adenoid-zystischen Karzinoms) ist insgesamt *günstig*[2–7, 11, 22, 30, 36, 57, 58] (Abb. 1.27d).

Neuroendokrin differenzierte glanduläre (ICD-O M-8246/3) und kleinzellige (ICD-O M-8041/3) Karzinome, Karzinoide (ICD-O M-8240/3)

Häufig finden sich *vereinzelt* neuroendokrine eosinophile Zellen zwischen den Tumorzellen von gewöhnlichen Prostatakarzinomen. Das Verteilungsmuster entspricht etwa demjenigen der normalen und hyperplastischen Prostata. Mitunter finden sich auch glanduläre Prostatakarzinome mit einem *sehr hohen Anteil* neuroendokriner Zellen. Diese *neuroendokrinen Karzinome reagieren schlecht oder gar nicht auf eine hormonale Therapie*, da sie in den neuroendokrinen Zellen den Androgenrezeptor nicht aufweisen. Damit gehören sie in die Gruppe der *Non-Responder* der glandulären Prostatakarzinome. Neben den neuroendokrin glandulären Formen gibt es *kleinzellige Karzinome*, die in bezug auf Wachstum und Prognose den bronchialen Kleinzellern ähneln. Auch sie exprimieren neuroendokrine Marker. Von den echten Kleinzellern zu unterscheiden sind *Karzinoide*. Alle diese Tumorvarianten können mit gewöhnlichen glandulären Prostatakarzinomen vorkommen[3, 11, 12, 24, 36, 43, 57, 58, 63] (Abb. 1.27e).

Differentialdiagnostische Immunhistochemie der Prostatakarzinome

- *Abgrenzung gegenüber nicht oder präneoplastischen Prozessen.* Die Tumorzellen des gewöhnlichen Prostatakarzinoms exprimieren die Antigene *PSA* und *PAP*. Die *Karzinomzelle* ist *negativ* gegen den monoklonalen Antikörper *Stratum corneum Keratin* (*M 903* bzw. 34βE12 d. h. es liegen im gewöhnlichen Prostatakarzinom keine Basaläquivalente vor. Lediglich bei *intraduktaler* Karzinomexpansion sind ortständige Basalzellen nachweisbar. Dieses *Expressionsmuster ist von großer Bedeutung* für die Abgrenzung von nicht oder präneoplastischen Prozessen gegenüber Karzinomen der Prostata. Mit Zunahme der Malignität bzw. der Dedifferenzierung nimmt die Expression der Antigene PSA und PAP ab, und die gleichmäßige (homogene) Zytoplasmaanfärbung geht in eine fleckförmige (heterogene) über.
- *Abgrenzung Urothelkarzinom/undifferenziertes Prostatakarzinom.* In der differentialdiagnostischen Abgrenzung von undifferenzierten Prostatakarzinomen und Urothelkarzinomen mit Einbruch des jeweiligen Karzinoms in das andere Organ spielt der *Nachweis von PSA* und *Zytokeratin 34βE12* mit hohem Molekulargewicht eine entscheidende Rolle.

> *Prostatakarzinome sind PSA-positiv und Zytokeratin* 34βE12-negativ, während Urothelkarzinome PSA-negativ und Zytokeratin 34βE12-positiv sind.

- *Charakterisierung neuroendokriner, kleinzelliger Karzinome* und von *Karzinoiden.* Eine Besonderheit stellen die neuroendokrin differenzierten Prostatakarzinome dar (Abb. 1.27e). Kleinzellige Karzinome, Karzinoide und Kombinationen von glandulär und kribriform differenzierten Karzinomen mit Anteilen eosinophiler ballenförmiger Zellkompartemente sind immunhistochemisch mit *Chromogranin A, B* und mit *NSE deutlich positiv.* Histochemisch sind sie durch die *Grimeliusversilberung* gekennzeichnet. Die Tumorzellen zeigen nicht selten eine *Koexpression von PSA* und *Chromogranin A und B.* Da die neuroendokrinen Anteile offenbar auf eine übliche Hormontherapie nicht ansprechen und zudem den proliferationsaktiven Tumoranteil stimulieren, ist die Kenntnis derartig neuroendokrindifferenzierter Prostatakarzinome für die *Prognose* und *Therapie* besonders wichtig. Dabei wird aufgrund der *schlechteren Prognose* eine *primäre zytostatische Behandlung* diskutiert[3, 6, 7, 11, 12, 17–23, 30, 34, 36, 43, 58].

Zellkinetik

Zellkinetisch nimmt der *Proliferationsindex* (Mitose- und autoradiographischer Markierungsindex) und die Zahl von Zellen mit immunhistochemisch positiven *Ki-67-* oder *PCNA markierten Kernen* mit zunehmender Malignität zu. *Hochdifferenzierte* (*G1*) *Karzinome sind überwiegend diploid.* Die *Aneuploidierate liegt zwischen 10–20%.* Mäßig *differenzierte* (*G2*)*-Karzinome sind in der Hälfte der Fälle diploid bzw. polyploid, in 51% der Fälle aneuploid. Wenig differenzierte*

(G3)-Karzinome sind zu 71% aneuploid. Die Polyploidierate beträgt 25%. Lediglich 4% der Zellkerne sind diploid[3,6,7,8,67].

Histologisches Grading

Die Bestimmung des Malignitätsgrades von Prostatakarzinomen hat zum Ziel, *Korrelationen zu klinischen Verläufen* aufzuzeigen. Verschiedene Grading-Schemata sind benutzt worden. Sie alle sind schwer reproduzierbar. In das Grading gehen *histologische Muster* und *zytologische Parameter* mit unterschiedlicher Bewertung ein. *Drei Grading-Systeme* werden in Europa und in der Bundesrepublik Deutschland angewandt[1,3,6,7,29,40,44,57–60]:

- das *Gradingsystem nach Gleason,*
- das *Gradingsystem nach Mostofi und WHO,*
- das *Gradingsystem nach Dhom* und dem *pathologischen/urologischen Arbeitskreis „Prostatakarzinom"*.

Histologisches Grading nach Gleason[29]

Das Gleason-Grading hat zur Grundlage *verschiedene Wachstumsmuster* des Prostatakarzinoms, die durch den *Verlust der histologischen Architektur* die zunehmende *Entdifferenzierung des Karzinoms* unterstreichen. Da in Prostatakarzinomen häufig *mehrere* unterschiedliche Wachstumsmuster vorliegen, ist das Gradingsystem in ein *primäres (vorherrschendes)* und *sekundäres (weiteres) Muster* unterteilt worden. Diese primären und sekundären Grundmuster sind vom Grad der Abnahme der histologischen Differenzierung jeweils durch *1–5 Punkte* graduiert. Der niedrigste Malignitätsgrad ist durch jeweils einen Punkt des primären und sekundären Grundmusters charakterisiert (1+1 = 2). Der höchste Malignitätsgrad ist durch den höchsten Punktwert des primären und sekundären Grundmusters gekennzeichnet (5+5 = 10)[29]. Dieses differenzierte Grading aufgrund histologischer Merkmale ist mit dem unten aufgeführten Subgrading auf histologisch/zytologischer Basis vergleichbar.

Histologisches-zytologisches Grading der WHO und des Pathologischen Arbeitskreises „Prostatakarzinom"

Ähnlich wie bei Mostofi[59] wurde vom Arbeitskreis „Prostatakarzinom" in das Gradingsystem eingebracht die *histologische Differenzierung* und der *Grad der Kernatypie.* Die Subtypen (a, b) sind durch differente histologische Grundmuster und zytologische Parameter gekennzeichnet. Vor allem spielen die *Kernformen, Kernplasmarelationen, Kerngrößenklassen, Zahl der Nukleolen* und *Hyperchromasiegrade* eine Rolle. Das *Subgrading in Untergruppierung a und b für die Malignitätsgruppen 1–3* hat sich für *therapeutische Maßnahmen* und *prognostische Aussage bewährt* (Tabelle 1.16)[6,7,36,37,40,44].

- Das *Karzinom G1a* entspricht dem *hochdifferenzierten, glandulären Karzinom* mit *sehr geringem Kernatypiegrad ohne prominente Nukleolen,* während das glanduläre Karzinom *Grad 1b* zytologisch bereits einen *mäßiggradigen Kernatypiegrad* mit *gering gesteigerter Nukleolenfrequenz* aufweist jedoch bei histologisch hoher Differenzierung. Bei entsprechendem Ausbreitungsstadium und einem klinischen Befund, der ein operatives Vorgehen nicht zuläßt (z. B. hohes Alter) ist in Übereinstimmung mit den behandelnden Urologen, vor allem in den Fällen von Prostatakarzinomen *Malignitätsgrad 1a,* eine *abwartende Haltung* zu diskutieren (*„wait and see"*).
- *Das Karzinom G2a* ist in seinem glandulären Muster *wenig differenziert,* weist jedoch nur mäßiggradige Kernatypiegrade auf. Das *Karzinom vom Malignitätsgrad 2b* kann ein *glanduläres* oder *kribriformes Muster* mit teils *mäßigen* und teils *schweren Kernatypiegraden* sowie *hoher Nukleolenhäufigkeit* und *exzentrischer Lagerung* aufweisen.
- Das *Prostatakarzinom G3a* ist *überwiegend kribriform* und *solide-trabekulär* gestaltet. Das *G3b-Karzinom* ist *überwiegend undifferenziert.* Beide besitzen *schwere Kernatypiegrade.*

> *Prognostisch* hat sich dieses *Subgrading* bewährt. Patienten mit einem Karzinom *G1a* leben noch alle nach 10 Jahren. Die Todesraten durch Karzinom innerhalb von 10 Jahren liegen bei Prostatakarzinomträgern *G1b* und *2a* bei 6%, bei *G2b* und *G3a, b*-Karzinomen bei fast 70%[7,36,37,41].

Verteilungsmuster manifester Prostatakarzinome

Unter Berücksichtigung des histologisch-zytologischen Gradings beträgt der Anteil *hochdifferenzierter, uniformer glandulärer Karzinome G1a* 3–5%. Die Häufigkeit der *Prostatakarzinome G1b und G2a* liegt zwischen 35–45%. Die *G2a-Karzinome* haben sowohl einen uniformen wie pluriformen Aufbau. *Prostatakarzinome G2b* und *3a,* entsprechen einem Prozentsatz von 50–60%. *Ungewöhnliche Karzinome* sind bis zu 2% vertreten. Der Prozentsatz *undifferenzierter Karzinome (G3b)* mach 2–3% aus[6,7,36].

Das inzidente anterozentrale Karzinom (pT1)

Dieser Tumortyp wird hinsichtlich seines *Tumorvolumens* unterteilt in eine *Gruppe T1a* und *T1b* (TNM 1992) (Tabelle 1.15).

- Der *Typ T1a* entspricht einem *Tumorvolumen bis 5%.* Hier liegt zumeist noch ein uniformes, glanduläres Karzinom, Malignitätsgrad 1a bis 1b mit gleichmäßiger PSA und PAP Expression vor. Der Anteil der T1a Karzinome an der inzidenten Karzinomgruppe schwankt zwischen 50 und 60%.
- Beim *Typ T1b* liegt ein *Tumorvolumen von mehr als 5%* vor. In 50% der Fälle wird das Tumorvolumen auf mehr als 10% geschätzt. In 15% der Fälle wird

Tabelle 1.15. TNM-Klassifikation des Prostatakarzinoms

pT-Primärtumor

pTX Primärtumor kann nicht beurteilt werden

pT0 Kein Anhalt für Primärtumor

pT1 Klinisch nicht zu erfassender Tumor, da nicht palpabel oder feststellbar durch bildgebende Verfahren
- pT1a Tumor zufälliger histologischer Befund (inzidentes Karzinom) in 5% oder weniger reseziertem Gewebe
- pT1b Tumor zufälliger histologischer Befund (inzidentes Karzinom) in mehr als 5% des resezierten Gewebes
- pT1c Tumor durch Stanzbiopsie und durch hohe PSA-Werte identifiziert

pT2 Tumor auf die Prostata begrenzt
- pT2a Tumor in einem Lappen oder weniger
- pT2b Tumor in mehr als der Hälfte eines Lappens, aber nicht in beiden Lappen
- pT2c Tumor in beiden Lappen

pT3 Tumor infiltriert durch die Prostatakapsel
- pT3a Einseitige extrakapsuläre Ausbreitung
- pT3b Beidseitige extrakapsuläre Ausbreitung
- pT3c Tumorinfiltration der Samenblasen

pT4 Der Tumor fixiert oder infiltriert andere Nachbarstrukturen als Samenblasen
- pT4a Tumor infiltriert Blasenhals und/oder externen Sphinkter und/oder Rektum
- pT4b Tumor infiltriert Musculus levator und/oder ist fixiert am Beckenrand

Anmerkung

Zu pT1/T2: Wird das Karzinom in einem oder beiden Lappen durch Stanzbiopsie diagnostiziert, ist aber nicht palpabel oder sichtbar durch bildgebende Verfahren, wird es als pT1c-Tumor klassifiziert

Zu pT2/T3: Die Invasion in den Apex oder in die Prostatakapsel, jedoch nicht durch sie hindurch, wird als pT2-Tumor klassifiziert, nicht als pT3-Tumor

pN-Regionäre-Lymphknoten

pNX Regionäre Lymphknoten können nicht beurteilt werden

pN0 Keine regionären Lymphknotenmetastasen

pN1 Metastase in solitärem Lymphknoten, 2 cm oder weniger in größter Ausdehnung

pN2 Metastase(n) in solitären Lymphknoten, mehr als 2 cm, aber nicht mehr als 5 cm in größter Ausdehnung, oder in multiplen Lymphknoten, keine mehr als 5 cm in größter Ausdehnung

pN3 Metastasen in Lymphknoten, mehr als 5 cm in größter Ausdehnung

pM-Fernmetastasen

pMX Das Vorliegen von Fernmetastasen kann nicht beurteilt werden

pM0 Keine Fernmetastasen

pM1 Fernmetastasen
- M1a Nichtregionäre Lymphknoten
- M1b Skelettmetastasen
- M1c Andere Organe

Stadiengruppierung

Stadium 0	T1a	N0	M0	GIa
Stadium I	T1a	N0	M0	GIb – GIIa
	T1b	N0	M0	GI – GIII
	T1c	N0	M0	jedes G
Stadium II	T2	N0	M0	jedes G
Stadium III	T3	N0	M0	jedes G
Stadium IV	T4	N0	M0	jedes G
	jedes T	N1, N2, N3	M0	jedes G
	jedes T	jedes N	M1	jedes G

das gesamte Material von Krebsgewebe durchsetzt. Bei T1b-Karzinomen überwiegen die Malignitätsgrade 1b und 2a. Es werden jedoch auch Karzinome bis Grad 3 gefunden. *Immunhistochemisch* sind heterogene PSA- und PAP-Expressionen zu beobachten. Die *Häufigkeit* der inzidenten Karzinome *hängt von der Intensität der histologischen Aufarbeitung ab.* In größeren Statistiken wird eine Frequenz von etwa 8–15% (10%) angegeben.

Das inzidente Prostatakarzinom ist *oft multifokal* entwickelt und *mit einer typischen oder atypischen adenomatösen Prostatahyperplasie (AAH)* vergesellschaftet. Es entwickelt und breitet sich vorzugsweise in ventralen paraurethralen Organzonen aus (*anterozentrales Karzinom*).

Um die *Ausdehnung abzuschätzen* und eine *exakte Klassifikation des inzidenten Karzinoms* vorzunehmen, sollte die *Nachresektion fraktioniert* durchgeführt werden. *Zentrale* und *periphere Anteile der Prostata*, eventuell auch *nach Seitenlappen getrennt, sollten dem Pathologen gezielt zur Untersuchung* übersandt werden.

Aufgrund der histologischen Klassifikation und des Grading von inzidenten Karzinomen kann bei einem solchen Karzinom *nicht* davon ausgegangen werden, daß es sich a priori um ein Karzinom *niedriger Malignität* handelt, bei dem evtl. eine abwartende Haltung eingenommen werden kann, sondern *es muß in jedem Fall eine exakte morphologische therapierelevante Abklärung* angestrebt werden[1,3,8,35,47,48,53]. Ferner sollte beachtet werden, daß in einem *hohen Prozentsatz zusätzlich kleine dorsoperiphere Karzinome* vorliegen, deren *progressive Potenz häufig größer ist als die der anterozentralen Karzinome*[48].

Ausbreitung des Prostatakarzinoms

- *Per continuitatem* kann das Prostatakarzinom auf das *periprostatische Gewebe*, auf die Weichteile des *kleinen Beckens, Samenblase, Urethra, Harnblase* und das *Rektum* übergreifen. Die Infiltration der Samenblasen spielt bei der weiteren Behandlung des operierten loko-regionalen fortgeschrittenen Prostatakarzinoms eine wichtige Rolle.
- Die *lymphogene Metastasierung*, die vor allem die *obturatorischen* und *iliakalen (pelvinen) Lymphknoten* in ca. 30–35% betrifft, steht in deutlicher

Tabelle 1.16. Histologisches Grading von gewöhnlichen Prostatakarzinomen. (Aus Helpap[36])

Histologisches Muster	Bewertungs-ziffern		Kernatypien
Hochdifferenziertes glanduläres Karzinom	0	0	Geringe Kernatypien
Wenig differenziertes glanduläres Karzinom	1	1	Mäßige Kernatypien
Kribriformes Karzinom	2	2	Starke Kernatypien
Solide-trabekuläres Karzinom	3		
Summe der Bewertungsziffern			Malignitätsgrad der Karzinome
0–1			Ia, b
2–3			IIa, b
4–5			IIIa, b

Abhängigkeit zum Tumorstadium und *Tumorgrading*. Prostatakarzinome T1 weisen bis zu 20%, T2 bis zu 30% und T3 bis 45% Lymphknotenmetastasen auf. Histologische Analysen haben gezeigt, daß *mit zunehmendem Malignitätsgrad* sowie *pluriformem Aufbau der Prostatakarzinome* die *Häufigkeit von Metastasen deutlich ansteigt.* Danach zeigen G1-Karzinome in bis zu 5%, G2 in 20–30% und G3-Karzinome in 50–60% Lymphknotenmetastasen. Inzidente Karzinome vom Typ T1b können bereits in 27% der Fälle Lymphknotenmetastasen aufweisen. Die Tatsache unterstreicht nochmals die Bedeutung einer Differenzierung von T1a- und T1b-Karzinomen. Das histologische Bild der Metastasen ist in der Regel vergleichbar mit dem des Primärtumors[1,4,33,48,52].

- *Hämatogene Metastasen* betreffen vornehmlich das Skelettsystem und hier vor allem *Becken* und *Wirbelsäule.*

Therapie

Durch die technische Verfeinerung der *radikalen Prostatektomie* hat diese Therapiemaßnahme in den letzten Jahren wieder erheblich an Boden gewonnen. Auch fortgeschrittene lokoregionale Prostatakarzinome werden radikal prostatektomiert, da unter der Therapie selten Lymphknotenmetastasen per Schnellschnitt gefunden werden. Kombiniert mit der radikalen Prostatektomie oder als *palliative Maßnahme* stehen zur Verfügung: *Orchiektomie, Hormontherapie, externe und interstitielle Strahlentherapie sowie Chemotherapie.* Alle therapeutischen Verfahren haben bislang nichts Entscheidendes an der günstigen Prognose der niedrig-malignen (niedrigen Risiko) und an der ungünstigen Prognose der hochmalignen (hohen Risiko)-Gruppe geändert[1,3,7,37,40,41,47].

Morphologische Veränderungen des Prostatakarzinoms während und nach Therapie (Tumorregression)

Folgende morphologische Befunde sind am Prostatakarzinom nach Hormon- und Strahlentherapie im Rahmen der Regression erkennbar:

- Am *Zytoplasma der Tumorzellen* grobe Vakuolisierungen, hydropische Schwellungen, Ballonierungen und Rupturen der Zellmembranen.
- Am *Zellkern* primär eine Vergrößerung, danach eine Verkleinerung (Pyknose mit Chromatinverplumpung), bizarre Kernformen mit Nukleolenschwellungen bis Schwund.
- Im *Stroma* nach einer initialen ödematösen Auflockerung Fibroblastenproliferationen sowie Sklerosierung und Hyalinisierung. Ferner besteht eine Muskelfaserdegeneration.

In *tumorfreien Prostatadrüsen* kommt es zu einer *Atrophie des sekretorisch aktiven Epithels* sowie zur Entwicklung von *Plattenepithelmetaplasien.* Vor allem bei den strahlentherapeutisch bedingten, regressiven Veränderungen ist zu berücksichtigen, daß auch im nicht befallenen Drüsengewebe *strahleninduzierte Zell- und Kernatypien* auftreten, die bei Unkenntnis dieser Veränderungen zur Fehldiagnose führen.
Es werden *3 Regressionsgrade* unterschieden:

- *Regressionsgrad I* entspricht einer nur *geringen* oder *fehlenden* Regression,
- *Regressionsgrad II* einer *mäßiggradigen* bis *deutlichen* Regression und
- *Regressionsgrad III* einer *starken* Regression.

Der zusätzliche *Regressionsgrad X* weist darauf hin, daß *Tumorgewebe nicht mehr nachweisbar* ist. Diese Regressionsgrade sind aus einem *Punktesystem* unter Einschluß der aufgeführten morphologischen und zytologischen Charakteristika entwickelt worden[3,25] (Tabelle 1.17; Abb. 1.28a–c).

Differenzierte glanduläre Prostatakarzinome weisen höhere Regressionsgrade auf, als die *wenig differenzierten, glandulären, kribriformen* und *solide-trabekulären (pluriformen) Karzinome.* In mehr als 1/3 pluriform aufgebauter Karzinome sind keine oder nur ungenügende Regressionen erkennbar. Nach *Radiotherapie* kann davon ausgegangen werden, daß hochmaligne Prostatakarzinome nach 3 und mehr Jahren in fast 60% der Fälle deutliche Regressionen aufweisen können. Die *Kontrollbiopsie* ist also zur Objektivierung des Therapieer-

Tabelle 1.17. Histologisches Grading der Tumorregression. (Aus Helpap[36])

Punkte	Morphologische Charakteristika	Regressionsgrad
10	Keine Regression	I
8	Noch große Tumorausbreitung, nur fokale Regression mit Vakuolisierung und Kernpyknose ohne Nukleoli	
6	Ansteigende Regression in allen Tumoranteilen bei noch breiter Ausdehnung	II
4	Wenige Tumornester mit deutlicher Regression	
2	Wenige, winzige Verbände von Zellen, kaum mehr als Tumorzellen identifizierbar	III
0	Kein Tumor mehr nachweisbar	

Regressionsgrad I = keine oder nur geringe Regression
Regressionsgrad II = mäßiggradige Regression
Regressionsgrad III = starke Regression
Regressionsgrad IV = kein Tumor nachweisbar

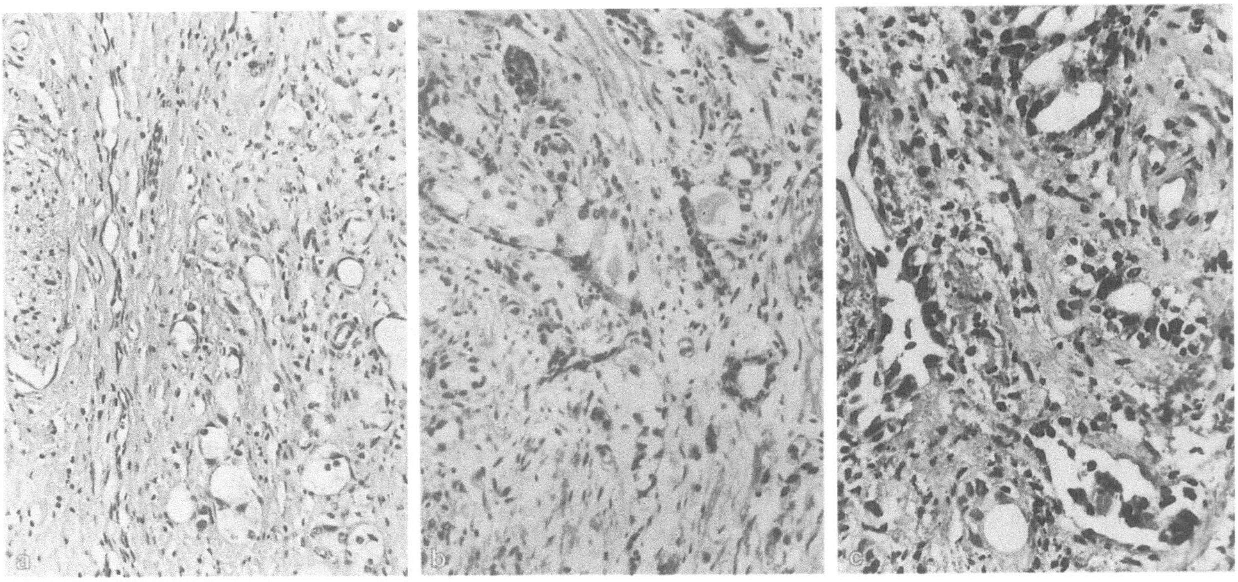

Abb. 1.28. a Glanduläres Prostatakarzinom mit mäßiggradigen regressiven Veränderungen durch vakuolige Auftreibung des Zytoplasmas der Kerne nach Hormontherapie. Hämatoxylin-Eosin 140:1. **b** Regressive Karzinomdrüsen, Plattenepithelmetaplasien und Stromafibrose nach langjähriger Hormonbehandlung eines Prostatakarzinoms. Regressionsgrad III. Hämatoxylin-Eosin 140:1. **c** Zustand nach Radiotherapie eines Prostatakarzinoms mit atypisch aussehenden polyploiden Basalzellen. Cave: „Karzinom“. Immunhistochemisch positiv für Zytokeratin 34βE12. Hämatoxylin-Eosin 250:1

folges wertvoll, zumal nicht selten Tastbefund und Regressionsgrad nicht miteinander übereinstimmen. Bei solchen Diskrepanzen kann der Tastbefund unauffällig sein, während histologisch kaum Regressionen vorliegen. In solchen Fällen muß dann die *Therapie umgestellt* werden.

Die erste Therapiekontrolle sollte 6 Monate nach Beginn einer Hormontherapie und 12 bis *18 Monate nach Ende der Bestrahlung erfolgen*[1,3,6,9,10,24,41].

Prognose

- Die Prognose *hochdifferenzierter Karzinome mit kleinem Volumen bis maximal T2 ist gut.*
- Dies gilt vor allem auch für die inzidenten Karzinome Stadium T1a.

Die Gruppe der *T2* bis *T3-Karzinome* (nach TNM-Nomenklatur 1987) bzw. T2a und b Karzinom (TNM 1992) hat ohne Samenblaseninfiltration und Lymphknotenmetastasen mit günstigem Grading eine 10-Jahresüberlebensrate von 60–70%, während die High-risk-Gruppe mit hoch-malignen Karzinomen, Kapseldurchbruch, extrakapsulärer Ausbreitung, Samenblaseninfiltration und Metastasen 10-Jahresüberlebensraten von nur 20–30% unabhängig von der eingeschlagenen Therapie aufweist[1,3,34,40,52,67].

Neben den Prognosefaktoren: Ausbreitungsstadium, Grading, Metastasenstatus (TNM) sind *Zellkinetik*, vor allem aber das Expressionsmuster von *Onkogenen* und *Wachstumsfaktoren außerordentlich wichtig*. Die verstärkte Expression von Onkogenen geht generell mit einer Progression einher, die vor allem durch ein androgenunabhängiges Tumorwachstum gekennzeichnet ist.

Differentialdiagnose

Verschiedene benigne Veränderungen der Prostata, die mit einer Induration des Organes einhergehen, können bei der *Tastuntersuchung* ein Karzinom vortäuschen, z. B. chronische unspezifische, granulomatöse Prostatitis, Tuberkulose, Infarkte und Konkremente, sklerosierende Atrophie und sklerosierende Adenose.

- Bei der *sklerosierenden Adenose* handelt es sich um eine *mikroglanduläre Proliferation*, umgeben von einem aktivierten, unterschiedlich zellreichen Stroma. *Zytologisch* sind *Nukleolenaktivierungen* vorhanden. Die Grenze zwischen Stroma und Epithel ist hin und wieder unscharf. *Immunhistochemisch* sind jedoch *PSA-positive*, sekretorisch differenzierte *und Zytokeratin 34β E12-positive* Basalzellen nachweisbar. Ferner sind auch Zellen mit *positivem S-100-Protein* und *muskelspezifischem Antigen* vorhanden, die Myoepithelien ähnlich sind[64]. Damit liegt eine *benigne Läsion* vor, denn das glanduläre Karzinom zeigt lediglich PSA-positive Zellen ohne nachweisbare Basalzellen (Tabelle 1.18). Auch für die *Abgrenzung der entzündlichen Veränderungen* sind heute die klassischen histologischen Ausschlußkriterien und *immunhistochemischen Analysen* wertvoll, wie Prostata-Zellmarker (PSA und PAP), Basalzellen-Antikörper und Marker für Entzündungszellen. Auch nicht einzuordnende Organ- bzw. Lymphknotenmetastasen sind bei Karzinombefall derart differenzierbar[1–7,9–11].
- Differentialdiagnostische Schwierigkeiten können mitunter bei den seltenen sogenannten *ungewöhnlichen Prostatakarzinomen* auftreten. Therapierelevant ist die Abgrenzung zwischen *Urothelkarzinom* und typischem Prostatakarzinom. Dies gilt auch für die äußerst seltenen *Basalzellenkarzinome* (*solide adenoidzystische Karzinome*). Durch immunhistochemischen Einsatz sind auch *neuroendokrindifferenzierte glanduläre* und *kleinzellige Prostatakarzinome* erkennbar. Ihre Bedeutung liegt in der Therapieansprechbarkeit. Sie sind *zumeist Non-Responder*[7,12,22,30,40,43,57–59,63].

Metastasen in der Prostata

Von den *umgebenden Organen* wie Rektum, Harnblase, selten auch Samenblase, können maligne Tumoren sekundär auf die Prostata übergreifen. *Hämatogene Metastasen* bei *malignem Melanom*, *Magen-* und *Bronchialkarzinomen* können vorkommen, sind aber *extrem selten*. Die Beteiligung der Prostata bei *malignen Lymphomen* ist im leukämischen Stadium relativ häufig, in der Regel mit Befall der Hoden kombiniert[3–7,9,10].

Tabelle 1.18. Immunhistologisches Antikörpermuster bei verschiedenen Prostataveränderungen

Diagnosen	Immunhistochemie				
	Zytokeratin Molekulargewicht niedrig M 902	Zytokeratin Molekulargewicht hoch M 903/34β E12	S-100 Protein	SMA	PSA
BPH					
Sekretorische Zellen	+ + +	− − −	− − −	− − −	+ + +
Basalzellen	+ + +	+ +	− − −	− − −	− − −
BCH	+ + +	+ + +	(+)	− − −	− − −
AAH					
Sekretorische Zellen	+ + +	− − −	− − −	− − −	+ + +
Basalzellen	+ + +	+ + − (+)	− − −	− − −	− − −
PIN					
Sekretorische Zellen	+ + +	− − −	− − −	− − −	+ +
Basalzellen	+ + +	+ + − (+)	− − −	− − −	− − −
PC	+ + +	− − −	− − −	− − −	+ + + − (+)
SAP					
Sekretorische Zellen	+ + +	− − −	− − −	− − −	+ + +
Basalzellen/ (Myoepithelien)	+ + +	+ + + − (+)	+ + − + + +	+ + +	− − −

BPH Benigne prostatische Hyperplasie, *BCH* Basalzellenhyperplasie, *AAH* atypische adenomatöse Hyperplasie, *PIN* Prostatische intraepitheliale Neoplasie, *PC* Prostatakarzinom, *SAP* Sklerosierende Adenose der Prostata

Mesenchymale Tumoren

Ausgesprochene Tumorraritäten in der Prostata sind *Adenomatoid-Tumoren* sowie *fibromyxoide Tumoren.* Zumeist handelt es sich bei den mesenchymalen Tumoren um bösartige Geschwülste. Im jugendlichen Alter stehen im Vordergrund *Rhabdomyosarkome,* im fortgeschrittenen Lebensalter *Leiomyosarkome.* Ferner sind *maligne fibröse Histiozytome* und *Angiosarkome* sowie Fibrosarkome bekannt. *Myxochondro-* und *Osteosarkome* sind selten. Ihre Frequenz liegt im Promillebereich. *Die Prognose sämtlicher Prostatasarkome ist schlecht.* Die Patienten sterben innerhalb weniger Monate. Naturgemäß besteht *keine Ansprechbarkeit auf Hormontherapie*[7,62,68].

Differentialdiagnostisch ist gegenüber Spindelzellsarkomen oder Karzinomen mit sarkomatöser Stromareaktion der *postoperative Spindelzellknoten* zu berücksichtigen, dessen Zellen sowohl *Zytokeratine* wie *Aktin* und *Vimentin* exprimieren. Er wird *nicht selten nach TURP* beobachtet[2,3–7,9,10,54,58,68].

Wertigkeit von histologischem und zytologischem Untersuchungsgut

Eine histologische Klassifikation oder ein morphologisches Grading sind nur dann durchführbar, wenn *ausreichendes Untersuchungsmaterial* vorliegt. Im wesentlichen beruhen diese Analysen auf Material von *Stanzzylindern* und *transurethralem Resektionsgut* sowie *zytologischen Ausstrichpräparaten.* Aussagen anhand von Prostatektomiepräparaten sind ungleich einfacher und exakter durchzuführen als anhand eines winzigen Biopsiezylinders, wie ihn der Pathologe zur Untersuchung bekommt.

> An *mindestens 2 cm langen Stanzzylindern* bzw. am *üblichen Resektionsmaterial* ist die Tumordiagnose in der Regel zu sichern. *Wünschenswert* ist, daß 3 *Stanzzylinder aus jedem Prostatalappen* vorliegen (*Sextantenbiopsie*). Diese Forderung ist durch die Einführung der *Biopsiepistole,* mit der wie bei der zytologischen Aspirationsbiopsie eine fächerförmige bioptische Analyse der Prostata möglich ist, erfüllt. Ferner kann unter sonographischer Steuerung dieser Biopsiepistole auch ein *Staging* durchgeführt werden, was hilfreich für die *Operationsplanung* ist.

Bei Verdacht auf Malignität ist das Untersuchungsmaterial *völlig aufzuarbeiten.* Bei Stanzzylindern ist das praktikabel, bei transurethralem Resektionsmaterial sollte bis zu einem Gewicht von 30 g vollständig eingebettet werden. Im Zweifelsfall ist auch hier das gesamte Material einzubetten. Die mit der singulären Stanzbiopsie in früheren Jahren festgestellten Differenzen hinsichtlich Lokalisation, Volumen und Histologie des Tumors beim Vergleich mit dem Prostatektomiepräparat sind durch den Einsatz der Biopsiepistole mit fächerförmiger Stanzanalyse weitgehend reduziert worden. In der Hand des geübten Klinikers und Pathologen können Zytologie und Histologie eine gleichwertige Aussagekraft besitzen[3,6,7].

Samenblasen

Anatomie und Histologie

Die länglichen Samenblasen liegen zwischen Harnblase und Rektum seitlich der Ampullen der Ductus deferentes und münden unmittelbar distal der Ampullen in die Samenleiter. Sie werden von einem *einschichtigen* und *Lipofuszingranula-reichem Zylinderepithel* ausgekleidet. Das Samenblasenepithel kann ab dem 3. Lebensjahrzehnt deutliche *Kernpolyploidisierungen* und *mehrkernige Zellen* aufweisen. Der Nachweis von *Lipofuszin* erleichtert die Differentialdiagnose gegenüber Tumorzellen. Die Samenblasen entstehen aus divertikelartigen Knospen der Wolff-Gänge und enthalten ein *wasserklares zähes alkalisches Sekret,* das etwa 50–60% der Ejakulatmenge ausmacht[3,6,9].

Fehlbildungen

Bei *einseitigen Nieren- und Harnleiteraplasien* fehlen auch die gleichseitigen ableitenden Samenwege. Dies tritt vor allem auf der linken Seite bevorzugt auf. Aber auch *Samenblasenverdoppelung* und *-Divertikel* sind bekannt. Ferner kann der *Ureter in Samenblasen einmünden.* Der Befund ist mit gleichzeitiger *Nierenaplasie* oder *Dysplasie* verknüpft.

Entzündungen

Die akuten oder chronischen Entzündungen der Samenblasen sind *überwiegend mit entzündlichen Prozessen der Nachbarorgane kombiniert,* vor allem mit der *Prostatitis.* In 80% der Fälle ist die Samenblase bei der Prostatitis mitbeteiligt. Die *akute eitrige Spermatozystitis* ist überwiegend einseitig. Bei chronischer Entzündung wird die Samenblasenwand fibrosiert. *Xanthogranulomatöse Bilder* können entstehen. Am Rand der Entzündungen sind auch *Konkrementbildungen* bekannt. Diese Konkremente sind vor allem gegen Kalkablagerungen bei der Samenblasentuberkulose abgrenzbar, die im Rahmen der Urogenitaltuberkulose beobachtet wird[3,9,10].

Amyloidose

Die Amyloidose ist in der Samenblase recht häufig, entweder als isoliertes *Altersamyloid* oder als Teilmanifestation einer systemischen Amyloidose[3].

Tabelle 1.19. Histologische Klassifikation der Samenblasentumoren mit den entsprechenden ICD-O und SNOMED-Nummern

I. Epitheliale Tumoren
A. Benigne
B. Maligne
  1. Adenokarzinom (M-8140/3)

II. Nichtepitheliale Tumoren
A. Benigne
  1. Fibrom (M-8810/0)
  2. Leiomyom (M-8890/0)
B. Maligne

III. Unklassifizierte Tumoren (M-8000/9)
A. Benigne (M-8000/0)
B. Maligne (M-8000/3)

IV. Veränderungen durch Involution (SNOMED 70800)

Tumoren (Tabelle 1.19)

Bei den gutartigen Geschwülsten sind *Zystadenome* beschrieben ähnlich wie *Pseudomuzinkystome* des Ovars. Das *Samenblasenkarzinom*, ein *äußerst seltener* Tumor, muß scharf abgegrenzt werden von Tumoren, die von außen in die Samenblasenwand infiltrieren wie Prostatakarzinome, Rektum- und Harnblasenkarzinome. Beim Karzinom muß *immunhistochemisch* das *PSA und PAP negativ* sein. Die Samenblasenkarzinome können sehr große Durchmesser annehmen. Sie *metastasieren* rasch in die Beckenlymphknoten und in das Skelett. Die *Prognose* ist *schlecht*.

Primäre Samenblasensarkome (*Leiomyosarkome*) sind noch seltener.

Der sekundäre Befall der Samenblasen durch *primäre Prostatakarzinome im Stadium T3c* ist häufig und *prognostisch ungünstig*. *Urothelkarzinome der Harnblase* können ebenfalls die Samenblasen infiltrieren. Wenig differenzierte Formen müssen hier immunhistochemisch vom ebenfalls wenig differenzierten Prostatakarzinom abgegrenzt werden[3,9,10].

Literatur

1.–11. Weiterführende Literatur (▷ S. 68)
12. Aprikian AG, Cordon-Cardon C, Fair WR, Reuter VE (1992) Characterization of neuroendocrine differentiation in human benign prostate and prostatic adenocarcinoma. Cancer 71: 3935–3965
13. Aumüller G (1989) Morphologic and regulatory aspects of prostatic function. Anat Embryol 179:519–531
14. Aumüller G (1992) BPH und Wachstumsfaktoren. Urologe 31:159–165
15. Aumüller G, Goebel HW, Bacher M, Eicheler W, Rausch U (1993) Aktuelle morphologische und funktionelle Aspekte der Prostata. Verh Ges Pathol 77:1–18
16. Bonkhoff H, Remberger K (1996) Differentiation pathways and histogenetic aspects of normal and abnormal prostatic growth: a stem cell model. Prostate 28:98–106
17. Bostwick DG, Brawer MK (1987) Prostatic intraepithelial neoplasia and early invasion in prostatic cancer. Cancer 59:187–661
18. Bostwick DG (1992) High grade prostatic intraepithelial neoplasia. The most likely precursor of prostate cancer. Cancer 75:1823–1836
19. Bostwick DG, Amin MB, Dunndore P, Marsh W, Schultz DS (1993) Architectural patterns of high-grade prostatic intraepithelial neoplasia. Hum Pathol 24:298–301
20. Bostwick DG, Srigley J, Grignon D et al. (1993) Atypical adenomatous hyperplasia of the prostate: Morphologic criteria for its distinction from well-differentiated carcinoma. Hum Pathol 24:819–832
21. Brawer MK (1992) Prostatic intraepithelial neoplasia: A premalignant lesion. Hum Pathol. 23:242–248
22. Denholm SW, Webb JN, Howard CCW, Chisholm GD (1992) Basaloid carcinoma of the prostate gland: Histogenesis and review of the literature. Histopathol 20:151–155
23. Devaray LT, Bostwick DG (1992) Atypical basal cell hyperplasia of the prostate. Am J Surg Pathol 17:645–649
24. Dhom G (1990) Unusual prostatic carcinomas. Path Res Pract 186:28–36
25. Dhom G, Degro S (1982) Therapy of prostatic cancer and histopathologic follow-up. The Prostate 3:531–542
26. Epstein JI (1994) Adenosis vs atypical adenomatous hyperplasia of the prostate. Am J Surg Pathol 18:1070–1071
27. Epstein JI, Hutchins GM (1984) Granulomatous prostatitis. Distinction among allergic, nonspecific and posttransurethral resection lesions. Hum Pathol 15:815–818
28. Gaudin PB, Epstein JI (1994) Adenosis of the prostate. Histologic features in transurethral resection specimens. Am J Surg Pathol 18:863–870
29. Gleason DF (1992) Histologic grading of prostate cancer: A perspective. Hum Pathol 23:273–279
30. Grignon DJ, Ro JY, Ordonez NG, Ayala AG, Cleary KR (1988) Basal cell hyperplasia, adenoid basal cell tumors, and adenoid cystic carcinoma of the prostate gland. An immunohistochemical study. Hum Pathol 19:1245–1433
31. Guerrin D, Hasan N Keen CE (1993) Signetring cell differentiation in adenocarcinoma of the prostate: a study of five cases. Histopathol 22:367–371
32. Hardeman SW, Soloway MS (1988) Transitional cell carcinoma of the prostate: diagnosis, staging and management. World J Urol 6:170–174
33. Harrison SH, Seale-Hawkins C, Schum CW, Dunn JK, Scardino PT (1992) Correlation between side of palpable tumor and side of pelvic lymph node metastasis in clinically localized prostate cancer. Cancer 69:750–754
34. Hedrick L, Epstein JI (1989) Use of keratin 903 as an adjunct in the diagnosis of prostate carcinoma. Am J Surg Pathol 13(5):389–396
35. Helpap B (1991 a) Atypical hyperplasia, intraepithelial neoplasia and incidental carcinoma of the prostate. In: Altwein JE, Faul P, Schneider W (eds) Incidental carcinoma of the prostate. Springer, Berlin Heidelberg New York Tokyo, S 74–91
36. Helpap B (1991 b) Morphologie des Prostatakarzinoms; Histopathologie. In: Ackermann R, Altwein JE, Faul P (Hrsg) Aktuelle Therapie des Prostatakarzinoms. Springer, Berlin Heidelberg New York Tokyo, S 11–42
37. Helpap B (1992) Grading and prognostic significance of urologic carcinomas. Urol Int 48:245–257
38. Helpap B (1992) Pathologie der chronischen unspezifischen Prostatitis. In: Vahlensick W, Rutishauser G (Hrsg) Benigne Prostatopathien. Thieme, Stuttgart, S 35–50
39. Helpap B (1992) Pathologie der benignen Prostatahyperplasie (BPH). In: Vahlensick W, Rutishauser G (Hrsg) Benigne Prostatopathien. Thieme, Stuttgart, S 86–100

40. Helpap B (1993) Future directions in research of prostate carcinoma. Pathol Res Pract 189:497–509
41. Helpap B, Koch V (1991) Histological and immunohistochemical findings of prostatic carcinoma after external or interstitial radiotherapy. J Cancer Res Clin Oncol 117:608–614
42. Helpap B, Bostwick DG, Montironi R (1995) The significance of atypical adenomatous hyperplasia (AHH) and prostatic intraepithelial neoplasia (PIN) for the development of prostate carcinoma. An update. Virchows Arch 426:425–434
43. Helpap B, Oehler U, Bollmann R (1990) Das endokrin differenzierte Prostatakarzinom. Histologie und Immunhistologie. Pathologe 11:18–24
44. Helpap B, Böcking A, Dhom G et al. (1985) Klassifikation, histologisches und zytologisches Grading sowie Regressionsgrading des Prostatakarzinoms. Eine Empfehlung des pathologisch-urologischen Arbeitskreises „Prostatakarzinom". Pathologe 6:3–7
45. Hermanek P, Sobin LH (1992) TMN classification of malignant tumours UICC, 5th edn. Springer, Berlin Heidelberg New York Tokyo
46. Hohbach CH, Dhom G (1980) Die granulomatöse Prostatitis. Eine klinische und pathoanatomische Differentialdiagnose des Prostatakarzinoms. Verh Dtsch Ges Pathol 64:244–349
47. Huland H (1991) Morphologische Grundlagen zur radikalen Prostatektomie. Urologe (A) 30:361–369
48. Kastendieck H (1993) Die Pathologie des Prostatakarzinoms: Neue Wege zum Verständnis seiner Entwicklung und biologischen Wertigkeit. Verh Dtsch Pathol 77:40–69
49. Kastendieck H, Helpap B (1989) Prostatic dysplasia/atypical hyperplasia. Terminology, pathobiology, and significance. Urology (Suppl)34:28–42
50. McNeal JE (1989a) Normal histology of the prostate. Am J Surg Pathol 12:619–633
51. McNeal JE, Redwine EA, Freiha FS, Stamey TA (1988) Zonal distribution of prostatic adenocarcinoma. Correlation with histologic pattern and direction of spread. Am J Surg Pathol 12:897–906
52. McNeal JE, Villers A, Redwine EA, Freiha FS, Stamey TA (1990) Histologic differentiation, cancer volume, and pelvic lymph node metastasis in adenocarcinoma of the prostate. Cancer 66:1225–1233
53. McNeal JE, Villers A, Redwine EA, Freiha FS, Stamey TA (1991) Microcarcinoma in the prostate. Its association with duct-acinar dysplasia. Hum Pathol 22:644–652
54. Meister P, Heidl G (1991) Postoperative Spindelzellknoten der Harnblase und der Prostata. Pathologe 12:214–219
55. Montironi R, Scarpelli M, Maggi Galluzzi C, Diamanti L (1992) Aneuploidy and nuclear features of prostatic intraepithelial neoplasia (PIN). J Cell Biochem Suppl 16H:47–53
56. Montironi R, Muzzonigro G, Maggi Galluzzi C et al. (1994) Effect of LHRH antagonist and flutamide (combination endocrine therapy) on the frequency and location of proliferating cell nuclear antigen and apoptotic bodies in prostatic hyperplasia. J Urol Pathol 2:161–171
57. Mostofi F; Sesterhenn IA, Davis CH J (1992) Prostatic carcinoma: Problems in the interpretation of prostatic biopsies. Hum Pathol 23:223–241
58. Mostofi FK, Sesterhenn IA, Davis jr CY (1993) A pathologist's view of prostatic carcinoma. Cancer 71:906–932
59. Mostofi FK, Sesterhenn IA, Sobin LH (1980) Histological typing of prostate tumours. International histological classification of tumours. No. 22. World Health Organisation, Geneva
60. Müller HA, Altenähr E, Böcking A et al (1980) Über Klassifikation und Grading des Prostatakarzinoms. Verh Dtsch Ges Path 64:609–611
61. Nagele RB, Petein M, Brawer M, Bowden GT, Cress AG (1992) New relationships between prostatic intraepithelial neoplasia and prostatic carcinoma. J Cell Biochem Suppl 16H:26–29
62. Nazeer T, Barada IH, Fischer HAG, Ross JS (1991) Prostatic carcinosarcoma. Case report and review of literature. J Urol 146:1370–1373
63. Sant Agnese PA (1992) Neuroendocrine differentiation in carcinoma of the prostate. Diagnostic, prognostic, and therapeutic implications. Cancer 70:254–268
64. Sakamoto N, Tsuneyoshi M, Enjoji M (1991) Sklerosing adenosis of the prostate. Histopathologic and immunohistochemical analysis. Am J Surg Pathol 15:660–667
65. Sar M, Lubahn DB, French FS, Wilson EM (1990) Immunohistochemical localisation of the androgen receptor in rat and human tissues. Endocrinology 127:3180–3186
66. Sesterhenn IA, Becker RL, Avallone FA, Mostofi FK, Lin TH, Davis jr CL (1991) Image analysis of nucleoli and nucleolar organizer regions in prostatic hyperplasia, intraepithelial neoplasia and prostatic carcinoma. Urogenit Pathol 1:61–75
67. Stamey FA (1990) Die Rolle des prostataspezifischen Antigens bei der Diagnose und Behandlung des Prostataadenokarzinoms. Urologe (A)29:52–64
68. Waring PM, Newland RC (1992) Prostatic embryonal rhabdomyosarcoma in adults. A clinicopathologic review. Cancer 69:755–762
69. Wernert N, Goebbels R, Bonkhoff H, Dhom G (1990) Squamous cell carcinoma of the prostate. Histopathology 17:229–244
70. Wood DP, Montie JE, Pontes JE, Medendorp SV, Levin HS (1989b) Transitional cell carcinoma of the prostate in cytoprostatectomy specimens removed for bladder cancer. J Urol 141:346–349

Kapitel 2 Niere

U. Helmchen, G. E. Schubert, S. Störkel

Inhaltsverzeichnis

Weiterführende Literatur

Historisch wichtige Werke der Nierenpathologie

1. Bright R (1836) Cases and observations, illustrating renal disease accompanied with the secretion of albuminous urine. Guy's Hospital Reports 1:338–400
2. Rayer P (1837) Traité des maladies des reins. JB Baillière, Paris
3. Volhard F, Fahr T (1914) Die Brightsche Nierenkrankheit. Klinik, Pathologie und Atlas. Springer, Berlin
4. Bell ET (1947) Renal diseases. Lea & Febinger, Philadelphia

Standardwerke der Nierenpathologie nach Einführung der Nierenbiopsiediagnostik

Letzte Auflage erschienen vor 1990

5. Bohle A, Gärtner HV, Krück F, Laberke HG (1984) Die Niere. Struktur und Funktion. Schattauer, Stuttgart New York
6. Burkholder PM (1974) Atlas of human glomerular pathology. Correlative light, immunofluorescence and ultrastructural histology. Harper & Row, New York Evanston San Francisco London
7. Meadows R (1978) Renal histopathology. A light microscopic study of renal disease. Oxford University Press, Oxford New York Tokyo
8. Zollinger HU (1966) Niere und ableitende Harnwege. Springer, Berlin Heidelberg New York Tokyo
9. Zollinger HU, Mihatsch MJ (1978) Renal pathology in biopsy. Springer, Berlin Heidelberg New York

Letzte Auflage erschienen nach 1990

10. Cameron S, Davison AM, Grünfeld JP, Kerr D, Ritz E (eds) (1992) Oxford textbook of clinical nephrology. Oxford University Press, Oxford New York Tokyo
11. Churg J, Bernstein J, Glassock RJ (eds) (1995) Renal disease: Classification and atlas of glomerular diseases. Igaku-Shoin, New York Tokyo
12. Heptinstall RH (ed) (1992) Pathology of the kidney. Little, Brown and Company, Boston Toronto London
13. Schlöndorff D, Bonventre JV (eds) (1995) Molecular nephrology. Marcel Dekker, New York Basel Hongkong
14. Tisher CC, Brenner BM (eds) (1994) Renal pathology. With clinical and functional correlations. Lippincott, Philadelphia

Niere

U. Helmchen, G. E. Schubert

Vorbemerkungen zur Ontogenese, Anatomie und Physiologie

Ontogenese

Die Nieren gehen *entwicklungsgeschichtlich* aus zwei Geweben verschiedenen Ursprungs hervor.

- Die *Ureterknospe*, eine Ausstülpung des mesonephrischen Ganges, bildet *Ureteren*, *Nierenbecken* und *Sammelrohre*.
- Ein der Ureterknospe aufgelagertes *metanephrogenes Blastem* wird unter dem induzierenden Einfluß der sich entfaltenden Ureterknospe in das *Nierenparenchym* differenziert.

Während der Nierenentwicklung können drei nacheinander auftretende *ontogenetische Stadien* unterschieden werden: Der *Pronephros*, der *Mesonephros* und der *Metanephros*.

- Der *Pronephros* ist das Ausscheidungsorgan bei Zyklostomen, bestimmten Fischen und Amphibien, beim Menschen jedoch funktionell ohne Bedeutung.
- Der *Mesonephros* ist die definitive Niere von Fischen und Amphibien, bei höheren Vertebraten jedoch nur vorübergehend angelegt. Er entwickelt sich beim Menschen zwischen der 4. und 5. Woche caudal des Pronephros und liegt im Thorax.
- Der *Metanephros* bedeutet die endgültige Niere von Säugetieren, Reptilien und Vögeln. Er entsteht aufgrund einer induktiven Interaktion zwischen Ureterknospe und mesenchymalem metanephrogenem Blastem. Beim Menschen entwickelt sich die Ureterknospe als spezialisierte Verzweigung des mesonephrogenen Ganges zwischen der 4. und 5. Woche. Sie breitet sich nach dorsal aus und gewinnt Anschluß an das metanephrogene Blastem am Kaudalpol der Nierenleiste. Die Verzweigungen der Ureterknospe bilden letztlich Nierenbecken und -kelche sowie die Sammelrohre der reifen Niere. Die Epithelien der Glomerula, der proximalen und distalen Tubuli einschließlich der Henle-Schleife entwickeln sich dagegen aus mesenchymalen Zellen des metanephrogenen Blastems [16,26].

Molekulargenetisch hängen die Nierenentwicklung und die dafür notwendigen zellulären Differenzierungen ab von komplexen Interaktionen zwischen zellulär gebildeten *Signalmolekülen*, ihren *Rezeptoren* sowie von *Transskriptionsfaktoren*.

Tiefere Einblicke in die *genetische Steuerung* der Nierenentwicklung erbrachten die Identifizierung und Analyse von regulativen Genen von Drosophila wingless (sog. Homeobox-, HOX-, PAX- und POU-Domänen-Gene). Sie konnten inzwischen auch im Genom von Vertebraten, einschließlich des Menschen, identifiziert werden. So spielen PAX-2- und PAX-8-Proteine als *Transskriptionsfaktoren* eine entscheidende Rolle bei der Induktion bzw. Transformation von metanephrogenem Mesenchym zu Nierenepithel. Wichtig für die normale Nierenentwicklung, insbesondere für die des Glomerulums, ist ein Tumorsuppressorgen, das sog. *Wilms-Tumorgen (WT I)* auf Chromosom 11 p 13. Weiterhin sind verschiedene *Protoonkogene* (N-myc, c-ros), *Tyrosinkinaserezeptoren* (c-ros) und eine Reihe von *Wachstumsfaktoren* (TGF-α, TGF-β, EGF u.a.) von besonderer Bedeutung für die renale Embryogenese [17,18,22,23].

Anatomie, Physiologie

Topographisch liegen die vollentwickelten Nieren *retroperitoneal* an der Abdomenhinterwand, links in Höhe von TH XII-L III, rechts etwa 4 cm weiter kaudal. Sie werden durch die 11. und 12. Rippe etwa zur Hälfte von dorsal bedeckt und bei der Inspiration um etwa 2–3 cm nach unten verschoben. Bei Erwachsenen ist jedes Organ 120–150 g schwer.

Makroskopisch besteht es aus etwa 8 (4–18) Untereinheiten, den *Renculi*, mit jeweils einem pyramidenförmigen *Markkegel*, dessen Spitze in das Nierenbecken reicht und trichterförmig von einem kleinen Nierenbeckenkelch bedeckt wird. Die Basis des Markkegels ist zur äußeren Konvexität gerichtet und wird von der Rindenzone umgeben, die sich zwischen den Pyramiden als *Bertini-Säulen* bis an das Nierenbecken erstreckt. Die Renculi sind bei Neugeborenen noch als scharf begrenzte Vorwölbungen der Nierenoberfläche erkennbar, später schwindet die Begrenzung, bleibt vereinzelt jedoch als umschriebene Furchung bis in das Greisenalter erhalten.

Der links in Höhe von L I und rechts in Höhe von L I-L II gelegene Nierenhilus enthält die *A.* und *V. renalis*, *Nerven*, *Lymphgefäße*, das *Nierenbecken* und umgebendes *Fettgewebe*. Die Nierenoberfläche wird von einer relativ leicht abziehbaren, wenig dehnbaren *Faserkapsel* bedeckt.

Die 0,5 cm breite *Rindenzone* enthält mit Ausnahme eines 0,1 cm breiten subkapsulären glomerulumfreien

Streifens Nierenkörperchen, geschlängelte proximale und distale Harnkanälchen sowie Markstrahlen mit gestreckten Tubulusabschnitten und Rindensammelrohren. Jeder Markstrahl bildet das Zentrum eines kleinen Nierenparenchymkonus, des *renalen Lobulus*. Die in Papillenspitzen auslaufende Markregion wird in eine *Markaußenzone* mit – bei Menschen nicht scharf abgrenzbaren – Außenstreifen und Innenstreifen unterteilt. Im *Markaußenstreifen* sind neben Sammelrohren partes rectae der Haupt- und Mittelstücke, im *Markinnenstreifen* außer Sammelrohren nur Überleitungsstücke und partes rectae der Mittelstücke lokalisiert. Zum Nierenbecken hin schließt sich bis an die Papillenspitze die *Markinnenzone* an, die nur noch Sammelrohre und Überleitungsstücke der juxtamedullären Nephren enthält.

Mikroskopisch ist jede Niere aus etwa 750000 Nephren aufgebaut, die mit je einem Nierenkörperchen aus glomerulärem Schlingenkonvolut und Bowman-Kapselraum beginnen, in den *täglich* insgesamt etwa *150 l Primärharn* als *Ultrafiltrat* ausgeschieden werden. Die jeweils 150–240 μm im Durchmesser großen Glomerula bestehen aus einem Netzwerk läppchenförmig angeordneter anastomosierender Kapillaren, die sich am Gefäßpol wieder zum *Vas efferens* vereinigen, um sich außerhalb der Nierenkörperchen erneut zu einem *peritubulären Kapillarnetz* aufzuteilen. Im axialen Zentrum der Glomerulumläppchen liegen *Mesangiumzellen*, die im Bereich des Gefäßpols mit den zwischen Vas afferens und Vas efferens gelegenen *Goormaghtigh-Zellen* in Verbindung stehen. Sie besitzen Strukturmerkmale von Perizyten und glatten Muskelzellen und außerdem die Fähigkeit zur Phagozytose[19].

Die kapillären *Endothelien* sind einer ca. 3300 Å starken glomerulären Basalmembran angelagert, der außen als Fortsetzung der proximalen Tubuluszellen, mit umfangreichem rauhem endoplasmatischem Retikulum versehen, die *viszeralen Deckepithelien* (*Podozyten*) mit ihren Fußfortsätzen aufliegen. Die Podozyten sind aktiv an der Bildung der glomerulären Basalmembran beteiligt. An der Oberfläche werden sie von einer 120 Å starken Schicht von *sialinsäurehaltigen Mukopolysacchariden* bedeckt, deren Sialinsäuregehalt bei Proteinurie vermindert ist. Wahrscheinlich spielt die *Sialinsäure* neben der Filterwirkung der Basalmembran eine wesentliche Rolle bei der Durchlässigkeit für Makromoleküle, die durch elektrostatische Effekte der Sialinsäure gesteuert wird.

Die *glomeruläre Basalmembran* ist eine spezialisierte extrazelluläre Matrix, die von Endothel- und viszeralen Epithelzellen gebildet wird. Sie wirkt als eine *Filtrationsbarriere* mit selektiver Permeabilität, d.h. sie ist für Moleküle mit einem größeren Molekulargewicht als Albumin normalerweise nicht passierbar. Sie besteht aus einem Netzwerk von *Mikrofibrillen*, die im Bereich der *Lamina densa* besonders dicht gepackt sind. Sie enthält zu etwa 80% *Kollagen Typ IV*, zusätzlich *Laminin* und *Heparansulfat*. Letzteres (Anteil etwa 1%) ist im wesentlichen verantwortlich für die negative Ladung der Basalmembranen. Die Zusammensetzung der mesangialen Matrix ist ähnlich bei einem zusätzlichen und bemerkenswert hohen Fibronektinanteil. Die Mesangiumzellen besitzen *kontraktile Eigenschaften*, die durch Angiotensin II, Vasopressin, Histamin, Katecholamine, Prostaglandin F 2a, Thromboxan, Leukotriene und Endothelin aktiviert werden können. Die Proliferation der Mesangiumzellen unterliegt dem Einfluß verschiedener Mitogene, darunter dem PDGF, dem EGF, IL-1 und TNF-α. Bei entsprechender Schädigung bilden Mesangiumzellen freie Sauerstoffradikale.

Über einen trichterförmigen Halsteil schließt sich an den Bowman-Kapselraum der Glomerula das Hauptstück (Abb. 2.1) an, das zunächst geschlängelt (*Pars contorta* oder *convoluta*), dann gestreckt (*Pars recta*) bis in die Markaußenzone reicht und entsprechend seiner unterschiedlichen Enzymausstattung und Funktion in ein P 1-, P 2- und P 3-Segment unterteilt wird. Die auskleidenden Tubulusepithelien haben auf der luminalen Seite der in vivo etwa 40 μm weiten, nach Unterbrechung der arteriellen Zirkulation (z.B. nach Organentnahme oder Tod des Individuums) kollabierenden Lichtung einen Bürstensaum (*Mikrovilli*). Zwischen der stark gefalteten Basalmembran sind dichtstehende Mitochondrien angeordnet (*basales Labyrinth*). Die Pars recta des Hauptstückes geht in das dünne organellenärmere *Überleitungsstück* über, das in unmittelbarer Umgebung der aufsteigenden Vasa recta des Innenstreifens verläuft. Ihm schließt sich das Mittelstück zunächst als aufsteigender gestreckter Teil (*Pars recta*) an. Dieser kehrt zum Gefäßpol des jeweiligen Glomerulum zurück, an dessen Kontaktpunkt die Mittelstückepithelien dichter stehen (*Macula densa*). Daran schließt sich der geschlängelte Teil (*Pars contorta oder convoluta*) des Mittelstückes an. Der Übergang der Pars recta des Hauptstückes in das Überleitungsstück markiert die Grenze zwischen Außen- und Innenstreifen der Markaußenzone.

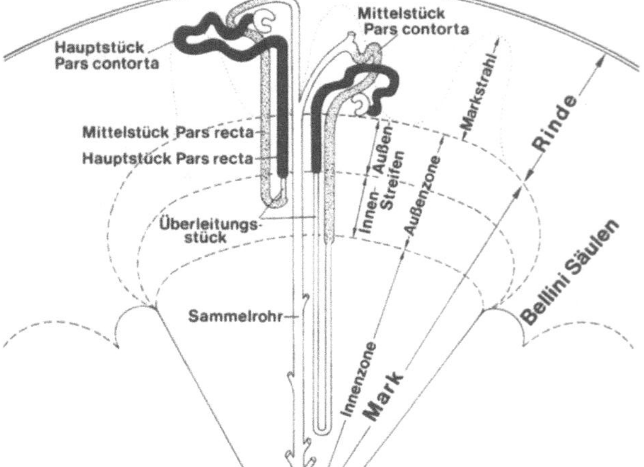

Abb. 2.1. Topographie der verschiedenen Tubulusabschnitte in der Niere des Menschen

Absteigende Pars recta des Hauptstückes, Überleitungsstück und aufsteigende Pars recta des Mittelstückes bilden eine haarnadelförmige Schleife (*Henle-Schleife*), deren Umschlagpunkt in den äußeren kortikalen kurzen Nephren im Innenstreifen der Markaußenzone im Bereich des Mittelstückes und in den tiefen juxtamedullären langen Nephren im Überleitungsstück in der Markinnenzone liegt. Nephren mit Glomerula in oberflächennahen Abschnitten (*kortikale Nephren*) haben kurze Henle-Schleifen mit kurzem Überleitungsstück. Nephren, deren Nierenkörperchen nahe der Rindenmarkgrenze liegen (*juxtamedulläre Nephren*) haben lange Henle-Schleifen mit langem Überleitungsstück. Etwa 14% der Nephren gehören zum juxtamedullären Typ. Die haarnadelförmigen Schleifen sind die strukturelle Basis des funktionellen Gegenstromsystems, in dem die Konzentrationsmechanismen des Nierenmarkes stattfinden. Mit der Rückkehr jedes Nephrons zum Gefäßpol ist darüber hinaus die anatomische Voraussetzung für einen Regelkreis gegeben, der über das Renin-Angiotensin-System mit dem in den epitheloiden juxtaglomerulären Zellen gebildeten Renin an der Regulation sowohl der glomerulären Filtration als auch der tubulären Rückresorption beteiligt ist.

Der *juxtaglomeruläre Apparat* besteht aus im Endstück des Vas afferens gelegenen transformierten glatten Muskelzellen, d. h. den *reninbildenden epitheloiden Zellen*, aus den *Goormaghtigh-Zellen* sowie aus der *Macula densa* des anliegenden Mittelstückes.

Über ein Verbindungsstück gehen die Nephren in die *Sammelrohre* über, die sich in zwei Zonen peripher in der Rinde und zentral in der inneren Markzone vereinigen und über die *Ductus papillares (Ductus Bellini)* an der Papillenspitze in die Kelche des Nierenbeckens münden.

Die *arterielle Blutversorgung* der Nieren, die allein etwa 20% des Herzzeitvolumens beansprucht, erfolgt über die *A. renalis*. Das Gefäßsystem verzweigt sich ventral des Nierenbeckens in einen größeren und kleineren anterioren und einen kleineren superioren posterioren Ast[24].

Jeder dritte Mensch hat *mehr als 1 Nierenarterie* und jeder siebte eine *zusätzliche Polarterie*.

Dreiviertel der arteriellen und die gesamte venöse Blutversorgung der Nieren verlaufen in den Bertini-Säulen.

Das *renale Interstitium* besteht im wesentlichen aus dem *peritubulären Kapillarnetz*, enthält darüber hinaus jedoch auch diejenigen Zellen, die zusammen die Quelle für etwa 90% des überhaupt vom Organismus gebildeten *Erythropoietins* sind. Das *Erythropoietin-Gen*, bestehend aus 5 Exons und 4 Introns, wurde auf dem *langen Arm des Chromosoms 7* lokalisiert.

Fehlbildungen und zystische Nierenerkrankungen

Fehlbildungen der Urogenitalorgane werden bei etwa *10% der Bevölkerung* angenommen. Quantitativ übertreffen sie damit die Häufigkeit derer in allen anderen Organen. Da die Determinationsperiode der Nierenentwicklung (4.–8. Schwangerschaftswoche) mit entscheidenden Phasen der Herzentwicklung zeitlich zusammenfällt, kommt es nicht selten zur *Koinzidenz renaler und kardialer Fehlbildungen.*

Die wichtigsten Fehlbildungen der Nieren sind einschließlich der zystischen Nierenerkrankungen in Tabelle 2.1 zusammengestellt.

Zystennieren und Nierenzysten

Zystische Nierenerkrankungen bilden eine *heterogene Gruppe*, deren gemeinsames Merkmal die Ausbildung von flüssigkeitsgefüllten Zysten innerhalb oder in der Nachbarschaft von Nieren ist. Sie entstehen unter den verschiedensten, pathogenetisch voneinander unabhängigen Bedingungen, können *hereditär gehäuft* als Entwicklungsstörungen oder im späteren Leben erworben auftreten[21]. Bei ein- oder doppelseitigem Befall können sie entweder die Rinde oder das Mark oder beide Anteile betreffen. Eine *Systematik der zystischen Nierenerkrankungen* findet sich in Tabelle 2.1. An dieser Stelle soll nur auf zwei genetisch bedingte Formen mit autosomal-dominantem bzw. autosomal-rezessivem Erbgang ausführlicher eingegangen werden[25,28].

Autosomal-dominante (adulte) Zystennieren

Definition. Bilaterale Zystennieren des Erwachsenen bei autosomal dominantem Erbgang.

Innerhalb des Nierenpaares können sich diese Zysten *asynchron* entwickeln und dadurch einen *unilateralen* oder gar *segmentalen Befall vortäuschen.*

Epidemiologie, Klinik. Es handelt sich um eine der häufigsten *genetisch bedingten* Erkrankungen des Menschen und um die *häufigste Form der polyzystischen Nierenerkrankungen.* Auf 1000 Einwohner entfällt durchschnittlich ein Krankheitsfall. Betroffen sind zu etwa gleichen Anteilen *Männer* und *Frauen* zwischen der *2. und 4. Lebensdekade.* Zystennieren mit *autosomal-dominantem Erbgang sind jedoch auch bei Neugeborenen* und *Kleinkindern* beobachtet worden.

Außer der Nierenvergrößerung gehören beim *Erwachsenen Flankenschmerz, Hämaturie* und *Niereninsuffizienz* zu den typischen klinischen Symptomen. Es

Tabelle 2.1. Fehlbildungen der Nieren

Fehlbildung	Epidemiologie	Ätiologie u. Pathogenese	Morphologie	Komplikationen
Formanomalien *Verschmelzungsnieren* *Hufeisennieren* 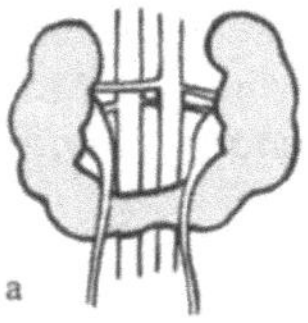 a 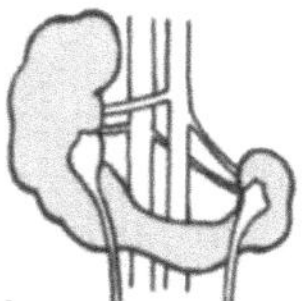 b 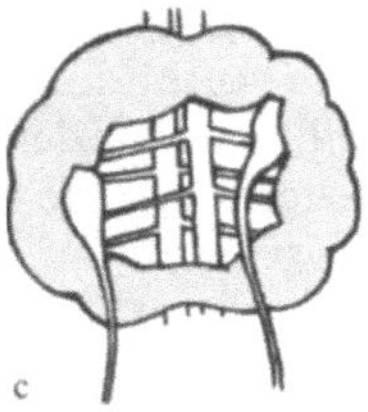 c	1:300–500 aller Autopsien ♂:♀ = 2:1 häufig bei Turner-Syndrom	abnorm nahe beieinanderliegende Entwicklung der Ureterknospen oder ungenügende Trennung des Nierenblastems während der größten Annäherung	a) Meist unterer Pol beider Nieren vor Aorta und V. cava inferior verschmolzen. Isthmus zwischen beiden Nieren besteht meist aus normalem Nierenparenchym, seltener aus fibrosiertem Bindegewebe. Nierenbecken ventral gelegen, häufiger verdoppelt, ebenso die Ureteren. Arterien meist vermehrt. Verlagerung des Organs nach kaudal in den Bereich der unteren LWK b) *Asymmetrische Hufeisenniere:* Ein Teil unvollkommen entwickelt c) *Ringform:* Unterer und oberer Pol verschmolzen	*Rovsing-Syndrom:* Oberbauchschmerzen bei aufrechter Körperhaltung
Unilaterale Verschmelzungsniere 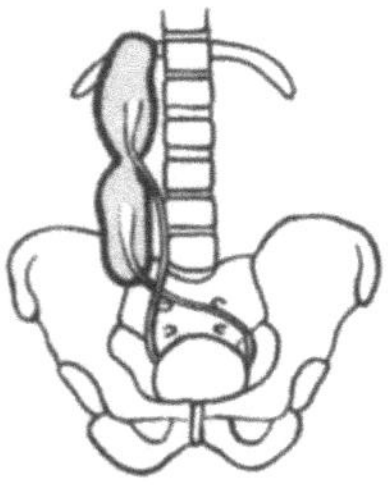	1:7600 aller Autopsien	Seitenabweichung einer Ureterknospe, Nierenblastem entwickelt sich an zwei Stellen einer Seite	Linke Niere meist nach rechts verlagert und mit rechter Niere verschmolzen, Nierenbecken wie bei fehlerhafter Rotation verlagert, in der Regel nach ventral	häufiger Pyelonephritiden
L-förmige Niere (Tandem-Niere) 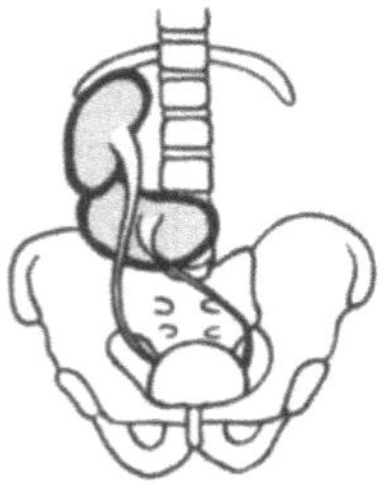		Niere einer Seite legt sich quer an den unteren Pol der kontralateralen Niere	Die querliegende Niere ist in der Mittellinie vor L4 lokalisiert, durch Rotation in der Längsachse kann das Nierenbecken eine invertierte oder nach dorsal gerichtete Lage haben, Ureteren münden an typischer Stelle	
Becken-Klumpen-Niere 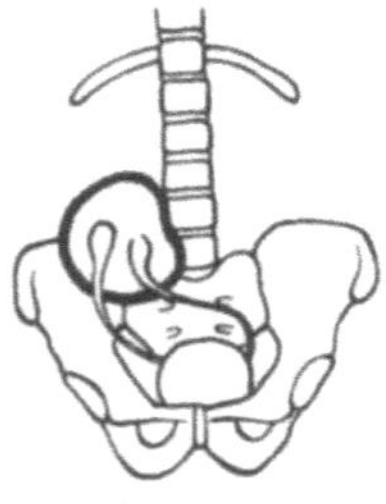			Beide Nieren sind im Becken zu einem formlosen Klumpen verschmolzen, Abgang der Nierenarterie aus li. und re. A. iliaca; oft kombiniert mit anorektalen Mißbildungen	Bei Frauen ggf. Geburtshindernis, häufiger Pyelonephritiden

Tabelle 2.1. (Fortsetzung)

Fehlbildung	Epidemiologie	Ätiologie u. Pathogenese	Morphologie	Komplikationen
Fehlrotation (fehlerhafte Lage des Nierenbeckens)	1:9000 Autopsien, ♂ : ♀ = 2:1 häufiger bei Turner-Syndrom	Keine echte Rotation, sondern fehlerhafte Differenzierungsrichtung des metanephrogenen Blastems	Ventrale (fehlende Rotation), ventromediale (ungenügende Rotation), laterale und dorsale Lage des Nierenbeckens. Extrarenale Nierenbeckenanteile meist erweitert, Kelche verkürzt	Harnstauung mit komplizierenden Infekten und Steinbildung
Kongenitale Zwergnieren (Hypoplasie)	1:1000 Autopsien (partielle Aplasien nicht sicher abgegrenzt), unilateral 1:500 Autopsien	Mangelhafte Teilung der Ureterknospe mit unzureichender Induktion des metanephrogenen Blastems	Niere kleiner als 60 g, numerische Fehlentwicklung mit zahlenmäßig reduzierten, sonst aber normal entwickelten Renculi	Pyelonephritis, Nephrokalzinose, schwere bilaterale Form kann Nierenversagen oder Hochdruck verursachen
Oligonephronische Hypoplasie (Oligomeganephronie)	♂ : ♀ = 3:1	ungeklärt, 1/3 der Fälle bei fortgeschrittenem Alter der Mütter	Kleine Nieren mit verminderter Zahl von Nephronen (ca. 1/5 der Norm), die stark hypertrophiert sind. Stets bilateral oder in solitärer Niere. Progressive Glomerulumsklerose und Tubulusatrophie	Chron. Nephritis mit Hyposthenurie, Polyurie, renale Rachitis
Hypogenetische Dysplasie (sog. totale Aplasie)	0,6–2,7:1000 Autopsien ♂ : ♀ = 4:1 meist sporadisch, selten familiär	Vermutlich Vereinigung der Ureterknospe mit metanephrogenem Blastem gestört, bei einigen Fällen Folge von Obstruktionen der ableitenden Harnwege während der Nierenentwicklung. Bei Jenne-Syndrom, Zellweger-S., Meckel-S., Beckwith-Wiedemann-S., Hippel-Lindau-S., (hier oft Nierenkarzinom)	Kleines mißgestaltetes Gebilde ohne Ähnlichkeit mit einer Niere, meist einseitig, tritt in zwei Formen auf: – Aplastische Dysplasie (s. u.) – Multizystische Dysplasie (s. u.)	Abhängig vom Zustand der kontralateralen Niere und der Ausdehnung
Aplastische Dysplasie (kompakte Aplasie)			Fetale Tubuli, Stroma aus lockerem Bindegewebe und glatter Muskulatur, gelegentlich Knorpelinseln; Nierenbecken, reife Tubuli oder Glomerula fehlen, keine Zysten	
Multizystische Dysplasie (zystische Dysplasie, Aplasie mit Zysten)	Häufigste Form der bilateralen zystischen Nierenerkrankung bei Neugeborenen und im Kindesalter, unilaterale Form li. > re.		Zysten, von flachem bis kubischem Epithel ausgekleidet, gehen über in embryonale Tubuli, dazwischen gefäßreiches Bindegewebe Beide Formen der Dysplasie gehen in 90% der Fälle mit (obstruktiven) Mißbildungen ableitender Harnwege einher Anm.: Der Begriff Dysplasie wird nicht einheitlich angewandt, einige Autoren verstehen darunter nur herdförmige Veränderungen der beschriebenen Typen in makroskopisch nicht wesentlich fehlgestalteten Nieren	
Partielle Aplasie			Wie die „totale Aplasie", dazwischen jedoch Inseln normal entwickelten Nierengewebes	Pyelonephritiden häufig
ASK-Upmark-Niere (segmentale Hypoplasie)	2:1000 Autopsien, überwiegend ♀	Partielle Nierenhypoplasie infolge unzureichender Parenchymentwicklung in einzelnen	Verkleinerte Nieren mit einer oder mehreren Zonen fortgeschrittener Hypoplasie der Rinden- und Markregion, Zahl der Pyramiden dadurch vermindert; Nierenoberfläche wird eingezogen, Nierenbecken und Kelche	Hochdruck, Nephrolithiasis

Tabelle 2.1. (Fortsetzung)

Fehlbildung	Epidemiologie	Ätiologie u. Pathogenese	Morphologie	Komplikationen
		Pyramiden. In einigen Fällen vesikorenaler Reflux diskutiert	erweitert. Mikroskopisch in diesen segmentalen Bereichen eine fibröse Platte mit strumaartigen Resten juxtamedullärer Nephren, die keine oder nur ganz vereinzelte Glomerula enthalten	
Zystennieren *Bilaterale polyzystische Nieren*, Erwachsenen-Typ, (Typ III nach Osathanondh und Potter)	1–3:1000 Autopsien, klinisch meist erst über dem 30. Lebensjahr erkannt 10 von 32 Kinderautopsien mit Trisomie 13–15, vereinzelt Trisomie 18	Autosomal dominant vererbt; umschriebene Proliferation der Tubulusepithelien aus ungeklärter Ursache →zystische Kanälchenektasie. Möglicherweise genetisch verschiedene Formen: Typ a) relativ harmlos Typ b) mit tuberöser Sklerose u.a. Hamartomen, dominant vererbt Typ c) regressive Form mit multiplen anderen Mißbildungen	Beide Nieren stark vergrößert, können zusammen über 10 kg schwer sein, bis pflaumengroße Zysten treten ohne besondere Gesetzmäßigkeit in allen Nephronabschnitten einschließlich der Glomerula und Sammelrohre auf. Die Harnkanälchen sind trotz der Zysten zunächst durchgängig, sekundäre Obliterationen sind möglich. 30% kombiniert mit Leberzysten und vereinzelt mit Pankreaszysten. Hirnbasisarterienaneurysmen in bis zu 20% der Fälle	Niereninsuffizienz, tödliche Urämie bei 50–60%, Hypertonie 50–70%, Pyelonephritiden dagegen selten
Bilaterale polyzystische Nieren, infantiler Typ (Schwammnieren, Typ I nach Osathanondh und Potter)	1,9:1000 Kinderautopsien	Homozygotes Auftreten eines rezessiven autosomalen Gens, das erst am Ende der Nierenentwicklung wirksam wird und zur Sammelrohrhyperplasie führt	Symmetrische Vergrößerung beider Nieren, bei der Geburt mitunter schon jede Niere schwerer als 100 g, dicht durchsetzt von 1–2 mm großen Zysten, die durch einen Gigantismus der Sammelrohre entstehen, 30% der Nephren zusätzlich mit Zysten am Umschlagpunkt der Henle-Schleifen, proximale Nephronabschnitte normal, alle Nephronabschnitte frei druchgängig; stets auch Leberzysten, mitunter Zysten im Pankreas und vereinzelt in den Lungen	Kinder werden tot geboren oder sterben wenige Min. bis Stunden nach der Geburt aus unklarer Ursache; Geburt infolge der Nierengröße erschwert
Hypoplastische oder dysgenetische Zystenniere (multizystische oder polyzystische Nieren, Typ II nach Osathanondh und Potter)		Verzweigung der Ureterknospe gehemmt mit fehlerhafter Induktion des metanephrogenen Blastems infolge lokaler Einwirkungen auf die Ureterknospe	Beide Nieren, eine oder Teile einer Niere betroffen, Organ vergrößert (= polyzystische Niere) oder verkleinert (hypoplastische oder dysgenetische zystische Niere), stets auch Ureteren und Blase deformiert. Normale Nephronanteile fehlen weitgehend. Mikroskopisch dickwandige Zysten mit kubischem Epithel in Bindegewebe eingebettet, dazwischen unregelmäßig angeordnete Blutgefäße und Nerven. Morphogenetisch: Zysten unzureichend verzweigter Sammelrohre	Bei vollständigem Befall beider Nieren Tod meist kurz nach der Geburt, bei einseitigem oder partiellem Befall hohes Lebensalter möglich
Polyzystische Nieren infolge von Ureterobstruktionen (Typ IV nach Osathanondh und Potter)		Urethra-Verschluß durch Schleimhautfalten auf dem Colliculus seminalis in der Endphase der Nierenentwicklung	Zysten vorwiegend unter der Nierenkapsel in terminalen Sammelrohren, einigen Henle-Schleifen und Bowman-Kapselräumen	Bei massiver Ausbildung Tod im frühen Kindesalter

Tabelle 2.1. (Fortsetzung)

Fehlbildung	Epidemiologie	Ätiologie u. Pathogenese	Morphologie	Komplikationen
Markschwammniere	1:5000–1:20000 aller Einwohner ♂ : ♀	Sammelrohrmißbildung, nur vereinzelt familiär	Ein oder mehrere Markkegel von 0,8–1,0 cm großen Sammelrohrzysten durchsetzt, die von Zylinder-, Übergangs- oder Plattenepithel ausgekleidet werden. Zysten enthalten (im Gegensatz zur Nephronophthise) in 43% der Fälle röntgenologisch darstellbare Kalkablagerungen. Entzündliche Veränderungen sind stets vorhande, vereinzelt Knorpelzellinseln, glatte Muskelfasern oder unreife Tubuli im Mark	Häufige Pyelonephritis und Nephrolithiasis, sekundärer Hyperparathyreoidismus, 2/3 mit Konzentrationsschwäche
Familiäre juvenile Nephronophthise (Fanconi-Nephronophthise, „salt-losing-nephritis", abzugrenzen von der o. g. medullären Schwammniere)	85% familiär, 15% sporadisch Symptomatik beginnt bei 50% im Jugendalter, bei 18% im Erwachsenenalter	Rezessiv vererbt (wahrscheinlich multiple Gene)	Stets bilateral, im Endstadium geschrumpfte Nieren (je 100 g), granulierte Oberfläche. Im Mark und in Rinden-Markgrenze zahlreiche (5–50) 0,1– >1,0 cm große Zysten der Sammelrohre und Mittelstücke. Herdförmige Tubulusatrophie oder Ektasien, periglomeruläre Fibrose. 17% mit Retinadysplasie	Progressives Nierenversagen, Anämie, renaler Na^+-Verlust, Hyposthenurie
Einfache Nierenzysten	50% aller Autopsien	Gehen meist aus Harnkanälchen, seltener aus Kelchdivertikeln oder Glomerula hervor	0,1– >5,0 cm große Zysten unter der Nierenkapsel oder im Nierenparenchym solitär oder multipel, auskleidendes Epithel abgeflacht, nicht weiter differenzierbar	Selten eitrige Entzündungen, Blutungen, Tumoren (zufällige Koinzidenz wahrscheinlich)
Multiple sekundäre Nierenzysten	50% aller Autopsien	Tubuläre Retentionszysten proximal von narbigen Verschlüssen	Besonders in pyelonephritischen oder in vaskulären Narben, häufig nach längerer Dialysebehandlung	
Parapelvine lymphangiektatische Hiluszysten	1:100 Autopsien Erwachsener	Lymphgefäßerweiterungen	Im Hilusfettgewebe der Nieren gelegene <2 cm große, glattwandige, von Endothel ausgekleidete Zysten	
Lageanomalien				
Heterotopien (Dystopien, „ectopic kidneys")	1:820–1000 Autopsien, gekreuzte Heterotopie: 1:7500 Personen	Störende Einflüsse verschiedenster Art (Fehlentwicklung der Ureterknospe, Defekt des metanephrogenen Blastems, genetische Störungen, Erkrankungen der Mutter, Teratogene), während der Aszension der Nieren zwischen Beginn der Ureterknospe in der 4. Embryonalwoche und Erreichen der endgültigen Lage	Meist einseitig, links häufiger, Niere fast immer nach kaudal und nach medial verlagert, nur bei kongenitaler Zwerchfellhernie nach kranial. *Dystopia abdominalis* = Verlagerung in Bauchhöhle zwischen LWK2 und 3, *Dystopia abdominalis pelvica* = Promontorium oder Linea terminalis, *Dystopia pelvica* = im kleinen Becken, kurzer Ureter mündet nicht selten in Vagina, Vestibulum, Urethra, Samenblasen oder Rektum. *Gekreuzte Dystopie* = Verlagerung nach der kontralateralen Seite, fast immer nach kaudal der ortständigen Niere. Ureter kreuzt vor Aorta, hinter Rektum, meist regelrechte Mündung in die Blase, nur selten außerhalb. Der Nierenhilus ist bei den meisten heterotopen Nieren nach ventral gedreht, in der Regel mir Formanomalien (Kuchenniere, Verschmelzungsformen, Beckenklumpenniere). Bei sekundärer Verlagerung entspringen die Nierenarterien an normaler Stelle aus der Aorta, sonst aus der kaudalen Aorta oder den Iliakalarterien, oft sind sie von mehreren Arterien versorgt	Häufig Harnstauungen, Hydronephrosen, Hydroureteren, Pyelonephritiden mit Übergang in Schrumpfniere, 25% Nephrolithiasis, bei ♀ ggf. Geburtshindernis. Thoraxniere (<5% aller Heterotopien)
Wanderniere (Ren mobilis Nephroptosis)	Meist Frauen	Abnorm langer Gefäßstiel	Erworbene Heterotopie mit abnormem Tiefstand in aufrechter Stellung des Patienten. Im Autopsiegut nur zu vermuten	Klinische Symptome bei 1/5 der Fälle, Ureterknickung mit Harnstauung, Gefäßknickung mit renaler Hypertonie

Tabelle 2.1. (Fortsetzung)

Fehlbildung	Epidemiologie	Ätiologie u. Pathogenese	Morphologie	Komplikationen
Numerische Anomalien				
Agenesie beider Nieren (Arenie)	5:10000 Autopsien 1:3000–4000 Geburten ♂:♀ = 3:1	Unzureichende Differenzierung der nephrogenen Leiste oder vollständiges Fehlen des kaudalen Endes des Wolff-Ganges. Ureterknospe wird nicht angelegt	Nieren, Nierengefäße und Ureteren fehlen, 1/3 der Fälle mit Genitalmißbildungen, 1/10 ohne Nebennieren, oft als *renofaziale Dysplasie* (= *Potter-Syndrom*) auftretend: Typische Gesichtsform der Neugeborenen mit Abflachung und Verbreiterung der Nase, weit auseinanderstehenden Augen mit Falten am inneren Augenwinkel, tiefsitzenden Ohren mit mangelhaft angelegtem Knorpelgerüst, kurzem Kinn, meist Lungenhypoplasie, 60% mit Fehlbildungen im Gastrointestinaltrakt; Sirenen haben oft Arenie. In der Regel Hydramnion	
Agenesie einer Niere	1:500–1000 Autopsien ♂:♀ = 1,8:1	Unzureichende Differenzierung der nephrogenen Leiste oder Fehlen des kaudalen Endes des Wolff-Ganges einer Seite aus unbekannter Ursache, u.a. bei Turner-Syndrom und Vater-S., Ureterknospe wird nicht angelegt	Ureter und entsprechende Hälfte des Blasentrigonum fehlen meist oder Ureter ist nur als unvollkommener Sproß angelegt. Vorhandene kontralaterale Niere oft verlagert (Hetero- oder Dystopie). Gleichseitige Tube und Cornu uteri bzw. Ductus deferens können fehlen. Sichere Abgrenzung von Aplasie und extremer Hypoplasie nicht immer möglich	Kompensatorische Hypertrophie der vorhandenen Niere, 1/3 der Fälle mit Nephrolithiasis oder Pyelonephritis. Nicht selten Fehlbildungen in anderen Bereichen der ableitenden Harnwege. 1/4 der Patienten stirbt an der Nierenerkrankung
Überzählige Niere	Extrem selten, ca. 61 Fälle veröffentlicht	Verdopplung der Ureterknospe oder des Wolff-Ganges	Von beiden ortständigen Nieren vollständig getrennte Niere, meist am unteren Nierenpol gelegen, Ureter dieser Seite gegabelt, gelegentlich jedoch insgesamt 3 Ureterostien	
Doppelniere	4% der Bevölkerung	Verdopplung der Ureterknospe oder des Wolff-Ganges ohne Teilung des metanephrogenen Blastems	Ureter fissus oder Ureter duplex mit zwei Nierenbecken und einem gemeinsamen Nierenparenchym von etwa normaler Außenform, Papillenzahl insgesamt meist erhöht, kranialer Nierenanteil meist kleiner (▷ Ureter duplex)	Hydronephrose, Pyelonephritis, Ureterozelen
Sonstige Anomalien				
Gefäßanomalien	25–50% aller Autopsien	Unterschiedliche Persistenz des ursprünglich parallel angeordneten Systems multipler Nierenarterien, von denen die Niere bei Erreichen der endgültigen Lage noch 4 hat	Verschiedene Varianten, obere oder untere Polgefäße entspringen aus der Aorta, A. renalis oder aus anderen Arterien, Apikales Segment hat in 15%, kaudales in 7% eine eigene Arterie, die aus Aorta, A. iliaca oder aus dem Anfangsteil der gemeinsamen A. renalis entspringt	Hydronephrose, Segmentinfarkte, renale Hypertonie
Choristien und Hamartien	relativ häufig		Inseln aus glatter Muskulatur und/oder Knorpelgewebe, besonders in dysgenetischen Zystennieren, Fettgewebsinseln, subkapsuläre Nebenniereninseln. Nester aus Fettgewebe, glatter Muskulatur und Bindegewebe fast regelmäßig bei tuberöser Sklerose. Selten knotenförmige Elastose	
Noduläre renale Blasteme	1:115 Kinder unter 3 Monaten, 6 von 14 Kindern mit Trisomie 13, auch bei Trisomie 18	Unbekannt	Scharf begrenzte ca. 0.5 mm große Herde aus unreifem Nierenblastem unter der Nierenkapsel. Mikroskopisch Herde undifferenzierter Zellen mit dunklen ovalen Kernen, einige tubulusartige Strukturen	Vereinzelt Übergang in Nephroblastom diskutiert, Mehrzahl bildet sich spontan zurück

besteht eine *Prädisposition für Niereninfektionen.* Frühstadien der Zystennieren sind heute durch Ultrasonographie und Computertomographie gut zu erfassen. Die meisten Patienten werden *hypertensiv* und nach progressiver Niereninsuffizienz *dialysepflichtig.* Patienten mit Zystennieren machen heute etwa 6–10% der Dialysepflichtigen aus[20].

Ätiologie, Pathogenese. Pathogenetisch entscheidend ist ein bei 90% dieser Patienten nachweisbarer Gendefekt auf dem *kurzen Arm des Chromosom 16 (sog. PKD 1-Defekt).* Er ist weltweit verbreitet, jedoch häufiger bei Weißen als bei Schwarzen. Bei fast allen Personen mit diesem Chromosomendefekt kommt es im Laufe des Lebens zur renalen Zystenbildung unterschiedlichen Schweregrades[15].

Morphologie. Bei diesem Typ der Zystennieren entstehen die Zysten in *allen Nephronabschnitten,* bevorzugt jedoch im Bereich der *Henle-Schleifen* und der *Sammelrohre.* Die Zystenverteilung ist zuerst *herdförmig,* dann jedoch *diffus* und *bilateral.* Ausschließlich einseitig oder segmental ausgebildete Zysten signalisieren eine andere Pathogenese. Im Laufe der Erkrankung nehmen Zahl und Größe der Zysten mit Kompression und Atrophie des dazwischengelegenen Parenchyms zu. Bei *Neugeborenen* mit dieser Erkrankung dominieren *glomeruläre Zysten.*

Autosomal-rezessive (infantile) Zystennieren

Definition. Bilaterale Zystennieren des Neugeborenen bzw. des Säuglings bei autosomal-rezessivem Erbgang.

Epidemiologie, Klinik. Diese polyzystische Nierenerkrankung ist *selten.* Es wird mit einem Fall auf 6000–14000 Geburten gerechnet. Für Kinder besteht das Risiko nur, *wenn beide Eltern das rezessive Gen besitzen.* Die *pulmonale Kompression* bzw. *Hypoplasie* kann zur respiratorischen Insuffizienz führen. Das Ausmaß der Nierenfunktionseinschränkung hängt ab von Zahl und Ausmaß der Nierenzysten. Eine Kombination mit einer Lebererkrankung, insbesondere mit einer portalen Hypertension bei typischerweise relativ gut erhaltener Nierenfunktion wird als *kongenitale hepatische Fibrose* bezeichnet.

Ätiologie, Pathogenese. Die Ätiologie ist bis heute *unklar.* Pathogenetisch scheint die Hauptrolle einem Stimulus, der für die Teilung der Ureterknospe verantwortlich ist, zuzukommen.

Morphologie. *Lichtmikroskopisch* sind diese Nieren charakteristischerweise zu 75–90% durchsetzt von *zystischen Tubuli,* die im Rindenbereich elongiert und im Mark abgerundet erscheinen. Sie werden ausgekleidet von einem *kubischen Epithel* und können *papilläre Proliferate* zeigen. Durch Mikrodissektion konnte belegt werden, daß die zystischen Tubuli im wesentlichen zylindrisch erweiterten terminalen Abschnitten von *Sammelrohren (Potter-Typ 1)* entsprechen. Glomerula und proximale Abschnitte sind primär nicht betroffen. Eine gleichzeitig bestehende Ektasie intrahepatischer Gallengänge entspricht dem *Caroli-Syndrom* mit nichtobstruktiver biliärer Ektasie (▷ Bd. 3, Kap. 1 u. 2).

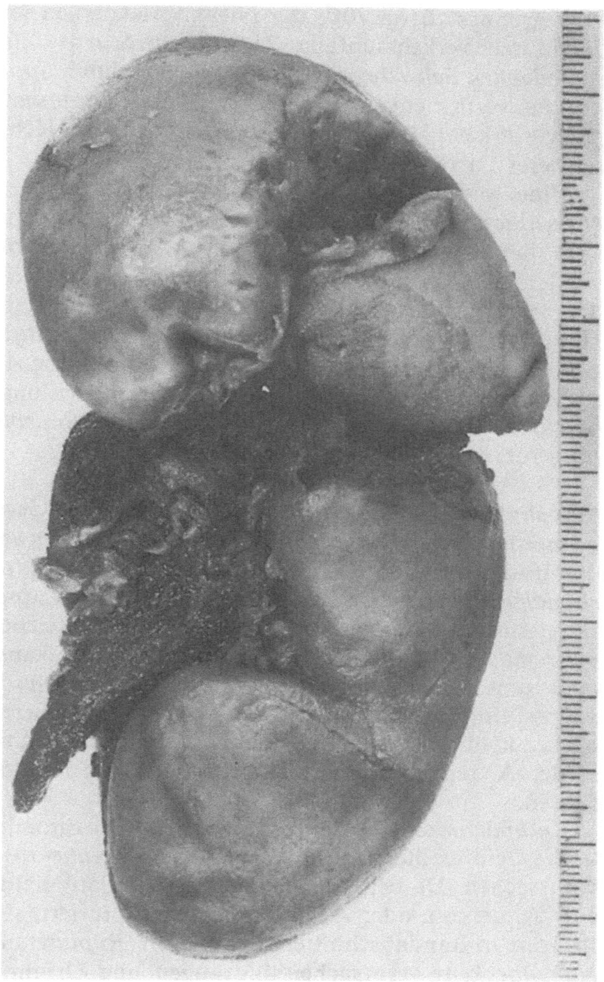

Abb. 2.2. Traumatische Nierenrupturen nach Verkehrsunfall. 39jährige Frau

Traumatische Nierenschäden

Epidemiologie, Klinik. Der Anteil traumatischer Nierenschäden im *Autopsiegut* liegt heute in Prosekturen ohne gerichtsmedizinische Obduktionen *unter 0,1%;* bei etwa 0,5% der Unfallpatienten finden sich Nierenrupturen.

Pathogenese. Etwa 70% der Nierenverletzungen werden durch Verkehrsunfälle, 25% durch *Stürze unterschiedlichen Schweregrades* und etwa 5% durch *Sportunfälle* verursacht. Raritäten sind *Spontanrupturen* nach stärkerer Bauchpresse, z.B. nach dem Heben schwerer Lasten.

Eine, wenn auch minimale Verletzung bedeutet jede *Nierenbiopsie*. Der dadurch verursachte Organverlust wird heute auf 0,06% geschätzt. *Makrohämaturien* werden in *1%* gesehen. Mit meist kleinen *Hämatomen*, die sehr gut ultrasonographisch kontrolliert werden können, ist jedoch in ca. 85% zu rechnen. Als *Spätfolgen* können intrarenal arterielle oder arteriovenöse *Aneurysmen* entstehen und potentiell zu Drosselungs- und/oder Kompressionseffekten sowie zur *Rupturblutung* führen (unter 0,01%)[27].

Morphologie (Abb. 2.2). Bei Rupturen reißt das Gewebe meist *quer zur Längsachse*. Je nach Art und Schwere des Traumas finden sich kleine Kapselrupturen mit *perirenalen Hämatomen*, Parenchymeinrisse ohne Kapselverletzungen mit mehr oder weniger umfangreichem *perirenalem Hämatom* unter Abheben der Nierenkapsel oder umschriebene bis totale *Zertrümmerungen der Nieren*. Innere Parenchymrisse können mit dem Nierenbecken kommunizieren und zum *Hämatopyelon*, Abrisse der A. renalis dagegen zum *perirenalen Hämatom* führen.

Intimaeinrisse der A. renalis können über thrombotische Gefäßobliterationen vollständige *Nierennekrosen* verursachen. Da bei Parenchymeinrissen relativ häufig eine A. arcuata oder A. interlobularis rupturiert, sind Infarkte in Randabschnitten nicht selten. *Rupturen des Nierenbeckens* verursachen Blutungen und Urininfiltrationen des umgebenden Fettbindegewebes. Als Komplikation können sich eine *sklerosierende Peripelvitis* und *Periureteritis* entwickeln.

Kleinere Nierenrupturen sind bei entsprechender Primärversorgung nach 2–3 Wochen verheilt. *Spätfolgen* treten in etwa 5–10% der Fälle in Form von *Hydronephrosen* nach fibrotischen Ureterstenosen und von *Steinbildungen* aus nekrotischen Partikeln oder Blutkoageln auf. Ein *posttraumatischer renaler Hochdruck* kann durch Schrumpfung eines ausgedehnten organisierten subkapsulären Hämatoms mit Kompression des Nierenparenchyms entstehen.

Literatur

10.–14. Weiterführende Literatur (▷ S. 95)
15. Calvet JP (1994) Injury and development in polycystic kidney disease. Curr Opin Nephrol Hypertens 3:340–348
16. Clapp WL, Abrahamson DR (1994) Development and gross anatomy of the kidney. In: Tisher CC, Brenner BM (eds) Renal pathology. Lippincott, Philadelphia, pp 981–1026
17. Deschamps J, Meijlink F (1992) Homeobox genes in normal development and neoplasia. Crit Rev Oncog 3:117–173
18. Dressler GR (1995) The genetic control of renal development. Curr Opin Nephrol Hypertens 4:253–257
19. Elger M, Kriz W (1992) The renal glomerulus – the structural basis of ultrafiltration. In: Cameron S, Davison AM, Grünfeld JP, Kerr D, Ritz E (eds) Oxford textbook of clinical nephrology. Oxford Medical Publications, Oxford New York Tokyo, pp 129–140
20. Grünfeld JP, Bennett WM (1995) Clinical aspects of autosomal dominant polycystic kidney disease. Curr Opin Nephrol Hypertens 4:114–120
21. Grantham JJ (1993) Fluid secretion cellular proliferation, and the pathogenesis of renal epithelial cysts. J Am Soc Nephrol 3:1843–1857
22. Herzlinger D, Qiao J, Cohen D, Ramakrishna N, Brown AMC (1994) Induction of kidney morphogenesis by cells expressing Wnt-1. Dev Biol 166: 815–818
23. Kreidberg JA, Sariola H, Loring JM et al. (1993) WT-1 is required for early kidney development. Cell 74:679–691
24. Lemley KV, Kriz W (1994) Structure and function of the renal vasculature. In: Tisher CC, Brenner BM (eds) Renal Pathology. Lippincott, Philadelphia, pp 981–1026
25. Rapola J, Kaarianen H (1988) Polycystic kidney disease: Morphologic diagnosis of recessive and dominant polycystic kidney disease in infancy and childhood. APMIS 96:68–76
26. Saxen L (1987) Organogenesis of the kidney. Cambridge University Press, Cambridge
27. Tisher CC (1994) Clinical indications for kidney biopsy. In: Tisher CC, Brenner BM (eds) Renal Pathology, Vol. 1. Lippincott, Philadelphia, pp 75–84
28. Welling LW, Grantham JJ (1994) Cystic diseases of the kidney. In: Tisher CC, Brenner BM (eds) Renal Pathology, Vol. 2. Lippincott, Philadelphia, pp 1312–1354

Glomeruläre Erkrankungen

Nierenbiopsiediagnostik

Zusammengenommen bilden die *entzündlichen und nichtentzündlichen glomerulären Erkrankungen* die *häufigsten Ursachen* sowohl einer akuten als auch einer chronischen Niereninsuffizienz. In der Regel sind sie im Einzelfall ohne eine bioptische Untersuchung nicht zu differenzieren und sind daher eine *Domäne der Nierenbiopsiediagnostik*.

Internationalem Standard entsprechend basiert eine Nierenbiopsiediagnose auf einem Befundmuster, das sich aus dem kombinierten Einsatz von *konventioneller Lichtmikroskopie, Immunhistologie und Elektronenmikroskopie* ergibt. Bei Verzicht auf eine dieser 3 Methoden ist mit u.U. diagnostisch relevanten Informationsdefiziten zu rechnen. Alle 3 Methoden können heute an *formalinfixiertem Gewebe* (4%ige neutrale gepufferte Formalinlösung) *ohne diagnostische Einbußen* durchgeführt werden. Die in den folgenden Kapiteln wiedergegebenen konventionell-lichtmikroskopischen, immunhistologischen und elektronenmikroskopischen Abbildungen wurden an derart fixiertem Nierengewebe gewonnen.

Wird von der Nierenbiopsiediagnostik die Abklärung einer *akut eingetretenen Niereninsuffizienz* erwartet, so sollte eine *diagnostische* Aussage aufgrund *erster lichtmikroskopischer Ergebnisse innerhalb weniger Stunden* erfolgen. Tatsächlich ist der Faktor Zeit, d.h. ist die Latenz zwischen Krankheitsbeginn einerseits sowie Diagnosestellung und Therapiebeginn andererseits in den meisten dieser Fälle *prognostisch entscheidend*. Verzögerungen von Stunden oder Tagen können hier unnötigerweise Dialyse- oder Transplantatbedürftigkeit bzw. Transplantatverlust bedeuten.

Neben der oben aufgeführten Standardmethodik gewinnt heute zunehmend die morphologische Erfassung weiterer, auch klinisch relevanter Faktoren, z.B. von *Proliferationsantigenen, Wachstumsfaktoren*, verschiedenen *Kollagentypen* und *Matrixbestandteilen*, an Bedeutung. Darüber hinaus kann erwartet werden, daß sich an Biopsaten durch den Einsatz bisher noch nicht routinemäßig verwendeter Methoden, z.B. der *Polymerasekettenreaktion* und der *In-situ-Hybridisierung*, zusätzliche pathogenetisch wichtige Informationen werden ermitteln lassen.

Hereditäre Glomerulopathien

Alport-Syndrom (Abb. 2.3)

Synonym: Hereditäre Nephritis

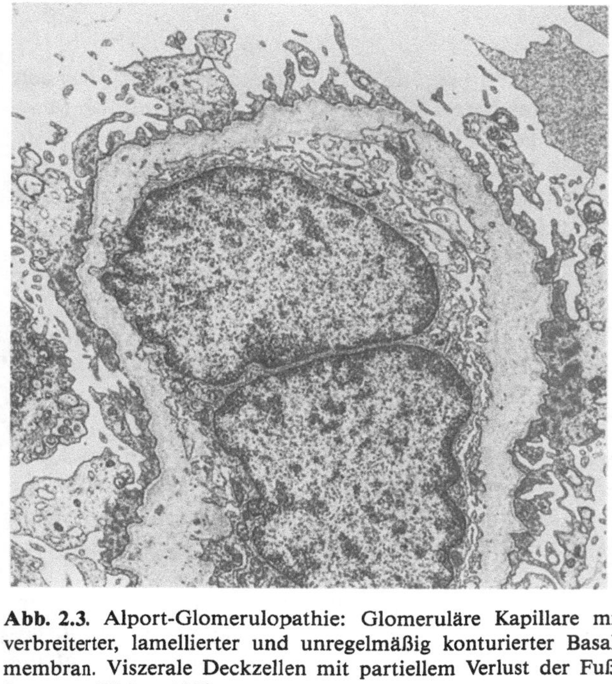

Abb. 2.3. Alport-Glomerulopathie: Glomeruläre Kapillare mit verbreiterter, lamellierter und unregelmäßig konturierter Basalmembran. Viszerale Deckzellen mit partiellem Verlust der Fußfortsätze. EM, ×4000

Definition. *Genetisch* bedingte *Kollagen Typ IV-Erkrankung* der glomerulären Basalmembran.

Epidemiologie, Klinik. In Westeuropa und in den USA wird die *Häufigkeit der Träger des Alport-Gens* auf *1:5000–10000* Einwohner geschätzt. Nierenbiopsate von Kindern, die wegen einer isolierten Hämaturie punktiert wurden, ergaben in 10–15% die Diagnose der Alport-Glomerulopathie. Beide *Geschlechter* können betroffen sein.

Bei *männlichen* Erkrankten ist der *klinische Verlauf* in der Regel *wesentlich schwerer*. Typisch ist das Auftreten einer persistierenden oder intermittierenden *Hämaturie* in der frühen Kindheit, später gefolgt von einer zunehmenden *Proteinurie* bis hin zur Ausbildung eines *nephrotischen Syndroms*. Bei *Männern* ist mit dem *terminalen Nierenversagen* in einem Lebensalter zwischen 20 und 40 Jahren zu rechnen.

Bei etwa 5% der chronisch niereninsuffizienten Alport-Patienten kommt es zu einer *Antibasalmembran-Glomerulonephritis im Transplantat*. Bei etwa 50% der Patienten mit Alport-Syndrom besteht eine *bilaterale Innenohr-Schwerhörigkeit* im Bereich der hohen und mittleren Tonfrequenzen. In etwa 15–30% der Fälle sind *Anomalien im Augenbereich* (anteriorer Lentikonus, Sphärophakie, Katarakt und Maculapigmentierungen) zu beobachten. Darüber hinaus wurden Familien mit *mentaler Retardierung*, mit *Thrombozytopenie*, mit *Riesenthrombozyten* und mit einer *Leiomyomatose des Ösophagus* ermittelt.

Ätiologie, Pathogenese

- Bei der *X-chromosomal dominanten Form* des Alport-Syndroms wurden verschiedene Mutationen, Deletionen und Rearrangements im Gen COL4 A5, das für die α-5-Kette des Kollagens Typ IV kodiert, nachgewiesen. Dieses Gen wurde auf dem *X-Chromosom (Xq 22)* lokalisiert. Patienten mit Alport-Syndrom und Leiomyomatose zeigten zusätzlich eine Deletion im Gen COL4 A6, das für die α-6-Kette des Kollagens Typ IV kodiert.
- Für die seltenen *autosomal-rezessiven Alport-Fälle* werden *Mutationen* im Bereich der *α-3-* oder *α-4-Ketten des Kollagens Typ IV*, lokalisiert auf dem *Chromosom 2*, angenommen[19,27].

Morphologie. *Pathognomonisch* ist der *elektronenmikroskopische Befund.*

Mikroskopisch typisch sind zunächst *normale*, im Spätstadium *vernarbte Glomerula*. Nicht spezifische interstitielle Schaumzellen und unvollständig ausgereifte Glomerula finden sich bioptisch in 20–30%.

Immunhistologisch fehlen charakteristische Befunde. Eine Kombination mit einer IgA-Nephritis wurde wiederholt beschrieben.

Elektronenmikroskopisch charakteristisch sind abnorm konfigurierte periphere *glomeruläre Basalmembranen* mit ungewöhnlich dünnen und/oder dicken Ab-

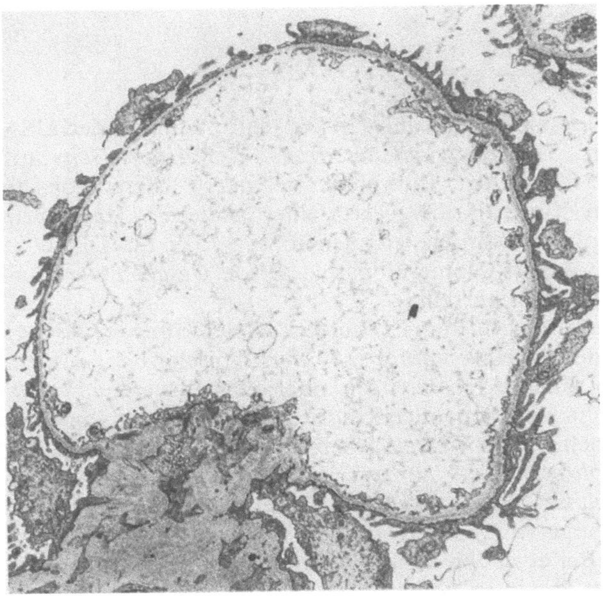

Abb. 2.4. Dünne Basalmembranen-Glomerulopathie: Glomeruläre Kapillare mit deutlich verschmälerter Basalmembran. Endothel und Deckzellen regelrecht. EM, ×3200

schnitten bei unregelmäßigen Innen- und Außenkonturen. In den dünnen Anteilen kann die Lamina densa völlig fehlen. Die verbreiterten Abschnitte zeigen dagegen im Bereich der ursprünglichen Lamina densa typische, oft korbgeflechtartig angeordnete elektronendichtere Lamellierungen. Die Basalmembrandicke kann hier bis zu 1200 nm betragen. Vorzugsweise über diesen Abschnitten fehlen häufig die Deckzellfüßchen. In den zwischen den Lamellen gelegenen Lakunen können in der Regel kleine, sehr elektronendichte Körnchen, manchmal umgeben von einem diskreten helleren Halo, beobachtet werden.

Differentialdiagnostisch besonders wichtig ist die Abgrenzung gegenüber der Glomerulopathie vom Typ der dünnen Basalmembranen. Aufgelockerte und angedeutet lamellierte Basalmembranabschnitte bei IgA-Nephritis, insbesondere bei der Schönlein-Henoch-assoziierten Form, können eine *Alport-Glomerulopathie* vortäuschen. Die immunhistologisch und elektronenmikroskopisch nachweisbaren mesangialen Ablagerungen erlauben jedoch die richtige Einordnung.

Dünne Basalmembranen-Glomerulopathie (Abb. 2.4)

Synonyme: Klinisch: Benigne familiäre Hämaturie
Morphologisch: Dünne Basalmembranen-Syndrom

> Definition. Eine *prognostisch günstige*, überwiegend *autosomal-dominant* vererbte Glomerulopathie mit klinisch dominierender *persistierender isolierter Mikrohämaturie* und *elektronenmikroskopisch nachweisbaren dünnen Basalmembranen.*

Epidemiologie, Klinik. Der morphologische Begriff der „dünne Basalmembranen-Glomerulopathie" ist eng verknüpft, jedoch nicht völlig identisch mit dem klinischen Begriff der *benignen familiären Hämaturie.* Diese klinische Bezeichnung wurde für eine familiär gehäuft auftretende Hämaturie gebraucht, die langfristig nicht zu einer Niereninsuffizienz führte und vom Alport-Syndrom abzugrenzen war. Die Glomerulopathie vom Typ der dünnen Basalmembranen deckt diese Fälle gleichsam morphologisch ab, umfaßt darüber hinaus aber auch *sporadisch auftretende Formen.*

> Es handelt sich um eine *relativ häufige*, subjektiv oft nicht bemerkte, *zufällig entdeckte* Erkrankung, die bei etwa 20% der Patienten das morphologische Korrelat einer *isolierten Hämaturie* darstellt[22,26]. Sie steht damit als *Erklärung für eine Hämaturie hinter der IgA-Nephritis an 2. Stelle.*

Die Häufigkeit bei Frauen beträgt das zweifache derer bei Männern. Die *Erkennung* dieser Erkrankung ist insofern *wichtig*, da auf diese Weise sonst immer wieder wegen unklarer Hämaturien insbesondere bei Frauen durchgeführte Zystoskopien ein Infektionsrisiko darstellen, das so vermieden werden kann. Darüber hinaus kann bei bekannter Diagnose auf alle Therapieversuche, die einer möglichen Glomerulonephritis gelten, verzichtet werden. *Langfristige Kontrollen* sind jedoch trotzdem angezeigt, da dünne Basalmembranen im Frühstadium einer *Alport-Glomerulopathie* als zunächst isolierter pathologischer Befund vorkommen können. Insofern besteht eine gewisse Überschneidung dieser Krankheitsbilder. Insbesondere bei hinzutretender Proteinurie ist an eine solche Verknüpfung zu denken.

Ätiologie, Pathogenese. In den meisten Fällen handelt es sich um eine Erkrankung mit *autosomal-dominantem Erbgang.* In einigen Familien wurde die Erkrankung jedoch bei Kindern, dagegen nicht bei den Eltern beobachtet, so daß auch ein *autosomal-rezessiver Erbgang* möglich erscheint.

Morphologie. *Pathognomonisch* ist der *elektronenmikroskopische Befund.*

Mikroskopisch besteht fast immer ein Normalbefund. Unvollständig ausgereifte Glomerula können, wie bei einer Alport-Glomerulopathie, vorkommen.

Immunhistologisch finden sich keine diagnostisch verwertbaren Befunde. Diskrete mesangiale IgM-Ablagerungen sind uncharakteristisch.

Elektronenmikroskopisch charakteristisch ist eine für das einzelne Glomerulum globale, segmentale oder auf nur unterschiedlich lange Kapillarwandabschnitte begrenzte, meist ohne morphometrische Analyse erkennbare *Verschmälerung der Basalmembran*, insbesondere der Lamina densa. *Morphometrisch* liegt die untere Grenze der normalen Basalmembrandicke für

Kinder bei 250 nm, bei Erwachsenen bei 280–300 nm[17].

Differentialdiagnostisch sprechen zusätzliche nachweisbare gegenüber dem Normalmaß verdickte und aufgesplitterte Basalmembranabschnitte für eine Glomerulopathie vom Alport-Typ.

Kongenitales nephrotisches Syndrom (finnischer Typ)

Definition. Eine *autosomal-rezessive*, vorwiegend in Finnland, sporadisch auch in anderen Ländern beobachtete Erkrankung mit bereits zum *Geburtszeitpunkt* bestehendem *nephrotischem Syndrom*[15].

Epidemiologie, Klinik. Charakteristisch sind *ödematöse Frühgeborene* mit *ungewöhnlich großer Plazenta*. Zusätzlich können *Extremitätenanomalien* und *Nabelhernien* bestehen.

Das nephrotische Syndrom ist resistent gegenüber einer Behandlung mit Kortikosteroiden und Immunsuppressiva. Eine *mentale* und *motorische Retardierung, interkurrente Infekte* und *thrombembolische Komplikationen* sind häufig, eine *progrediente Niereninsuffizienz* ist obligat. Im Transplantat ist eine Rekurrenz dieser Erkrankung nicht zu erwarten[23].

Ätiologie, Pathogenese. Die Pathogenese des kongenitalen nephrotischen Syndroms ist *unklar*. Angenommen wird ein Defekt in der frühen Fetalzeit.

Morphologie. *Pathognomonisch* ist die Kombination aus lichtmikroskopischen und elektronenmikroskopischen Befunden.

Lichtmikroskopisch finden sich *normale* oder *vergrößerte Glomerula* mit unterschiedlich stark *verbreitertem Mesangium*. Charakteristisch sind vor allem in der tiefen Rinde *mikrozystisch transformierte Tubuli*, ausgekleidet von hochzylindrischen Zellen mit starker zytoplasmatischer Eiweißspeicherung. Dieser tubuläre Befund findet sich bei mehr als 75% der betroffenen Kinder. Im *Spätstadium* dominieren *glomeruläre* und *tubulointerstitielle Vernarbungen*.

Immunhistologisch finden sich keine charakteristischen Befunde.

Elektronenmikroskopisch steht eine hochgradige *Schwellung des Zytoplasmas der viszeralen Deckzellen* mit Verlust der Fußfortsätze im Vordergrund. Die glomerulären Basalmembranen können völlig normal oder in den inneren Anteilen verbreitert sein.

Differentialdiagnostisch ist die morphologische Abgrenzung gegenüber der *diffusen mesangialen Sklerose* und gegenüber seltenen *infantilen nephrotischen Syndromen* unterschiedlicher Genese anzustreben.

Diffuse mesangiale Sklerose

Definition. Eine *isoliert* oder in Verbindung mit einem *Denys-Drash-Syndrom* (männlicher Pseudohermaphroditismus und Wilms-Tumor) auftretende glomeruläre Erkrankung mit *diffuser mesangialer Matrixvermehrung* und mit Ausbildung eines *kongenitalen* oder *infantilen nephrotischen Syndroms*.

Epidemiologie, Klinik. Bisher wurden mehr als 120 Patienten mit dieser Erkrankung beschrieben.

Gewöhnlich entwickelt sich ein *therapieresistentes nephrotisches Syndrom* innerhalb der ersten Wochen, später begleitet von einer *arteriellen Hypertonie* und von einer *progressiven Verschlechterung der exkretorischen Nierenfunktion*. Die wenigsten dieser Kinder werden älter als 4 Jahre. Ein Wiederauftreten der Nierenerkrankung im Transplantat wurde nicht beobachtet[18].

Pathogenese. Bei den Patienten mit einem *Denys-Drash-Syndrom konnte ein Defekt im Tumorsuppressorgen WT1* auf dem *Chromosom 11p13* nachgewiesen werden.

Morphologie. *Pathognomonisch* sind lichtmikroskopische und elektronenmikroskopische Befunde.

Lichtmikroskopisch sind die glomerulären Schäden charakterisiert durch eine *diffuse Matrixvermehrung im Mesangium*, das zusätzlich Fibrillenbündel enthalten kann. Die Mesangiumzellen erscheinen nicht vermehrt. *Kapselproliferate*, die an eine extrakapilläre Glomerulonephritis erinnern, sind jedoch relativ häufig. Die *fortschreitende glomeruläre Sklerosierung* wird begleitet von einer *Tubulusatrophie* und *interstitiellen Fibrose*. Eine mikrozystische Erweiterung der Tubuluslichtungen mit zahlreichen darin gelegenen Eiweißzylindern ist häufig.

Immunhistologisch finden sich uncharakteristische mesangiale Ablagerungen von IgM, C1q und C3.

Elektronenmikroskopisch stehen die stark vermehrte mesangiale Matrix und die Einengung der Kapillarlichtungen im Vordergrund. Dazwischen finden sich fibrilläre Strukturen sowie kleine osmiophile Ablagerungen. Die peripheren Basalmembranen können verdickt und lamelliert sein. Insbesondere die Lamina rara interna zeigt häufig eine Verbreiterung[18]. Die viszeralen Deckzellen zeigen einen vollständigen oder partiellen Verlust der Fußfortsätze.

Differentialdiagnostisch wird vom Morphologen eine Abgrenzung gegenüber dem *kongenitalen nephrotischen Syndrom (finnischer Typ)* und gegenüber einer *Alport-Glomerulopathie* erwartet.

Fabry-Erkrankung (Abb. 2.5)

Synonyme: Angiokeratoma corporis diffusum universale; Thesaurismosis hereditaria lipoidica

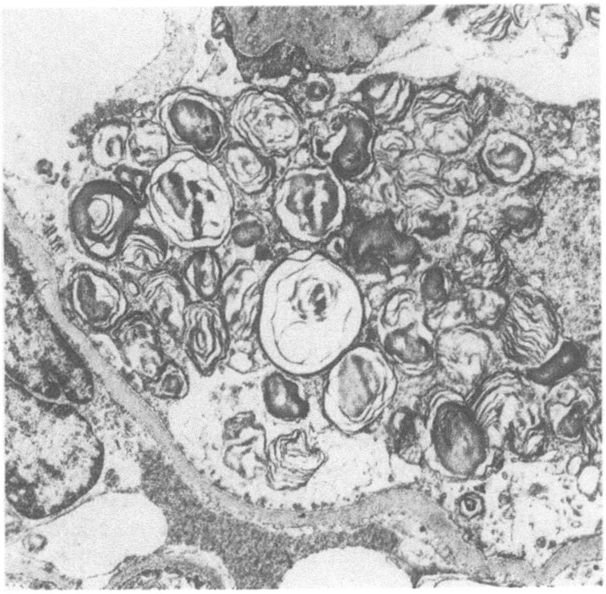

Abb. 2.5. Fabry-Erkrankung: Viszerale glomeruläre Deckzelle mit zahlreichen myelinartig geschichteten Lamellenkörperchen im Zytoplasma. EM, ×7800

> **Definition.** Eine genetisch bedingte *Enzymopathie* mit lysosomaler *Speicherung von Glykosphingolipiden* aufgrund eines *α-Galaktosidase A-Mangels.*

Epidemiologie, Klinik. Es handelt sich um eine *seltene Erkrankung* (1 : 40000). Bei *hemizygoten Männern* entwickeln sich die klinischen Symptome während der *Kindheit*. Mit dem *terminalen Nierenversagen* ist in der *4.–5. Lebensdekade* zu rechnen. Bei *heterozygoten Frauen* verläuft die Erkrankung wesentlich *milder*. Allerdings sind auch bei ihnen Verläufe mit chronischer Niereninsuffizienz beobachtet worden.

Klinisch wird die Diagnose durch die *Sicherung des Enzymdefektes im Serum*, in *Leukozyten* oder in *Fibroblastenkulturen* gesichert. Zu den systemischen klinischen Befunden gehören *Angiokeratome der Haut* und der *Schleimhäute, Parästhesien* und *Schmerzattacken* in den Extremitäten, eine *Anhydrosis* oder *Hypohydrosis*, eine *Hornhautdystrophie* sowie *kardiovaskuläre* und *zerebrovaskuläre Symptome*. Auch im Transplantat ist mit der Speicherung von Glykosphingolipiden zu rechnen, allerdings ohne wesentliche Beeinträchtigung der Nierenfunktion.

Pathogenese. Die Fabry-Erkrankung geht zurück auf ein *defektes Gen*, das auf dem *langen Arm des X-Chromosoms* lokalisiert ist (*Xq 22>q 24*). Zahlreiche Varianten in der klinischen Expression dieses Enzymdefektes wurden beobachtet. Inzwischen ist die komplette genomische Sequenz der α-Galaktosidase A ermittelt und auch die Variabilität auf molekularer Ebene bestätigt worden (Rearrangements, Punktmutationen, Basenpaar-Deletionen)[21].

Morphologie. *Pathognomonisch* sind elektronenmikroskopische, *hinweisend* lichtmikroskopische Befunde.

Mikroskopisch stehen die *Schwellung* und *Vakuolisierung des Zytoplasmas der viszeralen Deckzellen* im Vordergrund. Gleichartige Schaumzellen sind auch im *glomerulären Mesangium*, in *Epithelien* der distalen *Tubuli*, im *Endothel* und in der *glatten Muskulatur der Gefäßwände* sowie im *Interstitium* nachweisbar. Im Verlauf der Erkrankung kommt es zu glomerulären, präglomerulär-vaskulären und tubulointerstitiellen *Vernarbungen*.

Immunhistologisch fehlen charakteristische Befunde.

Elektronenmikroskopisch finden sich, meistens innerhalb von Lysosomen gelegene *Lamellenkörperchen* bzw. *zwiebelschalenförmige Myelinfiguren* mit einem Durchmesser von bis zu 10 μm als Ausdruck der Glykosphingolipid- bzw. Zeramidspeicherung. Im Glomerulum sind alle Zellarten betroffen. Die viszeralen Deckzellen erscheinen besonders prominent. Ein *Befall von nur wenigen Zellen* kann ein wichtiger diagnostischer Hinweis auf diese Erkrankung bei heterozygoten Frauen sein.

Differentialdiagnostisch ergeben sich bei elektronenmikroskopischer Untersuchung kaum Abgrenzungsschwierigkeiten. Bei alleiniger lichtmikroskopischer Untersuchung ist eine Unterscheidung von *Schaumzellglomerulopathien anderer Genese*, z. B. nach Gabe von Blutersatzstoffen (HAES), nur bedingt möglich.

Lezithin-Cholesterin-Acyltransferase-Mangel (LCAT)

> **Definition.** LCAT-Mangel bedeutet das *genetisch bedingte*, komplette oder teilweise Fehlen desjenigen *Enzyms*, das für die *Veresterung des Plasmacholesterins* und für dessen Transport in die Leber verantwortlich ist.

Epidemiologie, Klinik. Es handelt sich um eine *seltene*, weltweit verbreitete, jedoch in *Skandinavien häufigere* Erkrankung.

Die *klinische Trias* von *Anämie, Hornhauttrübungen* und *nephrotischem Syndrom* ist ein wichtiger diagnostischer Hinweis. Der fortschreitende Funktionsverlust der Nieren besitzt den größten Krankheitswert.

Ätiologie, Pathogenese. Die Erkrankung wird *autosomal-rezessiv* vererbt und ausgelöst über verschiedene Mutationen, die ein auf dem *langen Arm des Chromosom 16* gelegenes Gen betreffen[25].

Morphologie. *Pathognomonisch* sind die *ultrastrukturellen* Befunde.

Lichtmikroskopisch fallen ein von *Schaumzellen* durchsetztes *verbreitertes Mesangium* und *verdickte Kapillarwände* auf. Innerhalb der Glomerula kommt es häufig zu segmentalen Ansammlungen von amorphem eosinophilem Material und zur fortschreitenden *Sklerose.*

Immunhistologisch fehlen charakteristische Befunde.

Elektronenmikroskopisch sind die mesangiale Matrix und die Basalmembranen durchsetzt von *irregulären helleren Lakunen* mit darin gelegenen soliden oder lamellär aufgebauten dichten Strukturen. Daneben können *fibrilläre Ablagerungen* vorkommen. Innerhalb der glomerulären Kapillaren sind Ansammlungen von *lipidspeichernden Schaumzellen* häufig[20].

Differentialdiagnostisch ist die morphologische Abgrenzung gegenüber der *Fabry-Erkrankung*, der *membranösen Glomerulonephritis*, der *fokalen und segmentalen Sklerose* bei „minimal changes" und bei *Schaumzellglomerulopathien anderer Genese* notwendig.

Nagel-Patella-Syndrom (Osteoonychodysplasie)

Synonym: Osteoonychodysplasie; nail-patella-syndrome

Definition. Eine seltene *genetisch bedingte* familiäre Erkrankung mit *Hypoplasie* oder *Aplasie der Patellae*, mit *Nagelanomalien, Dysplasie der Ellenbogen* und einer *Nephropathie.*

Epidemiologie, Klinik. Pro 1 Mio. Einwohner wird mit etwa 20 Erkrankten gerechnet. Eine *Nierenbeteiligung mit Proteinurie* und *Hämaturie* ist *in etwa 40–50% der Patienten* zu erwarten. In annähernd 10% entwickelt sich ein *terminales Nierenversagen.*

Ätiologie, Pathogenese. Verantwortlich für diese Erkrankung ist ein auf dem *Chromosom 9q34 lokalisierter Defekt*, der in unmittelbarer Nachbarschaft des COL 5 A1-Gens (9q34,3) liegt, das für die Pro-α-1-Kette des Kollagens Typ V kodiert[16].

Morphologie. *Pathognomonisch* ist der *elektronenmikroskopische* Befund.

Mikroskopisch finden sich entweder normale oder im Mesangium gering *verbreiterte Glomeruli ohne Zellvermehrung.* Im Spätstadium werden die glomerulären Vernarbungen begleitet von einer *Tubulusatrophie* und einer *interstitiellen Fibrose.*

Immunhistologisch fehlen charakteristische Befunde.

Elektronenmikroskopisch finden sich glomerulär charakteristische *Basalmembranschäden* mit Aufhellungen und mit gebündelten Kollagenfibrillen mit typischer Periodizität. Zu gleichartigen Veränderungen kommt es in der mesangialen Matrix, dagegen weder in anderen renalen noch extrarenalen Geweben bzw. Organen[16,24].

Differentialdiagnostisch sind in Kenntnis des elektronenmikroskopischen Befundes alle *anderen fibrillären (nicht-kollagenen) Glomerulopathien* auszuschließen.

Literatur

1.–14. Weiterführende Literatur (▷ S. 95)
15. Barratt TM (1992) Congenital nephrotic syndrome. In: Cameron S, Davison AM, Grünfeld JP, Kerr D, Ritz E (eds) Textbook of clinical nephrology. Oxford Medical Publications, Oxford New York Tokyo, pp 2218–2220
16. Bobrie G, Grünfeld JP (1992) Nail-patella syndrome and other rare inherited disorders with glomerular involvement. In: Cameron S, Davison AM, Grünfeld JP, Kerr D, Ritz E (eds) Textbook of clinical nephrology. Oxford Medical Publications, Oxford New York Tokyo, pp 2214–2217
17. Dische FE, Anderson VER, Keane SJ et al. (1990) Incidence of thin membrane nephropathy: Morphometric investigation of a population sample. J Clin Pathol 43:457–460
18. Habib R, Loirat C, Gubler MC et al. (1985) The nephropathy associated with male pseudohermaphroditism and Wilm's tumor (Drash syndrome): A distinctive glomerular lesion – report of 10 cases. Clin Nephrol 24:269–278
19. Hudson BG, Kalluri R, Gunwar S et al. (1992) The pathogenesis of Alport syndrome involves type IV collagen molecules containing alpha 3 (IV) chain: evidence from anti-GBM nephritis after renal transplantation. Kidney Int 42:179–187
20. Imbasciati E, Paties C, Scarpioni I, Mihatsch MJ (1986) Renal lesions in familial lecithin-cholesterol acyltransferase deficiency: Ultrastructural heterogenity of glomerular changes. Am J Nephrol 6:66–70
21. Kornreich R, Bishop DF, Desnick RJ (1990) Alpha galactosidase A gene rearrangements causing Fabry disease. J Biol Chem 265:9319–9326
22. Lang S, Stevenson B, Risdon RA (1990) Thin basement membrane nephropathy as a cause of recurrent haematuria in childhood. Histopathology 16:331–337
23. Sibley RK, Striegel J (1994) Nephrotic syndrome in the first year of life. In: Tisher CC, Brenner BM (eds) Renal pathology. Lippincott, Philadelphia, pp 1291–1311
24. Taguchi T, Takebayashi S, Nishimura M, Tsuru N (1988) Nephropathy of nail-patella syndrome. Ultrastruc Pathol. 12:175–183
25. Taramelli R, Pontoglio M, Candiani G et al. (1990) Lecithin-cholesterol acyltransferase deficiency: Molecular analysis of a mutated allele. Human Gent 85:195–199
26. Tiebosch ATMG, Frederik PM, van Breda Vriesmann PJC et al. (1989) Thin-basement membrane nephropathy in adults with persistent hematuria. N Engl J Med 320:14–18
27. Tryggvason K, Zhou J, Hostikka SL, Shows TB (1993) Molecular genetics of Alport syndrome. Kidney Int 43:38–44

Primäre Glomerulonephritiden

Zusammengenommen bilden die verschiedenen primären und sekundären Glomerulonephritiden die größte Gruppe der zur terminalen Niereninsuffizienz führenden Erkrankungen[48]. Den meisten Glomerulonephritiden liegen Immun- bzw. Autoimmunpathomechanismen zugrunde, deren Komponenten (Zyto- und Chemokine, Adhäsionsmoleküle, Metalloproteinasen u. a.) gegenwärtig intensiv untersucht werden[28,29,56]. Glomerulonephritiden führen häufig zu prognostisch ungünstigen tubulointerstitiellen Begleitschäden[19,21,23].

Akute postinfektiöse endokapilläre Glomerulonephritis (Abb. 2.6 a–c)

Synonyme: Akute Poststreptokokken-Glomerulonephritis; exsudative und proliferative Glomerulonephritis; diffuse endothelio-mesangiale Glomerulonephritis; akute endokapilläre Glomerulonephritis vom postinfekttiösen Typ

> **Definition.** Eine *akut auftretende,* zur *schnellen Rückbildung* neigende *diffuse postinfektöse Glomerulonephritis vom Immunkomplextyp*[58].

Epidemiologie, Klinik. Nach vorausgegangener *Infektion mit nephritogenen Streptokokkenstämmen* wird diese Glomerulonephritisform bei etwa 1–2% der Bevölkerung beobachtet. Am häufigsten erkranken *Kinder* und *Jugendliche.* Nach der Pubertät sind *Männer* etwa doppelt so häufig betroffen wie *Frauen.* Häufigkeitsangaben zu dieser Glomerulonephritisform im Nierenbiopsiegut sind nicht repräsentativ für die Prävalenz in der Klinik, da auf eine bioptische Diagnosesicherung häufig verzichtet werden kann.

Die klassische Form der Poststreptokokken-Glomerulonephritis beginnt *1–2 Wochen nach einem Streptokokkeninfekt.* Typisch sind eine *Makro-* oder *Mikrohämaturie,* eine mäßige Proteinurie und die Ausbildung von *Ödemen.* Eine *arterielle Hypertonie* kann bestehen. Die Entwicklung eines *oligurischen akuten Nierenversagens* ist selten. Die *schnelle Rückbildung* der klinischen Symptome ist bei Kindern die Regel. Bei *Erwachsenen* ist die *Entwicklung einer chronischen Glomerulonephritis* vor allem bei morphologisch nachgewiesener nekrotisierender Variante *häufiger.* Auch bei Kindern ist mit einem ungünstigeren Verlauf zu rechnen, wenn der sog. *Girlandentyp* besteht[66,67].

Ätiologie, Pathogenese. Es handelt sich um den *Prototyp einer Immunkomplexerkrankung,* ausgelöst durch kleine, gut lösliche zirkulierende Immunkomplexe bei Antigenüberschuß. An der Entstehung dieser Glomerulonephritis sind *exogene* (meistens *β*-hämoly-

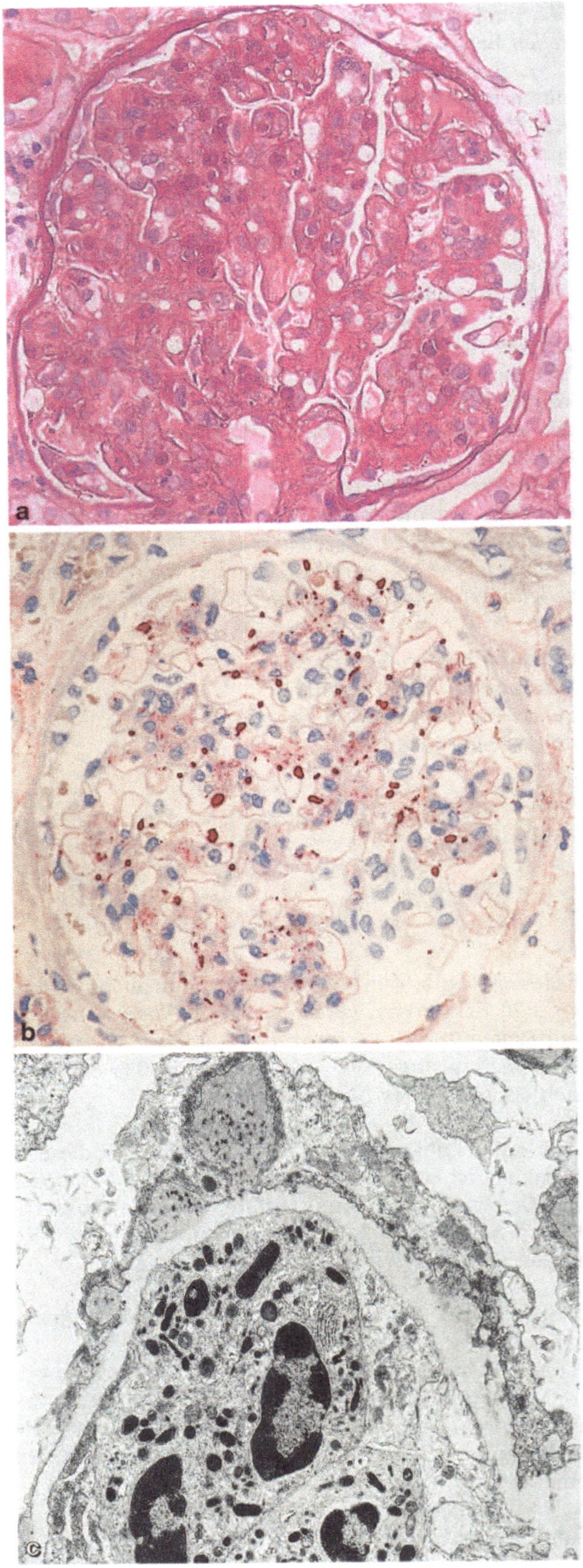

Abb. 2.6. a–c Postinfektiöse endokapilläre Glomerulonephritis: **a** Glomerulum mit zahlreichen neutrophilen Granulozyten in den Kapillarlichtungen, mit geschwollenem Endothel und etwas zellvermehrtem Mesangium. PAS, ×720; **b** Grobgranuläre Ablagerungen von C3-Komplement an den glomerulären Kapillarwänden (sog. Sternhimmeltyp). APAAP, ×720; Glomeruläre Kapillare mit Granulozyten in der Lichtung und mit „humps" an den Basalmembranaußenfläche. EM, ×9600

sierende Streptokokken der Gruppe A, daneben aber auch eine Reihe anderer Bakterien, Viren und Parasiten), *genetische* und *immunpathologische Faktoren* beteiligt. Im akuten Krankheitsstadium sind im Serum außer *erhöhten Antistreptolysin 0-Titern* Komponenten der terminalen Komplementkaskade (*Membranattackenkomplex C5b-9*) und erniedrigte Komplementkonzentrationen (*C3*) nachweisbar. Dem nephritogenen Streptokokkenantigen entspricht wahrscheinlich ein M-Protein der Bakterienmembran.

Morphologie. *Pathognomonisch* ist die *Kombination aus lichtmikroskopischen, immunhistologischen* und *elektronenmikroskopischen Befunden.*

Mikroskopisch sind *diffus vergrößerte*, in den Kapillarlichtungen dicht überwiegend von neutrophilen Granulozyten, daneben auch von monozytären Zellen angefüllte *Schlingenkonvolute* mit geschwollenen Endothelzellen im Frühstadium und mit verbreitertem zellvermehrtem Mesangium in der Folgezeit. Die *Tubuluslichtungen* können *dichte Erythrozytenansammlungen* enthalten. In Ausnahmefällen entwickeln sich segmentale *Schlingennekrosen* und *halbmondförmige Kapselproliferate.*

Immunhistologisch sind *grob granuläre Ablagerungen von C3*, meistens in Verbindung mit IgG, seltener mit IgM oder IgA, charakteristisch. *Prädilektionsorte* sind in der Frühphase die Kapillarwände, im voll ausgebildeten Stadium die Kapillarwände und das Mesangium, im Spät- bzw. Rückbildungsstadium das Mesangium. Klassisch ist das als *Sternhimmeltyp* bezeichnete Verteilungsmuster mit über das Schlingenkonvolut fast gleichmäßig verteilten Depots an den Kapillarwänden und im Mesangium. Bei dem sog. *Girlandentyp* finden sich dagegen an den Basalmembranen orientierte ungewöhnlich dicht stehende Ablagerungen.

Elektronenmikroskopisch sind im *Frühstadium* höckerförmige, bis 5 µm große subepitheliale Depots („*humps*") an den Außenseiten der glomerulären Basalmembranen charakteristisch. Das Zytoplasma der darüber liegenden viszeralen Deckzellen ist bei Verlust der Fußfortsätze verdichtet. Zusätzlich finden sich in der Anfangsphase auch kleinere subendotheliale, in der Spätphase dagegen vorwiegend mesangiale Depots. Bei dem *Sternhimmeltyp* sind die *„humps" locker verteilt* und sehr elektronendicht, bei dem *Girlandentyp* dagegen häufig über längere Kapillarwandabschnitte *dicht aneinandergepackt* und in sich inhomogen.

Differentialdiagnostisch sind in der endokapillären Akutphase Frühstadien der *membranoproliferativen Glomerulonephritis Typ I*, dagegen in der mesangioproliferativen Rückbildungsphase *mesangioproliferative Glomerulonephritiden vom IgA- und SLE-Typ* abzugrenzen.

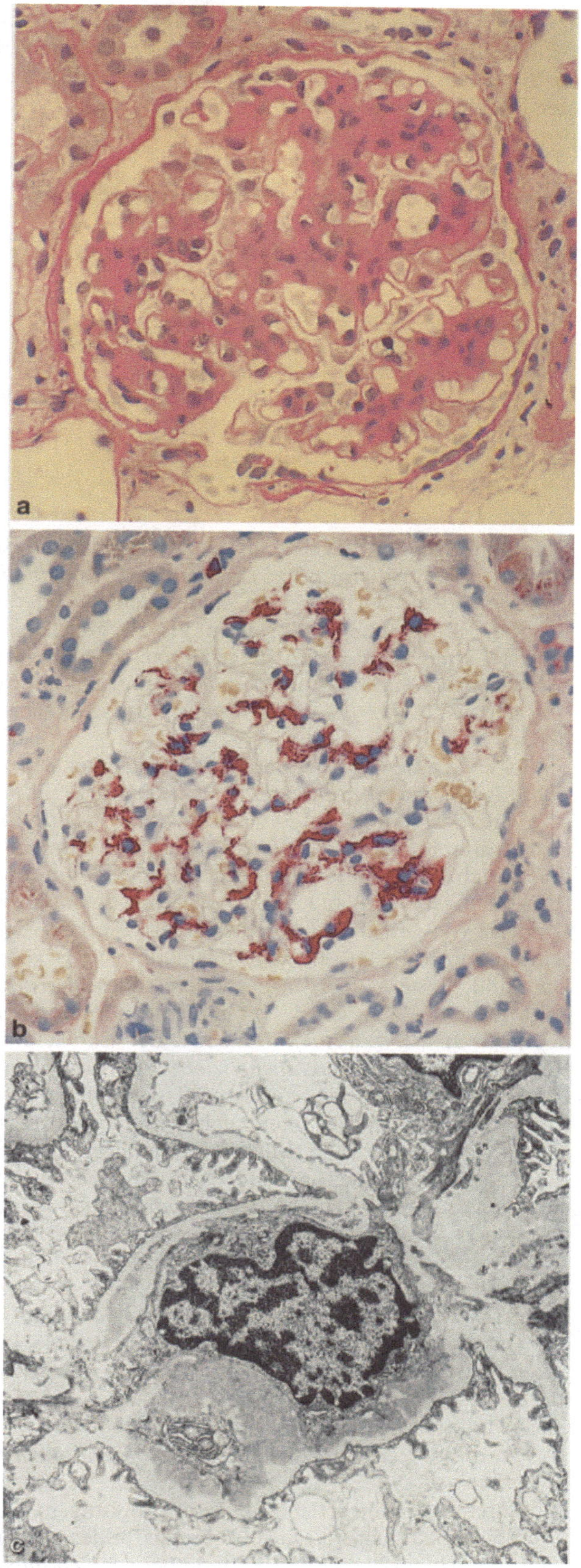

Abb. 2.7. a-c Mesangioproliferative Glomerulonephritis vom IgA-Typ (IgA-Nephritis): **a** Glomerulum mit zellvermehrtem Mesangium. PAS, ×720; **b** Granuläre IgA-Ablagerungen in allen Mesangiumfeldern. APAAP, ×720; **c** Verbreitertes Mesangiumfeld mit elektronendichtem Material. EM, ×5400

Auch bei *Virushepatitis C- und Kryoglobulinämie-assoziierter membranoproliferativer Glomerulonephritis Typ I* kann zunächst ein endokapilläres Befundmuster bestehen.

Mesangioproliferative Glomerulonephritis vom IgA-Typ (Abb. 2.7a–c)

Synonyme: IgA-Nephropathie, IgA-Nephritis, M. Berger

Definition. Es handelt sich um eine *chronische glomeruläre Erkrankung* mit klinischer Mono- oder Oligosymptomatik (geringe bis mäßige *Hämaturie* und *Proteinurie*) mit immunhistologisch dominierenden *mesangialen IgA-Depots*[18].

Epidemiologie und Klinik. Diese weltweit häufigste Glomerulonephritisform hat eine sehr *unterschiedliche geographische Verteilung*: Sie ist deutlich häufiger in Europa, Japan und Südostasien als in Nordamerika[46,50]. Ältere Kinder und junge Erwachsene, *männliche* wesentlich häufiger als *weibliche*, sind am häufigsten betroffen. *Familiäre Häufungen* wurden beschrieben.

Bei etwa einem Drittel der Patienten finden sich erhöhte *IgA-Konzentrationen im Serum*. Die Erkrankung fällt entweder durch rezidivierende, häufig durch vorausgehende Infekte provozierte *Makrohämaturien* oder durch nicht selten zufällig entdeckte *Mikrohämaturien* (Einstellungsuntersuchungen!) auf. Makrohämaturien können von einer vorübergehenden Funktionseinschränkung begleitet sein. Die *Proteinurie* ist gewöhnlich mild, kann jedoch insbesondere in prognostisch ungünstigen Fällen stark zunehmen und zu einem nephrotischen Syndrom führen. Mit der Entwicklung einer *terminalen Niereninsuffizienz* ist nach einer 20jährigen Verlaufszeit bei einer Diagnosestellung im Kindesalter in 10%, bei einer solchen im Erwachsenenalter in 25% zu rechnen. Mit Makrohämaturie einhergehende Fälle scheinen prognostisch günstiger zu sein als solche mit einer zunächst geringen, später jedoch durch persistierende Proteinurie und arterielle Hypertonie komplizierten Symptomatik. Eine *wirksame Behandlung ist bisher nicht bekannt*. Eine *arterielle Hypertonie* gilt als wichtiger *Progressionsfaktor* und ist dementsprechend therapiebedürftig. Das Wiederauftreten dieser Glomerulonephritis im *Transplantat* ist häufig (zwischen 30 und 50%), führt jedoch kaum zu einer Funktionsverschlechterung.

Von dieser *„idiopathischen" IgA-Glomerulonephritis* sind *sekundäre* Formen (bei Zöliakie, M. Bechterew, familiärem Mittelmeerfieber, Lebererkrankungen, Karzinomen) abzugrenzen. Darüber hinaus bilden *mesangiale IgA-Ablagerungen* Teilbefunde bei der *Schönlein-Henoch-Erkrankung* und bei *systemischem Lupus erythematodes*.

Pathogenese. Trotz erheblicher wissenschaftlicher Anstrengungen ist die *Immunpathogenese* der IgA-Nephritis bisher nur *unzureichend aufgeklärt*. Bei 15–80% der Patienten konnten zirkulierende, darunter auch IgA-I-enthaltende *Immunkomplexe* nachgewiesen werden, so daß unter Berücksichtigung der häufig erhöhten *Serumkonzentrationen für IgA-I* dieser IgA-Subklasse für die Entwicklung der Glomerulonephritis pathogenetische Bedeutung zugesprochen wird.

Morphologie. *Pathognomonisch* ist der immunhistologische IgA-Nachweis.

Lichtmikroskopisch finden sich eine *diffuse Zell- und Matrixvermehrung* unterschiedlichen Schweregrades im Mesangium bei zunächst regelrechten peripheren Basalmembranen und typisch ausgebildeten Deckzellen. Zusätzlich nachweisbare fokale und segmentale *glomeruläre Vernarbungen* mit Ausbildung von *Kapselsynechien* gelten als prognostisch ungünstige Zeichen. Sie korrelieren in der Regel mit einer *herdförmigen Tubulusatrophie* und *interstitiellen Fibrose*. Eine sog. benigne Nephrosklerose bildet den häufigsten, auf eine arterielle Hypertonie hinweisenden Nebenbefund (in etwa 35% nachweisbar).

Immunhistologisch sind *diffuse mesangiale IgA-Ablagerungen* unterschiedlichen Schweregrades typisch. Demgegenüber treten die meistens ebenfalls nachweisbaren Ablagerungen von IgG, IgM und C3 deutlich zurück.

Elektronenmikroskopisch bilden *feingranuläre elektronendichte Ablagerungen im Mesangium* einen sehr charakteristischen, für sich allein jedoch nicht spezifischen Befund. In einigen Fällen sind an den Außenflächen der Basalmembranen in Mesangiumnähe gelegene *subepitheliale Depots vom „hump"-Typ* zu beobachten. Die peripheren Basalmembranen können abschnittsweise Schäden mit Aufhellungen, Aufsplitterungen und Verschmälerungen zeigen.

Differentialdiagnostisch müssen eine *abklingende postinfektiöse Glomerulonephritis*, eine *Glomerulonephritis bei Schönlein-Henoch-Erkrankung* und bei *SLE* sowie auch eine Alport-Glomerulopathie berücksichtigt werden.

Glomeruläre Minimalläsionen („minimal changes") (Abb. 2.8)

Synonyme: Lipoidnephrose; minimal changes with nephrotic syndrome; „minimal lesions"; Minimalglomerulitis; minimal proliferierende interkapilläre Glomerulonephritis mit nephrotischem Syndrom; „minor glomerular abnormalities"

Definition. Eine klinisch durch ein *proteinurisches nephrotisches Syndrom* und morphologisch ausschließlich durch den *Verlust der viszeralen Deckzellfüßchen* gekennzeichnete Erkrankung[51].

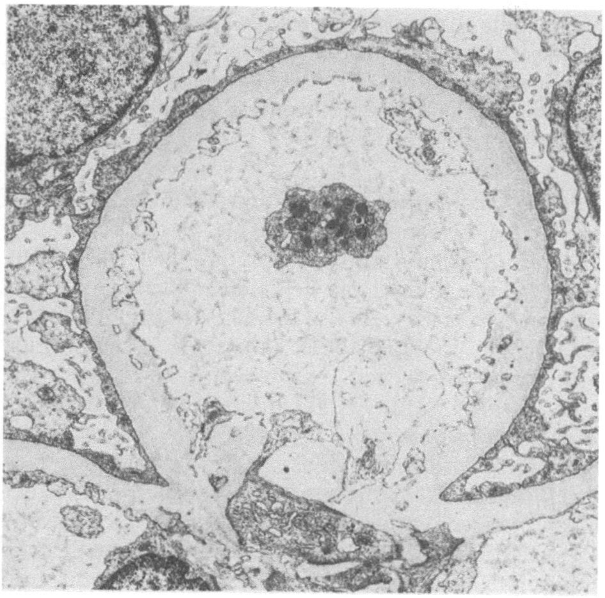

Abb. 2.8. Glomeruläre Minimalläsionen (minimal changes): Glomeruläre Kapillare mit etwas verbreiterter Basalmembran und komplettem Verlust der Deckzellfüßchen. EM, ×4800

Epidemiologie, Klinik. Bei Kindern wird ein nephrotisches Syndrom in annähernd 75% durch *glomeruläre Minimalläsionen* verursacht. Jungen sind mit 67% in der Mehrzahl. Zum Zeitpunkt der Erkrankung sind 80% der Kinder jünger als 6 Jahre. Bei *Erwachsenen* ist die Geschlechtsverteilung annähernd ausgeglichen. Insgesamt beträgt der Anteil der glomerulären Minimalläsionen bei Erwachsenen mit nephrotischem Syndrom nur etwa 10%.

Klinisch findet sich bei unbehandelten Patienten die klassische Trias von *großer Proteinurie* (über 3 g/d), *Hypoproteinämie* und *Ödemen*. Die Proteinurie ist in der Mehrzahl der Fälle selektiv, bei etwa 20–25% der Erkrankten jedoch weniger selektiv oder unselektiv. Eine *Hämaturie* und eine *arterielle Hypertonie* bilden *Ausnahmen*. Vor der Einführung der Steroidtherapie und der Verfügbarkeit von Antibiotika starben viele Patienten an interkurrenten Infekten. Bei mehr als 90% der erkrankten Kinder bilden sich Proteinurie und nephrotisches Syndrom innerhalb von 8 Wochen nach Therapiebeginn zurück. Die Ansprechrate bei Erwachsenen liegt mit 60–90% niedriger. Allgemein gilt eine *Steroidresistenz* bei diesen Erkrankten als zumindest langfristig *prognostisch ungünstiges Zeichen*.

Glomeruläre Minimalläsionen wurden im Zusammenhang mit *Hodgkin-* und *Non-Hodgkin-Lymphomen*, mit *Lungen-* und *Pankreaskarzinomen* sowie mit *AIDS* beobachtet.

Pathogenese. Ihre exakte Kenntnis steht aus. Ursächlich für die glomeruläre Permeabilitätsstörung ist wahrscheinlich jedoch ein *humoraler Faktor* (▷ Pathogenese der fokalen und segmentalen Sklerose). Eine gewisse *familiäre Häufung* könnte Ausdruck einer *genetischen Disposition* sein. Bei annähernd 80% nephrotischer steroidsensibler Kinder fand sich das HLA-DQw2-Allel.

Morphologie. *Pathognomonisch* ist der *elektronenmikroskopische* Befund.

Lichtmikroskopisch sind die *Glomerula normal*. In einigen Fällen kann das Mesangium uncharakteristisch zellvermehrt sein. Im *proximalen Tubulusepithel* findet sich in der Regel eine ausgeprägte tropfige zytoplasmatische *Eiweißspeicherung*.

Immunhistologisch bestehen keine diagnostisch verwertbaren Veränderungen. In 20–30% der Biopsate ist mit geringen mesangialen Ablagerungen von IgM, gelegentlich auch von IgG zu rechnen.

Elektronenmikroskopisch ist der *komplette Verlust der Deckzellfüßchen* bzw. der *Filtrationsschlitze* charakteristisch. Das Zytoplasma der viszeralen Deckzellen ist häufig geschwollen und kann Eiweißtropfen enthalten. Unter *Steroidtherapie* können sich diese pathognomonischen ultrastrukturellen Veränderungen innerhalb weniger Tage *zurückbilden*, so daß dann auch elektronenoptisch nur noch Normalbefunde zu erheben sind.

Differentialdiagnostisch bestehen bei elektronenmikroskopischer Untersuchung kaum Abgrenzungsschwierigkeiten. Vor allem bei *Erwachsenen* muß jedoch an *Frühveränderungen einer membranösen Glomerulonephritis* mit noch wenigen und kleinen subepithelialen Depots bei möglicherweise noch negativem immunhistologischem Befund gedacht werden.

Die in einigen Fällen von glomerulären Minimalläsionen beobachtete stärkere mesangiale Ablagerung von IgM gab Anlaß zur Bezeichnung *„IgM-Nephropathie"* –, einer Entität, deren Existenz bis heute umstritten ist.

Glomeruläre Minimalläsionen mit fokaler und segmentaler Sklerose (Abb. 2.9)

Synonyme: Hyalinose segmentale et focale; fokal sklerosierende Glomerulonephritis; primary focal segmental glomerular sclerosis; minimal proliferierende interkapilläre Glomerulonephritis mit fokaler und segmentaler Sklerose

> **Definition.** Eine klinisch durch ein *häufig steroidresistentes nephrotisches Syndrom* und die Entwicklung einer *Niereninsuffizienz, morphologisch* durch zum Fortschreiten neigende *fokale* und *segmentale glomeruläre Schäden* und progrediente *tubulointerstitielle Vernarbungen* gekennzeichnetes Krankheitsbild.

Eine Unterscheidung zwischen *primärer und sekundärer fokaler und segmentaler Sklerose* ist sicher *gerechtfertigt*, da identische fokale und segmentale glomeruläre Veränderungen sekundär bei membranöser Glomerulonephritis, bei IgA-Nephritis, bei diabetischer und hy-

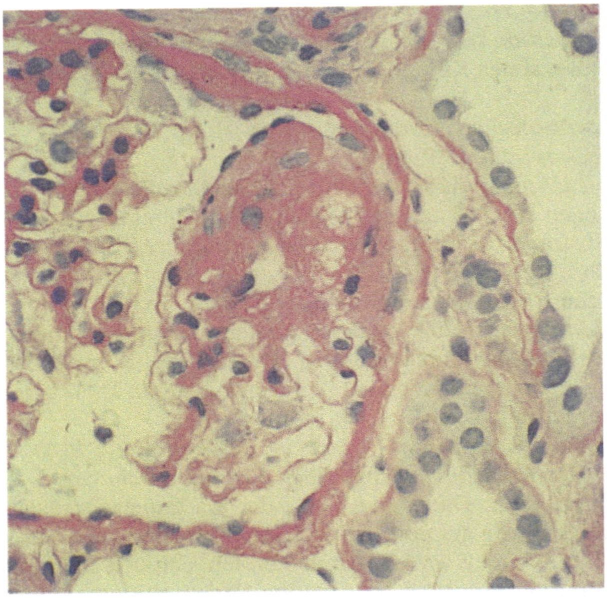

Abb. 2.9. Fokale und segmentale Sklerose bei glomerulären Minimalläsionen: Segmentale Verdichtung des Schlingenkonvolutes mit hier vermehrter Matrix, mit vakuolisiertem Zytoplasma von Endothelzellen und mit kleinflächiger Synechie. PAS, ×720

pertensiver Glomerulopathie sowie bei anderen in Vernarbung übergehenden glomerulären Erkrankungen vorkommen. Der folgende Text bezieht sich auf die *primäre*, mit glomerulären Minimalläsionen verknüpfte Form[51,71].

Epidemiologie, Klinik. Wie auch bei anderen renalen Erkrankungen besitzen auf das Biopsiegut bezogene *Häufigkeitsangaben* nur einen *begrenzten Aussagewert*, da das auf diese Weise ermittelte Verteilungsmuster in hohem Maße die klinisch durchaus unterschiedliche Indikationsstellung zur Nierenbiopsie widerspiegelt. So liegt der prozentuale Anteil der Fälle mit glomerulären Minimalläsionen mit fokaler und segmentaler Sklerose im Biopsiegut weit über derjenigen der klinischen Realität, da diese Erkrankung aufgrund der Steroidresistenz weitaus häufiger als glomeruläre Minimalläsionen Anlaß zur Nierenbiopsie gibt. Eine internationale Studie an *nephrotischen Kindern*, bei denen eine Nierenbiopsie obligat vor der Ermittlung der Steroidempfindlichkeit vorgenommen wurde, ergab für die glomerulären Minimalläsionen mit fokaler und segmentaler Sklerose einen Anteil von 7%.

Klinisch ist die *große Proteinurie in der Regel unselektiv*. Bei etwa der Hälfte der Patienten finden sich zusätzlich eine *Hämaturie* und eine *arterielle Hypertonie*. Die *Steroidresistenz liegt zwischen 50 und 90%*. Bei 25–40% der Patienten ist nach unterschiedlich langer Krankheitsdauer mit der Entwicklung einer *chronischen Niereninsuffizienz* zu rechnen. Eine *Dialysebedürftigkeit* wenige Jahre nach Diagnosestellung wurde wiederholt beobachtet. Kinder scheinen auf eine kombinierte Behandlung mit Steroiden und Immunsuppressiva besser anzusprechen als Erwachsene. *Nach Nierentransplantation* kann sich die *Rekurrenz der Grunderkrankung* bereits innerhalb weniger Stunden durch eine massive Proteinurie dramatisch bemerkbar machen.

Ätiologie, Pathogenese. Die ursächlichen Mechanismen sind *ungeklärt*. Solange dies für diese Erkrankung und auch für glomeruläre Minimalläsionen der Fall ist, kann auch die Frage, ob beide Krankheitsbilder verschiedene Entitäten oder Varianten eines Krankheitsbildes darstellen, nicht entschieden werden. In dem bisher in Betracht gezogenen pathogenetischen Spektrum standen *immunologische, genetische, hämodynamische* und *gerinnungsbezogene Faktoren* im Vordergrund. Gegenwärtig konzentrieren sich die pathogenetischen Vorstellungen auf einen *humoralen Faktor*, der bei transplantierten Patienten mit rekurrierender Erkrankung durch Plasmapherese und Adsorption an Protein A eliminiert, in seiner Struktur jedoch noch nicht aufgeklärt werden konnte. Bei den derart behandelten Patienten sistierte die Proteinurie für die Dauer der Plasmapherese. Bei Ratten führte die Injektion des bei der Plasmapherese gewonnenen Eluats zu einer sofort einsetzenden Proteinurie.

Morphologie. *Pathognomonisch* ist die Kombination aus licht- und elektronenmikroskopischen Befunden.

Mikroskopisch finden sich, oft in nur einem von zehn oder zwanzig getroffenen Glomerula, eigentümliche, nicht selten in Harnpolnähe gelegene (sog. *„tip lesions“*) segmentale Schlingenverdichtungen mit hier vermehrter Matrix, mit geschwollenem, schaumzellartig umgewandeltem Endothel, mit lokal prominenten, auch proliferierten viszeralen Deckzellen und hier ausgebildeten strangförmigen Synechien. Der zugehörige Tubulus zeigt fast immer eine unterschiedlich fortgeschrittene Atrophie mit umgebender interstitieller Fibrose. Schaumzellen im Interstitium sind häufig, ebenso eine sog. benigne Nephrosklerose.

Immunhistologisch bestehen nur uncharakteristische Veränderungen. Dazu gehören vor allem eine diffuse mesangiale Positivität für IgM. Stärkere, in den segmental verdichteten Schlingenanteilen nachweisbare granuläre mesangiale Ablagerungen von IgM, C1q und/oder C3-Komplement erleichtern dagegen nicht selten das Auffinden der prognostisch so entscheidenden segmentalen Schäden.

Elektronenmikroskopisch können in den segmentalen Verdichtungen eine vemehrte mesangiale Matrix, verdickte Basalmembrananschnitte, eine Vakuolisierung des Zytoplasmas des hier gelegenen Endothels sowie eine ausgeprägte tropfige Eiweißspeicherung in den viszeralen Deckzellen nachgewiesen werden. Alle übrigen glomerulären Kapillaren zeigen einen nicht immer ganz diffusen Verlust der Deckzellfußfortsätze.

Differentialdiagnostisch ist eine Abgrenzung gegenüber fokal und segmental akzentuierten Glomerulonephritiden anderer Genese notwendig. Interstitielle

Schaumzellen, eine kleinherdige Tubulusatrophie und eine sog. benigne Nephrosklerose bei sonst bestehenden glomerulären Minimalläsionen sind immer verdächtig auf eine zusätzlich vorhandene, möglicherweise im ersten lichtmikroskopischen Zugriff noch nicht und erst in Stufenschnitten getroffene oder mit dem Punktat überhaupt nicht erfaßte fokale und segmentale Sklerose.

Membranöse Glomerulonephritis

(Abb. 2.10 a–c)

Synonyme: Epi- oder perimembranöse Glomerulonephritis; idiopathische oder sekundäre membranöse Glomerulonephritis

Definition. Eine *Immunkomplex-Glomerulonephritis* mit dichtstehenden subepithelialen Depots sowie mit *großer Proteinurie* und *nephrotischem Syndrom* als klinischem Leitsymptom.

Epidemiologie, Klinik. Die ohne erkennbare Ursache auftretende idiopathische Form der membranösen Glomerulonephritis ist *weltweit* die *häufigste Ursache des nephrotischen Syndroms im Erwachsenenalter* (durchschnittlich 27% bei Erwachsenen und 7% bei Kindern).

Die meisten Patienten sind zu Krankheitsbeginn über 40 Jahre alt. Bei der Geschlechtsverteilung überwiegen *Männer* (2,5 : 1). *Leitsymptom* ist in 70–96% ein *nephrotisches Syndrom bei großer Proteinurie.* Eine *Mikrohämaturie* ist *häufig*, eine *Makrohämaturie* selten. Bei etwa der Hälfte der Patienten entwickelt sich eine *arterielle Hypertonie.* Die therapeutischen Strategien sind bisher uneinheitlich. Bei *unbehandelten Erwachsenen* kommt es *innerhalb von 5 Jahren in 60–70%* zu einer *kompletten Remission* des nephrotischen Syndroms. Dagegen entwickelt sich eine *terminale Niereninsuffizienz in 15–20%.* Kinder scheinen eine bessere *Prognose* zu haben. Die Mehrzahl der Fälle (75–80%) entspricht der idiopathischen Form. Die restlichen Fälle von sekundärer membranöser Glomerulonephritis lassen sich einer von vielen assoziierten Grunderkrankungen zuordnen. Bei älteren Patienten sollte eine diagnostizierte membranöse Glomerulonephritis immer eine Tumorsuche nachsichziehen, da Tumor-assoziierte Antigene bei ihnen häufiger als auslösend angesehen werden müssen.

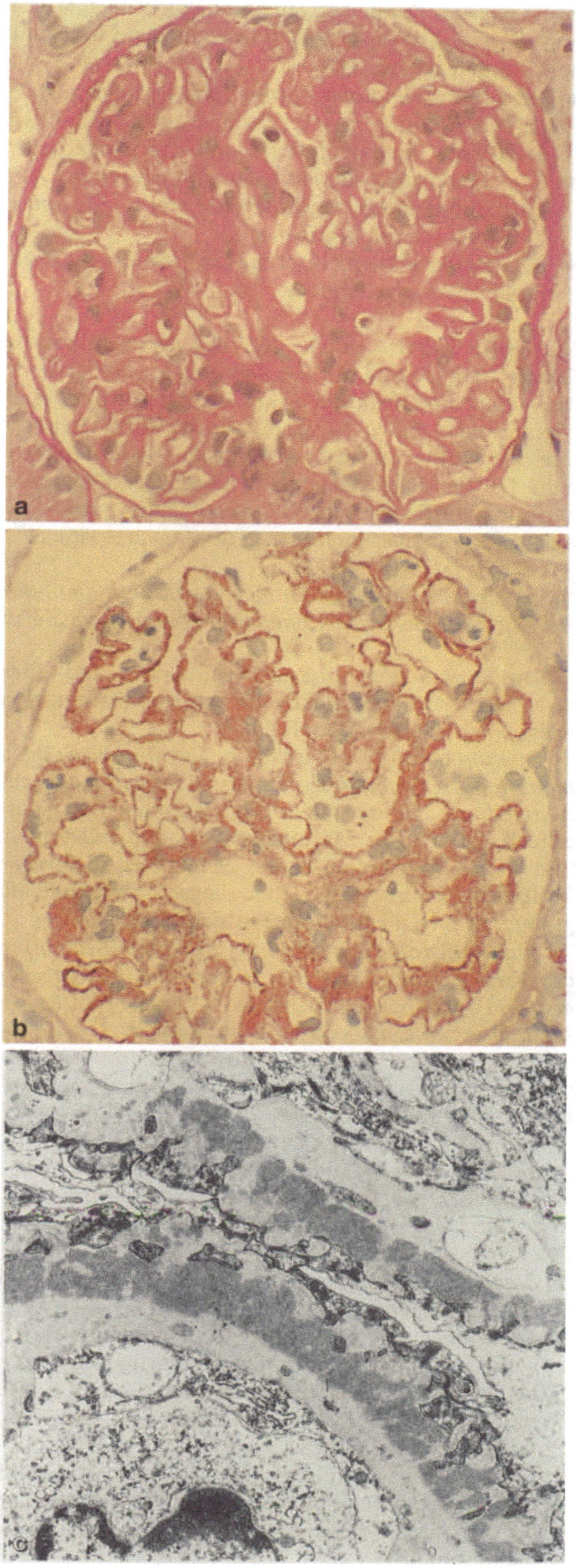

Abb. 2.10. a–c. Membranöse Glomerulonephritis: **a** Glomerulum mit gleichmäßig verdickten Kapillarwänden und gering verbreitertem Mesangium. PAS, ×720; **b** Granuläre Ablagerungen von IgG entlang der Kapillarwände. APAAP, ×720; **c** Perlschnurartig an den Basalmembranaußenflächen angeordnete, teilweise oder vollständig von Matrix umschlossene elektronendichte Depots. Verlust der Deckzellfüßchen. EM, ×9200

Pathogenese. Die bisherigen pathogenetischen Vorstellungen sind *kontrovers*. Drei verschiedene Mechanismen werden diskutiert:

- Eine *Immunkomplexbildung* zwischen einem *zirkulierenden Antikörper* und einem *ortsständigen glomerulären Antigen* in der Lamina rara externa;
- Eine *Reaktion zwischen einem zirkulierenden Antikörper* und einem *normalerweise nicht im Glomerulum anwesenden Antigen* und
- eine glomeruläre Ablagerung *präformierter zirkulierender Immunkomplexe.*

Für ein *tierexperimentelles Korrelat* der membranösen Glomerulonephritis, für die *passive Heymann-Nephritis*, konnte eine Reaktion zirkulierender Antikörper mit einem glomerulären Antigen, einem 330-kd-Glykoprotein (gp 330) verantwortlich gemacht werden[42]. Bei einem Teil der Patienten mit membranöser Glomerulonephritis wurde eine erhöhte Ausscheidung des terminalen Komplementkomplexes C5b-9 nachgewiesen[62].

Morphologie. *Pathognomonisch* sind die *immunhistologischen* und *elektronenmikroskopischen Befunde*[34,69].

Die *Stadieneinteilung* nach Ehrenreich und Churg orientiert sich an den elektronenmikroskopisch nachgewiesenen Kapillarwandbefunden.

Lichtmikroskopisch ist eine *gleichmäßige Basalmembranverdickung* der glomerulären Kapillaren charakteristisch. Diese kann im Frühstadium gering, später erheblich sein. Das *Mesangium* ist kaum zellvermehrt und erst in Spätstadien matrixreicher. Bei ungünstigen Verläufen kommt es zu einer langsam zunehmenden glomerulären und tubulointerstitiellen *Vernarbung*.

Immunhistologisch sind in typischen Fällen entlang der Kapillarwände *gleichmäßig granuläre Ablagerungen von IgG*, häufig auch von *C3* nachzuweisen. Bei *sekundärer SLE-assoziierter membranöser Glomerulonephritis* ist eine zusätzliche Positivität für IgA, IgM, C1q und Fibrinogen/Fibrin („*full house pattern*") typisch.

Elektronenmikroskopisch sind über Monate und Jahre hin persistierende, an den Basalmembranen orientierte *Depots* nachzuweisen, die von Ehrenreich und Churg *vier verschiedenen Stadien* zugeordnet wurden.

- *Stadium I:* Kleine, perlschnurartig angeordnete subepitheliale Depots;
- *Stadium II:* Meist größere subepitheliale Depots, voneinander getrennt durch spikesartig angeordnete neugebildete Basalmembranmatrix (positiv für Laminin B2, Nidogen, Fibronektin, α 1-, 2-, 3- und 4-Ketten vom Kollagen Typ IV);
- *Stadium III:* Fusionierung der sog. Spikes im unmittelbar subepithelialen Bereich und Inkorporierung der Depots in die dann erheblich verdickte Basalmembran;
- *Stadium IV:* Unregelmäßig verdickte Basalmembranen mit nur noch wenigen oder fehlenden Depots und mit an deren Stelle nachweisbaren lakunenartigen Aufhellungen.
- *Stadium V:* Reparationsstadium mit überwiegend normalen oder nur noch abschnittsweise verdickten Basalmembranen.

In vielen Fällen entsprechen die elektronenmikroskopischen Befunde innerhalb eines Glomerulums verschiedenen Stadien. Frische Rezidive sind an unmittelbar unter den Deckzellen gelegenen Depots erkennbar. In *den Stadien I–IV* besteht ein *weitgehender Verlust der Deckzellfüßchen.*

Differentialdiagnostisch ist auf *morphologische Zeichen eines SLE* zu achten. Bei *alleiniger (unzulässiger) lichtmikroskopischer* Untersuchung ist mit *Fehldiagnosen* („minimal changes", Alport-Glomerulopathie, diffuse diabetische Glomerulosklerose, hypertensive Glomerulopathie) zu rechnen.

Membranoproliferative Glomerulonephritis Typ I (Abb. 2.11 a–c)

Synonyme: Mesangiokapilläre Glomerulonephritis; persistierende oder chronische hypokomplementämische Glomerulonephritis

> **Definition.** Eine *klinisch* durch *Proteinurie, Hämaturie* und *chronische Niereninsuffizienz, morphologisch* durch *Mesangium-* und *Kapillarwandschäden* charakterisierte *Immunkomplexglomerulonephritis*[24,38].

Epidemiologie, Klinik. Als *primäre Form* tritt diese Erkrankung *bevorzugt bei älteren Kindern* und *jungen Erwachsenen*, daneben auch nach dem 50. Lebensjahr auf. Männer und Frauen sind annähernd gleich häufig betroffen. *Weiße* erkranken häufiger als *Schwarze*. Im letzten Jahrzehnt scheint die Zahl der Erkrankungsfälle abgenommen zu haben.

Zum Zeitpunkt der Diagnosestellung sind eine *große Proteinurie mit nephrotischem Syndrom* und eine *Hypokomplementämie* charakteristisch. Daneben kann eine *Hämaturie* unterschiedlichen Schweregrades bestehen. Dem Krankheitsbeginn gehen häufig bakterielle Infektionen des oberen Respirationstraktes voraus. Für die Erkrankung ist ein *protrahiert progressiver Verlauf* mit relativ langen Remissionen charakteristisch. Bei Erwachsenen liegt die *10-Jahresüberlebensrate* bei 50–60%, bei Kindern etwas niedriger. Für das *Nierentransplantat* werden *weit auseinandergehende Rekurrenzraten (6–60%)* angegeben.

Pathogenese. Die Aufklärung der ursächlichen Mechanismen ist noch *unvollständig*. An einer *Immunkomplexerkrankung* besteht jedoch wenig Zweifel. Zu den auslösenden Faktoren wurden bereits seit längerer Zeit *β-hämolysierende Streptokokken* (Antistreptolysin-Titer bei etwa 40% der Patienten erhöht), neuerdings das

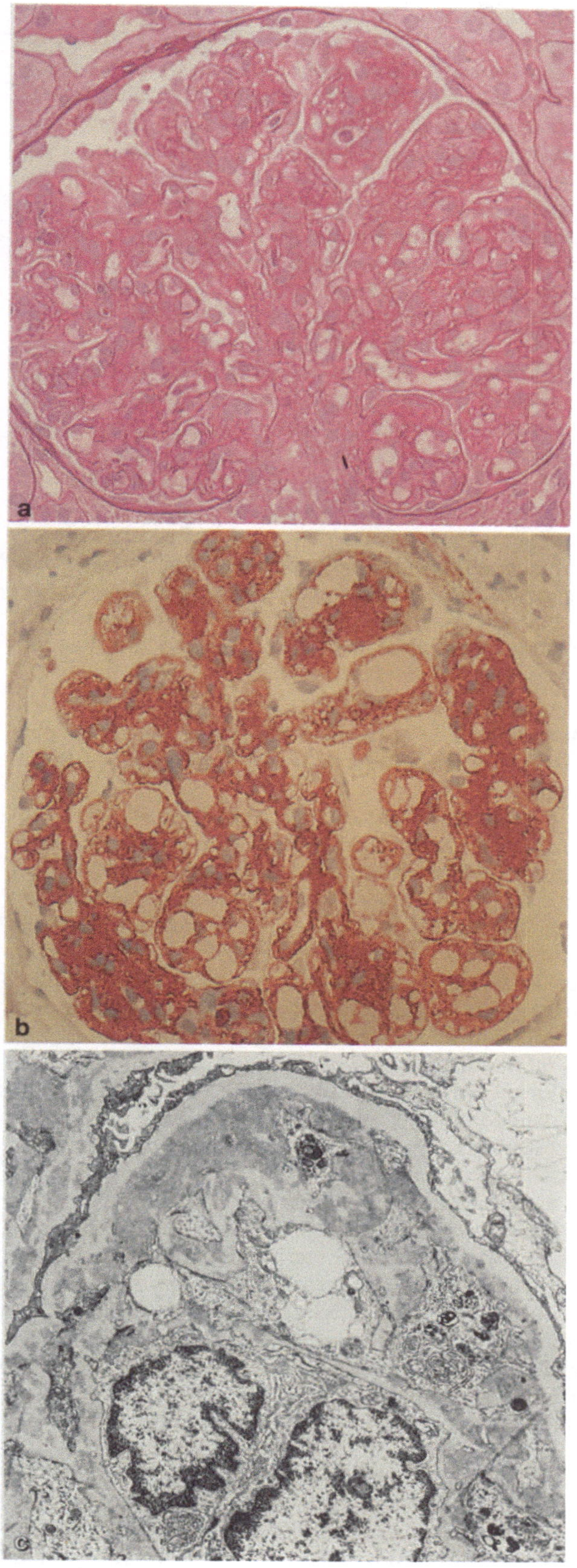

Abb. 2.11. a–c. Membranoproliferative Glomerulonephritis, Typ I: **a** Kompaktes glomeruläres Kapillarkonvolut mit zellvermehrtem Mesangium, mit einigen Granulozyten und mononukleären Zellen in den eingeengten Lichtungen bei verbreiterten Kapillarwänden. PAS, ×720; **b** Im Mesangium und entlang der Kapillarwände abgelagertes C3-Komplement. APAAP, ×720; Glomeruläre Kapillare mit subendothelialen elektronendichten Depots und Verlust der Deckzellfüßchen. EM, ×9200

Hepatitis-C-Virus, angesehen. Insbesondere scheint die Kombination einer Virushepatitis C und einer *Kryoglobulinämie* die Entstehung der membranoproliferativen Glomerulonephritis I zu begünstigen[40]. Dies hat auch zu neuen therapeutischen Ansätzen unter Einsatz von Interferon-α geführt.

Morphologie. *Pathognomonisch* ist die *Kombination aus lichtmikroskopischen, immunhistologischen* und *elektronenmikroskopischen Befunden.*

Lichtmikroskopisch sind die *Glomerula auffallend groß* und kompakt. Das *Mesangium* ist *verbreitert* und zellreicher als normal. Innerhalb der oft eingeengten Kapillaren liegen häufig neutrophile Granulozyten, die Kapillarwände sind unregelmäßig verdickt. Fokale und segmentale Akzentuierungen dieser Veränderungen kommen vor. In 10–20% der Biopsien finden sich *Kapselproliferate* bzw. *-synechien*. Häufig besteht eine Diskrepanz zwischen erheblich geschädigten Glomerula und gut erhaltenem tubulointerstitiellem Apparat. *Interstitielle Schaumzellen* kommen vor.

Immunhistologisch dominieren *mesangiale* und an den *Kapillarwänden* orientierte *Ablagerungen von C3*. Die häufig nachweisbare Positivität von Properdin und die seltener nachweisbaren Ablagerungen von C1q, C4 und C2 wurden als Indizien für eine *Komplementaktivierung über den Alternativweg* gedeutet.

Elektronenmikroskopisch sind *elektronendichte subepitheliale Depots* charakteristisch. Zusätzlich sind *mesangiale Depots*, eine Vermehrung der mesangialen Matrix und ein *Verlust der Deckzellfüßchen* fast obligat.

Differentialdiagnostisch sind eine *endokapillär-mesangioproliferative postinfektiöse Glomerulonephritis, sekundäre Formen der membranoproliferativen Glomerulonephritis Typ I*, eine *membranoproliferative Glomerulonephritis Typ II*, im Transplantat darüber hinaus eine *chronische Transplantatglomerulopathie* abzugrenzen.

Die Existenz einer *eigenständigen membranoproliferativen Glomerulonephritis Typ III* mit zahlreichen subepithelialen und/oder intramembranösen Depots unter Ausbildung von Basalmembranrupturen hat *keine allgemeine Anerkennung* gefunden.

Membranoproliferative Glomerulonephritis Typ II (Abb. 2.12)

Synonyme: Intramembraneous dense deposit disease; membranoproliferative glomerulonephritis with dense intramembraneous deposits

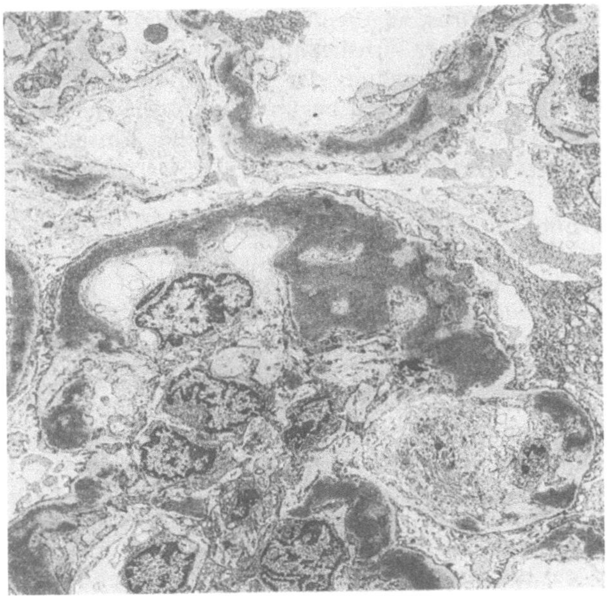

Abb. 2.12. Membranoproliferative Glomerulonephritis, Typ II: Glomeruläre Kapillarwände mit unterschiedlich langen und dicken elektronendichten Bändern in den peripheren Basalmembranen. Verlust der Deckzellfüßchen. EM, ×4600

Definition. Eine *seltene, klinisch* durch *Proteinurie, nephrotisches Syndrom, Hämaturie, niedrige C3-Serumspiegel* bei Nachweis eines *C3-nephritischen Faktors* und durch die Entwicklung einer *Niereninsuffizienz, morphologisch* durch eine *Verbreiterung der glomerulären Basalmembranen* mit im Bereich der Lamina densa abgelagerten *dichten Depots* gekennzeichnete Erkrankung[24,38,61].

Epidemiologie, Klinik. Der Anteil des Typs II an den membranoproliferativen Glomerulonephritiden wird mit *15–35%* angegeben. Die Erkrankung ist insgesamt *sehr selten* und wird in der Regel im *Kindes-* oder im *frühen Erwachsenenalter* manifest.

Das typische Spektrum der klinischen Symptome besteht aus *großer Proteinurie, nephrotischem Syndrom, Hämaturie,* arterieller *Hypertonie* und langsamer Entwicklung zu einer *Niereninsuffizienz.* Die *Serumspiegel für C3* sind bei normalen Werten für C1q und für C4 erniedrigt. *Weiße* Patienten erreichen innerhalb von 5–10 Jahren, *schwarze* bereits früher das Stadium der terminalen Niereninsuffizienz. Die *Rekurrenz* der Erkrankung *im Transplantat* ist fast *obligat,* bei allerdings abgeschwächter, fehlender oder zeitlich verzögert einsetzender klinischer Symptomatik.

Pathogenese. Es besteht kaum noch Zweifel, daß die *Typen I und II* der membranoproliferativen Glomerulonephritis trotz mancher Gemeinsamkeiten in der klinischen und morphologischen Symptomatik *ätiologisch und pathogenetisch jeweils eigenständige Krankheitsbilder* darstellen. Dabei kann der *Typ II* mit einem gewissen Recht als *sekundäre Glomerulonephritis* bei einer Allgemeinerkrankung mit Augen- und Milzbeteiligung sowie mit Ausbildung einer *partiellen Lipodystrophie* aufgefaßt werden. Bei dem *C3-nephritischen Faktor* handelt es sich um einen *IgG-Autoantikörper,* der an die C3-Konvertase (C3bBb) bindet und den Abfall der C3b-Aktivität über den C3b-Inaktivator verhindert. Daraus resultiert ein gesteigerter Zerfall von C3 und eine *Aktivierung des Alternativweges* C5-C9. Der *C3-nephritische Faktor* konnte bei Patienten mit membranoproliferativer Glomerulonephritis Typ II in 50–70%, bei solchen mit membranoproliferativer Glomerulonephritis Typ I in 20–30% und bei solchen mit sekundärer membranoproliferativer Glomerulonephritis bei gemischter Kryoglobulinämie, bei systemischem Lupus erythematodes oder bei sog. *Shunt-Nephritis* in bis zu 50% nachgewiesen werden. Die chemische Zusammensetzung der *intramembranösen elektronendichten Depots* ist noch nicht vollständig aufgeklärt. Es kann jedoch davon ausgegangen werden, daß diese Ablagerungen *keine Immunglobuline, kein Komplement* und auch *nicht den C3-nephritischen Faktor* enthalten, sondern ganz überwiegend aus *Lipiden* mit überwiegend ungesättigten Fettsäuren bestehen.

Morphologie. *Pathognomonisch* sind die elektronenmikroskopischen Befunde an den glomerulären Basalmembranen.

Lichtmikroskopisch charakteristisch ist eine *bandförmige Verbreiterung der peripheren Basalmembranen* mit auffallend *starker PAS-Intensität* bei Verlust der normalerweise vorhandenen Argyrophilie. Die *Mesangiumfelder* sind *verbreitert,* matrix- und zellreich, gelegentlich angedeutet nodulär verdickt mit dadurch stärker auffallender Lobulierung der Schlingenkonvolute. Fokale und segmentale Akzentuierungen mit Kapselproliferaten und Synechien kommen vor.

Immunhistologisch finden sich *C3* und *Properdin* im Bereich der Basalmembranen und im Mesangium. Immunglobuline, andere Komplementkomponenten und Kollagen Typ IV fehlen im Bereich der peripheren Basalmembranen.

Elektronenmikroskopisch sind *bandartige breite,* in der *mittleren Basalmembranschicht* liegende, homogen-elektronendichte, immer wieder scharf durch kurze normale Segmente *unterbrochene Depots* charakteristisch. Derartige Ablagerungen sind fast obligat in der *Bowman-Kapsel* sowie in den *Basalmembranen* bzw. in der Umgebung *proximaler Tubuli* nachweisbar. Gleichartige Ablagerungen in der vermehrten mesangialen Matrix sind nicht obligat. Die *viszeralen Deckzellen* zeigen einen *Verlust der Fußfortsätze.*

Differentialdiagnostisch bestehen in Kenntnis der elektronenmikroskopischen Befunde *kaum Abgrenzungsprobleme.* Lediglich bei der von einigen Autoren als Typ III bezeichneten Variante der membranoproliferativen Glomerulonephritis wurden ähnliche intramembranöse Depots bei jedoch zusätzlich auch subendothelial und subepithelial nachweisbaren Ablagerungen von gleicher Dichte beschrieben.

Nekrotisierende intra- und extrakapilläre (rapid-progressive) Glomerulonephritiden

Synonyme: Klinisch: Rapid-progressive Glomerulonephritis;
Morphologisch: Glomerulonephritis mit diffuser Halbmondbildung; „necrotizing crescentic glomerulonephritis; crescentic glomerulonephritis"

Definition. Eine *pathogenetisch, klinisch und morphologisch heterogene Glomerulonephritisgruppe* mit segmentalen, fokalen oder diffusen *Schlingennekrosen* und halbmondförmigen *Kapselproliferaten* als morphologischem Basisbefund.

Der *klinische Begriff der rasch-progressiven Glomerulonephritiden (RPGN)* wird für eine Reihe von glomerulären entzündlichen Nierenerkrankungen mit *unterschiedlicher Pathogenese* verwendet[26,27]. Zu ihnen gehören die Glomerulonephritiden bei Wegener-Granulomatose und bei mikroskopischer Polyangiitis, die Antibasalmembran-Glomerulonephritis, ein jeweils kleiner Teil der Immunkomplex-Glomerulonephritiden bei systemischem Lupus erythematodes, bei Schönlein-Henoch-Erkrankung, bei postinfektöser bzw. Poststreptokokken-Glomerulonephritis und bei Kryoglobulinämie.

Zusammengenommen bilden diese Glomerulonephritiden das *häufigste morphologische Korrelat einer klinisch manifesten akuten Niereninsuffizienz*. Innerhalb dieser Glomerulonephritisgruppe übertreffen die mit *Wegener-Granulomatose* assoziierten Fälle ihrer Häufigkeit nach alle anderen Formen.

Somit gehören die meisten dieser Erkrankungen in die Gruppe der sekundären Glomerulonephritiden und werden dementsprechend dort abgehandelt. Die *Gruppe der wirklich idiopathischen* oder *primären nekrotisierenden Glomerulonephritis* ist inzwischen sehr klein und liegt anteilmäßig sicher deutlich *unter 5%*. Möglicherweise wird sie zukünftig ganz wegfallen. Gegenwärtig besteht sie aus der sehr seltenen *Antibasalmembran-Glomerulonephritis ohne Lungenbeteiligung* und einer völlig *Antikörper-negativen nekrotisierenden Glomerulonephritis* ohne vaskulitische Veränderungen in anderen Organen.

Klinische und morphologische Basisbefunde

(Abb. 2.13 a–c)

Klinisch sind *Erwachsene, Jugendliche mittleren Alters, Männer* häufiger als *Frauen* betroffen. Die *Symptome* treten häufig *akut*, in einem geringeren Prozentsatz auch *schleichend* auf. *Anamnestisch* sind oft vorausgegangene Infektionen (z. B. Streptokokken) der oberen Luftwege zu ermitteln. Durch eine *ausgeprägte Oligurie* oder *Anurie* kann ein dialysepflichtiges Stadium relativ schnell erreicht werden. *Prognostisch entscheidend* ist eine früh einsetzende, der jeweiligen Diagnose angepaßte *Therapie*. Prinzipiell gehören dazu die *Plasmapherese* sowie die Behandlung mit *Steroiden, Immunsuppressiva* und *Zytostatika*.

Eine *akute Niereninsuffizienz* wird mit einer *Wahrscheinlichkeit von etwa 60%* durch eine *nekrotisierende Glomerulonephritis unterschiedlicher Genese* verursacht. Das therapeutische Vorgehen wird durchaus von der morphologischen Biopsiediagnose abhängig gemacht. Eine *erste orientierende lichtmikroskopische Aussage* am Paraffinschnitt sollte *wenige Stunden nach Eintreffen des Biopsats* gemacht werden.

Pathogenetisch handelt es sich bei den meisten primären und sekundären Fällen um Autoimmunerkrankungen mit ganz unterschiedlichen Entstehungsmechanismen (▷ dort).

Pathognomonisch für die – und das gilt gleichermaßen für die primären und sekundären Formen – *Basisdiagnose „nekrotisierende intra- und extrakapilläre Glomerulonephritis"* sind bereits die *lichtmikroskopischen Befunde*. Die weitere Differenzierung ist in einigen Fällen allein *immunhistologisch* (bei Antibasalmembran-Glomerulonephritis, Schönlein-Henoch-Glomerulonephritis, SLE-assoziierter Glomerulonephritis, postinfektöser Glomerulonephritis), in den meisten *„pauci-immunen" Fällen* (Wegener-Granulomatose, mikroskopische Polyangiitis) im *morphologischen Ausschlußverfahren* und dann unter *Berücksichtigung klinischer Daten* (insbesondere unter Berücksichtigung der c- und p-ANCA) durchzuführen.

Mikroskopisch bilden im *Frühstadium*, auf das einzelne glomeruläre Schlingenkonvolut bezogen, in der Regel segmentale, auf die Gesamtzahl aller Glomerula bezogen, *diffuse* oder *fokale Nekrosen* den Basisbefund, der in kurzer Zeit um zellreiche, anfangs ebenfalls segmentale, später halbmondförmige *Kapselproliferate*, ergänzt wird. Später entstehen daraus *segmentale* oder *globale glomeruläre Vernarbungen*. Die glomerulären Läsionen werden entsprechend ihrer Verteilung begleitet von einem *Tubulusschaden* mit Erythrozyten und Zelldetritus sowie Fibrinpäzipitaten in vielen Lichtungen bei abgeflachtem oder geschwollenem Epithel mit Bürstensaumdefekten. Häufig bestehen ein *interstitielles Ödem* und uncharakteristische herdförmige, teils *granulozytäre*, teils *lymphoplasmazelluläre Infiltrate* – extraglomeruläre Schäden, die Ausgangspunkt einer späteren Tubulusatrophie und interstitiellen Fibrose sein können.

Immunhistologisch sprechen *lineare Ablagerungen von IgG* entlang der glomerulären Basalmembranen für eine – bei fehlender Lungenbeteiligung – *primäre*

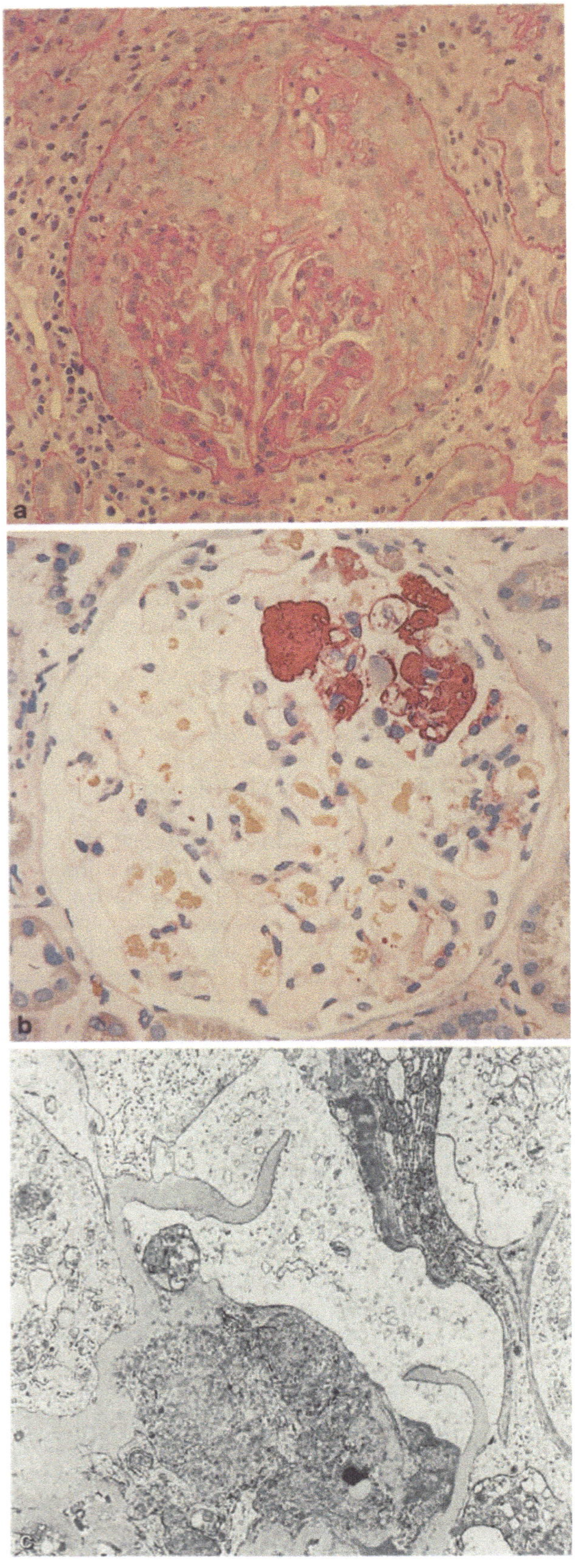

Abb. 2.13. a–c. Basisbefunde bei nekrotisierenden (rapid-progressiven) Glomerulonephritiden: **a** Glomerulum mit halbmondförmigem Kapselproliferat. PAS, ×720; **b** Frühstadium mit segmentaler Schlingennekrose und hier gelegenem Fibrin. APAAP, ×720; **c** Basalmembranruptur bei umschriebener Kapillarwandnekrose. EM, ×5000

Glomerulonephritis vom Antibasalmembran-Typ. Bei einer *p-ANCA-assoziierten Glomerulonephritis* ohne Systembefunde lassen die nekrosefreien Kapillarschlingen keine Ablagerung von Immunglobulinen und Komplementkomponenten erkennen. In den nekrotischen Arealen der Kapillarknäuel sind dagegen Ablagerungen von Fibrin obligat. Eine zusätzlich nachweisbare Positivität für verschiedene Immunglobuline und Komplementkomponenten ist dagegen als unspezifischer *„trapping"-Effekt* zu werten.

Elektronenmikroskopisch finden sich im Bereich der lichtmikroskopisch nachgewiesenen Nekrosen *Kapillarwandrupturen* mit auseinanderklaffenden Basalmembranen, benachbarten Fibrinpräzipitaten, nekrotischen Zellen sowie mit starker Schwellung der angrenzenden Endothel- und Deckzellen. In den besser erhaltenen Kapillaren sind *elektronendichte Ablagerungen* weder bei der primären Antibasalmembran-Glomerulonephritis noch bei der p-ANCA-assoziierten nekrotisierenden Glomerulonephritis ohne Systembeteiligung auffindbar.

Differentialdiagnostisch ist zunächst eine *möglichst präzise morphologische Differenzierung innerhalb der Gruppe* der primären und sekundären nekrotisierenden Glomerulonephritiden anzustreben, bevor zusätzliche klinische Befunde berücksichtigt werden müssen.

Fibrilläre Glomerulonephritis (Abb. 2.14)

Synonyme: Amyloidähnliche fibrilläre Glomerulopathie; nicht-amyloidotische fibrilläre Glomerulonephritis; dagegen nicht mehr synonym gebraucht: Immunotaktoide Glomerulonephritis (▷ dort)

> **Definition.** Eine *ausschließlich auf das Glomerulum beschränkte Erkrankung* unklarer Genese mit Ablagerung *amyloidähnlicher*, jedoch *Kongorot-negativer Fibrillen* in den Basalmembranen und im Mesangium[16,33].

Epidemiologie, Klinik. Es handelt sich um eine erst in den letzten Jahren eingegrenzte *seltene Erkrankung des Erwachsenen* (bisher etwa 200 Fallbeschreibungen) mit *großer Proteinurie* und *nephrotischem Syndrom* als klinischem Leitsymptom. Eine zusätzliche *Hämaturie* und ein *arterieller Hypertonus* sind häufig. Die exkretorische Nierenfunktion ist zum Zeitpunkt der Diagnosestellung bereits bei 50% der Patienten eingeschränkt. Etwa die Hälfte der Patienten entwickelt innerhalb von 24–48 Monaten eine *chronische dialysepflichtige Niereninsuffizienz*. Ein Zusammenhang mit Systemerkrankungen ist nicht herstellbar. Eine spezifische Therapie

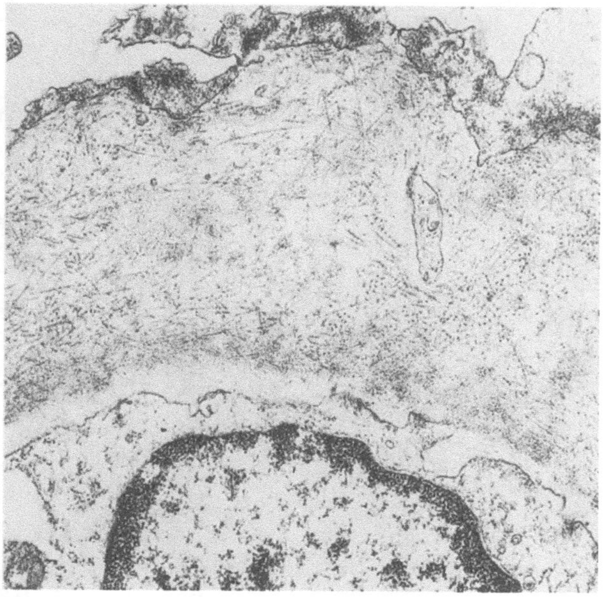

Abb. 2.14. Fibrilläre Glomerulonephritis: Ungeordnete amyloidähnliche Fibrillen (kongorotnegativ !) in der stark verdickten glomerulären Basalmembran. Deckzellen (oben) ohne Fußfortsätze. EM, ×16000

fehlt. Das *Wiederauftreten* dieser Erkrankung im Transplantat wurde beschrieben.

Ätiologie, Pathogenese. Die Entstehungsmechanismen sind *ungeklärt*. Immunelektronenmikroskopische Befunde lassen vermuten, daß die *Fibrillen* aus *präzipitierten Immunglobulinen* oder aus einem noch nicht charakterisierten *fibrillären Protein mit sekundärer Immunglobulin- und Komplementanlagerung* aufgebaut sind.

Morphologie. *Pathognomonisch* ist die Kombination aus *elektronenmikroskopischem Fibrillennachweis* und *polarisationsmikroskopischer Kongorot-Negativität.*

Mikroskopisch bestehen eine uncharakteristische und unregelmäßige *Verbreiterung der glomerulären Kapillarwände* sowie eine *Zunahme der mesangialen Matrix* bei nur geringer Zellvermehrung. Synechien zwischen den Kapselblättern kommen vor. Nur bei einem Teil der Fälle ergibt sich lichtmikroskopisch – bei den meisten erst elektronenmikroskopisch – ein *Amyloidverdacht*. Die *Kongorotfärbung ist* jedoch *auch polarisationsoptisch obligat negativ.*

Immunhistologisch dominieren entlang der Kapillarwände Ablagerungen von *IgG* mit einem *polyklonalen Ablagerungsmuster für leichte Ketten.* Daneben sind auch *C3-Komplement* und *IgM* nachweisbar. Eine SAA-Positivität fehlt.

Elektronenmikroskopisch charakteristisch sind überwiegend ungeordnete, nur an manchen Stellen gebündelte *amyloidähnliche*, mit etwa 20 nm auf etwa das Doppelte der Amyloidfibrillen verbreiterte *Fibrillen* vorwiegend innerhalb der verdickten Basalmembranen, fakultativ auch in der mesangialen Matrix. Die *viszeralen Deckzellen* zeigen einen *Verlust der Fußfortsätze.* Subendotheliale und subepitheliale Depots bestehen nicht.

Differentialdiagnostisch ist die Abgrenzung gegenüber *Amyloidablagerungen*, einer fibrillären Variante der *Leichtkettenglomerulopathie*, gegenüber der *Glomerulopathie bei Nagel-Patella-Syndrom* und gegenüber der *immunotaktoiden Glomerulonephritis* morphologisch möglich.

Immunotaktoide Glomerulonephritis (Abb. 2.15)

Synonyme: Fibrilläre nicht-amyloidotische Glomerulonephritis (inzwischen nicht mehr synonym verwendet)

> **Definition.** Eine Glomerulonephritis mit *30–40 nm breiten Mikrotubuli* in subepithelialen, intramembranösen, subendothelialen und mesangialen elektronendichten *Depots.*

Charakteristisch für diese Glomerulonephritis sind nicht Amyloid-ähnliche Fibrillen, sondern meist dicht gepackte, in kleinen Feldern in gleicher Weise ausgerichtete (daher *„taktoide") Mikrotubuli*, deren *Dicke* etwa das *Vierfache von Amyloidfibrillen* beträgt. Allein von daher ist es konsequent, diese Glomerulonephritis nicht in die amyloidähnlichen fibrillären glomerulären

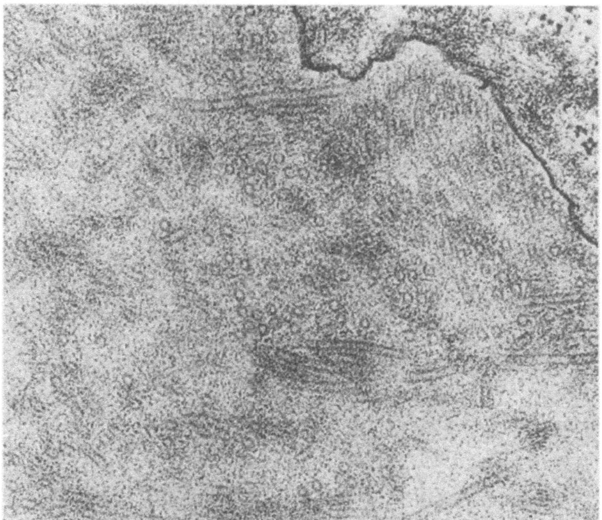

Abb. 2.15. Immunotaktoide Glomerulonephritis: Teils parallel ausgerichtete, teils ungeordnete Mikrotubuli (amyloidunähnlich und kongorotnegativ) in einer verdickten glomerulären Basalmembran. EM, ×16000

Erkrankungen einzureihen bzw. sie scharf abzugrenzen von der fibrillären Glomerulonephritis[16,33].

Epidemiologie, Klinik. Die Erkrankung ist *sehr selten*. Klinisch führend sind eine *große Proteinurie* und ein *nephrotisches Syndrom*. Bei etwa 50% der Patienten besteht bereits zum Zeitpunkt der Diagnosestellung eine eingeschränkte Nierenfunktion. So sind auch etwa die Hälfte der Patienten innerhalb von 2–4 Jahren *dialysepflichtig*. Eine spezifische Therapie existiert nicht. Die Rekurrenz dieser Glomerulonephritis im Transplantat wurde beschrieben.

Ätiologie, Pathogenese. Die Entstehungsmechanismen sind *unklar*. Offenbar kommt es nicht zu einer systemischen, sondern zu einer fast *ausschließlich glomerulären Ablagerung dieser Mikrotubuli*. Wahrscheinlich handelt es sich um eine besondere Form einer immunologisch vermittelten glomerulären Erkrankung. Typisch ist ein *monoklonales Verteilungsmuster* von Immunglobulinen und leichten Ketten. In einigen Fällen wurden gleichartig aufgebaute Mikrotubuli auch bei *Kryoglobulinämie* und bei *systemischem Lupus erythematodes* beschrieben.

Morphologie. *Pathognomonisch* ist der *elektronenmikroskopische* Befund.

Mikroskopisch läßt das Befundmuster bei deutlicher Verbreiterung des Mesangiums und der peripheren Kapillarwände zunächst an eine membranoproliferative oder membranöse Glomerulonephritis denken. Die Kongorotfärbung ist auch polarisationsoptisch negativ.

Immunhistologisch findet sich eine starke Positivität für *IgG*, daneben auch für die Komplementkomponenten *C1q* und *C3*. Der Leichtkettennachweis ergibt in der Regel eine Positivität entweder für Kappa- oder für Lambda-Ketten.

Elektronenmikroskopisch sind häufig in kleinen Feldern parallel ausgerichtete längs, schräg oder quer geschnittene *Mikrotubuli mit einem Durchmesser von 30–40 nm* vorhanden. Sie finden sich meistens subendothelial, können jedoch auch *mesangial, intramembranös* und *subepithelial* liegen.

Differentialdiagnostisch gelingt die Abgrenzung gegenüber anderen fibrillären glomerulären Erkrankungen leicht in Kenntnis des elektronenmikroskopischen Befundes.

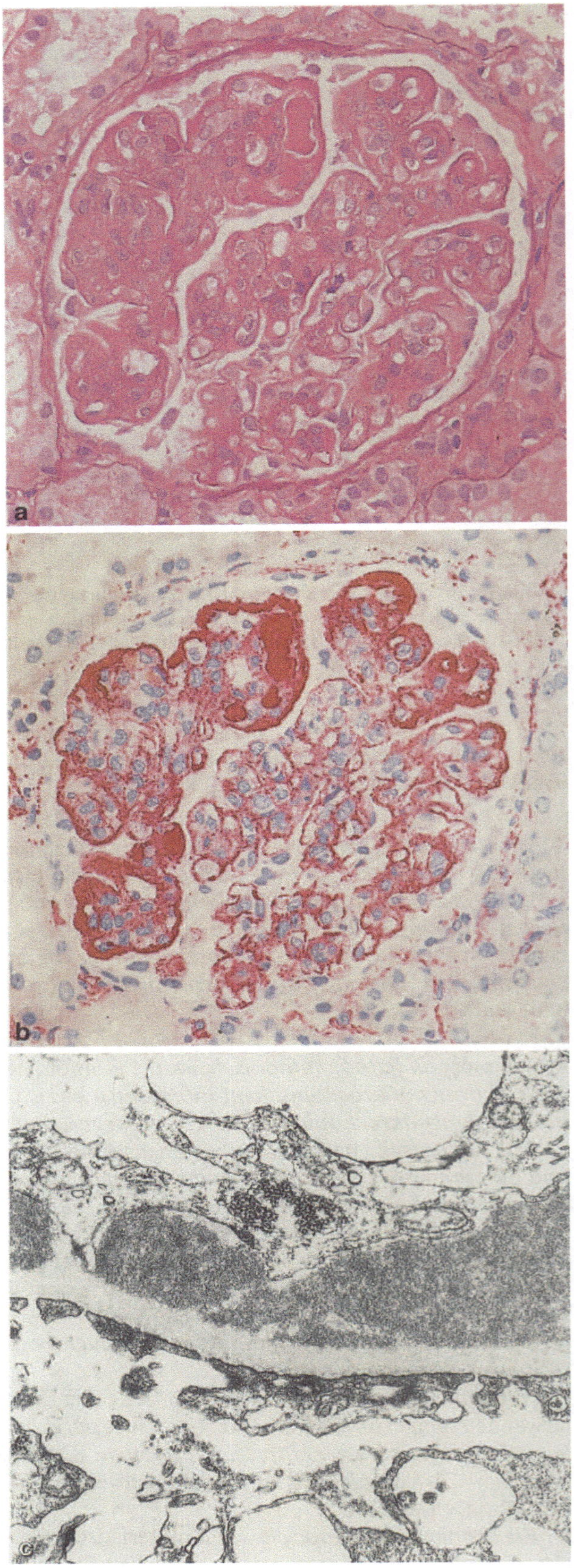

Abb. 2.16. a–c. Diffuse membranoproliferative Glomerulonephritis vom SLE-assoziierten Typ (Typ IV der WHO): **a** Glomeruläres Konvolut mit Verbreiterung des Mesangiums und der Kapillarwände unter Ausbildung von „Drahtschlingen" sowie mit einigen Granulozyten, Kerntrümmern und hyalinen Thromben in den Lichtungen (hohe Aktivität!). PAS, ×720; **b** Grobgranuläre, vorwiegend an den Kapillarwänden orientierte Ablagerungen von C3-Komplement. APAAP, ×720; **c** Glomeruläre Kapillarwand mit elektronendichtem subendothelialem Depot, mit tubuloretikulären Strukturen im Zytoplasma des Endothels und mit rarefizierten Deckzellfüßchen. EM, ×12400

Glomerulonephritiden bei entzündlichen Systemerkrankungen und Vaskulitiden

Systemischer Lupus erythematodes (SLE) (Abb. 2.16 a–c)

Synonyme: Lupusnephritis; Lupusglomerulonephritis

> **Definition.** Es handelt sich um die *renale Manifestation einer systemischen Autoimmunerkrankung* mit Ausbildung *verschiedener Immunkomplex-Glomerulonephritiden* von unterschiedlicher klinischer bzw. prognostischer Relevanz.

Epidemiologie, Klinik. In *Europa* ist mit einer durchschnittlichen *jährlichen* Erkrankungsrate von *4 Personen auf 100000 Einwohner* zu rechnen. In den USA ergab sich für Schwarze eine höhere Inzidenz. Insgesamt sind *Frauen* wesentlich häufiger als *Männer* betroffen (Verhältnis etwa 5:1 bis 10:1). Der *Häufigkeitsgipfel* liegt zwischen dem *20. und 30. Lebensjahr.* Ein SLE mit Nierenbeteiligung kann sich auch bei Kindern manifestieren. Vor der Pubertät ist das Geschlechtsverhältnis ausgeglichen.

Klinisch ergibt sich eine *Nierenbeteiligung bei SLE in 70–80%.* Lediglich bei Frauen in der Postmenopause ist die Nierenbeteiligung seltener. Zwischen der klinischen Befundkonstellation und dem morphologisch ermittelten Typ der SLE-Glomerulonephritis besteht in der Regel eine gute Korrelation. Dies gilt auch für die Aktivität des Entzündungsprozesses. Die schlechteste Prognose besitzt die *diffuse SLE-assoziierte membranoproliferative Glomerulonephritis mit subendothelialen elektronendichten Depots.* Bei ausbleibender oder unzureichender Therapie ist innerhalb von zwei Jahren mit einer *Dialysebedürftigkeit* zu rechnen. Andererseits ist das klinische und morphologische Befundspektrum bei adäquater medikamentöser Behandlung im aktiven Stadium in hohem Maße rückbildungsfähig. Die *renale Symptomatik* besteht zunächst in einer *Proteinurie* und *Hämaturie* unterschiedlichen Schweregrades. Die Einschränkung der exkretorischen Nierenfunktion gehört nicht zu den Frühsymptomen.

> Klinische Anzeichen für eine *Nierenbeteiligung bedeuten eine Indikation für die Nierenpunktion,* da *eine* „Lupusnephritis" als solche nicht existiert und Art, Schweregrad so wie Aktivität des vorwiegend glomerulären Schadens allein aufgrund der klinischen Befundkonstellation nicht mit notwendiger Sicherheit bestimmt werden können.
>
> Bemerkenswert ist, daß die *systemischen Krankheitserscheinungen* des SLE *nach einer Nierentransplantation* im Durchschnitt deutlich *zurückgehen* und daß auch ein *Wiederauftreten* einer SLE-assoziierten Glomerulonephritis *im Transplantat die Ausnahme* bildet.

Ätiologie, Pathogenese. Die SLE-assoziierte Glomerulonephritis gilt als *Prototyp einer Autoimmunerkrankung.* Autoantikörper richten sich gegen verschiedene nukleäre und zytoplasmatische Zellbestandteile. Die Immunkomplexbildung *initiiert die Komplementkaskade* und führt zur Aktivierung bzw. Freisetzung von entzündungsfördernden Mediatoren wie *Adhäsionsmolekülen, chemotaktischen Zytokinen* und *Wachstumsfaktoren.* Es wird angenommen, daß ein großer Teil der Gewebsschäden letztlich über freigesetzte lysosomale Enzyme und über gebildete Sauerstoffradikale erklärt werden kann. Die *„Bevorzugung" des weiblichen Geschlechtes* wird über eine *autoimmunitätshemmende Wirkung der Androgene* erklärt. Für die verstärkte Immunglobulinbildung bei SLE-Patienten, d.h. für die vermehrte Proliferation und Sekretion der B-Lymphozyten, wurden sowohl eine erhöhte T-Helferzellfunktion als auch eine verminderte T-Zellsuppression verantwortlich gemacht. Wahrscheinlich besteht bei diesen Patienten ein *intrinsischer B-Zelldefekt,* der exogenen Einflüssen unterliegt. Bakterielle und virale Infekte, UV-Licht, Chemikalien und eine Reihe von Medikamenten können auslösend wirken. Ebenfalls beteiligt sind wahrscheinlich *genetische Faktoren* (Assoziation mit HLA-B7, HLA-B8, HLA-DRw2). In Fällen mit mikrothrombotischen Komplikationen ließ sich ein Zusammenhang mit Cardiolipin-Antikörpern oder mit SLE-Antikoagulans in 53% der Patienten nachweisen.

Morphologie: Klassifikation der SLE-Glomerulonephritiden (Tabellen 2.2 und 2.3). Die von Churg u. Sobin 1982[25] vorgeschlagene modifizierte Klassifika-

Tabelle 2.2. Modifizierte WHO-Klassifikation der Glomerulonephritiden bei systemischem Lupus erythematodes (SLE)

I. Normale Glomerula
  a) Normalbefund bei Anwendung aller Techniken
  b) Immunhistologische oder elektronenmikroskopische Ablagerungen bei lichtmikroskopischem Normalbefund

II. Geringe oder mäßiggradige mesangioproliferative Glomerulonephritis
  a) Mesangiumverbreiterung und geringe Zellvermehrung
  b) Mäßige Zellvermehrung

III. Fokale und segmentale Glomerulonephritis
  a) Aktive nekrotisierende Läsionen
  b) Aktive und sklerosierende Läsionen
  c) Sklerosierende Läsionen

IV. Schwere diffuse Glomerulonephritis (endokapillär, mesangioproliferativ oder membranoproliferativ)
  a) Keine segmentalen Läsionen
  b) Segmentale Nekrosen
  c) Aktive und sklerosierende Läsionen
  d) Sklerosierende Läsionen

V. Membranöse Glomerulonephritis
  a) Reine membranöse Form
  b) Kombiniert mit Läsionen der Klasse II
  c) Kombiniert mit Läsionen der Klasse III
  d) Kombiniert mit Läsionen der Klasse IV

VI. Fortgeschritten vernarbte Glomerulonephritis

Tabelle 2.3. Morphologische Aktivitäts- und Chronizitätszeichen bei SLE

Aktivitätsmerkmale	
	Kapillarwandnekrosen
	Kerntrümmer und Granulozyten
	Hämatoxylinkörperchen
	Kapselproliferate
	„Drahtschlingen"
	Hyaline Thromben
	Fibrinthromben
	Segmentale Fibrinablagerungen
Chronizitätsmerkmale	
	Vernarbte Glomeruli
	Vernarbte Kapselproliferate
	Tubulusatrophie
	Interstitielle Fibrose
	Gefäßsklerose

tion der SLE-assoziierten Glomerulonephritiden hat sich klinisch bewährt. Sie berücksichtigt die ursprüngliche WHO-Klassifikation und die Ergänzungen der International Study of Kidney Diseases in Children mit den hier vorgenommenen weiteren Unterteilungen. Sie wird ergänzt durch die Angabe von Aktivitäts- und Chronizitätszeichen[30, 31, 41, 64].

- *Klasse I:* Dieser Klasse werden *glomeruläre Befunde* zugerechnet, die entweder lichtmikroskopisch, immunhistologisch und elektronenmikroskopisch *völlig normal* sind (Ia) oder die bei lichtmikroskopischem Normalbefund immunhistologisch oder *elektronenmikroskopisch mesangiale Ablagerungen* erkennen lassen (Ib). Der Typ Ib ist nicht selten bei SLE-Patienten ohne klinische Anzeichen für eine Nierenbeteiligung zu beobachten.
- *Klasse II:* Charakteristisch sind eine geringe (IIa) oder mäßige (IIb) *Verbreiterung* und/oder *Zellvermehrung des Mesangiums* mit ausschließlich mesangial immunhistologisch und elektronenmikroskopisch nachweisbaren *Depots.* Klinisch besteht bei diesen Patienten überwiegend eine *Oligosymptomatik* mit geringer bis mäßiggradiger Proteinurie und Hämaturie. Einschränkungen der exkretorischen Funktion werden kaum beobachtet.
- *Klasse III:* Es handelt sich um Nierenbiopsate mit *fokalen (unter 50% der betroffenen Glomerula)* und *segmentalen glomerulären Schäden* mit segmentalen Schlingennekrosen, intra- und extrakapillaren Zellproliferaten bzw. Vernarbungen. *Nekrotisierende Läsionen* werden dem *Subtyp IIIa, rezidivierte,* teils vernarbte, teils frisch nekrotisierende Formen dem *Subtyp IIIb, fokal ausschließlich vernarbte Glomerula* dagegen dem *Subtyp IIIc* zugeordnet. Qualitativ und quantitativ sind die *Übergänge zur Klasse IV fließend.* Auch die klinische Symptomatik liegt mit stärkerer Proteinurie und Hämaturie sowie einer Tendenz zur Progredienz dicht bei derjenigen der Klasse IV.
- *Klasse IV: Zusammen mit der Klasse III* umfaßt sie *50–60% aller SLE-assoziierten Glomerulonephritiden.* Der Klasse IV werden die *schweren diffusen endokapillären, mesangioproliferativen* und/oder *membranoproliferativen Glomerulonephritiden bei SLE* zugeordnet, die früher vor Etablierung einer wirksamen Therapie innerhalb weniger Jahre zum terminalen Nierenversagen führten.

  Lichtmikroskopisch besteht intrakapillär, bei segmentalen Nekrosen auch extrakapillär, ein erheblich *erhöhter Zellgehalt.*

  Immunhistologisch charakteristisch ist ein *„full-house-pattern"* mit mesangialen und/oder an den Kapillarwänden orientierten *Ablagerungen von C1q- und C3-Komplement,* von *IgG, IgM* und *IgA* sowie von *Fibrinogen/Fibrin.*

  Die zugehörigen *elektronenmikroskopischen* Befunde sind gekennzeichnet durch ausgedehnte *subendotheliale* und/oder *mesangiale dichte Depots,* oft kombiniert mit unregelmäßig verteilten intramembranösen und subepithelialen Ablagerungen. Die langstreckigen subendothelialen Depots erklären das schon lange konventionell-lichtmikroskopisch bekannte sog. *Drahtschlingenphänomen.* Ein Wandel eines ursprünglich membranoproliferativen Phänotyps mit subendothelialen Depots hin zum rein mesangioproliferativen Ablagerungsmuster, wie er nach erfolgreich durchgeführter medikamentöser Therapie zu beobachten ist, ist stets als morphologisches Indiz für eine Aktivitätsabnahme zu werten. Auch für diese Klasse führt die Berücksichtigung von zusätzlichen nekrotisierenden und/oder sklerosierenden Veränderungen zu den *entsprechenden Subtypen IVa–d.*
- *Klasse V:* Dieser Kategorie werden Fälle mit der *membranösen Variante der Immunkomplex-Glomerulonephritiden bei SLE* zugeordnet. *Lichtmikroskopisch* findet sich eine gleichmäßige bandförmige Verbreiterung der Kapillarwände, die *immunhistologisch* durch meist grob granuläre Ablagerungen von *Immunglobulinen (IgG, IgM, IgA)* und von *Komplementkomponenten (C1q, C3, C4)* erklärt wird.

  Elektronenmikroskopisches Korrelat sind häufig besonders große *perlschnurartig angeordnete subepitheliale Depots.* Eine zumindest segmental nachweisbare Kombination mit anderen Glomerulonephritisklassen kann bestehen (*Subtypen Vb-c*). Die rein membranöse Variante (*Va*) mit klinisch im Vordergrund stehendem nephrotischem Syndrom bei großer Proteinurie galt vor der Verfügbarkeit einer wirksamen medikamentösen Therapie prognostisch günstiger als die diffusen Glomerulonephritiden der Klasse IV.
- *Klasse VI:* Diese Klasse umfaßt diejenigen Fälle mit *fortgeschritten vernarbten Glomeruli,* die ohne Vorbefunde aus vorangegangenen Biopsien häufig keine Schlüsse auf den ursprünglich vorhandenen Glomerulonephritistyp mehr erlauben. Wichtig ist allerdings, diese *glomerulären Sklerosierungen nicht iso-*

liert, sondern zur besseren Beurteilung der Chronizität bzw. Irreversibilität zusammen mit dem Ausmaß an *Tubulusatrophie* und *interstitieller Fibrose* und dem *Schweregrad vaskulärer Schäden zu betrachten*.

Aktivitäts- und Chronizitätszeichen. Die Nierenbiopsiediagnostik bei Patienten mit SLE schließt Aussagen zur *Aktivität* und zur *Chronizität* des renalen Entzündungsprozesses ebenso ein wie solche zur *Diagnose* selbst. So ist ein Biopsat systematisch auf alle in Tabelle 2.3 genannten Merkmale hin zu durchmustern. Auch ohne die *Angabe eines Scores* kann gerade in rindenarmen Punktaten, ggf. an *einem einzigen erfaßten Glomerulus* anhand vorhandener subepithelialer Depots, hyaliner Thromben oder einer segmentalen Nekrose, auf eine *hohe Aktivität* geschlossen werden. *Im Gegensatz dazu* würde ein einziger getroffener vernarbter Glomerulus allein, und insbesondere bei relativ gut erhaltenem Tubulusapparat und Interstitium, *keineswegs* die Annahme eines *hohen Chronizitätsgrades* rechtfertigen. Ein entsprechend *kritischer*, die Biopsiediagnose ergänzender *Kommentar des Pathologen* muß hier die Besonderheiten des Einzelfalles würdigen.

Morphologische Differentialdiagnostik. In den meisten Fällen ist die Diagnose eines SLE bereits vor Durchführung einer Nierenbiopsie gesichert. Selbst in dieser Situation besteht jedoch für den Pathologen die Herausforderung, die in der Regel nachweisbare mesangioproliferative, membranoproliferative oder membranöse Glomerulonephritis einem SLE zuzuordnen und damit von eigenständigen anderen Krankheitsbildern, z. B. von einer *IgA-Nephritis*, einer *membranoproliferativen Glomerulonephritis Typ I*, einer *idiopathischen* oder *sekundären membranösen Glomerulonephritis* abzugrenzen. Spezifische strukturelle SLE-Merkmale existieren außer den nur sehr selten auffindbaren Hämatoxylinkörperchen nicht.

Eine Reihe morphologischer Indizien hat sich jedoch als differentialdiagnostisch hilfreich erwiesen. So sprechen für *einen Zusammenhang mit einem SLE* folgende Befunde:

- *Lichtmikroskopisch:* Kerntrümmer, „Drahtschlingen" oder hyaline Thromben,
- *immunhistologisch:* ein „full house pattern" mit besonders prominenten glomerulären und gelegentlich auch tubulären Ablagerungen von Komplementkomponenten und
- *elektronenmikroskopisch:* im Zytoplasma des Endothels liegende *tubuloretikuläre Strukturen*, die wahrscheinlich durch α-Interferon induziert sind. Letztere sind nicht SLE-spezifisch, aber, vor allem in Nichttransplantaten, bei SLE besonders häufig anzutreffen. Schließlich berechtigt auch die Kombination von zu verschiedenen Glomerulonephritisformen gehörenden Merkmalen dazu, den Verdacht auf eine SLE-assoziierte Nierenerkrankung bei bisher noch ausstehender klinischer Diagnose zu äußern.

Schönlein-Henoch-Purpura (Abb. 2.17)

Synonyme: Schönlein-Henoch-Syndrom; anaphylaktoide Purpura; Purpura rheumatica

> **Definition.** Eine fokal und segmental akzentuierte *mesangioproliferative Glomerulonephritis vom IgA-Typ bei Schönlein-Henoch-Purpura*[37].

Epidemiologie, Klinik. Von dieser Glomerulonephritis sind vor allem *Kinder und Jugendliche*, zu einem geringeren Teil auch *Erwachsene*, betroffen. In Europa ist unter Kindern mit einer Erkrankungsrate von 14 Fällen pro 100000 zu rechnen.

Typische *klinische Symptome* sind bei dieser Systemerkrankung eine *leukozytoklastische Vaskulitis* im Bereich der Haut und des Darmtraktes, *abdominelle Schmerzzustände* und *Arthralgien*. Jahreszeitliche Schwankungen mit einem *Häufigkeitsgipfel zwischen November und Januar* sind typisch. Anamnestisch werden häufig vorausgehende Infektionen des oberen Respirationstraktes angegeben. Die berichteten Prozentzahlen für die *Nierenbeteiligung* schwanken zwischen *20 und 60%*. In Fällen mit einer ausgeprägten nephritisch-nephrotischen Symptomatik beträgt das Risiko der Entwicklung einer terminalen Niereninsuffizienz etwa 50%. Ein *Wiederauftreten der Erkrankung im Transplantat ist relativ häufig*. Wegen einer in diesen Fällen offenbar überproportionalen Rekurrenz sollte bei dieser Grunderkrankung auf eine Lebendspende von Verwandten verzichtet werden.

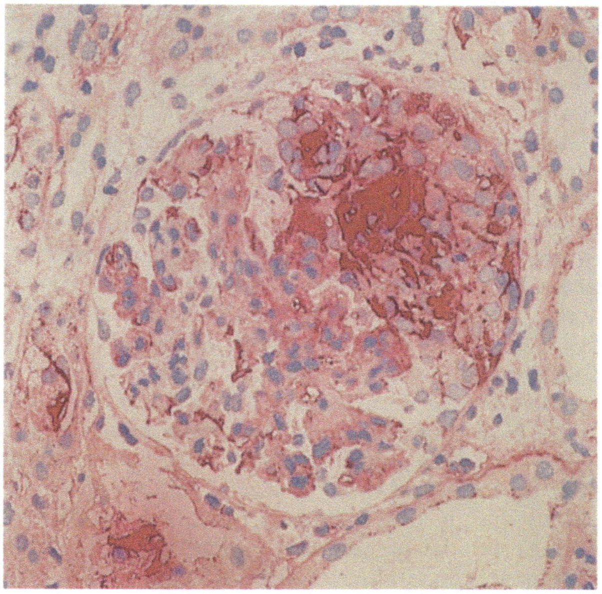

Abb. 2.17. Fokal und segmental nekrotisierende IgA-Nephritis bei Schönlein-Henoch'scher Erkrankung: Glomerulum mit Fibrinablagerungen in einem nekrotischen Schlingensegment und in allen Mesangiumfeldern. APAAP, ×720

Ätiologie, Pathogenese. Sie ist *ungeklärt*. Wie bei der IgA-Nephritis ohne Schönlein-Henoch-Syndrom wird eine *immunologische Störung im IgA-System* angenommen. Möglicherweise bedeutet die Glomerulonephritis bei Schönlein-Henoch-Purpura in dem breiten Spektrum der IgA-Nephritis die schwerste Variante. Für einen *Zusammenhang mit der nicht-systemischen IgA-Nephropathie bzw. -nephritis* sprechen die Tatsachen, daß auch bei dieser in der Regel nicht-systemischen Form gelegentlich extrarenale IgA-Ablagerungen auftreten, daß einige Patienten mit IgA-Nephritis zu irgendeinem Zeitpunkt eine Hautpurpura entwickeln, daß Patienten mit nachgewiesener Schönlein-Henochscher Purpura später Makrohämaturien ohne systemische Krankheitszeichen aufweisen können, daß die IgA-Ablagerungen bei Patienten mit IgA-Nephritis und mit einer Glomerulonephritis bei Schönlein-Henoch-Purpura im Transplantat häufig wieder erscheinen und daß das männliche Geschlecht bei beiden Erkrankungen deutlich überwiegt.

Morphologie. *Pathognomonisch*, zumindest jedoch in erheblichem Maße hinweisend, ist die Kombination einer *diffusen mesangialen IgA-Ablagerung* mit einer fokal und segmental ausgebildeten *nekrotisierenden, intra-* und *extrakapillären Glomerulonephritis*.

Mikroskopisch sind dementsprechend fokale und segmentale intra- und extrakapilläre *Zellproliferationen* bei diffuser mesangialer Proliferation unterschiedlichen Schweregrades in allen übrigen glomerulären Kapillarschlingen zu beobachten.

Insgesamt kann der lichtmikroskopische Befund einer ganz geringgradigen mesangioproliferativen Glomerulonephritis, einer fokal und segmental akzentuierten Glomerulonephritis mit Nekrosen und Kapselproliferaten, einer diffusen proliferativen endokapillären Glomerulonephritis sowie einer endokapillär/extrakapillären Glomerulonephritis entsprechen.

Immunhistologisch stehen im Vordergrund *diffuse mesangiale Ablagerungen von IgA*, weniger häufig auch von *IgG* und *IgM*. Der größte Teil der mesangialen IgA-Ablagerungen entspricht dem *Typ IgA I*. *C3* ist häufig, *Clq* und *C4* sind dagegen selten nachweisbar. Typischerweise sind bei der Schönlein-Henoch-assoziierten IgA-Nephritis *Fibrinablagerungen* nicht nur innerhalb segmentaler Schlingennekrosen, sondern in fast allen Fällen diffus im Mesangium auch kaum veränderter Kapillaren vorhanden.

Elektronenmikroskopisch sind *diffuse elektronendichte Depots* im meist *matrixreicheren Mesangium* obligat. Zusätzliche, meist nur sehr diskrete *intramembranöse* und *subepitheliale Depots* können vorkommen. Relativ häufig finden sich aufgelockerte, dabei verschmälerte oder verbreiterte, unregelmäßig konturierte Basalmembranabschnitte mit Verlust der Fußfortsätze der unmittelbar anliegenden viszeralen Deckzellen. Diese *Kapillarwandschäden* finden sich in den lichtmikroskopisch gut oder besser erhaltenen Kapillarschlingen. Vor allem im Frühstadium lassen sich *elektronenmikroskopisch* innerhalb der segmentalen Nekrosen und Kapselproliferate *Basalmembranrupturen* und *Fibrinpräzipitate* mit typischer *Periodizität* ermitteln.

Differentialdiagnostisch sind eine *primäre mesangioproliferative Glomerulonephritis vom IgA-Typ*, eine der *SLE-assoziierten Glomerulonephritiden, nekrotisierende intra-* und *extrakapilläre Glomerulonephritiden* unterschiedlicher Genese und auch eine *postinfektiöse endokapillär/mesangioproliferative Glomerulonephritis* zu berücksichtigen.

Goodpasture-Syndrom (Abb. 2.18)

Synonyme: Antibasalmembranglomerulonephritis bei pulmorenalem Syndrom

> **Definition.** Eine *Autoimmunerkrankung* mit renalen und pulmonalen *Kapillarwandschäden* aufgrund gegen Basalmembranbestandteile gerichteter *Autoantikörper*[27].

Epidemiologie, Klinik. Der *Anteil dieser Glomerulonephritisform* an allen nekrotisierenden intra- und extrakapillären (klinisch rapid-progressiven) Glomerulonephritiden beträgt nur *8–10%*. Die frühere Annahme, daß vorwiegend *junge Männer* betroffen sind, läßt sich nicht mehr aufrecht erhalten. Das *Altersspektrum* reicht von *4–80 Jahren*. *Männer* und *Frauen* sind etwa gleich häufig betroffen.

Ohne adäquate Therapie ist die rasche Entwicklung einer *terminalen Niereninsuffizienz* obligat. Bei *rechtzeitiger wirksamer Behandlung* (Plasmapherese und medikamentöse Immunsuppression) wird eine *anhal-*

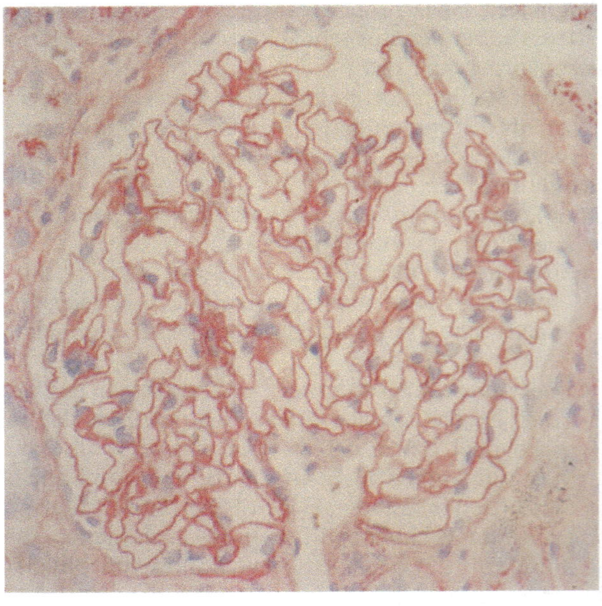

Abb. 2.18. Antibasalmembranglomerulonephritis bei Goodpasture-Syndrom: Lineare Ablagerungen von IgG entlang der Kapillarwände (Frühstadium). APAAP, ×720

tende Funktionsverbesserung bei bis zu 70% der Patienten erreicht. Mit einem Wiederauftreten dieser Erkrankung im *Transplantat* ist nur dann zu rechnen, wenn zum Zeitpunkt der Transplantation im Serum des Empfängers noch gegen Basalmembranen gerichtete Autoantikörper nachweisbar waren. Mit einer Transplantation wird daher häufig bis zu einem Jahr nach akuter Krankheitsphase gewartet.

Ätiologie, Pathogenese. Die *zirkulierenden Autoantikörper* sind gegen ein Epitop im Bereich der *nicht-kollagenen Domäne der α-3-Kette des Kollagen Typs IV* gerichtet[26]. Die Relevanz zahlreicher diskutierter auslösender Faktoren (A2-Influenzaviren, verschiedene Bakterien, Tumoren und organische Lösungsmittel) kann bisher nur vermutet werden. Die Tatsache, daß bei über 85% der Patienten ein *HLA-DR2-Antigen* nachweisbar ist, spricht für eine genetische *Prädisposition*. Das Vorhandensein von DR2 und B8 soll eine besonders schlechte Prognose anzeigen.

Morphologie. *Pathognomonisch* ist der *immunhistologische Befund* bei nekrotisierender Glomerulonephritis

Mikroskopisch findet sich der bei primärer, nichtsystemischer nekrotisierender Glomerulonephritis beschriebene Basisbefund (▷ dort).

Immunhistologisch ist die *lineare Ablagerung von IgG*, häufig auch diejenige von C3-Komplement, entlang der glomerulären Basalmembranen charakteristisch. Im Bereich der Nekrosen besteht eine starke Positivität für *Fibrinogen/Fibrin*. Eine lineare IgG-Ablagerung entlang der Wände von *Lungenkapillaren* wurde bei diesen Erkrankten ebenfalls beschrieben.

Elektronenmikroskopisch sind innerhalb der segmentalen Schlingennekrosen Basalmembranrupturen und Fibrinpräzipitate häufig nachweisbar. Die davon nicht betroffenen Kapillarschlingen sind dagegen weitgehend normal.

Differentialdiagnostisch sind *nekrotisierende intra- und extrakapilläre Glomerulonephritiden anderer Genese* allein morphologisch oder in Kombination mit klinischen Befunden abzugrenzen.

Nekrotisierende Glomerulonephritis bei Wegener-Granulomatose

Synonyme: „Pauci-Immune" nekrotisierende, intra- und extrakapilläre Glomerulonephritis

> **Definition.** *Nekrotisierende* Glomerulonephritis als *renale Komponente einer systemischen Vaskulitis* kleiner Blutgefäße als Ausdruck einer *Autoimmunerkrankung.*

Epidemiologie, Klinik. Bei etwa *70% der Patienten mit Wegener-Granulomatose*, d.h. mit einer systemischen nekrotisierenden, fakultativ granulomatösen, vorwiegend im Respirationstrakt lokalisierten Vaskulitis, kommt es zu einer nekrotisierenden Glomerulonephritis.

Unbehandelt entwickelt sich eine fortschreitende, in wenigen Monaten zur *Dialysepflichtigkeit* führende *Niereninsuffizienz*. Die heute angezeigte *Kombinationstherapie mit Steroiden und Zyklophosphamid* hat zu einer ganz erheblichen *Verlängerung der Überlebenszeit (90% der Patienten überlebten in einem Beobachtungszeitraum von 4 Jahren)* und zu einer Verbesserung der Nierenfunktion bei *60–70% der Patienten* mit renaler Beteiligung geführt. Trotzdem entwickelt sich bei etwa 20% der Betroffenen relativ schnell eine *terminale Niereninsuffizienz*. *Prognostisch entscheidend* sind das Ausmaß und die Reversibilität des Nierenschadens zum Zeitpunkt der Diagnosestellung bzw. des Therapiebeginns. Eine *Rekurrenz dieser Erkrankung im Transplantat ist nicht zu erwarten*. Für die klinische *Differentialdiagnostik* ist die Bestimmung der *antineutrophilen zytoplasmatischen Antikörper (ANCA)* von größter Bedeutung. Der Nachweis *positiver c-ANCA* zeigt mit einer Spezifität von etwa 90% und einer Sensitivität von fast 95% eine Wegener-Granulomatose an. Die Spezifität wird durch den zusätzlichen Nachweis der *Granulozytenproteinase als Antigen der ANCA* noch erhöht[17,35,36,72].

Ätiologie, Pathogenese. Gegenwärtig wird angenommen, daß Granulozyten und Monozyten durch während eines Infektes freigesetzte *Zytokine* (IL-1, IL-6, IL-8 und TNF-*α*) eine Stimulation erfahren und daß diese zu einer *Translokation der zunächst intragranulären Zielantigene der ANCA*, bei der Wegener-Granulomatose der Proteinase 3, auf die Zellmembran, führt, daß gleichzeitig *Adhäsionsmoleküle (ICAM-1)* sowohl an der Leukozyten- als auch an der Endothelzellmembran exprimiert werden und daß die an der Membran liegenden Antigene *Autoantikörpern*, deren Entstehungsmechanismus noch unklar ist, leicht zugänglich werden. Durch die Bildung *freier Sauerstoffradikale* und die *Freisetzung von Proteasen* werden die letztlich morphologisch sichtbaren *Nekrosen* erklärt. Die Bezeichnung *c-ANCA* bezieht sich auf das Verteilungsmuster dieser Antigene bzw. der hier abgelagerten Antikörper mit diffuser Verteilung im Zytoplasma (*c* = „cytoplasmic").

> Durch den inzwischen routinemäßig klinisch durchgeführten Nachweis der c-ANCA konnte gezeigt werden, daß die Wegener-Granulomatose *wesentlich häufiger ist als früher angenommen*, daß sie sich hinter den meisten „pauci-immunen" nekrotisierenden Glomerulonephritiden verbirgt und daß diese *der Wegener-Granulomatose assoziierte Glomerulonephritis allein annähernd 60% aller nekrotisierenden Glomerulonephritiden ausmacht.*

Morphologie. *Pathognomonisch* ist die morphologisch-klinische Befundkonstellation aus *nekrotisieren-*

der, immunhistologisch negativer Glomerulonephritis bei klinisch nachgewiesener *c-ANCA-Positivität.*

Mikroskopisch findet sich der unter „primärer nekrotisierender intra- und extrakapillärer Glomerulonephritis" beschriebene Basisbefund.

Immunhistologisch sind lediglich innerhalb der Nekrosen und in den halbmondförmigen Kapselproliferaten in der Frühphase *Ablagerungen* von *Fibrin* sowie von in die Nekrosen eingedrungenen *Immunglobulinen* und *Komplementkomponenten* nachweisbar. Die noch gut erhaltenen glomerulären Kapillaren zeigen jedoch keine derartigen Ablagerungen, insbesondere keine lineare Positivität von IgG, entlang der Basalmembranen.

Elektronenmikroskopisch können *Basalmembranrupturen, Fibrinpräzipitate* und *proliferierte Zellelemente* im Bereich der Nekrosen gefunden werden.

Differentialdiagnostisch sind *alle nekrotisierenden Glomerulonephritiden* zu berücksichtigen, dabei entweder allein morphologisch oder zusammen mit klinischen Befunden zu klassifizieren. Wichtig für die therapeutische Handlungsfähigkeit des Klinikers ist jedoch zunächst die lichtmikroskopische Bestätigung einer floriden nekrotisierenden Glomerulonephritis, die heute vom Pathologen innerhalb weniger Stunden nach Eintreffen des Biopsats erwartet wird.

Mikroskopische Polyangiitis

Synonyme: Nekrotisierende intra- und extrakapilläre Glomerulonephritis bei mikroskopischer Polyangiitis; mikroskopische Form der Peri- bzw. Panarteriitis nodosa; idiopathische nekrotisierende Glomerulonephritis vom „pauci-immunen" Typ

Definition. Eine *nekrotisierende, intra-* und *extrakapilläre Glomerulonephritis* als – häufig dominierende –, *Komponente einer nekrotisierenden Vaskulitis kleiner Gefäße* bei häufig nachweisbaren *p-ANCA.*

Epidemiologie, Klinik. Zahlenmäßig rangiert diese Form der nekrotisierenden Glomerulonephritis *im Biopsiegut* nach derjenigen bei Wegener-Granulomatose an *zweiter Stelle (etwa 20%).* Die Tatsache, daß die früher als „idiopathisch" bezeichnete nekrotisierende Glomerulonephritis kaum noch diagnostiziert wird, geht im wesentlichen auf die heute mit Hilfe der c- und p-ANCA klinisch mögliche Zuordnung zu einer Wegener-Granulomatose oder zu einer mikroskopischen Polyangiitis zurück.

Bei Patienten mit mikroskopischer Polyangiitis können in etwa 90% *p-ANCA, deren häufigstes Zielantigen die Myeloperoxydase von Granulozyten* ist, nachgewiesen werden[17,32,36]. Bei dieser Vaskulitisform ist die *Entwicklung einer nekrotisierenden Glomerulonephritis fast obligat.* Daneben kann sich die Vaskulitis *pulmonal, gastrointestinal, zerebral* und *muskulär* manifestieren. Therapie der Wahl ist heute eine kombinierte Behandlung mit Steroiden und Zyklophosphamid. Bei *frühzeitigem Therapiebeginn liegt die 5-Jahresüberlebensrate zwischen 70 und 80%. Eine Rekurrenz im Nierentransplantat ist selten.*

Ätiologie, Pathogenese. Auch bei der mikroskopischen Polyangiitis werden den *p-ANCA* analog zu den c-ANCA bei der Wegener-Granulomatose nicht nur eine *diagnostische,* sondern auch eine *pathogenetische Bedeutung* beigemessen. So wird angenommen, daß die unter der Einwirkung der Autoantikörper vermehrt aus den am Endothel haftenden Granulozyten freigesetzte *Myeloperoxydase* zumindest *eine* für die Gefäßwandnekrose verantwortliche Ursache ist. Anders als bei der klassischen Form der Periarteriitis nodosa scheint eine *Virushepatitis B* für die mikroskopische Polyangiitis pathogenetisch *keine Rolle* zu spielen.

Morphologie. *Pathognomonisch,* zumindest hinweisend, ist die *Kombination* aus morphologisch nachgewiesener *„pauci-immuner" nekrotisierender Glomerulonephritis* und *klinisch nachgewiesenen erhöhten p-ANCA-Titern.*

Mikroskopisch besteht der klassische Basisbefund (▷ idiopathische nekrotisierende Glomerulonephritis).

Immunhistologisch zeigen die nicht von der Nekrose betroffenen glomerulären Kapillarschlingen keine oder nur spurenhafte Ablagerungen von Immunglobulinen und Komplementkomponenten.

Elektronenmikroskopisch können *Basalmembranrupturen* und *Fibrinpräzipitate* getroffen sein. Werden nichtnekrotische Kapillaren erfaßt, so finden sich keine elektronendichten Depots.

Differentialdiagnostisch ist eine morphologische, ggf. eine kombiniert morphologisch-klinische Abgrenzung gegenüber allen anderen potentiell nekrotisierenden Glomerulonephritiden notwendig. Nur dann, wenn bei morphologisch nachgewiesener „pauci-immuner" Glomerulonephritis keine c- und p-ANCA zu ermitteln sind, wird heute noch von der „idiopathischen" nekrotisierenden Glomerulonephritis gesprochen. Nach der gegenwärtig gültigen *Vaskulitis-Klassifikation* (Tabelle 2.4) *gehört eine nekrotisierende Glomerulonephritis nicht zum Bild der klassischen Periarteriitis nodosa, sondern schließt diese aus.*

Kryoglobulinämie (Abb. 2.19)

Definition. Eine phänotypisch *endokapilläre* oder *membranoproliferative Glomerulonephritis* bei *Kryoglobulinämie* (am häufigsten bei *Typ II*).

Epidemiologie, Klinik. Kryoglobulinämien sind meistens bei älteren Frauen auftretende Erkrankungen mit einer *Nierenbeteiligung in etwa 60%.* Die Diagnose erfordert den Nachweis einer *Kryopräzipitation* in einer

Tabelle 2.4. Einteilung der primären systemischen Vaskulitiden nach der Chapel Hill-Klassifikation von 1994

Vaskulitis *großer* Gefäße
Takayasu-Aortitis/-Arteriitis
Riesenzellen-Arteriitis
Vaskulitis *mittlerer* Gefäße
Periarteriitis nodosa (Kussmaul)
Kawasaki-Syndrom
Vaskulitis *kleiner* Gefäße
Wegener'sche Granulomatose c-ANCA +
mikroskopische Polyangiitis p-ANCA +
Churg-Strauss-Syndrom
Schönlein-Henoch'sche Purpura
Kryoglobulinämie
kutane leukozytoklastische Vaskulitis

Serumprobe, die vor diesem Test kontinuierlich bei 37 °C gehalten wurde. Charakteristischerweise besteht zusätzlich eine *Hypokomplementämie*, besonders für *Clq, C4* und *C3*. Die *systemischen Manifestationen* bestehen aus allgemeiner Schwäche, Arthralgien, einer Hepatosplenomegalie, einer peripheren Neuropathie und vaskulitischen Hauterscheinungen. Klinische Symptome einer *Nierenbeteiligung* sind *Proteinurie, Hämaturie, Hypertonie* und eine langsam zunehmende exkretorische *Funktionseinschränkung*.

Ätiologie, Pathogenese. Es werden *drei Klassen von Kryoglobulinämien* unterschieden:

- *Typ I:* Ein einziges monoklonales Immunglobulin;
- *Typ II:* Ein monoklonales Immunglobulin (meistens IgM Kappa), gerichtet gegen ein polyklonales Immunglobulin (gewöhnlich IgG) und

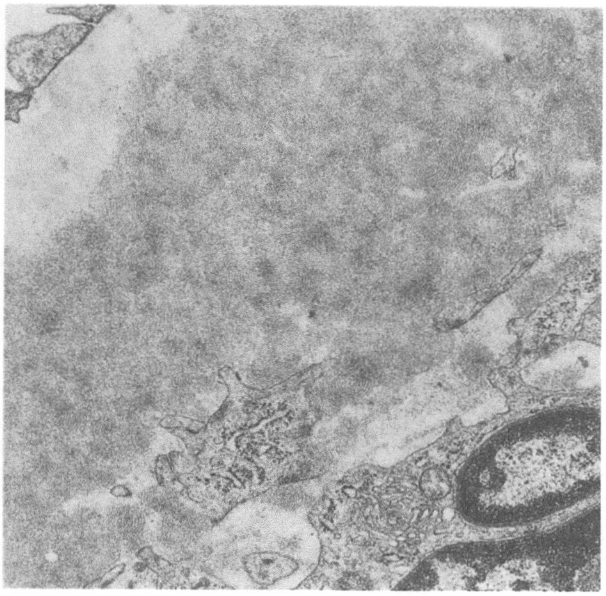

Abb. 2.19. Membranoproliferative Glomerulonephritis bei Kryoglobulinämie: „Fingerprints" in subendothelialen Depots. EM, 18400

- *Typ III:* Ein gemischtes Kryoglobulin, bestehend aus zwei polyklonalen Immunglobulinen.

Der *Typ I* wird gewöhnlich bei *lymphoproliferativen Erkrankungen* wie bei multiplem Myelom, bei chronischer lymphozytischer Leukämie und bei der Makroglobulinämie Waldenström beobachtet. *Gemischte Kryoglobulinämien* finden sich ebenfalls bei *lymphoproliferativen Erkrankungen*, bei *Kollagenosen*, aber auch bei *Infektionserkrankungen*, vor allem bei der *Virushepatitis B* und *C* sowie bei Infektionen mit *Epstein-Barr-Virus*. Die früher als gemischte essentielle Kryoglobulinämien bezeichneten Fälle dürften im Zusammenhang mit einer Virushepatitis C entstanden sein[40,68].

Morphologie. *Pathognomonisch* ist in den meisten Fällen der lichtmikroskopische Befund.

Mikroskopisch findet sich das Bild einer *diffusen endokapillär/mesangioproliferativen* oder *membranoproliferativen Glomerulonephritis* mit innerhalb von Kapillarlichtungen nachweisbaren sog. *hyalinen Thromben*, die nicht aus Fibrin, sondern aus *Kryoglobulinen* bestehen. Darüber hinaus ist eine *segmental nekrotisierende Vaskulitis* mit Beteiligung von Interlobar-, Acuata- und Interlobular-Arterien in *etwa 30% dieser Nierenbiopsate* zu beobachten.

Immunhistologisch korrespondieren die *glomerulären* und *präglomerulär-vaskulären Ablagerungen* mit dem im Blut zirkulierenden *Kryoglobulin-Typ*. Bei der Typ I-Kryoglobulinämie finden sich monoklonale Ablagerungen von IgG oder IgM. Bei dem Typ I konnten IgG-Kappa oder IgM-Kappa-Kryoglobuline, bei dem Typ II dagegen dominierende monoklonale IgM-Kappa-Ablagerungen vorwiegend entlang der glomerulären Kapillarwände nachgewiesen werden.

Elektronenmikroskopisch stehen *intraluminale* und *subendotheliale elektronendichte Ablagerungen* im Vordergrund. Charakteristischerweise finden sich organisierte, *an Fingerabdrücke erinnernde Strukturen*, aber auch *Mikrotubuli* vom Typ der immunotaktoiden Glomerulonephritis. Daneben sind innerhalb der elektronendichten Depots *kristalloide, ringförmig* oder *tubulär organisierte Strukturen* nachweisbar.

Differentialdiagnostisch kommen eine *endokapilläre Glomerulonephritis* vom postinfektiösen Typ, eine *membranoproliferative Glomerulonephritis* und auch eine *immunotaktoide Glomerulonephritis* in Betracht.

Glomerulonephritiden bei Infektionserkrankungen

Septikämie. Bei einer Septikämie durch *gramnegative* oder *grampositive Bakterien* kann es klinisch zu einer *Proteinurie*, einer *Hämaturie* und einer *Einschränkung der exkretorischen Nierenfunktion* kommen. Das morphologische Bild entspricht meistens einer *endokapillären Glomerulonephritis* mit vielen Granulozyten in den Kapillarlichtungen. Segmentale *Nekrosen* und *halbmondförmige Kapselproliferate* können zusätzlich entstehen. *Kapilläre Mikrothromben* als Ausdruck einer disseminierten intravasalen Gerinnung führen zumindest zur herdförmigen Nekrose des Tubulusepithels. In einem Teil der Fälle lassen sich gram-positive Bakterien glomerulär nachweisen.

Bakterielle Endokarditis. Bei bakterieller Endokarditis kann es zur klassischen *„embolischen Herdnephritis"* mit segmentalen *Thromben, Nekrosen, Kapselproliferaten* und später zu entsprechenden Vernarbungen kommen[47]. Erreger sind in der Regel *Staphylokokken (Staphylococcus aureus), Streptokokken* und *auch Pilze*. Granuläre Ablagerungen von IgG und C3 sprechen für ein *sekundäres Immunkomplexgeschehen* und gegen einen direkten zytopathischen Effekt der Erreger. *Elektronenmikroskopisch* werden dann *dichte Depots* mesangial, subendothelial und subepithelial gefunden, ähnlich wie bei einer membranoproliferativen Glomerulonephritis Typ I[52].

Shuntnephritis. Sie entsteht als ernste *Komplikation* bei Patienten mit einem *drainierten Hydrozephalus*. Mit ihr ist bei *5–10% dieser Patienten* zu rechnen. Auslösend ist am häufigsten eine Infektion mit *Staphylococcus epidermidis*[45]. Klinisch werden *zirkulierende Immunkomplexe*, erniedrigte Komplementspiegel für C3 und C4, ein *nephrotisches Syndrom* bei großer Proteinurie und die Entwicklung einer *Niereninsuffizienz* beobachtet. *Morphologisch* besteht überwiegend der *Phänotyp* einer *membranoproliferativen Glomerulonephritis Typ I*, häufig mit extrakapillärer Komponente. *Immunhistologisch* sind Ablagerungen von IgG, IgM, C1q, C3 und C4 entlang der Kapillarwände und im Mesangium zu erkennen. Auch bakterielle Antigene ließen sich nachweisen. *Elektronenmikroskopisch* überwiegen subendotheliale und mesangiale Depots.

Virushepatitis B. Bei einer Virushepatitis B kann ebenfalls eine *Immunkomplex-Glomerulonephritis*, typischerweise als *membranöse Form*, entstehen, die bei *Kindern* spontan zurückgehen, bei Erwachsenen zur chronischen Niereninsuffizienz führen kann[44]. *Immunhistologisch* findet sich ein breites Ablagerungsspektrum mit Nachweis von *IgG, IgM, IgA, Clq, C4* und *C3*. Sowohl im Mesangium als auch in den Kapillarwänden konnte innerhalb der Ablagerungen *HBcAg* und *HBeAg* nachgewiesen werden. Als Besonderheit bei einer membranösen Glomerulonephritis fallen *elektronenmikroskopisch* besonders große, unregelmäßig verteilte *Depots* auf, die *kristalline Strukturen* wie bei Kryoglobulinämie enthalten können. Im Zytoplasma des Endothels liegen häufig tubuloretikuläre Strukturen. Bei klinischer Beherrschung der Hepatitis können sich die Depots zurückbilden.

Virushepatitis C. Bei Patienten mit einer Virushepatitis C besteht eine starke Tendenz zur Ausbildung einer sog. *essentiellen gemischten Kryoglobulinämie* (*Typ II* und *Typ III*). Entsprechend finden sich häufig Hauterscheinungen, Arthralgien und Neuropathien. Die Entwicklung eines nephrotischen Syndroms bei *großer Proteinurie und Hypokomplementämie* ist in der Regel durch eine Glomerulonephritis zu erklären, die *mikroskopisch* dem *membranoproliferativen Typ I* entspricht, die *immunhistologisch* granuläre Ablagerungen entlang der Basalmembranen und im Mesangium von C3, IgM und IgG zeigt und die *elektronenmikroskopisch* innerhalb meist subendothelialer Depots kristalloide, fibrilläre oder mikrotubuläre Strukturen (▷ immunotaktoide Glomerulonephritis) enthalten kann[40,68].

HIV-I-Infektion (Abb. 2.20). Klinisch manifestiert sich AIDS bei einer Infektion mit dem HIV-I-Virus in etwa *einem Drittel der Fälle* durch eine *Nierenerkrankung*, am häufigsten durch ein *nephrotisches Syndrom* bei großer *Proteinurie*[53]. Das *morphologische Korrelat* bildet *lichtmikroskopisch* eine fokale und segmentale *Sklerose* mit einer auffallend starken Schwellung der viszeralen Deckzellen mit vielen Eiweißtropfen im Zytoplasma. Die häufig mikrozystisch erweiterten Tubuluslichtungen enthalten große *Eiweißzylinder.*

Immunhistologisch zeigt sich ein granuläres Ablagerungsmuster für IgM, C3, gelegentlich auf für C1q, im Mesangium und entlang der Kapillarwände.

Elektronenmikroskopisch enthalten die Endothelzellen ähnlich wie bei SLE- und Hepatitis-B-assoziierter Glomerulonephritis, hier jedoch besonders viele *tubuloretikuläre Strukturen im Zytoplasma. Andere Einschlußkörperchen sind als „confronting cylindrical structures"* als Ausdruck besonders hoher α-Interferon-Spiegel beschrieben worden.

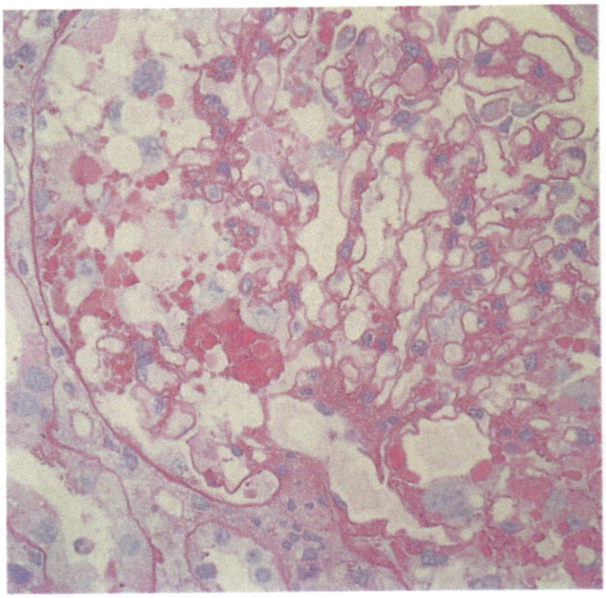

Abb. 2.20. HIV-Nephropathie: Glomeruläre Komponente mit segmental stark geschwollenen viszeralen Deckzellen mit zahlreichen Eiweißtropfen im Zytoplasma. PAS, ×720

Malaria. Eine Malaria kann sowohl bei einer Infektion mit *Plasmodium falciparum* als auch bei einer solchen mit *Plasmodium malariae (Quartana-Form)* von einer Glomerulonephritis begleitet sein. *Im ersteren Falle* handelt es sich gewöhnlich um eine geringgradige *mesangioproliferative Glomerulonephritis* und stärker im Vordergrund stehende tubulointerstitielle Schäden, die für die Entstehung eines akuten Nierenversagens verantwortlich sein können. Bei der *Quartana-Form* kann eine *protrahiert progrediente Glomerulonephritis* entstehen, die *lichtmikroskopisch* und *immunhistologisch* Ähnlichkeiten mit der *membranösen Form* besitzt und bei der sich *elektronenmikroskopisch* vorwiegend intramembranös lokalisierte elektronendichte Depots nachweisen lassen[65].

Vaskulitiden (präglomeruläre Manifestationen)

(Tabelle 2.4)

Als Ergebnis einer internationalen Konferenz wurden die Vaskulitiden 1994 *neu klassifiziert* (*Chapel-Hill-Klassifikation*)[39]. Diese Klassifikation ist nicht pathogenetisch, sondern am *Kaliber der betroffenen Gefäße orientiert. Klinische Befunde* (c- und p-ANCA, Antibasalmembran-Antikörper, Eosinophilie) werden *zusätzlich* berücksichtigt.

Im folgenden werden ausschließlich die *extraglomerulären* renalen Manifestationen dieser Erkrankungen besprochen. Bei *glomerulärer* Mitbeteiligung handelt es sich ganz überwiegend um nekrotisierende intra- und extrakapilläre Glomerulonephritiden (▷ dort).

Panarteriitis nodosa (Typ Kussmaul-Maier)

Synonyme: Peri- bzw. Polyarteriitis nodosa; makroskopische bzw. klassische Form der Periarteriitis nodosa (Kußmaul-Maier)

Epidemiologie, Klinik. Die *Häufigkeit* im Autopsiegut liegt bei 0,6%. Zusätzliche zuverlässige Häufigkeitsangaben anhand des Biopsiegutes sind nicht zu erwarten. Betroffen sind vorwiegend *Erwachsene* im 3.–6. Dezenium. Der *Häufigkeitsgipfel liegt in der 6. Dekade.* Männer erkranken doppelt so häufig wie Frauen.

Eine *Nierenbeteiligung besteht in 80–90%.* Mindestens 2/3 der Patienten entwickeln einen häufig akzelerierten *Hochdruck,* oft verknüpft mit einer rasch zunehmenden *Niereninsuffizienz.* Die *Prognose* ist schlecht. Unbehandelt versterben 80% der Patienten innerhalb von 5 Jahren.

Ätiologie, Pathogenese. Es handelt sich um eine *Immunerkrankung durch schwer lösliche Immunkomplexe.* Unter verschiedenen Antigenen scheint das *Virushepatitis-B-Antigen* eine besondere Rolle zu spielen. Im Gegensatz zur mikroskopischen Form (mikroskopische Polyangiitis) sind *erhöhte p-ANCA-Titer selten.*

Morphologie. *Makroskopisch* dominieren Nieren, die durch unterschiedlich alte *anämische Infarkte* an der Oberfläche *grobgehöckert erscheinen.*

Lichtmikroskopisch sind in den Wänden von präerenalen Nierenarterienästen und von größeren intrarenalen Arterien bei meist fehlender Mitbeteiligung der Arteriolen und definitionsgemäß ausgeschlossener Affektion der Glomerula, *segmentale,* alle Wandschichten erfassende, häufig durch lokale *Thrombosierungen* komplizierte *Wandnekrosen* mit anfangs granulozytenreicher Randreaktion zu beobachten. Im weiteren Verlauf entwickelt sich ein *Granulations- und Narbengewebe,* das an großen Arterien zu Knotenbildungen und Aneurysmen führen kann[43].

Mikroskopische Polyangiitis (Typ Wohlwill)

Synonyme: Mikroskopische Form der Panarteriitis nodosa; Hypersensitivitätsangiitis

Es handelt sich um eine nur mikroskopisch nachweisbare Periarteriitis nodosa[70], um eine Vaskulitis mit *führender renaler,* daneben auch *pulmonaler Manifestation.* Klinisch können in den meisten Fällen *erhöhte p-ANCA,* d.h. in der Regel gegen Myeoloperoxidase gerichtete Antikörper nachgewiesen werden[32]. *Morphologisch* dominiert die *nekrotisierende Glomerulonephritis.* Eine Mitbeteiligung der afferenten Arteriolen ist häufig, jedoch nicht spezifisch. Isolierte präglomerulär-vaskuläre intrarenale Manifestationen sind selten.

Wegener-Granulomatose

Auch bei dieser Vaskulitis steht bei einer Nierenbeteiligung die Entwicklung einer *nekrotisierenden Glomerulonephritis* ganz im Vordergrund (▷ dort). Die Einbeziehung von Endstrecken der afferenten Arteriolen in die glomeruläre Nekrose ist häufig, die Vaskulitis im Bereich vorgeschalteter Gefäßabschnitte dagegen ebenso selten, wie die Ausbildung extraglomerulärer Granulome[39]. Im floriden Stadium sind *erhöhte c-ANCA-Titer* bei Nachweis von Proteinase 3-Antikörpern fast obligat.

Allergische Granulomatose (Churg-Strauss)

Von dieser *seltenen* systemischen Erkrankung, die zu nekrotisierenden Granulomen mit Eosinophilenreichtum führt, sind vorwiegend *Frauen zwischen dem 20. und 60. Lebensjahr* mit *allergischer Vorgeschichte (Asthma bronchiale, Hautallergien)* betroffen. Pulmonale Infiltrate können im Vordergrund stehen. *Lichtmikroskopisch* handelt es sich um *Granulome* mit zentraler *Nekrose*, umgeben von *epitheloiden Zellen* und mehrkernigen *Riesenzellen* sowie von zahlreichen *eosinophilen Granulozyten* in der Außenzone. Eine *renale Mitbeteiligung* ist häufig, gewöhnlich jedoch mild und unspezifisch ohne Ausbildung von Granulomen[39]. Ein *Nierenversagen* ist in diesen Fällen *selten* und nur bei nekrotisierender Vaskulitis im Bereich von Interlobulararterien und afferenten Arteriolen sowie bei nekrotisierender Glomerulonephritis zu erwarten.

Systemische Sklerodermie

Synonyme: Systemische Sklerose

Epidemiologie, Klinik. Klinische Angaben zur *Nierenbeteiligung* bei Sklerodermie schwanken in Abhängigkeit von der Dauer der Erkrankung *zwischen 3 und 20%*. Im Autopsiegut ist sie fast immer zu sichern (90%). Am häufigsten betroffen sind *Frauen mittleren Alters* (30–50 Jahre). Zu den klinischen Leitsymptomen gehören das *Raynaud-Phänomen, eine mikroangiopathische hämolytische Anämie*, eine *Hypertonie*, eine *Proteinurie*, eine *Makrohämaturie* und eine *Niereninsuffizienz* unterschiedlichen Schweregrades[15]. Eine akute Form mit exzessiven Blutdruckwerten und rascher Verschlechterung der Nierenfunktion wird als *renale Sklerodermiekrise* bezeichnet.

Morphologie. Das *makroskopische* Befundspektrum schwankt zwischen Normalbefund und multiplen Rindeninfarkten.

Mikroskopisch finden sich bei 2/3 der Patienten charakteristische Veränderungen der Interlobulararterien. Quergeschnittene Gefäße zeigen ein zwiebelschalenartiges Bild, das durch geschichtete Proliferationen von Myofibroblasten, Ablagerungen *muzinöser oder kollagener Massen (Alzianblau-PAS-positiv)* erklärt wird. Die Lamina elastica interna ist aufgesplittert und verbreitert. Die Endothelien können proliferiert sein. Die Lichtungen sind hochgradig stenosiert und, vor allem bei hinzugetretener ortsständiger Thrombose, obliteriert. In etwa 30% der Fälle finden sich *fibrinoide Veränderungen* auch in den Wänden *afferenter Arteriolen*, vereinzelt auch Fibrinthromben. Ein Übergreifen dieser Schäden auf *hilusnahe glomeruläre Kapillarschlingen* ist häufig. In der Regel besteht ein schwerer *tubulointerstitieller Begleitschaden*, für den im Spätstadium eine Tubulusatrophie, Subinfarkte oder vernarbte Infarkte charakteristisch sind.

Riesenzellenarteriitis

Synonyme: Arteriitis Horton; Arteriitis temporalis

Diese Form der Arteriitis betrifft *ältere Personen, Frauen* häufiger als Männer.

Klinische Zeichen sind Fieber, hohe Blutsenkungsgeschwindigkeit, schwerer Kopfschmerz, Sehverlust (Mitbeteiligung der A. ophtalmica!), dagegen *selten* eine *Nierenfunktionseinschränkung*. Betroffen sind große Arterien einschließlich der Aorta und ihrer Hauptäste[39]. Isolierte Formen kommen vor (Beispiel: Arteriitis temporalis). Klinisch ist ein *gutes Ansprechen auf Steroide die Regel.*

Der *pathognomonische mikroskopische* Befund besteht aus einer Fragmentation der Lamina elastica interna sowie aus einer entzündlichzelligen Infiltration durch Lymphozyten, wenige Granulozyten sowie durch ein- und mehrkernige Makrophagen. Umschriebene fibrinoide Nekrosen und Verschlüsse der Lichtungen kommen vor. Eine *renale Mitbeteiligung* ist selten. Eine fokal nekrotisierende Glomerulonephritis soll vorkommen.

Takayasu Arteriitis

Diese Arteriitisform betrifft die *Aorta* und ihre *großen Äste (sog. Aortenbogensyndrom)*[39]. *Lichtmikroskopisch* ist vor allem die verdickte Intima stark entzündlichzellig infiltriert. Mehrkernige Riesenzellen kommen vor. Die *Nieren* sind nicht primär, sondern sekundär betroffen durch *arteriitisch entstandene Nierenarterienstenosen* und durch die *sekundäre Hypertonie*. Nur vereinzelt wurde eine *begleitende nekrotisierende Glomerulonephritis* beobachtet.

Weitere renale Vaskulitiden

In seltenen Fällen kann eine intrarenale nekrotisierende Arteriitis bzw. *Vaskulitis bei gemischter Kryoglobulinämie*, bei der *Purpura Schönlein-Henoch*, bei *rheumatoider Arthritis*, bei *Penicillinüberempfindlichkeit* und bei der *hypokomplementämischen Vaskulitis* auftreten.

Glomerulopathien bei nichtentzündlichen erworbenen Systemerkrankungen

Diabetes mellitus (Abb. 2.21 a, b)

Synonyme: Noduläre diabetische Glomerulosklerose (Kimmelstiel-Wilson); diffuse und/oder noduläre Glomerulosklerose; diabetische Nephropathie (umfaßt zusätzlich die Nephrosklerose der präglomerulären Gefäße, die akute eitrige Pyelonephritis mit Papillenspitzennekrosen und die chronische Pyelonephritis); diabetische Glomerulopathie

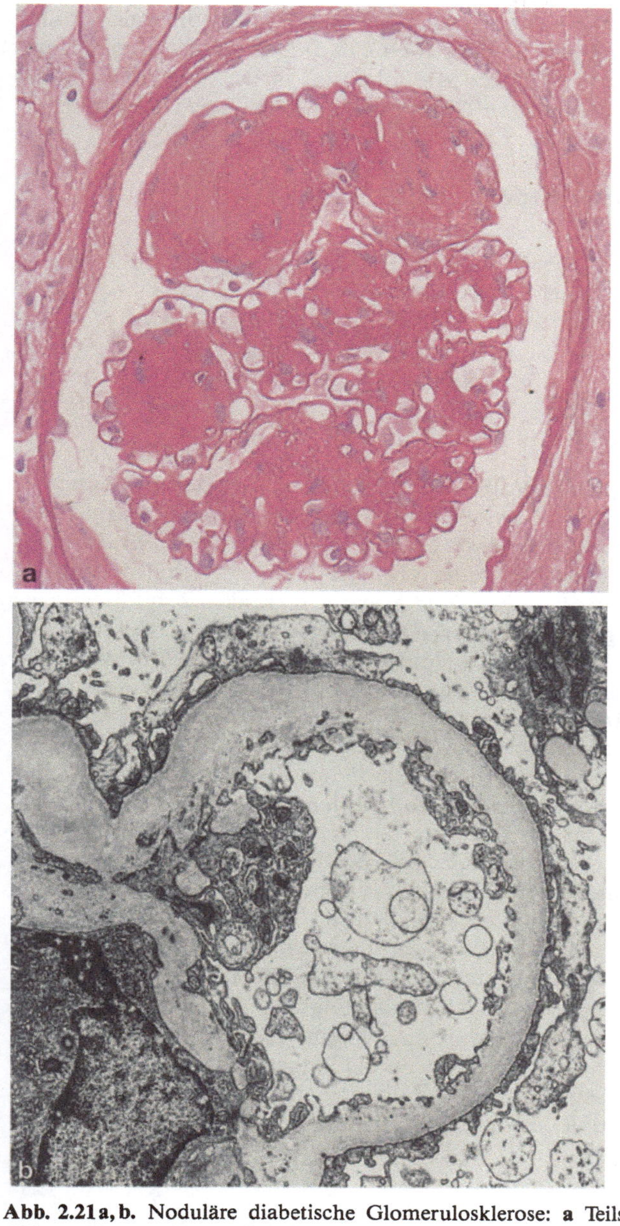

Abb. 2.21 a, b. Noduläre diabetische Glomerulosklerose: **a** Teils diffus, teils nodulär verdicktes zellarmes Mesangium. Kapillarlichtungen eingeengt, Basalmembranen verdickt. PAS, ×720. **b** Periphere glomeruläre Basalmembran auf etwa das Doppelte der Norm verbreitert. EM, ×5000

Definition. Die diabetische Glomerulopathie (der Begriff „diabetische Glomerulosklerose" trifft nur für das Spätstadium zu) ist eine *Komplikation eines insulinabhängigen oder insulinunabhängigen Diabetes mellitus*, klinisch charakterisiert durch eine *zunehmende Proteinurie* und eine *fortschreitende Niereninsuffizienz*, *morphologisch* gekennzeichnet durch eine qualitative und quantitative *Umsatzstörung der extrazellulären Matrix*.

Epidemiologie, Klinik. Die *diabetische Nephropathie ist heute die häufigste zur chronischen Niereninsuffizienz, d.h. zur Dialyse- bzw. Transplantationsbedürftigkeit, führende Erkrankung.* Unter den terminal niereninsuffizienten Patienten sind *insulinabhängige* und *insulinunabhängige Diabetiker* zu *etwa gleichen Teilen* vertreten[57]. Die meisten der *insulinpflichtigen* Diabetiker entwickeln eine diabetische Nephropathie nach etwa *10- bis 30jähriger Krankheitsdauer.*

Über 90% dieser Patienten zeigen auch eine *diabetische Retinopathie*. Bei den nicht-insulinabhängigen Diabetikern erkrankt ein kleinerer Prozentsatz (etwa 15–25%) an einer diabetischen Nephropathie. Die absolute Zahl dieser Patienten überwiegt jedoch bei weitem die der insulinabhängigen Diabetiker. Wegen des schleichenden Beginns des nicht-insulinabhängigen Diabetes mellitus ist der Zeitpunkt des Krankheitsbeginns in den meisten Fällen nicht bekannt. Der bioptische Nachweis einer diffusen oder nodulären Glomerulosklerose bei einem Patienten mit erst kurz zuvor entdecktem nicht-insulinabhängigem Diabetes mellitus kommt für den Kliniker nicht selten überraschend.

Klinisch deutet sich eine diabetische Glomerulopathie zunächst durch eine *Mikroalbuminurie* an. Sie weicht später einer oft *großen Proteinurie*. Eine *Hypertonie* tritt häufig hinzu und gilt ebenso wie eine *Hypercholesterinämie* als *Progressionsfaktor*. Bei schlechter Blutzuckereinstellung ist mit einem Wiederauftreten der diabetischen Glomerulopathie bzw. Nephropathie *auch im Nierentransplantat* zu rechnen.

Ätiologie, Pathogenese. Die morphologisch im Vordergrund stehende *Matrixvermehrung* im Bereich der *Glomerula*, daneben aber auch in den *präglomerulären Kapillarwänden* und in den *tubulären Basalmembranen*, ist Ausdruck einer Umsatzstörung, an der zirkulierende und ortsständig entstandene *Glukose-Proteinverbindungen* beteiligt sind. Das Ausmaß dieser Verbindungen korreliert sehr gut mit dem Blutzuckerspiegel. Die am besten untersuchte Kohlenhydrat-Eiweißverbindung ist das *glykosilierte Hämoglobin (HgbAlc)*, das aufgrund einer Schiff-Basenreaktion am Aminosäurenende der *β*-Kette des Hämoglobins entsteht. Auch die glomerulären Matrixproteine sind dieser *nicht-enzymatischen Glykosylierung* unterworfen. Daraus entwickelt sich eine Reihe von fortgeschrittenen *glykosylierten Endprodukten*, die dann *irreversible, akkumulierende Protein-Zuckerverbindungen* darstellen. Sie verändern auch die Ladungseigenschaften der glomerulären Basalmembranen und fördern die Proteinurie. Gleichzeitig kommt es zu einer Verminderung des normalerweise für die negative Ladung der Basalmembranen verantwortlichen *Heparansulfats*.

Morphologie. *Pathognomonisch* sind in den meisten Fällen die *lichtmikroskopischen* Befunde.

Mikroskopisch werden qualitativ *vier verschiedene glomeruläre Läsionen* voneinander abgegrenzt:

- *diffuse Glomerulosklerose* und
- *noduläre Glomerusklerose,*
- *hyaline („exsudative") Kappen* und
- *umschriebene Kapselhyalinosen.*

Im Frühstadium sind die Glomerula insgesamt vergrößert. Die Vermehrung der mesangialen Matrix als Erklärung für die noduläre Glomerulosklerose entwickelt sich fast immer auf dem Boden einer langsam zunehmenden diffusen Glomerulosklerose. Eine *Proliferation der Mesangiumzellen* kann im *Frühstadium* bestehen. Neben eingeengten Kapillarlichtungen sind immer wieder *aneurysmatisch erweiterte Kapillaren* zu finden. Bei den *hyalinen Kappen* handelt es sich im wesentlichen um kondensiertes plasmatisches Material. Das gleiche gilt für die spindelförmigen Auftreibungen der Bowman-Kapsel (*„capsular hyaline lesions"*), die zwar nicht spezifisch, jedoch immer verdächtig auf einen Diabetes mellitus sind. Die diabetische Glomerulopathie wird *fast obligat begleitet von langstreckigen Hyalinosen in den Wänden der Interlobulararterien, der afferenten und der efferenten Arteriolen* sowie von einer *Verbreiterung der tubulären Basalmembranen.* Häufig sind im Interstitium zwischen atrophischen Tubuli gelegene *Schaumzellen* mit zytoplasmatischen Lipideinlagerungen zu finden[20,49].

Immunhistologisch kann eine *lineare (pseudolineare) Ablagerung von IgG* entlang der glomerulären Basalmembranen vorhanden sein. Sie gilt als *unspezifisch,* da gleichzeitig auch *Albumin* und *Fibrinogen* in gleicher Weise abgelagert sind. Die *Positivität für Kollagen Typ IV und für Fibronektin ist meistens deutlich erhöht.* Auch die normalerweise im Glomerulum nicht vorhandenen *Kollagentypen I, III und VI* können sowohl innerhalb des Schlingenkonvoluts als auch in der Bowman-Kapsel bei diabetischer Glomerulosklerose vorhanden sein.

> *Elektronenmikroskopisch* wurde eine *gleichmäßige Verbreiterung der glomerulären Basalmembran bei insulinabhängigen Diabetikern bereits nach zweijähriger Krankheitsdauer, im Transplantat diabetischer Patienten noch früher,* morphometrisch gesichert[54,55].

Der Übergang von einer diffusen zu einer nodulären Matrixzunahme im Mesangium ist fließend. Korrespondierend mit einer signifikanten Proteinurie findet sich häufig ein partieller oder vollständiger *Verlust der Deckzellfüßchen.*

Differentialdiagnostisch ist die diffuse diabetische Glomerulosklerose von einer *mesangioproliferativen Glomerulonephritis* und von einer *hypertensiven Glomerulopathie,* bei elektronenmikroskopisch nachgewiesenem Verlust der Deckzellfüßchen gelegentlich auch von *glomerulären Minimalläsionen („minimal changes")* abzugrenzen. Bei nodulärer Glomerulosklerose kommen prinzipiell eine *noduläre Leichtketten-Glomerulopathie* und die lobuläre Variante der *membranoproliferativen Glomerulonephritis Typ I* in Betracht.

Amyloidose (Abb. 2.22a–c)

> **Definition.** Die glomeruläre Amyloidose ist *morphologisch* charakterisiert durch die Ablagerung von *etwa 10 nm dicken, lichtmikroskopisch Kongorot-positiven, polarisationsoptisch doppeltbrechenden Fibrillen* und ist die Ursache der klinisch dominierenden *großen Proteinurie.*

Epidemiologie, Klinik. Nierenamyloidosen werden bei *1,3–4,5% aller Obduktionen,* im Nierenbiopsiegut zentraleuropäischer Länder in *1–2% aller Biopsien* beobachtet. Der *Häufigkeitsgipfel* liegt zwischen dem *30. und 60. Lebensjahr.* Männer erkranken 2- bis 3mal häufiger als *Frauen.* Die *Nierenbeteiligung* bei den verschiedenen Amyloidoseformen variiert erheblich. *Systematisierte idiopathische (primäre)* und *sekundäre Amyloidosen* gehen in mehr als 75% der Fälle mit einer Nierenamyloidose einher. Aus der Gruppe der *AL-Amyloidosen* sind *Amyloidablagerungen* in den Nieren bei *multiplen Myelomen in 6–28%* aller Fälle nachzuweisen.

Angaben über die Häufigkeit der heute sehr häufig einer Nierenamyloidose vom AA-Typ zugrunde liegenden *rheumatoiden Arthritis* schwanken zwischen 10 und 60%. Für das *familiäre Mittelmeerfieber* wird eine Erkrankungsrate von etwa 25%, dabei fast immer mit glomerulärer Nierenbeteiligung, angenommen. Eine Amyloidose vom AA-Typ entwickelt sich auch bei etwa 25% der *Paraplegiker* als Folge chronischer Dekubitalgeschwüre. In 20% dieser Fälle bildet die dadurch entstandene Niereninsuffizienz auch die *Todesursache.*

> Wirklich *klinisch relevant sind nur die Leichtketten-Amyloidosen (AL-Amyloid)* und die *AA-Amyloidosen (Serum Amyloid-A-Protein).* Amyloidosen mit anderen Proteinvorläufern sind Raritäten.

Die beiden häufigsten Formen der Amyloidose finden sich klinisch und auch im Biopsiegut zu etwa gleichen Teilen. Die AL-Amyloidose ist in der Regel verknüpft mit einer *monoklonalen Gammopathie* bei Proliferation der B-Lymphozyten oder mit einem *Plasmozytom.* Nicht selten führt eine anfänglich okkulte Plasmazellproliferation bzw. -dyskrasie zunächst zur Annahme einer primären Amyloidose. Unter den Leichtketten-Amyloidosen überwiegen Patienten mit *Lambda-Leichtketten.*

Zum Diagnosezeitpunkt zeigen etwa 45% der Patienten eine *große Proteinurie,* davon Zweidrittel mit einem voll ausgebildeten *nephrotischen Syndrom.* Bei

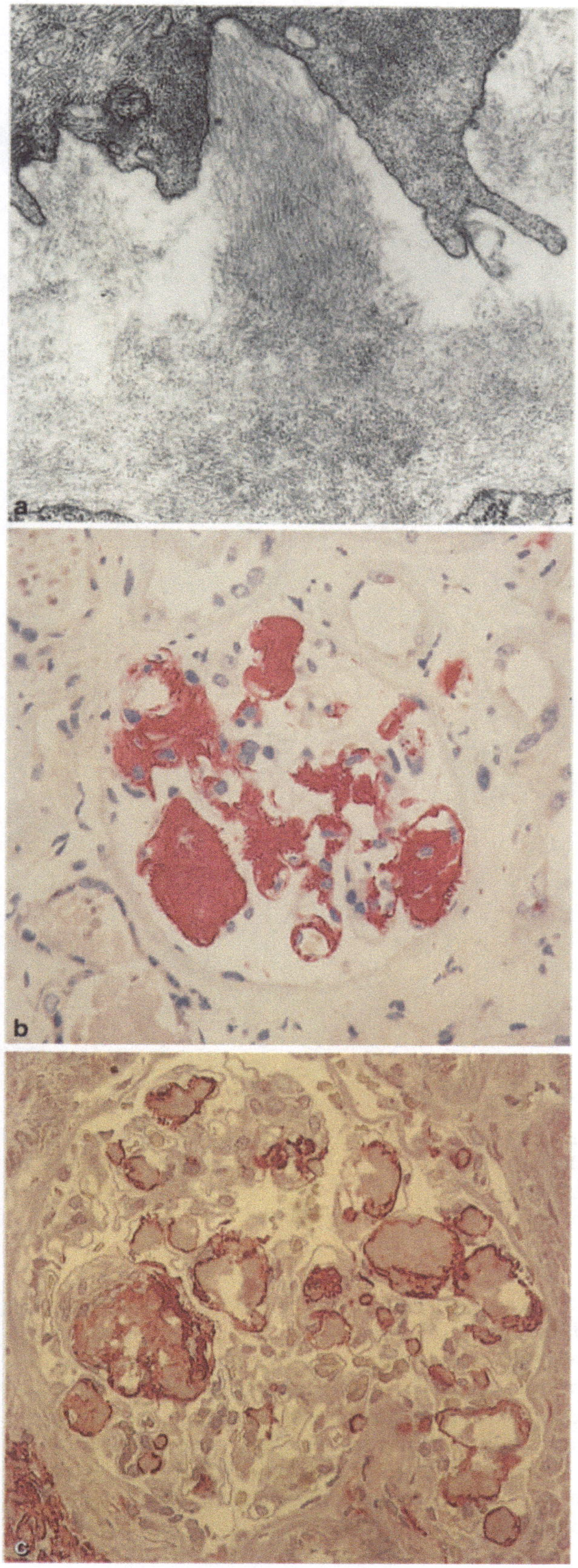

Abb. 2.22. a–c. Glomeruläre Amyloidose: **a** Gebündelte Amyloidfibrillen in einer verdickten glomerulären Basalmembran mit sog. spikes. Darüber liegende Deckzellen ohne Fußfortsätze. EM, ×19200; **b** Glomerulum mit AA-positivem Amyloid. APAAP, ×720; **c** Glomerulum mit Leichtketten (Lambda)-positivem Amyloid. APAAP, ×720

einem Drittel der Patienten steht eine Herzinsuffizienz und bei etwa 15% eine *orthostatische Hypotension* oder eine *periphere Neuropathie* klinisch im Vordergrund. Besonders die *kardiale Mitbeteiligung* gilt als *prognostisch ungünstig*. Das Stadium der Dialysepflichtigkeit wird durchschnittlich 14 Monaten nach Diagnosestellung erreicht. Die *mittlere Überlebenszeit* nach Dialysebeginn liegt meistens unter 12 Monaten. Eine *Rekurrenz im Transplantat ist sowohl für die AA- als auch für die AL-Amyloidosen beschrieben* worden. Die *Latenzzeit* beträgt durchschnittlich *2–3 Jahre*.

Bei Verdacht auf eine Nierenamyloidose kann zunächst eine *Rektumbiopsie* durchgeführt werden, die bei geeigneter Entnahmetechnik (*Miterfassung der Lamina submucosa!*) in 84% die Sicherung der Diagnose einer systematisierten Amyloidose ermöglicht. *Falsch negative Ergebnisse bezüglich der Nierenbeteiligung* sind dabei *nur in 5%* zu erwarten.

Ätiologie, Pathogenese. Bei den beiden *wichtigsten Vorläuferproteinen* handelt es sich einmal um das aus *Immunglobulinleichtketten-Isotypen* bestehende *Amyloid L (AL)* mit den *Subtypen A kappa* und *A lambda*. Die andere Amyloidform, das *Amyloid A (AA)*, ist dagegen ein Zerfallsprodukt des *Serum-A-Amyloid-Proteins*, das einem Akutphasenprotein entspricht und das bei *chronischen* oder *intermittierenden Infektionen* (Tuberkulose, Osteomyelitis, eitrige Hautinfektionen bei Heroinsüchtigen), bei *chronischen immunologisch bedingten Entzündungen* (rheumatoide Arthritis, Spondylitis ankylopoetica, M. Crohn), daneben auch bei Patienten mit M. Hodgkin und mit Nierenzellkarzinom, vermehrt gebildet wird.

- *Extrarenale Ablagerungen* von Amyloid finden sich
- bei der *AL-Amyloidose* häufiger im *Herzen*, im *Gastrointestinaltrakt* und in der *Haut*,
- bei den *AA-Amyloidosen* dagegen bevorzugt in der *Leber*, in der *Milz* und in den *Nebennieren*.

Morphologie. *Pathognomonisch* für die Diagnose „Amyloid" ist der *lichtmikroskopisch* positive *Kongorot-Befund* mit dem *gelbgrünen Aufleuchten* des Amyloids im *polarisierten Licht*. Die weitere Differenzierung kann *immunhistologisch* erreicht werden.

Mikroskopisch fallen die Amyloidablagerungen auf durch mesangiales und/oder an den Basalmembranen vermehrt abgelagertes *schwach PAS-positives Material*. Geringe Amyloidablagerungen können ohne Kongorotfärbung leicht übersehen werden. Die Verteilung innerhalb des Nierenparenchyms ist variabel. Am häufigsten findet sich die Kombination aus *glomerulären* und *präglomerulär/vaskulären Amyloidablagerungen*; isolierte *interstitielle Amyloidosen* kommen vor (häufiger beim

Leichtkettentyp). In diesen Fällen fehlt das klinische Leitsymptom der großen Proteinurie[22,59,63].

Immunhistologisch können alle *AA-Amyloidosen* mit Sicherheit ermittelt werden. Mit Hilfe dieser immunhistologischen Nachweismethode sind auch ganz geringe, durch die Kongorot-Färbung nicht oder noch nicht aufzuspürende Amyloidosen vom AA-Typ erfaßbar. Auch die *Leichtketten-Amyloidosen* können mit den heute verfügbaren Antikörpern gegen Kappa- oder Lambda-Ketten in den meisten Fällen erkannt werden.

Elektronenmikroskopisch finden sich nicht verzweigte, gebündelte oder unregelmäßig verteilte *Fibrillen* mit einer Dicke von *8–12 nm*, die im Bereich der Basalmembranen sog. *Spikes* ausbilden können. In Frühstadien liegen die Amyloidfibrillen bevorzugt im *Mesangium*. Die unmittelbar über Amyloidfibrillen liegenden viszeralen Deckzellen verlieren in der Regel ihre Fußfortsätze.

Differentialdiagnostisch sind bei fehlender Kongorot-Positivität und elektronenmikroskopisch nachgewiesenen Fibrillen alle *nicht-amyloidotischen fibrillären Erkrankungen (fibrilläre Glomerulonephritis, fibrilläre Variante der Leichtketten-Glomerulopathie)* auszuschließen.

Monoklonale Leichtketten-Glomerulopathie (Abb. 2.23a, b)

Synonyme: Leichtketten-Glomerulopathie; „light chain deposition disease; monoclonal immunoglobulin deposition disease"

Definition. Eine Glomerulopathie, morphologisch charakterisiert durch *granuläre, nicht fibrilläre Leichtkettenablagerungen*, klinisch durch eine *Proteinurie* mit zunehmender Niereninsuffizienz

Epidemiologie, Klinik. Bei den meisten Patienten mit einer Leichtkettenablagerung in der Niere und in anderen Organen besteht ein *Plasmozytom*. Nur bei etwa einem Drittel dieser Fälle sind dafür auch im weiteren Verlauf keine Anzeichen zu finden. Bei Patienten mit *Plasmozytom* steht am Anfang häufig ein *akutes Nierenversagen*. Bei den übrigen Patienten mit einer *monoklonalen Gammopathie* ist die Tendenz zur renalen Funktionsverschlechterung geringer.

Pathogenese. Bei über 90% der Patienten mit einer glomerulären Leichtkettenablagerung können im *Serum*, und meistens auch im *Urin*, *freie monoklonale Leichtketten* mit Überwiegen des Kappa-Typs nachgewiesen werden[60].

Morphologie. Pathognomonisch ist die Kombination aus *lichtmikroskopischen, immunhistologischen* und *elektronenmikroskopischen* Befunden.

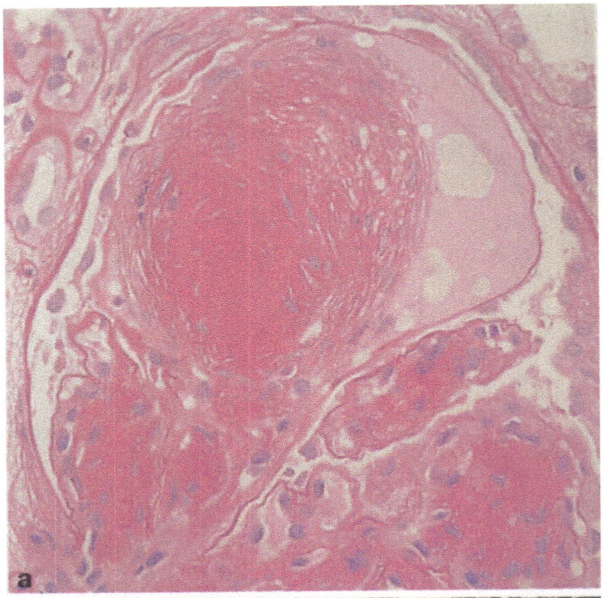

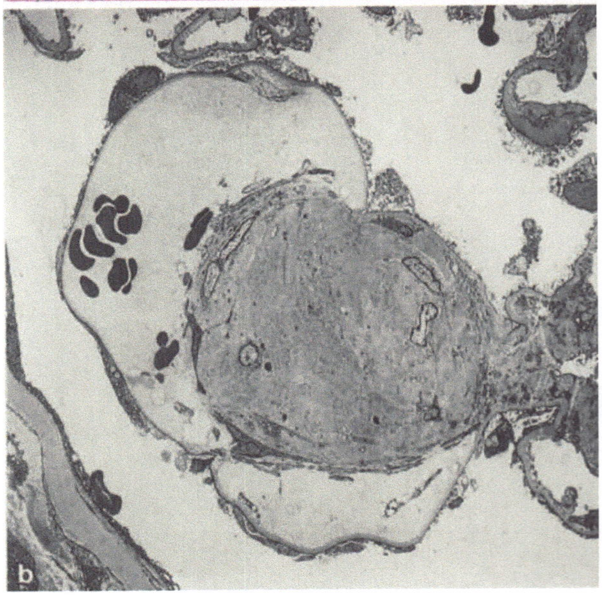

Abb. 2.23. a, b. Noduläre Leichkettenglomerulopathie: **a** Große zellarme mesangiale Knoten bei teils eingeengten, teils erweiterten Lichtungen. PAS, ×720; **b** Knotig vermehrte mesangiale Matrix bei nicht verbreiterten Basalmembranen. EM, ×1800

Mikroskopisch ist eine *noduläre Erweiterung des Mesangiums* sehr charakteristisch. Sie findet sich bei etwa 60% dieser Patienten. In anderen Fällen dominieren *tubuläre Befunde* mit typischen Bence-Jones-Zylindern mit umgebenden mehrkernigen Riesenzellen im Bereich der Tubuli (sog. *Plasmozytomniere*).

Immunhistologisch findet sich am häufigsten ein monoklonales Ablagerungsmuster für *Leichtketten* vom *Kappa-Typ*.

Elektronenmikroskopisch sind *feingranuläre bandartige elektronendichte Ablagerungen* im Mesangium und in den Basalmembranen charakteristisch. Zusätzlich können amyloidähnliche, jedoch *Kongorot-negative Fibrillen* (fibrilläre Variante der Leichtkettenglomerulopathie), vorhanden sein.

Differentialdiagnostisch kommen eine *noduläre diabetische Glomerulosklerose* und eine *lobuläre Variante der membranoproliferativen Glomerulonephritis Typ I in Betracht*. Die fibrilläre Variante der Leichtkettenglomerulopathie ist einerseits von einer Amyloidose andererseits von einer fibrillären Glomerulonephritis abzugrenzen.

Literatur

1.–14. Weiterführende Literatur (▷ S. 95)
15. D'Agati VD, Cannon PJ (1994) Scleroderma (systemic sclerosis) In: Tisher CC, Brenner BM (eds) Renal pathology, Vol. 2. Lippincott, Philadelphia, pp 1058–1086
16. Alpers CE (1993) Fibrillary glomerulonephritis and immunotactoid glomerulopathy: Two entities, not one. Am J Kid Dis 22:448–451
17. Andrassy K, Kuster S, Waldherr R (1991) Rapidly progressive glomerulonephritis: analysis of prevalence and clinical course. Nephron 59:206–212
18. Berger J (1969) IgA glomerular deposits in renal diseases. Transplant Proc 1:939–948
19. Bohle A, Mackensen-Haen S, von Gise H, Grund KE, Wehrmann M (1990) The consequences of tubulo-interstitial changes for renal function in glomerulopathies: A morphometric and cytological analysis. Pathol Res Pract 186: 135–144
20. Bohle A, Wehrmann M, Bogenschütz O et al. (1991) The pathogenesis of chronic renal failure in diabetic nephropathy: Investigation of 488 cases of diabetic glomerulosclerosis. Pathol Res Pract 187:251–259
21. Bohle A, Wehrmann M, Bogenschütz O et al. (1992) The long-term prognosis of the primary glomerulonephritides. A morphological and clinical analysis of 1747 cases. Pathol Res Pract 188:908–924
22. Bohle A, Wehrmann M, Eissele R et al. (1993) The long-term prognosis of AA and AL renal amyloidosis and the pathogenesis of chronic renal failure in renal amyloidosis. Pathol Res Pract 189:316–331
23. Bohle A, Wehrmann M, Mackensen-Haen S et al. (1994) Pathogenesis of chronic renal failure in primary glomerulopathies. Nephrol Dial Transplant 9, s4-s12
24. Cameron JS, Turner DR, Heaton J et al. (1983) Idiopathic mesangiocapillary glomerulonephritis: Comparison of types I and II in children and adults and long-term prognosis. Am J Med 74:175–192
25. Churg J, Sobin LH (1982) Renal disease. Classification and atlas of glomerular diseases. Igaku-Shoin, Tokio New York
26. Cohen AH, Glassock RJ (1994) Anti-GBM glomerulonephritis including Goodpasture disease. In: Tisher CC, Brenner BM (eds) Renal pathology, 2nd edn, vol. 1. Lippincott, Philadelphia, pp 524–552
27. Couser WG (1988) Rapidly progressive glomerulonephritis: classification, pathogenic mechanisms, and therapy. Am J Kid Dis 11:449–464
28. Couser WG (1990) Mediation of immune glomerular injury. J Am Soc Nephrol 1:13–29
29. Denton MD, Marsden PA, Luscinkas FW, Brenner BM, Brady HR (1991) Cytokine-induced phagocyte adhesion to human mesangial cells: role of CD 11/CD 18 integrins and ICAM-1. Am J Physiol 261:f1071–1079
30. Esdaile JM, Federgreen W, Quintal H et al. (1992) Predictors of one year outcome in lupus nephritis: the importance of renal biopsy. Quart J Med New Series 81:295–307
31. Esdaile JM, Joseph L, MacKenzie T, Hayslett JP (1993) The pathogenesis and prognosis of lupus nephritis: Information from repeat renal biopsy. Sem Arthritis Rheum 23:135–145
32. Falk RJ, Jennette JC (1988) Anti-neutrophil cytoplasmic antibodies with specificy for myeloperoxidase in patients with systemic vasculitis and idiopathic necrotizing and crescentic glomerulonephritis. N Engl J Med 318:1651–1657
33. Fogo A, Qureshi N, Horn RG (1993) Morphologic and clinical features of fibrillary glomerulonephritis versus immunotactoid glomerulopathy. Am J Kid Dis 22:367–377
34. Gärtner HV, Watanabe T, Ott V et al. (1977) Correlations between morphologic and clinical features in idiopathic perimembranous glomerulonephritis. Curr Top Pathol 65:1–29
35. Gross WL, Lüdemann J, Kiefer G, Lehmann H (1986) Anticytoplasmic antibodies in Wegener's granulomatosis. Lancet 5:806
36. Gross WL, Csernok E, Helmchen U (1995) Antineutrophil cytoplasmic autoantibodies, autoantigens, and systemic vasculitis. APMIS 103:81–97
37. Habib R, Niaudet P, Levy M (1994) Schönlein-Henoch purpura and IgA nephropathy. In: Tisher CC, Brenner BM (eds) Renal pathology, 2nd edn, vol. 1. Lippincott, Philadelphia, pp 472–523
38. Holley KE, Donadio JV jr (1994) Membranoproliferative glomerulonephritis. In: Tisher CC, Brenner BM (eds) Renal pathology, 2nd edn, vol. 1. Lippincott, Philadelphia, pp 294–329
39. Jenette JC, Falk R, Andrassy K et al. (1994) Nomenclature of systemic vasculitides. Proposal of an International Conference. Arthritis Rheum 37:187–192
40. Johnson RI, Gretch DR, Yamabe H et al. (1993) Membranoproliferative glomerulonephritis associated with hepatitis C virus infection. N Engl J Med 328:465–470
41. Kashgarian M (1994) Lupus nephritis: Lessons from the path lab. Kidney Int 45:928–938
42. Kerjaschki D, Ullrich R, Diem K et al. (1992) Identification of a pathogenic epitope involved in initiation of Heymann nephritis. Proc Natl Acad Sci USA 89:11179–11183
43. Kussmaul A, Maier R (1866) Über eine bisher nicht beschriebene eigenthümliche Arterienerkrankung (Periarteriitis nodosa), die mit Morbus Brightii und rapid fortschreitender allgemeiner Muskellähmung einhergeht. Dtsch Arch Klin Med 1:484–517
44. Lai KN, Li PKT, Lui SF et al. (1991) Membranous nephropathy related to hepatitis B in adults. NEJM 324:1457–1363
45. Levy M, Gubler MC, Habib R (1981) Pathology and immunopathology of shunt nephritis in children: report of 10 cases. In: Zurukyoglu W, Papadimitriou M, Pyppasopoules M, Sion M, Zamboulis C (eds) Proc 8th Int Congr Nephrol. Karger, Basel, pp 290–296
46. Levy M, Berger J (1988) Worldwide perspective of IgA nephropathy. Am J Kid Dis 12:340–347
47. Löhlein M (1910) Über hämorrhagische Nierenaffektionen bei chronischer ulceröser Endokarditis (embolische nichteitrige Herdnephritis). Med Klin 6:375–379
48. Malangone J, Abuelo JG, Pezzulo JC, Lund K, McCloin CA (1989) Clinical and laboratory features of patients with chronic renal disease at the start of dialysis. Clin Nephrol 31:77–87
49. Mauer SM, Sutherland DER, Steffes MW (1992) Relationship of systemic blood pressure to nephrology in insulin-dependent diabetes mellitus. Kidney Int 41:736–740
50. Mustonen J, Pasternack A, Helin H, Nikkila M (1985) Clinicopathologic correlations in a series of 143 patients with IgA glomerulonephritis. Am J Nephrol 5:150–157
51. Nadasdy T, Silva FG, Hogg RJ (1994) Minimal change neph-

rotic syndrome-focal sclerosis complex. In: Tisher CC, Brenner BM (eds) Renal pathology, Vol. 1. Lippincott, Philadelphia, pp 330–389
52. Neugarten J, Baldwin DS (1986) Glomerulonephritis in bacterial endocarditis. Am J Med 77:297–304
53. Ortiz-Butcher C (1993) The spectrum of kidney diseases in patients with human immunodeficiency virus infection. Curr Opin Nephrol Hypertens 2:355–364
54. Osterby R, Nyberg G, Hedman L et al. (1991) Kidney transplantation in type I diabetic patients. Early glomerulopathy. Diabetologica 34:668–674
55. Osterby R (1993) Renal pathology in diabetes mellitus. Curr Opin Nephrol Hypertens 2:475–483
56. Remuzzi G, Zoja C, Bertani T (1993) Glomerulonephritis. Curr Opin Nephrol Hypertens 2:465–474
57. Ritz E, Keller CK, Bergis KH, Siebels M (1994) Renal involvement in type II diabetes. Curr Opin Nephrol Hypertens 3:137–144
58. Rodriguez-Iturbe B (1992) Acute endocapillary glomerulonephritis. In: Cameron S, Davison AM, Grünfeld JP, Kerr D, Ritz E (eds) Textbook of clinical nephrology. Oxford Medical Publications, Oxford New York Tokyo, pp 405–417
59. Sanders PW (1993) Renal involvement in plasma cell dyscrasias. Curr Opin Nephrol Hypertens 2:246–252
60. Sanders PW, Herrer GA, Kirk KA, Old CW, Galla JH (1991) Spectrum of glomerular and tubulointerstitial renal lesions associated with monotypical immunoglobulin light chain deposition. Lab Invest 64:527–537
61. Schreiber RD, Götz O, Müller-Eberhard HJ (1976) Nephritic factor: Its structure and function and its relationship to initiating factor of the alternative pathway. Scand Immunol 5:705–713
62. Schulze M, Donadio JV, Pruchno CJ et al. (1991) Elevated urinary excretion of the C5b–9 complex in membranous nephropathy. Kidney Int 40:533–538
63. Schwartz MM (1993) Renal amyloidosis and other fibrillar glomerular diseases. Curr Opin Nephrol Hypertens 2: 238–245
64. Schwartz MM (1995) Lupus nephritis. Curr Opin Nephrol Hypertens 4:162–168
65. Sitprija V, Boonpucknavig V (1994) renal involvement in parasitic diseases. In: Tisher CC, Brenner BM (eds) Renal pathology, 2nd edn, vol. 1. Lippincott, Philadelphia, pp 626–657
66. Sorger K et al. (1982) Subtypes of acute post-infectious glomerulonephritis. Synopsis of clinical and pathological features. Clin Nephrol 17:114–128
67. Sorger K et al. (1983) The garland type of acute postinfectious glomerulonephritis: morphological characteristics and follow-up studies. Clin Nephrol 20:17–26
68. Stehman-Breen C, Willson R, Alpers C, Gretch D, Johnson RJ (1995) Hepatitis C virus-associated glomerulonephritis. Curr Opin Nephrol Hypertens 4:2287–294
69. Wehrmann M, Bohle A, Bogenschütz O et al. (1990) Long-term prognosis of chronic idiopathic membranous glomerulonephritis: An analysis of 334 cases with particular regard to tubulo-interstitial changes. Clin Nephrol 31:67–76
70. Wohlwill F (1923) Über die nur mikroskopisch erkennbare Form der Periarteriitis nodosa. Virch Arch 246:377–411
71. Wolthuis A, van Goor H, Weening JJ, Grond J (1993) Pathobiology of focal sclerosis. Curr Opin Nephrol Hypertens 2:458–464
72. van der Woude FJ, Rasmussen N, Lobatto S et al. (1985) Autoantibodies against neutrophils and monocytes: tool for diagnosis and marker of disease activity in Wegener's granulomatosis. Lancet I:425–429

Kreislaufstörungen und nichtentzündliche vaskuläre Erkrankungen

Anämischer Niereninfarkt (Tabelle 2.5)

Anämische Niereninfarkte finden sich in 1,4–4,0% aller Autopsien.

Ätiologie, Pathogenese. Niereninfarkte entstehen durch *rasche Verschlüsse der Nierenarterien* oder ihrer *Verzweigungsäste*. Ursache dieser Obliterationen können die in Tabelle 2.5 angegebenen Faktoren sein. Am häufigsten führen verschiedene Herzerkrankungen (*parietale Vorhof- und Ventrikelthromben bei Myokardinsuffizienz, ulzero-polypöse Endokarditis*) *zu Thrombembolien* der Nierenarterien[40]. Darüber hinaus können Infarkte bei Cholesterinembolien, bei Sklerodermie, bei primärer und sekundärer *maligner Nephrosklerose*, bei *Sichelzellanämie* und in Nierentransplantaten bei *vaskulärer Abstoßung* auftreten.

Morphologie. *Makroskopisch* sind die infarzierten Areale in den ersten *2 h* gerötet, *nach 6 h* grau und nach *4–7 Tagen* gelblich verfärbt und umgeben von einem bis 0,5 cm breiten roten Randsaum.

- Bei Verschluß einer *A. interlobularis* haben die Infarkte *Pyramidenform* mit der Basis an der Nierenoberfläche.
- Bei Obliteration einer *A. arcuata* sind sie mehr *trapezförmig*.
- Nach Verschluß eines *Hauptastes der A. renalis* sind sie größer und reichen bis in das Mark. Ein plötzlicher Verschluß des Hauptstammes der A. renalis führt in der Regel nicht zur totalen Nekrose der Niere, da wahrscheinlich Anastomosen über die Kapsel

Tabelle 2.5. Ursachen von Nierenarterienverschlüssen

Thrombosen
- Traumen
- Angiographie der Aorta oder der A. renalis
- Aneurysmen der Aorta oder der A. renalis
- Entzündliche Erkrankungen der Nierenarterie: Panarteriitis nodosa
- Thrombangiitis obliterans
- Kryoglobulinämie-Vaskulitis
- Lues
- Vaskuläre Abstoßung im Transplantat
- Maligne Nephrosklerose
- Sichelzellanämie
- Intravenöse Kokaininjektion

Thrombembolien
- Murale Thromben aus Herz und Aorta
- Cholesterinembolien
- Bakterielle Endokarditis
- Endokarditis verrucosa rheumatica
- Paradoxe Embolie
- Tumorembolie

Anteile der äußeren Rinde ausreichend versorgen. Von der *4. Woche* an gehen die im Frühstadium vorgewölbten infarzierten Areale in *V-förmig eingezogene* Narben über.

Mikroskopisch fällt in der *1. Stunde* nur eine Hyperämie der glomerulären Kapillaren und des Interstitiums auf. Nach *6 h* beginnt die Ausbildung von *3 Zonen* – einer *zentralen* und einer *peripheren nekrotischen Zone*, zwischen denen sich, nach etwa *12 h* beginnend, ein *leukozytärer Randsaum* bildet. Offenbar können neutrophile Granulozyten am Rande eines kompletten Infarktes nur bis in eine Tiefe von etwa 200 nm eindringen bevor sie zerfallen.

Die *Tubulusepithelien* lösen sich *nach etwa 6 h* in der zentralen Zone bei noch erhaltener Kernfärbbarkeit manschettenförmig von der Basalmembran ab. In der *peripheren nekrotischen Zone* ist dagegen das Bild der frühen Koagulationsnekrose mit eosinophilem Zytoplasma, mit Karyorhexis und Kernpyknose erkennbar. Nach *12 h* sind in dieser Zone die lichtmikroskopischen Zeichen der *Koagulationsnekrose* voll ausgebildet.

Nach 24 h sind die Erythrozyten in zentralen Abschnitten abgeblaßt (*Hb-Verlust*), der *granulozytäre Demarkationswall* ist breiter und auch unter der Nierenkapsel voll entwickelt. Trotzdem bleibt die unmittelbar subkapsulär gelegene Tubulusschicht in der Regel erhalten. In der *äußeren Nekrosezone* ist das typische Bild der *Koagulationsnekrose* mit starker Zytoplasmaeosinophilie und fehlender Kernfärbbarkeit der Tubuluszellen sehr viel stärker ausgeprägt als innerhalb des Granulozytenwalles. An die äußere Zone schließt sich *ein schmaler Saum partiell überlebenden Gewebes* an.

In den *folgenden 2–4 Tagen* kommen *Nekrosen der Wände kleiner Arterien* hinzu, deren Lumina sekundär thrombosieren können. Fibroblasten und Kapillaren beginnen in die äußere Nekrosezone einzusprossen. *Vom 7. Tag an sind kollagene Fasern* erkennbar. In den Harnkanälchen der Randbezirke treten erste flache basophile *Epithelregenerate* auf. Von diesem Zeitpunkt an beginnt der Infarkt zu *schrumpfen*. Die Glomerula kollabieren, die Randbezirke werden organisiert. Diese bindegewebige Organisation mit Proliferation eingedrungener Fibroblasten bleibt im Zentrum großer Infarkte häufig aus.

In den *Randabschnitten* des Infarktes können Glomerula vollständig oder teilweise nekrotisch werden oder *halbmondförmige Zellproliferationen* zeigen. Diese dürfen in Biopsaten *nicht* zu einer *Verwechslung mit einer extrakapillären Glomerulonephritis führen*.

Verlauf, Komplikationen. Die Mehrzahl der Niereninfarkte wird zu Lebzeiten nicht erkannt. Bei etwa einem Drittel der Patienten mit ausgedehnten Infarkten kommt es zu *Übelkeit, Flankenschmerz* oder *Fieber*. Auch eine Proteinurie und/oder Hämaturie sowie ein vorübergehender oder anhaltender Hochdruck können auftreten. *Bilaterale* Arterienverschlüsse führen zu einem raschen *oligo- oder anurischen Nierenversagen*.

Subinfarkt (Abb. 2.24)

Synonyme: Inkompletter Niereninfarkt; Kollapsniere; ischämische Schrumpfniere, „non-filtering kidney"

> **Definition.** Ein *diffuser* oder *herdförmiger ischämischer Tubulusschaden* bei stark reduzierter oder *sistierender glomerulärer Filtration*, jedoch *noch erhaltener peritubulärer Durchblutung*.

Epidemiologie. Subinfarkte unterschiedlicher Ausdehnung sind in *2,4% aller Autopsien* nachweisbar. Schrumpf- oder Drosselnieren durch zentrale Nierenarterienstenose werden bei 0,3% der Obduktionen beobachtet.

Ätiologie, Pathogenese. Ursächlich sind in der Regel *Arterienstenosen im zentralen oder peripheren Bereich* des renalen Gefäßbaumes. Sie sind meistens *arteriosklerotischer Natur*, jedoch nicht selten durch lokal gebildete *Thromben* kompliziert. Die Drosselung des Blutstromes führt zu einem kritischen Absinken des für die Filtration notwendigen glomerulären Kapillardruckes bei jedoch noch erhaltener Restzirkulation in den glomerulären und postglomerulären peritubulären Kapillaren. Auf diese Weise entstehen *keine Tubulusnekrosen*, sondern eine eigentümliche *Arbeitsatrophie der proximalen Tubuli*, die von ihrer normalen Resorptionsleistung befreit sind. Dieser Mechanismus kann bei prä- oder intrarenalen arteriellen Stenosen durch eine medikamentöse Blockade des Renin-Angiotensin-

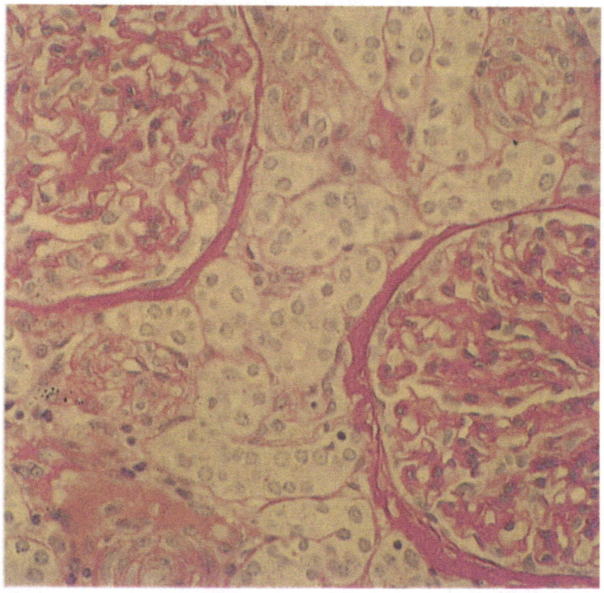

Abb. 2.24. Subinfarkt der Rinde bei gedrosseltem Teilast der Nierenarterie: Englumige Tubuli mit hellem Epithel und fehlenden Bürstensäumen. PAS, ×360

Systems und eine dadurch bedingte Tonusminderung der Vasa efferentia begünstigt werden[20,26,32,47]

Morphologie. *Makroskopisch* finden sich *feingranulierte, dunkelrote Schrumpfnieren* mit *verschmälerter Rinde* bei *gut erhaltenem Mark*. Bei partiellem Befall sind besonders die Nierenpole als Folge stenosierter aberrierender Polarterien betroffen.

Mikroskopisch findet sich eine eigentümliche *Atrophie der proximalen Tubuli*, deren Durchmesser erheblich vermindert ist und die im Spätstadium bei fehlenden Lichtungen nur noch aus soliden Strängen von Zellen mit auffallend hellem Zytoplasma bestehen. Erst in diesem Stadium sind auch die *tubulären Basalmembranen verbreitert*. Das *Interstitium* bleibt lange Zeit zart und ist auch im Spätstadium nur gering fibrosiert und zellarm. Die *Glomerula* können *normal* erscheinen, zeigen jedoch in vielen Fällen zumindest angedeutet einen *ischämischen Schlingenkollaps*. *Juxtaglomerulär* sind häufig *granulierte (reninbildende) hyperplastische epitheloide Zellen* nachweisbar.

Elektronenmikroskopisch wird die lichtmikroskopisch nachgewiesene eigentümliche Aufhellung des relativ breiten Zytoplasmas der Tubulusepithelien erklärt durch eine *Verarmung des Zytoplasmas an Zellorganellen*, zu denen das rauhe endoplasmatische Retikulum, die Mitochondrien und das Membransystem des basalen Labyrinths gehören. Auch die Bürstensaumdichte ist reduziert.

Ein *ischämischer glomerulärer Schlingenkollaps* ist ein häufiges Phänomen bei anhaltender renaler Ischämie unterschiedlichster Ursachen (Thrombembolien, maligne Nephrosklerose, obliterierende vaskuläre Abstoßung im Transplantat) und dadurch verminderter glomerulärer Durchblutung. Die glomerulären Kapillaren sind kollabiert. Daraus resultiert eine *ziehharmonika- oder girlandenförmige Auffältelung*, später auch eine *Verdickung der Basalmembranen* sowie eine *Verkleinerung der Mesangiumfelder*. Im Spätstadium enthalten die Bowman-Kapselräume homogenes, nicht oder nur schwach PAS-positives Material, das sich von faserreichen sklerosierten halbmondförmigen Kapselproliferaten nach abgelaufener extrakapillärer Glomerulonephritis deutlich unterscheidet.

Fibromuskuläre Dysplasie

(Abb. 2.25, Tabelle 2.6)

Definition. Eine *pathogenetisch ungeklärte* Texturstörung des Wandaufbaus der Nierenarterien mit Ausbildung von *Stenosen* oder *Aneurysmen*.

Epidemiologie. Die nach morphologischen Gesichtspunkten unterschiedenen Formen haben eine *unterschiedliche Alters- und Geschlechtsverteilung*[29,31].

Tabelle 2.6. Fibromuskuläre Dysplasien der Nierenarterien[6]

Typ	% aller	Alter	Geschlecht
Intimale Fibroplasie	1–2	Kinder	keine Prädilektion
Mediale fibromuskuläre Dysplasie			
Mediale Fibroplasie	60–70	20–50 J	meist Frauen
Mediale Hyperplasie	5–15	10–20 J 35–45 J	 meist Männer
Perimediale Fibroplasie	15–25	15–30 J	meist Frauen
Adventitielle (periarterielle) Fibroplasie	1		

Morphologie. *Intimale Fibroplasie:* Diese *seltene* Form ist durch lockere, stark stenosierende *Bindegewebsproliferationen in der Intima* ohne arteriosklerotische oder entzündliche Komponenten charakterisiert. Die Lamina elastica interna kann aufgesplittert sein. Media und Adventitia sind unauffällig.

- *Mediale fibromuskuläre Dysplasie:* Drei verschiedene Formen werden beobachtet. Am häufigsten ist die *bilaterale mediale Fibroplasie* (mehr als die

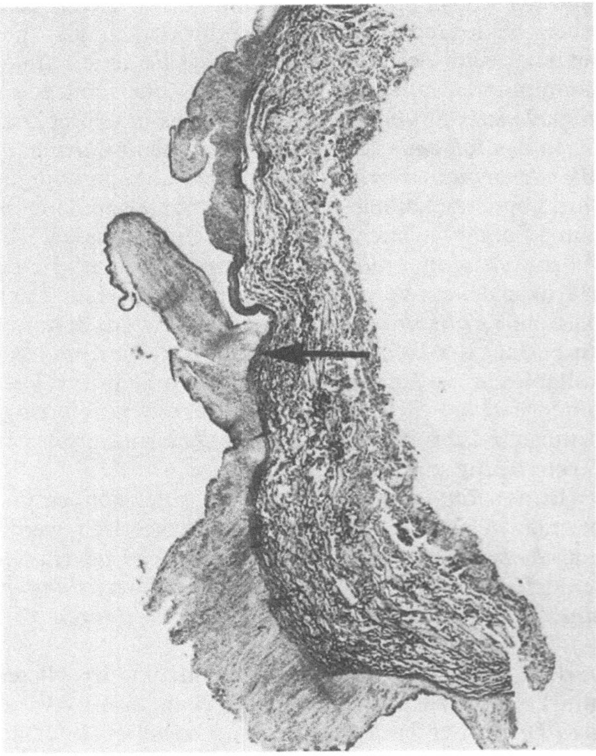

Abb. 2.25. Fibromuskuläre Dysplasie der Nierenarterie einer 40jährigen Frau, Typ der medialen Fibroplasie. Längsschnitt einer Seite des Arterienanteils mit wulstförmigem, z. T. myxomatös aufgelockertem Bindegewebe, das die normale Media und Lamina elastica interna ersetzt hat (← Lamina elastica externa) EvG, 20:1

Hälfte der Fälle), die meist nicht fortschreitet, die distalen 2/3 des Hauptstammes der Nierenarterien befällt und die sich bis in intrarenale Äste erstrecken kann. *Mikroskopisch* wird das Lumen durch ein *wulstförmiges, myxomatös aufgelockertes kollagenfaseriges Bindegewebe* eingeengt, das auch die Lamina elastica interna und die Media ersetzt. *Aneurysmen* können auftreten.

- Bei der *medialen Hyperplasie* findet sich dagegen eine echte *Hyperplasie der Muskulatur* und des Bindegewebes der Media mit anhaltender Proliferationstendenz.
- Die rasch progrediente *perimediale (subadventitielle) Fibroplasie* führt zur *Nierenarterienthrombose. Mikroskopisch* sind unregelmäßige Areale aus *dichterem Bindegewebe* in den *äußeren Schichten der Media* nachweisbar. In 5–10% der Fälle treten dissezierende Defekte mit Ausbildung neuer Lichtungen in der Media auf.
- Bei der adventitiellen oder periarteriellen Fibroplasie dominieren adventitielle *Fibrosen*, die Stenosierungen verursachen können.

Abzugrenzen von der fibromuskulären Dysplasie ist die *idiopathische Fibroelastose (Mediafibrose)*, eine häufiger neben der *A. renalis* auch *größere intrarenale Arterienanteile* betreffende Gefäßwandläsion mit *Mediadegenerationen, vermehrter Bildung* von *kollagenen* und *elastischen Fasern* in mittleren Gefäßwandabschnitten, starker *Riffelung der inneren Arterienwand* sowie einer *Degeneration* der *Lamina elastica interna*. In einem kleinen Prozentsatz kommen *Mikroaneurysmen* vor.

Benigne Nephrosklerose (Abb. 2.26a, b)

Synonyme: Blande Nephrosklerose; hyaline Arteriolosklerose

> **Definition.** Ein überwiegend *hochdruckinduzierter segmentaler*, im Frühstadium potentiell reversibler Wandschaden der Interlobulararterien und Vasa afferentia mit intramuralen *Plasmainsudationen*.

Der von Fahr geprägte Begriff der „benignen Nephrosklerose“[21, 22, 23] ist heute nur unter bestimmten Vorbehalten zu verwenden. Erstens ist an der Nephrosklerose prinzipiell ebensowenig „benigne“ wie an der früher als „benigne“ bezeichneten essentiellen Hypertonie. Zweitens ist die begriffliche Teilkomponente „Sklerose“ irreführend, da sie einen von Anfang an irreversiblen Zustand vorgibt, das Spektrum dieser Schäden jedoch sehr wohl *reversible Frühstadien* umfaßt[29].

Epidemiologie, Klinik. Exakte Zahlen zur Häufigkeit der benignen Nephrosklerose fehlen, da ein Hochdruck allein und auch in Kombination mit einer geringgradigen klinischen renalen Symptomatik keine zwingende Indikation für eine *Nierenbiopsie* darstellt[42]. Auf *Autopsiebefunde* zurückgehende Angaben sind unsicher, da sich Frühstadien der benignen Nephrosklerose während des präfinalen Krankheitsstadiums bei dann normotonen „Hypertonikern“ zurückbilden können oder, wenn vorhanden, nur eine Teilkomponente verschiedener Nierenerkrankungen darstellen. In den *USA* soll die *„hypertensive Nephrosklerose“* bei *etwa 20% aller Patienten mit terminaler Niereninsuffizienz* ursächlich sein. Für Europäer wird ein Prozentsatz von *etwa 10%* angenommen. Dieser Unterschied wird durch die in der schwarzen Bevölkerung häufiger und schwerer ausgebildete Hypertonie erklärt.

Klinisch kann eine benigne Nephrosklerose vermutet werden bei *lange bestehender Hypertonie*, bei *nachgewiesener Albuminurie*, bei *hypertensiver Retinopathie* und bei *Linksherzhypertrophie*[34]. Andererseits läßt sich eine benigne Nephrosklerose häufig bioptisch bei klinisch als normoton eingeschätzten Patienten mit unterschiedlichen renalen Erkrankungen nachweisen. Diese Diskrepanz wird deutlich geringer, wenn die *Blutdruckangaben* nicht auf punktuellen bzw. sporadischen, sondern auf *Langzeitmessungen* über mindestens 24 h beruhen[29, 42, 48]. Neueste, an mehr als 300000 Personen über einen Zeitraum von mehr als 16 Jahren ermittelte Untersuchungsergebnisse sprechen dafür, daß bereits ein mäßiggradiger arterieller Hochdruck langfristig das Risiko einer terminalen dialysepflichtigen Niereninsuffizienz signifikant steigert[34].

Ätiologie, Pathogenese. Tierexperimentell können die für das Frühstadium der benignen Nephrosklerose typischen *segmentalen*, aus eingedrungenem plasmatischem Material bestehenden *Wandhyalinosen* durch kurzfristige Blutdrucksteigerungen vor allem dann erreicht werden, wenn keine strukturelle Adaptation an einen chronischen Hochdruck vorausging[24, 27, 28]. Beim Menschen kann der bioptische Nachweis einer benignen Nephrosklerose einen bis dahin nicht erkannten oder *unzureichend behandelten Hochdruck* signalisieren[44, 49]. Als ätiologisch und pathogenetisch konkurrierende Faktoren kommen in erster Linie ein *Diabetes mellitus* und *Altersveränderungen* in Betracht. Bei Diabetikern gehen die ausgeprägten segmentalen prä- und postglomerulären Wandhyalinosen wahrscheinlich auf eine Umsatzstörung der extrazellulären Matrix, also auf eine überwiegend hochdruckunabhängige Komponente zurück[33]. Eine benigne Nephrosklerose *als alleinige Folge eines fortgeschrittenen Alters* ist dagegen nach wie vor *umstritten*, da für die meisten dieser Patienten eine zumindest labile, für die Entstehung der benignen Nephrosklerose jedoch ausreichende Hypertonie nicht sicher auszuschließen ist.

Um die strukturellen und *funktionellen* bzw. *klinischen Konsequenzen der benignen Nephrosklerose* richtig einschätzen zu können, ist zu berücksichtigen, daß diese sich keineswegs aus einem stenosierenden bzw. ischämischen Effekt, sondern vielmehr aus der für die betroffenen Wandabschnitte typischen *Weitstellung* ergeben, die auf einen *lokalen Verlust an glatter Musku-*

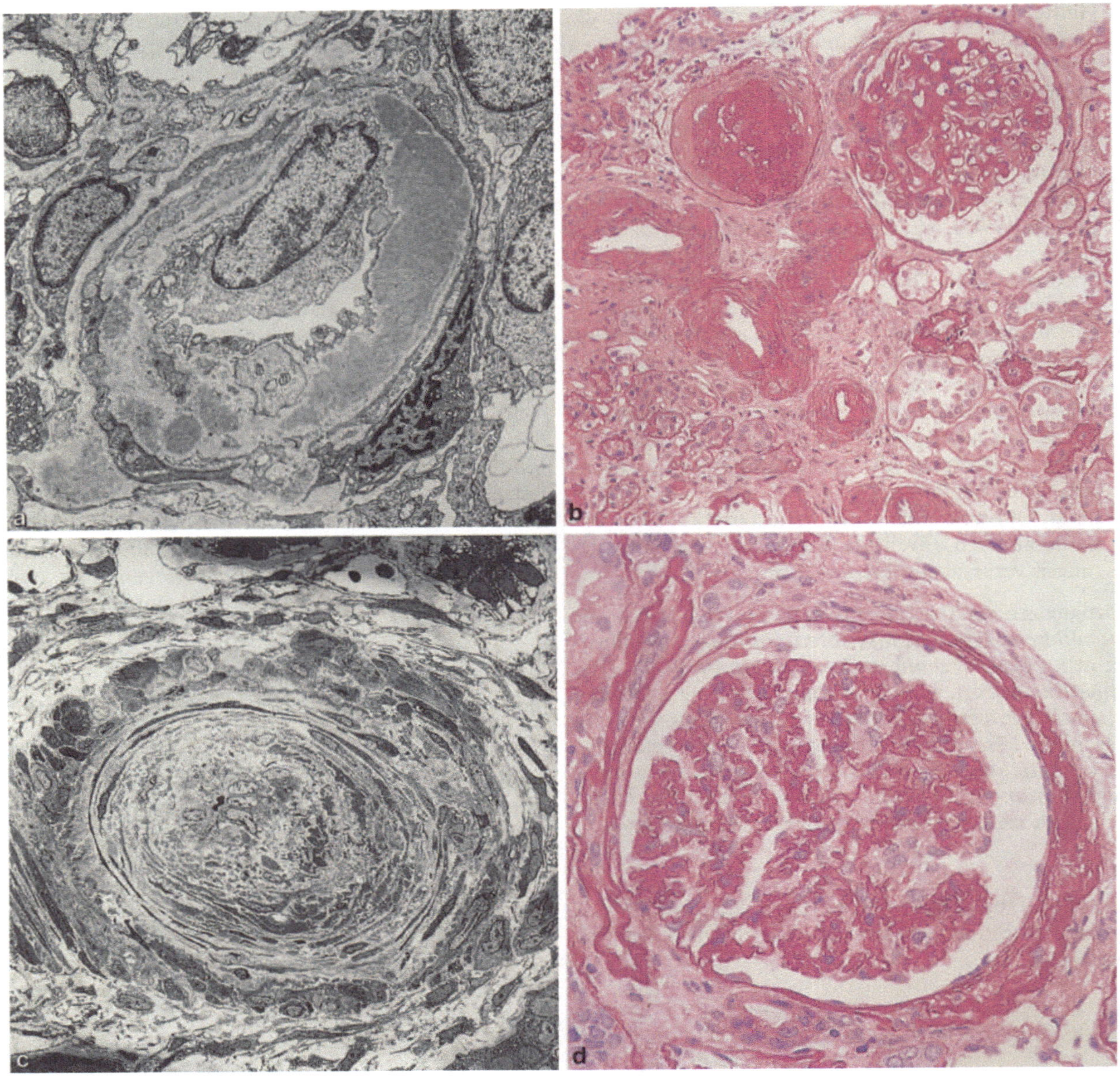

Abb. 2.26. a – d. Sog. benigne Nephrosklerose (a, b): **a** „Hyalines" plasmatisches Material in einem Teil der Media einer peripheren Interlobulararterie. EM, ×1200; **b** „Dekompensierte benigne Nephrosklerose" mit herdförmigen glomerulären und tubulointerstitiellen Vernarbungen. PAS, ×360; Sekundäre maligne Nephrosklerose (**c, d**): **c** Interlobulararterie mit hochgradig eingeengter Lichtung bei stark verbreiterter, zwiebelschalenartig geschichteter Intima mit hier gelegenen Myofibroblasten und kollagenen Fasern (Spätstadium). EM, ×1200; **d** Ischämischer glomerulärer Schlingenkollaps mit girlandenförmig gefältelten Basalmembranen. PAS, ×720

latur zurückgeht. *Damit fällt die physiologisch wichtige Widerstandsfunktion dieser betroffenen Gefäßsegmente aus*, so daß die Weiterleitung eines erhöhten Blutdruckes auf das glomeruläre Kapillarknäuel der Glomerula erleichtert wird[19,27,28,29]. Insbesondere dieser Mechanismus liegt wahrscheinlich der sog. *dekompensierten Form der benignen Nephrosklerose* zugrunde[17,18,28,30,38].

Morphologie. *Pathognomonisch* sind die *lichtmikroskopischen* Befunde. *Mikroskopisch* charakteristisch sind *segmentale Hyalinosen* in der Media von *Interlobulararterien* und *afferenten Arteriolen* bei meist intakt erscheinendem Endothel. Am immersionsfixierten Biopsiematerial sind die Gefäßlichtungen in der Regel eng (nicht repräsentativ für den In-vivo-Zustand!).

Bei Ausbleiben einer prinzipiell möglichen Resorption des hyalinen Materials und einer ebenfalls prinzipiell möglichen Regeneration glatter Muskelzellen finden sich im *Spätstadium vermehrt kollagene und elastische Fasern*. Zusätzliche *glomeruläre Schäden* gelten als Indizien für die dekompensierte Form der benignen

Nephrosklerose. Im *Frühstadium* finden sich hier vor allem hilusnah durch liegengebliebenes und kondensiertes plasmatisches Material *okkludierte Kapillaren* mit häufig abgelösten Endothelzellen und Plasmabestandteilen auch im subendothelialen und mesangialen Raum. Sowohl intra- als auch extrakapillär kann ein uncharakteristisches *Proliferationsstadium* mit einer am Ende stehenden segmentalen oder globalen Vernarbung folgen. Auch im Frühstadium entstandene segmentale *glomeruläre Aneurysmen* werden bindegewebig organisiert. Diese *hypertensive Glomerulopathie* wird fast obligat begleitet von der Atrophie des zugehörigen Nephrons und einer Fibrose des umgebenden Interstitiums.

Dieser *langsame, gleichsam nephronweise erfolgenden Verlust an funktionierendem Nierenparenchym* ist eine wesentliche Komponente bei der *Entwicklung der arteriolosklerotischen Schrumpfniere des Hypertonikers* [17, 18, 28, 30, 38].

Immunhistologisch sind in den Plasmainsudationen der Gefäßwand und des glomerulären Schlingenkonvoluts uncharakteristische, druckpassiv erfolgte Ablagerungen von *IgM* und *Clq-Komplement* nachweisbar.

Elektronenmikroskopisch entspricht den hyalinen Gefäßwandabschnitten relativ homogenes, gelegentlich von Fibrinfäden durchzogenes oder von nekrotischen Zellbestandteilen durchsetztes *elektronendichtes Material.* Das Zytoplasma des anliegenden Endothels kann ödematös oder vakuolisiert und die daruntergelegene Basalmembran verbreitert erscheinen. Auf der anderen Seite sind die Plasmainsudationen in die Media häufig mit einer Nekrose von glatten Muskelzellen verbunden.

Differentialdiagnostisch sind segmentale hochdruckbedingte Gefäßwandhyalinosen in Interlobulararterien und afferenten Arteriolen von hochdruckunabhängig Mechanismen nach *Cyclosporin-A-Gabe (Cyclosporin-A-Arteriolopathie)*, nach *Schockzuständen* und vor allem bei *Diabetikern* abzugrenzen [33, 36].

Sekundäre maligne Nephrosklerose
(Abb. 2.26c, d)

Definition. Ein *hochdruckassoziierter, stenosierender Wandschaden* von Interlobulararterien und afferenten Arteriolen mit primärer Verbreiterung des intimalen bzw. subendothelialen Raumes.

Auch die Weiterverwendung des historischen Begriffes „maligne Nephrosklerose" [23, 31] ist nur unter dem Vorbehalt zu rechtfertigen, daß wir uns der Tatsache bewußt sind, daß diese Gefäßwandschäden bei *noch rechtzeitig einsetzender Blutdrucksenkung nicht obligat „maligne"* sind und daß mit der Teilbezeichnung „Sklerose" auch hier nur das Endstadium eines breiteren morphologischen Spektrums bezeichnet wird [29].

Epidemiologie, Klinik. Die sekundäre maligne Nephrosklerose ist eine *relativ seltene* Erkrankung, von der *Männer mittleren Alters* häufiger als *Frauen* betroffen sind. In gemischten Populationen ist sie *unter Schwarzen häufiger als unter Weißen.* Schwarze haben etwa ein sechsfach höheres Risiko als Weiße, eine terminale Niereninsuffizienz zu entwickeln.

Generell bestehen als *klinische Leitsymptome* eine *akzelerierte Hypertonie*, die krisenhaft „entgleisen" kann, eine *hypertensive Retinopathie*, eine *Niereninsuffizienz* unterschiedlichen Ausmaßes, sowie eine *Albuminurie* bzw. *Proteinurie* [29]. Vor allem bei Hochdruckkrisen kann sekundär das klinische Bild eines *hämolytisch-urämischen Syndroms* entstehen. Im *Nierentransplantat* sind sowohl eine Rekurrenz als auch eine De-novo-Entwicklung einer sekundären malignen Nephrosklerose möglich.

Ätiologie, Pathogenese. Trotz der obligaten Koinzidenz von akzelerierter Hypertonie und sekundärer maligner Nephrosklerose sind Ätiologie und Pathogenese dieser präglomerulären stenosierenden Vaskulopathie *keineswegs geklärt.* Wird *tierexperimentell* versucht, eine renale Gefäßwandschädigung durch noch so exzessive Blutdrucksteigerungen zu erreichen, so entsteht in einem vorher normalen Gefäß obligat das Bild der *benignen* Nephrosklerose mit Wandhyalinosen und Verlust der Mediazellen [19, 28]. Glomeruläre Aneurysmen sind unter diesen Bedingungen häufig. Möglicherweise beruht die Ausbildung des für die Frühphase der malignen Nephrosklerose so charakteristischen subendothelialen bzw. des *Intimaödems* auf der Kombination eines akuten Endothelzellschadens mit bereits hochdruckadaptierter, fibrosierter bzw. matrixreicherer Media und Adventitia. Die *Schädigung des Endothels,* seine *Ablösung* von der *Basalmembran* bzw. von der *Elastica interna* und seine *erhöhte Durchlässigkeit* gegenüber plasmatischen und korpuskulären Blutbestandteilen könnten durchaus auf *humorale Faktoren (z. B. Angiotensin II, Vasopressin, Katecholamine)* zurückgehen.

Das Besondere und Einmalige dieses letztlich obliterierenden Gefäßschadens liegt in seiner den Hochdruck und damit auch sich selbst stark perpetuierenden Potenz. Diese beruht im wesentlichen auf der *gleichzeitigen exzessiven Aktivierung des Renin-Angiotensin-Systems* und der aufgrund des Parenchymschadens *reduzierten Natrium- und Wasserausscheidung.* Dabei steigert die Natriumretention die Ansprechbarkeit der glatten Gefäßwandmuskulatur auf vasokonstriktorische Substanzen erheblich. Eine aus der schweren Hypertonie resultierende *Herzinsuffizienz* oder *Hirnblutung* können dann als extrarenale Endpunkte eines primär renal unterhaltenen *Circulus vitiosus* angesehen werden [19, 25, 29, 31, 33, 35, 50].

Morphologie. *Pathognomonisch* sind die *lichtmikroskopischen* Befunde.

Mikroskopisch ist die *charakteristische Verbreiterung des zwischen Endothel und Elastica interna bzw.*

der Basalmembran liegenden, normalerweise äußerst schmalen Raumes fast ausschließlich an Interlobulararterien und Vasa afferential nachweisbar. Schon im *Frühstadium* erscheinen die Lichtungen eingeengt. Das von seiner Unterlage abgelöste Endothel kann vollständig oder teilweise erhalten sein. Subendothelial ist ein von Erythrozyten und Fibrin durchsetztes, meist eiweißreiches Ödem charakteristisch für das *Frühstadium.* Nach Proliferation von Fibroblasten und einer Vermehrung von kollagenen Fasern und strukturloser Matrix findet sich an Querschnitten das typische Bild der *Endarteriitis FAHR* mit einer zwiebelschalenförmigen Anordnung der zellulären und extrazellulären Komponente. Lokal entstandene Thromben können dann zum vollständigen Gefäßverschluß führen[21,22,23]. *Umschriebene Medianekrosen* sind sowohl in der Früh- als auch in der Proliferationsphase nicht obligate, sondern *fakultative Befunde.* Zu den Folgen dieses obliterierenden Gefäßschadens gehören ein fast immer vorhandener *ischämischer glomerulärer Schlingenkollaps*, eine *Hyperplasie der juxtaglomerulären epitheloiden Zellen* sowie dem Akuitäts- und Schweregrad der malignen Nephrosklerose entsprechende *tubulointerstitielle Schäden.* Dabei kann das Spektrum der *tubulären Veränderungen* von einer diskreten inkompletten, potentiell reversiblen *Nekrose* über *Atrophien* unterschiedlichen Schweregrades, einschließlich der Ausbildung von Subinfarktzonen bis hin zu *kompletten Tubulusnekrosen* bzw. *Infarkten* reichen. Bei *exzessiver Hypertonie* kann *glomerulär* ein zweiter Schädigungstyp, eine meist in Hilusnähe ausgebildete *segmentale Mesangium-* und *Kapillarwandnekrose* entstehen.

Immunhistologisch sind auch hier die vor allem im Frühstadium nachweisbaren, passiv in die Intima gelangten *Immunglobuline (IgM, Clq- und C3-Komplement)* nicht Ausdruck eines pathogenetisch relevanten Immungeschehens. Gleiches gilt für derartige Ablagerungen innerhalb von glomerulären Schlingennekrosen.

Elektronenmikroskopisch sind in Abhängigkeit vom Stadium in der verbreiterten Intima unterschiedlich *elektronendichte Plasmabestandteile* einschließlich von Fibrinpräzipitaten, proliferierte Fibroblasten, kollagene Fasern, strukturlose Matrix und elastische Fasern nachweisbar. Die *juxtaglomerulären epitheloiden Zellen* enthalten häufig vermehrt sekretorische Granula (Prorenin oder Renin). Der *glomeruläre ischämische Schlingenkollaps* ist charakterisiert durch eine girlandenförmige Schlängelung der verdickten Basalmembranen, häufig bei Verlust der Deckzellfüßchen.

Differentialdiagnostisch kann es zu fast identischen präglomerulären Gefäßwandschäden bei *primärer maligner Nephrosklerose* im Rahmen eines zunächst normotonen hämolytisch-urämischen Syndroms kommen. Morphologische Gemeinsamkeiten finden sich auch bei *systemischer Sklerose* und bei vaskulärer Abstoßung im *Transplantat*[31,36].

Bilaterale Nierenrindennekrose

Synonyme: Totale oder subtotale Rindennekrose

> **Definition.** Eine *komplette* oder *inkomplette Nierenrindennekrose* bei diffuser glomerulärer Mikrothrombose als Ausdruck einer *systemischen disseminierten intravasalen Gerinnung (DIG).*

Epidemiologie, Klinik. Der Begriff „bilaterale Nierenrindennekrose" ist nicht identisch, jedoch eng verknüpft mit der *disseminierten intravasalen Gerinnung (DIG) bei Endotoxinschock* und bei *besonders schweren Schockzuständen anderer Genese*, insbesondere bei Sepsis mit gramnegativen Erregern, bei retroplazentaren Hämatomen und Fruchtwasserembolien[40,45]. Als tierexperimentelles Äquivalent gilt das *Sanarelli-Shwartzman-Phänomen.*

Die bilaterale totale oder subtotale Nierenrindennekrose ist ein katastrophales, glücklicherweise *seltenes* Ereignis, dessen *Häufigkeit* bei *Patienten mit akutem Nierenversagen unter 1%* liegt. Bei Auftreten eines akuten Nierenversagens in der *späten Schwangerschaft* liegt die *Inzidenz* allerdings bei *5–10%.*

Ätiologie, Pathogenese. Die Ätiologie entspricht der Vielfalt der auslösenden Faktoren, in der Regel einer *gramnegativen bakteriellen Sepsis*[40].

Morphologie. *Pathognomonisch* sind die *lichtmikroskopischen* Befunde (Trichrom-Goldner!)

Mikroskopisch sind fast alle *glomerulären*, fakultativ auch einige *peritubulären Kapillaren* vollgestopft mit *fibrinreichen Thromben* (Abb. 2.29d). Mit Ausnahme der äußersten subkapsulären Parenchymschicht unterliegen typischerweise die *äußeren* und *mittleren Rindenschichten*, dagegen *nicht oder seltener* die *juxtamedulläre Rinde* und das *Nierenmark* der Nekrose.

Immunhistologisch und *elektronenmikroskopisch* ergeben sich keine diagnostisch weiterführenden Befunde. Die schon lichtmikroskopisch prominenten vorwiegend glomerulären Fibrinablagerungen können immunhistologisch nur besonders eindrucksvoll bestätigt werden.

Differentialdiagnostisch sind *Rindennekrosen anderer Genese* mit sekundären intravaskulären Fibrinablagerungen, ähnliche glomeruläre Befunde bei *Eklampsie* und bei *perakuter Transplantatabstoßung* zu berücksichtigen.

Hämolytisch-urämisches Syndrom

(Abb. 2.27a, b)

Synonyme: Klinisch: Gasser-Syndrom (bei Kindern); postpartales Nierenversagen; mikroangiopathische hämolytische Anämie
Morphologisch: Thrombotische renale Mikroangiopathie; primäre maligne Nephrosklerose; abortive Form der primären malignen Nephro-

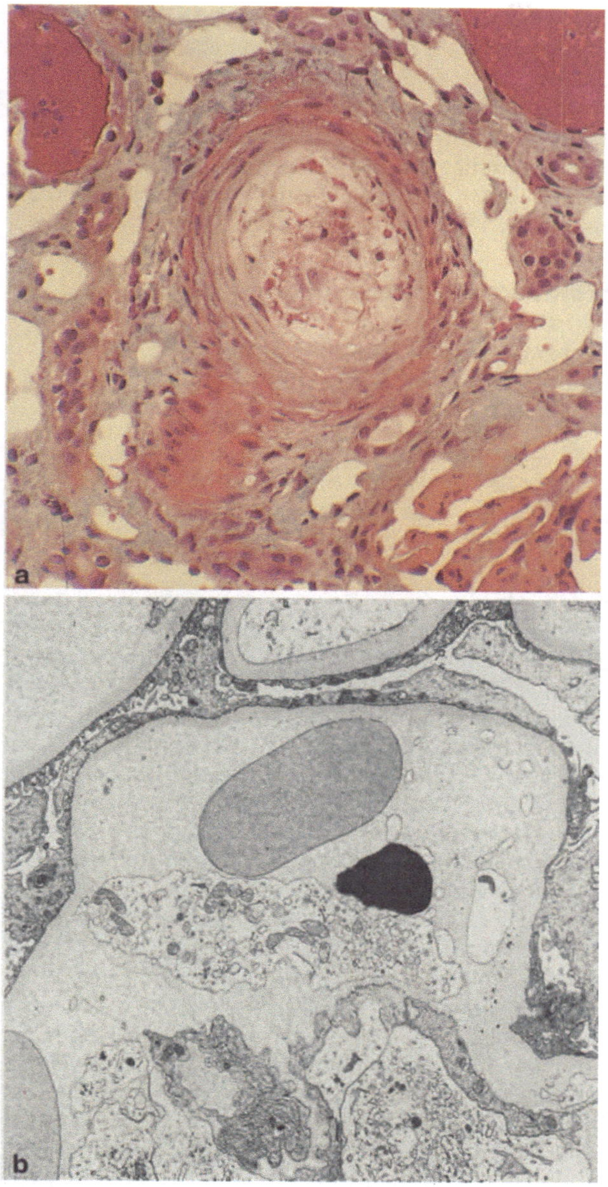

Abb. 2.27. a, b. Primäre maligne Nephrosklerose bei hämolytisch-urämischem Syndrom **a**: Interlobulararterie mit stenosierendem, von Erythrozytentrümmern (Fragmentozyten) durchsetztem Intimaödem (Frühstadium). Goldner-Elastica, ×720; HUS-assoziierte Glomerulopathie **b**: Kapillare mit unterschiedlich dichten Erythrozytentrümmern in einem massiven subendothelialen Ödem (Frühstadium). EM, ×1400

sklerose; endotheliotrope Nephroangiopathie; thrombotische Mikroangiopathie

Definition. Eine *renale glomeruläre*, fakultativ auch *präglomerulär-vaskuläre* Mikroangiopathie mit primärem Endothelschaden, mit sekundärer *Hämolyse* und sekundärer diffuser inkompletter *Tubulusnekrose*.

Epidemiologie, Klinik. Bei *Kindern* gehört das (epidemische) hämolytisch-urämische Syndrom zu den *häufigsten Ursachen* eines *akuten Nierenversagens*. Der *Häufigkeitsgipfel* liegt *vor Vollendung des 4. Lebensjahres*. *Mädchen* und *Jungen* sind zu etwa gleichen Teilen betroffen. Eine *saisonale Häufung* während der Sommermonate ist typisch.

Anamnestisch sind fast immer *vorausgegangene gastrointestinale Infekte mit Erbrechen* und *blutigen Diarrhöen* zu ermitteln. Klinische Kardinalsymptome sind eine *Urämie* und eine *hämolytische Anämie*. Vor allem eine starke Überwässerung und eine zusätzliche arterielle Hypertonie können ein *akutes Herzversagen* begünstigen. *Milz-* und *Lebervergrößerungen* finden sich bei 30–40% der Kinder. Die *Mortalität* während der *Akutphase* lag früher bei annähernd 40%, wird heute dagegen nur noch mit 6% angenommen. Eine *prolongierte Oligoanurie* und eine *akzelerierte Hypertonie* gelten als *prognostisch ungünstige* Zeichen[41].

Das bei *älteren Kindern* und *Erwachsenen* vorkommende (*atypische* oder *sporadische*) hämolytisch-urämische Syndrom folgt meistens einem *gastrointestinalen*, seltener einem *respiratorischen Infekt*. *Männer* und *Frauen* sind etwa gleich häufig betroffen (mittleres Erkrankungsalter etwa 35 Jahre). Die meisten Patienten (etwa 70%) werden *in der Akutphase dialysepflichtig*. Ein Jahr nach Krankheitsbeginn besitzen etwa 25% der betroffenen Erwachsenen wieder eine *normale Nierenfunktion*, bei etwa 35% besteht eine nicht selten dialysepflichtige Niereninsuffizienz unterschiedlichen Schweregrades, meistens verknüpft mit einer *arteriellen Hypertonie*. Auch unter Erwachsenen gilt: je höher das Erkrankungsalter, umso schlechter die Langzeitprognose. *Rekurrierende hämolytisch-urämische Syndrome bei Nierentransplantierten* kommen vor.

Ätiologie, Pathogenese. Das postinfektiöse endemische hämolytisch-urämische Syndrom bei *Kindern* wird meistens verursacht durch einen *Verotoxin-produzierenden Escherichia coli-Stamm (häufig Stamm 0157-H7)*, kann aber auch ausgelöst werden durch *Shigellen* (*Shigella dysenteriae-1*), die ein fast identisches Toxin bilden können. Beide Produkte sind in hohem Maße *endotheltoxisch*.

Bei *Erwachsenen* wurde das sporadische Auftreten eines hämolytisch-urämischen Syndroms *postpartal*, nach Einnahme von *Kontrazeptiva*, unter *Cyclosporin-A-Therapie*, bei *SLE*, bei *Antiphospholipid-Antikörper-Syndrom*, nach adjuvanter Chemotherapie mit *Mitomycin C*, als *Bestrahlungsfolge* und als *Komplikation einer akzelerierten Hypertonie* beobachtet. Trotz des offenbar breiteren ätiologischen und pathogenetischen Spektrums scheint der *primäre renale Endothelschaden* auch bei Erwachsenen den Ausgangspunkt für die Entwicklung des hämolytisch-urämischen Syndroms zu bilden[36,46].

Morphologie. *Pathognomonisch* sind die *lichtmikroskopischen* Befunde[15,16,41,46].

Mikroskopisch finden sich in der *Akutphase* auffallend große, strotzend *von Erythrozyten* bzw. von *Erythrozytentrümmern angefüllte glomeruläre Kapillarknäuel* mit nekrotischen oder bereits fehlenden Endothelzellen. Zusätzlich finden sich, bei Kindern weit häufiger als bei Erwachsenen, *glomeruläre* und *präglomerulär-vaskuläre Mikrothromben*. Auch segmentale Mesangiolysen wurden beschrieben. Bei ausgebliebener Restitution sind im *Spätstadium* verdickte, aufgesplittert erscheinende Kapillarwände, eingeengte Lichtungen und eine Verbreiterung der mesangialen Matrix häufig. Bei *Erwachsenen* sind die Interlobulararterien und afferenten Arteriolen in der Regel ebenfalls betroffen. Charakteristisch sind dabei eine erhebliche *Verbreiterung der Intima bzw. des subendothelialen Raumes, anfangs bedingt durch ein unterschiedlich eiweißreiches, von Fragmentozyten und Fibrin durchsetzes Ödem, später durch Makrophagen, proliferierte Fibroblasten und neugebildete, an Querschnitten zwiebelschalenartig geschichteten kollagenen Fasern*. Bei diesem irreversiblen vaskulären Schaden zeigen die *juxtaglomerulären Apparate* häufig eine Hyperplasie der reninbildenden epitheloiden Zellen.

Immunhistologisch kann der *Fibrinogen-/Fibrinnachweis* vor allem im Frühstadium präglomerulär und glomerulär positiv sein. Ebenfalls vorhandene Ablagerungen von *Komplementkomponenten* und *Immunglobulinen* dürften ein unspezifisches *„trapping"-Phänomen* darstellen.

Elektronenmikroskopisch ist im *Frühstadium* eine *Ablösung des Endothels von der Basalmembran* mit Ausbildung eines subendothelialen *Ödems*, darin gelegenen *Fragmentozyten, Thrombozyten* und *Fibrinfäden* charakteristisch. *Später* fallen die Kapillarwände auf durch im Bereich der ursprünglichen Lichtungen *zusätzlich gebildetes*, meist *spangenförmig angeordnetes Basalmembranmaterial* mit interponierten Zellen, die vom Mesangium abgeleitet werden. Bei *obliterierender präglomerulärer Vaskulopathie* besteht häufig ein Nebeneinander von einer derartigen mesangialen und im Bereich der Kapillarwände *vermehrten Matrix* einerseits und dem Bild des ischämischen Schlingenkollaps *mit girlandenförmig gefälteten verdickten Basalmembranen* andererseits.

Differentialdiagnostisch muß vor allem bei *Kindern* mit ausgeprägterer Mikrothrombose in den Glomerula eine *disseminierte intravasale Gerinnung nach Schockzuständen*, insbesondere bei Endotoxinschock berücksichtigt werden. Bei *Erwachsenen* sind die präglomerulären Gefäßwandschäden häufig nicht von einer *Hypertonie-induzierten (sekundären) malignen Nephrosklerose* zu unterscheiden. Andererseits besteht an dem Hochdruck-unabhängigen Auftreten dieser daher als „primär" bezeichneten malignen Nephrosklerose kein Zweifel. So bilden auch eine im Vergleich zur sekundären malignen Nephrosklerose häufig besser erhaltende Elastica interna und eine kaum veränderte, auch nicht wesentlich verdickte Media morphologische Indizien für die primäre, in Zusammenhang mit einem hämolytisch-urämischem Syndrom entstandene Form. Diagnostisch verwertbare Unterschiede bestehen auch hinsichtlich des tubulären Begleitschadens, der bei sekundärer maligner Nephrosklerose ganz überwiegend einer unterschiedlich fortgeschrittenen Atrophie mit umgebender interstitieller Fibrose, bei der primären Form jedoch meistens einer akuten inkompletten Tubulusnekrose entspricht.

Thrombotisch-thrombozytopenische Purpura (TTP)

Synonyme: Moschcowitz-Syndrom; thrombotische Mikroangiopathie

Definition. Eine nicht nur renale, sondern *systemische, pathogenetisch ungeklärte Mikroangiopathie* mit dominierender neurologischer Symptomatik.

Epidemiologie, Klinik. Seit der Erstbeschreibung durch Moschcowitz[37] sind mehrere hundert Fälle veröffentlicht worden. *Alle Altersgruppen* können erkranken, bevorzugt sind jedoch *Frauen zwischen dem 10. und 40. Lebensjahr*, ein Teil von ihnen Wochen bis Monate nach einer vorausgegangenen *Geburt*. Bei etwa 40% ist ein *Prodromalstadium* mit dem Bild einer *Virusinfektion* zu ermitteln. Bei etwa 90% der Patienten manifestiert sich der Krankheitsausbruch abrupt durch *neurologische Symptome* (Kopfschmerzen, Somnolenz, Verwirrtheit, Krämpfe, Koma). Typisch für die meisten Fälle ist der *flüchtige Charakter der neurologischen Symptomatik*. Bei mehr als 90% der Patienten entwickelt sich eine *Purpura der Haut*, die begleitet sein kann von einer *Epistaxis*, einer *Hämaturie*, einer *Hämoptyse*, einer *Menorrhagie* und einer *gastrointestinalen Blutung*. Eine *Nierenfunktionseinschränkung unterschiedlichen Schweregrades* besteht bei 40–80% dieser Patienten. Ein *dialysepflichtiges Stadium* wird jedoch nur selten erreicht. *Primär chronische Formen* der thrombotisch-thrombozytopenischen Purpura sind vor allem bei *Erwachsenen mit Systemerkrankungen* (SLE, Sjögren-Syndrom, rheumatoide Arthritis, Periarteriitis nodosa) dokumentiert worden. *Familiäre Häufungen* bei offenbar *autosomal-rezessivem Erbgang* und mit meist ungünstigem Krankheitsverlauf wurden berichtet.

Morphologie. *Makroskopisch* finden sich *flohstichartige Blutungen* in der Nierenrinde und/oder unterschiedlich alte Infarkte.

Mikroskopisch charakteristisch sind *organisierte*, oft *endothelialisierte Fibrinthromben* in den terminalen Gefäßendstrecken aller Organe. Im Gegensatz zum hämolytisch-urämischen Syndrom sind die *renalen Gefäßschäden eher gering*. Glomeruläre Thromben, Kapillarwandnekrosen und Thromben in den vorgeschalteten Arteriolen werden im Frühstadium begleitet von granulozytären Infiltraten. Durch die konzentrische Proliferation von Endothelzellen in glomerulumnahen Arteriolen können sog. *glomeruloide Strukturen* entstehen, die für eine TTP charakteristisch, jedoch nicht spezifisch sind.

Immunhistologische und *elektronenmikroskopische* Untersuchungen ergeben keine zusätzlichen, diagnostisch wichtigen Informationen.

Differentialdiagnostisch ist die TTP von einer rein *renalen Mikroangiopathie mit hämolytisch-urämischem Syndrom* allein aufgrund des systemischen Organbefalls abzugrenzen. Nierenbiopsate mit den für die TTP charakteristischen Gefäßbefunden dürften Raritäten darstellen. In derartigen Fällen wäre differentialdiagnostisch an embolisch verschleppte und organisierte *Mikrothromben bei Endokarditis* zu denken.

Disseminierte Cholesterinkristallembolie

(Abb. 2.28)

Synonyme: Atherominfarkte; atheroembolische Erkrankung der Nieren

Definition. Embolische Verschlüsse intrarenaler Arterien durch *verschleppte Atherombestandteile* bei *schwerer Aorten-* und/oder *Nierenarterienatheromatose.*

Epidemiologie, Klinik. Bis zu 30% der Patienten mit schwerer ulzerierender Atheromatose der Aorta sind von einer disseminierten Cholesterinembolie der Nieren betroffen. Der *Altersgipfel* liegt *jenseits des 60. Lebensjahres.* Schwere Fälle können klinisch ein *akutes Nierenversagen* entwickeln.

Häufiger kommt es jedoch zu einem über Wochen und Monate *langsam fortschreitenden Nierenversagen* mit zunehmender Hypertonie in Folge einer Aktivierung des Renin-Angiotensin-Systems. *Disseminierte Cholesterinembolien* werden klinisch nur zum Teil erkannt und sind bei dieser Risikogruppe, sicher häufiger als angenommen, ein *wichtiger, alleiniger* oder *zusätzlicher Faktor* für die Entwicklung einer *terminalen Niereninsuffizienz.*

Ätiologie, Pathogenese. Atherombestandteile werden aus *ulzerierten Wandanteilen der Aorta,* seltener der *Nierenarterien* mit dem Blutstrom nach peripher verschleppt. Die Embolisation kann *spontan* auftreten, wird heute jedoch *am häufigsten nach vorangegangener Aortenkatheterisierung (Koronar-, Karotis- und Aortenangiographie)* beobachtet. Diskutiert wird ein zusätzlich mobilisierender Defekt von *Antikoagulantien.* Die Tatsache, daß disseminierte Cholesterinembolien heute im Nierenbiopsiegut wesentlich häufiger als früher anzutreffen sind, spricht für eine zahlenmäßige Zunahme dieser embolischen Komplikation und damit

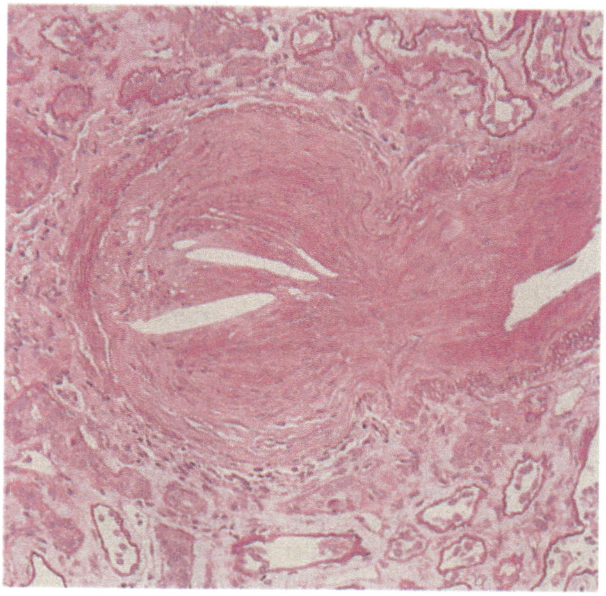

Abb. 2.28. Intrarenale Cholesterinembolie: Sog. Cholesterinsärge mit umgebenden spindeligen Fremdkörperriesenzellen in einem verschlossenen Arcuataarterienast. PAS, ×180

auch für eine größere klinische Bedeutung. Die wichtigste Ursache dafür dürfte in der intensivierten vaskulären Katheterdiagnostik liegen[31,40,45].

Morphologie. *Pathognomonisch* ist der *lichtmikroskopische* Befund.

Makroskopisch sind die Nieren meist *verkleinert* und haben als Folge einer herdförmigen Parenchymatrophie unregelmäßig grob *granulierte Oberflächen.* Akute Infarkte sind selten.

Mikroskopisch finden sich die durch Cholesterinembolien verursachten Verschlüsse grundsätzlich in allen Segmenten des intrarenalen Gefäßbaumes. Am häufigsten sind *Interlobulararterien* betroffen, seltener die *glomerulären Kapillaren.* Typischerweise liegt in den *Lichtungen* dieser Gefäße *eosinophiles amorphes Material* mit schmalen spindelförmigen sog. *Cholesterinsärgen* als Ausdruck der durch die Paraffineinbettung *herausgelösten Cholesterinkristalle.* Häufiger wird jedoch das *Spätstadium* erfaßt, in dem ein- und mehrkernige Makrophagen, Fibroblasten und kollagene Fasern die „Cholesterinsärge" umgeben. *Obliterierende konzentrische Fibrosen* und gelegentlich Zeichen einer *Rekanalisation* finden sich im Spätstadium. In den jeweils nachgeschalteten Parenchymbezirken entwickeln sich nach einer Cholesterinembolie *selten Nekrosen,* dagegen häufiger eine *herdförmige inkomplette Tubulusnekrose* und/oder eine *Tubulusatrophie mit interstitieller Fibrose.*

Fettembolie

Epidemiologie, Klinik. In den arteriellen Kreislauf treten embolisch verschleppte und histologisch am Gefrierschnitt nachweisbare Fettropfen in etwa *20–30% aller pulmonaler Fettembolien* über. Die *Nieren* sind dabei mit 75% am häufigsten betroffen.

Ätiologie, Pathogenese. Nach *Traumen* und *Frakturen vorwiegend großer Röhrenknochen* oder *ausgedehnten Fettgewebsquetschungen* werden Fettropfen embolisch mit dem venösen Blutstrom verschleppt und gelangen durch *subpleurale Riesenkapillaren der Lungen mit 90 nm* Durchmesser oder über ein *offenes Foramen ovale*, das bei 29% aller Patienten mit arterieller Fettembolie vorhanden ist, in den *arteriellen Kreislauf* und damit in die *Nieren*[40,45].

Morphologie. *Makroskopisch* findet sich oft in Folge des mit dem auslösenden Ereignis verbundenen Schocks das Bild einer *inkompletten Tubulusnekrose.*

Mikroskopisch sind die *Kapillarlichtungen der Glomerula* je nach Schwere der Fettembolie durch Fettropfen verschlossen. In Extremfällen können die Lichtungen wie von Fett ausgegossen erscheinen. Seltener sind Fetttropfen auch *intratubulär* nachweisbar, gleichsam als Voraussetzung für den klinischen Fettnachweis im Urin. Ein morphologisch nachweisbarer *begleitender Tubulusschaden* der Nierenrinde wird in der Regel durch die vorausgegangene Schocksituation und nicht allein durch die renale Fettembolie erklärt.

Nierenvenenthrombose (Tabelle 2.7)

Epidemiologie, Klinik. Als *terminales Ereignis* werden Nierenvenenthrombosen bei *0,09% aller Autopsien* beobachtet. *Chronische,* fast ausschließlich bei Erwachsenen auftretende Nierenvenenthrombosen sind im Obduktionsgut nur in 0,04% nachzuweisen. *Akute* Nierenvenenthrombosen mit schweren bilateralen Nierenparenchymschäden und mit sich klinisch manifestierender Urämie sind dagegen *häufiger bei Kleinkindern*[39]. An insgesamt 28000 Autopsien eines unausgewählten Sektionsgutes wurden sie bei 6 Kindern und 4 Erwachsenen gefunden. Im *pädiatrischen Obduktionsgut* beträgt die Prävalenz der akuten Nierenvenenthrombose 0,3 bis 0,7%, bei *Obduktionen von Neugeborenen* 1,9–2,7%. Von 228 Nierenvenenthrombosen entstanden *90% vor dem Ende des zweiten Lebensmonats.* Klinisch kommt es bei Kindern in etwa 50% der Fälle zu einer *Hämaturie.* Nach *hämorrhagischer Infarzierung beider Nieren* als Folge einer bilateralen Nierenvenenthrombose entwickelt sich bei Neugeborenen in der Regel eine *Urämie.* Die *Letalität* der Nierenvenenthrombose beim Kleinkind wird mit 65–95% angegeben. Langsam entstehende Nierenvenenthrombosen können völlig symptomlos verlaufen, können jedoch den Ausgangspunkt tödlicher Lungenarterienembolien bilden.

Tabelle 2.7. Ursachen von Nierenvenenthrombosen

I. Primäre Thrombose der Nierenvene bei Zuständen mit erhöhter Gerinnungsbereitschaft des Blutes
1. bei nephrotischem Syndrom
2. bei Schwangerschaft oder Einnahme von Kontrazeptiva
3. bei Patienten mit Karzinomen, oft mit nephrotischem Syndrom
4. bei Kindern mit Dehydratation und/oder Sepsis
5. bei Kortikosteroidtherapie

II. Thrombose der Nierenvenen infolge gestörten renalen Blutstromes
1. Durch Einwirkung von außen
   a) Aortenaneurysmen
   b) Erkrankungen paraaortaler Lymphknoten
2. Durch Einwirkung von innen
   Einbruch von Nierentumoren in die V. renalis
3. Traumen

Ätiologie, Pathogenese. Obwohl Ätiologie und Pathomechanismen der Nierenvenenthrombosen *nicht völlig geklärt* sind, können sie nach den in Tabelle 2.7 angegebenen Gesichtspunkten geordnet werden.

Vor allem bei membranöser Glomerulonephritis und dadurch entstandenem *nephrotischem Syndrom* werden einseitige Nierenvenenthrombosen häufiger beobachtet (2–28%). Darüber hinaus wurden sie nach *Nierentransplantationen*, bei *systemischem Lupus erythematodes*, bei *Nephrosklerose, diabetischer Nephropathie* und bei *Rechtsherzinsuffizienz* beschrieben. Thrombosen der Vena cava inferior können sich bis auf die Nierenvenen ausdehnen.

Morphologie. *Makroskopisch* sind Nieren nach akuter Nierenvenenthrombose bei Säulingen meist *hämorrhagisch infarziert.* Die Papillen werden von den Nekrosen oft ausgespart. Nach langsam eingetretener Nierenvenenthrombose des Erwachsenen erscheinen die Nieren dagegen makroskopisch weitgehend normal.

Mikroskopisch stehen bei der *akuten* Nierenvenenthrombose die *Hyperämie der glomerulären und peritubulären Kapillaren* sowie eine ödematöse Verbreiterung des Interstitiums im Vordergrund. *Interstitielle Hämorrhagien* kommen vor. Bei der *chronischen* Form der Nierenvenenthrombose finden sich ebenfalls *hyperämische Glomerula,* leicht *verbreiterte Mesangiumfelder* und elektronenmikroskopisch etwas verdickte Basalmembranen.

Literatur

1.–14. Weiterführende Literatur (▷ S. 95)
15. Bohle A, Helmchen U, Meyer D et al. (1973) Über die primäre und sekundäre maligne Nephrosklerose. Klin Wochenschr 51:841–857
16. Bohle A, Grund KE, Helmchen U, Meyer D (1976) Primary malignant nephrosclerosis. Clin Sci 51:23s–25s
17. Bohle A, Ratschek M (1982) The compensated and the decompensated form of benign nephrosclerosis. Pathol Res Pract 174:357–367
18. Bohle A, Biwer E, Christensen JA (1988) Hyperperfusion injury of the human kidney in different glomerular diseases. Am J Nephrol 8:179–186

19. Byrom FB (1976) Tension and artery: the experimental elucidation of pseudouremia and malignant nephrosclerosis. Clin Sci 51:3s–11s
20. Collste P, Haglund K, Lundgren G, Magnusson G, Ostman J (1979) Reversible renal failure during treatment with captopril. Brit Med J 2:612–17
21. Fahr T (1919) Über Nephrosklerose. Virch Arch Pathol Anat 226:119–178
22. Fahr T (1924) Über atypische Befunde aus den Kapiteln des M. Brightii nebst anhangsweisen Bemerkungen zur Hypertoniefrage. Virch Arch Path Anatol 248:323–336
23. Fahr T (1925) Pathologische Anatomie des M. Brightii. In: Henke F, Lubarsch O (Hrsg) Handbuch der Speziellen Anatomie und Histologie. Springer, Berlin, S 374–472
24. Folkow B (1990) 'Structural factor' in primary and secondary hypertension. Hypertension 16:89–101
25. Goldblatt H (1964) Hypertension of renal origin. Historical and experimental background. Am J Surg 107:21–25.
26. Groene HJ, Helmchen U (1986) Impairment and recovery of the clipped kidney in two kidney, one clip hypertensive rats during and after antihypertensive therapy. Lab Invest 54: 645–655
27. Helmchen U, Bohle RM, Kneissler U, Groene HJ (1984) Intrarenal arteries in rats with early two-kidney, one clip hypertension. Hypertension 6:III87–III92.
28. Helmchen U, Kneissler U, Bohle RM, Reher A, Groene HJ (1984) Adaptation and decompensation of intrarenal small arteries in experimental hypertension. J Cardiovasc Pharmacol 6:s696–s705.
29. Helmchen U, Wenzel UO (1994) Benign and malignant nephrosclerosis and renovascular disease. In: Tisher CC, Brenner BM (eds) Renal pathology, 2nd edn, vol. 2. Lippincott, Philadelphia, pp 1201–1236
30. Heptinstall RH (1992) Hypertension I: essential hypertension. In: Heptinstall RH (ed) Pathology of the kidney, 4th edn. Little Brown & Co, Boston Toronto London, pp 951–1028
31. Heptinstall RH (1992) Hypertension II: secondary forms. In: Heptinstall RH (ed) Pathology of the kidney, 4th edn. Little Brown & Co, Boston Toronto London, pp 1029–1096
32. Hricik DE, Browning PJ, Kopelman R et al. (1983) Captopril-induced functional renal insufficiency in patients with bilateral renal artery stenosis or renal-artery stenosis in a solitary kidney. N Engl J Med 308:373–379
33. Kimmelstiel P, Wilson C (1936) Benign and malignant hypertension and nephrosclerosis: a clinical and pathologic study. Am J Pathol 12:45–81
34. Klag MJ, Whelton PK, Randall BL et al. (1996) Blood pressure and end-stage renal disease in men. N Engl J Med 334:13–18
35. MacMahon HE (1966) Malignant nephrosclerosis, 50 years later. J Hist Med 21:125–146
36. Mihatsch MJ, Thiel G, Ryffel B (1986) Morphology of cyclosporin nephropathy. Prog Allergy 38:447–465
37. Moschcowitz E (1925) An acute febrile pleiochromic anemia with hyaline thrombosis of the terminal arterioles and capillaries: An undescribed disease. Arch Intern Med 36:89–96
38. Olson JL, Wilson SK, Heptinstall RH (1986) Relation of glomerular injury to preglomerular resistance in experimental hypertension. Kidney Int 29:849–857
39. Pollak VE, Weiss MA (1994) Renal vein thrombosis. In: Tisher CC, Brenner BM (eds) Renal pathology, 2nd edn, vol. 2. Lippincott Philadelphia, pp. 1185–1200
40. Racusen LC, Solez K (1994) Renal infarction, cortical necrosis, and atheroembolic disease. In: Tisher CC, Brenner BM (eds) Renal pathology, 2nd edn, vol. 1. Lippincott Philadelphia, pp. 810–831
41. Remuzzi G, Ruggenenti P, Bertani T (1994) Thrombotic microangiopathy. In: Tisher CC, Brenner BM (eds) Renal pathology, 2nd edn, vol. 2. Lippincott, Philadelphia, pp. 1154–1184
42. Schmieder RE, Veelken R, Gatzka CD, Rüddel H, Schächinger H (1994) Predictors for hypertensive nephropathy: results of a 6-year follow-up study in essential hypertension. J Hypertension 13:357–365
43. Schürmann P, MacMahon HE (1933) Die maligne Nephrosklerose, zugleich ein Beitrag zur Frage der Bedeutung der Blutgewebsschranke. Virch Arch Pathol Anat 291:47–218
44. Smithies O, Maeda N (1995) Gene targeting approaches to complex genetic diseases: atherosclerosis and essential hypertension. Proc Nat Acad Sci 92:5266–5272
45. Solez K (1992) Acute renal failure (Acute tubular necrosis, infarction, and cortical necrosis). In: Heptinstall RH (ed) Pathology of the kidney, 4th edn., Little, Brown & Co. Boston Toronto London, pp. 1235–1314
46. Thoenes W, John HD (1980) Endotheliotropic (hemolytic) nephroangiopathy and its various manifestation forms (thrombotic microangiopathy, primary malignant nephrosclerosis, hemolytic-uremic syndrome). Klin Wochenschr 58: 173–184
47. Toto RD, Mitchell HC, Lee HC, Milam C, Pettinger WA (1991) Reversible renal insufficiency due to angiotensin converting enzyme inhibitors in hypertensive nephrosclerosis. Ann Int Med 115:513–519
48. Tracy RE (1992) Blood pressure related separately to parenchymal fibrosis and vasculopathy of the kidney. Am J Kidney Dis 20:124–131
49. Valenzuela R, Gogate PA, Deodhar SO, Gifford RW (1980) Hyaline arteriolar nephrosclerosis. Immunofluorescence findings in the vascular lesions. Lab Invest 43:530–534
50. Wilson C, Byrom FB (1941) The vicious circle in chronic Brights disease. Experimental evidence from the hypertensive rat. Quart J Med 10:65–93

Tubuläre und interstitielle Erkrankungen

Nichtentzündliche Tubulopathien

Akute inkomplette Tubulusnekrose

(Abb. 2.29a–d, Tabelle 2.8)

Synonyme: Akutes Nierenversagen; Schockniere; Crush-Niere; tubuläre Insuffizienz; akute Tubulusnekrose; akuter reversibler Tubulusschaden

Definition. Ein polyätiologischer, ischämisch oder toxisch bedingter, zu einer akuten Niereninsuffizienz führender, meistens reversibler Tubulusschaden.

Eine morphologisch befriedigende Bezeichnung für diese Art des Nierenparenchymschadens (▷ Definition) wurde bisher nicht gefunden. So greift der Begriff *„Schockniere"* zu kurz, da er morphologisch gleichartige, jedoch toxisch bedingte Schäden nicht abdeckt. Dies gilt sinngemäß noch stärker für die *„Crush-Niere"*. Die Begriffe *„tubuläre Insuffizienz"* und *„akutes Nierenversagen"* sind funktionell bzw. klinisch, jedoch nicht morphologisch definiert. Nicht umsonst wird dann von einem *„akuten Nierenversagen im engeren Sinne"* gesprochen, wenn ein primärer Tubulusschaden und nicht eine andere, z. B. eine nekrotisierende Glomerulone-

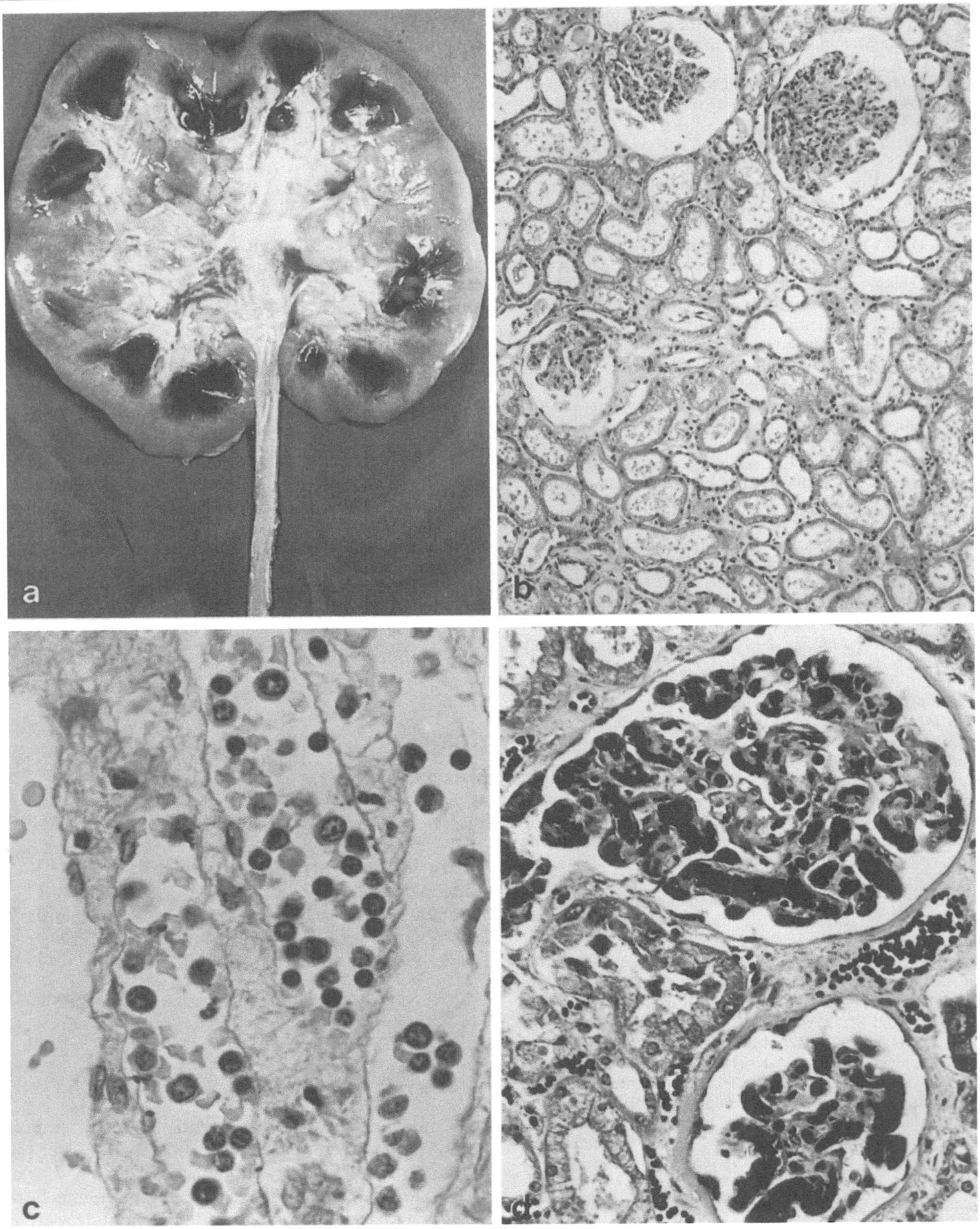

Abb. 2.29. a Akute inkomplette Tubulusnekrose nach einem Tourniquetschock bei einem 21jährigen Mann. **b** Akute inkomplette Tubulusnekrose (Schockniere) nach Grippepneumonie und Lungenarterienembolie. 60jährige Frau. Histologisch diffuse Weitstellung der Harnkanälchen und Bowman-Kapselräume, Verbreiterung des Interstitium. HE, 100:1. **c** Akute inkomplette Tubulusnekrose nach Schädel-Hirntrauma mit ausgedehnten Schädelfrakturen und zerebralen Kontusionsherden. Anreicherungen unreifer Blutzellen in den Markkapillaren der Niere als Hinweis auf einen vorausgegangenen Schockzustand, HE, 680:1. **d** Schwere akute inkomplette Tubulusnekrose nach Mehrfachoperation wegen rezidivierender Ulzera duodeni, fibrinöseitrige Peritonitis, Verbrauchskoagulopathie. Ausgedehnte Fibrinpräzipitate (im Bild schwarz) in Glomerulumkapilaren (DIG) Goldner, 256:1

Tabelle 2.8. Ursachen des akuten Nierenversagens (nach Schleiffer und Klooker[39])

Ursachen renaler Ischämie mit akutem Nierenversagen

- Intravaskuläre Volumendepletion
  Schock/Trauma, Verbrennung, Crush-Syndrom, intra- und postoperative Hämorrhagien, gastrointestinale Flüssigkeitsverluste, exzessive Gabe von Diuretika, diabetisches Koma
- Niedriges Herzzeitvolumen, kongestives Herzversagen, pulmonale Hypertonie, schwere Lungenembolie, Überdruckbeatmung (pos. PEEP)
- Systemische Vasodilatation
  anaphylaktischer Schock, Sepsis
- Renovaskuläre Obstruktion
  renal-venöse oder renal-arterielle Thrombosen oder Embolie beider Nieren oder einer funktionellen Einzelniere, Aortenaneurysma
- Obstruktion kleiner Gefäße
  maligne Hypertonie, EPH-Gestose, Cholesterinembolie (allg. Arteriosklerose und Mobilisierung von Plaques, Katheter, Lyse, spontan)
- Erhöhte Blutviskosität
  Plasmozytom, M. Waldenström, Polyzythämie
- Aggravation einer renalen Hypoperfusion durch Interferenz mit der renalen Autoregulation bei vorbestehender Nierenschädigung, nicht-steroidale Antirheumatika, ACE-Inhibitoren

Akutes Nierenversagen durch akute glomeruläre und/oder interstitielle Schäden

- Postinfektiöse akute Glomerulonephritis
  nach Streptokokken-, Pneumokokken- u.a. Infektionen
- Hämolyse, Thrombopenie, renale Mikrothrombosierung
- Thrombotisch-thrombozytopenische Purpura Moschcowitz
  wie HUS, jedoch ZNS-Symptome schwerer, akutes Nierenversagen weniger häufig
- HELLP-Syndrom der Spätschwangerschaft
  Hämolyse, erhöhte Transaminasen, niedrige Thrombozytenwerte
- Akute interstitielle Nephritis
  medikamentös (Methicillin-Typ), parainfektiös
- Idiopathische rapid-progressive Glomerulonephritis
  mit/ohne Immunkomplexe
- Systemkrankheiten und typische Begleitsymptome
- Mikroskopische Polyangiitis (häufig p-ANCA-positiv)
- Makroform der Panarteriitis nodosa (ANCA-negativ)
- Wegener'sche Granulomatose (c-ANCA-positiv)
- Goodpasture-Syndrom (Antibasalmembran-Antikörper)
- Systemischer Lupus erythematodes (Doppelstrang-DNA-Antikörper)
- Schönlein-Henoch Purpura
- Progressive systemische Sklerodermie

Akutes Nierenversagen durch Nephrotoxine

- Pigment-Nephropathie
  Hämolyse/Hämoglobinurie, Rhabdomyolyse/Myoglobinurie
- Kristall-Nephropathie
  akute Uratnephropathie, Tumorlyse-Syndrom, akute Oxalatnephropathie
- Antibiotika, Fungistatika, Virostatika
  Aminoglykoside, Cephalosporine, Sulfonamide, Amphotericin B, Pentamidine, Acyclovir, Foscarnet
- Röntgenkontrastmittel (ionisch und nichtionisch)
- Anästhetika (Methoxyfluran, Enfluran)
- Analgetika und nichtsteroidale Antirheumatika
- Zytostatika
  Cisplatin, selten Carboplatin, Methotrexat, Ifosfamid
- Weitere Medikamente

Tabelle 2.8 (Fortsetzung)

  Fumarsäureester (Psoriasistherapie), Dextrane, überdosiertes Mannitol, Cyclosporin A
- Organische Lösungsmittel
  Äthylenglykol (Gefrierschutzmittel), halogenierte Kohlenwasserstoffe (Tetra- und Trichloräthylen), Kerosin, Toluol („sniffing")
- Schwermetalle
  Quecksilber, Gold, Platin etc.
- Gifte
  Paraquat (Herbizid), Pilze (z.B. Amanita-Spezies), Schlangengifte, bakterielle Toxine

Akutes Nierenversagen bei Rhabdomyolyse

- Traumatisch
  Muskeltrauma (Crush-Syndrom), inadäquate Muskelanstrengung, Muskelischämie (Tourniquet-Syndrom), epileptischer Grand-Mal-Anfall, Blitzschlag und Elektrounfall Hitze, Verbrennung
- Nicht-traumatisch
  arterielle Ischämie, Embolie, Thrombose, Aneurysma, Elektrolytentgleisung,
  schwere Erniedrigung von Kalium und Natrium oder Phosphat oder Magnesium,
  prolongierte Bewußtlosigkeit und Koma,
  Läsion kombiniert toxisch und traumatisch (muskuläre Druckbelastung durch lange Immobilität)
  Intoxikation durch Alkohol, Heroin und Medikamente
  Koma jeglicher Genese, besonders diabetische Ketoazidose
  Vasokonstriktoren-Exzeß (selten Phäochromozytom, Kokain, Terbutalin- und Theophyllinüberdosis)
- Toxizität
  Kombination von HMG-CoA-Reduktase-Hemmer und Fibrat,
  verschiedene: Hypothyreose, CO-Intoxikation, Polymyositis
- Genetische Prädisposition
  McArdle-Erkrankung (red. Muskelphosphorylase), maligne Hyperthermie nach Succinylcholin

phritis rasch zum Nierenversagen geführt hat. Der gegenwärtig international bevorzugte morphologische Begriff *„acute tubular necrosis"* impliziert dagegen eine Nekrose der Tubuli und vor allem bei doppelseitigem und diffusem Schaden eine für die Mehrzahl der Fälle *nicht* eintretende Irreversibilität. Die hier gebrauchte Bezeichnung *„akute inkomplette Tubulusnekrose"* erscheint zumindest als ein morphologisch vertretbarer Kompromiß in die richtige Richtung.

Epidemiologie, Klinik. Die akute inkomplette Tubulusnekrose hat *zahlreiche Ursachen*. Ihre *Hauptursachen* sind *ischämischer* oder *toxischer Natur*. Toxisch bedingte Fälle sind heute fast so häufig wie ischämische[21,39,44].

> Die *Letalität* des unkomplizierten isolierten akuten Nierenversagens aufgrund einer diffusen inkompletten Tubulusnekrose beträgt *weniger als 10%*. Bei *zusätzlich bestehender Lungen-, Herz- oder Leberinsuffizienz* steigt die Letalität auf *über 70%*, sind *mehr als drei Organe betroffen, sogar auf fast 100%*.

So hängt die Prognose für die Patienten mit akuter inkompletter Tubulusnekrose wesentlich ab von der Korrektur extarenaler Störungen. Bei *überlebenden Patienten* ist mit einer *Normalisierung* der Nierenfunktion in 30–40% zu rechnen. Bei 40–50% der Fälle persistiert eine geringe bis mäßige *Filtrationseinschränkung*. Etwa 5–10% der Patienten bleiben oder werden *dialysepflichtig*.

Ätiologie, Pathogenese. Bei der häufig für die Tubulusschädigung erkennbaren Ursache (z. B. Schock oder nephrotoxische Medikamente) ist der für die Einschränkung der glomerulären Filtrationsrate verantwortliche *Pathomechanismus* bis heute *nicht befriedigend geklärt*[20,21,44]. Dies gilt sowohl für die postulierte Macula densa- und Renin-abhängige *präglomeruläre Vasokonstriktion* (sog. *Thurau-Mechanismus*), für eine intraluminale Obstruktion der Tubuli durch *Detrituszylinder*, für ein die Tubuli komprimierendes *interstitielles Ödem* als auch für eine *passive Rückdiffusion* des Harns durch defekte Tubuluswände. Neuerdings wird der Obstruktionstheorie unter Berücksichtigung der unter diesen Bedingungen gestörten Epithel-Epithel- sowie der ebenfalls geänderten Epithel-Matrix-Bindungen und der dadurch begünstigten Zellabschilferung in die Tubuluslichtung wieder mehr Beachtung geschenkt. Es bleibt abzuwarten, ob sich die klinischen Folgen einer akuten inkompletten Tubulusnekrose tatsächlich, wie experimentell gezeigt, durch die Gabe bestimmter Peptide (sog. RGD-Peptide), die die Aggregation der abgeschilferten Epithelien und damit die Zylinderbildung abschwächen oder verhindern sollen, günstig beeinflussen lassen[21,27,35,44].

Morphologie. *Makroskopisch* sind die Nieren infolge eines erhöhten Wassergehaltes *vergrößert* (im Mittel zusammen etwa 100 g schwerer als normal), haben eine *glatte Oberfläche* und eine *feuchte Schnittfläche*, auf der sich eine *breite blaßrote Rinde* von einem *dunkelroten Mark* abhebt. Bei gleichzeitiger venöser Stauung werden diese Farbunterschiede zwischen Rinde und Mark verwischt.

Mikroskopisch (Tabelle 2.9) erscheinen die

- *Glomerula in der Regel unauffällig*[16,18], die Kapillarschlingen sind meist blutarm und die Kapillarlichtungen frei von fremdem Inhalt. Nur selten enthalten sie Fibrinpräzipitate.
- In den *Markkapillaren* können bei hier vorhandener Stase auch vermehrt *reife* und *unreife Blutzellen* liegen. Das Volumen der glomerulären Schlingenkonvolute ist eher verkleinert, der freie Bowman-Kapselraum dagegen vergrößert.
- Die Struktur der *Tubuli* variiert stark in Abhängigkeit vom Fixierungszeitpunkt.

An postmortal entnommenen Nieren, die in den ersten Stunden nach dem Tod fixiert wurden, fand sich als charakteristischer Befund in mehr als 70% aller Fälle eine

Tabelle 2.9. Häufigkeit histopathologischer Veränderungen in Nieren mit ANV

Weite Hauptstücke im Autopsiepräparat	73%
Tubulusepithelnekrosen	
einzelner Tubuli oder Zellgruppen	20%
größerer Parenchymbezirke	6%
Herdförmige interstitielle Infiltrate in der Rinden-Mark-Grenze	30%
Unreife Blutzellen in Markkapillaren	45%
Doppeltbrechende Kristalle in distalen Nephronabschnitten	65%
Harnkanälchenzylinder pigmentiert	34%
Harnkanälchenzylinder granuliert	44%
Fibrinthromben in Glomerulumkapillaren	3%
sog. osmotische Nephrose	39%

- *Weitstellung der Harnkanälchen.* Der *„Normalbefund"* in Autopsienieren mit bis kurz vor dem Tode ungestörter Funktion besteht dagegen in einem *„Tubuluskollaps"*, d. h. einem Befund mit engen, auf Querschnitten sternförmigen Lichtungen und relativ gut erhaltenen Bürstensäumen (bei früher Fixierung). Dieser agonal oder postmortal eintretende „Tubuluskollaps" kann als ein morphologisches Indiz einer bis zum Ausbleiben der Nierendurchblutung erhaltenen tubulären Rückresorption gewertet werden. Umgekehrt sprechen weitgestellte Tubuli unter diesen Bedingungen unabhängig vom Ausmaß des epithelialen Schadens für eine bereits vor der Kreislaufunterbrechung entstandene Resorptionsinsuffizienz.

> Die *Weitstellung der proximalen Tubuli* ist vor allem im *Autopsiepräparat* ein *verläßliches Indiz für ein tubulär bedingtes akutes Nierenversagen*[15,17,41].

Sie kann es auch im *Biopsiegut* sein, wenn die sog. *Kollapszeit* (zeitliches Intervall zwischen dem Zirkulationsstop und der Zurücknahme der in den proximalen Tubuli verbliebenen Harnmenge durch Aufnahme in das Zytoplasma des bis dahin normal funktionierenden Epithels) von dem Zeitintervall zwischen Gewebsentnahme und -fixierung nicht unterschritten wurde. Da dieser Teil der Entnahme- bzw. Fixierungstechnik bisher zeitlich nicht standardisiert ist, ist die *Weitstellung der proximalen Tubuli im Biopsiepräparat für sich allein kein ausreichend verläßliches Indiz*. In die Lichtungen abgestoßene Epithelien oder Epithelanteile, Bürstensaumdefekte bzw. partielle Zellnekrosen und auch Einzelzellnekrosen geben hier wichtige zusätzliche diagnostische Hinweise.

Als weitere lichtmikroskopische Befunde können in diesem Zusammenhang eine

- *herdförmige* oder *diffuse osmotische Nephrose* als Ausdruck der *Speicherung von Kohlenhydraten* wie (Mannit, Dextrane) mit einer Vakuolisierung des Zytoplasmas proximaler Tubuli und *herdförmige Ansammlungen unreifer Blutzellen in den Markkapillaren* beobachtet werden.
- *Chromoproteinzylinder:* Ist der Tubulusschaden Folge einer *Hämolyse* oder *Myolyse* (Transfusionszwischenfälle, Hämolysegifte wie Arsenwasserstoffe, Chlorate, Nitrobenzole, Essigsäurevergiftungen, sog. Schwarzwasserfieber bei Malaria, akute Rhabdomyolysen, Tourniquet-Schock u.a.), so finden sich vorwiegend in distalen Nephronabschnitten Zylinder, die Hämoglobin, Myoglobin oder ihre Abbauprodukte in größerer Menge enthalten („*Chromoproteinzylinder*"). Etwa vom 3. Tag an können vorwiegend an der Rinden-Mark-Grenze herdförmige *lymphoplasmazelluläre Infiltrate* liegen. Diese dürfen nicht mit einer eigenständigen interstitiellen Nephritis verwechselt werden.

Bei ausbleibender Restitution des Tubulusschadens und klinisch *persistierender Niereninsuffizienz* finden sich lichtmikroskopisch typischerweise häufig noch *relativ weite Tubuluslichtungen* mit sehr flachem, auch proximal bürstensaumfreiem Epithel, verdickte tubuläre Basalmembranen und ein fibrosiertes Interstitium[19].

Immunhistologische Befunde sind für die Erkennung des Tubulusschadens bisher ohne Belang.

Elektronenmikroskopisch sichtbare Schäden – *Bürstensaumdefekte, Mitochondrienschwellungen, Verlust des basalen Labyrinths* u.a. – besitzen dagegen unter der Voraussetzung einer zeitlich standardisierten Entnahmetechnik eine größere diagnostische Bedeutung als im Autopsiepräparat.

Differentialdiagnostisch müssen *tubuläre Begleitschäden* wie sie im Rahmen einer Makrohämaturie bei *IgA-Nephritis* oder bereits im Frühstadium einer nekrotisierenden, nur fokal und segmental ausgebildeten, möglicherweise im Biopsat nicht erfaßten *Glomerulonephritis* vorkommen, berücksichtigt werden. Wichtige indirekte lichtmikroskopische Hinweise auf eine derartige Genese des Tubulusschadens bilden intratubuläre Erythrozytenansammlungen und Fibrinpräzipitate.

Plamozytomniere (Abb. 2.30)

Synonyme: Myelomniere; Leichtkettenzylinder-Nephropathie

> **Definition.** Ein durch *monoklonale Immunglobuline* oder *Immunglobulinfragmente* induzierter zum chronischen *Nierenversagen* führender tubulärer Schaden.

Epidemiologie, Klinik. Die *Häufigkeit* des multiplen Myeloms liegt bei 3 Personen pro 100000 Einwohnern. Altersmäßig liegt der *Häufigkeitsgipfel* zwischen dem

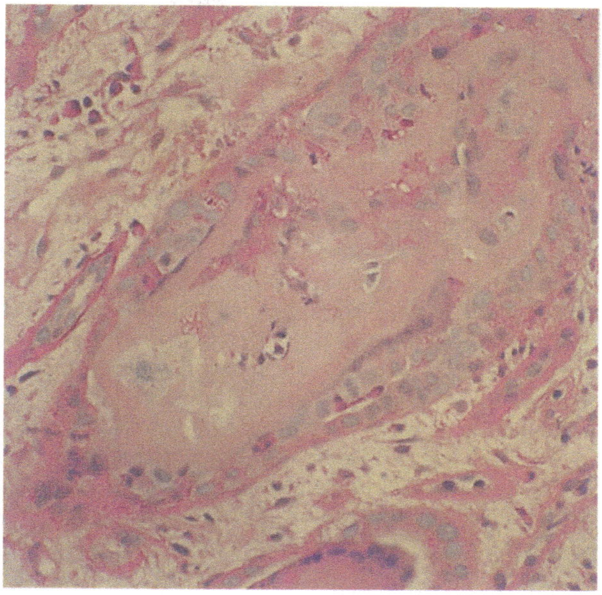

Abb. 2.30. Plasmozytomniere: Von ein- und mehrkernigen Makrophagen und von Granulozyten umgebene homogene intratubuläre Zylinder. PAS, ×720

50. und 70. Lebensjahr. Männer sind etwas häufiger betroffen als *Frauen*. Die Entwicklung einer *Niereninsuffizienz* gilt als wichtigste Komplikation des multiplen Myeloms. Sie entwickelt sich in *mehr als der Hälfte aller Betroffener* und führt häufig zum Tode. Die Entstehung einer Plasmozytomniere wird am häufigsten bei einer *Leichtkettenamyloidose* und bei einer *Leichtkettenerkrankung* beobachtet[34].

Ätiologie, Pathogenese. *Freie leichte Ketten* sind *für Tubulusepithelien hochgradig toxisch* und spielen die wichtigste Rolle auch bei der intratubulären Zylinderbildung. Je höher die Konzentration an leichten Ketten, um so größer das Risiko für den tubulären Apparat und letztlich für die Nierenfunktion. Leichte Ketten können zusammen mit *Tamm-Horsfall-Protein* präzipitieren. Ein akuter Nierenfunktionsverlust wird häufig durch mangelnde Flüssigkeitszufuhr bzw. Dehydratation verursacht.

Morphologie. *Makroskopisch* sind die Nieren meist *vergrößert* und *blaß*. Nur etwa 3,5% der Patienten zeigen *Schrumpfnieren*.

Mikroskopisch findet sich bei 30% der mit einem Plasmozytom Verstorbenen ein charakteristisches Bild mit zahlreichen hyalinen, oft *kantig bzw. kristallin erscheinenden Zylindern*[34] (Abb. 2.30) vorwiegend in den *Überleitungs- und Mittelstücken* sowie in den Sammelrohren. Innerhalb der Zylinder können rhomboide oder nadelförmige *Kristalle* liegen. Charakteristischerweise werden diese Zylinder häufig umgeben von *mononukleären Zellen* und von mehrkernigen *Riesenzellen* mit dazwischengelegenen Lymphozyten und Granulozyten.

Wahrscheinlich stammen die mehrkernigen Zellen nicht von Tubulusepithelien, sondern von Monozyten bzw. Makrophagen ab. Etwa 70% der Nieren zeigen eine *Tubulusatrophie* und *interstitielle Fibrose* vorwiegend in den äußeren Rindenabschnitten. Bei 27% besteht eine *Nephrokalzinose* unterschiedlichen Schweregrades. Bei 25% der Patienten werden nur diskrete, lichtmikroskopisch uncharakteristische tubuläre Schäden gefunden, wie sie auch bei tubulärer Insuffizienz anderer Ätiologie, z. B. nach Ischämie zu beobachten sind. Charakteristische glomeruläre Veränderungen bestehen nicht.

Immunhistologisch finden sich in den Harnkanälchen meistens *Lambda-*, seltener *Kappa-Leichtketten (Bence-Jones-Protein)*, Tamm-Horsfall-Protein, Albumin und Fibrinogen.

Die *elektronenmikroskopische Untersuchung* kann zur frühen Entdeckung einer *begleitenden Amyloidose* (in 6–15% der Patienten mit multiplem Myelom) beitragen.

Nephrokalzinose

Epidemiologie, Klinik. Eine ausgeprägte Nephrokalzinose wird in etwa *0,9% aller Nierenbiopsien* beobachtet. Im Autopsiegut sind geringfügige Ablagerungen von Kalziumsalzen bei *20–100% der Obduktionen* nachweisbar.

Unter hospitalisierten Patienten sind 50% der Hyperkalzämien auf verschiedene *maligne Tumoren*, 21% auf einen *Hyperparathyreoidismus* und 11% auf *maligne Lymphome* oder ein *multiples Myelom* zurückzuführen. Die *Prognose* wird von der *Grundkrankheit* bestimmt. Früheste klinische Anzeichen für eine durch Hyperkalziurie bedingte Funktionsstörung ist ein Harnkonzentrierungseffekt als Folge eines verminderten Chloridtransportes in der absteigenden Henle-Schleife. Bei Beseitigung der auslösenden Ursache sind diese Frühsymptome reversibel.

Ätiologie, Pathogenese. Nephrokalzinosen treten als *dystrophische* oder *metabolische* Verkalkungen auf[23]. Sie werden durch Hyperkalziurien unterschiedlicher Genese begünstigt oder ausgelöst.

> Die geschlechtschromosomal vermittelte *Dent-Erkrankung (Hyperkalziurie, Nephrolithiasis, selektive Proteinurie)* wird auf die mutationsbedingt fehlende Funktion bestimmter Chloridkanäle (CLC-5) zurückgeführt[30]. *Maligne Tumoren* und ein *Hyperparathyreoidismus erklären ursächlich 70–80% aller Hyperkalzämien.*

Metastatische Verkalkungen können bei *Hyper-* aber auch bei *Normokalzämien* vorkommen. Da im Mark höhere Kalziumkonzentrationen erreicht werden, sind Verkalkungen hier häufiger.

Morphologie. *Dystrophische Verkalkungen* treten in Geweben mit *alkalischem pH* auf, vor allem in *kleinen Nekrosen* oder in *Randbezirken größerer Infarkte.*

Mikroskopisch bestimmt die Grundkrankheit das Bild.

Mikroskopisch zu finden sind

- bei *dystrophischer Verkalkung nekrotische*, von *Kalksalzen* durchsetzte *Tubulusepithelien*, die abgestoßen in den Lichtungen liegen können.
- Bei *metastatischen* Verkalkungen sind *verkalkte Harnkanälchenzylinder* mit *verkalkten Epithelien*, vor allem in *Sammelrohren* nachweisbar.
- *Interstitielle Mikroverkalkungen* treten bei Kontakt mit Mukoproteinen der Grundsubstanz oder kollagenen Fasern auf.

Von verkalktem Detritus angefüllte Tubuli können eine *obstruktive Nephropathie* mit interstitieller Fibrose und chronischer interstitieller entzündlicher Reaktion auslösen. Selten kommen Verkalkungen in Gefäßwänden und Glomerula vor.

Oxalatnephropathie (Abb. 2.31)

Epidemiologie, Klinik. Oxalatkristalle werden *bioptisch* in etwa *0,2% für beide Geschlechter* gleich häufig beobachtet. Bei an *Urämie Verstorbenen* sind Oxalatkristalle in den Nieren in *etwa 70%* erkennbar.

Patienten mit *primärer Hyperoxalurie* scheiden zwischen 50 und 250 mg Oxalat/Tag aus (normal 15–30 ml/24 h 1,73 m^2). Beim *Typ I* stehen die Folgen der *rezidivierenden Nephrolithiasis*, die bereits vor dem 5. Lebensjahr beginnt, im Vordergrund. 50% der Patienten entwickeln eine *Oxalat-Urolithiasis* und 80% sterben vor dem 20. Lebensjahr an rezidivierenden Pyelone-

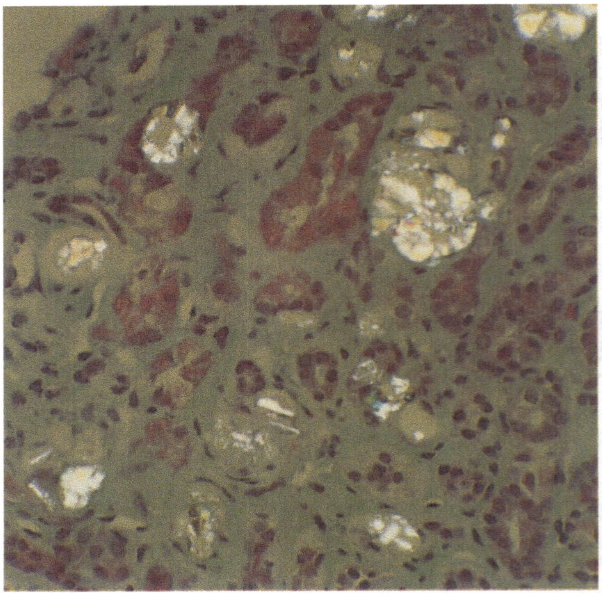

Abb. 2.31. Oxalatnephropathie: Doppeltbrechende Oxalatkristalle in einer Transplantatniere mit rekurrierender Grunderkrankung. Goldner-Trichrom, ×180

phritiden. Weitere Komplikationen sind Hochdruck, Hydronephrose und Endstadiumniere. Bei unzureichender Therapie werden auch *Transplantatnieren* in gleicher Weise geschädigt.

Ätiologie, Pathogenese. Eine primäre und eine sekundäre bzw. erworbene Hyperoxalurie werden voneinander unterschieden[25,32].

- *Primäre Hyperoxalose oder Hyperoxalurie:* Sie ist eine *autosomal-rezessiv vererbte Krankheit* aufgrund zweier Enzymdefekte. Bei dem *häufigeren Typ I,* der primären Hyperoxalurie, besteht ein Defekt des zytoplasmatischen Enzyms α-Ketoglutarat-Karboligase. Dadurch ist die Glyoxylat-Transformation in α-Hydroxy-β-Keto-Adipate gestört und es kommt zur *vermehrten Synthese und Ausscheidung von Oxal-, Glykol- und Glyoxylsäuren.* Die Ablagerung von Kalziumoxalatkristallen in den Nieren und eine schwere Nephrokalzinose führen zum Nierenversagen.

  Der *seltene Typ II* mit L-Glyzerinazidurie ist Folge eines Defektes der D-Glyzerinsäure-Dehydrogenase und führt in der Regel nicht zur Niereninsuffizienz.
- *Erworbene oder sekundäre Hyperoxalurie:* Sie ist Folge einer vermehrten Aufnahme der Oxalatvorstufen (Äthylenglykol-Methooxyflurane) mit akuter Hyperoxalurie und ireversiblen oder reversiblen Tubulusschäden. Sie kann auftreten nach *gastrointestinalen Symptomen* sowie nach *Dünndarmresektionen* oder *Bypass-Operationen* wegen Adipositas, bei *primärer Malabsorption,* bei *chronischer Pankreatitis* und *primärer biliärer Zirrhose.* Gelegentlich wird sie beobachtet nach *Aufnahme großer Askorbinsäuremengen,* die direkt zu Glyoxylat oder Oxalat metabolisiert werden.

Morphologie. *Makroskopisch* können die Nieren je nach Typ und Stadium der Erkrankung *normal groß, vergrößert* oder *geschrumpft* sein und das Bild einer *chronischen interstitiellen Nephritis* bieten.

Mikroskopisch finden sich unabhängig von der Ursache im polarisierten Licht doppeltbrechende, unregelmäßig konzentrisch geschichtete und radiär strukturierte *Kalziumoxalat-Monohydrat-Kristalle* in *Tubulusepithelien, Tubuluslumina* und nach Ruptur der Tubuluswände auch im *Interstitium.* Dort entwickeln sich entzündlichzellige Infiltrate mit mehrkernigen *Riesenzellen. Endstadium* ist eine *interstitielle Fibrose.*

Zystinurie

> **Definition.** *Erbliche* Stoffwechselstörung mit *erheblich erhöhter Ausscheidung* von *verschiedenen Aminosäuren* infolge einer tubulären Störung.

Epidemiologie, Klinik. Die *Häufigkeit* der klinisch manifesten Zystinurie wird mit *1:20000* angegeben. Die Erkrankung beginnt im *Kindesalter* mit zunehmendem Anstieg der Zystinausscheidung im Urin. In der *Pubertät* übersteigt die täglich im Harn ausgeschiedene Zystinmenge 0,4 g und führt im *Erwachsenenalter* zum Vollbild der Erkrankung. Die *Steinbildung beginnt in der Regel in der 2. Lebensdekade,* vereinzelt können Steine schon im *Kindesalter* auftreten.

Ätiologie, Pathogenese. Es handelt sich um eine *autosomal-rezessiv* vererbte Erkrankung mit *Transportstörung des Zystins* und der *dibasischen Aminosäuren Lysin, Arginin und Ornithin* in den *Nierentubuli* und im *Dünndarm,* vor allem in den Bürstensäumen. *Im Urin werden täglich 0,5–1,0 g Zystin ausgeschieden.* Nierenschäden treten auf, wenn Zystin in saurem Harn bei geringen Urinvolumina ausfällt. Nach dem Schweregrad werden *3 Typen* unterschieden. Typ I, die rezessive Form der Heterozygoten mit täglichen Zystinausscheidungen von 0,1–0,3 g, führt *nicht* zu Zystinsteinen[23,42].

Morphologie. *Makroskopisch* finden sich Zystinsteine mit glatter Oberfläche und wachsgelber Farbe in den *ableitenden Harnwegen,* die bei Steineinklemmung im Ureter zur Harnstauungsniere führen können.

Mikroskopisch sind je nach Schweregrad und Dauer der Urolithiasis, der Harnstauung und hinzukommender Infekte die verschiedenen Bilder der *Harnstauungsnieren* und *Pyelonephritiden, Ureteritiden* und *Zystitiden* vorhanden. Präzipitierte Zystinkristalle bilden im Urin sehr charakteristische *sechsseitige flache Tafeln.*

Verlauf, Komplikationen. Durch geeignete *diätetische* und *medikamentöse Therapie* (Alkalisierung des Urins, ausreichende Flüssigkeitszufuhr) kann die *Steinbildung verzögert* oder *verhindert* werden.

Zystinose

Synonyme: Lignac-de Toni-Fanconi-Debré-Syndrom (Die Zystinose ist nur eine Form des Fanconi-Syndroms)

> **Definition.** *Erbliche* Stoffwechselstörung mit *generalisierter Speicherung von Zystinkristallen im Monozyten-Makrophagen-System* und in den *Nieren* (abzugrenzen vom Fanconi-Syndrom des Erwachsenen, das sekundär bei Plasmozytom, Morbus Wilson und toxischen Nierenschäden, z. B. durch altes Tetrazyklin, Schwermetalle, Lysol oder Vitamin-D-Intoxikation u. a. entstehen kann).

Epidemiologie, Klinik. Die *Häufigkeit* wird auf *1:40000 Kinder* geschätzt. Die schwere Verlaufsform wird schon im *1. Lebensjahr* manifest. Männliches und weibliches *Geschlecht* sind annähernd gleich häufig betroffen.

Patienten mit *Nierenbeteiligung* haben eine *ungünstige Prognose.* Bei der *schweren Form* (Zystingehalt der neutrophilen Granulozyten etwa 80- bis 100fach über der Norm) tritt der Tod an Urämie in der ersten, bei der *mittelschweren Form* (Zystingehalt der Granulozyten 30- bis 50fach über der Norm) in der *2.–3. Lebensdekade* auf. Bei der *selteneren leichten Verlaufsform* (5- bis 6fach erhöhter Zystingehalt der Granulozyten) ist die *Niere meistens nicht beteiligt.*

Die *schwere, schon im 1. Lebensjahr klinisch* in Erscheinung tretende Form (Polyurie und Polydipsie als erste Symptome) bietet das *Vollbild des Fanconi-Syndroms* mit Aminoazidurie, Phosphaturie, Glukosurie und meist auch gestörter renaler Reabsorption von Kalium, Bikarbonat und selten auch von Harnsäure.

Über *erfolgreiche Nierentransplantationen* bei diesen betroffenen Patienten ist wiederholt berichtet worden. Langfristig sollen danach die *extrarenalen Manifestationen* (Gehirn, Augen, Schilddrüse, Pankreas) dann klinisch immer mehr in den Vordergrund rücken.

Ätiologie, Pathogenese. Die Erkrankung wird *autosomal-rezessiv vererbt*[23,40]. Erste Zystinkristallisationen treten in den *Lysosomen* auf, obwohl bisher kein Defekt lysosomaler Enzyme nachgewiesen werden konnte. Die teilweise ungeklärte Pathogenese der Nierenschäden könnte Folge der *Hemmung eines sulfhydrylgruppenhaltigen Enzyms* sein. Die Störung betrifft die Desaminierung ganz allgemein und scheint mit einer Blockierung des Tyrosinabbaus auf der Stufe von p-Hydroxyphenylpyruvat und des Homogentisats einherzugehen.

Morphologie. *Makroskopisch* sind die Nieren im *Frühstadium* groß und blaß, im *Spätstadium* treten Schrumpfnieren auf.

Mikroskopisch sind im

- *Frühstadium* der Erkrankung die Glomerula weitgehend unauffällig. Vereinzelt finden sich *mehrkernige Riesenzellen* anstelle der viszeralen glomerulären Deckzellen bzw. der Podozyten. Im *Interstitium* entwickeln sich herdförmige *Fibrosierungen* bei vereinzelt nachweisbaren Zystinkristallen in Makrophagen.

  Mit zunehmender Schwere der Erkrankung kommt es zu einer *Verbreiterung des Mesangiums*, zu fokalen und segmentalen glomerulären *Vernarbungen* mit *Kapselsynechien.*

  Die Lichtungen der *proximalen* und *distalen Tubuluskonvolute* werden insgesamt *weiter*, können zystische Ektasien mit flachem auskleidendem Epithel aufweisen. Vor allem in den postglomerulären Abschnitten sind gelegentlich *schwanenhalsartige Einengungen* vorhanden. *Mehrkernige Riesenzellen* sind in den Tubulusepithelverbänden häufig nachweisbar. Vakuolisierte Tubulusepithelien als Folge einer Hypokaliämie sowie atrophierte Tubuli mit verbreiterten Basalmembranen werden erst in Schrumpfnieren gefunden.
- Im *fortgeschrittenen* Stadium steht die *interstitielle Fibrose* mit herdförmigen Infiltraten aus Lymphozyten und Histiozyten sowie einigen Plasmazellen im Vordergrund.

Elektronenmikroskopisch sind *Zystinkristalle* vor allem in *Makrophagen* des Interstitiums, dagegen nur vereinzelt in *Glomerulumzellen* und *Tubulusepithelien* nachweisbar. Da die Zystinkristalle *wasserlöslich* sind, muß das *Gewebe in Alkohol fixiert* werden.

Entzündliche infektiöse tubulointerstitielle Erkrankungen

Akute Pyelonephritis (Abb. 2.32)

Synonyme: Akute destruktive interstitielle Nephritis; bakterielle interstitielle Nephritis; akute infektiöse tubulointerstitielle Nephritis

> **Definition.** Eine akute *eitrige destruierende*, vorwiegend *bakterielle*, seltener *mykotische* tubulointerstitielle Entzündung der Nieren.

Epidemiologie, Klinik. Die *Häufigkeit* wird für das *Autopsiegut mit 2%* aller Obduktionen für das Biopsiegut für *3% aller Nierenbiopsien* angegeben. *Männer* und *Frauen* sind etwa gleich häufig befallen. *Altersverteilung* und Ursachen sind jedoch bei beiden Geschlechtern verschieden. So ist die nicht obstruktive akute Pyelonephritis bei Frauen 1,7mal häufiger und tritt in früherem Lebensalter auf als bei Männern.

Die klassischen Symptome *Fieber, Flankenschmerz, Pyurie, Dysurie* und *Pollakisurie* können fehlen, wenn

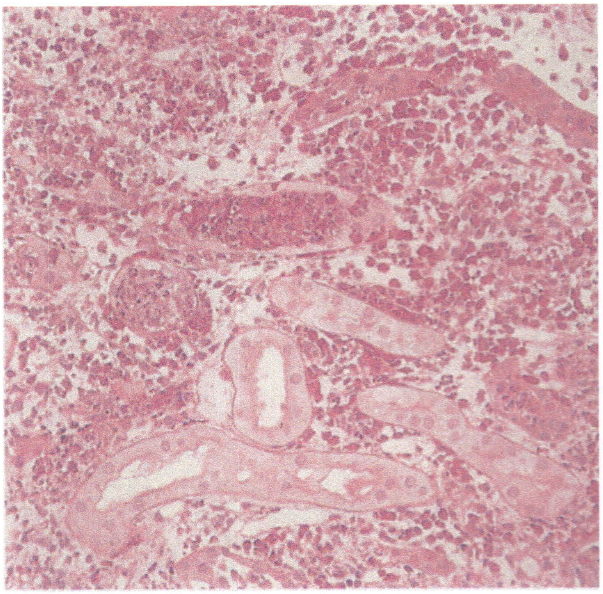

Abb. 2.32. Akute eitrige interstitielle Nephritis bei Pyelonephritis: Dichte Ansammlungen von neutrophilen Granulozyten im stark verbreiterten Interstitium und in Tubuluslichtungen. PAS, ×180

nur kleine Nierensegmente betroffen sind. Die Erkrankung heilt mit *Narbenbildung* aus oder geht in eine *chronische Verlaufsform* über, die dann bei 65% der Patienten innerhalb von 3–5 Jahren von einem *Hochdruck* begleitet wird.

Ätiologie, Pathogenese. Etwa *75%* der akuten Pyelonephritiden gehen auf Erreger, die zur *physiologischen Darmflora* zu rechnen sind, zurück[22,23,36,38]. Mit etwa 1/3 aller Fälle steht *E. coli* an erster Stelle. Es folgen der Häufigkeit nach Infektionen durch *Klebsiellen, Proteus, Pyozyaneus, Entero-, Strepto-* und *Staphylokokken*. Bei *immunsupprimierten Patienten* (endogen oder medikamentös bedingt) sind auf *Pilzinfektionen* zurückgehende akute Pyelonephritiden nicht selten. In den meisten Fällen gehören die Pilze zur *Candida-Gruppe*. Seltener sind Pilze der *Aspergillus-, Aktinomyzes-, Nocardia-* und *Mucor-Gruppen* auslösend. Bei dieser Risikogruppe von Patienten können akute interstitielle Nephritiden auch häufiger durch *Viren* (Zytomegalievirus, Adenoviren, Polyomaviren) bedingt sein.

Die *Keimbesiedelung des Nierengewebes* erfolgt in der Regel *kanalikulär aufsteigend* oder *hämatogen*. Auch ein *lymphogener* Ausbreitungsweg wird angenommen, ist jedoch schlecht belegt. Ausgangspunkt der Infektion sind häufig *Schleimhäute der Urethra* und/oder der *Harnblase*. *Harnabflußstörungen* verschiedenster Ursache (z.B. Tumoren, Prostatahyperplasie, Urolithiasis, Fehlbildungen der ableitenden Harnwege), *metabolische* und *neurovegetative Störungen* wie bei Diabetes mellitus, sowie chronische Hypokaliämien, Hyperkalzämien und Hyperkalziurien, Gicht, Oxalose oder eine Vorschädigung der Nieren durch Analgetika fördern die Entstehung einer akuten Pyelonephritis.

> In den *ersten Lebensmonaten* kann – nicht selten unbeobachtet – bei *Mädchen* vor allem durch einen *vesiko-uretero-renalen Reflux*, bei *Knaben* durch *posteriore Urethralklappen* eine ein- oder beidseitige akute Pyelonephritis entstehen.

Morphologie. *Makroskopisch* werden die *vergrößerten Nieren* (Einzelniere bis zu 500 g) an der *Oberfläche* von *gelblichen*, meist hirsekorngroßen, teilweise konfluierten, kamelhöckerartigen Herden mit *rotem Randsaum* durchsetzt. Auf den *Schnittflächen* finden sich streifenförmige gelbliche *Abszeßstraßen* in Rinde in Mark, besonders häufig im Bereich der Markstrahlen.

Mikroskopisch handelt es sich um *konfluierende*, dicht granulozytär durchsetzte *Einschmelzungsherde*, in denen Bakterienkolonien oft nachweisbar sind. In späteren Stadien kommen Makrophagen, Lymphozyten und Plasmazellen hinzu. Das *Nierenbecken* ist *nicht obligat beteiligt*. Die vereinzelt bei Diabetikern nach Infektionen mit gasbildenden Bakterien auftretende *emphysematöse Pyelonephritis* ist durch zahlreiche größere ovale, gasgefüllte Hohlräume im Gewebe charakterisiert. *Pilzinfektionen* lassen sich in der Regel mit Hilfe der *PAS-Reaktion* und/oder der *Grocott-Färbung* nachweisen. Eine *Zytomegalievirus-Infektion* kann durch typische *Einschlußkörperchen* in Epithelien, Endothelien und Makrophagen auffallen und läßt sich darüber hinaus *immunhistologisch auch am Paraffinschnitt leicht sichern. Infektionen mit Polyomaviren* können *elektronenmikroskopisch* durch Nachweis nukleärer Viruspartikel ermittelt werden.

Chronische Pyelonephritis (Abb. 2.33a–c)

Synonym: Chronische herdförmige destruktive interstitielle Nephritis

> **Definition.** Eine *kontinuierlich* oder *in Schüben* protrahiert verlaufende, meist *bakteriell bedingte vernarbende tubulointerstitielle Nephritis*.

Epidemiologie, Klinik. *Häufigkeitsangaben* zur chronischen Pyelonephritis mit und ohne Obstruktion der ableitenden Harnwege schwanken im *Autopsiegut* zwischen *1,4–8,0%*. Bei Anwendung strenger Kriterien mit Nachweis der bakteriellen Genese liegen die Angaben mit etwa *1,5%* deutlich niedriger. Auch die chronische Pyelonephritis ist bei *Frauen häufiger als bei Männern*. Im Biopsiegut wird die Häufigkeit dieser Erkrankung überschätzt, wenn ihr die meisten aus dem Biopsat nicht erklärbaren herdförmigen Rundzellinfiltrate und tubulointerstitiellen Vernarbungen angelastet werden. *Pyelonephritische Schrumpfnieren* werden bei *Frauen dreimal häufiger als bei Männern* gefunden. In etwa *einem Drittel der Fälle* sind sie *doppelseitig*, bei den übrigen *einseitig* ausgebildet. Das klinische Bild ist wechselhaft, der Verlauf häufig *schubweise*. Als Ursache der *terminalen Niereninsuffizienz* wird eine chronische Pyelonepritis bei etwa 5% aller erwachsenen und bei etwa 20% aller kindlichen chronisch Dialysepflichtigen angenommen.

Ätiologie, Pathogenese. Der am häufigsten nachgewiesene Erreger ist *Proteus*. Der Häufigkeit nach folgen *Enterokokken, Pseudomonas* und *Staphylococcus aureus*. Bei fehlendem Keimnachweis können die Entzündungen durch *Bakterienbestandteile* unterhalten werden. Dazu gehören das *Lipid A aus der Wand von E. coli*, das lange im Interstitium liegt. Es wird angenommen, daß dadurch *Autoimmunprozesse* unterhalten werden können[22,23,25,31].

Morphologie. *Makroskopisch* ist die Nierenoberfläche charakteristischerweise deformiert durch unregelmäßige *muldenförmige narbige Einziehungen* neben höherstehendem, besser erhaltenem Parenchym. Die Schnittflächen zeigen eine *verwaschene Rinden-Mark-Grenze* bei häufig verschmälertem Parenchym. Die Sinus renales der Hilusregion werden durch sog. *Vakatwucherungen des Fettgewebes* ausgefüllt.

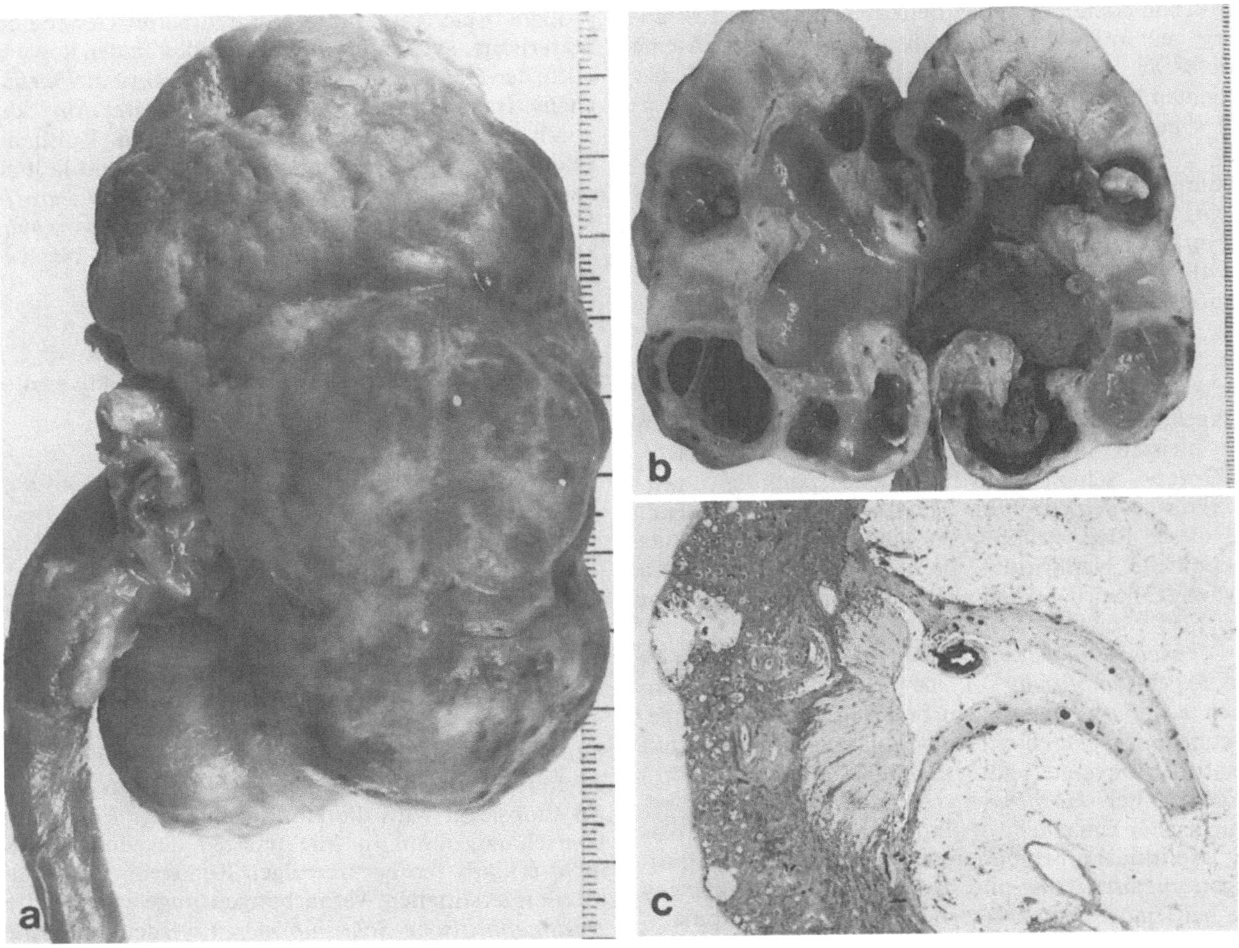

Abb. 2.33. **a** Chronische herdförmige destruktive interstitielle Nephritis (Pyelonephritis) bei Nephrolithiasis. Linke Niere einer 50jährigen Frau. **b** Chronische herdförmige destruktive interstitielle Nephritis (chronische Pyelonephritis) bei Nierenbeckenausgußstein (gleiche Niere wie Abb. 1.10a). **c** Chronische herdförmige destruktive interstitielle Nephritis mit fortgeschrittenem Parenchymschwund, einzelnen kleinen Nierenrindenzysten und Vakatwucherung des Hilfusfettgewebes (pyelonephritische Schrumpfniere). Gewicht der Einzelniere 60 g. 71jährige Frau. HE, 3,7 : 1

Mikroskopisch findet sich ein charakteristisches Nebeneinander *streifen- oder keilförmiger Narben, stark geschädigter oder weitgehend intakter*, oft *hypertrophierter Nephren*. Im *fibrosierten Interstitium* der Narbenbezirke sind herdförmige, vorwiegend *lymphozytäre Infiltrate* nachzuweisen. Von flachem Epithel ausgekleidete Tubulusabschnitte werden von kolloidartig eingedickten Massen angefüllt und bieten oft ein typisches schilddrüsenartiges Bild (sog. *Struma renalis*). Dieser Befund ist allerdings nicht spezifisch für eine chronische Pyelonephritis. Die *Glomerula* können lange erhalten bleiben, kollabieren und vernarben ebenfalls in den stärker betroffenen Parenchymbezirken. Diesem Prozeß geht häufig eine Verbreiterung und Aufsplitterung der *Bowman-Kapseln* lange voraus. Die Kapseln selbst sind im Spätstadium meist *ausgefüllt von eigentümlich sklerosiertem, schwach PAS-positivem Material*. Periglomeruläre Fibrosen sind oft ausgeprägt. Die *intrarenalen Arterien* verlaufen in den entzündlich oder narbig veränderten Arealen geschlängelt. Ihre *Media* ist häufig hypertrophiert, ihre Lichtungen bei langstreckigen Intimafibrosen stenosiert. Diese Gefäßveränderungen in den chronisch entzündlich alterierten Bezirken werden hier, wie im intakten Parenchym, bei einem Hochdruck *von hypertensiven Arterienwandläsionen überlagert*. Eine Unterscheidung zwischen diesen beiden Ursachen ist meistens nicht möglich.

Xanthogranulomatöse Pyelonephritis

(Abb. 2.34a, b)
Synonyme: Xanthomatöse Pyelonephritis

Definition. Eine *wahrscheinlich bakteriell ausgelöste chronisch-rezidivierende Pyelonephritis* mit Ansammlung *lipidreicher Schaumzellen* im Entzündungsgebiet.

Epidemiologie, Klinik. Der *Häufigkeitsgipfel* liegt zwischen der *4.–6. Dekade*. Prinzipiell sind jedoch alle Al-

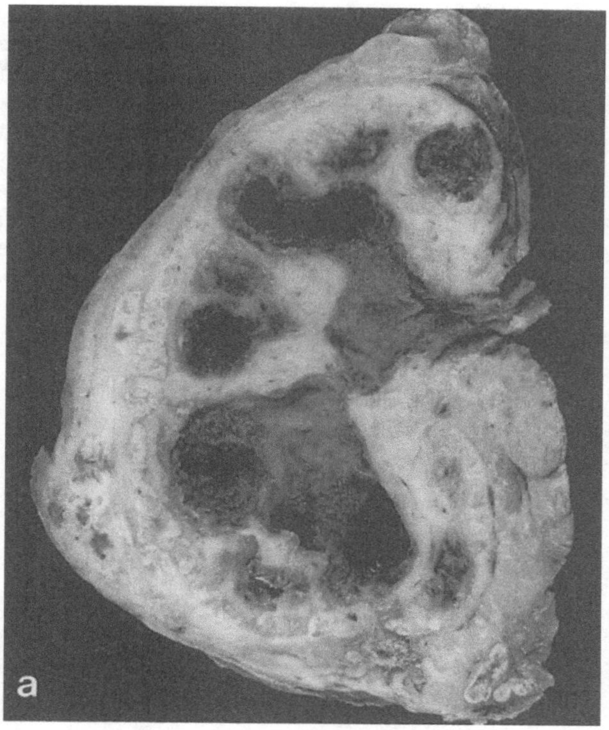

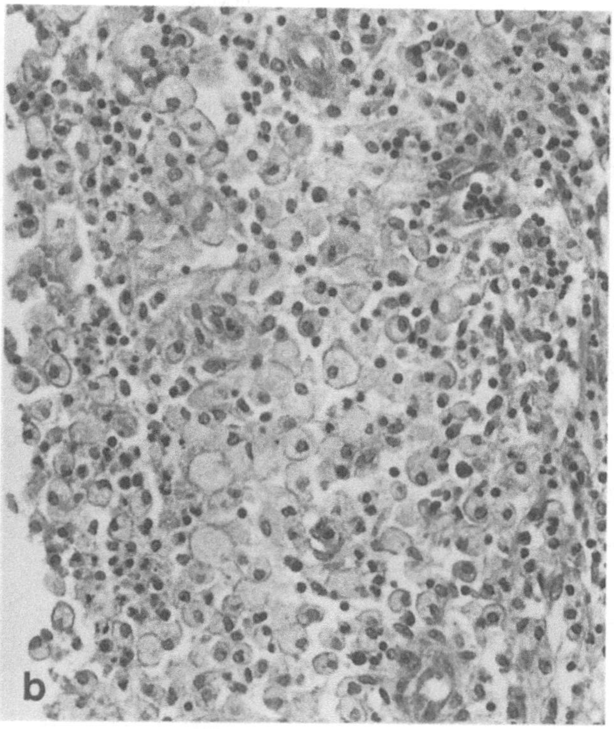

Abb. 2.34. a Xanthomatöse Pyelonephritis mit weitgehender Zerstörung der Markkegel, blutig durchsetzten dunklen Nekrosen in der Umgebung des Nierenbeckens und gelblichen Nekrosen in den angrenzenden Markaußenzonen und inneren Rindenschichten. 62jährige Frau. **b** Xanthomatöse Pyelonephritis, tumorförmig angeordnete Schaumzellen im Bereich der xanthogranulomatösen Entzündung. HE 256:1

tersklassen vertreten, *Frauen* dabei häufiger (70%), als *Männer* (30%). Die betroffene Niere ist in der Regel *funktionslos* und *irreversibel geschädigt. Therapie* der Wahl ist die *einseitige Nephrektomie.* Rezidive sind nicht bekannt.

Ätiologie, Pathogenese. Die *Pathogenese* dieser Erkrankung ist *nicht befriedigend* aufgeklärt. Als auslösender Erreger werden *Proteus vulgaris* (60%), daneben auch *E. coli* und *vereinzelt Staphylokokken* angesehen. Für die Vorgeschichte der meisten Patienten können *Nierensteine*, obstruktiv bedingte *Harnabflußstörungen* oder ein *Diabetes mellitus* angegeben werden. In etwa 60% imponiert der Entzündungsprozeß als solide renale Masse[22,23].

Morphologie. *Makroskopisch* ist die Niere bei fast *obligat einseitigem Befall vergrößert.* Nierenbecken und Markkegel sind von *gelblichen Massen* durchsetzt, die mit einem Karzinom, einer Tuberkulose oder einer Malakoplakie verwechselt werden können. Bei fast 80% der Patienten besteht eine *Hydronephrose*, bei 52% eine *Nephrolithiasis.* Häufig greift der Entzündungsprozeß über auf das Hilusfettbindegewebe.

Mikroskopisch dominieren in tumorartigen großen Nestern angeordnete *Schaumzellen*, d.h. große Makrophagen mit einem feingranulärem lipidreichen Zytoplasma. Daneben können *epitheloide Zellen* sowie *kleinere Zellen mit granuliertem PAS-positivem Zytoplasma*, einige *Fibroblasten* und *Plasmazellen* beobachtet werden. Nekrosen sind von *Granulozyten* durchsetzt. *Mehrkernige Riesenzellen* können in fast 50%, *Verkalkungen* bei etwa 30% der Fälle gefunden werden.

Malakoplakie

Epidemiologie, Klinik. Es handelt sich um eine *seltene*, vorwiegend im Bereich der ableitenden Harnwege beobachtete Erkrankung bei Patienten (*meist Frauen*) mit *ähnlicher Vorgeschichte wie diejenigen bei xanthogranulomatöser Pyelonephritis.* Im Gegensatz zu dieser zuletzt genannten Erkrankung kann die Malakoplakie *beide* Nieren befallen und dann zu einer klinisch erfaßbaren *Funktionseinschränkung* unterschiedlichen Ausmaßes führen (etwa 75% der Patienten).

Ätiologie, Pathogenese. Die *Entstehungsmechanismen* sind *unklar.* Eine Infektion mit *E. coli* (75%) im Zusammenhang mit einer *Störung im Enzymsystem der Phagolysosomen von Makrophagen* mit unzureichendem Abbau der gramnegativen Bakterien werden hypothetisch verantwortlich gemacht[22,23,25].

Morphologie. *Makroskopisch* sind die Nieren *erheblich vergrößert* (Einzelgewicht bis zu 600 g). Ober- und Schnittfläche sind von weichen gelben, *landkartenartig begrenzten Zonen* durchsetzt.

Mikroskopisch bestehen diese Areale aus dichten *tumorartigen Infiltraten großer Makrophagen* mit schaumigem eosinophilem Zytoplasma, in dem sich *PAS-positive rundliche Gebilde* nahezu von Zellkerngröße nachweisen lassen. Es handelt sich dabei um regressiv umgewandelte, teilweise verkalkte Riesenphagolysosomen, sog. *Michaelis-Gutmann-Körperchen*.

Tuberkulose (Abb. 2.35a–c)

Epidemiologie, Klinik. Etwa 5% der Patienten mit Lungentuberkulose entwickeln eine *destruktive käsige* oder *kavernöse Form* der Urogenitaltuberkulose. Sie ist heute die *häufigste Form der extrapulmonalen Organtuberkulosen*. 20% davon sind in den Nieren lokalisiert. *Männer* erkranken häufiger als *Frauen*. Der *Altersgipfel* liegt zwischen 25 und 40 Jahren. Vor Einführung der tuberkulostatischen Chemotherapie starben alle Patienten mit bilateraler Nierentuberkulose 3–5 Jahre nach Diagnosestellung. Heute ist die Urogenitaltuberkulose gut zu behandeln. Die *Letalität* der Nierentuberkulose liegt weit unter 1%. Reaktivierungen werden kaum noch beobachtet.

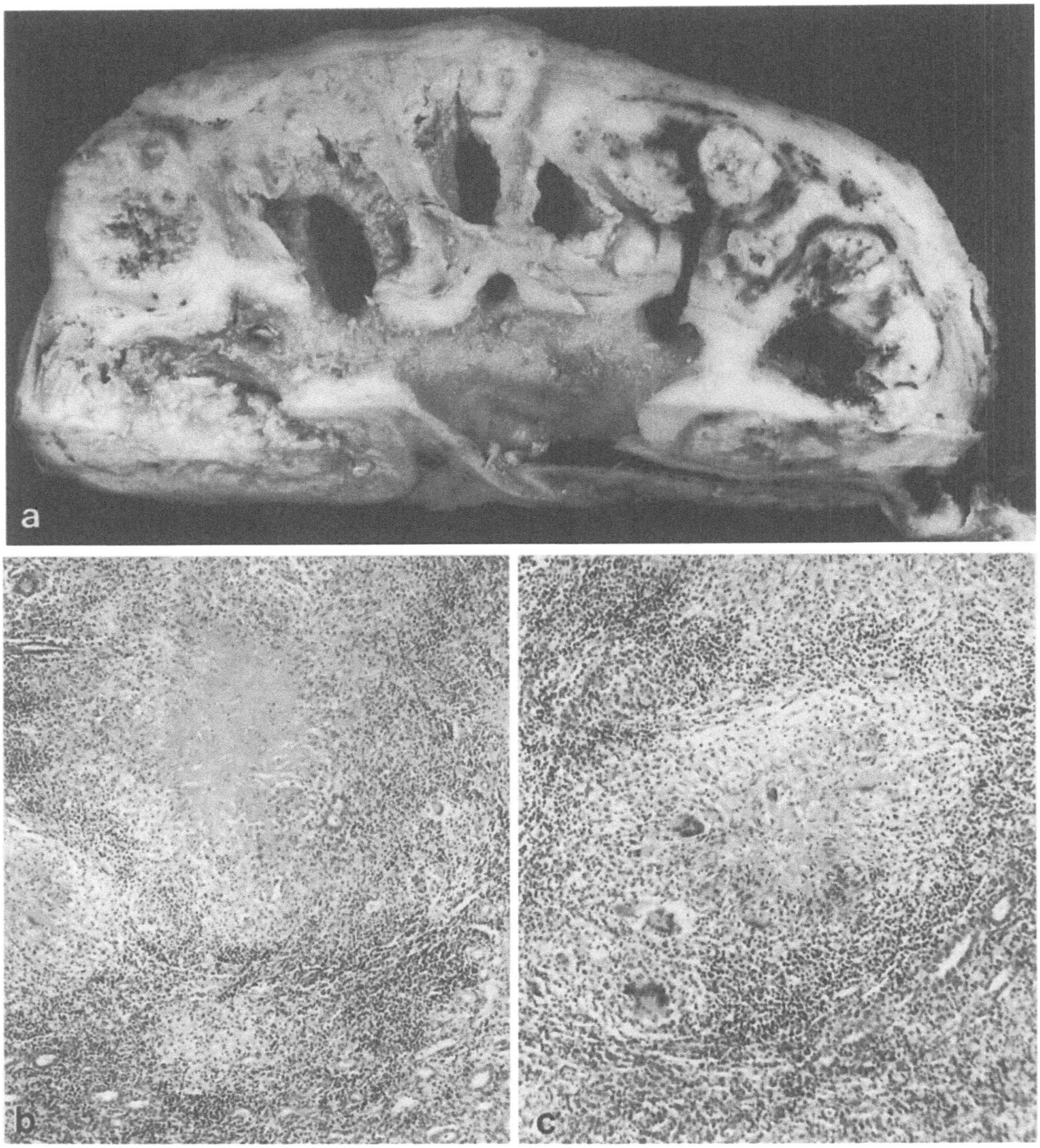

Abb. 2.35. a Käsig-kavernöse Nierentuberkulose. **b** Vorwiegend verkäsende Nierentuberkulose, Markregion. HE 176:1. **c** Produktiv granulierende Nierentuberkulose. HE, 224:1

Ätiologie, Pathogenese. Auslösend sind fast obligat *Tuberkelbakterien* vom Typus humanus. Die Infektion der Nieren erfolgt in der Regel *hämatogen*. In der aktiven Phase sollen bei etwa einem Viertel der Patienten *Tuberkelbakterien in den Glomerula* nachweisbar sein, die mit dem Harn ausgeschieden werden und für die Bildung von Epitheloidzellgranulomen im Markbereich verantwortlich sein sollen. Zurückbleibende kleine Knoten werden für eine Exazerbation nach jahrelanger Ruhephase verantwortlich gemacht[24].

Morphologie. *Makroskopisch* kann das typische Bild der *Miliartuberkulose* aber auch das der *käsig-kavernösen Nierentuberkulose* bestehen. Letztere ist am häufigsten im Autopsiegut. Endstadien sind sog. *Kitt-* oder *Mörtelnieren* mit stark geschrumpftem Parenchym.

Mikroskopisch finden sich je nach Stadium verkäsende oder nicht verkäsende, isoliert liegende oder konfluierte *Epitheloidzellgranulome* mit mehrkernigen Riesenzellen vom Langhans-Typ. Eine *nodöse Nierentuberkulose* mit Ausbildung eines *Tuberkuloms* wie in der Lunge oder im Gehirn ist *selten*. Differentialdiagnostisch ist eine Abgrenzung von einer *Nierensarkoidose* im miliaren Stadium, wenn Verkäsungen und säurefeste Stäbchen fehlen, oft nicht möglich.

Brucellose

Synonym: Morbus Bang

Epidemiologie. Nierenkomplikationen bei Brucellose sind *selten*. Während der akuten Infektionsphase sind Erreger jedoch im Urin nachzuweisen.

Ätiologie, Pathogenese. Nach *oraler Aufnahme* der Brucellen (meist *Brucella melitensis abortus*, seltener *suis*) mit roher Milch oder Milchprodukten (z.B. Schafs- oder Ziegenkäse), seltener mit Fleisch oder durch Kontaktinfektion (Landwirte, Tierärzte, Laboratoriumsinfektionen) können auch die Nieren *hämatogen* infiziert werden.

Morphologie. *Makroskopisch* imponieren *große verkäsende Abszesse.*

Auch *mikroskopisch* finden sich *käsige Nekrosen* und *tuberkuloide Granulome* mit epitheloiden Zellen und mehrkernigen Riesenzellen vom Langhans-Typ. Im Gegensatz zur Tuberkulose überwiegen *plasmazelluläre Infiltrate*. Lassen sich keine säurefesten Stäbchen nachweisen, so sollte eine entsprechende *serologische Untersuchung* empfohlen werden.

Akute nichtdestruktive interstitielle Nephritis (Abb. 2.36)

Synonyme: Akute nichteitrige interstitielle Nephritis; akute diffuse doppelseitige interstitielle Nephritis; medikamentös-allergische interstitielle Nephritis

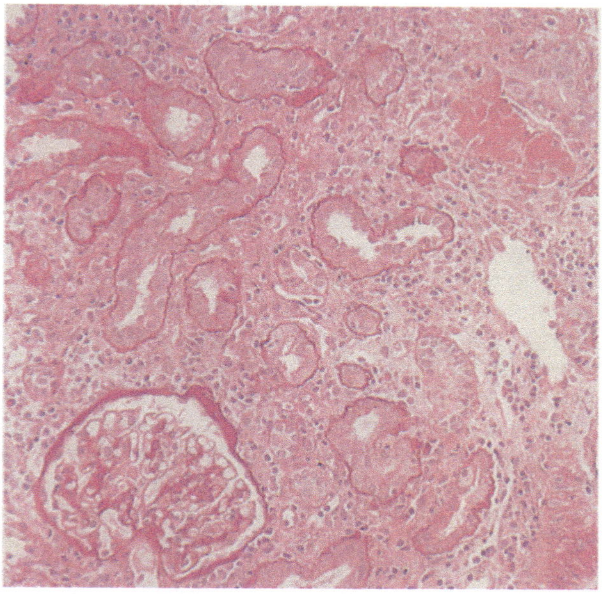

Abb. 2.36. Medikamentös-allergische, nichteitrige chronische, noch floride interstitielle Nephritis: Vorwiegend lymphoplasmazelluläre Infiltration des verbreiterten Interstitiums mit stellenweise nachweisbarem PAS-positivem Material (Tamm-Horsfall-Protein). PAS, ×180

Definition. Eine *polyätiologische nichtdestruktive interstitielle Nierenentzündung.*

Epidemiologie, Klinik. Die *Häufigkeit im Autopsie- und Biopsiegut* wird mit etwa *1%* angegeben. Das tatsächliche Vorkommen in der Klinik ist wahrscheinlich häufiger.

Klinische Symptome sind unterschiedliche Grade der renalen Funktionseinschränkung, Fieber, erhöhte Blutsenkungsgeschwindigkeit, Übelkeit, Erbrechen, Mikrohämaturie, Exantheme und Bluteosinophilie. Eine Behandlung mit Steroiden ist häufig erfolgreich. Die *Prognose* ist *gut*. Eine chronische Niereninsuffizienz entwickelt sich *selten*.

Ätiologie, Pathogenese. Ein pathogenetischer Zusammenhang läßt sich beim Auftreten dieser Erkrankung gegenwärtig am häufigsten mit einer *vorausgegangenen Medikamenteneinnahme* vermuten[23,25]. Zu der großen Gruppe der infrage kommenden Pharmaka gehören *Sulfonamide, Penizilline, insbesondere das Methizillin, Tetrazyklin, Novalgin und eine Reihe von nicht-steroidalen Antiphlogistika.* Außerdem wird diese Form der interstitiellen Nephritis auch als *Begleiterkrankung bei verschiedenen viralen, bakteriellen und parasitischen Infektionen (Hanta-Viren, Röteln, Typhus, Q-Fieber, Scharlach, Leptospirosen, Askarisbefall)* beobachtet. Insbesondere nach Gabe von *nichtsteroidalen Antiphlogistika* kann ein *tubulärer Schaden*, d.h. eine akute inkomplette Tubulusnekrose mit klinisch manifestem akutem Nierenversagen hinzutreten.

Pathogenetisch sollen zumindest bei einem Teil dieser Erkrankungen in das Interstitium gelangte *Erregerantigene* oder *Medikamentenbestandteile als Haptene* eine auslösende Rolle spielen[31].

Morphologie. *Makroskopisch* sind die Nieren bei schweren Verlaufsformen *vergrößert, blaß* oder *gerötet.*

Mikroskopisch ist das *Interstitium verbreitert*, herdförmig oder diffus zu unterschiedlichen Anteilen von *Lymphozyten, Plasmazellen, Makrophagen* und *eosinophilen Granulozyten* durchsetzt. Neutrophile Granulozyten sind selten. Eine *dominierende eosinophile Infiltration* im Sinne einer akuten eosinophilen nichtdestruktiven interstitiellen Nephritis (etwa 25% dieser Gruppe) spricht für eine allergische Genese.

Bei *dominierender lymphozytärer Infiltration* handelt es sich ganz überwiegend um *T-Lymphozyten* mit variierenden Anteilen von Helfer- und Suppressorzellen. Lymphozyten sind häufig auch innerhalb der tubulären Epithelverbände nachzuweisen –, ein Befund, der als *Tubulitis* bezeichnet wird. Er ist *nicht spezifisch* und wird auch verlangt für die morphologische Diagnose einer interstitiellen Transplantatabstoßung. Bei medikamentös-allergischer Genese kann diese Tubulitis besonders stark ausgebildet sein. Im Tubulusepithel ist unter diesen Bedingungen eine erhöhte *Expression von HLA-Klasse II (HLA-DR)-Antigen* sowie von vaskulärem Adhäsionsmolekül-1 (*VCAM-1*) und von interzellulärem Adhäsionsmolekül-1 (*ICEA-1*) nachgewiesen worden. Insgesamt scheinen die distalen Tubuli bei dieser Form der interstitiellen Nephritis stärker als die proximalen Nephronabschnitte betroffen zu sein.

Sonderformen tubulointerstitieller Erkrankungen

Sarkoidose (Abb. 2.37)

Synonym: Morbus Boeck

Epidemiologie, Klinik. Bei *7–28% der Patienten mit einer Sarkoidose* tritt eine *renale Mitbeteiligung*, bei *2%* eine *Niereninsuffizienz* auf. Autoptisch lassen sich bei etwa 13% dieser Patienten Epitheloidzellgranulome nachweisen.

Die klinischen Symptome bestehen aus einer Polyurie, einer geringen *Proteinurie* und einem *Fanconi-Syndrom*, sogar bei fehlender Hyperkalzämie. Die klinische Diagnose kann vermutet werden bei erhöhten Serumkalziumwerten aufgrund einer gesteigerten Sekretion von 1,25-Dehydroxivitamin D durch aktivierte Makrophagen. Diese aktivierten Makrophagen sind auch die Ursache der *erhöhten Spiegel für das Angiotensin II-konvertierende Enzym*. Eine *Steroidtherapie* ist häufig erfolgreich.

Im *Biopsiegut* sind *Sarkoidose-assoziierte Epitheloidzellgranulome häufiger als früher angenommen.* Nicht selten führen sie erst zur Erkennung dieser Erkrankung[43].

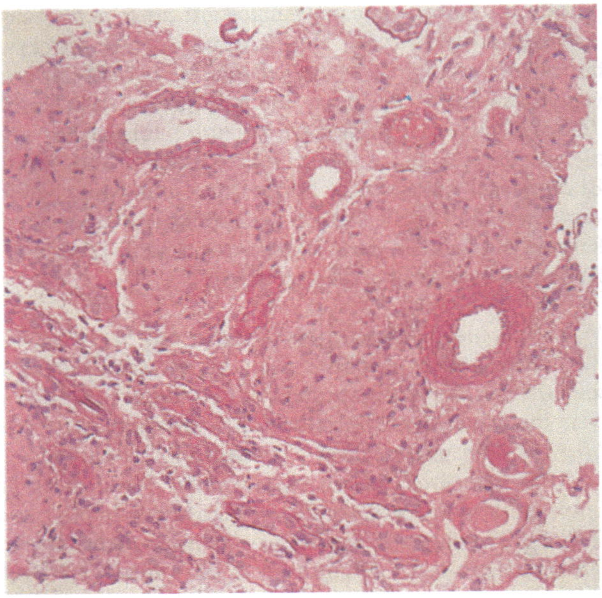

Abb. 2.37. Epitheloidzellig-granulomatöse interstitielle Nephritis bei Sarkoidose: Nichtverkäsende, gering vernarbte Epitheloidzellgranulome an der Rinden-Mark-Grenze. PAS, ×360

Ätiologie, Pathogenese. Es bestehen Hinweise für eine *T-Zell-vermittelte Hypersensivität* gegenüber exogenen Antigenen, die wahrscheinlich von Mikroorganismen stammen. Die Gewebsschäden in der Niere und auch in anderen Organen werden auf durch *CD4-T-Zellen aktivierte Makrophagen* zurückgeführt.

Morphologie. Charakteristisch sind *nicht verkäsende*, zur Vernarbung neigende mikroskopisch *kleine Epitheloidzellgranulome* mit *mehrkernigen Riesenzellen vom Langhans-Typ. Differentialdiagnostisch* müssen eine *Tuberkulose* und auch eine *medikamentös bedingte allergische Reaktion vom Spät-Typ* ausgeschlossen werden.

Refluxnephropathie (Abb. 2.38)

> **Definition.** Eine zu *Vernarbungen* und *Parenchymschwund* führende chronische Nierenerkrankung infolge eines *vesikoureteralen Refluxes.*

Epidemiologie, Klinik. Die *Häufigkeit* des vesikoureteralen Refluxes als Voraussetzung für die Entstehung einer Refluxnephropathie wird auf *über 1:1000 Einwohner/Jahr* geschätzt. Genaue Angaben zur Inzidenz der Refluxnephropathie fehlen. Angehörige der *schwarzen Rasse* und *weiße Männer* erkranken seltener[23,25,38].

Vernarbungen treten meist vor dem 5., wahrscheinlich vor dem 2. Lebensjahr, bei einigen Patienten noch im Jugendalter auf. Die *gefährliche schwere bilaterale Erkrankung* mit *Hochdruck* und *Nierenversagen* wird

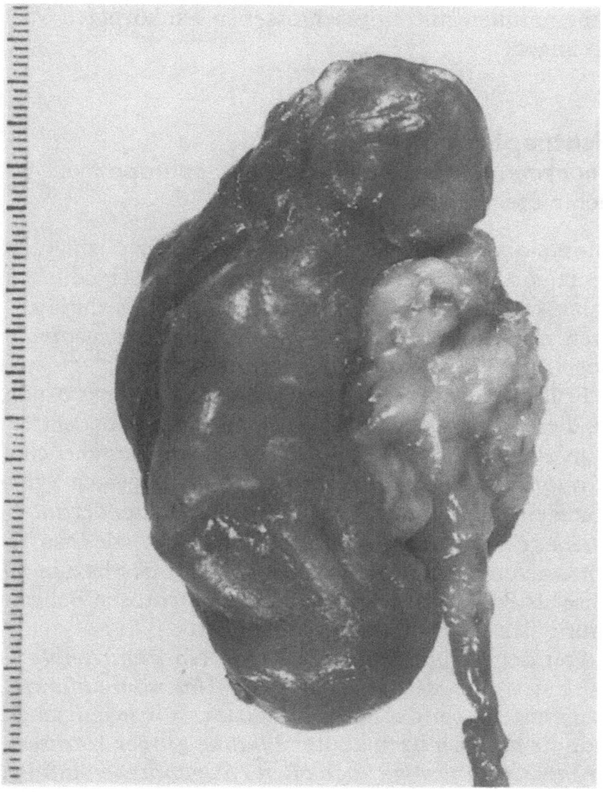

Abb. 2.38. Einseitige Reflux-Nephropathie mit ausgedehnten Narbenbildungen am unteren Nierenpol und im Bereich einer Papillengruppe nahe dem oberen Pol. Nierengewicht 95 g, 47jährige Frau

selten jenseits des 30. Lebensjahres beobachtet. Schwere einseitige Vernarbungen mit leichter Beteiligung der kontralateralen Niere führen ebenfalls zu einem Hochdruck. Dagegen haben *unilaterale Fälle* mit kompensatorisch hypertrophierter kontralateraler Niere eine eher gute Prognose.

Ein *chronisches Nierenversagen* ist bei Kindern unter dem 16. Lebensjahr in 15–20%, ein *Hochdruck bei Kindern* in etwa *30%* und eine *Schwangerschaftstoxämie* in etwa 4% auf eine Refluxnephropathie zurückzuführen.

Ätiologie, Pathogenese. Infolge einer *Entwicklungsstörung mit zu flachem Durchtrittswinkel der Ureteren durch die Blasenwand* ist der *Verschlußmechanismus* der Uretereinmündung in die Harnblase gestört. Bei der Miktion wird Urin *retrograd* über die Ureteren, über das Nierenbecken und über die Sammelrohre bis in die Rindenbereiche gepreßt. Betroffen werden *Nierenpapillen mit klaffendem Ductus Bellini.* Vor allem an den Polregionen mit teilweise verschmolzenen Papillen sind die Sammelrohrmündungen weit offen, während sie an den einfachen Papillen der anderen Markkegel in der Regel schlitzförmig geschlossen sind.

Steriler Urin soll durch die *Druckwellen* mechanisch zu progressiven Parenchymschäden mit Tubulusatrophie und interstitieller Fibrose führen („*Wasser-Hammer-Effekt*"). Bei hohen Druckgradienten können im Fornixbereich Rupturen auftreten, durch die Urin aus dem Nierenbecken über das Bindefettgewebe der Sinus renales in der Umgebung der zur Rinde ziehenden intrarenalen Arterien und Venen dringt und hier interstitielle Fibrosen induziert.

Eine wesentliche pathogenetische Rolle für die Entstehung der Refluxnephropathie spielen früher oder später hinzukommende *bakterielle Keimbesiedlungen durch infizierten Urin.* Da sich ein vesikoureteraler Reflux mit fortschreitendem Wachstum der Harnblase spontan zurückbilden kann, bleibt er als eigentliche Ursache einer erst später klinisch manifesten chronischen Nierenerkrankungen oft unerkannt.

Morphologie. *Makroskopisch* sind *Nierenbecken* und *Kelche* im fortgeschrittenen Stadium bei abgeflachten Papillen und verschmälertem Parenchymsaum *erweitert. Zwei Formen* der Refluxnephropathie werden unterschieden:

- *Herdförmige Vernarbungen* mit Parenchymverschmälerungen bis zu 0,2 cm im Bereich der betroffenen verschmolzenen Papillen, meist an den *Nierenpolen.*
- *Generalisierter Parenchymschaden* mit Befall *aller Papillen.* Diese Form wird bei *sehr jungen Kindern,* vorwiegend Knaben in Verbindung mit massivem vesikoureteralem Reflux in den ersten Lebenswochen gefunden und hat eine *schlechte Prognose.*

Mikroskopisch finden sich im *Frühstadium,* vor allem infolge des Kontaktes des Interstitiums mit infiziertem Urin, Infiltrate aus *neutrophilen* und *eosinophilen Granulozyten, Lymphozyten* und *Plasmazellen.* Es folgt eine *netzförmige interstitielle Fibrose der Rinde.* Nach Fornixrupturen treten *bogenförmige Fibrosen um die großen intrarenalen Blutgefäße* auf. Arterienwandveränderungen mit Mediahypertrophie wie bei chronischer Pyelonephritis mit Hypertonus können hinzukommen. Die *Glomerula* sind im fortgeschrittenen Stadium in den befallenen Abschnitten meist *diffus vernarbt,* die *Harnkanälchen* hochgradig *atrophiert* oder geschwunden. *Papillennekrosen* können auftreten, sind jedoch sehr selten.

Analgetikanephropathie

Synonym: Phenacetinniere

> **Definition.** Eine *chronische bilaterale,* morphologisch durch *chronische interstitielle Nephritis, Rindenatrophie, aseptische Papillennekrose* und *Kapillarwandsklerose* charakterisierte Nierenerkrankung nach *exzessiver langdauernder Einnahme von Analgetikamischpräparaten.*

Epidemiologie, Klinik. Bei Patienten mit chronischer Analgetikaeinnahme wurde bei starkem Abusus das Eintreten einer *chronischen Niereninsuffizienz* mit einer um den Faktor 15 gesteigerten Wahrscheinlichkeit ermittelt. Das *allgemeine kardiovaskuläre* und das *Krebsrisiko* sind bei ihnen *verdoppelt bis verdreifacht.* Für die Jahre 1980 und 1990 wurde der Anteil der Analgetikanephropathie an den renalen Grunderkrankungen frisch Dialysepflichtiger mit 5,4% bzw. 3,7% ermittelt. Bei etwa *30%* der Patienten mit einer *chronischen* Analgetikanephropathie ist mit der Entwicklung einer *terminalen Niereninsuffizienz* zu rechnen. *Urothelkarzinome* der ableitenden Harnwege sind bei diesen Patienten um den Faktor 13 häufiger als im Durchschnitt.

Ätiologie, Pathogenese. Eine chronische Analgetikanephropathie entwickelt sich nicht bei der verstärkten Einnahme von *Monosubstanzen* wie Aspirin oder Paracetamol, sondern nach der *exzessiven Einnahme von Mischpräparaten*, die meistens *Phenacetin, Paracetamol, Acetylsalicylsäure* und *Coffein* enthalten[28,33]. Die Nephrotoxizität dieser Mischung ist wahrscheinlich bedingt durch die Aktivierung eines im inneren Mark abgelagerten stabilen, in der Leber gebildeten Metaboliten.

Ob die Tubuluszelle, die Endothelzelle oder die interstitielle Zelle das primäre Ziel des daraus entstehenden toxischen Effektes sind, ist unklar.

Morphologie. *Makroskopisch* können ein *Früh-*, ein *Intermediär-* und ein *Spätstadium* der Analgetikanephropathie voneinander abgegrenzt werden. Im *Frühstadium* ist der makroskopische Befund normal. Bei Gebrauch von phenacetinhaltigen Analgetika kann jedoch bereits eine Gelbbraunverfärbung im Bereich der Markpyramiden sichtbar sein. Im *Spätstadium* überwiegen verkleinerte Nieren mit glatter oder höckeriger Oberfläche, mit aseptischen Papillennekrosen und Narben.

Makroskopisch und *mikroskopisch* läßt sich die Analgetikanephropathie gleichsam als formalgenetische Stufenleiter mit einer *Aufeinanderfolge von Kapillarwandsklerose, Papillennekrose, interstitieller Nephritis, Parenchymschwund* bis hin zu urothelialen *Karzinomen* erklären.

Als erste erkennbare, zur Papillennekrose führende Schäden sind eine Sklerose der peritubulären Kapillaren und vergleichbare Veränderungen in der Basalmembran der aufsteigenden Henle-Schleife (*kapilläre und tubuläre Sklerose*) zu erkenen. Wahrscheinlich ist die Kapillarwandsklerose nach Absetzen der Analgetika *reversibel.* Dies könnte die klinische Erfahrung erklären, nach der eine Stabilisierung oder Verbesserung der Nierenfunktion nach Absetzen dieser Medikamente im Frühstadium zu erwarten ist.

Elektronenmikroskopisch zeigen die betroffenen Kapillar- und Tubuluswände verdickte lamellierte Basalmembranen mit eingeschlossenen feinkörnigen Verkalkungen.

Gichtnephropathie

Synonyme: Chronische Harnsäurenephropathie, Gichtniere

Epidemiologie, Klinik. Die *Häufigkeit* der Gicht variiert regional erheblich entsprechend unterschiedlichen sozialökonomischen Situationen. Etwa 60% der Patienten mit Gicht haben entsprechende *Nierenveränderungen, in 37% sind sie pathognomonisch*[23,25,29].

Frühestes Anzeichen einer Nierenfunktionsstörung bei dieser Erkrankung ist eine reduzierte Konzentrierungsleistung. Bei 10% der Patienten besteht eine *exkretorische Funktionsstörung*, 25–40% zeigen Symptome einer *Pyelonephritis.* Mit fortschreitender *interstitieller Fibrose* entsteht eine chronische renale Insuffizienz, deren Häufigkeit jedoch während der letzten 30 Jahre als Folge einer besseren medikamentösen Beherrschung der Gicht zurückgegangen ist.

Von der *chronischen Urat- bzw. Harnsäurenephropathie* ist eine *akute Form (sog. Harnsäureinfarkte)* abzugrenzen, bei der Nierenfunktionsstörungen selten sind, die klinisch nach akuter *Bildung großer Harnsäuremengen* (bei *wenige Tage alten Neugeborenen* infolge des vermehrten Zerfalls von Erythroblastenkernen, bei Patienten mit *Leukämien* und unter *Chemotherapie*, nach *Spontannekrosen* großer Tumoren, nach *Hitzschlag* oder bei *Lesch-Nyhan-Syndrom*) beobachtet werden kann und die morphologisch durch massenhafte Ansammlungen von Uratkristallen in Marksammelrohren, die makroskopisch zur Ausbildung gelb-weißer Streifen führen, charakterisiert ist.

Morphologie. *Makroskopisch* sind *beide* Nieren befallen. Bei hinzugekommener Nephrolithiasis sind seitendifferente Schäden häufiger. Die Nierenoberflächen sind oft fein granuliert und können von Narben durchsetzt sein.

Mikroskopisch finden sich neben Harnsäurekristallen in Sammelrohren auch im Interstitium der Markkegel charakteristische *nadelförmige kristalline Harnsäurepräzipitate, die bei der Herstellung der Paraffinschnitte herausgelöst* werden und nur als *charakteristische Lücken* im Äquivalenzbild erkennbar sind. Sie werden von *mehrkernigen Riesenzellen* vom Fremdkörpertyp und von *mononukleären Zellen* (unter Ausbildung von *Gichttophi*) sowie meist von einem fibrosierten Interstitium umgeben. *Degenerative Veränderungen an präglomerulären Blutgefäßen* (Wandverdickung, Hyalinisierung der Intima und der Media) sind vor allem Folge der gleichzeitig bestehenden Hypertonie.

Balkannephropathie

Synonym: Balkannephritis

> **Definition.** Eine *endemische*, auf dem *Balkan* beobachtete *ätiologisch unklare* chronisch fortschreitende *interstitielle Nephritis*.

Epidemiologie, Klinik. Die Erkrankung wurde 1957–1958 in *drei angrenzenden Regionen Jugoslawiens, Bulgariens* und *Rumäniens* in einem 40×200 km großen Bezirk bei Familien entdeckt, die in Tälern hügeliger ländlicher Gebiete leben. Sie ist *mindestens seit 1920* dort verbreitet.

Nach dem 30. Lebensjahr manifestiert sich hier bei unbehandelten Personen eine *chronische Niereninsuffizienz*, von der in einigen Dörfern *30–45% aller Männer* und *Frauen* in etwa gleicher Häufigkeit betroffen sind.

Vor Einführung der Frühdiagnostik starben die Erkrankten innerhalb von 5 Jahren an *chronischer Niereninsuffizienz*. Bei 30–48% treten *maligne Tumoren des Urogenitaltraktes*, vorwiegend Urothelkarzinome des Nierenbeckens und des Harnleiters auf. Bei einem Drittel der Patienten besteht eine *Nephrolithiasis*[23,25,37].

Ätiologie, Pathogenese. Sie sind nach wie vor *unklar*. In der Diskussion sind genetische Faktoren, pflanzliche und Pilztoxine, Immunmechanismen, virale und bakterielle Infektionen sowie toxische Spurenelemente[37].

Morphologie. *Makroskopisch* finden sich im *Spätstadium Schrumpfnieren* von je 20–50 g mit feingranulierter Oberfläche, verschmälertem Parenchym und nicht selten Papillenspitzennekrosen.

Mikroskopisch bestehen eine *diffuse Tubulusatrophie* und *interstitielle Fibrose* sowie eine *uncharakteristische lymphoplasmazelluläre Infiltration*. Die Glomerula sind sklerosiert. Arterien und Arteriolen zeigen nur uncharakteristische Wandverdickungen.

Radiogene Nephropathie

Synonyme: Akute und chronische Bestrahlungsnephropathie; Strahlennephritis

Epidemiologie, Klinik

- Eine *akute radiogene Nephropathie*[23,25,26] entwickelt sich gewöhnlich *6–12 Monate nach einer abdominalen Bestrahlung*. Bei Kindern und Patienten mit zusätzlicher Chemotherapie sind kürzere Intervalle beschrieben worden. Die verabreichten Strahlendosen liegen bei mindestens *23–25* gray für beide Nieren während einer *Bestrahlungsphase von 5–6 Wochen*.
  Klinische Leitsymptome sind eine sich dramatisch entwickelnde Urämie, hypertone Krisen und *zerebrale Störungen*. Die *Letalität* in dieser akuten Phase liegt bei etwa 50%.
- Die *chronische radiogene Nephropathie*[23,25,26] zeigt einen *schleichenden klinischen Beginn*. Offenbar können relativ *kleine Bestrahlungsdosen (5–10 gray)* bei besonders prädisponierten Patienten zu dieser Nephropathie führen. Bei vorbestrahlten Patienten ist eine dem *hämolytisch-urämischen Syndrom* ähnliche klinische Symptomatik nach allogener Knochenmarkstransplantation beobachtet worden. Die meisten dieser Patienten entwickeln eine *terminale Niereninsuffizienz*.

Pathogenese. Es wird angenommen, daß durch die Bestrahlung freigesetzte *toxische Sauerstoffradikale* zur *Lipidperoxidation* und zu *DNA- und RNA-Schäden* an glomerulären Endothel- und Mesangiumzellen und auch an Tubuluszellen führen. *Sekundär* können sowohl eine *renale Ischämie* als auch *hypertensive Schäden* hinzutreten.

Morphologie. *Mikroskopisch* im Vordergrund stehen

- bei der *akuten Form glomeruläre Schäden* mit Schlingennekrosen, kleinen Aneurysmen, Schwellungen des Endothels, Aufsplitterungen der Basalmembranen und auch Verdickungen der Bowman-Kapsel. Die *mesangiale Matrix* ist vermehrt. Kernpolymorphien sind in geschwollenen Tubulusepithelien besonders häufig. In den Wänden *interstitieller Kapillaren* und *Venen* finden sich *Schaumzellen*.
- Bei der *chronischen radiogenen Nephropathie* dominieren *uncharakteristische glomeruläre und tubulointerstitielle Vernarbungen*. Hinweisend können Intimaproliferationen im Bereich der Interlobulararterien sein. Wandhyalinosen sind dagegen uncharakteristisch.

Literatur

1.–14. Weiterführende Literatur (▷ S. 95)
15. Bohle A, Jahnecke J, Meyer D, Schubert GE (1976) Morphology of acute renal failure: Comparative data from biopsy and autopsy. Kidney Int 10:9–16
16. Bohle A, Biwer E, Christensen JA (1988) Hyperperfusion injury of the human kidney in different glomerular diseases. Am J Nephrol 8:179–186
17. Bohle A, Freislederer A, Grossmann T, Kendziorra H, Schubert B (1988) Acute renal failure – clinical aspects and morphology. Klin Wochenschr 66:808–816
18. Bohle A, v Gise H, Schubert B et al. (1988) Transmission and scanning electron microscopy investigations on the structure of the ultrafilter of glomeruli in human acute renal failure. Am J Nephrol 8:112–117
19. Bohle A, Kressel G, Müller CA, Müller GA (1989) The pathogenesis of chronic renal failure. Pathol Res Pract 185:421–440
20. Bohle A, Christensen J, Kokot F et al. (1990) Acute renal failure in man: new aspects concerning pathogenesis. A morphometric study. Am J Nephrol 10:374–388
21. Brady HR, Singer GG (1995) Acute renal failure. Lancet 346:1533–1540
22. Catell WR (1992) Lower and upper urinary tract infection in the adult. In: Cameron S, Davison AM, Grünfeld JP, Kerr D,

Ritz E (eds) Textbook of clinical nephrology. Oxford Medical Publications, Oxford New York Tokyo, pp 1676–1719
23. Churg J, Cotran RS, Sinniah R, Sakaguchi H, Sobin LH (1985) Renal disease. Classification and atlas of tubulo-interstitial diseases. Igaku-Shoin, Tokyo New York
24. Cos LR, Cockett ATK (1982) Genitourinary tuberculosis revisited. Urol 20:11–117
25. Cotran RS, Rubin RH, Tolkoff-Rubin NE (1986) Tubulointerstitial disease. In: Brenner BM, Rector FC jr (eds) The kidney. Saunders, Philadelphia, pp 1143–1174
26. Crosson JT, Keane WF, Anderson WR (1994) Radiation nephropathy In: Tisher CC, Brenner BM (eds) Renal pathology, 2nd edn, vol. 1. Lippincott, Philadelphia, pp 937–947
27. Dal Canton A (1995) Adhesion molecules in renal disease. Kidney Int 48:1687–1696
28. Eknoyan G (1994) Current status of chronic analgesic and nonsteroidal anti-inflammatory drug nephropathy. Curr Opin Nephrol Hypertension 3:182–188
29. Foley RJ, Weinmann EJ (1984) Urate nephropathy. Am J Med Sci 288:208–211
30. Jentsch TJ (1996) Chloride channels: a molecular perspective. Curr Opin Neurobiol 6:303–310
31. Kelly CJ, Tomaszewski JE, Neilson EG (1994) Immunopathogenic mechanisms of tubulointerstitial injury. In: Tisher CC, Brenner BM (eds) Renal Pathology, 2nd edn, vol. 1. Lippincott, Philadelphia, pp 699–722
32. Linari F, Marangella M (1991) Oxalate nephropathy pathophysiology and biochemical features. In: Amerio A, Coratelli P, Massry SG (eds) Tubulo-interstitial nephropathies. Kluwer Academic Publishers, Boston Dordrecht London, pp 75–84
33. Mihatsch MJ, Brunner FP, Gloor FJG (1994) Analgesic nephropathy and papillary necrosis. In: Tisher CC, Brenner BM (eds) Renal pathology, 2nd edn, vol. 1. Lippincott, Philadelphia, pp 905–936
34. Minetti L (1992) Kidney involvement in plasma cell dyscrasias. In: Cameron S, Davison AM, Grünfeld JP, Kerr D, Ritz E (eds) Textbook of clinical nephrology. Oxford Medical Publications, Oxford New York Tokyo, pp 562–576
35. Noiri E, Romanov V, Forest T et al. (1995) Pathophysiology of renal obstruction: Therapeutic role of synthetic RGD peptides in acute renal failure. Kidney Int 48:1375–1385
36. Ooi BS, Jao W, First MR, Mancilla R, Pollak VE (1975) Acute interstitial nephritis: A clinical and pathologic study based on renal biopsies. Am J Med 59:614–628
37. Polenakovic M (1991) Balkan nephropathy. In: Amerio A, Coratelli P, Massry SG (eds) Tubulo-interstitial nephropathies. Kluwer Academic Publishers, Boston Dordrecht London, pp 129–136
38. Risdon RA (1994) Pyelonephritis and reflux nephropathy. In: Tisher CC, Brenner BM (eds) Renal pathology, 2nd edn, vol. 1. Lippincott, Philadelphia, pp 832–862
39. Schleiffer T, Klooker P (1995) Klinik des akuten Nierenversagens. In: Brass H, Philipp T, Schulz W (Hrsg) Manuale Nephrologicum. Dustri, Deisenhofen, VIII, 1–2:1
40. Schneider JA, Lovell H, Calhoun F (1990) Update on nephropathic cystinosis. Pediatr Nephrol 4:645–653
41. Schubert GE (1967) Die pathologische Anatomie des akuten Nierenversagens. Ergebn Allg Pathol 49:1–112
42. Scriver CR (1986) Cystinuria. N Engl J Med 315:1155–1157
43. Singer DRJ, Evans DJ (1989) Renal impairment in sarcoidosis: granulomatous nephritis as an isolated cause (two case reports and review of literature). Clin Nephrol 26:250–256
44. Thadani R, Pascual M, Bonventre V (1996) Acute renal failure. N Engl J Med 334:1448–1460

Pathologie des allogenen Nierentransplantats

Ischämischer bzw. Konservierungsschaden

Bei etwa *30% der primär nicht funktionierenden Transplantatnieren* findet sich bioptisch ein *ischämischer bzw. Perfusionsschaden*, der *lichtmikroskopisch* an *weitgestellten*, häufig vom Zelldetritus ausgefüllten *proximalen Tubuli mit Büstensaumdefekten* und geschwollenem Zytoplasma des Epithels erkennbar ist. Ein begleitendes *interstitielles Ödem* kann vorhanden sein oder fehlen. In schweren Fällen reicht das Spektrum des tubulären Schadens bis hin zu einer *herdförmigen* oder *kompletten Nekrose des Biopsats*. Sekundär entstandene Fibrinpräzipitate in präglomerulären Gefäßlichtungen sind häufig. *Prognostisch* kann bei fehlenden Nekrosen mit einer strukturellen Restitution und einer exkretorischen Funktionsverbesserung gerechnet werden[18].

Perakute Abstoßung

Es handelt sich um eine *heute kaum noch zu beobachtende*, sich klinisch *schon während der Operation manifestierende Komplikation*, die makroskopisch zu einer *hochgradigen Schwellung* und *lividen Verfärbung* des zur Durchblutung freigegebenen Spenderorgans führt und die sich lichtmikroskopisch in einer *massiven Erythro- und Leukostase* bei *Endothelschäden* und *Mikrothromben* auch in präglomerulären Gefäßen äußert[18]. Das Endresultat besteht in einer *akuten hämorrhagischen Nierenrindennekrose.*

Ausgelöst wird diese überschießende Abstoßung durch *präformierte humorale zytotoxische Antikörper*, die vor allem mit im Endothel des Spenderorgans gelegenen Blutgruppenantigenen und Histokompatibilitätsantigenen reagieren.

Akute interstitielle (zelluläre) Abstoßung
(Abb. 2.39)

Es handelt sich um die *häufigste Form der Abstoßung*[18,20,25,26], die sich *innerhalb weniger Tage im Transplantat* herdförmig ausbreiten kann, die klinisch durch einen *exkretorischen Funktionsverlust*, durch eine Schwellung und Schmerzhaftigkeit des Organs vermutet werden kann und die *lichtmikroskopisch* gekennzeichnet ist durch eine *vorwiegend lymphozytäre interstitielle Infiltration (60–80% sind CD8-positive zytotoxische T-Zellen)* mit Übergreifen dieser Zellelemente auf die tubulären Basalmembranen und auf das Tubulusepithel, unter Ausbildung einer sog. Tubulitis. Dieser Befund der *Tubulitis* wird für die *Diagnosestellung* der akuten oder floriden interstitiellen Abstoßung *gefordert.* Eine auf das Interstitium beschränkte Infiltration

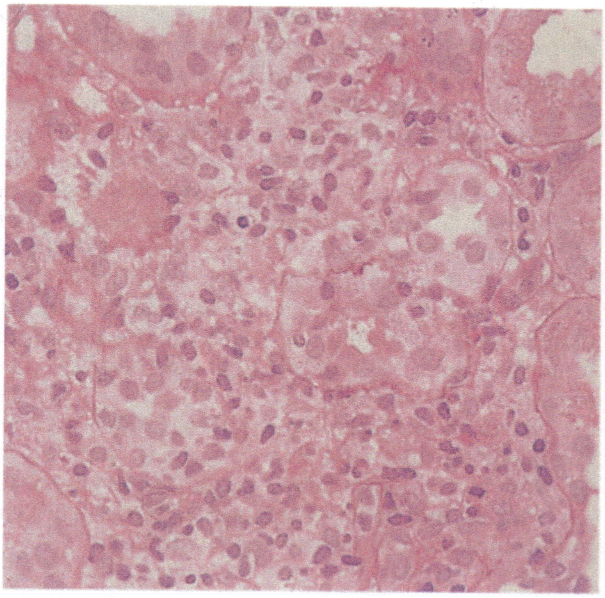

Abb. 2.39. Herdförmige floride interstitielle Transplantatabstoßung: Vorwiegend lymphozytäre Infiltration des Interstitiums mit Lymphozyten in benachbarten, zum Teil in Auflösung befindlichen Tubulusepithelverbänden („Tubulitis"). PAS, ×360

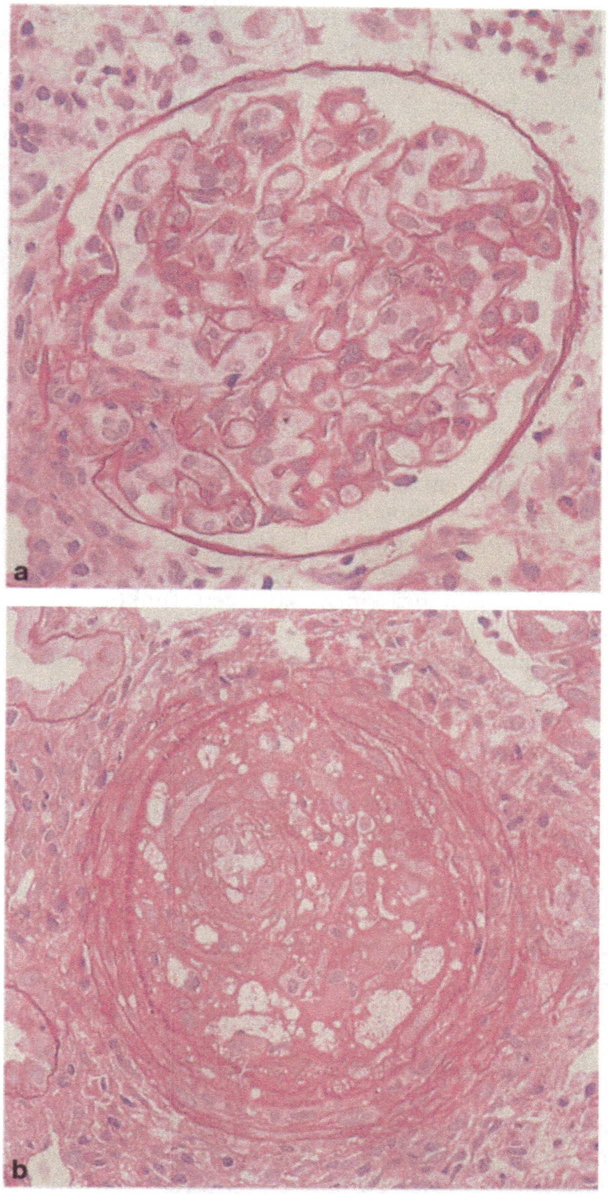

Abb. 2.40. a, b. Vaskuläre Transplantatabstoßung: **a** Transplantatglomerulitis (Frühphase) mit Endothelzellschwellung und mononukleären Zellen sowie einigen Granulozyten in den Lichtungen. PAS, ×720; **b** Obliterierende vaskuläre Abstoßung mit Schaumzellen, Fibroblasten und reichlich extrazellulärer Matrix in der hochgradig verbreiterten Intima einer Arcuataarterie (Spätphase). PAS, ×360

ist dagegen nicht pathognomonisch. In der Regel spricht die floride interstitielle Abstoßung sehr gut an auf eine intensivierte immunsuppressive Rejektionsbehandlung. Bei unbeherrschter interstitieller Abstoßung ist mit einer *fortschreitenden Tubulusatrophie* und *interstitiellen Fibrose* zu rechnen. Dabei können auch in abgeflachten atrophischen Epithelverbänden noch lange Lymphozyten erkennbar sein (*chronische interstitielle Abstoßung*).

Vaskuläre Abstoßung (Abb. 2.40a, b)

Dieser Abstoßungstyp[18,20,25,26] kann für sich allein oder zusammen mit einer, dann in der Regel schon früher eingetretenen interstitiellen Abstoßung bestehen und ebenfalls zu einer *erheblichen Funktionseinschränkung des Transplants* führen.

Die *charakteristischen morphologischen Schäden* entwickeln sich in den *präglomerulären Gefäßen* und in den *Glomerula*. Dabei ist häufig ein früherer und stärkerer Befall der größeren Gefäße, d.h. der *prärenalen Nierenarterienäste*, der *Interlobar-* und *Acuataarterien* zu beobachten. Dies ist bei der Beurteilung kleiner Nierenbiopsate mit wenigen und ausschließlich kleinen präglomerulären Gefäßen einschränkend zu beachten. In den betroffenen Gefäßsegmenten kommt es zur *Anlagerung zahlreicher Lymphozyten an geschwollene prominente vakuolisierte Endothelzellen*, die, häufig von ihrer Unterlage abgelöst, dann über einem verbreiterten, in der *Frühphase* von plasmatischem Material, später von mononukleären Zellen, Fibroblasten, Schaumzellen und kollagenen Fasern ausgefülltem subendothelialem bzw. intimalem Raum liegen. Dies kann zu einer hochgradigen *Gefäßeinengung*, bei komplizierender lokaler Thrombose zu einem *vollständigen Gefäßverschluß* mit Entwicklung herdförmiger, meist hämorrhagischer Nekrosen führen. *Immunhistologisch* innerhalb der betroffenen Gefäßwände nachweisbare Ablagerungen von Immunglobulinen und Komplementkomponenten sind zumindest teilweise auf einen unspezifischen, sog. „*trapping*"*-Effekt* zurückzuführen.

Häufig setzt sich der vaskuläre Schaden auf die glomerulären Kapillarschlingen fort und führt zum Bild der sog. *Transplantatglomerulitis* mit zellvermehrten Kapillarschlingen, in denen sich außer dem geschwollenen und prominenten Endothel vorwiegend mononukleäre Zellen in den Lichtungen befinden. Bei fehlenden oder nur kleinkalibrigen präglomerulären Gefäßen im Biopsat bedeutet der Nachweis der Transplantatglomerulitis ein differentialdiagnostisch wichtiges indirektes Indiz für eine vaskuläre Abstoßung, das in der sog. Banff-Klassifikation[27] des Abstoßungsschadens unverständlicherweise keine Berücksichtigung gefunden hat.

Bei dieser, klinisch wesentlich schwerer zu beherrschenden Abstoßungsform kann sich im *chronischen Stadium* eine *hochgradig stenosierende Intimasklerose* mit dazwischen gelegenen schaumzellig transformierten Makrophagen entwickeln. Die *Antigenität des Endothels im Allotransplantat bleibt offensichtlich auch über Jahre hinweg erhalten.* Dafür sprechen akute Rezidive der vaskulären Abstoßung nach Absetzen der Immunsuppression bei einem komplett funktionslosen, jedoch noch im Empfänger belassenen Transplantat.

Mit einer *akuten vaskulären Abstoßung* ist *frühestens 7 Tage nach Transplantation* zu rechnen. Es handelt sich um eine primäre humorale und/oder zelluläre Immunantwort auf Spenderantigene. An der eigentlichen Abstoßungsreaktion sind nach entsprechender Antigenerkennung *spezifische T-Zellen*, durch Lymphokine aktivierte Monozyten und Makrophagen, direkt die Zielzellen zerstörende zytotoxische *T-Lymphozyten* sowie eine antikörperabhängige zelluläre Zytotoxizität von *unspezifischen Zellen* (Killerzellen oder Makrophagen) und eine *komplementabhängige Zytotoxizität* beteiligt[22,23,25].

Rekurrierende renale Grunderkrankungen

Grundsätzlich kann eine Reihe primär glomerulärer und nicht glomerulärer Grunderkrankungen *im Nierentransplantat wieder auftreten*[17,19]. Dies kann wie bei der fokalen und segmentalen Sklerose und bei „minimal changes“ *schon wenige Stunden* nach dem Anschluß des Transplantats, andererseits *erst nach vielen Jahren* wie bei einer diabetischen Glomerulosklerose der Fall sein. *Im Durchschnitt* manifestiert sich jedoch die Rekurrenz der früheren Grunderkrankung innerhalb der *ersten 6 Monate* nach dem Transplantationszeitpunkt. Charakteristischerweise kommt es dabei häufig zu einer Diskrepanz zwischen dem bioptisch eindeutig nachgewiesenen strukturellen Schaden einerseits und der ungewöhnlich milden klinischen Symptomatik andererseits. Meistens sind es eine *große Proteinurie* und ein dadurch bedingtes *nephrotisches Syndrom*, die klinisch auf die erneute Manifestation der früheren Grunderkrankung aufmerksam machen. In den wenigsten Fällen kann jedoch ein endgültiges Transplantatversagen allein auf das Rezidiv im Transplantat zurückgeführt werden.

Primär glomeruläre Erkrankungen, deren *Wiederauftreten* im Transplantat mit unterschiedlicher Häufigkeit gesichert ist, sind die *membranoproliferative Glomerulonephritis Typ II (90–100%)*, die *membranoproliferative Glomerulonephritis Typ I (40–70%)*, die *IgA-Glomerulonephritis (30–50%)*, die *Antibasalmembran-Glomerulonephritis (50%)*, die *fokale und segmentale Glomerulosklerose bei „minimal changes“ (20–30%)*, die *membranöse Glomerulonephritis (10%)*, die *Glomerulopathie bei hämolytisch-urämischem Syndrom (10%)*, die *nekrotisierende intra- und extrakapilläre Glomerulonephritis bei Wegener-Granulomatose (unter 5%)* und die *SLE-assoziierte Glomerulonephritis (unter 1%)*.

Die seltene Rekurrenz der SLE-assoziierten Glomerulonephritis und möglicherweise auch diejenige der bei Wegener-Granulomatose entstandenen Glomerulonephritis ist möglicherweise Folge der kontinuierlichen immunsuppressiven Abstoßungsbehandlung.

Weitere *systemische Erkrankungen*, die sich *im Transplantat wieder manifestieren können*, sind die *diabetische Glomerulosklerose* bzw. *Nephropathie*, die *Oxalose*, die *Amyloidose*, das *LCAT-Syndrom*, die *Fabry-Erkrankung* und die *Sklerodermie*.

Es ist kritisch anzumerken, daß die Einstufung einer glomerulären Erkrankung im Transplantat, vor allem dann, wenn keine Systemerkrankung besteht, als rekurrierende oder De-novo-Form immer dann *problematisch ist*, wenn die *renale Grunderkrankung des Patienten morphologisch nicht gesichert wurde*. Dies ist gegenwärtig in etwa 30% der transplantierten oder transplantationsbedürftigen Patienten der Fall.

Glomeruläre De-novo-Erkrankungen

Am häufigsten wird im Transplantat eine *De-novo-membranöse Glomerulonephritis* beobachtet (*1–10% der Transplantate*)[18]. Sie manifestiert sich *klinisch* mit einer *großen Proteinurie* und mit fakultativ vorhandenem *nephrotischem Syndrom. Morphologisch* finden sich wie in der nicht transplantierten Niere *subepitheliale Depots*, meistens dem Stadium I oder II entsprechend. Daneben können Veränderungen bestehen, die sonst auch bei der chronischen Transplantatglomerulopathie mit Verbreiterung und Aufhellung des subendothelialen Raumes vorkommen. Im Transplantat sind die subepithelialen elektronendichten Depots meistens relativ klein. Dementsprechend ist auch die immunhistologisch erfaßbare, an den Kapillarwänden orientierte Ablagerung von IgG, häufig auch von C3-Komplement, auffallend feingranulär.

Vor allem *nach längerer Laufzeit* werden in Nierentransplantaten *glomeruläre De-novo-Schäden* beobachtet, die phänotypisch als *fokale* und *segmentale Sklerose* bezeichnet werden können, die jedoch mit großer Wahrscheinlichkeit keine einheitliche, sondern eine Reihe von Ursachen besitzen können, zu denen eine *Ischämie*, eine arterielle *Hypertonie*, eine *Hyperfiltra-*

tion bei stark reduzierter Nierenmasse, eine *chronische Cyclosporin-A-Arteriolopathie* und eine fortgeschrittene *chronische Transplantatglomerulopathie* zählen. Es handelt sich in diesen Fällen weder vom morphologischen Gesamtbefund noch von der klinischen Symptomatik her um die fokale und segmentale Sklerose bei „minimal changes".

Bei transplantierten Patienten mit einer *hereditären Glomerulonephritis vom Alport-Typ* ist in 5–15% mit der Entwicklung einer *Antibasalmembran-Glomerulonephritis* zu rechnen. Das im Transplantat vorhandene sog. *Goodpasture-Antigen*, lokalisiert in der α3-Kette des Kollagen Typ IV der glomerulären Basalmembran, wird vom Empfängerorganismus als fremd erkannt und immunologisch nicht toleriert.

Renale Cyclosporin-A-Toxizität

Die Einführung von Cyclosporin A als Immunsuppressivum Anfang der 80er Jahre führte zu einer wesentlich besseren Beherrschung der Rejektion bei Nieren-, Herz-, Leber-, Pankreas- und Knochenmarkstransplantierten. Sein wesentliches *Wirkungsprinzip* besteht in einer *Hemmung der T-Helferzellfunktion*. Insbesondere unterdrückt es bei ihnen die Synthese und Freisetzung von Interleukin 2 und anderen Lymphokinen, die für eine abstoßungsfördernde Immunantwort notwendig sind. Cyclosporin A kann jedoch, und zwar dosisabhängig, zu toxischen, funktionellen und strukturellen Schäden der Niere, der Leber und des Pankreas führen. *Klinisch* ist seine Nephrotoxizität trotz der seit der Anfangsphase erfolgten Dosisreduktion ein Problem geblieben[15].

Als klassische, zwar nicht spezifische, doch charakteristische morphologische Zeichen eines *renalen Cyclosporin-A-Schadens* galten zunächst eine *isometrische Vakuolisierung des Zytoplasmas proximaler Tubuli, dort nachweisbare Riesenmitochondrien, tubuläre Einzelzellnekrosen und Mikroverkalkungen* sowie eine eigentümliche, zur Obliteration neigende, *präglomeruläre Arteriolopathie* mit auch in peripheren Wandschichten nachweisbarem hyalinem Material. Zusammen mit entsprechenden glomerulären Schäden wurden Mischbefunde wie bei einem hämolytisch-urämischen Syndrom beobachtet[24].

In der Zwischenzeit sind diese „klassischen" Cyclosporin A-Schäden aufgrund der reduzierten, immunologisch ausreichenden Dosierung kaum noch im Transplantatbiopsat zu finden. Dies schließt jedoch eine auch bei dieser verminderten Dosierung vorhandene *„funktionelle Toxizität"*, die vor allem in einer präglomerulären Vasokonstriktion und in einer Störung der proximalen Tubuli besteht, keineswegs aus. Für die präglomeruläre Vasokonstriktion fehlt ein morphologisches Korrelat im Biopsat. *Verdächtig* auf einen tubulotoxischen Cyclosporin-A-Effekt ist auch heute noch eine *eigentümliche, fast homogene Aufhellung des Zytoplasmas proximaler Tubuli bei weitgestellten Lichtungen*. Erst bei höherer lichtmikroskopischer oder elektronenmikroskopischer Vergrößerung ist in diesen Epithelien eine äußerst diskrete Vesikulierung erkennbar.

Das neuere *Immunsuppressivum FK 506* ist strukturell nicht mit dem Cyclosporin A verwandt, soll das Immunsystem jedoch in gleicher Weise hemmen und sich auch hinsichtlich seiner Nephrotoxizität ähnlich verhalten.

Schrumpf- und Endstadiumnieren

- Als *Schrumpfnieren* werden Nieren mit erworbener Größenabnahme (*Gewicht mindestens 30% unter der Norm*) bezeichnet. Die glatte oder höckerige Oberflächenbeschaffenheit dieser Nieren läßt in Verbindung mit dem Nierenbeckenbefund (Papillenspitzennekrosen, Erweiterungen, Steine) gewisse pathogenetische Rückschlüsse zu. Da in der Regel jedoch mehrere pathogenetische Faktoren, vor allem sekundäre intrarenale Gefäßveränderungen und auch sekundäre entzündliche Prozesse beteiligt sind, ist eine klare Zuordnung auch histologisch häufig schwierig. Das frühere Überwiegen der pyelonephritischen Schrumpfnieren besteht jedoch sicher nicht mehr. Im Vordergrund stehen vielmehr diabetische und glomerulonephritische, oft arterio- und arteriolosklerotische überlagerte Schrumpfnieren. Dabei spielen für die Progression der meisten primär glomerulären Erkrankungen zur terminalen Niereninsuffizienz irreversible sekundäre tubulointerstitielle Begleitschäden häufig eine wesentliche Rolle[16].
- Mit dem Begriff der *Endstadiumniere* wird eine Sonderform der Schrumpfniere bezeichnet, die sich nach *Langzeitdialysebehandlung entwickelt*[21]. Es handelt sich um eine *besondere zusätzliche pathologische Organinvolution* mit einer hochgradig stenosierenden „muskulomukoiden" Intimahyperplasie der Interlobar- und Arcuataarterien sowie der Interlobularterien. Auch Venenwände zeigen eine hyperplastische Media. Unterschiedlich alte Thromben können durch angiomartige Gefäßproliferationen organisiert sein. Verkalkungen, Oxalatablagerungen, sekundäre Knorpel- und Knochenbildungen kommen vor.

Trotz des Verlustes der exkretorischen Funktion besitzen diese Endstadiennieren in mehrfacher Hinsicht *klinische Relevanz*. So kann die *persistierende Erythropoietinbildung* einer chronischen Anämie entgegenwirken-, vor der Einführung der gentechnischen Erythropoietinherstellung ein wichtiger Grund, Schrumpfnieren auch trotz einer Nierentransplantation zu belassen. Eine ebenfalls anhaltende *Reninproduktion* kann dagegen zur *Aufrechterhaltung einer Hypertonie* beitragen. Rezidivierende Pyelonephritiden in den Schrumpf- bzw. Endstadiumnieren bilden jedoch in der Regel eine Indikation zur Nephrektomie.

Eine besondere Form der Endstadiumniere, die als *sekundäre polyzystische Transformation* oder auch als erworbene Zystenniere bezeichnet wird, entwickelt sich bei 35–50% aller Patienten nach *Langzeitdialyse*. Bei Transplantierten können sowohl die eigenen Nieren als auch das Transplantat betroffen sein.

Die Bedeutung dieser erworbenen zystischen Nierenerkrankung liegt in einer deutlich *erhöhten Tumorinzidenz*. In 10–20% dieser Nieren finden sich mikroskopisch oder makroskopisch sichtbare *„Adenome"* nach einer etwa 3jährigen Dialysezeit. Bei 3–6% der Fälle sind *Adenokarzinome* nach 5jähriger Dialyse beschrieben worden. Insgesamt ist das *Risiko einer Nierenkarzinomentwicklung nach Langzeitdialyse um das bis 10fache, bei zusätzlich bestehenden erworbenen Nierenzysten um das 50fache erhöht.*

Literatur

1.–14. Weiterführende Literatur (▷ S. 95)
15. Bennett WM, DeMattos A, Meyer MM, Andoh T, Barry JM (1996) Chronic cyclosporine nephropathy: The Achilles' heel of immuno-suppressive therapy. Kidney Int 50:1089–1100
16. Bohle A, Kressel G, Müller CA, Müller GA (1989) The pathogenesis of chronic renal failure. Pathol Res Pract 185:421–440
17. Cameron JS (1994) Recurrent renal disease after renal tranplantation. Curr Opin Nephrol Hypertension 3:602–607
18. Croker BP, Ramos EL (1994) Pathology of the renal allograft. In: Tisher CC, Brenner BM (eds) Renal pathology, 2nd edn, vol. 2. Lippincott, Philadelphia, pp 1591–1640
19. Dantal J, Giral M, Hoormant M, Soulillou JP (1995) Glomerulonephritis recurrences after kidney transplantation. Curr Opin Nephrol Hypertension 4:146–154
20. Gaber LW, Moore LW, Alloway RR et al. (1996) Correlation between Banff classification, acute renal rejection scores and reversal of rejection. Kidney Int 49:481–487
21. Heptinstall RH (1992) End-stage renal disease. In: Heptinstall RH (ed), Pathology of the kidney, 4th edn. Little Brown & Co, Boston Toronto London, pp 713–777
22. Koskinen P, Lemström K, Häyry P (1996) Chronic rejection. Curr Opin Nephrol Hypertension 5:269–272
23. Massy ZA, Guijarro C, Wiederkehr MR, Ma JZ, Kasiske BL (1996) Chronic renal allograft rejection: Immunologic and nonimmunologic risk factors. Kidney Int 49:518–524
24. Mihatsch MJ, Thiel G, Ryffel B (1988) Morphologic diagnosis of cyclosporin-nephrotoxicity. Semin Diagn Pathol 5:104–121
25. Milford EL, Hancock W, Carpenter CB (1994) Immunopathogenetic mechanisms of allograft rejection. In: Tisher CC, Brenner BM (eds) Renal pathology, 2nd edn, vol. 2. Lippincott, Philadelphia, pp 1581–1590
26. Solez K, Battaglia D, Fahmy H, Trpkov K (1993) Pathology of kidney transplant rejection. Curr Opin Nephrol Hypertension 2:904–911
27. Solez K, Axelsen RA, Benediktsson H et al. (1993) International standardization of criteria for the histologic diagnosis of renal allograft rejection: The Banff working classification of kidney transplant pathology. Kidney Int 44:411–422

Tumoren der Niere

S. Störkel

Weiterführende Literatur

1. Eble JN (ed) (1990) Tumors and tumor-like-conditions of the kidneys and ureters. Churchill Livingstone, New York Edinburgh London Melbourne
2. Helpap B (1993) Atlas der Pathologie urologischer Tumoren. Springer, Berlin Heidelberg New York Tokyo
3. Mostofi FK (ed) (1981) Histological typing of kidney tumors. In: International histological classification of tumours, No 25, WHO, Geneva
4. Murphy WM, Beckwith JB, Farrow GM (1994) Tumors of the kidney, bladder, and related urinary structures. Atlas of tumor pathology, 3rd series, fascicle 11, AFIP
5. Olson S (1984) Tumors of the kidney and urinary tract. Color atlas and textbook. Munksgaard. Copenhagen
6. Petersen RO (1994) Urologic pathology, 2nd edn. Lippincott, Philadelphia
7. Störkel S (1993) Karzinome und Onkozytome der Niere. Fischer, Stuttgart Jena New York
8. Vogelzang N (in press) Comprehensive textbook of genitourinary cancer. Wiley & Sons, New York Chichester Brisbane Toronto
9. Bostwick DG, Eble JN (eds) (1997) Urologic surgical pathology. Mosby, St. Louis Baltimore Boston Carlsbad Chicago Naples New York

Allgemeine Hinweise zur Klinik

Klinische Symptome bei Nierentumoren finden sich erst in fortgeschrittenen Fällen nach einem langen symptomfreien Intervall. Die in 5–15% auftretende *klassische Symptomentrias Hämaturie, Flankenschmerz* und *Flankentumor* stellt einen *Spätbefund* dar, wobei die schmerzlose Makrohämaturie mit 32–65% am häufigsten gefunden wird[56,74,90]. Die durch die Obstruktion der Vena spermatica bedingte, vor allem linksseitig auftretende *Varikozele* ist mit 1,5–5% ein seltener Befund bei der klinischen Untersuchung. *Unspezifische tumorassoziierte Symptome* wie Abgeschlagenheit, Gewichtsverlust, Fieber, Übelkeit und Erbrechen sind dagegen häufiger und in absteigender Reihenfolge bei 8–40% der Patienten zu finden[90].

Laborchemisch ergeben sich bis heute keine spezifischen Marker für das Vorliegen eines Nierentumors. Auffallend sind Veränderungen einiger hämatologischer Parameter wie eine nicht blutungsbedingte *normochrome Anämie* in bis zu 75% der Patienten bzw. eine *Erythrozytose* in bis zu 6% der Patienten als Folge einer tumorbedingten erhöhten Produktion von Erythropoietin, verbunden mit einer *erhöhten BSG*[71]. Darüber hinaus weist die *Sichelzellanämie* eine auffallend häufige Assoziation zu dem seltenen *Sammelgangkarzinom auf*[13]. *Paraneoplastische Syndrome*, bedingt durch eine tumoreigene Produktion von Parathormon-, Insulin-, Glukagon- und Gonadotropinähnlichen Substanzen, sind als *kasuistisch* anzusehen[90]. Das mit einer gestörten Leberfunktion sowie Hepatomegalie ohne Ikterus einhergehende *Stauffer-Syndrom* wird in bis zu 15% der Nierentumorpatienten gefunden[41,94]. Für eine gehäufte Assoziation mit einer *Amyloidose* ergibt sich entgegen früheren Mitteilungen in der Literatur kein Anhalt.

Radiologische Methoden, besonders die seit Anfang der 80er Jahre zunehmende Verbreitung der *Sonographie*, resultierten in einer *besseren Früherkennung* vor allem kleiner, asymptomatischer Tumoren[96]. Die Sonographie spielt eine große Rolle bei der Abgrenzung einfacher zystischer von soliden Läsionen, die Problematik zystischer Tumoren wird jedoch von dieser Methode nicht gelöst. Zusammen mit dem Ausscheidungsurogramm stellt sie die Basisdiagnostik zum Tumornachweis dar[90]. Das *Computertomogramm* sowie das *Kernspintomogramm* weisen bei gleichmäßig hoher Sensitivität und Spezifität mit 95% die höchste Treffsicherheit auf[59]. Dies betrifft vor allem die Tumorinfiltration in das perirenale Fettgewebe (pT2 versus pT3), Nierenvenen- und Vena-cava-Befall (pT3b) und den Lymphknotenbefall. Das *Angiogramm* mit der Möglichkeit, Subtypen des Nierenzellkarzinoms prä-operativ wahrscheinlich zu machen – wie bei Hypovaskularität ein chromophiles Nierenzellkarzinom bzw. bei einem Radspeichenphänomen ein renales Onkozytom – spielt nur noch eine untergeordnete Rolle[21,61].

Epidemiologie, Ätiologie

- *Häufigkeit:* Das *Nierenzellkarzinom* ist der *häufigste maligne Tumor der Niere* und macht *3% aller malignen Tumorerkrankungen* aus[90]. In Deutschland rangiert es in der Häufigkeitsliste auf Platz 10 bei den *Männern* und auf Platz 14 bei den *Frauen*. Insgesamt erkranken etwa 8000 Personen pro Jahr neu, im Jahr 1994 waren 2,4% aller Krebstodesfälle auf ein Nierenzellkarzinom zurückzuführen[95].
- *Alter- und Geschlechtsverteilung:* Das *Geschlechtsverhältnis* beträgt 2–3 : 1 (m : w)[65,74,90]. Die *altersbezogene Inzidenz* steigt vom 35. Lebensjahr kontinuierlich an und erreicht im *sechsten Lebensjahrzehnt* den *Höhepunkt* (80% aller Nierenzellkarzinome werden zwischen dem 40. und 69. Lebensjahr gefunden)[74,99]. Nierenzellkarzinome (überwiegend

klarzellige Nierenzellkarzinome) kommen sporadisch auch im *Kindesalter* vor, treten jedoch hinter der Inzidenz des Wilms-Tumors weit zurück.

- *Geographische Verteilung:* Nierenzellkarzinome werden in *allen geographischen Regionen* und bei *allen Volksgruppen* gefunden, wobei sich die *höchste Inzidenz* von 4,5–5,0 pro 100000 Einwohner in den *skandinavischen Ländern* findet[65].
- *Assoziation mit anderen Krankheiten:* Wenngleich die sporadischen Fälle bei weitem überwiegen, so sind auch *familiäre Formen* bekannt. Am bekanntesten ist das von *Hippel-Lindau-Syndrom*, bei dem es bereits im frühen Erwachsenenalter und ohne Bevorzugung des männlichen Geschlechts zur Entwicklung von *klarzelligen Nierenzellkarzinomen* kommt[33]. Daneben gibt es einige wenige *Familien* mit Nierenzellkarzinomen ohne von Hippel-Lindau-Syndrom, bei denen entweder *klarzellige* oder *chromophile Nierenzellkarzinome* auftreten. Ferner besteht eine Assoziation zwischen der *Sichelzellanämie* und dem *Nierenzellkarzinom vom Ductus Bellini Typ*, zwischen der adulten Form der *polyzystischen Nieren* und dem *klarzelligen Nierenzellkarzinom* sowie zwischen der sog. *„end-stage kidney"* und dem *klarzelligen und chromophilen Nierenzellkarzinom*[13,46,48,67,93,106]. Das Risiko für die letzte Gruppe liegt ca. 9mal höher als für die Normalbevölkerung (▷ S. 171).
- *Chemische Noxen:* Wenngleich im *Tiermodell* die Rolle spezifischer Karzinogene, wie z. B. *Nitrosoverbindungen* und *Arylamidverbindungen*, zur Erzeugung von epithelialen Nierenzelltumoren außer Frage steht, ergeben sich für die *Humanpathologie keine eindeutigen Beweise* dafür, daß *industrielle Karzinogene, Viren* oder *Bestrahlungen* ursächlich bei der Karzinomentstehung beteiligt sind[4,68]. In einigen Studien wird auf eine erhöhte Assoziation zwischen dem *Rauchen* und dem Nierenzellkarzinom hingewiesen, jedoch ergibt sich keine sichere Korrelation zum Verbrauch an anderen Genußmitteln (*Kaffee, Alkohol*) wie auch zum *sozioökonomischen Status*[31,74].

Epitheliale Tumoren der Niere

Klassifikation. Der derzeitige, noch gültige Klassifikationsvorschlag epithelialer Nierentumoren der WHO unterscheidet zwischen *Nierenzelladenomen (NZA)* und *Nierenzellkarzinomen (NZK)*, ohne eine weitere Subtypisierung vorzunehmen[72]. Auch die im AFIP-Band (1994) vorgeschlagene Einteilung von Murphy und Farrow ist nicht stringent und berücksichtigt nur teilweise die im deutschen Sprachraum meist verwandte, primär zytologisch/histologisch sowie histogenetisch orientierte und zwischenzeitlich zytogenetisch untermauerte *Klassifikation nach Thoenes et al. (1986)*[70,109]. Diese umfaßt mit Modifikationen und Erweiterungen *5 Grundtypen* sowie *5 weitere, insgesamt*

Tabelle 2.10. Relative Häufigkeit der verschieden epithelialen Nierentumortypen

Klarzelliger Typ	**73%**
Chromophiler Typ	**12%**
Onkozytärer Typ	**5%**
Chromophober Typ	**5%**
Ductus Bellini-Typ	**<1%**
Neuroendokriner Typ	<1%
Metanephroider Typ	<1%
Nephroblastomatöser Typ	<1%
Spindelzellig-pleomorpher Typ	1%
Unklassifizierter Typ	<1%

seltene Formen, die zum Teil *auch blastemisch/mesenchymale Tumoranteile* aufweisen (Tabelle 2.10).

- DD Adenom/Karzinom: Problematisch ist bis heute die morphologische Abgrenzung der Adenome von den Karzinomen der Niere[74].

Einigkeit herrscht bei der Einordnung des *onkozytären* und *metanephroiden Typs* in die Gruppe der *Adenome*.

Alle anderen Typen (klarzelliger-, chromophiler-, chromophober-, Ductus Bellini-, neuroendokriner-, spindelzellig-polymorpher Typ) sind als *maligne* bzw. *potentiell maligne* zu bezeichnen, weshalb sie zu den *Nierenzellkarzinomen* gerechnet werden.

Seltene Fälle von synchronen, multiplen zumeist nur wenige mm im Durchmesser messenden Tumoren werden als sog. *renale Adenomatose* beschrieben, wobei entweder ein *chromophiler* oder ein *onkozytärer* Typ beobachtet wurden[105].

Abkommend von der in der Literatur falsch interpretierten Bell'schen 3 cm Regel wurde ein *pragmatischer Vorschlag für den diagnostischen Alltag* entwickelt, der neben dem *Tumordurchmesser* auch das *Grading* miteinschließt[7,109].

- Dabei werden *Tumoren unter 1 cm Durchmesser* mit einem *Malignitätsgrad 1* als *Adenome*,
- Tumoren mit einem *Durchmesser von 1–3 cm* und einem *Malignitätsgrad 1* als Tumoren mit *geringer metastatischer Potenz* bzw. *unbekannter Dignität* und
- *Tumoren über 3 cm Durchmesser* mit einem *Malignitätsgrad 1* sowie *Tumoren jedweder Größe* und einem *Malignitätsgrad 2 und 3* als *Karzinome* eingestuft.

Erste zytogenetische und molekulargenetische Daten weisen auf eine *Adenom-Karzinom-Sequenz* bei den epithelialen Nierentumoren hin[104,113].

Nierenzellkarzinom (ICD-O M-8312/3)

Stadieneinteilung. Die Stadieneinteilung der Nierenzellkarzinome erfolgt auf der Basis des *T-, N- und M-Status*, die zusätzlich eine Gruppierung in Tumorstadien ermöglicht (Tabelle 2.11)[43].

Tabelle 2.11. TNM-Klassifikation der Nierenzellkarzinome

Stadium	*Definition*
TX	Primärtumor kann nicht bestimmt werden
T0	Kein Hinweis auf einen Primärtumor
T1	Tumor ≦2,5 cm im größten Durchmesser, beschränkt auf die Niere
T2	Tumor >2,5 cm im größten Durchmesser, beschränkt auf die Niere
T3a	Tumor infiltriert die Nebenniere oder das perirenale Fettgewebe
T3b	Tumor infiltriert eine Hilusvene oder die Vena cava bis unterhalb des Zwerchfells
T3c	Tumor infiltriert die Vena cava bis oberhalb des Zwerchfells
T4	Tumor wächst infiltrierend durch die Gerota-Fascie
NX	Regionäre Lymphknoten sind nicht untersucht
N0	Keine Metastasen in regionären Lymphknoten
N1	Metastase in einem regionären Lymphknoten, <2 cm im größten Durchmesser
N2	Metastase in einem regionären Lymphknoten >2 cm aber <5 cm im größten Durchmesser bzw. multiple Metastasen in Lymphknoten, jedoch keine >5 cm im größten Durchmesser
N3	Metastase(n) in regionärem(n) Lymphknoten >5 cm im größten Durchmesser
MX	Fernmetastasierung kann nicht nachgewiesen werden
M0	Keine Fernmetastasierung
M1	Fernmetastasierung

Stadiengruppierung

I	T1	N0	M0
II	T2	N0	M0
III	T1	N1	M0
	T2	N1	M0
	T3a	N0	M0
	T3a	N1	M0
	T3b	N0	M0
	T3b	N1	M0
	T3c	N0	M0
	T3c	N1	M0
IV	T4	jedes N	M0
	jedes T	N2	M0
	jedes T	N3	M0
	jedes T	jedes N	M1

Grading der Nierenzellkarzinome. Beim Grading von Nierenzellkarzinomen haben sich die auf *zytologischen (nukleären) Kriterien* basierenden Vorschläge jenen mit Einschluß histologischer Kriterien überlegen erwiesen[71]. Neben dem *4 Grade* umfassenden *nukleären Grading von Fuhrman* ermöglicht auch das *3 Grade* umfassende, *an die WHO angelehnte nukleäre Grading* eine exakte Erfassung der Prognose[28,99]. Dabei wird der *Gesamttumor analysiert* und der *höchste Grad* unabhängig von seiner Quantität angegeben. Die Definition der 3 Kerngrade ist wie folgt[109]:

- *Grad 1:* Die Kerne der Tumorzellen entsprechen weitgehend denen *normaler Tubulusepithelien.* Sie sind rundlich bis oval. Das Chromatin ist fein verteilt, gelegentlich kondensiert bis zur Pyknose. Die Nukleolen entsprechen in Größe, Lage und Anzahl jenen normaler Tubulusepithelien. Es finden sich praktisch keine Mitosen.
- *Grad 2:* Die Kerne sind *größer* als jene normaler Tubulusepithelien und *variieren mäßiggradig* in Größe und Gestalt. Das *Chromatin* ist *verklumpt* und ein oder zwei vergrößerte *Nukleolen* treten auf. *Mitosen* finden sich gelegentlich.
- *Grad 3:* Die Kerne sind *polymorph, stark vergrößert* und variieren bis zur Ausbildung von *Riesenkernen.* Das *Chromatin* ist *grobschollig.* Häufig kommen extrem *vergrößerte* und in der Regel *mehrere,* irregulär im Kern verteilte, meist randständige *Nukleolen* vor. Man findet *zahlreiche* und auch *atypische Mitosen.*

Prognose. Als onkologischer Standard für die Prognoseabschätzung beim Nierenzellkarzinom ist das *TNM-Staging* (alternativ das *Staging nach Robson*) und das *Grading* anzusehen[43,84]. Die *5-Jahres-Überlebensrate* beträgt 98% im TNM-Stadium 1, 93% im TNM-Stadium 2, 58% im TNM-Stadium 3 und 33% im TNM-Stadium[4]. Im *Robson-Stadium* 1 werden das TNM-Stadium 1 und 2 zusammengefaßt und das TNM-Stadium 3 in die Robson-Stadien 2 und 3 getrennt. Daraus resultieren 5-Jahres-Überlebensraten von 93%, 70%, 40% und 30% für die Robson-Stadien 1–4[29,66,100]. Die *Tumorinvasion der Hilus-Venen* (vergleiche TNM-Klassifikation) stellt keinen starken Prognosefaktor dar[60,69,87]. Bei einem *Tumorwachstum über die Kapsel hinaus* (pT3a) sinken die 5-Jahres-Überlebensraten auf ca. 50–60%, bei einem Lymphknotenbefall auf <20%. Bei einem Nachweis von *Fernmetastasen* betragen die 5 bzw. 10-Jahres-Überlebensraten 20% bzw. 0%[31].

Unter den verschiedenen Gradingvorschlägen zum Nierenzellkarzinom sind jene, die auf nukleärer Basis beruhen, am geeignetsten[2,28,38,42,109]. Die verschiedenen *Grade der nukleären Atypie* korrelieren mit der immunhistologisch bestimmten *Proliferationsrate* sowie *autoradiographischen* Ergebnissen[16,57,77,78]. Auch *morphometrische Parameter* wie Kernfläche, Kerndurchmesser, Kernumfang und Kernformfaktor oder die Zahl und Lokalisaton der Nukleolen sind prognostisch bedeutsam[20,25,32,39,40,50,70,110]. Es besteht eine direkte Korrelation zwischen der Größe, Anzahl und Fläche der *AgNORs* und dem Malignitätsgrad[15,41,114]. Auch *DNA-Image-* und *Flow-Zytometrie* demonstrierten einen Anstieg der S-Phasenfraktion und der Aneuploidierate mit steigendem Grading[5,8,35,44,79,98,99]. Auch in 1–2 mm im Durchmesser messenden Nierentumoren konnten zytometrisch Daten erhoben werden, die jenen metastasierender Nierenzellkarzinome entsprachen, was für die Dignitätsabschätzung (Adenom/Karzinom) von Bedeutung ist[8,99]. 10 Jahre nach Operation lebten 79% der Patienten mit *diploiden* Tumoren und 50% der Patienten mit *aneuploiden* Tumoren[80]. In renalen Onkozytomen werden Polyploidisierungen und in geringerem Maße auch Aneuploidie gefunden, was nicht als Malignitätsindikator anzusehen ist[6,22,49,79,103]. Der prognostische Wert histologischer (*Wachstumsmuster*) und zytoplasmatischer (*Zelltyp*) Parameter wird widersprüchlich beurteilt[41,58]. Es ist mittlerweile akzeptiert, daß der *eosinophile/granuläre Phänotyp* einem *Dedifferenzierungsschritt* entspricht, was mit einer *schlechteren Prognose* vergesellschaftet ist[4,109]. Das gleiche gilt für die *spindelzelligen* und *pleomorphen* (*sarkomatoiden*) Typen[27,81,82,100].

Morphologie

Nierenzellkarzinom, klarzelliger Typ

(ICD-O M-8312/3)

Makroskopie (Abb. 2.41): Nierenzellkarzinome des klarzelligen Typs zeigen ein von der Tumorgröße unabhängiges Erscheinungsbild. *Kleine* Tumoren (meist <3 cm) sind *rund, primär intrakortikal gelegen,* während *größere* Tumoren häufig *knotig* und *lobuliert* mit einer *polyzyklischen Oberfläche* sich über die Nierenoberfläche erheben. Eine graue bis weiße *Pseudokapsel* aus komprimiertem Nierenparenchym und kollagenen Faserbündeln umgibt den Tumor. Auf der *Schnittfläche* zeigt der Tumor eine typisch *gelbe Farbe,* was mit dem hohen Fett- und Glykogengehalt vor allem der gut differenzierten Tumorzellen korreliert. Gelegentlich entwickeln sich *grau-* bis *weißfarbene Areale* von *fester Konsistenz,* die sklerotischen oder entdifferenzierten (sarkomatoiden) Tumoranteilen entsprechen. Als charakteristisch ist eine *„bunte Schnittfäche“* anzusehen. Über 90% der klarzelligen Nierenzelltumoren sind *solide* aufgebaut, einige Tumoren weisen *zystische Regressionen* auf und nur ganz vereinzelt finden sich *primär zystische klarzellige Nierenzellkarzinome* mit bis zu 2–3 cm großen Zysten mit einem klaren flüssigen, teilweise gelblich geleeartigen Inhalt und intraseptal gelegenen, soliden, wenige mm großen gelbfarbenen Tumorherden. *Tumorregression* führt zur *Erweichung,* glasiger Beschaffenheit und schmutzig beigefarbenen Tumorarealen, während die nur vereinzelt in mäßiggradig differenzierten, regelmäßig jedoch in schlecht differenzierten klarzelligen Nierenzellkarzinomen auftretenden *Nekrosen* infolge rezidivierter Hämorrhagien Farbunterschiede von schwarz über braun zu rot aufweisen. Im Gegensatz dazu weisen *hochdifferenzierte Nierenzellkarzinome häufig ausgedehnte Sklerosierungen* mit *dystrophen Kalzifikationen* bis hin zu *Knochenbildungen* auf.

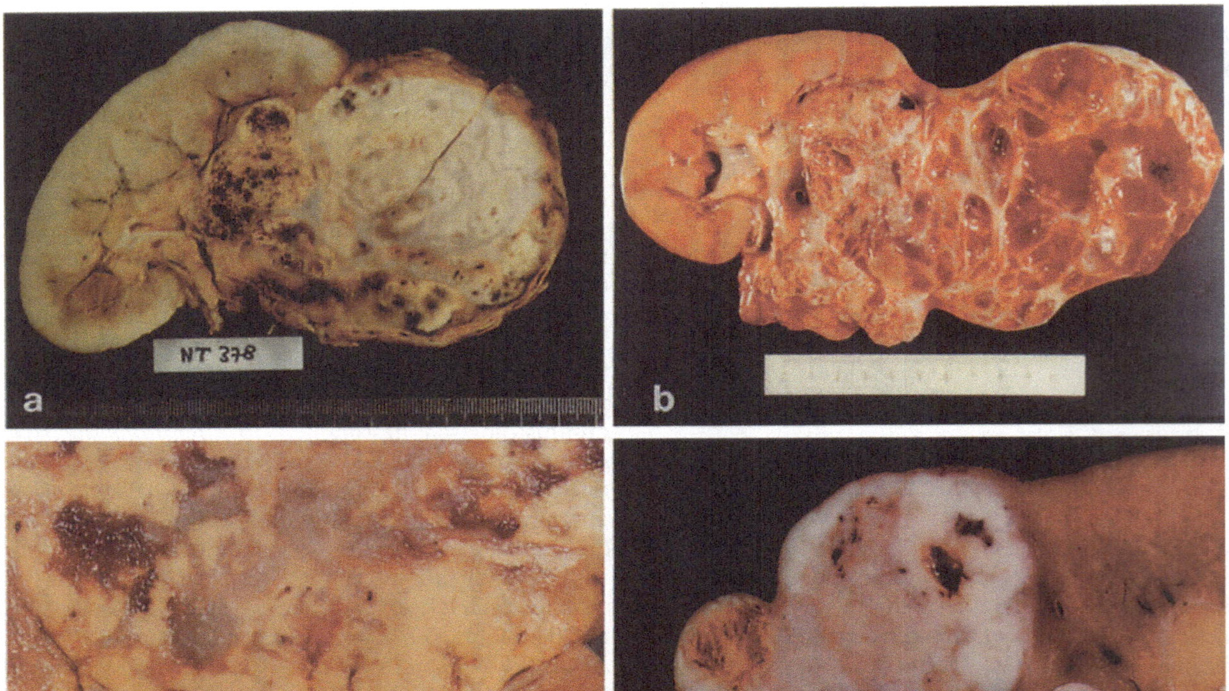

Abb. 2.41. a Klarzelliges NZK mit gelblichen und weißen Tumoranteilen sowie herdförmigen Einblutungen im Parenchym. **b** Klarzelliges NZK vom zystischen Typ. **c** Schnittfläche eines klarzelligen NZK mit typischen gelblichen Tumoranteilen und grauweißen fibrösen Regressionsraten. **d** Schnittfläche eines klarzelligen NZK mit weißlichen Tumoranteilen (entsprechend sarkomatoiden Grad-3-Arealen). (Aus Störkel[103])

Mikroskopie (Abb. 2.42): Zytologisch ist der klarzellige Grundzelltyp charakterisiert durch *polygonale, mitunter kubische* und *zylindrische Zellen* mit einem Durchmesser von 10–40 µm. Das *Zytoplasma* erscheint im HE-Schnitt *klar bzw. mehr oder weniger transparent,* was auf die Akkumulation von Phospholipiden und Neutralfetten als Ausdruck des gestörten Glukose- und Glykogenstoffwechsels zurückzuführen ist[86,97]. Diese Ablagerungen werden nach einer *PAS-* und *Sudanrot-Färbung* sichtbar, während mit der *Hale-Färbung* fokale membranöse Mikrovilliformationen sowie gelegentliche intrazytoplasmatische Luminabildungen nachzuweisen sind.

Ultrastrukturell kommen *basale Einfaltungen* analog jenen proximaler Tubulusepithelien vor. Dies trifft vor allem für *gut differenzierte klarzellige Nierenzellkarzinome (Grad I)* zu, die einen zentral gelegenen pyknotischen und hyperchromatischen rundlichen Kern aufweisen (mittlerer Durchmesser Grad I = 5–8 µm).

Im Zuge der *Dedifferenzierung* werden die *Kerne größer, unregelmäßiger* (mittlerer Durchmesser Grad II = 7–11 µm, Grad III = 10–14 µm) und weisen *große Nukleolen* auf. Die zytoplasmatische Transparenz wird zunehmend durch eine *diffuse,* gelegentlich *perinukleäre Eosinophilie* und *Granularität* (sog. *Zentroplasma*) ersetzt, was auf eine Akkumulation von Zellorganellen zurückzuführen ist. Diese zytoplasmatischen Phänomene werden von der WHO und in der angloamerikanischen Literatur unter einem eigenständigen Tumorzelltyp (*granular cell*), geführt. Ferner beobachtet man bei der Tumorprogression *Mitochondrien mit Form- und Crista-Unregelmäßigkeiten,* globuläre Intermediärfilament-Aggregate und Myelinfiguren, sowie einen zunehmenden Verlust des Glykogengehaltes[1].

Parallel hierzu kommt es zu einer *Proliferationssteigerung* der klarzelligen Nierenzellkarzinome, mit einer *mittleren Proliferationsrate von 2% für Grad I-Tumoren,* 6% für *Grad II-Tumoren* und *29% für Grad III-Tumoren.* Das *vorherrschende histologische Wachstumsmuster* ist bei 96% der klarzelligen Nierenzellkarzinome *solid,* bei 2% *zystisch* und bei 2% *tubulopapillär;* uniforme Muster sind dabei häufiger als pluriforme Muster. Das solide Wachstumsmuster zeigt Trabekel unterschiedlicher Größe und Form eingebettet in ein gut vaskularisiertes bindegewebiges Stroma, welches mit

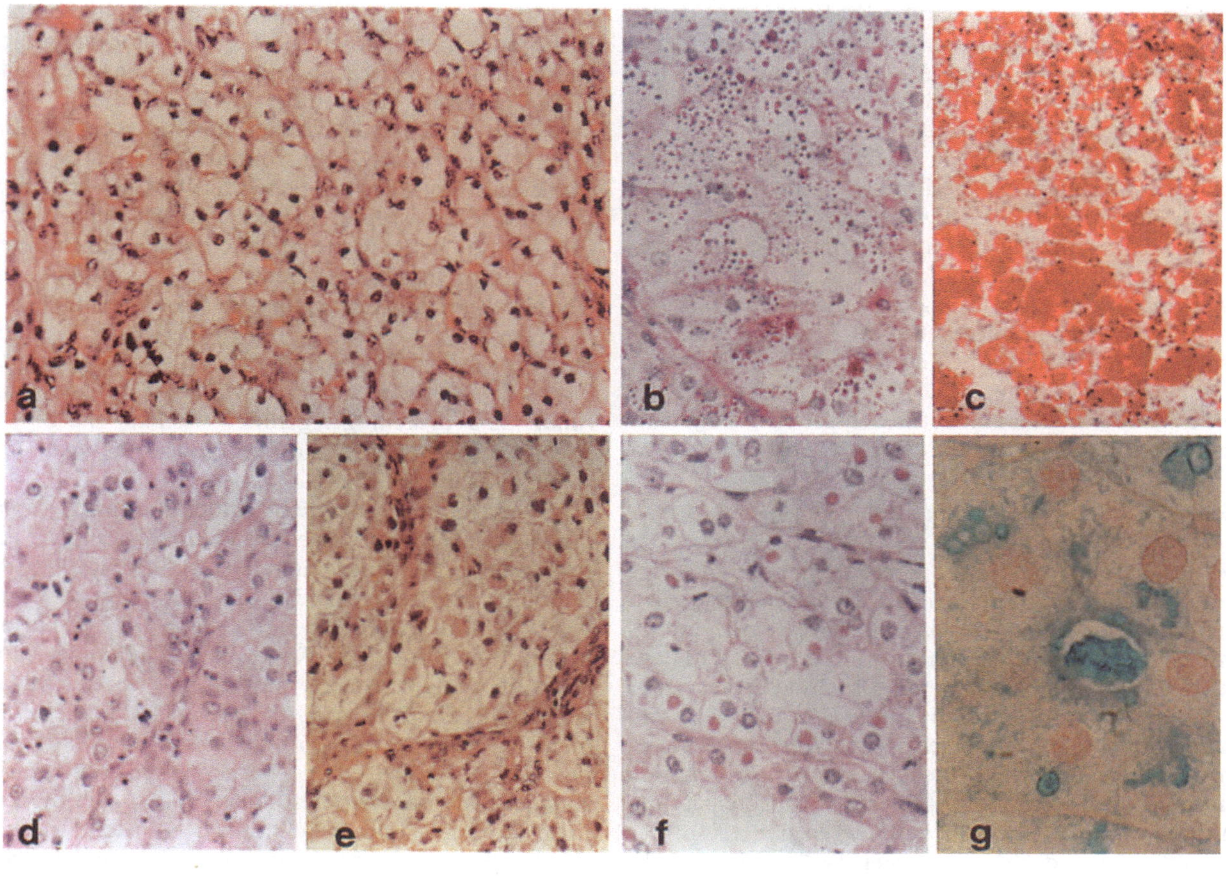

Abb. 2.42. a Klarzelliges NZK (Grundzelltyp), HE, 304:1. **b** Klarzelliges NZK (Grundzelltyp), Alkohol-PAS, 486:1. **c** Klarzelliges NZK (Grundzelltyp), Sudan-Rot, 76:1. **d** Klarzelliges NZK (Variante mit diffuser zytoplasmatischer Eosinophilie), HE, 304:1. **e** Klarzelliger NZK (Variante mit perinukleärer Eosinophilie), HE, 304:1. **f** Klarzelliges NZK mit intrazytoplasmatischen Globulen, HE 486:1. **g** Klarzelliges NZK mit intrazytoplasmatischen Lumina, Hale, 1024:1. (Aus Störkel[103])

Tabelle 2.12. Immunhistologische Differentialdiagnose epithelialer und mesenchymaler Nierentumoren

	CK 8–18	CK 13	CK 19	VIM	UEA 1	CD 34	Des min	Aktin	HMB 45	NSE+ S100	Chro-mogr.	N-CAM	CLA
NZK, klarzelliger Typ	+	–	(+)	+	–	–	–	–	–	–	–	–	–
NZK, chromophiler Typ	+	–	(+)	+	–	–	–	–	–	–	–	–	–
NZA, onkozytärer Typ	+	–	(+)	–	–	–	–	–	–	–	–	–	–
NZK, chromophober Typ	+	–	(+)	–	+	–	–	–	–	–	–	–	–
NZK, Ductus Bellini-Typ	+	–	+	(+)	+	–	–	–	–	–	–	–	–
NZK, neuroendokriner Typ	+	–	–	–	–	–	–	–	–	+	+	–	–
NZA, metanephroider Typ	(+)	–	–	+	–	–	–	–	–	–	–	–	–
Nephroblastom	(+)	–	–	+	–	–	(+)	(+)	–	(+)	–	+	–
Leiomyom/Leiomyo-SA	(+)	–	–	+	–	–	+	+	–	–	–	–	–
Rhabdomyo-SA	(+)	–	–	+	–	–	+	–	–	(+)	–	–	–
Hämangiom/Hämangio-SA	(+)	–	–	+	+	+	–	–	–	–	–	–	–
Hämangioperizytom	–	–	–	+	–	–	–	(–)	–	–	–	–	–
Angioleiomyolipom	(+)	–	–	+	–	(+)	(+)	+	+	(+)	–	–	–
Lipom/Lipo-SA	–	–	–	+	–	–	–	–	–	+	–	–	–
Chondro-SA	–	–	–	+	–	–	–	–	–	+	–	–	–
MFH	(+)	–	–	+	–	(+)	+	+	–	–	–	–	–
Malignes Lymphom	–	–	–	+	–	(+)	–	–	–	–	–	–	+

steigendem Malignitätsgrad vermehrt rundzellig infiltriert ist und gelegentlich *Hämorrhagien, Hämosiderinablagerungen,* degenerativ veränderte elastische Fasern, *Kalzifikationen* und *ossäre Metaplasien* aufweist. Regressive Veränderungen finden sich besonders ausgeprägt bei der zystischen Wachstumsform.

Immunhistologie (Tabelle 2.12): Das vorherrschende Charakteristikum der klarzelligen Nierenzellkarzinome ist die *Koexpression von zylinderepitheltypischen Keratinen* und *Vimentin,* wobei mit zunehmender Entdifferenzierung Vimentin verstärkt exprimiert wird und die *perimembranöse* Markierung zugunsten einer *perinukleären* Markierung aufgegeben wird[17]. Bürstensaumassoziierte Antigene können mit Hilfe von Antikörpern gegen *Villin, γ-GT sowie CD 10* und *CD 13* dargestellt werden und erlauben am Gefrierschnitt eine diagnostische Zuordnung.

Nierenzellkarzinom, chromophiler Typ

(ICD-O M-8312/3)

Makroskopie (Abb. 2.43): Nierenzellkarzinome des chromophilen Typs kommen als *solitäre,* gelegentlich auch *multiple Tumoren* (z. B. im Rahmen einer *Adenomatose*) vor. Sie zeigen ein kontinuierliches Größenspektrum von *wenigen mm* im Durchmesser *bis über 20 cm* im Durchmesser, sind *rundlich* konfiguriert und werden außenseitig von einer breiten *fibrösen Pseudokapsel* unterschiedlicher Dicke begrenzt. Nur größere Tumoren und solche mit schlechter Differenzierung sind *multinodulär* und z. T. *unscharf* begrenzt. Auf der *Schnittfläche* sind kleine Tumoren (<2 cm im Durchmesser) *kompakt,* von beiger, z. T. auch blaßgelber Farbe und *meist unmittelbar unter der Capsula fibrosa renis* zu finden. Größere und gut differenzierte Tumoren wölben sich wie eine Halbkugel über die Nierenoberfläche und weisen als Zeichen massiver *Hämorrhagien* häufig zentral *krümelige Nekrosen* von brauner Farbe auf. Gelegentlich sind diese Tumoren nahezu vollständig *nekrotisch* und die Nekrosemassen quellen nach Einschnitt des Tumors hervor. In diesen Fällen muß man nach Resten vitalen Tumorgewebes in Form gelblich glitzernder Gewebsformationen (bedingt durch Cholesterin speichernde Schaumzellen) an der Innenseite der Pseudokapsel suchen. Auf der Schnittfläche sind sowohl nekrotische als auch vitale Tumoranteile durch eine fein-filigrane, federförmig verzweigte, stellenweise *krümelige Tumormatrix* gekennzeichnet.

Mikroskopie (Abb. 2.43): Zytologisch ist der chromophile Grundzelltyp charakterisiert durch *kleine kubische Zellen* mit *spärlich basophilem Zytoplasma* und *runden bis ovalen, gelegentlich vesikulären, zentralständigen Kernen* mit häufigen Überlappungen (entsprechend einem Grad I).

Elektronenmikroskopisch findet man im Zytoplasma nur wenige *Zellorganellen, Mikrovilli-ähnliche Projektionen* an der apiko-lateralen Zellmembran und basal zahlreiche fingerförmige bzw. netzartige *Zellmembranausstülpungen.* Gelegentlich kann das Zytoplasma, bedingt durch intensive Neutralfettablagerungen, auch einen hellzelligen Aspekt aufweisen, während bei zunehmender *Dedifferenzierung* (≧ Grad II) eine *immer intensivere diffuse zytoplasmatische Eosinophilie/Granularität* als Folge einer Mitochondrienaugmentation entsteht. In letztgenannten Fällen ändert sich die Zellform von kubisch nach zylindrisch, die Kerne wandern von basal nach zentral oder apikal und die *singulären Nukleoli* werden *prominent.*

Selten formiert sich ein *Onkozyten-ähnlicher Zellaspekt* oder sarkomatoide Transformation mit einem *spindelzelligen* und *pleomorphen Phänotyp.* Diese zy-

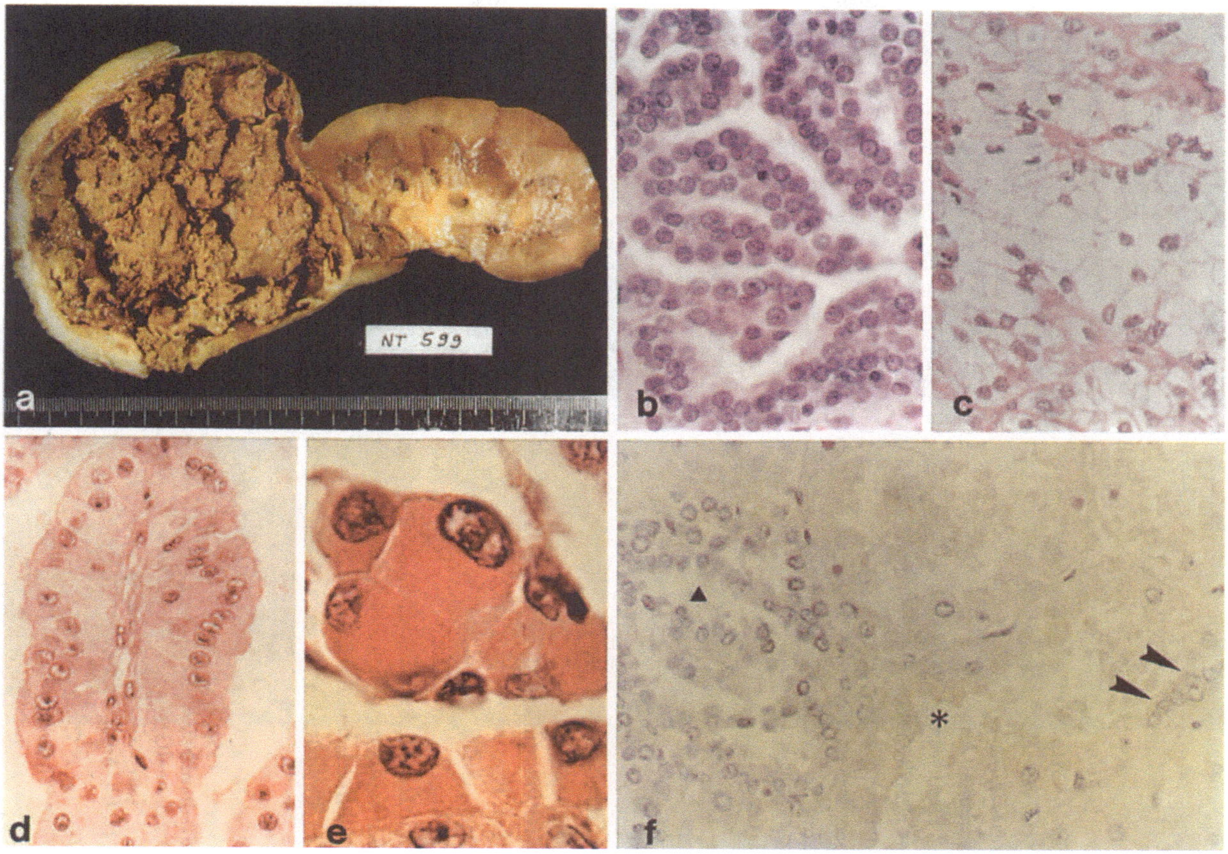

Abb. 2.43. a Chromophiles Nierenzellkarzinom; rundlicher, scharf begrenzter, nekrotisch zerfallender Tumor mit Blutungsresiduen (braune Farbe). **b** Chromophiles Nierenzellkarzinom (basophiler Grundzelltyp) mit tubulopapillärem Wachstumsmuster, HE, 572 : 1. **c** Chromophiles Nierenzellkarzinom (lipidreiche Variante), HE, 486 : 1. **d** Chromophiles Nierenzellkarzinom (eosinophile Variante), HE, 486 : 1. **e** Chromophiles Nierenzellkarzinom (eosinophile Variante, onkozytenähnliche Zellen), HE, 1024 : 1. **f** Übergang/Anschluß (▲) eines chromophilen Nierenzelltumors (▲) an einen proximalen Tubulus (*Stern*), HE, 481 : 1. (Aus Störkel[103])

toplasmatischen Phänomene der Tumorzellen werden analog zum klarzelligen Nierenzellkarzinom von der WHO und im angloamerikanischen Schrifttum unter dem Begriff „granular cell“ geführt, wobei die onkozytenähnliche Form („resembling oncocytes“) besonders hervorgehoben wird.

Das *Wachstumsmuster* des chromophilen Nierenzellkarzinoms ist *stets papillär,* gelegentlich *tubulo-papillär* und wird *solide* in schlecht- und undifferenzierten Tumorabschnitten. Die *bindegewebigen Papillen* (Endaufzweigungen) sind schlecht vaskularisiert und werden häufig durch Ödemseen und Schaumzellen sowie auch Psammomkörper aufgetrieben[63]. Mit *steigendem Malignitätsgrad* kommt es auch hier zu einer Vermehrung der intratumoralen Lymphozyten- und Plasmazellinfiltration[102].

Immunhistologie (Tabelle 2.12): Nierenzellkarzinome des chromophilen Typs zeigen ein weitgehend gleichartiges Verhalten wie die klarzelligen Nierenzellkarzinome, was Ausdruck ihrer gemeinsamen antigenen Verwandtschaft zum proximalen Tubulus ist. Der positive Nachweis der *Lektine DBA* und *SBA* kann differentialdiagnostisch genutzt werden[103], der *Antikörper RCC 38* färbt *selektiv* chromophile Tumorzellen an.

Nierenzellkarzinom, chromophober Typ (ICD-O M-8312/3)

Makroskopie (Abb. 2.44): Nierenzellkarzinome des chromophoben Typs sind gekennzeichnet durch eine *scharfe Grenze zum umgebenden Gewebe,* eine *leicht lobulierte Oberfläche* und einen *großen* oder gelegentlich mehrere miteinander verschmelzende *Tumorknoten,* die durch dünne Bindegewebssepten separiert werden. Im *nicht fixierten Zustand* erscheint die Schnittfläche meist *orangefarben,* während *nach Formalinfixation* die Farbe von *blaßbraun* zu *sandfarben* und *beige* wechselt. Eine *hellere Schnittfläche* ist mit einem besseren Differenzierungsgrad (*Grad I*) vergesellschaftet, während eine schlechtere Differenzierung (*Grad II* oder *III*) mit dunkleren Farbtönungen einhergeht. Entscheidend ist das gleichförmige Erscheinungsbild der Schnittfläche, das nur vereinzelte Blutungsresiduen aufweist, niemals Nekrosen erkennen läßt und nur wenige fibrotische Areale mit gelegentlichen körnigen Kalzifikationen verzeichnet.

Mikroskopie (Abb. 2.44): Der *Grundzelltyp* des chromophoben Nierenzellkarzinoms ist charakterisiert durch eine *große polygonale Zelle* mit *hellem, feinnetzig* retikuliertem, *nicht transparentem (!) Zytoplasma*

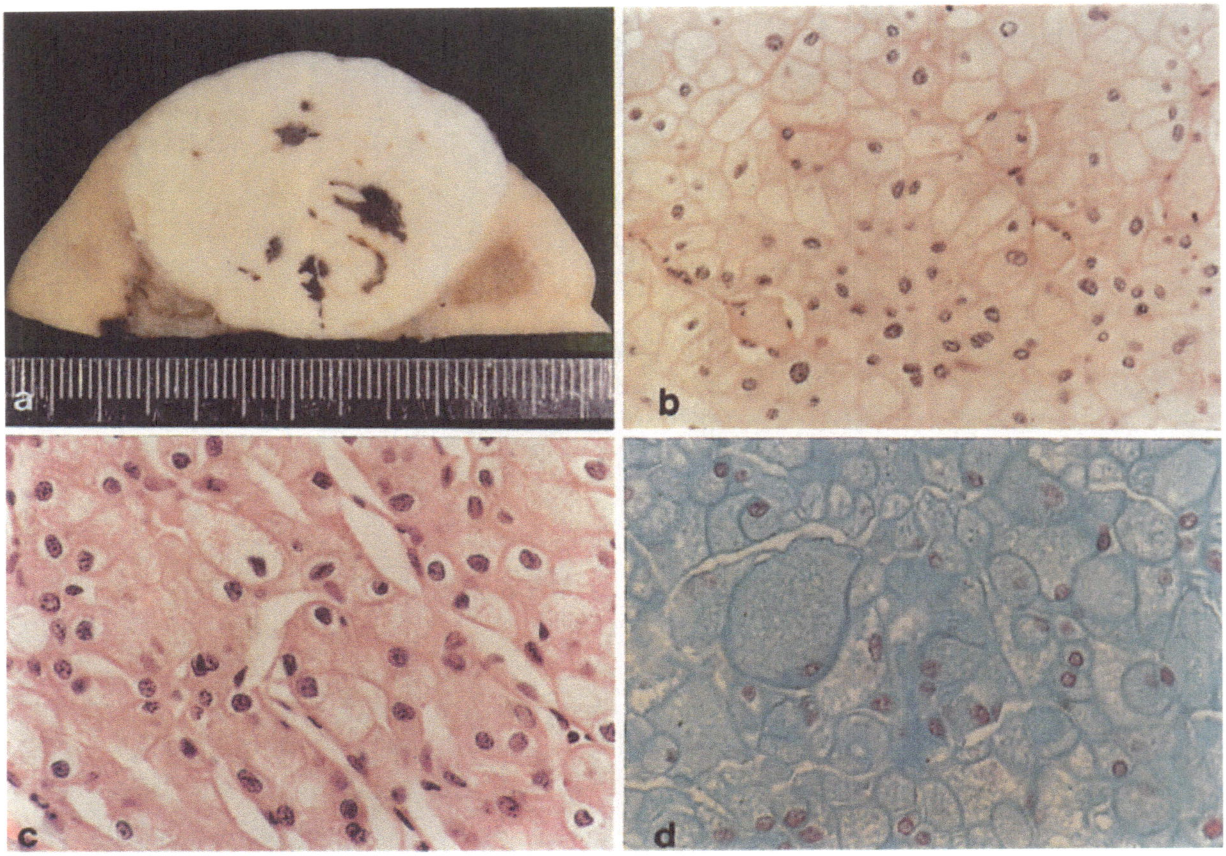

Abb. 2.44. **a** Chromophobes Nierenzellkarzinom, beige-weißliche Schnittfläche mit herdförmigen Einblutungen. **b** Chromophobes Nierenzellkarzinom (Grundzelltyp), Zellen mit betonter Zellmembran, HE, 394:1. **c** Chromophobes Nierenzellkarzinom (eosinophile Variante), HE, 486:1. **d** Chromophobes Nierenzellkarzinom (Grundzelltyp), Hale, 394:1 (Aus Störkel[103])

und *prominienter Zellmembran,* was einen *typischen Pflanzenzellcharakter* ergibt. Dies wird hervorgerufen durch die Konzentration von Zellorganellen, besonders Intermediärfilamenten, entlang der Zellmembran. Die *Hale-Färbung* führt nur bei diesem Nierentumortyp zu einer *diffusen zytoplasmatischen Anfärbung,* was als pathognomonisch anzusehen ist. Ein ultrastrukturelles Charakteristikum ist die massive intrazytoplasmatische Ansammlung von *runden* bis *ovoiden, teilweise invaginierten Vesikeln* mit einem Durchmesser von 150–300 nm[108]. Sie ähneln jenen der Schaltzellen des Typs b des kortikalen Sammelrohres und verschwinden nach der Paraffineinbettung[9].

Die *Hellzelligkeit* wird bedingt durch den *Glykogengehalt,* jedoch kommen, bedingt durch eine Mitochondrienvermehrung, auch Zellformen mit diffuser zytoplasmatischer Eosinophile/Granularität vor, die sich *im Extremfall im HE-Schnitt zytologisch nicht von einer onkozytären Zelle unterscheiden lassen.* Die Suche nach stets perivasal aufgereihten großen (*hydropischen*) Zellen des chromophoben Grundzelltyps ermöglicht u.a. die *sichere Abgrenzung zum Onkozytom (Schnellschnitt-Problematik).*

Auch kommen im Rahmen der Dedifferenzierung Übergänge in *spindelzellige/sarkomatoide Formen* vor.

In Abhängigkeit vom Malignitätsgrad sind die *Zellkerne* kondensiert und hyperchromatisch (Grad I) bzw. vergrößert, polymorph mit Ausbildung prominenter Nukleolen (Grad III), auch treten im Vergleich zum klarzelligen Nierenzellkarzinom vermehrt *Doppelkernige* auf.

Die *Wachstumsfraktion* liegt bei Grad 2-Tumoren bei *ca. 2%,* was im Vergleich zu anderen Nierenzellkarzinomtypen sehr gering ist und eine Erklärung für die insgesamt *bessere Prognose* dieser Tumoren mit darstellen könnte.

Das *Wachstumsmuster* des chromophoben Karzinoms ist *stets solide* und *nur gelegentlich kribriform,* wobei *psammomkörperartige Verkalkungen* vorkommen. Im Vergleich zum klarzelligen Typ ist die Septierung beim chromophoben Typ insgesamt gleichmäßiger entwickelt und kein intratumorales Rundzellinfiltrat auszumachen.

Immunhistologie (Tabelle 2.12): Eine *Koexpression von Keratin* und *Vimentin findet sich nicht,* was als Ausdruck der histogenetischen Beziehung zum Sammelrohr zu deuten ist[76,103]. *Differentialdiagnostisch* nutzbar ist die Positivität für das *Lektin SBA* und das *Schaltzellenenzym Carboanhydrase C.*

Nierenzellkarzinom, Ductus Bellini-Typ

(ICD-O M-8312/3)

Makroskopie (Abb. 2.45): Das Nierenzellkarzinom vom *Ductus Bellini-Typ* nimmt seinen Ausgang vom *Zentrum der Niere,* von wo es in die Nierenrinde und das perirenale Fett-Bindegewebe sowie in das Nierenbecken und das Hilusfettgewebe infiltrierend einwächst. Eine *Multifokalität* des Ductus Bellini-Karzinoms kann vorkommen[53]. Es imponiert als *multilobulierter, unscharf begrenzter, knotiger Tumor* von *fester Konsistenz* mit *grauer* bis *weißlicher,* teilweise *bräunlicher, von Nekrosen durchsetzter Schnittfläche.* Die Nekrosen stehen meist in Beziehung zum Nierenbecken. Die *extreme Angioinvasion* des Tumors äußert sich in peritumoralen kettenartig aufgereihten *intraparenchymatösen nodulären Absiedelungen,* verbunden mit ausgedehnten Parenchyminfarkten und Blutungen. Häufig finden sich *ipsilaterale Nebennieren-* und *Lymphknotenmetastasen.*

Mikroskopie (Abb. 2.45): Das Ductus Bellini-Karzinom verfügt über ein *vielgestaltiges histologisches Erscheinungsbild*[83]. So weist *der Grundzelltyp* ein breit entwickeltes basophiles Zytoplasma auf, was auf die kräftige Vermehrung des endoplasmatischen Retikulums zurückzuführen ist, während eine *hellzellige Variante* durch die Einlagerung PAS positiven β-partikulären Glykogens imponiert.

Ultrastrukturell weisen die Tumorzellen langgestreckte, nicht interdigitierende, laterale Zellmembranen, enge Interzellularspalten und fehlende basale Zellmembraneinfaltungen auf, was insgesamt auf strukturelle Gemeinsamkeiten mit den lediglich im medullären Sammelrohr auftretenden Prinzipalzellen hindeutet.

Neben einer *eosinophilen/granulären Zellform,* bedingt durch eine Vermehrung der Mitochondrien, findet man zumeist auch polymorphe, sarkomatoide und spindelzellige abschnittsweise auch riesenzellige Formen[3]. Als typisch sind die sog. *Cobblestone-Zellen* anzusehen.

Die Wachstumsform ist gekennzeichnet durch extrem irreguläre tubuläre Proliferate in Kombination mit *mikrozystisch-papillären, pseudopapillären, kribriformen* und *soliden Abschnitten,* letztere sind konstant mit einzelnen Tubulusbildungen durchsetzt[51]. Ein weiteres charakteristisches Phänomen ist die Ausbildung eines *lockeren bindegewebigen Stromas* bzw. eine vor allem an der Tumorinvasionsfront auffallende *desmoplastische Stromareaktion* sowie eine nekroseunabhängige Infiltration des Tumors mit *polymorphkernigen Leuko-*

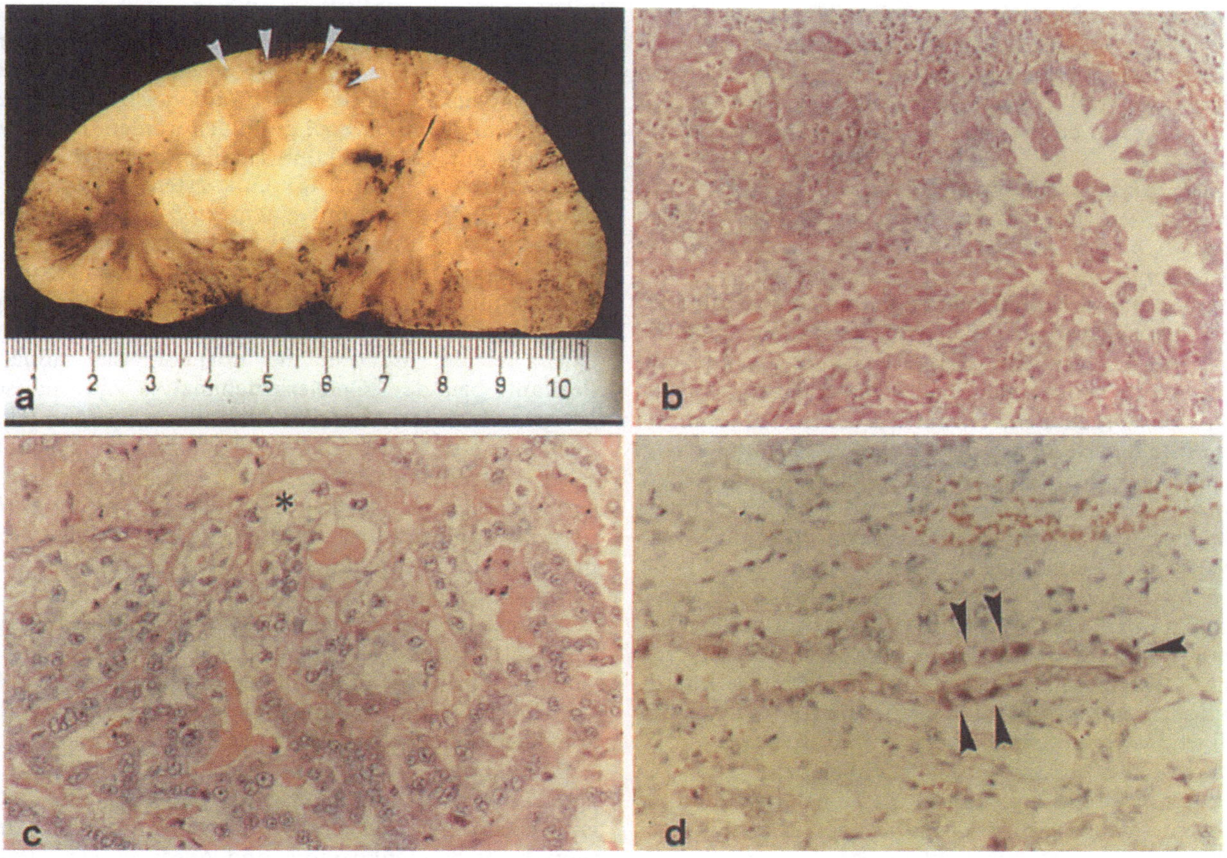

Abb. 2.45. a Ductus Bellini-Karzinom, perlschnurartig aufgereihte Tumornester an der Mark/Rinden-Grenze (Gefäßeinbrüche) (▲). **b** Ductus Bellini-Karzinom, solides und pseudopapilläres Wachstumsmuster, HE, 304:1. **c** Ductus Bellini-Karzinom, hellzellige (glykogenreiche) Tumorzellverbände (Stern), HE, 486:1. **d** Ductus Bellini-Karzinom, dysplastische Epithelverbände (Tumorvorstufen) im Sammelrohr (▲), HE, 432:1. (Aus Störkel[103])

zyten. Die Aggressivität des Ductus-Bellini-Karzinoms drückt sich neben der betont starken Atypie der Zellkerne in einer *hohen Proliferationsrate* von im *Mittel 38%* sowie einer massiven Invasivität aus. Letztere ist gekennzeichnet durch *bevorzugtes Einbrechen in* präformierte Hohlraumsysteme wie *Blutgefäße, Lymphgefäße, Nephrone* und *Sammelgänge* und das *Nierenbecken.*

Immunhistologie (Tabelle 2.12): Die Tumoren des Ductus Bellini-Typs können eine *Keratin-Vimentin-Koexpression* aufweisen. Der Nachweis von *Zytokeratin 19* und die Expression von UEA-1 bei Negativität für *Zytokeratin 13,* das die Abgrenzung zu intrarenalen Urothelkarzinomen erlaubt, haben sich als *differentialdiagnostisch wertvoll* erwiesen[18,85].

Nierenkarzinom, neuroendokriner Typ

(ICD-O M-8041/3)

Makroskopie: Nierenkarzinome des neuroendokrinen Typs sind zum Zeitpunkt der Operation *meist weit fortgeschritten* und zeigen neben *großen Tumordurchmessern* eine *breite Infiltration der Niere,* des *Nierenbeckens* und des *perirenalen Fettgewebes. Angioinvasion* sowie regionäre *Lymphknotenmetastasen* sind Ausdruck des aggressiven Tumorwachstums. Die Tumoren sind nicht scharf demarkiert, schließen Inseln erhaltenen Parenchyms ein und weisen eine *solide Konsistenz* auf. Die *weißlich-* bis *graufarbene Schnittfläche* wird herdförmig von dunklen erweichten Nekrosen durchsetzt. Vom Gesamtaspekt unterscheiden sie sich nicht von neuroendokrinen Tumoren in anderer Lokalisation.

Mikroskopie: Das *zytologische Spektrum* der neuroendokrinen Tumoren reicht von der *undifferenzierten kleinzelligen Variante („oat cell* type") bis zur *ausdifferenzierten zylindrischen Variante („carcinoid type")*[23]. Während die kleinzellige Form nur einen schmalen zytoplasmatischen Saum aufweist, zeigen die mehr differenzierten Formen eine polare Orientierung und eine Eosinophilie bedingt durch die Zunahme intrazytoplasmatischer Organellen, besonders von Mitochondrien. Mit Hilfe der *Bodian-* oder *Grimelius-Färbung* gelingt es, intrazytoplasmatisch zahlreiche argyrophile Granula in einer vom Differenzierungsgrad abhängigen Intensität darzustellen. *Argentaffine Zellen (Fontana-Masson-Färbung)* sind dagegen selten.

Ultrastrukturell finden sich membranumschlossene Granula mit einer Größe von 150–400 nm mit elektronendichtem Kern und submembranöser Aufhellungszone[37]. Interzellularbrücken und membranöse Interdigitationen finden sich nur selten. Die *Kerne* der kleinzelligen Variante sind *hyperchromatisch, oval,* z.T. auch polymorph und zeigen reichlich, z.T. *atypische Mitosen,* während in den mehr differenzierten Tumoren die Kerne mehr *rund bis oval* und weniger anaplastisch sind.

Das *solide Wachstumsmuster* besteht aus breiten, miteinander anastomosierten, gut vaskularisierten *Trabekeln,* die vor allem in den Tumorrandzonen ortsständige Gewebsstrukturen (z.B. Glomeruli) mit einschließen. *Polar orientierte Tumorzellen* bilden häufig randlich eine *Palisadenstellung* aus[45]. *Zonale Nekrosen* werden häufig, dystrophe Verkalkungen gelegentlich gefunden.

Immunhistologie (Tabelle 2.12): Diese Tumoren sind neben der Positivität für Zytokeratin durch den Nachweis neuroendokriner Antigene wie Chromogranin A, Synaptophysin, NSE und S-100 gekennzeichnet[37,45].

Nierenzelladenom

Nierenzelladenom, onkozytärer Typ

(ICD-O M-8290/0)

Makroskopie (Abb. 2.46): Renale Onkozytome sind *solitäre,* nur *extrem selten synchron multipel* auftretende, *kugelige,* oberflächlich leicht gebuckelte, *gut abgrenzbare* Tumoren. Nach Entfernen des anhaftenden perirenalen Fett-Bindegewebes ergibt sich eine *gyriforme Oberfläche* mit erweiterten und geschlängelten Gefäßen in den Einsenkungen. Im unfixierten Zustand erscheint die *Schnittfläche gleichmäßig dunkelbraun (mahagonifarben),* nach Fixation *hellbraun.* Der Tumor ist *solide* aufgebaut. Nur gelegentlich (<2%) wird ein spongiformes Muster vorgefunden, das histologisch immer mit der Ausbildung tubulozystischer Formationen vergesellschaftet ist. Tumoren mit einer *Größe >3 cm* können eine *zentrale sternförmige,* gelegentlich *gelatinöse Narbe* entwickeln, in der *Kalzifikationen* und *metaplastische Knochenbildungen* gefunden werden. Nekrosen treten nie auf, fokale Hämorrhagien kommen vor.

Mikroskopie (Abb. 2.46): Onkozyten sind *große isomorphe Tumorzellen* mit einem *grob-granulären eosinophilen Zytoplasma,* was auf einer massenhaften Zunahme vergrößerter Mitochondrien mit irregulären Cristastrukturen basiert. Die assoziierten molekularen Störungen der mitochondrialen Atmungskette weisen bei einem Teil der Tumoren als morphologisch faßbares Pendant bei der Gefrierbruchanalyse systematisch *intramembranöse Verdichtungen der Mitochondrienmembran* auf[103]. In Abhängigkeit vom zytoplasmatischen Wassergehalt variiert die Zytoplasmadichte von geringgradiger bis starker Granularität. Bei *der Hale-Färbung* kann man vereinzelt eine punktförmige zytoplasmatische Positivität beobachten, die auf eine intrazytoplasmatische Luminabildung zurückzuführen ist.

Ultrastrukturell findet sich ein rudimentäres basales Labyrinth sowie langgestreckte interzellulare Adhäsionskomplexe, was in der Zusammenschau strukturelle Gemeinsamkeiten zum mitochondrienreichen Typ a der kortikalen Schaltzellen erkennen läßt.

Die *runden,* gelegentlich vesikulären, zentralständigen *Kerne* weisen einen kleinen *Nukleolus* auf. Fokal entwickelte, z.T. ausgeprägte Kernpleomorphien sind typisch für das Onkozytom und Ausdruck einer Polyploidisierung. Ausbleibende Zellteilungen nach erfolgter Kernteilung resultieren in zahlreichen *Zwei- und Mehrkernigen,* was differentialdiagnostisch von Bedeu-

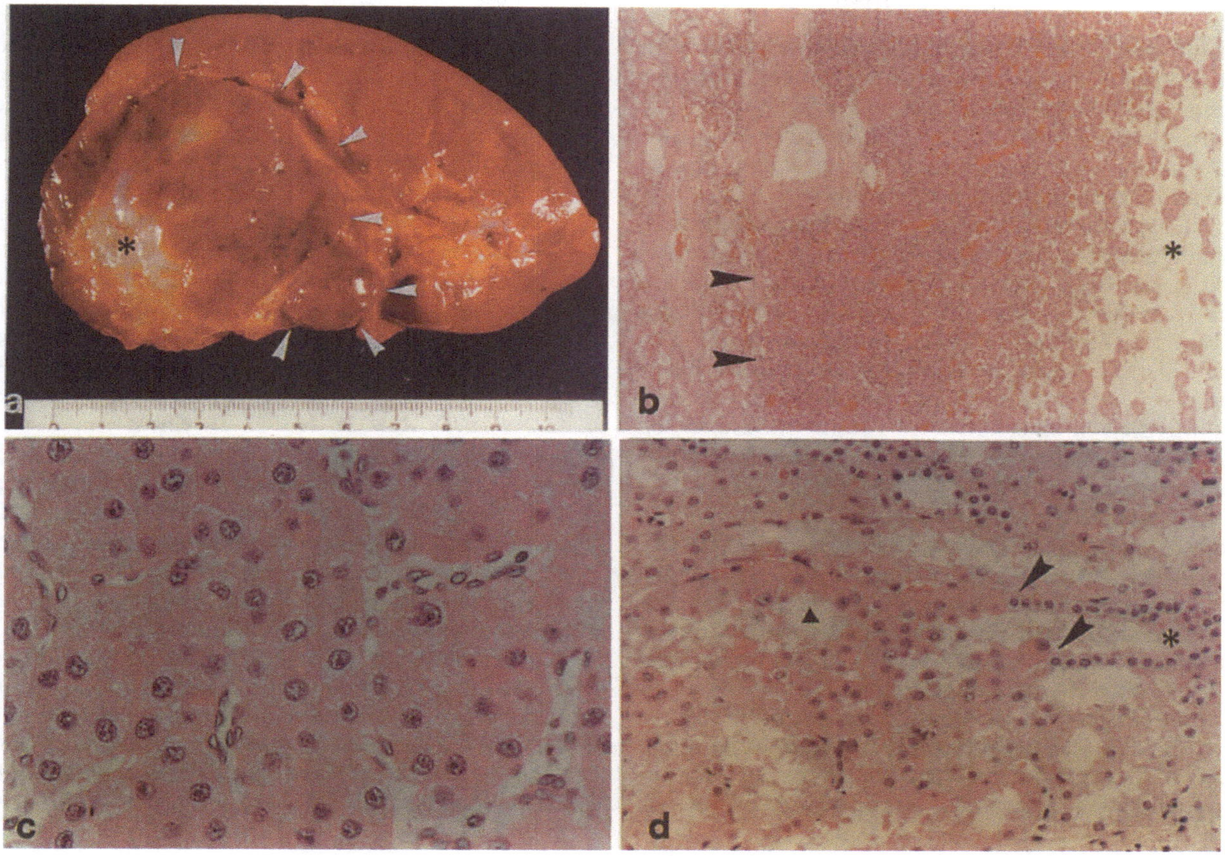

Abb. 2.46. a Onkozytom, knotiger Tumor (▲) mit zentraler Narbe (*Stern*). **b** Onkozytom, fehlende Ausbildung einer Pseudokapsel (▲), azinäres Wachstumsmuster, zentrale Ödem- und Narbenzone (Stern), He, 84:1. **c** Onkozytom, uniformes Zellbild, grobe zytoplasmatische Granularität, HE, 564:1. **d** Übergangsstelle (▲) eines onkozytär transformierten Segmentes (▲) in das Sammelrohr (*Stern*), HE, 424:1. (Aus Störkel[103])

tung ist. Die *mittlere Proliferationsrate* liegt bei *unter 1%*, womit sich das *seltene Auffinden von Mitosen* erklärt. Das *Wachstumsmuster* ist *solide* und *trabekulär*, wobei charakteristische azinäre oder nestartige Formationen vorwiegend randlich zu den zentralen, mehr regressiv ödematösen und fibrotischen Zonen auftreten. Die *Tumorzellen* in den *regressiven Abschnitten* sind *häufig klein* und können *basophil* (!) werden. Das in ca. 2% der Onkozytome abschnittsweise zu findende *tubuläre* und *tubulozystische Wachstumsmuster* wird nahezu immer von *intraluminalen Hämorrhagien* begleitet. *Viele kleine*, gelegentlich sinusoidal ausgeweitete *Blutgefäße* durchziehen das Tumorstroma, während *große Blutgefäße an der Tumoroberfläche* ausgespannt werden und von dort radiär in das Tumorinnere einstrahlen (*Radspeichenphänomen bei der Angiographie*). Im Gegensatz zu den Nierenzellkarzinomen entwickelt das Onkozytom *keine peritumorale fibröse Pseudokapsel* und zeigt *keine lymphozytäre Demarkation*. Eine Invasion (*Pseudoinvasion*) *des perirenalen Fettgewebes* und von *Blutgefäßen* ist möglich.

Immunhistologie (Tabelle 2.12): Onkozytome zeigen keine Koexpression von Keratin und Vimentin, lediglich in den zentralen fibrotischen Abschnitten können die regressiv veränderten, kleinen, in schmalen Trabekeln angeordneten Onkozyten eine kräftige *Vimentinpositivität* aufweisen. Das *Antigenspektrum* ist *weitgehend identisch* mit dem des *chromophoben Nierenzellkarzinoms*, der Nachweis schaltzelltypischer Enzyme, wie *Carboanhydrase C* und *H^+ ATPase* ist typisch, beweisend der *Bande* 3-*Anionenkanalprotein*-Nachweis[103].

Nierenzelladenom, metanephroider Typ

Makroskopie: Metanephroide Nierenadenome (syn. *embryonale* oder *metanephrogene Adenome*) kommen als *solitäre Tumoren* mit einem Durchmesser von *bis zu 10 cm* vor. Sie können sowohl in kortikalen als auch mehr zentralen Anteilen der Niere entstehen. Sie imponieren als *scharf demarkierte Tumorknoten* mit leichter Lobulierung der Oberfläche. Die homogene glänzende *Schnittfläche* variiert farblich von *hellbraun* bis *sandfarben*. Größere Tumoren weisen zentral teils ödematöse, teils fibrosierte Septen mit pseudozystischen Regressionen auf. *Granuläre Kalzifikationen* sind typischerweise in der Tumorperipherie in Nachbarschaft zu dem komprimierten Nierenparenchym zu finden. *Nekrosen, Hämorrhagien* und *Erweichungen* kommen nicht vor.

Mikroskopie (Abb. 2.47): Metanephroide Adenome sind zusammengesetzt aus *dicht gepackten, kleinen (blastemischen) Tumorzellen* mit *wenig Zytoplasma* und *unscharfen Zellgrenzen.* Sobald eine Differenzierungsinduktion erfolgt, entwickeln sich polar orientierte, kubische bis kleinzylindrische Zellen mit rudimentären apikalen Mikrovilli, spärlich *intrazytoplasmatischen Organellen* und *Basalmembranformationen*[73,101]. Die uniformen runden, vesikulären Kerne überlappen sich breit. Mitosen finden sich nur gelegentlich, was sich in einer mittleren Proliferationsrate von 1% widerspiegelt. Das *Wachstumsmuster* ist solide bzw. komprimiert mikrotubulär und fokal sind unsystematisch *tubulopapilläre* und *glomeruloide Differenzierungen* eingelagert. Ein *Tumorstroma* wird nicht oder nur spärlich ausgebildet. Die Grenze zum umliegenden Nierenparenchym ist stets scharf, wobei die Tumorzellen immer in engem Kontakt zum Nephron-Sammelgangsystem liegen, ohne daß es zu einer Induktion einer peritumoralen Pseudokapsel kommt.

Immunhistologie (Tabelle 2.12): Alle Tumorzellen zeigen eine *Vimentinexpression,* während Keratin nur in den epithelial differenzierten Zellen tubulärer und tubulopapillärer Formationen gefunden wird. *Zytokeratin 19* findet sich nicht (Abgrenzung zum Nierenzellkarzinom), und NCAM ist ebenfalls nicht nachweisbar (differentialdiagnostische Abgrenzung zum Nephroblastom).

Nierenzellkarzinom, spindelzellig-pleomorpher Typ (ICD-O M-8312/3)

Dieser Tumortyp soll nur dann diagnostiziert werden, wenn *kein Areal einer der zuvor genannten Karzinomtypen* nachgewiesen werden kann und ein *mesenchymaler Tumor ausgeschlossen* ist.

Makroskopie: Nierenzellkarzinome des spindelzellig/pleomorphen (sarkomatoiden) Typs sind gewöhnlich weit fortgeschritten (>pT3a) und weisen ein *regionär ausgeprägt invasives Wachstum* auf. Sie sind lobuliert, überwiegend scharf begrenzt, von derber Konsistenz und weißlicher Farbe. Während für die überwiegend spindelzelligen Typen Nekrosen und Hämorrhagien eher ungewöhnlich sind, sind diese bei den überwiegend polymorphzelligen Typen stets zu finden.

Mikroskopie: Histologisch finden sich *durchflochtene* und in *Wirbeln angeordnete Faszikel* dicht gelagerter *Spindelzellen* neben Arealen aus eher locker angeordneten, extrem *polymorphen Zellen,* die zur Ausbildung von *Tumorriesenzellen* neigen. *Extreme Anaplasieformen* sowie *Proliferationsraten* von im Mittel 26% kommen vor, begleitet von einem *aggressiven infiltrativen Verhalten,* das im Kortex zu einem Umwachsen von Glomeruli und zu einer *Lymph- und Hämangioinvasion* führt. Desmoplastische Stromareaktionen sind mit einem lockeren lympho-plasmazellulären Infiltrat assoziiert, das in den polymorphzelligen Arealen seine maximale Ausprägung erfährt. Das *Wachstumsmuster* ist solid und kann abschnittsweise in geringem Prozentsatz alle anderen Formen mit einschließen.

Immunhistologie: Die Dedifferenzierung und Heterogenität dieser Tumoren führt zu einer *Koexpression von Keratin und Vimentin* mit unterschiedlicher Ausprägung in den einzelnen Tumorabschnitten. Auch können Positivitäten für Desmin und glattmuskuläres Aktin, selten für Antigene fibrohistiozytärer Differenzierung beobachtet werden.

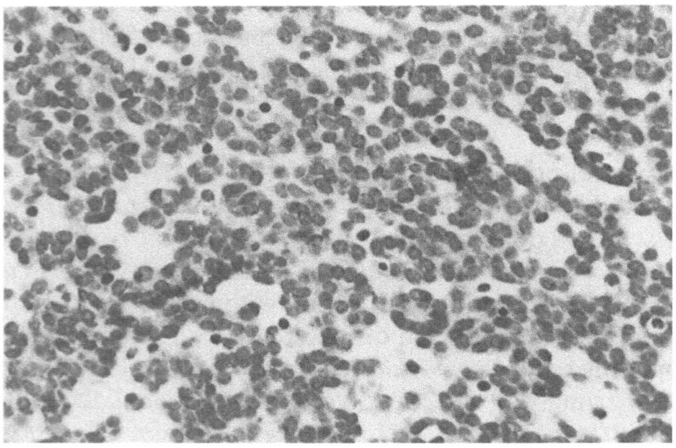

Abb. 2.47. Nierenzelladenom, metanephroider Typ
Kleinzelliger Tumor mit beginnender tubulärer Differenzierung

Genetik der epithelialen Nierentumoren

Neuere Ergebnisse der Tumorzytogenetik und Molekulargenetik belegen die *phänotypische (morphologische) Klassifikation der epithelialen Nierentumoren* (▷ oben) und erlauben erste Aussagen zur Tumorentstehung und -progression[104,113].

- Nierenzellkarzinome des *klarzelligen Typs* treten sporadisch und hereditär auf, letztere als Bestandteil des von Hippel-Lindau-Syndroms. Allen gemeinsam ist der *partielle (p-Segment)* oder *komplette Verlust des Chromosoms 3* bzw. *strukturelle Abnormitäten auf dem kurzen Arm von Chromosom 3,* was den Ausfall eines bzw. mehrerer Tumorsuppressorgene zur Folge hat[115]. Während der *VHL-Gen-Lokus bei 3p25–26* gelegen ist und das betreffende Suppressorgen nahezu vollständig kloniert wurde, sind als weitere interessante *Regionen für Suppressorgene* bei den sporadischen Formen die *Regionen 3p21–22* und *3p13–14* zu nennen[54]. Im Rahmen der Entdifferenzierung klarzelliger Nierenzellkarzinome (G I>G III) kommt es zu einer *Überexpression von Chromosom 7, 5q* und *10,* wobei eine Amplifikation auf 1q mit der Metastasierung vergesellschaftet zu sein scheint[36].
- *Chromophile Nierenzelladenome* weisen eine Trisomie 7 und eine Tri- bzw. Tetrasomie 17 auf. Im Zuge der Entwicklung chromophiler Nierenzellkarzinome (G I) gesellen sich eine Überexpression von Chromo-

som 16, 12 und 3q hinzu, was bei weiterer Entdifferenzierung (G III) durch zusätzliche chromosomale Aberrationen kompliziert wird[112].

- Nierenzellkarzinome des chromophoben *Typs* sind charakterisiert durch einen *massiven Chromosomenverlust von −1, −2, −6, −10, −13, −17* und *−21*[92].
- Das seltene *Nierenzellkarzinom vom Ductus Bellini-Typ weist* eine Monosomie 1, 6, 14 und 22 auf[30], jedoch existieren auch widersprüchliche Befunde.
- Für *Nierenkarzinome des neuroendokrinen Typs* liegen bislang keine sicheren zytogenetischen Daten vor; numerische und strukturelle Aberrationen des Chromosoms 13 scheinen jedoch beteiligt zu sein.
- *Nierenzelladenome des onkozytären Typs* stellen eine *zytogenetisch heterogene Gruppe* dar. Zum einen sind Fälle durch einen Verlust der Chromosomen-Y und −1 und das Auftreten von Telomerassoziationen gekennzeichnet, zum anderen kommen Fälle mit einer reziproken Translokation t(5; 11)(q35; q13) vor. Damit deutet sich auch zytogenetisch eine *Verwandtschaft* zumindest zwischen einem Teil der *renalen Onkozytome* und den *chromophoben Nierenzellkarzinomen an,* was an eine Adenom-Karzinom-Sequenz, bedingt durch Zunahme der genetischen Alterationen, denken läßt[104].
- Untersuchungen zum *metanephroiden Nierenzelladenom* ließen bislang *keine numerischen und strukturellen Aberrationen* erkennen.

Zusammenfassend untermauern die zytogenetischen Daten die morphologische Klassifikation der epithelialen Nierentumoren.

Mesenchymale Tumoren der Niere

Die mesenchymalen Tumoren der Niere nehmen ihren Ursprung entweder von der *Nierenkapsel,* dem *Stroma* des Nierenparenchyms oder von den *Nierengefäßen.*

- Die meisten *benignen Tumoren* werden *zufällig,* z. B. bei der Autopsie oder anläßlich einer Nierensonographie gefunden. Sie sind *in der Regel klein, asymptomatisch* und *präoperativ radiologisch* nicht von epithelialen Neubildungen zu unterscheiden, weshalb sie, mitbedingt durch die zunehmend organerhaltende Nierentumorchirurgie, heute vermehrt zur pathomorphologischen Diagnostik gelangen. *Zahlenmäßig überwiegen hier bei weitem die Tumoren der Nierenkapsel (sog. „Kapsulome")* und der *renomedulläre Interstitialzelltumor.*
- Die *malignen Tumoren* werden *zumeist symptomatisch,* sie machen insgesamt 1% und weniger aller malignen Nierentumoren aus. Sie zeigen *keine Geschlechtspräferenz* und werden im *6. Lebensjahrzehnt* am häufigsten angetroffen. Wegen des in 50% der Fälle zumeist fortgeschrittenen Stadiums zum Diagnosezeitpunkt (Stadium III und IV) ist die *Prognose schlecht (Letalitätsrate von 85%)*[23].

Benigne mesenchymale Nierentumoren

Renomedullärer Interstitialzelltumor

Diese Tumoren (früher auch als *Markfibrom* bezeichnet) sind mit bis zu 50% ein *häufiger Zufallsbefund* bei der Autopsie. Sie kommen *multipel* vor, zeigen keine Geschlechtspräferenz und weisen eine *steigende Inzidenz mit steigendem Lebensalter* auf. Als *Ausgangspunkt* sind die *Prostaglandine produzierenden Interstitialzellen der Niere* anzusehen[55]. Ein Zusammenhang zwischen dem vermuteten Prostaglandineffekt und der Blutdruckregulation konnte jedoch nicht nachgewiesen werden.

Makroskopie: Es handelt sich um blaß-graue, beigefarbene, bei *Durchmessern bis 5 mm gut begrenzte,* bei *Durchmessern über 5 mm unscharf begrenzte* nicht enkapsulierte, stets runde Tumorknoten, die in der Mitte der Markpyramiden gelegen sind.

Mikroskopie: Die Tumoren werden von *kleinen, uniformen, spindeligen,* gelegentlich *sternförmig ausgezogenen bis polygonalen Zellen* gebildet, die in ein lockeres, abschnittsweise verdichtetes fibröses Stroma mit hyalinisierten Kollagenfasern eingebettet sind. Medulläre Tubuli und Sammelrohre sind in die Tumorperipherie inkorporiert nachzuweisen, vereinzelt beobachtet man *zentrale Amyloidablagerungen.* Die Tumorzellen weisen analog den Interstitialzellen *intrazellulär Neutralfett-* und *Phospholipidvakuolen* auf, weshalb die ursprüngliche Bezeichnung Markfibrom fallen gelassen wurde.

Tumor der juxtaglomerulären Zellen

(ICD-O M-8361/1)

Die Erstbeschreibung dieses Tumors, dessen Ursprung auf *spezialisierte myoepitheloide Zellen der Media der Vasa afferentia* zurückgeht, erfolgte 1967[83]. Bis heute sind ca. 30 Fälle bekannt geworden. *Klinisch* wiesen alle Patienten einen bis zu 6 Jahre bestehenden *Bluthochdruck* in Verbindung mit einer *Hypokaliämie* und einem *Hyperaldosteronismus* als Folge der tumorbedingten Reninüberproduktion auf. Die Tumoren traten überwiegend bei jüngeren Patienten (Alter <30 Jahre; 6–69 Jahre) mit einer leichten Prädominanz des weiblichen Geschlechts auf. Die vollständige Tumorentfernung ist die Therapie der Wahl; Rezidive und maligne Entartung wurden nicht beobachtet.

Makroskopie: Es handelt sich um unilaterale, solitäre, meist weniger als 3 cm im Durchmesser große, solide Tumoren mit grau-weißlicher, gelegentlich auch gelblicher Schnittfläche und Lage in der Nierenrinde.

Mikroskopie: Die Tumoren zeigen überwiegend ein trabekuläres, selten auch ein papilläres Wachstumsmuster, wobei die im Interstitium liegenden juxtaglomerulären Zellen von einer Epithelzellage des distalen Tubulus überzogen werden[107]. Zytologisch handelt es sich um uniforme, polygonale Zellen mit granulär-eosinophilem, PAS-positivem Zytoplasma und runden bis ovalen Kernen. Ultrastrukturell lassen sich intrazytoplasmatisch rhomboide Reninkristalle unterschiedlichen Reifungsgrades nachweisen. Immunhistologisch sind die Zellen positiv für Renin, glattmuskuläres Aktin und Vimentin[10,52].

Tumor der Nierenkapsel („Kapsulom")

Benigne mesenchymale Tumoren mit Ursprung in der Nierenkapsel werden unabhängig von ihrer histologischen Zusammensetzung häufig unter der Diagnose „Kapsulom" zusammengefaßt. Ihre Inzidenz wird mit 5,5–11,3% in Autopsieserien angegeben, wobei eine altersabhängige Zunahme beobachtet wird.

Makroskopie: Die kleinen grau-weißen, in die Nierenkapsel eingebetteten Tumorknoten haben eine Größe von 1–10 mm; 85% weisen einen Durchmesser von weniger als 2 mm auf.

Mikroskopie: Histologisch handelt es sich zumeist um eine variable Mischung, selten um eine reine Population proliferierter glatter Muskelzellen, Fibroblasten und reifer Fettzellen. Diese gemischte Zusammensetzung führte zu der histogenetischen Erklärung einer Abstammung von multipotenten Zellen der Nierenkapsel bzw. ließ Bennington und Beckwith die Choristomthese vertreten[35]. In Anbetracht der unterschiedlichen Gewebsdifferenzierung wird auf die Besprechung der einzelnen histologischen Typen (s.u.) verwiesen.

Leiomyom

Dieser selten symptomatische Tumor entwickelt sich entweder in der Nierenrinde oder der Nierenkapsel, in letzterer Lokalisation nach Autopsieserien in ca. 5%. Er tritt in allen Altersgruppen, jedoch gehäuft in der 4. und 5. Dekade auf und läßt eine deutliche weibliche Prädisposition erkennen (3 : 1).

Makroskopie: Wie auch in anderen Organen bilden Leiomyome der Niere große, scharf begrenzte, solide Tumoren mit einer wirbelig strukturierten Schnittfläche von grau-weißer Farbe aus.

Mikroskopie: Neben den typischen spindeligen glatten Muskelzellen in faszikulärer Anordnung kommt es in Einzelfällen auch zu epitheloiden Zellformen mit einem teilweise eosinophilem oder gelegentlich bedingt durch Glykogeneinlagerung hellem Zytoplasma, was in der Schnellschnittdiagnostik zu Problemen (DD: Nierenzellkarzinom) führen kann. Degenerative Veränderungen in Form von zentralen Sklerosierungen und Kalzifikationen kommen vor. Differentialdiagnostisch müssen das Leiomyosarkom, das Angiomyolipom und das *kongenitale mesoblastische Nephrom* abgegrenzt werden (Tabelle 2.12).

Lipom (ICD-O M-8850/0)

Lipome der Niere stellen mit ca. 19 klinisch auffälligen und gesicherten Fällen eine *Rarität* dar[19,74]. Über 90% wurden bei *Frauen* im *mittleren Lebensabschnitt* beobachtet. Die Tumoren werden meist zufällig gefunden und lassen entweder eine *Beziehung zur Nierenkapsel* oder zum *Hilusfettgewebe* erkennen. Histogenetisch muß eine lipomatöse Differenzierung ausgehend von primitiven Mesenchymzellen angenommen werden.

Makroskopie: Die lobulierten und vollständig enkapsulierten Tumoren weisen eine *typische gelbe Schnittfläche auf.*

Mikroskopie: Histologisch ist ausschließlich *reifes Fettgewebe* nachweisbar. Hämorrhagien, Nekrosen und infiltrierendes Wachstum in Verbindung mit Atypien der Fettzellen deuten differentialdiagnostisch auf ein Liposarkom hin. Auch müssen Fibro- und Myolipome (Tumoren der Nierenkapsel) sowie das Angiomyolipom abgegrenzt werden (Tabelle 2.12).

Hämangiom (ICD-O M-9120/0)

75% aller Hämangiome der Niere werden im *mittleren Lebensabschnitt* auffällig, eine Geschlechtspräferenz besteht nicht. Meist kommen sie *singulär* vor, jedoch in ca. 12% treten sie *multipel,* gelegentlich *bilateral* auf[35]. Letztere Fälle sind häufig gekoppelt mit dem *Klippel-Trenaunay-Syndrom,* dem *Sturge-Weber-Syndrom* oder einer *systemischen Angiomatose*[88].

Klinisch auffällig werden die Tumoren durch eine *intermittierende Hämaturie,* die bei 50% der Patienten eine Anämie zur Folge hat.

Makroskopie: Hämangiome der Niere sind, ausgenommen solche unter 1 cm Durchmesser, *gut abgegrenzt* und weisen eine *schwammartige Schnittfläche* von dunkelroter Farbe auf.

Mikroskopie: Sie setzten sich aus *kapillären und/oder (häufiger) kavernösen Hohlräumen* zusammen, die von einem einreihigen, flachen Endothel ohne Atypiezeichen ausgekleidet werden. In den Wandungen lagern glatte Muskelzellen und elastische Fasern. Parietalthrombosen mit *Organisationsphänomenen* einschließlich Hämosiderin beladener Makrophagen, Lymphozytenansammlungen und Mikrokalzifikationen kommen vor. Das *immunhistologische Markerprofil* ist eindeutig (Tabelle 2.12). Der klinischen Symptomatik entspricht die bevorzugte Lokalisation dieser Tumoren in den Nierenpapillen, jedoch kommen sie auch in anderer Lokalisaton in der Niere vor.

Lymphangiom (ICD-O M-9170/0)

Lymphangiome der Niere treten *seltener als Hämangiome* auf[35,75]. *Ein Drittel der Fälle* wird bei *Kindern,* zwei Drittel der Fälle bei *Erwachsenen* gefunden, wobei mit *3 : 1* das *weibliche Geschlecht* überwiegt. *Klinisch* steht eine *Hämaturie* in Verbindung mit einem Flankenschmerz und Flankentumor im Vordergrund.

Makroskopie: Es handelt sich um *solitäre, gekapselte Tumoren* mit einer schwammartigen Schnittfläche, die sich aus unterschiedlich großen, mikroskopisch kleinen bis 2 cm im Durchmesser großen Zysten zusammensetzt.

Mikroskopie: Die *kavernös-zystischen Hohlräume* werden von einem flachen Endothel ohne Atypiezeichen ausgekleidet. Inraluminal läßt sich ein blaßeosinophiles, eiweißreiches Material nachweisen; im wechselnd kollagenfaserdichten Interstitium lagern inkonstant glatte Muskelzellen. Bei den *peripelvinen Lymphangiomen* wird pathogenetisch eine *Lymphangiektasie* im Gefolge postinflammatorischer/pyelonephritischer Lymphgefäßobstruktionen diskutiert, wohingegen die intrarenalen Lymphangiome offensichtlich eine tumoröse Neubildung darstellen.

Angioleiomyolipom (ICD-O M-8860/0)

Die Ätiologie und Pathogenese dieser mittlerweile zu den mesenchymalen Tumoren gezählten Läsion ist nicht geklärt, diskutiert wird eine *Hamartie* bzw. ein *Choristom*[71].

Dafür spricht der gelegentlich *gleichzeitige Nachweis von Angiomyolipomgewebe im Lymphknoten,* der *Leber* und der *Lunge*, was *nicht*, auch nicht bei nachzuweisender Infiltration des perirenalen Fettbindegewebes und Einbruch in venöse Gefäße, *als Malignitätskriterium* im Sinne einer Metastasierung zu werten ist[12,47].

Angiomyolipome können entweder *singulär* und *unilateral*, zumeist als *große Tumoren (bis 20 cm im Durchmesser)* (Abb. 2.48 b) oder multipel und bilateral (vergesellschaftet mit einem kleinen Tumordurchmesser) vorkommen. In letzteren Fällen ist in bis zu 80% eine *Assoziation zur Tuberösen Sklerose* gegeben, jedoch weisen Patienten mit einer Tuberösen Sklerose nur in weniger als 50% Angiomyolipome auf. *Solitäre Angiomyolipome* finden sich *gehäuft bei Frauen* in der Altersgruppe zwischen *35 und 60 Jahren.*

Klinisch imponieren ein *Flankenschmerz*, eine *Hämaturie* und *tastbare Tumoren*. In ca. 10–25% stellen sie *Zufallsbefunde* im Rahmen einer Notoperation als Folge massiver intratumoraler Hämorrhagien dar (DD: perirenales Hämatom) (Abb. 2.48). Präoperativ ist die Diagnose bei großem Fettgewebsanteil im CT leicht zu stellen.

Makroskopie: Angiomyolipome sind *lobulierte, scharf abgegrenzte* Tumoren mit einer variablen, von der jeweiligen geweblichen Zusammensetzung des Tumors abhängigen Schnittfläche. Gelbfarbene, fettig glänzende Areale signalisieren einen hohen Fettgewebsanteil, während festere blaß-graue Areale die muskulären Anteile darstellen. Hämorrhagien, Nekrosen und zystische Degenerationsherde finden sich häufig.

Mikroskopie: Dickwandige Blutgefäße, unregelmäßig faszikulär angeordnete *glatte Muskulatur* und *reifes Fettgewebe* sind ungeordnet und quantitativ unterschiedlich im Tumor verteilt (Abb. 2.48), was bei nicht repräsentativem Untersuchungsmaterial nicht zur Diagnose eines Lipoms oder Leiomyoms veranlassen sollte. Die *glatte Muskulatur* entwickelt sich gelegentlich tangential von den muskulären Gefäßwänden aus und bildet unregelmäßig konfigurierte Faszikel, die randlich von Fettgewebe durchsetzt werden können.

Nukleäre Pleomorphien und *Mitosen* können einen malignen, sarkomatösen Aspekt vortäuschen; die gelegentlichen *epitheloiden Differenzierungen* bergen besonders in der *Schnellschnittdiagnostik die Gefahr* einer *Nierenzellkarzinom-Fehldiagnose.*

Die dickwandigen, mitunter stark geschlängelten Blutgefäße ähneln arterialisierten Venen mit gelegentlicher aneurysmatischer Aussackung der Wand. Die Elastica interna ist unregelmäßig ausgebildet, teilweise fragmentiert und verdoppelt. Immunhistologisch ist die muskuläre Komponente leicht mit Desmin und Glattmuskelaktin nachzuweisen. Im Gegensatz zum stets negativen Nierenzellkarzinom weisen die Angiomyolipome *in 100% eine Positivität für den Antikörper HMB 45* auf (Tabelle 2.12).

Maligne mesenchymale Nierentumoren

Leiomyosarkom/Rhabdomyosarkom
(ICD-O M 8890/3; ICD-O M-8900/3)

Die insgesamt seltenen Leiomyosarkome der Niere stellen mit ca. 130 publizierten Fällen den *häufigsten malignen mesenchymalen Nierentumor dar*[27,35,111]. Die Tumoren nehmen ihren Ausgang entweder von der Nierenkapsel, der Muskulatur des Nierenbeckens oder der Media der großen Blutgefäße. Dreiviertel der Tumoren werden *nach dem 40. Lebensjahr* beobachtet, wobei *Frauen 2mal häufiger* betroffen sind. *Klinisch* handelt es sich zumeist um große Tumoren mit entsprechender Symptomatik. In Anbetracht der häufigen *Blutgefäßeinbrüche* sind *hämatogene Metastasen* in Lunge, Skelett und Leber als typisch und regionäre Lymphknotenmetastasen als untypisch anzusehen. Die *Prognose* ist, obwohl einzelne Patienten 5 Jahre überleben, nach wie vor *schlecht*.

Makroskopie: Die Tumoren weisen eine scharfe Begrenzung, eine Knotenbildung sowie eine blaß graue, homogene, teilweise wirbelig strukturierte Schnittfläche auf.

Mikroskopie: Prinzipiell kommen alle Differenzierungen einschließlich myxoider und epitheloider Formen vor (Abb. 2.48 f), wie sie auch bei Leiomyosarkomen in anderer Lokalisation gefunden werden. Der *immunhistologische* Nachweis von *Desmin* und *glattmuskulärem Aktin* läßt heute den elektronenmikroskopischen Nachweis von intrazytoplasmatischen Myofibrillen und das Fehlen einer Basalmembran zur Diagnostik in den Hintergrund treten (Tabelle 2.12).

Rhabdomyosarkome: 13 Nierentumoren dieses Typs werden in der Literatur beschrieben[74,111]. Ihre Histogenese wird unterschiedlich beurteilt. Während Ben-

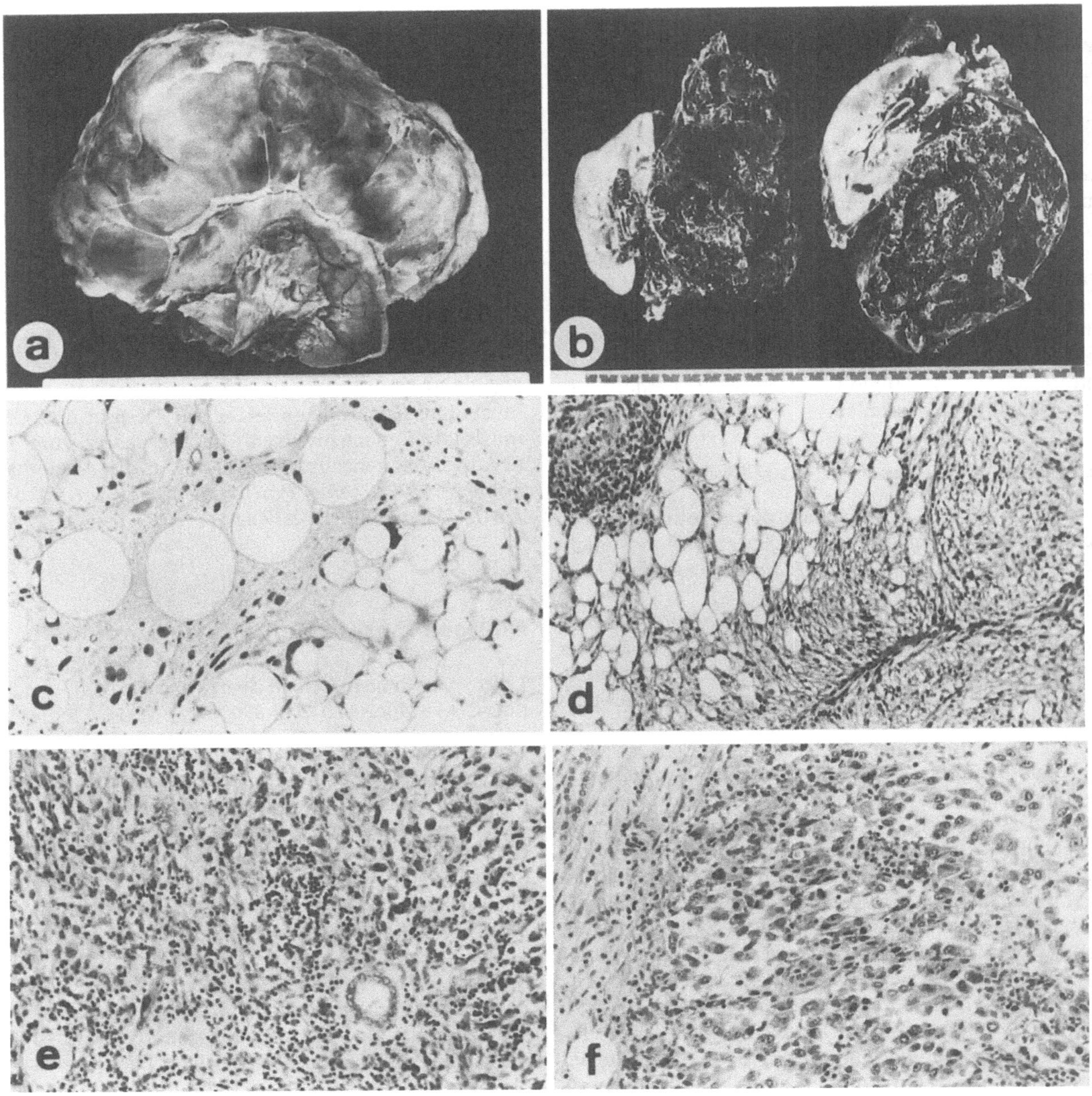

Abb. 2.48. Mesenchymale Nierentumoren. **a** Myxoides Liposarkom mit Infiltration der Niere. **b** Angioleiomyolipom mit zentraler Hämorrhagie und Ruptur. **c** Myxoides Liposarkom mit uni- und plurivakuolären Tumorzellen mit deutlicher Kernatypie. **d** Angioleiomyolipom mit manschettenartigen perivaskulären Muskelzellansammlungen neben Fettzellen. **e** Malignes fibröses Histiozytom storiformer Typ mit Einschluß eines Tubulus. **f** Leiomyosarkom vom epitheloiden Typ

nington und Beckwith eine Abkunft von primitiven pluripotenten mesenchymalen Zellen in der Niere postulieren, wird von anderen Autoren auch die These einer monotypischen Differenzierung eines Wilmstumors vertreten[74].

Makroskopie: Es handelt es sich um *unscharf begrenzte, solide*, von *Nekrosen* und *Hämorrhagien* durchsetzte, *grau-weiße* bis *bräunliche Tumoren.*

Mikroskopie: Histologisch entsprechen sie dem *pleomorphen Subtyp,* welcher Rhabdomyoblasten mit typischer Querstreifung im Zytoplasma aufweist. *Immunhistologisch* ist die Diagnose bei *Positivität für Desmin und Myosin* leicht zu stellen (Tabelle 2.12). Entsprechend der längsten angegebenen *Überlebenszeit* von 18 Monaten ist die *Prognose* als *sehr schlecht* anzusehen.

Hämangioperizytom/Angiosarkom
(ICD-O M 9150/1; ICD-O M-9120/3)

Hämangioperizytome sind mit 19 publizierten Fällen in der Literatur *seltene Primärtumoren* der Niere[74]. Sie sind hinsichtlich ihrer *Prognose* nur schwer einzuschätzen, da außer zellulären Atypien und einer hohen Mitoserate keine sicheren diagnostischen Malignitätskriterien bekannt sind. Zirka 30% der Patienten versterben tumorbedingt[23]. Das *Geschlechtsverhältnis* beträgt 2:1 (w:m).

Makroskopie: Die großen soliden Tumoren weisen häufig Regressionsareale mit Hämorrhagien und zystischer Degeneration auf, so daß die Schnittfläche eine grau-blaue bis gelb-braune Farbe annimmt. Die Tumoren zeigen *keine Kapsel* und wachsen verdrängend und komprimierend gegenüber dem umliegenden Nierenparenchym.

Mikroskopie: Die zellreichen Tumoren sind aufgebaut aus charakteristisch *verzweigten sinusoidalen Gefäßen* mit unauffälligen Endothelien jedoch *breiten perivasalen Haufen aus Zellen mit unscharf abgrenzbarem Zytoplasma* und runden bis spindeligen Kernen. PAS- und Gomori-Färbung markieren die diagnostisch wegweisenden perizellulären Basalmembranen und Retikulinfasern, die ein Netzwerk um die zentral gelegenen Gefäßluminia bilden.

Angiosarkom: Bisher sind *8 primäre Angiosarkome* der Niere beschrieben worden, wobei eine *Prädominanz des männlichen Geschlechts* besteht (6:2, m:w)[11,74]. Alle Patienten verstarben am Tumor. Während *makroskopisch* ein schwammartiges hämorrhagisches Tumorgewebe imponiert, wird *mikroskopisch* ein zellreiches Tumorgewebe aus anastomosierenden Gefäßen mit atypischer Endothelauskleidung gefunden. *Immunhistologisch* sind die Tumorzellen positiv für *Faktor VIII-assoziiertes Antigen, UEA-1* und *CD 34*, was für die differentialdiagnostische Abgrenzung zum Hämangioendotheliom von großer Bedeutung ist (Tabelle 2.12).

Liposarkom (ICD-O M-8850/3)

Das Liposarkom stellt den *häufigsten malignen Tumor des Retroperitoneums* dar, der *sekundär auch die Niere infiltrieren* kann, was die Abgrenzung von primären, zunächst subkapsulären, auf die Niere beschränkten Liposarkomen (ca. 50 publizierte Fälle) schwierig gestaltet[64,71].

Makroskopie: Die Tumoren sind typischerweise *lobuliert, gut abgegrenzt* und von *gelber Farbe,* häufig von myxoider Konsistenz und zystisch aufgelockert.

Mikroskopie: Alle histologischen Subtypen (*myxoid, lipoblastisch, pleomorph*) kommen vor, wobei der *myxoide Subtyp der häufigste* ist (Abb. 2.48). Differentialdiagnostisch sind besonders das Lipom und das Angiomyolipom abzugrenzen (▷ oben). Trotz radikaler chirurgischer Therapie kommt es in 3 von 4 Fällen zu *Rezidiven* und zum *Tumorprogress* mit Todesfolge.

Malignes fibröses Histiozytom/ Fibrosarkom (ICD-O M-8830/3; ICD-O M-8810/3)

Maligne fibröse Histiozytome werden seit der grundlegenden Arbeit von O'Brien u. Stout[73a] immer häufiger diagnostiziert, was bislang zu ca. 20 Fallbeschreibungen in der Niere geführt hat[35]. Es besteht eine *Geschlechtsprädominanz für Männer* (3:2), das *Manifestationsalter* liegt zwischen der 5.–7. Dekade. 2/3 der Patienten versterben am Tumor.

Makroskopie: Die Tumoren sind groß, schlecht abgrenzbar, massiv infiltrativ und solide aufgebaut, auf der Schnittfläche durchsetzt von Hämorrhagien und Nekrosen.

Mikroskopie: Von den 5 histologischen Subtypen des MFH werden in der Niere überwiegend der storiforme, der inflammatorische und der riesenzellige Subtyp gefunden (Abb. 2.48 f).

Immunhistologisch kann das MFH von anderen Sarkomen der Niere und besonders von sarkomatoiden Nierenzellkarzinomen mit MFH-ähnlichem Erscheinungsbild abgegrenzt werden (Tabelle 2.12).

Während die Diagnoseinzidenz des MFH ansteigt, geht jene des *Fibrosarkoms* zurück; insgesamt sind 34 Fälle bekannt[71]. Hinsichtlich der *Makroskopie* weisen *sie abweichend vom MFH* i.d.R. *keine Nekrosen* und *keine Hämorrhagien* auf. *Mikroskopisch* findet sich ein uniform *faszikuläres Wachstum mit* unterschiedlichen Mengen an Kollagen. *Differentialdiagnostisch* ist mittels negativem *Desmin-* und *Glattmuskelaktin-Nachweis* das Leiomyosarkom abzugrenzen.

Osteosarkom/Chondrosarkom
(ICD-O M-9180/3; ICD-O M-9220/3)

12 zu den extraskeletalen Osteosarkomen zu rechnende Nierentumoren sind bisher bekannt geworden[24,35]. Das *Manifestationsalter* liegt jenseits der *5. Lebensdekade* und unterscheidet sich somit auffällig von diesen sonst schwerpunktmäßig im Kindes- und Jugendlichenalter vorkommenden Sarkomen.

Makroskopie: Die großen und schweren Tumoren (Durchmesser 5–23 cm, Gewicht bis 2300 g) invadieren massiv die Niere, das perirenale Fettgewebe und die Blutgefäße[74]. Letzteres führt zur Fernmetastasierung und ist Ursache der extrem schlechten Prognose. Abhängig vom Ausmaß der Osteoid/Knochenbildung kommt es zu ausgedehnten, auch radiologisch faßbaren, häufig „explosionsartigen", intratumoralen Verkalkungen sowie hämorrhagischen Nekrosen.

Mikroskopie: Die z.T. ausgeprägt pleomorphen Spindelzellen formieren unregelmäßige Ansammlungen von Osteoid und Knochengewebe; gelegentliche chondroide Differenzierungen kommen vor.

Hiervon sind *differentialdiagnostisch* die 4 bisher bekannten Fälle von *primären Chondrosarkomen der Niere* abzugrenzen, davon ein mesenchymales Chondrosarkom sowie seltene Fälle von MFH, malignem Mesenchymom und Karzinosarkom mit metaplastischer Osteoidbildung.

Maligne Lymphome (ICD-O M-9591/3)

Maligne Lymphome der Niere sind bis auf wenige Ausnahmen *Non-Hodgkin-Lymphome.* Die Mitbeteiligung der Niere(n) im Rahmen einer Generalisation, zumeist bei fortgeschrittenem Stadium, wird in *klinischen Studien mit 7,5%* angegeben und steigt auf *ca. 70% in Autopsiestudien*[62]. Demgegenüber ist der *primäre Nierenbefall* ohne Nachweis eines systemischen Auftretens als *Rarität zu* bezeichnen. Das maligne Lymphom kann *hilär* oder *intrarenal, solitär* oder *multipel,* im *Mark* und in der *Rinde* auftreten. Tumorknoten bis 15 cm Durchmesser kommen vor. *Histologisch handelt* es sich *zumeist um hochmaligne* Non-Hodgkin-Lymphome vom *T-Zelltyp,* jedoch kommen auch Tumoren der *B-Zellreihe,* wie das *extramedulläre Plasmozytom* vor. Die Klassifikation sollte sich nach der Kiel Klassifikation richten. Charakteristischerweise kommt es bei der Lymphominfiltration zu einer *Kompression* und *Obliteration der Tubuli,* während die Glomeruli lange ausgespart bleiben. Dieses Phänomen ist sonst nur bei aggressiven spindel-polymorphzelligen Nierenzellkarzinomen zu beobachten.

Literatur

Weiterführende Literatur (▷ S. 173)

1. Ahn YS, Zerban H, Grobholz R, Bannasch P (1992) Sequential changes in the glycogen content, expression of glucose transporters and enzymatic patterns during development of clear/acidophilic cell tumors in rat kidney. Carcinogenesis 13(12):2329–2334
2. Arner O, Blanck C, von Scheeb T (1965) Renal adenocarcinoma, morphology – grading of malignancy – prognosis, a study of 197 cases. Acta Chir Scand Suppl 346:11–49
3. Baer SC, Ro JY, Ordonez NG et al. (1983) Sarcomatoid collecting duct carcinoma: a clinicopathologic and immunohistochemical study of five cases. Hum Pathol 24(9):1017–1022
4. Bannasch P, Schacht U (1968) Nitrosamin induzierte tubuläre Glykogenspeicherung und Geschwulstbildung in der Rattenniere. Virch Arch B 1:95–97
5. Banner BF, Burnham JA, Bahnson RR, Ernstoff MS, Auerbach HE (1990) Immunophenotypic markers in renal cell carcinoma. Mod Pathol 3(2):129–134
6. Barnes CA, Beckman EN (1983) Renal oncocytoma and its congeners. Am J Clin Pathol 79:312–318
7. Bell ET (1938) Classification of renal tumors with observations on the frequency of the various types. J Urol 39: 238–246
8. Bennington JL, Mayall BH (1983) DNA cytometry on four micrometer sections of paraffin-embedded human renal adenocarcinomas and adenomas. Cytometry 4:31–39
9. Bonsib SM, Bray C, Timmerman TG (1993) Renal chromophobe cell carcinoma: limitations of paraffin-embedded tissue. Ultrastruct Pathol 17(5):529–536
10. Camilleri JP, Hinglais N, Bruneval P (194) Renin storage and cell differentiation in juxtaglomerular cell tumors: An immunohistochemical and ultrastructural study of three cases. Hum Pathol 15:1069–1079
11. Cason JD, Waisman J, Plaine L (1987) Angiosarcoma of the kidney. Urology 30:281–283
12. Chen KT, Bauer V (1984) Extra-renal angiomyolipoma. J Surg Oncol 25:89–91
13. Davis CJ, Mostofi FK, Sesterhenn IA (1995) Renal medullary carcinoma – the seventh sickle cell nephropathy. Am J Surg Pathol 19(1):1–11
14. Delahunt B, Nacey JN (1987) Renal cell carcinoma: II. Histological indicators of prognosis. Pathology 19(3): 258–263
15. Delanhunt B, Nacey JN, Hammett GD, Frater WJ (1989) Nucleolar organizing regions in renal cell carcinoma, renal oncocytoma and renal adenoma. Anal Cell Pathol 1:185–190
16. deRiese W, Allhoff E, Lenis G et al. (1989) Bestimmung der Proliferationsrate in-vivo sowie in-vitro bei Nierenzellkarzinomen mittels des Ki-67-Essays. Aktuel Urol 20:79–84
17. Dierick AM, Praet M, Roels H et al. (1991) Vimentin expression of renal cell carcinoma in relation to DNA content and histological grading: a combined light microscopic, immunocytochemical and cytophotometrical analysis. Histopathology 18(4):315–322
18. Dimopoulos MA, Logothetis CJ, Markowitz A et al. (1983) Collecting duct carcinoma of the kidney. Br J Urol 71(4): 388–389
19. Dineen MK, Venable DD, Misra RP (1984) Pure intrarenal lipoma – report of a case and review of the literature. J Urol 132:104–107
20. Donhuijsen K (1986) Nierenzellkarzinome: Prognostische Bedeutung der Zellkerngröße. Verh Dtsch Ges Pathol 70:634
21. Düber C, Schweden F, Klose KJ et al. (1988) Das Onkozytom der Nieren. – 2. Computertomographie. Fortschr Röntgenstr 148(3):227–233
22. Eble JN, Sledge G (1986) Cellular desoxyribonucleic acid content of renal oncocytomas: flow cytometric analysis of paraffin-embedded tissues from eight tumors. J Urol 136: 522–526
23. Eble JN (1990) Tumors and tumor-like conditions of the kidneys and ureters. Contemporary issues in surgical pathology. Churchill Livingstone, New York Edinburgh London Melbourne, pp 145–176
24. Eble JN, Young RH, Störkel S, Thoenes W (1991) Primary osteosarcoma of the kidney: a report of three cases. J Urol Pathol 1,1:83–88
25. Eskelinen M, Lipponen P, Aitto-Oja L, Hall O, Syrjanen K (1993) The value of histoquantitative measurements in prognostic assessment of renal adenocarcinoma. Int J Cancer 55(4):547–554
26. Farrow GM, Harrison E, Utz DC, ReMine WH (1968) Sarcomas and sarcomatoid and mixed malignant tumors of the kidney in adults – part I. Cancer 22:545–550
27. Farrow GM, Harrison E, Utz DC (1968) Sarcomas and sarcomatoid and mixed malignat tumors of the kidney in adults – part III. Cancer 22:556–563
28. Fuhrman SA, Lasky LC, Limas C (1982) Prognostic significance of morphologic parameters in renal cell carcinoma. Am J Surg Pathol 6(7):655–663
29. Fuselier HA, Guice SL, Brannan W et al. (1983) Renal cell carcinoma: the Oxner medical institution experience (1945–1978). J Urol 130:445–448
30. Füzesi L, Cober M, Mittermayer C (1992) Collecting duct carcinoma: cytogenetic characterization. Histopathology 21: 155–160
31. Geboers ADH, Debruyne FMJ (1995) Nierenzellkarzinom. In: Seeber S, Schütte J (eds) Therapiekonzepte Onkologie. Springer, Berlin Heidelberg New York Tokyo
32. Gonzales-Campora R, Gonzales de Chaves FJ, Mora Marin J et al. (1991) Nuclear planimetry in renal cell tumors. Anal Quant Cytol Histol 13(1):54–60
33. Greene LF, Rosenthal MH (1951) Multiple hypernephromas of the kidney in association with Lindau's disease. N Engl J Med 244:633
34. Grignon DJ, El-Naggar A, Green LK et al. (1989) DNA flow

cytometry as a predicator of outcome of stage I renal cell carcinoma. Cancer 63:1161–1165
35. Grignon DJ, Ro JY, Ayala AG (1990) Mesenchymal tumors of the kidney. In: Eble JN (ed) Tumors and tumor-like conditions of the kidney and ureters. Churchill Livingstone, New York Edinburgh London Melbourne
36. Gronwald J, Holtgreve-Grez H, Schoell B et al. (1997) (in press) Chromosome abnormalities in primary renal clear cell carcinomas and metastatic sites studied by comparative genomic hybridization
37. Guillou L, Duvoisin B, Chobaz C, Chapuis G, Costa J (1993) Combined small cell and transitional cell carcinoma of the renal pelvis. Arch Pathol Lab Med 117(3):239–243
38. Hand JR, Broders AC (1932) Carcinoma of the kidney: the degree of malignancy in relation to factors bearing on prognosis. J Urol 28:199–216
39. Helpap B, Knüpffer J, Essmann S (1989) Histologisches und zytologisches (nukleoläres) Grading von Nierenzellkarzinomen. Verh Dtsch Ges Pathol 400–404
40. Helpap B, Knüpffer J, Essmann S (1990) Nucleolar grading of renal cancer. Correlation of frequency and localization of nucleoli to histologic and cytologic grading and stage of renal cell carcinoma. Mod Pathol 3(6):671–678
41. Helpap B (1993) Atlas der Pathologie urologischer Tumoren. Springer, Berlin Heidelberg New York Tokyo
42. Hermanek P, Sigel A, Chlepas S (1976) Combined staging and grading of renal cell carcinoma. Z Krebsforsch 87: 193–196
43. Hermanek P, Sobin LH (1992) TNM classification of malignant tumours, 4. edn, 2nd rev. Springer, Berlin Heidelberg New York Tokyo
44. Hofstädter F, Ehlich P (1978) DNS-Feulgenzytophotometrie bei Nierenparenchymkarzinomen verschiedenen Malignitätsgrades. Verh Dtsch Ges Pathol 62:375
45. Huettner PC, Bird DJ, Chang YC, Seiler WM (1991) Carcinoid tumor of the kidney with morphologic and immunohistochemical profile of a hindgut endocrine tumor: report of a case. Ultrastruct Pathol 15(6):655–661
46. Hughson MD, Hennigar GR, McManus JFA (1980) Atypical cysts, acquired renal cystic disease and renal cell tumors in end stage dialysis kidneys. Lab Invest 42:475
47. Hulbert JC, Graf R (1983) Involvement of the spleen by renal angiomyolipoma: metastasis or multicentricity. J Urol 130: 328–329
48. Ishikawa I, Kovacs G (1993) High incidence of papillary renal cell tumours in patients on chronic haemodialysis. Histopatholy 22(2)135–139
49. Jow WW, Zeid MY, Cowan D, Malin B, Deberry JL (1991) Renal oncocytoma: longy term follow-up and flow cytometric DNA analysis. J Surg Oncol 46(1):53–59
50. Kagawa S, Takigawa H, Kurokawa K, Akagi G (1985) The correlation between the grading and nuclear size of renal cell carcinoma. Tokushima J Exp Med 32:45–48
51. Kennedy SM, Merino MJ, Linehan WM et al. (1990) Collecting duct carcinoma of the kidney. Hum Pathol 21(4):449–456
52. Kodet R, Taylor M, Vachalova H, Pycha K (1994) Juxtaglomerular cell tumor: an immunohistochemical, electron-microscopic and in situ hybridization study. Am J Surg Pathol 18(8):837–842
53. Kutta A, Schoenfeld D, Martin W, Haupt G (1993) Multifocal renal cell carcinoma of collecting duct origin. Scand J Urol Nephrol 27:531–533
54. Latif F, Tory K, Gnarra J et al. (1993) Identification of the von Hippel-Lindau disease tumor suppressor gene. Science 260:1317–1320
55. Lerman RJ, Pitcock Ja, Stephenson P, Muirhead EE (1972) Renomedullary interstitial cell tumor (formerly fibroma of the renal medulla) Hum Pathol 3:559–568
56. Linder F, Sack H, Gross R, Eigler FW, Höffken K (1989) Maligne Tumoren und Systemerkrankungen. Deutscher Ärzte Verlag
57. Loy V, Koch B, Krech R, Düe W, Bauer H, Stein H (1987) Vergleich verschiedener Gradingsysteme mit der Wachstumsfraktion beim Nierenzellkarzinom. Verh Dtsch Ges Patho 71:564
58. Lieber MM, Tomera FM, Taylor WF, Farrow GM (1981) Renal adenocarcinoma in young adults: survival and variables affecting prognosis. J Urol 125:164–168
59. Lissner J, Hahn D, Schmidt H (1988) Wertigkeit bildgebender Verfahren in der Diagnostik des Nierenkarzinoms. In: Staehler H (Hrsg) Das Nierenkarzinom. Springer, Berlin Heidelberg New York Tokyo, S 1–9
60. Ljungberg B, Johanssen H, Stenling R (1988) Prognostic factors in renal cell carcinoma. Int Urol Nephrol 20:115–121
61. Mancilla-Jiminez R, Stanley RJ, Blath RA (1976) Papillary renal cell carinoma. A clinical, radiologic and pathologic study of 34 cases. Cancer 38:2469–2480
62. Martinez-Maldonado M, Ramirez de Arellano GA (1966) Renal involvement in malignant lymphomas. A survey of 49 cases. J Urol 95:485–488
63. Matsumoto T, Iijima T, Kuwabara N et al. (1992) Papillary renal cell carcinoma. Report of two cases. Acta Pathol Jpn 42(4):298–303
64. Mayes DC, Fechner RE, Gillenwater JY (1990) Renal liposarcoma. Am J Surg Pathol 14:268–273
65. Medeiros LJ, Weiss LM (1990) Renal adenocarcinoma. In: Eble J (ed) Tumors and tumor like conditions of the kidneys and ureters. Churchill Livingstone, New York Edinburgh London Melbourne, pp 35–70
66. Medeiros LJ, Gelb AB, Weiss LM (1987) Low grade renal cell carcinoma: a clinicopathologic study of fifty-three cases. Am J Surg Pathol 11:633–642
67. Melicow MW, Gile HH (1940) A hypernephroma in a polycystic kidney: review of literature and report of a case. J Urol 43:767
68. Morris HP, Velat CA, Wagner BP (1957) Carcinogenicity of some ingested acetylated mono- and diaminobiphenyl compounds in the rat. J Nat Canc Inst 18,1:101–110
69. Mrstik C, Salamon J, Weber R, Stogermayer F (1992) Microscopic veneous infiltration as predictor of relapse in renal cell carcinoma. J Urol 148 (2Pt1):271–274
70. Murphy GP, Partin AW, Maygarden SJ, Mohler JL (1990) Nuclear shape analysis for assessment of prognosis in renal cell carcinoma. J Urol 143(6):1103–1106
71. Murphy WM, Beckwith JB, Farrow GM (1994) Tumors of the kidney, bladder, and related urinary structures, AFIP, 3rd series, fascicle 11
72. Mostofi FK (ed) (1981) Histological typing of kidney tumors. In: International histological classification of tumours, No 25, WHO, Geneva
73. Nagashima Y, Arai N, Tanaka Y et al. (1991) Two cases of renal epithelial tumour resembling immature nephron. Virch Arch A Pathol Anat Histopathol 418(1):77–81
73a. O'Brien JE, Stout AP (1964) Malignant fibrous xanthomas. Cancer 17:1445–1451
74. Petersen RO (1992) Urologic pathology. Lippincott, Philadelphia
75. Pickering SP, Fletcher BD, Bryan PJ, Abramowsky CR (1984) Renal lymphangioma: a cause of neonatal nephromegaly. Pediatr Radiol 14:445–448
76. Pitz S, Moll R, Störkel S, Thoenes W (1988) Expression of intermediate filament proteins in subtypes of renal cell carcinomas and in renal oncoytomas. Lab Invest 56(6):641–653
77. Rabes HM, Carl P, Meister P (1978) Kartierung der Wachstumsstruktur menschlicher Nierencarcinome. Verh Dtsch Ges Pathol 62:336
78. Rabes HM (1980) Growth kinetics of human renal adenocarcinoma. In: Sufrin G, Beckley SA (eds) Renal adenocarcinoma. UICC technical report series 49, Geneva, pp 78–95

79. Rainwater LM, Farrow GM, Lieber MM (1986) Flow cytometry of renal oncocytoma: common occurrence of desoxyribonucleic acid polyploidy and aneuploidy. J Urol 135: 1167–1171
80. Raviv G, Leibovich I, Mor Y et al. (1993) Localized renal cell carcinoma treated by radical nephrectomy. Influence of pathologic data and the importance of DNA ploidity pattern on disease outcome. Cancer 72(2):2207–2212
81. Reis M, Faria V (1988) Renal carcinoma: reevaluation of prognostic factors. Cancer 61:1192–1199
82. Ro JY, Ayala AG, Sella A, Samuels ML, Swanson DA (1987) Sarcomatoid renal cell carcinoma: a clinicopathologic study of 42 cases. Cancer 59:516–526
83. Robertson PW, Klidjian LK, Harding LK et al. (1967) Hypertension due to a renin-secreting renal tumor. Am J Med 43:963–976
84. Robson CJ, Churchill BM, Anderson W (1969) The results of radical nephrectomy for renal cell carcinoma. J Urol 101: 297–301
85. Rumpelt HJ, Störkel S, Moll R, Schärfe T, Thoenes W (1991) Bellini duct carcinoma – further evidence for this rare variant of renal cell carcinoma. Histopathology 18:115–122
86. Saito S, Orikasa S, Ohyama C, Satoh M, Fukushi Y (1991) Changes in glycolipids in human renal cell carcinoma and their clinical significance. Int J Cancer 49(3):329–334
87. Samma S, Yoshida K, Ozono S et al. (1991) Tumor thrombus and microvascular invasion as a prognostic factor in renal cell carcinoma. Jpn J Clin Oncol 21(5):340–345
88. Schofield D, Zaatari GS, Gay BB (1984) Klippel-trenaunay and Sturge-Weber syndromes with renal hemangioma and double vena vava. J Urol 136:442–445
89. Schweden F, Düber C, Schild H et al. (1988) Das Onkozytom der Niere. – 1. Computertomographie. Fortschr Röntgenstr 148(2):137–142
90. Senn HK, Drings P, Glaus A et al. (1992) Checkliste Onkologie. Thieme, Stuttgart New York
91. Skinner DG, Colvin RB, Vermillion CD, Pfister RC, Leadbetter WF (1981) The diagnosis and management of renal cell carcinoma: a clinical and pathologic study of 309 cases. Cancer 28:1165–1177
92. Speicher MR, du Manoir S, Schoell B et al. (1994) Specific loss of chromosomes 1, 2, 6, 10, 13, 17 and 21 in chromophobe renal cell carcinomas revealed by comparative genomic hybridization. Am J Pathol 145/2:356–364
93. Spiegel DM, Yuen Ko JL, Hou SH, Brandt TD, Grant TH (1991) Incidence of renal cell carcinoma and natural history of acquired renal cystic disease in end stage renal disease. Am J Nephrol 11(2):166–167
94. Stambolis C, Doppel W, Pust R, Kracht J (1981) Das Nierenzellkarzinom. Med Welt 32:1283–1288
95. Statistisches Landesamt Saarland: Morbidität und Mortalität an bösartigen Neubildungen im Saarland 1991. Sonderhefte 175, 1994
96. Steinbach F, Thüroff JW, Stöckle M et al. (1991) Organerhaltende Chirurgie des Nierenzellkarzinoms. Operative Technik, Ergebnisse, Komplikationen. DMW 116:121–127
97. Steinberg P, Störkel S, Oesch F, Thoenes W (1992) Carbohydrate metabolism in human renal clear cell carcinomas. Lab Invest 67(4):506–511
98. Stöckle M, Störkel S, Mielke R et al. (1990) Charakterisierung konservativ operierter Nierentumoren mit der automatisierten DNS-Bildzytometrie. Akt Urol 21:175–180
99. Störkel S (1989) DNA Image Cytometrie humaner Nierenzelltumore mit dem Leitz Miamed-DNA. Mitt Wiss Tech 9(6):214–219
100. Störkel S, Thoenes W, Jacobi GH, Lippold R (1989) Prognostic parameters in renal cell carcinoma – a new approach. Eur J Urol 16:416–422
101. Störkel S, Husmann G, Thoenes W (1992) Zur Diagnose und Differentialdiagnose des metanephroiden Nierentumors des Erwachsenen – ein unbekannter Nierentumor. Verh Dtsch Ges Pathol 76:306
102. Störkel S, Keymer R, Steinbach F, Thoenes W (1992) Reaction patterns of tumor infiltrating lymphocytes in different renal cell carcinomas and oncocytomas. EORTC Genitourinary Group Mon 11, Wiley-Liss, pp 217–223
103. Störkel S (1993) Karzinome and Onkozytome der Niere. Gustav Fischer, Stuttgart Jena New York
104. Störkel S, van den Berg E (1995) Morphologische Klassifikation und Zytogenetik humaner epithelialer Nierenzelltumoren. Verh Dtsch Ges Pathol 79:643–650
105. Syrjänen KJ (1979) Renal adenomatosis. Scand J Urol Nephrol 13:329–334
106. Takahashi S, Shirai T, Ogawa K et al. (1993) Renal cell adenomas and carcinomas in hemodialysis patients: relationship between hemodialysis period and development of lesions. Acta Pathol Jpn 43(11):674–682
107. Tetu B, Vaillancourt L, Camilleri JP et al. (1994) Juxtaglomerular cell tumor of the kidney: report of two cases with a papillary pattern. Hum Pathol 24:1168–1174
108. Thoenes W, Störkel S, Rumpelt HJ (1985) Human chromophobe cell renal carcinoma. Virch Arch B 48:207–217
109. Thoenes W, Störkel S, Rumpelt HJ (1986) Histopathology and classification of renal cell tumors (adenomas, oncocytomas and carcinomas). The basic cytological and histomorphological elements and their use for diagnostics. Pathol Res Pract 181:125–143
110. Tosi P, Luzi P, Baak JPA et al. (1986) Nuclear morphometry as an important prognostic factor in stage I renal cell carcinoma. Cancer 58:2512–2518
111. Tsukamoto T, Lieber MM (1992) Sarcomas of the kidney, urinary bladder, prostate, spermatic cord, paratestis and testis in adults. In: Raaf JH (ed) Soft tissue sarcomas: diagnosis and treatment. Mosby Yearbook, St. Louis
112. van den Berg E, van der Hout AH, Oosterhuis JW et al. (1993) Cytogenetic analysis of epithelial renal cell tumors: relationship with a new histopathological classification. Int J Cancer 55:223–227
113. Wilhelm M, Krause U, Kovacs G (1995) Diagnosis and prognosis of renal-cell tumors: A molecular approach. World J Urol 13:143–148
114. Yang AH, Wang TY, Liu HC (1992) Comparative study of the prognostic value of nuclear grade and silver binding nucleolar organizer region in renal cell carcinoma. J Pathol 168(4):424–426
115. Zbar B, Brauch H, Talmage C, Linehan M (1987) Loss of alleles of loci on the short arm of chromosome 3 in renal cell carcinoma. Nature 327:721–724

Kapitel 3 Ableitende Harnwege und Urethra

G. E. Schubert

Inhaltsverzeichnis

Weiterführende Literatur

1. Hill GS (ed) (1989) Uropathology. Churchill Livingstone, New York Edinburgh London Melbourne
2. Koss LG (1975) Tumors of the urinary bladder. Atlas of tumor pathology, second series. Fascicle 11. Armed Forces Institute of Pathology, Washington DC
3. Murphy WM, Beckwith JB, Farrow GM (1994) Tumors of the kidney, bladder, and related urinary structures. Atlas of tumor pathology, third series, Fascicle 11. Armed Forces Institute of Pathology, Washington DC
4. Petersen RO (1992) Urologic pathology 2nd edn. Lippincott, Philadelphia
5. Pugh RCB, Ansell ID (1992) The urinary tract. In: Symmers WST C (ed) Systemic pathology, 3rd edn. Url 8. Churchill, Livingstone, Edinburgh London Madrid Melbourne New York Tokyo
6. Walsh PC, Gittes RF, Perlmutter AD, Stamey TA (eds) (1986) Campbell's urology, 5th edn. Saunders, Philadelphia London Toronto

Ableitende Harnwege

Anatomisch-physiologische Vorbemerkungen

- *Nierenbecken:* Das *Nierenbecken* ist aus dem Hauptteil, der *Ampulle*, aufgebaut, die in 3–4 größere *Kelche* übergeht, welche sich in insgesamt 4–12 (durchschnittlich 8) jeweils von einer Papille eingestülpte *kleine Nierenkelche* verzweigen. Die Kelche erhalten unter der Schleimhaut glatte Muskulatur mit Ausbildung eines *Levator* und *Sphincter fornicis* sowie eines Sphincter des Kelchhalses, die bei der Harnentleerung eine wichtige Rolle spielen. Nierenkelche, Nierenbecken und Ureter haben grundsätzlich den gleichen Wandaufbau, bestehen von außen nach innen aus fibrösem Bindegewebe, glatter Muskulatur, die im Ureter kräftiger als im Nierenbecken ist, aus einer Schleimhaut mit auskleidendem Übergangsepithel (Urothel) und Lamina propria.
- *Ureter:* Der leicht S-förmig verlaufende 24–34 cm lange *Ureter* hat drei *physiologische Engen und Knickungen*: beim Ausgang aus dem Nierenbecken, an der Kreuzung mit der Iliakalarterie und am Durchtritt durch die Blasenwand. Er wird *arteriell* im cranialen Drittel aus Ästen der A. renalis über das Nierenbecken, im mittleren Drittel aus Ästen der Aorta, Iliakalarterien, A. mesenterica inferior, A. spermatica oder A. ovarica und im unteren Drittel aus Ästen der Aa. vesicales und vasales versorgt, die in der gesamten Ureterlänge umfangreiche Anastomosen bilden. Ischämische Schäden werden dadurch weitgehend verhindert.
- *Harnblase:* Die am Beckenboden, der Blasenvorderwand und über den Urachus (Allantoisrudiment) an der Abdomenvorderwand fixierte Harnblase wird makroskopisch in einen *Blasenhals* am Übergang zur Urethra, das 3:5 cm große *Trigonum* zwischen Uretermündungen und Blasenauslaß, in die Basis oder den *Blasenfundus*, die *laterale* und *anteriore Region* und den *Blasenscheitel* unterteilt. Das Peritoneum bedeckt mit Ausnahme des suprasymphysären Spatium Retzii die anterioren und anterolateralen Anteile der Harnblase. Die Blasenmuskulatur bildet zwischen Uretereinmündungen und Blasenauslaß ein besonderes Schlingensystem, das bei normalem Durchtrittswinkel der Ureteren durch die Blasenwand während der Miktion die Uretermündungen verschließt und den Blasenauslaß öffnet. Störungen dieses Mechanismus führen vor allem in der frühen Kindheitsperiode bei Änderungen des Uretereintrittswinkels oder bei entzündlichen Wandveränderungen zum *vesikoureteralen Reflux*.
- *Urothel* (Transitionalepithel, Übergangsepithel): Das auskleidende *Urothel* ist normalerweise im Nierenbecken 2–3 im Ureter 3–5 und in der Harnblase 5–7 Zellagen hoch, enthält in allen Bereichen der ableitenden Harnwege eine charakteristische Schicht oberflächlicher Zellen, die vor allem am gedehnten Hohlraumsystem wie ein Regenschirm die Urothelien der nächsten tieferen Schicht überdecken (zytologisch *„umbrella cells"*) und von einer Sialinsäurehaltigen Mukopolysaccharidschicht bedeckt werden. Zusammensetzung und Unversehrtheit dieser Schicht sind wichtige Voraussetzungen für den Schutz des Urothels vor Infektionen und schädigenden Einwirkungen verschiedenster Substanzen im Urin. *Rasterelektronenmikroskopisch* weisen diese Oberflächenzellen ein Netzwerk oberflächlich prominenter *Kammlinien* („ridges") auf, die bei Schädigung des Urothels verlorengehen können. Die luminale Seite der Oberflächenzellen bildet *elektronenmikroskopisch* eine aus konkaven Platten aufgebaute Doppelmembran („asymmetric unic membrane" = AUM) mit einem 8 nm breiten äußeren und 4 nm breiten inneren Blatt, die scharnierartig zusammengehalten, sich bei Dehnung auffalten kann und offenbar urothelspezifische Antigene (z. B. Uroplakin III) enthält[93,94]. Unter den *Superfizialzellen* liegt eine 2–5 Zellagen hohe Schicht kleiner *Intermediärzellen*, an die sich die *Basalzellschicht* mit länglichen, senkrecht zur Basalmembran angeordneten Zellkernen anschließt.

Im *Trigonum* finden sich bei Frauen in allen Altersstufen und bei Männern im höheren Lebensalter *Plattenepithelien* (sog. *Trigonalmetaplasie*), die denen der Vaginalschleimhaut ähneln (80% der Frauen und ca. 28% der Männer über 70 Jahre[126]) und in ihrem Metabolismus (z. B. Glykogengehalt) hormonabhängig sind und u. a. Östrogenrezeptoren enthalten[4].

Immunhistochemisch reagiert Urothel herdförmig auf karzinoembryonales Antigen (CEA), das jedoch zu variabel ist, um in der Routinediagnostik als zuverlässiger diagnostischer Test eingesetzt zu werden. Von den *Zytokeratinpolypeptiden* werden regelmäßig die *Hauptgruppe 7, 8* und 19, in geringem Maße und *seltener 5, 13* und *18* gefunden. *Zytokeratin 18*, das normalerweise nur in drüsigen Epithelien nachweisbar ist, wird auch in den Superfizialzellen des normalen Urothels und der G1-Karzinome exprimiert[26]. Unter den am besten charakterisierten *Blutgruppenantigenen* werden ABH, Lewis a und b auf normalen Zellmembranen exprimiert, während Lewis X- und T-Antigene primär in neoplastischem Epithel gefunden werden. In basalen Urothelschichten sind vereinzelt neuroendokrine *Chromogranin A*-positive Zellen und bei entzündlichen Veränderungen in der Lamina propria *S-100* positive Zellen nachweisbar[44,47]. *Epidermaler Wachstumsfaktor (EGF)* ist im normalen Urothel nur in der Basalzellschicht erfaßbar, in prämalignen und malignen Urothel auch in oberflächlichen Zellagen. Die Umsatzzeit des normalen Urothels der Harnblase wird auf etwa ein Jahr geschätzt[3].

Zwischen dem Urothel und der Muscularis propria liegt eine *Lamina propria* aus lockerem, vor allem in der Harnblase blutgefäßreichem Bindegewebe mit einzelnen markscheidenfreien Nervenfasern und meist wenigen, unterschiedlich dicht und vorwiegend parallel zur Oberfläche angeordneten glatten Muskelfaserbündeln, die bei einigen Individuen einer angedeuteten Muscularis mucosae entsprechen. An transurethral gewonnenen Resektionsspänen darf eine Tumorinvasion dieser Muskelfasern nicht zur *Fehlklassifikation eines muskelinvasiven Tumors (z. B. mindestens pT2)* führen.

Fehlbildungen

Fehlbildungen der Nierenbecken und Ureteren (▷ Tabelle 3.1)

Fehlbildungen der Harnblase (▷ Tabelle 3.2)

Traumatische Schäden

Ätiologie, Pathogenese

- *Nierenbecken:* Häufigste Ursache der traumatischen Nierenbeckenrupturen sind heute *Verkehrsunfälle* mit Rupturen des Nierenparenchyms, die sich bis an das Nierenbecken erstrecken, *Stürze*, unsachgemäße retrograde *Katheterisierung* und *Schußverletzungen*. Bei *Kindern* kommt es nach *stumpfen Traumen* besonders oft zu Einrissen oder Abrissen am ureteropelvinen Übergang.
- *Ureter:* Die Mehrzahl der Ureterrupturen durch äußere Gewalteinwirkungen geht auf *Schußverletzungen* zurück[6]. *Stichverletzungen* führen dagegen selten zu Ureterläsionen. Nur in Einzelfällen wird der Ureter bei *nicht penetrierenden Wunden* infolge schwerer Skelettverletzungen meist durch Knochenfrakturen traumatisiert. Wesentliche Läsionen können bei verschiedensten *chirurgischen Maßnahmen* auftreten, vor allem bei Eingriffen im Retroperitoneum und Becken wie Kolonresektionen bei Dickdarmkarzinomen oder Darmresektionen wegen eines Morbus Crohn, Hysterektomien, Kaiserschnitten, umfangreichen Operationen an den weiblichen Adnexen oder Gefäßoperationen und bei urologisch endoskopischen Eingriffen. Bei 9,3–10,9% der totalen Hysterektomien nach Wertheim kommt es zu Ureterläsionen, abdominelle Hysterektomien führen etwa 10mal häufiger als vaginale Hysterektomien zu Ureterläsionen[108].
- *Harnblase:* Traumatische Blasenläsionen sind infolge der geschützten Lage im kleinen Becken relativ selten. Unter insgesamt 133 Verletzungen wurden in einem Zeitraum von 10 Jahren am Parkland Memorial Hospital (USA) 58 nach *Schußverletzungen*, 53 nach *Verkehrsunfällen* meist mit Beckenfrakturen (5% der Patienten mit Beckenfrakturen haben extraperitoneale Blasenrupturen), 6 nach Stichverletzungen, 5 nach abdominellen Schlagverletzungen, 4 nach iatrogenen Traumen meist bei Katheterisierungen oder urologischen instrumentellen Eingriffen, 3 nach Stürzen, 2 nach Nagel- oder Bolzenstichen und je 1 nach Selbstkatheterisierungen oder spontan beobachtet. 48% der Blasenrupturen aus den o. g. Ursachen treten in *extraperitonealen* Bereichen, 52% in die *freie Bauchhöhle* auf. Rupturen gefüllter Harnblasen nach stumpfen Bauchtraumen sowie Spontanrupturen betreffen meist den Blasenscheitel[108].

Verlauf, Komplikationen. 95% der Patienten mit Blasenrupturen haben eine *Hämaturie*. Die Zeichen einer peritonealen Reizung sind meist gering oder fehlen, wenn nicht andere Organverletzungen hinzukommen. Nur in 37% kommt es durch die Blasenruptur zum *Schock*. Verwechslungen mit einem Aszites sind möglich. Erfolgreiche Behandlungen der phlegmonösen Entzündungen („*Urinphlegmone*“) im Bereich der Rupturen durch Antibiotika und rasche chirurgische Maßnahmen haben die Letalität heute auf 9% gesenkt[108].

Pathologische Lichtungsänderungen

Hydronephrose, Hydroureter

Definitionen

- *Hydronephrose:* Abnorme Dilatation des Nierenbeckens und der Kelche in der Regel als Folge einer obstruktiven Uropathie.
- *Obstruktive Uropathie:* Komplettes oder partielles Abflußhindernis des Urins auf jedem Niveau vom Kelch bis zur Harnröhre.
- *Obstruktive Nephropathie:* Funktionelle und histopathologische Veränderungen der Nieren infolge einer Obstruktion des Harnstroms.

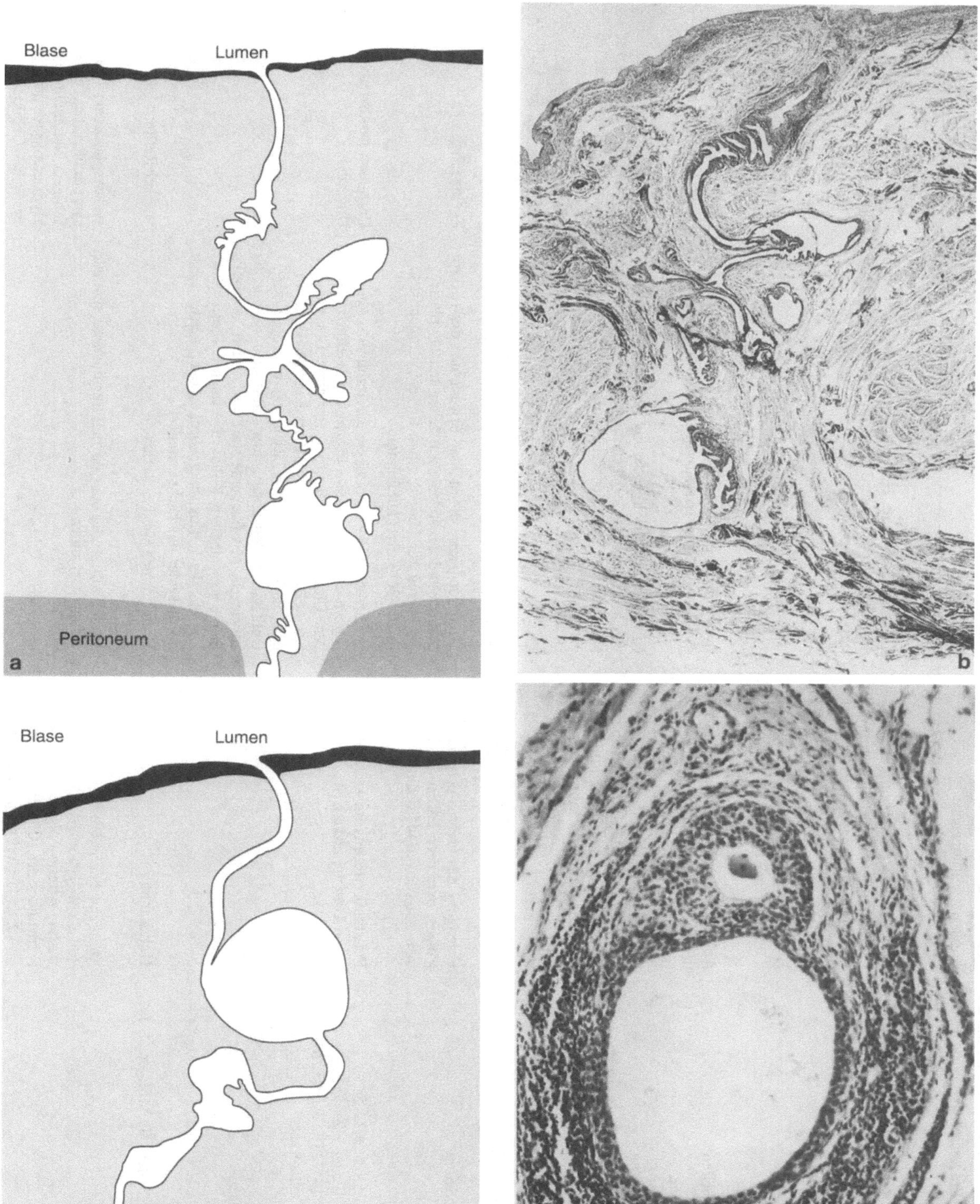

Abb. 3.1. a Diagramm eines intramuralen Urachusrudimentes Typ III. **b** Urachusrudiment Typ III, Sagittalschnitt durch das Blasendach. HE, 14,5 : 1. **c** Diagramm eines intramuralen Urachusrudimentes Typ II. **d** Urachusrudiment Typ II. Querschnitt eines tubulären Lumens, von Transitionalepithel ausgekleidet; umgebende, vorwiegend lymphozytäre Infiltrate. HE, 82 : 1. (**a–d** Aus Schubert et al.[125])

Tabelle 3.1. Fehlbildungen der Nierenbecken und Ureteren

Fehlbildung	Epidemiologie	Ätiologie, Pathogenese	Morphologie	Komplikationen
Formanomalien				
Kelchdivertikel 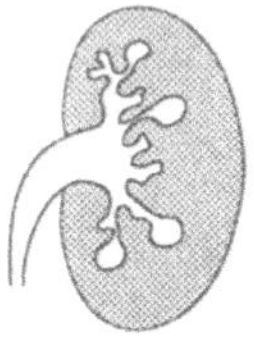	4,5:1000 Ausscheidungsurogramme, keine Alters- oder Geschlechtsdisposition	1. Fehlerhafte Regression der Kelchsprossen 3.–4. Ordnung aus Wolff-Gang beim 5 mm langen Embryo, anschließende Ektasie. 2. Obstruktion am Kelchhals. 3. Bei Kindern Folge eines vesikoureteralen Refluxes.	Zystische Gebilde im Hilusgebiet der Kelche, stehen durch dünnen Gang mit Kelch in Verbindung. Prädilektion: Nierenpole	Rezidivierende Infekte, Steinbildungen in 39%.
Hydrokalykose	Selten	Angeborene oder erworbene Obstruktion, z. B. durch Vernarbung des Infundibulum	Zystische Erweiterung eines Hauptkelches mit Verbindung zum Nierenbecken, von Urothel ausgekleidet.	Infektionen bei starkem Harnstau.
Megakalykose 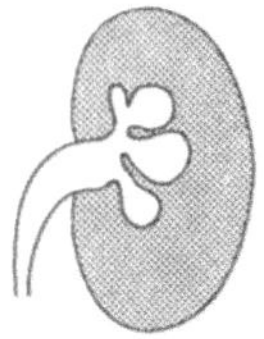	Selten ♂ : ♀ = 6:1	Störungen der Ureterknospen-Verzweigung und/oder der Nierenpapillen? Fehlbildungen oder Funktionsstörungen der Kelch- und Nierenbeckenmuskulatur?	Nichtobstruktive Vergrößerung der Kelche infolge von Mißbildungen der Nierenpapillen bei normalem Nierenbecken. Zahl der Kelche oft bis auf 20–25 vermehrt.	Leichte Konzentrationsschwäche des Urins, sonst meist asymptomatisch; bei allgemeinem Harnstau: Infektionen, Nephrolithiasis, Hämaturie
Kongenitale Hydronephrose	Selten	Einengung des uretero-pelvinen Überganges, in einigen Fällen durch abnormen Arterienverlauf bedingt.	Meist nur leichte bis mäßige Erweiterung des Nierenbeckens und der Kelche, nur selten mit Dysplasie der Nieren kombiniert, selten Riesenhydronephrose. In 20–30% der Fälle bilateral.	Pyelonephritis.
Primärer Megaureter (Primary obstructive megaureter) – mit Reflux	♂ : ♀ = 3–5:1 li. : re. = 2–3:1, 14–25% der Betroffenen bilateral	Peristaltik-Störung im kaudalen Ende, deren Ursache unklar ist.	Hochgradige Erweiterung des Ureterlumens, kann Lumen des Dünndarmes übertreffen, vielfach gewunden. Glatte Muskulatur hypertrophiert. Übergang in 0,5–4,0 cm langes undilatiertes kaudales Ende, in dem die Peristaltik fehlt. Keine echte Stenose oder Obliteration. Muskulatur hier mitunter unregelmäßig entwickelt, Myofilamente stark vermindert, Aktinfilamente verschmälert, Kollagen vermehrt. Freier vesikoureteraler Reflux. Nierenbecken oder Kelche meist normal oder nur leicht erweitert.	Chronisch rezidivierende Ureteritis.
– ohne Reflux (idiopathischer Megaureter)	Selten, li. häufiger als re.	Unbekannt	Ureterformen wie bei Reflux	wie bei Reflux
Hypogenesie des Ureters (Hypoplasie, Atresie) 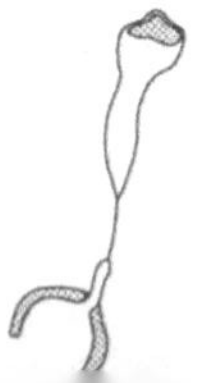		Meist mit Nierenfehlbildungen, vor allem Hypoplasie, kombiniert. Distale Atresie Folge eines fehlenden Schwundes der (Chwalla-)Membran zwischen Ureterknospe und Urogenitalsinus?	Ureter vollständig oder partiell nur noch als schmaler Strang vorhanden.	Bei dysplastischer Niere symptomlos, bei funktionsfähigem Nierenparenchym Hydronephrose oder großes zystisches Gebilde

Bauchdecken-Aplasie-Syndrom (Obrinsky-Syndrom, prune-belly-syndrome)	1:50000 Lebendgeborene, 97% ♂, 3% ♀ Klinisch 3 Schweregrade: Kategorie I mit schweren Lungenveränderungen, überleben nicht den ersten Tag. Kategorie II, entspricht dem hier beschriebenen Typ. Kategorie III, leichteste Form, Nierenparenchym meist gut ausbildet, längeres Überleben möglich.	Genetisch determiniert oder Neumutation. Kann mit Trisomie auftreten. Entwicklungsdefekte der Bauchmuskeln (2.–3. Embryonalwoche) und Störungen des Urogenitaltraktes sind wahrscheinlich koordiniert. Urethralstenose führt zur Prune-belly-Sequenz Typ I, Urethralatresie zur Sequenz Typ II.	Aplasie oder hochgradige Hypoplasie der vorderen Bauchwandmuskulatur mit schlaff vorgewölbter Bauchwand, Kryptorchismus, Harnwegsanomalien mit Nierendysplasien, membranöse Urethralatresie, hochgradige Ektasie der Blase, beidseitiger Megaureter mit atrophischer oder gut entwickelter Muskulatur, Hydroureter mit vesikoureteralem Reflux. Unterschiedliche Grade der Nierenveränderungen, von normalen Nieren über Hydronephrosen bis zu obstruktiv bedingten Zystennieren und bei Entwicklungsdefekten bis zu schweren zystischen Dysplasien und Nierenagenesien. Prostata atrophiert, oft Penisanomalien und Kryptorchismus.	20% tot geboren oder sterben im 1. Lebensmonat, Pneumonien, Pyelonephritiden. Einzelne erreichen Erwachsenenalter.
Hypoplasie des Ureters		Meist mit Nierenfehlbildungen, vor allem Hypoplasie, kombiniert, oft ist die Niere zu einem kleinen Knoten dysplastischen Gewebes reduziert.	Ureter vollständig oder partiell nur noch als schmaler bindegewebigr Strang vorhanden, der von einem Muskelmantel umgeben, kranial davon dilatiert und kaudal im Kaliber reduziert sein kann.	Trigonum normal oder hypoplastisch.
Ureterabgangsfalten	Bei 16% der Neugeborenen leicht ausgebildet, verschwinden meist mit Längenwachstum	Mißverhältnis der Wachstumsgeschwindigkeit innerer Ureterwandschichten zu dem Gesamtlängenwachstum mit Überschußbildung im Schleimhautbereich; Knickung durch untere Nierenpolgefäße oder Bindegewebsstränge, die Ureter von außen kompinieren.	Faltenbildung mit leichte Abknickung der Ureterwand.	Pyelitis, Hydronephrose, Nephrolithiasis.
Ureteropelvine Obstruktionen	Meist vor Abschluß des 1. Lebensjahres festgestellt, überwiegend Knaben, aber auch bei Erwachsenen vorkommend, dann überwiegend ♀	Ungeklärt, wahrscheinlich verschieden, diskutiert werden: – Anomalien der glatten Muskulatur mit Vermehrung interstitiellen Bindegewebes; – gestörte Peristaltik zwischen Nierenbecken und Ureter; – Knick oder persistierende Falte am Ureterabgang; – Aberrierender Ast der A. renalis.	Muskulatur am Übergang zwischen Nierenbecken und Ureter vorwiegend links vermindert, unregelmäßige Überschußbildung kollagener und retikulärer Fasern.	Hydronephrose, Pyelonephritis in 17–33% der Fälle, Nephrolithiasis.
Lageanomalien				
Fehlerhafte Lage des Nierenbeckens			→ Niere, Fehlrotation	

Tabelle 3.1 (Fortsetzung)

Fehlbildung	Epidemiologie	Ätiologie, Pathogenese	Morphologie	Komplikationen
Heterotope Uretermündung (ektoper Ureter) 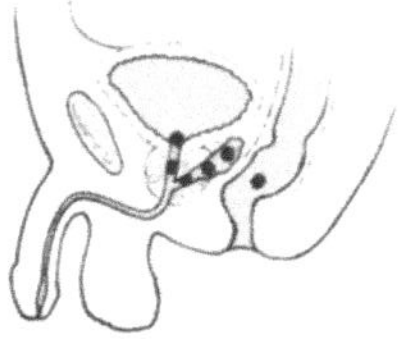	1:9000 Nierenautopsien, 80% mit Doppelureter oder Doppelniere, ♂:♀ = 1:3–4 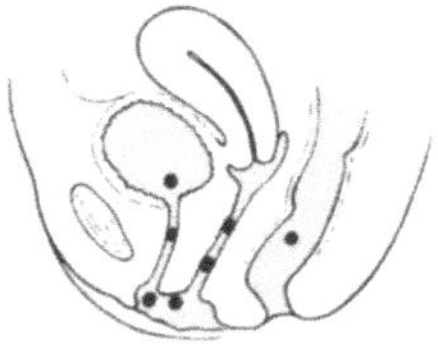	Trennung der Ureterknospe von Wolff-Gang gestört	Mündung des kaudalen Ureterendes in verschiedenste Bereiche des Urogenitaltrakts: – *Dystope Mündung:* Im Triogonum, bei ♀ meist Blasenhals oder Urethra, bei ♂ bis Pars prostatica urethrae. – *Ektope Mündung:* In Abkömmlinge des Wolff-Ganges. *Mann:* → Ductus ejaculatorius (5%), Samenblasen (33%), Vas deferens (5%); *Frau:* → Gartner-Gang (< 1%), Verschmelzung von Gartner- und Müller-Gang → Vagina (25%), Uterus (5%), bei ♂ Colliculus seminalis. Außerdem *Männer:* Posteriore Urethra (47%), Utriculus prostaticus (10%). *Frauen:* Urethra (35%), Vestibulum vaginae (25%), Urethral-Divertikel (< 1%). Sehr selten im Rektum.	Inkontinenz bei Frauen, Dysurie und Pyurie bei Männern, Harnwegsinfektionen, Epididymitis, Nierenmißbildungen, Genitalmißbildungen.
Retrokavaler Ureter (Präureterale V. cava, zirkumkavaler Ureter)	1:1500 Autopsien, ♂:♀ = 3:1	Fehlerhafte Anlage oder Rückbildung des unteren Hohlvenensystems.	Rechter Ureter verläuft hinter der V. cava inf., Nierenbecken und kranialer Ureter in J-Form verändert.	Hydroureter, Hydronephrose.
Ovarial-Venen-Syndrom	2,5:1000 Routineurogramme, nur bei ♀, vorwiegend während der Schwangerschaft	Ungeklärt	Verschiedene Variationen des Verlaufes der re. V. ovarica. Am häufigsten gemeinsamer Verlauf der re. V. ovarica und des re. mittleren Ureters in einer gemeinsamen Bindegewebsscheide, extrem selten auch li.	Hyperämie der Venen oder Thrombosen und Thrombophlebitiden während der Schwangerschaft oder postpartal führen zu Ureterstenosen oder Obstruktionen. Hydroureter, Ureteritis.
Numerische Anomalien				
Doppeltes Nierenbecken (Doppelnieren s. Kap. 2)	10% aller Personen ca. 80% unilateral	Störungen der Ureterknospenteilung, genetisch bedingt, autosomal dominant mit inkompletter Penetranz.	Nierenbecken teilt sich bei Eintritt in die Niere und bildet zwei Hauptkelche.	Keine, sollte als Normvariante angesehen werden.
Ureter duplex und fissus 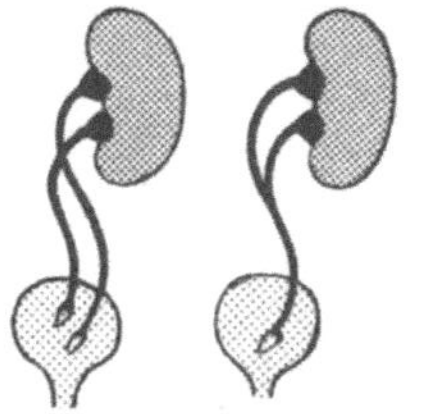	0,8% aller Personen ♂:♀ = 1:1,6	Wahrscheinlich autosomal dominant mit unvollständiger Penetranz vererbt. – U. duplex = Primäre Doppelbildung der Ureterknospe. – U. fissus (U. bifidus) = vorzeitige Gabelung bei Nierenbeckenentwicklung, 90% aller inkompletten Ureterduplikaturen	U. duplex: Von Nierenbecken bis Blase gedoppelter Ureter mit zwei Ureterostien in der Blase. U. fissus sive bifidus (= partielle Verdoppelung): Nach kranial offene Gabelung; 4- bis 8mal häufiger einseitig mit Doppelniere bzw. doppeltem Nierenbecken kombiniert. Der zum kranialen Nierenanteil gehörige Ureter mündet in der Regel kaudal von dem anderen. Oberer Ureter und oberes Nierenbecken drainieren etwa 1/3, unterer Ureter 2/3 des Nierenparenchyms. Ektopische Uretermündung in 3%.	Häufig vesikoureteraler Reflux des kranial in die Blase mündenden, den unteren Nierenanteil drainierenden Ureters infolge des kürzeren Verlaufes in der Blasenwand. Hydronephrose des kaudalen Nierenbeckens, Pyelonephritis
Blind endende Duplikation des Ureters 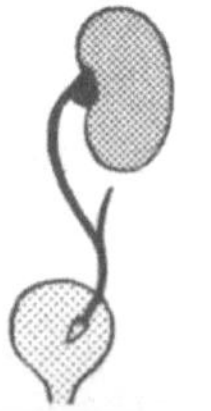	70 Fälle publiziert, wahrscheinlich häufiger ♂:♀ = 1:3	Fehlender Kontakt der betr. Ureterknospe mit metanephrogenem Blastem.	Ureter fissus mit fehlendem Nierengewebe am blinden Ende des einen Zweiges, Gabelung überwiegend im mittleren und kaudalen Bereich, re.:li. = 2:1.	Selten uretero-ureteraler Reflux mit Dilatation des blinden Endes; gelegentlich Infektion und Steinbildung.

Invertierte Y-Duplikatur 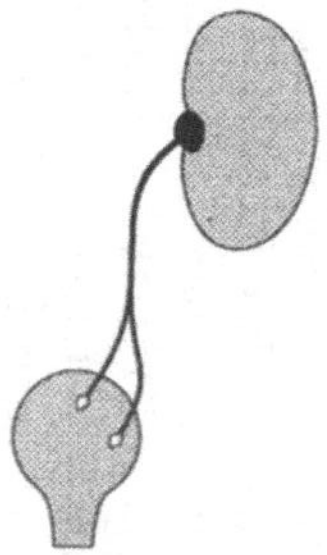	Selten	Nach Bildung zweier getrennter Ureterknospen zunächst geteilte Entwicklung nach oben mit anschließender Verschmelzung.	Beide getrennte kaudale Ureterenden können in Harnblase oder ektop münden.	Vor allem bei ektoper Mündung Infektionsgefährdung.
Bilaterale Agenesie der Ureteren	▷ Agenesie der Nieren		Zusammen mit bilateraler Nierenagenesie oft kombiniert mit monströsen Mißbildungen.	
Unilaterale Agenesie eines Ureters	▷ Agenesie einer Niere		Niere und Ureter einer Seite fehlen, Blasentrigonum dieser Seite nicht angelegt.	
Sonstige Anomalien				
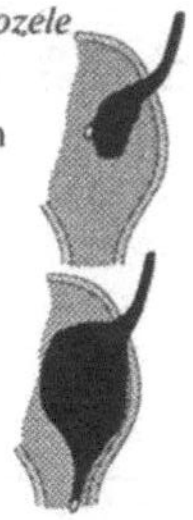	3:10000 Autopsien – einfache Ureterozele: 10 – 20%, aller Ureterozelen, ♂ : ♀ = 1 : 1 – ektope Ureterozele: 80 – 90%, aller Ureterozelen, ♂ : ♀ = 1 : 3	Ungeklärt, gestörte Trennung der Membran zwischen Ureterknospe und Sinus urogenitalis in der 7. – 9. Schwangerschaftswoche oder Schwäche der fibromuskulären Hülle der Ureterenden.	Sackartige Vorstülpung des erweiterten Ureterendes in das Blasenlumen von 1 – 2 cm Durchmesser bis zu die gesamte Blase ausfüllenden zystenartigen Gebilden. Einfache (adulte) U. sind meist kleiner und insgesamt in der Blase gelegen. Ektope U. erstrecken sich bis in den Blasenhals oder die Urethra mit dort gelegener Uretermündung, meist bei Ureter duplex; diese Form kommt meist bei Kindern vor. Die Muskelschicht der U. ist meist unvollständig ausgebildet. Regelmäßig Entzündungen, gelegentlich Plattenepithelmetaplasien.	Kann Blasenostium verlegen und sich bei Frauen bis zur äußeren Urethralöffnung vorwölben („geboren werden"). Hydronephrose, Dysplasien oder Hypoplasien der gleichseitigen Nieren, Pyelonephritiden.
Ureterdivertikel	15 Fälle bis 1977 publiziert	Nebensprosse des Wolff-Ganges, abzugrenzen von blind endenden Ureterduplikaturen	Sackförmiges Gebilde mit allen Wandelementen eines Ureters (abzugrenzen von häufigen Pseudodivertikeln ohne muskulären Wandanteil oder rudimentären Doppelureteren).	Hydroureter, Hydronephrose, Pyelonephritiden.
Ureterklappen 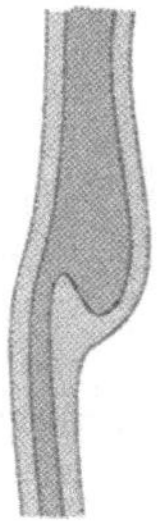	Nicht selten	Nicht rückgebildete transversale Schleimhautfalten, die bei 5% der Neugeborenen vorhanden sind, sich mit normalem Längenwachstum zurückbilden.	*Transversale* exzentrische Schleimhautfalten mit glatter Muskulatur, tassenförmig konkav nach kranial, *anuläre* diaphragmatische Klappen sind seltener. Keine bevorzugte Höhen- oder Seitenlokalisation.	17% haben Nephrolithiasis, 40% andere Urogenitalmißbildungen.

Tabelle 3.1 (Fortsetzung)

Fehlbildung	Epidemiologie	Ätiologie, Pathogenese	Morphologie	Komplikationen
Vesikoureteraler Reflux 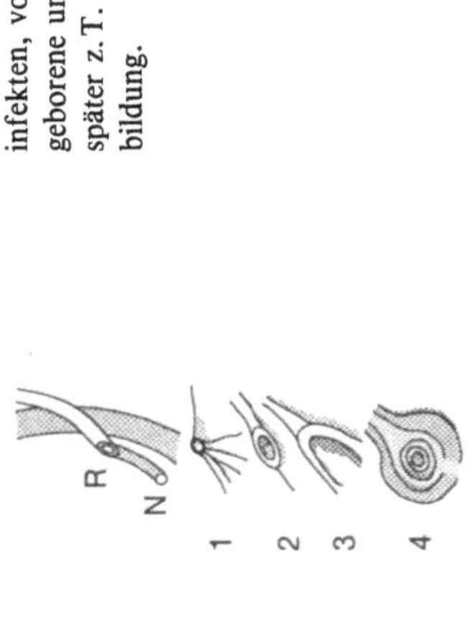	20–70% der Kinder mit rezidivierenden Harnwegsinfekten, vorwiegend Neugeborene und Kleinkinder, später z. T. spontane Rückbildung.	Durchtrittswinkel des Ureters durch die Blasenwand ist zu groß, der intramural verlaufende Ureteranteil dadurch zu kurz, Lateralverlagerung der Ureterostien → fehlender Verschluß des Ureterostiums bei der Miktion.	Lokalisation und Formen der Ureterostien bei Reflux: N = Normal, R = Reflux, 1 = Normal, 2 = „Stadien"-Form, 3 = Hufeisenform, 4 = Golflochform. Klaffende Uretermündung bei schweren Formen (= „golf hole ostium"). 5 Grade: 1 und 2 = Funktionsstörung ohne gröbere Strukturanomalien, 3–5 = mit Hydroureter und Hydronephrose. Reflux in Papillen mit runden Sammelrohrmündungen (meist Doppelpapillen) die sich im Gegensatz zu Sammelrohren mit spaltförmigen Mündungen bei Erhöhung des Nierenbeckendruckes nicht verschließen.	Aufsteigende Harnwegsinfektionen, Refluxnephropathie mit Pyelonephritis (30%), Schrumpfnieren

Epidemiologie. Im *Autopsiegut* werden Hydronephrosen bei 3,8% (3,9% der Männer und 3,6% der Frauen), im *Kindesalter* bei 2% aller Autopsien vorwiegend unterhalb des ersten Lebensjahres gefunden. *Zwischen dem 20. und 60. Lebensjahr überwiegen Frauen* infolge schwangerschaftsbedingter, geburtshilflicher und gynäkologischer Komplikationen und *jenseits des 60. Lebensjahres Männer* auf Grund der Prostataerkrankungen[5].

Ätiologie, Pathogenese. Behinderungen des Harnflusses können in den verschiedenen Lebensaltern und Geschlechtern durch *unterschiedliche Faktoren* an verschiedenen Stellen auftreten (*kongenitale Läsionen* ▷ S. 198–201).

- An den *Nierenbeckenkelchen* führen vor allem Steine und narbige Strikturen zu Abflußstörungen. Am *Übergang vom Nierenbecken zum Ureter* tritt häufig ein Verschluß durch *Harnsteine*, seltener durch *Tumoren*, innere Stenosen, Narben, Wulst- oder Faltenbildungen auf. Oft verursachen in diesem kritischen Winkel auch *untere Polgefäße der Nieren* (▷ Abb. 3.3 a) oder ein *bindegewebiges Segel* Harnabflußstörungen. Nicht immer sind jedoch trotz eines Harnstaues an dieser Stelle Lichtungsverengungen nachweisbar. Die normale Helixstruktur der Nierenbecken-Uretermuskulatur kann hier wie in anderen Ureterabschnitten durch Entwicklungsstörungen und Entzündungen gestört sein, die für den Urintransport notwendige Peristaltik läuft nicht mehr normal ab; dadurch kommt es zum Harnrückstau, obwohl retrograd ein Katheter leicht einzuführen und eine Stenose nicht festzustellen ist.
- Im *Ureter* verursachen auch *Uretersteine, Blutgerinnsel* und *Uretertumoren*, vor allem Geschwülste der Nachbarschaft, Harnabflußstörungen: Portiokarzinome, Ovarialkarzinome, Karzinome des Corpus uteri, Dickdarmkarzinome und retroperitoneale Tumoren wie maligne Lymphome, Liposarkome, Rhabdomyosarkome, aber auch *Fibrosen* wie die *Periureteritis plastica (= retroperitoneale Fibrose = M. Ormond*), Strahlenfibrosen, Aneurysmen der Bauchaorta oder Iliakalarterien, Fibrosen nach Gefäßoperationen (z. B. Aortenprothese oder Bypass, Ovarialvenensyndrom, retrokavaler Ureter).
- Am *ureterovesikalen Übergang* führt nicht selten ein *vesikoureteraler Reflux* zur Hydronephrose. *Ureterozelen*, d. h. blasenförmige Einstülpungen des Ureterendes in die Harnblase haben meist eine verengte Mündung, und auch andere Stenosen des kaudalen Ureterostiums durch narbige Strikturen oder *Mißbildungen* können den Harnabfluß erschweren, *Zystozelen* von außen den Ureter komprimieren. Mehr als die Hälfte der iatrogenen Ureterobstruktionen tritt nach *gynäkologischen Operationen* auf.
- Harnabflußstörungen in der *Urethra* z. B. durch eine gutartige *Prostatahyperplasie* (▷ Kap. 1, S. 74), *Prostatatumoren, Urethrastrikturen, Harnröhrensteine*

Tabelle 3.2. Fehlbildungen der Harnblase

Fehlbildung	Epidemiologie	Ätiologie, Pathogenese	Morphologie	Komplikationen
Formanomalien *Hyperplasie* (*Vesica gigantea, Megacystis*)	Extrem selten, fast nur ♂	Überproportionale Ausdehnung des Anteils der Harnblase, der sich aus der Allantois entwickelt	Nur Fälle, bei denen weder mechanisches noch funktionelles Abflußhindernis besteht, keine Wandhypertrophie. Abzugrenzen von dem vorwiegend bei Mädchen auftretenden Megacystis-Mikrokolon-Intestinales-Hypoperistaltik-Syndrom, bei dem eine Dysganglionose als Ursache diskutiert wird.	Blasenentleerungsstörung, durch Reduktionszystoplastik gut zu behandeln.
Kloakenblase (*Kloakenpersistenz*)	Bis 1986 ca. 60 Fälle[6]	Ungenügendes Vordringen des Septum urorectale während der 3. Embryonalwoche. Unterteilung des Sinus urogenitalis in Blase und in Rektum unterbleibt oder ist unvollständig.	Verbindung zwischen Rektum und Blase mit allen Übergängen von nur sondendurchgängiger Fistel zwischen Urethra und Rektum bis nach außen offener Kloake mit gemeinsamer Einmündung von Darm, Harn- und Genitalsystem. In bis zu 75% der Fälle zusätzlich andere Urogenitalmißbildungen[6].	Weitgehende Ausfüllung und Vorwölbung des Abdomens.
Urachusfistel	Selten 1:1000000 Klinikaufnahmen einer pädiatrischen Abteilung	Unvollkommene Rückbildung des intraabdominellen Anteils des Allantoisganges des Urachus.	1. *Offener Urachus*, die Blase kommuniziert frei mit dem Nabel, aus dem Urin ausgeschieden wird. 2. *Urachussinus*, persistierender kranialer Teil des Urachus öffnet sich in den Nabel. 3. *Urachusdivertikel*, das kaudale Ende des Urachus kommuniziert mit dem Blasendach, häufig bei Bauchdecken-Aplasie-Syndrom. 4. *Urachuszyste*, beidseits obliterierter zystisch umgewandelter Urachusrest im mittleren Bereich. Auskleidendes Transitional- (ca. 70%) oder Zylinderepithel (ca. 30%).	Infektionen des Ganges, Urachuskarzinome (= Adenokarzinome) im Blasendach. ▷ S. 237
Urachusrudimente	32% der Autopsien, 66,7% der Blasenresektionspräparate[125]	▷ Urachusfistel	Einfache oder verzweigte Gangstrukturen mit 3 histologischen Typen (Abb. 3.1 u. 3.2)[125]	▷ Urachusfistel
Sanduhrblase (*Vesica isthmica*)	Selten		Blase durch transversale Faltenbildung eingeengt.	
Kongenitale Blasendivertikel	1:100 Autopsien, vorwiegend ♂	Entwicklungsstörung, wahrscheinlich genetisch bedingt mit Wandschwäche und sekundärer Divertikelbildung vorwiegend im Ureterhiatus.	Meist 2–5 cm große, vereinzelt maximal 5,5 l fassende Ausbuchtungen, in denen alle Blasenwandschichten enthalten sind, Muscularis allerdings oft schwach ausgebildet oder fehlend. Meist in Nähe der Ostien, in 1/3 der Fälle multipel.	Häufig vesikoureteraler Reflux, 2/3 der Patienten entwickeln Hydronephrose oder pyelonephritische Narben, gelegentlich Megaureter, in den Divertikeln oft Divertikulitis, Konkremente, Tumoren, meist Urothelkarzinome.

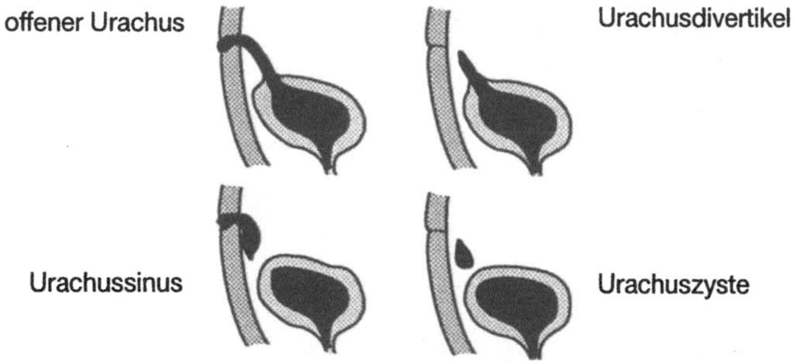

Tabelle 3.2 (Fortsetzung)

Fehlbildung	Epidemiologie	Ätiologie, Pathogenese	Morphologie	Komplikationen
Lageanomalien				
Blasenexstrophie (*Exstrophia vesicae, Spaltblase*)	1 – 5 : 50000 Neugeborene ♂ : ♀ = 2 : 1	In einigen Fällen genetisch bedingte, in anderen spontan gestörte Entwicklung der vorderen Kloakenmembran	Blasenschleimhaut nach außen verlagert, Ureteren münden frei, oft mit Fehlbildungen der Genitalorgane kombiniert. Schambeinfuge offen. Immer schwere Schleimhautentzündung, die einem unspezifischen Granulationsgewebe entsprechen kann, häufig Lymphfollikelbildungen. Stets Plattenepithelmetaplasien, oft Cystitis glandularis mit Metaplasien vom Kolontyp.	Mit verbesserten Überlebenschancen steigt die Frequenz der Adenokarzinome in diesen operativ korrigierten Blasen, die heute mit 4,0 – 7,5% angegeben wird. Das Adenokarzinom-Risiko ist hier um das 400fache erhöht, oft erst jenseits des 40. Lebensjahres auftretend.
Kloakenexstrophie (*Vesikointestinale Fissur*)	1 : 200000 Lebendgeburten ♂ : ♀ = 1 : 1		Zwei exstrophe Blasenhälften, zwischen denen ein Darmabschnitt (meist Zökum) exstrophiert liegt. Äußeres Genitale in der Regel erheblich mißgebildet mit Penis bifidus, Clitoris bifida, Vagina duplex, Uterus bicornis, Omphalozele bei 90%. V. cava inferior meist doppelt angelegt.	Öfter auch andere Fehlbildungen des Magen-Darm-Kanals, der unteren Extremitäten, des Rückenmarkes und der Nieren.
Numerische Anomalien				
Agenesie	Über 40 Fälle in der Weltliteratur, davon mindestens 12 noch lebend[1], fast nur Mädchen	Urorektales Septum bildet sich bei Blasenentwicklung nicht aus, Kloake persistiert.	Vollständiges Fehlen der Blase, Ureteren münden im Rektum, Vagina oder Uterus.	Häufig Fehlbildungen des Genitale, der Nieren und unterer Darmabschnitte.
Vesica bipartita (*Vesica duplex, Vesica multilocularis*)	18 Fälle bis 1968[1] publiziert.	Wahrscheinlich Agenesie, Aplasie oder Hypoplasie der Harnblase, dilatierte kaudale Ureterenden entsprechen jeweils einem Teil der Vesica bipartita.	Trennwand in der Sagittalebene der Blase, extrem selten in der Frontalebene, abzugrenzen von großen Ureterozelen, Urethralektasien oder paraurethralen Divertikeln.	Meist auch Duplikatur des Penis, der Vagina, Uterus bicornis. 50% der Fälle mit Verdoppelungen des unteren Gastrointestinaltraktes. In 10% der Fälle zusätzlich Meningozele oder Myelomeningozele.

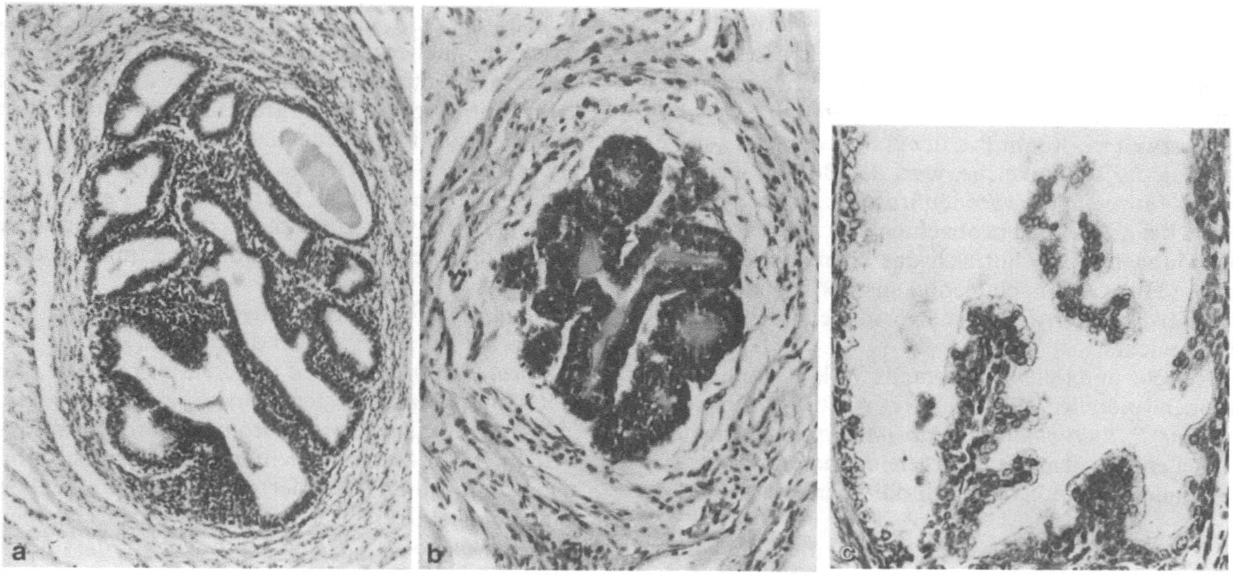

Abb. 3.2. a Querschnitt eines Urachusrudimentes Typ II im Blasendach mit labyrinthartigen Verzweigungen tubulärer Strukturen: HE, 107 : 1. **b** Querschnitt eines Urachusrudimentes Typ III in der Blasenwand mit knospenförmigen Epithelproliferationen und z. T. engen, von homogenem eosinophilem Material gefüllten Lichtungen. HE, 208 : 1. **c** Tubuläres Urachusrudiment im Blasendach von schleimbildenden Zylinderzellen ausgekleidet. HE, 301 : 1. (**a**–**c** Aus Schubert et al. [125])

oder *Mißbildungen* führen meist zu doppelseitigen Hydroureteronephrosen.

- *Nicht obstruktive Ursachen:* Außer Obstruktionen verursachen *neuromuskuläre Störungen* wie bei Spina bifida, Paraplegien, Tabes dorsalis und multipler Sklerose sowie akute Entzündungen oder Störungen der Ureterperistaltik anderer Genese, Hydronephrosen. Erweiterte Nierenbecken und Ureteren finden sich rechts bei 70% und links bei 50% der Frauen *im späten Stadium der Schwangerschaft.* Mechanische Kompression durch den Uterus und Verminderungen der Ureterperistaltik unter erhöhten Progesteronspiegeln werden als Ursache des Harnrückstaus in der Gravidität diskutiert.

Auswirkungen auf die Niere. Da bei Abflußstörungen des Urins die glomeruläre Filtration nicht sistiert, sondern in veränderter Weise fortschreitet, steigt vorübergehend der *intraluminale Flüssigkeitsdruck* oberhalb des Abflußhindernisses von normal 6–12 mmHg auf 30–70 mmHg, und die *Tubuluslichtungen werden gedehnt.* In den folgenden Wochen fällt bei weiterbestehender Obstruktion der intrapelvine Druck wieder ab, die Nierendurchblutung sinkt erheblich, das *Nierenparenchym atrophiert.*

Bis heute ist ungeklärt, in welchem Umfang die Parenchymatrophie als *Druckatrophie* zu deuten oder Folge der *Minderdurchblutung* ist. Elongationen und Kompressionen der Aa. und Vv. arcuatae durch das gedehnte Nierenbecken können dabei eine Rolle spielen.

- In der *ersten Stunde* nach akutem Verschluß eines Ureters nimmt hier experimentell der Blutstrom in der Nieren*rinde* infolge einer arteriellen Vasodilatation (Prostaglandineffekt) zu, während er im Nierenmark sofort auf 30–50% der normalen *Mark*durchblutung abfällt und etwa 6 h auf diesem Niveau bleibt.
- Nach *1,5–5 h* kommt es in der Rinde zur *postglomerulären Vasokonstriktion* [Thromboxan A2 (TXA2)-Effekt], die den renalen Blutstrom reduziert, aber einen weiteren Anstieg des Nierenbeckendruckes hervorruft.
- Erst nach *5 h* tritt auch eine *präglomeruläre Vasokonstriktion* auf, die sowohl den renalen Blutstrom als auch den Nierenbeckendruck senkt. Innerhalb der *ersten 24 h* geht die glomeruläre Filtrationsrate (GFR) um 80% zurück. Dieser Abfall resultiert jedoch aus unterschiedlichen Reduktionen der GFR in den verschiedenen Rindenabschnitten, so bleibt vor allem die Filtration in 10% der Glomerula äußerer und 8% innerer Rindenabschnitte erhalten. Die Ursache dieser renalen Blutstromveränderungen ist unbekannt.
- Innerhalb von *6–8 Wochen* ist der Druck im Nierenbecken auf 15–20 mmHg, der renale Blutstrom auf 12% der Norm gesunken. Dabei fällt der renale Blutstrom in der Nieren*rinde* von 500 ml/100 g/min auf 200 ml ab, im *Mark* von 2,3 ml/100 g/min auf 1,2 ml [58]. Die Tubulusfunktion ist von Beginn an defekt. Im Vordergrund steht die Unfähigkeit, den Urin zu konzentrieren, Natrium-, Kalium- und Glukoseresorption sowie die Azidifikationsfähigkeit sind gestört, insgesamt verlagert sich der Metabolismus vom aeroben zum anaeroben Stoffwechsel [106].

Morphologie. *Makroskopie:* Wird der Abfluß des Urins am Hals der Nierenkelche behindert, entwickelt sich eine *Hydrokalix.* Ist das Hindernis am ureteroplevinen Übergang gelegen, wird das *gesamte Nierenbecken* erweitert. Kommt es dabei überwiegend zur Erweiterung der Nierenkelche, wird der Befund vom Kliniker als *intrarenale Hydronephrose* bezeichnet, die besonders bei *Kindern* zu beobachten und meist Folge von Mißbildungen ist. Dehnt sich das Nierenbecken dagegen vom Hilus weit nach medial aus, so liegt eine *extrarenale Hydronephrose* vor, die vorwiegend bei *Erwachsenen* besteht.

Klinische und tierexperimentelle Verlaufsstudien lassen nach plötzlich einsetzender Abflußstörung *verschiedene Phasen einer Hydronephrose* unterscheiden, die fließend ineinander übergehen und durch hinzukommende Komplikationen modifiziert werden können.

- *1. Phase:* Das Nierenbecken ist prall mit Urin gefüllt und gedehnt, die Niere erheblich vergrößert, ödematös, blaß. Im Fornixbereich können Blutungen und Schleimhautrisse entstehen. Besteht das Abflußhindernis weiter, wird die Niere bis zum 14. Tag größer. Dieser *Gewichtsanstieg* ist nicht nur Folge einer *vermehrten Wassereinlagerung*, sondern auch bisher nicht erklärbarer *Proliferationssteigerungen der Tubulusepithelien.* Vor allem die Compoundpapillen am oberen Nierenpol flachen sich langsam ab.

  Mikroskopisch finden sich in der Rinde keine nennenswerten Veränderungen. Auffällig ist ein *Reflux von Tamm-Horsfall-Protein (Uromukoid)* in den Bowman-Kapselraum. An den Papillenspitzen sind die Sammelrohre nur selten stärker erweitert, im mittleren Mark können ischämische Nekrosen auftreten, Tamm-Horsfall-Protein kann in das Interstitium austreten. Interstitielle Zellen wandeln sich insbesondere im Mark und den Papillen in fibroblasten- und myozytenartige Zellen um, Kollagen tritt in Form einer hyalinen Degeneration im Interstitium stärker hervor[1].
- *2. Phase:* Nach etwa *7 Tagen* beginnt eine *Ausweitung der Kelchnischen*, zwischen denen Gewebssepten stehen bleiben, die Segmentarterien, Venen, Nerven und Lymphgefäße enthalten und hinter denen die Bertinischen Säulen relativ lange erhalten sind[1]. Die Glomerula sind im ersten Stadium der ischämischen Atrophie kollabiert, die Bowman-Kapselräume weiter. Im Frühstadium sind an den Hauptstücken elektronenmikroskopisch zunächst ein Verlust der Bürstensäume, der basalen Einfaltungen und lateralen Interdigitationen zu beobachten[92]. Die Papillen platten sich zunehmend ab und wölben sich schließlich zur Nierenoberfläche hin vor, die dadurch grob vorgebuckelt wird, das *Parenchym atrophiert* fortschreitend (Abb. 3.3b). Am stärksten sind die subkortikalen Nephren und die Nephren an der Rinden-Mark-Grenze betroffen. Sammelrohrepithelien flachen sich ab, die Lichtungen können an den Papillenspitzen jetzt zystisch erweitert sein. Die Wände der intrarenalen Venen werden hyperplastisch, möglicherweise infolge des Druckes oder der Dehnung[1]. Interstitielle entzündliche Infiltrate sind stets gering, treten sie in größerer Zahl auf, sollten sie den Verdacht auf eine hinzukommende Infektion erwecken (Abb. 3.3c). Die in der ersten Phase zunächst hypertrophierte Muskelschicht des Nierenbeckens wird jetzt zunehmend durch Bindegewebe ersetzt, die Nierenbeckendehnung ist damit irreversibel.
- *3. Phase:* Das Nierenparenchym wird immer schmaler, bis die Niere schließlich durch einen *dünnwandigen prall gespannten Sack* (Abb. 3.3c) ersetzt ist, der viele Liter dünnflüssigen Inhaltes enthalten kann, innen aus einem Band fibromuskulärem Stromas besteht, in mittleren Schichten noch Reste atrophischer Tubuli und sklerosierter Glomerula enthalten kann, die schließlich ebenfalls schwinden. Papillen und Mark sind weitgehend geschwunden, die sklerosierten Bertini-Säulen können noch rippenförmig in das Lumen hineinragen.

Da sich Hydronephrose, Pyelonephritiden und Harnsteinleiden oft gegenseitig bedingen und überlagern, können entzündlich verursachte unregelmäßige Narbenbildungen, stärkere interstitielle Fibrosen, Gefäßverschlüsse und Glomerulumverödungen zu *erheblichen Variationen des beschriebenen Bildes* der reinen Hydronephrose führen. Neben den Folgen zusätzlicher Entzündungen werden Verlauf und morphologisches Bild modifiziert durch den *Zustand der kontralateralen Niere* und deren Fähigkeit, Funktionen des ausgefallenen Parenchyms kompensatorisch zu übernehmen. Weiterhin spielt die Art der Obstruktion eine Rolle, die *komplett* oder *inkomplett, kontinuierlich* oder *rezidivierend* sein kann. Eine voll funktionsfähige kontralaterale Niere beschleunigt die Atrophie des Parenchyms der hydronephrotischen Niere. Etwa 50% der Hydronephrosen sind *doppelseitig.*

Hydroureter. Die unter den obengenannten Bedingungen infolge obstruktiver Uropathien erworbenen Erweiterungen der Ureteren können *über Daumenstärke* erreichen, vor Abflußhindernissen vor allem im *Frühstadium Hypertrophien der Wand* aufweisen. Extreme Ureterektasien bis zu Lumenweiten von Darmanteilen, wie sie bei Fehlbildungen auftreten (Megaureter oder Megaloureter (▷ Tabelle 3.1, S. 198), Bauchdeckenaplasiesyndrom (▷ Tabelle 3.1, S. 199), werden bei obstruktiven Uropathien *nicht* beobachtet.

Oberhalb der Obstruktion nimmt der Bindegewebsgehalt in der Lamina propria erheblich zu, Bindegewebszüge erstrecken sich zwischen die Muskelbündel der Muskularis, elastische Fasern sind vermehrt. Diese Veränderungen reichen nach kranial bis in das Nierenbecken.

Verlauf, Komplikationen. Die für den Kliniker wichtigste Frage einer möglichen *Restitution der Nierenfunk-*

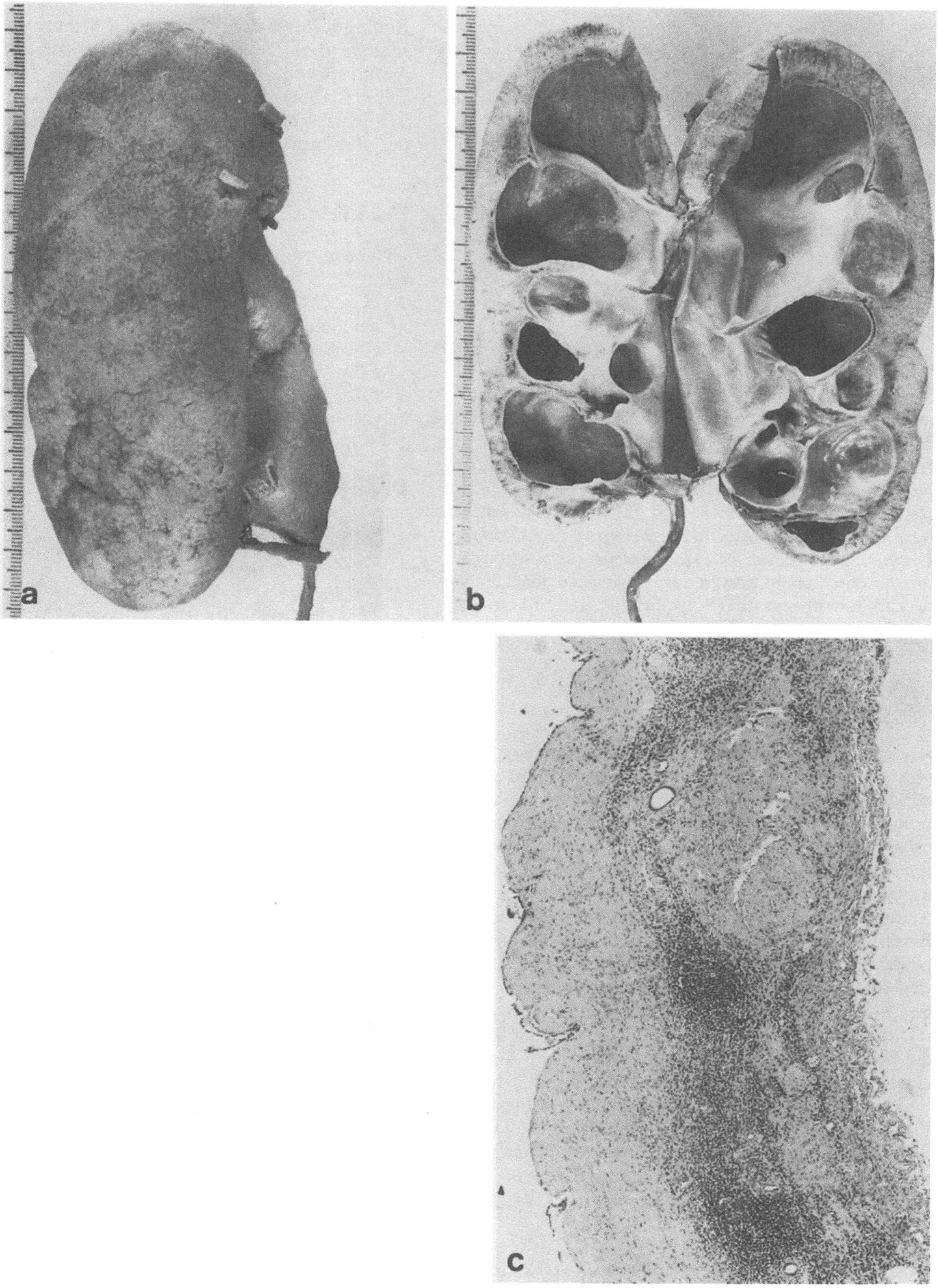

Abb. 3.3. a Hydronephrose infolge eines unteren Polgefäßes der Niere einer 68jährigen Frau. **b** Hydronephrose in der 2. Phase, 68jährige Frau (gleicher Fall wie **a**). **c** Fortgeschrittene Hydronephrose in der 3. Phase. „Sackniere" mit nahezu vollständigem Schwund des Nierenparenchyms. Nur einzelne erhaltene atrophische Tubuli in der fibrosierten, herdförmig lymphoplasmazellulär durchsetzten Wand. Das Ausmaß dieser chronischen Entzündungen spricht für eine vorausgehende erregerbedingte Pyelonephritis, die sich im Verlauf der Obstruktion entwickelt hat. HE, 42 : 1

tion nach Obstruktion ist für den Menschen nur abzuschätzen. Im Schrifttum wurden zwar Zahlen von 56–72 Tagen genannt, doch kann es sich hier nur um eine *partielle* Erholung der Ausscheidungsfunktion handeln.

> Aufgrund tierexperimenteller Studien muß davon ausgegangen werden, daß schon nach einer kompletten *Obstruktion von 36 h* 15% der Nephren die Filtration vollständig einstellen, die übrigen diesen Ausfall kompensieren, nach *7 Tagen* bleibt eine persistierende Reduktion der Kreatininclearance und *nach 40 Tagen* ist eine Erholung nicht möglich[1].

Natrium- und Volumenbelastung, Verlust der medullären Depressorlipide und eine Aktivierung des Renin-Angiotensin-Systems (u. a. durch TXA2) können zum *Hochdruck* führen. Jeder Harnrückstau begünstigt die *bakterielle Infektion der Nieren und Ureteren*, die Entstehung einer Urolithiasis und führt bei beidseitigem Befall in Abhängigkeit von Schweregrad und Dauer zur *Urämie*. Selten kann es infolge einer vermehrten Erythropoietin-Produktion in der hydronephrotischen Niere zur Erythrozytose (Polyglobulie, sekundäre Polyzythämie) kommen.

Harnblasenektasien

Ätiologie, Pathogenese. Erworbene Ektasien der Blase sind meist Folge von *Urethrastenosen*, die als entzündlich verursachte Strikturen z. B. nach *gonorrhoischen Infekten* und *Tuberkulosen* oder nach *traumatischen Läsionen* auftreten können. Am häufigsten führen im höheren Lebensalter bei Männern *benigne Prostatahyperplasien* und bei Frauen *Zystozelen* zur Erweiterung der Harnblase. Nicht selten sind Sklerosen am Blasenhals im Sphinkterbereich („*Sphinktersklerosen*") Ursache einer Blasenerweiterung. Hochgradige Ektasien finden sich bei *neurologischen Erkrankungen*, insbesondere bei Störungen des zentralen Nervensystems, stärkste Formen werden bei unbehandelter Schizophrenie beobachtet. Die gefüllten Blasen können hier über die Höhe des Bauchnabels nach kranial reichen.

Vereinzelt sind phlegmonöse oder fibrinöse *Urozystitiden* Ursachen einer starken Dilatation infolge einer Blasenlähmung. Bei Kindern können *Fehlbildungen* wie *Urethralklappen* zur Blasenektasie führen. Seltene *idiopathische* Ektasien werden auch als *Megazystis* bezeichnet.

Morphologie. Die Harnabflußstörungen werden zunächst durch eine *Hypertrophie der Blasenmuskulatur* kompensiert. Dabei können die hypertrophierten Muskelfaserbündel balkenförmige, bis zu kleinfingerstarke Stränge bilden, die Schleimhaut vorwölben und das Bild einer *Balkenblase* hervorrufen. Werden die Abflußhindernisse nicht beseitigt, kommt es mit fortschreitender Dehnung der Blase zu hochgradigen *Wandverdünnungen (Rupturgefahr!)*. In *idiopathischen* Blasenektasien finden sich mikroskopisch starke Vermehrungen elastischer Fasern und Verminderungen der glatten Muskulatur.

Die kleine Blase

Ursachen einer verminderten Blasenkapazität können sein:

- *Chronisch-entzündliche Prozesse* mit Ausbildung einer Schrumpfblase durch eine interstitielle Zystitis, eine Strahlenzystitis, Bilharziose, Tuberkulose oder subvesikale Obstruktion.
- *Funktionell neurogen* durch Störungen im Plexus pelvinus, im Konus des Rückenmarkes oder *myogen*.

Divertikel

> Definition
> - *Echte Divertikel:* Ausstülpungen umschriebener Wandteile eines Hohlorgans, deren Aufbau *alle Gewebsschichten* des normalen Organs enthält.
> - *Falsche Divertikel:* Ausstülpung umschriebener Anteile eines Hohlorgans, deren Aufbau nicht alle Wandschichten enthält, in der Regel nur aus *Schleimhaut* mit *umgebendem Bindegewebe* besteht.

Ureterdivertikel

Von den abortiven Ureterduplikaturen (▷ Tabelle 3.1, S. 200) sind die *seltenen kongenitalen echten Ureterdivertikel* abzugrenzen, die in Extremfällen bis Kindskopfgröße erreichen[6]. Falsche Divertikel können sich zwischen Lücken der glatten Muskulatur ausstülpen.

Blasendivertikel

- *Echte Divertikel* der Harnblase können *erhebliche Größen* erreichen, bei kaudaler Ausdehnung durch Urethrakompressionen *Blasenentleerungsstörungen* verursachen. Da die kongenitalen Divertikel meist *paraureteral* gelegen sind, kommt es häufig zum *Reflux* mit *Hydronephrose* und *Pyelonephritis* (2/3 der Fälle) oder dysplastischen Nierenläsionen. Die Muskelschicht ist bei stark gedehnten kongenitalen Divertikeln oft sehr dünn oder fehlt vollständig. Am Blasendach gelegene Divertikel gehen nicht selten aus Urachusrudimenten hervor (▷ Tabelle 3.2, S. 203).
- Divertikelartige Wandausstülpungen zwischen „Balken" einer Balkenblase werden als *Pseudodivertikel* bezeichnet. Diese *erworbenen Divertikel* treten in der Regel bei Männern (83–100%), vorwiegend im

Alter von 60–65 Jahren infolge benigner Prostatahyperplasien, seltener nach Urethraobstruktionen oder Prostatakarzinomen auf. 85% der erworbenen Divertikel liegen oberhalb oder lateral der Uretermündungen, 70% sind größer als 5 cm, 10% größer als die gesamte Blase[1].

Verlauf, Komplikationen. In den Divertikeln entstehen oft Entzündungen um Steine. Es können *Plattenepithelmetaplasien* und häufig *Epitheldysplasien* auftreten. In 4–7% aller Harnblasendivertikel des Erwachsenen finden sich *Karzinome*, die von hohem Malignitätsgrad sind und eine schlechte Prognose haben. 78% sind Transitionalzellkarzinome, 16% Plattenepitelkarzinome, 2% Mischformen und 2% Adenokarzinome[1].

Urolithiasis

Synonym: Harnsteinleiden

> **Definition.** Man versteht unter Urolithiasis eine Erkrankung mit *Konkrementbildung in den ableitenden Harnwegen.*

Epidemiologie

- Die *Prävalenz* ist in den letzten Dezennien *erheblich angestiegen.* In den USA und Großbritannien haben etwa 12% der Männer und 5% der Frauen mindestens einmal in ihrem Leben eine oder mehrere Harnsteinepisoden, in der Bundesrepublik wurden Zahlen von 5% (6% der Männer und 4% der Frauen) angegeben[135]. In größeren Städten liegt die Häufigkeit mit 5% deutlich über dem Wert von 3% auf dem Lande. Die *Ersterkrankung* tritt bei *Frauen* schon im jugendlichen Alter (16–20 Jahre) gehäuft auf, erreicht zwischen 36–40 Jahren ein zweites Maximum, bei *Männern* ist eine stetige Häufigkeitszunahme bis zum 40. Lebensjahr zu beobachten.
- Im *Autopsiegut* werden Harnsteine in westlichen Industriestaaten in etwa 1%, davon in 13% doppelseitig, beobachtet.
- Auffällig ist die *geographische Verteilung* der Erkrankung, die besonders in *trockenen, heißen* und *gebirgigen Gegenden* der Erde gefunden wird. Ausgesprochene *Steingebiete* sind der gesamte Balkan, die Türkei, Süditalien und Südfrankreich, das Wolgatal in Rußland, der Irak, die arabische Halbinsel, Südägypten, Nordindien, Pakistan, Madagaskar und Südchina, in den USA Florida und Kalifornien.

Ätiologie, Pathogenese. In der Mehrzahl aller Steinleiden ist die Ätiologie *unbekannt.* Nur bei einigen Stoffwechselerkrankungen kennen wir die ursächlichen Beziehungen.

- Am wichtigsten sind *Störungen des Kalzium-Phosphat-Metabolismus.* Die Hyperkalzurie ist allein zwar keine Steinursache, aber ein wesentlicher Unterstützungsfaktor, der bei etwa 70% aller Steinträger gefunden wird z. B. bei idiopathischer Hyperkalzurie (etwa 50% der Steinträger), renaler Tubulusazidose (Typ 1, 73% haben Nephrolithiasis und Nephrokalzinose) medullärer Schwammniere (40% dieser Patienten haben Hyperkalzurie) protein- oder kohlehydratreicher Diät, Cadmium- oder Beryllium-Vergiftung mit normalen Serumkalziumwerten. Patienten bei Immobilisation, Sarkoidose (infolge erhöhter Vitamin D-Sensitivität) osteolytischen Knochenmetastasen (selten), exzessiver Kalziumaufnahme mit der Nahrung oder einem Milch-Alkali-Syndrom (heute selten) haben eine Hyperkalzämie. Etwa 5% der Patienten mit Kalziumoxalat- und Kalziumphosphatsteinen haben einen *primären Hyperparathyreoidismus*[110].

> Etwa 55–80% der Patienten mit einem *primären Hyperparathyreoidismus* haben eine Urolithiasis meist mit Kalziumphosphat- oder Kalziumoxalatsteinen.

- Bei 4% aller Patienten mit Urolithiasis besteht eine *Gicht*, 5–30% der Gichtkranken leiden an Urolithiasis (in Israel über 70%, heißes, trockenes Klima als Zusatzfaktor?). 2,5% der *behandelten Leukämiker* haben Harnsteine, in der Regel Uratsteine. Weiterhin neigen einige Patienten mit *Enzymdefekten* zur Uratsteinbildung: Hypoxanthin-Guanin-Phosphatribosyl-Transferasemangel (gestörte Purinkörper-Reutilisation), 5-Phosphoribosyl-Pyrophosphat-Überaktivität (gesteigerte Purinsynthese), Glukose-6-Phosphat-Mangel (Glykogenspeicherkrankheit).
- 5% der Steinträger haben eine *Hyperoxalurie*, eine *essentielle Oxalose* oder eine Vergiftung z. B. mit Glykolen oder Kleesalz.
- Eine *Zystinurie* ist bei 1–4% aller Steinkranken Ursache der Urolithiasis, bei *homozygoten zystinurischen Patienten* werden Steine in 65% gefunden.
- Die Bedeutung *hereditärer Faktoren* ist mit Ausnahme der Zystinurie noch ungeklärt, diskutiert werden durch mehrere Gendefekte ausgelöste Prozesse.
- Umwelteinflüsse wie *Trinkgewohnheiten* (Wassermangel) und *Ernährungsweise* können auf Häufigkeit und Zusammensetzung der Steine Einfluß ausüben, hereditäre Faktoren scheinen jedoch die entscheidende Ausgangsbasis zu sein. In 25% der Steinträger bleiben die prädisponierenden Faktoren ungeklärt[4].

In der *Pathogenese* der Steinbildung wirken die in Tabelle 3.3 aufgeführten Faktoren je nach steinbildender Substanz und lokalen Besonderheiten in unterschiedlichem Maße zusammen. Da der Urin normalerweise eine übersättigte Lösung an Kalziumoxalat ist, sind Voraussetzungen zur Steinbildung bei allen Personen

Tabelle 3.3. Theorien der Harnsteinbildung

1. Übersättigungs-Kristallisations-Theorie
2. Matrix-Nukleationstheorie
3. Inhibitormangel
4. Epitaxis
5. Kombination von 1 und 3

gegeben. Die in vitro geltenden Regeln der Übersättigung einer Lösung und Kristallisation werden in vivo indes durch zahlreiche zusätzliche Milieufaktoren des Urins überlagert, die sich ständig ändern und eine genaue Erfassung der physikochemischen Vorgänge im einzelnen erschweren. Eine wesentliche Rolle spielen nach neueren Untersuchungen *Inhibitoren der Steinbildung* im Urin, die bei Patienten mit Urolithiasis *vermindert* sind. Wichtige *anorganische Inhibitoren* sind Pyrophosphat, Magnesium, Zink, Inhibitoren der *organischen Stoffgruppen* Zitrat, Glukosaminglykan, RNA-Fragmente und ein saures Glykoprotein „Nephrokalzin". Von Bedeutung ist das *Uromukoid*, das bei Steinbildnern mehr Sulfhydrylgruppen (–SH) als normal enthält, leichter Kalzium bindet und die Steinbildung eher fördert, während normales Uromukoid, auf Oberflächen gelagert, das weitere Kristallwachstum hemmt. Ebenso ist *Nephrokalzin* bei Patienten, die zu wiederholten Steinbildungen neigen, abnorm, es hat keine Gammakarboxylglutaminsäure und veränderte Oberflächeneigenschaften[63].

Mehrere *gastrointestinale Erkrankungen* (u.a. der *M. Crohn*) begünstigen eine Urolithiasis durch die *Dehydration*, die Oxalatsteingenese besonders durch *vermehrte Oxalatresorption* im Darm, indem bei Steatorrhö Fettsäuren mit Kalzium präzipitieren und nicht mehr genügend Kalziumionen zur Ausfällung des Oxalates im Darmlumen verfügbar sind; lösliches Oxalat wird dann in stärkerem Maße resorbiert (▷ S. 157 und Band 2, Seite 599). Darüber hinaus wird die Oxalatresorption aus dem Darm auch durch Gallensäuren beeinträchtigt.

Zusammengefaßt gelten heute folgende wesentliche *pathogenetische Mechanismen:*

> Die Steinbildung beginnt mit *intrarenalen Mikrolithenbildungen* an organischen Nukleationskernen intratubulär, die am Epithel haften und im übersättigten Urin durch Präzipitation und Anlagerung weiterer Kristalle rasch wachsen. Dieser *Übersättigungskristallisationsprozeß* spielt bei Harnsäure- und Zystinsteinen im *sauren pH* und bei Struvit (Magnesium-Ammonium-Phosphat-)Steinen im *alkalischen* pH-Bereich nach Überschreiten der Sättigungsgrenze die ausschlaggebende Rolle. Bei anderen Steinen kommen der *Mangel an Inhibitoren* und der *Zustand des Uromukoid* als wesentliche Einflüsse hinzu.

Morphologie. Nach der überwiegenden Zusammensetzung werden die in Tabelle 3.4 angegebenen *Typen* und *Häufigkeiten* von Harnsteinen unterschieden.

- *Kalziumoxalatsteine*, die *häufigsten* Harnsteine bei idiopathischen Steinleiden, meist 0,5–1,0 cm groß, *sehr hart, vielzackig* (Abb. 3.4d), haben eine maulbeerförmige, infolge rezidivierender Blutungen meist grauschwarze Oberfläche und wachsen langsam. Meist kristallisiert das Oxalat als Monohydrat (Whewellit), seltener als Dihydrat (Weddelit) aus.
- *Phosphatsteine* (Abb. 3.4b, c, e), nach den Kalzium-Oxalat-Mischsteinen die *dritthäufigsten* Steintypen, bestehen überwiegend aus *Kalziumphosphat* (Ca10 PO_4 6.CO_3) oder *Magnesiumammonium-Phosphat* ($MgNH_4PO_4.H_2O$ = Struvit), enthalten in der Regel zusätzlich *Apatit*, werden auch als *„Tripelphosphat"*-, *„Urease"*-*„Struvit"*- oder *„Infektions"-Steine* bezeichnet, haben eine grauweißliche (Abb. 3.4b) oder – vor allem bei größerem Gehalt an Oxalaten – eine graubraune Oberfläche (Abb. 3.4c), können schnell wachsen und sich dabei der Organform anpassen, fest oder brüchig sein. Im Nierenbecken bilden sie entsprechend dem verfügbaren Lumen oft große plumpe oder *hirschgeweihartige* Ausgüsse (Abb. 3.4b). Phosphatsteine entstehen vorwiegend im *alkalischen* Urin, dessen pH durch Infektion mit harnstoffspaltenden Bakterien angestiegen ist, vor allem durch *Proteus mirabilis*, der Ammoniak aus Harnstoff freisetzt, dadurch die Löslichkeit des Magnesium und der Kalziumsalze vermindert und zur Präzipitation führt. Ein weiterer „Steinbildner" ist *Ureaplasma urealyticum*, ein sonst relativ harmloser Keim, der vorwiegend in der männlichen Urethra vorkommt. Weitere Erreger, die Entstehungen „infektionsbedingter" Steine begünstigen sind *E. coli* bei etwa einem Drittel dieser Steine, *Pseudomonas, Streptococcus faecalis, Providencia* und *Serratia*. Dieser Steintyp ist bei Frauen doppelt so häufig wie bei Männern, wahrscheinlich infolge der Neigung zu Harnwegsinfekten.
- *Uratsteine* sind meist kleiner als Phosphatsteine, rund bis oval (Abb. 3.4f), glatt, gelbbraun, wachsen etwas schneller als Oxalatsteine und haben eine besonders *harte* Konsistenz, wenn sie überwiegend aus *Kalziumurat* bestehen, während die häufigeren *Natriumuratsteine weicher* sind. Im *sauren* Urin bilden sich bei raschem Purinkörperzerfall, z. B. bei behan-

Tabelle 3.4. Häufigkeiten der verschiedenen Harnsteintypen nach ihrer überwiegenden Zusammensetzung

Kalziumoxalat (Monohydrat oder Dihydrat)	58,8%
Kalziumoxalat-Phosphat	11,4%
Kalziumphosphat	8,9%
Struvit (Magnesium-Ammonium-Phosphat)	9,3%
Harnsäure	7–10,1%
Zystin	0,7–3%
Verschiedene	0,8%

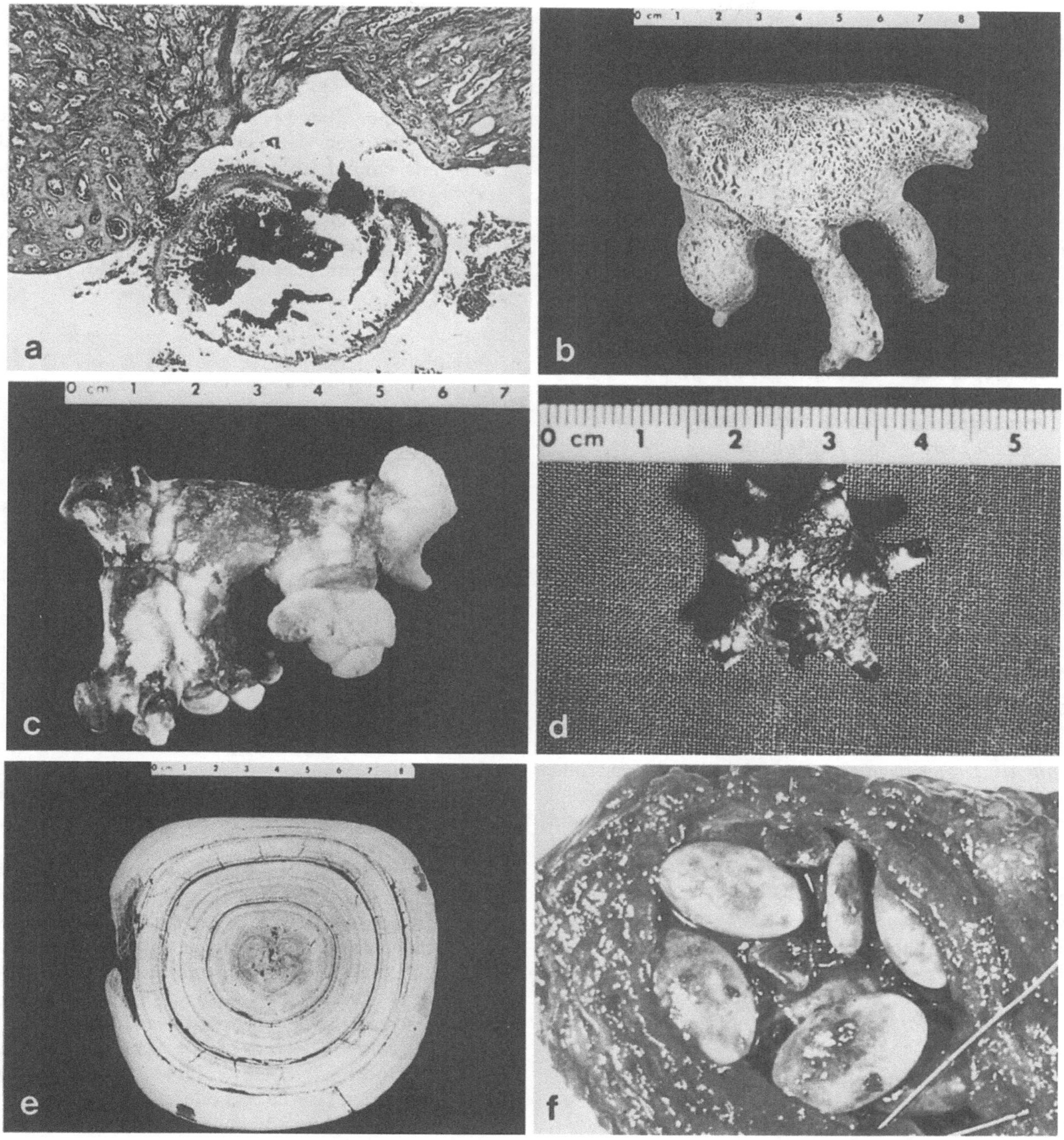

Abb. 3.4. **a** Nierenbeckensteinbildung im Frühstadium: Nekrotische abgestoßene Papillenspitzen mit Inkrustation von Kalksalzen. Mikrophotogramm. HE, ca. 30:1. **b** Nierenbeckenausgußstein, Phosphatstein. **c** Phosphat-Oxalat-Stein, Nierenbeckenausgußstein. **d** Oxalatstein aus der Harnblase. **e** Großer, geschichteter Phosphatstein, der die gesamte Harnblase ausfüllte. **f** Uratsteine im Harnblasenlumen

delten Leukämien weiche, bröckelige, oft griesförmige *Ammoniumuratkonkremente*. Neun von 10 Erkrankten sind Männer. *Zystinsteine* sind seltener und haben eine korallenartige, rauhe, gelbliche Oberfläche.

- Selten finden sich bei entsprechenden hereditären Enzymdefekten *Xanthinsteine*, *2,8-Dihydroxyadeninsteine* und die sehr kleinen grauweißen *Kalziumkarbonatsteine* sowie *Siliziumsteine* nach diätetischen Aufnahmen großer Mengen siliziumhaltiger Stoffe.

Das Gewicht der Harnsteine besteht zu 3,5% aus einem fibrillären organischen Grundgerüst, aus *Proteoglykanen*, deren Aufbau dem Uromukoid entspricht, das von Tubulusepithelien der Nieren gebildet wird. Normales

Uromukoid enthält jedoch 3,5% Sialinsäure, die in der Steinmatrix fehlt. Die Bedeutung einer *steinspezifischen Matrixsubstanz A* und *„steinspezifischer Antigene“* ist umstritten.

Vereinzelt werden weißbräunliche *„Matrixsteine“* von kittartiger Konsistenz gefunden, die bis zu 65% organische Grundsubstanz enthalten. Geschichtete Matrixsteine mit bis zu 0,5 g Gewicht sind neuerdings bei chronisch Dialysierten beobachtet worden. Sie bestehen vorwiegend aus Proteinen (nicht Fibrin und nicht Tamm-Horsfall-Protein[1]).

- *Weiche Urolithen:* Klinisch schwer erfaßbare weiche Konkremente können entstehen aus abgestoßenen Anteilen *nekrotischer Papillenspitzen* (Abb. 3.4a), bei aseptischen Vorgängen aus *Fibrin, anderen Proteinen* oder *Amyloid*, bei entzündlichen septischen Vorgängen aus *pseudodiphtherischen Membranen* oder *Bakterien* und *Pilzkolonien.*

Verlauf, Komplikationen. Etwa 40% der Kalziumoxalat- oder Kalziumoxalatphosphatsteine werden spontan mit dem Urin ausgeschieden, 10–15% bleiben in der Harnblase.

Rezidive werden innerhalb von 10 Jahren in etwa 70% der Fälle beobachtet[115]. Steine verursachen Epithel-Desquamationen und *Ulzerationen*, selten *Perforationen.* Sekundäre Infektionen führen zur *Pyelitis, Pyelonephritis, Ureteritis* oder *Zystitis.* Nicht immer ist dabei zu entscheiden, ob eine Entzündung Ursache oder Folge des Steinleidens ist. Da die Erreger jahrelang in den Steinen eingeschlossen persistieren könne, durch die Steinmatrix und Polysaccharide vor Antibiotika weitgehend geschützt sind, führen sie immer wieder zu *Reinfekten vor allem nach Lithotripsien.* Aus verbleibenden, infizierten Steinresten wachsen dann neue Steine; 60% der Patienten mit Phosphatsteinen sterben innerhalb von 15 Jahren, mit Hilfe der Lithotripsie konnte die 10-Jahres-*Mortalität* bei sorgfältiger Nachbehandlung auf 7% gesenkt werden.

Durch meist inkomplette Verlegungen des Harnabflusses entstehen überwiegend *intrarenale Hydronephrosen* und *„Steinpyonephrosen“*, die zur *Urosepsis* führen können.

Etwa 75% der Uretersteine werden im unteren Drittel gefunden, sind meist nur einige Millimeter groß und verursachen einen *Hydroureter*, der bis zur Weite eines Dünndarmstückes gedehnt sein kann.

Entzündungen

Unspezifische Entzündungen

Das morphologische Bild der Entzündungen ist bei histologisch gleichartigem Aufbau der ableitenden Harnwege gleich und kann unter Hinweis auf die Besonderheiten der verschiedenen Abschnitte zusammen besprochen werden.

Epidemiologie. Über 5% aller erwachsenen *Frauen* haben Entzündungen der Harnwege, 20–25% erleiden mindestens einmal im Leben einen symptomatischen Harnwegsinfekt, bei *Männern* treten sie am häufigsten im Neugeborenenalter und im höheren Lebensalter auf. 6% aller Patienten suchen in einer Allgemeinpraxis den Arzt wegen entzündlicher Erkrankungen des Harntraktes auf[1,12].

Ätiologie, Pathogenese. *Bakterielle Infekte* sind die *häufigsten Ursachen* der entzündlichen Erkrankungen des ableitenden Harnwegssystems. Der *Harnwegsinfekt* ist die *häufigste nosokomiale bakterielle Infektion des Menschen.*

Die Erreger entstammen in der Regel der Darmflora, In 2/3–3/4 aller Fälle handelt es sich um E. coli, bei Knaben liegen jedoch in etwa der Hälfte alle Fälle *Proteusinfekte* vor. *Koagulase-negative Staphylococcus-albus*-Infektionen werden bei *20% aller Harnwegsinfekte sexuell aktiver Frauen* angetroffen[12].

Einer Blaseninvasion geht die *Besiedlung des Introitus vaginae* durch die Erreger voraus, der Aufstieg in die Blase wird begünstigt durch Turbulenz des Harnstrahles, Kohabitation und instrumentelle Eingriffe. *Wichtigster Schutzmechanismus* ist ein ungestörter guter *Harnstrom* mit seinem *Auswaschmechanismus* gegenüber den Erregern.

Unterschiede in der Erreger-Wirt-Beziehung sind entscheidend dafür, ob ein Harnwegsinfekt symptomatisch wird oder nicht. So begünstigen *allgemeine Störungen der lokalen Immunabwehr* das Angehen einer Infektion. Eine wesentliche Voraussetzung dafür ist das Haften der Bakterien am Urothel, vor allem nach *Alteration der schützenden Muzinschicht.* Defekte in der *Glykokalyxschicht* des Epithels erleichtern die Adhärenz der Bakterienglykokalyx. Unklar ist noch, welche Rolle *P-Fimbrien* von E. coli oder andere *Adhäsine* dabei spielen. Bakterien, die symptomatische Harnwegsinfekte verursachen, haften leichter am Urothel und sind häufiger als *s-Formen* („smooth“) typisierbar[12]. Erreger mit hohem K-Antigengehalt sind virulenter[5]. Lokale Mukosa-Immunabwehrmechanismen vorwiegend durch sIgA können die Bakterienadhärenz am Urothel vermindern.

Begünstigende Faktoren für das Auftreten rezidivierender Harnwegsinfekte sind außerdem Diabetes mellitus, Analgetika-Abusus, neurogene Blasenentleerungsstörungen, Schwangerschaft, kongenitale Mißbildungen vor allem mit nichtfunktionierenden Duplikaturen der ableitenden Harnwege, Divertikel, die den Kontakt mit dem Lumen weitgehend verloren haben, Urachuszysten am Blasendach.

Weitere Ursachen entzündlicher Harnwegserkrankungen sind:

- *Parasiteninfektionen,*
- *Pilzinfektionen (selten),*
- *Viren,*
- *mechanische Faktoren:* Urolithiasis (Urolithiasis und bakterielle Infekte begünstigen sich gegenseitig), Fremdkörper, Harnwegskatheter, Abflußstörungen durch Tumoren (bei Männern höheren Alters vor allem die nodöse Prostatahyperplasie) oder durch Fehlbildungen, z. B. Urethralklappen und andere Urethralfehlbildungen, Urethrastrikturen.
- *Ionisierende Strahlen* nach therapeutischer Bestrahlung z. B. wegen eines Karzinoms der Blase oder eines Kollumkarzinoms.
- *Chemische Noxen* wie Zyklophosphamid, Kantharidin, Urotipin.

Morphologie der unspezifischen Entzündungen

Akute unspezifische Zystitis, Ureteritis und Pyelitis
Pathologisch-anatomisch tritt die akute Entzündung als *seröse, hämorrhagische, eitrige* oder *fibrinös-nekrotisierende* Entzündung auf.

Makroskopisch sind die Schleimhäute bei der *serösen Entzündung* ödematös geschwollen, können vor allem in der Blase als bullöses Ödem Polypen oder plumpe Papillome vortäuschen. Die *hämorrhagische Entzündung* ist durch eine starke diffuse oder herdförmige Schleimhautrötung charakterisiert. Die *eitrige Entzündung* mit gelblichen Exsudationen wird am makroskopischen Autopsiepräparat mitunter fälschlicherweise diagnostiziert, da Übergangsepithel postmortal leicht abschilfert und zur gelblichen Harnverfärbung führt.

Bei der *fibrinös-nekrotisierenden Entzündung* der ableitenden Harnwege finden sich Pseudomembranen aus nekrotischer Schleimhaut und fibrinösem Exsudat, nach deren Abstoßung Erosionen oder Ulzerationen auftreten. Diese relativ seltene Entzündungsform führt besonders oft zu Lähmungen der Peristaltik mit allen Gefahren eines Harnrückstaus.

Mikroskopisch ist bei der *serösen Entzündung* eine Auflockerung des Epithelverbandes und des subepithelialen Bindegewebes durch ein entzündliches Ödem nachzuweisen. Die *hämorrhagische Entzündung* weist außerdem strotzend mit Erythrozyten gefüllte Kapillaren und Venolen sowie kleinherdige Blutungen auf. Die *eitrige oder purulente Entzündung* ist durch Granulozyteninfiltrationen in die verschiedenen Wandschichten charakterisiert, segmentkernige Granulozyten treten in größerer Zahl in die Harnwegslichtungen aus.

Chronische unspezifische Zystitis, Ureteritis und Pyelitis
Makroskopisch sind die befallenen Schleimhäute oft getrübt, fleckig, graurötlich verfärbt.

Mikroskopisch wird das Bild vorwiegend durch Infiltrate aus Lymphozyten, Plasmazellen, Makrophagen, proliferierenden Kapillaren, herdförmige Fibrosen und Lymphfollikel in der Lamina propria bestimmt. Im fortgeschrittenen Stadium entstehen durch Kontraktur des Bindegewebes mitunter Schrumpfblasen (▷ S. 208).

Elektronenmikroskopisch finden sich Verluste der Interzellularbrücken, Vergröberungen der Mikrovilli, Verluste der Superfizialzellen.

Entzündungen durch Pilze
Pilzinfektionen der ableitenden Harnwege sind fast immer opportunistische Infektionen. Meist handelt es sich dabei um *Candida* (Soor), vereinzelt um *Aspergillosen, Kryptokokkosen, Zygomykosen* und bei generalisierter hämatogener Ausbreitung auch um *Histoplasmosen* und *Blastomykosen.* Die Erreger können bei allgemeiner Abwehrschwäche mit Pilzsepsis renal ausgeschieden werden oder aufsteigend, z. B. über Katheter, zur Urozystitis führen.

Virale Zystitiden
Infektionen mit *Adenoviren* vor allem *Typ 11* aber auch *21* werden als Ursache einer hämorrhagischen Zystitis des *Kindesalters* und der *Knochenmarktransplantatempfänger* angesehen. Zystitiden werden auch nach Infektionen mit Herpes simplex, Herpes zoster, Papovaviren und Zytomegalieviren beobachtet.

Bei diesen Virusinfektionen können in der Urinzytologie *abnorme große Zellen* auftreten, die *nicht mit Tumorzellen verwechselt werden dürfen.* In einer Autopsiestudie an AIDS-Patienten konnten bei 8% der Erkrankten Zytomegalieviren im Urogenitalsystem nachgewiesen werden[85].

Besondere Entzündungsformen

Cystitis, Ureteritis und Pyelitis cystica und Cystitis, Ureteritis und Pyelitis glandularis

> **Definition.** Veränderungen des Urothels mit Ausbildung von *Zysten, drüsenartigen oder drüsigen Strukturen,* die in *drei, nicht selten gemeinsam und ineinander übergehenden Formen* vorkommen. Nach heutiger Vorstellung handelt es sich um die *Folge proliferativer und metaplastischer Prozesse.* Der in der Nomenklatur beibehaltene Entzündungsbegriff ist *historisch* zu verstehen, da diese Befunde meist gemeinsam mit Entzündungen auftreten, denen früher die entscheidende ätiopathogenetische Bedeutung zugeschrieben wurde.

Cystitis, Ureteritis und Pyelitis cystica

Im unausgewählten Obduktionsgut fanden wir diese Zysten in der Harnblase von 78% der im Mittel 73 Jahren alten *Männer* und 91% der im Mittel 75 Jahre alten

Frauen, bevorzugt um den Blasenausgang, im Trigonum und die Ureterostien[126]. Auch in 2,4% der Blasen von *Kindern* und bis zum 20. Lebensjahr bei einem Drittel aller Autopsien mit gleicher Geschlechtsverteilung sind diese Zysten nachweisbar[4,126], die morphogenetisch den v. Brunn-Epithelnestern zugeordnet werden können. Unter ungeklärten Bedingungen wandeln sich v. Brunn-Epithelnester – wahrscheinlich durch Metaplasie zentraler Zellgruppen – in Zysten um, oder Einfaltungen des Oberflächenepithels führen zu diesen Zysten.

Makroskopisch finden sich bis zu 0,2–0,5 cm große, vereinzelt auch größere *Zysten* mit klarem, gelblichem bis bräunlichem Inhalt, die in größerer Zahl auftreten und in der Blase ein *pflastersteinartiges Bild* der Schleimhautoberfläche, im Ureter das Lumen einengende Strukturen (▷ Abb. 3.9b) bilden und vereinzelt mit Tumoren verwechselt werden können.

Mikroskopisch werden die Zysten von einem *flachen bis kubischen Epithel* ausgekleidet (Abb. 3.5a, b). Im Lumen kann sich strukturloses homogenes eosinophiles, PAS-positives Material (*Uromukoid*) anreichern.

Cystitis, Ureteritis und Pyelitis glandularis, Non-intestinaler Typ (Typ I)

Häufigkeit, Altersverteilung und Lokalisation entsprechen etwa der Cystitis, Ureteritis und Pyelitis cystica.

Makroskopisch liegt der gleiche Befund wie bei der Cystitis, Ureteritis und Pyelitis cystica vor. *Mikroskopisch* werden die zystischen Hohlräume von *kubischem* bis *zylindrischem Epithel* mit meist basalständigen Kernen und hellem Zytoplasma ausgekleidet, das von einer unterschiedlich breiten, *Urothel* entsprechenden Zellage umgeben wird (Abb. 3.5c).

Cystitis, Ureteritis und Pyelitis glandularis, Intestinaler Typ (Typ II)

Intestinale Metaplasie. Ein relativ seltener Befund, den wir im unausgewählten Obduktionsgut bei 3% der Männer und Frauen fast ausschließlich im *dorsalen Bereich der Sphinkterschleimhaut* gefunden haben[126]. Die *Ursache* dieser Metaplasie ist unklar, oft tritt sie nach chronischen Entzündungen und Blasenextrophien, in Einzelfällen aber auch bei Neugeborenen mit sonst normaler Blase auf. Im Urin wird bei ausgedehntem Befall Schleim ausgeschieden.

Makroskopisch sind *rötliche, flache, „fleischartige"* oder polypoide Veränderungen erkennbar, die herdförmig auftreten oder die gesamte Schleimhaut befallen.

Mikroskopisch finden sich *drüsige Strukturen*, die *Darmkrypten*, vor allem Dickdarmkrypten mit reichlich *Becherzellen* entsprechen (Abb. 3.5d), *Panethzellen* und *argentaffine Zellen* enthalten können. *Zellatypien* können auftreten, dann ist an einer kleinen Biopsie die Abgrenzung von einem hochdifferenzierten Adenokarzinom nicht immer einfach[153].

Verlauf und Prognose. *Spontane Rückbildungen* sind bei den 3 Formen bisher *nicht beschrieben* worden, eine *Therapie* ist allgemein nicht notwendig. Während die erstgenannten zwei Formen ein mitunter eindrucksvoller Befund ohne wesentlichen Krankheitswert sind, ergeben sich Anhaltspunkte dafür, daß *auf dem Boden des intestinalen Typs Adenokarzinome* auftreten können. So werden bei 10–42% der Patienten mit Adenokarzinomen der Harnblase diese Schleimhautbefunde vom intestinalen Typ (Typ II) erhoben. Fünf bis 7 Jahre nach der Diagnose einer Zystitis vom intestinalen Typ traten bei 3 Patienten Adenokarzinome der Harnblase auf. Diese Korrelationen sind zwar nicht so eng, daß der Befund als Präkanzerose einzustufen ist, ein erhöhtes Karzinomrisiko wird jedoch bei ausgedehnteren Umbauprozessen dieser Art von einigen Autoren angenommen[4,23,153].

Papilläre, polypoide, bullöse Zystitis, Ureteritis und Pyelitis

Es handelt sich um *morphologische Varianten* eines pathogenetisch grundsätzlich gleichartigen *entzündlichen Prozesses*, der sich vor allem durch den Schweregrad des *Stromaödems* unterscheidet, das teils schmale, teils plumpe Vorwölbungen verursacht. In Abhängigkeit von den auslösenden Ursachen können *beide Geschlechter in jedem Lebensalter* betroffen sein.

Meist tritt der Befund bei *Trägern von Dauerkathetern* auf (*klinisch: „Kathetertumor"*), was die Prädilektionsstellen an der Hinterwand, im Trigonum, am Blasenausgang und bei einem Suprafixkatheter am Blasendach erklärt. Gleichartige Veränderungen können aber auch über Prozessen (z. B. Tumoren, Morbus Crohn) entstehen, die *von außen* in die Blasen vordringen und noch nicht in das Lumen eingebrochen sind oder *in der Umgebung von Fisteln, Blasentumoren* oder *nach Bestrahlungen*. Bei *Kindern* findet sich eine ähnliche Entzündungsform *nach Virusinfekten*.

Makroskopisch reicht das Spektrum in Abhängigkeit von dem Ausmaß des Stromaödems von *papillären, feinen, fingerförmigen Vorwölbungen* über breitere, polypoide bis zu plumpen, bis 0,5 cm großen *grob blasenartigen Vorwölbungen* des Urothels.

→

Abb. 3.5. a Ureteritis cystica mit großer, weit in das Lumen vorspringender Zyste, von abgeflachtem Urothel ausgekleidet. Dichtere lymphoplasmazelluläre Infiltrate in der Lamina propria. HE, 31 : 1. **b** Urocystitis cystica et glandularis. Nahe der Oberfläche (*rechts im Bild*) Zysten wie in **a**, in *Bildmitte* eine Cystitis glandularis vom non-intestinalen Typ (Typ I), am *linken Bildrand* eine Cystitis glandularis vom intestinalen Typ (Typ II). HE, 63 : 1. **c** Urocystitis glandularis vom non-intestinalen Typ (Typ I). Drüsenähnliche Zysten werden von einem Urothel umgeben, dessen innere Auskleidung eine kubische bis zylindrische Zellschicht bildet. HE, 240 : 1. **d** Urocystitis glandularis vom intestinalen Typ (Typ II). Drüsige Strukturen, die Dickdarmkrypten entsprechen. HE, 150 : 1

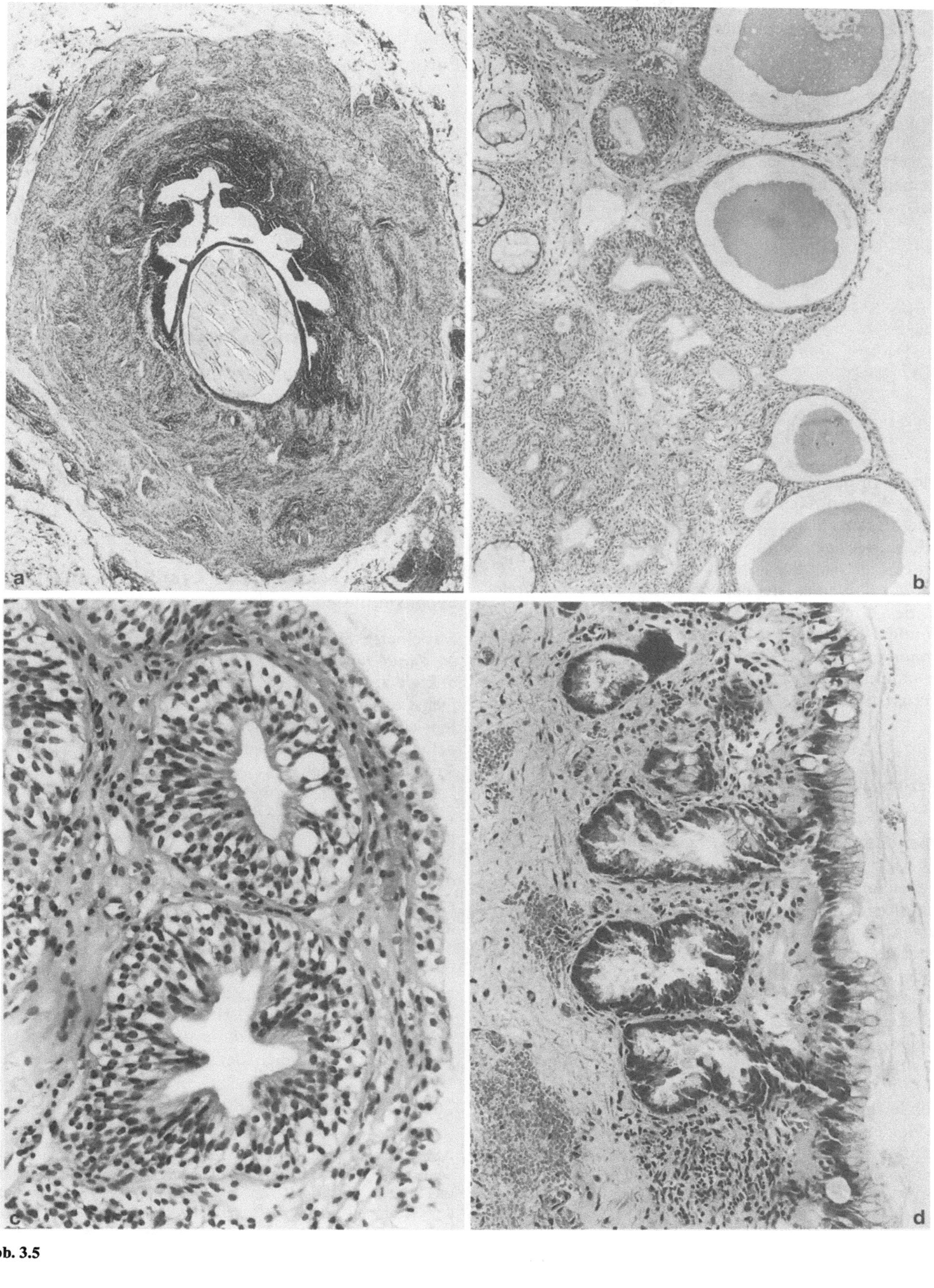

Abb. 3.5

Mikroskopisch wird die Oberfläche dieser zystoskopisch nicht selten als papilläre Tumoren fehlgedeuteten Veränderungen, von regelrechtem, manchmal abgeflachtem Transitionalepithel bedeckt (Abb. 3.6a, b). *Ulzerationen, kleine Abszesse, Plattenepithelmetaplasien* oder *muzinöse Metaplasien* können auftreten. Tangentiale Anschnitte des Urothels können Epithelhyperplasien vortäuschen. Die Superfizialzellschicht bleibt im allgemeinen erhalten, die Zahl der Zellagen beträgt meist weniger als 7.

Im *Gegensatz zu papillären Neoplasien*, die ein *schlankes, blutgefäßreiches Stroma* haben, das von proliferierendem Urothel mit vermehrter Zellage bedeckt wird, überwiegt bei diesen Zystitisformen das *ödematöse Stroma*, das unterschiedlich dichte, *entzündliche, vorwiegend lymphoplasmazelluläre Infiltrate* enthält, die bei papillären Tumoren meist nicht so ausgeprägt sind.

Verlauf. In der Regel bildet sich der Prozeß innerhalb von 10 Wochen nach Beseitigung der Ursache, z. B. des Katheters, zurück. In einigen Fällen *persistieren* jedoch die Läsionen, es kommt zu *Stromafibrosen*. Nach Ansicht einiger Autoren können auf diese Weise *fibroepitheliale Polypen* entstehen, wie sie vor allem im Ureter und der Urethra, dagegen seltener in der Harnblase gefunden werden (▷ Abb. 3.25). Die früher geäußerte Annahme, papilläre Zystitiden würden die Entstehung von papillären Karzinomen begünstigen, konnte *nicht* bestätigt werden.

Cystitis, Ureteritis und Pyelitis granulomatosa und granulosa

Außer den durch *bekannte Erreger* oder operative Eingriffe verursachten granulomatösen Entzündungen der ableitenden Harnwege (Tbc, Bilharziose, postoperative Granulome) werden in Bilharziose-Endemiegebieten im *Kindesalter* vereinzelt riesenzellhaltige, granulomatöse Zystitiden ohne nachweisbare Wurmanteile oder Eier beobachtet, deren *Ätiopathogenese unklar* ist.

Granulomatöse Zystitiden können auch bei *Kindern* auftreten, die *genetisch bedingte Enzymdefekte der Granulozyten* haben[31]. Darüber hinaus gibt es eine hyperplastische Entzündung *ungeklärter Ätiologie* (*Cystitis, Ureteritis und Pyelitis granulosa*), die makroskopisch leicht mit einem Tumor verwechselt werden kann. Die Schleimhaut wird unregelmäßig von Knötchen aus einem *kapillarreichen Granulationsgewebe* mit dichten lymphoplasmazellulären Infiltraten, Riesenzellen und Fibroblasten durchsetzt. *Drüsige Metaplasien* des Urothels treten hier häufig auf. *Pseudopolypöse Strukturen* können sich auch durch pseudopolypöse Entzündungsprozesse um kleine Kristalle bzw. Konkremente bilden (Abb. 3.6c, d).

Cystitis follicularis (follikuläre Zystitis)

Bei einigen Patienten entstehen nach länger dauernden Entzündungsprozessen, aber offenbar auch ohne ausgeprägte Entzündungserscheinungen in der Lamina propria der Harnblase, der Ureteren oder des Nierenbeckens, *Lymphfollikel* (B-Zellen, IgG, IgA, IgM positiv) in größerer Zahl, die *dicht plaqueartig* angeordnet sein können (Abb. 3.9a) oder *hirsekorngroße* Knötchen bilden.

Zystoskopisch sind sie von einer Miliartuberkulose meist durch das *Fehlen hyperämischer Randsäume* abzugrenzen. *Ätiologie* und *Pathogenese* sind *unklar.*

Cystitis, Ureteritis und Pyelitis emphysematosa

Entzündung der Schleimhäute mit Ausbildung weniger Millimeter bis 1 cm großer *Gasblasen*, die oft von leichten chronisch entzündlich-zelligen Infiltraten oder *mehrkernigen Fremdkörperriesenzellen* umgeben werden. *Ursache* sind meist Infektionen mit gasbildenden Bakterien, wie E. coli oder Aerobacter aerogenes[1,85]. Diabetiker mit hohen Blutzuckerwerten und Glykosurie erkranken bevorzugt.

Chronische interstitielle Zystitis (Hunner)

Synonym: Hunner's ulcer

Mit einer Prävalenz von etwa 18/100000 und *bei Frauen 10mal häufiger als bei Männern* in der *5.–6. Lebensdekade* auftretende Erkrankung *ungeklärter Ätiologie*. Der klinisch klar definierten Symptomatik können offensichtlich verschiedene ätiologische Faktoren zugrundeliegen, so daß es sich nicht um eine einheitliche Krankheit handelt.

Die *Inzidenz* wird bei Frauen mit 1,2, die Prävalenz in Finnland mit 10,3[103] angegeben. Schwere Krankheitsbilder sind nur bei 10% der Befallenen zu beobachten[103]. *Ätiologie* und *Pathogenese* sind unklar, diskutiert werden Autoimmunprozesse, bei denen Mastzellendegranulierungen mit Freisetzungen entsprechender Mediatoren oder Störungen der Barrierenfunktion des Urothels eine Rolle spielen sollen.

Wahrscheinlich können *unterschiedliche Substanzen* einen spezifischen pathogenetischen Mechanismus auslösen, dessen charakteristische *Schmerzsymptomatik* durch verschiedene *Mediatoren* verursacht wird. So werden Veränderungen der lokalen, nichtcholinergen,

Abb. 3.6. a Papillär-polypoide Urocystitis mit flachen plumpen Schleimhautvorwölbungen, die von gut ausdifferenziertem Urothel bedeckt werden. HE, 39 : 1. **b** Polypoide Urocystitis mit bullösem Stromaödem und beginnender Ödemsklerose. HE, 11,5 : 1. **c** Granulierende Entzündung um Mikrokristalle (Phosphat- und Karbonatkristalle) mit umschriebener polypöser Schleimhautvorwölbung. HE, 42 : 1. **d** Granulierende Urocystitis um Mikrokristalle (Ausschnitt von **c**). HE, 160 : 1

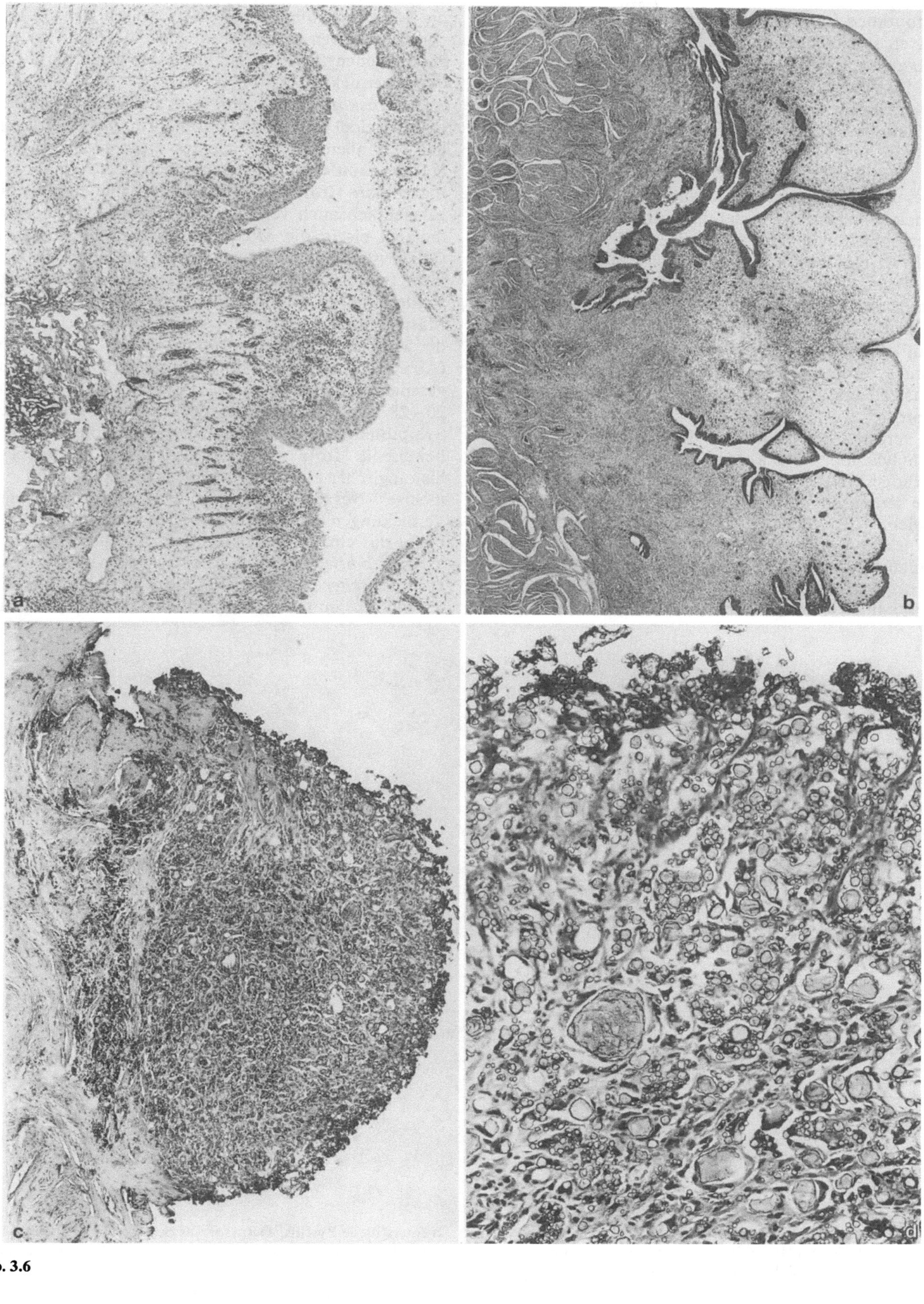

Abb. 3.6

autonomen Innervation mit Proliferation VIP-NPY-positiver, sympathischer Nervenfasern dafür verantwortlich gemacht. *VIP (vasoaktives intestinales Peptid)* und *NPY (Neuropeptid Y)* sind an der Neurotransmission des nichtadrenergen nichtcholinergen Systems beteiligt. VIP moduliert die T-Zellenfunktion, stimuliert die Freisetzung von Histamin und Eicosanoiden aus Mastzellen, erhöht die Permeabilität von Blutgefäßen und beeinflußt IgA- und IgM-Synthese. NPY setzt wahrscheinlich ebenfalls Histamin aus Mastzellen frei[57]. Im fortgeschrittenen Stadium spielt vor allem *Interleukin 6* vor Ort eine besondere Rolle, das von aktivierten Endothelien, Epithelien und interstitiellen Zellen freigesetzt wird. Als Mediator scheint dabei *Substanz P* zu wirken. Auch *Lysobradykinin*, das Endprodukt des Kallikrein-Kininsystems, wirkt als Schmerzmediator. Kinine fördern die Neuropeptidfreisetzung, tragen zur Mastzellendegranulierung bei und begünstigen die Fibrose[98].

Verlust oder Störungen der schützenden Glykosaminglykanbarrieren an der Urotheloberfläche könnten pathogenetische Bedeutung haben. So fehlt bei 96% der Patienten die GP1-Fraktion in der Uromukoidschicht[99].

Makroskopisch: Zystoskopisch ist die Blasenschleimhaut herdförmig gerötet und von kleinen, *punktförmigen, mukösen Blutungen („Glomerulationen")* durchsetzt. Längliche, rißförmige Defekte (*„lineare Mukosaläsionen"*) gelten als typisch, die von Hunner beschriebenen Ulzerationen sind selten. Im fortgeschrittenen Stadium ist die Blase geschrumpft, die Wand verdickt.

Mikroskopisch liegt eine *Panzystitis* vor. Die ödematös aufgelockerte, hyperämische *Lamina propria* enthält vor allem im Bereich der meist fibrinbedeckten Schleimhautdefekte unterschiedlich dichte lymphoplasmazelluläre Infiltrate, Histiozyten und neutrophile, gelegentlich auch vermehrt eosinophile Granulozyten, die sich bis in die *Muscularis* erstrecken (Abb. 3.7a). Gelegentlich auftretende mehrkernige Riesenzellen sind nicht typisch. In der Toluidinblau-Färbung sind insbesondere in späteren Stadien vermehrt perivaskulär Mastzellinfiltrate nicht nur submukös, sondern auch in der Muscularis (*„Detrusor mastocytosis"*) nachweisbar (Abb. 3.7b). Die als nahezu pathognomonisch angesehene *Erhöhung der Mastzellen* auf mehr als 20–28/mm² Detrusormuskel[65] kann z.T. die klinische Symptomatik erklären, ist aber morphologisch nicht beweisend. Trotz mehrerer als typisch beschriebener histologischer Veränderungen (prominente und vermehrte Nervenfasern, perineurale Entzündungen, Verdickungen der Arteriolenwände, venöse Hyperämie) bleibt das entzündliche Bild letztlich unspezifisch.

Immunhistochemisch findet sich eine *Vermehrung sympathischer Nervenfasern*, die VIP und NPY enthalten mit Ansammlungen granulierter Vesikeln, in denen

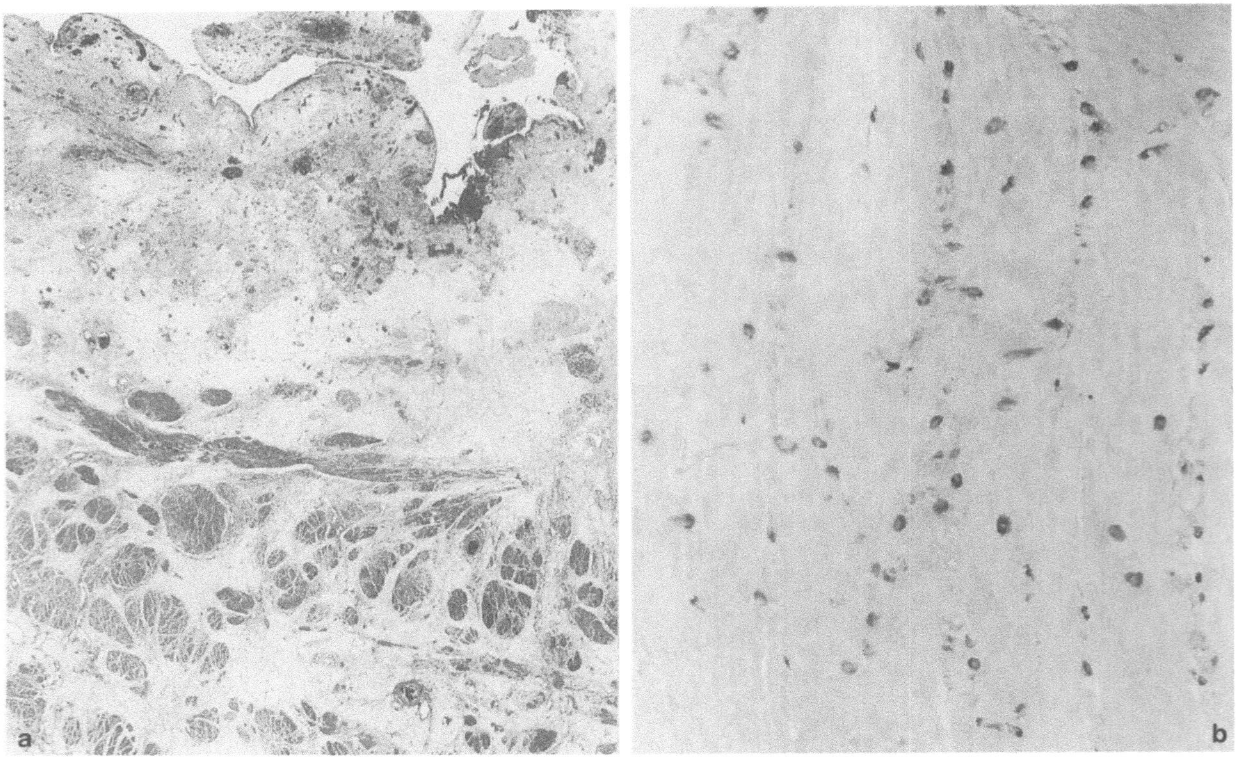

Abb. 3.7. a Interstitielle Zystitis. Ödematös verbreiterte Lamina propria und Muscularis mit leichten Fibroblastenproliferationen im Interstitium und lockeren entzündlich-zelligen Infiltraten in der Lamina propria. Flache Ulzeration oben rechts. HE, 8:1. **b** Interstitielle Zystitis, Detrusormastozytose mit dichteren Mastzellinfiltraten in der glatten Muskulatur der Blasenwand. Toluidinblau, 160:1

Neuropeptide gespeichert werden[57]. Die *Urothelien* können eine Störung in der Expression interzellulärer Adhäsionsmoleküle zeigen[80].

Bei länger dauernden schweren Fällen nimmt die *interstitielle Fibrose* in allen Wandschichten zu, und es entwickelt sich eine *„kleine Blase"* (▷ S. 208) mit erheblich reduzierter Blasenkapazität.

13% der Frauen und 23% der Männer mit interstitieller Zystitis hatten nach einer Studie der Mayo-Clinik ein Harnblasenkarzinom. Andererseits kann vor allem ein Carcinoma in situ eine interstitielle Zystitis klinisch vortäuschen und bioptisch nicht erfaßt werden, wenn nur eine von Tumorzellen entblößte Basalmembran eine entzündlich-zellig infiltrierte Lamina propria nach innen begrenzt[146].

Zyklophosphamid-Zystitis (sog. Chemozystitis)

Abbauprodukte des Zyklophosphamid verursachen bei einigen Patienten eine *dosisunabhängige,* oft schwere *hämorrhagische Zystitis,* die bei langer Dauer zur *Fibrose* der Blase führen kann. Nach langdauernder Therapie mit einzelnen Zytostatika (z. B. Zyklophosphamid) ist die *Blasenkarzinominzidenz* erhöht (▷ S. 229).

Eosinophile Zystitis

Häufiger bei *Kindern* als bei Erwachsenen auftretende *seltene* Entzündung, die als Folge einer Nahrungs- oder Arzneimittelallergie oder parasitärer Erkrankungen angesehen wird[118].

Makroskopisch ist die Blasenschleimhaut vorgewölbt, *mikroskopisch* die Lamina propria diffus dicht von eosinophilen Granulozyten durchsetzt. *Differentialdiagnostisch* sind Eosinophileninfiltrate abzugrenzen, die in der Umgebung von Läsionen nach Blasenbiopsien oder um katheterbedingte Ulzerationen auftreten können.

Strahlenzystitis

Vor allem die Harnblase kann durch lokale oder externe ionisierende Bestrahlungen geschädigt werden. Innerhalb von 4–6 Wochen nach einer Strahlentherapie dieser Region beginnen die Symptome einer akuten Strahlenzystitis.

- Im *Frühstadium* finden sich vaskuläre Stauungen und ein *Ödem* der Lamina propria bis zum bullösen Ödem. Es folgen *Epitheldesquamationen* und flache *Ulzera.*
- Die *akute Strahlenzystitis* ist je nach Schweregrad durch *Endothelschwellungen* oder eine *nekrotisierende Arteriolitis* in der Lamina propria charakterisiert.
- *Später* kommt es oft zur Urothelhyperplasie mit *bizarren* und *hyperchromatischen Zellen,* die zytologisch leicht mit malignen Zellen verwechselt werden. *Plattenepithelmetaplasien* können auftreten.

  In diesem späten Stadium stehen *obliterative Gefäßveränderungen* mit Wandverdickungen oder Teleangiektasien der oberflächlichen Gefäße im Vordergrund. Es bilden sich charakteristische *sternförmige Fibroblasten („radiation fibroblasts") mit Kernatypien.*
- In der *chronischen Strahlenzystitis* findet sich meist eine *ausgedehnte Fibrose* aller Blasenwandschichten mit Reduktion des Füllungsvolumens. *Bakterielle Infektionen* überlagern das klinische und morphologische Bild, harnstoffspaltende Erreger wie Proteus können zur *Inkrustation* führen.

Gangräneszierende (gangränöse) oder dissezierende Zystitis

Heute *seltene,* überwiegend bei älteren Patienten vorkommende Zystitis, die *Folge lokaler Zirkulationsstörungen* wie Thrombosen, Embolien, bei *systemischen Infektionen* wie Typhus, Diphterie, bei unbehandeltem Diabetes mellitus, nach Traumen, Abortversuchen, während der Schwangerschaft ist oder nach schwierigen Geburten auftritt. Zusätzliche Durchblutungsstörungen spielen neben den anderen Faktoren wie der unmittelbaren Einwirkung von Mikroorganismen wahrscheinlich eine wesentliche Rolle.

Makroskopisch erscheint die Blase mit ausgedehnten Wandnekrosen von *nekrotischen Massen* ausgegossen, die nekrotischen Schichten werden von eindringendem Urin abgehoben (disseziert), so können die gesamten inneren Wandschichten zusammengefaltet in der Blasenlichtung liegen.

Mikroskopisch werden die abgestorbenen, ulzerierten, inneren, z. T. bis in die Muskularis reichenden Wandschichten von neutrophilen Granulozyten durchsetzt, Blutgefäßnekrosen verursachen Hämorrhagien.

Die *Prognose* ist *ungünstig,* etwa 60% der Patienten versterben an den Folgen der Blasenläsion. Nach längerem Verlauf werden die nekrotischen Massen leicht zum Kern von Harnblasensteinen.

Inkrustierte Zystitis

Langdauernde Zystitiden vor allem mit *harnstoffspaltenden Erregern,* die Ammoniumionen freisetzen, führen zu *Ammoniumphosphatpräzipitationen* auf oder in der geschädigten inneren Blasenwand mit flächenhaften, grauweißen, granulären *Kristallablagerungen.* Frauen nach der Schwangerschaft sind eher betroffen.

Mikroskopisch sind in oder unter dem oft hyperplastischen Urothel kleine verkalkte Kristallablagerungen erkennbar, um die sich Fremdkörperriesenzellen ablagern können.

Malakoplakie

Eine vorwiegend in der Harnblase, weniger im Ureter und im Nierenbecken, aber auch in anderen Bereichen des Organismus beobachtete, relativ seltene Entzündung mit Ausbildung *weicher, gelber,* bis 4 cm großer, plattenförmiger *Schleimhautvorwölbungen,* die auch polypös erscheinen und dann mit einem Tumor verwechselt werden können (Abb. 3.8). Das Geschlechtsverhältnis *Frauen: Männer ist 4: 1;* der *Häufigkeitsgipfel* liegt in der *5.–6. Lebensdekade.* In der Urogenitalregion sind 40% in der Harnblase, 18% in den Nieren, 4% im Nierenbecken, 1% in der Urethra, 10% im Hoden, 4% im Nebenhoden und 7% in der Prostata lokalisiert.

Ätiopathogenetisch handelt es sich um die Folgen eines unvollständigen Abbaues bestimmter gramnegativer Bakterien der Koligruppe infolge gestörter Makrophagenfunktionen mit *Defekten lysosomaler Enzyme* (Mangel an 3',5' Guanosin-Monophosphat). Vermutet wird eine *Störung der Mikrotubuli* mit Beeinträchtigung der Bewegung der Lysosomen zu den Phagozytosevakuolen. Ablagerungen von Mineralien in den überladenen Phagosomen führen zu pathognomischen *Michaelis-Gutmann-Körperchen.*

Mikroskopisch finden sich dicht angeordnete *große Makrophagen* mit schaumigem, PAS-positivem Zytoplasma (*von Hansemann-Zellen,* immunhistochemisch $CD68^+/KiM1p^+$) und charakteristischen, konzentrisch geschichteten 4–10 nm großen, runden, in der PAS- und Eisenfärbung positiv reagierenden *Michaelis-Gutmann-Körperchen* (Abb. 3.9c), die verkalkte Anteile nicht vollständig abgebauter gramnegativer Bakterien, vor allem E. coli enthalten.

In einer frühen („prädiagnostischen") Phase kann das Bild mit *Stromaödem* und *lymphoplasmazellulären Infiltraten* uncharakteristisch sein. In der späten *„fibrosierenden" Phase* nehmen die Entzündungszellen ab, die Fibrose zu, Michaelis-Gutmann-Körper ermöglichen auch hier die Diagnose.

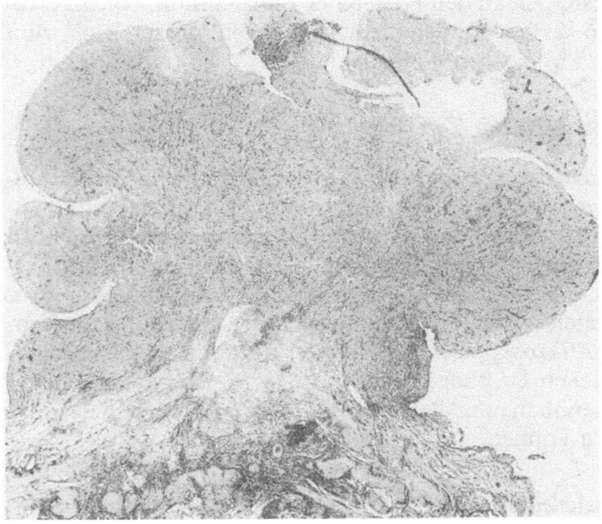

Abb. 3.8. Malakoplakie mit plump papillärer Vorwölbung der Schleimhaut durch dichte Makrophageninfiltrate im Ureter einer 62jährigen Frau. Klinisch als „Harnleiterpapillom" fehlgedeutet. HE, 12,5 : 1. (Aus Schubert et al.[127])

Xanthogranulomatöse Zystitis

Kommt *selten* in der Harnblase vor und tritt hier interessanterweise *meist mit Urachusadenomen* auf, die meist mit entsprechenden xanthogranulomatösen Entzündungsprozessen in der Niere (▷ S. 160) assoziiert sind.

Mikroskopisch erinnert der Befund weitgehend an eine Malakoplakie, enthält jedoch keine Michaelis-Gutmann-Körper und neigt dazu, Touton-Riesenzellen zu bilden[3].

Spezifische Entzündungen der ableitenden Harnwege

Tuberkulose

Epidemiologie. *Isolierte Tuberkulosen* der Nierenbecken, Ureteren oder der Harnblase ohne Nierenbeteiligung kommen wahrscheinlich *nicht* vor, kleine Nierenherde können jedoch übersehen werden. Epidemiologie und Geschlechtsverteilung entsprechen den Verhältnissen bei Nierentuberkulose, die in einer vergleichenden Autopsiestudie am Wuppertaler Institut vor und nach Einführung der Chemotherapie (1928–49 vs. 1976–89) von 2,0% auf 0,6% bei Männern und 1,7% auf 0,9% bei Frauen gesunken ist. Tuberkulosen der Nierenbecken, Ureteren und der Harnblase im Gefolge von Nierentuberkulosen haben bei Männern von 65% auf 4,3% und bei Frauen von 25% auf 0% aller tuberkulösen Infektionen mit Nierenbeteiligung abgenommen[124].

Ätiologie, Pathogenese. Die Infektion erfolgt in der Regel *kanalikulär* von einer Nierentuberkulose ausgehend.

Morphologie. Die Tuberkulose der ableitenden Harnwege kann unter folgenden Bildern auftreten:
- *miliare* Formen,
- *ulzeröse* Formen,
- Pyelitis, Ureteritis und Cystitis *caseosa.*

Wie in den Nieren sind bei *Miliartuberkulosen* zahlreiche hirsekorngroße, gelbliche Herde mit roten Randsäumen in Schleimhäuten und tiefen Wandschichten der ableitenden Harnwege nachweisbar. Käsige Nekrosen führen oft zu Ulzerationen. Blasentuberkulosen beginnen häufig um die Ureterostien und dehnen sich dann auf das Trigonum aus.

Die *Pyelitis, Ureteritis und Cystitis caseosa* sind seltene *exsudative,* sehr rasch verlaufende *hämatogene Frühformen* der Tuberkulose im Rahmen einer Späterstinfektion, die 9–17 Monate nach den Primärinfekten entstehen und bei denen eine *hyperergische Reaktion* vom Typ eines Arthusphänomens vorliegt. Dabei verkäsen sehr rasch die inneren Wandschichten der Nierenbecken, Ureteren und Harnblase in ihrer Gesamt-

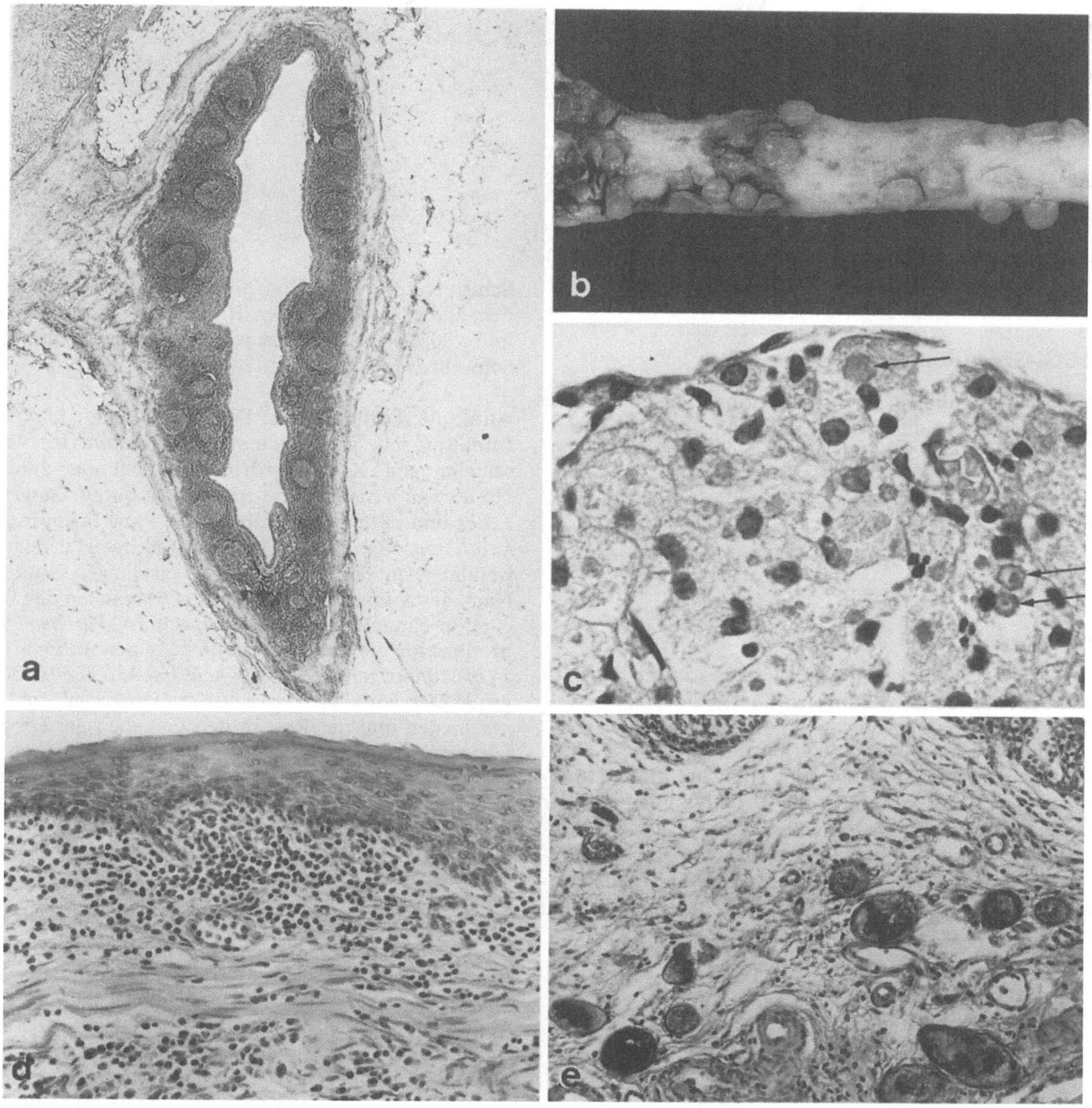

Abb. 3.9. a Chronische unspezifische Pyelitis follicularis mit dichtstehenden Lymphfollikeln im Nierenbeckenschleimhautstroma. 61jährige Frau. HE, 10:1. **b** Ureteritis cystica, bis erbsgroße Zysten im Harnleiter einer 71jährigen Frau mit Hydronephrose und Nierenbeckenkarzinom (nicht im Bild). **c** Malakoplakie des Ureters. Große Makrophagen mit hellem schaumigem Zytoplasma und Michaelis-Gutmann-Körperchen (*Pfeile*). HE, 600:1. **d** Atypische Plattenepithelmetaplasie (sog. Leukoplakie) der Nierenbeckenschleimhaut einer 46jährigen Frau mit Nephrolithiasis bei schwerer chronischer destruierender interstitieller Nephritis (Pyelonephritis). HE, 176:1. **e** Blasen-Bilharziose. Ausheilungsstadium. Das Bindegewebe der L. propria enthält verkalkte Eier von Schistosoma haematobium

heit. *Narbige Fibrosen*, die sich vor allem im Verlauf der tuberkulostatischen Therapie bilden, können *Stenosen* hervorrufen, unregelmäßige Wandverdickungen und Verfestigungen das Bild eines *„Gänsegurgelureters"* erzeugen.

Verlauf, Prognose. Die Uretertuberkulose beeinflußt oft erheblich den Verlauf der Nierentuberkulose, wenn entzündliche Stenosen oder Obliterationen durch käsige nekrotische Massen auftreten und zur *tuberkulösen Pyonephrose* mit massiver Ausdehnung in die Nieren und zu tuberkulösen Kittnieren führen. Penetrationen in benachbarte Strukturen, Fistelbildungen oder Perforationen mit Peritonitis sind selten. Tuberkulosen der ableitenden Harnwege sprachen bisher gut auf die moderne Chemotherapie an. Innerhalb weniger Wochen wurden keine Tuberkelbakterien mehr im Urin ausgeschieden, und die Heilungsprozesse begannen. In den letzten Jahren wurden jedoch zunehmend häufiger *Infektionen mit Mykobakterien* beobachtet, die gegen die bisher üblichen Chemotherapeutika resistent sind (im K.H. Berlin-Zehlendorf z.B. 10%)[123]. Aussagen über die Verläufe der Urogenitaltuberkulose können hier noch nicht getroffen werden.

Die vor 1952 bei 10% der Fälle beschriebenen *tuberkulösen Schrumpfblasen* werden in unseren Bereichen so gut wie nicht mehr beobachtet.

BCG-Granulome

Nach intravesikalen BCG-Instillationen zur Therapie oberflächlicher Blasenkarzinome können *nicht verkäsende Granulome* aus Epitheloidzellen, vereinzelt auch mit mehrkernigen Riesenzellen und dichteren umgebenden lymphoplasmazellulären Infiltraten, bevorzugt in *inneren Blasenwandschichten* auftreten. Durch die Entzündung bedingte *Zellatypien* können vorkommen.

Lues

Die Lues der ableitenden Harnwege kommt heute in den medizinisch gut versorgten Ländern der nord-westlichen Hemisphäre kaum mehr vor.

Wenn die Harnwege betroffen sind, treten vor allem im *Sekundärstadium* wie in der Haut um die Urethralmündungen bis zu 1 cm große *Makulae* oder *Papulae* mit Erosionen der Blasenschleimhaut auf. Im *Tertiärstadium* finden sich meist *Gummen* oder papilläre Läsionen, die an Condylomata lata oder Karzinome erinnern und häufiger im Urethrabereich liegen, ulzerieren oder perforieren können[85].

Bilharziose

Synonym: Schistosomiasis, Blutharnruhr

> **Definition.** Parasitäre Erkrankung infolge einer Infektion mit *Trematoden* des Typs *Schistosoma haematobium.*

Epidemiologie. Etwa 10% der Weltbevölkerung sind mit steigender Tendenz von Schistosomen der verschiedenen Art befallen.

Infektionen mit Schistosoma haematobium treten auf dem gesamten *afrikanischen Kontinent* einschließlich Madagaskar und Mauritius auf. Besondere *Endemiegebiete* sind das gesamte Niltal, vor allem um den Assuan-Damm, im Nil-Delta und um den Volta-Stausee. Außerdem werden Herde im Jemen, Saudi-Arabien, Israel, Libanon, Syrien, Türkei und Iran beobachtet. Bevorzugt sind landwirtschaftliche Gebiete mit künstlichen Bewässerungssystemen.

> *Betroffen sind mehr als 10 Mio. Menschen* in den genannten Regionen. Inzidenz und Geschlechtsverteilung variieren jedoch stark mit der Exposition, die im *Kindesalter* beim Baden in verseuchten Gewässern beginnt. Im *Erwachsenenalter* sind Landarbeiter in entsprechend bewässerten Gebieten, Fischer, Arbeiter auf Bootswerften, Kanalarbeiter und Wäscherinnen besonders gefährdet.

Schistosoma-Uropathien sind selten in Gebieten, in denen die Prävalenz der Bilharziose im Autopsiegut unter 30% liegt, nehmen jedoch rasch zu, wenn dieser Schwellenwert überschritten wird.

Ätiologie, Pathogenese. Die Erkrankung ist Folge der Infektion mit *Schistosoma haematobium.* Im Wasser schwimmende *Zerkarien* dringen in Sekunden durch die Haut, wandern über die *Blutgefäße durch Lunge und Leber* und reifen innerhalb von 80–110 Tagen in *postkapillären Venolen* des Beckens und der Harnblase zu weiblichen und männlichen, 1,5 cm langen Würmern. Nach der *Kopulation,* bei der das Männchen das Weibchen in einer Bauchtasche aufnimmt (*„Pärchenegel"*), produzieren die weiblichen Schistosomen *während ihres 5- bis 10jährigen Lebens täglich 300–3000 80–150 nm große Eier,* von denen etwa 20% in Urin oder Stuhl ausgeschieden und der Rest in den Geweben des Urogenitalsystems vor allem der Harnblase, der Ureteren und der Samenblasen abgelagert oder über den Blutstrom in andere Gewebe (Lunge, Kolon, Appendix, Leber etc.) verschleppt werden, in denen sie *Mikroembolien* und *chronische Entzündungen* hervorrufen, auch wenn die Mirazidien in der Eihülle innerhalb von 12 Tagen absterben und die Eier oft verkalken.

Morphologie. *Makroskopisch* ist die Blaseninnenwand vor allem

- in den *frühen Infektionsstadien* des Kindesalters durch *flache, polypoide Vorwölbungen* deformiert, die darüber liegende, teilweise erodierte Schleimhaut ist gerötet. Es bilden sich stecknadelkopfgroße, gelbliche Knötchen (*„Bilharzientuberkel"*), von hyperämischen Zonen umgeben, vorwiegend im Trigonum und der Blasenhinterwand. Tuberkulosegranulome liegen dagegen am dichtesten um die Ureterostien.
- Im *chronischen Stadium* meist in der 2.–3. Lebensdekade finden sich *sandartige, flache, gelbliche, granuläre Schleimhautveränderungen* mit derben fibrosierten und vereinzelt verkalkten Arealen. Als *„Bilharziome"* werden größere, tumorartige, polypoide Vorwölbungen der Schleimhaut oder fibrotische Herde in anderen Bereichen als der Schleimhaut bezeichnet.

Mikroskopisch ist unter den Vorwölbungen ein ödematöses Granulationsgewebe mit *Granulomen* nachweisbar, die erwachsene *Wurmpaare* enthalten können. Daneben ist die Blasenwand durchsetzt von zahlreichen *Wurmeiern*, die von Infiltraten aus eosinophilen Granulozyten, Plasmazellen und Lymphozyten umgeben werden (▷ Abb. 3.9e). Das Urothel weist erhebliche Veränderungen von der *einfachen Hyperplasie* und der *Cystitis cystica et glandularis* über *atypische Plattenepithelmetaplasien (sog. Leukoplakien)* bis zu *Dysplasien* und *drüsigen Metaplasien* auf, deren Entstehung durch bakterielle Superinfektionen begünstigt wird. Unteres und mittleres Ureterdrittel werden in gleicher Weise befallen. Konfluierende, sandartige Herde können *verkalken und* bei schwerem Befall mit Wurmeiern röntgenologisch eine *kalzifizierte Blase* mit einem dünnen Band submuköser Kalzifikationen verursachen.

Verlauf, Komplikationen. In stark exponierten Populationen ist die Entwicklung einer *gewissen Immunität* zu beobachten.

Heute hat die Erkrankung eine *gute Prognose*, wenn die moderne *Chemotherapie* im Frühstadium besonders in Kindesalter einsetzt. Durch die Therapie abgetötete, intravasale Würmer verursachen jedoch *„Wurmembolien“* mit schweren lokalen Reaktionen, während lebende Würmer areaktiv in den Venen liegen, da sie wahrscheinlich Antigene des Wirtes inkorporieren und nicht als „fremd“ erkannt werden. Hinzukommende *bakterielle Infektionen* können den Verlauf erheblich komplizieren. Ureterstenosen begünstigen Hydronephrosen und Pyelonephritiden, die dann schicksalsbestimmend werden. In heißeren Gegenden wie Ägypten und Arabien treten oft *Harnsteinleiden* auf. Patienten mit einer Bilharziose erkranken häufiger an *Harnblasenkarzinomen*, meist *Plattenepithelkarzinomen*, 40% sind Transitionalzellkarzinome und 10% Adenokarzinome. Im Universitätsklinikum Kairo haben 6,6% der Patienten mit einer Bilharziose der Harnblase auch ein Karzinom der Harnblase[49].

Echinococcus granulosus (hydatidosus)

Zysten des Echinococcus granulosus können in nahezu allen Bereichen des Organismus auftreten. Im Urogenitalsystem werden sie vorwiegend in den *Nieren* gefunden (ca. 2% der Echinokokkosen). In der *Harnblase* sind sie Raritäten. Meist gehen sie von abdominellen Zysten aus, die sich auf die Harnblase ausdehnen.

Makroskopisch werden die bis 20 cm großen Zysten mit wasserklarem Inhalt außen von einer derben, bindegewebigen Membran begrenzt.

Mikroskopisch finden sich innen pathognomonische *Chitinmembranen* (Abb. 3.10a), *Tochterzysten, Skolizes* und *Häkchen.*

Im Verlauf von Jahren bilden sich zunehmend größere Zysten, die asymptomatisch sein, mechanisch bedingte Symptome oder Hämaturien verursachen können. *Rupturen* führen mitunter zu schweren z.T. anaphylaktoiden Allgemeinreaktionen und verursachen weitere Ausbreitungen der Erreger.

Metaplasien und nicht neoplastische proliferative Prozesse des Übergangsepithels

Plattenepithelmetaplasien

Bei etwa einem Drittel aller jüngeren Frauen findet sich im Trigonum der Harnblase nicht verhornendes *Plattenepithel vom vaginalen Typ*, eine sog. *Trigonalmetaplasie* (= „nicht-keratinisierende *Leukoplakie*“). Jenseits des 70. Lebensjahres sind gleichartige Metaplasien um den Blasenauslaß bei 27,8% der Männer und 82,2% der Frauen eines unausgewählten Obduktionsgutes nachweisbar[126]. Diese einfachen Plattenepithelmetaplasien haben nach bisheriger Kenntnis keinen Krankheitswert.

Atypische Plattenepithelmetaplasien mit unterschiedlich starker Keratinisierungstendenz sind vorwiegend an der Blasenseitenwand und -hinterwand lokalisiert, bei Männern häufiger als bei Frauen[126] und vor allem bei längerdauernden chronischen Entzündungen zu beobachten (▷ Abb. 3.9d). Diese im klinischen Sprachgebrauch auch als *Leukoplakie* und *keratinisierende Leukoplakie oder Plattenepithelmetaplasie* von der Trigonalmetaplasie abgegrenzte Metaplasieform kann als atrophische oder hypertrophische, vereinzelt auch als papilläre Variante auftreten (Abb. 3.10b). In etwa 25–33% der Fälle entstehen auf dem Boden beider Varianten maligne Tumoren, meist *Plattenepithelkarzinome.* Diese Formen werden daher von einigen Autoren als *Präkanzerosen* angesehen[94,113].

Drüsige Metaplasien

Zystisch umgewandelte von Brunn-Epithelnester zeigen nicht selten eine *zylindrische Metaplasie innerer Zellagen mit Muzinproduktion.* Diese Drüsen des Typs I[126] (nicht intestinal) können wie v. Brunn-Epithelnester in allen Bereichen der harnableitenden Schleimhäute auftreten und gelten nicht als Präkanzerose (▷ Abb. 3.5b, c).

Drüsige Metaplasien des Typs II[126] (*intestinal*) mit Becherzellen sind selten. Sie gleichen weitgehend Dickdarmkrypten (▷ Abb. 3.5d) und werden vor allem nach chronischen Urozystitiden bei Blasenextrophien beobachtet. Die Frage, ob auf der Basis dieser Metaplasien *Adenokarzinome* der Blase entstehen können, ist umstritten[4].

Adenomatoide Metaplasie

▷ tumorähnliche Veränderungen (S. 245)

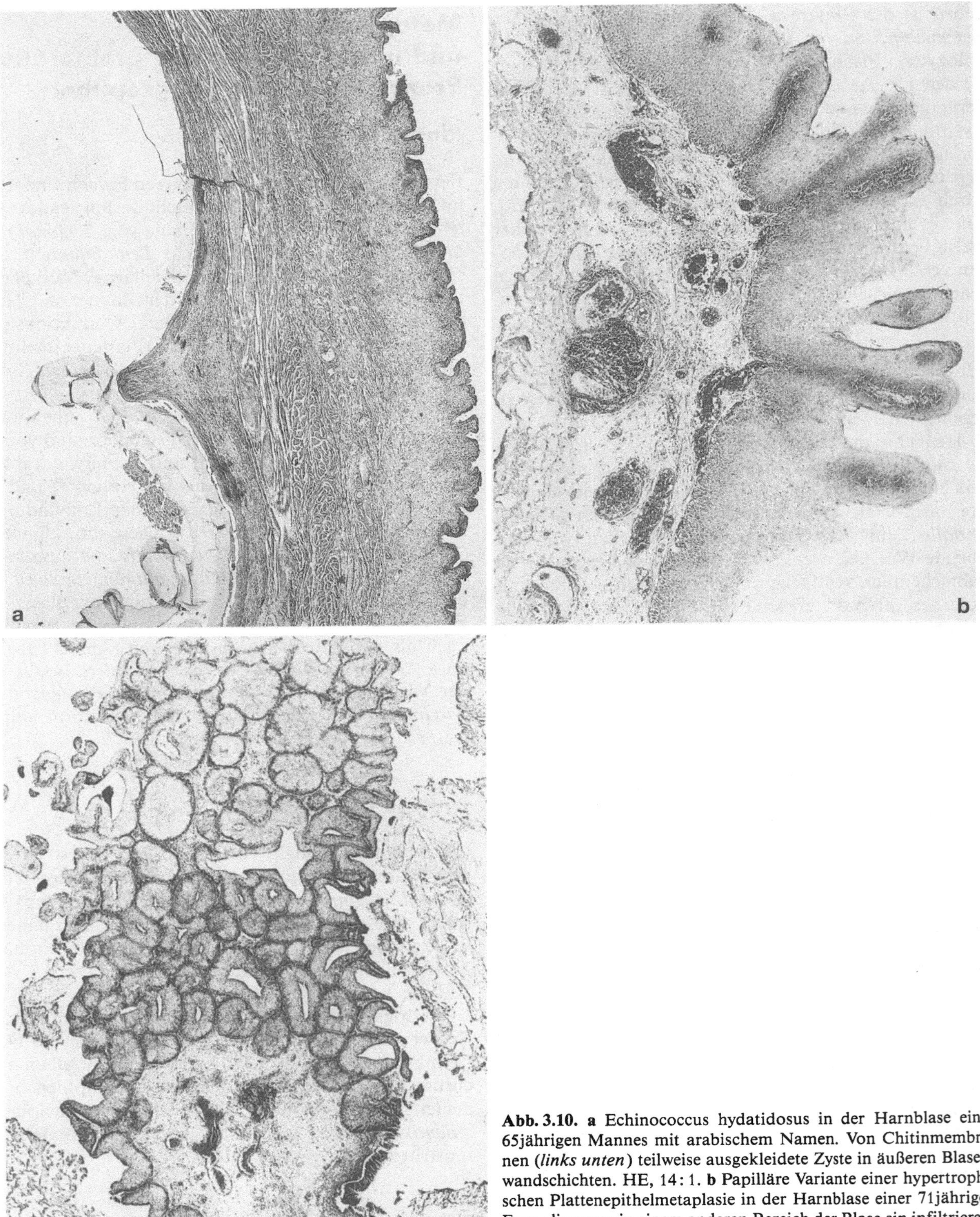

Abb. 3.10. a Echinococcus hydatidosus in der Harnblase eines 65jährigen Mannes mit arabischem Namen. Von Chitinmembranen (*links unten*) teilweise ausgekleidete Zyste in äußeren Blasenwandschichten. HE, 14 : 1. **b** Papilläre Variante einer hypertrophischen Plattenepithelmetaplasie in der Harnblase einer 71jährigen Frau, die zuvor in einem anderen Bereich der Blase ein infiltrierendes Urothelkarzinom hatte. HE, 42 : 1. **c** Knotenförmig proliferierende z. T. zystisch umgewandelte v. Brunn-Epithelnester in der Harnblase einer 79jährigen Frau. HE, 22 : 1

Nichtneoplastische herdförmige proliferative Prozesse des Übergangsepithels (v. Brunn)

Die früher aus historischen Gründen auch als proliferative Urozystitis bezeichneten, durch v. Brunn 1893[21] eingehender beschriebenen Veränderungen werden schon im *Kindesalter bei einem Drittel aller Autopsien*, häufiger jedoch im *höheren Lebensalter* auch in nicht entzündlich verändertem Urothel in 89–94% aller Harnblasen ohne Geschlechtsdisposition gefunden, in größerer Anzahl um die innere Harnröhrenöffnung, im Trigonum und um die Ureterostien[4,126].

Die *Ätiopathogenese* der nach unten in die Lamina propria gerichteten Urothelproliferationen ist *unklar.*

Makroskopisch sind sie, mit Ausnahme gelegentlicher, knotenförmiger, dichter angeordneter Prozesse, nicht erkennbar.

Mikroskopisch lassen sich 4 verschiedene Strukturen unterscheiden:

- *Knospenförmige* („Brunn's buds") *Transitionalzellproliferationen*, bei denen gut ausdifferenziertes Urothel in Verbindung mit der Oberfläche in kleinen Vorwölbungen oder lakunenartigen Einsenkungen in die Lamina propria einwächst und von einer Basalmembran begrenzt wird.
- *Epithelnester* (*v. Brunn-Epithelnester*), gleichartige, abgerundete, basalmembranbegrenzte Urothelnester in den oberflächennahen Schichten der Lamina propria, oft ohne erkennbare Verbindung zur Oberfläche (▷ Abb. 3.14b).
- *Zystisch umgewandelte Epithelnester*, in den Epithelnestern des oben beschriebenen Typs bilden sich zystenartige Strukturen, die innen von einem kubischen bis zylindrischen Epithel ausgekleidet werden, das Uromukoid in den Hohlraum abgibt und drüsenartige Strukturen mit einem außen angrenzenden Transitionszellsaum bilden kann. Treten diese Zysten in großer Zahl auf, sind die *Übergänge zur Cystitis cystica* fließend.
- *Knoten- oder nesterförmig* angeordnete Strukturen der oben beschriebenen Form, die in der Lamina propria wachsen oder die Schleimhaut vorwölben und kleine Tumoren, mikroskopisch vor allem invertierte Papillome, vortäuschen oder Übergangsformen dazu darstellen können (Abb. 3.10c) und gelegentlich als *„Brunnome"* bezeichnet werden.

Es liegt nahe anzunehmen, daß die 4 Veränderungen in der beschriebenen Reihenfolge histogenetisch auseinander hervorgehen können. Besonders in Nierenbecken und Ureter, in denen die Befunde in gleicher Weise auftreten, werden darüber hinaus nicht selten ähnliche, kleine, baumartig oder netzartig verzweigte, in die Lamina propria vorwachsende *Urothelzellproliferationen* beobachtet, die an technisch unzureichenden histologischen Präparaten von einem invertierten Papillom oder invasiven Karzinom nicht immer einfach abgrenzbar sind.

Alle im normalen, auskleidenden Urothel der ableitenden Harnwege vorkommenden Veränderungen wie *Hyperplasien, Dysplasien* oder seltener *Plattenepithelmetaplasien* können auch in v. Brunn-Epithelnestern auftreten. *Nichtinvasive Karzinome (CIS)* können sich auch in diese Zellnester ausdehnen (▷ Abb. 3.14b). Die verschiedenen Varianten der v. Brunn-Epithelnester als solche sind jedoch *nicht* als Präkanzerosen anzusehen.

Immunhistochemisch finden sich in 80% dieser drei verschiedenen Strukturen *neuroendokrine Zellen*, die positiv auf Chromogranin A und PGP 9,5 reagieren[41,47], in größerer Zahl als im normalen Urothel.

Tumoren

Vorbemerkung. Nierenbecken, Harnleiter und Harnblase haben bei entwicklungsgeschichtlich gemeinsamer Herkunft histologisch einen grundsätzlich gleichen Aufbau und bilden gleichartige Tumoren, deren Ätiologie, Pathogenese und Morphologie im Zusammenhang mit der Harnblase besprochen werden können. Die wenigen lokalen Besonderheiten der verschiedenen Regionen werden besonders hervorgehoben, der Urethra wird ein eigenes Kapitel gewidmet. Vom Epithel der ableitenden Harnwege ausgehende Neoplasien werden auch als urotheliale Tumoren oder Urotheltumoren bezeichnet.

Epitheliale Tumoren

Gutartige, epitheliale Tumoren

Papillom (ICD-O M-8120/1)

> **Definition.** „Ein Papillom ist ein Tumor mit einem *schmalen, fibrovaskulären Stroma*, das von einem *regelrechten Übergangsepithel* bedeckt wird, welches von dem der normalen Harnblase nicht zu unterscheiden und *nicht höher als 6 Zellschichten* ist" (WHO 1973)[98,136].
> Bei strenger Anwendung dieser Definition können nur 2,5–3% aller Blasentumoren als Papillome bezeichnet werden.

Makroskopisch-zystoskopisch bestehen Papillome aus wenigen Millimeter großen, zarten, fein verzweigten, flottierenden Strukturen.

Lichtmikroskopisch (▷ Abb. 3.13a) erfüllen nur wenige papilläre Tumoren die strengen obengenannten Kriterien, Übergänge zu hochdifferenzierten papillären Übergangszellenkarzinomen (G1, pTa) sind fließend. In der Regel haben Papillome strukturell normale Chromosomen, sind diploid und die ABH-Antigene sind in über 80% exprimiert. Auch die proliferative Aktivität, gemessen an Mitose- und entsprechenden Markierungsindizes, liegt im Normbereich. C-H-ras-Gen und Genprodukte wie der EGF-Rezeptor sind normal[3]. Als *Differenzierungsmöglichkeiten der Grenzfälle* zu pTa-G1-Karzinomen wurden 2 Wege beschritten:

- *Immunologisch* schien ein *Verlust der Blutgruppenantigenität* ein frühes Kennzeichen der Bösartigkeit zu sein[61,81]. Dieses Kriterium gilt jedoch nur mit Einschränkungen. Etwa 2/3 der Patienten, deren hochdifferenzierte papilläre Blasentumoren nach dem *Erythrozytenadhäsionstest (SRCA-Test)* die A-, B- oder H-Oberflächenantigene verloren hatten, entwickelten innerhalb von 5 Jahren ein invasives Karzinom.
- *Rasterelektronenmikroskopisch* wurden *pleomorphe Mikrovilli* an den Zelloberflächen als frühe Malignitätskriterien angesehen. Auch dieser Befund kann jedoch gelegentlich bei *nichtneoplastischen Prozessen* erhoben werden. Bei einigen Tumoren des Menschen geben diese Mikrovilli *karzinoembryonales Antigen* in Form feiner Fasern ab[52,141].

Verlauf, Prognose. Papillome gelten als *gutartig*, werden jedoch als Indiz einer gesteigerten Proliferationsaktivität des Urothels angesehen und sollten Anlaß sein, diese Patienten *weiter zu beobachten*, da sie eher Karzinome entwickeln als die Durchschnittsbevölkerung.

Invertiertes Papillom (ICD-O M-8120/1)

Definition. Gutartiger, epithelialer Tumor des Urothels mit invertiertem, d. h. *zur Tiefe hin gerichtetem* Wachstumsmuster.

Epidemiologie. Zunächst als selten angesehen, wurden inzwischen mehr als 200 Fälle publiziert, in einzelnen Studien *bis zu 2% aller Urotheltumoren* diesem Typ zugeordnet[73], die vorwiegend im *höheren Lebensalter* (Mittel 66 Jahre, 11–94 Jahre) und bei *Männern* (67–90%) auftreten[77].

Ätiologie, Pathogenese. *Ungeklärt.* Histomorphogenetisch werden Entzündungen diskutiert. Andere Autoren nehmen Hyperplasien der v. Brunn-Epithelnester oder subtrigonaler Drüsen an (Abb. 3.10c), die Mehrzahl geht von echten Neoplasien aus[73,114].

Morphologie. *Makroskopisch* meist *kurzgestielte*, selten sessile, 1–2 cm (nur vereinzelt unter 1 und über 3 cm) große, *polypoide Gebilde* mit *relativ glatter Oberfläche* (Abb. 3.11a); 83% treten in der Harnblase vorwiegend am *Blasenhals*, im *Trigonum* und um die *Ureterostien*, 7% im *Ureter*, 6% im *Nierenbecken* und 5% in der *Urethra*, in der Regel solitär oder nur ganz vereinzelt *multipel* auf[14,77]. *Mikroskopisch* werden *2 Typen* unterschieden[73]:

- *Trabekulärer Typ* (▷ Abb. 3.11b, c): Unregelmäßige verzweigte und *anastomosierende, bis 30 Zellagen breite Stränge* gut ausdifferenzierten Urothels mit gelegentlich palisadenartig angeordneten Kernen in den Randbezirken, gehen von der Oberfläche aus und durchsetzen das gefäßführende Stroma. Vereinzelt können *kleine Zysten* oder *Plattenepithelmetaplasien* auftreten.
- *Glandulärer Typ* (Abb. 3.11a): Multiple, runde oder ovale Stränge urothelialer Zellen bilden *pseudoglanduläre* oder *glanduläre Strukturen*, die von flachen Urothelien, Zylinderepithelien oder Becherzellen ausgekleidet werden.

Differentialdiagnostisch ist die Abgrenzung einer fokal hyperplastischen Cystitis cystica et glandularis nicht immer einfach (▷ Abb. 3.10c).

Elektronenmikroskopisch haben invertierte Papillome sowohl Kennzeichen normalen Urothels (u. a. „tight junctions"), als auch gutdifferenzierter Urothelkarzinome wie Fehlen einer asymmetrischen Plasmamembran der Superfizialzellen. *Rasterelektronenmikroskopisch* finden sich plumpe, aber keine pleomorphen Mikrovilli[96].

Verlauf, Prognose. Nur in 1,5–7% der Fälle werden *Rezidive*[114] und ganz vereinzelt *Übergänge in Transitionalzellkarzinome*[42,114] sowie in 7,5% Zellatypien und erhöhte Mitoseraten[73] beschrieben.

Karzinom (ICD-O M-8010/3)

Epidemiologie. Etwa 98% der Tumoren in ableitenden Harnwegen gehen vom Epithel aus und sind zu 95% Karzinome.

Seit Mitte dieses Jahrhunderts wird eine *zunehmende Häufigkeit* der Urotheltumoren in der ganzen Welt beobachtet. Dabei sind *erhebliche regionale Unterschiede* in den Morbiditäts- und Mortalitätsraten zu beobachten. Zuverlässige Morbiditätsstatistiken aus der *Bundesrepublik* liegen nicht vor. Nach Angaben aus den USA nimmt die *Inzidenz* vom Urothel ausgehender Karzinome zu. So ist die Inzidenz der Harnblasenkarzinome bei Männern in Connecticut von 10,6/100000 in den Jahren 1935–1939 auf 23,4 im Zeitraum 1965–1968 angestiegen, das National Cancer Institute gibt für den gleichen Zeitabschnitt eine Inzidenzzunahme von 15,3 auf 19,5 an, während die Mortalität jetzt stagniert. 7% aller Neuerkrankungen an Malignomen bei Männern und 3% bei Frauen sowie 2% aller Krebstodesfälle bei Männern und 1% bei Frauen fallen in den USA z. Z. auf das Blasenkarzinom[18,132].

Das *Lebenszeitrisiko* für ein Blasenkarzinom beträgt in den USA für weiße Männer 2,8%, für Frauen 1,0%, die Blasenkarzinominzidenz für Männer in der 3. Lebensdekade 2, in der 8.–9. Dekade 200.

Nach den Daten des Statistischen Bundesamtes sind in der *Bundesrepublik Deutschland* im Jahre 1991 4434 Männer und 2129 Frauen an einem Harnblasenkarzi-

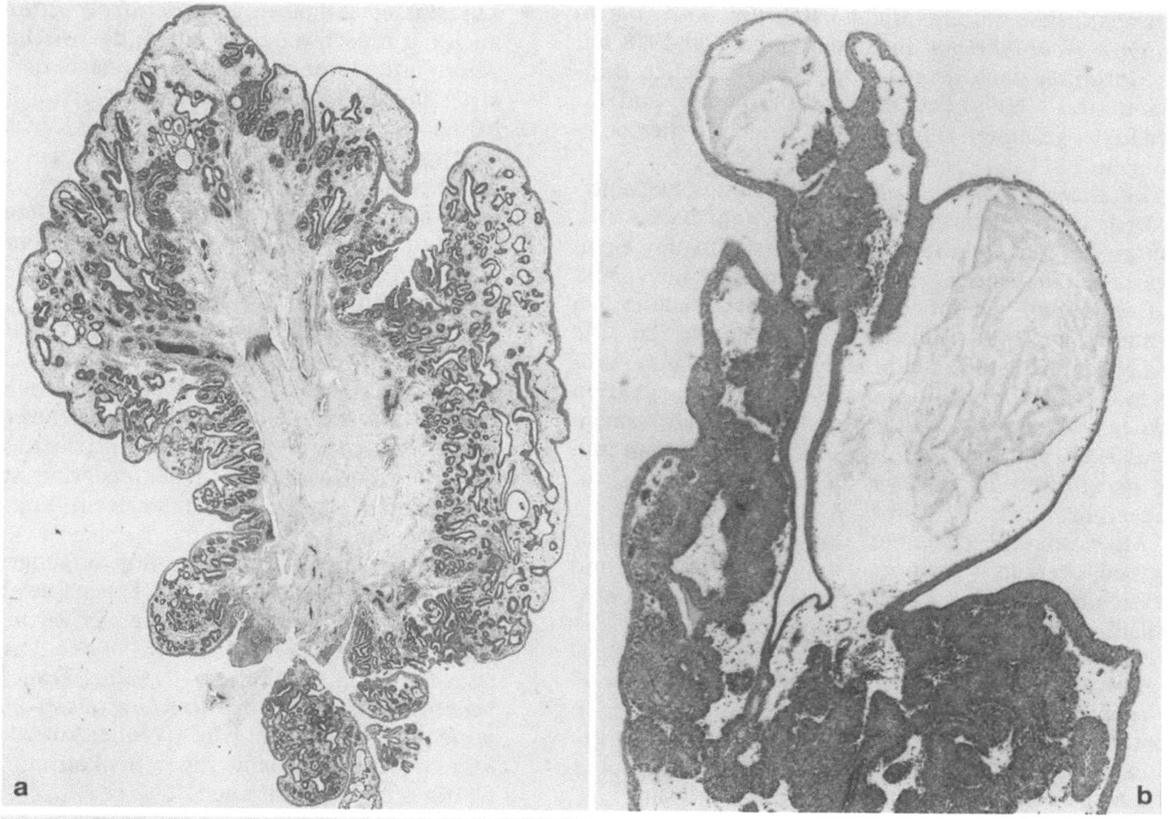

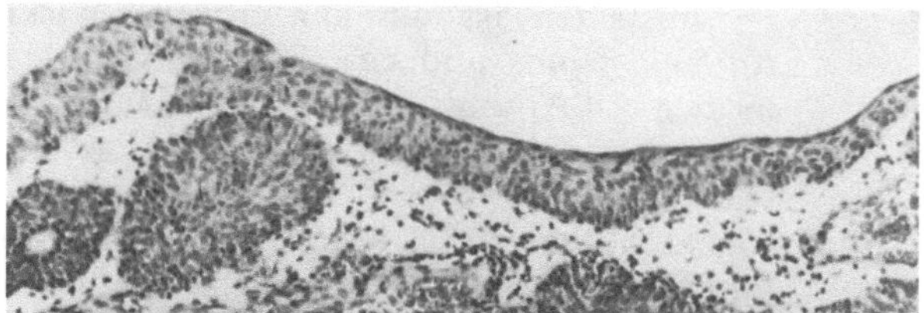

Abb. 3.11. a Invertiertes Papillom vom glandulären Typ. Polypoides Gebilde mit relativ glatter Oberfläche und pseudoglandulären Strukturen. HE, 8 : 1. **b** Invertiertes Papillom vom trabekulären Typ mit herdförmigem bullösem Ödem. HE, 37,5 : 1. **c** Invertiertes Papillom vom trabekulären Typ. Unregelmäßig verzweigte plumpe Urothelstränge durchsetzen das Stroma. HE, 98 : 1

nom verstorben, das entspricht *3,1% aller Todesfälle an malignen Neubildungen* in diesem Jahr. Seit 1978 hat die Mortalität nach den Daten des Statistischen Bundesamtes bis 1991 in den alten Bundesländern und danach in der gesamten Bundesrepublik nicht weiter zugenommen.

Die *altersbezogene Inzidenz* der Karzinome ableitender Harnwege nimmt bei Männern vom 20. Lebensjahr an in den verschiedenen Altersstufen um einen etwa gleichbleibenden Faktor zu, lediglich im 9. und 10. Dezennium scheint die Häufigkeitszunahme bei Männern und Frauen etwas geringer zu werden. Die etwa gleichbleibende Zunahme der Inzidenz beim weiblichen Geschlecht läßt in den USA einen sprunghaften Anstieg bei den nach 1920 geborenen Frauen erkennen, was z. T. auf Änderungen der *Rauchgewohnheiten* und der *beruflichen Exposition* dieser Generationen zurückgeführt wird.

Mit Ausnahme einzelner, unten genannter Risikogruppen, werden Karzinome des Nierenbeckens und Ureters im Gegensatz zu Harnblasentumoren fast ausschließlich nach dem 6. Dezennium beobachtet.

In allen Regionen der Erde sind Harnblasenkarzinome *bei Männern häufiger als bei Frauen,* das *Geschlechtsverhältnis* m : w beträgt meist 4 : 1 bis 2 : 1. In unserem bioptischen Untersuchungsgut hat sich die Relation in den vergangenen 50 Jahren jedoch von 3,4 : 1 auf 2,6 : 1 zu Ungunsten der Frauen verschoben[128].

Die *Mortalitätsstatistik* des Statistischen Bundesamtes zeigt den gleichen Trend, im Jahr 1991 betrug das Geschlechtsverhältnis für Harnblasenkarzinome 2,08 : 1.

> In den industrialisierten Ländern sind über 90% aller Karzinome der ableitenden Harnwege *Übergangszellenkarzinome,* in Ägypten dagegen 60%, in Uganda 30–50% *Plattenepithelkarzinome.*

Ätiologie, Pathogenese. *Chemische Kanzerogene* nehmen in der Ätiologie der Übergangszellenkarzinome eine zentrale Stellung ein. Vor allem *β-Naphthylamin, Xenylamin (4-Amino-Diphenyl), Benzidin* und *4-Nitrodiphenyl* konnten als wirksame Kanzerogene beim Menschen gesichert werden. β-Naphthylamin wird nach der Koppelung an Glukuronsäure in der Leber mit dem Urin ausgeschieden. Urothel synthetisiert β-Glukuronidase, das diese Glukuronsäurekonjugate in saurem Urin hydrolisieren kann. Dabei freigesetzte Arylnitrenium-Ionen binden sich an das Guanin der DNA.

Wenn auch diese Arylamine nach Kenntnis ihrer Kanzerogenität in den fortschrittlichen Industriestaaten inzwischen durch strenge Arbeitsplatzvorschriften stark reduziert oder ihre Herstellung verboten wurden und bei weniger als 1% der erkrankten Männer eine entsprechender Exposition gesichert werden kann, ist ein Kontakt in der *verarbeitenden „Sekundärindustrie"* und im Handel weiterhin weit verbreitet[1].

- Zuverlässige Angaben über *Berufsexpositionen* sind auch darum schwer zu erhalten, da zwischen Exposition und Tumormanifestation nach der Einwirkung starker Kanzerogene wie β-Naphthylamin im Mittel *18 Jahre,* nach schwachen Kanzerogenen durchschnittlich *40 Jahre* vergehen, wobei u. U. kurze Expositionszeiten von einem halben Jahr zur Tumorinduktion ausreichen. Nach Schätzungen in England und Wales waren etwa 1/3 aller an Blasenkarzinomen verstorbenen Männer beruflich exponiert, in den USA 18–25%[28,116].

  Als *besonders gefährdet* gelten folgende *Berufsgruppen:* Arbeiter in der Farbindustrie, der chemischen, der Gummi- und Metallindustrie, an Arbeitsplätzen mit Anfall von Steinkohlenteer-, Pech-, Gasprodukten sowie der Textilindustrie, Kabelarbeiter, Schneider, Arbeiter in der Lederindustrie, Friseure und Personen mit intensivem Kontakt mit Autoabgasen[28,29,116].
- Mit Verbesserung der Umweltbedingungen treten heute andere Folgen unserer Lebensgewohnheiten stärker in den Vordergrund wie das *Zigarettenrauchen,* das inzwischen für 39–61% der Blasenkarzinom bei Männern und 23–31% bei Frauen als der *wichtigste Risikofaktor mit klarer Dosis-Wirkungsbeziehung* angesehen wird. Weiße Amerikaner erkranken bei gleichem Zigarettenkonsum dreimal häufiger als weiße Frauen[48].

  Umstritten ist die kanzerogene Wirkung des *Kaffeekonsums* und des Süßstoffes *Zyklamat,* der in den USA und Großbritannien als mögliches schwaches Kanzerogen aus dem Handel gezogen wurde[1,71,133].
- *Phenazetinabusus (Analgetikanephropathie)* mit jährlichen Einnahmen von mehr als 1 g über einen längeren Zeitraum (mehr als 2 Jahre) führt zu einem *erhöhten Karzinomrisiko mit Latenzperioden von 15–20 Jahren* vor allem im Nierenbecken, besonders wenn Papillenspitzennekrosen vorliegen, aber auch im Ureter und der Harnblase. Das *Geschlechtsverhältnis* beträgt in diesen Fällen 1 : 1.

  Analoge Beobachtungen wurden nach entsprechenden Einnahmen von Paracetamol und Salicylamid beschrieben. *Gesamteinnahmen bis zu 5 kg erhöhen das Risiko eines Nierenbeckenkarzinoms um den Faktor 2, über 5 kg um das 6- bis 16fache.* Wahrscheinlich wirken *Abbauprodukte dieser Substanzen* aus der Gruppe der alkalischen Amine (z. B. Orthohydroxiamin) kanzerogen[1].

  Die Häufigkeitsabnahme dieser Tumoren in den kaudalen Abschnitten des Ureters und in der Harnblase weist darauf hin, daß diese Karzinogene im Gegensatz zu denen anderer Urotheltumoren während der Passage (durch den Urin?) beim Phenazetinabusus oder wie andere, Faktoren bei der Balkannephropathie, inaktiviert werden.

  Entscheidend für die Reaktionsfähigkeit aromatischer Amine als Karzinogen mit kritischen Makromoleküle, wie der DNA, ist ihre Überführung in eine Hydroxyverbindung (z. B. *β*-Naphthylamin in 2 Amino-1Naphthol). Die dabei wirksamen Enzymsysteme können genetisch bedingte Aktivitätsunterschiede aufweisen so wie karzinogeninaktivierende Systeme („slow acetylator phenotype“) offenbar eine Rolle bei der Tumordisposition spielen.

- Etwa 1/3 der Patienten, die an einer *Balkannephropathie* sterben, haben Nierenbeckenkarzinome meist hohen Differenzierungsgrades, die in 32% multizentrisch und in 10% bilateral sind. Die *Ätiopathogenese* ist *unbekannt*, diskutiert werden u. a. Ochratoxine[53,109].
- *Chronische Entzündungen der ableitenden Harnwege* begünstigen als Kokarzinogene vor allem die Entstehung von Plattenepithelkarzinomen. So treten *bei 10% der Querschnittgelähmten*, die länger als 10 Jahre Dauerkatheter tragen, Plattenepithelkarzinome auf[66]. Patienten, die mehrere Jahre *Zyklophosphamid* in Gesamtmengen über 100–300 g erhalten, erkranken häufiger an Plattenepithelkarzinomen und Urothelkarzinomen höheren Malignitätsgrades[86,147]. Stillwell u. Benson[140] fanden bei 5% der Patienten nach einer mittleren Dosis von 195 g Zyklophosphamid über einen Zeitraum von 60 Monaten innerhalb von 1–12 Jahren nach Therapiebeginn Urothelkarzinome der Harnblase. *Insgesamt erhöht eine vorausgehende Zyklophosphamidtherapie das Risiko eines Blasenkarzinoms um den Faktor 45*[36].

  Darüber hinaus treten nach Zyklophosphamid-, Mitomycin C- und Busulfangabe *zytologische Atypien* auf, die bei Unkenntnis dieser Therapie als Zeichen eines malignen Tumors fehlgedeutet werden können. Diese z. T. erheblichen Zellatypien als Folge eines *Medikamenteneffektes* sind jedoch im Gegensatz zum Carcinoma in situ (CIS) auf die *oberflächlichen Zellagen* beschränkt, während sie beim CIS *alle* Zellagen betreffen.

  In Afrika ist dagegen wichtigste Ursache die *Bilharziose.* Eier von Schistosoma haematobium unterhalten schwere Entzündungen, auf deren Boden *Plattenepithelkarzinome* und *Transitionalzellkarzinome* entstehen. In Südafrika haben 68% der Patienten mit Plattenepithelkarzinomen der Harnblase eine Schistosomiasis. *In Ägypten ist das Blasenkarzinom mit 27% aller Malignome der häufigste maligne Tumor des Mannes*[34]. Hier ergaben sich darüber hinaus Anhaltspunkte dafür, daß die Kontamination bestimmter Milchnahrungsmittel mit *Nitrosaminen*, endogene Nitrosamine, der Konsum nitritreichen Kanalwassers und aminreicher Käsesorten (z. B. „cottage cheese“), die häufige Ausbildung von Plattenepithelkarzinomen bei Bilharziose der Blase begünstigen, vor allem wenn chronische Infektionen mit nitratreduzierenden Bakterien wie E. coli und Proteus mirabilis hinzukommen.
- *Strahlenexpositionen:* Nach Bestrahlungen von Zervixkarzinomen wurden Erhöhungen des Blasenkarzinomrisikos um den Faktor 8 beschrieben[1,37,67].
- *Virusinfektionen* als ätiologische Faktoren werden kontrovers diskutiert. Anwar et al.[11] fanden mit Hilfe der Polymerasekettenreaktion in 62% der Harnblasen mit Karzinomen und in 14% der tumorfreien Blasen in Japan HPV 16-, 18- und 33-DNA, während Chetsanga et al.[24] in Schweden nur in einem von 44 Patienten (2,3%) mit gleicher Technik HPV-DNA nachweisen konnten.
- Adenokarzinome der Blase entstehen vor allem bei chronischen Urozystitiden mit glandulärer Metaplasie in Folge von *Blasenextrophien* oder gehen vereinzelt am Blasendach aus *Urachusresten* hervor[125].
- In *Südtaiwan* (Pa Chang Tal) sind 58–83% der Nierenkarzinome vom Nierenbecken ausgehende Transitionzellkarzinome, als deren Ursache u. a. ein *hoher Arsengehalt im Brunnenwasser* mit Latenzperioden von 25–71 Jahren diskutiert wird[25].

Lokalisation. Sechs Prozent der Urothelkarzinome sind im Nierenbecken, 2% im Ureter und 9% in der Harnblase lokalisiert. Nierenbeckenkarzinome stellen etwa 5% der malignen Nierentumoren. In Regionen mit endemischer Balkannephropathie sind dagegen 42% aller Nierenkarzinome vom Urothel der Nierenbecken ausgehende Tumoren, auch Patienten mit Phenazetinnieren haben häufiger Nierenbeckenkarzinome.

Zwanzig Prozent der Patienten mit einem Nierenbecken- und 27% mit einem Ureterkarzinom haben auch ein Transitionalzellkarzinom der Harnblase. Die Häufigkeit der Ureterkarzinome nimmt – mit Ausnahme der Balkannephropathie und der Analgetikanephropathie – von kranial nach kaudal zu, 67–75% entstehen im unteren Ureterdrittel[4].

Multiple Tumoren haben 25–36% der Patienten mit Blasenkarzinomen. *Bevorzugte Lokalisationen* der Blasenkarzinome sind die Seitenwände dorsal der Ureterenmündungen, die Blasenhinterwand und der Blasenboden mit Trigonum, nur etwa je 20% treten am Blasendach und der Vorderwand auf; 8% der wegen eines Blasenkarzinoms zystektomierten Patienten haben zusätzlich ein Carcinoma in situ (CIS) des Ureters, 80–100% ein CIS in anderem Bereich der Harnblase[2].

Morphologie. *Makroskopisch* besteht die Mehrzahl der Karzinome (80–90%) aus *papillären* Formationen, die schmal- oder breitbasig von den inneren Wandschichten der ableitenden Harnwege ausgehen (Abb. 3.12a–c).

Tumoren geringen Malignitätsgrades (G1, z. T. G2) wachsen in der Regel *exophytisch*, bilden seeanemonenartige oder papilläre Strukturen mit fingerförmigen Verzweigungen, *Karzinome höheren Malignitätsgrades (G3 oder G2)* wachsen *solide* oder *papillär-solide infiltrierend.* Mit zunehmend solidem Tumoranteil steigt der Malignitätsgrad. In Zystektomiepräparaten werden allerdings nur 34,3% der Karzinome als papillär, 15,6% als knotig, 21,8% als flach erhaben und 15,6% als diffus infiltrierend eingestuft[122]. Eine Sonderstellung

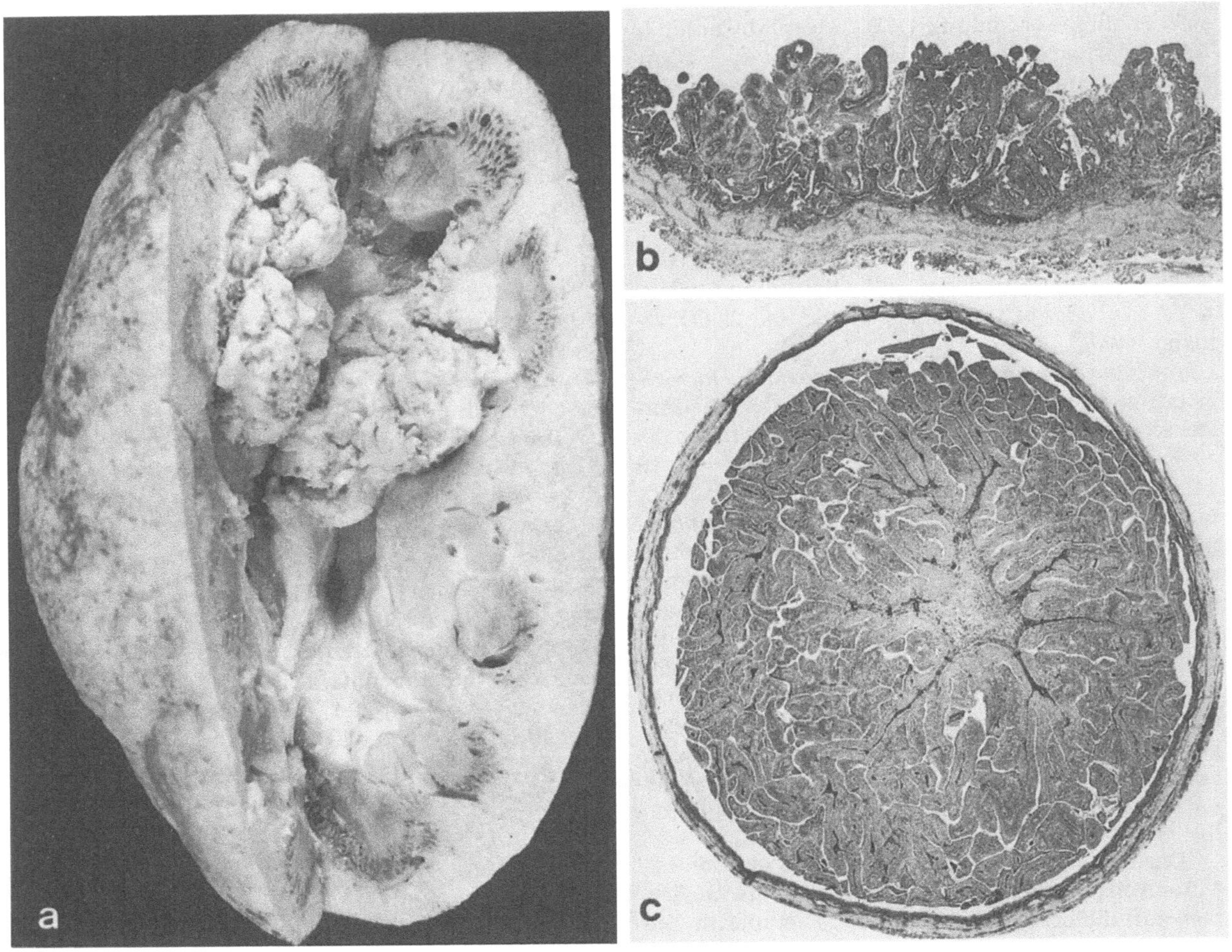

Abb. 3.12. a Papilläres Nierenbeckenkarzinom mit Infiltration des Nierenparenchyms in kranialen Markkegeln. Linke Niere einer 65jährigen Frau. **b** Papilläres Übergangszellenkarzinom (G2) des Harnleiters mit plumper Invasion der Lamina propria. 72jährige Frau. HE, 3,5 : 1. **c** Hochdifferenziertes papilläres Übergangszellenkarzinom des Ureters mit weitgehendem Verschluß der Lichtung (pTa, G1), 67jährige Frau. HE, 10 : 1

nimmt als viertes Wachstumsmuster das flächenhafte *Carcinoma in situ* (CIS) ein.

Mikroskopisch (Abb. 3.13 a – f u. 14 a – c) klassifizieren wir gemäß den Richtlinien der UICC und WHO[98] die Karzinome der ableitenden Harnwege nach dem *Tumortyp (Typing)*, dem *Differenzierungsgrad* oder *Malignitätsgrad (Grading)*, dem *Wachstumsmuster (Pattern)* und der *Ausdehnung (Staging)*.

> *Lichtmikroskopisch* sind die wesentlichen Zeichen der malignen Entartung in papillären Tumoren *Zunahme der Zellage über 7, Verlust der Polarität* und in allen Tumoren *Verlust der Schichtung des Urothels, Zellpolymorphien* und *invasives Wachstum.*

Mit steigendem Malignitätsgrad nehmen die Zellkernpolymorphien und das solide Wachstumsmuster in der Regel zu (Abb. 3.13). Karzinome von *niedrigem Malignitätsgrad* (G1, G2) wachsen, wenn sie infiltrieren, in der Regel *in breiter Front invasiv,* während *Tumoren hohen Malignitätsgrades* (G3) oft *tentakelförmig* feiner verzweigt vorwachsen (Abb. 3.14 a) und von einem desmoplastisch entzündlichen Saum begrenzt werden. *Spindelzellige Varianten* (Abb. 3.15 a) dürfen nicht mit Sarkomen verwechselt werden (epitheliale Marker in der Immunhistochemie, ▷ Tabelle 3.8).

Immunhistochemisch wird *karzinoembryonales Antigen* (CEA) in etwa 30% der Transitionalzellkarzinome variabel exprimiert. *Zytokeratin 18* (CK18), das normalerweise und bei G1-Karzinomen nur in oberflächlichen Zellagen darstellbar ist, findet sich bei G2-Karzinomen vereinzelt auch im mittleren, bei G3-Karzinomen und beim CIS in allen Zellschichten. *Zytokeratin 17* (CK17), das im normalen Urothel nicht oder nur in einzelnen Basalzellen nachweisbar ist, läßt sich bei G2 – G3-Karzinomen wie CK13 in allen Zellagen offenbar infolge einer Demaskierung bis dahin stiller, antigener Determinanten nachweisen, was auch für die gelegentliche Expression von *T-Antigenen* gilt[4,26,43].

Bei *Adenokarzinomen* sind wie bei invertierten Papillomen und Plattenepithelmetaplasien, *neuroendokri-*

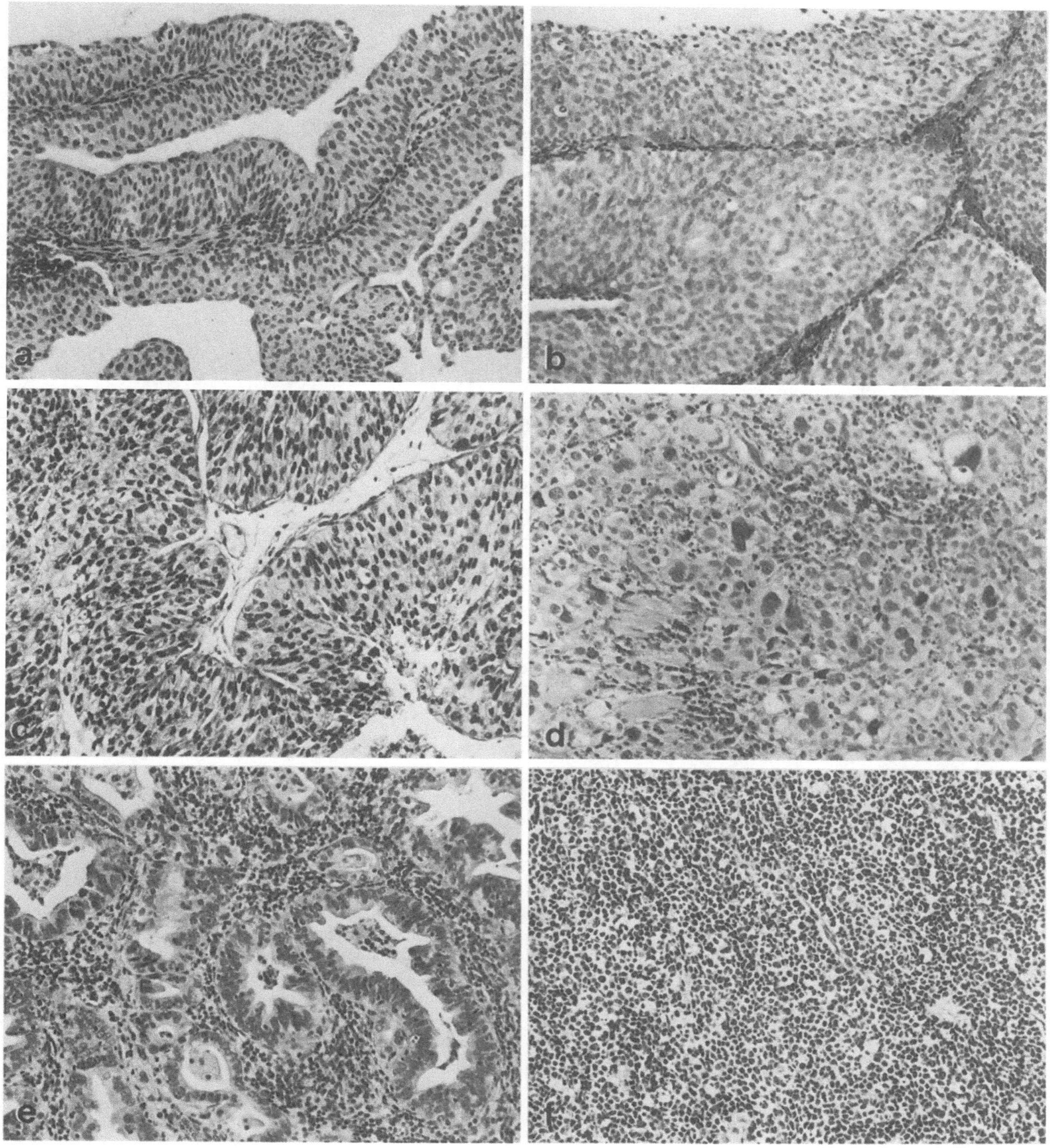

Abb. 3.13. a Papillom der Harnblase. HE, 130 : 1. **b** Hochdifferenziertes papilläres Übergangszellenkarzinom der Harnblase (G1). HE, 130 : 1. **c** Mäßigdifferenziertes papilläres Übergangszellenkarzinom der Harnblase (G2). HE, 130 : 1. **d** Niederdifferenziertes solides Übergangszellenkarzinom der Harnblase (G3). HE, 130 : 1. **e** Adenokarzinom der Harnblase am Blasendach (Urachuskarzinom?). HE, 130 : 1. **f** Undifferenziertes Karzinom der Harnblase. HE, 130 : 1

ne Zellen, die z. B auf Chromogranin A reagieren und bei *Transitionalzellkarzinomen dendritische, S100-positive Zellen* darstellbar[60, 145].

- *Tumortyp (Typing):* Die vier wichtigsten Karzinomtypen der ableitenden Harnwege sind:
  - *Übergangszellenkarzinome (Transitionalzellkarzinome),*
  - *Plattenepithelkarzinome,*
  - *Adenokarzinome* und
  - *undifferenzierte Karzinome*

  (seltene Sonderform ▷ S. 236 – 239).

Bis zu 65% der G3-Karzinome erweisen sich bei sorgfältiger Untersuchung als *gemischtzellig,* d. h. sie enthalten neben Transitionalzelltypen auch plattenepitheliale und/oder adenomatöse Komponenten.

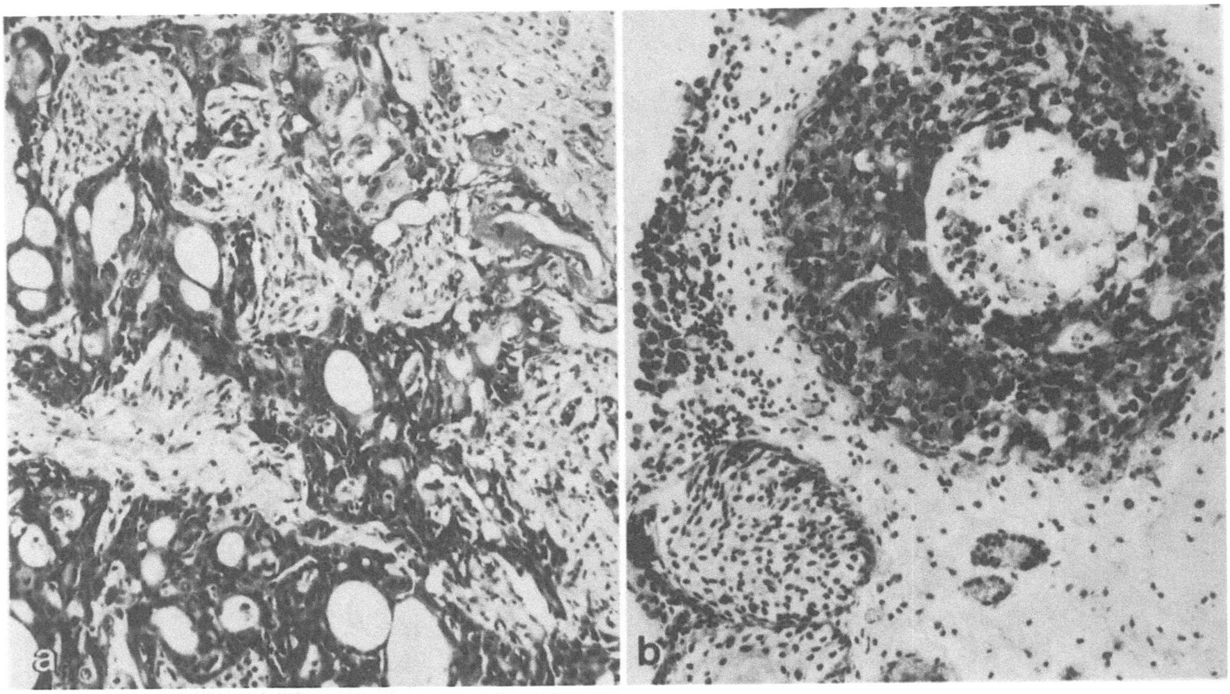

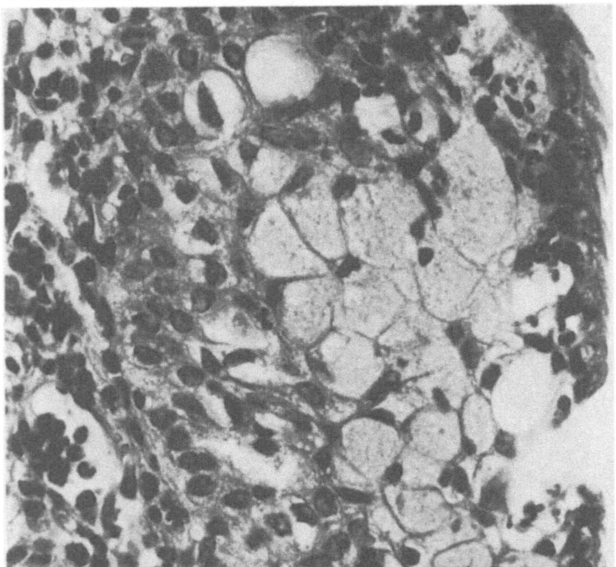

Abb. 3.14. a Niederdifferenziertes Übergangszellenkarzinom der Harnblase mit drüsiger Metaplasie (*Bildmitte und unterer Bildrand*) und Plattenepithelmetaplasie (*rechts oben*). Tumorinfiltration der Blasenmuskulatur (mindestens pT2, G3). HE, 130:1. **b** Carcinoma in situ in einem von Brunn-Epithelnest und im Oberflächenepithel am *linken Bildrand*. Von Brunn-Epithelnest mit normalem Urothel an der *linken unteren Bildecke*. Blase einer 75jährigen Frau. HE, 176:1. **c** Mäßigdifferenziertes Übergangszellenkarzinom der Harnblase mit Zeichen der Schleimbildung (mukourotheliales Karzinom) z.T. in „Siegelringzellen". HE, 400:1

Zur Diagnose eines Transitionalzellkarzinoms mit drüsiger Metaplasie müssen echte Drüsen von den relativ häufigen *Lakunen („pseudoglands")* abgegrenzt werden (Abb. 3.15b). „Pseudodrüsen" treten in Urotheltumoren aller Malignitätsgrade, d.h. auch bei G1-Karzinomen relativ häufig auf. Diese Lakunen sind *kleine Lücken* zwischen Urothelzellverbänden, die *in ihrer Größe meist nur 1–3 Urothelzellen entsprechen* und durch sekretorische Aktivitäten umschriebener Urothelgruppen in den Interzellularraum aus noch nicht geklärter Ursache ent-

Abb. 3.15. a Transitionalzellkarzinom mit spindelzelliger Differenzierung und sarkomartigem Wachstumsmuster. HE, 51:1. **b** Papilläres Übergangszellenkarzinom der Harnblase mit ausgeprägter Lakunenbildung an der Tumoroberfläche. Die kleinen z.T. mit PAS-positivem homogenem Material angefüllten Hohlräume dürfen nicht mit einer drüsigen Metaplasie verwechselt werden. HE, 160:1. **c** Wenig differenziertes Karzinom der Harnblase mit unterschiedlich großen solitären Vakuolen im Zytoplasma, die z.T. an Siegelringzellen oder Plasmazellen („plasmozytoides Karzinom") erinnern. HE, 400:1. **d** Urachuskarzinom am Blasendach, vorwiegend solide, HE, 94:1

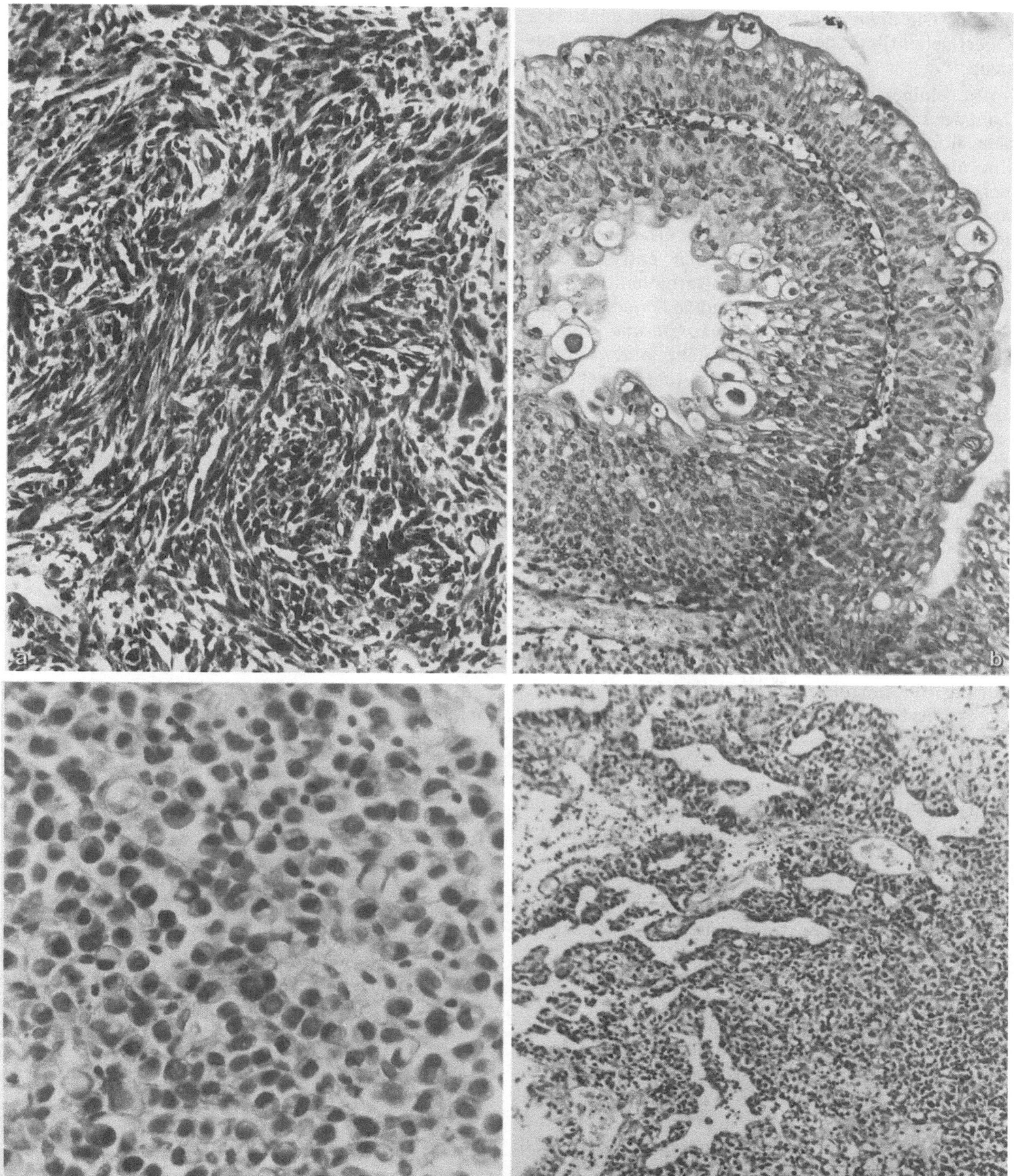

Abb. 3.15

stehen. Die *Sekretionsprodukte* gleichen denen des Oberflächenfilms des normalen Urothels weitgehend.

In einigen Transitionalzellkarzinomen ist die Zahl der Lakunen so groß, daß einzelne Autoren diesem Tumortyp eine Sonderstellung einräumen und ihn als *„Karzinom mit drüsenartigen Lumina“*[3] bezeichnen. Ein von den üblichen Transitionalzellen abweichender Verlauf ließ sich bei diesen Tumoren jedoch bisher nicht beobachten. In G1-Karzinomen ist eine normale Superfizialzellen entsprechende Zellage an der Oberfläche meist erhalten.

In unserem Einzugsgebiet sind *96% der Harnblasenkarzinome Übergangszellenkarzinome,* die in ihrem Zellbild dem Urothel mehr oder weniger ähneln, und Karzinome von histologisch gemischtem Zelltyp.

In den *Nierenbecken* und den *Ureteren* sind dagegen nur 87% Transitionalzellkarzinome, *Plattenepithelkarzinome* mit 9,7% doppelt und *Adenokarzinome* mit 3,3% nahezu dreimal so häufig wie in der Harnblase[75].

Am *Blasendach* lokalisierte *Adenokarzinome können* von *Urachusrudimenten* ausgehen[125, 149], die in etwa 67% aller Erwachsenen nachweisbar sind.

- *Differenzierungsgrad* oder *Malignitätsgrad (Grading):* Bei strenger Anwendung der WHO-Kriterien für das Blasenpapillom[98, 136] sind aufgrund lichtmikroskopischer Kriterien in unserem bioptischen Untersuchungsgut etwa 45% als G1-, 43% als G2- und 12% als G3-Karzinome einzustufen. Würde der neuerdings empfohlene 4. Malignitätsgrad (G4) eingeführt, müßte jetzt ein kleiner Anteil der als G3 eingestuften Karzinome der Gruppe G4 zugeordnet werden.

  Da *Adenokarzinome* und *Plattenepithelkarzinome* der ableitenden Harnwege *stets von hoher Malignität* sind, wird hier von den meisten Autoren kein weiteres Grading angewandt[3].

  Einige Arbeitsgruppen tendieren heute andererseits dazu, *nur noch zwei Malignitätsgrade („low grade“ und „high grade“)* anzunehmen. So hat die Arbeitsgruppe von Murphy nahezu alle Papillome entsprechend G1 der WHO-Klassifikation und 25% der G2-Karzinome nach der WHO in die Gruppe der niedrigmalignen, 75% der G2-Karzinome jedoch in die Gruppe der hochmalignen Karzinome eingestuft[104].
- *Wachstumsmuster (Pattern):* Nach dem Wachstumsmuster werden 3 Tumorformen unterschieden, die in der Blase nach Auswertungen von Biopsiepräparaten in folgender Häufigkeit auftreten:
  - *Flächenhaft im Schleimhautverband wachsendes Carcinoma in situ* 3%.
  - *Papillär* 80%.
  - *Solide* 17%.

  Solid-papilläre Mischformen kommen vor. Die Häufigkeitsangaben über das makroskopisch nicht identifizierbare Carcinoma in situ müssen wahrscheinlich mit Verbesserung der Frühdiagnostik korrigiert werden. An Zystektomiepräparaten mit invasiv wachsenden Karzinomen wurden zusätzlich *„In-situ“-Karzinome* in allen Bereichen der Blase in 60–100% der Operationspräparate gefunden (Abb. 3.14b).

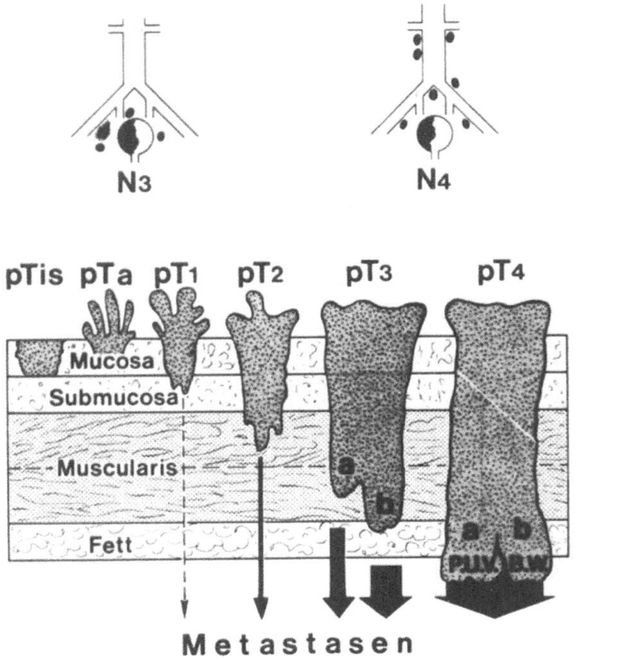

Abb. 3.16. Stadieneinteilung der Harnblasenkarzinome. Schematische Darstellung der Invasionstiefe in die Blasenwand. Die Stärke der *Pfeile* symbolisiert die Wahrscheinlichkeit von Metastasen

- *Ausbreitungsstadium (Staging):* (Abb. 3.16): Nach der TNM-Klassifikation der UICC unterscheiden wir in der Harnblase für das postoperativ untersuchte Gewebe die in Tabelle 3.5 angegebenen Kategorien: Als Stadium pTa gelten papilläre Tumoren, die noch nicht in die Lamina submucosa eingewachsen sind. In transurethral gewonnenen Tumorgewebsbröckeln ist eine Unterscheidung der Stadien pT2 und pT3 nur mit einer Genauigkeit von 50% möglich.

> *Ausgedehnte CIS* wachsen in bis zu 40% aller Fälle über die *Urethra* in Gänge der *Prostata* vor. Diese In-situ-Ausdehnung darf nicht als ein invasives Wachstum in die Prostata im Sinne eines pT4-Karzinoms fehlgedeutet werden.

In der Stadieneinteilung der Lymphknotenmetastasen werden als *regionale Lymphknoten* die pelvinen Lymphknoten unterhalb der Bifurkation der A. iliaca communis bezeichnet. Lymphknotenmetastasen jenseits der regionalen Lymphknoten werden als Fernmetastasen (pTM1 LYM) klassifiziert.

Tabelle 3.5. TNM-Klassifikation der Harnblasenkarzinome

Pathologische Klassifikation	
pT = Primärtumor	
pt0	= Kein Tumor bei Materialuntersuchung
pTis	= Präinvasives Karzinom (Carcinoma in situ) nicht exophytisch, nicht infiltrativ („flat tumor")
pTa	= Papillär, nicht invasiv
pT1	= Einwachsen in das subepitheliale Bindegewebe
pT2	= Infiltration in die oberflächliche Blasenmuskulatur (innere Hälfte)
pT3	= Infiltration der tiefen Blasenmuskulatur
	pT3a: Befall der tiefen Muskulatur (äußere Hälfte)
	pT3b: Infiltration des perivesikalen Gewebes
pT4	= Invasion benachbarter Organe
	pT4a: Infiltration von Uterus, Vagina oder Prostata
	pT4b: Infiltration von Beckenwand oder Bauchwand
pTX	= Primärtumor kann nicht beurteilt werden
pN = reginale Lymphknoten	
(TNM Suppl. 1993, Hermanek et al.[51])	
pN0	= Histologische Untersuchunge eines regionalen Lymphknotenpräparates mit mindestens acht Lymphknoten ergibt kein Karzinomgewebe
pN1	= Mikroskopischer Nachweis *einer* Lymphknotenmetastase nicht größer als 2 cm (gemessen wird der größte Durchmesser des Karzinomgewebes selbst)
pN2	= Mikroskopischer Nachweis einer Lymphknotenmetastase mehr als 2 cm, aber weniger als 5 cm Durchmesser *oder* mindestens zwei Lymphknotenmetastasen, keine größer als 5 cm
pM = Fernmetastasen	
pMX	= Das Vorliegen von Fernmetastasen kann nicht beurteilt werden
pM0	= Keine Fernmetastasen
pM1	= Fernmetastasen

Carcinoma in situ (CIS) (ICD-O M-8120/2)

Vereinbarungsgemäß wird als CIS des Urothels nur das *flächenhaft* in situ wachsende Karzinom bezeichnet. Zystoskopisch kann es in Folge der *gesteigerten Angioneogenese* im angrenzenden Stroma als *roter Fleck* leicht eine herdförmige Entzündung vortäuschen.

Mikroskopisch ist das CIS charakterisiert durch ein *Urothel unterschiedlicher Höhe* (3–20 oder mehr Zellagen) mit *stärkeren Zellatypien* in *allen Lagen* von der Basalis bis an die Oberfläche mit folgenden Kennzeichen:

- *Kernvergrößerungen,* ausgeprägten *Polymorphien* und *Verlust der Polarität.*
- *Prominente Nucleoli* und *Vergröberungen des Chromatins.*
- Vereinzelt *mehrkernige Zellen.*
- *Unterschiedlich breites Zytoplasma,* das mit der gestörten Polarität zum vollständigen *Verlust einer geordneten Schichtung* führt.
- *Mitosen* in unterschiedlicher Anzahl und gelegentlich atypisch.

Zytologisch entsprechen die CIS G2- oder G3-Karzinomen. Da bisher jedoch ungeklärt ist, ob dieses *Grading* hier prognostische Bedeutung hat, wird es *beim CIS nicht angewandt. Histologisch* kann das CIS in verschiedenen Formen vorkommen. Am häufigsten finden sich CIS mit unterschiedlich anfärbbarem (amphophilem) Zytoplasma, unscharfen Zellgrenzen und hoher Kern-Plasma-Relation. Die Abgrenzung gegenüber der nicht karzinomatösen Schleimhaut ist fast immer scharf, selbst wenn in der Umgebung Atypien oder Dysplasien des Urothels häufig sind. Eine *leichte Ausreifung der Zellen des CIS* von der Basis zur Oberfläche kann erkennbar sein. Andererseits kann das CIS *unter dem nicht karzinomatösen Urothel* wachsen, so daß oberflächliche Zellagen eines normalen Urothels über dem CIS liegen.

- Selten findet sich eine *kleinzellige Variante* des CIS mit z. T. länglichen hyperchromatischen Kernen, die dem Bild eines kleinzelligen Bronchialkarzinoms ähneln.
- In etwa 10% der CIS[3] treten *große Zellen* mit relativ niedriger Kern-Plasma-Relation, scharfen Zellgrenzen und leicht azidophilem Zytoplasma auf. Dieser Zelltyp erinnert an einen extramammären Morbus Paget und wird daher auch als *pagetoide Variante* des CIS bezeichnet, kommt jedoch meist in Kombination mit einem der oben genannten Typen vor.

Alle 3 CIS-Typen können in einer Blase gleichzeitig auftreten.

Ein besonders starker *Verlust der Zelladhäsivität* beim CIS führt einerseits zur relativ leichten Erfassung in der *Urinzytologie,* andererseits kann bei Biopsien das gesamte Tumorepithel durch die mechanischen Einwirkungen verloren gegangen sein, so daß vor allem bei entsprechendem klinischem Verdacht eine *„entblößte Basalmembran" („denuded")* eher den *Verdacht auf ein CIS* erhöht, in v. Brunn-Epithelnestern dieser Region sind die Karzinomzellen dann oft erhalten (▷ Abb. 3.14b).

CIS, die ohne vorausgehende oder nachfolgende invasive Karzinome des Urothels an anderer Stelle auftreten (= *primäre CIS*) haben eine bessere Prognose als *sekundäre CIS,* die in Blasen auftreten, in denen bereits ein invasives Karzinom vorhanden war oder ist[104] (▷ Verlauf, Prognose S. 238).

Seltene Karzinomtypen der ableitenden Harnwege

Plattenepithelkarzinom (ICD-O M-8070/3)
In unserem Untersuchungsgut sind 1,6% aller Blasenkarzinome Plattenepithelkarzinome, in den USA 3%, bei schwarzen Bürgern häufiger, in Endemiegebieten der Schistosomiasis vor allem des Nahen Ostens sehr häufig (30–60%!), in Ägypten 74% aller Blasenkarzinome[34,35]. Ein *höheres Risiko* liegt bei Patienten mit

chronischen Entzündungen der ableitenden Harnwege vor, wie z. B. in *Bilharziose-Endemiegebieten*, 10–20% haben eine *Urolithiasis*, 42–72% sind Männer[4].

Die Mehrzahl der Tumoren wächst *infiltrierend* und *solide* oder *ulzerierend, selten papillär.* Plattenepithelkarzinome werden zwar auch in G1–G3 Karzinome *graduiert*, obwohl diese Einteilung nach histologischen Malignitätsgraden offenbar *keinen signifikanten prädiktiven Wert hat.* 30–40% erweisen sich durchflußzytophotometrisch als diploid. Klare Korrelationen zwischen dem Ploidiegrad und dem Tumorstadium ließen sich bisher nicht nachweisen[3]. G2-Karzinome überwiegen. Reine G3-Karzinome sind oft schwer von G3-Urothelkarzinomen zu unterscheiden.

Zum Zeitpunkt der Diagnose sind schon 86–100% der Tumoren in die *Muskularis* oder tiefere Blasenwandschichten eingewachsen, *Lymphknotenmetastasen* meist schon vorhanden, obwohl *Fernmetastasen* ein spätes Ereignis sind[3]. Entsprechend betragen die *5-Jahres-Überlebensraten* nur 7–20%[4].

Verruköses Karzinom (ICD-O M-8051/3)
Bisher wurden 31 Fälle beschrieben[4], davon 22 in Ägypten bei *Schistosomiasis*[35]. Bei diesen Patienten sind 3% verruköse Karzinome. Seltene Einzelfälle wurden bei *Condylomata acuminata*, *chronischen Infektionen* anderer Genese und in *Divertikeln* gefunden.

Histologisch finden sich eine hochgradige *Akanthose, Hyperkeratose* und charakteristische, bulböse *Papillomatose* mit plumpem Vorwachsen in die Lamina propria bei nur geringen Zellatypien.

Verruköse Karzinome schreiten durch *direkte Ausdehnung* fort, die *Metastasierungstendenz ist gering*, wenn nicht doch Teile des Tumors einem üblichen Plattenepithelkarzinom entsprechen.

Verlauf, Prognose. Wie verruköse Karzinome anderer Lokalisation wachsen diese Tumoren *vorwiegend lokal invasiv* und haben nur eine geringe Tendenz zur lymphogenen oder hämatogenen Metastasierung. Ganz vereinzelt kann dieser Tumortyp – wie in strahleninduzierten gleichartigen Tumoren der Mundhöhle – jedoch ein *aggressives Verhalten* zeigen, was auf leicht übersehbare Herde typischer Plattenepithelkarzinome zurückgeführt wird.

Bei keinem der bisher in der Harnblase beschriebenen verrukösen Karzinome wurden Metastasen beobachtet[4].

Adenokarzinom (ICD-O M-8140/3)
Reine Adenokarzinome der ableitenden Harnwege sind *selten*, bis 1992 wurden 374 Fälle veröffentlicht, davon 70% bei Männern[4]. Bei Urachuskarzinomen (▷ S. 237) beträgt das Geschlechtsverhältnis dagegen 1 : 1[3].

Das *mittlere Alter* der Patienten beträgt 62 Jahre, bei Urachuskarzinomen 51 Jahre[3].

Die meisten Adenokarzinome entstehen auf dem Boden einer *chronischen Entzündung*; 50% dieser Karzinome am Blasenboden werden zusammen mit einer *Urocystitis cystica et glandularis* gefunden, die jedoch keine signifikanten Zellatypien aufweist. Von einigen Autoren wird neuerdings bezweifelt, ob *intestinale Metaplasien* ein disponierender Faktor für die Entstehung dieses Karzinomtyps in den ableitenden Harnwegen sind. Heute erkranken weniger als 10% der Patienten, die eine Blasenextrophie hatten, später an einem Adenokarzinom der Harnblase[3].

In der Regel treten sie *solitär* auf, häufiger im *Trigonum*, und am *Blasendach* fast ausnahmslos in Verbindung mit *Urachusrudimenten. Histologisch* bieten sie unabhängig von der Lokalisation ein gleiches Bild und können *von Kolonkarzinomen nicht unterschieden* werden. Meist sind sie *glandulär* oder *papillär*, seltener *muzinös*, vom *Siegelringzelltyp* oder *klarzellig*. Adenokarzinome können *Panethzellen* enthalten[105]. *Klarzellkarzinome* (ICD-O M-8310/3) treten vorwiegend in der Urethra auf und werden dort besprochen. Seltene, von *villösen und tubulovillösen Adenokarzinomen oder Adenomen* des Kolon nicht unterscheidbare Tumoren der Harnblase werden meist als gut umschriebene, oft über 4 cm große Tumoren am *Blasendach* in Verbindung mit Urachusrudimenten und Urachuszysten gefunden[3]. *Muzinöse Adenokarzinome* („Kolloidadenokarzinome") (ICD-O M-8480/3) bilden makroskopisch gelatinöse, schleimige Massen. *Siegelringzellkarzinome (ICD-O M-8490/3)* (bis 1992 54 Fälle mit Siegelringzellanteilen oder reine Siegelringzellkarzinome publiziert[4]) haben die schlechteste Prognose, da sie nach Art einer „Linitis plastica" wie im Magen wachsen (▷ Abb. 3.14c). Entsprechend zeigen sie in der Regel ein aneuploides DNA-Verteilungsmuster. Von den üblichen Adenokarzinomen sind 26% diploid, 21% tetraploid und 52% aneuploid[3].

Eine *histologische Graduierung* (G1–G2) hat sich im Hinblick auf Verlaufsbeobachtungen bisher als *wenig sinnvoll* erwiesen. Wird das normale Urothel als Maßstab genommen, sind alle Adenokarzinome wenig differenziert[3]. Einzelne wenig differenzierte Karzinome mit unterschiedlich großen solitären Vakuolen im Zytoplasma, die nur teilweise in der PAS-Färbung positiv reagieren, bilden ebenfalls *siegelringzellartige Formationen* oder erinnern in der HE-Färbung z. T. an atypische Plasmazellen (*„plasmazytoide Karzinome"*, ▷ Abb. 3.15c).

Immunhistochemisch reagieren diese Zellen stark positiv auf Zytokeratinmarker und negativ auf Plasmazellmarker. Sie produzieren keine Immunglobuline oder Leichtketten.

Es reagieren 87% der Adenokarzinome immunhistochemisch positiv auf CEA, auf Zytokeratin, selten einige Zellen auch positiv auf prostatische saure Phosphatase (PAP), jedoch nicht auf PSA, und 50% auf Leu-M1[7]. Im Nierenbecken wurden zwei Fälle mit multizentrischen, nicht muzinösen Adenokarzinomen beschrieben, die ein malignes Gegenstück zum nephrogenen Adenom sein könnten[68,101].

Die *Verläufe* sind bei verschiedenen Subtypen gleich, wenn berücksichtigt wird, daß Siegelringzellkarzinome

Tumoren von niederem Differenzierungsgrad sind, oft diffus wachsen und zum Zeitpunkt der Diagnose in der Regel schon nicht mehr operabel sind. Die früher für Adenokarzinome nur mit 20–40% angegebenen *5-Jahres-Überlebensraten* betragen heute 75–100%, wenn die Tumoren auf die Blase beschränkt sind. Patienten mit diploiden Karzinomen haben eine bessere Prognose auch wenn nahezu alle Adenokarzinome erst in einem fortgeschrittenen Stadium zur Behandlung kommen[3].

Kleinzelliges, undifferenziertes Karzinom (ICD-O M-8041/3)
Mit mehr als 60 bis 1990 publizierten Fällen ist die Harnblase die häufigste Lokalisation der *extrapulmonalen, kleinzelligen Karzinome*, die in 83% bei Männern bevorzugt in der 7.–8. Dekade (40–83 Jahre) auftreten. Nur selten führen sie zu *paraneoplastischen Syndromen* wie Hyperkalzämie, Hypophosphatämie und ACTH-Effekten.

Makroskopisch finden sich polypoide oder noduläre, zum Zeitpunkt der Diagnose in der Regel schon fortgeschrittene Karzinome.

Mikroskopisch (⊳ Abb. 3.13f) sind die Tumoren in 65% ausschließlich kleinzellig undifferenziert (G4), sie können an schlechten Schnitten *mit malignen Lymphomen verwechselt* werden, die haferkornförmigen oder polygonalen *Kerne* sind *jedoch größer als die von Lymphomen.* Nukleoli sind in der Regel nicht erkennbar. In 20% sind sie mit Transitionalzelltypen und beim Rest mit plattenepithelialen, adenomatösen oder karzinoiden Typen kombiniert.

Elektronenmikroskopisch wurden in 29 von 42 Fällen (69%) neurosekretorische Granula nachgewiesen.

Immunhistochemisch exprimieren die Tumoren in 86% NSE, in 67% Synaptophysin, in 31% Serotonin und in 25% Chromogranin, 64–77% reagieren auf epitheliale Marker, wenige sind S100-positiv, gelegentlich ist ACTH nachweisbar[3,4].

Die *Prognose* ist schlecht. Im Gegensatz zu anderen Urotheltumoren haben sie zum Zeitpunkt der Diagnose oft schon metastasiert, bevorzugt in die regionalen Lymphknoten, in Leber und Knochen. Nur etwa 10% überleben 2 Jahre, ein vorübergehendes Ansprechen auf eine Chemotherapie wird wie bei den entsprechenden Lungenkarzinomen beobachtet.

Lymphoepitheliales Karzinom (ICD-O M-8082/3)
11 Fälle dieses Tumors in der Harnblase wurden bisher beschrieben (8 Männer und 3 Frauen, 52–79 Jahre), davon drei in reiner Form, fünf überwiegend und drei herdförmig innerhalb üblicher Transitionalzellkarzinome[9]. Vom nasopharyngealen Karzinom nicht unterscheidbar, bestehen sie aus *Nestern und Strängen undifferenzierter, synzytial angeordneter, epithelialer Zellen* (Zytokeratin+) mit schlecht erkennbaren Zytoplasmagrenzen, vesikulären großen Kernen, prominenten Nukleoli und zahlreichen Mitosen. Eine *ausgeprägte umgebende lymphozytäre Reaktion* mit reifen B-Lymphozyten darf nicht zur Fehldiagnose einer chronischen Zystitis oder eines niedrig malignen Non-Hodgkin-Lymphoms in der Harnblase führen. Untersuchungen zum Nachweis des Epstein-Barr-Virus in diesen Tumoren der Harnblase liegen bisher nicht vor[9]. Die reinen und überwiegenden Karzinome dieses Typs sprechen *gut* auf eine *Chemotherapie* und/oder *Bestrahlung* an.

Hepatoides Adenokarzinom (ICD-O M-8170/3)
Vor allem in den Hoden, Ovarien, im Magen, in Lungen, Nierenbecken und Papilla Vateri beobachtete Karzinome diesen Typs wurden vereinzelt auch in der Harnblase beschrieben[134]. Sie entsprechen in ihrem histologischen Bild weitgehend hepatozellulären Karzinomen mit hyalinen Globules in Tumorzellen, perikanalikulärer immunhistochemischer Reaktion auf polyklonales CEA, lokalen Cholestasezeichen sowie hohen AFP-Werten im Serum.

Die *Morphogenese* ist umstritten. Das inzwischen nahezu ubiquitäre Vorkommen dieses Karzinomtyps spricht für eine somatisch abgeleitete Variante des Adenokarzinoms. Durch Depression bestimmte Genloci in einzelnen Karzinomen können diese Tumortypen selten in fast allen Organbereichen auftreten. Ein pT1-Karzinom des Nierenbeckens wurde offenbar durch lokale Exzision geheilt, allgemein haben diese Tumoren extrahepatischer Lokalisation jedoch eine schlechte Prognose[134].

Urachustumoren
sind aus Urachusrudimenten hervorgehende, in der Regel maligne Tumoren. In 95% der 230 bis 1989 publizierten Fälle handelte es sich um *Karzinome*, 65% der Tumoren traten in der 5.–7. Lebensdekade (15–84 Jahre) auf, 73% waren Männer. Die 9 veröffentlichten *Sarkome* wurden zwischen dem 4. Monat und 51. Lebensjahr (Mittel 22 Jahre) beobachtet[4]. *Kriterien* zur Diagnostik eines Urachuskarzinoms sind:

- ein Tumor am *Blasendach* oder der *vorderen Blasenwand*;
- vorwiegend in der *Muskularis* und weniger in der Lamina propria *lokalisierte* Tumormassen;
- Tumorinfiltrate in der Blasenwand, die sich *kontinuierlich* durch das Spatium Retzii in die *vordere Blasenwand* ausdehnen;
- *Urachusrudimente im Tumor*;
- *scharfe Begrenzung* zwischen Tumor und darüberliegender Blasenschleimhaut;
- *Fehlen glandulärer* oder *polypoider Proliferationen* der Schleimhaut des Blasendaches[4].

Ein ausgedehnter, in das Blasenlumen eingebrochener Tumor in diesem Bereich kann nicht mehr als Urachuskarzinom gesichert werden. 90% aller malignen Neoplasien des Urachus sind *Adenokarzinome* (⊳ Abb. 3.13e), davon 8% *Siegelringzellkarzinome* (ICD-O M-8490/3), nur 3% *Transitionalzellkarzinome* (ICD-O M-8120/3), 1,3% *Plattenepithelkarzinome* (ICD-O M-8070/3) und 0,9% *undifferenzierte Karzinome* (ICD-O M-8020/3)[3]. Urachuskarzinome haben *häufiger*

Rezidive und eine *schlechtere Prognose* als die üblichen Blasenkarzinome.

Karzinoide (neuroendokrine Tumoren, NET)
(ICD-O M-8240/3)
Bis 1986 wurden 5 Fälle in der Harnblase veröffentlicht (4 Männer und 1 Frau, 30–75 Jahre), von denen keiner ein Karzinoidsyndrom hatte. Die unter 1 cm bis 5,5 cm großen Knoten führten in allen Fällen zur Hämaturie, ein Patient starb nach einem Rezidiv und Fernmetastasen innerhalb von 2 Jahren nach der Zystektomie[3].

Keimzelltumoren
Bis 1989 wurden 14 extragonadale Keimzelltumoren in der Harnblase beschrieben, von denen 10 als *Chorionkarzinome* (ICD-O M-9100/3) 3 als *Teratome* (ICD-O M-9080/3) und einer als *Dottersacktumor* (endodermaler Sinustumor) (ICD-O M-9071/3) eingestuft wurden[3]. Vereinzelt wurden *Dermoidzysten* (ICD-O M-9084/0) in der Blase 30–49 Jahre alter Frauen beschrieben[3]. Offensichtlich können *niederdifferenzierte Transitionalzellkarzinome herdförmig chorionkarzinomatöse Strukturen* haben und entsprechend mit erhöhtem β-HCG-Wert im Serum einhergehen (8 von 41 Transitionalzellkarzinomen einer fortlaufenden Serie[152]). In der Regel handelt es sich dabei um Karzinome von *hohem Malignitätsgrad.*

Karzinom mit Spindelzellstroma
Einige Karzinome enthalten einen ungewöhnlich großen Anteil reaktiver spindelzelliger Stromaelemente, die an eine proliferative Fasziitis erinnern, einen inflammatorischen Pseudotumor (▷ S. 245) oder eine sog. Riesenzellenzystitis vortäuschen können.

Immunhistochemisch reagieren diese spindelzelligen Anteile, die scharf von den epithelialen Karzinomzellen abgegrenzt sind, negativ für Zytokeratine, positiv für Vimentin und meist positiv für muskelspezifisches Aktin, was eine Unterscheidung von sarkomatoiden Karzinomen ermöglicht[3].

Verlauf, Prognose

Die wesentlichen, Wachstum und Differenzierung eines individuellen Transitionlazellkarzinoms bestimmenden Faktoren werden während der ersten 25–30 Zellgenerationen bis zur Entwicklung eines klinisch faßbaren Tumors determiniert. Einmal ausgeprägt, bleiben sie bei jedem Individuum relativ konstant. Faktoren, welche die weitere Prognose bestimmen (Stadium, Grad, Multiplizität, DNA-Ploidie) treten eher kombiniert als aufeinanderfolgend auf, wobei einige jedoch eine größere prädiktive Bedeutung haben[3].

> *Multizentrische Tumorentstehungen* sind *häufig.* Patienten, die einmal einen Tumor des Urothels gehabt haben, neigen zu *Rezidiven an anderer Stelle,* da offensichtlich das gesamte Urothel dieser Personen zu Karzinomentstehung disponiert ist (*„maladie de la muqueuse"). Genetische Analysen der Tumorzellklone lassen vermuten, daß in einigen Fällen, gefördert durch Wachstumsfaktoren und Zytokine, multiple Tumoren auch durch unkontrollierte kanalikuläre Aussaat* einzelner transformierter Zellen entstehen können[120].

Zum Zeitpunkt der Diagnose sind 85% der Blasenkarzinome auf das Organ beschränkt, davon etwa die Hälfte auf Schleimhaut oder Lamina propria (PTa, pT1 = oberflächliche Blasenkarzinome), etwa 15% haben regionale oder Fernmetastasen.

Nach *transurethraler Resektion* der pTa- und pT1-Karzinome erkranken 57–85% der Patienten meist erneut an einem Blasenkarzinom, von denen 4–30% eine Tumorprogression mit Muskelinvasion erkennen lassen. Dadurch sinkt die *5-Jahres-Überlebensrate* dieser Gruppe von 74% (50–90%) auf 54% der Patienten mit pT2-, und auf 30% der Patienten mit pT3a-Karzinomen.

80 bis 91% der Erkrankten mit einem pT2- und pT3a-Karzinom, kommen bereits in diesem Stadium erstmals in ärztliche Behandlung, die restlichen 9–20% hatten ein vorausgehendes, oberflächliches Karzinom. Patienten, bei denen Karzinome dieser Stadien auf die Harnblase begrenzt sind (pT2-3a, NO, MO) haben eine *mittlere Überlebensrate* von 23 Monaten; bei regionalen Lymphknotenmetastasen, die bei 60% der Patienten mit diesem Tumorstadium gefunden werden, von nur 11 Monaten[4].

Vorstellungen über die *prognostische Bedeutung des flächenhaften Carcinoma in situ* haben in den vergangenen Jahren einen Wandel erfahren. Nach älteren Studien traten innerhalb von 10 Jahren bei 66–80% der Erkrankten invasive Karzinome meist von hohem Malignitätsgrad auf, und nur einzelne CIS persistierten ständig in situ (als *„Carcinoma in situ paradoxicum"* bezeichnet[148]). Neuere Studien haben jedoch gezeigt, daß es zumindest *zwei Formen des CIS* gibt, ein *aggressives* und ein *wenig aggressives.* CIS mit normalem Karyotyp sind offenbar nicht aggressiv, während CIS mit Chromosomenalterationen auf Chromosom 1, 5, 8 und 10, vor allem Chromosom 1, eine schlechtere Prognose haben.

Nach ersten zytogenetischen Studien liegt bei etwa 65% der CIS ein abnormer, bei 35% ein normaler Karyotyp vor[144]; 48% der Patienten mit einem CIS haben eine nukleäre *p53-Überexpression* und zeigen in 86,7% eine Tumorprogression, während nur 16,7% ohne diesen Befund einen fortschreitenden Blasentumor entwickeln[121].

Die Arbeitsgruppe von Murphy konnte an 29 CIS ohne vorausgehende oder vorhandene invasive Karzinome an anderer Stelle der Blase (= *primäre CIS*) und 73

CIS mit vorangehenden oder gleichzeitig vorhandenen invasiven Blasenkarzinomen (= *sekundäre CIS*) zeigen, daß 72% der Patienten mit primären CIS innerhalb von 5 Jahren keinen Progreß hatten und nur 6,9% in der Folgezeit an Blasenkarzinom starben, während 45% der Patienten mit einem sekundären CIS am Blasentumor verstarben, was vor allem auf eine gute lokale Abwehrlage bei Personen mit primärem CIS zurückgeführt wird[104].

Prognostische Parameter

Die Wahrscheinlichkeit einer Tumorprogression nimmt zu mit der *Tumorgröße*, der *Invasionstiefe*, dem *Malignitätsgrad*, der *Multiplizität*, *Blut- oder Lymphgefäßinvasion*, mit *Dysplasien* oder *Carcinomata in situ* der übrigen Schleimhaut, Verlust der *ABO-Blutgruppenantigene* an den Tumorzelloberflächen. So haben Patienten mit positivem HLA der Klasse I eine 5-Jahres-Überlebensrate von 74%, mit negativem HLA I von 36%[79].

Elektronenmikroskopisch sprechen Verluste der Desmosomen und das Auftreten pleomorpher Mikrovilli an der Zelloberfläche für eine Progressionstendenz.

Mit Hilfe *zytometrischer Methoden* – statischer Zytometrie, z. B. TV-Bildzytometrie, der Durchflußzytometrie und der Laserscan-Mikroskopie – können heute folgende Parameter objektiviert werden: Zell- und Gewebsmorphologie (Bildanalyse), Nucleus-organisierende Regionen mit Verlust der ribosomalen RNA im Kern (AgNORs), Chromosomenaberrationen (Interphase-Zytogenetik), Onkogenprodukt-Expression (z. B. p53), Wachstumsfaktorrezeptoren, Proliferationsmarker mit Nachweis vermehrter Wachstumsfraktionen (z. B. Ki67 und PCNA/Cylin-Markierung), DNA-Ploidie[17].

Während die Mehrzahl dieser zytometrischen Methoden noch im Erprobungsstadium ist oder keine allgemeine Anwendung gefunden hat, haben sich die *Ploidiebestimmungen* und z. T. die *Kernmorphometrie*[19] als *relevant* erwiesen. Diploide Tumoren der Stadien pTa und pT1 zeigen meist keine, DNA-aneuploide Tumoren dagegen meist eine Progression bzw. ein Rezidiv[15,17,45].

Bei Patienten mit *niedrig malignen oberflächlichen Urothelkarzinomen* (G1, pTa, pT1) des Nierenbeckens oder der Harnblase kann DNA-zytometrisch eine Untergruppe mit besserer Prognose erfaßt werden[16,50], die *aneuploiden Subgruppen* der G1- und G2-Karzinome haben eine *schlechtere Prognose*. Interessanterweise scheinen jedoch die Ansprechraten auf Chemotherapie bei aneuploiden Tumoren höher zu sein.

Durchflußzytometrisch bestimmte Proliferationsraten betragen für die S-Phasenfraktion bei G1 meist <5%, bei G3 > 10%. *Mitosezahlen* liegen bei G1 meist $<5/mm^2$, bei G2 zwischen 2–15 und G3 > 15 Mitosen/mm^2, *Kernflächen* bei G1 meist $<70\ \mu m^2$, bei G2 zwischen $70-90\ \mu m^2$ und bei G3 > $95\ \mu m^2$ [3].

In einer Multivarianzanalyse erwiesen sich als *wichtigste prognostische Parameter* für das Blasenkarzinom in der Rangfolge:

- *Hypertetraploidie*,
- *Malignitätsgrad* (G),
- *Tetraploidie* von mehr als 10% tetraploider Zellen in der gesamten Zellpopulation,
- *Tumorstadium* (pT)[142].

Bei fehlender Möglichkeit der Ploidiebestimmung sind nach wie vor die wichtigsten Prognosefaktoren das *Wachstumsmuster* (papillär, nichtpapillär) und die *Invasionstiefe*[82]. Weitergehende Aussagen könnten in Zukunft *molekulargenetische Untersuchungen* ermöglichen (▷ S. 239).

Chromosomenanalysen und molekulargenetische Parameter

Mit Hilfe der *Fluoreszenz und In-situ-Hybridisierung* werden in Zukunft an Einzelzellen in Urinproben Tumorrezidive mit hoher Treffsicherheit erfaßbar sein. So lassen sich damit die häufigen *Trisomien* 7 (+7), +8, +4 und +20 sowie andere numerische Veränderungen der Chromosomen 1, 7, 9, 11 und 17 erkennen. Der *Verlust des Y-Chromosoms beim Mann* korreliert mit einer *schlechten Prognose*. Bei Karzinomen geringen Malignitätsgrades findet sich auffällig oft ein –9, möglicherweise ein frühes genetisches Ereignis in der mehrstufigen Kanzerogenese, während +7, –11 und –15 nach einigen Studien mit einer Tumorprogression korrelieren.

Molekulargenetisch scheint sich der *Verlust der Heterozygosität* als *prognostischer Indikator* zu erweisen, der offenbar einem *Suppressorverlust* entspricht. Das gilt besonders für 5q, 9q, 11p, 13q und 17p. Indikatoren eines hohen Malignitätsgrades und invasiven Phänotyps sind der Verlust von 3p, 11p, 17p und 18q, vor allem der Verlust von 17p mit Sitz des p53-Suppressorgens. Amplifikationen und Überexpressionen des *ERB-2 Protoonkogens* und Expressionen des Rezeptors für den epidermalen Wachstumsfaktor (*EGFR*) korrelieren ebenfalls mit einem ungünstigen Malignitätsgrad und Tumorstadium[33,84]. Bei 60% der Blasenkarzinome werden *Mutationen des p53-Lokus auf Chromosom 17* mit entsprechend kodiertem Protein als frühes Zeichen der malignen Entartung gefunden, während ein *Verlust der Heterozygosität auf 17p* bei fortgeschrittenen Blasenkarzinomen nachweisbar ist[33,132]. Habuchi et al.[46] zeigten, daß der *Verlust des Allels 17p* eng mit invasiven Urothelkarzinomen assoziiert ist, und Knowles et al.[69] wiesen nach, daß der *Verlust eines Suppressorgens auf p8* offenbar mit dem Tumorstadium korreliert. Dieser Verlust war bei 12% der pTa-, 25% der pT1- und 45% der pT2-Karzinome sowie 16% der G1-, 26% der G2- und 46% der G3-Karzinome nachweisbar.

Urinzytologie

Mit der konventionellen Urinzytologie können bei geeigneter Technik *50–70% aller Urothelkarzinome erkannt* werden. Diese *relativ gering erscheinende Sensitivität* ist vor allem auf die *hochdifferenzierten*, papillären Urotheltumoren (G1) zurückzuführen, die in weniger als 50% mit dieser Methode erfaßt werden, da sie nur geringe morphologische Malignitätskriterien aufweisen. *Zur Verlaufskontrolle der G1-Tumoren ist die Urinzytologie daher ungeeignet.* In Zukunft könnte sich jedoch hier der molekulargenetische Nachweis von p53 Mutationen als wichtiges diagnostisches und prognostisches Hilfsmittel erweisen.

Karzinome höheren Malignitätsgrades und vor allem das flächenhafte Carcinoma in situ sind dagegen mit dieser Methode gut identifizierbar. So beträgt die *Sensitivität* für *G2-Karzinome* 65–80%, für *G3-Karzinome* 85–90%. Die *Spezifität*, also der Prozentsatz richtig negativer Befunde beträgt 78–95%[112].

Nichturotheliale Tumoren

Von den insgesamt seltenen, nichturothelialen Tumoren wurden unter 1299 bis 1992 veröffentlichten Fällen 74% als *mesenchymale*, 6% als *Karzinosarkome*, je 5% als *neuroendokrine* Karzinome und *maligne Lymphome*, 9% als *maligne Melanome* und 1% als *Karzinoide* eingestuft[90].

Nichtepitheliale Tumoren

Gutartige, nichtepitheliale Tumoren

Häufigkeitsangaben schwanken in der Harnblase zwischen 0,23% und 0,67% aller Blasentumoren[74].

Leiomyom (ICD-O M-8890/0)

In den ableitenden Harnwegen *äußerst selten*, bis 1989 155 Fälle in der Harnblase und 8 im Ureter beschrieben[20], bilden sie *knotenförmige Formationen* aus Zügen und Bündeln glatter Muskulatur (Abb. 3.18a), die *immunhistochemisch* auf Vimentin, Desmin und muskelspezifisches Aktin reagieren.

Rhabdomyom (ICD-O M-8900/0)

Kunze et al.[74] beschrieben ein Rhabdomyom in der Harnblase eines 2jährigen Kindes, ohne identifizierbare Querstreifung, aber mit intensiver Reaktion auf muskelspezifisches Aktin, Desmin und Vimentin.

Andere gutartige, nichtepitheliale Tumoren

Vor allem in der Harnblase werden vereinzelt *Hämangiome* (Abb. 3.17), *Lipome, Granularzelltumoren* und *Adenomatoidtumoren* sowie extrem selten *Hamartome* aus mesenchymalen und epithelialen Elementen beobachtet.

Neurofibrome oder *Neurinome* der Harnblase wurden bis 1985 in 75 Fällen, meist bei Morbus v. Recklinghausen beschrieben; bei solitären Tumoren dieser Art wäre heute immunhistochemisch abzuklären, ob es sich nicht um *fibröse Histiozytome* handelt, die vereinzelt auch in der Harnblase vorkommen[74,150].

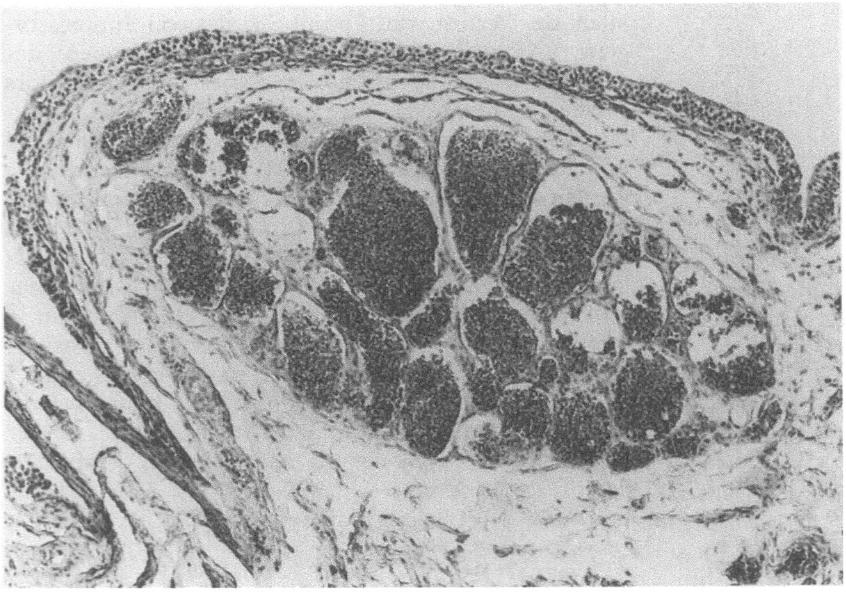

Abb. 3.17. Kavernöses Hämangiom in der Lamina propria der Blasenwand. HE, 100:1

Bösartige, nichtepitheliale Tumoren

Leiomyosarkom (ICD-O M-8890/3)

Das Leiomyosarkom ist der *häufigste maligne mesenchymale Tumor der Harnblase*. Bis 1992 wurden 92 Fälle in der Harnblase (64% Männer) und 12 in den Ureteren beschrieben, 2 weitere nach Zyklophosphamidtherapie wegen Lupusnephritis[4,20,143]. Leiomyosarkome treten meist im mittleren und höheren Lebensalter, vor allem am *Blasendach* auf (Abb. 3.18b–c), entsprechen in ihrer Morphologie denen anderer Lokalisationen, können auch als *epitheloide* oder *myxoide Varianten* vorkommen. Vor allem die in den letzten Jahren häufiger diagnostizierte myxomatöse Variante muß *differentialdiagnostisch* von *pseudosarkomatösen Reaktionen* wie dem *inflammatorischen Pseudotumor* und dem *postoperativen Spindelzellknoten* (▷ S. 244–245) abgegrenzt werden, die grundsätzlich auch in diesen Tumoren auftreten können.

Für ein Leiomyosarkom sprechen *Nekrosen* im Tumor und *atypische Mitosen*. Die myxoide Variante des Leiomyosarkoms ist jedoch nicht immer sicher von den obengenannten pseudosarkomatösen Veränderungen zu unterscheiden. Im Zweifelsfall empfiehlt es sich daher, den Prozeß besser als Neoplasma niederen Malignitätsgrades einzustufen und entsprechend zu behandeln[3].

Immunhistochemisch reagieren sie stets positiv auf Vimentin und muskelspezifisches Aktin, meist auf Desmin (66%), nicht selten jedoch auch auf Keratin (25%)[90], vereinzelt herdförmig auch auf S100-Protein und NSE. Etwa 50% der Tumoren sind mitosearm (0-1 Mitose/10 HPF)[91]. Die *Überlebensraten* variieren je nach Malignitätsgrad und Ausdehnung zwischen Wochen und 10 Jahren.

Rhabdomyosarkom (ICD-O M-8900/3)

Etwa 2% aller Rhabdomyosarkome sind in der Harnblase lokalisiert. Bis 1992 wurden 153 Fälle bei *Kindern* (90% vor dem 4. Lebensjahr) und 20 bei *Erwachsenen* veröffentlicht[4]. Von den 4 Formen (embryonal, botryoid, alveolär und pleomorph) wurden 67% dieser Tumoren im Urogenitalbereich als embryonal und 25% als botryoid eingestuft[20].

- *Embryonale Rhabdomyosarkome* (ICD-O M-8910/3) treten *fast nur im Kindesalter* (bis 15 Jahre), selten im Erwachsenenalter auf. Das *Geschlechtsverhältnis* beträgt bei Kindern m.: w. = 3 : 1[3]. Sie bestehen vorwiegend aus undifferenzierten, runden Zellen oder Rhabdomyoblasten mit kaulquappenartigen Zellen, die in besser differenzierten Abschnitten Querstreifungen im Zytoplasma aufweisen können.
- *Botryoide Rhabdomyosarkome*, eine Variante des embryonalen Typs mit Ausbildung weicher, *traubenförmiger*, in das Blasenlumen vorgewölbter Formen, haben eine *myxoide Schnittfläche* und können im Frühstadium zystoskopisch und histologisch mit einem bullösen Ödem oder einer polypoiden Zystitis verwechselt werden.

  Mikroskopisch können die kleinen, spindelförmigen Tumorzellen mit hyperchromatischen Kernen in einem ödematösen Stroma das sonst unauffällige Oberflächenepithel infiltrieren und damit die Abgrenzung von einem reaktiven Prozeß erleichtern.
- *Alveoläre Rhabdomyosarkome* (ICD-O M-8920/3) mit alveolären Hohlräumen, die von kubischen oder polygonalen Tumorzellen ausgekleidet werden, sind wie die
- *pleomorphen Varianten* (ICD-O M-8901/3) in den ableitenden Harnwegen *sehr selten*.

Vor allem in alveolären Varianten können S100-Protein und α-1-Chymotrypsin herdförmig exprimiert sein[74,90].

Immunistochemisch reagieren, zusammengefaßt nach einer Literaturzusammenstellung, 98% der Fälle auf Aktin und Desmin, 95% auf Vimentin, 51% auf Zytokeratin und 14% auf S100-Protein.

Fibrohistiozytäre Tumoren

In einer neuen Studie[74] wurden 9 fibrohistiozytäre Tumoren der Harnblase beschrieben (m.: w. = 8 : 1) von denen einer als *fibröses Histiozytom* (ICD-O M-8830/0) und 8 als *maligne, fibröse Histiozytome* (ICD-O M-8830/3), 3 vom storiform-faszikulären und 4 vom inflammatorischen Typ sowie eines vom pleomorphen Typ eingestuft wurden. Unter der bekannten Vielfalt immunhistochemischer Reaktionen dieser Tumoren war in allen *CD68* positiv.

Maligne Lymphome (ICD-O M-9590/3)

Primäre maligne Lymphome der ableitenden Harnwege sind die dritthäufigsten bösartigen nichtepithelialen Tumoren der Harnblase; 0,2% aller extranodalen Lymphome Nordamerikas sind in der Harnblase lokalisiert[38]. Der Häufigkeitsgipfel liegt im 64. Lebensjahr (20–85). Unter 30 Fällen beträgt das Geschlechtsverhältnis m.: w. = 1 : 6,5[102]. Als *Ausgangspunkt* werden *Lymphfollikel der Submukosa* angenommen. Die Tumorinfiltrate wölben meist als solide, rundliche Knoten oder polypöse Massen die Schleimhaut vor, können ulzerieren und selten zu Ureterobstruktionen führen.

In der Mehrzahl handelt es sich um *Non-Hodgkin-Lymphome*. Alle Typen können vorkommen. Primäre Lymphogranulomatosen der ableitenden Harnwege gelten als Rarität. Die *Prognose* ist günstig.

Sekundär ist die Harnblase bei 10–25% der malignen Lymphome und Leukämien mitbeteiligt[3].

Plasmozytom (ICD-O M-9731/3)

Bis 1993 wurden 11 primäre extramedulläre Plasmozytome der Harnblase beschrieben. *Abzugrenzen* sind *Transitionalzellkarzinome mit plasmozytoider Differenzierung* immunhistochemisch durch positive Reak-

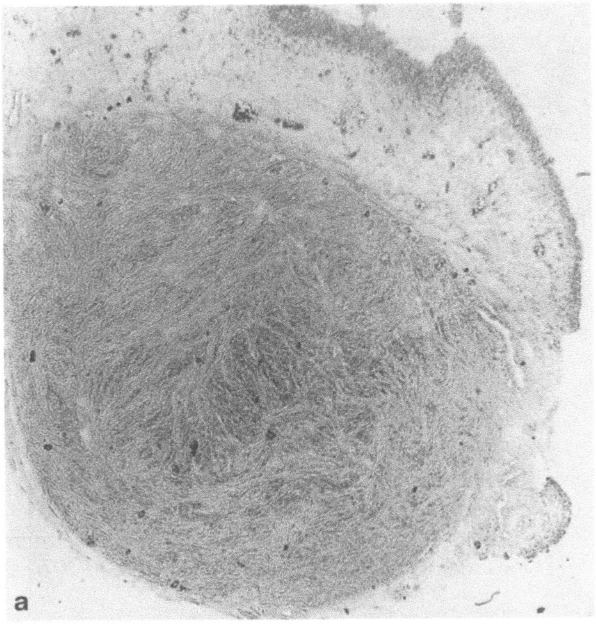

Abb. 3.18. a Leiomyom in der Lamina propria der Harnblase einer 39jährigen Frau. HE, 25:1. **b** Leiomyosarkom der Harnblase einer 67jährigen Frau, an einer kleinen Randbiopsie zunächst als pseudosarkomatöser Tumor fehlgedeutet. Zwischen Epithel und Tumor (*untere Bildhälfte*) dichte entzündlich-zellige Infiltrate. HE, 61:1. **c** Bis dicht an das Urothel reichende Tumorinfiltrate eines Leiomyosarkoms mit stärkeren Kernpolymorphien. HE, 400:1

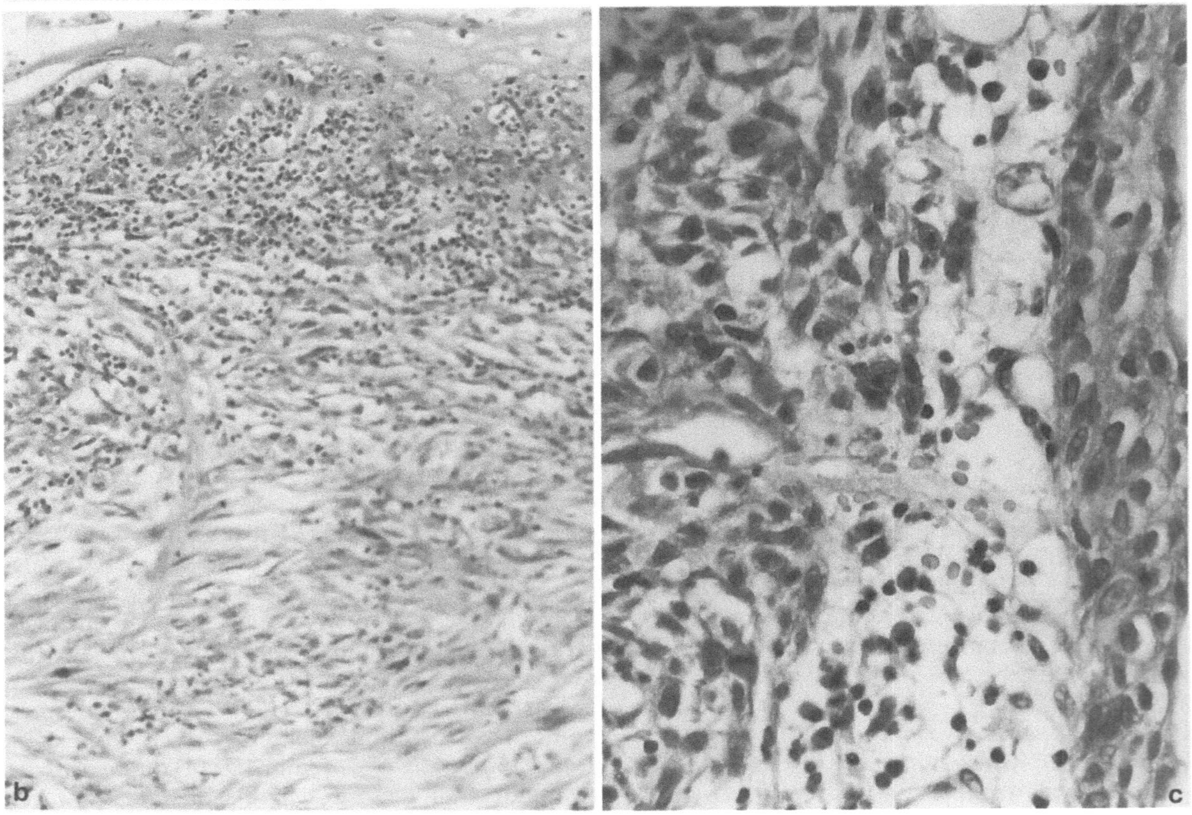

tionen auf epitheliale Marker und negative Reaktionen auf Immunglobuline oder Leichtketten[119]. Die *Prognose* ist *gut*, von den wenigen Patienten mit einem primären Plasmozytom der Harnblase sind bisher keine Todesfälle bekannt[3,56].

Maligne mesodermale Mischtumoren

(ICD-O M-8951/3)

Synonyme: Karzinosarkome; Adenosarkome; Müller-Mischtumoren

Seltene, in höherem Lebensalter (m.: w. = 3: 1) vorwiegend in der Harnblase auftretende *hochmaligne Ge-*

schwülste, die makroskopisch große plumpe oder seltener gestielte Tumoren bilden.

Mikroskopisch lassen sich Elemente vom Typ eines *Plattenepithelkarzinoms, Adenokarzinoms, soliden* oder *papillären urothelialen Karzinoms* mit sarkomatösen Komponenten wie *Chondro-* oder *Osteosarkomen* sowie *spindelzelligen Formationen* nachweisen. Einzelne Veröffentlichungen über primäre Osteo- oder Chondrosarkome der Harnblase sind wahrscheinlich derartige Mischtumoren mit Überwiegen dieser Strukturen. Offensichtlich begünstigt das *Urothel knöcherne und knorpelige Metaplasien*, wie sie auch in einigen Blasenkarzinomen beobachtet werden und an Tierversuchen mit Urotheltransplantationen in die Peritonealhöhle experimentell induziert werden konnten[2].

Immunhistochemisch sind diese Tumoren von *Transitionalzellkarzinomen mit spindelzelligem Stroma und Karzinomen mit knorpeliger oder knöcherner Metaplasie* dadurch zu unterscheiden, daß Marker epithelialer Differenzierung in den sarkomatösen Anteilen in mehr als 50% der Fälle und in der Regel Marker mesenchymaler Phänotypen in den karzinomatösen Komponenten nachweisbar sind[3]. Nur vereinzelte Patienten mit diesem Tumor leben länger als 5 Jahre.

Phäochromozytom (ICD-O M-8700/0) (▷ Bd. 4, Kap. 6.5)

Bis 1989 wurden 128 Phäochromozytome (Paragangliome) in *allen Bereichen der Harnblase* beschrieben, die im *Erwachsenenalter* bei Frauen etwas häufiger (59%) auftreten, wahrscheinlich aus ortsständigen Paraganglien der Blase hervorgehen und als *Leitsymptom* einen *krisenhaften Blutdruckanstieg während der Miktion* haben können. Der *Häufigkeitsgipfel* liegt in der 4. Dekade. Die 0,3–13 cm großen, in der Regel *solitären* und nur ganz *vereinzelt multiplen Tumoren* mit weißer oder grauer Schnittfläche sind meist in der Blasenwand lokalisiert und werden von hyperämischer Schleimhaut bedeckt, *Ulzerationen* können vorkommen, 60% haben eine Hämaturie. Auf Grund des Katecholamingehaltes verfärben sich einige Phäochromozytome in bichromathaltigen Fixierungslösungen (z. B. Zenkerlösung) oder in 10prozentiger Kaliumjodatlösung dunkelbraun, haben auch im formalinfixierten Gewebe eine braune Schnittfläche. Es haben sich 15% der Fälle, meist gemessen an einer Metastasierung, als maligne erwiesen[4]. 5–15% der Phäochromozytome metastasieren[3].

Mikroskopie: ▷ Bd. 4. Kleine Nester paraganglionärer Zellen in der Lamina propria können *lichtmikroskopisch* als v. Brunn-Epithelnester fehlgedeutet werden (Immunhistochemie der Phäochromozytome ▷ Bd. 4, Kap. 6.5).

Andere seltene maligne nichtepitheliale Tumoren

Angiosarkome kommen vereinzelt auch in den ableitenden Harnwegen, vor allem in der Blasenwand vor; ein *maligner Granularzelltumor der Harnblase* wurde beschrieben[2]. Bei Neurofibromatose (von Recklinghausen) mit Beteiligung der Harnwege können sich in der Blase *Neurosarkome* entwickeln[2], außerdem wurden vereinzelt gefunden *maligne Schwannome, Liposarkome* und *gemischte mesodermale Tumoren, Osteosarkome, maligne Mesenchymome* sowie *maligne Melanome* (4 zweifelsfreie Fälle)[4,20].

Sekundäre Tumoren (Metastasen)

Sekundäre Tumoren erreichen die ableitenden Harnwege durch intraperitoneale, hämatogene, perivenös-lymphogene Metastasierung oder durch Einwachsen aus der Nachbarschaft.

- Im *Nierenbecken* sind Metastasen von Primärtumoren anderer Lokalisation selten.
- Die häufigsten *Uretermetastasen* gehen von Karzinomen des Magens, der Prostata, der Nieren und der Mamma aus (Tabelle 3.6)[13]; 70% der aus der Umgebung in die Ureteren oder die Harnblase einwachsenden Tumoren sind Karzinome der Zervix oder des Corpus uteri, der Ovarien, der Prostata, der Harnblase oder des Kolon. Die Mehrzahl der Patienten mit diesen Tumorinfiltraten lebt nur noch 3–6 Monate.

Fernmetastasen in die *Harnblase*, die bei 0,4–2,1% aller Tumorpatienten gefunden werden[40,95] stammen vor allem von *malignen Melanomen, Karzinomen des Magens*, der *Mamma* und der *Lungen* (Tabelle 3.7).

Tabelle 3.6. Primärtumoren bei Patienten mit Uretermetastasen

Metastasen im Ureter[13]	n = 99
Magenkarzinom	19
Prostatakarzinom	17
Nierenkarzinom	15
Malignes Lymphom	9
Mammakarzinom	9
Lungenkarzinom	7
Kolonkarzinom	7
Uteruskarzinom	3
Zervixkarzinom	3
Blasenkarzinom	2
Ovarialkarzinom	2
Urethralkarzinom	2
Vaginalkarzinom	1
Ureterkarzinom	1
Hodentumor	1
Hautkarzinom	1

Tabelle 3.7. Primärtumoren bei Metastasen in der Harnblase[40]

Malignes Melanom	38%
Magenkarzinom	23%
Mammakarzinom	11%
Bronchialkarzinom	8%

Auch *maligne Lymphome* und *Leukämien* können Sekundärgeschwülse in der Harnblase absiedeln.

In Einzelfällen ist es in Routinefärbungen nicht einfach zu unterscheiden, ob ein Adenokarzinom von der Prostata in die Harnblase eingewachsen ist oder eines der seltenen Adenokarzinome der Harnblase die Prostata infiltriert hat. Immunhistochemische Untersuchungen auf prostataspezifisches Antigen (PSA) führen meist zur Klärung.

Tumorähnliche Veränderungen

Postoperative Granulome

Nach vorausgehenden Blasenbiopsien oder *transurethralen Tumorresektionen* treten bei etwa 3% der Patienten *Granulome* auf, die klinisch mit einem Tumorrezidiv verwechselt werden. Die *Häufigkeit* dieser Granulome nimmt mit der Zahl der Eingriffe zu[4]. *Mikroskopisch* können *zwei Formen* unterschieden werden:

- Granulome mit *dichtstehenden sehr großen Makrophagen* und/oder *Fremdkörperriesenzellen*, die z.T. Fremdkörpergranulomen entsprechen (Abb. 3.19a, b).
- *Nekrotisierende Granulome* mit palisadenförmig umgebenden Histiozytensäumen, die *an Rheumagranulome erinnern.*

Pseudosarkomatöse Stromareaktionen

Unter diesem Oberbegriff werden heute Veränderungen zusammengefaßt, die mit malignen Tumoren verwechselt werden können und mit verschiedensten Bezeichnungen in der Literatur vorkommen wie *pseudosarkomatöser fibromyxoider Tumor* der Harnblase, *pseudosarkomatöse myofibroblastische Proliferation* oder *atypischer fibromyxoider Tumor.* Inzwischen haben sich, vor allem nach anamnestischen Gesichtspunkten, *zwei Begriffe* herauskristallisiert:

Postoperative Spindelzellknoten

Oft zahlreiche Monate nach vorausgehenden Läsionen der Blasenwand, meist durch eine Biopsie oder einen operativen Eingriff treten im *Kindes- und Erwachsenenalter* vereinzelt tumorartige Spindelzellproliferationen aus Fibroblasten und Myofibroblasten mit Stromaödem und kleinen dünnwandigen Blutgefäßen auf, die im Gegensatz zu den inflammatorischen Pseudotumo-

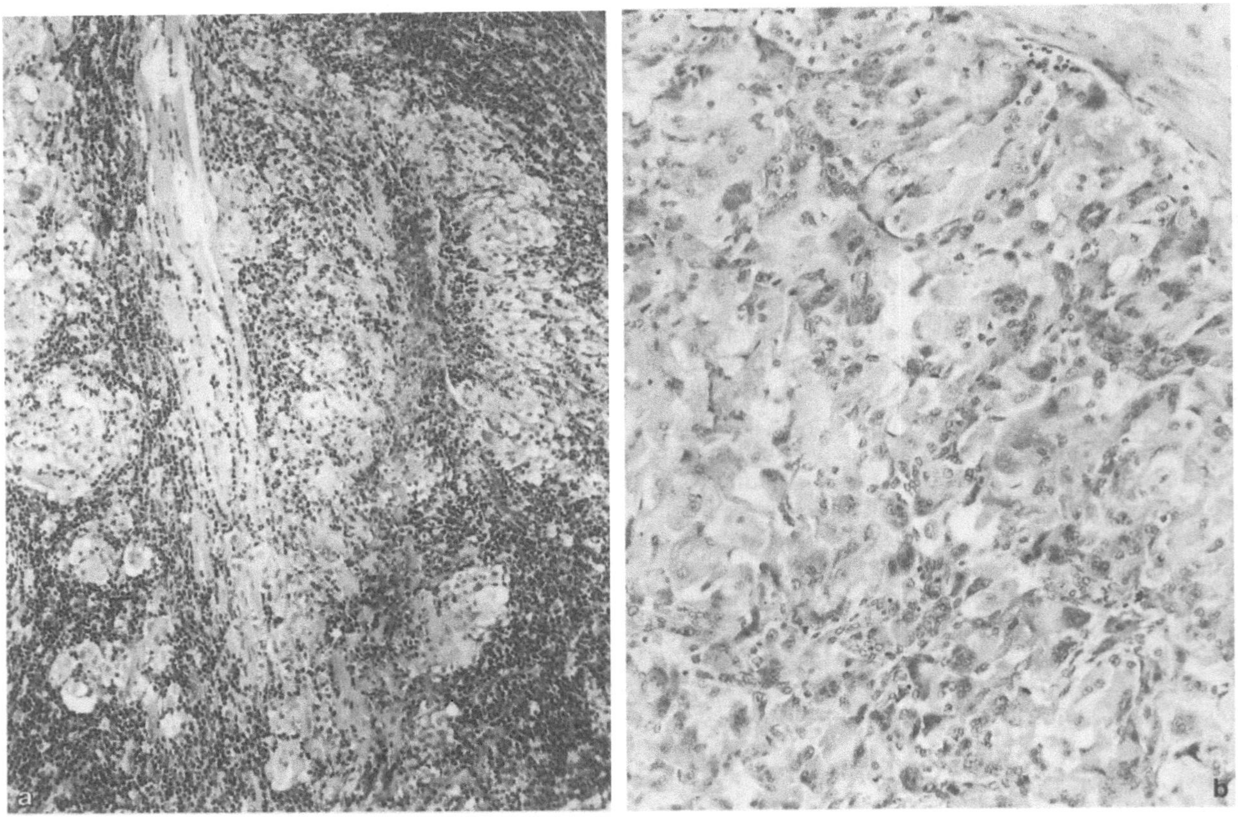

Abb. 3.19a, b. Postoperative Granulome nach vorausgehenden transurethralen Tumorresektationen (TUR) mit tumorartigen Makrophageninfiltraten. **a** Knotenförmige Makrophageninfiltraten von dichten lymphoplasmazellulären Infiltraten umgeben in der Muskularis. HE, 94:1. **b** Ungewöhnlich dichte Infiltrate großer Makrophagen und mehrkerniger Zellen mit sehr spärlichen lymphoplasmazellulären Infiltraten 2 1/2 Monate nach TUR eines Blasenkarzinoms. HE, 160:1

ren meist *kleiner* sind (in der Regel bis 1 cm Durchmesser). Herdförmige *Blutungen* sowie geringgradige *entzündliche Infiltrationen* können vorliegen. Der *Mitosengehalt* ist unterschiedlich (1–25/10HPF). Atypische Mitosen oder nennenswerte Zellatypien fehlen[111].

Immunhistochemisch positiv fallen Reaktionen für Vimentin, Desmin und muskelspezifisches Aktin aus, gelegentlich beschriebene Reaktionen auf epitheliale Marker (z. B. Zytokeratin) werden unterschiedlich bewertet (Tabelle 3.8)[4,87]. Grundsätzlich unterscheiden sich die immunhistochemischen Reaktionen nicht von denen der inflammatorischen Pseudotumoren[3].

Inflammatorischer Pseudotumor

Diese 1980 erstmals[117] und 1985 als Entität genauer beschriebene[100] Veränderung wurde bis 1992 mit etwa *gleicher Geschlechtsverteilung* vorwiegend zwischen dem *16.–73. Lebensjahr* 53mal[62], in einigen Fällen auch bei *Kindern* (2–16 Jahre)[8,10,78] veröffentlicht, dürfte jedoch häufiger sein. Im Gegensatz zu den postoperativen Spindelzellknoten tritt sie eher ohne anamnestisch erfaßbare vorausgehende Traumen auf, kann bei grundsätzlich gleichartigem, histologischem Befund wie der postoperative Spindelzellknoten 1,5–5,0 cm große Knoten (bevorzugt an der hinteren und lateralen Blasenwand) mit Ulzerationen bilden und tiefer in die Muskularis eindringen (Abb. 3.20a), diffus wachsen oder plump polypoid die Innenfläche überragen. Vereinzelte Mitosen (bis 2–10 HPF), gelegentlich mehrkernige Riesenzellen und Zellkernpolymorphien können vorkommen. Histologisch *ähnelt* der Prozeß z. T. einer *nodulären Fasziitis* (Abb. 3.20b, c).

Wegen der fehlenden Angaben über vorausgehende Traumen ist hier die Verwechslung mit einem malignen mesenchymalen Tumor (embryonales oder botryoides Rhabdomyosarkom vor allem bei Kindern, Leiomyosarkom oder Fibrosarkom) möglich.

Entzündliche Pseudotumoren reagieren *immunhistochemisch* stets positiv auf Vimentin und Aktin, dagegen in 20% der Fälle positiv auf Desmin aber auch in 27% auf S-100-Protein und in 7% auf Zytokeratin (Tabelle 3.8)[62]. In Fällen vorausgehender Traumen ist *differentialdiagnostisch* zunächst stets ein *postoperativer Spindelzellknoten* anzunehmen.

Tabelle 3.8. Differentialdiagnose spindelzelliger Tumoren in der Harnblase mit Hilfe immunhistochemischer Befunde

1. Plattenepithelkarzinom mit pseudosarkomatösem Stroma, das reaktive Fibroblasten enthält:
   CK+ Vim–
2. Sarkomatoide Plattenepithelkarzinome, in denen die Zellen, wenn auch verlängert und schmal, ihre epidermoiden Eigenschaften behalten:
   CK+/(–) ViM–/(+)
3. Sarkomatoides Transitionalzellkarzinom:
   EMA+
4. Karzinosarkom:
   CK+ ViM+ DES+/– Myg+/–
5. Mesodermaler Mischtumor:
   Variables immunhistoch. Expressionsmuster abhängig von Tumorkomponenten
6. Leiomyosarkom:
   Vim+ Act+ Des+/(–) Myg– S 100–
7. Fibrosarkom:
   Vim+ CK– S 100– CD 68–
8. Malignes fibröses Histiocytom:
   Vim+ CD 68+ AAC+/(–) Des– Myg–
9. Malignes Schwannom vor allem bei Morbus Recklinghausen:
   Vim+ S 100+ CK–
10. Rhabdomyosarkom:
    Vim+ Des+ Act+ Myg+/(–) S 100– NSE–
11. Inflammatorischer Pseudotumor und postoperativer Spindelzellknoten der ableitenden Harnwege (Synonyma: Postoperativer Spindelzelltumor, inflammatorischer Pseudotumor, pseudosarkomatöser fibromyxoider Tumor):
    CK+/– Vim+/– Actin+/– EMA–

+	= in der Regel positiv
+/(–)	= in der Mehrzahl positiv
+/–	= teils positiv, teils negativ
–/(+)	= in der Mehrzahl negativ
–	= in der Regel negativ

Zu warnen ist jedoch vor einer *weitergehenden Diagnose an kleinen Biopsien*, da gleichartige, oft sehr umfangreiche Prozesse auch *um invasive Urothelkarzinome* oder um ihre *Fernmetastasen*, z. B. in der Subkutis des Ellenbogens[83], oder um maligne mesenchymale Tumoren, vor allem myxoide Leiomyosarkome, auftreten können.

In *Einzelfällen*, in denen trotz Ausschöpfens aller differentialdiagnostischer Möglichkeiten ein maligner mesenchymaler Tumor nicht sicher ausgeschlossen werden kann, wird eine *Blasenteilresektion* empfohlen.

Adenomatoide Metaplasie

Synonyme: Adenomatöse Metaplasie, nephrogene Metaplasie, tubuläre Metaplasie, Adenose, nephrogenes Adenom

Diese zwischen dem 3. und 83. Lebensjahr in über 300 Fällen beschriebene tumorartige Veränderung tritt überwiegend bei Männern (60–80%), im Kindesalter meist bei Mädchen auf[76].

Zunächst als Hamartom fehlgedeutet[30] und dann als nephrogenes Adenom bezeichnet[39], wird heute eine *Metaplasie des Urothels* angenommen, die vor allem *nach Traumen, Operationen* (z. B. Nierentransplantationen), rezidivierenden *Harnwegsentzündungen*, wiederholten *mechanischen Läsionen* (z. B. durch Katheter) bei Steinleiden, interstitieller Zystitis oder nach *intravesikaler BCG-Therapie* entsteht[41,139,151].

Makroskopisch finden sich vorwiegend in der Harnblase, selten im Nierenbecken meist 0,1–0,5 cm, vereinzelt bis 7 cm, große, *sessile, blumenkohlartige* oder

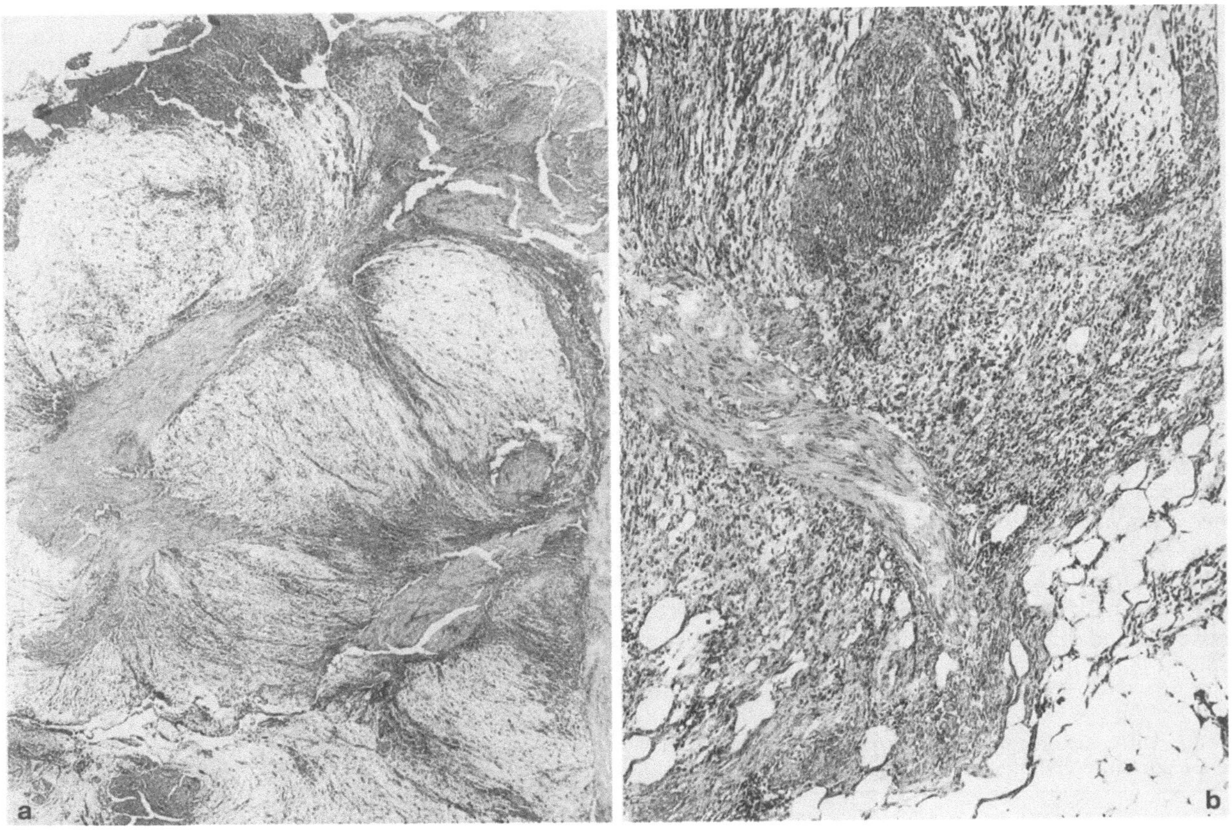

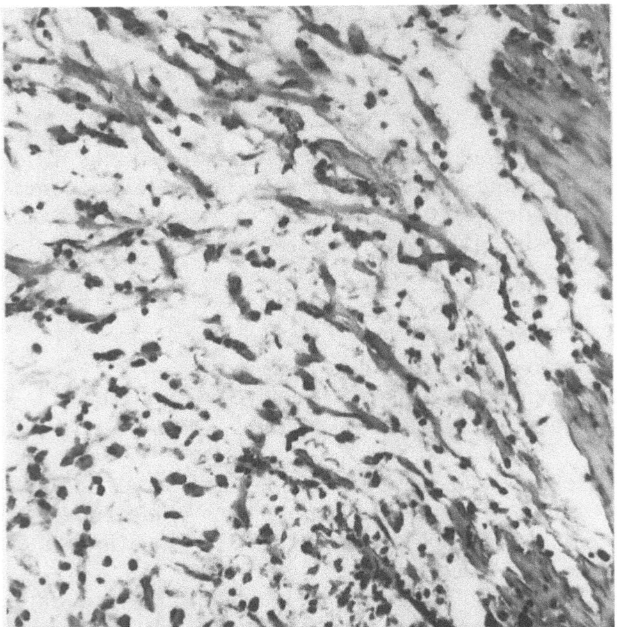

Abb. 3.20. a Inflammatorischer Pseudotumor der Harnblase eines 62jährigen, der ohne vorausgehende Traumen mit Makrohämaturie stationär aufgenommen wurde. Tumorartige Spindelzellproliferationen mit starkem Stromaödem, die gesamte Blasenwand durchsetzend. HE, 10:1. **b** Zellreicheres spindelzelliges tumorartiges Gewebe durchsetzt die Muskularis und infiltriert das angrenzende Fettgewebe. Gleicher Fall wie **a** und **c**, anderer Bereich des Prozesses. HE, 70:1. **c** Das myxomatös erscheinende tumorartige Gewebe infiltriert die Muskularis am *rechten Bildrand*. Ausschnitt von **a**. HE, 240:1

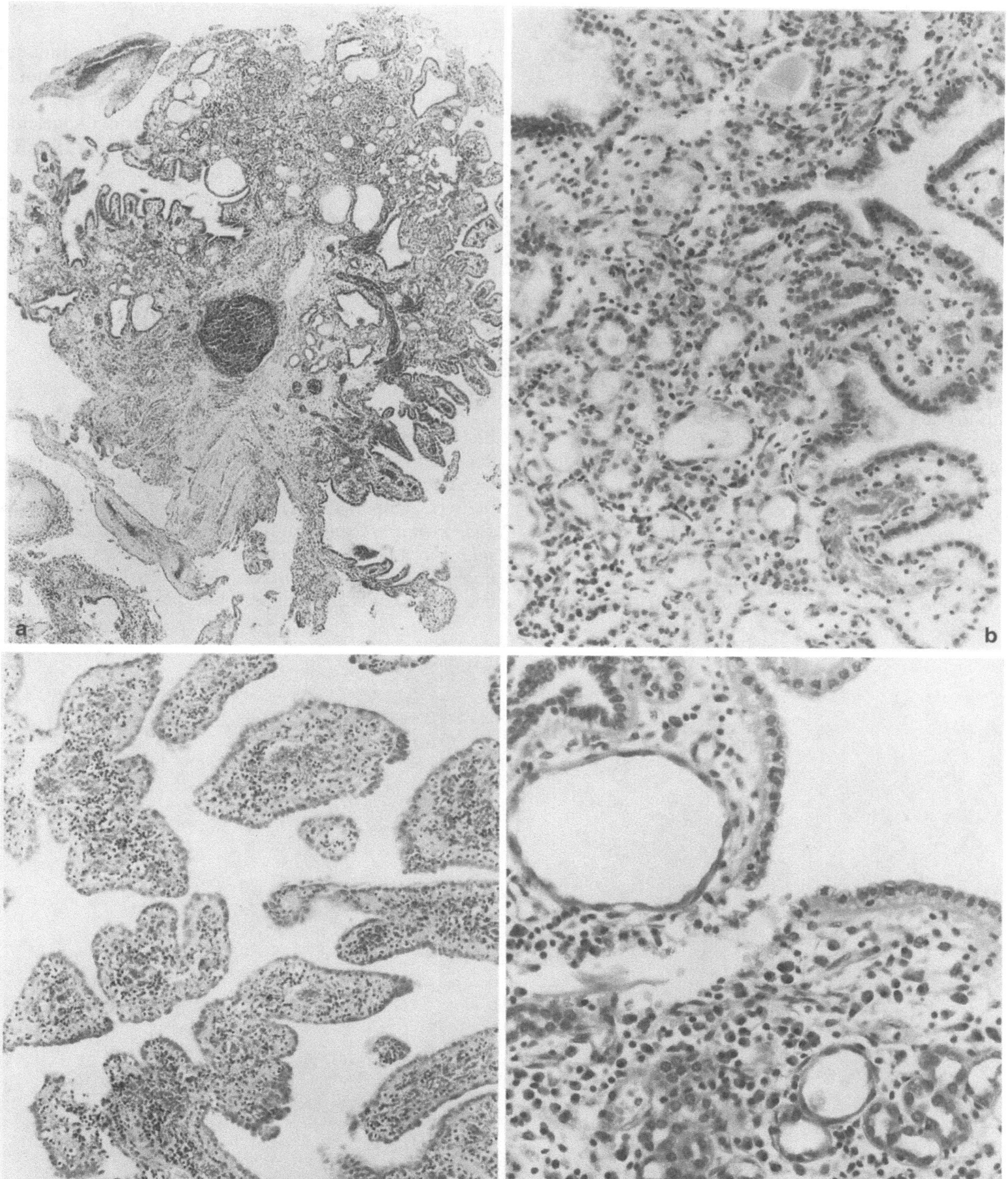

Abb. 3.21 a – d. Adenomatoide (nephrogene) Metaplasien. **a** Polypös-papilläre Variante, klinisch als papilläres Karzinom fehlgedeutet. Harnblase einer 42jährigen Frau. HE, 31 : 1. **b** Ausschnitt von **a**. Gleichförmiges kubisches bis zylindrisches Oberflächenepithel, dichtstehende drüsige Strukturen, von kubischem Epithel ausgekleidet. HE, 192 : 1. **c** Papilläre Variante mit kubischem bedeckendem Epithel und lymphoplasmazellulären Infiltraten im Stroma. HE, 95 : 1. **d** Drüsige Strukturen unterschiedliche Größe mit stärker eosinophilem Zytoplasma täuschen ein invasives Tumorwachstum vor. Kleine Blase eines 40jährigen Mannes. HE, 140 : 1

papilläre (Abb. 3.21 a), in etwa 20% der Fälle auch *flache, solitäre* oder *multiple*, gelegentlich *rasenartig* angeordnete Schleimhautveränderungen, die zystoskopisch fast immer als Cystitis cystica oder papilläre Transitionalzellkarzinome fehlgedeutet werden.

Mikroskopisch werden die plump, polypösen papillären Strukturen von einem *einreihigen, gutdifferenzierten, kubischen Epithel* mit eosinophilem Zytoplasma und zentral angeordneten, gleichförmigen Kernen bedeckt (Abb. 3.21 c–d). In der Lamina propria sind, oft mit dem Oberflächenepithel in Verbindung stehend, *tubuläre*, von einer Basalmembran begrenzte *Strukturen* mit gleichartigem Epithel vorhanden, die *an Tubulusepithelien der Niere erinnern*, im Lumen *PAS-positives Sekret* enthalten, ein invasives Wachstum und ein G1-Adenokarzinom vortäuschen können. Das Stroma ist durchsetzt von *lymphoplasmazellulären Infiltraten*, Granulozyten und proliferierenden Blutgefäßen.

Histochemisch reagieren die Zellen negativ auf Tamm-Horsfall-Protein und enthalten, wie embryonale Tubuli, PNA-Rezeptoren für Galactose β-(1-3)-N-Galactosamin [32].

Elektronenmikroskopisch fehlt die für Urothel typische asymmetrische Plasmamembran an den Zelloberflächen [137]. Die unscharfe Begrenzung und das scheinbar invasive Wachstum der tubulären Strukturen können zur *Fehldeutung eines mesonephroiden Adenokarzinoms* führen.

In 20–60% der Fälle ist innerhalb von 6 Jahren mit *Rezidiven* zu rechnen [41,76]. Die Frage, ob es sich um einen präneoplastischen Prozeß handelt, wird kontrovers diskutiert [72], von der Mehrzahl der Autoren abgelehnt.

Vier Fälle von Adenokarzinomen, die bei diesen Läsionen auftraten, werden als koinzidente Karzinome gedeutet, eine *maligne Entartung* einer adenomatösen Metaplasie wurde vereinzelt erwogen, konnte bisher jedoch *nicht bewiesen* werden [137]. Da *mesonephroide Adenokarzinome* in kleinen Biopsien jedoch *ähnlich aussehen* können, sind in Zweifelsfällen *tiefe Biopsien* zu empfehlen.

Condyloma acuminatum

Bis 1992 wurden 18 Fälle (11 Frauen und 9 Männer) in der Blase beschrieben. Meist mit entsprechenden Veränderungen an den äußeren Genitalien und der Vulva assoziiert, dehnen sie sich von der Urethra auf die Blase aus, *primäre* Condylomata acuminata der Blase sind *sehr selten* [3]. Die vorwiegend im *Trigonum* und *Blasenhals* lokalisierten papillären Gebilde (Abb. 3.22 a) können zystoskopisch mit einem papillären Karzinom oder

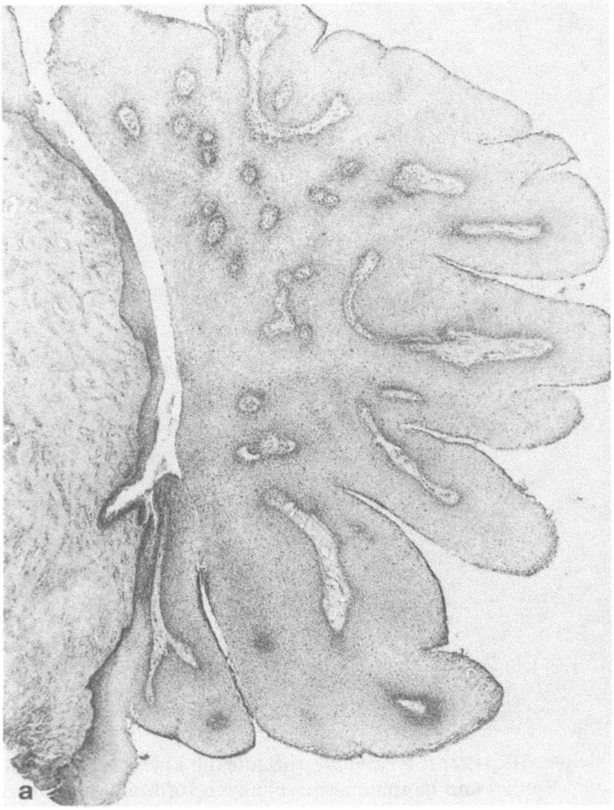

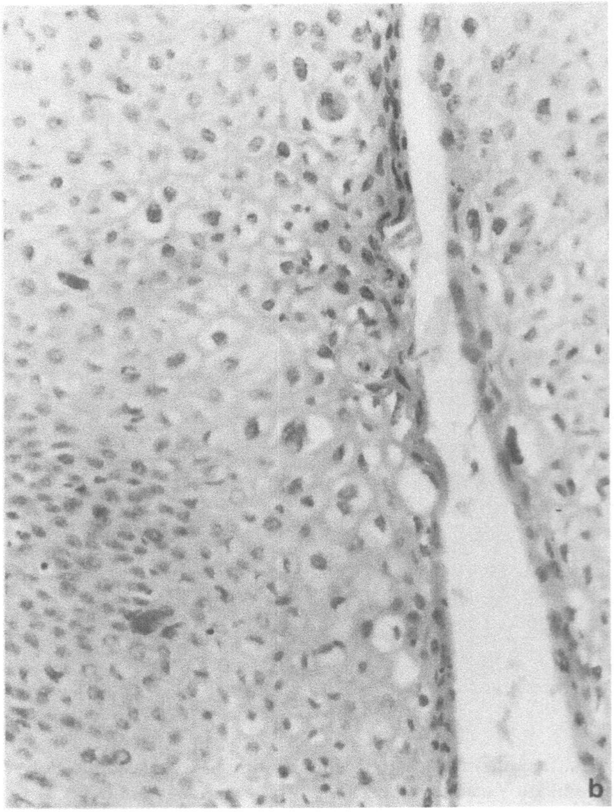

Abb. 3.22. a Condyloma accuminatum in der Urethra eines 9jährigen Mädchens. **b** Ausschnitt von **a**: Ausgeprägte koilozytäre Dysplasie des bedeckenden Plattenepithels. HE, 88 : 1

histologisch mit einem Plattenepithelpapillom verwechselt werden. *Koilozytäre Dysplasien* (Abb. 3.22b) und *HPV-Virusnachweise* durch In-situ-Hybridisierungen tragen zur diagnostischen Klärung bei[4]. In Kondylomen der Blase wurden bisher positive Reaktionen auf HPV6 und 11, dagegen nicht auf 16 und 18 gefunden[3].

Endometriose

Vor der Menopause haben 10–20% der Frauen eine Endometriose verschiedenster Lokalisation. *Harnblase und/oder Ureter sind in 1–11% beteiligt.* Nach Östrogentherapie wurden auch bei 3 *Männern* Endometrioseherde in der Harnblase beobachtet[4]. Die Häufigkeitsverteilung zwischen Niere (mit Nierenbecken), Ureter und Harnblase beträgt 1:3:25.

Makroskopisch finden sich kleine, grau-weißliche, bei Blutungen braun-rötliche Knoten oder Zysten, die in allen Wandschichten auftreten können.

Mikroskopisch sind endometriumartige Drüsen mit umgebendem zytogenem Stroma nachweisbar (Abb. 3.23), die von unterschiedlich alten Blutungen mit Siderinablagerungen durchsetzt sein können.

Neben *Mikro- oder Makrohämaturien* kann es bei größeren zystischen Endometrioseherden im Ureter zu Harnabflußstörungen kommen.

Endozervikose

Eine bisher nur in 7 Fällen in der Harnblase beschriebene, aber wahrscheinlich häufigere benigne tumorartige Veränderung, die bei *Frauen* zwischen dem 31. und 44. Lebensjahr auftritt und aus Abkömmlingen des Müller-Systems, z.T. dem pelvinen Peritoneum, hervorgeht[27]. Der Befund entspricht dem *„muzinösen Analogon" der Endometriose.*

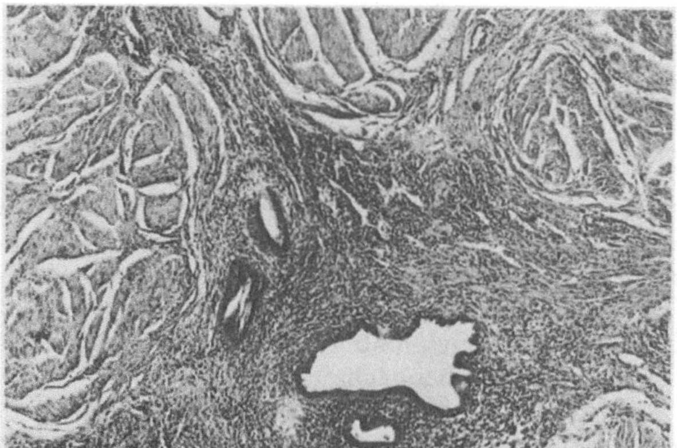

Abb. 3.23. Endometrioseherd in mittleren Abschnitten der Harnblasenmuskulatur einer 40jährigen Frau. HE, 42:1

Makroskopisch finden sich 2–5 cm große, tumorartige, *knotenförmige Veränderungen* in der *Blasenhinterwand* oder dem *dorsalen Blasendach.*

Mikroskopisch ist vor allem die Muskularis der Blasenwand durchsetzt von teilweise zystisch erweiterten, gut ausdifferenzierten *Drüsen vom endozervikalen Typ* (Abb. 3.24a, b). Dazwischen können *zilientragende Zylinderepithelien* (wie in der Tube) oder *endometrioide Drüsenanteile* liegen. Drüsenrupturen führen zum *Schleimaustritt*, vereinzelt finden sich *leichte Zellatypien* und selten *Mitosen.* Das darüberliegende Blasenepithel ist weitgehend unauffällig oder enthält gleichartige Zylinderepitheleinschlüsse.

Fälschlicherweise wurden zunächst 3 von 6 Fällen als Adenokarzinominfiltrate eingestuft. Der Befund kann auch *als Urachusrudiment fehlgedeutet* werden. Nach lokaler Resektion (Blasenteilresektion) haben Verlaufsstudien von 1,5–14 Jahren *keine Komplikationen* ergeben.

Eosinophiles Granulom (SNOMED M-44050)

Vorwiegend bei Kindern und Jugendlichen auftretende Granulome in der Harnblase, die oft mit allergischen Reaktionen wie Asthma bronchiale einhergehen und von einer Vermehrung eosinophiler Granulozyten im Blut begleitet werden können.

Makroskopisch bilden sich nicht selten tumorförmige Massen, die *einzeln* oder *multipel* vorkommen können und differentialdiagnostisch bei jüngeren Patienten von einem Sarcoma botryoides der Blase abgegrenzt werden müssen.

Mikroskopisch ist das Nebeneinander dichter Infiltrate aus *eosinophilen Granulozyten* und *Histiozyten* charakteristisch. Daneben können Züge und Bündel *proliferierender Fibroblasten* auftreten. Größenunterschiede der Histiozyten und Polymorphien sowie Pyknosen der Kerne können ein *beunruhigendes Bild* verursachen, gelegentlich finden sich *Charcot-Leyden-Kristalle.*

Es handelt sich um eine *selbstheilende Erkrankung*, die keiner chirurgischen Behandlung bedarf.

Plasmazellgranulom (SNOMED M-43060)

Die vor allem in den Lungen beschriebene tumorartige Läsion kann vereinzelt auch im *Nierenbecken* (2 Fälle) oder der *Harnblase* (1 Fall) auftreten und einen exophytisch wachsenden Tumor vortäuschen.

Die *Ätiopathogenese* ist *unbekannt.*

Der in der Blase beschriebene Fall bei einem 47jährigen bildete einen 9 cm großen Knoten, der überwiegend aus reifen, polyklonalen Plasmazellen (positiv

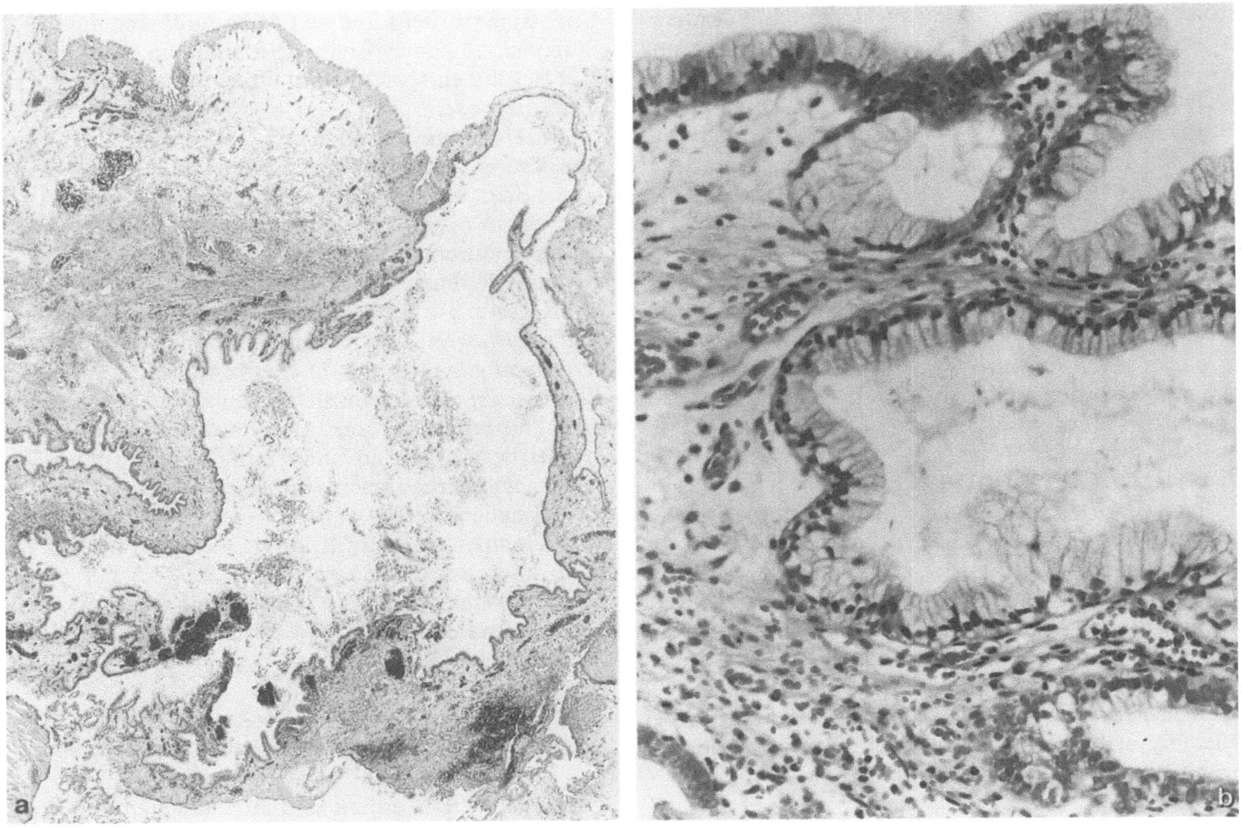

Abb. 3.24 a, b. Endozervikose in der Harnblasenwand einer 34jährigen Frau. **a** Zystisch erweiterte drüsige Strukturen mit schleimigem Inhalt. Am *oberen Bildrand* ortsständiges Urothel. HE, 18,5 : 1. **b** Ausschnitt von **a**: Drüsige Strukturen vom Typ der Zervixdrüsen. HE, 88 : 1

auf IgA, IgG und IgM), wenigen Histiozyten und Lymphozyten bestand. Der Gehalt an fibrösem Gewebe kann unterschiedlich sein, bei großer Zahl an spindelzelligen Elementen darf diese Läsion nicht mit einem Sarkom verwechselt werden[4].

Pneumatose

Ein in der Blase extrem seltener Befund mit gleicher Morphologie und wahrscheinlich analoger Ätiopathogenese wie im Darm (▷ Band 2, S. 628). Gasgefüllte zystenartige Hohlräume werden von Makrophagen und mehrkernigen Riesenzellen begrenzt.

Amyloidose

Außer relativ häufigen Beteiligungen der ableitenden Harnwege an systemischen Amyloidosen können selten *primäre lokalisierte Amyloidosen* solitäre oder multiple *tumorartige Knoten* in der Harnblase bilden (bis 1992 72 Fälle, weitere 11 im Nierenbecken und 34 im Ureter[4]), die von *mehrkernigen Riesenzellen umgeben werden können und interessanterweise oft vom Lambda-Typ sind. Harnblasenkarzinome* und eine Amyloidose treten vereinzelt gleichzeitig in einer Blase auf, mitunter werden Amyloidablagerungen im Stiel eines papillären Tumors beobachtet[2].

Klinisches Leitsymptom ist in der Regel eine *Mikrohämaturie*, nach Zystoskopien und Biopsien kann es jedoch zu dramatischen *massiven Blutungen* kommen.

Urethra

Alle in den ableitenden Harnwegen beschriebenen Erkrankungen können auch in der Urethra vorkommen. Auf Grund ihrer geschlechtsspezifischen Topographie nimmt sie jedoch eine *Sonderstellung* ein. Die dafür charakteristischen Veränderungen werden in diesem Kapitel aufgeführt.

Anatomisch-physiologische Vorbemerkungen

Die beim *Mann* etwa 23 cm lange Urethra wird grob in eine *Pars prostatica*, eine *Pars membranacea* im Bereich des Beckenbodens und eine *Pars cavernosa* unterteilt.

Klinisch werden eine *proximale (posteriore)* und *distale (anteriore)* Urethra unterschieden. Die *proximale Urethra* beginnt am Orificium urethrae internum und verläuft als membranöse Urethra durch den Beckenboden. Hier münden die Prostatagänge und an der Hinterwand auf dem Utriculus die beiden Ductus ejaculatorii. Die *distale (anteriore) Urethra* wird nochmals in die proximale *bulböse* Urethra und die distale *penile* Urethra unterteilt, die in die Fossa navicularis unmittelbar vor dem Orificium urethrae externum (Meatus) übergeht. In die bulböse Urethra münden die schleimsezernierenden bulbourethralen oder *Cowper-Drüsen*, an der lateralen Seite der anterioren penilen Urethra die ebenfalls schleimsezernierenden Littre-Drüsen. Die proximale Urethra ist meist von Urothel, die distale von Plattenepithel ausgekleidet.

In der kurzen *Urethra der Frauen* wird der proximale Anteil teils von Urothel, teils von nicht verhornendem Plattenepithel, der distale stets von nicht verhornendem Plattenepithel ausgekleidet. Vorwiegend im distalen Bereich finden sich *periurethrale Drüsen (Skene-Drüsen)*, die histologisch den Littre-Drüsen des Mannes entsprechen und in denen einige Zellen *positiv auf PSA* reagieren können[4].

Die Transitionalzellen der normalen Urethra sind kompakter und haben ein dunkleres Zytoplasma als in der Harnblase, die Kerne erscheinen größer mit etwas groberem Chromatingerüst. *Dieser Normalbefund darf nicht als leichte Dysplasie fehlgedeutet werden.*

Fehlbildungen der Urethra

(▷ Tabelle 3.9)

Divertikel

Neben seltenen *kongenitalen* Divertikeln vor allem der posterioren Urethra (Tabelle 3.9) finden sich *erworbene* Divertikel, die bei *Männern* nach *häufigem Katheterisieren* durch sekundäre *Epithelisierungen periurethraler Abszesse* entstehen. Bei Frauen werden die meisten Divertikel im Alter von 20–60 Jahren gefunden und sind *Traumafolgen* z. B. nach *Urethrarissen*, oder sie entstehen nach *Entzündungen periurethraler Drüsen.*

Traumatische Schäden

Rupturen, die schwersten Traumafolgen, sind *selten.* Unter insgesamt 41 Urethrarupturen innerhalb von 10 Jahren am Parkland Memorial Hospital (USA) waren 15 durch iatrogene Manipulationen, meist durch Katheter oder endoskopische Eingriffe, 14 durch Unfälle mit Motorfahrzeugen, 10 durch Schußverletzungen, 9 durch Sattelverletzungen oder direkte perineale Traumen, je 2 beim Geschlechtsverkehr und Selbstmanipulationen und je 1 durch Messerstiche und Biß durch einen Menschen entstanden[6].

Komplette Rupturen erfordern ein anderes klinisches Vorgehen als *inkomplette.*

Etwa 1/3 der Rupturen lagen oberhalb des Diaphragma urogenitale, meist in Folge extremer Krafteinwirkungen.

Rupturen oberhalb des Diaphragma urogenitale führen meist nur zum Blut- und Urinaustritt in den perinealen Faszienbereich. Bei intakter Buck-Faszie breiten sich beim Mann Blut und Urin zwischen Tunica albuginea und Corpora spongiosa aus, führen zur Schwellung und Verfärbung des Penis. Iatrogene Läsionen entstehen bevorzugt im Meatus, der Bulbusregion und der Pars membranacea.

Die entsprechenden Regionen sind geschwollen, rötlich verfärbt, aus der Urethra kann es zu Blutungen kommen. Die Läsionen müssen in der Regel operativ versorgt werden. Bei *Knaben* führen vor allem *„Satteltraumen" auf Fahrrädern*, bei *Erwachsenen Autounfälle mit Beckenfrakturen* zu *Strikturen.*

Metaplastische Veränderungen

Sie entsprechen denen in anderen Bereichen der ableitenden Harnwege (▷ S. 223).

Tabelle 3.9. Fehlbildungen der Urethra

Fehlbildung	Epidemiologie	Ätiologie, Pathogenese	Morphologie	Komplikationen
Form- und Lageanomalien				
Hypospadie 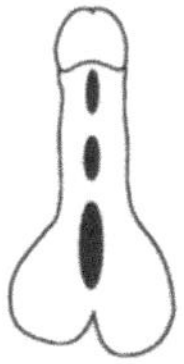	1:300 lebendgeborene Knaben, familiäre Häufung bekannt 14% der Brüder betroffen	Vorzeitiger, umschriebener Verschluß der fetal zunächst nach unten offenen Urethralrinne Mit gestörter Androgenproduktion der fetalen Hoden assoziiert. Bei 20% genetische Komponente.	Bei ♂ dystope Mündung der Urethra an der Unterseite des Penis. Je nach Lokalisation unterschieden: *Glanduläre* H. im Glansbereich, *penile* H., *skrotale* H., perianale H. (80% distal der Penis-Skrotum Grenze) Bei ♀ Mündung in die Vagina	Da oft zusätzlich Meatusstenose → Harnstauung.
Epispadie 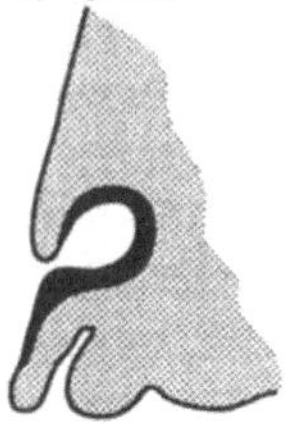	1:100000 Hospitalaufnahmen ♂ : ♀ = 5:1	Störung der ventralen Kloakenmembran, analog der Blasenexstrophie.	Dystope Urethralmündung auf dem Dorsum penis oder clitoridis. Penis meist verkürzt oder gekrümmt. 3 Formen: *Glanduläre* E. im Glansbereich, *penopubische* E. (ist häufigste Form, s. Skizze li.); bei ♀ *subsymphysäre* E.	Penopubische E. stets mit Inkontinenz.
Kongenitale Urethralstenosen	Selten, meist ♂, abzugrenzen von der häufigen meist erworbenen Urethralstriktur.	Zu starker Schluß der Urethralrinne, bei Bauchdecken-Aplasie-Syndrom fast regelmäßig. (Mehrzahl der Stenosen im distalen Bereich bei ♂ sind traumatisch bedingt).	Stenose in der proximalen Pars membranacea urethrae, wahrscheinlich identisch mit der Urethralmembran Typ III nach Duckett.	Balkenblase, Hydroureteronephrose, kindliche Harnwegsinfekte, oft mit Nierendysplasie.
Urethralatresie	Selten, meist ♂	Lumenbildung aus Urethralrinne bleibt aus. Kombiniert mit Turner-Syndrom, Meckel-Syndrom, Trisomie 13, Gastrointestinalatresie, u.a. Sekundär Folge einer Nierenentwicklungsstörung mit entsprechenden Ausscheidungsstörungen.	Meist einige mm starke Membran im Bereich des Meatus externus bei ♂, seltener proximaler Verschluß mit längerem strangförmigem Gebilde.	
Megalourethra	Selten, besonders bei Bauchdecken-Aplasie-Syndrom	Defekt des Corpus spongiosum (*skaphoide* M.) oder der Corpora cavernosa (*fusiforme* M.) infolge fehlerhafter Mesodermentwicklung in der Urethralfalte.	Vergrößerter, schlaffer, faltiger Penis bei der Geburt. Bootförmige (skaphoide M.) oder spindelförmige (fusiforme M.) Erweiterung der Urethra bei Miktion.	Hydronephrose, dysplastische Nieren, vesikoureteraler Reflux, Kryptorchismus

Posteriore Urethralklappen 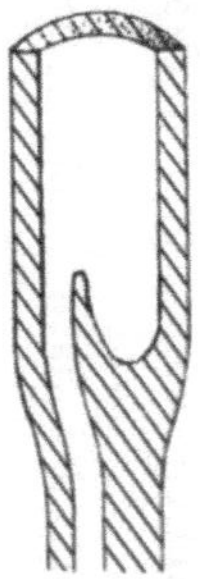	Häufigste Ursache der Blasenausflußstörungen bei Knaben, auch bei Erwachsenen nchweisbar.	Abnorme Lokalisation und inkomplette Rückbildung distaler Anteile der Wolff-Gänge. Andere können durch inkomplette Rückbildung der Urogenitalmembran entstehen. Gelegentlich bei Zwillingen. Wahrscheinlich multifaktorielle Genese.	Schleimhautfalten unterhalb oder in Höhe des Colliculus seminalis. Abzugrenzen von seltenen Formen kongenitaler Obstruktionen wie Fibroelastose des Blasenhalses (= Morbus Bodian), myogener Blasenhalshypertrophie (= M. Marion).	Ballonartige Dilatation der proximalen Urethra während der Miktion, Balkenblase, Hydroureteronephrose und Harnwegsinfektionen vor allem im frühen Kindesalter. Bis zu 60% weisen Reflux auf.
Kongenitale Urethralmembran	Selten, nur ♂	Persistenz der Kloakenmembran in diesem Bereich	Transversale obstruierende Membran distal des Colliculus seminalis.	Wie Urethralklappen
Urethra-Divertikel, Divertikel der anterioren Urethra („anteriore Urethralklappen") 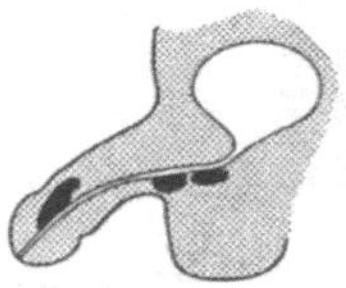	Relativ selten bei ♂, gelegentlich mit Bauchdecken-Aplasie-Syndrom kombiniert. Bei ♀ bis zu 3%[4]	Unzureichender Verschluß der Urethralfalten und folgende Fehlentwicklung der Corpora cavernosa.	Meist ventral, sackförmig, oval im proximalen Teil der Urethra; nur in der Glans penis gelegene Form („*Lacuna magna*") dorsal. Von Epithel ausgekleidet mit dünner fibrosierter Wand. Bei ♀ bevorzugt dorsolaterale Wand der mittleren Urethra	Harnabflußstörung infolge Ventilfunktion mit Kompression des Urethrallumens durch das gefüllte Divertikel bei Miktion. Steinbildungen, Infektionen, Sepsis, bis 1989 77 Karzinome: 61% Adenokarzinome, 23% Transitionalzellkarzinome, 16% Plattenepithelkarzinome[4]
Andere Divertikel	Selten.	Sehr unterschiedlich und unklar.	Divertikel mit engem Halsbereich („narrow necked diverticula") im Bulbus urethrae, entzündlich bedingte D. bei Dauerkatheterträgern und erworbene D. durch unvollkommene Exstirpation rektourethraler Fisteln.	
Kongenitale Zysten	Selten.	Hervorgehend aus Urethralwandausstülpungen, Cowper- oder Littrè-Drüsen, aus Utriculus seminalis oder Ductus ejaculatorius.	Zysten von Urothel oder Plattenepithel ausgekleidet, meist im Bereich des Colliculus seminalis.	Harnstauung mit Hydroureteronephrose im Kindesalter. Steinbildung.
Hypertrophie des Colliculus seminalis	7% der Kinder mit Hydronephrosen	Ungeklärt	Colliculus seminalis wölbt sich stärker in Urethrallumen vor. Drüsengänge und/oder Bindegewebe des Colliculus seminalis vermehrt.	Balkenblase, Hydroureteronephrose.

Nephrogene (adenomatoide) Metaplasien des Urethralurothels erscheinen klinisch oft als *Polypen* oder werden *als papilläre Tumoren fehlgedeutet.*

Die bis 1989 publizierten 27 Fälle traten meist bei Männern (11–48 Jahre) auf. Neun wurden in *Urethradivertikeln* bei Frauen gefunden, einmal in Kombination mit einem Klarzellenadenokarzinom der Harnröhre[4].

Entzündungen

Die Inzidenz der *Gonorrhö* nimmt seit zwei Jahrzehnten in den Staaten der nordwestlichen Hemisphäre wieder zu, geht nicht immer mit dem gelblichen Ausfluß einher, sondern kann auch asymptomatisch verlaufen und zur Urethralstenose führen. Die Urethra ist häufigster primärer Infektionsort beim Mann.

Ebenfalls zunehmend häufiger werden Urethritiden durch *Chlamydien, Staphylokokken* und *Mykoplasmen* verursacht.

Etwa 1,9% der Nierentuberkulosen führen zu einer *Urethritis tuberculosa,* vor allem im bulbomembranösen Teil[4]. Strikturen, Dilatationen oder seltene urokutane Fisteln sind charakteristische Komplikationen.

Tumorartige Läsionen

Polypoide Urethritis

Auch als *inflammatorischer Polyp* oder *papilläre Urethritis* bezeichnet, entspricht dieser Befund dem der Harnblase, wird meist bei *Dauerkatheterträgern* beobachtet.

Caruncula

Folge entzündlicher Prozesse, die *so gut wie nur bei Frauen* und überwiegend *postmenopausal* auftreten, asymptomatisch sind oder mit Schmerzen und Blutungen einhergehen. *Pathogenetisch* werden Traumafolgen, der Prolaps einer atrophischen Schleimhaut oder Infektionen mit anschließender Entzündung diskutiert[1,4].

Makroskopisch handelt es sich um rosa oder rote, fleischartige, sessile oder gestielte, *polypoide Gebilde* an der posterioren oder lateralen Seite des *äußeren Meatus urethrae.*

Mikroskopisch werden papillomatöse, angiomatöse oder teleangiektatische und granulomatöse sowie muzinöse Varianten beschrieben.

- Beim *papillomatösen Typ* erstrecken sich von der plumpen Oberfläche mit Urothel oder Plattenepithel ausgekleidete krypten- oder lakunenartige Spalten in das ödematöse Stroma. Das bedeckende Epithel und im Stroma gelegene Drüsen können hyperplastisch sein.
- Beim *angiomatösen Typ* stehen zahlreiche z. T. angiomartige, proliferierende, kapilläre und kavernöse Blutgefäße und
- beim *granulomatösen Typ* ein unspezifisches Granulationsgewebe mit zahlreichen akuten und/oder chronischen Entzündungszellen im Vordergrund. Die Oberfläche kann erodiert oder ulzeriert sein.
- Die *muzinöse Caruncula,* die aus muzinösen Krypten besteht, ist eine Rarität[1].

Das bedeckende Epithel kann, wie auch in anderen Bereichen der Urethra, selten dysplastisch verändert sein, die Caruncula ist jedoch als solche nicht Vorläufer eines Tumors.

Malakoplakie

Bis 1992 4 Fälle in der Urethra ohne Blasenbeteiligung überwiegend bei Frauen in der 6. und 7. Lebensdekade beschrieben[64], können die *gelblich-grauen, plattenartigen, polypoiden* oder *karunkelartigen Läsionen* an Tumoren erinnern. Große Histiozyten mit den charakteristischen *Michaelis-Gutmann-Körpern* sind pathognomonisch (▷ S. 219 u. Abb. 3.8 u. 3.9c).

Condyloma acuminatum

Etwa 1/3 aller Urethraltumoren des Mannes sind Kondylome, deren auslösende Viren vorwiegend (*HPV 6, 11* und *18*) beim Sexualkontakt übertragen werden, primär auch bei Frauen meist im meatusnahen vorderen Drittel der Urethra entstehen, sich dann aber auf die gesamte Urethra und selten auf die Harnblase ausdehnen können. Die *Altersgipfel* liegen in der 2.–5. Dekade.

Die meist *exophytischen* epithelialen Veränderungen aus nicht verhornendem Plattenepithel mit *Akanthose* und *Papillomatose* dürfen nicht mit einem Plattenepithelpapillom oder einem verrukösen Karzinom verwechselt werden. Die typischen vakuolisierten Epithelien (*Koilozyten*), das plumpe Vorwachsen der Papillen gegen das Stroma, *Parakeratose* und *chronisch entzündliche Infiltrate* im subepithelialen Bindegewebe fehlen in der Regel beim Plattenepithelpapillom. Die Erreger können meist durch *In-situ-Hybridisierung* nachgewiesen werden.

Condylomata acuminata scheinen nicht Vorläufer eines Karzinoms zu sein[3].

Adenomatoide (nephrogene) Metaplasie

Kann klinisch einen papillären Tumor oder Polypen vortäuschen.

▷ „metaplastische Veränderungen" der Urethra S. 254.

Adenomatöser Polyp mit prostatischem Epithel

Es handelt sich um eine exophytische *villoglanduläre Proliferation* prostatischen Gewebes in die Lichtung der prostatischen Urethra, vor allem des *Utriculus prostaticus* oder der *Pars membranacea.* Bis 1989 wurden 198 Fälle bei *Männern* zwischen dem 13. und 65. Lebensjahr veröffentlicht. Alle Patienten gaben eine *Hämaturie oder Hämospermie* an[4].

Unterschiedliche Meinungen über die *Pathogenese* haben zu einer Vielzahl *synonymer* Begriff geführt, wie *ektopisches Prostatagewebe* in der Urethra, *benigner Polyp* aus Prostataepithel, *prostatische Caruncula, villöser Polyp* der Urethra, *adenomatöser Polyp* der prostatischen Urethra, *prostatischer Urethralpolyp* oder *papilläres Adenom* der prostatischen Urethra. Diskutiert werden vor allem eine *Ektopie von Prostatagewebe,* eine Metaplasie des Urothels oder weniger wahrscheinlich ein Prolaps prostatischer Gänge in die Urethrawand.

Mikroskopisch werden diese meist *villoglandulären Polypen* von typischem Prostataepithel bedeckt, oder gleichartige drüsige Strukturen wölben die Urethralscheimhaut vor. Sie reagieren *positiv auf PAP und PSA* und können *Corpora amylacea* enthalten.

Wie oft diese Läsionen nach Resektionen rezidivieren oder ob Malignome daraus hervorgehen können, ist bei den geringen Fallzahlen bisher nicht bekannt.

Fibroepithelialer Polyp (SNOMED M-76810)

Vor allem im Ureter und der Urethra, selten in der Harnblase vorkommend, ist die *Ätiologie* der Läsion unklar. *Pathogenetisch* wird der Polyp einerseits als *Spätfolge einer polypoiden Urethritis* gedeutet, die sich nicht rückgebildet hat und deren Stroma fibrosiert wurde, andererseits als *Hamartom* angesehen[4].

Bis 1992 wurden 69 fibroepitheliale Polypen in der Urethra beschrieben, meist als kongenitale Läsion angesehen, davon 67 in der posterioren Urethra *ausschließlich beim männlichen Geschlecht,* meist bei *Knaben* im Alter von 3–10 Jahren, 50% vor dem 5. und 82% vor dem 20. Lebensjahr entdeckt. Im *Ureter* werden dagegen 39% bei *Frauen* und nur 20% bei Patienten unter dem 20. Lebensjahr diagnostiziert.

Makroskopisch (Abb. 3.25) finden sich 1–2 cm große, glatt begrenzte, *längliche, polypoide Vorwölbungen* z.T. mit plumpen, fingerförmigen Strukturen.

Mikroskopisch wird der Polyp wie im Ureter und der Blase von einer *unauffälligen urothelialen Schleimhaut* bedeckt und enthält einen *fibrovaskulären Stromakern,* in dem bei einem Drittel der Fälle glatte Muskelzellen und Nervenfasern gefunden werden.

Nach der Resektion treten *keine Rezidive* auf, die klinische Bedeutung liegt in der *Abgrenzung von papillären Karzinomen* und in Harnabflußstörungen.

Endometriose

Vorwiegend im distalen Ureter und der Harnblase beobachtet, wurden bisher nur 2 Fälle in der weiblichen Urethra publiziert[4].

Amyloidose

Bis 1989 wurden 30 Fälle in der Urethra mit einer Ausnahme bei *Männern* zwischen dem 21. und 82. Lebensjahr, davon 50% in der 7. und 8. Dekade beschrieben, die wegen Hämaturie, Dysurie oder Obstruktionen in ärztliche Behandlung kamen und nicht selten in der Vorgeschichte eine Gonorrhö hatten[4].

Die Amyloidablagerungen verursachen *Indurationen der Urethralwand* oder auch der *Corpora cavernosa,* die klinisch ein Karzinom vortäuschen können.

Mikroskopisch finden sich die typischen, homogenen, eosinophilen Ablagerungen in der Submukosa, um die paraurethralen Drüsen und in Blutgefäßwänden (Abb. 3.26a, b).

Der *Verlauf* ist bei lokalisierten Läsionen nach Resektion *günstig.*

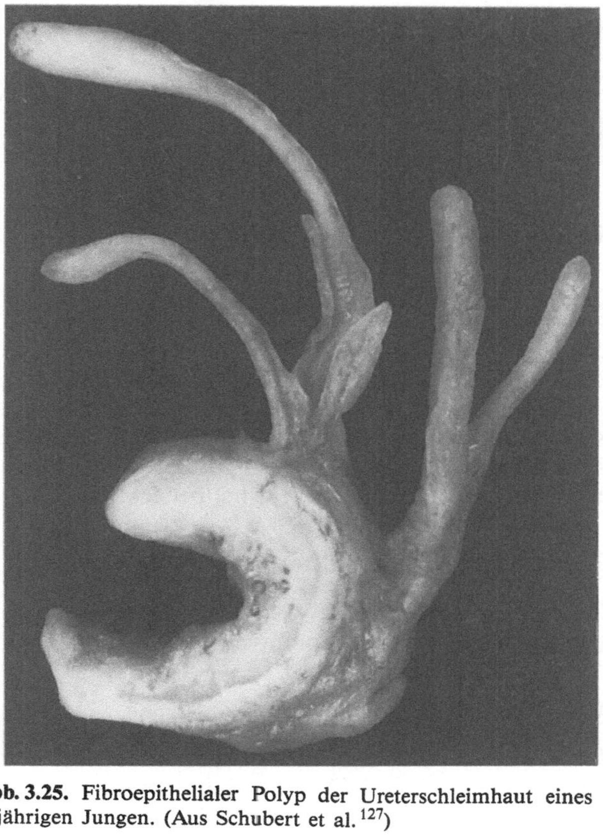

Abb. 3.25. Fibroepithelialer Polyp der Ureterschleimhaut eines 17jährigen Jungen. (Aus Schubert et al.[127])

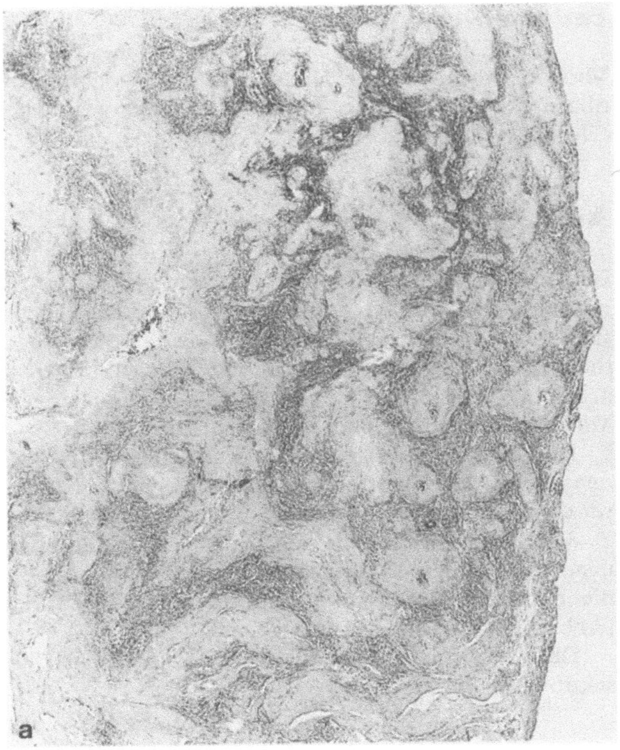

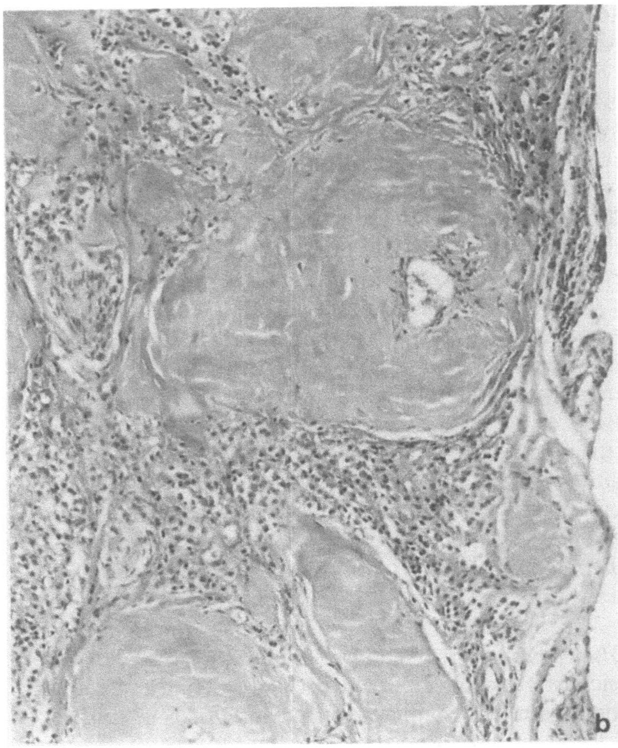

Abb. 3.26 a, b. Amyloidose im Bereich der penilen Urethra eines 29jährigen Mannes. **a** Massive, teilweise konfluierende Amyloidablagerungen in der Mukosa und Lamina propria. Typische positive Kongorot-Reaktion, HE, 20 : 1. **b** Ausschnitt von **a** mit vorwiegend in den Gefäßwänden und perivasal gelegenen hyalinen Amyloidablagerungen. HE, 94 : 1

Tumoren

Urethratumoren sind fast ausschließlich Karzinome, gutartige Tumoren sind Raritäten.

Gutartige epitheliale Tumoren

Plattenepithelpapillom (ICD-O M-8052/0)

Seltenes, bei beiden Geschlechtern vorwiegend in der distalen Urethra auftretendes *papilläres* Gebilde, das *an ein Condyloma acuminatum erinnert*, jedoch einen schmalen Bindegewebskern, meist keine entzündlichen Infiltrate enthält und von einem gut ausdifferenzierten, nicht verhornenden Plattenepithel bedeckt wird.

Transitionalzellpapillom (ICD-O M-8120/0)

Sehr selten, gleiches Bild wie in der Harnblase, in der proximalen Urethra vorkommend.

Invertiertes Papillom (ICD-O M-8053/0)

Bis 1989 wurden 10 Fälle ausschließlich bei Männern zwischen dem 25. und 79. Lebensjahr in der Urethra beschrieben, in keinem Fall mit einem Urothelkarzinom in anderen Bereichen der ableitenden Harnwege kombiniert oder – wie vereinzelt im Nierenbecken oder der Harnblase – maligne entartet (Morphologie ▷ S. 226).

Villöses Adenom (ICD-O M-8261/1)

Zwei Fälle dieses dem Dickdarmadenomen entsprechenden Tumortyps wurden bisher in der Urethra beschrieben. Die Abgrenzung von adenomatösen Polypen mit prostatischem Epithel ist durch die *negative PSA-Reaktion* möglich.

Übergänge in villöse Adenokarzinome können auftreten[3].

Bösartige, epitheliale Tumoren

Grundsätzlich kommen die gleichen Karzinome wie in der Harnblase vor, sie unterscheiden sich jedoch von diesen in folgenden Punkten: *geringere Inzidenz* und Prävalenz, häufiger bei Frauen, größerer Anteil *invasiver Karzinome von hohem Malignitätsgrad* und eher in *fortgeschrittenem Stadium* zum Zeitpunkt der Diagnose, höherer Anteil an *Plattenepithelkarzinomen* und *schlechtere Prognose* mit mittleren Überlebenszeiten von weniger als 2 Jahren[3].

Bis 1989 wurden etwa 1400 Fälle publiziert, von denen 72% bei *Frauen* auftraten. In abnehmender Häufigkeit handelt es sich um *Plattenepithel-, Urothel- und Adenokarzinome.* Diese 3 Typen stellen zusammen 98% aller Harnröhrenkarzinome.

Transitionalzellkarzinome treten vorwiegend in der proximalen, *Plattenepithelkarzinome* in der distalen und mittleren Urethra auf. 12% bis 22% der Patienten, bei denen eine Zystektomie wegen eines Blasenkarzinoms vorgenommen wurde, hatten gleichzeitig ein *Carcinoma in situ* der Urethra[4].

Karzinome der weiblichen Urethra

Der *Altersgipfel* liegt im 6.–7. Dezennium (29–88% Jahre). Wichtigste Symptome sind *Blutungen* aus der Urethra oder Dysurien, 1/3 der Frauen kommt mit Obstruktionen, 1–12% sind asymptomatisch[4].

Die weit überwiegende Mehrzahl der Karzinome ist an der *distalen Urethra* mit einem von außen erkennbaren Tumor lokalisiert oder nimmt bereits die gesamte Harnröhre ein. Von 707 in den Jahren 1952–1987 veröffentlichten Fällen wurden 48% als *Plattenepithel-* (ICD-O M-8070/3), je 15% als *Transitionalzell-* (ICD-O M-8120/3) und *Adeno-* (ICD-O M-8140/3), 2,3% als *undifferenzierte Karzinome* (ICD-O M-8020/3) eingestuft[4].

Die *5-Jahres-Überlebensraten* betragen 12–32%, bei distaler Lokalisation 14–40%, bei proximalen Karzinomen 0–17%. Nahezu 30% haben zum Zeitpunkt der Diagnose bereits *Metastasen* in den inguinalen Lymphknoten, Fernmetastasen entstehen im Verlauf der Erkrankung dagegen nur bei 14%. Die *Prognose* hängt vor allem von der Größe und Ausdehnung, weniger vom Zelltyp und Malignitätsgrad ab[4].

Karzinome der männlichen Urethra

Der *Altersgipfel* liegt ebenfalls im 6.–7. Dezennium (70–80% der Patienten), der jüngste Patient war 13 Jahre alt. Etwa 1/3 der Männer gibt *venerische Erkrankungen* in der Anamnese an, bei 20–40% ist ein Tumor meist in der bulbomembranösen Urethra tastbar, insgesamt werden 75% der Karzinome in der membranösen und penilen Urethra gefunden. *Blutiger* Urin und *Dysurie* sind die häufigsten Symptome.

Von insgesamt 450 veröffentlichten Fällen waren 78% *Plattenepithel-*, 15% *Transitionalzell-* und 7% *Adenokarzinome*, von denen einzelne von Cowper-Drüsen ausgegangen sein sollen[1].

Die *5-Jahres-Überlebensraten* liegen zwischen 5 und 39%, auch hier sind Lokalisation und Tumorgröße die entscheidenden prognostischen Faktoren.

Tumoren der distalen Urethra, die früher erkannt werden, haben *bessere Überlebensraten* (5-Jahres-Überlebensraten 30–67%). Fernmetastasen sind selten, der Tod tritt meist in Folge einer Sepsis nach lokalen Ulzerationen oder Fistelbildungen ein.

Ungewöhnliche Urethrakarzinome

Klarzellkarzinom (ICD-O M-8310/3)

Bis 1990 wurden 29 klarzellige Adenokarzinome, davon 17 bei Frauen im Alter zwischen 35–80 Jahren veröffentlicht, von denen 5 in Harnblasendivertikeln auftraten.

Die *Histogenese* ist *ungeklärt*. Eine Herkunft vom Müllergang wird im Gegensatz zu entsprechenden Karzinomen im Endometrium in der Cervix uteri und der Vagina für unwahrscheinlich, die Folge von *Metaplasien* oder *Entstehung aus periurethralen Drüsen* für *wahrscheinlicher* gehalten. Bei einer 80jährigen wurden PAP- und PSA-positive Reaktionen im Primärtumor und in Metastasen nachgewiesen[138].

Mikroskopisch sind teils weite, teils englumige Tubuli oder dicht liegende Drüsen von hellzelligen oder schuhnagelartigen („*hobnail*") Zellen ausgekleidet, bilden herdförmig *papilläre, plattenförmige* oder *tubuläre* Strukturen ohne signifikante Schleimproduktion und enthalten *Glykogen*.

Die *5-Jahres-Überlebensraten* liegen nach den bisherigen Erfahrungen unter 60%, Metastasen wurden in 15% der Fälle gefunden[3].

Kloakogenes Karzinom (ICD-O M-8124/3)

Bisher wurden nur 2 Fälle beschrieben, bei einem 77jährigen Mann und einer 66jährigen Frau. Im histologischen Bild entspricht der Tumor dem der Anorektalregion.

Andere seltene Karzinome

Adenosquamöse und *adenoid-zystische Karzinome* sowie *Karzinoide* wurden in Einzelfällen beschrieben[4].

Maligne Melanome (ICD-O M-8720/3)

Von insgesamt 99 bis 1988 publizierten primären malignen Melanomen in der Urethra traten 66 bei *Frauen* auf, 90% davon in der 6.–7. Dekade. Bevorzugte Lokalisation ist die *distale Urethra* (*Fossa navicularis* und *Meatus*), bei *Männern* wurden jedoch ca. 20% in der *proximalen Urethra* gefunden. *Dysurie* und *Hämaturie* führen die Patienten meist sehr spät zum Arzt.

Makroskopisch handelt es sich um blaue, schwarze, blau-schwarze oder braune Läsionen, die *mikroskopisch* mit epitheloiden oder spindelförmigen Tumorzellen dem üblichen Bild der Melanome entsprechen. Der Melaningehalt ist sehr unterschiedlich, *amelanotische Tumoren* wurden beschrieben[4].

Nach den bisherigen Angaben im Schrifttum überlebten nur drei Patienten 5 Jahre.

Nichtepitheliale Tumoren

Gutartige nichtepitheliale Tumoren

Hämangiom (ICD-O M-9120/0)

Von 21 bis 1987 veröffentlichten kavernösen oder kapillären Hämangiomen wurden 18 bei Männern mit einem Altersgipfel in der 2.–3. Dekade ohne Prädilektionsstellen in der Urethra beobachtet[3].

Leiomyom (ICD-O M-8890/0)

Bis 1988 wurden 33 Fälle ausschließlich bei *Frauen* beschrieben, von denen 90% zwischen dem 20. und 49. Lebensjahr (18–69 Jahre) auftraten, meist 2–4 cm, maximal 8 cm groß waren und zur Harnretention und/oder tumoröser Vorwölbung der Vaginalwand geführt hatten[4].

Granularzelltumor (ICD-O M-9580/0)

Bisher nur einmal in der Urethra beschrieben, treten eher in der Harnblase auf[4].

Bösartige mesenchymale Tumoren

Sarkome (ICD-O M-8800/3)

Sehr selten, bis 1952 wurden 23 Sarkome der Urethra zusammengestellt und als *Leiomyo-*, *Fibro-*, *Rhabdomyo-* und *unklassifizierte Sarkome* eingestuft[4].

Maligne Lymphome (ICD-O M-9590/3)

Ganz vereinzelt sind maligne Non-Hodgkin-Lymphome bei Frauen primär in der Urethra aufgetreten[1,4].

Paragangliom (ICD-O M-8680/3)

Unter dem Bild eines Urethralpolypen wurde ein Paragangliom der Urethra beschrieben[22].

Literatur

1.–6. Weiterführende Literatur (▷ S. 194)
7. Abenoza P, Manivel C, Fraley EE (1987) Primary adenocarcinoma of urinary bladder: Clinicopathologic study of 16 cases. Urology 29:9–14
8. Albores-Saavedra I, Manivel C, Essenfeld H et al. (1990) Pseudosarcomatous myofibroblastic proliferations in the urinary bladder. Cancer 66:1234–1241
9. Amin MB, Ro JY, Lee KM, Ordonez NG, Dinney CP, Gulley M, Ayala AG (1994) Lymphoepithelioma-like carcinoma of the urinary bladder. Am J Surg Pathol 18:466–473
10. Angulo JC, Lopez JI, Flores N (1994) Pseudosarcomatous myofibroblastic proliferation of the bladder: Report of 2 cases and literature review. J Urol 151:1008–1012
11. Anwar K, Nak A, Nakakuki K, Inuzuka M (1992) High frequency of human papilloma virus infection in carcinoma of the urinary bladder. Cancer 70:1967–1973
12. Asscher WA (1977) Diseases of the urinary system: Urinary tract infections. Br Med J 1:1332–1335
13. Bennington JL, Beckwith JB (1975) Tumors of the kidney renal pelvis and ureter. Atlas of tumor pathology. Armed Forces Institute of Pathology, Washington
14. Berkhoff WBC, Jöbsis AC, Bruijnes E, Dabhoiwala NF (1985) The inverted urothelial papilloma. Urol Int 40:93–96
15. Blomjous E, Schipper NW, Baak JPA et al. (1989) The value of morphometry and DNA flow cytometry in addition to classic prognosticators in superficial urinary bladder carcinoma. Am J Clin Pathol 91:243–248
16. Blute ML, Tsushima K, Farrow GM, Thernean TM, Lieber MM (1988) Transitional carcinoma of the renal pelvis: Nuclear deoxyribonucleic acid ploidy studied by flow cytometry. J Urol 140:944–949
17. Böcking A (1993) Die prognostische Bedeutung zytometrischer Methoden bei Tumoren der ableitenden Harnwege und der Prostata. Verh Dtsch Ges Pathol 77:161–168
18. Boring CC, Squires TS, Tong T (1993) Cancer statistics 1993. CA 43:7, zit nach Sandberg AA, Berger CS (1994) J Urol 151:545–560
19. Borland RN, Partin AW, Epstein JI, Brendler CB (1993) The use of nuclear morphometry in predicting recurrence of transitional cell carcinoma. J Urol 149:272–275
20. Brandes D, Katz RS (1989) Nonepithelial tumors of the ureters and urinary bladder. In: Hill GS (ed) Uropathology. Churchill Livingstone, New York Edinburgh London Melbourne, pp 861–872
21. Brunn A v (1893) Über drüsenähnliche Bildungen in der Schleimhaut des Nierenbeckens, des Ureters und der Harnblase beim Menschen. Arch Mikr Anat 41:294 (1893)
22. Bryant KR, Thompson IM, Ortiz R et al. (1983) Urethral paraganglioma presenting as a urethral polyp. J Urol 130:571
23. Bullock PS, Thoni DE, Murphy WM (1987) The significance of colonic mucosa (intestinal metaplasia) involving the urinary tract. Cancer 59:2086–2090
24. Chetsanga C, Malmström PU, Gyllensten U et al. (1992) Low incidence of human papillomavirus type 16 DNA in bladder tumor detected by the polymerase chain reaction. Cancer 69:1208–1211
25. Chiang PH, Huang MS, Tsai CJ et al. (1993) Transitional cell carcinoma of the renal pelvis and ureter in Taiwan. Cancer 71:3988–3992
26. Cintorino M, Vecchia MTD, Bugnoli M, Petracca R, Leoncini P (1988) Cytokeratin pattern in normal and pathological bladder urothelium: Immunhistochemical investigation using monoclonal antibodies. J Urol 139:428–432
27. Clement PB, Young RH (1992) Endocervicosis of the urinary bladder. Am J Surg Pathol 16:533–542
28. Cole P, Hoover R, Friedell GH (1973) Occupation and cancer of the lower urinary tract. Cancer 29:1250
29. Conolly JG, Gospodarowicz MK, Rawlings GA, Lopatin WB (1985) Bladder cancer in rubber workers. J Urol 133:303 A
30. Davis TA (1949) Hamartoma of the urinary bladder. Northwest Med 48:182–185
31. Dehner LP (1989) Pathology of the urinary bladder in children. In: Young RH (ed) Pathology of the urinary bladder. Churchill Livingstone, New York Edinburgh London Melbourne, pp 179–211
32. Devine P, Ucci AA, Krain H et al. (1984) Nephrogenic adenoma and embryonic kidney tubules share PNA receptor sites. Am J Clin Pathol 81:728–732
33. Droller MJ (1994) Editorial: Bladder cancer. J Urol 151: 47–48

34. Elsebai I (1978) Cancer of the bilharzial bladder. Urol Res 6:233
35. Elsebai I, Sherif M, El Bolkainy MN et al. (1974) Verrucous squamous carcinoma of bladder. Urology 4:407
36. Fairchild WV, Spence CR, Solomon HD et al. (1979) The incidence of bladder cancer after cyclophosphamide therapy. J Urol 122:163
37. Fokkens W, Hop WCJ (1979) Radiation-induced bladder tumors. J Urol 121:690
38. Freeman C, Berg JW, Cutler SJ (1972) Occurrence and prognosis of extranodal lymphomas. Cancer 29:252–260
39. Friedman NB, Kuhlenbeck H (1950) Adenomatoid tumors of the bladder reproducing renal structures (nephrogenic adenomas). J Urol 64:657–670
40. Goldstein AG (1967) Metastatic carcinoma to the bladder. J Urol 98:209–215
41. Gonzalez JA, Watts JC, Alderson TP (1988) Nephrogenic adenoma of the bladder: Report of 10 cases. J Urol 139:45–47
42. Grainger R, Gikas PW, Grossmann HB (1990) Urothelial carcinoma occuring within an inverted papilloma of the ureter. J Urol 143:802–804
43. Guelstein VI, Tchipysheva TA, Ermilova VD, Troyanovsky SM (1993) Immunohistochemical localisation of cytokeratin 17 in transitional cell carcinomas of the human urinary tract. Virchows Arch B Cell Pathol 64:1–5
44. Günther HC, Golz R, Schubert GE (1995) Identification of chromogranin and S100-protein positive fibers in the urinary bladder in chronic inflammation and dysplasia dependent on chemotherapy. Im Druck
45. Gustafson H, Tribukait B, Esposti L (1982) DNA profile and tumor progression in patients with superficial bladder tumors. Urol Res 10:13–18
46. Habuchi T, Ogawa O, Kakehi Y et al. (1992) Allelic loss of chromosome 17P in urothelial cancer: Strong association with invasive phenotype. J Urol 148:1595–1599
47. Hamid QA, Rode J, Flanagan AM et al. (1988) Endocrine differentiation in inflamed urinary bladder epithelium with metaplastic changes. Virchows Arch A Pathol Anat 412: 267–272
48. Harris RE, Chen-Backland JY, Wynder E (1990) Cancer of the urinary bladder in blacks and whites. Cancer 66: 2673–2680
49. Hashem M (1961) The etiology and pathogenesis of the bilharzial bladder cancer. J Egyp Med Ass 44:857
50. Hemstreet GP, Rollins S, Jones P et al. (1991) Identification of a high risk subgroup of grade 1 transitional cell carcinoma using image analysis based deoxyribonucleic acid ploidy analysis of tumor tissue. J Urol 146:1525–1529
51. Hermanek P, Henson DE, Hutter RVP, Sobin LH (eds) (1993) TNM Supplement 1993. Springer, Berlin Heidelberg New York Tokyo
52. Hicks MR (1977) Discussion of morphological markers of early neoplastic change in the urinary bladder. Cancer Res 37:2822–2823
53. Higginson J (1993) Environmental carcinogenesis. Cancer 72:971–977
54. Hill GB (1984) Epidemiologic considerations. In: Javadpour N (ed) Bladder Cancer Internation perspectives in Urology, vol 12, Wiliams & Wilkins, Baltimore, pp 5–36
55. Hill GS (1992) Calcium and the kidney, nephrolithiasis and hydronephrosis. In: Heptinstall RH (ed) Pathology of the kidney, 4th edn. Little Brown and Company, Boston Toronto London, pp 1563–1630
56. Ho DS, Patterson AL, Orozco RE, Murphy WM (1993) Extramedullary plasmacytoma of the bladder: Case report and review of the literature. J Urol 150:473–474
57. Hohenfellner M, Nunes L, Schmidt RA, Lampel A, Thüroff JF, Tanagho EA (1993) Interstitial cystitis: Increased sympathetic innervation and related neuropeptide synthesis. J Urol 147:587–591
58. Huland H, Leichtweiss HP, Augustin (1980) Effect of Angiotensin II antagonist, alphareceptor blockage and denervation on blood flow reduction in experimental, chronic hydronephrosis. Invest Urol 18:203
59. Hunner GL (1915) A rare type of bladder ulcer in women: Report of cases. Boston Med Surg J 172:660
60. Inoue K, Furihata M, Ohtsuki Y, Fujita Y (1993) Distribution of S100-protein-positive dendritic cells and expression of HLA-DR antigen in transitional cell carcinoma of the urinary bladder in relation to tumor progression and prognosis. Virchows Arch A Pathol Anat 422:351–355
61. Jakse G, Hofstädter F (1978) Further experiences with the specific red cell adherence test (SRCA) in bladder cancer. A histological and cytological study. Eur Urol 4:356–360
62. Jones EC, Clement PB, Young RH (1993) Inflammatory pseudotumor of the urinary bladder. Am J Surg Pathol 17:264–274
63. Kaiser ET, Bock SC (1989) Protein inhibitors of crystal growth. J Urol 141:750–752
64. Karaiossifidi Hane Kouri E (1992) Malakopakia of the urethra: A case of unique lokalisation with follow up. J Urol 148:1903–1904
65. Kastrup JHT, Larsen S, Nielsen VG (1983) Histamine content and mast cell count of detrusor muscle in patients with interstitial cystitis and other types of chronic cystitis. B J Urol 55:495
66. Kaufmann JF, Fam B, Jacobs SC et al. (1977) Bladder cancer and squamous metaplasia in spinal cord injury patients. J Urol 118:967–971
67. Kennedy DRH (1981) Radiation induced bladder cancer. J Urol 53:74
68. Kim YI, Yoon DH, Lee SW, Lee CH (1988) Multicentric papillary adenocarcinoma of the renal pelvis and ureter. Report of a case with ultrastructural study. Cancer 62:2402–2407
69. Knowels MA, Shaw ME, Proctor AJ (1993) Deletion mapping of chromosome 8 in cancers of the urinary bladder using restricition fragment length polymorphisms and microsatellite polymorphisms. Oncogene 8:1357–1364
70. Koss LG, Nakanshi I, Freed SZ (1977) Non papillary carcinoma in situ and atypical hyperplasia in cancerous bladders. Further studies of surgically removed bladders in mapping. Urology 9:442–445
71. Kunze E, Chang-Claude J, Frenzel-Beyme R (1993) Ätiologie, Pathogenese und Epidemiologie von Urotheltumoren. Verh Dtsch Ges Pathol 77:147–156
72. Kunze E, Fischer G (1993) Tubulo-papillary adenoma (so-called nephrogenic adenoma) arising in the renal pelvis. Pathol Res Pract 189:217–225
73. Kunze E, Schauer A, Schmitt M (1983) Histology and histogenesis of two different types of inverted urothelial papillomas. Cancer 51:348–358
74. Kunze E, Theuring F, Krüger G (1994) Primary mesenchymal tumors of the urinary bladder. A histological and immunhistochemical study of 30 cases. Pathol Res Pract 190:311–332
75. Kvist E, Falensteen-Lauritzen A, Bredesen J, Luke M, Sjolin K-E (1988) A comparative study of transitional cell tumors of the bladder and upper urinary tract. Cancer 61: 2109–2112
76. Kvist E, Sjolin K-E (1990) Urothelial metaplasia of the bladder mucosa. Nephroid-colonic and signet-ring cell metaplasia. APMIS 98:287–293
77. Kyriakos M, Royce RK (1989) Multiple simultaneous inverted papillomas of the upper urinary tract. Cancer 63:368–380

78. Lamovec J, Zidar A, Trishnar B, Jan Car J (1992) Sclerosing inflammatory pseudotumor of the urinary bladder in a child. Am J Surg Pathol 16:1233–1238
79. Levin I, Klein T, Goldstein J et al. (1991) Expression of class I histocompatibility antigens in transitional cell carcinoma of the urinary bladder in relation to survival. Cancer 68:2591–2594
80. Liebert M, Wedemeyer G, Stein JA, Washington R jr, Faerber G, Flint A, Grossmann HB (1993) Evidence of urothelial cell activation in interstitial cystitis. J Urol 149: 470–475
81. Limas C, Lange P, Fraley EE, Vessella RL (1979) A,B,H antigens in transitional cell tumors of the urinary bladder. Correlations with the clinical course. Cancer 44:2099–2107
82. Lipponen PK (1992) Review of cytometric methods in the assessment of prognosis in transitional cell bladder cancer. Eur Urol 21:177–183
83. Mahadevia PS, Alexander JE, Rojas-Corona R, Koss LG (1989) Pseudosarcomatous stromalreaction in primary and metastatic urothelial carcinoma. Am J Surg Pathol 13: 782–790
84. Masters JRW (1993) In vitro studies on the pathogenesis of bladder cancer. Verh Dtsch Ges Pathol 77:157–160
85. Mc Clure J, Young RH (1989) Infectious disease of the urinary bladder, including malacoplakia. In: Young RH (ed) Pathology of the urinary bladder. Churchill Livingstone, Edinburgh, pp 351–375
86. Mc Dougal WS, Cramer SF, Miller R (1981) Invasive carcinoma of the renal pelvis following cyclophosphamide therapy for nonmalignant disease. Cancer 48:691–695
87. Meister P, Heidl G (1991) Postoperativer Spindelzellknoten der Harnblase. Pathologe 12:214–219
88. Melicow MM (1955) Tumors of the urinary bladder: A clinicopathological analysis of over 2500 specimens and biopsies. J Urol 74:498–521
89. Melicow MM (1974) Tumors of the bladder: A multifaceted problem. J Urol 112:467–478
90. Mikuz G (1993) Nicht-urotheliale Tumoren der ableitenden Harnwege. Verh Dtsch Ges Pathol 77:180–198
91. Mills SE, Bova GS, Wick MR, Young RH (1989) Leiomyosarcoma of the urinary bladder. A clinicopathologic and immunhistochemical study of 15 cases. Am J Surg Pathol 13:480–489
92. Moller JC, Skriver E, Olsen S, Maunsbach AB (1984) Ultrastructural analysis of human proximal tubules and cortical interstitium in chronic renal disease (hydronephrosis). Virchows Arch Pathol Anat 402:209–237
93. Moll R, Laufer J, Wu XR, Sun TT (1993) Uroplakin III ein spezifisches Membranprotein von urothelialen Deckzellen als histologischer Marker für metastatische Urothelkarzinome. Verh Dtsch Ges Pathol 77:260–265
94. Morgan RJ, Cameron KM (1980) Vesical Leukoplakia. Br J Urol 52:96–100
95. Mori W, Adachi Y, Okabe H, Oota K (1963) An analysis of 750 autopsied cases of malignant tumors. A statistical study of their metastasis. Jpn J Cancer 9:351–374
96. Moriyama N, Akaza H, Suzuki T, Kawabe K, Niijma (1985) Inverted papilloma: Observation with scanning and transmission election microscopy. Virchows Arch Pathol Anat 407:25–32
97. Moskowitz MO, Byrne DS, Callahan HJ et al. (1994) Decreased expression of a glykoprotein component of bladder surface mucin (GP1) in interstitial cystitis. J Urol 151:343–345
98. Mostofi KF, Sobin LH, Torloni H (1973) Histological typing of urinary bladder tumours. International histological classification of tumours, vol 10. World Health Organisation, Geneva
99. Mulholland SG, Byrne DS (1994) Editorial: Interstitial cystitis. J Urol 152:879–880
100. Nochomovitz LE, Orenstein JM (1985) Inflammatory pseudotumor of the urinary bladder. Possible relationship to nodular fasciitis: Two case reports, cytologic observations and ultrastructural observations. Am J Surg Pathol 9:366–373
101. O'Brien PK, Bedard YC (1980) A papillary adenocarcinoma of the renal pelvis in a young girl: A light and electron-microscopic study. Am J Clin Pathol 73:427–433
102. Ohsawa M, Aozasa K, Horiuchi K, Kanamaru A (1993) Malignant lymphoma of bladder. Cancer 72:1969–1974
103. Oravisto KH (1975) Epidemiology of interstitial cystitis. Ann Chir Gynaecol Fenn 64:75
104. Orozco RE, Martin AA, Murphy WM (1994) Carcinoma in situ of the urinary bladder. Cancer 74:115–122
105. Pallesen G (1981) Neoplastic Paneth cells in adenocarcinoma of the urinary bladder: A first case report. Cancer 47: 1834–1837
106. Panko P, Beamon C, Middleton G, Gillenwater (1978) Effects of obstruction of renal metabolism: Renal tissue metabolite concentration after alpha-ketoglutarate infusion. Invest Urol 15:331
107. Peter St (1984) Die Ultrastruktur der Membranen des Urothelkarzinoms. In: Bichler KH, Harzmann R (Hrsg) Das Harnblasenkarzinom. Springer, Berlin Heidelberg New York, S 74–88
108. Peters PC, Sagalowsky AI (1986) Genitourinary trauma. In: Walsh PC, Gittes RF, Perlmutter AD, Stamey TA (eds) Campbells urology. Saunders, Philadelphia London Toronto, pp 1192–1246
109. Petkovic SD (1975) Epidemiology and treatment of renal pelvic and ureteral tumors. J Urol 114:858
110. Porter KA (1992) The kidneys systematic pathology, 3rd edn. Churchill Livingstone, Edinburgh London Melbourne New York Tokyo
111. Proppe KH, Scully RE, Rosai J (1984) Postoperative spindle cell nodule of genitourinary tract resembling sarcomas. A report of eight cases. Am J Surg Pathol 8:101–108
112. Rathert P, Roth St (eds) (1991) Urinzytologie, Praxis und Atlas. Springer, Berlin Heidelberg New York Tokyo
113. Reece RW, Koontz WW (1975) Leukoplakia of the urinary tract: A review. J Urol 114:165–171
114. Renfer LG, Kelley J, Belville WD (1988) Inverted papilloma of the urinary tract: Histogenesis, recurrence and associated malignancy. J Urol 140:832–834
115. Rigatti P, Colombo R, Centemero A et al. (1989) Histological and ultrastructural evaluation of extracorporal shock wave lithotripsy-induced renal lesions: preliminary report. Eur Urol 16:207–211
116. Risch HA, Burck JD, Miller AB, Hill GB, Steele R, Howe GR (1988) Occupational factors and the incidence of cancer of the bladder in Canada. Br J Ind Med 45:361–368
117. Roth JA (1980) Reactive pseudosarcomatous response in urinary bladder. Urology 16:635–637
118. Rubin C, Pincus MB (1974) Eosinophilic cystitis: The relationship of allergy in the urinary tract to eosinophilia cystitis and the pathophysiology of eosinophilia. J Urol 112: 457–460
119. Sahin A, Myhre M, Ro JY et al. (1991) Plasmacytoid transitional cell carcinoma. Report of a case with initial presentation mimicking multiple myeloma. Acta Cytol 35:277–280
120. Sandberg AA, Berger CS (1994) Review of chromosome studies in urologic tumors II. Cytogenetics and molecular genetics of bladder cancer. J Urol 151:545–560
121. Sarkis AS, Dalbagni G, Cordon-Cardo C et al. (1994) Association of p53 nuclear overexpression and tumor progression in carcinoma in situ of the bladder. J Urol 152:388–392

122. Savras V, Presse S, Kuntz RM (1993) Spektrum der morphologischen Befunde an Zystektomiepräparaten. Verh Dtsch Ges Pathol 77:266–270
123. Schmidt KA (1994) Tuberkulose-vergessene Seuche, Inzidenz und Resistenz gestiegen. Dtsch Ärztebl 91:B–1380
124. Schubert GE, Haltaufderheide T, Golz R (1992) Frequency of urogenital tuberculosis in an unselected autopsy series from 1928 to 1949 and 1976 to 1989. Eur Urol 21:216–223
125. Schubert GE, Pavkovic MB, Bethke-Bedürftig BA (1982) Tubular urachal remnants in adult bladders. J Urol 127: 40–42
126. Schubert GE, Pavkovic MB, Kirchhoff L (1981) Metaplastische und proliferative Prozesse der Blasenschleimhaut im höheren Lebensalter. Urologe A 20:196–203
127. Schubert GE, Bethke-Bedürftig BA (1981) Erkrankungen des Ureters aus pathologisch-anatomischer Sicht unter besonderer Berücksichtigung der Sekundärerkrankungen. Urologe A 20:375–383
128. Schubert GE, Steinert M (1978) Das Harnblasenkarzinom im Biopsiegut der vergangenen 50 Jahre. Änderungen der Häufigkeit, der Alters- und Geschlechtsverteilung. Urologe A 17:361–366
129. Schultz RE, Boyle DE (1988) Inverted papilloma of renal pelvis associated with contralateral ureteral malignancy and bladder recurrence. J Urol 139:111–113
130. Selberg W (1961) Die Kanzerisierung des Urothels beim Harnblasenkarzinom. Verh Dtsch Ges Pathol 45:197–201
131. Sheehan EE, Greenberg SD, Scott R Jr (1963) Metastatic neoplasm of the bladder. J Urol 90:281–284
132. Silverberg E (1987) Statistical and epidermiologic data on urologic cancer. Cancer 60:692–718
133. Silverman DT, Hartge P, Morrison AS, Devesa SS (1992) Epidemiology bladder cancer. Hematol/Oncol Clin N Am 6:1–30
134. Sinard J, Macleay L, Melamed J (1993) Hepatoid adenocarcinoma in the urinary bladder. Cancer 73:1919–1925
135. Smith LH (1989) The medical aspects of urolithiasis, an overview. J Urol 141:707–710
136. Sobin LH (1978) The WHO histological classification of urinary bladder tumours. Urol Res 6:193–201
137. Sorensen FB, Jacobsen F, Nielsen JB, Mommsen S (1987) Nephroid metaplasia of the urinary tract. A survey of the literature with the contribution of 5 new immunhistochemically studied cases, including one case examined by electron microscopy. Acta Pathol Microbiol Immunol Scand A Pathol 95:67–82
138. Spencer JR, Brodin AG, Ignatoff JM (1990) Clear cell adenocarcinoma of the urethra: Evidence for origin within paraurethral ducts. J Urol 143:122–125
139. Stilmant M, Murphy JL, Merriam JC (1986) Cytology of nephrogenic adenoma of the urinary bladder. A report of four cases. Acta Cytologica 30:35–40
140. Stillwell TH, Benson RC (1988) Cyclophosphamide induced hemorrhagic cystitis. A review of 100 patients. Cancer 61:451–457
141. Tannenbaum M, Romas NA (1978) The pathology of early urothelial cancers. In: Skinner DG, Kernion JB de (eds) Genitourinary cancer. Saunders, Philadelphia London Toronto, pp 232–255
142. Tachibana M, Deguchi N, Baba S et al. (1991) Multivariante analysis of flow cytometric deoxyribonucleic acid parameters and histological features for prognosis of bladder cancer patients. J Urol 146:1530–1534
143. Thrasher JB, Miller GJ, Wettlaufer JN (1990) Bladder leiomyosarcoma following cyclophosphamide therapy for lupus nephritis. J Urol 143:119–121
144. Tyrkus M, Powell I, Fakr W (1992) Cytogenetic studies of carcinoma in situ of the bladder: Prognostic implications. J Urol 148:44–46
145. Ucci AA, Alroy J, Tallberg K. Gavris VE, Dayal Y, Delellis R (1985) Neuroendocrine cells in squamous metaplasia, inverted papillomas and adenocarcinomas of the urinary bladder. Lab Invest 52:71A
146. Utz D, Zinche JH (1974) The masquerade of bladder cancer in situ as interstitial cystitis. J Urol 11:160
147. Wall RL, Clausen KP (1975) Carcinoma of the urinary bladder in patients receiving cyclophosphamide. N Engl J Med 283:271–273
148. Weinstein RS, Miller AW III, Pauli BU (1980) Carcinoma in situ: comments on the pathobiology of a paradox. Urol Clin North Am 7:523–531
149. Whitehead ED, Tessler AN (1971) Carcinoma of the urachus. Br J Urol 43:468
150. Winfield HN, Catalona WJ (1985) An isolated plexiform neurofibroma of the bladder. J Urol 134:542–543
151. Wood DP, Streem SB, Levin HS (1988) Nephrogenic adenoma in patients with transitional cell carcinoma of the bladder receiving intravesical thiotepa. J Urol 139:130–131
152. Wurzel RS, Yamase HT, Nieh PT (1987) Ectopic production of human chorionic gonadotropin by poorly differentiated transitional cell tumors of the urinary tract. J Urol 137:502–504
153. Young RH (1989) Pathology of the urinary bladder. Churchill Livingstone, New York Edinburgh London Melbourne

Kapitel 4 Skelettsystem

G. Delling

Inhaltsverzeichnis

Allgemeine Angaben

Normales Knochengewebe

Allgemeines

Das Skelettsystem hat eine duale Aufgabe mit *metabolischen* und *mechanischen Funktionen*. Es dient als *Stützorgan* und als *Kalziumspeicher*[10, 18, 20, 37]. Beide Funktionen werden durch hochspezialisierte Knochen- und Knorpelzellen aufrechterhalten. Chondroblasten im weitesten Sinne sind an der Entwicklung des Skelettsystems, dem Längenwachstum und an Gelenkfunktionen sowie der Reparation ossärer Defekte beteiligt. Die gesamten ossären Strukturen werden durch zelluläre Prozesse mit umfangreichen Regelmechanismen ständig erneuert und gegebenenfalls repariert[12, 34].

Es lassen sich *drei verschiedene Formen von Knochengewebe* unterscheiden:

- *Kortikalis*, die 70–80% des gesamten Knochens ausmacht (Abb. 4.1),
- *Spongiosa*, deren Anteil 20–30% (Abb. 4.2) beträgt, und
- *Faserknochen*, der nur bei überstürzten Knochenneubildungsprozessen (Abb. 4.3), wie Frakturheilung, in Knochentumoren und tumorähnlichen Läsionen auftritt.

Die Kortikalis ist eine dichte Knochenstruktur, die von Osteonen und Havers-Systemen durchsetzt wird. Osteone sind das Resultat einer osteoklastären Resorption in Form eines Bohrkanals mit anschließender zirkulärer Auskleidung der Wände mit neuem Knochengewebe durch Osteoblasten[1]. Obwohl der *kortikale Knochen ca. 80% des gesamten menschlichen Knochengewebes* ausmacht, manifestieren sich der altersbedingte Knochenmassenverlust wie auch die Osteoporose zunächst im spongiösen Knochen. Neben einer unterschiedlichen zellulären Aktivität in den beiden Knochenkompartimenten liegt die Ursache dafür in der unterschiedlichen Geometrie der beiden Strukturen mit einem *sehr unterschiedlichen Oberflächen/Volumen-Verhältnis*. Da das Knochengewebe erneuernde Zellen wie Osteoblasten und Osteoklasten nur an Oberflächen tätig werden können, weist die Spongiosa mit ihrer immensen Oberfläche eine wesentlich schnellere Umbaudynamik auf. *Spongiosa* (Abb. 4.4 u. 4.5) besteht aus platten- und stabartigen Strukturen[13–15, 40].

Nicht nur die Art des Knochengewebes, sondern auch dessen mechanische Funktion, Lokalisation und Entstehung haben einen wesentlichen Einfluß auf die Entstehung einer lokalisierten oder generalisierten Knochenerkrankung. So sind die *Spongiosastrukturen (Platten, Trabekel) in mechanisch belasteten Arealen*, wie z. B. im Bereich des Schenkelhalses, *einem Knochenmassenverlust weit weniger unterworfen* als die *mechanisch unbedeutenden Trabekel* im Bereich des *Ward-Dreiecks* im proximalen Femur[32]. Auch eine subperiostale Resorption der langen Röhrenknochen tritt gewöhnlich selbst bei schwersten Formen der Osteopo-

1 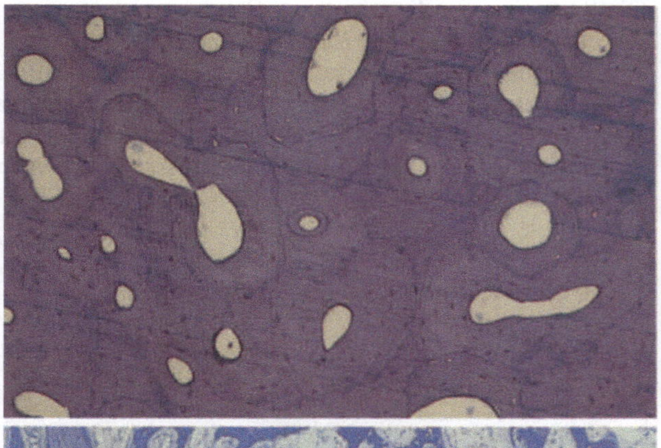

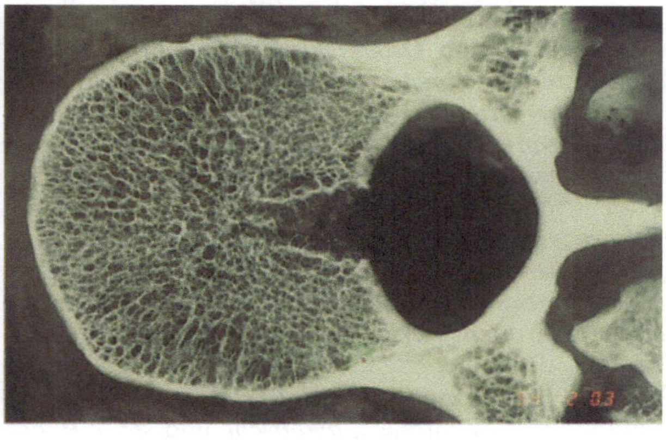 2

3 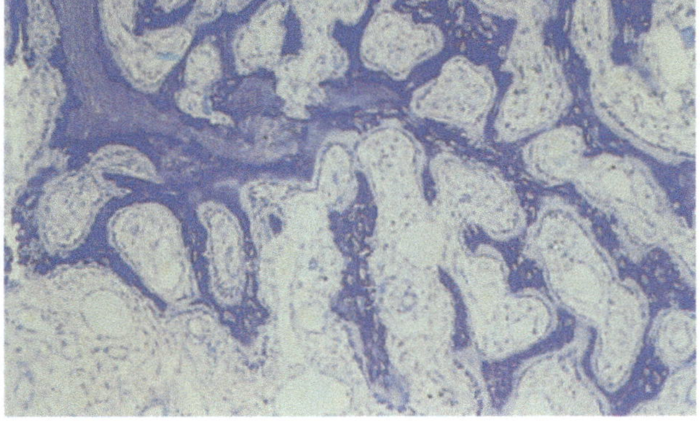

Abb. 4.1. Osteone in der Kortikalis. Die äußere Begrenzung entspricht dem Durchmesser eines Resorptionskanales durch Osteoklasten. Schliffpräparat, unentkalkt, Toluidinblau, 150:1

Abb. 4.2. Kortikalis und Spongiosa im Wirbelkörper. Überwiegende Kompaktaanteile im Dornfortsatz und in Wirbelbögen. Überwiegend Spongiosa im Wirbelkörper. Kontaktradiographie, unentkalkt, Lupenaufnahme

Abb. 4.3. Faserknochen bei Frakturheilung. Ungeordneter Verlauf der Kollagenfasern. Weite Osteozytenhöhlen. Goldner-Färbung, unentkalkt, 100:1

rose nicht auf. Knochen, die im Rahmen einer desmalen Osteogenese entstanden sind, sind bei Knochenmassenverlust-Syndromen ebenfalls nicht betroffen. Häufig findet sich sogar eine mit dem Alter zunehmende Hypermineralisation und Osteosklerose z. B. der Schädelknochen *(Hyperostosis frontalis)*.

Mögliche Wechselwirkungen zwischen Knochenmark und Knochenzellen sind noch weitgehend unbekannt, liegen jedoch aufgrund gemeinsamer Progenitorzellen nahe. Durch die Möglichkeit der *In-vivo-Markierung* der zwischen Osteoid und mineralisiertem Knochen gelegenen *Mineralisationsfronten* mit *Fluorochromen* – wie z. B. *Tetrazyklin* – sind die zellulären Vorgänge, die zur Regeneration des Knochengewebes führen, in ihren prinzipiellen Mechanismen bekannt[37].

Knochenzellen

Fünf verschiedene Gruppen von Zellen sind an der Regulation des Kalziumstoffwechsels und der Strukturierung des Knochengewebes beteiligt:

- *Osteoprogenitorzellen* verfügen über die Fähigkeit der Proliferation. *Präosteoblasten* gehen aus Stromazellen des Knochenmarks hervor. *Präosteoklasten* stellen dagegen mononukleäre Zellen des Makrophagensystems dar[35].
- *Osteoblasten* haben die Aufgabe, Knochenmatrix zu bilden. Sie zeigen sehr selten Mitosen und stehen durch „gap junctions" untereinander in Verbindung. In der frühen „aktiven" Formationsphase sind sie kubisch strukturiert, um mit nachlassender Aktivität abzuflachen. Sie sezernieren *alkalische Phosphatase, Typ I-Kollagen, nichtkollagene Proteine* wie *Osteokalzin* und *Osteonektin*, eine große Zahl an *Wachstumsfaktoren, Prostaglandine* und *Kollagenasen*. Osteoblasten verfügen über *Rezeptoren* für *Parathormon, 1,25-Dihydroxycholekalziferol, Östrogene, andere Hormone* und *Wachstumsfaktoren*[4, 28, 29, 33, 44].
- *Osteozyten* liegen im neugebildeten *Osteoid* bzw. in der *mineralisierten Matrix* und gehen aus Osteoblasten hervor. Während der „Einmauerung" in die ossäre Matrix entwickeln Osteozyten zahlreiche *Fortsätze*, die untereinander in Verbindung stehen. Osteozyten sezernieren *BCl-2* (Hemmung des programmierten Zelltodes), *alkalische* und *saure Phosphatase*[2]. Die Rolle der Osteozyten in der Regulation des Knochen- und Kalziumstoffwechsels ist bis heute unbekannt.
- *Osteoklasten* sind multinukleäre Zellen und für die *Resorption des Knochengewebes* zuständig. Mit einer ringförmigen Außenzone heften sich Osteoklasten am Knochengewebe an *(„clear zone")*, um mit Hilfe eines zentral zum Knochen gelegenen Bürstensaumes Knochensubstanz zu lösen bzw. abzubauen. Osteoklasten entstehen durch Fusion aus mononukleären Vorläuferzellen des *Makrophagensystems*[36, 38]. Osteoklasten sind *mobile Zellen*. Sie unterliegen einer Vielzahl von *Regulationsmechanismen (PTH, Vitamin-D-Metaboliten, Interleukine, Wachstumsfaktoren)*[5–7, 27].
- *Begrenzende Zellen („lining cells")* sind flach ausgebildete Zellen an der Oberfläche des Osteoids und mineralisierter Knochenoberflächen. Sie dienen als *Barriere für Kalziumionen*, erhalten ein spezielles Knochen-internes Milieu *(„microenvironment")*, vermitteln *mechanische Signale* an Osteozyten im Inneren des Knochens und dienen als *Vermittler für die Resorption* von Knochengewebe an bestimmten Stellen der Knochenoberfläche[43].

Organische Matrix

Knochengewebe besteht aus *Typ I-Kollagen*[39], das mineralisiert[26]. Knochengewebe, d. h. Kortikalis und Spongiosa, werden in *Lamellen* aufgebaut[3, 31]. Jede Lamelle ist 3–7 μ dick. Im polarisierten Licht können diese lamellären Strukturen im Unterschied zum Faserknochen leicht dargestellt werden und sind von diagnostischer Bedeutung. In der *Kortikalis* ist die typische Struktur ein Osteon mit einem zentralen Havers-Kanal mit einem inneren Durchmesser zwischen 30 und 70 μ. Der Kanal enthält Blutgefäße, Nerven und Mesenchymzellen. Die *Spongiosa* besteht aus Platten, die nach dem 45. Lebensjahr in Stäbe (Trabekel) mehr und mehr umgewandelt werden. Die Dicke der Platten und Stäbe liegt bei 200 μ.

Knochenumbau

Die *Spongiosa* ist die wichtigste Struktur für den *Erhalt der mechanischen Funktion*. Dies gilt besonders für die Wirbelsäule. Die Aufrechterhaltung einer funktionsfähigen Struktur ist das Ergebnis zellulärer Grundmechanismen, die wiederum einer Vielzahl an mechanischen, metabolischen und endokrinen Einflüssen unterliegen (Tabelle 4.1).

Tabelle 4.1. Regulationsprinzipien des Spongiosaumbaues

Modelling	Ungekoppelte Funktion von Osteoblasten und Osteoklasten
Remodelling	Gekoppelte Funktion von Osteoklasten und Osteoblasten
Perforationen	Osteoklastentätigkeit in Form schmaler „Kanäle" ohne nachfolgende Reparation des Defektes durch Osteoblasten
Mikrokallusformationen	Reparation von Frakturen einzelner Trabekel durch Kallus, ohne daß eine äußere Deformierung des Skelettabschnittes bestehen muß
Makrokallus	Bei Fraktur eines Skelettabschnittes (Wirbelkörper, Röhrenknochen)

4

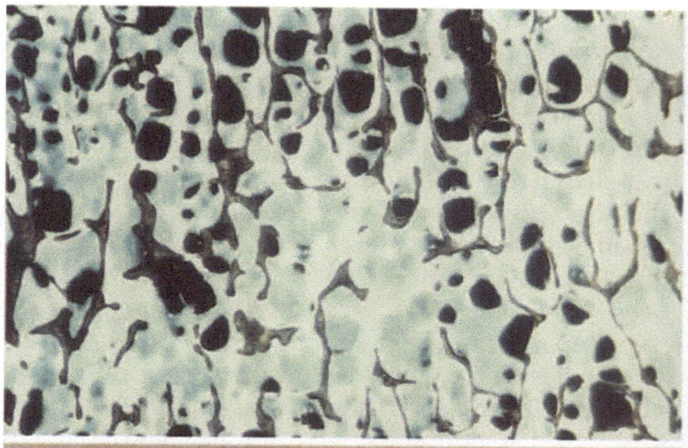

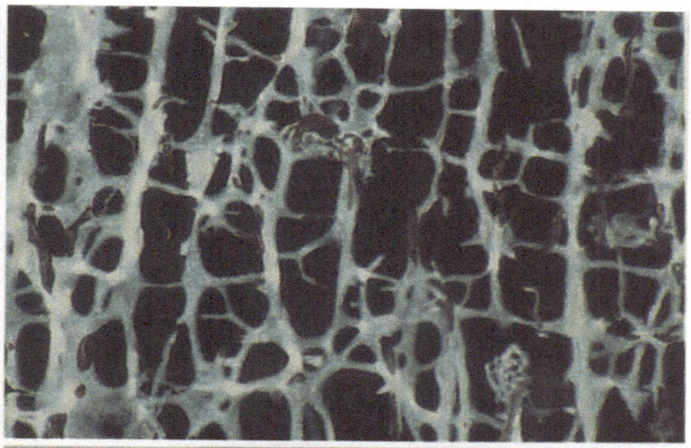

5

6

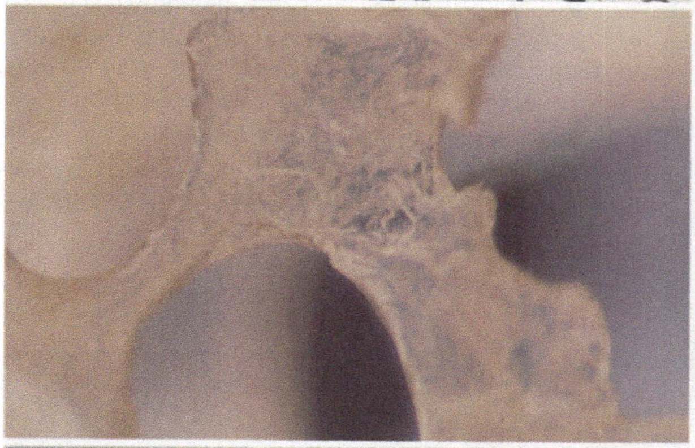

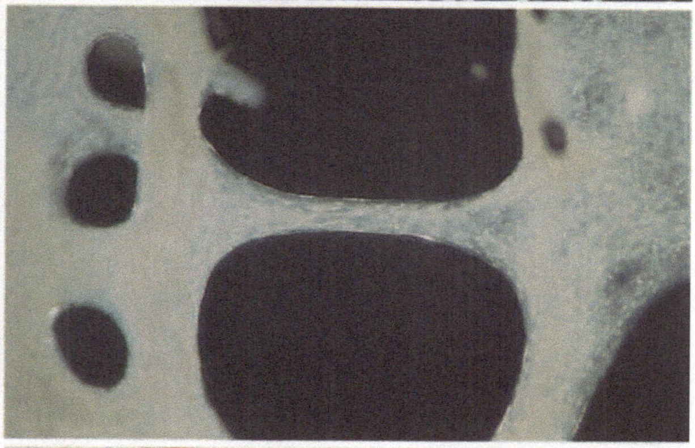

7

8

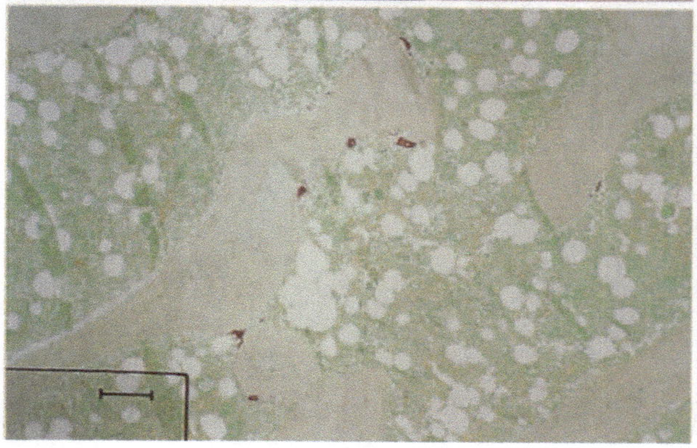

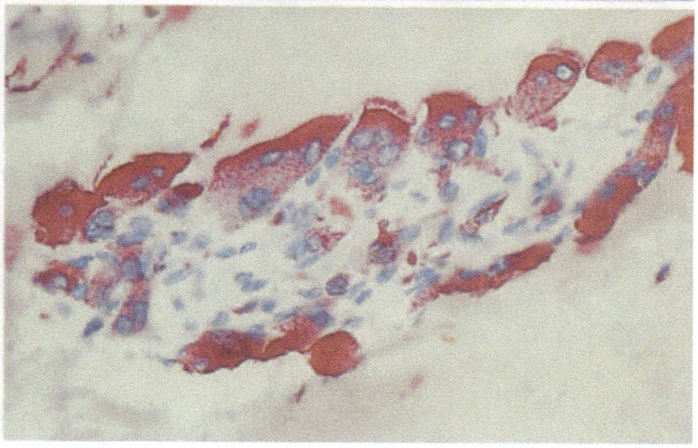

9

Abb. 4.4. Plattenartige Spongiosastruktur zwischen 2. und 5. Lebensdekade. Die oberflächlich angefärbten Trabekel stellen sich in einem 2 mm dicken Präparat als plattenartige Gebilde dar. Neben plattenartigen – auch stabartige Querverbindungen. 2 mm dickes, oberflächengefärbtes Spezialpräparat, Dunkelfeldbeleuchtung, Lupenaufnahme

Abb. 4.5. Erheblich rarefizierte Spongiosa bei einer Osteoporose. Vollständige Aufhebung der Plattenstruktur. Zum Teil Mikrokallusformationen. 2 mm dickes, Oberflächen-gefärbtes Spezialpräparat, Dunkelfeldbeleuchtung, Lupenaufnahme

Abb. 4.6. Plattenartige Struktur mit beginnender Perforation bei renaler Osteopathie. Im Zentrum terrassenförmige Einsenkungen. 2 mm dickes Spezialpräparat, 100 : 1

Abb. 4.7. Perforationen unterschiedlicher Größe in plattenartigen Strukturen, zum Teil Auflösung der Querverbindungen. 2 mm dickes Spezialpräparat, 100 : 1

Abb. 4.8. Darstellung der Osteoklasten mit saurer Phosphatase an der Spongiosaoberfläche beim Skelettgesunden. Rot: aktiv ablaufende Resorptionsplätze. Unentkalkte Spongiosa, saure Phosphatase, 60 : 1

Abb. 4.9. Immunhistologische Darstellung der Osteoklasten (CD 68). Unentkalkte Präparation, Spongiosa, 300 : 1

Modelling

Während des Längenwachstums erfolgt die Anlagerung von Osteoid an die Wachstumsfuge durch Osteoblasten. Osteoklasten sind an anderen Abschnitten ohne Kopplung zu anderen Knochenzellen tätig. Typische Modellingprozesse sind

- *Längenwachstum,*
- *Dickenzunahme der langen Röhrenknochen* während des Wachstums,
- *Größenzunahme der Schädelknochen* in der Wachstumsphase.

Remodelling

Vergleichbar mit dem Quantum als kleinste Einheit des Lichtes bilden *BMUs („basic metabolic units")* die *kleinste zelluläre Struktureinheit des Knochengewebes.* Dies wird daher auch als sog. *„Quantenkonzept"* bezeichnet[19].

Jede BMU wird mit einer *Phase der osteoklastären Resorption* eingeleitet (Abb. 4.6–4.10). Diese beträgt *durchschnittlich ca. 30 Tage.* Anschließend kommt es zu einer Besiedelung am Grunde der Resorptionslakunen durch mononukleäre Zellen. Wahrscheinlich wird von diesen die Zementlinie angelegt, die dann einen chemotaktischen Reiz für Osteoblasten zur Bildung neuen Knochens darstellt. Die *Zeitspanne des osteoblastären Knochenanbaus* beträgt ca. *60–90 Tage* (Abb. 4.11–4.15). Der gesamte Zeitraum eines *Knochenumbauzyklus* liegt somit *bei 90–120 Tagen.*

Für dieses geregelte Wechselspiel zwischen Osteoblasten und Osteoklasten, das als *„coupling"* bezeichnet wird, wurden zahlreiche Faktoren nachgewiesen.

Histomorphometrische Messungen der Anbaubreite neuer Knochenpakete zeigen, daß es mit *zunehmendem Alter* zu einer verminderten Syntheseleistung der Osteoblasten innerhalb der BMUs kommt. Die Tiefe der Resorptionslakunen scheint hingegen gleich zu bleiben oder sogar gering abzunehmen[42]. Dies erklärt die

10 11 12 13

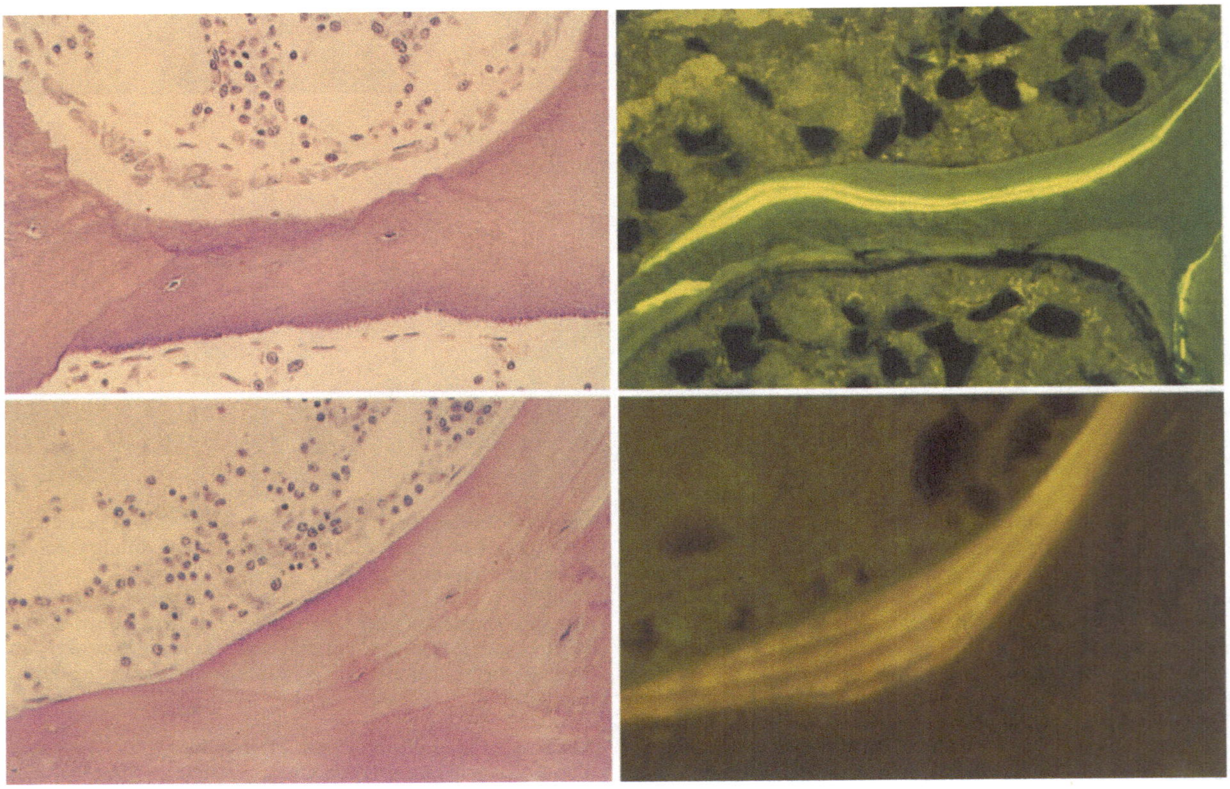

Abb. 4.10. Frühe Phase der Auffüllung einer Howship'schen-Lakune durch kubische Osteoblasten. Beginnende Mineralisation oberhalb der Kittlinie. Toluidinblau, unentkalkt, 250 : 1

Abb. 4.11. Darstellung der Osteoblastenaktivität mit Tetrazyklindoppelmarkierung. In 14 Tagen neugebildetes Knochengewebe zwischen den beiden gelben Marken. Ungefärbtes, 12 µ dickes Präparat, Tetrazyklindoppelmarkierung, 150 : 1

Abb. 4.12. Abgeschlossene Umbaueinheit mit vollständig mineralisiertem Knochengewebe. Kittlinie oberflächlich „lining cells". Toluidinblau, unentkalkt, 250 : 1

Abb. 4.13. Gleiche Region wie Abb. 4.11 im UV-Licht bei Mehrfachmarkierung mit Tetrazyklin in wöchentlichem Abstand. Die Umbaueinheit wurde unmittelbar vor der Biopsie offensichtlich abgeschlossen. Ungefärbtes, 12 µ dickes Schnittpräparat, Tetrazyklinmehrfachmarkierung mit wöchentlichem Abstand, 250 : 1

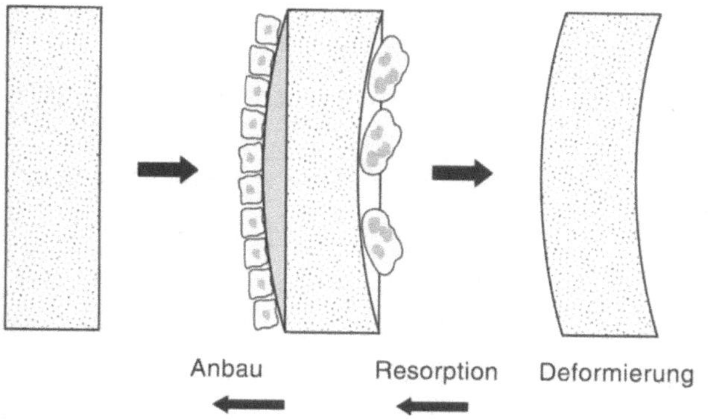

Abb. 4.14. Ungekoppelte Funktion von Osteoklasten bzw. Osteoblasten mit Entwicklung einer Deformität einer Extremität. Varusstellung der unteren Extremität als Beispiel des Modelling

Annahme einer Verschmälerung der Trabekelstrukturen mit zunehmendem Lebensalter.

Perforationen

Neuere Strukturuntersuchungen an der Spongiosa zeigen, daß neben einer negativen Knochenbilanz im Rahmen des Remodelling mit zunehmendem Alter noch andere Mechanismen eine Rolle spielen müssen.

Die *mittlere Durchschnittsbreite* eines *Trabekels* beträgt *ca. 120* μm. Die *Tiefe normaler Resorptionslakunen* liegt bei *ca. 60* μm. Liegen zwei Resorptionslakunen an genau gegenüberliegenden Stellen eines Trabekels, oder liegt eine abnorm tiefe Resorptionslakune vor, so kann eine *vollständige Durchtrennung eines Trabekels*, die als *„Perforation"* bezeichnet wird, eintreten. Eine solche „Perforation" bewirkt zwar nur einen minimalen Verlust an Knochenmasse, sie führt aber zwangsläufig zu einem unwiederbringlichen Knochenmassenverlust, da den einer Resorption nachfolgenden Osteoblasten („coupling") jetzt das morphologische Substrat zum Anlegen neuen Knochens fehlt. Es ist ein *„uncoupling"* eingetreten (Abb. 4.16).

Mißt man bei skelettgesunden jungen und alten Personen die Trabekelbreite in Beckenkammbiopsien, so läßt sich feststellen, daß trotz eines beachtlichen Knochenmassenverlustes mit *zunehmendem Alter* die *Trabekelbreite* nur *minimale, nicht signifikante Veränderungen* erfährt. Gleiches gilt, abgesehen von einigen Subtypen (wie z. B. der Steroidosteoporose), auch für die *Postmenopausen-Osteoporose* und *renale Osteopathie* mit niedrigem endostalen Remodelling und einer Osteopenie (renale Osteopathie – IIa). Perforationen lassen sich in speziell präparierten Spongiosastrukturen nachweisen. Die qualitative Betrachtung solcher Präparate zeigt bei skelettgesunden Personen eine *Häufung von Perforationen um das 50. Lebensjahr.* Die quantitative Auswertung der Perforationsfrequenz innerhalb bestimmter Altersklassen ist ein bisher, aufgrund methodischer Schwierigkeiten, noch ungelöstes Problem. Perforationen führen zu einer Umwandlung plattenartiger Spongiosastrukturen in stabartige Elemente. Com-

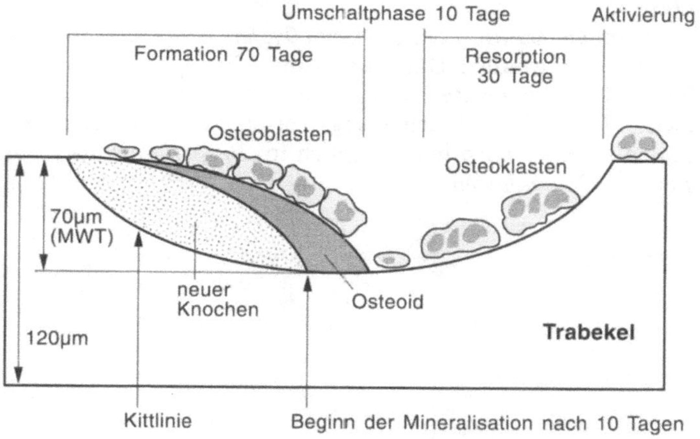

Abb. 4.15. Darstellung des Remodellings mit gekoppelter Funktion von Osteoklasten und Osteoblasten

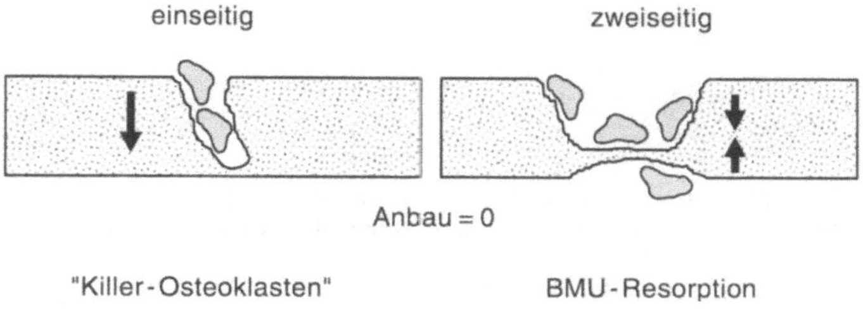

Abb. 4.16. Schematische Darstellung von Perforationen. Der häufigere Mechanismus ist die einseitige Perforation durch Osteoklasten in einem schmalen Kanal (Killerosteoklasten)

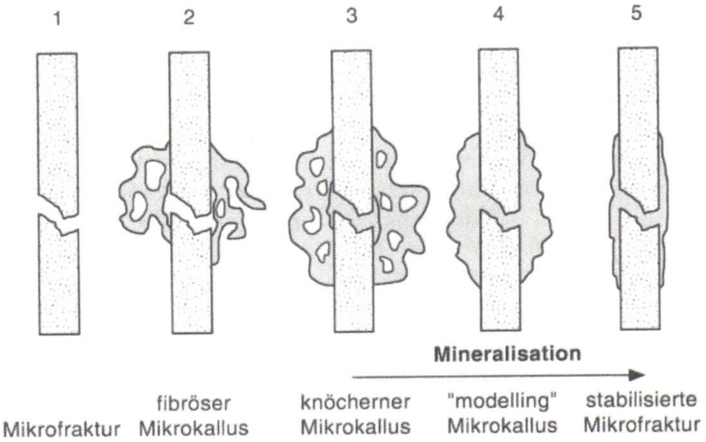

Abb. 4.17. Schematische Darstellung der Entwicklung einer Mikrofraktur mit Kallusformation und „abschließender Glättung"

putersimulationen des Perforationsmechanismus unter Annahme der bekannten Umbaudynamik von Osteoblasten und Osteoklasten führen recht rasch zu einem *Verlust aller dünnen Trabekel bei Persistenz der dicken Trabekel.* Trotz Messung der Trabekelbreite innerhalb großer Kollektive konnte diese theoretisch geforderte Voraussage von verschiedenen Autoren nicht nachgewiesen werden. *Perforationen* sind in den seltensten Fällen das Ergebnis eines zufälligen Treffens zweier Osteoklasten an genau gegenüberliegenden Stellen eines Trabekels. Vielmehr sind sie das *Resultat einer abnorm tiefen osteoklastären Resorptionsleistung* (Abb. 4.15 u. 4.18). *Osteoklasten*, die anstatt der gewöhnlichen, flächig ausgedehnten, badewannenförmigen Resorptionslakunen umschriebene, in die Tiefe gehende *Bohrzylinder* erzeugen, werden als *„Killer-Osteoklasten"* bezeichnet. Anstatt der Resorptionslakunentiefe von ca. 60 µm können dabei *Tiefen von 100–150* µm erreicht werden. Dabei muß die Menge an resorbierter Knochenmasse bei normalen Osteoklasten und „Killer-Osteoklasten" keineswegs verschieden sein. Der *zentrale Unterschied* liegt lediglich im *Resorptionsmuster der Osteoklasten.*

Mikrokallusformationen

Ein bisher nur wenig bekanntes und nicht näher untersuchtes Phänomen im Knochenumbau sind Mikrokallusformationen. Häufig scheinen sie das *Ergebnis einer Mikrofraktur* darzustellen. Möglicherweise treten sie aber auch in Arealen mit Spannungsspitzen ohne Frakturereignis auf. Sicherlich sind sie ein *Indikator für die Stabilität des Knochengerüstes.* In den bisher untersuchten Fällen gibt es einen *Schwellenwert* (11% Knochenvolumen im Wirbelkörper), unterhalb dessen Mikrokallusformationen regelhaft aufzufinden sind. Knochenvolumina oberhalb dieser Grenze weisen sehr viel weniger derartiger Mikrokallusformationen auf (Abb. 4.17 u. 4.19). *Bestimmte Formen der sekundären Osteoporose*, wie z. B. bei *Steroidosteoporose* oder die *renale Osteopathie*, weisen eine *exzessive Anzahl an Mikrokallusformationen* auf. Diese tragen in einem wesentlichen Prozentsatz zur gesamten Knochenmasse bei nichtinvasiver Bestimmung bei. Auch das Ergebnis von Knochendichtebestimmungen bei Therapiestudien der Osteoporose kann durch Mikrokallusformationen falsch positiv ausfallen.

18
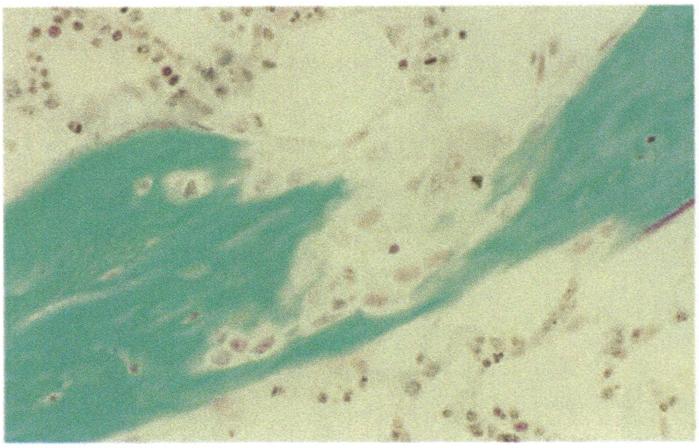

Abb. 4.18. Darstellung einer Perforation mit einem schmalen, tiefen Resorptionskanal in einem Trabekel. Goldner-Färbung, unentkalkt, 500 : 1

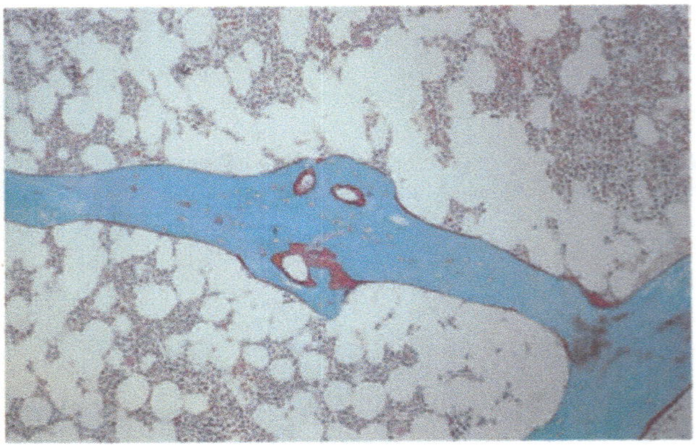
19

Abb. 4.19. Mikrokallusformationen einer Beckenkammbiopsie. Zentral Reste des Frakturspaltes. Seitlich davon neugebildetes Faserknochengewebe mit erweiterten Osteozytenhöhlen. Goldner-Färbung, unentkalkt, 150 : 1

Neben der reinen Funktion der Reparatur von Bruchstellen bildet Mikrokallus aber auch eine *ideale Möglichkeit eines lokalen Knochenumbaus,* wenn z. B. bei Formen der „low-turnover"-Osteoporose kein physiologischer Umbau stattfindet und das Knochengewebe zu spröde wird.

Mikrokallus stellt mit einer lokal begrenzten, überschießenden Knochenneubildung eine der wenigen bisher bekannten Möglichkeiten zur *De-novo-Bildung von Trabekeln* dar. Therapiestrategien mit der lokalen Erzeugung von Mikrokallusformationen mögen ebenso wie die prophylaktische Vermeidung von Perforationen einen vollständig neuen Weg in der Therapie und Prävention der Knochenmassenverlust-Syndrome für die Zukunft darstellen[23, 24].

Entwicklung des Skelettsystems

Bei der Entwicklung des Skelettsystems können *3 Stadien* unterschieden werden:
- *mesenchymales* Stadium,
- *knorpeliges* Stadium,
- *knöchernes* Stadium.

Bis zum 2. Monat besteht das Skelett des Keimlings nur aus der *mesenchymalen Anlage,* diese wird abgelöst durch das *Knorpelskelett* mit der anschließenden Entwicklung von *Ossifikationszentren.* Die Ossifikation aus vorbestehendem Knorpelgewebe wird als *chondrale Ossifikation* bezeichnet, der direkte Übergang vom Mesenchym in Knochengewebe als *desmale Ossifikation.* Letztere tritt für bestimmte Skelettabschnitte, nämlich die Klavikula und das Schädeldach auf. Die übrigen Skelettabschnitte werden über eine chondrale Ossifikation ausgebildet.

Nach der *Lokalisation* läßt sich die Entwicklung des *Rumpfskelettes,* des *Kopfskelettes* sowie der *Gliedmaßen* unterscheiden. Als erstes Stützorgan bildet sich die *Chorda dorsalis.* Sie liegt zwischen Neuralrohr und Darmwand. Kranial reicht die Chorda dorsalis bis zur Hypophysentasche, kaudal bis an die Schwanzanlage. Von der Chorda dorsalis bleiben nur in den Zwischenwirbelscheiben die *Nuclei pulposi* erhalten. Über Sklerotome des axialen Mesenchyms bilden sich die Wirbelkörper und Wirbelbögen. Die Ossifikation der Wirbelanlage beginnt im dritten Keimlingsmonat.

Bei der Entwicklung des *Schädelskelettes* sind das *Neurokranium* und *Splanchinokranium* zu unterscheiden. Die Teile des Kopfskelettes, vor allem die Schädelbasis, die knorpelig präformiert sind, werden als *Chondrokranium* bezeichnet.

Die *Gliedmaßen* entstehen aus stummelförmigen Verdickungen der seitlichen Körperwand. Die knöcherne *Schlüsselbeinanlage* bildet sich in der oberen Extremität in der 6. Keimlingswoche. Die knorpelig angelegte Vorstufe wird jedoch frühzeitig resorbiert. Die *Klavikula* ist damit der *erste Knochen, der beim Menschen entsteht.* Die Skeletteile von Arm und Bein werden durch perichondrale und enchondrale Verknöcherungen aufgebaut. Zusätzlich bilden sich *in den Epiphysen Verkalkungskerne* aus, die zu einer weiteren Umgestaltung in das knöcherne Skelett führen. Auf diese Weise wird der Aufbau gerichteter Strukturen entsprechend den mechanischen Belastungen und Anforderungen ausgebildet.

Altersbedingte Veränderungen des Knochengewebes

Jede Form von Knochenerkrankungen, sei es eine generalisierte Osteopathie oder ein lokaler Knochenprozeß, ist nur zu beurteilen, wenn die *Normalstruktur* bekannt ist. Bereits in Abhängigkeit vom Lebensalter kommt es zu regelhaft auftretenden Veränderungen sowohl der Kortikalis als auch der Spongiosa. Diese sind die Folge altersbedingter Veränderungen der zellulären Regulationsmechanismen des Knochenumbaus (s. oben). Dabei sind zu unterscheiden:
- *Strukturveränderungen,*
- *Veränderungen des Knochenanbaus,*
- *Veränderungen der Knochenresorption,*
- *Veränderungen der Knochenmineralisation.*

> Zirka *20% des Gesamtknochengewebes* bestehen aus *mineralisierter Spongiosa,* die übrigen *80%* aus *Knochenmark, Fettzellen* und *Blutgefäßen.*

Die *Volumendichte der Spongiosa (BV/TV)* ist in der Neugeborenenperiode am höchsten. In dieser Zeit bestehen *bis zu 40%* des Knochengewebes aus sehr plump aufgebauten Trabekeln, die sowohl *lamellär* als Ausdruck eines sehr geordneten Anbaus des Osteoblasten als auch *fibrös* als Zeichen für eine noch ungeordnete Regulation strukturiert sind. Bis zum *Ende der Wachstumsperiode* erfolgt dann eine *Reduktion auf durchschnittlich 20%.* Dieser Wert bleibt *bis zur 5. Lebensdekade* im Bereich des Beckenkammes konstant (Abb. 4.20–4.23). Er kann somit als Richtwert für die Beurteilung der Spongiosamasse im Biopsiematerial für das mittlere Lebensalter gelten. *Nach der 5. Lebensdekade* kommt es zu einem *allmählichen Abfall der Knochendichte.* Diese Reduktion der Spongiosa ist makroskopisch sowie lupenmikroskopisch leicht zu beobachten. Das Verständnis für die tiefgreifenden, strukturellen Veränderungen der Architektur der Spongiosa konnte jedoch erst durch die Entwicklung einer kombinierten zwei- und dreidimensionalen Analyse erreicht werden.

> Die *ursprüngliche plattenartige Struktur der Spongiosa* wird allmählich in *stabartige Elemente ab der 5. Lebensdekade* umgewandelt. Dieser Prozeß beginnt in der Regel in mehr zentral gelegenen Abschnitten, so daß in kortikalisnahen Anteilen noch

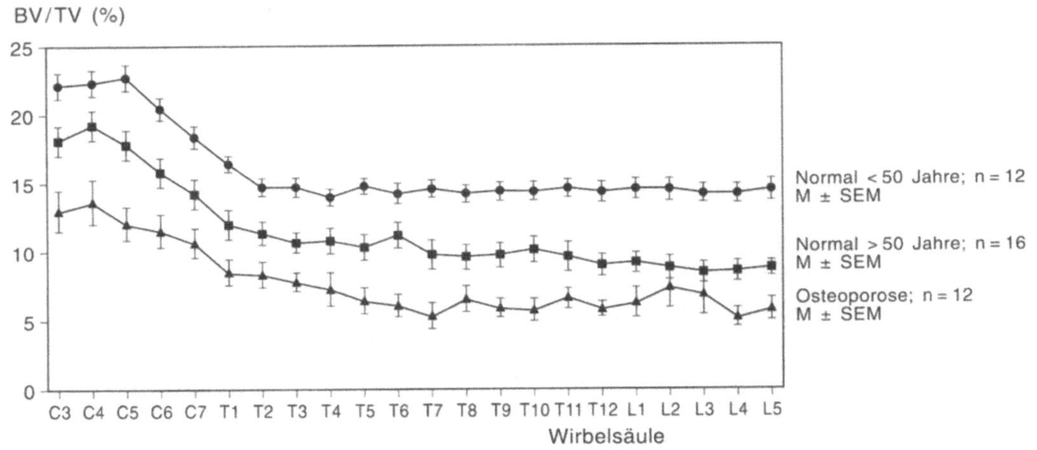

Abb. 4.20. Trabekuläre Knochenmasse in der Wirbelsäule. Höhere Werte in der Halswirbelsäule. 15% Knochengewebe in der Brust- und Lendenwirbelsäule. Mit zunehmendem Lebensalter Abfall der Werte in allen Bereichen. Im Vergleich dazu (*unterste Linie*) starke Minderung der Knochenmasse bei Osteoporose.

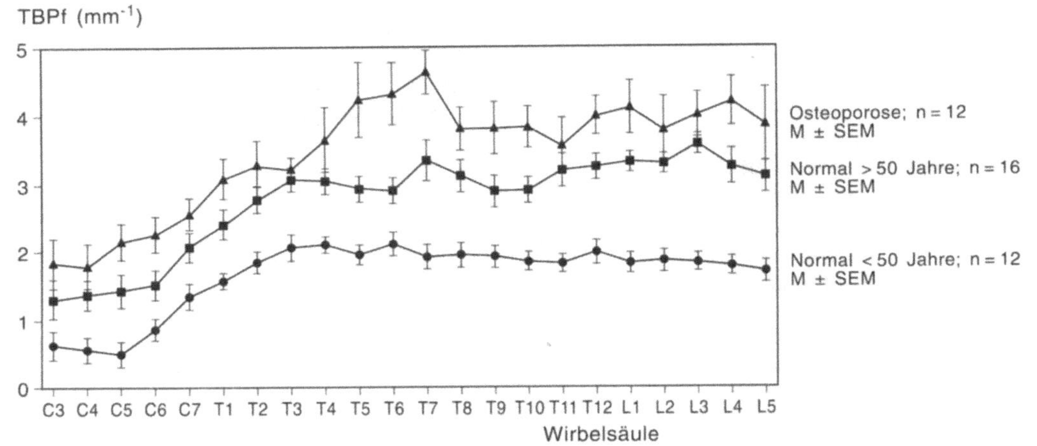

Abb. 4.21. Intertrabekuläre Vernetzung der Spongiosa in der Wirbelsäule. Hohe Vernetzung (niedrige Werte für den „trabecular bone pattern factor") in der Halswirbelsäule und geringere, aber gleichmäßige Vernetzung in der Brust- und Lendenwirbelsäule. Abnahme der Vernetzung mit höherem Lebensalter.

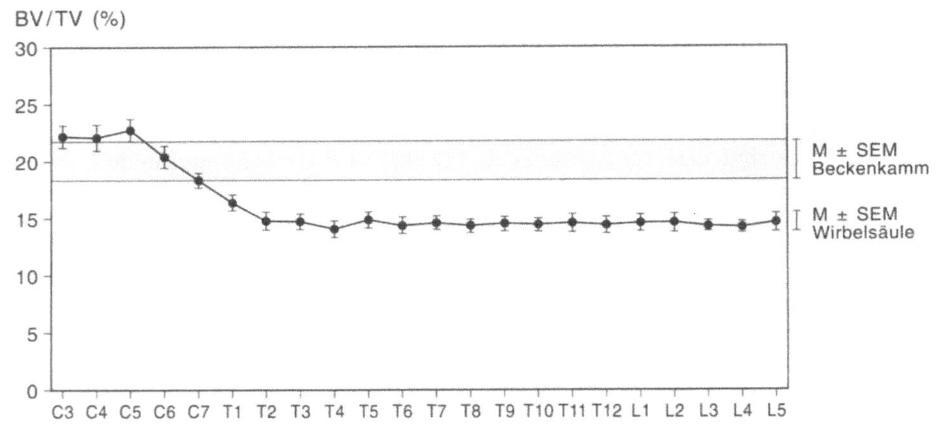

Abb. 4.22. Vergleichende Darstellung der trabekulären Knochenmasse des Beckenkammes (*schraffiertes Feld*) in Beziehung zur Wirbelsäule. Vor dem 45. Lebensjahr höhere Werte im Bereich des Beckenkammes als in der Brust- und Lendenwirbelsäule

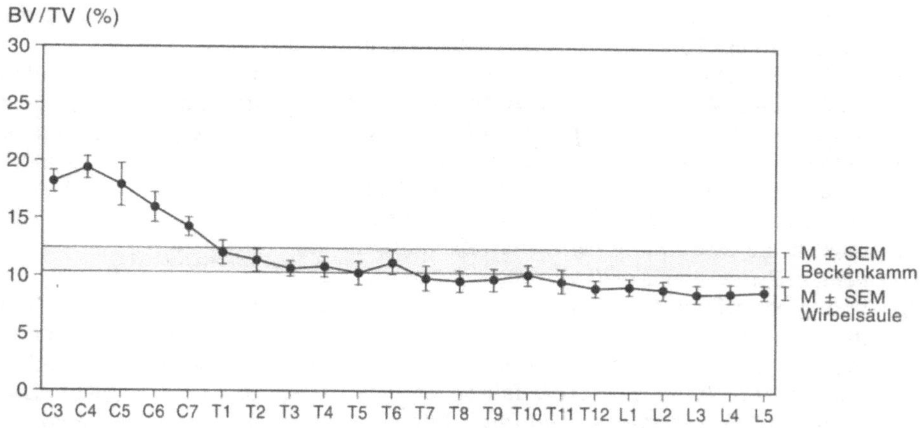

Abb. 4.23. Vergleichende Darstellung der trabekulären Knochenmasse von Beckenkamm und Wirbelsäule. Nach dem 45. Lebensjahr ist die trabekuläre Knochenmasse des Beckenkammes repräsentativ für die Werte in der Wirbelsäule.

plattenartige Strukturen vorhanden sein können. *Biopsien* sollten daher stets auch *tiefere Spongiosaabschnitte* miterfassen *(transiliakale Beckenkammbiopsie* oder *vertikale Biopsie* mit einer *Länge von mindestens 20 mm).*

Das Ausmaß der Spongiosareduktion läuft in nahezu allen Skelettabschnitten mit einer mechanischen Belastung ähnlich ab. Allerdings ist der Verlust an Spongiosamasse im Bereich der *Lendenwirbelsäule* stärker ausgeprägt als in der *Halswirbelsäule.* Ebenso tritt eine stärkere Reduktion im Bereich des *Beckenkammes* im Vergleich zur *Wirbelsäule* auf[16].

Die Frage, ob mit *zunehmendem Lebensalter* Trabekel breiter werden, konnte in den letzten Jahren durch intensive Strukturanalysen geklärt werden. Die *Breite der Trabekel* zeigt eine *beträchtliche Schwankung.* Einmal bleibt der Durchmesser plattenartiger Strukturen gleich, zum anderen treten sehr schmale, horizontal aufgeführte Elemente als Folge der Reduktion der Plattenstruktur auf. Zusätzlich kommt es jedoch ab der 4./5. Lebensdekade zur Entwicklung von *Mikrokallus.* Mikrokallus ist der Ausdruck einer mechanischen Insuffizienz tragender Strukturen, ohne daß eine Deformierung äußerer Skelettabschnitte (z. B. Wirbelkörper) auftritt. Diese Kallusbildung kann sehr ausgeprägt sein und von einer Struktur zur anderen übergreifen *(„bridging-callus“).* Nach mehreren Wochen werden die neu gebildeten, knöchernen Kallusanteile in den Remodellingprozeß einbezogen, so daß passager eine Verbreiterung von Trabekelstrukturen auftritt. *Einzelne, plump strukturierte Strukturen* sind nach den eigenen Beobachtungen *stets Restzustand einer vorangegangenen Mikrokallusformation*[9,21]. Die *Zahl der Umbaueinheiten (BMUs) nimmt mit zunehmendem Lebensalter* ab, besonders die *Zahl der Osteoblasten* und deren *Anbauaktivität* (der einzelnen Zelle). Die Osteoklastenzahl bleibt bei einer großen interindividuellen Streuung dagegen in fast allen Lebensdekaden gleich. Im höheren Lebensalter werden im Rahmen von Osteoporose jedoch weniger knochenresorbierende Zellen beobachtet.

Es ist unklar, ob kurzfristig Steigerungen der osteoklastären Resorption auftreten können.

Untersuchungsmethoden

Knochenbiopsie

An die Entnahme von Knochengewebe zu diagnostischen Zwecken werden *bestimmte Voraussetzungen* gestellt. Diese sind:

- Die *Biopsie* muß für die zugrundeliegende Erkrankung *repräsentativ* sein.
- Nur bei *ausreichender Größe der Biopsie* läßt sich eine Skeletterkrankung eindeutig diagnostizieren. Dies gilt für *metabolische Osteopathien, lokale Knochenprozesse* und *Knochentumoren* in gleicher Weise. *Abweichungen von dieser Grundvoraussetzung führen immer wieder zu gravierenden Fehlinterpretationen.*
- Die *Biopsie* soll *keine entnahmebedingten Artefakte* aufweisen.

Die *Entnahmetechnik* für lokalisierte Knochenprozesse, Osteopathien und Knochentumoren ist *verschieden.* Die unterschiedlichen Voraussetzungen werden daher im folgenden aufgeführt:

Knochenbiopsie bei Osteopathien

Zur morphologischen Erfassung generalisierter Osteopathien werden in der Regel 3 Techniken angewendet:

- *Vertikale Myelotomie der Spina iliaca anterior superior.* Mit einer elektrisch angetriebenen Hohlfräse erfolgt die Entnahme 2 cm dorsal der Spina iliaca anterior superior von den oberen Anteilen des Beckenkammes in vertikaler Richtung. Eine *ausreichende Länge der Biopsie von 25 mm* ist in der Regel zu erreichen. Bei nicht genauer vertikaler Entnahme zwischen innerer und äußerer Kortikalis wird entweder nur Kortikalis oder aber es werden kortikalisnahe Anteile in der Biopsie enthalten sein.

- *Transiliakale Beckenkammbiopsie.* Diese hat sich nach langjährigen angelsächsischen Erfahrungen auch in einigen Zentren in Deutschland durchgesetzt (Abb. 4.24 u. 4.25). Dabei erfolgt die Entnahme entweder mit einer *elektrischen Spezialfräse* oder einer *diamantbeschichteten Hohlfräse* manuell, 5 cm dorsal der Spina iliaca anterior superior und 3 cm distal der Crista iliaca. Der *Vorteil* dieses Biopsieverfahrens ist die *Gewinnung definierter Zylinder*, die *auf beiden Seiten* von *Kortikalis begrenzt* werden. Die Spongiosa zeigt auch bei ausgeprägter Rarefizierung in der Regel keine Artefakte.
- *Biopsie aus der dorsalen Spina iliaca posterior (Yamshidi-Technik).* Dieses Verfahren ist *für hämatologische Fragestellungen optimal.* Für *osteologische Erkrankungen* besteht die *Unsicherheit über die Kenntnis der Normalstruktur.* Für diese Region stehen die Parameter der Knochenstruktur und des endostalen Umbaues nur begrenzt zur Verfügung. Außerdem treten aufgrund des *geringen Innendurchmessers* der Yamshidi-Biopsienadel häufig erhebliche *artefizielle Mikrofrakturen* auf, die sowohl die Beurteilung des Knochengewebes als auch des Knochenmarkes erschweren oder unmöglich werden lassen. Der *Vorteil* des Verfahrens liegt neben der *geringen Belastung des Patienten* in der Gewinnung von *Biopsiezylindern bis zu einer Länge von 40 mm und mehr.*

Knochenbiopsie bei Tumoren

Die Biopsie bei Knochentumoren ist nicht an standardisierter Stelle wie beim Beckenkamm für generalisierte Osteopathien möglich. Bereits seit Jahrzehnten wird die Forderung erhoben, daß die *Biopsie* bei Knochentumoren von einem *erfahrenen Operateur („Die Biopsie erfolgt durch den Senior, die Operation durch den Assistenten")* durchzuführen ist, da bei den heutigen modernen Resektionsverfahren die *Kontamination des Biopsieweges mit Tumorzellen,* der bei der späteren Resektion mit entfernt werden muß, wesentlich die Optimierung der lokalen Resektion eines Knochentumors bestimmt. Die Entnahmestelle ist anhand des *Röntgenbildes* sowie *zusätzlicher bildgebender Verfahren* festzulegen. Die *Biopsie* erfolgt *in einem Stück* mit einer *Mindestgröße von 10×10×5 mm.* Besonders bewährt hat sich die Entnahme aus der *Peripherie des Tumors,* da das Zentrum häufig *Nekrosen* aufweist, die eine Beurteilung unmöglich werden lassen. Die Entnahme von Kortikalis oder größeren Periostanteilen ist für die Diagnosestellung uninteressant. Die *Entnahme vieler kleiner Biopsien* bringt *keine Verbesserung für die Diagnosestellung.* Derartige multiple kleine Biopsien spiegeln die *Unsicherheit des Operateurs* wider. Die weitere spezielle morphologische Bearbeitung der Biopsien bei Knochentumoren ist im Kapitel „Knochentumoren" beschrieben.

Präparationsverfahren

Im Gegensatz zu allen anderen Organsystemen erfordert die histologische Aufarbeitung von Knochen- und Zahngewebe *besondere technische Voraussetzungen,* da die Härte des Materials die übliche Schnitt-Technik nach Paraffineinbettung nicht zuläßt.

Entkalkung

Bei der Entkalkung des Knochengewebes wird das *Hydroxylapatit* durch Säureeinwirkung oder Chelatbildner *herausgelöst* und so die *Schneidfähigkeit* des Gewebestückes erreicht. Dies beinhaltet *3 Nachteile:*

- Eine *rasche Entkalkung mit Säure* führt zur Zerstörung der Knochenzellstruktur und damit zu einem *schlechten zellulären Erhaltungszustand.* Dies kann die Diagnostik wesentlich beeinträchtigen. Außerdem kann an entkalkten histologischen Schnitten das nicht mineralisierte *Osteoid* nicht mehr von den früher mineralisierten Anteilen unterschieden werden. *Die Diagnose einer Osteomalazie kann daher an entkalktem Material nicht gestellt werden.* An säureentkalktem Knochengewebe ist in der Regel eine *immunhistochemische Charakterisierung von Knochentumoren nicht mehr möglich.*
- Die *schonende Entkalkung mit Chelatbildnern (EDTA)* setzt kleinere Knochenstücke voraus, die über längere Zeiträume entkalkt werden. Damit entfiel dies Verfahren für die diagnostische Beurteilung.
- Erst mit der *Kombination von EDTA-Entkalkung und Ultraschall* bei *gleichzeitiger permanenter Kühlung (18 °C)* gelang eine schonende Entkalkung in wenigen Stunden, so daß dieses Verfahren für die *Diagnostik mineralisierter Gewebe* sehr gut geeignet ist. Eine Beckenkammbiopsie von 3 mm Durchmesser ist innerhalb von 8 h ausreichend demineralisiert. Außerdem kann eine große Zahl *immunhistologischer Reaktionen* an EDTA-entkalktem Knochengewebe analog zur gängigen Paraffintechnik durchgeführt werden. Das Problem der Abgrenzung von Osteoid (cave Osteomalazie) nach Entkalkung ist damit jedoch nicht gelöst (Abb. 4.26, 4.27).

Unentkalkte Präparation von Knochengewebe

Lange Zeit galt die unentkalkte Präparation von Knochengewebe als einzige Präparationstechnik, um einen optimalen Erhaltungszustand der Knochenzellen und der Hämatopoese in der Einheit zum Knochengewebe zu erreichen. Die unentkalkte histologische Verarbeitung von mineralisiertem Gewebe setzt voraus, daß das *Einbettmedium* eine *hohe Elastizität bei ausreichender Härte* besitzt. Zusätzlich müssen ausreichend stabile Mikrotome mit Spezialmessern zur Verfügung stehen. An derartig präparierten Knochenbiopsien ist eine eindeutige *Beurteilung der zellulären Struktur,* des *Osteoids* sowie des *mineralisierten Knochengewebes* möglich. Nach der üblichen Fixation *(gepuffertes Paraformaldehyd)* wird nach *Dehydrierung* eine *Durchtränkung mit Methylmetacrylat* durchgeführt. Diesem werden sog. *Härter* zugesetzt, die zu einer unterschiedlichen Vernetzung bei der Polymerisation führen. Die so eingebetteten Proben lassen sich mühelos mit *Spezialmikrotomen* schneiden. Die *Schnittdicke* kann zwischen 1 µm – 12 µm gewählt werden (Abb. 4.25, 4.27).

Der *Nachteil* dieses Einbettverfahrens unter Verwendung von Methylmetacrylat ist die *Maskierung der Epitope für die Bindung der Antikörper der Immunhistochemie.* Es wurden daher Spezialverfahren entwickelt,

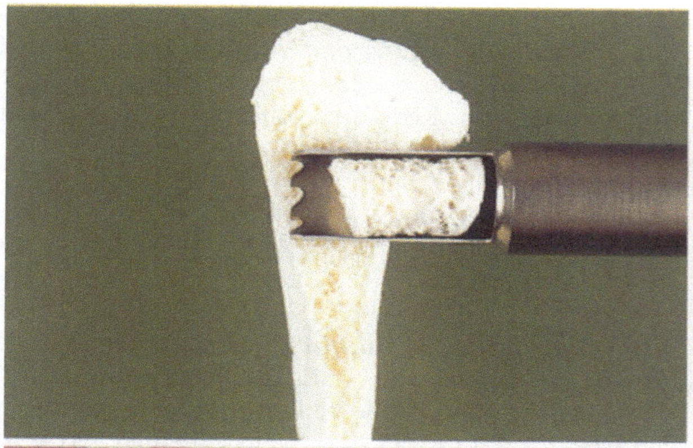
24

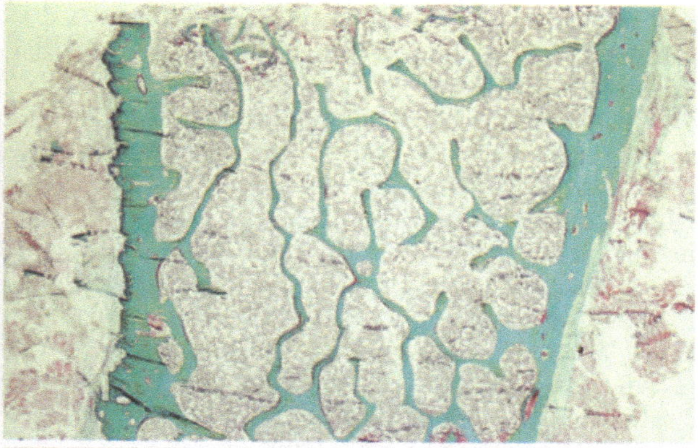
25

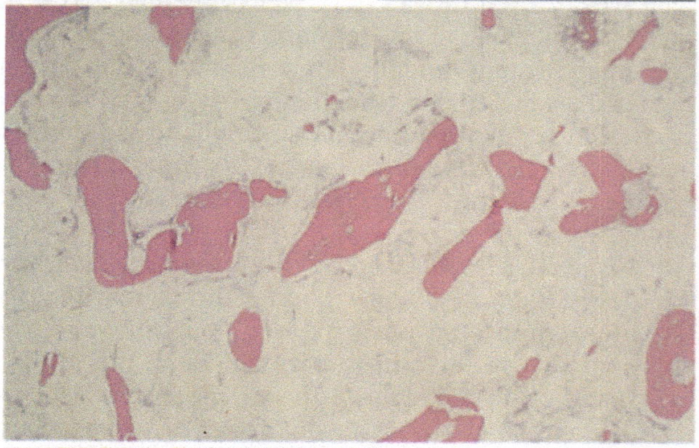
26

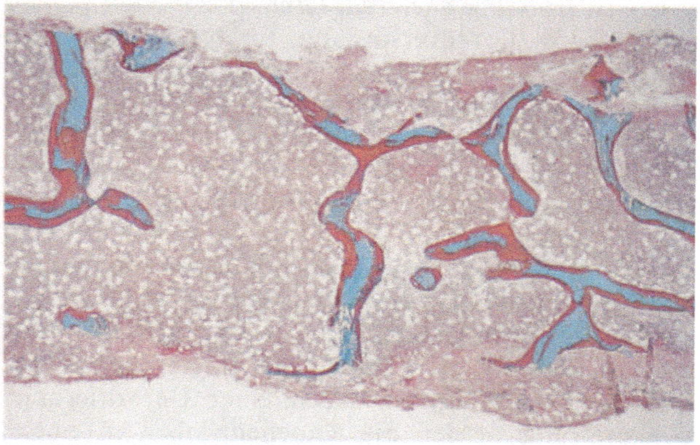
27

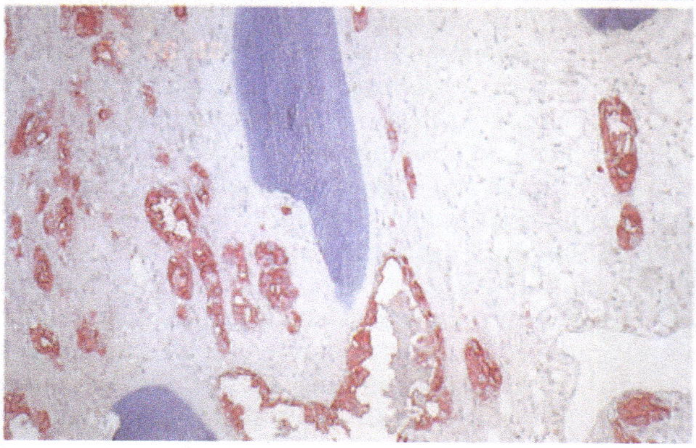
28

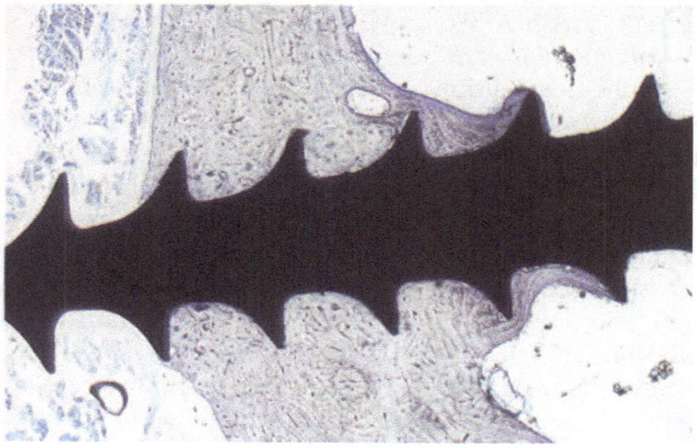
29

Abb. 4.24. Schematische Darstellung einer transiliakalen Beckenkammbiopsie

Abb. 4.25. Lupenaufnahme der transiliakalen Beckenkammbiopsie mit Kortikalis auf beiden Seiten der Biopsie und dazwischen gelegener, nicht artefiziell veränderter Spongiosa. Goldner-Färbung, unentkalkt, Lupenaufnahme

Abb. 4.26. Beckenkammbiopsie nach schonender Entkalkung. Plumpe Spongiosastruktur, überwiegend Fettmark in den Markräumen. HE-Färbung, 50 : 1

Abb. 4.27. Neuerliche Biopsie vom gleichen Fall wie Abb. 4.26. Bei unentkalkter Präparation Darstellung von vermehrten und verbreiterten osteoiden Säumen bei bis dahin nicht bekannter Osteomalazie. Goldner-Färbung, unentkalkt, 20 : 1

Abb. 4.28. Immunhistologische Darstellung von Metastasen in einer unentkalkten Beckenkammbiopsie. Zytokeratin, 100 : 1

Abb. 4.29. Schlifftechnik: Experimentelle Implantation einer Metallschraube in die Kortikalis. Gut eingeheiltes Implantat mit vollständigem Implantat-Knochen-Kontakt. Toluidinblau, Schlifftechnik, Lupenaufnahme deren Anwendung in größerem Umfang derzeit durchgeführt wird (Abb. 4.28). Auf diese Weise ist die Anwendung immunhistologischer und molekularbiologischer Techniken auch an unentkalktem Knochengewebe möglich geworden[17,41].

Knochenschliffe

Schliffpräparate. Für spezielle Fragestellungen ist die Herstellung unentkalkter Schliffpräparate notwendig. Dies ist vor allem bei *sehr hartem Knochengewebe (Kortikalis)* oder bei Untersuchungen zur Frage der *Beziehungen zwischen Knochengewebe und Implantaten (Metall, Keramik, Kunststoffe)* notwendig (Abb. 4.29). Es stehen dafür *kommerzielle Systeme* zur Verfügung. Prinzipiell ist die Einbettung in Kunststoff erforderlich, der eine besondere Härte und Sprödigkeit aufweist, so daß heute problemlos *Ultradünnschliffe* mit einer *Dicke von 5 μm bis 10 μm* durchgeführt werden können. An diesen Präparaten ist neben der Beurteilung der strukturellen Veränderungen eine *eindeutige histologische Beurteilung aller zellulären und mesenchymalen Strukturen* (Gefäßversorgung, Bindegewebsproliferation) möglich. Gelingt es, das Knochenmark oder andere Gewebe aus den Markräumen schonend zu entfernen, so ist an 1–2 mm dicken, oberflächlich polierten und gefärbten Präparaten eine simultane *2- und 3-dimensionale Analyse der Spongiosa* möglich.

Kombinierte 2- und 3-dimensionale Darstellung der Spongiosa (oberflächengefärbte Blockpräparation). Ca. 1 cm dicke Knochenscheiben werden *geröntgt* und dann mit H_2O_2 unter fließendem Wasser schonend *vom Weichgewebe befreit.* Nach einer Dehydrierung und Entfettung werden die Knochenproben in einen *Spezialkunststoff* (Technovit 7200, Kulzer) eingebettet. Die *Polymerisation dieses Kunststoffes* erfolgt durch eine Blaulichtexposition in 8 h. Mit Hilfe einer *Tellerschleifmaschine* wird überschüssiger Kunststoff abgeschliffen und ein *erster Grobanschliff* vorgenommen. Mit diesem Schritt wird nicht nur die Orientierungsebene gewählt, sondern werden gleichzeitig die evtl. mit Sägeartefakten behafteten Randbereiche entfernt. Nach dem Aufkleben der vorgeschliffenen Proben auf einen Objektträger erfolgt durch Einsatz einer automatischen Schleifmaschine ein *planparalleles Anschleifen des Präparates auf eine Dicke von 1 mm.* Diese Präparatedicke entspricht *2–3 „Trabekellagen"*. Anschließend kann die polierte Oberfläche beliebig gefärbt werden. Bei guter Infiltration des Kunststoffes liegt die Eindringtiefe der Färbung unter einem μm. Bei Hellfeld-Beleuchtung erreicht man eine Betonung der angefärbten Oberfläche des Präparates. Es entspricht so einem konventionellen, artefaktfreien, histologischen Schnittpräparat und kann *morphometrisch ausgewertet* werden. Im Dunkelfeld zeigen sich die korrelierenden 3-dimensionalen Strukturelemente (hell) in ihrer Beziehung zum 2-dimensionalen Spongiosamuster der gefärbten Oberfläche.

Auf diese Weise ist es unter anderem möglich, beliebige Strukturen in der Tiefe zu identifizieren, entsprechende Ebenen nachzuschleifen und dann das Präparat für die histologische Untersuchung neu zu färben[22].

Morphometrie

Aufgrund der strukturellen Vielfalt von Osteopathien hat sich die Anwendung *quantitativer Verfahren* in der Osteopathologie besonders etabliert. Dabei erfolgt eine Auswertung der Kortikalis und Spongiosa getrennt nach

- *Struktur,*
- *Knochenresorption,*
- *Knochenanbau,*
- *Mineralisation.*

An *unentkalkten Schnittpräparaten* werden *Flächen, Strecken, Umfänge* als statische Parameter bestimmt (Tabelle 4.2). Nach Gabe von *Zeitmarkern* (experimentell Alizarin, Orange G u. a., beim Patienten Tetrazykline) zu mindestens zwei getrennten Zeitpunkten können an ungefärbten, unentkalkten Schnitten die dynamischen Parameter des Knochenumbaues bestimmt werden. Erst seit Anwendung dieser Methode ist es möglich geworden, die *Mineralisationsgeschwindigkeit* genau zu messen. Folgende Meßverfahren stehen zur Verfügung[25,30]:

- *Visuelle Morphometrie.* Mit *Punktzählverfahren* bzw. *Strichliniennetzen* können direkt im Mikroskop Flächenumfänge und Strecken bestimmt werden. An ungefärbten Schnittpräparaten kann die Einlagerung von *Tetrazyklin im UV-Licht* ausgewertet werden und so ein Maß für die direkte *Syntheserate der Osteoblasten* erhalten werden[8,11].
- *Halbautomatische Morphometrie.* Diese erfolgt über ein *Integrationstablett* mit einem eingeblendeten Lichtpunkt in den Strahlengang des Mikroskops. Strecken und Umfänge bzw. Flächen werden auf diese Weise *elektromagnetisch* erfaßt und entsprechend den internationalen Standards berechnet.
- *Automatische Morphometrie.* Trotz umfangreicher Bemühungen ist es nicht gelungen, eine automatische Bestimmung aller strukturellen und zellulären Parameter des Knochenumbaues zu erreichen. Lediglich die Bestimmung des *Knochenvolumens (BV/TV)* sowie die Bestimmung der Vernetzung der Spongiosa als Maß für die Reduktion plattenartiger Strukturen, der sog. *„trabecular bone pattern factor" (tbpf),* lassen sich weitgehend automatisiert an großen Kollektiven bestimmen. Dabei ist stets zu prüfen, welche *Genauigkeit* die Methode aufweist und wie die *Reproduzierbarkeit* zwischen verschiedenen Auswertern ist.

Tabelle 4.2. Histomorphometrie-Parameter (Internationale Nomenklatur)

Knochenstruktur	
Bone volume (BV/TV)	(%)
Ehemals TBV oder Vv, trabekuläre Knochenmasse	
Bone surface (BS/TV)	(mm^2/mm^3)
Spezifische Spongiosaoberfläche	
Trabecular thickness (Tb.Th)	(m)
Trabekulärer Durchmesser	
Trabecular number (Tb.N)	(mm^{-1})
Zahl der Trabekel pro Streckeneinheit	
Trabecular separation (Tb.Sp)	(m)
Trabekulärer Abstand	
Zelluläre Anbauparameter	
Osteoid surface (OS/BS)	(%)
Prozentuale Ausdehnung der osteoiden Säume	
Osteoid volume (OV/BV)	(%)
Prozentualer Anteil des Osteoids am gesamten Knochengewebe	
Osteoid width (O.w)	(m)
Direkte Messung der Breite der osteoiden Säume	
Osteoblast surface (Ob.S/BS)	(%)
Prozentualer Anteil der mit Osteoblasten besetzten Oberflächen an der gesamten Knochenoberfläche	
Wall thickness (W.Th)	(m)
Abstand zwischen Zementlinie und Knochenoberfläche von abgeschlossenen BMU's	
Zelluläre Resorptionsparameter	
Eroded surface (ES/BS)	(%)
Prozentualer Anteil der Ausdehnung der Howship-Lakunen im Verhältnis zur gesamten Knochenoberfläche	
Osteoclast surface (Oc.S/BS)	(%)
Prozentualer Anteil der von Osteoklasten bedeckten Knochenoberfläche	
Osteoclast number (N.Oc/B.Pm)	(mm^{-1})
Anzahl der Osteoklasten bezogen auf die Knochenoberfläche	
Dynamische Morphometrie	
Mineral Apposition Rate (MAR)	(m/d)
Gibt die Geschwindigkeit der Mineralisation an; unter der Annahme, daß die Knochenneubildung und die Mineralisation gleich sind, ist dies auch ein Wert für die Geschwindigkeit der Knochenneubildung	

Literatur

1. Agerbaek MO, Eriksen EF, Kragstrup J, Mosekilde L, Melsen F (1991) A reconstruction of the remodelling cycle in normal human cortical iliac bone. Bone Miner 12:101–112
2. Amling M, Vogel M, Ritzel H et al. (1994) Morphologische Regulationsmechanismen des Knochenumbaus und ihre Bedeutung für die Osteoporose. In: Liesen H, Weib M, Baum M (Hrsg) Regulations- und Repairmechanismen. Deutscher Ärzte-Verlag, Köln S. 647–650
3. Andrianarivo AG, Robinson JA, Mann KG, Tracy RP (1992) Growth on type I collagen promotes expression of the osteoblastic phenotype in human osteosarcoma MG-63 cells. J Cell Physiol 153:256–265
4. Baron R (1989) Molecular mechanisms of bone resorption by the osteoclast. Anat Rec 224:317–324
5. Baron R, Neff L, Louvard D, Courtoy PJ (1985) Cell-mediated extracellular acidification and bone resorption: Evidence for a low pH in resorbing lacunae and localization of a 100 kd lysosomal membrane protein at the osteoclast ruffled border. J Cell Biol 101:2210–2222
6. Baron R, Neff L, Brown W et al. (1988) Polarized secretion of lysosomal enzymes along the osteoclast exocytic pathway. J Cell Biol 106:1863–1872
7. Baron R, Neff L, Brown W, Louvard D, Courtoy PJ (1990) Selective internalization of the apical plasma membrane and rapid redistribution of lysosomal enzymes and mannose-6-phosphate receptors during osteoclast inactivation by calcitonin. J Cell Sci 97:439–447
8. Bone morphometry (1988) Proceedings of the Fifth International Congress on Bone Morphometry, Nishimura Smith-Gordon, Niigata London
9. Bonse U, Busch F, Günnewig O et al. (1994) 3D computed X-ray tomography of human cancellous bone at varified $(8\ mm)^3$ spatial and 10^{-4} energy resolution. Bone Miner 25:25–38
10. Bullough PG (1992) Atlas of orthopedic pathology with clinical and radiological correlations, 2nd edn. Gower Medical Publishing, New York London
11. Delling G (1975) Endokrine Osteopathien. Fischer, Stuttgart
12. Delling G, Amling M (1994) Darstellung der dreidimensionalen Spongiosastruktur in der Wirbelsäule bei renaler Osteopathie nach chronischer Hämodialyse. Pathologe 1:15–21
13. Delling G, Vogel M, Pompesius-Kempa M, Hahn M (1988) Neuere Vorstellungen zu Bau und Struktur der menschlichen Spongiosa. Eine Basis für die Pathophysiologie des Knochenmassenverlustes bei der Transplantationsosteopathie und speziellen Formen der renalen Osteopathie. In: Aktuelle Probleme der renalen Osteopathie. Symposium in Hamburg 5. November 1988. CIBA PHARMA, S. 38–48
14. Delling G, Hahn M, Pompesius-Kempa M, Behle K, Vogel M (1989) Die trabekuläre Mikroarchitektur der menschlichen Wirbelsäule – Ergebnisse einer kombinierten 2- und 3-dimensionalen Analyse. Verh Dtsch Ges Pathol 73:631
15. Delling G, Vogel M, Behle K et al. (1989) Neuere Vorstellungen zu Bau und Struktur der menschlichen Spongiosa – Ergebnisse einer kombinierten zwei- und dreidimensionalen Analyse. Hamburger Ärzteblatt 10:450–453
16. Delling G, Vogel M, Hahn M (1991) Morphologische Mechanismen für die Regulation der Knochenstruktur. Nieren- und Hochdruckkrankheiten 6:255–261
17. Ferrell LD, Beckstead JH (1990) Plastic embedding. Use of glycol methacrylate-embedded biopsy material at the light microscopic level. Pathol Annu 25 Pt 1:341–360
18. Freyschmidt J (1993) Skeletterkrankungen. Klinisch-radiologische Diagnose und Differentialdiagnose, Springer, Berlin Heidelberg New York Tokio
19. Frost HM (1963) Bone remodelling dynamics. Thomas, Springfield Illinois
20. Greenspan A (1993) Skelettradiologie. Orthopädie, Traumatologie, Rheumatologie, Onkologie, 2 Aufl. VCH Verlagsgesellschaft, Weinheim
21. Grote HJ, Amling M, Vogel M et al. (1995) Intervertebral variation in the trabecular microarchitecture throughout the normal spine in relation to age. Bone 16:301–308
22. Hahn M, Vogel M, Delling G (1991) Undecalcified preparation of bone tissue: report of technical experience and development of new methods. Virchows Arch A Pathol Anat Histopathol 418:1–7

23. Hahn M, Vogel M, Amling M et al. (1994) Mikrokallusformationen der Spongiosa. Pathologe 15:297–302
24. Hahn M, Vogel M, Amling M, Pösl M, Delling G (1995) Microcallus formations of the cancellous bone – a quantitative analysis of the human spine. J Bone Miner Res 10:1410–1416
25. Heaf JG, Podenphant J, Gammelgaard B (1993) The reliability and representativity of non-dynamic bone histomorphometry in uremic osteodystrophy. Scand J Urol Nephrol 27:305–310
26. Höhling HJ, Steffens H, Ashton BA, Nicholson W (1974) Molekularbiologie der Hartgewebsbildung. Verh Dtsch Ges Pathol 58:54–71
27. Horne WC, Neff L, Lomri A, Levy JB, Baron R (1992) Osteoclasts express high levels of pp60c-src in association with intracellular membranes. J Cell Biol 119:1003–1013
28. Horne WC, Levy JB, Baron R (1993) Proto-oncogenes and osteoclast function. Ital J Mineral Electrolyte Metab 7:185–197
29. Jee WSS, Nolan PD (1963) Origin of osteoclasts from fusion of phagocytes. Nature 200:225–226
30. Jee WSS, Parfitt AM (1981) Bone histomorphometry. Armour Montagu, Levallois
31. Masi L, Franchi A, Santucci M et al. (1992) Adhesion, growth, and matrix production by osteoblasts on collagen substrata. Calcif Tissue Int 51:202–212
32. Mosekilde L (1990) Consequences of remodelling process for vertebral trabecular bone structure: a scanning electron microscopy study (uncoupling of unloaded structures). Bone Miner 10:13–35
33. Moses MA, Shing Y (1994) Production of matrix metalloproteinases and a metalloproteinase inhibitor by swarm rat chondrosarcoma. Biochem Biophys Res Commun 199:418–424
34. Noda M (ed) (1993) Cellular and molecular biology of bone. Academic Press, San Diego
35. Prallet B, Male P, Neff L, Baron R (1992) Identification of a functional mononuclear precursor of the osteoclast in chicken medullary bone marrow cultures. J Bone Miner Res 7:405–414
36. Reinholt FP, Hultenby K, Oldberg A, Heinengard D (1990) Osteopontin – a possible anchor of osteoclasts to bone. Proc Natl Acad Sci U S A 87:4473–4475
37. Resnick D, Niwayama G (1988) Diagnosis of bone and joint disorders, vol 1–6, 2nd edn. Saunders, Philadelphia
38. Szulczewski DH, Meyer U, Möller K et al. (1993) Characterisation of bovine Osteoclastis on an ionomeric Cement in Vitro. Cells and Materials 3:83–92
39. Van der Rest M, Garrone R (1991) Collagen family of proteins. FASEB J 5:2814–2823
40. Vogel M, Hahn M, Delling G (1988) Analysis of trabecular bone structure demonstrates new mechanisms of bone cell function in primary hyperparathyroidism. Acta Endocrinol 118:83 (Abstract)
41. Wolf E, Roser K, Hahn M, Welkerling H, Delling G (1992) Enzyme and immunohistochemistry on undecalcified bone and bone marrow biopsies after embedding in plastic: a new embedding method for routine application. Virchows Arch A Pathol Anat Histopathol 420:17–24
42. Yamaguchi K, Croucher PI, Compston JE (1993) Comparison between the lengths of individual osteoid seams and resorption cavities in human iliac crest cancellous bone. Bone Miner 23:27–33
43. Zerwekh JE (1992) Bone metabolism. Semin Nephrol 12 No. 2:79–90
44. Zheng MH, Wood DJ, Papadimitriou JM (1992) What's new in the role of cytokines on osteoblast proliferation and differentiation? Pathol Res Pract 188:1104–1121

Fehlbildungen

Entwicklungsstörungen des Skeletts

Die Skelettdysplasien stellen eine *heterogene Gruppe genetisch bedingter* oder *intrauterin erworbener Fehlentwicklungen* des Skeletts dar. Gemessen an anderen Erkrankungen werden sie selten beobachtet. Gleiche Krankheitsbilder wurden oft unter verschiedenen Namen beschrieben, so daß sich bis zur Mitte dieses Jahrhunderts eine zunehmende Verwirrung in der Nomenklatur entwickelte. Durch internationale Nomenklaturkonferenzen 1971 und 1977 wurden neue Ordnungsprinzipien festgelegt. Es werden *generalisierte Skelett-Dysplasien* und auf einzelne Skelettabschnitte beschränkte Fehlbildungen, sog. *Dysostosen* unterschieden. Möglicherweise werden in den nächsten Jahren durch neue Erkenntnisse der *Molekulargenetik* und *Molekularbiologie* neue, pathogenetisch begründete Einteilungsprinzipien der Skelettdysplasien erarbeitet werden können. Dabei kommt dem Verständnis der Regulation der Entwicklung des Skelettsystems auf molekularbiologischer Ebene eine grundlegende Bedeutung zu[1–5].

Definition
- Die *Dysplasien* stellen eine *generalisierte Defektbildung* des Knorpel- und Knochengewebes dar. Dabei können besondere Schwerpunkte auftreten (Epi- oder Metaphysen der langen Röhrenknochen, Wirbelsäule).
- Die *Dysostosen* sind *lokalisierte Fehlentwicklungen* des einzelnen Skelettabschnitts (z. B. fehlende Ober- und Unterschenkelknochen bei Thalidomidembryopathie).

Klassifikation. Basierend auf den internationalen Nomenklaturkonferenzen ist das Einteilungsprinzip der Dysplasien und Dysostosen in Tabelle 4.3 aufgeführt. Dementsprechend sind die Krankheitsbilder zugeordnet.

Da in einem Lehrbuch der pathologischen Anatomie eine vollständige Beschreibung jedes Krankheitsbildes aufgrund der Fülle von klinischen, genetischen und radiologischen Einzelbefunden einen unüberschaubaren Umfang erreichen würde, werden exemplarisch nur einige *geläufige Krankheitsbilder* dargestellt.

Osteochondrodysplasien (Tabelle 4.4)

Wachstums- und Entwicklungsstörungen von Röhrenknochen und/oder Wirbelsäule

Bei der Geburt manifeste Formen:

Tabelle 4.3. Einteilung der konstitutionellen Knochenerkrankungen

I. Osteochondrodysplasien (Wachstums- und Entwicklungsanomalien von Knorpel und/oder Knochengewebe)
1. Wachstums- und Entwicklungsstörungen von Röhrenknochen und/oder der Wirbelsäule
   - bei der Geburt manifest
   - im späteren Leben manifest
2. Anarchische Entwicklungen von Knorpel- und Fasergewebe
3. Anomalien von Knochendichte, kortikaler Struktur und/oder metaphysären Modellierungsdefekten

II. Dysostosen
1. Kranio-faziale Dysostosen
2. Dysostosen des Achsenskeletts
3. Dysostosen der Extremitäten

III. Idiopathische Osteolysen
1. Phalangeale Osteolysen
2. Tarso-karpale Osteolysen
3. Multizentrische Osteolysen

IV. Chromosomale Aberrationen
1. Sex-Chromosomen
2. Autosomale Chromosomen-Anomalien

V. Primäre Stoffwechselstörungen
1. Kalzium-Phosphor-Stoffwechsel
2. Komplexe Karboanhydrate
3. Lipide
4. Nukleinsäuren
5. Aminosäuren
6. Metalle

Tabelle 4.4. Internationale Nomenklatur konstitutioneller Knochenerkrankungen. Einteilung der Osteochondrodysplasien. (Die mit einem * versehenen Formen sind im Text näher besprochen.)

Wachstums- und Entwicklungsstörungen von Röhrenknochen und/oder Wirbelsäule

A) Bei der Geburt manifest
1. Achondrogenesis Typ I*
2. Achondrogenesis Typ II*
3. Tanatophore Dysplasie*
4. Tanatophore Dysplasie mit Kleeblattschädel*
5. Kurzrippen-Polydaktylie-Syndrom Typ I (Saldino-Noonan)
6. Kurzrippen-Polydaktylie-Syndrom Typ II (Majewski)
7. Chondrodysplasia punctata*
8. Campomele Dysplasie
9. Weitere Dysplasien mit Beteiligung der langen Röhrenknochen
10. Achondroplasie*
11. Diastrophische Dysplasie
12. Metatrophische Dysplasie
13. Chondro-ektodermale Dysplasie (Ellis-van Crefeld)
14. Asphyxierende Thorax-Dysplasie (Jeune)
15. Spondylo-epiphysäre Dysplasia congenita
16. Kniest-Dysplasie
17. Mesomele Dysplasie
18. Akromesomele Dysplasie
19. Kleido-kraniale Dysplasie
20. Larsen-Syndrom
21. Oto-palato-digitales Syndrom

B) Im späteren Leben manifest
1. Hypochondroplasie
2. Dyschondrosteosis
3. Metaphysäre Chondroplasie Typ Jansen
4. Metaphysäre Chondroplasie Typ Schmid
5. Metaphysäre Chondroplasie Typ McKusick
6. Metaphysäre Chondroplasie mit exokriner Pankreasinsuffizienz und zyklischer Neutropenie
7. Spondylo-metaphysäre Dysplasie
8. Multiple epiphysäre Dysplasie
9. Arthro-Ophthalmopathie (Stickler)
10. Pseudo-Achrondoplasie
11. Spondylo-epiphysäre Dysplasia tarda
12. Spondylo-epiphysäre Dysplasie (andere Formen)
13. Dyggve-Melchior-Clausen-Dysplasie
14. Spondylo-epimetaphysäre Dysplasie (verschiedene Formen)
15. Myotonische Chondrodysplasie (Catel-Schwartz-Jampel)
16. Parastremmatische Dysplasie
17. Tricho-rhinophalangeale Dysplasie
18. Akrodysplasie mit Retinitis pigmentosa und Nephropathie (Saldino-Mainzer)

Achondrogenesis

Definition. Die Erkrankung wurde 1936 bei einem Fetus mit extrem kurzen Gliedmaßen und rein knorpeligem Skelett beschrieben.

Bei der Achondrogenesis besteht also eine *vollständige oder nahezu vollständige Hemmung der chondralen und desmalen Ossifikation*. Eine intramedulläre Blutbildung kann sich nicht entwickeln. Die Erkrankung ist mit dem Leben nicht vereinbar, so daß der *Tod während der Schwangerschaft* oder *kurz nach der Geburt* eintritt. Die Erkrankung wird *autosomal rezessiv vererbt*.

Es lassen sich *zwei Formen (Typ I und Typ II)* unterscheiden.

Klinik, Lokalisation. Charakteristisch sind folgende Befunde:
- *kurzer Rumpf* mit prominentem Abdomen,
- Verkürzung der Extremitäten (*Mikromelie*),
- *Hydropsähnliches Bild,*
- *Tod während der Schwangerschaft oder kurz nach der Geburt.*

Radiologie. Radiologische Veränderungen sind:
- *fehlende* oder *stark reduzierte Ossifikation* der Wirbelkörper und des Os sacrum,
- *tonnenähnlicher Thorax*, horizontal angelegte kurze Rippen mit aufgetriebenen Enden und multiplen Frakturen,
- *kleine Beckenknochen,*
- *stark verkürzte lange Röhrenknochen* mit konkaven Enden.

Hauptsächlich sind der Femur, der Humerus, der Radius und die Ulna befallen.

Morphologie. *Mikroskopisch* besteht die Region der *Wachstumszonen* aus *Knorpelgewebe* mit einem *erhöhten Gehalt an Chondrozyten.* Diese sind gering vergrößert, und das Zytoplasma enthält Vakuolen sowie PAS-positives Material. Andeutungsweise finden sich einzelne hypertrophierte Knorpelzellen. Die Kalzifikation des Knorpelgewebes erfolgt nur an einigen wenigen Stellen. Das *Sternum* und die *Wirbelkörper* enthalten keinerlei ossäre Strukturen.

- Bei der *Achondrogenesis Typ II* ist der Schädel im Verhältnis zum Körper vergrößert. Rumpf und Extremitäten sind ebenfalls verkürzt. Der Rumpf hat eine quadratische Proportion.
- Beim *Typ I der Achrondrogenesis* sind die Rippen dünner und weisen häufiger Frakturen auf.

Tanatophorer Zwergwuchs

1967 wurde der tanatophore Zwergwuchs als eigenständiges Krankheitsbild von der Achondroplasie getrennt. Aufgrund der *extremen Einengung des Thoraxraumes* ist die Erkrankung *mit dem Leben nicht vereinbar.* Außerdem bestehen *weitere extraskelettale Fehlbildungen des Herzens und des Gehirns.* Das Krankheitsbild kann mit einem *Kleeblattschädel-Syndrom* kombiniert sein.

Eine familiäre Häufung wurde bisher nicht beobachtet. Eine exogene Noxe ist wenig wahrscheinlich, da bei eineiigen Zwillingen der Befall nur eines Partners beobachtet wurde.

Klinik, Lokalisation

- *Dysproportionierter Zwergwuchs* mit sehr kurzen Extremitäten und normaler Rumpflänge.
- Extrem *schmaler Thorax.*
- *Dysproportionierter großer Kopf* mit eingesunkenem Nasenrücken und Protrusio bulbi.
- *Tod zum Zeitpunkt der Geburt* oder in der *Neugeborenenperiode.*

Radiologie. Die hauptsächlichen *radiologischen Befunde* sind:

- *Schmaler Thorax* in der Sagittalebene. In der Seitenansicht bestehen stark verkürzte Rippen.
- *Abflachung der Wirbelkörper* mit Ossifikationsdefekten, Verhältnis von Zwischenwirbelscheibe zu Wirbelkörper 3 : 1 (normal 1 : 1).
- *Reduzierter Durchmesser des Beckens.*
- *Verkürzung* und *relative Verbreiterung der langen Röhrenknochen* sowie extreme *Verkürzung* und *Verbreiterung der kurzen Röhrenknochen* (Hand- und Fußskelett).
- *Kleine Gesichtsknochen* und *relativ große Schädelknochen.*
- *Kombination mit Kleeblattschädel möglich.*

Morphologie. *Mikroskopisch* ist der ruhende Knorpel in den Wachstumszonen normal strukturiert. Die Bildung von *Säulenknorpel* ist dagegen *vermindert.* Die *Chondrozyten* können vergrößert sein. Die primäre Eröffnungszone ist nur unregelmäßig von Blutgefäßen durchsetzt. Es kommt zur Entwicklung von *kurzen* und *breiten Primärtrabekeln.*

Differentialdiagnose. Differentialdiagnostisch ist die Erkrankung von den *mikromelen Zwergwuchsformen* abzugrenzen. Bei der homozygoten Form der *Achondroplasie* bestehen zwar radiologisch z. T. ähnliche Veränderungen, die Erkrankung ist aufgrund der beiden erkrankten Kindeseltern jedoch leicht zu erkennen. Bei der *heterozygoten Form der Achondroplasie* sind alle Skelettsymptome wesentlich geringer ausgebildet. Das Verhältnis Zwischenwirbelscheibe zum Wirbelkörper beträgt maximal 2 : 1. Bei der Achondroplasie ist das Thoraxskelett nur wenig verändert.

Achondroplasie

Synonyme: Chondrodystrophia fetalis, chondrodystropher Zwergwuchs

Nomenklatur. Mitte vorigen Jahrhunderts wurde die *Achondroplasie* oder *Chondrodystrophie* von der fetalen Rachitis abgegrenzt. Bis dahin wurden die verschiedenartigsten Skelettanomalien unter dem Begriff der Rachitis zusammengefaßt. 1878 erfolgte die Namensgebung Achondroplasie für ein eigenständiges Krankheitsbild. Wenig später wurde der Begriff der Chondrodystrophie für diese Form der Skelettdysplasie geprägt. Der Begriff der Chondrodystrophie wurde vor allem im deutschen Sprachraum verwendet. Er umfaßte mehrere verschiedene Krankheitsbilder. Obwohl die ursprüngliche Bezeichnung Achrondoplasie unzutreffend ist, da Knorpel gebildet wird, wird sie heute international wieder verwendet.

> **Epidemiologie, Ätiologie, Pathogenese.** Die Achondroplasie ist die *häufigste Skelettdysplasie* und die *häufigste Ursache für einen dysproportionierten Minderwuchs.*

Die Erkrankung ist *autosomal dominant erblich.* Außerdem treten *sporadisch* Fälle als Neumutationen auf. Die Mutationsrate wird mit 1 : 10000 bis 100000 Neugeborene angegeben. Die *Ursache* der Erkrankung ist *nicht bekannt.* Es wird eine Stoffwechselstörung der Chondrozyten in der Wachstumszone diskutiert.

Klinik, Lokalisation. Bei der Achondroplasie bestehen *kurze Gliedmaßen,* während der *Rumpf normal lang* ist. Der *Schädel* ist *überdurchschnittlich groß.* Von den Gliedmaßen sind besonders die proximalen Abschnitte verkürzt. Die kurzen *Finger* stehen *dreizackartig* auseinander. Die Nasenwurzel ist deutlich gesunken. Da die Weichteile nicht in gleicher Weise verkürzt sind wie die Knochen, kommt es zu *querverlaufenden Hautfalten* (Abb. 4.30 u. 4.31). Häufig entwickelt sich mit zunehmendem Lebensalter eine *Kyphose.* Die *Körperhöhe* erreicht bei erwachsenen Frauen 117 cm, bei Männern 122 cm. Chondrodystrophische Frauen können aufgrund des stark verengten Beckens *nicht normal gebären*.

Radiologie. *Radiologische Befunde* sind:

- *Große flache Schädelknochen* mit Prominenz der Frontal-, Parietal- und Okzipitalregion. Die Schädelbasis (Knorpel) und das Foramen magnum sind dagegen klein.
- *Lumbosakrale Verschmälerung der Wirbelsäule.*
- *Flache, runde Beckenschaufeln.*
- *Verkürzung der Röhrenknochen* mit Verbreiterung des diaphysären Durchmessers.

Morphologie. *Mikroskopisch* soll nach neueren Untersuchungen die *Wachstumszone regelrecht aufgebaut* sein. Die Entwicklung von *Säulenknorpel* scheint normal ausgebildet. Die Zahl der *Chondrozyten* zeigt keine signifikanten Unterschiede zu Normalfällen. Die *perio-*

30

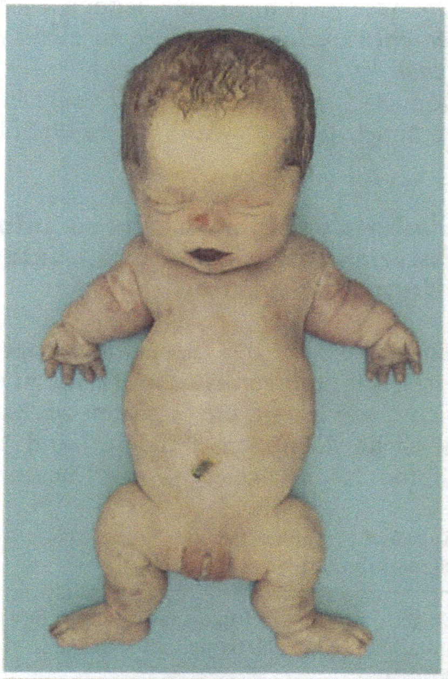

31

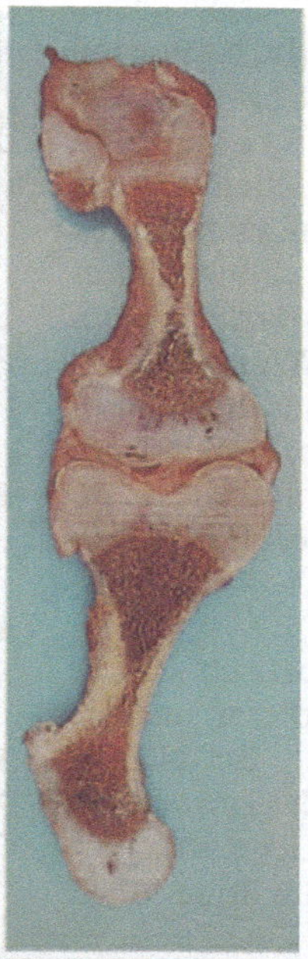

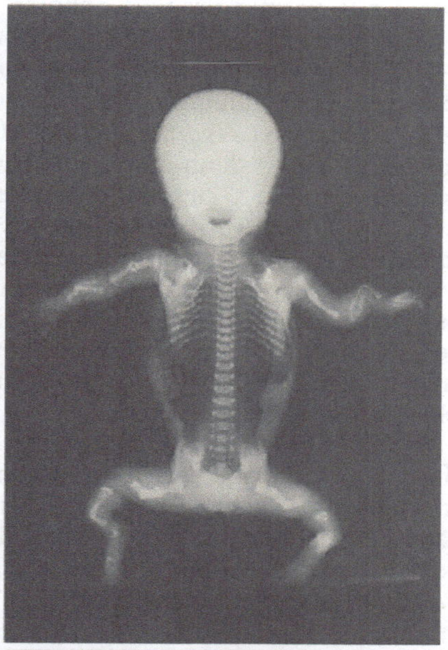

32

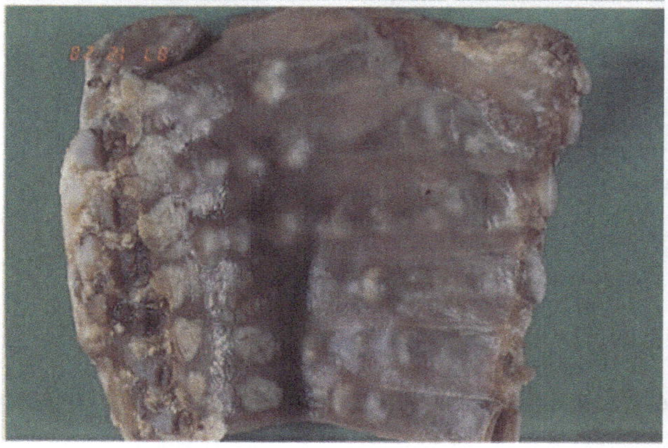

33

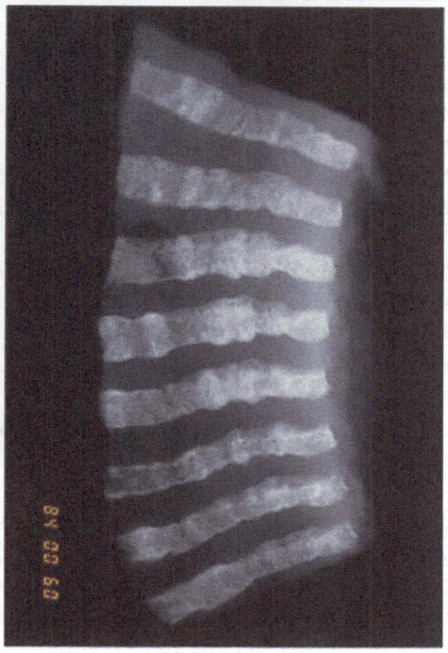

34

Abb. 4.30. Chondrodystrophie. Wulstartige Verdickung der Extremitäten bei kurzen langen Röhrenknochen

Abb. 4.31. Chondrodystrophie mit breiten Epiphysen und kurzen knöchernen Anteilen (Fall Abb. 4.30)

Abb. 4.32. Röntgenbild bei Osteogenesis imperfecta mit zahlreichen Frakturen der Extremitäten und Rippen

Abb. 4.33. Thoraxwand bei Osteogenesis imperfecta. Knotenförmige Auftreibung der Rippen durch intrauterine Kallusbildung

Abb. 4.34. Kontaktradiographie der Thoraxwand (Fall wie Abb. 4.33) mit Darstellung multipler Frakturen und knotenförmiger Kallusbildung *stale Verknöcherung* ist dagegen *erhöht*. Es kommt zu subperiostalen bzw. subchondralen Knochenneubildungen am Rand der Wachstumszone, so daß diese becherförmig umgebildet erscheint. In der Fibula und Tibia wurde eine unregelmäßige Struktur proliferierender Chondrozyten beschrieben. Die Primärspongiosa ist verbreitert und verkürzt. *Elektronenmikroskopisch* konnten dagegen *normale Chondrozyten* und eine *normale Knorpelmatrix* beobachtet werden.

Verlauf, Prognose. Die Achondroplasie führt nach der Geburt *nicht zum Tode*. Derartige, früher beschriebene Fälle sind bei Reklassifikation keine Achondroplasien, sondern z. B. Formen des tanatophoren Zwergwuchses. Bei der Entwicklung der Fälle mit Achondroplasie sind die *Intelligenz* und *motorische Funktion normal*. Die Größe des Kopfes nimmt in den ersten 3 Lebensjahren zu. Ein zusätzlicher *Hydrozephalus* tritt selten im Kindesalter auf. Er ist dann durch ein schmales Foramen magnum verursacht. Im mittleren oder höheren Lebensalter stehen *Folgeerscheinungen der Wirbelsäulenveränderungen* im Vordergrund. Spinale Wurzelreizungen bzw. Nervenkompressionen und Bandscheibenvorfälle treten gehäuft auf. Besonders betroffen sind der untere Abschnitt der Thoraxwirbelsäule und die Lumbalregion. Die *Lebenserwartung* ist *normal*. Eine spezifische Therapie existiert nicht.

Differentialdiagnose. Differentialdiagnostisch ist die *Hypochondroplasie* von Bedeutung. Bei dieser sind die Veränderungen weniger stark ausgebildet. Bei Neugeborenen ist vor allem der *tanatophore Zwergwuchs* in Erwägung zu ziehen, der jedoch im Gegensatz zur Achondroplasie spätestens nach Tagen zum Tode führt.

Chondrodysplasia punctata, dominanter Typ

Synonyme: Chondropathia punctata; Chondroangiopathia punctata; Chondrodystrophia calcificans; Conradi-Hünermann-Erkrankung

Klinik, Lokalisation. Bei der Erkrankung bestehen:
- ein *flaches Gesicht* mit eingesunkener Nasenbrücke,
- häufig *asymmetrische Verkürzung der Extremitäten*,
- eine *Skoliose*, die sich im ersten Lebensjahr entwickelt,
- *Alopezie*, eine *Kataraktbildung* sowie *Gelenkkontrakturen*.

Radiologie. *Röntgenologisch* bestehen *punktförmige Verkalkungen* in den betroffenen Enden der langen Röhrenknochen, Hand- und Fußknochen sowie in der Wirbelsäule und dem Becken. Außerdem werden *unregelmäßige Deformierungen der Wirbelkörper* beobachtet sowie eine überwiegend *unilaterale Verkürzung der langen Röhrenknochen*.

Verlauf, Prognose. *Frühgeburten* und *Frühsterblichkeit* sind häufig bei Kindern mit schweren Skelettveränderungen. Die Verkalkungen bilden sich innerhalb einiger Jahre zurück, wenn das Kind überlebt. Die *Prognose* ist bei der dominanten Form viel besser als bei der rezessiven.

Chondrodysplasia punctata, rezessive Form

Die Veränderungen entsprechen im wesentlichen denen der dominanten Form der Chondrodysplasia punctata. Die Veränderungen sind jedoch *wesentlich ausgeprägter entwickelt*. Es kommt zu einer *starken symmetrischen Verkürzung der Humeri und Femora*. Es bestehen doppelseitige Kataraktbildungen, ichthyosiforme Hautveränderungen sowie multiple Gelenkkontrakturen.

Skelettdysplasien infolge anarchischer Entwicklung der Skelettbestandteile (Knorpel/Knochen)

Eine Übersicht der in dieser Gruppe zusammengefaßten Erkrankungen ist Tabelle 4.5 zu entnehmen. Da es sich überwiegend um Tumoren des Skeletts bzw. tumorähnliche Läsionen handelt, sind diese im Kapitel „Tumoren des Skelettsystems" beschrieben.

Tabelle 4.5. Internationale Nomenklatur konstitutioneller Knochenerkrankungen

Skelettdysplasien infolge anarchischer Entwicklung der Skelettbestandteile (Knorpel/Knochen)
1. Dystrophia epiphysealis hemimelica
2. Mutiple kartilaginäre Exostosen
3. Akrodysplasie mit Exostosen
4. Enchondromatose (Ollier)
5. Enchondromatose mit Hämangiomen (Maffucci)
6. Metachondromatose
7. Fibröse Dysplasie (Jaffé-Lichtenstein)
8. Fibröse Dysplasie mit Hautpigmentierung und Pubertas praecoc (McCune-Albright)
9. Cherubismus
10. Neurofibromatose

Skelettdysplasien mit Störungen der Knochendichte und des Knochenumbaus

(Tabelle 4.6)

Osteogenesis imperfecta

Die Osteogenesis imperfecta stellt ein Krankheitsbild mit einem breiten Variationsspektrum dar. Sie kann unterteilt werden in:
- *Kongenitale rezessive Form* und
- *dominante Form mit Spätmanifestation*

Tabelle 4.6. Internationale Nomenklatur konstitutioneller Knochenerkrankungen

Anomalien von Knochendichte, kortikaler Struktur und/oder metaphysären Modellierungsdefekten
1. Osteogenesis imperfecta congenita
2. Osteogenesis imperfecta tarda
3. Juvenile idiopathische Osteoporose
4. Osteoporose mit Pseudo-Gliom
5. Osteopetrose mit früher Manifestation
6. Osteopetrose mit später Manifestation
7. Pyknodysostosis
8. Osteopoikilie
9. Osteopathia striata
10. Melorheostose
11. Diaphysäre Dysplasie (Camurati-Engelmann)
12. Kranio-diaphysäre Dysplasie
13. Endostale Hyperostose
14. Tubuläre Stenose (Kenny-Caffey)
15. Pachydermoperiostose
16. Osteodysplasie (Melnick-Needles)
17. Fronto-metaphysäre Dysplasie
18. Kranio-metaphysäre Dysplasie
19. Metaphysäre Dysplasie (Pyle)
20. Sklerostose
21. Dysosteosklerose
22. Osteoektasie mit Hyperphosphatasie

Osteogenesis imperfecta, kongenitale rezessive Form

Synonyme: Osteogenesis imperfecta Typ Vrolik; periostale Dysplasie; Osteogenesis imperfecta mit dickem Knochentyp

Der Erbgang ist *autosomal rezessiv.*

Klinik, Lokalisation. Die wesentlichen klinischen Befunde sind:

- *kurze Extremitäten* mit *Zwergwuchs* und normalen Händen und Füßen;
- *großer Kopf* und eine *weite Fontanelle,* bindegewebige *flache Schädelknochen;*
- *muskuläre Hypotonie, Bandinstabilität;*
- *blaue Skleren, Exophtalmus,* häufig *inguinale Hernien.*

Die Erkrankung ist bei der Geburt manifest. Bereits intrauterin können *Frakturen* auftreten (Abb. 4.32–4.34).

Radiologie. *Radiologisch* besteht eine Reduktion in der Entwicklung der platten Schädelknochen. Es ist eine *generalisierte Osteoporose* nachweisbar mit *multiplen Frakturen.* Die langen Röhrenknochen sind dick und kurz. Mit zunehmendem Lebensalter entwickeln sich *zystische Veränderungen* in den langen Röhrenknochen.

Verlauf, Prognose. Bei der Erkrankung treten in der Regel *intrazerebrale Blutungen* auf. Wenige Patienten erreichen das Erwachsenenalter mit meist extremen Skelettdeformitäten und einem Zwergwuchs.

Osteogenesis imperfecta tarda (dominante Form)

Synonyme: Osteogenesis imperfecta Typ Lobstein; Osteogenesis imperfecta mit dünnen Knochen

Die Erkrankung wird autosomal dominant vererbt.

Klinik, Lokalisation. An hauptsächlich klinischen Befunden bestehen:

- erhöhte *Knochenbrüchigkeit* mit Deformierungen der Extremitäten, der Wirbelsäule und des Thorax,
- *kraniofaziale Deformierungen,*
- *Zahnmißbildungen,*
- *blaue Skleren,*
- *Otosklerose,*
- *dünne durchscheinende Haut,*
- *erhöhte Blutungsneigung* mit einer erhöhten Kapillarbrüchigkeit und abnormer Thrombozytenfunktion.

Radiologie. *Röntgenologisch* können nachgewiesen werden:

- eine ausgeprägte *Osteoporose* mit bikonkaven Wirbelkörpern,
- schmale *lange Röhrenknochen,*
- *alte Frakturen* mit einer Dislokation,
- eine *verzögerte Ossifikation der Schädelknochen.*

Außerdem kommt es in Einzelfällen zu *massiven Kallusbildungen,* die zur Verwechslung mit Tumoren Anlaß geben können.

Morphologie. Bei der Osteogenesis imperfecta congenita besteht eine *reduzierte Umbildung von Primärspongiosa zu Sekundärspongiosa.* Außerdem ist die *Kortikalis* nur unvollständig ausgebildet. Meist sieht man innerhalb von Bindegewebe nur einzelne Knocheninseln. Häufig ist das sonst lamellär aufgebaute *Knochengewebe ungeordnet fibrös strukturiert.*

Ätiologie, Pathogenese. Die Erkrankung ist durch eine *Störung des Kollagenstoffwechsels* bedingt, so daß sowohl Störungen im Kollagenfaseraufbau im Skelettsystem als auch in anderen Organen (Sehnen, Bänder) bestehen. Dabei ist das *Verhältnis von Hautkollagen Typ 3 zu Typ 1 erhöht.* Wahrscheinlich ist dies eine Folge einer *reduzierten Typ I-Kollagensynthese.* Dies erklärt, daß einige Patienten *Ähnlichkeit zum Marfan-Syndrom* aufweisen und daß eine *Überdehnbarkeit der Gelenke* besteht. Einzelne Patienten haben eine *Herzklappeninsuffizienz,* und ungefähr 25% aller Patienten haben in der Anamnese Hinweise auf eine *angeborene Hernie.* Durch die Störung des Kollagenstoffwechsels bestehen auch Defekte der Zähne *(Dentinogenesis imperfecta).* Die *blauen Skleren* sind Ausdruck einer defekten Kollagenstruktur mit einer erhöhten Transparenz. *Rasterelektronenmikroskopisch* konnte gezeigt werden, daß bei der Osteogenesis imperfecta die *Kollagenfibrillen des Knochengewebes* nicht zu normalen Bündeln aggregieren, sondern in Form *dünner, unregelmäßig gepackter Filamente* vorliegen. In der Gewebekultur konnten *morphologische Strukturveränderungen der Fibroblasten* nachgewiesen werden.

Verlauf, Prognose, Differentialdiagnose. Je nach Schweregrad des Krankheitsbildes entwickeln sich *Skelettdeformitäten*, die besonders in der Wirbelsäule zum limitierenden Faktor für die Lebensdauer werden können. Ggf. bestehen *Pseudarthrosen* nach Frakturen der Extremitäten. Eine spezifische Therapie gibt es derzeit nicht. *Differentialdiagnostisch* ist besonders die Abgrenzung zu besonderen Formen der *Osteoporose* wichtig; sie kann klinisch erhebliche Schwierigkeiten bereiten.

Osteopetrosis Albers-Schönberg

Synonyme: Marmorknochenkrankheit; generalisierte Osteosklerose

Klinik, Lokalisation, Radiologie. Klinisch sind die Patienten *kleinwüchsig*, es kommt mit zunehmender knöcherner Ausfüllung der Markräume zur Entwicklung einer *Anämie*. Durch *extramedulläre Blutbildung* besteht eine *Hepatosplenomegalie*, die Hyperostose im Bereich der Schädelbasis führt zur *Optikusatrophie*. Die Erkrankung manifestiert sich im *Kindesalter*. *Radiologisch* besteht eine *homogene Verdichtung aller Skelettabschnitte* mit einem Verlust der Spongiosazeichnung. Auf den schubweisen Ablauf der Erkrankung weisen *Querbänder in den langen Röhrenknochen*. Die Nasennebenhöhlen sowie das Mastoid sind schlecht pneumatisiert.

Klassifikation, Prognose. Es lassen sich *zwei genetische Formen* unterscheiden:

- einmal die *autosomal rezessive Form*, die meist noch vor der 3. Lebensdekade zum *letalen Ausgang* der Erkrankung durch eine Verdrängung der Hämatopoese führt;
- bei der *autosomal dominanten Form* bestehen eine *normale Lebenserwartung* und nur geringe Anzeichen einer Knochenmarksinsuffizienz.

Ätiologie, Pathogenese, Morphologie. Die Ursache der Erkrankung liegt in einer *verminderten Resorptionstätigkeit der Osteoklasten*. In der Metaphyse läßt sich als Folge einer verminderten Knorpelresorption in der primären Eröffnungszone *massenhaft Restknorpelgewebe* in den Spongiosabalken nachweisen. Die Knorpelrestareale werden also von normal neugebildetem Knochengewebe umgeben. Die ausgedehnten Knorpelareale erklären die Möglichkeit von *Spontanfrakturen* trotz der radiologischen Osteosklerose, da sie keine optimale statische Funktion besitzen (Abb. 4.35 u. 4.36). Die *Osteoklasten* unterscheiden sich mikroskopisch von denen normaler Individuen. Sie sind *bizarr strukturiert*, in ihrem Durchmesser erheblich vergrößert und enthalten zahlreiche unregelmäßig verteilte Zellkerne. Die *Zahl der Osteoklasten* ist *erhöht*. Die Ausbildung des Bürstensaumes der Osteoklasten ist vermindert oder fehlt. Für eine Dysfunktion der Osteoklasten ist wahrscheinlich ein *humoraler Faktor* verantwortlich, da im Tierexperiment durch Milz- bzw. Knochenmarktransplantation gesunder Tiere eine Heilung erzielt werden konnte. Andererseits zeigten gesunde Tiere gleichartige Veränderungen nach Milz- bzw. Knochenmarkstransplantation von erkrankten Tieren.

Osteopoikilie

Synonyme: Osteopetrosis Albers-Schönberg II; Ostitis condensans disseminata, diffuse disseminierte Osteosklerose; multiple Kompaktaherde

Epidemiologie. Die Osteopoikilie gehört zu den *seltenen Krankheitsbildern*. Bis 1970 wurden mehr als 300 Fälle in der Literatur mitgeteilt. Die Veränderungen werden bereits im *Säuglingsalter* beobachtet. Die Erkrankung wird *bei Männern häufiger* beobachtet. Dies läßt sich möglicherweise durch häufigere Röntgenuntersuchungen (Einstellungsuntersuchung, Unfälle) erklären.

Klinik. Klinisch bestehen *uncharakteristische rheumatische Beschwerden*. Eine erhöhte Knochenbrüchigkeit ist nicht nachweisbar.

Radiologisch lassen sich verschiedene Formen von *Verdichtungsherden im Skelett* unterscheiden:

- *Lentikuläre (noduläre) Form:* Dieses ist die häufigste Form der Osteopoikilie. Es bestehen linsengroße Kompaktaareale in der Umgebung der Epiphysenfuge der langen Röhrenknochen. Die Umgebung der Herde kann atrophisch sein (Abb. 4.37 u. 4.38).
- *Numuläre Form:* Bei dieser Variante sind die einzelnen Skleroseherde wesentlich größer.
- *Striäre Form:* Diese Variante zeichnet sich durch streifenförmige Sklerosezonen aus.

Morphologie. Makroskopisch bestehen in Mazerationspräparaten *dichte, kompaktaähnliche Knochenareale* in einer regelrechten Spongiosa.
Mikroskopisch gehen die einzelnen Areale ohne scharfe Grenze in die Spongiosa über. *Differentialdiagnostisch* wichtig ist die Abgrenzung zu *osteoblastischen Knochenmetastasen*. Unter der Annahme eines metastasierenden Tumors können eine nichtindizierte Zytostatikatherapie durchgeführt werden.

Dysostosen

Die lokalisierten Fehlbildungen des Skeletts werden nach ihrer Lokalisation unterschieden (Tabelle 4.7). Im

Tabelle 4.7. Einteilung der Dysostosen

1. Isolierte Dysplasien des Schädels (Dysenzephalien)
2. Kranio-mandibulo-faziale Dysmorphie-Syndrome
3. Extremitäten-Dysplasien (Dysmelien)
4. Dysplasien des Becken- und Schultergürtels
5. Dysplasien der Wirbelsäule
6. Dysplasien der Rippen und des Sternums

Einzelfall könnten sich Schwierigkeiten in der Abgrenzung zu einer echten Skelettdysplasie ergeben.

Die Ursachen können sowohl *genetisch* als auch *exogen bedingt* sein. Beispiele wären Dysostosen bei den Trisomie-Syndromen oder die Abschnürung einzelner Skelettabschnitte durch Amnionstränge sowie Dysostosen bei Sauerstoffmangel oder durch chemische Substanzen (Thalidomid-Embryopathie).

Isolierte Dysplasien des Schädels (Dyszephalien)

Epidemiologie. Die Grenze zwischen dem Normalen und Pathologischen ist bei der Schädelform schwer zu definieren. Zahlenangaben stehen daher nur beschränkt zur Verfügung. Für einen echten *Turmschädel* wird eine *Häufigkeit von 0,1%* (der Bevölkerung) angegeben.

Ätiologie, Pathogenese. Dyszephalien werden verursacht durch:

- eine *primäre Wachstumshemmung* einzelner oder mehrerer Schädelnähte, die zur vorzeitigen Verknöcherung führt (*aktive Synostose*);
- eine *Entwicklungsstörung des Gehirns mit Sekundärfolgen auf die Schädelform.* Bei ungenügender Größe des Gehirns kommt es zu einer vorzeitigen Verknöcherung *(passive Synostose).*

In weiten Bereichen bestimmt also die *Entwicklung des Gehirns* die resultierende Form des knöchernen Schädels.

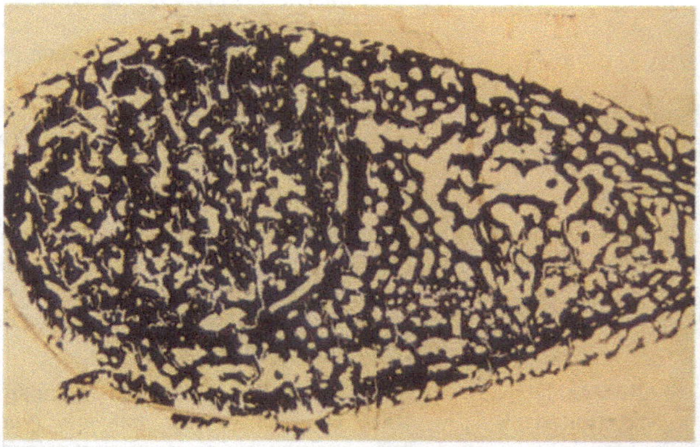

35

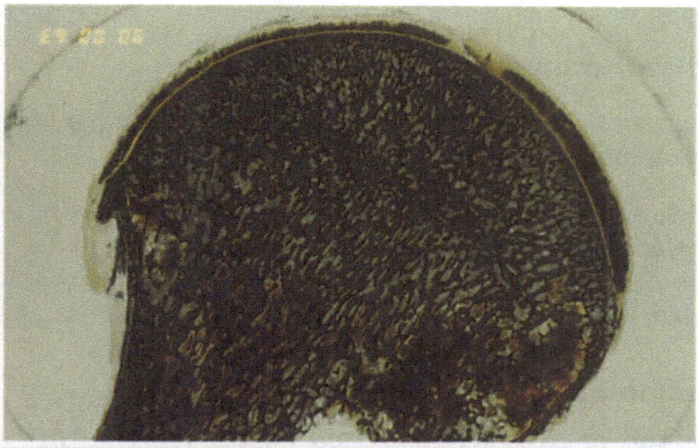

36

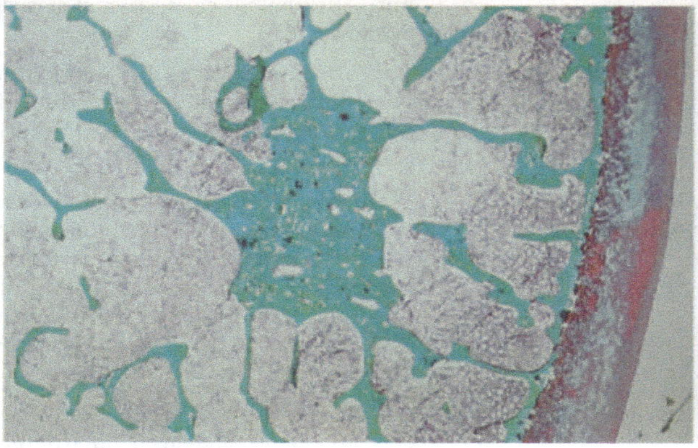

37

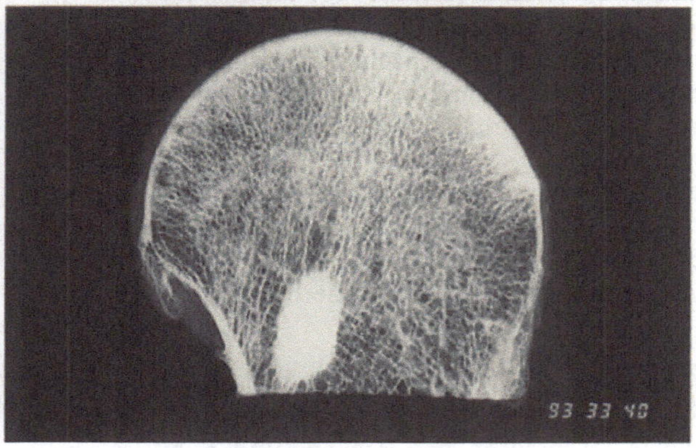

38

Abb. 4.35. Rippenquergeschnitt bei Marmorknochenkrankheit Albers-Schönberg. Spongiosierte, aber dicke Kortikalis mit fließendem Übergang in sklerosierte Spongiosa. Von Kossa-Modifikation, unentkalkt, Lupenvergrößerung

Abb. 4.36. Großflächenschnitt eines Femurkopfes bei Marmorknochenkrankheit. Dunkel gefärbt mineralisiertes Knochengewebe sowie oberflächlich Knorpelgewebe. Kaum erhaltene Markraumabschnitte. Unentkalkt, Versilberung, Lupenvergrößerung

Abb. 4.37. „Bone Island" im proximalen Femur. Kortikalis-ähnliche Struktur mit fließendem Übergang in Spongiosa. Goldner, unentkalkt, Lupenvergrößerung

Abb. 4.38. Kontaktradiographie mit einem zufällig entdeckten Bone Island bei Schenkelhalsfraktur (adäquates Trauma)

Ein Teil der Mißbildungen ist

- *konstitutionell bedingt*, ohne daß der Erbgang im einzelnen immer geklärt wäre (z. B. beim Turmschädel),
- durch *exogene Noxen* (Infektion, Blutungen, ionisierende Strahlen, Vitamin-Mangel-Situation) hervorgerufen.

Klassifikation, Komplikationen. Die wichtigsten Anomalien der Schädelform sind in Tabelle 4.8 zusammengefaßt. *Komplikationen* ergeben sich aus der unmittelbaren Wirkung auf benachbarte Gehirnabschnitte bzw. Nerven. Die *Mikrozephalie* geht immer mit *schweren psychischen und neurologischen Störungen* einher. Beim *Turmschädel* wird häufig eine *Optikusatrophie* beobachtet.

Kranio-mandibulo-faziale Dysmorphie-Syndrome

Kranio-mandibulo-faziale Syndrome sind Dyszephalien des Gesichts- und Hirnschädels. In Tabelle 4.9 sind die häufigsten Beispiele kranio-mandibulo-fazialer Dysmorphie-Syndrome zusammengestellt.

Extremitäten-Dysplasien (Dysmelien)

„Dysmelie" ist ein Sammelbegriff, der Extremitäten-Fehlbildungen erfaßt.

Ätiologie, Pathogenese. Die Dysmelien sind entweder *genetisch* oder aber *exogen* bedingt. Neben den in Tabelle 4.10 zusammengefaßten Dysmelieformen ist das in den letzten Jahrzehnten bekannteste Beispiel die

Thalidomid-Embryopathie

Thalidomid (Contergan) erzeugt im Tierversuch Mißbildungen der inneren Organe und der Extremitäten. Der Zusammenhang zwischen Einnahme des „Kopfschmerzmittels" während der Schwangerschaft konnte durch jahrelange intensive Beobachtungen der betroffenen Fälle geklärt werden. Für den Zusammenhang sprechen nicht nur experimentelle Untersuchungen, sondern auch der Rückgang der Dysmelie-Frequenz seit 1962. In der *Bundesrepublik* sind *etwa 4000 Kinder* mit einer Thalidomid-Embryopathie bekannt.

Dysostosen des Becken- und Schultergürtels

Isolierte Dysostosen des Becken- und Schultergürtels sind *sehr selten*. Dabei wurden beschrieben:

- Aplasie/Hypoplasie des *Os sacrum* bzw. *Os ilium*,
- Aplasie/Hypoplasie der *Klavikula*,
- Hypoplasie der *Klavikula*,
- Doppelbildung der *Klavikula*,
- Hypoplasie des Pfannenteiles der *Skapula* mit Entwicklung zur habituellen Schulterluxation (*Glenoid-Hypoplasie*).

Tabelle 4.8. Zusammenfassung der Dyszephalie-Formen

Form der Dyszephalie	Erscheinungsbild
Mikrozephalie	Abnorme Kleinheit des Schädels – *harmonisch* bei gleichmäßiger Verkleinerung des ganzen Schädels und Gehirns – *dysharmonisch* bei Verkleinerung einzelner Gehirnteile
Makrozephalie	Abnorme Vergrößerung von Schädelumfang und -volumen – *physiologisch* a) als *„familiäre Großköpfigkeit"* (Virchow) bei allgemeiner Vermehrung der Gehirnmasse, b) als Megazephalus des Frühgeborenen infolge eines gegenüber dem übrigen Körper relativ beschleunigten Gehirn- und Schädelwachstums; – *pathologisch* a) bei *Hydrozephalus* verschiedener Ursache, b) bei *interstitieller Megalenzephalie* = Proliferation der Glia in den Hemisphären
Turrizephalie („Turmschädel")	Abnormer Hochwuchs des Schädels – *zylindrische* Form = Turrizephalus i.e.S. – *konische* Form = Oxyzephalus (*„Spitzschädel"*). Ein Turmschädel entsteht auch bei hämolytischen Anämien (z. B. Thalassämie), möglicherweise als zusätzlicher konstitutioneller Defekt und nicht (wie der Bürstenschädel) als Folge der verstärkten medullären Blutbildung
Skaphozephalie („Kahnschädel")	Abnorme Abflachung der Scheitelbeine bei prämaturer Synostose der Pfeilnaht. Kompensatorische Aufwölbung im Stirn- und Hinterkopfbereich mit Dolichozephalie = *Langschädel*
Skoliozephalie („Schiefschädel")	Asymmetrische prämature Synostose eines Teiles *einer* oder *mehrerer Nähte* mit Ausbildung eines asymmetrischen Schädels
Trigonozephalie („Dreieckschädel")	*Keilform* des Schädels bei Betrachtung von oben: prämature Synostose der Stirnbeinhälften, keilartiges Vorspringen der Stirn
Hypertelorismus (Greig-Syndrom)	Wahrscheinlich Hemmungsmißbildung der Schädelbasis und des frontalen Hirnschädels: *Abnorm weiter Augenabstand.* Vorkommen isoliert und in Kombination mit anderen Mißbildungen (z. B. Dysplasia reno-facialis, Dysostosis cleido-cranialis)
Lückenschädel	Unvollständige Ossifikation des Schädels mit Defektbildungen im Röntgenbild. Oft kombiniert mit Fehlbildungen des Gehirns

Wesentlich häufiger sind Mißbildungen des Becken- und Schultergürtels bei generalisierten Skelettdysplasien.

Tabelle 4.9. Zusammenfassung einiger kranio-mandibulo-fazialer Dysmorphie-Syndrome

Syndrom	Vorkommen, Pathogenese	Klinik
Dysostosis cleido-cranialis (Scheuthauer-Marie-Sainton-Syndrom)	Autosomal-dominant erbliche Mißbildung. Relativ häufig. Keine Geschlechtsbevorzugung Verminderte Ossifikationsleistung der desmalen und teilweise auch enchondralen Ossifikationen *Mikroskopisch:* Ruhender Knorpel verbreitert, Säulenknorpel verschmälert, Hemmung der Ossifikation	Mißverhältnis großer Hirn-/kleiner Gesichtsschädel mit Hypertelorismus und Delle oberhalb der Glabella, Offenbleiben von Nähten und Fontanellen Dysodontie: Verzögerung der 1. und 2. Denition, überzählige Zahnkeime, Form- und Strukturanomalien, Neigung zu schwerer Karies Aplasie bzw. Hypoplasie der Schlüsselbeine: Die Schultern können einander vor der Brust berühren Ossifikationsstörung von WS u. Extremitäten: Geringgradiger, leicht dysproportionierter Minderwuchs; fakultativ: Lordose, Kyphoskoliose, Coxa vara bzw. valga
Dysostosis mandibulofacialis (Franceschetti-Syndrom)	Autosomal-dominant erbliche oder exogen verursachte Mißbildung	Hypoplasie der Mandibula, der Maxilla und des Jochbeins Antimongoloide Lidachsenstellung Äußere und innere Ohrmißbildungen, Gaumen- und Zahnmißbildungen
Dysostosis maxillofacialis (Peters-Hövels-Syndrom)	Familiär auftretend. Selten	Hypoplasie der Maxilla und des Jochbeins Fakulativ: Ohrmuscheldysplasie, Makroglossie, Debilität
Dysostosis craniofacialis (Crouzon-Syndrom)	Autosomal-dominant erbliche oder einzeln auftretende (exogen verursachte?) Mißbildungen Prämature Nahtsynostosen (v.a. Kranz- und Lambdanaht)	Hypoplasie von vorderer und mittlerer Schädelgrube, Orbitae, Maxillae und Stirnbeinen: Hypertelorismus – Übergänge zum Turmschädel Exophthalmus Hakennase } Progenie } – „Papageiengesicht"
Akrozephalosyndaktylie (Apert-Syndrom)	Autosomal-dominant erbliche Mißbildung. Sehr selten	Schädelanomalien ähnlich den Crouzon-Syndrom oder Turmschädel Totale Syndaktylie an Händen und Füßen (*„Löffelhand"*, *„Löffelfuß"*)

Dysostosen der Wirbelsäule

Mißbildungen der Wirbelsäule können in solche mit Beteiligung der Wirbel*körper* bzw. der Wirbel*bögen* unterteilt werden. Wichtige Wirbelsäulenmißbildungen sind in den Tabellen 4.11 und 4.12 zusammengestellt.

Dysostosen der Rippen und des Sternums

Diese stellen Erkrankungen mit *großer Seltenheit* dar. Beschrieben wurden

- Aplasie/Hypoplasie *einzelner Rippen*,
- Verschmelzung *zweier Rippen (sog. Gabelrippen)*,
- Verschmelzung von *mehr als zwei Rippen* mit regelmäßiger oder unregelmäßiger Verzweigung (sog. *Schaufelrippen)*,
- Aplasie/Hypoplasie der *Rippenknorpel* unter Ausbildung einer parasternalen Spaltbildung,
- *Fissura sterni* (Spaltbildung zwischen den beiden Brustbeinanlagen),
- *Halsrippe:* Die Entwicklung einer Halsrippe stellt eine anatomische Variabilität und keine echte Mißbildung dar. Es handelt sich um *ein- oder doppelseitige Rippenrudimente am 7. Halswirbel.* Sie können evtl. zur Irritation von Nerven und Gefäßen führen *(Schulter-Arm-Syndrom).* Halsrippen sollen bei *1% aller Menschen* vorkommen.

Konstitutionelle Knochenerkrankungen bei bekanntem Stoffwechseldefekt

Störungen des komplexen Kohlenhydratstoffwechsels

Mukopolysaccharidosen

Definition, Epidemiologie. Die Mukopolysaccharidosen sind *genetisch bedingte Störungen des Stoffwechsels der sauren Mukopolysaccharide* (sMPS), die aufgrund der *Bildung inaktiver lyososomaler Enzyme* zu einem *ungenügenden Abbau* und damit zu einer *Speicherung von sMPS* in mesenchymalen Geweben, vizeralen Organen und Nervensystemen führen.

Die *Häufigkeit* der Mukopolysaccharidosen wird auf *4:100000* geschätzt.

Pathogenese. Die sMPS sind wesentliche Bestandteile der Bindegewebsmatrix. Sie stellen *langkettige Heterosaccharide* dar und hängen unter Zwischenschaltung einer konstanten *Trisaccharidgruppe* (Xylose-Galaktose-Galaktose) zweigartig an einem *langen Proteingerüst (Proteinpolysaccharis).* Die Ketten setzen sich zusammen aus sich wiederholenden, für jeden Substanztyp

Tabelle 4.10. Wichtige Formen der Dysmelie

Bezeichnung	Zugrundeliegende Mißbildungen
	• *Überschußmißbildungen*
Diplomelie	Echte Verdoppelung einer Extremität. Außerordentlich selten
Diplocheirie Diplopodie	Verdoppelung einer Hand oder eines Fußes. Außerordentlich selten. Verdoppelung der Vorderarm- und Unterschenkelknochen (Radius, Ulna; Tibia, Fibula) häufiger als Verdoppelung der Oberarm- und Oberschenkelknochen (Humerus, Femur)
Polydaktylie	Überzählige Finger bzw. Zehen. Die Randstrahlen (Daumen bzw. Großzehe; Kleinfinger bzw. Kleinzehe) sind häufiger betroffen als die Binnenstrahlen (2. – 4. Finger bzw. Zehe). Daumen häufiger betroffen als Kleinfinger, aber Großzehe seltener betroffen als Kleinzehe.
	• *Reduktionsmißbildungen*
Amelie	Völliges Fehlen (Aplasie) einer Extremität
Hemimelie	Defektbildungen im proximalen oder distalen Extremitätenabschnitt *Vollständige* Hemimelie: Oberarm bzw. Oberschenkel vorhanden; distales Extremitätenende ungenügend entwickelt *Unvollständige* Hemimelie: Isolierter Defekt von Femur bzw. Humerus; Radius bzw. Fibula, Ulna bzw. Tibia
Phokomelie	*„Robbengliedrigkeit"* = Fehlen der Schaltstückknochen (= Femur, Tibia, Fibula bzw. Humerus, Radius, Ulna) – Hände bzw. Füße setzen direkt am Schulter- bzw. Beckengürtel an. (*Thalidomid-Embryopathie!*)
Peromelie	Stummelförmige Extremitäten bei Wachstumsstörungen in beliebiger Höhe der Extremität
Mikromelie	Extremitäten-Verkürzungen infolge Verkürzung von Schaltstückknochen
Acheirie Apodie	Fehlen von Händen und Füßen
Syndaktylie	Fehlende Untergliederung der Hand- bzw. Fußweichteile („kutane Form") oder Skeletteile („ossäre Form"). Extremfall: *„Löffelhand"*, *„Löffelfuß"*

Tabelle 4.11. Mißbildungen der Wirbelkörper

1. Aplasie
2. Hypoplasie
   Halbwirbel
   Keilwirbel
3. Blockwirbel
4. Wirbelassimilation
5. Sagittale Wirbelkörperspaltung
6. Corpus vertebrae binucleare
7. Überzählige Wirbel

Tabelle 4.12. Mißbildungen der Wirbelbögen

1. Rachischisis
2. Spina bifida aperta
3. Spina bifida occulta
4. Spondylosis
5. Spondylolisthesis
6. Pseudo-Spondylolisthesis

spezifischen *Disaccharideinheiten*, bestehend aus einer *Uronsäure* und einem *sulfatierten Hexosamin.*

Da die Mukopolysaccharide zahlreiche Sulfatgruppen tragen, lassen sie sich während ihrer Synthese in Fibroblasten radioaktiv markieren. Der Stoffwechselweg konnte dadurch verfolgt und quantitativ erfaßt werden.

Bei normalen wie bei defekten *Fibroblasten* werden 75% der Mukopolysaccharide hochmolekular aus der Zelle in die Umgebung *ausgeschieden*, während 25% in der Zelle *gespeichert* werden. Die Halbwertszeit dieser Speicherung beträgt normalerweise 8 h. Bei Fibroblasten von Patienten mit einer *Mukopolysaccharidose* wurde eine *Speicherung bis zu mehreren Tagen* beobachtet. Daraus konnte angenommen werden, daß die *abnorme Speicherung in der Zelle nicht synthesebedingt, sondern Folge eines gestörten Abbaus ist.* Der Abbau der Mukopolysaccharide erfolgt durch lysosomale Enzyme. Die Abbaustörung bei den Mukopolysacchariden ist durch eine stark verminderte Aktivität jeweils eines spezifischen Enzyms verursacht. Da der Abbau an ganz spezifischen Stellen unterbrochen wird, resultiert für jeden Krankheitstyp eine bestimmte Zusammensetzung der gespeicherten und im Urin ausgeschiedenen Mukopolysaccharide bzw. deren Abbauprodukte. Dies führte zu folgender *Einteilung* der Mukopolysaccharidosen.

Klassifikation. Die Mukopolysaccharidosen werden *in 6 Gruppen* (Tabelle 4.13) eingeteilt. Die Klassifikation geht auf McKusick zurück. Ursprünglich wurde eine 7. Mukopolysaccharidose (Typ V) aufgrund des äußeren Erscheinungsbildes abgegrenzt. Da jedoch der gleiche Stoffwechseldefekt vorliegt, wird Typ V (Morbus Scheie) jetzt dem Typ I untergeordnet. Die Mukopolysaccharidosen werden autosomal-rezessiv vererbt, mit Ausnahme des Typ II, der X-chromosomal-rezessiv vererbt wird.

Klinik. Die Mukopolysaccharidosen führen zu einem *fratzenartigen Aussehen der Gesichtszüge.* Die Erkrankung wurde deshalb früher als *Gargoylismus (Wasserspeier)* bezeichnet. Da die Krankheit heute jedoch eindeutig definiert ist, sollte besser von einem *Hurler-Hunter-Phänotyp* gesprochen werden.

Die auftretenden *Skelettveränderungen* werden unter dem Begriff der *Dysostosis multiplex* zusammengefaßt. Diese ist charakterisiert durch:

- *Makro-* und *Dyszephalie,*
- *J-förmige Sella turcica,*
- *Verdickung der Schädelkalotte,*

Tabelle 4.13. Einteilung der Mukopolysaccharidosen. Typ, Eponym (Untergruppen), Erbgang, Enzymdefekt und Ausscheidungsprodukte im Urin

Typ	Eponym/Untergruppen	Erbgang		Enzymdefekt Urin-MPS
I-H	M. Hurler	Ar	a-L-Iduronidase	DS, HS
I-S	M. Scheie		a-L-Iduronidase	DS, (HS)
I-H/S	M. Hurler/Scheie-Compound		a-L-Iduronidase	DS, (HS)
II	M. Hunter, juvenile, schwere Form, (A)	Xr	Sulfoiduronatsulfatase	HS, (DS)
	M. Hunter, späte, leichte Form, (B)		Sulfoiduronatsulfatase	HS, (DS)
III	M. Sanfilippo A	Ar	Heparansulfatsulfamidase	HS
	M. Sanfilippo B		N-Azetyl-a-D-glukosaminidase	HS
	M. Sanfilippo C (M. Sanfilippo D)		a-Glukosaminidase	HS
IV	M. Morquio	Ar	N-Azetylgalaktosamin-6-sulfatsulfatasase	KS, (C-6-S)
VI	M. Maroteaux-Lamy Typ A, schwere Form	Ar	N-Azetylgalaktosamin-4-sulfatsulfatasase	DS
	Typ B, leichte Form		(Acrylsulfatase B)	
VII	β-Glukoronidase-Mangel (M. Sly-Quinton)	Ar	β-Glukuronidase	DS, HS

Ar Autosomal rezessiv, *Xr* X-Chromosomal rezessiv, *DS* Dermatansulfat, *HS* Heparansulfat, *KS* Keratansulfat

- *breite Rippen* und *Schlüsselbeine*,
- *plumpe Ausbildung* der *Schulterblätter*,
- *ovale* (unreife) und *hakenförmige Wirbelkörper* in der Seitenansicht,
- *erniedrigtes, kurzes Becken* mit mausohrartig ausgezogenen Beckenschaufeln, hypoplastischen Acetabuli und elongierten Schenkelhälsen in Valgusstellung,
- *unregelmäßige Diaphysenform*, submetaphysäre Einziehung an den langen Röhrenknochen,
- *Verkürzung der kurzen Röhrenknochen*, *Verbreiterung der Metaphysen*, *epiphysäre Dysplasie*,
- proximale *Zuspitzung des 2.–5. Os metacarpale*,
- *V-Stellung* von *Ulna* und *Radius*.

Weitere für den Krankheitsverlauf jedoch wesentliche Veränderungen bestehen in

- *neurologischen Störungen* (Ablagerung der sMPS in den Ganglienzellen und Hirnhäuten, Rückenmarkskompression durch Wirbelsäulenveränderungen, Hydrocephalus internus, Störungen der Muskelfunktion bei Degeneration der Vorderhornzellen);
- *Augenveränderungen* (Hornhauttrübungen durch sMPS-Ablagerungen, Optikusatrophie);
- *Gehörstörungen* (Otosklerose, Ankylose der Gehörknöchelchen, Schädigung der Kochlea);
- *kardiovaskulären Schäden* (Speicherung der sMPS in Endo- und Myokard sowie in der Gefäßintima, Entwicklung von Herzklappenfehlern);
- *Blutbildveränderungen* (Einlagerung von sMPS in das Zytoplasma von Granulozyten, Monozyten und Lymphozyten);
- *Knochenmarksveränderungen* (Einlagerung von sMPS in den Zellen des retikuloendothelialen Systems);
- *Hepatosplenomegalie*;
- *Vermehrte Ausscheidung von sMPS im Urin.*

Mukopolysaccharidose I-H

Synonyme: Morbus Hurler, Pfaundler-Hurler-Erkrankung; Gargoylismus, Dysostosis multiplex

Epidemiologie, Klinik. Die Erkrankung wurde 1919 anhand von zwei erkrankten Kindern beschrieben. Die Diagnose wird selten vor dem 6. Lebensmonat gestellt. *Nabel- und Leistenhernien* sind häufig. Nach dem 2. Lebensjahr entwickelt sich das *typische „Hurler-Gesicht"*. Charakteristisch sind eine *flache Nasenwurzel* mit *dichten zusammengewachsenen Augenbrauen.* Die *Stirn ist vorgewölbt*. Es bestehen *dicke Lippen* und *große Ohren. Die Finger* weisen eine *Beugekontraktur* auf. In der unteren Brust und oberen Lendenwirbelsäule ist eine *Kyphose* enwickelt. Die Kinder sind *minderwüchsig.* Die Nase sondert aufgrund der behinderten Atmung ein schleimiges Sekret ab. Die Kinder sind *fast immer schwachsinnig. Radiologisch* bestehen die unter Dysostosis multiplex aufgeführten Veränderungen.

Morphologie, Prognose. *Mikroskopisch* konnten zellarme Wachstumszonen nachgewiesen werden. Die *Chondrozyten* weisen ein *vakuolisiertes Zytoplasma* auf, das in der Alzianblaufärbung sich blau darstellende Substanzen enthält. Auch die *Osteozyten* der Spongiosa weisen gleichartige Einlagerungen im Zytoplasma auf. *Elektronenmikroskopisch* finden sich große Speicherungsvakuolen mit Verdrängung des Zellkerns an den Rand. Die *ossäre Matrix* ist dagegen morphologisch unauffällig.

Die Patienten *sterben meist vor dem Jugendalter.*

Mukopolysaccharidose I-S

Synonyme: Scheie-Erkrankung; Spät-Hurler-Syndrom

Die Mukopolysaccharidose I–S wurde früher als *Mukopolysaccharidose V* klassifiziert. Da der *gleiche Stoffwechseldefekt wie bei der Mukopolysaccharidose I* zugrunde liegt, erfolgte die jetzt vorgenommene Zuordnung.

Die Erkrankung wird *autosomal rezessiv* vererbt.

Klinik. Klinisch bestehen folgende Befunde:

- *Gelenkkontrakturen, Nabel- und Leistenhernien, Hornhauttrübungen*;
- bei Erwachsenen bestehen Gesichtszüge wie beim Morbus Hurler *(Katzenjammer-Gesicht)*;
- außerdem finden sich *multiple Gelenkkontrakturen, Aortenklappen-Vitium, Hornhauttrübungen*;
- *normale Entwicklung der Intelligenz.*

Radiologie. Radiologisch bestehen eine *proximale Konvergenz der Metakarpalia*, eine *Verbreiterung der Rippen* sowie *nur minimale Veränderungen* an der *Wirbelsäule* und am *Schädel.* Die *langen Röhrenknochen* zeigen eine geringe Verkürzung und Verbreiterung. Erwachsene erreichen eine Größe von 144–175 cm. Die Entwicklung einer *Aortenklappeninsuffizienz* hat entsprechende kardiale Folgen. Die *Lebenserwartung* ist *normal.*

Mukopolysaccharidose II

Synonym: Morbus Hunter

Die Mukopolysaccharidose II unterscheidet sich aufgrund der X-chromosomalen Vererbung und des differenten Stoffwechseldefektes (Tabelle 4.13) von der Mukopolysaccharidose I, obwohl die klinischen Symptome ähnlich sind.

Es werden bei der Erkrankung *zwei Schweregrade* unterschieden:

- Bei der *juvenilen Form* setzt sich *zwischen dem 3. und 5. Lebensjahr* ein *rascher geistiger und körperlicher Verfall* ein. Innerhalb von Jahren werden die Kinder tetraspastisch, idiotisch und bettlägerig. Sie *sterben meist vor der Pubertät.*
- Bei der *Spätform* der Erkrankung bleiben dagegen die *intellektuellen Funktionen normal* bzw. werden *allmählich gering reduziert.* Die Patienten erreichen das *Erwachsenenalter.*

Die Skelettveränderungen gleichen denen der Mukopolysaccharidose I-H. *Mikroskopisch* sind die Chondrozyten in der Wachstumszone groß und vakuolisiert. Die Zahl ist normal. *Elektronenmikroskopisch* treten abschnittsweise im Gegensatz zur Mukopolysaccharidose I-H speicherungsfreie Areale auf. Ähnliche Veränderungen bestehen auch in den Osteozyten.

Mukopolysaccharidose III

Synonym: Morbus Sanfilippo

Klinik, Radiologie, Morphologie. Die Mukopolysaccharidose III kann durch *zwei unterschiedliche Enzymdefekte* verursacht sein. Klinische Unterschiede im Phänotypus bestehen nicht. Das Krankheitsbild ist charakterisiert durch:

- *motorische Überaktivität* und *Aggressivität,*
- fortschreitenden *geistigen Verfall,*
- *Hepatomegalie.*

Die Entwicklung der ersten Lebensjahre ist normal. Später treten Unruhezustände und Aggressivität auf. Der Gang wird unsicher, die Sprache holprig. Die Kinder verlieren den Kontakt zur Umwelt und *sterben zwischen dem 10. und 20. Lebensjahr.*

Radiologisch sind die Veränderungen am Skelettsystem nur *gering* ausgebildet. Es findet sich eine *Verdickung* und *Sklerose der Schädelknochen.* Die *Klavikula* soll verbreitert sein. Die *Wirbelkörper* können in der lateralen Projektion eine ovoide Konfiguration aufweisen.

Mikroskopisch finden sich *vergrößerte, vakuolisierte Chondrozyten, Elektronenmikroskopisch* sind dicht liegende, honigwabenartige Speicherungen erkennbar. Gleichartige Veränderungen zeigen die *Osteozyten.*

Mukopolysaccharidose IV

Synonyme: Morbus Morquio; Morbus Ullrich; Osteochondrodystrophie

Klinik, Radiologie. Die Erkrankung manifestiert sich im Laufe der *ersten zwei Lebensjahre. Klinisch* bestehen eine *Skoliose*, dorsale *Kyphose, Genua valga,* vereinzelt *Klumpfüße* sowie eine *Hühnerbrust.* Die *Corneae* sind getrübt. An den Zähnen bestehen *Schmelzdysplasien.* Gelegentlich tritt eine *Hepatomegalie* auf.

Radiologisch besteht eine *generalisierte Platyspondylie* mit nach ventral zungenförmig ausgezogenen Wirbelkörpern. Häufig ist ein *hypoplastischer Dens epistrophei.* Die *Extremitäten* sind *verkürzt,* die Gelenke knöchern aufgetrieben. Die Unterschenkel zeigen eine *Valgus-Stellung.*

Der Verlauf der Erkrankung wird durch die *Arthrose* bestimmt. Der *Erbgang* ist *autosomal rezessiv.* Die Stoffwechseldefekte sind in Tabelle 4.13 aufgeführt. Die Körperhöhe der Erwachsenen liegt zwischen 80 und 120 cm. Die Patienten können die *6. Lebensdekade* erreichen, stellen dann allerdings aufgrund der Gelenkveränderungen langjährige Pflegefälle dar.

Mukopolysaccharidose VI

Synonyme: Morbus Maroteaux-Lamy; polydystropher Zwergwuchs

Die Erkrankung zeigt *ähnliche Symptome wie die Mukopolysaccharidose I. Radiologisch* kann die Differentialdiagnose in der Abgrenzung schwierig sein. Die Erkrankung wird *autosomal rezessiv* vererbt. Die Krankheit wird in den ersten Entwicklungsjahren manifest. Die Körperhöhe Erwachsener beträgt 110–140 cm.

Je nach Schweregrad der Erkrankung kann das *Erwachsenenalter* erreicht werden.

Literatur

1. Erlebacher A, Filvaroff EH, Gitelman SE, Derynck R (1995) Toward a molecular understanding of skeletal development. Cell 80:271–378
2. Greenspan A (1993) Skelettradiologie. Orthopädie, Traumatologie, Rheumatologie, Onkologie, 2nd edn. VCH Verlagsgesellschaft, Weinheim
3. Hall BD (1992) Approach to skeletal dysplasia. Ped Clinics of North Am 39 (2):279–305
4. Resnick D, Niwayama G (1988) Diagnosis of bone and joint disorders, vol. 1–6, 2nd edn. W. B. Saunders Company, Philadelphia
5. Van der Rest M, Garrone R (1991) Collagen family of proteins. FASEB Journal 5:2814–2823

Lokalisierte Knochenveränderungen

Vaskuläre Knochenveränderungen

Vorbemerkung. Aufgrund des hohen Stoffwechsels des Knochengewebes besteht eine spezielle Gefäßarchitektur zur Versorgung der Knochenzellen, des Mesenchyms und des Knochenmarkes. Die *Kortikalis* wird über die *Gefäße der Havers-Systeme* versorgt, während die *Spongiosa* ausschließlich über *Gefäßsinus innerhalb der Markräume* ernährt wird.

Hyperämie des Knochens

Eine arterielle Hyperämie *stimuliert das Längenwachstum* und führt zu einer *verstärkten Apposition.* Ähnliche Veränderungen treten bei venöser Stauung auf. In der Regel sind diese Veränderungen noch mit anderen, grundsätzlichen Erkrankungen vergesellschaftet (Osteomyelitis, Morbus Paget, Randgebiet von Tumoren und Metastasen).

Aseptische, ischämische Knochennekrosen

Ischämisch bedingte (aseptische) Knochennekrosen treten an unterschiedlichen Skelettabschnitten auf. Knochennekrosen werden in solche *mit bekannter Ursache* und diejenigen *ohne erkennbare Ursache (idiopathisch)* eingeteilt. Durch intensive Bemühungen um das Verständnis der Erkrankung ist der Anteil der sogenannten idiopathischen Knochennekrosen kleiner geworden.

Ätiologie, Pathogenese. Für die Entstehung aseptischer Knochennekrosen wird eine Vielzahl von Faktoren diskutiert (Tabelle 4.14). An grundsätzlichen Mechanismen kommen in Frage:

1. *Embolien* (Gas, Fett, Knochenmark, Tumorzellen),
2. *endlangitische Veränderungen,*
3. lokale *Thrombosen,*
4. *Mikrofrakturen* der Spongiosa und *Mikrokallusformationen* mit Drosselung der arteriellen Zufuhr,
5. *Ruptur* bzw. *Unterbrechung der arteriellen Gefäßversorgung* bei *Traumen* bzw. *Frakturen* (mediale Schenkelhalsfraktur).

Lokalisation, Häufigkeit. Die Lokalisation der Knochennekrosen ist in Tabelle 4.15 aufgeführt. Da Knocheninfarkte oft nur als Zufallsbefund entdeckt werden, sind allerdings exakte Aussagen über die tatsächliche Häufigkeit nur bedingt möglich bzw. anhand von umfangreichen Röntgenuntersuchungen denkbar.

Klinik

- Klinisch sind die *meta- und diaphysären Infarkte* meistens symptomlos. Es bestehen passager uncharakteristische Beschwerden mit Gliederschmerzen.
- *Epiphysäre,* also unmittelbar unterhalb der Gelenkoberfläche gelegene *Knocheninfarkte* führen dagegen zu akut einsetzenden Schmerzen. Mit zunehmender Umwandlung bzw. Deformierung der Gelenkfläche kommt es zur *Einschränkung der Funktion* und zu *chronischen Gelenkbeschwerden,* die denen der degenerativen und entzündlichen Arthropathien gleichen.

Tabelle 4.14. Ätiologische Faktoren für die Entstehung einer aseptischen Knochennekrose

1.	Trauma
2.	Persistierende dissezierende juvenile Osteonekrosen
3.	Nach Behandlung angeborener Hüftgelenksluxationen
4.	Gelenksinfektionen
5.	Gicht
6.	Lupus erythematodes
7.	Cushing-Syndrom
8.	Steroidtherapie
9.	Crohn-Erkrankung
10.	Leriche-Syndrom
11.	Tumoren
12.	Retroperitoneale Fibrose
13.	Röntgen- und Isotopenbestrahlung
14.	Blutkrankheiten
15.	Speicherkrankheiten
16.	Caisson-Krankheit und Tiefseetauchen
17.	Gefäßleiden
18.	Idiopathische Form

Tabelle 4.15. Lokalisation und Erstbeschreiber spontaner Knochennekrosen

Erstbeschreiber	Jahr	Alter	Lokalisation
Osteochondritis dissecans König	1888	10–30	Ellenbogen, Hüfte, Knie, Fuß
Kümmel-Verneuil	1891/92		Wirbelsäule
Osgood und Schlatter	1903	12–20	Tibiaapophyse
Haglund	1907	7–16	Kalkaneusapophyse
Köhler I	1908	5–9	Os naviculare pedis
Haglund	1908		Os tibiale externum
Thiemann	1909		Prox. Köpfchen der Phalanx intermedia III und IV
Thiemann	1909		Epiphyse der Großzehengrundgelenksphalanx
Waldenström	1909	3–12	Caput femoris
Calvé, Legg, Perthes	1910		Caput femoris
Kienböck	1910	16–36	Os lunatum
Preiser	1911		Os naviculare
Iselin	1912		Olekranon-Apophyse
Iselin	1912		Basis des Metatarsale V
Severs, vorher Haglund	1912	7–12	Kalkaneusapophyse
Marie und Lerie	1913		Processus condylaris mandibulae
A. Freiberger	1914	8–18	Metatarsalköpfchen II
Köhler II, vorher Freiberg	1920	8–18	Metatarsalköpfchen
Thiemann	1919	13–19	Basis der Großzehengrundphalanx
Froehlich	1920		Humerusepikondylen
Haß	1921		Proximale Humerusepiphyse
Scheuermann	1921	10–13	Adoleszentenkyphose
Tietze	1921		Sternaler Rippenknorpel
Larsen und Johannson	1921/22	10–15	Patella
Mandl	1922		Trochanter major femoris
H. Friedrich	1924	7–17	Sternale Klavikulaepiphyse
von Neck und Odelberg	1924	7–14	Schambeinsynchondrose
Trefiljew	1924		Lateraler Teil der distalen Femurepiphyse
Renander	1925		Sesambeine an der Großzehe
Willich	1925	3–6	Os cuneiforme I
J. Calvé	1925	2–5	Wirbelkörper
Buchmann	1925		Darmbeinapophyse
N. Silverskjöld	1926	10–42	Os cuboideum
Vogel	1927	5–20	Talusrolle, medial
Kirner	1927		Kleinfingerendphalanx
Cordes	1927		Distale Tibiaepiphyse
Harms	1927		Os multangulum maius
Läwen	1929		Distale Fibulaepiphyse
Pierson	1929	10–20	Symphyse
Panner	1929	4–10	Capitulum humeri
Deutschländer	1929		Ileosakralgelenk
Lewin	1929		Os cuneiforme II
Hass	1930	3–20	Prox. Humerusepiphyse
Wagner	1930		Metatarsalköpfchen I
Zimmer	1930		Os triquetrum
Lapidus	1930		Trochanter minus femoris
Bruns	1931	18–61	Distale Ulnaepiphyse
Schmier	1931		Os pisiforme
Maselli	1931		Lat. Teil der prox. Tibiaepiphyse
Grado	1931		Metatarsalköpfchen III
Friedländer	1931		Metatarsalköpfchen V
H. Dietrich	1932	20–40	Metakarpalköpfchen II + III
Grashey	1933		Basis Metatarsale I

Tabelle 4.15 (Fortsetzung)

Erstbeschreiber	Jahr	Alter	Lokalisation
Burmann	1933		Metatarsalköpfchen IV + V
O. Connor, vorher Iselin	1933		Olekranonapophyse
Agati	1933		Os multangulum minus
Destot	1933		Os capitatum
Kremser	1934		Tuber ischiadicum
Hässler	1934		Hüftgelenkpfanne, Spinia iliaca ant. inf.
Sorrell, Derieux, Boelle	1935		Spina iliaca ant. sup.
Grashey	1935		Arkomionkerne
Rogers, Cleaves	1935		Os sacrum
Dupas	1935		Spina iliaca ant. sup.
Raspe	1937	10 – 24	Tuber ischii
W.P. Blount	1937		Prox. med. Tibiaapophyse
Brainard	1938		Os hamatum
Favergiotti und Girardi	1938		Metatarsalköpfchen II + III
Climescu, Roman, Sarbu	1939		Capitulum radii
Küntscher	1939	1 – 6	Cuneiforme II
Müller	1940		Proc. styloideus ulnae
Lepoutre	1941		Sesambein des Os metakarpale V
Jönsson, vorher Destot	1942		Os capitatum
Brinon, vorher Willich	1944	3 – 6	Os cuneiforme I
Hermodsson	1947	13	Trochlea humeri
Siffert und Arkin	1950		Distale Tibiaepiphyse
Werder	1950		Akromiale Klavikulaepiphyse
De Cuveland	1951	12 – 19	Akromion
Hegemann-Nielsen, vorher Hermodsson	1951	13	Trochlea humeri
De Cuveland und Heuck, vorher Hässler	1951		Spina iliaca ant. inf.
Rogers und Bickel	1952		Lat. Teil der distalen Femurepiphyse
De Cuveland	1953		Dist. Radiusapophyse
De Cuveland und Heuck	1953		Malleolus tibiae
Vogel, vorher Brainard	1963		Os hamatum
Mygind und Peterson	1965	8 – 15	Epikondylus radialis et ulnaris humeri
Paschold und Friedrich	1967		Med. Teil der distalen Femurepiphyse
Oelrich	1967		Distale Tibiametaphyse
Ahlbäck	1968		Kniegelenk
J. Olah	1968		Os pisiforme, bilateral
Janev und Slakow	1968		Fibulaköpfchen
Reichel	1971		Basis der Metatarsale I
Willert und Zichner	1973		Prox. Tibiametaphyse

Systematik. Die aseptischen Knochennekrosen lassen sich nach unterschiedlichen Gesichtspunkten einteilen. Bewährt hat sich eine *Unterteilung nach dem Alter* (Tabelle 4.16), nämlich nach Knochennekrosen im *Kindes-* bzw. *Erwachsenenalter*[12, 27, 28, 38].

Osteochondrosis dissecans

Die Osteochondrosis dissecans stellt eine *gelenknahe Knochennekrose mit Ablösung eines Fragmentes der Gelenkoberfläche* dar. Dabei kann die angrenzende,

Tabelle 4.16. Einteilung der Knochennekrosen

Kindesalter

1. Osteochondrosis dissecans
2. Traumatische Knochennekrosen
3. Spontane Nekrosen

Erwachsenenalter

1. Traumatische Knochennekrosen
2. Sekundäre Knochennekrosen bei bekannter Grunderkrankung
3. Caisson-Krankheit
4. Idiopathische Osteonekrosen

subchondrale Knochenlamelle und Spongiosa in die Nekrose und damit in die Bildung des Fragmentes eingeschlossen sein. Das losgelöste Knorpelknochenstück innerhalb des Gelenkes wird als sog. *freier Körper (Gelenkmaus)* bezeichnet. Das Krankheitsbild wurde ursprünglich als lokaler Entzündungsprozeß angesehen. Zur sog. idiopathischen und tieferreichenden Hüftkopfnekrose bestehen je nach Ausdehnung des Prozesses Überschneidungen.

Als *Ursachen* für die Osteochondrosis dissecans werden diskutiert

1. *mechanische Einflüsse*,
2. primär *umschriebene Zirkulationsstörungen*,
3. *konstitutionelle Faktoren* (enchondrale Dysostosen).

Nach Auffassung einzelner Autoren müssen *mindestens 2 Faktoren zusammentreffen*, um das Krankheitsbild einer Knochennekrose auszulösen.

Posttraumatische Knochennekrosen

Nach einem *Trauma mit oder ohne Fraktur* kann es zur Entwicklung einer posttraumatischen, aseptischen Knochennekrose kommen.

Die *Knochennekrose eines Wirbelkörpers* wurde von Kümmell (1891) bzw. von Verneuil (1892) erstmals beschrieben. Nach einem Trauma der Wirbelsäule kommt es nach einer bis zu Monate langen Pause zu einem fortschreitenden Substanzverlust eines Wirbelkörpers mit Zusammensinterung *(Plattwirbel)*.

Eine besondere Bedeutung kommt der posttraumatischen Knochennekrose für das *Hüftgelenk* zu. Hier tritt die Veränderung sowohl bei einem *einfachen Trauma* ohne Fraktur als auch besonders häufig bei der *medialen Schenkelhalsfraktur* auf (Tabelle 4.17). Der Femurkopf wird aus drei Gefäßsystemen über die Gelenkkapsel und über das Ligamentum capitis femoris versorgt. Bei der medialen Schenkelhalsfraktur werden die Äste der Arteria circumflexa soweit gedrosselt, daß eine Kompensation über das Ligamentum des Hüftkopfes eine ausreichende Sauerstoffversorgung nicht mehr gewährleistet, und eine *ausgedehnte Femurkopfnekrose* resultiert[36].

Spontane (idiopathische) Knochennekrosen

Juvenile Osteochondrosen

Je nach Lokalisation und Erstbeschreiber werden unter diesem Begriff eine Vielzahl von Krankheitsbildern zusammengefaßt. Diese sind in Tabelle 4.16 aufgeführt.

Spontane (idiopathische) Knochennekrosen im Erwachsenenalter

In den letzten Jahren hat die aseptische Knochennekrose des *Femurkopfes* an Häufigkeit zugenommen. Von der sog. idiopathischen Form können eine Vielzahl von Möglichkeiten bzw. Grunderkrankungen abgetrennt werden (Tabelle 4.3). Damit engt sich die Zahl der idiopathischen Femurkopfnekrosen im engeren Sinne allerdings ein.

Epidemiologie, Klinik. *Männer* sind häufiger von der Erkrankung betroffen als Frauen. An Symptomen kann der Krankheitsbeginn schleichend sein und mit *geringen Schmerzen* beginnen. Daneben wurde aber auch ein plötzlich einsetzender, aber auch nachts auftretender, heftiger Schmerz als erstes Symptom beschrieben.

Pathogenese. Pathogenetisch werden folgende Punkte diskutiert:

- *mechanische Einflüsse*,
- primär *umschriebene Zirkulationsstörungen*,
- besondere *prädisponierende* bzw. *konstitutionelle Faktoren*.

Als Folge einer Traumatisierung des Femurkopfes sind *Mikrofrakturen der Spongiosa* mit nachfolgender *Mikrokallusformation* und *Drosselung der arteriellen Zufuhr* eine wahrscheinliche, pathogenetische Kette. Aufgrund angiographischer Untersuchungen konnte gezeigt werden, daß eine Mangeldurchblutung des Femurkopfes bereits in den Frühstadien der Hüftkopfnekrose besteht. Dabei ist die Entstehung der arteriellen Minderversorgung allerdings nicht bewiesen. Möglich wären außer den genannten Mikrokallusbildungen *Mikroembolien* und *lokale Thrombenbildungen* mit einer zusätzlichen Druckerhöhung im Markraum und weiterer Kompression zuführender, arterieller Gefäße.

Tabelle 4.17. Zusammenhänge zwischen Fraktur, Blutversorgung und Auftreten einer Osteonekrose

Gruppe	Frakturform	Blutversorgung	Nekrosehäufigkeit
I	Bruchflächen nicht oder nur kaum verschoben	Intakt	Selten
II	Bruchflächen distrahiert (subluxiert)	Nur gestört oder schon unterbrochen	Häufig
III	Bruchflächen vollständig distrahiert (luxiert), ebenso die Trümmerbrüche	Vollständig aufgehoben	Sehr häufig

Für die einzelnen, lokalen Knochennekrosen gibt es entsprechend dem Verlauf relativ charakteristische Röntgenbefunde.

Morphologie. *Makroskopisch* sind die Knochennekrosen im Anfangsstadium durch eine *intensiv gelbe Farbe* mit einem *hämorrhagischen Randsaum* charakterisiert. Mit fortschreitender Resorption und umgebendem Knochenumbau entwickelt sich eine randliche *Sklerosezone.* Häufig kommt es zur flächenhaften Ablösung des Gelenkknorpels zwischen subchondraler Knochenlamelle und angrenzender Spongiosa (intraoperativ sog. *Ping-Pong-Ball-Phänomen*). In den Spätstadien erfolgt eine *bindegewebige Organisation* und *Mineralisation* der nekrotischen Skelettabschnitte. Dies verleiht der aseptischen Knochennekrose eine grau-gelbe Farbe mit auffallender, körniger Konsistenz (Abb. 4.39–4.42).

Mikroskopisch ist der Knocheninfarkt unabhängig von der zugrundeliegenden Ursache durch charakteristische, gut zu unterscheidende Stadien gekennzeichnet.

- Im *akuten Nekrosestadium* sind im Zentrum noch Reste von *Osteoblasten* sowie *Mesenchymzellen* in den Markräumen erkennbar. Relativ lange Zeit sind die Zellkerne der *Osteozyten* im Gegensatz zu anders lautenden Mitteilungen in der Literatur noch anfärbbar bzw. nachweisbar. Die *Fettzellen* des Knochenmarkes degenerieren, zeigen eine vakuolige Umwandlung, und es kommt zum Auftreten von *Schaumzellen.* In der Peripherie besteht eine *lokale Hyperämie* mit extravasalen Erythrozytenansammlungen.
- Im *Stadium der Organisation* erfolgt eine *bindegewebige Organisation* der Markräume mit unterschiedlicher Dichte an einsprossenden Kapillaren. Außerdem erfolgt eine *Resorption* der nekrotischen Spongiosaabschnitte durch mehrkernige Osteoklasten und in geringerem Umfang auch durch Leukozyten. Nicht alle nekrotischen Spongiosabalken werden resorbiert, sondern sie dienen als Leitschiene für die Neubildung von Osteoid und mineralisierten Trabekeln, die an der Außenseite angelagert werden. Außerdem erfolgt eine *diffuse Mineralisation* des neugebildeten Bindegewebes, um das sich Makrophagen und Fremdkörperriesenzellen lagern. In den Außenzonen können *metaplastische Knorpelbildungen* auftreten. Außerdem erfolgt in der Außenzone eine vermehrte Knochenneubildung, die zur Entwicklung einer *Randsklerose* führt.
- Bei entsprechender Lokalisation im Femurkopf bedeutet die mechanische Belastung im Einzelfall eine *Ablösung des Gelenkknorpels* in der subchondralen Knochenschicht mit Entwicklung eines *großen, freien Fragmentes.*
- *Endstadium der Abräumreaktion* stellt die *pseudozystische Umwandlung* einzelner, untergegangener Knochenabschnitte dar. Diese sind meist subchondral lokalisiert. Die Mineralisation des reparativen Bindegewebes kann weiter fortschreiten, so daß die Endstadien der Knochennekrosen eine unterschiedliche Ausprägung aufweisen, die von ausgeprägter *Mineralisation* bis hin zur überwiegend *pseudozystischen Umwandlung* reicht. Gerade in den langen Röhrenknochen ist die Mineralisation ein häufiges Phänomen und radiologisch pathognomonisch für einen Knocheninfarkt. Die Anordnung der Mineralisationen ist von Bedeutung für die Abgrenzung zu verkalkten Chondromen (Abb. 4.43 u. 4.44) der langen Röhrenknochen (▷ Kap. Knochentumoren).

Sudeck-Syndrom

Synonyme: Sudeck-Kienböck-Knochendystrophie; posttraumatisches und nicht traumatisches algodystrophisches Syndrom

> **Definition.** Bei einem Sudeck-Syndrom kommt es *nach einer Fraktur,* aber auch nach *anderen, lokalen Irritationen* einer Extremität (Arm) zu einer *Atrophie des jeweiligen Knochens.*

Pathogenese. Pathogenetisch werden *neuroreflektorische Mechanismen* mit einer veränderten Blutzirkulation im Gefäßsystem der betroffenen Skelettregion vermutet. Es kommt zu *trophischen Störungen des Knochens* und der *umgebenden Weichteile.* Die Erkrankung ist überwiegend an den *Extremitäten* lokalisiert. Die Häufigkeit als Zweiterkrankung nach Frakturen wird mit bis zu 18% angegeben. Da die Erkrankung einen unterschiedlichen Schweregrad aufweist, sind die Angaben über die Häufigkeit jedoch sehr variabel.

Klinik. *Drei Stadien* lassen sich klinisch unterscheiden:

- *Akutes Stadium.* Es bestehen *Schmerzen,* die Haut ist *gerötet,* warm. Außerdem besteht eine *Zyanose* und ein *Ödem* des Unterhautfettgewebes. Auffälligerweise kommt es zu einem *verstärkten Wachstum der Nägel* und zu einer *vermehrten Behaarung.*
- *Chronisches Stadium.* Die *Haut* wird grau und trocken, die betroffene Region zeigt eine *niedrigere Temperatur.* Das Ödem geht zurück. Es kommt zur *Schrumpfung des Bindegewebes* mit einer *Versteifung der Gelenke.* Die *Muskulatur* wird atrophisch. Die epidermalen *Haare* fallen allmählich aus.
- *Atrophisches Stadium.* Die *Extremität* wird *dünner,* die Haut ist blaß, dünn und trocken. Das subkutane *Fettgewebe* sowie die *Muskulatur* sind stark atrophisch. Die *Funktionsfähigkeit* der beteiligten Gelenke ist durch eine *Versteifung* vollständig aufgehoben.

Röntgenbefund. Radiologisch läßt sich erst nach längerem Krankheitsverlauf (*6–8 Wochen*) eine Demineralisation des Knochens, besonders in den subchondralen Abschnitten, nachweisen. Es besteht ein charakteristischer, *feinfleckiger Spongiosaumbau.*

Abb. 4.39. Frische Femurkopfnekrose. Intensiv gelbe (nekrotische) subchondrale Zone mit beginnender Spaltbildung unmittelbar subchondral

Abb. 4.40. Kontaktradiographie, Fall wie Abb. 4.39. Deutliche Darstellung der subchondralen Spaltbildung

Abb. 4.41. Fortgeschrittene Femurkopfnekrose mit Deformierung und flächenhafter Ablösung des Gelenkknorpels

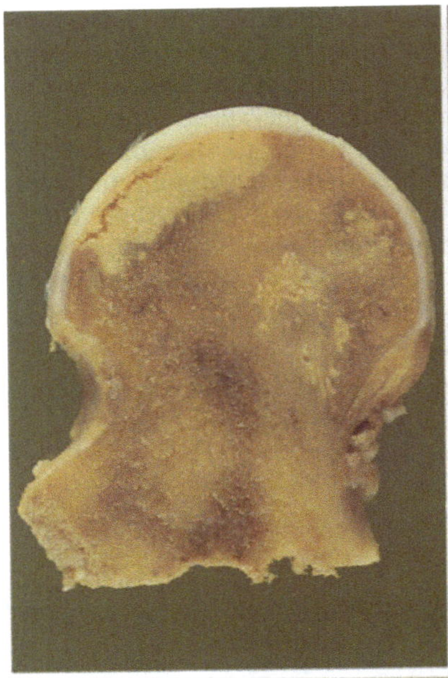

39

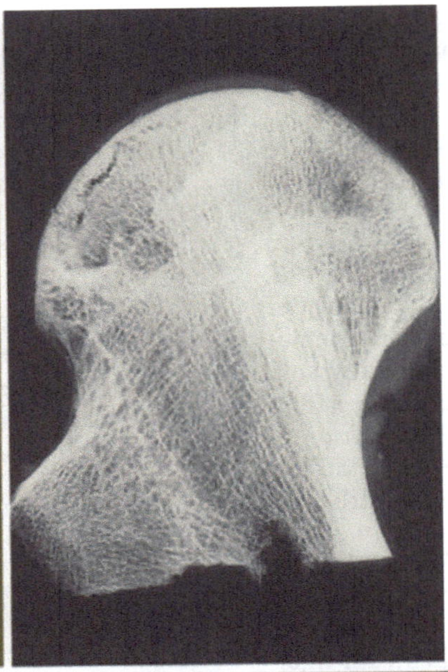

40

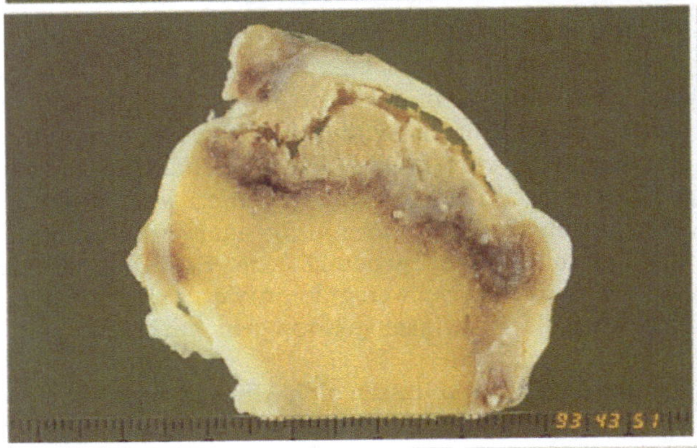

41

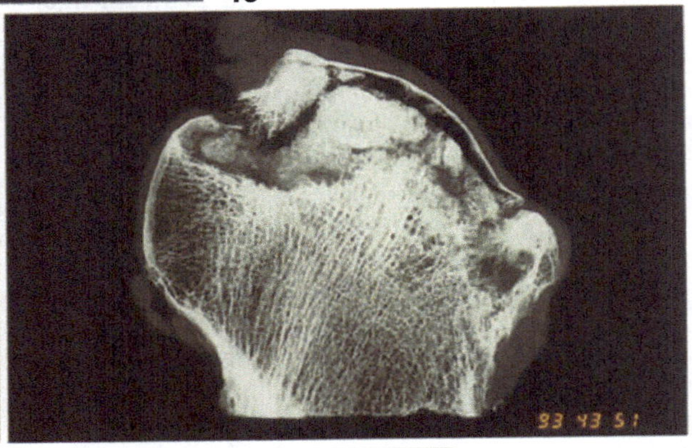

42

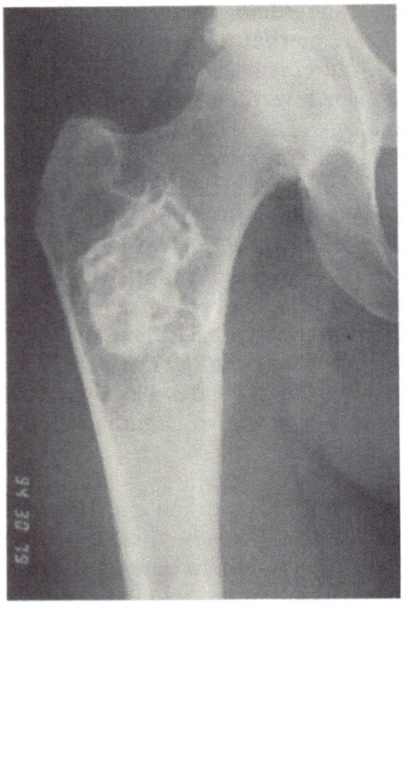

43

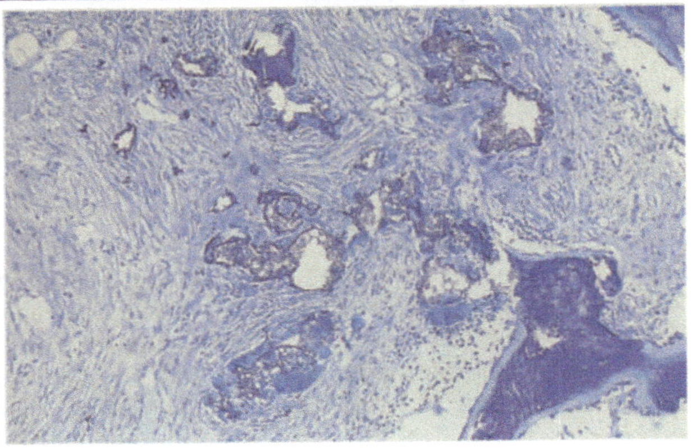

44

Abb. 4.42. Kontaktradiographie. Fall wie Abb. III/3. Fragmentierung des Knochengewebes und deutliche Darstellung der Deformierung der Gelenkfläche durch Einsinken

Abb. 4.43. Ältere Knochennekrose im proximalen Femur (bioptisch gesichert ▷ Abb. 4.44). Radiologische Differentialdiagnose: Chondrom.

Abb. 4.44. Aseptische Nekrose (Fall wie Abb. 4.43), Granulationsgewebe mit amorphen Kalksalzniederschlägen. Reste erhaltener Spongiosa rechts unten. Unentkalkt, Toluidinblau, 150 : 1

Morphologie. *Makroskopisch* ist die Kortikalis aufgelockert. Die Spongiosa ist herdförmig rarefiziert. *Mikroskopisch* gibt es für das Sudeck-Syndrom *kein spezifisches Substrat.* Es liegt je nach Stadium ein *verstärkter Knochenumbau* vor, der durch ein Überwiegen der osteoklastären Resorption und offensichtlich auch erhöhten Perforationsfrequenz zur fokal betonten Reduktion der Spongiosa führt. Biopsien werden in der Regel nur zum Ausschluß eines entzündlichen Prozesses oder aber bei Verdacht auf das Vorliegen eines Tumors bzw. einer Metastasierung durchgeführt. In den *Spätstadien* ist der *Spongiosaumbau* wie bei einer Immobilisationsatrophie *reduziert.*

Differentialdiagnostisch sind vom Sudeck-Syndrom die *Inaktivitätsosteoporose* und blande verlaufende Formen einer *chronischen Osteomyelitis* abzugrenzen.

Verlauf, Prognose. Bestimmend für die Erkrankung ist die *Atrophie der Muskulatur.* Der *Spongiosaumbau* ist radiologisch in *gewissen Grenzen rückbildungsfähig.* Ein normaler Mineralsalzgehalt, d. h. der Aufbau der ursprünglich vorhanden gewesenen Knochenstruktur, wird jedoch nicht erreicht.

Blutungen

Lokale Blutungen, besonders subperiostal, treten *nach lokalen Traumen* auf. Die Reaktionsmöglichkeiten des Skelettsystems sind dabei begrenzt. Es kommt zur bindegewebigen *Organisation* und *reaktiven Knochenneubildung.* Die radiologische und morphologische *Differentialdiagnose* dieser Veränderungen muß immer ein periostales oder *parossales Osteosarkom* einbeziehen (▷ Kap. Knochentumoren).

Ausgedehnte, subperiostale Blutungen wurden früher bei *Skorbut (Möller-Barlow-Syndrom)* beobachtet.

> Bei *multiplen, subperiostalen Hämatomen* mit reaktiver Knochenneubildung im Kindesalter muß unbedingt an die Möglichkeit von *Kindesmißhandlung („battered child"-Syndrom)* gedacht werden.

Die reaktive Knochenneubildung bei subperiostalen Hämatomen ist *differentialdiagnostisch* von *periostalen Osteosarkomen* und einem beginnenden, *extraossären Tumorwachstum bei zentralen, malignen Knochentumoren* abzugrenzen. Im Zweifelsfall gelingt dies erst durch die histologische Sicherung anhand einer Biopsie.

Eine besondere Form der subperiostalen Blutung ist das *Kephalhämatom* des Neugeborenen nach geburtstraumatischer Einwirkung (▷ Band 4, Kap. 3). Die Ausdehnung des Kephalhämatoms wird durch die Schädelnähte bestimmt, da hier das Periost fest fixiert ist. Kephalhämatome können sich vollständig *zurückbilden,* aber auch durch eine *ausgedehnte, subperiostale Knochenneubildung* als Tumor (*cave:* Osteosarkom) imponieren.

Entzündliche Knochenerkrankungen (Osteomyelitis)

> **Definition.** Als Osteomyelitis im engeren Sinne werden *alle Knochen- und Knochenmarkveränderungen durch Erreger (Bakterien, Viren)* bezeichnet. Die Erkrankung ist eng gekoppelt mit der Abwehrlage des Organismus sowie der Vaskularisation des Knochengewebes.

Einteilung

Nach der Entstehung lassen sich *folgende Formen* der Osteomyelitis unterscheiden:
- *hämatogen (endogen),*
- *exogen* (in der Regel *traumatisch*).

Ein weiteres Unterscheidungsprinzip besteht nach der *Art des Erregers* bzw. der *Entzündungsreaktion:*
- *unspezifische* Osteomyelitis,
- *spezifische* Osteomyelitis.

Nach dem *zeitlichen Ablauf* werden unterschieden:
- *akute* Osteomyelitis,
- *chronische* Osteomyelitis,
  - *primär chronische* Osteomyelitis (selten),
  - *sekundär chronische* Osteomyelitis (häufig).

Epidemiologie. Die Osteomyelitis gehört nicht zu den *meldepflichtigen Erkrankungen.* In der zweiten Dekade dieses Jahrhunderts wurde die Häufigkeit mit 2–3% der Bevölkerung angegeben. Die Bevölkerung in Großstädten ist weniger befallen als die Landbevölkerung. Die *Morbiditätsrate* zeigt eine *rückläufige Tendenz.* Dies ist einmal Folge der verbesserten Abwehrlage, zum anderen vor allem aber Folge verbesserter hygienischer Verhältnisse und der Anwendung effizienter Antibiotika. Dem Rückgang der hämatogenen Form der Osteomyelitis steht ein *Ansteigen der exogenen/traumatischen Formen* gegenüber. Der Anteil exogener Osteomyelitiden liegt um 70%. Als Folge der zahllosen kriegerischen Auseinandersetzungen dieses Jahrzehnts wird als eine Konsequenz auch die Form der chronischen, exogen traumatischen Osteomyelitis erheblich zunehmen. Die *Letalität* der Osteomyelitis betrug Anfang dieses Jahrhunderts 20% und ist derzeit auf unter 2% zurückgegangen. Neben den akuten, lokalen Veränderungen sind vor allem die chronischen Spätveränderungen und Sekundärphänomene für den Verlauf der Erkrankungen von Bedeutung.

Unspezifische endogene Osteomyelitis

Akute endogene Osteomyelitis

Epidemiologie. Die endogene Osteomyelitis tritt gehäuft im *Säuglingsalter* sowie im *Jugendalter (Ende der 1. Lebensdekade)* auf. Am wachsenden Skelett sind besonders die Gefäße in den primären Eröffnungszonen der Epiphysenplatten für eine lokale Absiedlung pathogener Keime prädisponiert. Weitere *begünstigende Faktoren* sind eine Minderung der Resistenz bei *konsumierenden Erkrankungen* bzw. *ungünstigen sozialen Bedingungen (Entwicklungsländer, Kriegsgebiete).*

Lokalisation. Nach der Lokalisation lassen sich Osteomyelitiden der *langen Röhrenknochen* (80%), der *platten Knochen* (10%) und der *kurzen Röhrenknochen* (8%) unterscheiden. In einem geringen Prozentsatz kommt es zu *Mehrfachlokalisationen*[35] entweder in zeitlich[2] unterschiedlicher Reihenfolge (*metachron*) oder gleichzeitig (*synchron*).

Ätiologie, Pathogenese. Die Erreger der Osteomyelitis sind in Tabelle 4.18 zusammengefaßt.

> Die hämatogene Osteomyelitis stellt die *septische Metastase eines infektiösen Herdes an anderer Stelle des Organismus* dar. Die Osteomyelitis selbst kann zu weiteren Streuherden führen. Eine *Bakteriämie* bzw. *Sepsis* sind Voraussetzungen für die Entstehung einer Osteomyelitis.

Mögliche *Ausgangsquellen* sind bei *Säuglingen:*
- Nabelschnurinfektionen,
- eitrige Pyodermien,
- Pemphigus,
- otogene Entzündungen.

Mögliche *Ausgangsquellen* bei *Jugendlichen und Erwachsenen:*
- Furunkulose,
- eitrige Tonsillitiden,
- Otitis media,
- Pneumonien,
- Mastitis,
- Abszesse,
- Thrombophlebitiden,
- Pyelonephritis,
- Bisse von Haustieren,
- Insektenstiche mit lokaler Entzündung.

Ob lokalisierte *stumpfe Traumen* oder Verletzungen der äußeren Haut zur Entstehung einer Osteomyelitis im darunter gelegenen Skelettabschnitt führen können, ist *umstritten*[17].

Tabelle 4.18. Häufige Erreger der endogenen Osteomyelitis

Staphylococcus aureus pyogenes (85%)	
Staphylococcus albus (5%)	
Streptococcus pyogenes (5%)	
Mischflora von Staphylokokken und Streptokokken (3,5%)	
Im Säuglingsalter	Streptokokken bis zu 60%
	Pneumokokken bis zu 30%

Klinik. Der Entzündungsprozeß umfaßt bei einer Osteomyelitis sowohl das *Knochengewebe* als auch den *Markraum* und gegebenenfalls die *umliegenden Weichteile.* Entsprechend sind die klinischen Symptome (Tabelle 4.19).
- Im *Säuglingsalter* kommt es frühzeitig zu einer *Durchwanderung der Kortikalis* und einer *subperiostalen Ausbreitung.* Außerdem greift die Entzündung auf die *Gelenkkapsel* und damit das *Gelenk* über. Dies kann z. B. beim Hüftgelenk zu einer *septischen Hüftgelenksluxation* führen.
  Mit Rückgang der Vaskularisation ist im jugendlichen Alter das Übergreifen des Entzündungsprozesses auf das Gelenk selten[13, 15].
- Im *Erwachsenenalter* ist die Osteomyelitis *mehr in den Diaphysen,* am Übergang zu den Metaphysen der langen Röhrenknochen lokalisiert. Daneben sind besonders *Wirbelkörper* und *Wirbelbögen* bzw. die *Bandscheibe* betroffen. Insgesamt ist die akute hämatogene Osteomyelitis im Erwachsenenalter ein *eher seltenes Ereignis.* Die Erkrankung ist durch ein akutes septisches Fieber charakterisiert. Außerdem kommt es zu stechenden Schmerzen in der betroffenen Extremität. Bei *Durchbruch durch die Kortikalis* entwickelt sich eine ausgeprägte Weichteilschwellung, die besonders im Kindesalter die *differentialdiagnostische Abgrenzung* zum *Ewingsarkom* erfordert. Lokal besteht eine *Überwärmung der Region* und *Rötung.* Schließlich bestehen allgemeine Entzündungszeichen wie eine *Leukozytose*[21, 22].

Röntgenbefunde. Radiologisch sind im *Beginn der Erkrankung* nur *uncharakteristische Veränderungen* nachzuweisen, da der Prozeß sich ohne Knochendestruktion in den Markräumen ausbreitet. Kommt es durch eine Stimulation der Osteoklasten über Interleukine und über eine direkte leukozytäre Osteolyse zur Destruktion der Spongiosa bzw. der Kortikalis, lassen sich radiologisch *Osteolysen* nachweisen, gegebenenfalls bei Durchbruch durch die Kortikalis auch ein *Weichteilschatten*[20].

Die ossären Veränderungen lassen sich durchschnittlich erst nach 14 Tagen im konventionellen Röntgenbild (Abb. 4.45) nachweisen, im MR dagegen zeitgleich mit dem Einsetzen des Entzündungsexsudates. Danach kann es zur Ausbildung von *Knochensequestern* kommen. In den nachfolgenden Wochen treten dann reparative Prozesse mit *fleckförmigen Sklerosen* auf.

Morphologie. *Makroskopisch* besteht in der *akuten Phase* eine *graurote Verfärbung* des Knochens. Das eitrige Exsudat durchsetzt die Markräume, die Kortikalis und breitet sich gegebenenfalls periostal weiter aus. Zunehmend kommt es dann zur Destruktion der Spongiosa.

In *späteren Stadien* beherrscht die *bindegewebige Organisation* und *reaktive Sklerose* des Knochens das Bild. Bei chronisch fistelbildenden Osteomyelitiden be-

Tabelle 4.19. Klinik der Osteomyelitis in Beziehung zum Lebensalter (Schinz et al. 34)

	Säuglinge	Kinder	Erwachsene
Allgemeines			
Relative Häufigkeit	7%	80%	13%
Geschlecht m : w	ca. 1,5 : 1	3 : 1	6 : 1
Erreger	Neben Staphylokokken häufiger Auch Streptokokken, gelegentlich Pneumokokken	ca. 90% Staphylokokken	ca. 90% Staphylokokken
Vorkrankheiten	Infektion des Nabels und des Respirationstraktes	Selten erfaßbar	Selten erfaßbar
Klinik			
Primärlokalisation	Meta- und Epiphyse	Metaphyse	Diaphyse
Ausbreitungsrichtung	Subperiostal, Epiphyse, Gelenk	Subperiostal, Diaphyse	Extraperiostal, Epiphyse, Gelenk
Gelenkbeteiligung	Oft	Selten	Oft
Größere Sequester	Selten (ca. 6%)	Häufig (Diaphysen!)	Selten
Röhrenknochen/ kurze und platte Knochen	2,8 : 1	7 : 1	□
Polyostotischer Befall	30%	Bis ca. 15%	□
Komplikationen			
Frühschädel	Epiphysenlösung	Epiphysenlösung	Spontanfraktur
Multiple Knochenherde	Häufig	Selten	Kaum
Septikopyämie	Häufig	Häufig	Selten
Letalität	Hoch	Niedriger	Niedrig
Chronizität	Selten	Selten	Häufig
Spätschäden	Oft schwer: Wachstumshemmung, Ankylosen, besonders Hüftgelenk	Geringe Wachstumssteigerung	Ankylosen, Knochendeformierung
Chronische Fisteln	Selten	Häufig	Oft

stehen zahlreiche Gangbildungen innerhalb des Knochens, die in einem bzw. mehreren *Fistelgängen* in die darüber gelegene Haut münden.

Mikroskopisch ist die akute Osteomyelitis durch ein *leukozytäres Exsudat* mit *Fibrinabscheidungen* und einem *ausgeprägten Ödem* charakterisiert. Dieses durchsetzt die Markräume. Die eingeschlossenen Knochenareale (Spongiosa, Kortikalis) werden durch *mehrkernige Osteoklasten* und *segmentkernige Leukozyten* destruiert (Abb. 4.46). Das Exsudat breitet sich in präformierten Hohlräumen entlang der Volkmann-Kanäle und innerhalb der Havers-Systeme der Kompakta weiter aus. Bei Durchtritt durch die Kortikalis kommt es zur *Periostabhebung* mit *periostaler Knochenneubildung.*

Mit dem Übergang der Entzündung in ein *chronisches Stadium* (Abb. 4.47) setzt die granulierende Reaktion mit *Bindegewebsproliferation* und *Kapillareinsprossung* vom Rand her ein. Die Destruktion größerer Knochenareale führt zu *Sequesterbildung.* Unterschiedlich große, knöcherne Fragmente werden dabei aus ihrem Verband gelöst und werden durch eine fehlende Vaskularisation nekrotisch. Dies erfolgt sowohl an der Spongiosa, als auch an der Kortikalis.

Schematisch läßt sich der mikroskopische Aufbau der Osteomyelitis in *drei Zonen* unterteilen:

- *Zentral* besteht eine *leukozytäre Phagozytose der Bakterien.* Neben nektrotischem Knochengewebe sind *Leukozyten, Fibrin* und ein *eiweißreiches Exsudat* entwickelt.
- In der *angrenzenden Zone* ist ein *lockeres Granulationsgewebe* ausgebildet (Abb. 4.48). Dies dient der serologischen Infektabwehr durch *Antikörperbildung.*
- Die *äußere Narbenzone* hat die Aufgabe der *Abkapselung des Entzündungsherdes.* In diesem Bereich setzt die *reaktive Knochenneubildung* ein[23].

Komplikationen der hämatogenen Osteomyelitis. Folgende Komplikationen können sich entwickeln:

- *Knochennekrosen.* Diese führen zur Bildung von *Knochensequestern*
- *Rezidive.* Rezidive können *noch nach Jahren* an der Stelle einer einmal abgelaufenen Osteomyelitis auftreten. Dies soll besonders bei speziellen Krankheitserregern (*typhöse* Osteomyelitis) der Fall sein.
- *Polytope Osteomyelitiden. Mehrfachlokalisationen* sind im Säuglingsalter häufiger als im Kindes- bzw. Erwachsenenalter. Mehrere Osteomyelitisherde treten *in etwa 10% aller Fälle* mit hämatogener Osteomyelitis auf. Die Herde können *symmetrisch* sein.

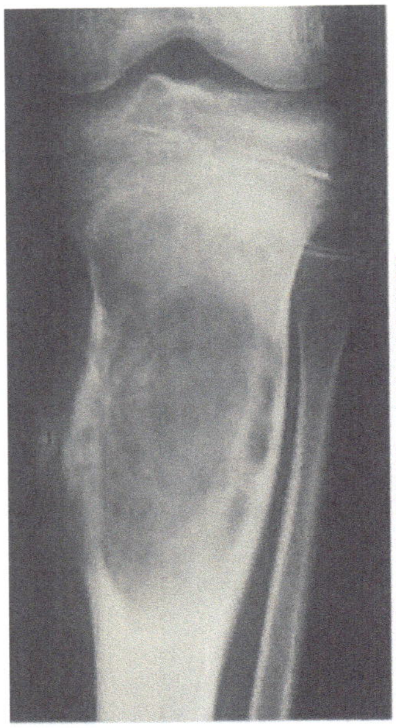

45

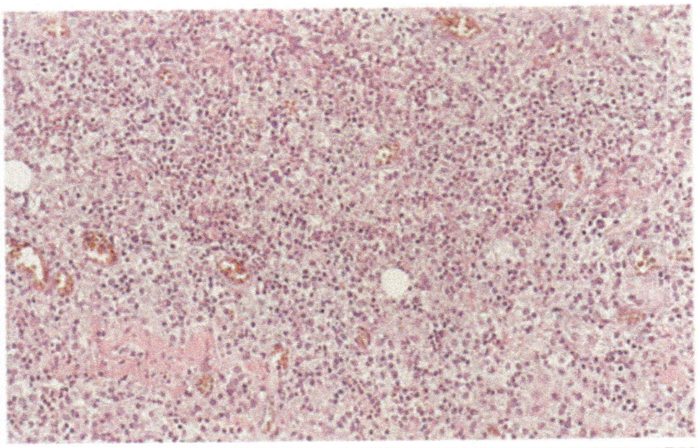

46

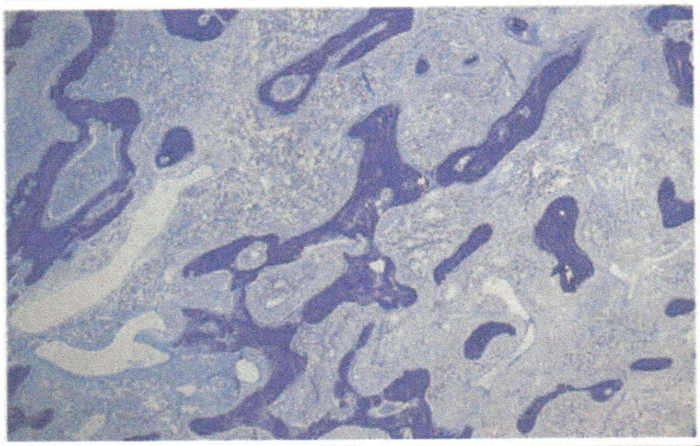

47

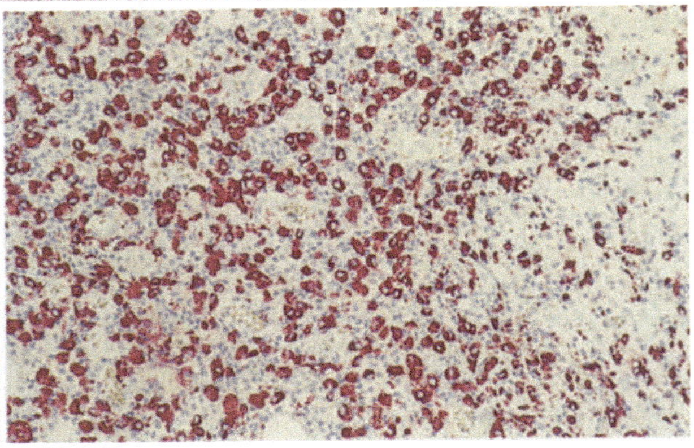

4

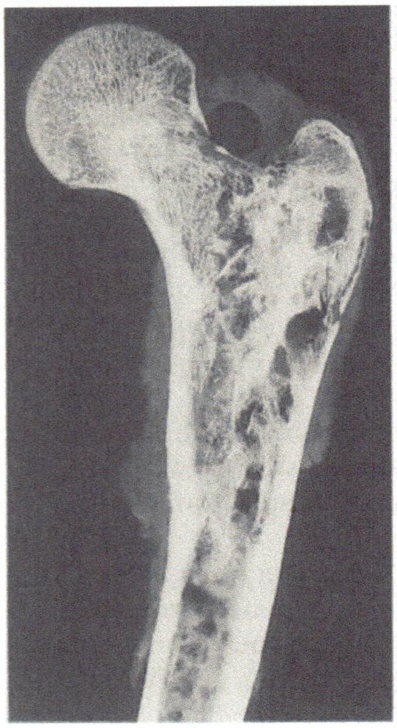

49

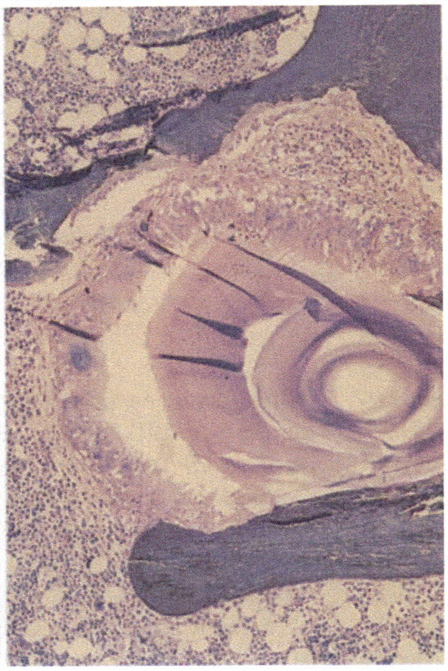

50

Abb. 4.45. Röntgenbefund bei einer eitrig einschmelzenden Osteomyelitis. Radiologisch Differentialdiagnose maligner Knochentumor

Abb. 4.46. Eitrig einschmelzende Osteomyelitis mit überwiegend segmentkernigen Leukozyten. Dazwischen Makrophagen. HE, 150:1

Abb. 4.47. Chronisch-fibrosierende Osteomyelitis. Verbreiterung der Trabekel. Fibrosierte Markräume. Herdförmig betont Lymphozyten. Unentkalkt, Toluidinblau, 30:1

Abb. 4.48. Darstellung der Makrophagen bei akuter eitriger Osteomyelitis. Rot PGM 1-positive Makrophagen. Immunhistochemie, 150×

Abb. 4.49. Echinococcus alveolaris – Osteomyelitis im proximalen Femur, Kontaktradiographie

Abb. 4.50. Echinococcus alveolaris – Osteomyelitis. Geschichtete homogene Strukturen mit umgebender Fibrose (Fall wie Abb. 4.49). Unentkalkt, Toluidinblau, 150×

◄

Dies wiederum ist bei einer chronischen, plasmazellreichen Osteomyelitis häufig.

- *Ankylosen.* Versteifungen des Gelenkes entwickeln sich als Folge eines *Übergreifens* der *Entzündung auf das Gelenk.* Zirka 5% aller *Gelenkempyseme* führen zu einer Versteifung. Diese Komplikation wird im Hüftgelenk, Kniegelenk, oberen Sprunggelenk und im Schultergelenk am häufigsten beobachtet.
- *Reduktion bzw. Förderung des Längenwachstums.* Im *Kindesalter* bedingt ein Übergreifen der Osteomyelitis auf die *Wachstumszone* eine Destruktion, so daß Wachstumsstörungen mit einer Deformierung des Knochens und eine *Reduktion des Längenwachstums* mit Verkürzung des betreffenden Skelettabschnittes auftreten. Bei einer Osteomyelitis in der *Nähe der Wachstumszone* kommt es zu einer Hyperämie. Diese bedeutet eine vermehrte Proliferation des Knorpels in einer Wachstumszone, so daß ein *überschießendes Längenwachstum* mit Verlängerung des Knochens auftreten kann.
- *Frakturen.* Der neugebildete Knochen in bzw. um einen osteomyelitischen Herd ist statisch nicht voll funktionsfähig, so daß bei einer entsprechenden Belastung Frakturen auftreten können.
- *Chronische Osteomyelitis.* Ein Teil der akut hämatogen entstandenen Osteomyelitiden kann in ein chronisches Stadium übergehen. Diese Form der Osteomyelitis ist *bei Männern häufiger.*
- *Tumoren.* Bei chronisch *fistelnden Osteomyelitiden* kann es zur Bildung eines sog. *Fistelkarzinoms der äußeren Haut* kommen. Die Wahrscheinlichkeit liegt bei etwa 0,3% aller fistelnden Osteomyelitiden. Die Entstehung von *Knochentumoren* in einer Osteomyelitis ist *ebenfalls extrem selten*[39].
- *Amyloidose.* Als Folge des chronischen Entzündungsprozesses kann eine Amyloidose entstehen.

Radiologie. *Röntgenologisch* kann die *Abgrenzung zu einem Tumor* erhebliche Schwierigkeiten bereiten. Sowohl lytische als auch sklerosierende und gemischte Formen der Osteomyelitis sind beim Fehlen typischer klinischer Zeichen einer Entzündung histologisch abzuklären.

Morphologie. *Makroskopisch* imponiert je nach Stadium der Erkrankung ein unterschiedliches Bild. Im *akuten Stadium* überwiegt die eitrige Einschmelzung, im *chronischen Stadium* die Sklerosierung, Fibrosierung und fokale Einschmelzung bis zur Sequesterbildung (s. oben). *Mikroskopisch* erfolgt bei Übergang in das *chronische Stadium* eine *Bindegewebsproliferation,* die von *Lymphozyten* und *histiozytären Zellen* durchsetzt wird. Innerhalb dieses Bindegewebes liegen Reste von Knochentrabekeln bzw. Reste der Kortikalis. Es erfolgt ein allmählicher *Abbau durch Osteoklasten.* Abschnittsweise kommt es innerhalb der neugebildeten Bindegewebsareale und besonders in den Randgebieten zu einer *reaktiven Knochenneubildung.* Diese ist das Substrat für die röntgenologisch nachweisbaren Sklerosen. Die *lymphozytäre Infiltration* kann bei mehrjährigem chronischem Verlauf sehr gering sein.

Therapie. In der *akuten Phase* ist die antibiotische Therapie die Methode der Wahl. Bei *chronischen Formen* ist eine sorgfältige Testung einer eventuellen Antibiotikaresistenz von besonderer Bedeutung für den Therapieerfolg. Eine *operative Ausräumung* der bindegewebigen Anteile und die lokale Instillation von Antibiotika kann bei chronischen Formen notwendig sein. Besondere Fortschritte konnten durch die Einlage von *antibiotikahaltigen Kunststoffpartikeln* in den osteomyelitischen Herd erzielt werden. Damit ist eine langsame Antibiotikaabgabe unmittelbar am Ort gewährleistet, so daß ausreichend hohe Antibiotikakonzentrationen über einen längeren Zeitraum im Gewebe erreicht werden[14].

Sonderformen der hämatogenen Osteomyelitis

Plasmazelluläre Osteomyelitis

Eine Sonderform der chronischen Osteomyelitis ist die plasmazelluläre Osteomyelitis. Sie zeigt einen *protrahierten Verlauf* und neigt zu *häufigen Rezidiven.* Sie tritt besonders an den *Metaphysen von Femur und Tibia* auf. Es entwickelt sich immer eine erhebliche reaktive *Osteosklerose.*

Mikroskopisch imponiert vor allem die *ausgeprägte Plasmazellinfiltration.* Daneben kommt es zur Bindegewebs- und Knochenneubildung. Im Einzelfall ist die *Abgrenzung gegen ein Plasmozytom* schwierig und erst mit *immunhistologischen* Verfahren (Monoklonalität, Polyklonalität) möglich.

Brodie-Abszeß

Der Brodie-Abszeß stellt eine *chronische Osteomyelitis in der Metaphyse der langen Röhrenknochen* dar. Die Erkrankung ist *selten* und tritt am Ende der 2. Lebensdekade auf. Männer sind zweimal häufiger befallen als Frauen.

Klinisch bestehen ein *chronischer Verlauf* mit dumpfen Schmerzen, die als rheumatische Beschwerden gedeutet werden.

Makroskopisch liegen innerhalb der Spongiosa mit Eiter gefüllte Hohlräume. In der Umgebung besteht eine ausgeprägte Sklerosierung der Spongiosa.

Mikroskopisch ist zentral eine *Abszeßbildung* mit einer umgebenden *Bindegewebsmembran* und *Osteosklerose* nachweisbar.

Sklerosierende, nicht eitrige Osteomyelitis Garré

Die sklerosierende Osteomyelitis wurde Ende des vorigen Jahrhunderts beschrieben. Sie tritt besonders häufig am *Unterkiefer* auf.

Klinisch ist ein akuter Beginn mit *schmerzhafter Schwellung* und *Auftreibung* des Knochens typisch. Statt der Abszedierung kommt es zu einem Rückgang der klinischen Symptome, und es bleibt ein aufgetriebener, sklerotischer Knochen.

Mikroskopisch ist dieser durch ein *Bindegewebe* mit zahlreichen neugebildeten fibrösen Knochenbälkchen charakterisiert. Ein Entzündungsinfiltrat kann weitgehend fehlen[9,41].

Differentialdiagnostisch kommen ein *periostales Osteosarkom, Ewing-Sarkom, eosinophiles Granulom* und eine *reaktive Periostitis* in Betracht.

Sekundär chronische (exogene) Osteomyelitis

Definition. Die sekundäre Osteomyelitis entsteht durch das *direkte Einbringen von Erregern.* Die häufigste Ursache sind *Verletzungen* mit Zerstörung der äußeren Haut und Alteration der angrenzenden Knochen (*Verkehrsunfälle, Schußverletzungen, nach Operationen).*

Lokalisation. Die *sekundär chronische* Osteomyelitis ist überwiegend an den *Extremitäten* lokalisiert (26% Femur, 23% Tibia, 13% Humerus, 8% Ulna bzw. Radius). Nur *in Ausnahmefällen* entwickelt sich eine *sekundär akute Osteomyelitis*[16].

Morphologie. *Makroskopisch* besteht eine *graurote Umwandlung des Markraumes* mit einer reaktiven Verbreiterung und Auflockerung der Kortikalis. In dem Bindegewebe des Markraumes oder auch der Metaphysen liegen größere *Hohlräume,* die noch Eiter enthalten können. Daneben kommt es zur *Fistelbildung* in den angrenzenden Weichteilen bzw. bis in die äußere Haut. Die Fistelgänge kommunizieren z. T. untereinander und zeigen einen sehr verzweigten Verlauf.

Das *mikroskopische Bild* variiert sehr stark. Dabei werden neben ausgedehnten *Fibrosierungen* mit zellarmen Abschnitten ausgedehnte *lymphohistiozytäre Infiltrate* sowie herdförmige *Einschmelzungsherde* beobachtet.

Nur bei der Untersuchung mehrerer Abschnitte ist eine Aussage über die Aktivität der Erkrankung möglich.

Die *Spongiosabalken* werden in den Entzündungsprozeß einbezogen und entweder durch Osteoklasten oder aber durch mononukleäre Zellen destruiert.

Bei einer *Sonderform* der Osteomyelitis, die als *chronisch sklerosierende Form* bezeichnet werden kann, erfolgt eine verstärkte Bildung von Osteoblasten, die mit einer wesentlich erhöhten Anbauaktivität einhergeht, so daß es zur Entwicklung von ausgeprägten *Osteosklerosen* kommt. Die Markräume sind bei diesen Formen jedoch immer fibrosiert (*Granulationsgewebe*).

Verlauf. Mit dem Fortschreiten der sekundär chronischen Osteomyelitis kommt es zu einer allmählichen *Deformierung des betroffenen Knochens* und zu einem Übergreifen der Entzündung auf die benachbarten *Weichteile.* Die Blutgefäße innerhalb des entzündlichen Narbengewebes werden mit in den Entzündungsprozeß einbezogen, und es entwickeln sich *narbige Stenosen der Gefäßlichtung.* Dies kann zu einer eingeschränkten Durchblutung führen, so daß sich wiederum herdförmig *neue Nekrosen* entwickeln können[7].

Komplikationen. Die bei der sekundären Osteomyelitis auftretenden Komplikationen müssen in *örtliche* und *allgemeine* unterteilt werden.

Lokale Komplikationen sind:

- *Fistelbildung,*
- *lokale Blutung* durch *Zerstörung von Gefäßen* durch den Entzündungsprozeß,
- Entwicklung eines *Fistelgangskarzinoms,*
- Übergreifen der Entzündung auf die Gelenke mit Entwicklung eines *Gelenkempyems* und einer entzündlichen *Gelenkversteifung,*
- *Destruktion der Wachstumszone* im Kindesalter,
- Ausbildung einer sog. *Myositis ossificans* in den angrenzenden Weichteilen.

Allgemeine Komplikationen sind:

- Ausbildung einer *Septikopyämie,*
- generalisierte *Amyloidose.*

Osteomyelitis durch spezielle Erreger

Osteomyelitiden werden beobachtet bei:

- *bakteriellen Erkrankungen:*
  Bruzellose – Spondylitis
  Salmonellosen – Periostitis

Frambösie	– Osteolysen in der Tibia, Radius, Ulna – durch Gummen
Knochenrotz = Malleus	– Osteolysen an Fingern und Zehen
Tularämie	– extrem selten Knochenbeteiligung

Lepra, Aktinomykose

- *Virusinfektionen:* Osteomyelitis variolosa
- *Pilzerkrankungen:* Sporotrichose
- *parasitären Infektionen:*
  Der Befall des Knochens durch Parasiten ist selten. Klinische Bedeutung hat die Absiedlung von *Echinococcus alveolaris* im Knochen (Abb. 4.49 u. 4.50) am häufigsten in Becken und Wirbelsäule[4, 6, 19, 31, 32].

Spezifische Osteomyelitis

Knochentuberkulose

Pathogenese. Die Tuberkulose des Skelettsystems ist eine *hämatogene Tuberkulose.* Sie ist gebunden an das Vorhandensein einer *Streuquelle,* eine hämatogene Aussaat und die Entwicklung von sekundären Herden *(Metastasen).* Es lassen sich eine hämatogene Frühstreuung unmittelbar im Anschluß an die Primärinfektion sowie die Spätstreuung nach mehrjährigen symptomfreien Intervallen unterscheiden.

- Die *Frühstreuung* tritt besonders bei reduzierter Infektabwehr und bei einem ausgeprägten Primärkomplex auf.
- Die *Spätstreuung* ist eine Erkrankung des höheren Lebensalters. Die Streuquelle wird oft nicht entdeckt. Der Prozeß der Spätstreuung wird begünstigt durch konsumierende Erkrankungen (Tumoren, Leukämien), Alkoholismus, Steroide.
  Die hämatogene Aussaat erfolgt oft symptomlos. *Etwa 20%* aller Fälle mit einer Knochentuberkulose hatten eine *Pleuritis exsudativa*[30].

Lokalisation. Am häufigsten betroffen sind die *Wirbelsäule* sowie das *Hand- und Fußskelett.* Weitere Manifestationen sind das *knöcherne Becken,* das *Kniegelenk* sowie die *übrigen großen Gelenke.* Auffälligerweise war früher eine Besiedlung der Hand- und Fußphalangen im Kindesalter häufig, während dies heute nicht mehr beobachtet wird.

Da die Spondylitis tuberculosa die häufigste Form der Knochentuberkulose ist, sollen die makroskopischen und mikroskopischen Befunde im folgenden beispielhaft dargestellt werden.

Spondylitis tuberculosa

Epidemiologie. Die Spondylitis tuberculosa stellt die häufigste Form einer spezifischen Osteomyelitis dar. Sie tritt in der *4. und 5. Lebensdekade* sowie im *hohen Lebensalter* auf.

Lokalisation. Die Erkrankung befällt *2 benachbarte Wirbelkörper.* In der Regel sind der *2. und 3. Lendenwirbel* bzw. der *9. und 10. Brustwirbel* betroffen. Weitere Skelettherde bzw. weitere Organmanifestationen können vorhanden sein.

Die Erkrankung breitet sich von den vorderen Kantenabschnitten entlang der *Bandscheibe* aus. Dadurch kommt es zu einer *nahezu spiegelbildlichen Destruktion* im *Knochengewebe ober- und unterhalb der Bandscheibe.*

Klinik, Röntgenbefund. Klinisch bestehen *Wirbelsäulenschmerzen.* Bei einer raschen Einschmelzung kann es zu Wirbelkörperkompressionsfrakturen mit *Gibbusbildung* kommen. Im weiteren Verlauf entwickeln sich *Senkungsabszesse,* die sich *entlang der Psoasloge* ausbreiten.

> Die Wirbelsäulentuberkulose ist somit durch die *Trias: Buckel, Senkungsabszeß* und *neurologische Symptome durch Rückenmarkskompression* gekennzeichnet.

Radiologisch lassen sich *3 Phasen* unterscheiden:

- *Frühphase:* Es besteht eine *Verschmälerung der Bandscheibe.*
- *Mittlere Phase:* Es kommt zur Entwicklung einer *Kavernenbildung* bis zu 1 cm im Durchmesser.
- *Spätphase:* Nachweis von *keilförmigen Wirbelkörperzusammenbrüchen* und *Kavernenbildung* im befallenen Wirbelkörperabschnitt.

Morphologie. *Makroskopisch* ist die Bandscheibe zwischen den beiden betroffenen Wirbelkörpern schmal. Angrenzend kommt es zu Knocheneinschmelzungen mit *verkäsenden Massen.* Bei Entwicklung eines Senkungsabszesses ist ein einschmelzendes Granulationsgewebe entlang der Psoasloge oder präsakral nachweisbar.

- *Mikroskopisch ist*
  bei der exsudativen tuberkulösen Osteomyelitis der *Markraum vollständig nekrotisch,* während die *Trabekel* noch in ihrer Struktur *erhalten sein können.* Diese Veränderungen sind in ihrer vollen Ausdehnung daher *radiologisch nicht nachweisbar.*
- Bei der *produktiven Tuberkulose* besteht dagegen eine Destruktion der Trabekel durch ein *tuberkulöses Granulationsgewebe* mit Einschluß von Epitheloidzellgranulomen und Langhans-Riesenzellen. Das mikroskopische Bild gleicht im wesentlichen den im Lungenkapitel beschriebenen Veränderungen im Primärkomplex.

Therapie, Prognose. Die Therapie umfaßt die Tuberkulostatikatherapie der Allgemeinerkrankung sowie die operative Sanierung und Stabilisierung des Prozesses. Die Prognose der Erkrankung wird von der übrigen Organmanifestation bestimmt. Ausgeprägte Gibbusbildungen können bei den derzeitigen Möglichkeiten vermieden werden.

Skelettsarkoidose (Morbus Boeck)

Definition. Die Sarkoidose ist eine *epitheloidzellige Granulomatose ungeklärter Ätiologie.* Im Stadium der Generalisation kommt es zu einer granulomatösen Reaktion des Knochenmarkes.

Klinik, Röntgenbefund. *Klinisch* verläuft die Manifestation der Sarkoidose im Skelett *oft ohne Symptome.* Epitheloidzellige Granulome werden daher häufig als Zufallsbefund in *Beckenkammbiopsien* beobachtet. In ca. 3% aller Fälle mit einer Sarkoidose kommt es zu einer *Hyperkalziämie.* Diese ist in erster Linie Folge einer gesteigerten enteralen Kalziumresorption.

Röntgenologisch kann die Manifestation nur bei einer Destruktion der Spongiosa bzw. Kortikalis erfaßt werden. Dies ist an den Phalangen der Finger und Zehen möglich. Es kommt zu *kleinzystischen Osteolysen ohne Periostreaktionen.* Diese können sich spontan zurückbilden. In der Regel sind mehrere Knochen betroffen.

Morphologie. *Makroskopisch* lassen sich allenfalls uncharakteristische *Sklerosen* bzw. kleine umschriebene Osteolysen nachweisen.

Mikroskopisch besteht dagegen ein charakteristisches Bild mit *epitheloidzelligen Granulomen* und *Riesenzellen.* Die Ausbreitung kann dabei nur im Markraum erfolgen, ohne daß eine Destruktion der Spongiosa vorliegt. Im eigenen Material wurde jedoch immer eine *lokale Stimulation des Knochenumbaus* beobachtet. Mit zunehmender Markraumdurchsetzung erfolgt eine Destruktion des Knochengewebes durch stimulierte Osteoklasten.

Verlauf, Prognose. Die Skelettsarkoidose ist eine *chronische Erkrankung.* Spontanheilungen sind selten. Lokale Reparationen sind im radiologischen Bild Ausdruck einer lokalen reaktiven Knochenneubildung und nicht beweisend für eine echte Rückbildung bzw. Heilung der Erkrankung.

Syphilis des Knochens

Die Knochenveränderungen durch Treponema pallidum können unterteilt werden in *angeborene* und *erworbene Veränderungen.*

Lues connata

Die angeborene Lues ist Folge einer *diaplazentaren Infektion.* Die Erkrankung manifestiert sich als *luische Osteochondritis. bzw. Periostitis.* Man kann *zwei Formen* unterscheiden:

- *Fetale Syphilis.* Es kommt zu *Störungen der Knorpel-Knochenbildung.* Das *ganze Skelett* kann betroffen sein. Die *Epiphysenfugen* zeigen Verkalkungslinien und können dabei verbreitert sein. Der Prozeß schreitet fort bis zur Zerstörung der präparatorischen Verkalkungszone mit dem Ergebnis der *Epiphysenlösung.*
  An den *Diaphysen* kommt es zu einer schalenförmigen subperiostalen Knochenneubildung und zu Periostreaktionen auf Gummen.
  Mikroskopisch ist bei der Osteochondritis luica die *Zahl der Osteoblasten reduziert.* In den *Metaphysen* entwickelt sich ein *unspezifisches Granulationsgewebe.*
  Bei der diaphysären Osteomyelitis und Periostitis luica bestehen mikroskopisch Herde aus einem Granulationsgewebe mit einer reaktiven Knochenneubildung.
  Die Veränderungen bilden sich unter der Therapie zurück. Die Osteochondritis luica kann auch spontan ausheilen.
  Wird die Erkrankung nicht erkannt und kommt es zu einem Fortbestehen der Infektion, so spricht man von der
- *Spätform der Lues connata.* Die Veränderungen sind vor allem in den *langen Röhrenknochen* sowie im *Schädel* lokalisiert.
  Es kommt zu einer *säbelartigen Verkrümmung der Tibia* als Ausdruck eines verstärkten Längenwachstums auf der Ventralseite. Das knöcherne und das knorpelige *Nasenskelett* werden destruiert. Es kommt zum Bild der *syphilitischen Sattelnase* mit eingesunkenem Nasenrücken. Außerdem bestehen *Störungen der Zahnentwicklung.*
  Mikroskopisch bestehen *gummöse* sowie *unspezifische entzündliche Veränderungen.*

Erworbene Lues

Das *morphologische Substrat* der syphilitischen Osteomyelitis sind *käsige Nekrosen* unterschiedlicher Größe, die als *Gummen* bezeichnet werden.

Die Veränderungen sind *makroskopisch* kaum sichtbar. *Mikroskopisch* enthalten sie im Gegensatz zu tuberkulösen Granulomen *Reste von Gefäßen.* Mit zunehmender Alterung des Gummas wird das umliegende Granulationsgewebe zellärmer. Schließlich kommt es zur Bildung einer *fibrösen Kapsel.* Die Veränderungen können zur *Sequesterbildung* führen. In der Umgebung kommt es zu einem nicht gummösen osteomyelitischen Granulationsgewebe.

Bei spezifischer Therapie erfolgt eine *narbige Umwandlung* des Knochengewebes. Reaktive Neubildungen können stattfinden. Größere Defekte werden meist nicht wieder durch normales Knochengewebe ersetzt.

Häufigste Komplikation ist die Entwicklung von *Frakturen* sowie die Entwicklung einer *Arthritis luica.*

Osteodystrophia deformans Paget

Definition. Die Osteodystrophia deformans Paget ist eine *monostotische, oligostotische* oder *polyostotische Skeletterkrankung unbekannter Ätiologie.* Sie tritt in der Regel nach dem 40. Lebensjahr auf. Die Erkrankung kommt *nie generalisiert,* wohl aber neben einer monostotischen Manifestation auch *polyostotisch* vor. Sie wird heute den *virusassoziierten* Erkrankungen zugerechnet.

Epidemiologie. Die Osteodystrophia deformans Paget zeigt *erhebliche geographische Unterschiede.* Die Erkrankung ist *häufig in Großbritannien, Australien* und *Neuseeland* sowie in *Zentraleuropa* und den *USA.* 1932 beschrieb Schmorl im *Obduktionsgut* des Dresdener Pathologischen Institutes eine Häufigkeit der Osteodystrophia deformans Paget von 3%. Dabei bestand ein deutliches Überwiegen des männlichen Geschlechtes. *Klinisch* kann diese Häufigkeit der Diagnosestellung längst nicht erreicht werden. Mit den in letzter Zeit entwickelten therapeutischen Möglichkeiten ist allerdings ein Ansteigen der Diagnosehäufigkeit zu beobachten.

Epidemiologische Studien in Baden-Württemberg haben eine Häufigkeit der Erkrankung von *0,5% in der Bevölkerung jenseits des 40. Lebensjahres* ergeben. Therapiebedürftig ist davon allerdings nur etwa die Hälfte.

Ätiologie, Pathogenese. Die Erkrankung wurde 1877 erstmals von Sir James Paget beschrieben. Als Ursache vermutete er einen *chronischen Entzündungsprozeß.* Die Deutung der Ursache erfuhr in den darauffolgenden Jahren eine ständige Wandlung, die bis zur Annahme eines tumorösen Prozesses reichte. 1974 kehrte die Diskussion um die Ursache des Morbus Paget an ihren Ausgangspunkt zurück.

Elektronenmikroskopisch konnten *parakristalline Einschlüsse* in den Zellkernen der Paget-Osteoklasten nachgewiesen werden, die eine *virale Infektion* beim Morbus Paget wahrscheinlich machten. Weitere elektronenmikroskopische und immunzytochemische Studien haben in Verbindung mit Untersuchungen an Zellkulturen von Paget-Osteoklasten gezeigt, daß die parakristallinen Einschlußkörper wahrscheinlich virale *Nukleokapside* darstellen. Damit wird heute als sehr wahrscheinlich angesehen, daß die Knochenveränderungen beim Morbus Paget entzündlicher Genese und dem Formenkreis der *„slow-virus"-Infektion* zuzuordnen sind.

Beim Morbus Paget werden *ausgesprochen große Osteoklasten (Riesenosteoklasten)* beobachtet. Die Entstehung dieser Riesenosteoklasten stellt wahrscheinlich einen *zytopathogenen Effekt an virusinfizierten Vorläuferzellen der Osteoklasten, nämlich den Monozyten,* dar. In Zellkulturen konnte gezeigt werden, daß bestimmte Virusstämme einen zytopathogenen Effekt ausüben und mononukleäre Zellen zur Zellfusion veranlassen, so daß mehrkernige Riesenzellen entstehen. Zu den Vorläuferzellen der Osteoklasten gehören die Monozyten und Adventitialzellen. Der hohe Zellkerngehalt der Paget-Osteoklasten wäre demnach Folge einer *erhöhten Fusionsrate*[5, 24, 29, 42].

Lokalisation. Etwa 1/3 der Fälle mit Morbus Paget sind *monostotische Formen.* Dabei sind besonders häufig das *Becken,* der *Femur* (Abb. 4.51 u. 4.52) und die *Tibia* betroffen.

Bei den *polyostotischen Formen* sind ein Befall des *Schädels* (Abb. 4.53 u. 4.54), der *Wirbelsäule,* des *Beckens,* des *Femurs* und der *Tibia* häufig. Von einigen Autoren wird eine *Bevorzugung der rechten Seite* angegeben. Charakteristisch ist für die Erkrankung, daß immer wieder vollkommen normale Skelettabschnitte zwischen erkrankten (z. B. Wirbelkörper) liegen.

Klinik. Die Osteodystrophia deformans Paget ist eine *chronische Alterskrankheit des Skeletts.* Die Symptome werden von dem Ausmaß der Erkrankung bestimmt. Bei einem Großteil der Patienten ist die Erkrankung *symptomlos.* Die befallenen Skelettabschnitte erfahren allmählich eine *Deformierung.* Dies tritt besonders in den statisch belasteten unteren Extremitätenknochen in Erscheinung. Außerdem kommt es bei einem Befall des *Schädels* zu einer deutlichen *Volumenzunahme der Kalotte.* Im eigenen Beobachtungsmaterial ist die Lokalisation im Schädel im Gegensatz zu anderen Statistiken ausgesprochen selten.

Die befallenen Skelettabschnitte sind entweder *selbst schmerzhaft* oder es entwickeln sich *Schmerzen durch sekundäre Veränderungen,* z. B. eine *Arthrose der Hüfte* bei Befall des Femurkopfes oder der Hüftgelenkspfanne.

Die deformierten, umgebauten Knochen können *frakturieren.* Dies kommt besonders häufig am *Femur* vor. Bei *Wirbelsäulenbefall* treten überwiegend *Kompressionen der Nervenwurzeln* auf. In Ausnahmefällen kann es auch zu einer *Querschnittssymptomatik* kommen. In weniger als 1% entwickelt sich in der Osteodystrophia deformans Paget ein *maligner Tumor (sog. Paget-Sarkom).*

Die *Serum-Kalzium- und Phosphatkonzentration* liegen im *Normbereich.* Nur bei immobilisierten Patienten kommt es zu einem Anstieg. Beide sind beim Morbus Paget erhöht. Die *erhöhte alkalische Phosphatase* ist Ausdruck der erhöhten Anbautätigkeit, während die Folge einer gesteigerten Knochenresorption die *vermehrte Ausscheidung von Hydroxyprolin* entsprechend dem Abbau von Knochenkollagen ist (Tabelle 4.20).

Tabelle 4.20. Biochemische Parameter bei der Osteodystrophia deformans Paget

1. Erhöhte alkalische Serum-Phosphatase
2. Normales Serum-Kalzium
3. Normales Serum-Phosphat
4. Erhöhte Ausscheidung von Hydroxyprolin im Urin

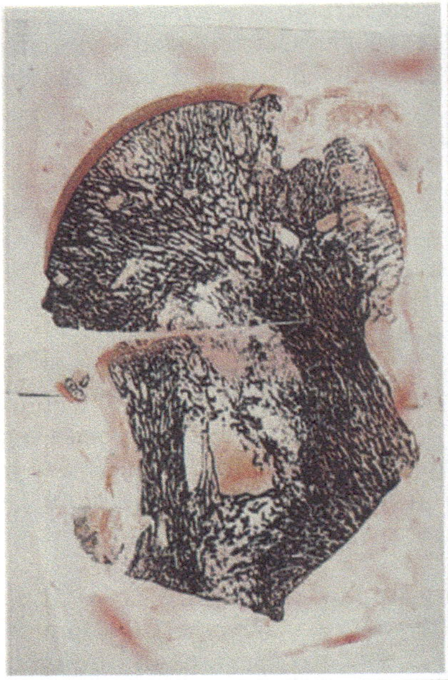
51

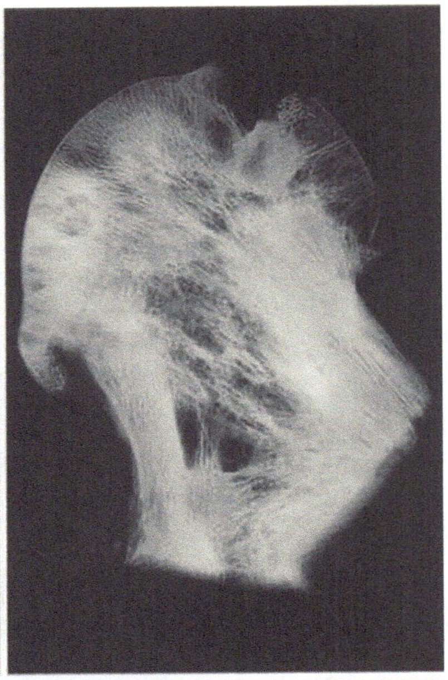
52

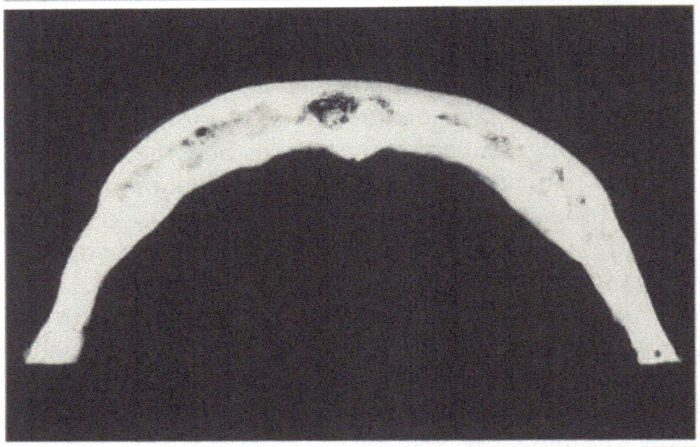
53

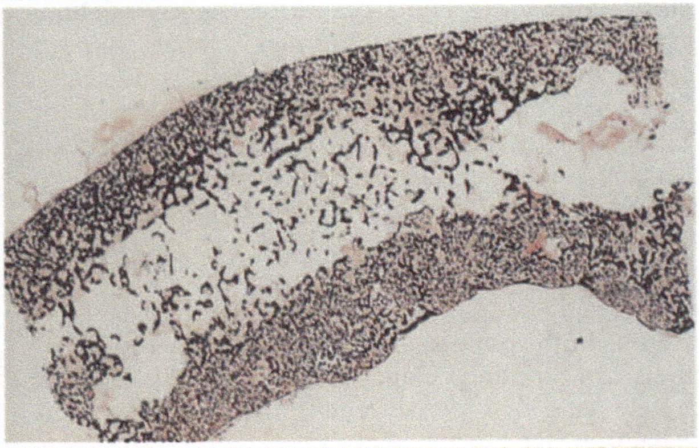
54

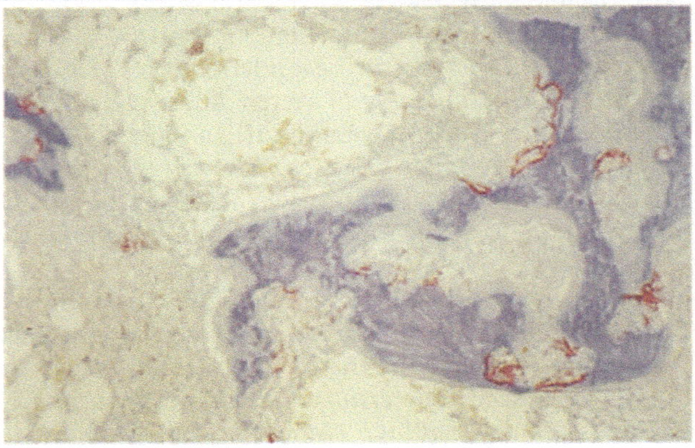
55

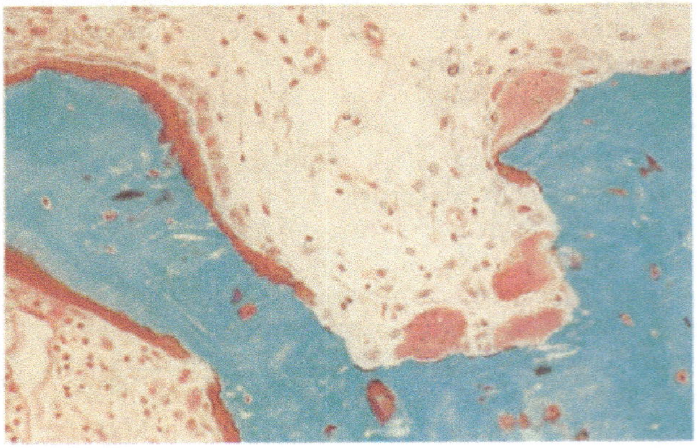
56

Abb. 4.51. Osteodystrophia deformans Paget im proximalen Femur. Sklerosierung des gesamten Schenkelhalses und Femurkopfes. Unentkalkt, von Kossa-Modifikation, Lupenvergrößerung

Abb. 4.52. Kontaktradiographie von Fall Abb. 4.51

Abb. 4.53. Osteodystrophia deformans Paget, Kontaktradiographie des frontalen Schädeldaches. Verbreiterung der gesamten Schädelkalotte und Sklerose der Spongiosa

Abb. 4.54. Lupenvergrößerung eines unentkalkten Großschnittpräparates (wie Fall Abb. 4.53). Verbreiterung und Auflockerung der Kortikalis. Unentkalkt, von Kossa-Modifikation, Lupenvergrößerung

Abb. 4.55. Darstellung der Resorptionsplätze durch Osteoklasten mit dem Makrophagenmarker PGM 1 (*rot*). Unentkalkt, Immunhistochemie, PGM 1, 150 : 1

Abb. 4.56. Riesenosteoklasten bei Osteodystrophia deformans Paget. Unentkalt, Goldner-Färbung, 200 : 1

Beide Parameter sind für die Beurteilung einer Therapie von Bedeutung.

Röntgenveränderungen. Bei den meisten Fällen kann die Diagnose des Morbus Paget anhand des Röntgenbildes gestellt werden. Die Struktur- und Formänderungen sind Folge des gesteigerten Knochenumbaus. Es finden sich *Verdickungen des Knochens, Verbiegungen,* die *Aufblätterung der Kortikalis* sowie eine *Atrophie der Spongiosa.* Überwiegende *Osteolysen* stehen den *sklerotischen Formen* gegenüber. Das Röntgenbild wechselt im Verlauf der phasenhaft fortschreitenden Erkrankung[8].

- *Schädel:* Es lassen sich eine *diffuse Hyperostose* von einer *herdförmigen Osteolyse* abgrenzen. Diese wird als *Osteoporosis circumscripta cranii* bezeichnet. Dabei kommt es zu münzen- bis handtellergroßen Aufhellungsbezirken in den *Stirnbeinen.* Der Prozeß kann auf die *Scheitelbeine* übergreifen. Die Schädelknochen sind in diesen Abschnitten nicht verdickt.
- *Wirbelkörper:* An diesen Skeletteilen lassen sich 3 verschiedene Formen unterscheiden, nämlich die Bildung von *Rahmen-, Dreischicht- und Elfenbeinwirbeln.*
- Beim *Kreuzbein,* das nach einigen Statistiken in 70–80% aller Paget Patienten von der Erkrankung befallen ist, kommt es zu einer *rechtwinkligen Abknickung* des Kreuzbeines unter dem Zug der Beckenbodenmuskulatur. Die Spongiosa wird grobgliedrig umgebaut.
- Im *Becken* bestehen grobtrabekuläre *Spongiosasklerosen.* Der Pfannenboden ist verdichtet. Die verminderte statische Funktion kann zu einem Einbruch des Femurkopfes in die Hüftpfanne führen (*zentrale Hüftgelenksluxation*).
- *Lange Röhrenknochen:* Die *Kortikalis* zeigt eine *Verdickung, Verbiegung* und *Spongiosierung.*

Morphologie. Makroskopisch bestehen, abgesehen von der Osteoporosis circumscripta cranii, deformierte Knochen aus einer *sehr groben Spongiosastruktur.* Dies tritt besonders nach Entfernung des Knochenmarks durch Herausspülen und Mazeration zutage. Aufgrund der *starken Vaskularisation* sind die befallenen Skelettabschnitte von *intensiv blutroter Farbe.*

Mikroskopisch werden *3 Phasen* unterschieden:

- *osteolytische Initialphase,*
- *Umbauphase* mit *reaktiver Verstärkung der Knochenneubildung,*
- *sklerosierende Stabilisationsphase* mit strukturellem Umbau der Spongiosa und Spongiosierung der Kortikalis.

Die *Spongiosa* ist auffällig unregelmäßig und plump strukturiert. Im polarisierten Licht sieht man häufig ungeordnete Faserknochen. Die *Osteoblasten* sind an Zahl vermehrt. Sie sind groß und kubisch. Das *Osteoidvolumen* ist als Folge des gesteigerten Knochenanbaus ebenfalls vermehrt. Die auffälligsten Veränderungen liegen in der *Knochenresorption* (Abb. 4.55 u. 4.56). Die *Osteoklasten* sind einmal stark vergrößert und haben einen Zellkerngehalt von mehr als 12 Zellkernen (normal maximal 8–10). Außerdem liegen sie in sehr tiefen, schwalbenschwanzförmig konfigurierten *Resorptionslakunen.*

Elektronenmikroskopisch lassen sich *Dissektionen von Knochenfragmenten durch Paget-Osteoklasten* nachweisen. Es kommt sogar zur Inkorporation von Knochenfragmenten in das Zytoplasma der Osteoklasten. *Elektronenmikroskopisch* zeigen die Osteoklasten eine polare Anordnung mit einem Bürstensaum und angrenzender Zone aus Zellorganellen. In den *Zellkernen der Osteoklasten* finden sich *mikrotubuläre Einschlüsse in parakristalliner Anordnung.* Diese Mikrotubuli haben einen Durchmesser von 100 Å. An der dem Knochen gegenüberliegenden Seite des Osteoklasten liegen mononukleäre Zellen mit Interdigitationen. Diese stellen die Phase der Zellfusion dar.

Mit Hilfe der *Tetrazyklindoppelmarkierung* läßt sich beim Morbus Paget eine *erhöhte Appositionsrate der Osteoblasten* nachweisen. Je nach Phase der Erkrankung überwiegt die Resorption durch Osteoklasten oder aber die Neubildung von Knochengewebe durch Osteoblasten mit einer Sklerose. Da die einzelnen Umbaueinheiten relativ kurz strukturiert sind, resultiert daraus eine unregelmäßige Anordnung der Zementlinien. Dies wird als *Mosaikstruktur* bezeichnet. Sie ist ein *uncharakteristischer morphologischer Befund,* der bei *allen stark gesteigerten Knochenumbauvorgängen* vorkommt.

> Für die histologische Diagnose eines Morbus Paget sind *folgende Strukturen entscheidend:*
> - *Riesenosteoklasten* mit mehr als 12 Zellkernen/Osteoklast,
> - *„schwalbenschwanzförmige" Resorptionslakunen,*
> - *stimulierte Osteoblasten, milde Endostfibrose,*
> - *vermehrt im Interstitium nachweisbare Lymphozyten* (immunhistologisch LCA),
> - *(girlandenartig verlaufende Kittlinien).*

Therapie, Prognose. Therapeutisch konnte durch die Gabe von *Kalzitonin* und *Bisphosphonaten* eine Reduktion des Knochenumbaus und damit eine weitere Progredienz der Erkrankung verhindert werden. Außerdem kommt es zu einer Normalisierung der Knochenstruktur.

Das *Ausmaß der Deformierung* wird allerdings *nicht* beeinflußt. Bei der Verwendung von Kalzitonin anderer Spezies (Lachs, Schwein) kann es zur Entwicklung von Antikörpern kommen, so daß die Erkrankung wieder progredient wird.

Paget-Sarkom. Ein Paget-Sarkom darf *nur diagnostiziert* werden, wenn eine vorbestehende Osteodystrophia deformans Paget gesichert ist. Dafür wird der *Nachweis* von *Riesenosteoklasten* gefordert. *Mosaikstrukturen,* wie sie auch bei einem gesteigerten Umbau des Knochengewebes auftreten, *reichen zur Sicherung der Diagnose eines vorbestehenden Morbus Paget nicht aus.*

Das *Entartungsrisiko* ist *niedriger als früher angenommen* wurde. Im eigenen Material wurden drei Fälle mit Paget-Sarkom und ein Fall mit primär malignem Lymphom auf ca. 800 „Paget-Biopsien" in 20 Jahren beobachtet. Ein Zusammenhang zwischen Morbus Paget und Sarkom wird *erst nach 10–20 Jahren Erkrankungsdauer* wahrscheinlich. Im Gegensatz zum primär zentralen Osteosarkom der langen Röhrenknochen tritt das Paget-Sarkom entsprechend der Manifestation des Morbus Paget im *höheren Lebensalter* auf. Häufig handelt es sich um *Osteosarkome.* Andere Tumorformen wie *Fibrosarkome, Chondrosarkome, Riesenzelltumoren* und *primär maligne Lymphome* wurden beobachtet.

Knochenmetastasen bei Morbus Paget. Aufgrund der erhöhten Vaskularisation siedeln sich Metastasen bevorzugt in Pagetherden des Skeletts ab.

Sonstige Komplikationen. Bei Patienten mit einem Morbus Paget wurde gehäuft das Auftreten eines *zusätzlichen primären Hyperparathyreoidismus* beschrieben. In Einzelfällen wurden beobachtet: *Glaukom, Nephrolithiasis, Hyperkalziämie, Sarkoidose, maligne Lymphome* (Tabelle 4.21).

Differentialdiagnose. Aufgrund des *Röntgenbildes* sind differentialdiagnostisch vor allem abzugrenzen
- *Osteomyelitis,*
- *maligne Knochentumoren* (primär malignes Lymphom, Osteosarkom),
- *Metastasen,*
- *Osteomalazie/Osteoporose.*

Tabelle 4.21. Komplikationen der Osteodystrophia deformans Paget

1. Deformierung und Vergrößerung der Knochen
2. Schmerzen
3. Frakturen
4. Kardiale Symptome (Linksherzhypertrophie bei erhöhtem Herzzeitvolumen bei arteriovenösem Shunt)
5. Neurologische Symptome (Taubheit durch Kompression des VIII. Hirnnerven) Kompression von Nervenwurzeln oder des Rückenmarkes
6. Schwerhörigkeit durch verschlechterte Knochenleitung
7. Maligne Entartung (Paget-Sarkom)
8. Selten andere Tumoren (z. B. Riesenzelltumor)

Da Metastasen des *Prostatakarzinoms* überwiegend osteoblastisch sind und im Becken lokalisiert auftreten, können sie differentialdiagnostische Schwierigkeiten in der Abgrenzung zum Morbus Paget bereiten. Bei derartigen Fällen sollte eine *direkte Biopsie* vorgenommen werden. Im eigenen Material ist die klinische Deutung bei Patienten mit bekanntem Prostatakarzinom als Metastasen bei einem zusätzlichen Morbus Paget relativ häufig. Die richtige Deutung der Knochenveränderungen ist jedoch für das Staging der Erkrankung und somit für die Therapie von erheblicher Bedeutung.

Hyperostosen

Lokalisierte Hyperostosen stellen in der Regel einen reaktiven Prozeß dar. Genetisch bedingte Hyperostosen sind im Kap. Skelettdysplasien aufgeführt.

Hyperostosen der Spongiosa

Hyperostosen der Spongiosa treten im Randgebiet ganz verschiedenartiger Prozesse auf. Besonders zu nennen sind
- Osteomyelitis,
- langsam wachsende Knochentumoren,
- Randgebiet eines Osteoidosteoms,
- Osteosarkom,
- Metastasen (sekundäre Knochentumoren),
- Knochennekrosen,
- Fluorosen,
- Plasmozytom (ca. 2% aller Fälle),
- systemische Mastozytosen (ca. 2% aller Fälle).

Die Übergänge zur kortikalen Hyperostose können dabei fließend sein.

Hyperostosen der Kortikalis

Kortikale bzw. parossale Hyperostosen treten auf bei Entzündungen der Weichteile mit Übergreifen auf das Periost, Vitamin-A-Überdosierung und chronischer Traumatisierung. Als besondere eigenständige Krankheitsbilder sollen im folgenden aufgeführt werden:

Hyperostosis frontalis interna

Dieses Krankheitsbild tritt *nach der 5. Lebensdekade* auf. Die *Ursache* ist *unbekannt.* Es besteht eine Häufung bei *Frauen* mit einem Virilismus, Adipositas und Diabetes mellitus *(Morgagni-Syndrom).*

Frühstadien konnten bisher nicht eindeutig beobachtet werden, so daß immer nur der Endzustand, der keine Aussage mehr zur Pathogenese erlaubt, beobachtet wird.

Morphologie. *Makroskopisch* ist die Kortikalis auf der *Innenseite beider Frontalschuppen* unregelmäßig strukturiert und verdickt. Der Prozeß kann eine Größe von mehr als 6 cm im Durchmesser auf jeder Seite des Frontalschädels erreichen. Auf der *Schnittfläche* erkennt man noch die *Tabula externa (äußere Kortikalis).* Die Spongiosa ist sehr dicht. Die *Markräume* enthalten *Fettgewebe*, so daß die Sägeschnittfläche gelb aussieht.

Mikroskopisch ist die *Tabula externa unverändert.* Die *Spongiosa (Diploe)* ist dagegen *stark verbreitert* und von *sehr dichter Struktur.* Die einzelnen Knochentrabekel sind plump und breit. Die *Tabula interna* ist *schmal* und sehr unregelmäßig strukturiert. Die Markräume enthalten Fettzellen sowie nur wenige Gefäßsinus. Die endostalen Umbauoberflächen sind reduziert. Es liegt also ein *abgeschlossenes Umbaustadium* vor. Die Veränderungen haben *keinen Krankheitswert.* Der Befund wird in der Regel bei der Autopsie erhoben. Eine *Therapie* ist *nicht notwendig.* Eine Kompression des Frontalhirns tritt nicht ein.

Osteoarthropathia hypertrophicans Pierre Marie-Bamberger

Definition, Ätiologie, Pathogenese. Die Osteoarthropathia hypertrophicans (O.h.) tritt bei *Lungen-* und *mediastinalen Erkrankungen* sowie *bei Herzfehlern* auf. Sie ist durch eine *schalenförmige Verdickung des Periostes der langen Röhrenknochen* charakterisiert.

Die Erkrankung kommt bei *Jugendlichen* und in den *mittleren Lebensdekaden* vor. Die bestehenden Grundleiden sind sehr unterschiedlicher Genese. Sowohl bei der *Lungentuberkulose* als auch bei der *Bronchiektasen* können Veränderungen auftreten. Außerdem wurde die Reaktion des Knochens bei *primären Lungenkarzinomen* sowie ausgedehnten *Lungenmetastasen* beobachtet, bei *mediastinaler Lymphogranulomatose* sowie bei *Pleuraempyemen.*

Die *Pathogenese* der Erkrankung ist *nicht geklärt.*

Lokalisation. Die Veränderungen befallen Radius, Ulna, Tibia, Fibula, Femur und Humerus sowie seltener die kurzen Röhrenknochen des Hand- und Fußskeletts. Die Veränderungen wurden *nicht am Kopfskelett* beobachtet.

Morphologie. *Makroskopisch* sieht man eine *unregelmäßige, bizarre Knochenneubildung* in der Region des Periostes, die das mehrfache der Breite der Kortikalis betragen kann. Die neugebildeten Knochenareale sind *radiär zur Längsachse* angeordnet.

Mikroskopisch findet sich ein *Faserknochen*, der vom Periost in radiärer Richtung in die Peripherie gebildet wird. Auf der Knochenoberfläche liegen flache Osteoblasten. Die Markräume sind locker fibrosiert. Metaplastische Knorpelbildungen treten nicht auf. Im Randgebiet sind umschriebene lymphozytäre Infiltrate entwickelt.

Verlauf, Prognose. Bei Therapie der Grunderkrankung können sich die Veränderungen etwas *zurückbilden.* Mit Progredienz der Grunderkrankung kommt es auch zu einer weiteren *Umwandlung* des neugebildeten Faserknochens *in kompakte Knochenareale.*

Melorheostose

Definition. Die Melorheostose ist eine *Hyperostose* der *unteren* und *seltener der oberen Extremität* (Abb. 4.57) in Form einer *streifenförmigen periostalen Knochenneubildung (Wachskerzenphänomen).* Die Erkrankung wird *in jedem Lebensalter* diagnostiziert. Der Beginn muß in den ersten Lebensjahren liegen.

Klinik. *Klinisch* treten vor allem *Schmerzen* und *Versteifungen von Gelenken* auf. Zusätzlich entwickelt sich eine *Atrophie der Muskulatur* der befallenen Extremität. Die Diagnose wird vor allem röntgenologisch erhärtet.

Morphologie. *Histologisch* besteht je nach der Aktivität des Prozesses entweder *an der Periostseite* ein sehr *dichtes, kompaktes* und *lamellär aufgebautes Knochengewebe*, oder es besteht noch an der Oberfläche neu gebildetes *fibröses Knochengewebe*, das erst allmählich umgebaut wird. Dabei ist die Vaskularisation in der Außenzone höher als in den zentralen Abschnitten.

Verlauf. Den *Krankheitsverlauf* bestimmt vor allem die Alteration angrenzender Nerven und die Schmerzsymptomatik. *Differentialdiagnostisch* ist in Frühstadien ein parossales Osteosarkom abzugrenzen.

Frakturen und Frakturheilung

Mechanische Einflüsse werden vom Knochengewebe sehr empfindlich registriert und durch Strukturveränderungen beantwortet. Dabei sind die *Art des mechanischen Reizes* (chronischer Druck, akutes Trauma) sowie die *betroffene Region* (untere Extremität, Rippen) und das *Alter des Patienten* (Wachstumsalter, Erwachsenenalter, Altersosteoporose) entscheidend [1, 25, 26, 40].

Die Zellsysteme des Periostes, der Kortikalis sowie der endostalen Oberflächen besitzen die Fähigkeit zur Regeneration von Knochengewebe. Es kommt zur Reparation des Defektes *(Kallus).*

Für den zellulären Reparationsprozeß und damit für den klinischen Verlauf sind von Bedeutung

- Fraktur bei einem *adäquaten Trauma* (Abb. 4.58),
- Fraktur bei *vorbestehender lokaler oder generalisierter nichttumoröser Knochenerkrankung,*
- Fraktur bei *benignem oder malignem primären Knochentumor (pathologische* Fraktur),
- Fraktur bei *vorbestehenden Metastasen.*

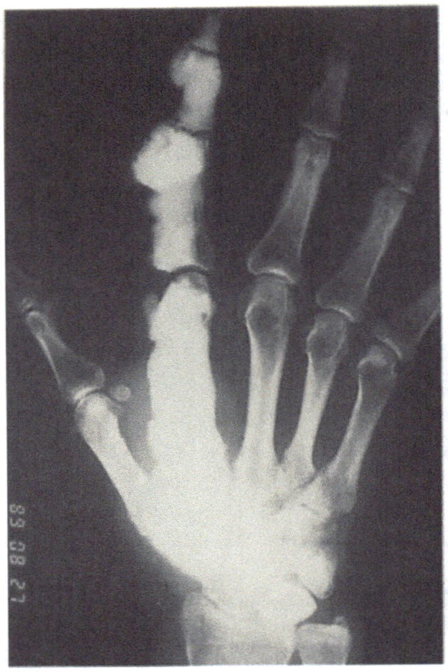
57

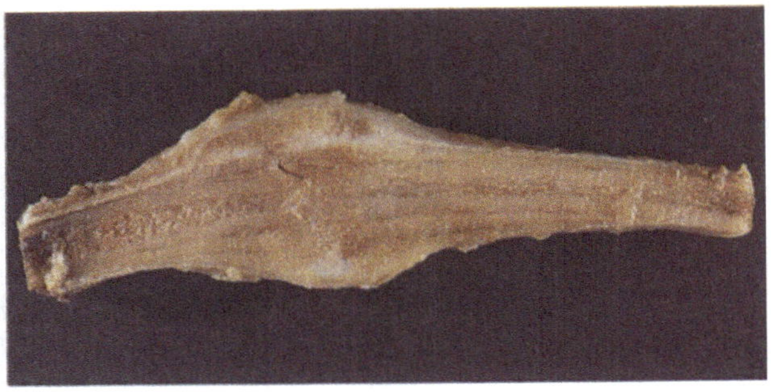
58

Abb. 4.57. Röntgenbild einer Melorheostose mit Hyperostose im Periostbereich („Abtropfen an der Außenseite wie bei einer Wachskerze")

Abb. 4.58. Rippenfraktur mit Kallusbildung

Klassifikation der Frakturen. Nach den Entstehungsursachen unterscheidet man

- *Traumatische Fraktur:* Biegung und Schubkräfte führen zum Bruch langer Röhrenknochen oder zum Ausriß von Knochengewebe an den Sehnenansätzen.
- *Krampffrakturen:* Bei generalisierten Krampfanfällen mit Frakturen der Wirbel, des proximalen Humeruskopfes und des Schenkelhalses.
- *Ermüdungsbruch:* In der Materialkunde kommt es bei wechselnder Beanspruchung eines Werkstoffes zur Ermüdungsfraktur. Entsprechende Frakturen treten bei Überbeanspruchung (*Marschfraktur)* oder an den Dornfortsätzen der oberen Brustwirbelsäule (*„Schipper-Fraktur")* auf.
- *Pathologische Fraktur:* Bei einer *lokalen Zerstörung des Knochengewebes* kommt es schon bei geringen Krafteinwirkungen zu einer Fraktur in diesem Bereich.

Röntgenologisch werden nach Art des Bruchmechanismus unterschieden:

- Stauchungsfraktur,
- Scherfraktur,
- Torsionsfraktur,
- Rißfraktur,
- Berstungsfraktur.

Nach dem *Verlauf des Frakturspaltes* können unterschieden werden:

- Querbrüche,
- Schrägbrüche,
- Längsbrüche-Schraubenbrüche,
- Stückbrüche,
- Splitterbrüche,
- Trümmerbrüche,
- T- und Y-Brüche.

Morphologie. *Makroskopisch* ist neben *eventuellen Weichteilverletzungen* die *Dislokation der Frakturenden* erkennbar. Frische Frakturen zeigen ein ausgedehntes *Hämatom* im Markraum, unter dem Periost und in den angrenzenden Weichteilen. Mit zunehmendem Alter (Tage) erfolgt eine *bindegewebige Organisation.* Das neugebildete Granulationsgewebe hat eine weiche Konsistenz und graurote Farbe. Mit zunehmender Kallusbildung kommt es zu einer knöchernen Überbrückung des Frakturspaltes. Alte Frakturen sind vollständig knöchern überbrückt und imponieren vor allem durch eventuelle Achsenabweichungen der Frakturenden.

Mikroskopisch hat sich das *Bild der Frakturheilung mit den geänderten Behandlungsverfahren erheblich gewandelt.* Sowohl klinisch/radiologisch als auch morphologisch werden manche Formen der Kallusbildung nur noch selten beobachtet, während unter der Therapie (*Druckplattenosteosynthese) ganz neuartige Prozesse* der Reparation des Knochengewebes auftreten. Aufgrund experimenteller Befunde können unterschieden werden

- die *primäre Knochenheilung* und
- die *sekundäre Knochenheilung*[3].

Primäre Knochenheilung

Unter experimentellen Bedingungen konnte beobachtet werden, daß in der Kortikalis Bohrlöcher mit einem Durchmesser von unter 0,2 mm durch konzentrische Knochenlamellen aufgefüllt werden. Größere Defekte mit einem Durchmesser von 0,3 – 0,6 mm werden durch Trabekel aus fibrösem Knochen regeneriert. Dies zeigt, daß abhängig von der Größe des Defektes eine *direkte lamelläre Regeneration ohne Zwischenstadien (Knorpel, fibröses Knochengewebe)* möglich ist.

Eine ähnliche Reaktion des Knochengewebes konnte bei der Frakturheilung unter speziellen Bedingungen beobachtet werden. Voraussetzung für eine Überbrückung des Defektes durch lamelläres Knochengewebe in Form von Osteonen ist eine *stabile Verbindung der Frakturenden.* Die Frakturenden müssen dabei unter Druck gegeneinander fixiert werden.

Zwei Formen der primären Knochenheilung werden unterschieden:

- *Spaltheilung:* Dabei kommt es trotz des Zusammendrückens der Frakturenden zu einer Spaltbildung, die innerhalb von 3–4 Wochen durch *querverlaufende Kapillaren* ausgefüllt wird. In der Umgebung bilden Osteoblasten Knochengewebe, so daß ein *knöcherner Kontakt* zwischen den Frakturenden ausgebildet wird. Im Verlaufe der nächsten Wochen erfolgt ein allmählicher Durchbau dieses Spaltes durch *longitudinal verlaufende Umbausysteme* in der Kortikalis.
- *Kontaktheilung:* Dabei besteht ein *direkter Kontakt der Frakturenden in allen Abschnitten.* Diese Situation ist in der Regel *nur unter experimentellen Bedingungen* zu erreichen. Es kommt zu einer Aktivierung der Osteone, die einen direkten knöchernen Durchbau von einem Frakturende zum anderen über die Frakturlinie vornehmen.

> Der entscheidende Faktor für die primäre Knochenheilung ist die *Aktivität der Havers-Umbausysteme.* Eine Aktivierung der periostalen bzw. endostalen Mesenchymzellen erfolgt nicht, so daß eine Kallusbildung weder auf der Außenseite noch auf der Innenseite der Kortikalis in Erscheinung tritt[33].

Die primäre Knochenheilung kann *nicht* stattfinden, wenn es nach Fixation der Frakturenden zu einer *Resorption im Frakturspalt* kommt. Dieser wird dann durch Kallus überbrückt. Die Verhältnisse der primären Knochenheilung werden am ehesten bei einer sogenannten *Druckplattenosteosynthese* erreicht. Bei dieser Form der operativen Behandlung von Frakturen wird eine Metallplatte an einem Frakturende festgeschränkt. Durch konische Bohrung wird nach Einsetzen der Schrauben im anderen Frakturteil eine Kompression der Frakturenden erreicht.

Sekundäre Frakturheilung

Bei bestehendem Frakturspalt bzw. ungenügender mechanischer Fixation der Frakturenden kommt es zur sekundären Knochenheilung. Bei dieser wird eine *„Knochenmanschette" um den Frakturspalt* gelegt. Diese Manschettenbildung kann entweder aus Bindegewebe hervorgehen und entspricht einer *desmalen Knochenneubildung.* In der Regel kommt es jedoch neben der Proliferation von Bindegewebe zu einer *metaplastischen Knorpelbildung,* die sekundär in Knochengewebe umgewandelt wird. Die Reparation der Fraktur stellt somit einen „Umweg" bis zur Wiederherstellung der ursprünglichen Struktur (lamelläres Knochengewebe, Osteone) dar. Die Kallusbildung zeigt einen charakteristischen Ablauf:

Mit der Kontinuitätsunterbrechung kommt es zu einem Einriß von periostalen, intrakortikalen und endostalen Blutgefäßen. Aus diesen erfolgt eine *Blutung in den Frakturspalt* und die *angrenzenden Weichteile.* Es kommt zu einer ersten losen Verklebung der Frakturenden durch Fibrin.

Dieses Hämatom wird durch ein *proliferierendes Gewebe mit Kollagenfasern* und *Kapillareinsprossungen* bindegewebig in den *nächsten 7–14 Tagen* umgebildet. Je nach Stabilität der Frakturenden kommt es direkt zur *Knochenbildung* in der Umgebung der Kapillaren oder aber zu einer *Knorpelbildung.* In experimentellen Untersuchungen konnte gezeigt werden, daß eine positive Korrelation zwischen dem Ausmaß der Beweglichkeit der Frakturenden und der Entwicklung von Knorpelgewebe im Frakturbereich besteht.

Nach 4–6 Wochen ist der *Kallus vollständig knöchern umgewandelt.* Der Prozeß läßt sich röntgenologisch verfolgen. Danach beginnt eine *Resorption des überschüssigen Kallusgewebes* und ein *Umbau in lamelläres Knochengewebe.* Durch Aktivierung der Havers-Systeme kommt es zu einer sowohl radiologisch als auch histologisch zu beobachtenden Auflockerung der Kortikalis, da zahlreiche Resorptionskanäle in den Frakturenden aktiviert werden.

Nach 6 Wochen setzen dann auch in der Kortikalis wieder reparative Prozesse ein, die zu einer Auffüllung der einzelnen Resorptionskanäle und damit zu einer *Wiederherstellung der normalen Kortikalisdichte* führen.

Besondere Verhältnisse liegen bei der *Kompressionsfraktur eines Wirbelkörpers* vor. Hier ist eine *Wiederherstellung der normalen Struktur (Wirbelkörperhöhe) nicht möglich.* Es tritt eine Sklerose ein, die einem zunehmenden Umbau der Spongiosa entspricht.

An den *langen Röhrenknochen* ist je nach stattgefundener Fraktur eine *Belastung nach 6 Wochen möglich,* bei der Anwendung operativer Behandlungsverfahren bereits zu einem wesentlich früheren Zeitpunkt.

Therapie der Frakturen. Die Therapie der Knochenbrüche erfolgt mit *konservativen* und *operativen Verfahren (Osteosynthese).*

- *Konservative Verfahren:* Als konservative Verfahren werden verwendet: *funktionelle Behandlung* (bei eingekeilten Frakturen), *Schienenverbände, Gipsverbände* (bei Radiusfrakturen), *Extensionsbehandlungen* (Anwendung bei Verkürzungsneigung, jedoch lange Bettlägerigkeit, verzögerte Kallusbildung).
- *Operative Verfahren (Osteosynthese):* Die operativen Verfahren der Behandlung von Knochenbrüchen haben eine *immense Entwicklung* erfahren, da mit *zunehmender Motorisierung* und *Freizeitgestaltung*

(Skilaufen) die Zahl der Knochenbrüche rapide gestiegen ist. Der Ausfall aus dem Berufsleben stellt eine erhebliche volkswirtschaftliche Belastung dar. Als wichtige Verfahren sollten hier aufgezählt werden: *Drahtnaht, Kortikalisschraube, Osteosyntheseplatten, Laschennagel, Laschenschraube, Winkelplatte, Rush-pin, Verbundosteosynthese* (Knochenzement in Kombination mit einer Druckosteosyntheseplatte) und *Fixateur extern.*

Komplikationen

- *Verstärkter Knochenumbau mit Demineralisation:* Durch eine gesteigerte osteoklastäre Resorption im Frakturbereich und den proximal davon gelegenen Abschnitten erfolgt eine unregelmäßige Demineralisation. Diese wird im Verlauf der anschließenden Wochen durch eine grob fleckige bzw. grobmaschige Struktur ersetzt. Der Prozeß kommt spontan zum Stillstand.
- *Nekrosen im Frakturbereich:* Alle aus der Ernährung ausgeschalteten Knochenfragmente werden nicht mehr ausreichend mit Sauerstoff bzw. Blut versorgt und werden damit nekrotisch. Derartige Abschnitte werden entweder vollständig resorbiert oder in den Reparationsprozeß durch einen neuerlichen Umbau mit einbezogen.
- *Infektionen:* Die bakterielle Infektion ist die *Hauptkomplikation offener Frakturen* und *operativ behandelter Knochenbrüche.* Die Veränderungen werden im einzelnen im Kapitel „Sekundäre Osteomyelitis" dargestellt.
- *Verzögerte Stabilisierung:* Trotz ausreichender mechanischer Stabilität kann eine *ungenügende Kallusbildung* ablaufen. *Steroidhormone, z. B. Kortikosteroide,* hemmen die Kallusbildung. Bei derartigen Fällen sind zahlreiche Versuche unternommen worden, die Kallusbildung hormonal oder durch elektrische Stimuli zu verstärken bzw. zu beschleunigen. Eine ausreichend befriedigende Anwendung konnte jedoch bisher nicht erzielt werden.
- *Pseudarthrose* und *Nearthrosen:* Bei ungenügender knöcherner Überbrückung des Defektes und vorzeitiger Belastung kommt es zur Ausbildung eines Gelenkes an falscher Stelle. Treten Nekrosen von Fragmenten im Frakturbereich auf, so wird die Entstehung von Pseudarthrosen (*Defektpseudarthrose*) begünstigt.
- *Pathologische Kallusbildung:* Im Gegensatz zur reduzierten Kallusbildung kann eine *überschießende Reaktion* mit einer Knochenbildung weit in die angrenzenden Weichteile zu einer Minderung der Funktion führen (*Callus luxurians*). Die statische Funktion dieses Kallus ist minderwertig. Eine *überschießende Kallusbildung* tritt bei den Patienten mit *apallischem Syndrom* auf. Ähnliche Veränderungen werden bei der *Osteogenesis imperfecta* nach einer Fraktur beobachtet. Die Veränderungen können so ausgeprägt sein, daß der Verdacht auf das Vorliegen eines Osteosarkoms besteht.

  Bei Einrissen des Periostes kann es zur *Verknöcherung der angrenzenden Sehnenkapsel* oder der angrenzenden Sehne bzw. Sehnenscheide kommen. Bei Fraktur zweier benachbarter Knochen ist die knöcherne Überbrückung durch einen überschießenden Kallus möglich (Radius/Ulna/Tibia/Fibula).
- Frakturen, die bis in die Wachstumszone reichen, müssen je nach Ausmaß der Verletzung zu einer *Reduktion des Längenwachstums* des betreffenden Knochens führen. Neben Frakturen im Wachstumsfugenbereich sind Abrisse der Epiphyse (*Epiphysiolyse)* möglich.
- *Heilung in Fehlstellung:* Im *Kindesalter* werden Achsenfehlstellungen der Frakturenden im Verlaufe des nachfolgenden Längenwachstums ausgeglichen. Bei *Erwachsenen* müssen Fehlstellungen ggf. operativ durch eine *Osteotomie* korrigiert werden.
- *Posttraumatische Arthrosis deformans:* Bei Mitbeteiligung der Gelenke kommt es nach Heilung der Fraktur zu Umbauvorgängen unter Einbeziehung der Gelenkfläche, so daß als Spätkomplikation eine Arthrose in dem betreffenden Gelenk auftritt.
- *Femurkopfnekrosen:* Die Komplikation der Femurkopfnekrose nach Schenkelhalsfrakturen stellt eine Besonderheit dar.

Knochentransplantat

Für eine operative Therapie der verschiedenartigsten Knochendefekte ist die Verpflanzung von Knochenmaterial unentbehrlich. Die Reaktionen des Knochengewebes hängen davon ab, ob es sich um ein *Autotransplantat, Homoiotransplantat* oder *Heterotransplantat* handelt. Für die Einheilung und letztlich die Funktion ist jedoch auch das *Transplantatlager* von entscheidender Bedeutung. Die Verhältnisse können am besten in definierten Defekten (Bohrlöcher) mit Implantation bestimmter Knochenzylinder untersucht werden.

- Beim *autologen Transplantat* kann mikroskopisch nach 4 Tagen bereits ein Anschluß an das Kapillarnetz des implantierten Materials nachgewiesen werden. Der Knochen selbst wird nekrotisch. Die vaskularisierten Markräume dagegen werden nicht nekrotisch. Es kommt zur *Neubildung von Faserknochen* sowie zu einer Resorption der Spongiosabalken des eingebrachten Transplantats.
- *Homologe Transplantate* zeigen auch nach langjähriger Implantation *keine Einheilung.* Kleine Knochenpartikel dienen lediglich als Leitschiene für neugebildeten, angelagerten Knochen (Abb. 4.59 u. 4.60).
- Bei Einbringen *heterologen Knochenmaterials* wird die osteogenetische Potenz des Lagers stark gehemmt. Durch eine *Denaturierung (Kieler Span)* kann diese Hemmwirkung reduziert bzw. in bestimmten Grenzen auch aufgehoben werden. Das denaturierte Heterotransplantat verliert somit seine Antigeneigenschaften und dient als *Leitschiene* für die Neubildung neuen Knochengewebes[18, 37].

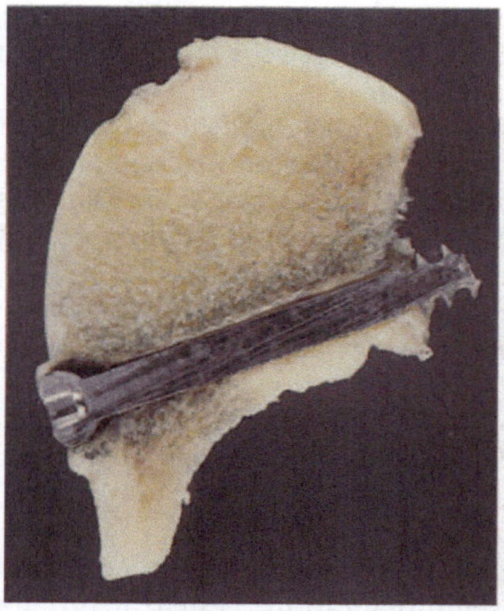

9

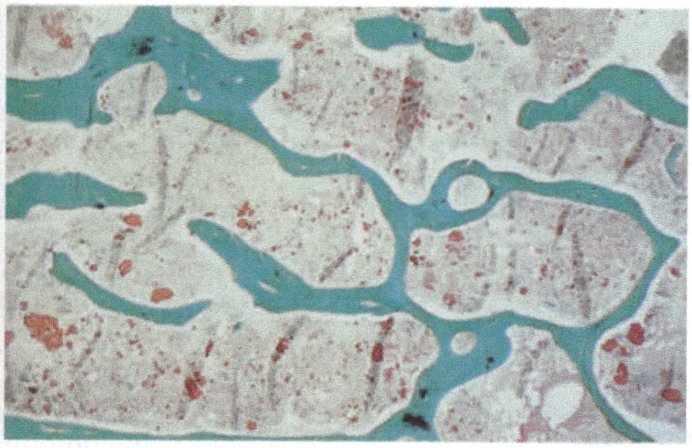

60

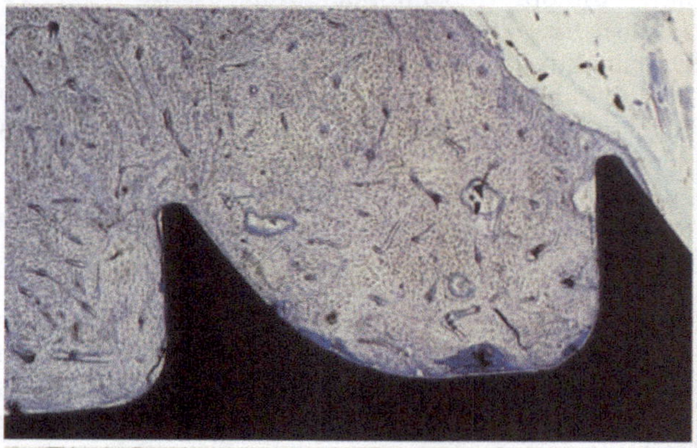

1

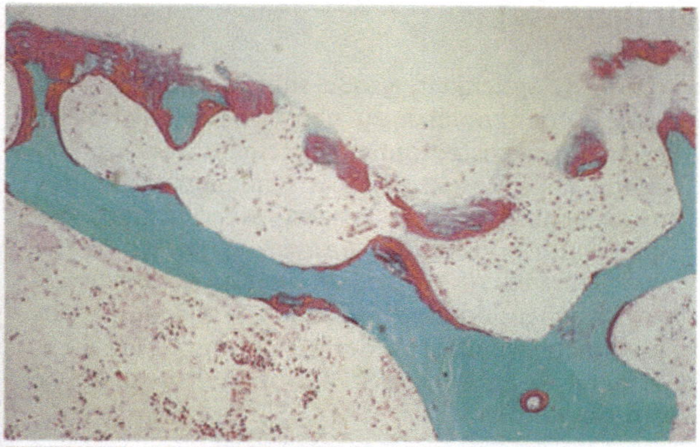

62

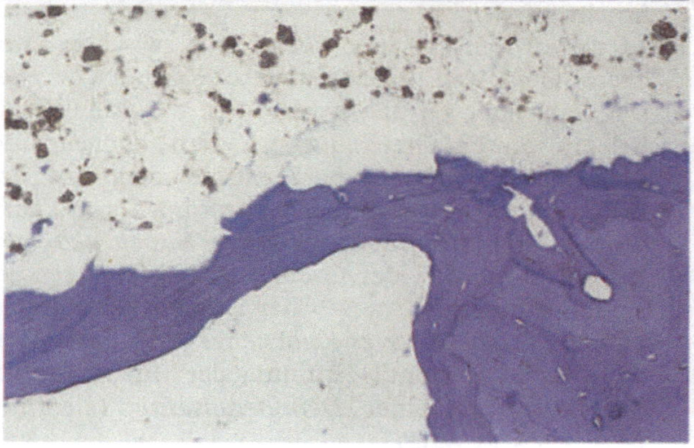

3

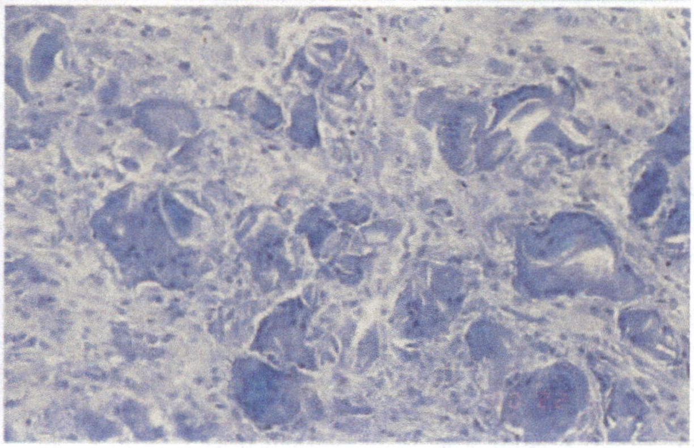

64

Abb. 4.59. Allogenes Knochentransplantat im Pfannendachbereich (Femurkopf) mit Befestigung durch eine Schraube

Abb. 4.60. Homologes Knochentransplantat nach 4jähriger Implantationsdauer. Fibrosiert nekrotische Markräume. Keine Umbauaktivität (histologische Präparation wie Fall Abb. 4.59) Unentkalkt, Goldner-Färbung, 60 : 1

Abb. 4.61. Breitflächiger Knochen/Implantat-Kontakt in der Kortikalis nach länger zurückliegender Verschraubung eines Bandersatzes im Kniegelenk (experimentell). Wenige Resorptionszonen am sog. Interface. Unentkalkt, Schlifftechnik, 200 : 1

Abb. 4.62. Grenzzone bei einer zementierten Hüftgelenks-Endoprothese (Biopsie bei festem Sitz des Schaftes anläßlich des Wechsels einer gelockerten Pfanne). Schmale Bindegewebszone mit Einschluß von Osteoid (*rot*). Neugebildete, ringförmig verlaufende Spongiosa. Fremdkörperriesenzellen am Interface. Unentkalkt, Goldner-Färbung, 150 : 1

Abb. 4.63. Darstellung des direkten Kontaktes zwischen Knochenzement (obere Bildhälfte mit bräunlichem röntgenkontrastgebenden Zirkondioxyd) sowie Osteoid (helle bandartige Zone). Darunter mineralisiertes Knochengewebe (blau). Unentkalkt, Schlifftechnik, Toluidinblau, 200 : 1

Abb. 4.64. Bei gelockerter Endoprothese massenhaft Polyäthylenabriebpartikel (helle bogenförmige Strukturen) mit umgebenden Fremdkörperriesenzellen. Außerdem Makrophagen und Bindegewebe. Kunststoffeinbettung, Toluidinblau, 170 : 1

Unter klinischen Bedingungen ist außerdem die Beziehung zum Periost, die Art der Spaneinlagerung und Fixation bedeutsam für die Einheilung des Transplantats und für die Geschwindigkeit des Einbaus.

Als *Komplikation* können sich nach einer Knochentransplantation entwickeln:

- *Fraktur* des Knochentransplantats,
- *verzögerter* Einbau des Transplantats,
- *Infektion* des Transplantats,
- *Abstoßung* des Transplantats,
- *Resorption* des Transplantats,
- *Bindegewebige Abkapselung* des Transplantats.

Verlängerungsosteotomie (nach Ilizarow)

Eine weitere Möglichkeit, große substantielle Defekte an langen Röhrenknochen zu überbrücken, bietet die sog. Verlängerungsosteotomie. Mit einem Fixateur extern können nach Resektion eines Knochenabschnittes und Zusammenbringen der Resektionsenden nach beginnender Kallusbildung die *Resektionsränder täglich um 1 mm „gestreckt"* werden. Es kommt zu einer gerichteten Knochenbildung, bis hin zur Umwandlung in Kortikalis nach Beendigung der „Dehnung". Auf diese Weise können *Strecken von 10 cm ohne Transplantate neu formiert* werden.

Gelenkersatz

Die Arthroplastik stellt einen *teilweisen* oder *vollständigen Ersatz eines Gelenkes* dar. Mit der Entwicklung geeigneter Metalle und Kunststoffe ist die *Allo-Arthroplastik* das heute allgemein gebräuchlichste Verfahren. Häufig wird der Gelenkersatz im *Hüftgelenk, Kniegelenk und Schultergelenk* angewendet. Zur Verankerung wird Knochenzement oder aber eine besonders gestaltete Oberfläche ohne zusätzliche Verbindungsmaterialien *(zementlose Endoprothese)* verwendet (Abb. 4.61).

Die Reaktionen des Knochengewebes auf die Implantation lassen sich unterscheiden in:

- *Schädigung* des Knochengewebes beim *Einsetzen der Endoprothese* (mechanische Traumatisierung, Hitzeeinwirkung),
- *direkte toxische Wirkung* des *Knochenzementes* oder des *Metalls* bzw. *Kunststoffes,*
- *Schädigung* des Knochengewebes durch *Abriebmaterial,*
- *Spätschäden* des Knochengewebes durch *veränderte mechanische Belastung.*

Reaktionen des Knochens auf Endoprothesen. Mit der Entwicklung der technischen Voraussetzungen, erkrankte Gelenke durch Endoprothesen zu ersetzen, wurde eine Vielzahl von Verfahren entwickelt. Die heute noch gebräuchlichste Methode ist die Verankerung der Endoprothese im Knochengewebe mit Hilfe von sogenanntem *Knochenzement.*

Dies ist ein *Methakrylat,* das im nicht polymerisierten Zustand eine plastische Verformbarkeit aufweist und in kleinere Hohlräume eindringen kann. Damit ist eine Verankerung der an sich glatten Metallprothese im Knochengewebe möglich. Nachteile sind

- die *auftretende Polymerisationstemperatur,* die zu einer *Hitzeschädigung* des angrenzenden Knochengewebes führt,
- eine *direkte toxische Wirkung des monomeren Akrylates auf das Knochengewebe,* speziell die Knochenzellen[10, 11].

Die *größte Erfahrung* über die Knochenveränderungen nach Endoprothesenimplantation bestehen für das *Hüftgelenk.* Hier kommt es zu einer verstärkten Umbauaktivität im Kortikalisanteil. Die auftretenden Veränderungen sind jedoch je nach biomechanischen Eigenschaften der Endoprothese verschieden. Besonders wichtig sind die Veränderungen an der Grenzzone zwischen Knochenzement und Knochengewebe.

- In der *Grenzzone* entwickelt sich unmittelbar nach der Implantation eine schmale *Nekrosezone* mit Fibrinabscheidungen und Marködem.
- In der *zweiten, reparativen Phase* erfolgt eine *Bindegewebsbildung* sowie die Resorption von eingesprengten Knochenpartikeln, die dort beim Ausfräsen des Hohlkanals für die Endoprothese eingebracht werden.
- In der *dritten stabilen Phase* sind zwischen Knochenzement und Bindegewebszone zahlreiche *Riesenzellen* nachweisbar (Abb. 4.62), die wahrscheinlich in dieser Grenzzone wandern können und Fremdmaterial (Monomer?) aufnehmen. Auf der zum Zement hin liegenden Seite finden sich kaum Osteoblasten. Ein *direkter Zement/Knochenkontakt* besteht in ca. 5% der Grenzzone bei festsitzenden Endoprothesen. Etwa 3% der Zementfläche grenzt an *nicht mineralisiertes Knochengewebe,* das entweder *Osteoid* darstellt (Hemmung der Mineralisation) oder Ausdruck einer *Demineralisation* (niedriger PH) ist (Abb. 4.63).

Komplikationen. Bei der mechanischen Endoprothesenlockerung kommt es zur Entwicklung einer massiven Bindegewebsschicht und zur *Resorption von Knochengewebe.* Gelegentlich werden auch *metaplastische Knorpelbildungen* beobachtet[11].

Ein besonderes Problem stellt der *Abrieb von Endoprothesenmaterial* an den Gleitflächen dar. Bei diesem Vorgang kommt es zur Entwicklung eines *Granulationsgewebes* mit Histiozyten und Fremdkörperriesenzellen, das in den Knochen eindringen kann und zu einer Zerstörung führt (Abb. 4.64).

Bei falscher biomechanischer Konstruktion oder Implantation der Endoprothese kann es zum *Bruch des Endoprothesenmaterials* kommen.

In der neugebildeten *Gelenkkapsel* des Kunstgelenkes treten in bis zu 20% der Fälle *heterotope Knochenneubildungen* auf, die zu einer *Bewegungseinschränkung* führen.

Unabhängig von den biomechanischen Eigenschaften der Endoprothese und den Eigenschaften des Knochenzementes ist eine *Infektion im Implantationsbereich* möglich. Durch eine *Beimengung von Antibiotika zum Knochenzement* konnte diese Komplikationsrate erheblich reduziert werden. Über einen längeren Zeitraum (Monate bis Jahre) erfolgt die Diffusion eines Antibiotikums aus dem Knochenzement unmittelbar in das angrenzende Gewebe.

Neue Möglichkeiten bietet die Anwendung *zementloser Endoprothesen.* Bei diesen besteht ein direkter Kontakt von Knochengewebe zum Implantationsmaterial. Der toxische Einfluß des Knochenzementes und die initiale thermische Schädigung des Knochengewebes entfallen. Langzeitergebnisse zeigen jedoch ähnliche histologische Veränderungen, allerdings bei deutlich geringerer histiozytärer Reaktion, wie bei zementierten Endoprothesen. Auch bei zementfrei implantierten Endoprothesen besteht nach mehrjähriger Implantation eine Bindegewebsmembran zwischen Knochengewebe und Implantat.

Spezielle Wirbelsäulenerkrankungen

Morbus Scheuermann

Der Morbus Scheuermann stellt ein komplexes Krankheitsbild dar. Er wird als *schmerzhafte Adoleszentenkyphose* bezeichnet.

Die *Histogenese* ist *ungeklärt.* Diskutiert werden ein verringertes Höhenwachstum der Wirbelkörper oder aber degenerative Veränderungen im Sinne einer juvenilen Arthrose.

Klinisch lassen sich *drei Phasen* der Erkrankung unterscheiden:

- Eine *rein funktionelle Phase* beginnt am *Ende der ersten Lebensdekade.* Sie fällt durch eine *„schlechte Haltung" mit einer Brustwirbelsäulenkyphose* auf.
- Das *floride Stadium* liegt in der Regel zwischen dem *12. und 18. Lebensjahr.* In dieser Phase kommt es zur *allmählichen Versteifung der Brustwirbelsäule.*
- Das *3. Stadium* stellt die *Spätererscheinungen* der Erwachsenen dar. Es kommt zur Entwicklung *degenerativer Veränderungen* einer *Spondylose* an der Bandscheibe und an den Wirbelgelenken. Es können sich *Keilwirbel* entwickeln. Außerdem kommt es zur Ausbildung zahlreicher *Schmorl-Wirbelknötchen,* d. h. zu Deckplatteneinbrüchen der Zwischenwirbelscheibe.

Die Frühstadien der Erkrankung sind sowohl morphologisch als klinisch kaum erfaßt. Im wesentlichen wird das Bild von den degenerativen Erkrankungen mit Deckplatteneinbrüchen, Keilwirbelbildungen und arthrotischen Veränderungen der Zwischenwirbelgelenke geprägt.

Tabelle 4.22. Einteilung der Skoliosen und Häufigkeiten

• Lumbale Skoliosen (L1/L2)	24%
• Lumbodorsale Skoliosen (Th 11/Th 12)	16%
• Kombiniert lumbodorsale Skoliosen (Th 7/Th 8, L2)	37%
• Dorsale Skoliosen (Th 8/Th 9)	22%
• Zerviko-dorsale Skoliosen (Th 1/Th 2)	1%

Skoliose

Definition. Die Skoliose stellt eine *dauernde Verbiegung der Wirbelsäule nach einer Seite* dar. Es werden *C-förmige, zusammengesetzte, S-förmige* und *Dreifachskoliosen* unterschieden.

Die Skoliose stellt jedoch nicht nur eine *seitliche Verbiegung* der Wirbelsäule, sondern auch eine *Verdrehung in der Längsachse* dar.

Die Skoliose läßt sich nach der *Lokalisation* in verschiedene Typen unterteilen (Tabelle 4.22).

Ätiologie, Klassifikation. Nach der Ätiologie unterscheidet man *symptomatische* und *idiopathische* Skoliosen.

- *Symptomatische Skoliosen:* Bei *Fehlbildung der Wirbelkörper* bestehen angeborene Skoliosen. Gleiche Ursachen haben in der Regel Säuglingsskoliosen.
  Die *Lähmungsskoliose* tritt als Folge einer einseitigen Lähmung der Rumpfmuskulatur auf.
  Berufsbedingte Skoliosen treten bei bestimmten sich wiederholenden Tätigkeiten auf.
- *Idiopathische Skoliose:* Skoliosen können ohne erkennbare Grunderkrankung auftreten. Als Ursachen werden eine *Hemmung des Längenwachstums eines Wirbels* oder *Störungen der Muskelfunktion* diskutiert.

Da die Erkrankung in ihrem *Frühstadium in aller Regel nicht erkannt* wird, stehen gezielte Untersuchungen zur Klärung der sogenannten idiopathischen Skolioseformen aus. Mit *Fortschreiten* der Erkrankung verselbständigt sich die zunehmende Verkrümmung der Wirbelsäule, so daß unabhängig von möglichen verschiedenen Ursachen das *gleiche Endbild* der Wirbelsäulenverkrümmung vorliegt.

Therapie und Prognose. Die einmal eingetretene Verformung der Einzelwirbel und damit der ganzen Wirbelsäule kann *nicht wieder rückgängig gemacht* werden. Neben konservativen Verfahren (Lagerung, Stützkorsett) bestehen zahlreiche *operative Verfahren* zum Aufrichten der Wirbelsäule. Bei ausgeprägter Deformierung der Wirbelsäule erfolgt eine gleichzeitige Einengung des Brustkorbes, so daß sich über eine *Behinderung des Lungenkreislaufes* ein *Cor pulmonale*, welches den weiteren Krankheitsverlauf bestimmt, entwickelt.

Literatur

1. Abdel-Hamid Osman A, Bassiouni H, Koutri R et al. (1994) Aging of the thoracic spine: distinction between weding in osteoarthritis and fracture in Osteoporosis. A cross-sectional and longitudinal study. Bone 15:437–442
2. Abril JC, Castillo F, Loewinsonh AF, Rivas C, Bernacer M (1994) Chronic recurrent multifocal osteomyelitis after acute lymphoblastic leukaemia. Int Orthop 18:126–128
3. Allen BL, Ferguson RL, Lehmann TR, O'Brien RP (1982) A mechanistic classification of closed, indirect fractures and dislocations of the lower cervical spine. Spine 7:1–27
4. Amling M, Guthoff AE, Heise U, Delling G (1993) Echinokokkus Osteomyelitis – Beobachtung einer seltenen Primärmanifestation im Femur. Osteologie 2:175–180
5. Birch MA, Ginty AF, Walsh CA et al. (1993) PCR detection of cytokines in normal human and pagetic osteoblast-like cells. J Bone Miner Res 8:1155–1162
6. D'Hoore K, Hoogmartens M (1993) Vertebral aspergillosis. A case report and review of the literature. Acta Orthop Belg 59:306–314
7. Eerenberg JP, Patka P, Haarman HJ, Dwars BJ (1994) A new model for posttraumatic osteomyelitis in rabbits. J Invest Surg 7:453–465
8. Freyschmidt J (1993) Skeletterkrankungen. Klinisch-radiologische Diagnose und Differentialdiagnose. Springer, Berlin Heidelberg New York Tokyo
9. Gruber HE (1990) Bone and the immune system. Proc Soc Exp Biol Med 197:219–225
10. Hahn M, Vogel M, Eckstein F, Pompesius-Kempa M, Delling G (1988) Knochenstrukturveränderungen nach mehrjähriger Hüftgelenksendoprothesen-Implantation. Chirurg 59:782–787
11. Hahn M, Vogel M, Schultz C, Niecke M, Delling G (1992) Histologische Reaktionen an der Knochen-Implantat-Grenze und der Corticalis nach mehrjährigem Hüftgelenkersatz. Chirurg 63:958–963
12. Hauzeur JP, Sintzoff SJ, Appelboom T et al. (1992) Relationship between magnetic resonance imaging and histologic findings by bone biopsy in nontraumatic osteonecrosis of the femoral head. J Rheumatol 19:385–392
13. Hienz SA, Sakamoto H, Flock JI et al. (1995) Development and characterization of a new model of hematogenous osteomyelitis in the rat. J Infect Dis 171:1230–1236
14. Hovi I, Lamminen A, Salonen O, Raininko R (1994) MR imaging of the lower spine. Differentiation between infectious and malignant disease. Acta Radiol 35:532–540
15. Hughes LO, Aronson J (1994) Skeletal infections in children. Curr Opin Pediatr 6:90–93
16. Irwin A, Gibson P, Ashcroft P (1995) Open fractures of the tibia in children. Injury 26:21–24
17. Jensen AG, Espersen F, Skinhoj P et al. (1993) Staphylococcus aureus meningitis. A review of 104 nationwide, consecutive cases. Arch Intern Med 153:1902–1908
18. Kenley RA, Yim K, Abrams J et al. (1993) Biotechnology and bone graft substitutes. Pharmacol Res 10:1393–1401
19. Kerr J (1994) Fungal osteomyelitis of the temporal bone: a review of reported cases [letter]. Ear Nose Throat J 73:339
20. Lafforgue PF, Chagnaud CJ, Daver LM et al. (1994) Intervertebral disk vacuum phenomenon secondary to vertebral collapse: prevalence and significance. Radiology 193:853–858
21. Laughlin RT, Sinha A, Calhoun JH, Mader JT (1994) Osteomyelitis. Curr Opin Rheumatol 6:401–407
22. Lavery LA, Harkless LB, Ashry HR, Felder Johnson K (1994) Infected puncture wounds in adults with diabetes: risk factors for osteomyelitis. J Foot Ankle Surg 33:561–566
23. Lennert K (1965) Pathologische Anatomie der Osteomyelitis. Verh Dtsch Orthop Ges 27–64
24. Maclntyre I (1976) Human calcitonin and Paget's disease. Huber, Bern Stuttgart Vienna
25. Minne HW (1991) Osteoporose als Ursache der pathologischen Fraktur. Akt Traumatol 21:82–86
26. Minne HW, Leidig G, Wüster C et al. (1988) A newly developed spine deformity index (SDI) to quantitate vertebral crush fractures in patients with osteoporosis. Bone Miner 335–350
27. Neuhold A, Hofmann S, Engel A (1992) Bone marrow edema of the hip: MR findings after core decompression. J Comput Assist Tomogr 16:951–955
28. Neuhold A, Hofmann S, Engel A et al. (1993) [Bone marrow edema – an early form of femur head necrosis]. Rofo Fortschr Geb Röntgenstr Neuen Bildgeb Verfahr 159:120–125
29. Nuovo MA, Nuovo GJ, MacConnell P, Forde A, Steiner GC (1992) In situ analysis of Paget's disease of bone for measles-specific PCR-amplified cDNA. Diagn Mol Pathol 1:256–265
30. Perronne C, Saba J, Behloul Z et al. (1994) Pyogenic and tuberculous spondylodiskitis (vertebral osteomyelitis) in 80 adult patients. Clin Infect Dis 19:746–750
31. Peterson MC (1994) Rheumatic manifestations of Campylobacter jejuni and C. fetus infections in adults. Scand J Rheumatol 23:167–170
32. Sabbagh M, Meyer O, De Bandt M et al. (1992) Bone manifestations associated with acquired immunodeficiency syndrome (AIDS). Ann Med Interne Paris 143:50–56
33. Schenk RK (1973) Fracture repair – overview. In: Czitober H, Eschberger J (eds) Calcified Tissue Proceedings, Ninth European Symposium on Calcified Tissues. Facta Publication, Wien, pp 13–22
34. Schinz HR, Baensch WE, Frommhold W et al. (Hrsg) (1979) Lehrbuch der Röntgendiagnostik. Thieme, Stuttgart
35. Starinsky R (1991) Multifocal chronic osteomyelitis with exuberant periosteal formation. Pediatr Radiol 21:455–456
36. Swiontkowski MF, Tepic S, Rahn BA, Cordey J, Perren SM (1993) The effect of fracture on femoral head blood flow. Osteonecrosis and revascularization studied in miniature swine. Acta Orthop Scand 64:196–202
37. Thacker JD, Dedhar S, Hogge DE (1994) The effect of GM-CSF and G-CSF on the growth of human osteosarcoma cells in vitro and in vivo. Int J Cancer 56:236–243
38. Van Demark RE, Parke WW (1992) Avascular necrosis of the hamate: a case report with reference to the hamate blood supply. J Hand Surg Am 17:1086–1090
39. Wening JV, Stein M, Langendorff U, Delling G (1989) Chronische Osteomyelitis und Fistelcarcinom. Langenbecks Arch Chir 374:55–59
40. Wolter D (1982) Osteolysen – Pathologische Frakturen. Thieme, Stuttgart New York
41. Ylikontiola L, Altonen M, Uhari M, Tiilikainen A, Oikarinen K (1994) Chronic sclerosing osteomyelitis of the mandible in monozygotic twins. Int J Oral Maxillofac Surg 23:359–362
42. Ziegler R, Frank K (1988) Diagnostik bei Morbus Paget des Skeletts. Dtsch Med Wochenschr 113:100–102

Generalisierte Osteopathien

Vorbemerkung

Generalisierte Osteopathien sind in der Regel durch *endokrine Störungen* oder *allgemeine metabolische Prozesse* bedingt. Sie führen zu einer Beeinflussung des Stoffwechsels aller Zellen des Skelettsystems. Meist sind die Veränderungen jedoch an *statisch belasteten Abschnitten* stärker ausgebildet (Wirbelsäule, untere Extremitäten) als in den weniger stoffwechselaktiven Skelettabschnitten (z.B. Schädeldach).

Es besteht aber die Möglichkeit, mit einer Biopsie aus einem Skelettabschnitt Rückschlüsse auf die Gesamtsituation des Skelettsystems zu ziehen. Dazu hat sich besonders die ***Beckenkammbiopsie*** bewährt. Mit der Entwicklung ***unentkalkter Präparationsverfahren*** hat auch die Anwendung der Knochenbiopsie in der Diagnostik generalisierter Osteopathien eine zunehmende Verbreitung gefunden.

Die im folgenden dargestellten generalisierten Osteopathien sollen daher vor allem unter dem Aspekt der Ergebnisse der Knochenbiopsie dargestellt werden.

Die Häufigkeit von Osteopathien im eigenen Biopsiematerial der Abteilung Osteopathologie ist in Tabelle 4.23 zusammengestellt.

Osteoporose

Definition. Die Osteoporose ist durch eine *Reduktion der Knochenmasse* und *Reduktion bzw. Aufhebung der Knochenstruktur, besonders der Spongiosa, bei normaler Mineralisation* charakterisiert. Es werden ein *präklinisches* und *klinisches Stadium* unterschieden. Im klinischen Stadium bestehen *pathologische Frakturen*. Der Prozeß geht über die „normale" altersbedingte Reduktion der Knochenmasse hinaus[6].

Tabelle 4.23. Häufigkeit von Osteopathien im Biopsiematerial der Abt. Osteopathologie der Univ. Hamburg 1970–1995

Osteoporosen	11868
Steroidosteoporosen	609
Renale Osteopathie vor Dialyse	6940
Renale Osteopathie unter Dialyse	17673
Renale Osteopathie nach Nierentransplantation	1534
Primärer Hyperparathyreoidismus	2215
Osteomalazien	2183
Hypoparathyreoidismus	164
Gesamtzahl	*43186*

Ursachen. Die Osteoporose hat verschiedene Ursachen. Man unterscheidet die *primäre Osteoporose* (sog. *Postmenopausen-Osteoporose*) von den *sekundären Osteoporosen mit bekannter Ursache.*

Primäre Osteoporose

Postmenopausen-Osteoporose

Definition. Die *Postmenopausen-Osteoporose (PMO)* stellt einen *Verlust an Knochenmasse* dar, der bei *normaler Mineralisation über den altersentsprechenden Verlust an Knochenmasse hinausgeht.* Dabei erfährt die *Spongiosa eine ausgeprägte Reduktion.* Bei Erreichen der biomechanischen Insuffizienz (sog. *Frakturschwelle*) treten *Frakturen* bzw. *Infraktionen* auf. Letztere sind am häufigsten an den *Wirbelkörpern* lokalisiert. Die Folge ist eine *Minderung der Körpergröße*, verbunden mit einer z.T. erheblichen *Schmerzsymptomatik.*

Epidemiologie. Es wird angenommen, daß *jede 4. Frau ab dem 60. Lebensjahr* an einer Osteoporose leidet. Dies sind ungefähr *12% der Gesamtbevölkerung.* Damit kommt der Osteoporose eine *erhebliche sozial-ökonomische Bedeutung* zu. Berücksichtigt man die zunehmende Lebenserwartung der Bevölkerung, so wird die Erkrankung in den nächsten Jahrzehnten sicher häufiger. Eine *rechtzeitig beginnende und wirkungsvolle Prävention* würde später auftretende Schäden minimieren und die Kosten für die Therapie der Komplikationen weitgehend reduzieren[8, 13, 35].

Pathogenese. Die Pathogenese der Postmenopausen-Osteoporose ist bis heute nicht in allen Einzelheiten geklärt. Gesichert ist der *Zusammenhang mit einem Östrogenmangel.* Nach einer beidseitigen Ovarektomie kommt es bei jungen Frauen nach spätestens 10 Jahren zum Auftreten einer manifesten Osteoporose. Es konnte mit verschiedenen Methoden (z.B. Bestimmung Knochenmineraldichte) gezeigt werden, daß bei einer *ausreichenden Östrogensituation* die Entwicklung einer negativen Kalziumbilanz und das Auftreten einer Osteoporose verhindert werden können[24, 37, 38, 42, 43].
Als Wirkungsmechanismus wären die folgenden Möglichkeiten denkbar:

- *Reduktion des Knochenanbaues* durch Fortfall der Östrogene,
- *verstärkte Knochenresorption* durch erhöhte osteoklastäre Aktivität,
- *erhöhte Sensibilität der Osteoklasten gegenüber Parathormon,*
- *reduzierte 1,25-Dihydroxycholekalziferol-Synthese in der Niere* bei Reduktion der Östrogene. Daraus

resultiert eine vermehrte Parathormonsekretion, und diese wiederum führt zur gesteigerten Knochenresorption[5, 15, 23, 53].

Klinik, Röntgenbefund. *Klinisch* ist die Postmenopausen-Osteoporose durch *normale Serum-Kalzium- und Phosphorwerte* charakterisiert. Die *alkalische Phosphatase* ist *ebenfalls normal*. Die *Ausscheidung von Hydroxyprolin* sowie weiterer nichtkollagener Proteine und deren Abbauprodukte ist im Urin bei Schüben der Erkrankung mit gesteigertem Umbau *vermehrt*. Die Patienten klagen über *diffuse Knochenschmerzen*. Es kommt zur *Abnahme der Körpergröße* durch *Zusammensinterung von Wirbelkörpern*. Weitere Komplikation der Erkrankung ist die *Schenkelhalsfraktur* bei einem Sturz. Es wird diskutiert, daß das Auftreten von Schenkelhalsfrakturen neben der Osteoporose durch motorische Störungen bzw. eine eingeschränkte Funktion von Reflexbewegungen begünstigt wird. *Röntgenologisch* ist der *Kalksalzgehalt des Skeletts vermindert*. Die Grund- und Deckplatten der *Wirbelkörper* scheinen dabei einen erhöhten Mineralgehalt aufzuweisen, da sie als scharf gezeichnete Struktur imponieren. Außerdem lassen sich radiologisch *Wirbelkörperfrakturen*, *Wirbelkörperinfraktionen* bzw. *Keilwirbelbildungen* nachweisen. Am *Handskelett* besteht eine Verschmälerung der Kortikalis, die sich mit verschiedenen Meßverfahren objektivieren läßt (*„spine deformity index"*). Aufgrund großer individueller Streuungen gelingt es nicht, eine *„Frakturschwelle"* für den einzelnen Patienten zu ermitteln[30, 31, 36].

Morphologie. *Makroskopisch* läßt sich die Diagnose einer Osteoporose vor allem an den *Wirbelkörpern* stellen. Die *Spongiosa ist in der Wirbelkörpermitte besonders rarefiziert*. Die funktionell weniger bedeutungsvollen Querverstrebungen werden aufgelöst. Nur die wichtigsten Trajektorien entsprechend den Belastungslinien bleiben erhalten. Voraussetzung für eine derartige Beurteilung ist jedoch das Anfertigen einer planen Sägeschnittfläche und gegebenenfalls das *Ausspülen des Knochenmarks*. Bei ausgeprägten Fällen ist die *Femurkortikalis verschmälert*. Der Außendurchmesser bleibt dabei erhalten.

Mikroskopisch ist die Postmenopausen-Osteoporose durch eine *schmale Kortikalis* und die *Rarefizierung der Spongiosa* charakterisiert. Die Trabekel sind unterschiedlich breit. Die intertrabekuläre Vernetzung der Spongiosa ist bei fortgeschrittenen Formen aufgehoben. Alle *Übergänge* von der erhaltenen Trabekelstruktur über eine fokale Reduktion der intertrabekulären Vernetzung bis zur Aufhebung der Struktur sind möglich (Abb. 4.65 u. 4.66). *Dreidimensional entspricht dies einer völligen „Verstabung" bzw. einem kompletten Verlust aller plattenartigen Spongiosastrukturen* (Abb. 4.67 – 4.69). Weniger sensitiv ist im histologischen Bild die gleichzeitig eintretende Minderung der Knochenmasse. Die *Umbauoberflächen* sind reduziert. Der Knochenanbau ist davon besonders betroffen[1, 44]. Sowohl mit Hilfe der Tetrazyklindoppelmarkierung als auch bei Auswertung der *Osteoblastenzahlen* ergibt sich, daß der Knochenanbau ausgeprägt vermindert ist. Die Zahl der *Osteoklasten* und deren Größe sind ebenfalls vermindert. In den besonders belasteten Regionen (Schenkelhals, Wirbelkörper) kommt es zum Auftreten von *Mikrofrakturen*[25]. Diese stellen die Fraktur einzelner Trabekel dar. Je nach Stadium kann man frische Frakturen oder aber umschriebene Kallusformationen beobachten (Abb. 4.70). Gerade im Mikrokallus ist durch einen *lokal verstärkten Anbau das Osteoid* in einem ganz umschriebenen Abschnitt vermehrt. Dies kann zur Fehlinterpretation des im übrigen reduzierten Knochenumbaues führen.

> Die *Diagnose einer Osteoporose* läßt sich aus der Beckenkammbiopsie nur an *ausreichendem Biopsiematerial* stellen (Tabelle 4.24). *Die Beckenkammbiopsie* muß eine *Länge von 15 – 20 mm* haben und möglichst einen *Durchmesser von 4 – 5 mm*. Außerdem ist das Knochengewebe *unentkalkt aufzuarbeiten*. Nur so lassen sich zusätzliche, unterschiedlich stark ausgebildete osteomalazische Komponenten erfassen. Bei Anwendung der *Histomorphometrie*[39–41] sind Grenzfälle mit Hilfe der Bestimmung der Spongiosavernetzung (Trabecular Bone Pattern Factor = TBPF) besser zu erfassen[7] als bei alleiniger subjektiver Beurteilung. Die Bestimmung der Anbaurate mit Hilfe der *Tetrazyklindoppelmarkierung* stellt für wissenschaftliche Auswertungen eine unerläßliche Methode dar. Für *Routineuntersuchungen* ist diese jedoch entbehrlich.

Die *Spongiosa* ist in den *Wirbelkörpern* absolut gesehen niedriger als im Bereich des Beckenkammes bei Patienten vor dem 45. Lebensjahr. Danach gleichen sich die Werte jedoch an. Es erfolgt also *im Beckenkamm ein stärkerer Knochenmassenverlust als in der Wirbelsäule*[3, 20, 37] (Abb. 4.22, 4.23).

> **Verlauf, Komplikationen.** Die Postmenopausen-Osteoporose stellt wahrscheinlich eine *sich selbst limitierende Erkrankung* dar. Bei einem bestimmten Grad an Rarefizierung des Knochengewebes kommt es zu keiner weiteren Progredienz. *Ein vollständiger Schwund des Skelettsystems tritt nicht ein.*

Tabelle 4.24. Bedeutung der Beckenkammbiopsie für die diagnostische Abklärung der Osteoporose

1. Bestimmung der trabekulären Knochenmasse
2. Bestimmung der intertrabekulären Vernetzung
3. Ausschluß Osteomalazie
4. Ausschluß Fibroosteoklasie (Hyperparathyreoidismus)
5. Erfassung hämatologischer Systemerkrankungen
6. Dokumentation des Befundes vor/nach Therapie
7. Bestimmung der endostalen Umbauaktivität (Tetrazyklinmarkierung)

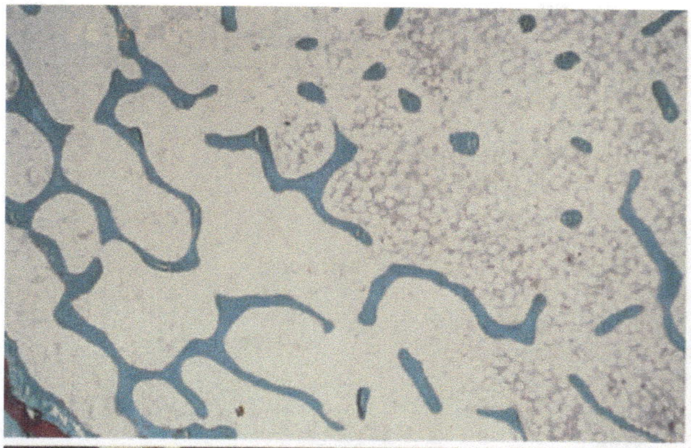
65

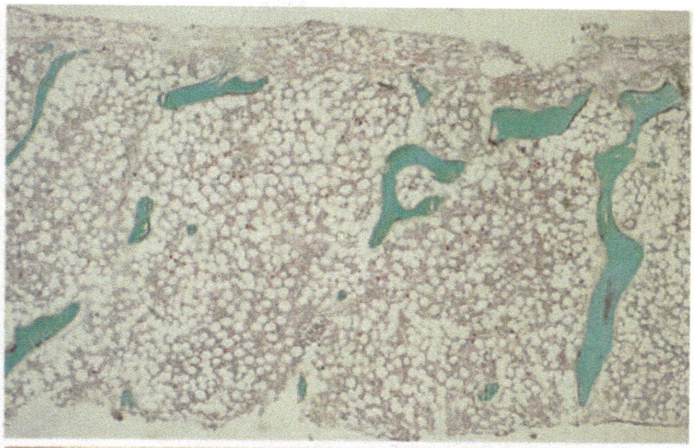
66

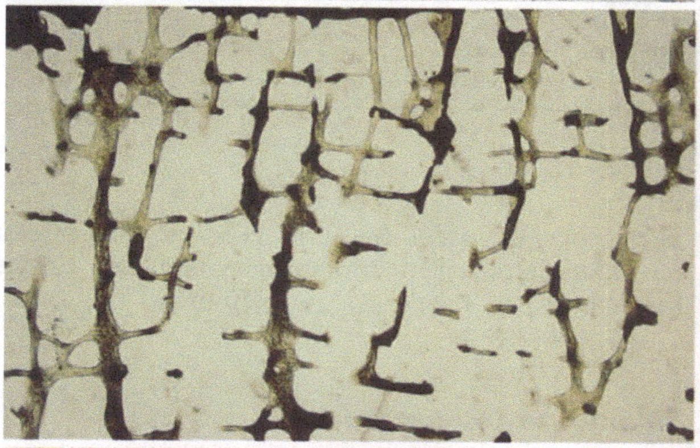
67

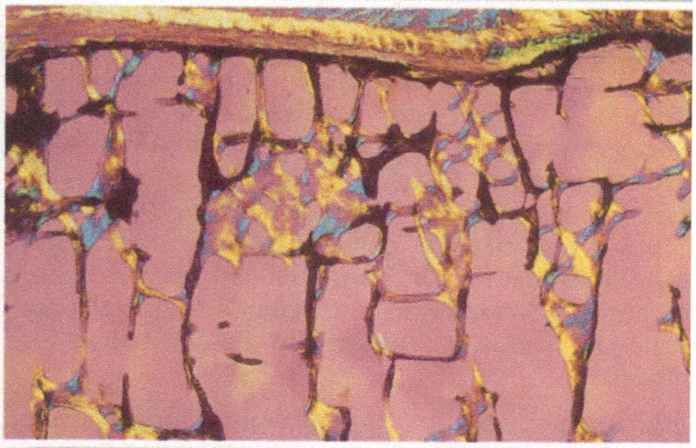
68

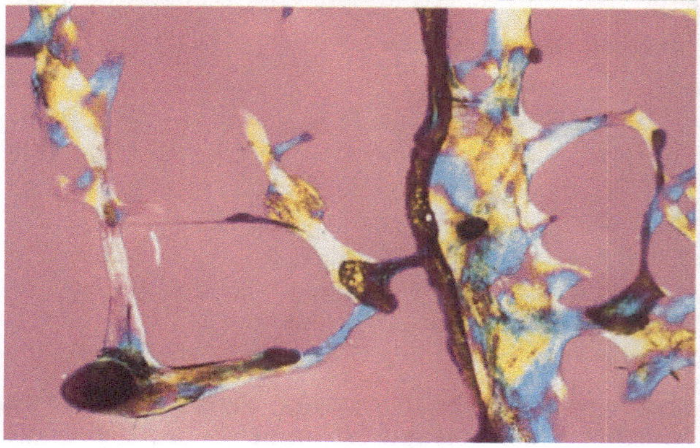
69

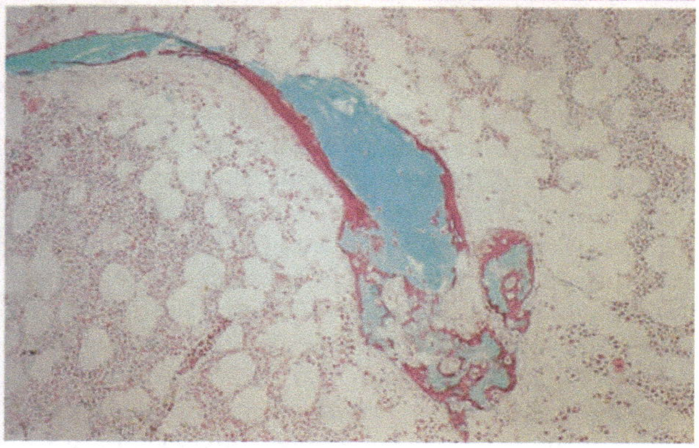
70

Abb. 4.65. Transiliakale Beckenkammbiopsie mit beginnender Aufhebung der intertrabekulären Vernetzung entsprechend einem Frühstadium der Osteoporose (klinisch keine manifesten Frakturen). Unentkalkt, Goldner-Färbung, Lupenvergrößerung

Abb. 4.66. Fortgeschrittene Postmenopausenosteoporose mit völliger Aufhebung der intertrabekulären Vernetzung. Unentkalkt, Goldner, 30 : 1

Abb. 4.67. Osteoporose des Wirbelkörpers mit Aufhebung der Quervernetzung und kompletter Umwandlung von Platten in Stäbe. 1 mm dickes Schliffpräparat, Oberflächenfärbung, Lupenvergrößerung

Abb. 4.68. Darstellung des gleichen Falles wie Abb. 4.67 im polarisierten Licht

Abb. 4.69. Entwicklung freier Enden und Deformierungen der Spongiosa bei fortgeschrittener Osteoporose. 1 mm dickes Schliffpräparat, Oberflächenfärbung für 2- und 3-dimensionale Analyse

Abb. 4.70. Frische Mikrokallusformation. Mikrokallusformation mit unregelmäßiger Faserknochenbildung an einem lamellären Trabekel. Nur sehr geringes umgebendes Marködem (rot – Osteoid). Unentkalkt, Goldner-Färbung, 120 : 1

Komplikationen der Osteoporose sind

- *Schenkelhalsfraktur*[47]
- *Wirbelkörperkompressionsfrakturen:* Die Wirbelkörperkompressionsfrakturen führen in der Regel nicht zu einer Querschnittssymptomatik. Allerdings können Frakturen durch eine Immobilisation älterer Patienten Komplikationen induzieren, die zum Tode führen (Bronchopneumonie):
- Entwicklung einer *Kyphose,*
- *Gelenkbeteiligung?*
- Begünstigung einer *Arthrose des Hüftgelenkes.*

Therapie. Die Therapie der Postmenopausen-Osteoporose stellt ein bisher nicht zufriedenstellend gelöstes Problem dar. Der Verlust an Knochenmasse kann durch eine *ausreichende Östrogen-Substitution* verhindert werden. In der Regel wird das Krankheitsbild jedoch erst bemerkt, wenn bereits eine Aufhebung der Trabekelstruktur und eine Reduktion der Knochenmasse eingetreten sind. Ziel jeder Therapie ist daher, eine vollständige Restaurierung der Spongiosastruktur und einen Wiederanstieg der Knochenmasse zu erreichen. Zweitrangiges Ziel wäre es, eine weitere Progredienz des Verlustes an Knochenstruktur und Knochenmasse zu verhindern.

- *Überzeugend konnte bisher nur durch Fluoride eine Stimulation der Osteoblasten und damit die Zunahme der Knochenmasse erreicht werden.* Das unter Fluoridtherapie neugebildete Knochengewebe ist jedoch in den Anfangsstadien ungeordnet strukturiert, so daß nicht die volle statische Tragfähigkeit erreicht wird. Außerdem besteht eine verzögerte Mineralisation. Die *normale lamelläre Struktur* wird oft erst nach Jahren beobachtet (Abb. 4.71 u. 4.72). Aus diesem Grund wird die *zusätzliche Gabe von Vitamin D* und *Kalzium* empfohlen. Die Induktion schwerer Fluorosen durch eine Überdosierung ist in jedem Fall zu vermeiden (Abb. 4.73 u. 4.74).
- *Neue Konzepte in der Therapie* der Osteoporose befinden sich in der Entwicklungsphase. Dabei wäre eine Therapie mit *1,25-Dihydroxycholekalziferol* denkbar, da eine verminderte Bildung in der Postmenopause nachgewiesen wurde. Mit einer derartigen Therapie soll die Entwicklung eines *reaktiven Hyperparathyreoidismus* verhindert werden.
- Ein weiteres Therapiekonzept basiert auf der Vorstellung, daß nach einer Stimulation der Umbaueinheiten eine *isolierte Hemmung der osteoklastären Resorption* durch *Bisphosphonate* erreicht werden kann. Bei Wiederholung mehrerer Zyklen wäre die Zunahme der Knochenmasse innerhalb von Monaten bis Jahren denkbar[19, 29, 54, 55]. Mit einer Hemmung der osteoklastären Resorption (*Kalzitonin, Bisphosphonate*) würde der weitere Verlust an Knochenmasse und Trabekelstruktur verhindert.

Differentialdiagnose. Die Differentialdiagnose der Osteoporose umfaßt sowohl *radiologische, klinische* als auch *morphologische* Befunde. Die wesentlichen ossären, hämatologischen und übrigen malignen Erkrankungen sind in Tabelle 4.25 aufgeführt.

Tabelle 4.25. Morphologische Differentialdiagnose der Osteoporose

Ossäre Erkrankungen
Osteomalazie
Osteogenesis imperfekta
Renale Osteopathie
Morbus Cushing
Exogene Steroidosteoporose
(Primärer Hyperparathyreoidismus)
Hämatologische Erkrankungen
Systemische Mastozytose
Plasmozytom
Maligne Lymphome
Leukämien
Tumoren
Skelettmetastasen

Sekundäre Osteoporosen

Steroid-Osteoporose

Definition. Beim *Cushing-Syndrom* und bei einer *Steroid-Therapie* kommt es zu einer Reduktion der Knochenmasse durch eine *Verminderung des Knochenanbaues bei erhaltener osteoklastärer Resorption.* Der Prozeß ist abhängig von der *Zeit* und bei der sekundären (medikamentösen) Form von der *Höhe und Dauer der Dosierung.*

Epidemiologie. Beim *Cushing-Syndrom* ist die Entwicklung einer Osteoporose immer zu beobachten. Eine Steroid-Therapie führt nach zweijähriger Behandlung mit etwa 7 mg Prednison zur Entwicklung einer Osteoporose. Das Ausmaß hängt allerdings von mehreren Faktoren ab. Unter anderem gehört dazu die Ausgangssituation des Skeletts vor Therapiebeginn. Es besteht eine *Dosisabhängigkeit der Steroid-Therapie zum Ausmaß der Osteoporose.* Bei alternierender Gabe von 30–100 mg Prednison jeden 2. Tag kann der Verlust an Knochenmasse nach Mitteilungen in der Literatur verhindert werden.

Vor dem Abschluß des Längenwachstums ist die Steroid-Osteoporose *rückbildungsfähig.*

Pathogenese. Pathogenetisch wird für die Entwicklung der Steroid-Osteoporose vor allem ein *direkter Effekt auf die Osteoblasten* mit einer *Hemmung der Syntheserate für Kollagen, nichtkollagene Proteine und Mukopolysaccharide* angenommen.

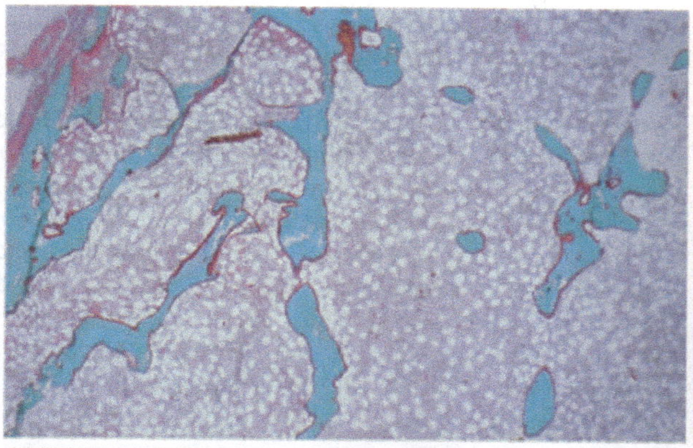
71

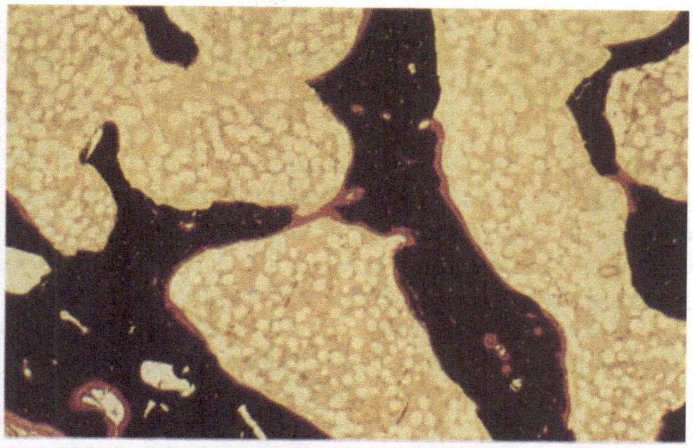
72

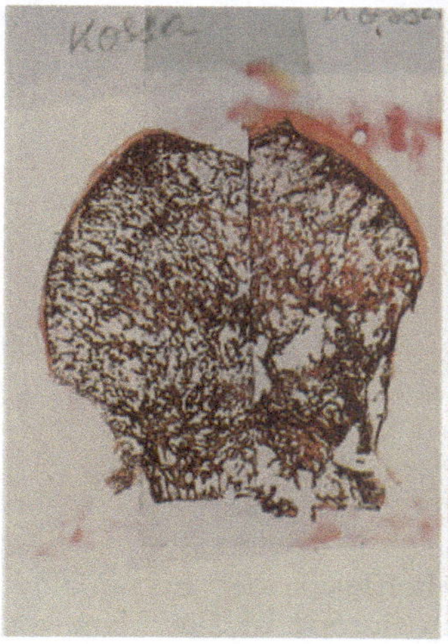
73

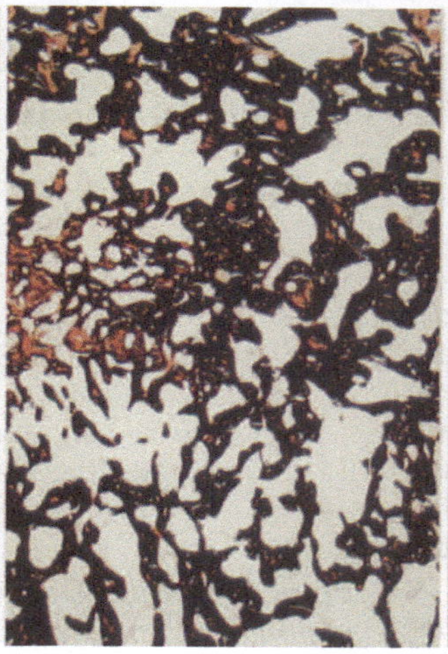
74

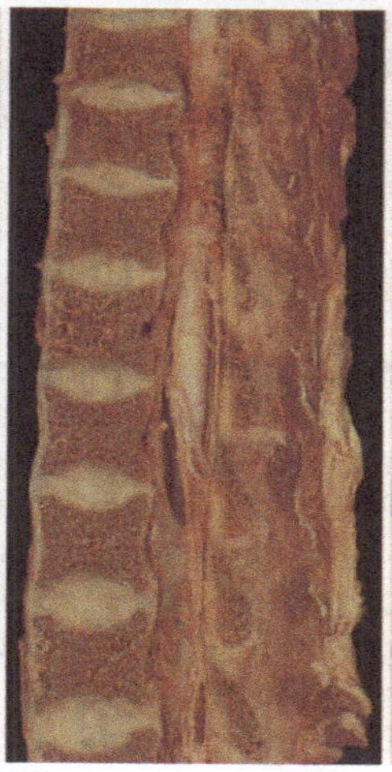
75

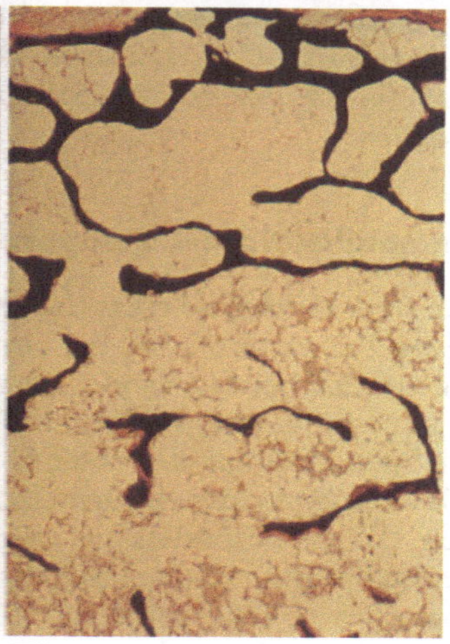
76

Abb. 4.71. Osteoporose nach 4jähriger Fluoridbehandlung. Plump verbreiterte Trabekel durch verstärkte endostale Apposition. Osteoidvermehrung (*rot*) durch Fluor-induzierte verzögerte Mineralisation und Stimulation des Anbaues. Goldner, unentkalkt, 10:1

Abb. 4.72. Osteoporose nach Fluoridtherapie. Plumpe Trabekel. Untermineralisiertes Knochengewebe in der Umgebung von Osteozyten. Osteoidvermehrung (*rot*). Von Kossa-Modifikation, 80:1

Abb. 4.73. Fortgeschrittene Fluorose bei unkontrollierter, überdosierter Fluorideinnahme. Das sklerosierte Knochengewebe ist biomechanisch minderwertig, so daß eine Schenkelhalsfraktur eingetreten ist

Abb. 4.74. Fluorose (wie Abb. 4.72). Aufhebung der normalen Spongiosarchitektur. Von Kossa-Modifikation, 60:1

Abb. 4.75. Steroidosteoporose mit typischer Fischwirbelbildung. Spiegelbildlich eine Eindellung der Grund- und Deckplatten aufgrund der Rarefizierung der Spongiosa

Abb. 4.76. Steroidosteoporose (Fall Abb. 4.75) mit sehr schmalen Einzeltrabekeln und Aufhebung der intertrabekulären Vernetzung. Geringe Osteoidose (Steroid-induzierte Kalziumresorptionsstörung). Von Kossa-Modifikation, Lupenvergrößerung

Röntgenbefund. Radiologisch kommt es zu einer charakteristischen *muldenförmigen Einsenkung der Grund- und Deckplatte* durch den Druck der Zwischenwirbelscheiben. Dadurch entsteht ein charakeristisches Bild, das mit *Fischwirbeln* verglichen wird. Erst bei ausgeprägten Formen kommt es zur Entwicklung von *Wirbelkörperkompressionsfrakturen*. Der Kalksalzgehalt in den übrigen Skelettabschnitten ist ebenfalls reduziert.

Morphologie. *Makroskopisch* imponiert an der Wirbelsäule vor allem die *bikonvexe Auftreibung der Zwischenwirbelscheibe* in die Wirbelkörper (Abb. 4.75). Die Grund- und Deckplatten werden anscheinend in einem Umbauprozeß in die neue Form modelliert. Die *Spongiosa* ist *rarefiziert*. Die Querverstrebungen sind aufgelöst.

Mikroskopisch bestehen *extrem schmale Spongiosabalken*, die ein eigenartig geschwungenes Muster aufweisen (Abb. 4.76). Entsprechend der Reduktion des Knochenanbaues sind die *Osteoblasten reduziert*. Die *Osteoidsäume* sind *sehr schmal*, da die Mineralisation normal abläuft. An der Spongiosaoberfläche existieren *vermehrt Resorptionslakunen*, da die Folgen der osteoklastären Resorption durch die Reduktion des Knochenanbaues nicht beseitigt werden können. In späteren Stadien ist allerdings die Zahl der Osteoklasten nicht erhöht. Häufig kommt es bei einer Steroid-Osteoporose an der Spongiosa verstärkt zu *Mikrokallus-Formationen* wie sie auch bei der Postmenopausen-Osteoporose beschrieben wurden.

Therapie. Mit der *Normalisierung der Steroidbildung* (Hypophysentumor, Nebennierenrinden-Adenom) wird die weitere Progredienz der Erkrankung verhindert. Bei *jüngeren Patienten* kann es zu einer *Rückbildung der Osteoporose* kommen. Dabei werden die osteoporotischen Abschnitte in den zentralen Abschnitten der Wirbelkörper jedoch nicht vollständig normalisiert, so daß Residuen auch nach Heilung der Grunderkrankung noch sichtbar sind. Die *alternierende Steroid-Therapie* zur Vermeidung einer Steroid-Osteoporose wurde eingangs erwähnt. In schweren Fällen ist die zusätzliche Gabe von *Fluoriden* zur Stimulation der Osteoblasten möglich.

Immobilisations-Osteoporose

Bei *Immobilisation eines Skelettabschnitts (untere oder obere Extremität)* bzw. bei *strenger Bettruhe* des Patienten oder bei *Schwerelosigkeit (Astronauten)* kommt es innerhalb von wenigen Monaten zu einem Verlust an Spongiosamasse. Dieser ist bei Patienten bis zum 60. Lebensjahr *in gewissen Grenzen reversibel*. In seltenen Fällen, besonders bei Jugendlichen, tritt bei der Immobilisation eine *Hyperkalzämie* auf. Häufig ist eine *Hyperkalziurie*, die zur Bildung von *Nierensteinen* führen kann. Die Erkrankung spielt vor allem auch bei *Astronauten* eine Rolle, da im Zustand der Schwerelosigkeit *hohe Verluste an Knochenmasse* beobachtet wurden. Durch intensives körperliches Training im Weltraum konnten diese Verluste reduziert werden.

Osteoporosen bei weiteren Erkrankungen

Eine Reduktion der Knochenmasse tritt bei allen tumorösen Infiltrationen des Knochenmarks mit Zerstörung von Knochensubstanz auf. Die Veränderungen sind bei den jeweiligen Krankheitsbildern (*Plasmozytom, Knochenmetastasen*) aufgeführt. Die Knochenmasse kann außerdem bei zusätzlich bestehenden Störungen der Mineralisation, der Knochenresorption oder des Knochenanbaues reduziert sein. Diese werden vor allem bei *intestinalen Erkrankungen (Magen- und Pankreaserkrankungen)* sowie bei *chronischer Niereninsuffizienz* beobachtet. Derartige Verluste an Knochenmasse und Struktur in Kombination mit anderen Störungen des Kalzium- bzw. Knochenstoffwechsels werden besser als zusätzliche Osteopenien eingruppiert und sollen daher an dieser Stelle nicht besprochen werden.

Vitamin-D-abhängige Knochenerkrankungen

Vorbemerkung. Der Begriff Osteomalazie entspricht der *klinischen Beobachtung*, daß es zu einer *Verbiegung (Erweichung) der Knochen* kommt. Morphologisch ist das Bild in der Regel durch eine *gestörte Mineralisation*, d. h. eine *Osteoid-Vermehrung* gekennzeichnet. Deskriptiv ist daher der Begriff *Osteoidose* für das histologische Bild zutreffend. Hinter einer Osteoidose können sich eine Vielzahl von Vitamin-D-Mangel-Situationen bzw. Vitamin-D-Stoffwechselstörungen verbergen.

Vitamin-D-Mangel im Kindesalter

Rachitis

Definition. Die Rachitis ist eine *Erkrankung der ersten Lebensmonate*. Sie ist durch ein *reduziertes Vitamin-D-Angebot in der Nahrung* bzw. eine *ungenügende Bildung des Vitamin-D in der Haut bei fehlender UV-Bestrahlung* bedingt.

Epidemiologie. Die Häufigkeit der Erkrankung ist *regional verschieden*. In Europa ist durch eine konsequente Vitamin-D-Zufuhr in den ersten Lebensmonaten die Erkrankung weitgehend beseitigt worden. Bei *in nördlichen Breiten lebenden Kindern von Südländern mit dunkelpigmentierter Haut* ist die *Gefahr einer Rachitis bei geringer UV-Lichteinwirkung größer*. Bei einer weltanschaulich bedingten Ablehnung „unnatürlicher chemischer Produkte“ können im Einzelfall trotz aller Prophylaxeprogramme schwere Rachitiden beobachtet werden.

Klinik. Durch die verminderte Kalzium-Resorption bei einem Vitamin-D-Mangel kommt es zu einer *Hypokalzämie*. Das *anorganische Phosphat im Serum* ist *ebenfalls erniedrigt*. Je nach Ausbildung des *reaktiven Hyperparathyreoidismus* ist die *alkalische Phosphatase normal bis stark erhöht*. Erfolgt passager die Zufuhr ungenügender Vitamin-D-Dosen, kann Parathormon seine Wirkung am Skelett entfalten, und es setzt ein *Anstieg der alkalischen Phosphatase* ein. Die klinischen Symptome sind einmal als Folge der ungenügenden Mineralisation des Knochengewebes an der Wachstumszone lokalisiert, zum anderen Folgen einer ungenügenden Mineralisation des Knochengewebes. Im einzelnen bestehen

- *Schädeldeformitäten:*
  - *Kraniotabes* (weiche Stellen im Schädel, die nicht mineralisiertem Geflechtknochen entsprechen),
  - *Caput quadratum* (seltene frontale und parietale Verdickung der Schädelkalotte durch Osteoid).

- *Fontanellen-Anomalien* (die vordere Fontanelle ist ungewöhnlich groß, die Ränder sind weich, der Fontanellenschluß ist verzögert).
- *Thoraxdeformitäten:*
  - *Rachitischer Rosenkranz* (Auftreibung der Knorpel/Knochengrenze der Rippen);
  - *Hühnerbrust* (Rippen zurückgesunken, Sternum keilförmig prominent);
  - *Harrison-Furche* (die untere Thoraxapertur ist eingezogen, da die Rippen dem Zug am Ansatz des Zwerchfells nachgeben).
- *Kyphoskoliose* (Verkrümmung der Wirbelsäule durch die ungenügende Mineralisation der Wirbelkörper).
- *Beckendeformitäten*
  - *Plattes Becken* (Abflachung der Beckenschaufel);
  - *Kartenherzbecken* (Vorspringen des Promontoriums in die Beckenlichtung, sichelförmiger Knick zwischen Kreuzbein und Steißbein (*Geburtshindernis*).
- *Deformitäten der Extremitäten:* Die *langen Röhrenknochen* können *verdickt und verkürzt* sein. Daneben werden aber auch *„atrophische Formen"* mit einer sehr dünnen Kortikalis beobachtet.

Röntgenbefund. Radiologisch wird das Ende der Diaphyse am Übergang zur Wachstumszone unregelmäßig. Je ausgeprägter die Rachitis ist, um so ausgeprägter ist die *Strahlentransparenz* bzw. die *becherförmige Auftreibung der Diaphysenenden.* Die späteren Restzustände einer Rachitis imponieren vor allem durch eine *Varus-Stellung* der *unteren Extremitäten.*

Morphologie. *Makroskopisch* ist die Knorpel/Knochengrenze durch eine *Verbreiterung des Knorpels* aufgetrieben. Am Übergang zur Spongiosa kann man eine Rotverfärbung als Substrat für eine *verstärkte Vaskularisation* beobachten.

Mikroskopisch ist die *enchondrale Ossifikation gestört.* Die *Säulenknorpelzone* kann *extrem elongiert* sein. Die Knorpelzellen sind unregelmäßig angeordnet. Am Übergang zum Markraum bildet sich eine breite Zone nicht-verkalkter Grundsubstanz (sog. *Chondro-Osteoid*). Die *Markräume* sind *fibrosiert* und vermehrt vaskularisiert (Abb. 4.77). An der Spongiosa besteht eine ausgeprägte *Osteoidvermehrung* mit Verbreiterung der osteoiden Säume. Die *Oberflächenausdehnung* ist als Ausdruck der verzögerten Mineralisation ebenfalls *vermehrt.* Innerhalb des mineralisierten Knochengewebes findet sich sog. *begrabenes Osteoid.* Dies sind *unverkalkte Osteoid-Anteile*, die bei einer passager eintretenden Mineralisation in das Bälkcheninnere gelangen. Je nach Ausmaß des *sekundären Hyperparathyreoidismus* liegen auf der Osteoidoberfläche *Osteoblasten* bzw. sind an der Spongiosaoberfläche *Resorptionslakunen mit Osteoklasten* und eine *Endostfibrose* entwickelt[23].

Verlauf, Komplikationen

- Bei ungenügender Therapie kommt es zur Entwicklung eines *dysproportionierten Minderwuchses.*
- *Frakturen* und *Infraktionen* können besonders im nichtmineralisierten Knochengewebe auftreten.
- Neben den Knochenveränderungen treten *Zahnbildungsstörungen mit Schmelzdefekten* auf. Diese werden sowohl im Milchgebiß als auch in den Zähnen des bleibenden Gebisses beobachtet.
- *Verminderte Infektresistenz* – eigenartigerweise treten bei Fällen mit manifester Rachitis gehäuft Bronchopneumonien auf, die zum Tode führen können.
- *Therapiebedingte Tetanie* – bei Einsetzen der Vitamin-D-Therapie und Einstrom des Kalziums in das Skelettsystem können sich Tetanien entwickeln, die einer hypokalzämischen Tetanie entsprechen.

Therapie. Zur Heilung einer Rachitis werden *Vitamindosen bis zu 200000 Einheiten* benötigt. Diese werden

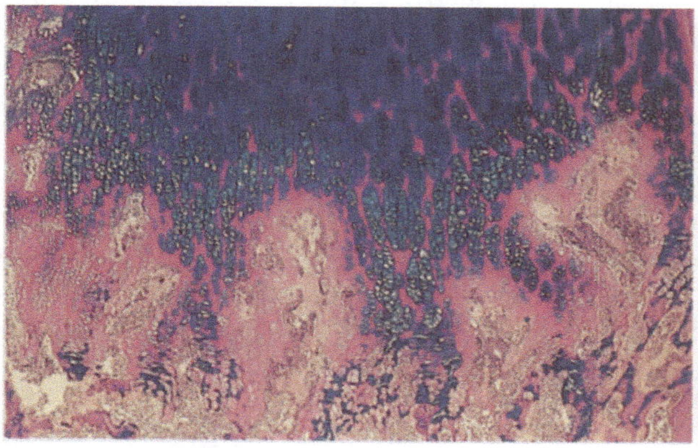

77

Abb. 4.77. Rachitische Wachstumszone mit Proliferation des Säulen- und Blasenknorpels (*blau*). Ausgedehnte Bildung von sog. Chondroosteoid in der primären Eröffnungszone (*rot*). PAS/Alzianblau, unentkalkt, 30:1

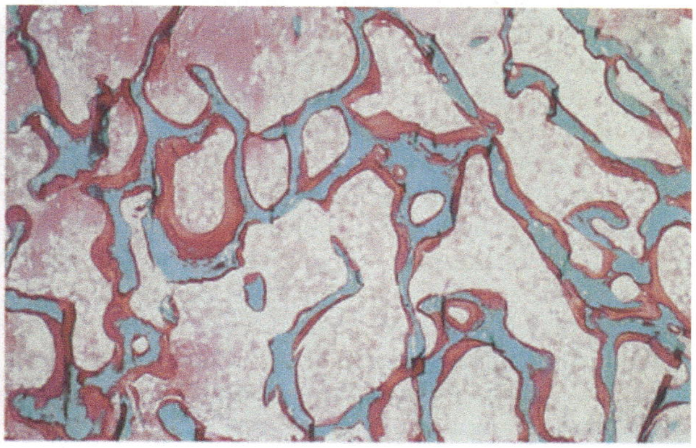

78

Abb. 4.78. Intestinale Osteomalazie bei Pankreas-Insuffizienz. Deutliche Zunahme des Osteoids (Volumen- und Oberflächenosteoidose – *rot*). Plumpe Spongiosastruktur. Goldner, unentkalkt, 15:1

auf mehrere Gaben verteilt. Als Prophylaxe einer Rachitis werden heute 500 bis 1000 IU/Tag angesehen.

Osteomalazie im Erwachsenenalter

Definition. Die Osteomalazie im Erwachsenenalter wird durch einen *Vitamin-D-Mangel* bzw. eine *Vitamin-D-Stoffwechselstörung nach Abschluß des Längenwachstums* hervorgerufen. Die Erkrankung geht mit einer *Hypokalzämie*, radiologisch feststellbarer *Kalksalzminderung des Skeletts, Looser-Umbauzonen* und einer histologisch nachweisbaren *Osteoidose* meist kombiniert mit einer *Fibroosteoklasie* einher.

Epidemiologie. Die *alimentär bedingte Vitamin-D-Mangel-Osteomalazie* im Erwachsenenalter tritt *in Europa selten* auf. Osteomalazien als Folge einer *verminderten Vitamin-D-Synthese* sind dagegen in unterschiedlicher Ausprägung zu beobachten. Am häufigsten sind *Südländer* betroffen, die aufgrund einer Dunkelpigmentierung der Haut eine *ungenügende Vitamin-D-Bildung* aufweisen können.

Röntgenbefund. *Radiologisch* kommt es an der Wirbelsäule zu *Fischwirbelbildungen* mit Kompressionsfrakturen (*Keilwirbelbildung*). An den *Rippen*, den *Schambeinästen des Beckens* sowie im *Schenkelhals* treten sog. *Looser-Umbauzonen* auf. Die Skelettstruktur wirkt verwaschen.

Ätiologie, Pathogenese. Als Ursache kommen sowohl *ernährungsbedingte Vitamin-D-Mangelzustände* als auch eine *verminderte intestinale Vitamin-D-Resorption durch Maldigestion oder Malabsorption (Sprue-Syndrom)* in Betracht.

- *Alimentäre Osteomalazie.* Osteomalazien durch eine Fehlernährung sind *selten*. Sie sind meist durch besondere Nahrungsgewohnheiten bedingt. Osteomalazien wurden gehäuft bei *Immigranten aus Asien* in England beobachtet (*Immigranten-Osteomalazie*). Zusätzlich muß eine *verminderte UV-Licht-Einstrahlung auf die Haut* eintreten[10, 21, 48].
- *Osteomalazie bei Malabsorption und Maldigestion.* Mit einer *verminderten Resorption von Neutralfetten* aus dem Darmlumen bei Pankreasinsuffizienz oder Dünndarmerkrankungen kommt es zu einer *verminderten Resorption von fettlöslichem Vitamin* D. Die Folge ist ein *Vitamin-D-Mangel* mit Entwicklung einer ungenügenden Mineralisation des Skeletts. Das Ausmaß kann sehr variieren. Da zusätzlich auch eine verminderte Eiweiß- und Kalziumresorption bestehen kann, *kombiniert* sich gerade bei langem Krankheitsverlauf das Bild einer *Osteomalazie* mit einer Reduktion der Knochenmasse (*Osteopenie*).

Osteomalazien werden beobachtet bei *chronischer Pankreatitis, Sprue-Syndrom, Magenteilresektionen, Dünndarmteilresektionen* sowie *Leber- und Gallenwegserkrankungen*.

Nach den eigenen Erfahrungen bleiben bei den aufgeführten Grunderkrankungen oft auch schwere Osteomalazien *unerkannt*, da sie als *„Osteoporose" fehlgedeutet werden.*

Osteomalazien bei gestörter Vitamin-D-Metabolisierung

Neben dem einfachen Vitamin-D-Mangel können Osteomalazien als Folge von Stoffwechselstörungen des Vitamins bzw. seiner Metabolite auftreten.

Phenylhydantoin-induzierte Osteomalazie (Osteomalacia antiepileptica)

Bei der Gabe von Antiepileptika wurde beobachtet, daß schwere osteomalazische Knochenveränderungen auftraten. Dies wird sowohl für Kinder als auch für Erwachsene beschrieben. Nach neueren Untersuchungen liegt eine *vermehrte Ausscheidung von 25-Hydroxycholekalziferol in die Galle* vor[9].

Lebererkrankungen

Bei fortgeschrittenen *Leberzirrhosen* wurden vor allem histologisch Osteomalazien beobachtet. Möglicherweise liegt ein *Defekt in den v. Kupffer-Sternzellen* vor, der zu einer *verminderten 25-Hydroxylierung führt.* Osteomalazien werden gehäuft bei primär biliären Leberzirrhosen beobachtet.

Nierenerkrankungen

Bei chronisch entzündlichen Nierenprozessen kommt es zu einer *verminderten Bildung von 1,25 Dihydroxycholekalziferol in der Niere* (▷ renale Osteopathie).

Osteomalazien bei Phosphatstoffwechselstörungen und Phosphatasemangel

Ihr *klinisches Bild* ist den entsprechenden Lehrbüchern zu entnehmen. Das *morphologische Substrat*, insbesondere in einer Biopsie, ist aufgrund der gleichen gemeinsamen pathogenetischen Endstrecke, nämlich der verzögerten Mineralisation des Knochengewebes, weitgehend gleich.

Im folgenden werden daher die *mikroskopischen* Veränderungen bei Osteomalazien zusammenfassend dargestellt[26, 34, 51].

Morphologie der Osteomalazie

Mikroskopische Befunde bei Osteomalazie. Unabdingbare Voraussetzung für die histologische Beurteilung osteomalazischer Knochenerkrankungen ist die *unentkalkte Präparation von Biopsiematerial* (▷ Methoden). Die *Osteoidvermehrung* kann *Folge einer verzögerten Mineralisation bei gleichbleibendem Knochenanbau* sein oder aber auch *Ausdruck eines gesteigerten Knochenanbaues bei gleichbleibender Mineralisation*. In beiden Fällen besteht eine Zunahme der Oberflächenausdehnung des Osteoids entweder als Folge der sehr langsamen Mineralisation oder aber durch eine Zunahme der Anbauplätze durch eine Aktivierung von Osteoblasten. Für die Osteoidvermehrung in einem histologischen Präparat ist daher der deskriptive Begriff *Osteoidose* geprägt worden (Abb. 4.78). Erst bei Auswertung der Tetrazyklindoppelmarkierung läßt sich im Einzelfall eine klare Unterscheidung von stimulierten Osteoblasten oder verzögerter Mineralisation vornehmen. Bei einer *Vitamin-D-Mangelsituation* kommt es zur *Entwicklung sehr breiter osteoider Säume*. Die Resorptionslakunen werden mit Grundsubstanz angefüllt, die nur im Laufe von Monaten allmählich bzw. ungenügend mineralisiert. Dementsprechend werden Tetrazykline zur Markierung der Mineralisation nur in beschränktem Umfang in das Knochengewebe eingelagert[28, 32].

Der Prozeß der *Grundsubstanzneubildung* ist bei der Osteomalazie *erhalten*, da häufig sehr breite Trabekel auftreten. Es wird also im Gegensatz zum normalen Spongiosaumbau auf die Außenseite der einzelnen Trabekel neue Knochensubstanz aufgebracht. *In der Umgebung der Osteozyten im Osteoid treten untermineralisierte Höfe* auf. Innerhalb der osteoiden Säume kommt es *bei passagerem Mehrangebot von Vitamin D zu breiten, streifenförmigen Mineralisationen*. Diese können zum Einschluß von nichtmineralisiertem Osteoid in Form schmaler Streifen im Trabekelinneren führen (sog. *begrabenes Osteoid*). Im polarisierten Licht ist aufgrund der erhaltenen Grundsubstanzsynthese eine *gleichmäßige lamelläre Ordnung der Kollagenfaserbündel* zu beobachten. *Faserosteoid* als Ausdruck eines sehr raschen, überstürzten Knochenanbaues tritt *nur bei einem gleichzeitig bestehenden sekundären Hyperparathyreoidismus auf*.

> Ohne Kenntnis der Daten des Kalziumstoffwechsels sind die Veränderungen bei einer Vitamin-D-Mangel-Osteomalazie von einer renalen Osteopathie oder einem primären Hyperparathyreoidismus im Einzelfall nicht zu unterscheiden. *Als Minimum ist daher die Angabe des Serum-Kalziums, Serum-Phosphats, des Serumwertes der alkalischen Phosphatase und des Serum-Kreatinins zu fordern.*

Therapie. Die *Therapie mit Vitamin D* führt in den ersten Tagen zu einer *Mineralisation* in der Umgebung der Osteozyten. Diese Mineralisationsherde *konfluieren* allmählich und führen zur *Mineralisation* des gesamten Osteoids. In Fällen eigener Beobachtung wird die *Spongiosa* im Laufe von mehreren Monaten *umstrukturiert*. Die sehr breiten Trabekel werden wieder auf die normale Breite modelliert.

Verlauf. Die unbehandelten Skelettveränderungen bei den einzelnen Osteomalazieformen sind progredient. Sie können bis zur vollständigen *Immobilisation des Patienten* führen. Einmal eingetretene Deformierungen sind ohne operative Eingriffe nicht oder nur in geringem Maße rückbildungsfähig.

Komplikationen. Die bekannteste Komplikation der Osteomalazie ist die Entwicklung einer *pathologischen Umbauzone*, die von Looser erstmals 1921 beschrieben wurde. Im histologischen Bild entspricht diese *nichtmineralisiertem Faserknochen*. Es liegt also keine komplette Kontinuitätsunterbrechung (Fraktur) vor.

Bei Entwicklung von bilateralen Looser-Umbauzonen im proximalen Femur spricht man vom *Milkman-Syndrom*.

Vitamin-D-Intoxikation

> **Definition.** Die alimentäre Überdosierung von Vitamin D führt zur *Hyperkalzämie* mit der Entwicklung von *extraossären Kalzinosen*. Klinisch kommt es zu *Verwirrtheitszuständen, trophischen Störungen der Haut, Nägel und Haare*. Die Symptomatik gleicht einem paraneoplastischen Hyperkalzämiesyndrom.

Radiologie. Am *Skelett* können *keine pathologischen Befunde* erhoben werden. Im Gegensatz zum primären Hyperparathyreoidismus fehlt eine Aufblätterung der Kortikalis an den Knochen des Handskeletts. Gegebenenfalls lassen sich *Gefäßverkalkungen* als Folge der Hyperkalzämie darstellen.

Morphologie. *Makroskopisch* imponieren bei letalem Ausgang vor allem die *Nephrokalzinose, Lungenkalzinose* und ggf. *Verkalkungen des Magens*, des *Pankreas* und der *Weichteile*. *Mikroskopisch* besteht im Gegensatz zu Fällen mit erhöhter Parathormonsekretion (Hyperparathyreoidismus) eine *Reduktion des Knochenumbaues an der Spongiosa*. Das vorhandene Osteoid mineralisiert vollständig durch die erhöhte 25-Hydroxycholekalziferol-Konzentration im Serum. Aufgrund der Hypokalzämie wird die Parathormonsekretion reduziert. Die Zahl der aktiven Umbauplätze („*basic metabolic units*" = BMU's) nimmt ab.

Differentialdiagnose. Die differentialdiagnostischen Überlegungen zu einer Osteoidose bzw. Fibroosteoklasie sind *vom klinischen Bild abhängig*. Bei einer Hyperkalzämie ist eine *Osteomalazie* bereits ausgeschlossen. Besteht eine Hyperkalzämie, kann kein *primärer Hyperparathyreoidismus* sondern nur eine Osteomalazie oder renale Osteopathie bestehen. Bei der Vitamin D-Intoxikation sind die wichtigsten histologischen Kriterien für die Abgrenzung zu paraneoplastischen Hyperkalzämie-Syndromen oder zum primären Hyperparathyreoidismus die Reduktion der Osteoblasten sowie die fehlende Endostfibrose.

Parathormonabhängige Knochenerkrankungen

Primärer Hyperparathyreoidismus

Ursache, Epidemiologie. Häufigste Ursache eines primären Hyperparathyreoidismus ist ein *solitäres Epithelkörperchenadenom. Mehrere Adenome* bzw. *primäre Hyperplasien* können vorkommen. Auf 100000 Einwohner ist mit einem Fall von primärem Hyperparathyreoidismus pro Jahr zu rechnen.

Die vermehrte Parathormonsekretion durch die Nebenschilddrüsen verursacht eine *gesteigerte osteoklastäre Resorption*, die zu einer *verstärkten Kalziummobilisation* aus dem Skelett und damit zur *Hyperkalzämie* führt.

Klinik, Röntgenbefund. Zur klinischen Symptomatik des primären Hyperparathyreoidismus ▷ Bd. 4, Kap. 6.3 (Endokrinologie). Die Beschwerden am Skelett sind uncharakteristisch. Bei Entwicklung von *braunen Tumoren* kommt es an den statisch belasteten Stellen zu *pathologischen Frakturen*. Mit der routinemäßigen Bestimmung des Serum-Kalziums und des Serum-Parathormons hat sich das Krankheitsbild des primären Hyperparathyreoidismus entscheidend gewandelt. Man nimmt an, daß die Erkrankung im Mittel 10 Jahre früher diagnostiziert wird. Dementsprechend sind *„braune Tumoren" eine absolute Rarität geworden*. Die Beckenkammbiopsie hat für die Primärdiagnostik nur noch einen geringen Stellenwert. Sie ist vor allem für die differentialdiagnostische Abgrenzung milder Hyperkalzämien gegenüber anderen Skeletterkrankungen, primär hämatologischen Prozessen (z.B. Frühformen eines Plasmozytoms) bzw. diffusen Skelettkarzinosen von Bedeutung.

Röntgenbefunde. *Radiologisch* sind vor allem *subperiostale Resorptionszonen* sowie eine *Aufblätterung der Kortikalis* an *den Röhrenknochen des Handskelettes* charakteristisch. Die noch immer aufgeführte Auflösung der Lamina dura der Zahnalveole ist dagegen nicht spezifisch. Häufig sind außer einer geringen Entkalkung des Skeletts keine typischen röntgenologischen Veränderungen zu beobachten.

Morphologie. *Makroskopisch* bestehen maximal in bis zu 3% aller Fälle mit einem *Nebenschilddrüsenadenom* ausgeprägte Knochenveränderungen mit *zystischen Pseudotumoren in den Diaphysen der langen Röhrenknochen*. Diese wurden von *v. Recklinghausen 1891* erstmals beschrieben; ggf. besteht am Schädel eine verstärkte Vaskularisation, die als rote Regeneration imponiert. Durch den anabolen Effekt von Parathormon auf das Skelett bzw. den gesteigerten Knochenumbau ist bei schweren Fällen die *Schädelkalotte verdickt*.

Mikroskopisch besteht in 60% aller Fälle als Folge der erhöhten Parathormonsekretion eine

- *Fibroosteoklasie*. Diese ist allerdings in sehr wechselndem Ausmaß entwickelt. Bei dem *derzeitigen Stand der Diagnostik mit sensitiven radioimmunologischen Nachweisverfahren von Parathormon* im Blut sind in der *Beckenkammbiopsie* nur bei sehr sorgfältiger Aufarbeitung *geringe Endostfibrosen* sowie eine *Zunahme der Osteoblasten* zu beobachten. Die Zunahme der Osteoblasten ist dabei oft deutlicher als die eigentlich zu erwartende Fibroosteoklasie.
- Die *Spongiosastruktur* ist über lange Zeiträume trotz des gesteigerten Umbaues erhalten. Die intertrabekuläre Vernetzung bleibt im Vergleich zu Kontrollfällen mit steigendem Lebensalter besser erhalten, da die Perforationsfrequenz unter der erhöhten Parathormonkonzentration offenbar reduziert ist (Abb. 4.79 u. 4.80). Dagegen wird die *Kortikalis* durch Resorptionslakunen aufgelockert. Dies ist das morphologische Korrelat zu dem klinisch meßbaren verminderten Kalksalzgehalt.
- Aufgrund des gesteigerten Anbaues sind bei den meisten Fällen die osteoiden Säume in ihrer Oberflächenausdehnung vermehrt. Diese *Osteoidose* ist nicht Ausdruck einer verzögerten Mineralisation und darf nicht zur Fehlinterpretation einer Osteomalazie führen (Serum-Kalzium beachten!).

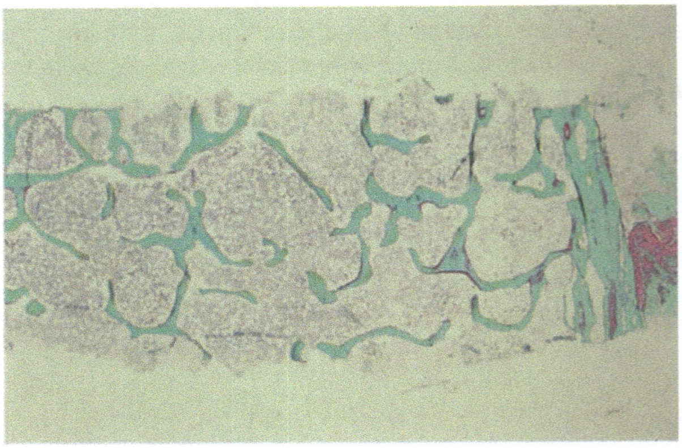
79

Abb. 4.79. Beckenkammbiopsie bei mildem primären Hyperparathyreoidismus mit erhaltener Spongiosastruktur. Goldner, unentkalkt, Lupenvergößerung

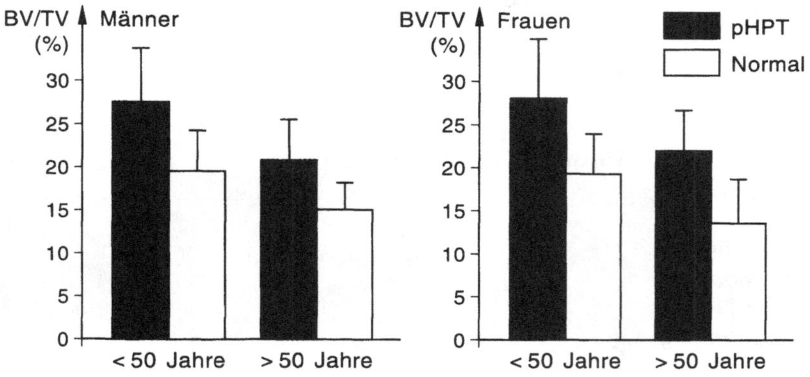

Abb. 4.80. Trabekuläres Knochenvolumen bei mildem primären Hyperparathyreoidismus. Bei chronischer, gering erhöhter Parathormonsekretion höhere Knochenmassenwerte als bei Skelettgesunden sowohl bei jüngeren als auch bei älteren Fällen

Bei mindestens 45% aller Patienten mit einem operativ gesicherten Nebenschilddrüsenadenom lassen sich mit den derzeitigen morphologischen Verfahren *keine spezifischen Veränderungen (Endostfibrose)* für eine erhöhte Parathormonsekretion nachweisen. Man kann daher die *histologischen Veränderungen in vier Stadien einteilen* (Tabelle 4.26). Die einzelnen Stadien sind möglicherweise mit der *Zeitdauer* der Erkrankung gekoppelt. Die genauen Zusammenhänge sind nicht bekannt. Anhand der histologischen Veränderungen in einer Beckenkammbiopsie darf nach den eigenen Erfahrungen die Diagnose eines Hyperparathyreoidismus nur gestellt werden, wenn Endostfibrose und entsprechende klinische Parameter (Hyperkalzämie!) vorliegen[52].

Therapie. Die Therapie des primären Hyperparathyreoidismus besteht in der *operativen Entfernung des Nebenschilddrüsenadenoms bzw. der hyperplastischen Nebenschilddrüsen.* Die *Heilung der ossären Veränderungen benötigt Jahre.* In den ersten Wochen nach Entfernung des Nebenschilddrüsenadenoms kommt es zu einer ausgeprägten *Zunahme des Osteoids* bei *gleichzeitiger Zunahme der Osteoblasten.* Die Endostfibrose bildet sich erst nach mehreren Monaten vollständig zurück. Die veränderten Spongiosastrukturen in der Umgebung brauner Tumoren bleiben jedoch noch lange erhalten. Die Zahl der *Osteoklasten* reduziert sich dagegen innerhalb von Stunden nach Entfernung des Nebenschilddrüsenadenoms. Kommt es zu keiner ausreichenden Funktion der Restnebenschilddrüsen, verbleibt eine ausgeprägte Reduktion des Knochenumbaues. 10 Jahre nach Entfernung eines Nebenschilddrüsenadenoms konnten im eigenen Beobachtungsgut schwere *Osteopenien* demonstriert werden.

Knochenveränderungen bei Hypoparathyreoidismus

Ursachen. Häufigste Ursache für einen Hypoparathyreoidismus ist die *totale Thyreoidektomie* wegen eines Schilddrüsentumors unter Mitnahme der Epithelkörperchen. Weiterhin sind eine *Nebenschilddrüseninsuffizienz* nach Entfernung eines Nebenschilddrüsenadenoms sowie eine *Parathyreoiditis* von Bedeutung.

Klinik, Röntgenbefund. Klinisch bestehen beim Hypoparathyreoidismus eine *Hypokalzämie, trophische Störungen* der Haut sowie *extraossäre Kalzinosen* (vor allem in der Haut) und *Verkalkungen der Stammganglien* des Großhirns. Außerdem treten *Zahnhypoplasien* auf. Die Hypokalzämie führt zu *tetanischen Anfällen,* die als epileptisches Anfallsleiden fehlgedeutet werden können.

Radiologisch imponieren vor allem die *Verkalkungen von Stammganglien.* Die *langen Röhrenknochen* können bei Krankheitsbeginn während des Längenwachstums verkürzt und plump ausgebildet sein.

Morphologie. *Makroskopisch* bestehen *keine spezifischen Veränderungen* am Skelett. *Mikroskopisch* sind die Knochentrabekel normal strukturiert. Eine Osteosklerose entwickelt sich nicht. Die Reduktion des Parathormons führt nicht nur zu einer *verminderten Funk-*

Tabell 4.26. Skelettveränderungen beim primären Hyperparathyreoidismus

Uncharakterische Veränderungen		
Stadium I	Keine Veränderungen der Trabekelstruktur oder endostalen Umbauoberflächen	3%
Stadium II	Vermehrte Umbauoberflächen *ohne* Endostfibrose	44%
Charakterische Veränderungen		
Stadium III	Vermehrte Umbauoberflächen *mit* Endostfibrose	49%
Stadium IV	Typische Fibroosteoklasie mit „*braunen Tumoren*"	4%

tion der Osteoklasten, sondern auch zu einem *reduzierten Knochenanbau*. Damit kann sich über längere Zeiträume eher eine *Osteoporose* entwickeln, da anscheinend eine Basisresorption durch Osteoklasten erfolgt, die parathormonunabhängig ist. Möglicherweise treten Perforationen der Trabekelstrukturen in gehäuftem Umfang bei fehlender Parathormonsekretion auf.

Therapie. Die Therapie des Hypoparathyreoidismus erfolgt mit *Vitamin D* bzw. *Vitamin-D-Metaboliten (AT 10; 1,25 DHCC)* um ein Serum-Kalzium im Normbereich zu erhalten. Bei diesen Patienten ist *regelmäßig das Serum-Kalzium zu überwachen*. Versehentliche Überdosierungen führen zum Hyperkalzämiesyndrom, eine fehlende oder ungenügende Substitution zur Tetanie!

Pseudohypoparathyreoidismus

Definition. Beim Pseudohypoparathyreoidismus besteht eine *Endorganresistenz (Rezeptordefekt) für Parathormon in der Niere und im Skelettsystem.*

Trotz erhöhter endogener Parathormonsekretion bestehen bei den Patienten mit Pseudohypoparathyreoidismus serumchemisch Veränderungen wie beim Hypoparathyreoidismus *(Hypokalzämie, Hyperphosphatämie)*. Die exogene Zufuhr von Parathormon führt im Gegensatz zum Hypoparathyreoidismus nicht zu einer verstärkten Phosphatausscheidung durch die Niere.

Klinik. Charakteristisch sind folgende Veränderungen: *Minderwuchs* (unter 155 cm), *Verkürzung der Metakarpalia*, besonders des 3., 4. und 5. Strahles, *Rundgesicht, Oligophrenie, extraossäre Kalzinosen, Kataraktbildungen, Basalganglien-Verkalkungen* (selten) und *Zahnanomalien* (selten).

Die *diagnostische Abgrenzung* zum Hypoparathyreoidismus und der Variante des Krankheitsbildes als Pseudohypoparathyreoidismus erfolgt mit Hilfe klinischer Funktionsteste sowie ggf. einer Knochenbiopsie.

Morphologie. *Mikroskopisch* besteht beim Pseudohypoparathyreoidismus im Gegensatz zum Hypoparathyreoidismus eine *geringe Endostfibrose*. Die Zahl der *Osteoklasten* ist dabei normal oder gering erhöht. Auch die *Osteoblasten* sind wie bei einer vermehrten Parathormonsekretion in ihrer Zahl vermehrt. Die *Knochenstruktur ist normal.*

Therapie. Die Hypokalzämie wird mit *Vitamin D* und *oralen Kalziumgaben* ausgeglichen; ggf. wird eine Senkung des Serum-Phosphats durch Aluminiumhydroxyd (Phosphatbinder) empfohlen.

Pseudo-Pseudohypoparathyreoidismus

Bei dieser Erkrankung bestehen die gleichen klinischen Symptome wie beim Pseudohypoparathyreoidismus. Die Serum-Kalzium- und Phosphorwerte sind jedoch normal. Als Ursache wird eine *partielle Parathormonresistenz* angenommen.

Renale Osteopathie

> **Definition.** Bei *eingeschränkter Nierenfunktion* bzw. *terminaler Niereninsuffizienz* und *chronischer Hämodialyse* kommt es zu Knochenveränderungen, die durch eine *Zunahme des Osteoids, Fibroosteoklasie* und *Änderungen der Knochenmasse* charakterisiert sind.

Epidemiologie. Bei einem Kreatinin von über 200 mol/l kommt es zu ersten Knochenveränderungen. Mit der Entwicklung geeigneter Dialyseverfahren werden 1995 etwa 45.000 Patienten in Deutschland regelmäßig dialysiert.

Ätiologie, Pathogenese. Die renale Osteopathie stellt ein *polyätiologisches Krankheitsbild* dar. Sie wird durch 3 Hauptkomponenten geprägt:

- *sekundärer Hyperparathyreoidismus,*
- *Störungen des Vitamin-D-Stoffwechsels,*
- *Parathormonresistenz des Skeletts.*

Eine *Reduktion der glomerulären Filtrationsrate* führt bei unveränderter Phosphatzufuhr zu einer *Erhöhung des Serum-Phosphors*. Daraus resultiert ein *Abfall des Serum-Kalziums*. Die Folge ist eine *erhöhte Parathormonsekretion*, die wiederum eine *verstärkte Phosphatausscheidung* bewirkt und damit eine Normophosphatämie induzuiert. Mit Fortschreiten der Nierenfunktionsstörung resultiert eine *Hyperphosphatämie*. Trotz verstärkter Parathormonsekretion bleibt die *Hypokalzämie* bei chronischer Niereninsuffizienz bestehen. Dieses Phänomen wurde als Parathormonresistenz des Skeletts interpretiert. Die Destruktion des Nierenparenchyms führt zu einer *verminderten 1,25-Dihydroxycholekalziferolsynthese* in der Niere. Dieser Mechanismus wird durch eine reduzierte Aktivität der 1-α-Hydroxylase bei Hyperphosphatämie verstärkt. Die reduzierte Bildung von 1,25-Dihydroxycholekalziferol führt wiederum zu einer verstärkten Parathormonsekretion in den Nebenschilddrüsen (Wegfall der Hemmwirkung).

Röntgenbefund. Röntgenologisch lassen sich bei chronischer Niereninsuffizienz zahlreiche Phänomene nachweisen. Die Veränderungen sind vom Ausmaß der bestehenden Störungen am Knochensystem abhängig. Eindrucksvoll sind z. B. *fortgeschrittene resorptive Vorgänge* bei ausgeprägtem Hyperparathyreoidismus mit *Aufblätterung der Kortikalis am Handskelett*. Es kommt zur Entwicklung von *Osteolysen am Akromioklavikulargelenk*. Bei ganz ausgeprägten Fällen, die heute in Mitteleuropa praktisch nicht beobachtet wer-

Tabelle 4.27. Morphologische Klassifikation der renalen Osteopathie

Typ	Histologisches Bild	Ursache
I	Fibroosteoklasie	Sekundärer Hyperparathyreoidismus
II	Osteoidose (Volumen- und/oder Oberflächenosteoidose)	Mineralisationsstörung
III	Fibroosteoklasie und Osteoidose	Sekundärer Hyperparathyreoidismus und Mineralisationsstörung
Zusatzkriterien:	a = Endostaler Spongiosaumbau reduziert b = Endostaler Spongiosaumbau normal oder gering erhöht c = Endostaler Spongiosaumbau stark erhöht	
	− = Zusätzliche Reduktion der Knochenmasse (Osteopenie) + = Zunahme der Knochenmasse (Osteosklerose)	

den, bestehen Osteolysen mit der Entwicklung sog. *brauner Tumoren*. Sehr viel schwieriger ist es jedoch, das Ausmaß der immer gleichzeitig bestehenden Mineralisationsstörungen mit nicht-invasiven Methoden zu erfassen[11, 45, 46].

Morphologie. *Makroskopische Befunde*. Auch bei langjähriger chronischer Hämodialyse können am Skelettsystem nur sehr geringe Veränderungen mit einer Unregelmäßigkeit der Spongiosa in den Wirbelkörpern und einer geringen Aufblätterung der Kortikalis am Femur beobachtet werden.

Bei *fortgeschrittenen Veränderungen* imponiert eine *Fibroosteoklasie* mit stärkeren Umbauvorgängen. Die *Schädelkalotte* kann verbreitert sein wie bei einer Osteodystrophia deformans Paget. Am eindrucksvollsten sind die Veränderungen, wenn *zusätzlich eine Osteopenie* entsteht. In diesem Fall sind zahlreiche *Wirbelkörperkompressionsfrakturen* nachweisbar. Außerdem können *Rippenserienfrakturen* mit geringer Kallusbildung ausgebildet sein.

Mikroskopische Befunde. Trotz einer Vielzahl laborchemischer Methoden und bildgebender Verfahren ist das genaue Ausmaß der renalen Osteopathie derzeit noch immer *nur mit Hilfe histologischer Verfahren exakt zu erfassen*.

Das *Ausmaß der Osteoidose (Mineralisationsstörung)* als Folge der Vitamin-D-Stoffwechselstörung läßt sich *nur bei unentkalkter histologischer Aufarbeitung nach Kunststoffeinbettung* darstellen. Das feingewebliche Bild der Knochenveränderungen bei chronischer Niereninsuffizienz besteht aus einem sehr breiten Spektrum an Veränderungen der Knochenzellen und Spongiosastrukturen, so daß man besser von renalen Osteopathien sprechen sollte[4, 17, 18].

Vor allem für diagnostische Belange, aber auch für aufwendige wissenschaftliche Analysen, hat sich die *Einteilung der renalen Osteopathie in verschiedene Typen* bewährt (Tabelle 4.27). Den beiden hauptsächlichen pathogenetischen Faktoren der renalen Osteopathie folgend, lassen sich *3 Grundmuster* histologischer Veränderungen unterscheiden. Hinzu kommen die Umbauaktivität der BMU's sowie die Spongiosastruktur bzw. trabekuläre Knochenmasse (Tabelle 4.28).

Typ I der renalen Osteopathie

Ursachen, Häufigkeit. Diese Form der renalen Osteopathie ist durch eine *gesteigerte osteoklastäre Resorption* als Folge eines sekundären Hyperparathyroidismus bei niedrigem Knochenanbau und fehlender Mineralisationsstörung charakterisiert.

Sie wird *in etwa 5% aller Fälle mit Niereninsuffizienz* beobachtet und tritt gehäuft bei *rasch progredienten Nierenerkrankungen* (Glomerulonephritiden) sowie bei *akutem Nierenversagen* auf.

Morphologie. *Mikroskopisch* besteht eine *erhaltene Spongiosastruktur*. Die Resorptionslakunen sind vermehrt. In den Resorptionslakunen liegen einzelne Osteoklasten. Bei einer ausreichend hohen Parathormonsekretion kommt es zur Entwicklung einer *gerin-*

Tabelle 4.28. Häufigkeit der einzelnen Osteopathieformen bei chronischer Niereninsuffizienz und unter Hämodialyse von 23 205 Fällen

Typ	Vor Hämodialyse		Unter Hämodialyse	
	n	[%]	n	[%]
I	213	(3%)	300	(1%)
IIa	1 196	(18%)	3 861	(23%)
− IIa	283	(4%)	1 189	(7%)
IIIb	3 696	(57%)	7 815	(47%)
− IIIB	216	(3%)	579	(3%)
IIIa	676	(11%)	2 121	(13%)
− IIIa	92	(1%)	326	(2%)
IIIc	150	(2%)	494	(3%)
Gesamtzahl	*6522*	*(100%)*	*16685*	*(100%)*

gen Endostfibrose. Werden Patienten mit einer renalen Osteopathie Typ I in ein Hämodialyseprogramm übernommen, so kommt es im Verlaufe der nächsten Monate in der Regel auch zum Auftreten einer Mineralisationsstörung als Folge des gestörten Vitamin-D-Stoffwechsels. In einer Rebiopsie läßt sich dann zusätzlich eine *Oberflächenosteoidose* nachweisen (Typ III, ▷ weiter unten).

Spezielle therapeutische Maßnahmen für die ossären Veränderungen in diesem Stadium sind nicht erforderlich.

Typ II der renalen Osteopathie

Ursachen, Häufigkeit. Die renale Osteopathie vom Typ II ist durch eine *alleinige Osteoidose ohne zusätzliche Fibroosteoklasie* charakterisiert. Diese Form wurde wenige Jahre nach Einführung der Dialyse in der deutschsprachigen Literatur beschrieben und in den späteren 80er Jahren als sog. *„adynamic bone disease“* wiederentdeckt.

Patienten mit chronischer Niereninsuffizienz ohne Hämodialyse haben in etwa 20% eine alleinige Mineralisationsstörung ohne einen sekundären Hyperparathyreoidismus. Bei chronischer Hämodialyse haben mindestens 30% der Patienten eine renale Osteopathie vom Typ II. Es kommt unter der Hämodialyse gehäuft zu einer völligen Suppression des sekundären Hyperparathyreoidismus bzw. des endostalen Umbaues durch BMU's. *Klinisch* kommt es bei der renalen Osteopathie Typ II häufiger zu *Hyperkalzämien*, so daß ein sekundärer Hyperparathyreoidismus vorgetäuscht wird. Die Veränderungen sind am Skelettsystem Ausdruck einer *völligen Suppression der Nebenschilddrüsen.* Damit kommt es zum *Ausfall des Parathormons.* Bei der gleichzeitigen Reduktion des Knochenanbaues entwickelt sich ein sehr niedriger Knochenumbau. Die Folge ist, daß sich in ca. 20% der Fälle in Zeiträumen von Jahren unter der Dialyse eine *Osteopenie* entwickelt. In Analogie zur Postmenopausen-Osteoporose ist die Perforation von plattenartigen und stabartigen Trabekelstrukturen, unabhängig von Parathormon, bei niedrigem „Remodelling“ durch Killerosteoklasten gesteigert. Die Osteopenie kann durch *Spontanfrakturen* von erheblichem Krankheitswert für den Patienten sein.

Morphologie. *Mikroskopisch* können *zwei unterschiedliche Reaktionsmuster* der Mineralisationsstörung bei Typ II der renalen Osteopathie unterschieden werden:

- Nachdem mineralisiertes Knochengewebe in Form einer Howship-Lakune durch Osteoklasten resorbiert wurde, erfolgt eine *Matrixbildung* durch Osteoblasten bis an den Oberrand der Lakune. Dieses neugebildete *Osteoid mineralisiert nicht.* Es besteht ein *kompletter Mineralisationsstop.* Die Masse des mineralisierten Knochengewebes wird durch diesen Prozeß reduziert. Es können *Spontanfrakturen* auftreten. *Klinisch* imponiert eine „Osteoporose“. Die eigentliche Trabekelstruktur ist aber noch erhalten. Nur das Osteoid ist sehr breit, in seiner Oberflächenausdehnung vermehrt. Als Ausdruck des reduzierten Knochenumbaues *fehlen kubische Osteoblasten.* Weder eine Endostfibrose noch eine erhöhte Zahl an Osteoklasten sind morphologisch nachweisbar. Im Serum bestehen *niedrige Konzentrationen für biologisch aktives Serum-Parathormon.* Dieses Reaktionsmuster der Mineralisationsstörung bei Typ II ist mit Einführung der Vitamin-D-Metaboliten in die Therapie bzw. Prophylaxe der renalen Osteopathie *selten* geworden.
- Das zweite morphologische Reaktionsmuster der renalen Osteopathie vom Typ II besteht in *sehr schmalen osteoiden Säumen*, die in ihrer Oberflächenausdehnung vermehrt sind. Die letzte Phase der Mineralisation ist extrem verzögert. Es resultieren die beschriebenen schmalen Osteoidsäume (Abb. 4.81). Diese Form geht häufig mit einer *Reduktion an Knochenmasse* einher. An keiner Stelle bestehen Resorptionslakunen mit Osteoklasten oder einer Endostfibrose.

Therapie. Therapeutisch stellt die Heilung bzw. Besserung der Symptome der renalen Osteopathie Typ II ein bisher *ungelöstes Problem* dar. Pathophysiologisch denkbares Ziel wäre die Stimulation des Knochenumbaues, um Osteoblasten aus Präosteoblasten zu transformieren, die die Mineralisation des Knochengewebes unter dem Einfluß eines therapeutisch zugeführten Vitamin-D-Metaboliten bewerkstelligen.

Prognostisch kann diese Form der renalen Osteopathie einen *limitierenden Faktor in der Lebenserwartung* der Patienten mit chronischer Hämodialyse darstellen. Durch *Wirbelkörperkompressionsfrakturen, Spontanfrakturen der Rippen* und *Extremitäten* kommt es zur *Immobilisation*, die schließlich durch weitere Komplikationen (*Infekte*) ad exitum führen kann.

Typ III der renalen Osteopathie

Ursachen, Häufigkeit. Bei chronischer Niereninsuffizienz treten am häufigsten Veränderungen an der Spongiosa mit der *Kombination aus Osteoidose und Fibroosteoklasie* auf. Die Veränderungen entsprechen dem in der Regel bestehenden sekundären Hyperparathyreoidismus und einer Vitamin-D-Stoffwechselstörung.

Siebzig Prozent der Patienten mit chronischer Niereninsuffizienz vor Hämodialyse und ca. 60% der Patienten unter chronischer Hämodialyse haben Veränderungen vom Typ III der renalen Osteopathie. Der Schweregrad der Osteoidose und der Fibroosteoklasie haben in den letzten Jahren in der Bundesrepublik durch entsprechende therapeutische Maßnahmen eine deutliche Reduktion im Vergleich zur Zeit vor 10 Jahren erfahren.

Morphologie. *Mikroskopisch* besteht eine *Vermehrung der osteoiden Säume.* Auf der Osteoidoberfläche liegen kubische *Osteoblasten* als Ausdruck des gesteigerten Knochenumbaues. Daneben sind unterschiedlich viele *Resorptionslakunen* ausgebildet, die durch mehrkernige Osteoklasten erzeugt werden. Am Übergang zum Markraum besteht eine *Endostfibrose*. Im Serum sind *erhöhte Parathormonkonzentrationen* nachweisbar. Die Resorptionslakunen setzen sich vereinzelt als perforierende Resorption in das Bälkcheninnere fort. Die *Spongiosa* bleibt in ihrer Struktur auch nach mehrjähriger Hämodialyse erhalten (Abb. 4.82). Die *Kortikalis* wird allerdings durch eine verstärkte Resorption aufgelockert. Vereinzelt treten bei einem Überwiegen des Knochenanbaues Osteosklerosen auf. Bei einigen Fällen überwiegt vor allem die *Mineralisationsstörung* mit einer sehr ausgeprägten Osteoidose. Therapeutisch kann durch die Anwendung von 1,25-Dihydroxycholekalziferol eine Reduktion der Fibroosteoklasie und in gewissen Grenzen eine Verbesserung der Osteoidose erzielt werden. Aus wiederholten Biopsien im Abstand von mehreren Jahren ist bekannt, daß die Veränderungen auch bei langjähriger Hämodialyse oft stationär bleiben. Offensichtlich kommt es bei einem geringen sekundären Hyperparathyreoidismus mit gesteigertem endostalen Umbau nicht zum Verlust von Trabekelstrukturen bzw. es erfolgt kein Verlust an Knochenmasse.

Eine *Heilung* ist mit den heute zur Verfügung stehenden Möglichkeiten *nicht zu erreichen*.

In Tabelle 4.27 sind die morphologischen Charakteristika der einzelnen Formen der renalen Osteopathie zusammenfassend beschrieben. Eine Bezeichnung des Knochenumsatzes (erniedrigt, gering erhöht, stark erhöht) erfolgt durch Suffixe a – c. Außerdem wird die Knochenmasse in die Klassifikation durch den Zusatz „+“ bzw. „–“ einbezogen[17, 28, 49, 50].

Sonderformen der renalen Osteopathie

Renale Osteopathie IIIc („fortgeschrittene Ostitis fibrosa“)

Bei *exzessiver Parathormonproduktion* kommt es zu einem *fibroosteoklastischen Umbau* des Knochengewebes. Diese Veränderungen lassen sich als Typ III c eingruppieren.

Mikroskopisch besteht ein *völliger Umbau der normalen Spongiosastruktur*. Die Markräume sind fibrosiert. Innerhalb dieses Fasergewebes kommt es zur Neubildung eines *statisch minderwertigen, ungeordnet fibrösen Knochengewebes*. Das *Osteoid* ist *vermehrt* und wird von kubischen Osteoblasten gebildet. Daneben sieht man unterschiedlich viele *Osteoklasten*. Abschnittsweise ist die Zahl der Osteoklasten auffälligerweise relativ gering. Die endostalen Sinus können zystisch erweitert sein. Die Veränderungen gleichen schweren Formen des primären Hyperparathyreoidismus und sind von diesen ohne klinische Angaben morphologisch nicht zu unterscheiden.

Therapeutisch besteht bei derartigen Fällen eine *eindeutige Indikation zur operativen Entfernung der Nebenschilddrüsen*. Dazu wurden die Nebenschilddrüsen vollständig entfernt und ein Teil einer hyperplastischen Nebenschilddrüse in die Muskulatur des Unterarmes reimplantiert. Ein invasives autonomes Wachstum derartiger Reimplantate von Nebenschilddrüsengewebe hat jedoch zu einer Rückkehr zur üblichen *partiellen Parathyreoidektomie* geführt.

Mikroskopisch kommt es innerhalb von Stunden zur *Rückbildung der Osteoklastenzahlen*. Die *Endostfibrose* wird erst im Laufe von Wochen zurückgebildet. Die *Spongiosastruktur* kann noch über lange Zeiträume (bis zu Jahren) in ihren ungeordneten Strukturen erhalten bleiben. Nur bei ausreichender Restnebenschilddrüsenaktivität erfolgt ein allmählicher Umbau der Spongiosa in regelrechte Knochentrabekel.

Frakturierende renale Osteopathie (-IIa)

Unter der renalen Osteopathie vom Typ II wurde das Problem der Osteopenie aufgeführt. Bereits bei geringer mechanischer Belastung kommt es zu Frakturen. *So reichen Hustenstöße aus, um Rippenserienfrakturen zu erzeugen.*

Mikroskopisch imponiert vor allem die *Reduktion an Knochenmasse* (Abb. 4.81). Häufig ist das Osteoid sehr schmal und in seiner Oberflächenausdehnung vermehrt. Daneben kommen Formen vor, die einen *vollständigen Mineralisationsstop* aufweisen (▷ Deskription renale Osteopathie Typ II). Eine befriedigende *Therapie* für diese Veränderungen besteht zur Zeit nicht. Diskutiert wird die Senkung des Dialysat-Kalziums zur Induktion eines sekundären Hyperparathyreoidismus. Bei einer geringen Osteoidose wäre eine Stimulation der Knochenneubildung durch Fluoride denkbar. Ausreichende Erfahrungen für verbindliche Empfehlungen liegen jedoch nicht vor[2, 22, 27, 33].

Aluminiuminduzierte Osteopathie

Durch die Einnahme von Aluminiumhydroxyd als *Phosphatbinder* und durch aluminiumhaltige Teile in den *Dialysegeräten* kann es zu einer *verstärkten Aluminiumaufnahme* kommen. Aluminium wird im Knochengewebe besonders in der Mineralisationsfront abgelagert, aber auch in den Kittlinien und in Makrophagen des Knochenmarks (Abb. 4.83 u. 4.84). Dort bewirkt es einen *weitgehenden Stop der Mineralisation*, so daß *schwere Osteoidosen* resultieren. Die Folge sind vor allem *Frakturen*. Daneben bestehen ausgeprägte Knochenschmerzen. Bei einer weiteren Aluminiumüberladung des Organismus kommt es zu Ablagerungen im Gehirn. Diese induzieren schwere *Enzephalopathien* bis hin zur *Demenz*.

Therapeutisch besteht die Möglichkeit der Aluminiumbindung an *Komplexbildner (Desferral)*, so daß eine allmähliche Ausscheidung des Aluminiums ermöglicht wird. Damit konnte eine Besserung der Osteoidose und

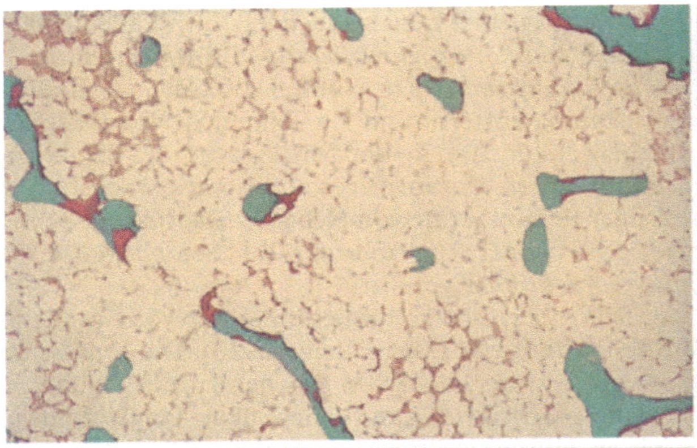
81

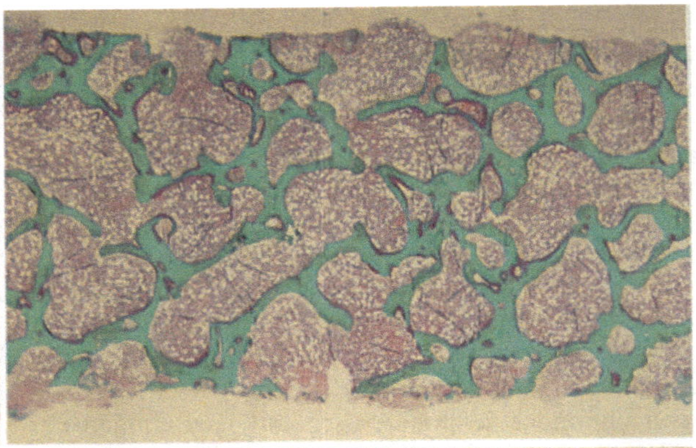
82

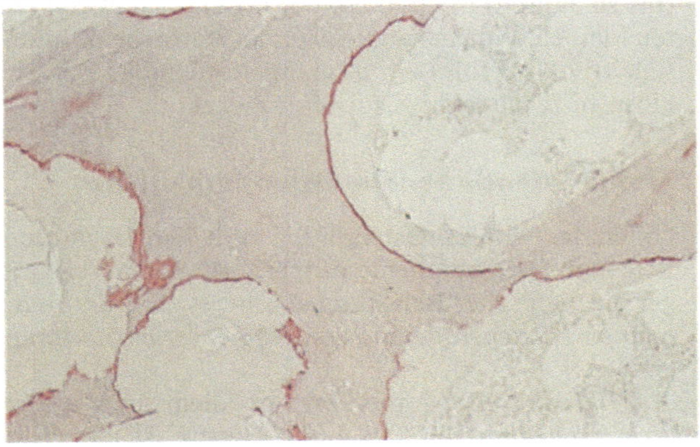
83

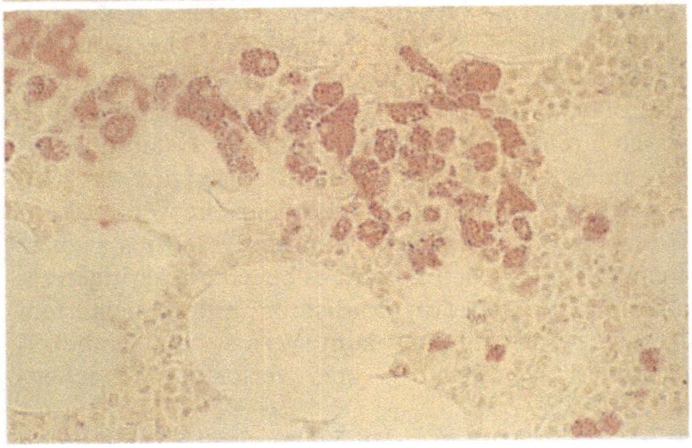
84

Abb. 4.81. Renale Osteopathie II a mit Osteoidose und überwiegender Osteopenie. Aufhebung der intertrabekulären Vernetzung. Klinisch multiple Frakturen. Kein sekundärer Hyperparathyreoidismus

Abb. 4.82. Renale Osteopathie III b mit geringer Osteoidose sowie mäßiger Fibroosteoklasie. In Bildmitte eine sog. tunnelierende Resorption (sekundärer Hyperparathyreoidismus). Goldner, unentkalkt, 10:1

Abb. 4.83. Ausgedehnte Aluminiumablagerungen in der Mineralisationsfront der osteoiden Säume. Renale Osteopathie II a. Deutliche Volumenosteoidose. Aluminon-Färbung, 120:1

Abb. 4.84. Aluminiumspeicherung in Makrophagen des Knochenmarks bei 5jähriger Hämodialyse und Phosphatbinder-Therapie. Aluminon-Färbung, unentkalkt, 180:1

vor allem der Enzephalopathie erreicht werden. Aluminiumablagerungen kommen zusätzlich in den Kittlinien des mineralisierten Knochengewebes und in Makrophagen des Knochenmarks vor. Vor einer subtotalen Parathyreoidektomie bei fortgeschrittenen Fibroosteoklasien ist besonders auf diese Aluminiumablagerungen zu achten, da nach Parathyreoidektomie mit der Reduktion der Umbauaktivität das Aluminium aus diesen Makrophagen in die Mineralisationsfront flutet und einen Mineralisationsstop auslösen kann[14].

Renale Osteopathie und dialyseassoziierte Amyloidose

Ursachen, Häufigkeit. Bei der dialyseassoziierten Amyloidose kommt es zu diffusen und pseudotumorösen Ablagerungen von β-2-Mikroglobulinen in den *Gelenken, periartikulär*, im *Periost* und im *periartikulären Knochengewebe*. Letztere führen durch große pseudozystische Knochendestruktionen zu *Spontanfrakturen*.

Die Ablagerungen treten in der Regel frühestens nach 4 Jahren Dialysetherapie auf. Die *Häufigkeit* beträgt in einigen Dialysezentren nach langjähriger Dialyse *bis zu 70%*. Es besteht ein Zusammenhang zu speziellen Dialysemembranen. Außerdem wird eine Beziehung zum Grad der Keimfreiheit des Dialysats (chronisch entzündliche Reaktionen) diskutiert[12].

Klinik. Führendes Symptom einer dialyseassoziierten Amyloidose ist ein

- *Karpaltunnel-Syndrom*, das durch Amyloidablagerungen entlang der Sehnenscheiden des Handgelenkes bedingt ist. Weiterhin kommt es zu
- *Gelenkbeschwerden* und *Spontanfrakturen des Schenkelhalses. Radiologisch* bestehen in derartigen Fällen *zystische Läsionen*, die vor der Klärung der Pathogenese zur Diagnose eines schweren sekundären Hyperparathyreoidismus führten. Die operative Revision der Halsregion ergab jedoch keine wesentlich vergrößerten Nebenschilddrüsen.

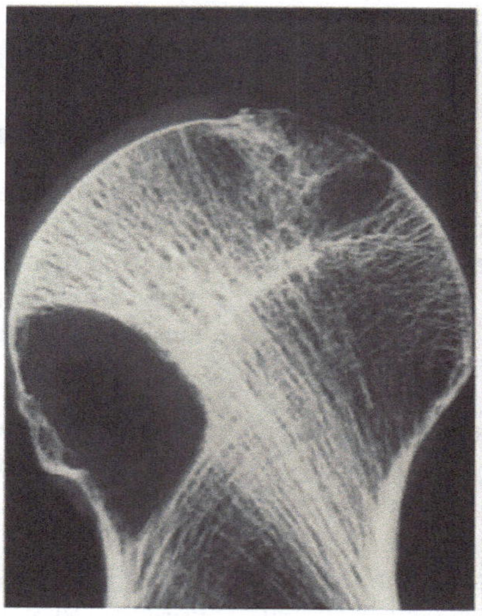

85

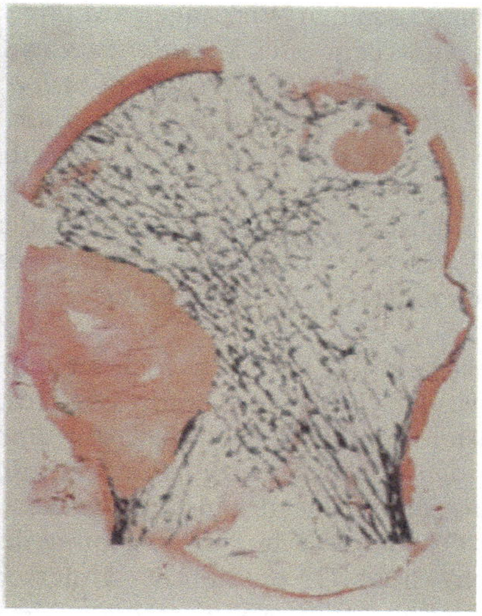

86

Abb. 4.85. Pseudozysten bei Dialyse-assoziierter Amyloidose im Femur und Schenkelhals (subchondral).

Abb. 4.86. Unentkalktes Großschnitt-präparat (wie Abb. 4.85). Ausgedehnte Amyloidablagerungen (rot) am Übergang zum Schenkelhals sowie unterhalb der Gelenkfläche. Von Kossa-Modifikation, unentkalkt, Lupenvergrößerung

Morphologie. In *Beckenkammbiopsien* lassen sich *herdförmige Amyloidablagerungen nur in Einzelfällen* nachweisen. *Noduläre Ablagerungen* lassen sich in den *Sehnenscheiden* beobachten. Pseudotumoröse Ablagerungen im Schenkelhals (Abb. 4.85 u. 4.86) bestehen aus Amyloid. Im Randgebiet besteht eine geringe Stimulation der osteoklastären Resorption mit allmählicher Aufhebung der Spongiosa- und Kortikalisstruktur. Entweder erfolgt eine Darstellung mit *Kongorot* (Gelbgrün-Färbung im polarisierten Licht) oder *immunhistologisch.*

Therapeutisch kommt nur eine Prophylaxe durch die Verwendung bewährter Dialysatoren und die Keimfreiheit des Dialysats in Betracht. Die *optimale Prophylaxe* stellt die *frühzeitige Nierentransplantation* dar.

Differentialdiagnose der renalen Osteopathien

Ohne Kenntnis der klinischen Einzelheiten lassen sich primäre und *sekundäre Formen eines Hyperparathyreoidismus* im histologischen Bild des Knochengewebes nicht voneinander unterscheiden. Bei derartigen Fällen ist die diagnostische Beurteilung nur deskriptiv und unter Vorbehalt vorzunehmen. Bei Hyperkalzämien im Rahmen einer chronischen Niereninsuffizienz ergeben sich neben einem sog. *tertiären Hyperparathyreoidismus* weitere Ursachen. Diese sind in Tabelle 4.29 zusammengefaßt. Mit zunehmendem Lebensalter der Patienten unter einer Dialysetherapie und einer wesentlich höheren Lebenserwartung hat sich das Bild der renalen Osteopathie in den letzten 10 Jahren deutlich gewandelt.

Derzeit steht die Problematik der Übertherapie des sekundären Hyperparathyreoidismus im Vordergrund. Welches sind *Präventivmaßnahmen* zur Vermeidung einer Osteopenie? Die aluminiuminduzierte renale Osteopathie ist durch die weitgehende Vermeidung aluminiumhaltiger Phosphatbinder zu einer Seltenheit geworden.

Osteopathien und Kalzitonin

Ursachen. 1962 wurde Kalzitonin als zweites kalziumregulierendes Hormon entdeckt. Es *hemmt die osteoklastäre Resorption*, besonders bei erhöhtem Knochen-

Tabelle 4.29. Differentialdiagnose der Hyperkalziämie bei chronischer Niereninsuffizienz

Ursache	Histologie
„Tertiärer" Hyperparathyreoidismus	Renale Osteopathie IIIc, ausgeprägte Fibroosteoklasie
Erhöhte exogene Kalziumzufuhr	Renale Osteopathie IIa
Erhöhte Vitamin-D-Metabolitentherapie	Renale Osteopathie IIa
Plasmozytom	Plasmazellinfiltrate, renale Osteopathie IIa, IIb
Metastasen	Tumorzellinfiltrate, renale Osteopathie IIIb
Sarkoidose	Granulomatöse Myelitis, renale Osteopathie IIIb

umbau. Von den Wirkungen auf das Skelettsystem werden außerdem eine *Stimulation der Osteoblasten* und eine *Verbesserung der Mineralisation* diskutiert.

Kalzitonin-Mangelzustände sind nicht bekannt. Eine *erhöhte Kalzitoninbildung* erfolgt beim *medullären Schilddrüsenkarzinom,* das von den C-Zellen der Schilddrüse ausgeht. Eine besondere Rolle spielen außerdem *multiple endokrine Neoplasien,* die das System der C-Zellen mit einbeziehen.

Morphologie. Bestehen noch keine Skelettmetastasen, so ist der Umbau der Spongiosa reduziert. Die Osteoklasten sind klein, aber nicht vollständig gehemmt, wie bei den hohen Kalzitoninkonzentrationen zu erwarten wäre. Bei Bestehen von Skelettmetastasen ist die Zahl der Osteoklasten in der Umgebung der Tumorinfiltrate auch erhöht. Ob quantitative Unterschiede zu anderen, nicht Kalzitonin-produzierenden Metastasen bestehen, ist aufgrund der außerordentlichen Variationsbreite der osteoklastären Resorption bei Metastasen nicht sicher zu beantworten [16].

Osteopathien und Wachstumshormon

Akromegalie

Das Längenwachstum der Röhrenknochen wird bei erhaltener Epiphysenfuge durch Wachstumshormon reguliert. Bei *Hypophysentumoren* mit einer vermehrten Produktion von Wachstumshormonen kommt es daher vor Abschluß des Längenwachstums zur Ausbildung eines *Riesenwuchses.* Fehlen die Wachstumsfugen bei bereits abgeschlossenem Längenwachstum, so lassen sich Veränderungen an den endostalen Umbauoberflächen, der Knochenmasse und dem Periost nachweisen.

Bei Erwachsenen kommt es bei der Akromegalie zu einer *Zunahme der Knochenmasse* mit Ausbildung einer *sehr plumpen Spongiosastruktur.* Die Osteoblasten sind bei den meisten Fällen stimuliert. Die *osteoklastäre Resorption* ist jedoch auch über die Norm gesteigert. Eine *Endostfibrose* liegt aber im Gegensatz zur vermehrten Parathormonsekretion nicht vor. Auf der periostalen Seite kommt es im Bereich der Akren zu einer Neubildung von primitivem Faserknochen sowie zu einer ödematösen Auflockerung der Weichteile, die die bestehende Akromegalie erklären.

Bei einer *operativen Entfernung des wachstumshormonproduzierenden Tumors* konnte beobachtet werden, daß die *Knochenresorption* nahezu unvermindert bestehen bleibt, der *Knochenanbau* jedoch stark reduziert wird. Daraus müßte über eine längere Periode eine *Osteoporose* resultieren.

Experimentell konnte durch Wachstumshormon die *Frakturheilung* durch Ausbildung einer beschleunigten Kallusformation *verbessert* werden. Dies hat sich jedoch klinisch nicht ausreichend reproduzieren lassen. Bei einer therapeutischen Anwendung des Wachstumshormons bei der *Osteoporose* entwickelt sich eine periostale Apposition, jedoch keine wesentliche Zunahme der Knochenmasse im Bereich der Spongiosa.

Hypophysärer Zwergwuchs

Beim hypophysären Minderwuchs läßt sich durch die Gabe von menschlichem Wachstumshormon eine Stimulation des Längenwachstums erzeugen. Voraussetzung dafür ist jedoch, daß noch keine knöcherne Umwandlung der Epiphysenplatten erfolgt ist.

Osteopathien und Schilddrüsenhormone

Hyperthyreose

Die Schilddrüsenhormone beeinflussen die Entwicklung des Skeletts.

Bei der angeborenen *Hypothyreose* kommt es zu schweren Wachstumsstörungen mit unvollständiger Entwicklung aller Skelettabschnitte. Bereits Ende des vorigen Jahrhunderts wurden Skelettveränderungen bei der *Hyperthyreose* beschrieben. Dabei wurden vor allem osteomalazische Veränderungen gefunden. Auffälliger Befund bei der *Hyperthyreose* ist eine *Hyperkalzämie.* Für diese werden folgende Ursachen diskutiert:

- *erhöhter Knochenumsatz* bei *gleichzeitiger Immobilisation des Patienten,*
- *erhöhter Knochenumsatz* mit *reduzierter renaler Kalziumausscheidung,*
- *Nebenniereninsuffizienz,*
- zusätzlich bestehender *primärer Hyperparathyreoidismus,*
- *reaktiver Hyperparathyreoidismus,*
- *potenzierende Wirkung von Parathormon und Schilddrüsenhormonen,*
- *Kalzitoninmangel,*
- *potenzierende Wirkung von Vitamin D und Schilddrüsenhormonen,*
- *direkter Einfluß der Schilddrüsenhormone auf die osteoklastäre Resorption.*

Bei *ausgeprägten Veränderungen* wurde *histologisch* die Kombination aus Osteomalazie, Fibroosteoklasie und Osteoporose beobachtet. Bei *geringeren Veränderungen,* die sicher eher den tatsächlichen Einfluß repräsentieren, besteht vor allem eine Stimulation des Knochenumbaues. Dabei ist die Struktur der Osteoklasten von denen beim primären Hyperparathyreoidismus verschieden. Die Osteoklasten sind länglich und flach. Eine pathologische Endostfibrose besteht nicht. Außerdem sind die endostalen Gefäßsinus erweitert. Dieser Befund ist in erster Linie Ausdruck des erhöhten Herzminutenvolumens.

Hypothyreose

In der Regel kommt es bei einer Hypothyreose zur Entwicklung einer Osteoporose mit reduziertem Umbau.

Literatur

1. Agerbaek MO, Eriksen EF, Kragstrup J, Mosekilde L, Melsen F (1991) A reconstruction of the remodelling cycle in normal human cortical iliac bone. Bone Miner 12:101–112
2. Almond MK, Kwan JT, Evans K, Cunningham J (1994) Loss of regional bone mineral density in the first 12 months following renal transplantation. Nephron 66:52–57
3. Amling M, Grote HJ, Pösl M, Hahn M, Delling G (1994) Polyostotic heterogeneity of the spine in osteoporosis. Quantative analysis and three-dimensional morphology. Bone Miner 27 (3):193–208
4. Amling M, Grote HJ, Vogel M, Hahn M, Delling G (1994) Three-dimensional analysis of the spine in autopsycases with renal osteodystrophy. Kidney Int 46:733–743
5. Amling M, Herden S, Delling G (1995) Heterogeneity of the skeleton. Comparison of the trabecular microarchitecture of the spine, the pelvis, the femur, and the os calcis. J Bone Miner Res 13:36–45
6. Baillie SP, Davison CE, Johnson FJ, Francis RM (1992) Pathogenesis of Vertebral Crush Fractures in Men. Age Ageing 21:139–141
7. Bonse U, Busch F, Günnewig O et al. (1994) 3D computed X-ray tomography of human cancellous bone at varified (8mm)3 spatial and 10^{-4} energy resolution. Bone Miner 25:25–38
8. Chrischilles E, Shireman T, Wallace R (1994) Costs and health effects of osteoporotic fractures. Bone 15:377–386
9. Christiansen C, Kristensen M, Roedbro P (1972) Latent osteomalacia in epileptic patients on anticonvulsants. Br. Med J II:738–739
10. Clark F, Simpson W, Young JR (1972) Osteomalacia in immigrants from the Indian subcontinent in Newcastle upon Tyne. Proc Roy Soc Med 65:14–16
11. Coburn JW (1993) Mineral metabolism and renal bone disease: effects of CAPD versus hemodialysis. Kidney Int Suppl 40:S92–100
12. Cohen AS, Conners LH (1987) The pathogenesis and biochemistry of amyloidosis. J Pathol 151:1–10
13. Compston JE, Mellish RWE, Croucher P, Newcombe R, Garrahan NJ (1989) Structural mechanisms of trabecular bone loss in man. Bone Miner 6:339–350
14. Cournot-Witmer G, Zingradd J, Plachot JJ et al. (1981) Aluminium localization in bone from hemodialyzed patients: Relationship to matrix mineralization. Kidney Int 20:375–385
15. Croucher PI, Garrahan NJ, Compston JE (1993) Assessment of resorption cavity characteristics in trabecular bone: changes in primary and secondary osteoporosis. Bone 14:449–454
16. Delling G (1975) Endokrine Osteopathien. Fischer, Stuttgart
17. Delling G (1985) Morphologie der renalen Osteopathie. Dialyse 10:16–18
18. Delling G, Amling M (1995) Biomechanical stability of the skeleton – it is not only bone mass, but also bone structure that counts. The structure of cancellous bone – normal, osteopenia, and renal osteodystrophy. Nephrol Dial Transplant 10:601–606
19. Delling G, Hahn M, Vogel M (1991) Veränderungen des Knochens bei Osteoporose. Sind neue therapeutische Konzepte in Sicht? Therapiewoche 41:2904–2914
20. Delling G, Hahn M, Wolf E, Vogel M (1991) Osteoporose – Pathomorphologie, zelluläre Regulation der Spongiosastruktur und Knochenmasse, Pathogene der Osteoporose und Veränderungen nach Therapie. Mobiles Leben 3:12–17
21. Dent CE, Richens A, Rowe DJF, Stamp TCB (1970) Osteomalacia with long-term antikonsulvant therapy in epilepsy. Br Med J II:73
22. Drueke TB (1993) Adynamic bone disease, anaemia, resistance to erythropoietin and iron-aluminium interaction. Nephrol Dial Transplant 8 Suppl 1:12–16
23. Frost HM (1966) The bone dynamics in osteoporosis and osteomalacia. Thomas, Springfield, Illinois
24. Frost HM (1987) Bone „mass" and the „mechanostat": a proposal. Anat Rec 219:1–9
25. Hahn M, Vogel M, Amling M et al. (1994) Mikrokallusformationen der Spongiosa. Pathologe 15:297–302
26. Harvey JN, Gray C, Belchetz PE (1992) Oncogenous osteomalacia and malignancy [see comments]. Clin Endocrinol Oxf 37:379–382
27. Hercz G, Pei Y, Greenwood C, Manuel A et al. (1993) Aplastic osteodystrophy without aluminum: the role of „suppressed" parathyroid function. Kidney Int 44:860–866
28. Hutchison AJ, Whitehouse RW, Boulton HF et al. (1993) Correlation of bone histology with parathyroid hormone, vitamin D3, and radiology in end-stage renal disease. Kidney Int 44:1071–1077
29. Ittel TH, Gladziwa U, Sieberth HG (1993) Synergistic effect of 1,25-vitamin D3 and fluoride on bone aluminum accumulation. Bone 14:427–432
30. Karlsson MK, Gärdsell P, Johnell O et al. (1993) Bone mineral normative data in Malmö, Sweden. Acta Orthop Scand 64:168–172
31. Kneissel M, Boyde A, Hahn M et al. (1994) Age- and sex-dependent cancellous bone changes in a 4000y BP population. Bone 15:539–545
32. Libbey NP, Chazan JA, London MR, Pono L, Abuelo JG (1993) The relevance of mineralization lag time in the evaluation of histologic changes in renal osteodystrophy. Clin Nephrol 39:214–223
33. Malluche HH, Monier-Faugerre MC (1992) Risk of adynamic bone disease in dialyzed patients. Kidney Int Suppl 38:62–67
34. McMurtry CT, Godschalk M, Malluche HH, Geng Z, Adler RA (1993) Oncogenic osteomalacia associated with metastatic prostate carcinoma: case report and review of the literature [see comments]. J Am Geriatr Soc 41:983–985
35. Minne HW (1991) Osteoporose als Ursache der pathologischen Fraktur. Akt Traumatol 21:82–86
36. Minne HW, Leidig G, Wüster C et al. (1988) A newly developed spine deformity index (SDI) to quantitate vertebral crush fractures in patients with osteoporosis. Bone Miner 335–350
37. Parfitt AM (1979) Quantum concept of bone remodeling and turnover: implications for the pathogenesis of osteoporosis. Calcif Tissue Int 28:1–5
38. Parfitt AM (1987) Trabecular bone architecture in the pathogenesis and prevention of fracture. Am J Med 82 (Suppl 1B):68–72
39. Parfitt AM (1988) Bone remodeling: relationship to the amount and structure of bone, and the pathogenesis and prevention of fractures. In: Riggs L, Melton LJ (eds) Osteoporosis: etiology, diagnosis and management. III. Raven Press, New York, pp 45–93
40. Parfitt AM (1993) Morphometry of bone resorption: introduction and overview. Bone 14:435–441
41. Parfitt AM, Drezner MK, Glorieux FH et al. (1987) Bone histomorphometry: standardization of nomenclature, symbols and units. Report of the ASBMR histomorphometry nomenclature committee. J Bone Miner Res 2:595–610
42. Riggs BL, Melton III LJ (1986) Involutional osteoporosis. New Engl J Med 314:1676–1686
43. Ross PD, Davis JW, Vogel JM, Wasnich RD (1990) A critical review of bone mass and the risk of fractures in osteoporosis. Calcif Tissue Int 46:149–161
44. Schnitzler CM, Pettifor JM, Mesquita JM, Bird MDT, Schnaid E, Smyth AE (1990) Histomorphometry of iliac crest bone in 346 normal black and white South African adults. Bone Miner 10:183–199
45. Schulz W, Delling G (1985) Knochenstoffwechselstörungen bei Dauerdialysepatienten. Thieme, Stuttgart

46. Schulz W, Delling G (1988) Renale Osteopathie. In: Sarre H, Gessler U, Seybold D (eds) Nierenkrankheiten. Physiologie, Pathophysiologie, Untersuchungsmethoden, Klinik und Therapie. Thieme, Stuttgart, New York s 245–273
47. Scott WW (1984) Osteoporosis-related fracture syndromes. In: Osteoporosis. Proceedings of the NIH Consensus Development Conference, Bethesda, Maryland, pp 20–24
48. Semler J, Delling G (1987) Osteomalacia in turkish immigrants. In: Kuhlencordt F, Dietsch P, Keck E, Kruse HP (eds) Generalized bone diseases. Springer, Berlin Heidelberg New York Tokyo pp 163–167
49. Sherrard DJ, Ott SM, Maloney NA, Andress D, Coburn JW (1983) Uremic osteodystrophy: classification, cause and treatment. In: Frame B, Potts J (eds) Clinical disorders of bone and mineral metabolism. Exerpta medica, Amsterdam, pp 254–259
50. Sherrrard DJ, Hercz G, Pei Y et al. (1993) The spectrum of bone disease in end-stage renal failure and evolving disorder. Kidney Int 43:436–442
51. Verlooy H, De Roo M, Mortelmans L, Dequeker J (1991) Common bone features in osteomalacia, secondary hyperparathyroidism, and renal osteodystrophy. Clin Nucl Med 16: 372–374
52. Vogel M, Hahn M, Delling G (1995) Trabecular bone structure in patients with primary pyperparathyroidism. Virchows Archiv 426:127–134
53. Wright CDP, Crawley EO, Evans WD et al. (1990) The relationship between spinal trabecular bone mineral content and iliac crest trabecular volume. Calcif Tissue Int 46:162–165
54. Zerwekh JE, Hagler HK, Sakhaee K et al. (1994) Effect of slow-release sodium fluoride on cancellous bone histology and connectivity in osteoporosis. Bone 15:691–699
55. Ziegler R (1993) Was ist gesichert in der Behandlung der Osteoporose der Frau in der Menopause?. Internist (Berl) 34:18–24

Knochentumoren

Epidemiologie. Etwa *1% aller bösartigen Geschwülste* sind *maligne Knochentumoren.* Die *gutartigen* Knochentumoren sind *dreimal häufiger als die bösartigen.* Bei den gutartigen Formen ist das *Osteochondrom* am häufigsten. Bei den bösartigen Tumoren ist das *Osteosarkom* die häufigste maligne Tumorform[103, 118, 140].

Klassifikation. Die Einteilung der Knochengeschwülste erfolgt nach dem *Ursprungsgewebe,* also nach der *Histogenese.* Nach dem Prinzip der WHO-Klassifikation

Tabell 4.30. Klassifikation der Knochentumoren

Muttergewebe	Benigne Tumoren	Maligne Tumoren
Knorpelgewebe	Osteochondrom – solitär – multipel Chondrom – solitär – multipel Benignes Chondroblastom Chondromyxoidfibrom	sekundäres Chondrosarkom primäres Chondrosarkom Dedifferenziertes Chondrosarkom Klarzell-Chondrosarkom Mesenchymales Chrondrosarkom Periostales Chondrosarkom
Knochengewebe	Osteom Osteoid-Osteom Osteoblastom	Zentrales Osteosarkom Multizentrisches Osteosarkom Niedrig malignes Osteosarkom Periostales, parossales Osteosarkom
?	Riesenzelltumor (intermediär)	Riesenzellreiches Sarkom (maligner Riesenzelltumor)
Bindegewebe	Myxom Desmoplastisches Fibrom Ossifizierendes Fibrom Benignes fibrosierendes Histiozytom	Fibrosarkom Malignes fibrosierendes Histiozytom
Neuroektodermales Gewebe		Ewing-Sarkom
Markraumgewebe		Primäres malignes Lymphom Plasmozytom
Gefäßgewebe	Hämangiom Lymphangiom	Hämangioendotheliom Angiosarkom
Glatte Muskulatur		Leiomyosarkom
Fettgewebe	Lipom	Liposarkom
Nervengewebe	Neurinom	Malignes Schwannom
Chordagewebe		Chordom
?		Sog. Adamantinom der langen Röhrenknochen

lassen sich definierte Tumorgruppen unterscheiden (Tabelle 4.30). Zusätzlich existieren *tumorähnliche Läsionen*, deren Pathogenese (Tumor? reaktive Läsion?) nicht geklärt ist. Als *sekundäre Knochentumoren* werden die Knochenmetastasen unterschiedlichster Primärtumoren zusammengefaßt.

Besonderheiten des diagnostischen Vorgehens

> Nur durch eine *enge interdisziplinäre Kooperation* ist bei Knochentumoren eine sichere Diagnosestellung möglich.
>
> Die *histologische Diagnose* eines Knochentumors darf *ohne Kenntnis des Alters des Patienten*, der *Lokalisation* und des *Röntgenbefundes nicht abschließend gestellt werden*. Dies gilt sowohl für Knochentumor-Zentren als auch für weniger häufig mit Knochentumoren befaßte Pathologen.

Aufgrund der Kombination von Lebensalter, Lokalisation und Röntgenveränderungen ergibt sich *bereits vor der Biopsie in den meisten Fällen eine differentialdiagnostische Eingrenzung* des Knochentumors. So kann z. B. die histologische Diagnose eines echten Riesenzelltumors bei einem 11jährigen Kind in der Femurdiaphyse nicht korrekt sein, da diese Tumorform frühestens zum Ende der zweiten Lebensdekade auftritt und außerdem immer epimetaphysär gelegen ist. Neben der konsequenten Einhaltung der weiter unten aufgeführten Prinzipien der Knochenbiopsie sollte der Einsatz aller zur Verfügung stehenden morphologischen Methoden erfolgen. Nur auf diese Weise lassen sich Fehlinterpretationen weitgehend vermeiden. Dabei hat sich der Einsatz der in Tabelle 4.31 aufgeführten Methoden nach den eigenen Erfahrungen besonders bewährt.

> *Spätestens zum Zeitpunkt der Diagnosestellung muß der Pathologe das Röntgenbild gesehen bzw. beurteilt haben.* Auf der Röntgenaufnahme muß die *gesamte Läsion* sowie möglichst auch das *benachbarte proximal bzw. distal gelegene Gelenk* miterfaßt werden. Die Darstellung von Veränderungen in den Weichteilen ist nur bei entsprechenden Aufnahmetechniken möglich.

Tabelle 4.31. Morphologische Methoden für die Diagnostik von Knochentumoren

- Schnellschnitt-Untersuchung
- Imprintzytologie
- Paraffinhistologie nach EDTA-Entkalkung
- Kunststoffeinbettung ohne vorherige Entkalkung
- Immunhistochemie
- DNA-Analyse
- Zytogenetik
- Molekularpathologie

Die *Szintigraphie* und *präoperative Angiographie* sind nur noch speziellen Fragestellungen vorbehalten. Als nichtinvasive Methoden haben neben dem konventionellen Röntgenbild die *Computertomographie (CT)* und *Kernspintomographie (MR)* die größte diagnostische Bedeutung erlangt.

Bei jedem Knochentumor sind die *differentialdiagnostisch* in Betracht kommenden Möglichkeiten ständig, also auch *bereits vor der Biopsie, anhand der radiologischen Befunde* in Betracht zu ziehen. Aufgrund der *histologischen Befunde* (z. B. Riesenzellen, Knorpelbildung) sind die radiologischen und klinischen Veränderungen unter dem Aspekt des endgültig in Frage kommenden Knochentumors zu überprüfen. Auf diese Weise wird die Erstellung einer sicheren Diagnose gewährleistet. In den Tabellen 4.32 u. 4.33 sind einige diagnostische Kriterien unter differentialdiagnostischen Aspekten zusammengestellt.

Chondrogene Tumoren

Klassifikation

- Osteochondrom
- Osteochondromatose
- Chondroblastom
- Chondromyxoidfibrom
- Chondrom
- Chondromatose
- Chondrosarkom (Grad I – III)
- Dedifferenziertes Chondrosarkom
- Mesenchymales Chondrosarkom
- Klarzell-Chondrosarkom
- Chordom

Osteochondrom

(ICD-O M-9210/0)

> **Definition.** Das Osteochondrom imponiert als eine *knöcherne Auftreibung* an der Außenseite der Knochen, die mit einer *Knorpelkappe* überzogen ist. Die Kortikalis zieht in die Läsion mit ein, so daß der Markraum des tumortragenden Knochens unmittelbar in die Läsion übergeht. Das Osteochondrom entspricht dem klinisch häufig verwendeten Begriff der *Exostose*.

Epidemiologie. Mit 40 – 50% aller benignen Knochentumoren sind die Osteochondrome die *häufigsten Knochentumoren*. Sie treten *in der Regel solitär* auf[140].

Lokalisation. Das Osteochondrom ist am häufigsten in der *Metaphysenregion der langen* Röhrenknochen lokalisiert. Seltener kommt es im *Becken*, an den *Rippen* oder an der *Wirbelsäule* bzw. am *Unterkiefer* vor. Eine besondere Form der Osteochondrome sind die *subungualen Formen*, die als reaktive Prozesse von den übrigen echten Osteochondromen abzugrenzen sind.

Tabelle 4.32. Differentialdiagnose von Knochentumoren – Leitsymptom Knorpelgewebe

Tumor	Alter (Jahre)	Lokalisation	Zellgehalt	Grundsubstanz
Chondrom	Alle Lebensalter	Hände, Füße	Wenig	Knorpel, lobulär
Chondrosarkom	Ab 20. Lj.	Lange Röhrenknochen/ Stammskelett	Wenig, viele	Knorpel, lobulär
Chondroblastom	10–30	Epiphysen	Sehr viele	Gitterförmiger Knorpel
Chondromyxoidfibrom	5–20	Metaphysen	Peripher viele	Knorpel, myxoide Grundsubstanz
Osteosarkom	4–65	Metaphysen	Hoch	Knorpel, Osteoid, Knochen
Periostales Osteosarkom	10–65	Diaphysen (Tibia)	Mittel	Knorpel, flächenhaft
Fibröse Dysplasie	10–60	Monostotisch, Polyostotisch	Mittel	Faserknochen, selten Knorpel
Myositis ossificans	10–40	Meist Extremitäten	z. T. sehr hoch	Kollagenfasern; Knorpel,peripher, lobulär; Osteoid
Kallus	Alle Lebensalter	Periossär	Mittel	Herdförmig Knorpel, Knochen, Osteoid

Tabelle 4.33. Differentialdiagnose von Knochentumoren – Leitsymptom Knochengewebe

Tumor	Alter (Jahre)	Lokalisation	Riesenzellen	Zellgehalt	Grundsubstanz
Riesenzelltumor	Nach 20. Lj.	Epiphysen	Viele, groß	Hoch	Osteoid möglich
Osteosarkom	5–25	Metaphysen	Wenige	Hoch	Osteoid, Knochen
Chondroblastom	20–30	Epiphysen	Sehr große	Mittel	Knorpel
Fibröse Dysplasie	10–60	Monostotisch Polyostotisch	Einzelne	Mäßig	Knochen, Bindegewebe
Riesenzellgranulom	10–50	Unterkiefer	In Gruppen	Mittel	Knochen, septenförmig
Metastasen	–	Wirbelsäule/ Becken, Extremitäten	z. T. viele	Hoch	Rand, reaktive Knochenbildung
Brauner Tumor	10–80	Metaphysen/ Diaphysen	Mittelgroße in Gruppen	Mittel	Faserknochen
Osteoid-Osteom	10–70	Diaphysen Wirbel	Zahlreich	Hoch	Osteoid, Faserknochen
Osteoblastom	10–70	Wirbelsäule	Zahlreich	Hoch	Osteoid, Faserknochen
Chondrosarkom	Ab 20. Lj.	Stammskelett, lange Röhrenknochen	Meist wenige Tu.-Peripherie	Mittel	Knorpel

Röntgenbefund. Röntgenologisch imponieren die Osteochondrome als *gestielte* oder *breitbasig aufsitzende ossäre Strukturen*. Die Spitzen zeigen zur Diaphysenmitte (Abb. 4.87). Die *Knorpelkappe* ist röntgenologisch auf Routineaufnahmen oft nicht nachweisbar. Im CT und MR ist eine klare Darstellung der Markraumsituation sowie die Größenausdehnung der knöchernen und chondroiden Komponente möglich[54, 143].

Morphologie. *Makroskopisch* ist die knollige Knorpeloberfläche mit der angrenzenden Spongiosa charakteristisch. Entweder ist die *knöcherne Komponente* als *schmaler Stiel* oder als *breite Basis* ausgebildet. Die *Knorpelkappe* ist zwischen 1 und 5 mm dick.

Mikroskopisch besteht die oberflächliche Zone aus *hyalinem Knorpel* mit dazwischen gelegenen Chondrozyten (Abb. 4.88). Die Zellkerne dieser *Chondrozyten* sind klein und gleichmäßig rund. Am Übergang zum Knochen besteht eine wachstumszonenähnliche Differenzierung. Abschnittsweise sind *Säulenknorpelformationen* erkennbar. An dieses Knorpelgewebe wird wie in der primären Eröffnungszone der Epiphysenfuge *Spongiosa* angelagert. Bei *noch proliferierenden Formen* ist eine *präparatorische Verkalkungszone* sowie *Primär-*

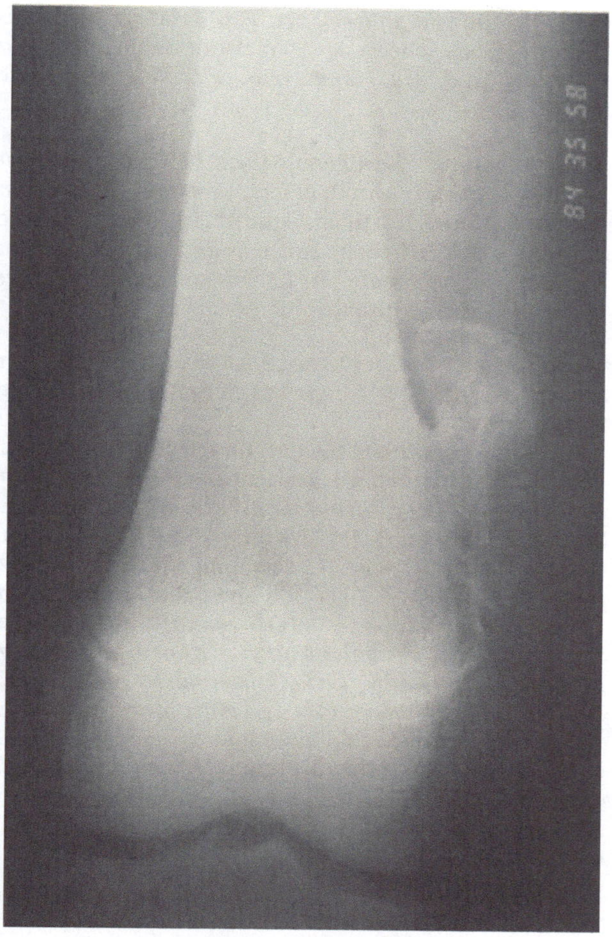

87

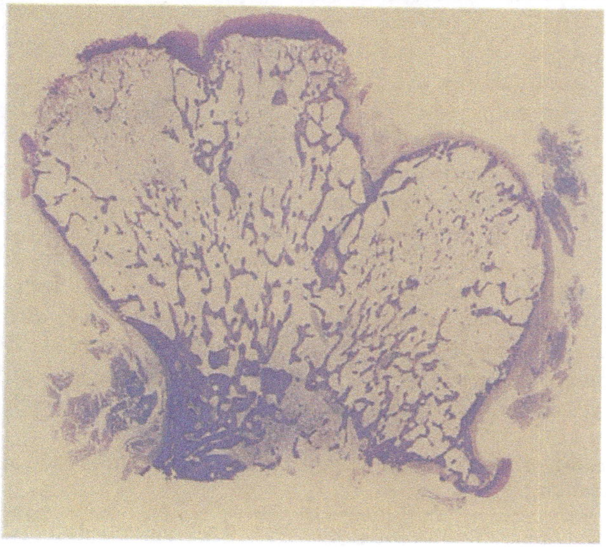

88

Abb. 4.87. Osteochondrom des distalen Femurs. Stielbildung und Wachstum zur Diaphysenmitte

Abb. 4.88. Osteochondrom mit 3 Knorpelkappen, die zu einem zapfenförmigen Wachstum geführt haben. Toluidinblau, unentkalkt, Lupenvergrößerung

spongiosa mit Einschluß von *Knorpelresten*, auch in tieferen Abschnitten der Läsion, mit z.T. erheblichen Verkalkungen zu beobachten. Die tieferen Spongiosabalken sind gleichmäßig lamellär aufgebaut. Die *Markräume* enthalten in der Regel Fettmark, aber auch Areale mit Zellen der Hämatopoese. Größere Osteochondrome, die von außen mechanisch alteriert werden, weisen Fibrosierungen der Markräume auf. *Frakturierungen des Stieles* mit z.T. erheblichen Kallusbildungen oder Entwicklung einer Pseudarthrose können vorkommen. Über der Knorpelkappe können sich *bursaähnliche Hohlräume* entwickeln, die ein Wachstum der knorpligknöchernen Struktur vortäuschen können.

Verlauf, Prognose. Die *chirurgische Abtragung* führt zur *Heilung. Entscheidend ist die Entfernung der Knorpelkappe als eigentlich proliferierender Anteil.*

- In 2% der Fälle kann es zu einem *Rezidiv* kommen. Dies ist entweder die Folge einer *unvollständigen Abtragung der Knorpelkappe* oder bei größeren Osteochondromen Folge des *Abbrechens von knolligen Abschnitten der Knorpelkappe.* Im letzteren Fall besteht das Rezidiv nur aus Knorpelgewebe (Problem: Fehlinterpretation als Chondrosarkom!)
- Eine *maligne Entartung* der Osteochondrome, die *immer von der Knorpelkappe ausgeht*, wird mit 1% oder weniger angegeben. Bei einer Entartung können neben den originären Anteilen der Knorpelkappe oberflächlich *zellreiche Areale* mit Zunahme des Zellgehaltes und das Auftreten von *Mitosen* bei einer geringeren Grundsubstanzbildung nachgewiesen werden. *Klinisch* steht die Größenzunahme im Vordergrund. *Osteochondrome des Stammskeletts*, besonders des *Beckens*, sind wohl *am häufigsten von einer Entartung betroffen.* Nach den eigenen Erfahrungen ist die maligne Entartung von solitären Osteochondromen sehr viel seltener als in der Literatur angegeben[92, 133]. Nach den Erfahrungen des Hamburger Knochentumor-Registers sind Knorpelkappen mit einer *Dicke von mehr als 1 cm kein sicheres Indiz für das Vorliegen eines Chondrosarkoms.* Es ist daher bei derartigen Fällen eine *komplette histologische Aufarbeitung der oberflächlichen Abschnitte (nicht jedoch der ossären Strukturen) notwendig.*

Multiple Osteochondrome (generalisierte Osteochondromatose)

(ICD-O M-9210/1)

Das Auftreten multipler Osteochondrome stellt ein *eigenständiges Krankheitsbild* dar und ist von solitären Osteochondromen zu unterscheiden. Die Einzelläsion ist zwar in ihrem Aufbau gleich, das *Entartungsrisiko* ist bei multiplen Osteochondromen dagegen tatsächlich *sehr viel höher als bei den solitären Formen.*

Das Krankheitsbild der multiplen Osteochondrome wird *dominant vererbt*. In 70% der Fälle überträgt der Vater und in 30% die Mutter die Krankheit. Bei Männern ist die Erkrankung immer manifest, während sie bei Frauen phänotypisch latent bleiben kann. Scheinbar gesunde Eltern können daher vorkommen. Es wurden *bis zu 100 und mehr Osteochondrome* bei einer erkrankten Person beschrieben. Bei multiplen Osteochondromen kommt es in *10–20% zu einer malignen Entartung*. Es kommt zur Entwicklung *sekundärer Chondrosarkome*. Die Entwicklung eines sekundären Chondrosarkoms erfolgt zunächst nur in *einer* Läsion. Die röntgenologische Größenzunahme und zunehmende Verkalkung einer Läsion sind dringend verdächtig auf die Entwicklung eines sekundären Chondrosarkoms. *Bevorzugt* sollen bei der Osteochondromatose sekundäre Chondrosarkome an den *langen Röhrenknochen* auftreten[102].

Chondroblastom

(ICD-O M-9230/0)

Definition. Das Chondroblastom ist ein *seltener* benigner Knochentumor. Er ist durch einen *hohen Gehalt an runden bis polygonalen chondroblastenähnlichen Zellen* mit deutlichen Zellgrenzen charakterisiert. Dazwischen liegen *sehr große Riesenzellen* sowie eine insel- bis gitterförmige *chondroide Matrix*. Die mononukleäre Tumorkomponente ist immunhistologisch überwiegend *S-100 positiv*.

Epidemiologie. Die Häufigkeit der Chondroblastome liegt *unter 1% aller Knochentumoren*. Das *männliche Geschlecht* ist etwas häufiger befallen. Der Tumor kommt *gehäuft in der 2. Lebensdekade* vor (Abb. 4.89).

Lokalisation. Das Chondroblastom ist *epiphysär* lokalisiert. Es tritt am häufigsten in der Epiphyse der *langen Röhrenknochen* auf und setzt sich bei entsprechender Größe in die *Metaphyse* fort. Ein Befall des *Beckens*, in der Nähe der ehemaligen Wachstumszonen, der *Wirbelkörper* und des *Hand- bzw. Fußskeletts* ist seltener[45, 52].

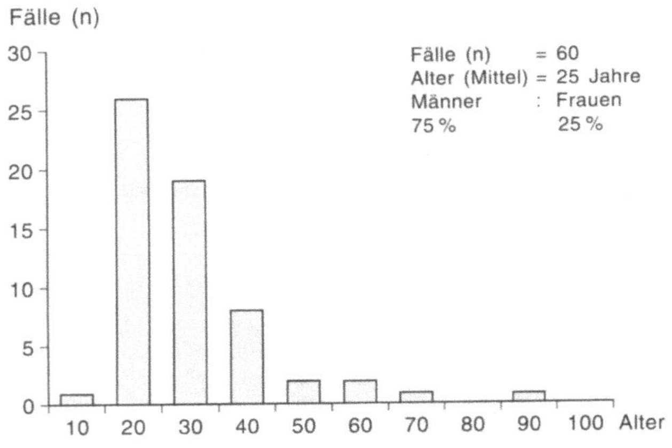

Abb. 4.89. Altersverteilung des Chondroblastoms im Hamburger Knochentumor-Register. Toluidinblau, 160:1

Röntgenbefund. Röntgenologisch besteht eine *scharf begrenzte Osteolyse* mit einer *schmalen Sklerosezone* (Abb. 4.90). Die Kortikalis kann bei großen Chondroblastomen aufgetrieben sein. Das Zentrum des Tumors enthält *wolkige Areale*, die herdförmigen Verkalkungsphänomenen und chondroiden Matrix entsprechen.

Morphologie. *Makroskopisch* ist das Chondroblastom *scharf begrenzt*. Der Tumor hat eine grau-gelbe Schnittfläche.

Mikroskopisch besteht der Tumor aus proliferierenden, dicht beieinanderliegenden *Zellen*, die eine *chondroblastenähnliche Struktur* aufweisen. Die Zellmembran ist scharf markiert. *Mitosen* können gehäuft auftreten. Abschnittsweise ist der Tumor mehr *spindelzellig* aufgebaut, so daß das Bild einer *Entdifferenzierung vorgetäuscht* wird (Abb. 4.91). Zwischen den einzelnen Zellarealen liegen *spangenartige Knorpelabscheidungen*, die *gitterförmige Verkalkungsmuster* enthalten. In 30–50% der Fälle kommt es zu einer gitter- bis wabenförmigen Mineralisation zwischen einzelnen Zellen, so daß der Eindruck mineralisierten Osteoids (Abb. 4.92) entsteht *(„chicken wire pattern“)*. Der Nachweis von *S-100-Protein* ist in den Tumorzellen positiv (Tabelle 4.34).

Chondroblastome können aufgrund ihres Zellreichtums, der Proliferation und ihrer deformierten Zellkerne *als Osteosarkome fehlinterpretiert* werden. Dies umsomehr, wenn flächige chondroide Areale fehlen.

Das Chondroblastom weist nach den eigenen Erfahrungen des Hamburger Knochentumor-Registers die höchste Rate an Fehldiagnosen auf.

Nur vereinzelt wird in Chondroblastomen die Bildung von *Osteoid* beobachtet. Sowohl in den zellreichen Arealen als auch in Nachbarschaft der chondroiden Grundsubstanz liegen *sehr große Riesenzellen*, die einen Zellkerngehalt von mehr als 50 Zellkernen aufweisen können. Die Gesamtzahl dieser Riesenzellen

Tabelle 4.34. Immunhistologische Befunde beim Chondroblastom

Antikörper	Positive Zellen	Reaktivität
S100	Chondroblastäre Zellen	+/++
Vimentin	Chondroblastäre Zellen	++
MIB 1	Chondroblastäre Zellen	1–4%
PGM1	Osteoklastäre Riesenzellen, reaktive Makrophagen	++
LCA	Osteoklastäre Riesenzellen reaktive Lymphozyten	++

90
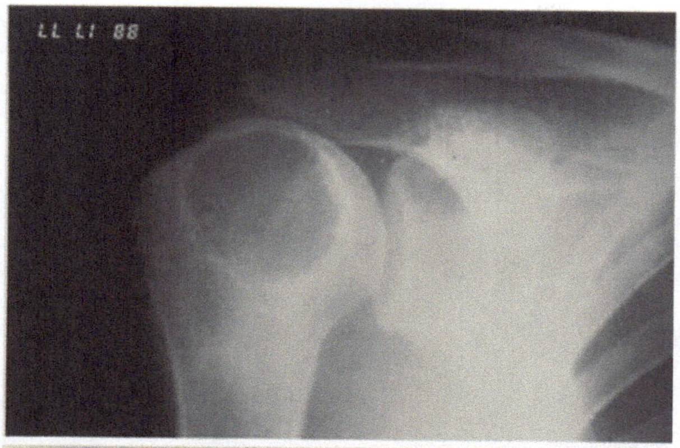

91
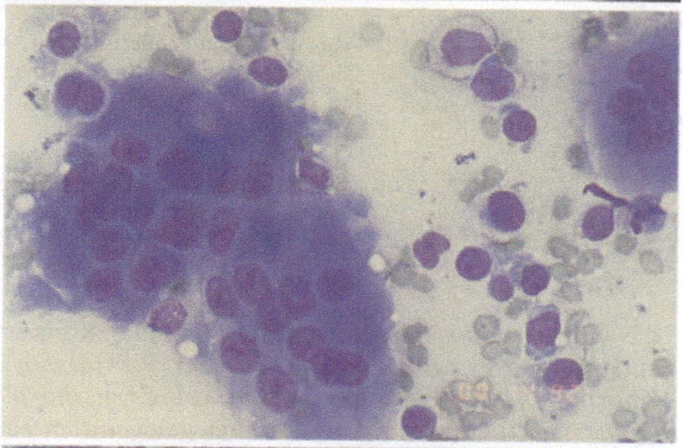

92
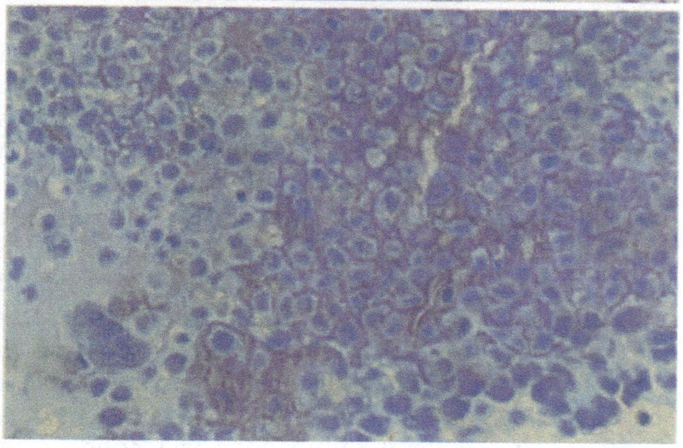

Abb. 4.90. Röntgenbefund bei Chondroblastom. Epiphysäre Lage. Randsklerose

Abb. 4.91. Typische Imprintzytologie bei Chondroblastom. Zentral mehrkernige Riesenzellen, daneben etwas unregelmäßige Tumorzellen. Pappenheim, 300 : 1

Abb. 4.92. „Chicken wire" Muster der Grundsubstanz im Chondroblastom (Verwechslung mit Osteosarkom!). Toluidinblau, unentkalkt, 150 : 1

liegt jedoch unter derjenigen der echten Riesenzelltumoren[28, 76, 96, 98, 142, 175].

Verlauf, Prognose. Chondroblastome können *durch eine sorgfältige Kürettage geheilt* werden. Je nach Operationsverfahren werden *Rezidive in bis zu 5% der Fälle* beobachtet. In Einzelfällen wurden *maligne Entartungen* beschrieben.

Chondromyxoidfibrom
(ICD-O M-9241/0)

Definition. Das Chondromyxoidfibrom ist ein benigner Knochentumor, der aus *lobulären Formationen* mit *Knorpel* und *myxoider Grundsubstanz* besteht. In der Peripherie der einzelnen Grundsubstanzformationen und in den Zwischenräumen besteht ein *hoher Zellgehalt*. Die *Chondrozyten* sind *sternförmig verzweigt*.

Epidemiologie. Das Chondromyxoidfibrom ist *selten* und macht höchstens *0,5% aller Knochentumoren* aus. Gehäuft tritt der Tumor in der *2. und 3. Lebensdekade* auf.

Lokalisation. Das Chondromyxoidfibrom ist in der *Metaphyse der langen Röhrenknochen* lokalisiert. Daneben wurden Tumoren in den *kurzen Knochen der Hände und Füße*, im *Becken* sowie in den *Wirbelkörpern* und in den *Rippen* beschrieben.

Röntgenbefund. Röntgenologisch besteht eine *umschriebene osteolytische Läsion*, die vereinzelt den Knochen auch auftreiben kann (Abb. 4.93).

Morphologie. *Makroskopisch* können die Tumoren eine *Größe von bis zu 10 cm* im größten Durchmesser erreichen. Bei ausgedehnten Tumoren kann es zur Entwicklung einer *pathologischen Fraktur* kommen.

Mikroskopisch sind vor allem der Zellgehalt und die Entwicklung der chondroiden Grundsubstanz charakteristisch. Im Gegensatz zum Chondrom ist das *Zytoplasma der Chondrozyten sternförmig verzweigt*. Die Zytoplasmaausläufer stehen untereinander in Verbindung. Das Knorpelgewebe ist *lobulär* aufgebaut (Abb. 4.94). In der *Peripherie* besteht ein *hoher Zellgehalt*. Dabei können die Kerne eine *Anisonukleose* aufweisen, so daß der Tumor *mit einem Chondrosarkom verwechselt* werden kann. Das zwischen dem Knorpelgewebe gelegene *myxoide Stroma* enthält zahlreiche spindelige mesenchymale Zellen sowie einzelne mehrkernige *Riesenzellen*.

Verlauf, Prognose. Das Chondromyxoidfibrom zeigt aufgrund seines lobulären Ausbreitungsmusters eine ausgesprochene *Tendenz zu Rezidiven*, so daß eine sehr sorgfältige Entfernung anzustreben ist. Die Entscheidung, ob eine *Kürettage* oder *Resektion* durchzuführen ist, hängt von vielen Einzelfaktoren wie Lokalisation, Größe der Läsion, früheren Rezidiven ab[34, 36, 109, 149].

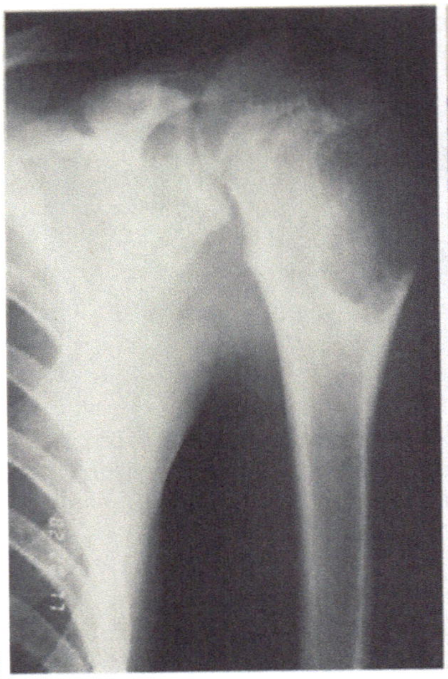

93

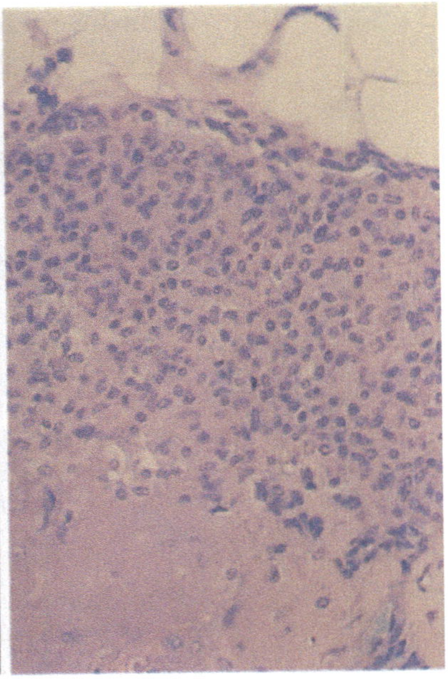

94

Abb. 4.93. Röntgenbefund bei Chondromyxoidfibrom im proximalen Humerus

Abb. 4.94. Typisches Chondromyxoidfibrom mit peripherer Proliferation und zentraler chondroider Matrix. Toluidinblau, 120:1

Solitäres Chondrom

(ICD-O M-9220/0)

> **Definition.** Das Chondrom ist ein *gutartiger* Tumor aus *lobulär strukturiertem Knorpel* mit wenigen *gleichmäßig differenzierten Chondrozyten*. Die chondroiden Läppchen werden von Osteoid und mineralisiertem Knochengewebe abgegrenzt.

Epidemiologie. 12% der benignen Knochentumoren sind Chondrome. 60% aller Chondrome werden zwischen der *2. und 5. Lebensdekade* beobachtet.

Lokalisation. Die Chondrome sind *zentral (Enchondrom)* oder aber *exzentrisch* bzw. selten auf der Außenseite des Knochens *(periostales Chondrom)* lokalisiert. 40% aller Chondrome sind in den *kurzen Röhrenknochen der Hände und Füße* lokalisiert.

Klinik. Chondrome *wachsen sehr langsam.* Klinische Symptome können daher fehlen, so daß der Tumor zufällig entdeckt wird. Bei entsprechender statischer Belastung können *Spontanfrakturen* auftreten.

Röntgenbefund. Röntgenologisch imponieren Chondrome als *scharf begrenzte Osteolysen.* Innerhalb dieser Osteolyse treten *stippchenförmige Verkalkungen* auf (Abb. 4.95). Die *differentialdiagnostische Abgrenzung gegen Infarkte* kann im Einzelfall schwierig sein. Im MR ergibt sich jedoch bei Darstellung von Flüssigkeiten (T-2 Gewichtung) eine nahezu eindeutige Unterscheidung zwischen Infarkten und chondromatösen Tumoren[105].

Morphologie. *Makroskopisch* besteht das Chondrom aus bis zu 10 mm im Durchmesser großen *Läppchen,* die eine *grauglasige Farbe* aufweisen. Die Konsistenz entspricht hyalinem Knorpel. Mit der *Verkalkung* des Knorpelgewebes kommt es zu einer *stumpfen, mörtelartigen Struktur.* Herdförmig kann es gelegentlich zu einer *schleimigen Umwandlung* kommen.

Mikroskopisch besteht der Tumor aus *hyalinem Knorpelgewebe.* Die darin gelegenen *Chondrozyten* sind gleichmäßig angeordnet. Auch histologisch lassen sich *lobuläre Formationen* unterschiedlicher Größe nachweisen. Die *Zellkerne* der Chondrozyten sind *isomorph. Doppelkernformen treten nicht oder nur selten auf.* Die Chondrozyten liegen abschnittsweise in kleineren Gruppen beieinander (Abb. 4.96). Zwischen den einzelnen Läppchen befinden sich *Bindegewebssepten* mit wenigen Blutgefäßen. Die *Knorpelgrundsubstanz* weist herdförmige Mineralisationen auf. Die umgebende *Kortikalis* kann *arrodiert,* muß jedoch nicht durchbrochen sein. Letzteres kann jedoch bei Chondromen in den kleinen Röhrenknochen (Hand-, Fußskelett) vorkommen, ohne daß ein Chondrosarkom vorliegt[17, 105].

> Da die *maligne Entartung* bei den Chondromen *in sehr umschriebenen Gebieten* erfolgen kann, sollten Chondrome, vor allem diejenigen der langen Röhrenknochen und des Stammskeletts, *stets an möglichst vielen Stellen untersucht* werden. *Die Abgrenzung zum hochdifferenzierten Chondrosarkom Grad I ist im Einzelfall außerordentlich schwierig.* Nur bei der Anwendung einer methodisch verläßlichen *DNA-Analyse* oder bei Nachweis eines *eindeutig invasiven Wachstums* (Tabelle 4.35) sind verbindliche Aussagen möglich[22, 102, 112]. Im Zweifelsfall zeigt auch heute noch erst der *weitere klinische Verlauf* die tatsächliche Dignität (*cave:* Rezidive von Chondromen!).

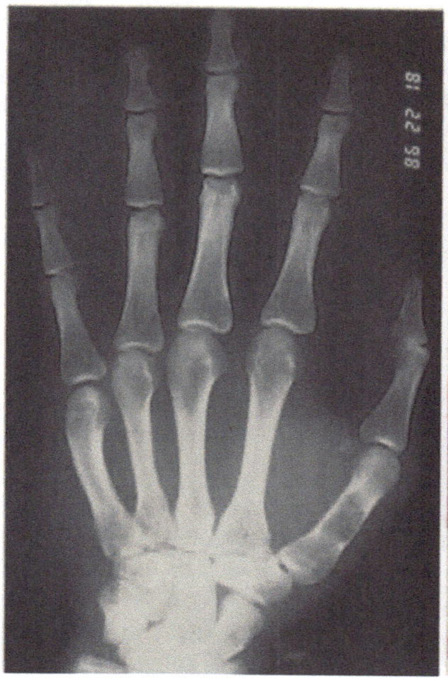

95

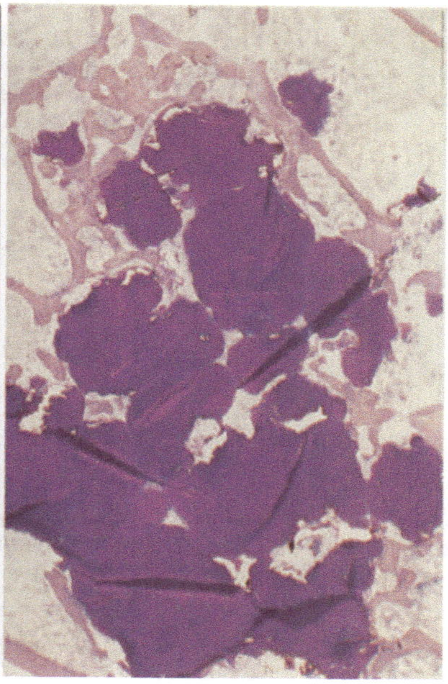

96

Abb. 4.95. Chondrom der linken Hand (Os metacarpale 1)

Abb. 4.96. Chondrom mit lobulärem Muster. Abgrenzung durch mineralisiertes Knochengewebe. Toluidinblau, unentkalkt, Lupenvergrößerung

Verlauf, Prognose

- *Therapeutisch* ist der Tumor *vollständig zu entfernen.*
  Chondrome der langen Röhrenknochen neigen zur malignen Entartung *(sekundäre Chrondrosarkome).* Die Angabe über die Häufigkeit der *malignen Entartung* liegt *zwischen 20 und 50%.*
- *Chondrome des Hand- und Fußskeletts* zeigen dagegen *selten eine maligne Entartung. Lokale Rezidive* können vorkommen; ihr Auftreten ist von der operativen Technik bzw. Erfahrung des Klinikers abhängig[94].

Die Kürettage erfolgt über breite Fenster über die gesamte Länge des Tumors. Bei Kürettage über ein kleines „Fenster" bleiben stets Reste zurück, die in jedem Fall zu einem Rezidiv führen.

Tabelle 4.35. Häufigkeit zytologischer Kriterien bei 74 Chondrosarkomen (Grad I – III)

Grad II	Enchondrom (n = 31)	ChoSa Grad I (n = 36)	ChoSa Grad III (n = 37)
Zelldichte			
+	47%	41%	32%
+ +	53%	59%	65%
+ + +	0%	0%	3%
Doppelkerne			
∅	33%	31%	7%
Vorhanden +	61%	67%	74%
Viele + +	6%	3%	19%
Riesenkerne			
Vorhanden	0%	5%	48%

Multiple Chondrome

(ICD-O M-9220/1)

Definition. Multiple Chondrome (Enchondromatose) treten in den *Knochen des Hand- und Fußskeletts* sowie der *langen Röhrenknochen* auf. Eine *Halbseitenbetonung* ist in der Frühphase häufig *(Morbus Ollier).* Eine Vererbung der Erkrankung ist nicht eindeutig bewiesen. Sie wird als Entwicklungsstörung angesehen.

Die Einzelherde für sich betrachtet sind *histologisch von solitären Chondromen nicht zu unterscheiden.* Gleiches gilt für die makroskopischen bzw. mikroskopischen Befunde.

Eine *maligne Entartung* der multiplen Chondrome wird *in bis zu 50% der Fälle* angegeben. Im Hamburger Knochentumor-Register konnten mehrere Fälle einer malignen Entartung bei multipler Chondromatose beobachtet werden[86].

Chondrosarkom

Definition. Das Chondrosarkom ist der *zweithäufigste maligne Knochentumor.* Nach der WHO-Definition ist der Tumor durch die *Bildung von chondroider Matrix* charakterisiert. Vom *klassischen Chondrosarkom* mit unterschiedlicher Differenzierung (Grad I – III) werden *Subtypen* (Abb. 4.97) mit eindeutigen histologischen Charakteristika[161] abgegrenzt *(dedifferenziertes Chondrosarkom, mesenchymales Chondrosarkom, Klarzell-Chondrosarkom).*

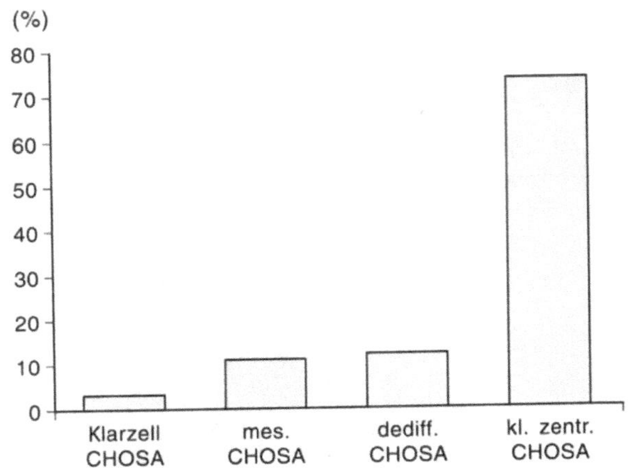

Abb. 4.97. Häufigkeit der verschiedenen Chondrosarkomformen (klassisches zentrales Chondrosarkom, dedifferenziertes Chondrosarkom, mesenchymales Chondrosarkom und Klarzellchondrosarkom)

Klassisches Chondrosarkom (Grad I–III)

(ICD-O M-9220/3)

Epidemiologie. *67% der zentralen Chondrosarkome* sind als *klassische Form* einzuordnen. Das *Durchschnittsalter* der Fälle des Hamburger Knochentumor-Registers beträgt *54 Jahre.* Der jüngste Patient erkrankte mit 19 Jahren. Es bestehen *zwei Altersgipfel* in der *5. und 7. Lebensdekade.* 62% der Patienten sind älter als 50 Jahre (Abb. 4.98). Das Verhältnis *Männer* zu *Frauen* entspricht 3 : 2[2,173].

Lokalisation. Das klassische Chondrosarkom tritt bevorzugt im *Stammskelett* (58%) und in den *stammnahen Extremitäten* (22%) auf. Chondrosarkome des Stammes liegen in fast der Hälfte der Fälle im Beckenskelett. Die in den stammnahen Extremitäten gelegenen Tumoren sind gleich häufig in der oberen bzw. unteren Extremität lokalisiert[106].

Röntgenbefund. *Radiologisch* wird der Befund vom *Differenzierungsgrad,* daß heißt von der Wachstumsgeschwindigkeit des Tumors bestimmt. Die chondroide Matrix zeigt charakteristische stippchenförmige Verschattungen. Bei langsamem Wachstum kommt es zu *Periostreaktionen* bzw. zur *Auftreibung* des befallenen Skelettabschnittes (Abb. 4.99). Bei rascherem Wachstum kommt es zur *Destruktion* der tumortragenden Skelettregion.

Morphologie. *Makroskopisch* zeigt der Tumor einen *läppchen- und knotenförmigen Aufbau.* Der Tumor breitet sich im *Markraum* aus und ist in den meisten Fällen *gut begrenzt.* Die *Kortikalis* kann durch Tumorinfiltrate und reaktive Knochenneubildung *verdickt* oder aber auch *Arrosion* und fortschreitende *Destruktion* verschmälert sein (Abb. 4.100). In der Regel ist das Tumorgewebe in variierendem Ausmaß von *Nekrosen, Blutungen* und *zystischen Hohlraumbildungen* durchsetzt. Stippchenartige oder flächenhafte *Verkalkungen* gehören zu den charakteristischen Merkmalen. Das Tumorgewebe ist *grauglasig* und von *derb-elastischer* Konsistenz.

Histologisch ist das klassische Chondrosarkom *lobulär* strukturiert. Die *Tumorchondrozyten* zeigen eine *unterschiedliche Differenzierung* mit einer *rein chondroiden Matrixsynthese.* Anhand der *Kerngröße und -struktur* sowie *Kernpolymorphie* (Tabellen 4.35–4.37) können *drei Differenzierungsgrade* unterschieden werden. *Am häufigsten* sind das *hochdifferenzierte Chondrosarkom Grad I* (48%) und das *Grad II Chondrosarkom* mit 45%.

Der Tumor breitet sich *exzentrisch im Markraum* aus und *umwächst die Spongiosa.* Dieses Wachstumsverhalten stellt sich im histologischen Schnitt in Form von scheinbar isolierten Trabekeln (mit lamellärem Aufbau) in der chondroiden Matrix dar. Eine Abgrenzung durch Osteoid bzw. mineralisiertes Knochengewebe in Form neugebildeter Trabekel wie bei den Chondromen erfolgt nicht.

- Das *Chondrosarkom Grad I* weist *kleine,* eher pyknotische Zellkerne auf. Es ist daher nur aufgrund

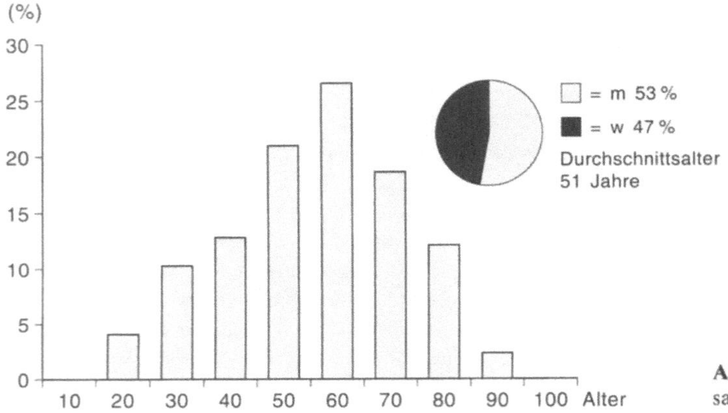

Abb. 4.98. Alters- und Geschlechtsverteilung der Chondrosarkome des Hamburger Knochentumor-Registers

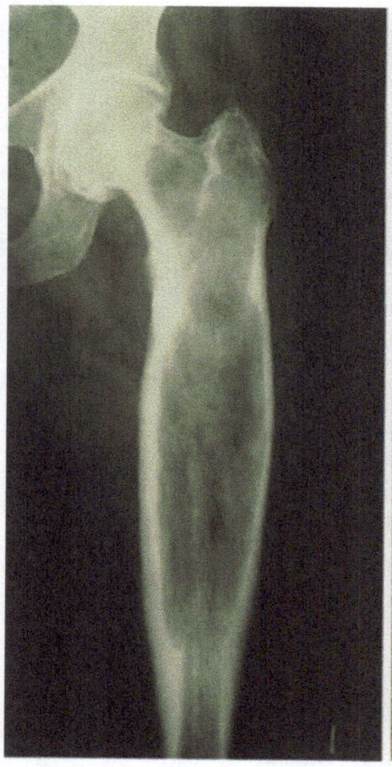
99

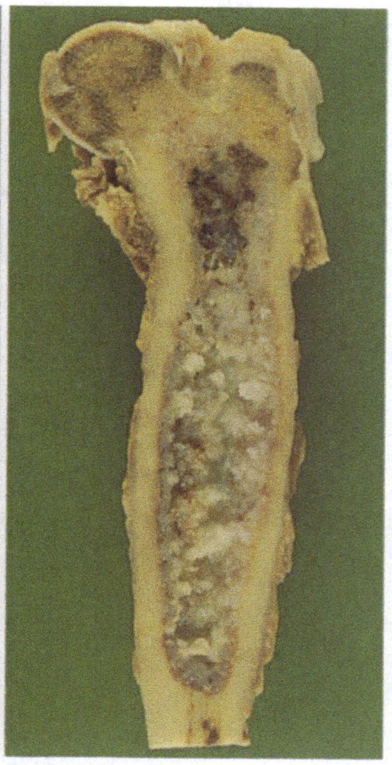
100

Abb. 4.99. Hochdifferenziertes Chondrosarkom im proximalen Femur. Auftreibung des Femurs mit Auflösung der originären Kortikalis und Bildung einer sog. Neokortikalis

Abb. 4.100. Resektionspräparat von Fall wie Abb. 4.99. Grau-glasige Tumorkonsistenz. Kein extraossärer Tumor.

Tabelle 4.36. Kerngrößen (m) bei Chondrosarkomen (Grad I – III)

Entität	Kerndurchmesser	
	mittlerer	max.
Enchondrome (10 Fälle, 2500 Kerne)	5.16	0.62*
ChoSa Grad I (6 Fälle, 1500 Kerne)	5.23	0.57* **
ChoSa Grad II (14 Fälle, 3500 Kerne)	8.57	1.00**

* nicht signifikant; ** $p < 0.001$

der Wachstumskriterien vom Chondrom zu unterscheiden.

- Das *Chondrosarkom II* hat dagegen *größere* Zellkerne mit einem aufgelockerten Chromatingerüst (Abb. 4.101 u. 4.102).
- Beim *Chondrosarkom Grad III* besteht eine eindeutige *Polymorphie* der Zellkerne.

Die häufig zitierten *Doppelkernformen* in den Tumorchondrozyten stellen in Übereinstimmung mit anderen Arbeitsgruppen *kein verläßliches Merkmal zur Unterscheidung von Chondromen und Chondrosarkomen* einerseits bzw. hoch- und niedrig differenzierten *Subtypen* andererseits dar.

Die zytologischen Kriterien für das Grading der klassischen Chondrosarkome sind in Tabelle 4.37 zusammengefaßt[28, 61, 73, 108, 138, 160, 162, 163].

Verlauf, Prognose. Hochdifferenzierte Chondrosarkome *metastasieren* spät; lokale *Rezidive* sind jedoch aufgrund einer unvollständigen (intraläsionalen) operativen Therapie häufig. Besonders große Tumoren des Beckens erfordern aufwendige operative und rekonstruktive Maßnahmen[23, 95], wenn eine weite Resektion nach onkologischen Kriterien eingehalten wird. Anderenfalls treten unweigerlich lokale Rezidive auf!

Dedifferenziertes Chondrosarkom

Definition. Das dedifferenzierte Chondrosarkom besteht aus *zwei Komponenten:*

- einer *hochdifferenzierten Knorpelkomponente*
- und einem *zellreichen, niedrig differenzierten Anteil.* Letzterer kann wie ein malignes fibröses Histiozytom, ein Osteosarkom oder wie ein maligner Riesenzelltumor imponieren.

Tabelle 4.37. Kriterien für das Grading von Chondrosarkomen (Hamburger Knochentumor-Register)

Kriterien	Enchondrom	Chondrosarkom		
		Grad I	Grad II	Grad III
Zytologisch				
Kerngröße	+	+	+ +	+ bis + + +
Kernpolymorphie	0	0	+	+ + +
Auflockerung der Chromatinstruktur	0	0/(+)	(+)/+ +	+/+ +
Wachstumskriterien	Knorpelinseln umgeben von Osteoid und/oder Spongiosa	Tumorknorpel umwächst die Spongiosa (Einschluß)		
	∅ Invasion	Invasion		

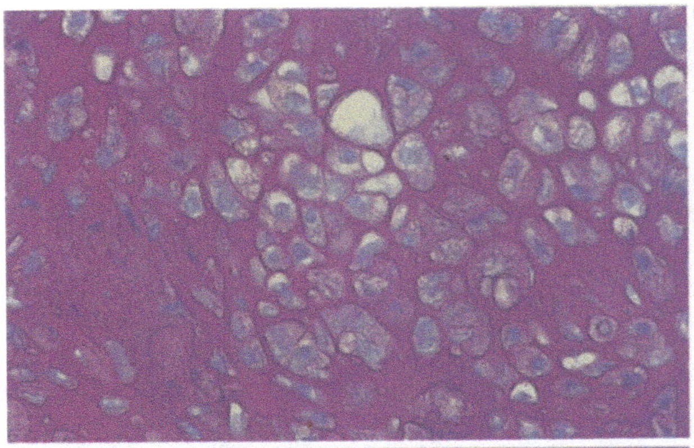

101

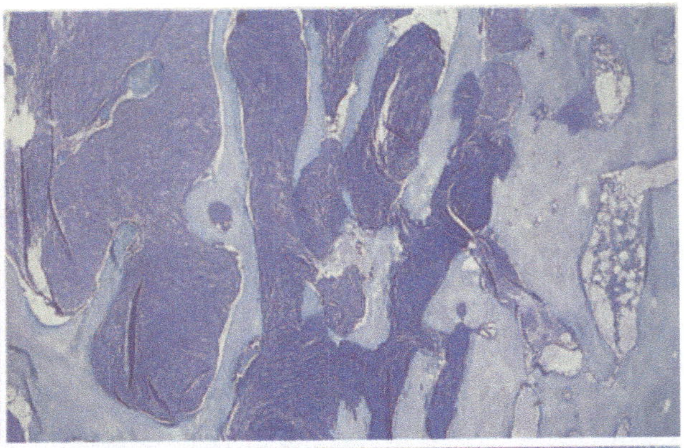

10

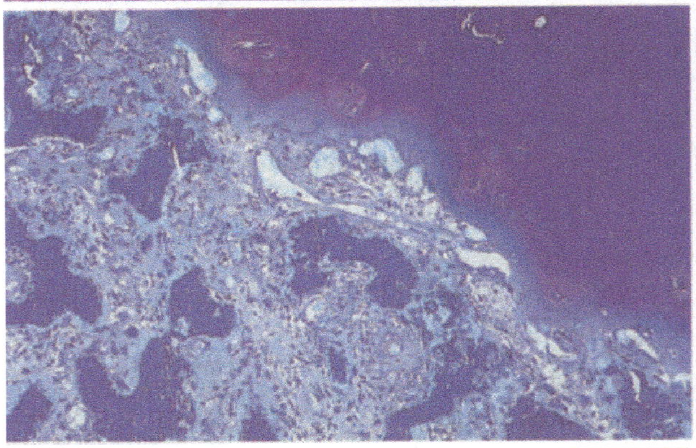

103

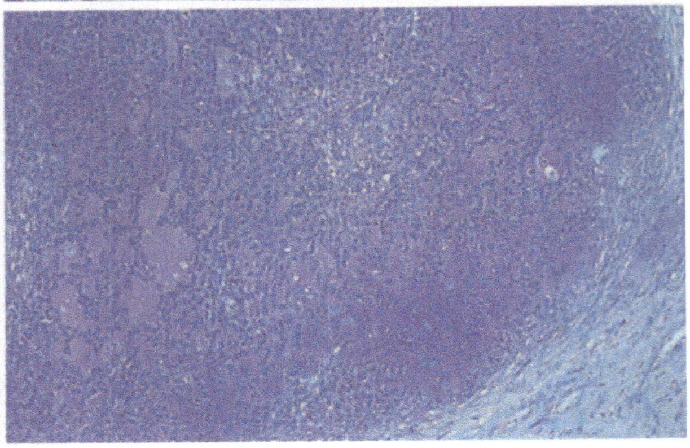

10

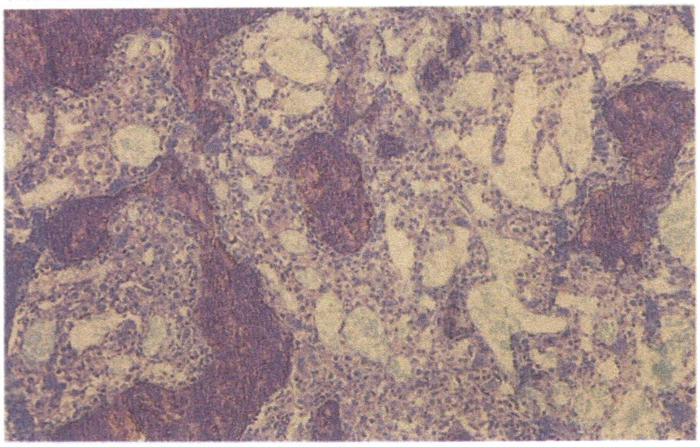

105

Abb. 4.101. Chondrosarkom Grad II mit mittelgroßen Zellkernen und mittlerer Zelldichte. Dazwischen violett chondroide Matrix. Toluidinblau, unentkalkt, 150 : 1

Abb. 4.102. Chondrosarkom mit invasivem Wachstum unter Einschluß von Spongiosa. Außerdem Eindringen in die Kortikalis (*rechte Bildhälfte*). Dunkelblau Tumor, hellblau mineralisiertes Knochengewebe. Toluidinblau, unentkalkt, 20 : 1

Abb. 4.103. Dedifferenziertes Chondrosarkom mit dedifferenzierter osteosarkomatöser Komponente (*linke untere Bildhälfte*). Toluidinblau, 40 : 1

Abb. 4.104. Typisches histologisches Bild eines mesenchymalen Chondrosarkoms. Kleinzellige Komponente mit dazwischen gelegenen, geringen Knorpelanteilen, die zellarm sind. Toluidinblau, 40 : 1

Abb. 4.105. Klarzellchondrosarkom des proximalen Femurs. Gefäßreiche Tumorkomponente mit dazwischen gelegenem Knochengewebe sowie chondroider Matrix. Toluidinblau, unentkalkt, 30 : 1

Epidemiologie. In 23% der zentral gelegenen Fälle des Hamburger Knochentumor-Registers handelte es sich um dedifferenzierte Chondrosarkome. Das *Durchschnittsalter* betrug *64 Jahre* und liegt damit *eine Lebensdekade über dem der klassischen Chondrosarkome*. Die Patienten waren bis auf zwei Fälle älter als 50 Jahre. Das *7. und 8. Lebensjahrzehnt* wies die höchsten Patientenzahlen auf. *Männer* und *Frauen* sind gleich häufig betroffen.

Lokalisation. Im Gegensatz zum klassischen Chondrosarkom sind der *Prädilektionsort* des dedifferenzierten Chondrosarkoms *die langen Röhrenknochen* (85%). 47% sind im Bereich der proximalen Extremitätenabschnitte lokalisiert. Die im Stammskelett aufgetretenen Tumoren betreffen ausschließlich das *Becken*.

Röntgenbefunde. Der *radiologische* Befund hängt von der Größe und Differenzierung des dedifferenzierten Anteils ab. Besteht eine sehr undifferenzierte Komponente (MFH-ähnlich), resultiert eine *Osteolyse* neben unterschiedlich großen Herden wie beim klassischen Chondrosarkom. Besteht eine *Knochenneubildung* wird der radiologische Befund einem *Osteosarkom* ähnlich sein.

Morphologie. Der *makroskopische Befund* entspricht in unterschiedlich ausgedehnten Arealen dem der klassischen Chondrosarkome. Zusätzlich kann der Tumor jedoch ausgedehnte *Destruktionen der Kortikalis* mit einem unterschiedlich großen *extraossären Tumoranteil* aufweisen und zeigt dann scharf vom chondroiden Tumorgewebe abgegrenzte graue, weichere Tumoranteile, die der dedifferenzierten Komponente entsprechen.

Histologisch ist der Tumor durch die *scharfe Abgrenzung einer hochdifferenzierten chondroiden Tumorkomponente* von einer *verschieden differenzierten mesenchymalen charakterisiert.* Letztere zeigt eine Differenzierung wie ein *Osteosarkom*, ein malignes fibröses Histiozytom oder ein *Fibrosarkom* bzw. wie ein *maligner Riesenzelltumor* (Abb 4.103).

> Die *Knorpelkomponente* ist *mit wenigen Ausnahmen sehr hoch differenziert*, so daß in einer Biopsie aus der chondroiden Komponente nicht der tatsächliche Differenzierungsgrad erfaßt wird. Deshalb sind *Resektate* von Chondrosarkomen besonders *umfangreich histologisch aufzuarbeiten*, um umschriebene derartige dedifferenzierte Abschnitte zu erfassen. Dies unterstreicht außerdem einmal mehr die *Bedeutung des radiologischen Befundes* bei der Beurteilung von Knochentumoren[150, 159]. *Größere lytische Abschnitte* bei einem radiologisch „typischen" Chondrosarkom sind *immer verdächtig auf das Vorliegen eines dedifferenzierten Subtyps.*

Prognose, Verlauf. Die Prognose des dedifferenzierten Chondrosarkoms ist *schlecht*. Die *Rezidivquote* und die Häufigkeit von *Metastasen (Lungenmetastasen)* sind nach Diagnosestellung hoch.

Mesenchymale Chondrosarkome
(ICD-O M-9240/3)

> **Definition.** Das mesenchymale Chondrosarkom ist durch eine *zellreiche, überwiegend kleinzellige, undifferenzierte Komponente* mit Einschluß unterschiedlich großer *hochdifferenzierter chondroider Areale* gekennzeichnet.

Epidemiologie. 8% der zentralen Chondrosarkome des Hamburger Knochentumor-Registers sind der Gruppe der mesenchymalen Chondrosarkome zuzuordnen. Mit einer Ausnahme waren ausschließlich *Männer* betroffen. Mesenchymale Chondrosarkome treten häufiger bei *jüngeren Patienten* auf. Der Medianwert beträgt *26 Jahre.*

Lokalisation. 5 von 7 der mesenchymalen Chondrosarkome des Hamburger Knochentumor-Registers sind im *Stammskelett* mit Bevorzugung der *Beckenregion* lokalisiert. Eine weitere relativ häufige Lokalisation ist nach Abgaben in der Literatur das *Schädelskelett*, besonders der *Unterkiefer.*

Radiologische Befunde. Das Röntgenbild des mesenchymalen Chondrosarkoms ist *eher uncharakteristisch.* Bei hohem Matrixanteil werden Verschattungen neben der Destruktion des befallenen Skelettabschnittes imponieren. Bei geringer Matrixsynthese ist der Tumor *osteolytisch.* Aufgrund des jüngeren Lebensalters der Patienten erfolgt nach dem radiologischen Befund *differentialdiagnostisch* meist die Einordnung als Osteosarkom.

Morphologie. Der Tumor weist *makroskopisch* neben *knorpelartigen Arealen*, die eine feinlobuläre Struktur besitzen, *nichtknorpelige Tumorareale* auf. Die Schnittfläche erscheint grau oder graurötlich. Die Konsistenz variiert. Häufig sind *Verkalkungsherde* erkennbar.

Histologisch besteht der Tumor aus unterschiedlich großen *Knorpelarealen*, die in einer *zelldichten mesenchymalen Komponente* liegen, deren zelluläre Differenzierung variiert. Die Knorpelareale sind im Gegensatz zu anderen Mitteilungen im eigenen Material nur in einem Fall scharf begrenzt; bei den übrigen Fällen besteht ein *fließender Übergang vom Knorpel zur zellreichen Komponente* (Abb. 4.104). Sehr kleine, ganz spärlich ausgebildete Knorpelinseln bzw. Knorpelareale können vorkommen. Die *mesenchymale Komponente* ist entweder *rund- oder mehr spindelzellig*, z. T. auch *hämangioperizytomartig*. In allen Fällen weisen die *Kerne* eine aufgelockerte Chromatinstruktur auf. Die Kerne sind überwiegend rund und von mittlerer Größe, seltener dagegen spindelig mit einer stärkeren Polymorphie. *Mitosen* sind in großer Anzahl vorhanden. Bevorzugt in den Randbereichen dieser herdförmigen Tumorkomplexe ist eine *starke Vaskularisation* erkennbar. Die *chondroide Komponente* kann fast ganz fehlen, aber im Einzelfall auch überwiegen. Die *Unterscheidung* zum *chondroblastischen Osteosarkom* ist im Einzelfall *schwierig*[151].

Differentialdiagnose. Da mesenchymale Chondrosarkome bevorzugt in der *2. und 3. Lebensdekade* vorkommen, ist vor allem die *Abgrenzung zum chondroblastischen Osteosarkom* wichtig. Ist allein die kleinzellige Komponente in der Biopsie enthalten, kann die Fehlinterpretation als *Ewing-Sarkom* erfolgen (Röntgenbild beachten!). Beim *dedifferenzierten Chondrosarkom* ist die Abgrenzung der zellreichen Komponente zum hochdifferenzierten Knorpel in der Regel ganz scharf begrenzt ausgebildet. Das *dedifferenzierte Chondrosarkom* kommt außerdem *nur bei älteren Patienten* vor (!).

Prognose, Verlauf. Die Prognose der Patienten mit einem mesenchymalen Chondrosarkom ist *ungünstig*, zumal die Tumoren auf die bisher übliche Chemotherapie für das Osteosarkom (COSS-Protokoll) schlecht ansprechen. Bei alleiniger operativer Therapie ohne Chemotherapie *leben nach 5 Jahren nur noch 30%* der Patienten[15, 29, 59].

Klarzellchondrosarkom

Definition. Das Klarzellchondrosarkom ist *selten*. Es weist einen sehr charakteristischen Aufbau mit *großen hellen Zellen, chondroiden Arealen* und einer *Neubildung von fibrös strukturierten Knochentrabekeln* auf.

Epidemiologie, Häufigkeit. Das Klarzellchondrosarkom ist ein *seltener* Knochentumor. Bisher wurden in der Literatur etwa 150 Fälle beschrieben.

Lokalisation. 60% der bisher beobachteten bzw. in der Literatur mitgeteilten Fälle sind im *proximalen Femur* lokalisiert. Charakteristisch ist die *epiphysäre Lage*. Zweithäufigster betroffener Skelettabschnitt ist der *proximale Humerus*. Das *Stammskelett* ist vergleichsweise selten beteiligt *(Rippen, Sternum)*. Einzelfälle wurden am *Handskelett* beschrieben.

Radiologische Befunde. Radiologisch imponieren die Klarzellchondrosarkome durch ihre *epiphysäre Lage* mit einer *Lyse*, die von einer *Randsklerose* begrenzt wird. Nur bei Verlaufsbeobachtungen über Jahre läßt sich eine Größenzunahme nachweisen. Außer der Topographie kommt es zu keiner charakteristischen röntgenmorphologischen Struktur.

Morphologie. *Makroskopisch weist das* Klarzellchondrosarkom im Vergleich zu den klassischen zentralen Chondrosarkomen keine glasig-chondroiden Strukturen auf. Der Tumor ist von *grauroter Farbe* und von z.T. *weicher Konsistenz*. In einigen Fällen wurden *Zystenbildungen* auf der Schnittfläche beschrieben.

Mikroskopisch liegen zwischen unterschiedlich großen chondroiden Arealen Ansammlungen von *großen Tumorzellen* mit *deutlichen Zellgrenzen* und einem *„hellen", milchglasartigen oder körnigen Zytoplasma*. Innerhalb des Tumors treten unterschiedlich breite *Osteoidformationen, mineralisierte Trabekel* sowie z.T. zahlreiche mehrkernige *Riesenzellen* auf (Abb. 4.105). Dadurch kann der Eindruck eines knochenbildenden Tumors[7, 47, 127, 128, 145, 157] hervorgerufen werden (cave Osteosarkom).

Differentialdiagnose. Differentialdiagnostisch kommt ein

- *chondroblastisches Osteosarkom* in Betracht. Das Klarzellchondrosarkom ist jedoch *epiphysär* und *nicht metaphysär* lokalisiert. Klarzellchondrosarkome sind in der *4. und 5. Lebensdekade* häufiger. Die Kernpolymorphie ist beim Osteosarkom stärker ausgebildet.
- Eine weitere wichtige differentialdiagnostisch abzugrenzende Läsion sind *Metastasen von Nierenzellkarzinomen*. Letztere sind jedoch praktisch immer *rein osteolytisch* und bilden weder Knorpel- noch Knochenstrukturen.
- Ganz entfernt wäre nach dem histologischen Bild auch an ein *Chondrom* zu denken.

Prognose, Verlauf. Klarzellchondrosarkome sind durch ein *langsames Wachstum* charakterisiert. Radiologisch belegte Verlaufsbeobachtungen über 10 Jahre mit einer kaum nachweisbaren Größenzunahme sind beschrieben[158].

Chordom

(ICD-O M-9370/3)

Definition. Das Chordom ist in der *Region der Anlage der Chorda dorsalis* lokalisiert. Es geht von *Resten des Chordagewebes* aus. Aufgrund eines *lokal invasiven Wachstums* wird es den malignen Knochentumoren zugeordnet.

Epidemiologie, Lokalisation. Gehäuft tritt es im *oberen und unteren Abschnitt der Wirbelsäule* auf, besonders in der *spheno-okzipitalen Region* und im *Os sacrum*. Selten kommen Chordome in den übrigen Abschnitten der Wirbelsäule vor.

Männer sind *zweimal häufiger* befallen als *Frauen*. Chordome treten in der Regel erst *nach der 3. Lebensdekade* auf. Dabei sollen die Fälle mit einer Lokalisation in der Kopfregion jünger sein als diejenigen mit einem Chordom im Os sacrum.

Klinik, Röntgenbefund. Die klinischen Symptome sind *abhängig von der Lokalisation*. Die Symptomatik richtet sich somit nach der lokalen Verdrängung bzw. Zerstörung peripherer Nerven. Im Kopfbereich ist vor allem die *Zerstörung der Hypophyse* mit entsprechenden Ausfallerscheinungen hervorzuheben. *Röntgenologisch* imponiert eine *Osteolyse* ohne scharfe Demarkierung. Eine extraskeletale Tumorausbreitung besteht bei den meisten Fällen. Innerhalb des Tumors kommt es zu herdförmigen Verschattungen, die *Verkalkungen der Matrix* entsprechen.

Morphologie. *Makroskopisch* zeigt das Chordom einen *lobulären Aufbau* mit einer knorpelartigen Beschaffenheit.

Mikroskopisch besteht eine *charakteristische Läppchenstruktur*. Die Tumorzellen sind *netzartig* angeordnet. Zusätzlich ist die *PAS-Reaktion* zum Nachweis von intrazellulärem Glykogen oft positiv. Die Tumorzellen weisen eine *ausgeprägte extrazelluläre Myxoidbildung* auf, die bis zu *knorpelähnlichen Differenzierungen* führen kann. In der sphenookzipitalen Region sind derartige Knorpeldifferenzierungen häufiger als in der unteren Wirbelsäule[14, 49, 91, 106, 120, 124, 168].

Ausbreitung. In 10% der Chordome treten *hämatogene Metastasen* auf. *Rezidive* sind aufgrund der Invasion kleiner Tumorzapfen über das Operationsgebiet hinaus häufig.

Verlauf, Prognose. Aufgrund der Lokalisation wird der Tumor meistens unvollständig entfernt, so daß *Rezidive* auftreten, die durch eine *lokale Destruktion* den weiteren Verlauf bestimmen. Einzelne Tumoren sollen auf eine *Strahlentherapie* ansprechen. Patienten mit Chordomen, die eine stärkere Knorpeldifferenzierung aufweisen, sollen eine bessere Prognose haben als solche ohne chondroide Differenzierung.

Osteogene Tumoren

Klassifikation

- Osteom
- Fibröse Dysplasie
- Osteoid-Osteom
- Osteoblastom
- Zentrales hochmalignes Osteosarkom
- Sekundäres Osteosarkom
- Multifokales Osteosarkom
- Kleinzelliges Osteosarkom
- „low grade central"-Osteosarkom
- Parossales Osteosarkom
- Periostales Osteosarkom
- Extraskelettales Osteosarkom

Osteom
(ICD-O M-9180/0)

Definition. Das Osteom ist ein *hochdifferenzierter Tumor* mit der Bildung *lamellären, reifen, kompakten Knochens.* Das Osteom wächst *langsam.* Es ist durch Besonderheiten in der Lokalisation charakterisiert und wird dementsprechend in Subtypen unterteilt.

Epidemiologie. Da auch reaktive Veränderungen als Folge eines Traumas einem Osteom ähneln können, gibt es *keine verläßlichen Angaben* zur Häufigkeit.

Lokalisation. In der Reihenfolge der Häufigkeit sind die Osteome in der *Stirnhöhle*, den *Siebbeinhöhlen*, der *Kieferhöhle*, der *Keilbeinhöhle* und der *Nasenhöhle* lokalisiert. Am häufigsten tritt der Tumor in diesen Lokalisationen zwischen der *2.–5. Lebensdekade* auf.

Die *Osteome des Schädeldaches* gehen von der *Tabula externa* aus und sind überwiegend im *Os frontale* lokalisiert. Diese Form der Osteome tritt häufiger bei *Frauen* auf und überwiegend in der *6.–7. Lebensdekade.*

Echte Osteome sind in den *übrigen Skelettabschnitten sehr selten.* Falls überhaupt möglich, sind sie von reaktiven Veränderungen abzugrenzen. Osteome im Bereich der langen Röhrenknochen wachsen breitbasig im Bereich der Diaphyse [12, 32].

Morphologie. *Makroskopisch* sitzen Osteome dem betroffenen Skelettabschnitt *breitbasig* auf, *gestielte* Formen kommen in den Nasennebenhöhlen vor. Die Schnittfläche ist dicht bis herdförmig spongiosiert (mit vaskularisierten Abschnitten). Das *makroskopische* Bild entspricht der *kompakten Knochengewebes*, z. B. in der Femurdiaphyse.

Mikroskopisch lassen sich *2 Formen* unterscheiden:

- *Kompaktes Osteom (Osteoma eburneum):* In diesem wird die Struktur von Osteonen nachgeahmt. Auf der Außenseite besteht eine *Apposition durch Osteoblasten.* Die Anbaurate ist allerdings sehr klein.
- *Osteoma spongiosum:* Osteome können auch eine mehr spongiöse Struktur haben (*Osteoma spongiosum*). Innerhalb dieser Tumorform existieren *Markräume*, die meist gering fibrosiert sind. Die Nachbildung von Osteonen ist geringer. Zum Teil sind die knöchernen Strukturen ungeordnet fibrös angeordnet.

Differentialdiagnose. Lediglich bei Lokalisation an den langen Röhrenknochen ist das *Randgebiet eines Osteoid-Osteoms* zu erwägen, entfernt auch die sklerotischen Abschnitte eines *parossalen Osteosarkoms.* Letzteres ist allerdings radiologisch durch die Spaltbildung zwischen Periost und extraossärem Anteil abzugrenzen. Es existieren jedoch Einzelfallmitteilungen von hochdifferenzierten parossalen Osteosarkomen, die in den Anfängen von einem Osteom nicht zu unterscheiden gewesen sind.

Verlauf, Prognose. Die Therapie besteht in der *Resektion* des Tumors. Dies ergibt sich vor allem bei den Osteomen der Nasennebenhöhlen. Die Operation von Osteomen des Os frontale erfolgt meist aus kosmetischen Gründen.

Fibröse Dysplasie
(ICD-O M-7491/0)

Definition. Die fibröse Dysplasie ist eine *fibro-ossäre Läsion*, die *monostotisch* oder *polyostotisch* auftreten kann.

Epidemiologie, Lokalisation, Klinik. Fibröse Dysplasien werden *überwiegend* als *monostotische Läsion* beobachtet. Die fibröse Dysplasie kann mit einer *Pubertas praecox* sowie *Café-au-lait-Flecken der Haut (Albright-Syndrom)* vergesellschaftet sein. Die Manifestation der Erkrankung tritt im *jüngeren Lebensalter* auf. Nahezu jeder Skelettabschnitt kann betroffen sein. Der klinische Verlauf ist über lange Zeit asymptomatisch. Im Gesichtskieferbereich werden die Herde durch eine langsam zunehmende *Deformierung des Gesichtsschädels* bemerkt. Bei einem fortgeschrittenen Befall *langer Röhrenknochen* kommt es zu erheblichen *Deformitäten* und *Wachstumsstörungen.*

Röntgenbefund. Röntgenologisch bestehen scharf umschriebene *osteolytische Herde*, die von einer *schmalen Sklerosezone* umgeben sein können. Aufgrund der Knochenneubildung ist die Läsion milchglasartig strukturiert. *Schmalere Knochen* (z. B. *Rippen, Fibula*) sind spindelförmig aufgetrieben.

Morphologie. *Makroskopisch* weisen die Veränderungen einen *derb-fibrösen Aspekt* auf. *Zystenbildungen* können vorkommen, ebenso Einschlüsse von *Knorpelinseln* (10%).

Mikroskopisch ist die fibröse Dysplasie durch *parallelverlaufende Kollagenfaserbündel* mit zum Teil *wirbelartiger Anordnung* und dazwischengelegenen *Fibroblasten* sowie einer *Neubildung von Faserknochen* charakterisiert.

> Die *neugebildeten Trabekel* haben dabei einen *geschwungenen Verlauf*, der mit vielen anderen Mustern verglichen worden ist *(chinesische Schriftzeichen)*. Die Osteozytenhöhlen sind wie bei Faserknochen sehr weit. Für die Diagnose hilfreich ist das *radiäre Einstrahlen von Kollagenfaserbündeln in die neugebildeten Trabekel*. Die Knochenbildung erfolgt *nicht* durch kubische Osteoblasten. Dies ist ein wesentliches Kriterium zur *Unterscheidung* von reaktiv neugebildetem Knochen im Randgebiet *anderer fibröser Läsionen*.

Einzelne Formen der fibrösen Dysplasie sind neben der Faserknochenneubildung durch die *Bildung zementähnlicher, sphärischer Gebilde* charakterisiert. Nach den eigenen Beobachtungen entstehen diese zementartigen Strukturen durch die *Verkalkung von Mastzellen*, an die durch Apposition Kalzium und Phosphate angelagert werden. Die neugebildeten Trabekel können durch Osteoklasten im Zentrum resorbiert werden. Dadurch entstehen *ringförmige Strukturen*. Möglicherweise stellt die an den Trabekeln an der Außenseite gelegene *Osteoidzone* einen nicht resorbierbaren Wall für Osteoklasten dar (Abb. 4.106 u. 4.107).

Verlauf, Prognose. Therapeutisch ist eine *Resektion* nur bei entsprechenden klinischen Beschwerden oder Ausfällen notwendig. Besonders im Gesichtsbereich kann eine sogenannte *modellierende Operation* aus kosmetischen Gründen notwendig sein. Die *Prognose* der fibrösen Dysplasie ist *günstig*.

Nach einer *Strahlentherapie* wurde die Entwicklung von *strahleninduzierten Sarkomen* beobachtet. Diese Maßnahme ist deshalb heute nicht mehr anzuwenden.

Differentialdiagnose. Differentialdiagnostisch sind von der fibrösen Dysplasie abzugrenzen:

- der *fibröse metaphysäre Defekt*,
- die *solitäre Knochenzyste*,
- *braune Tumoren* bei primärem Hyperparathyreoidismus,
- *„low grade central"-Osteosarkome* ähnlich einer fibrösen Dysplasie (▷ unten).

Osteoid-Osteom

(ICD-O M-9191/0)

> **Definition.** Das Osteoid-Osteom ist ein *benigner Tumor*, der durch einen *Durchmesser von nicht mehr als 1 cm*, histologisch durch ein *stark vaskularisiertes Bindegewebe* mit *fibrösen Knochenbälkchen*, zahlreichen kubischen *Osteoblasten*, *Osteoid* sowie zahlreichen *Osteoklasten* charakterisiert ist. In der Umgebung kommt es zu einer ausgeprägten *reaktiven Hyperostose*. *Klinisch* besteht besonders nachts eine erhebliche *Schmerzsymptomatik*.

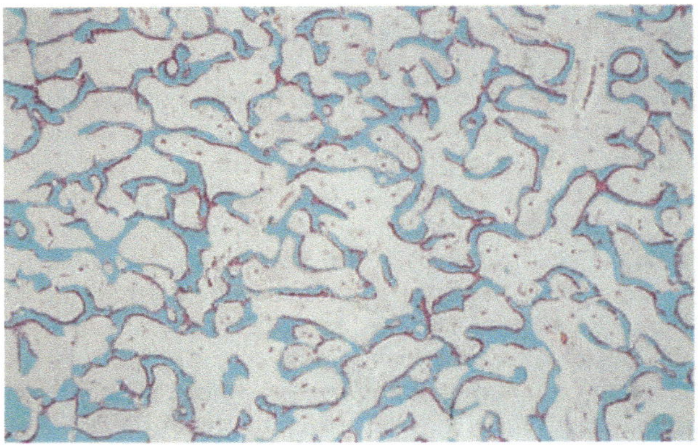

106

Abb. 4.106. Fibröse Dysplasie mit Faserknochenbildung. Osteozytenhöhlen. Faserreiches Stroma mit isomorphen Mesenchymzellen. Goldner-Färbung, unentkalkt, 30 : 1

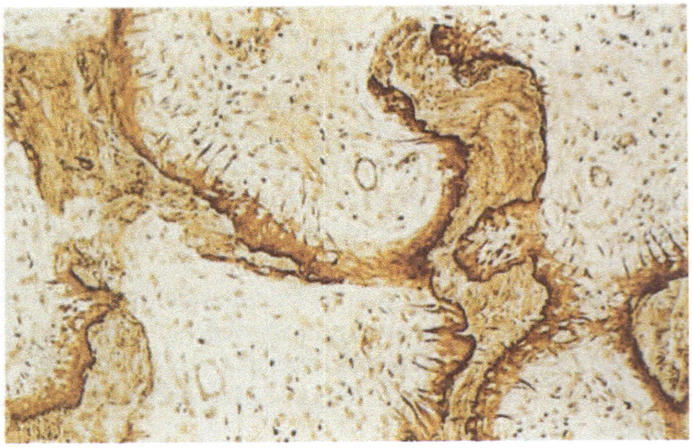

1

Abb. 4.107. Fibröse Dysplasie mit radiären Kollagenfasern Morat, unentkalkt, 30 : 1

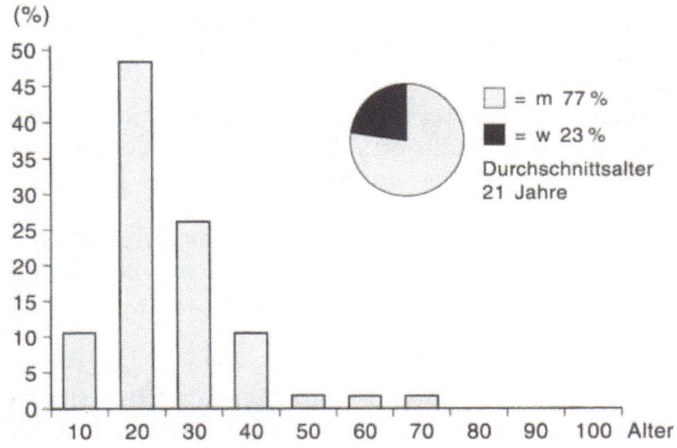

Abb. 4.108. Alters- und Geschlechtsverteilung der Osteoid-osteome des Hamburger Knochentumor-Registers

Epidemiologie, Häufigkeit. Das Osteoid-Osteom macht ca. *10% der benignen Knochentumoren* aus. Es wird zum größten Teil in der *2.–3. Lebensdekade* beobachtet (Abb. 4.108). Für das *männliche Geschlecht* besteht eine deutliche Disposition (3 : 1).

Lokalisation. Die Hälfte aller Osteoid-Osteome ist im *Femur* oder in der *Tibia* lokalisiert. Daneben sind vor allem die *Wirbelsäule* und seltener die *oberen Extremitäten* sowie das *Hand- und Fußskelett* betroffen. Der Tumor ist selten in den *Kieferknochen* zu beobachten[50, 85, 115].

Klinische Befunde. Klinisch bestehen sehr lang anhaltende *Schmerzen*. Diese Schmerzen *treten entweder nachts auf* oder *verstärken sich während der Nacht*. Auf die Gabe von Salizylaten *(Aspirin)* kommt es zu einer *schlagartigen Schmerzlinderung*. Osteoid-Osteome an der Wirbelsäule führen zur Entwicklung einer *schmerzhaften Skoliose* bzw. *Kyphoskoliose*. Da eine Skoliose in der Regel erst in Spätstadien mit Schmerzen einhergeht, sollte jede im Frühstadium mit Schmerzen einhergehende Skoliose radiologisch sorgfältig (CT, MR) nach einem ursächlich zugrundeliegenden Osteoid-Osteom untersucht werden[53, 57].

Radiologische Befunde. Röntgenologisch besteht eine ins Auge springende *spindelförmige Osteosklerose* in dem befallenen Abschnitt. Meist ist der Tumor *diaphysär* angeordnet. Nur bei entsprechend angefertigten Röntgenaufnahmen stellt sich in der Sklerosezone der Tumor als umschriebene Aufhellung *(Nidus)* dar. In typischen Fällen ist wiederum im Zentrum eine Verdichtung erkennbar, die von einer helleren Zone umgeben wird und dann in die Osteosklerose übergeht. Osteoid-Osteome der Wirbelsäule *(Wirbelbögen)* können eine geringere Sklerose aufweisen, so daß diese schwierig zu erfassen sind (Abb. 4.109). *Der zur Diagnose führende Befund ist somit häufig nicht der Tumor selbst, sondern die reaktive, begleitende Sklerose*[74, 164, 171].

Morphologie. *Makroskopisch* kann der Tumor nur bei einer *„En bloc"-Entnahme* sicher beurteilt werden. Eine so weitreichende Resektion ist *jedoch nicht gerechtfertigt* (▷ Therapie). Innerhalb der dichten Sklerose ist ein *vaskularisierter spongiöser Herd* entwickelt, der bei Lokalisation in einem langen Röhrenknochen ovalär in Längsrichtung ausgerichtet ist. Wird das Osteoid-Osteom bzw. die umgebende Sklerose jedoch in Form vieler kleiner Knochenspäne abgetragen, ist *makroskopisch* die Unterscheidung zwischen Sklerose der Umgebung

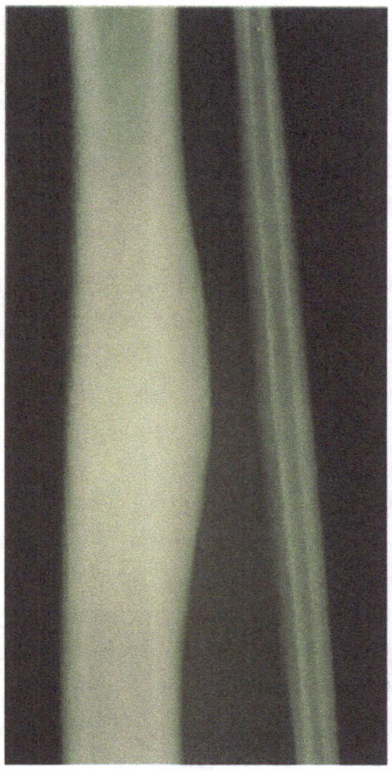

109

Abb. 4.109. Radiologischer Befund bei Osteoidosteom in der Tibiadiaphyse. Langgestreckte, breite reaktive Knochenneubildung. Auf Nativröntgenbildern stellt sich der Nidus häufig nicht dar

Abb. 4.110. Osteoidosteom mit unterschiedlichen mineralisierten Trabekeln. Daneben Osteoid mit kubischen Osteoblasten und zahlreiche mehrkernige Riesenzellen. Lockeres faserhaltiges, gut vaskularisiertes Stroma. Toluidinblau, 60 : 1

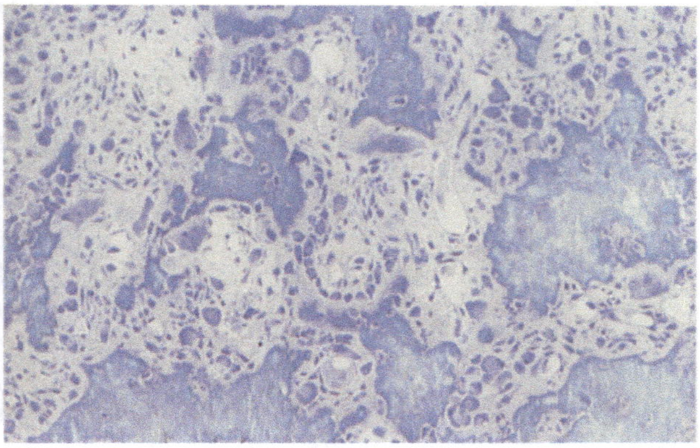

110

und eigentlichem Tumor schwierig. Hilfreich sind in diesen Fällen *Kontaktradiographien*, die in den Tumorpartikeln feinfiligrane Trabekel aufdecken, während die Sklerose kompakt strukturiert ist.

Histologie. *Mikroskopisch* besteht der Tumor aus einem unregelmäßig angeordneten Netz unterschiedlich breiter Trabekel mit *osteoiden Säumen*. Sowohl Osteoid als auch die mineralisierten Abschnitte sind fibrös strukturiert. Auf der *Osteoidoberfläche* liegen große kubische Osteoblasten mit einem sehr ausgeprägten Golgifeld. Die Zellkerne können eine erhebliche *Anisonukleose* aufweisen. Diese wird durch die Ausbildung des Golgifeldes mit scheinbarer Verdrängung und Deformierung des Zellkernes verstärkt. Die *Markräume* sind locker fibrosiert, dadurch zellarm und enthalten *weite Gefäßsinus* (Abb. 4.110). In der Nachbarschaft der Gefäßsinus sowie an der Knochenoberfläche liegen außerdem zahlreiche *Riesenzellen* mit einem breiten Bürstensaum. In der Außenzone des Tumors ist *Bindegewebe* entwickelt, das allmählich in spongiosierten Knochen bzw. in die Hyperostose übergeht. Die letzteren Strukturen *(Spongiosa der Umgebung* und *kompakte Sklerose der Umgebung)* sind *im polarisierten Licht lamellär aufgebaut*, so daß auf relativ einfache Weise eine Unterscheidung zum eigentlichen Tumor möglich ist. Bei einer Entnahme des Materials in einzelnen Spänen werden sich diese Schichten nicht demonstrieren lassen. *Immunhistologisch* konnte eine *Vermehrung von Nervenfasern* im Osteoid-Osteom demonstriert werden.

Verlauf, Prognose. Therapeutisch ist eine *Abtragung der Sklerose* in einzelnen Spänen über dem eigentlichen Tumor, und nach Darstellung des *Nidus*, dessen *Ausräumung* ausreichend[5,70]. *Die reaktive Hyperostose muß nicht mitabgetragen werden.* Eine *maligne Entartung ist für das Osteoid-Osteom nicht beschrieben.* Dagegen ist die *Fehlinterpretation* eines Osteoid-Osteoms als *Osteosarkom* aufgrund des hohen Zellgehaltes und der morphologischen „ Unruhe“ eher möglich. *Rezidive* werden im allgemeinen nicht beobachtet.

Osteoblastom

(ICD-O M-9200/0)

> **Definition.** Das Osteoblastom ist ein *benigner knochenbildender* Tumor mit einer *Größe von über 1 cm*. Der histologische Aufbau *gleicht* in weiten Teilen dem *Osteoid-Osteom*. Zusätzlich kommen *lobuläre Areale* mit flächenhaftem Osteoid bzw. mineralisiertem Knochen vor. Die umgebende Sklerose ist geringer als beim Osteoid-Osteom.

Epidemiologie, Häufigkeit. Der Tumor macht *weniger als 1% der benignen Knochentumoren* aus. Es besteht eine Prädilektion für das *männliche Geschlecht*. Der Tumor ist in der *2.–3. Lebensdekade* am häufigsten.

Lokalisation. Über 50% der Osteoblastome sind in der *Wirbelsäule* lokalisiert. *Alle übrigen Skelettabschnitte* können jedoch vorkommen[19].

Klinik. Klinisch treten vor allem *Schmerzen in der befallenen Region* auf. In Abhängigkeit von der Lokalisation kommt es zu *neurologischen Ausfällen* bis hin zur *Querschnittslähmung*.

Radiologische Befunde. Röntgenologisch besteht ein *überwiegend osteolytischer Herd* mit umschriebenen Verdichtungen und einer *Randsklerose*, die jedoch wesentlich geringer ist als beim Osteoid-Osteom.

Morphologie. *Makroskopisch* ist der Tumor auf der Schnittfläche aufgrund der starken Vaskularisation *rotbraun* und weist eine *bröcklige, knöcherne Struktur* auf. In der Regel liegt das Osteoblastom im *Markraum*. An der Wirbelsäule ist diese Zuordnung jedoch gerade am Übergang zu den Wirbelbögen häufig schwierig. Die Grenzen des befallenen Skelettabschnittes können überschritten werden.

Mikroskopisch imponiert ein *zellreiches Stroma* mit dazwischen gelegenen *weiten Gefäßsinus*. Wie beim Osteoid-Osteom besteht eine *Anisonukleose*. Das neugebildete Knochengewebe ist *fibrös strukturiert*. Die *Osteoidbildung* ist bei den meisten Fällen ausgeprägter als beim Osteoid-Osteom, so daß lobulierte, flächige Areale entstehen, die mineralisieren. Daneben werden *Riesenzellen* beobachtet, die in der Nähe von Kapillaren bzw. Gefäßsinus liegen, und zum anderen *Osteoklasten*, die an der Knochenoberfläche lokalisiert sind. Es ist anzunehmen, daß beide Zellformen aus fusionierten Monozyten hervorgehen. Die *Abgrenzung zum Osteosarkom* kann gerade bei proliferierenden Osteoblastomen *schwierig* sein. Inwieweit das sogenannte *aggressive Osteoblastom* nicht überhaupt ein *low grade- Osteosarkom* darstellt, ist derzeit Gegenstand der Diskussion und intensiver Untersuchungen. Seltene Sonderformen sind das *toxische* und *pseudomaligne Osteoblastom*[11,90,103].

Verlauf, Prognose. *Therapeutisch* sollte der Tumor durch eine *Kürettage* vollständig entfernt werden. *Rezidive* sind selten. Die *Prognose* wird bei Lokalisation an der Wirbelsäule von den möglicherweise vor der Operation eingetretenen nervalen Läsionen bestimmt. *Rezidivierende Osteoblastome sollten stets unter dem Aspekt eines hochdifferenzierten Osteosarkoms geprüft werden.* Im Einzelfall ist die eindeutige Zuordnung außerordentlich schwierig. Die *DNA-Analyse* sowie *immunhistologische Untersuchungen zur Proliferation des Tumors* sind nach den eigenen Erfahrungen nur in etwa der Hälfte der Fälle Entscheidungshilfen für die Diagnose. Die endgültige Beurteilung der Dignität ergibt bei derartigen Fällen erst der *klinische Verlauf*[87].

Osteosarkom

(ICD-O M-9180/3)

Das Osteosarkom ist *kein einheitlicher Tumor*, sondern eine *Gruppe von sehr verschiedenen Entitäten*. Folgende spezielle Formen des Osteosarkoms können je nach Differenzierung und Lokalisation unterschieden werden:

Gruppe der zentralen Osteosarkome
- *Zentrales hochmalignes* Osteosarkom
- *sekundäres* Osteosarkom, *hochmaligne* (auf dem Boden vorbestehender Läsionen, z. B. nach Radiatio),
- *multifokales* Osteosarkom,
- *kleinzelliges* Osteosarkom,
- *low grade central*-Osteosarkom.

Gruppe der juxtakortikalen Osteosarkome
- *parossales* Osteosarkom,
- *dedifferenziertes parossales* Osteosarkom,
- *periostales* Osteosarkom,
- *hochmalignes Oberflächen*-Osteosarkom.

Gruppe der zentralen Osteosarkome

Zentrales hochmalignes Osteosarkom

(ICD-O M-9180/3)

Definition. *Das zentrale Osteosarkom (im engeren Sinn) ist der häufigste maligne Knochentumor.* Es ist durch die *Bildung von Osteoid, mineralisiertem Knochengewebe, Bindegewebe* und *chondroider Grundsubstanz* gekennzeichnet. *Subtypen* sind *osteoblastisch, gemischt osteoblastisch-chondroblastisch, nahezu chondroblastisch, fibroblastisch, sklerosiert* und *teleangiektatisch* differenziert.

Klassifikation. Die *einzelnen Komponenten* können *mit unterschiedlicher Ausprägung in einem Tumor entwickelt* sein. Nach der überwiegenden Grundsubstanzbildung in einem Tumor kann man daher verschiedene *Subtypen* der Osteosarkome unterscheiden. Eine eindeutige, signifikant verschiedene Bedeutung für die Prognose der Osteosarkome, besonders unter dem Aspekt des Einflusses einer Chemotherapie, ließ sich jedoch bisher in den jeweiligen Studien nicht mit ausreichender Sicherheit nachweisen[35].

Radiologische Befunde. *Röntgenologisch* wird eine Charakterisierung nach *osteolytischen* bzw. *osteoblastischen Formen* vorgenommen.

Von Bedeutung ist die *Ausdehnung in dem betroffenen Skelettabschnitt*. Es werden daher *auf den Markraum begrenzte* von solchen *mit Kortikalisdurchbruch und Infiltration* des *angrenzenden Kompartiments* unterschieden (Abb. 4.111). Die Tumorgröße hat eine prognostische Bedeutung für die rezidivfreie Überlebensrate nach Chemotherapie. *Tumoren bis 100 ml Volumen haben eine deutlich bessere Prognose.*

Epidemiologie, Häufigkeit. Das zentrale Osteosarkom macht *20% aller malignen Knochentumoren* aus. Diese Häufigkeit ist in nahezu allen größeren Statistiken von einer auffallenden Konstanz. Für das *männliche Geschlecht* besteht eine *geringe Disposition* (60 : 40). 45% aller zentralen Osteosarkome sind in der *Knieregion* (*Femur* 30%, *Tibia* 15%) lokalisiert. Zirka 10% sind im *proximalen Humerus* zu beobachten; 80% aller zentralen Osteosarkome treten in den *langen Röhrenknochen* auf. Der überwiegende Teil der zentralen Osteosarkome ist in der *Metaphyse* lokalisiert. Es werden jedoch auch *primär diaphysär* gelegene zentrale Osteosarkome beobachtet.

Die zentralen Osteosarkome treten bevorzugt in der *1.–3. Lebensdekade* auf. Sekundäre Osteosarkome, die sich auf dem Boden einer vorbestehenden Läsion entwickeln, werden dagegen überwiegend im höheren Lebensalter beobachtet. Die zentralen Osteosarkome im *Gesichts-Kiefer-Bereich* treten *meist erst nach der 4. Lebensdekade* auf.

Klinik

Klinisch stehen am Anfang *uncharakteristische Beschwerden*, die bei Kindern als *Wachstumsschmerz* imponieren, oder auch in ein *benachbartes Gelenk* projeziert werden.

Nach den allgemeinen Erfahrungen sollte *bei einer Schmerzsymptomatik im Kniegelenk, die länger als 4 Wochen* anhält, eine *Röntgenuntersuchung* durchgeführt werden.

Spontanfrakturen in Osteosarkomen sind *selten*. Sie treten vor allem in überwiegend osteolytischen Osteosarkomen auf. Das Zeitintervall zwischen Auftreten der ersten bemerkten klinischen Symptome und der Diagnosestellung beträgt Wochen bis Monate. Aufgrund des raschen Wachstums sind Anamnesen von mehr als einem Jahr ungewöhnlich.

Morphologie. *Makroskopisch* durchsetzen die zentralen Osteosarkome der *Metaphysenregion*. Die *Spongiosa* ist dabei abschnittsweise *destruiert*. Stärker osteoblastische Tumoren haben dagegen eine *bimssteinartige Struktur* und können *ausgesprochen sklerosiert* sein. Die Altspongiosa ist in diesen Abschnitten erhalten.

Für das Osteosarkom stellt die *Wachstumszone eine Barriere* dar, die erst bei fortgeschrittenen Fällen durchbrochen wird, so daß der Tumor sich in der *Epiphyse* ausbreitet.

Fast alle zentralen Osteosarkome haben zum Zeitpunkt der operativen Therapie (Resektion, Amputation) die *Kortikalis durchbrochen*. Der Tumor destruiert bei diesem Prozeß die Kortikalis und hebt das darüber gelegene Periost von seiner Unterlage ab. In der Zone der randlichen Periostabhebung erfolgt dadurch eine *schalenförmig aufgebaute reaktive Knochenneubildung*. Der Tumor kann die *zwischen neugebildetem Knochen und Kortikalisoberfläche gelegenen Anteile infiltrieren*. Diese Region imponiert radiologisch als Dreieck *(Codman-Dreieck)*.

Der Durchbruch durch die Kortikalis und die weitere Ausbreitung des Tumors erfolgt meist in mehr als 50% der Zirkumferenz eines Röhrenknochens. Das Osteosarkom kann aber auch die *gesamte Schaftregion* umfassen. Die dorsalen extramedullären Tumoranteile sind dabei meist ausgedehnter als die ventralen.

Im Zentrum des Tumors können neben Einblutungen *girlandenartig begrenzte gelbe Herde* auftreten, die nekrotischen Tumorabschnitten entsprechen. Dies ist für die Probebiopsie von Bedeutung, da die Entnahme aus einem derartigen Herd keine Diagnose gestattet.

Die *peripheren Abschnitte des Osteosarkoms* sind mit einem in der Routine üblichen *Kryostaten* immer *gut schneidbar*, da hier nur eine geringe Grundsubstanzbildung erfolgt. Der *extraossäre Tumoranteil* ist die *ideale Zone für die Entnahme einer Probebiopsie* und somit auch für die Anfertigung von *intraoperativen Schnellschnitten*. Der intramedulläre Tumoranteil ist in der Regel größer als der extramedulläre.

Mikroskopisch besteht der Tumor aus *unterschiedlich zelldichten Arealen*. Die Tumorosteoblasten bilden *Osteoid* mit darin eingeschlossenen *Tumorosteozyten*. Dieses Osteoid wird in Analogie zum normalen Knochengewebe *mineralisiert*. Die Osteoid- und Knochenbildung nimmt von der Peripherie zum Zentrum zu. *Der Nachweis von Osteoid ist das wichtigste diagnostische Kriterium für ein Osteosarkom* (Abb. 4.112). Neben der Osteoid- und Knochenbildung können auch überwiegend *kollagenfaserhaltige Abschnitte* wie bei einem Fibrosarkom oder chondroid differenzierte Regionen wie bei einem Chondrosarkom auftreten. *Stark sklerosierte Formen* (Abb. 4.113 u. 4.114) können in etwa *10% aller Fälle* mit Osteosarkom auftreten. *Elektronenmikroskopisch* zeigen die Zellen des Osteosarkoms Beziehungen zum normalen Osteoblasten, Fibroblasten und Chondroblasten.

85% aller Osteosarkome weisen bei Zugrundelegung der Graduierung nach Broders einen *Grad 3 und 4* auf. In *Imprintzytologien* besteht daher eine deutliche *Kernpolymorphie*.

Osteosarkome im *Gesichts-Kiefer-Bereich* zeigen häufig eine ausgedehnte Bildung einer *chondroiden Matrix*. Die Abgrenzung zu einem echten Chondrosarkom wird dadurch erschwert. Beim Vergleich von Chondrosarkomen und chondroblastischen Osteosarkomen fällt allerdings auf, daß die Lobulierung der Knorpelmatrix für die Chondrosarkome charakteristisch ist. In Osteosarkomen ist die chondroide Matrix außerdem abschnittsweise zellreicher als in Chondrosarkomen[41, 63, 126, 152].

Metastasierung. Osteosarkome metastasieren früh in die *Lunge*. Intraossäre Metastasen im gleichen Knochen oder im proximal davon gelegenen Skelettabschnitt sind selten. In fortgeschrittenen Einzelfällen treten intraossäre Metastasen im gesamten Skelett auf. Eine *lymphogene Metastasierung* wurde in bis zu *3% aller Osteosarkome* beobachtet.

Verlauf, Prognose. Die Therapie des Osteosarkoms hat sich in den vergangenen 15 Jahren entscheidend gewandelt. Durch den Einsatz einer *Polychemotherapie* konnte die Prognose wesentlich verbessert werden. Vor den Möglichkeiten der Zytostatikatherapie verstarben 90% aller Patienten mit Osteosarkom innerhalb von 2 Jahren an Lungenmetastasen. Eine *Verbesserung der Überlebenschancen* konnte erreicht werden, wenn nach der Amputation eine Zytostatikatherapie auch ohne den Nachweis von Metastasen *(adjuvante Chemotherapie)* durchgeführt wurde.

Nach diesen Erfolgen wurde die sog. *neoadjuvante Chemotherapie* eingeführt. Dabei wird *noch vor der Resektion* des Tumors unter Erhalt der Extremität bzw. bei großen Tumoren *vor der Amputation*, eine Zytostatikatherapie durchgeführt. Diese erreicht in ca. *60% aller Fälle* eine *weitgehende Devitalisierung des Tumors* (Abb. 4.115 u. 4.116). Bei Beobachtungszeiten von jetzt mehr als 10 Jahren beträgt die *Überlebensrate ca. 70–80%* bei diesem Therapiekonzept. An den Operationspräparaten unter neoadjuvanter Chemotherapie läßt sich das Ansprechen des Tumors ableiten. Dem Grad des Ansprechens kommt eine prognostische Bedeutung zu. Es werden *sechs Regressionsgrade* unterschieden. *Sind mehr als 90% des Tumors zerstört (maximal 10% vitaler Tumor), so liegt ein gutes Ansprechen vor; anderenfalls ein schlechtes Ansprechen*[13, 39, 42, 165–167].

Teleangiektatisches Osteosarkom
(ICD-O M-9183/3)

Von den zentralen Osteosarkomen läßt sich aufgrund der besonderen Differenzierung das teleangiektatische Osteosarkom abgrenzen. Die *Alters- und Geschlechtsverteilung* entspricht ebenso wie die Lokalisation denen der zentralen Formen. Die *Prognose* ist dagegen in einzelnen Statistiken *eher schlechter*.

Radiologische Befunde. Teleangiektatische Osteosarkome sind aufgrund des raschen Wachstums nahezu vollständig *osteolytisch*. Der tumortragende Skelettabschnitt wird aufgetrieben. *Spontanfrakturen* sind in fortgeschritteneren Stadien häufig. Nur in sehr kleinen Arealen können in Einzelfällen *Sklerosierungen als Substrat einer Knochenneubildung* durch den Tumor beobachtet werden.

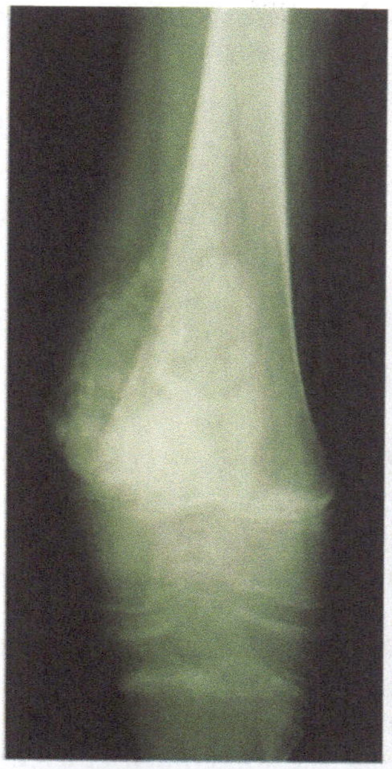

111

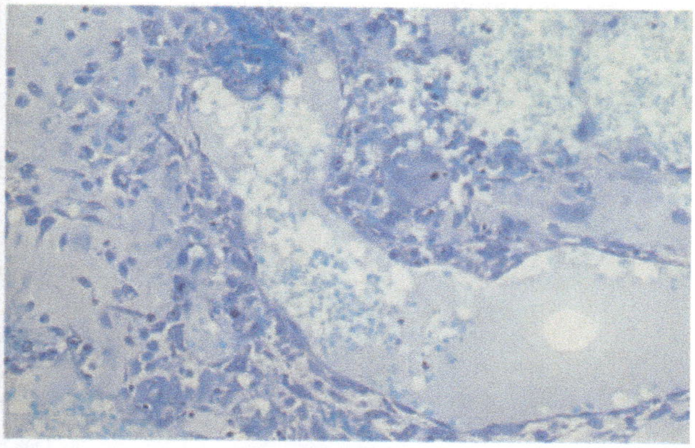

112

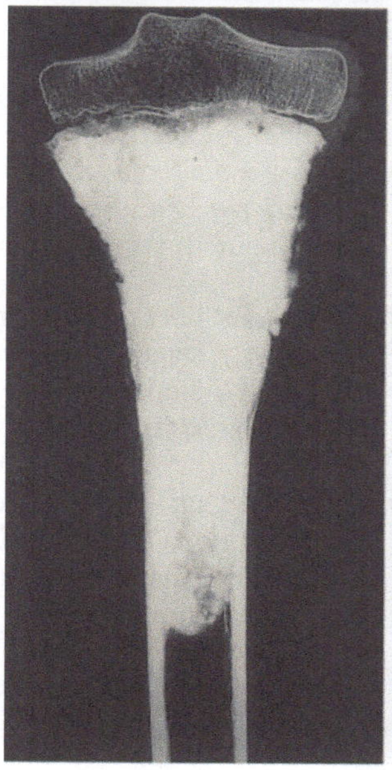

113

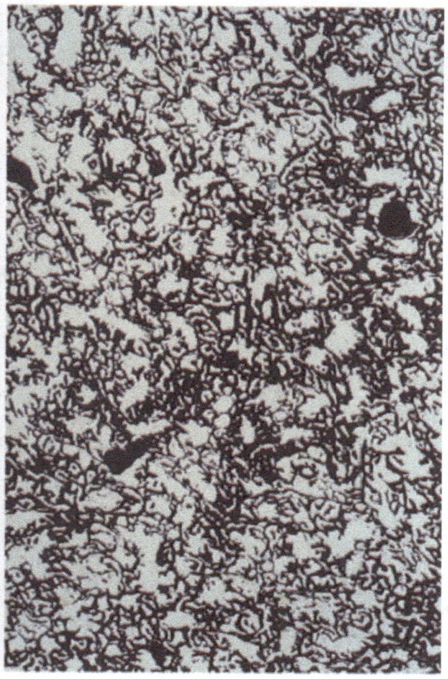

114

Abb. 4.111. Radiologischer Befund bei einem Osteosarkom des distalen Femurs. Offene Wachstumsfuge, metaphysäre Lage, extraossärer Tumoranteil sowie Destruktion herdförmig der Kortikalis

Abb. 4.112. Osteoblastisches Osteosarkom mit homogener Osteoidbildung. Tumorzellen unmittelbar in Gefäßsinus. Kernpolymorphie. Toluidinblau, 100 : 1

Abb. 4.113. Kontaktradiographie eines sklerosierten Osteosarkom. Unmittelbar unterhalb der Wachstumszone beginnt ein Tumor mit Durchbruch durch die Kortikalis

Abb. 4.114. Sklerosiertes Osteosarkom (wie Abb. 4.113) mit dichten, filigranartigen Trabekeln. Dazwischen breiter Restspongiosa. Zustand nach Polychemotherapie. Von Kossa-Modifikation, 30 : 1

Morphologie. *Makroskopisch* imponiert der Tumor bereits durch *große Hohlräume* mit ausgedehnten Einblutungen. Die eigentlichen tumorösen Anteile sind *septenartig* ausgebildet (Abb. 4.117).

Mikroskopisch bestehen im gesamten Tumor *große sinusartige Hohlräume*, die Anschluß an den normalen Blutkreislauf haben. Das *Stroma* der dazwischen gelegenen Septen besteht aus *polymorphen Zellen*, die *Tumorosteoblasten* auf einer primitiven Entwicklungsstufe entsprechen. Daneben kommen *Riesenzellen* vor. Aufgrund dieser Riesenzellen sind Ähnlichkeiten mit der aneurysmatischen Knochenzyste bzw. zystischen Riesenzelltumoren gegeben, da der Gehalt an Tumorzellen abschnittsweise unterschiedlich dicht ausgebildet ist. Die *Proliferationsrate* bei Anwendung immunhistologischer Verfahren gegen das Kernantigen *Ki-67* liegt

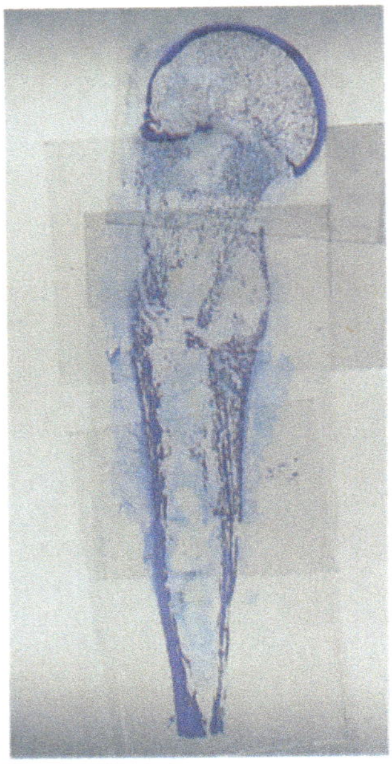

115

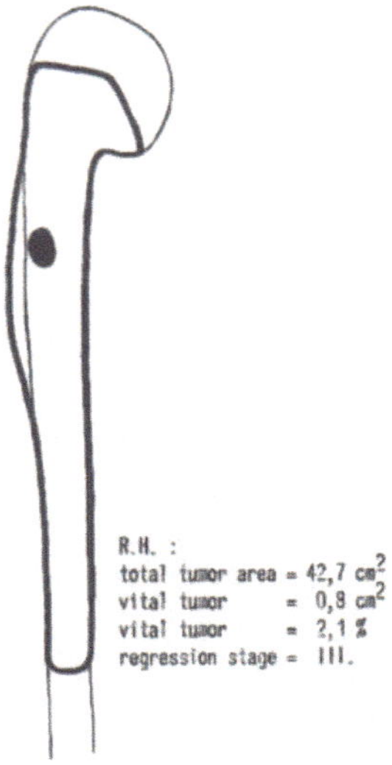

116

Abb. 4.115. Rekonstruktion eines Operationspräparates des proximalen Humerus. Ausgedehntes Tumorinfiltrat in der Metaphyse und Diaphyse. Zustand nach Spontanfraktur. Weitgehende Tumordestruktion nach Polychemotherapie. Unentkalkte Großschnitte, montiert

Abb. 4.116. Schematische Darstellung der Tumorausdehnung und des dargestellten vitalen Restareales (Regressionsgrad III)

beim teleangiektatischen Osteosarkom allerdings bei *50% aller Tumorzellen* (Abb. 4.118) und damit wesentlich höher als in den differentialdiagnostisch in Betracht kommenden aneurysmatischen Knochenzysten und Riesenzelltumoren.

Therapie. Die Therapie folgt dem gleichen Protokoll, wie dem der übrigen zentralen hochmalignen Osteosarkome *(neoadjuvante Chemotherapie)*.

Sekundäres Osteosarkom

(ICD-O M-9180/3)

Definition. Sekundäre Osteosarkome entstehen entweder *auf dem Boden vorbestehender benigner Knochenläsionen bzw. benigner Knochentumoren* oder entwickeln sich *nach einer lokalen Strahlentherapie des Skelettabschnittes aus anderen Ursachen*. Ihr Aufbau gleicht dem der hochmalignen Osteosarkome.

Epidemiologie, Lokalisation, Ätiologie. Sekundäre Osteosarkome sind in ihrer Häufigkeit nicht exakt zu erfassen, da die zugrundeliegende Läsion entweder nicht erfaßt wird oder vom Tumor destruiert wird. Im Hamburger Knochentumor-Register beträgt die *Häufigkeit 2%* (21 Fälle) bezogen auf alle primären hochmalignen zentralen Osteosarkome (1259 Fälle). Innerhalb der Gruppe der sekundären Osteosarkome sind Osteosarkome *nach einer Strahlentherapie häufig*. Die *Latenzzeit* beträgt *in der Regel 10 Jahre und mehr*. In Einzelfällen wurden aber auch Osteosarkome nach 4 Jahren zurückliegender Radiatio beobachtet. *Strahleninduzierte Osteosarkome* können

- *entweder in Skelettabschnitten ohne vorbestehende Veränderungen*, also im Randgebiet des Strahlenfeldes bei einem strahlentherapierten Korpuskarzinom, oder
- *bei einem vorbestehenden Knochentumor (Ewing-Sarkom, fibröse Dysplasie)* auftreten.
- Weitere typische vorbestehende Läsionen bei sekundären Osteosarkomen sind *aseptische Knocheninfarkte*.
- Beim *Morbus Paget* wurden gehäuft Osteosarkome beschrieben. Offensichtlich sind diese jedoch sehr viel seltener als bisher angenommen. Im Hamburger Knochentumor-Register wurden auf 800 Biopsien von Patienten mit einer Osteodystrophia deformans Paget 3 Osteosarkome beobachtet.

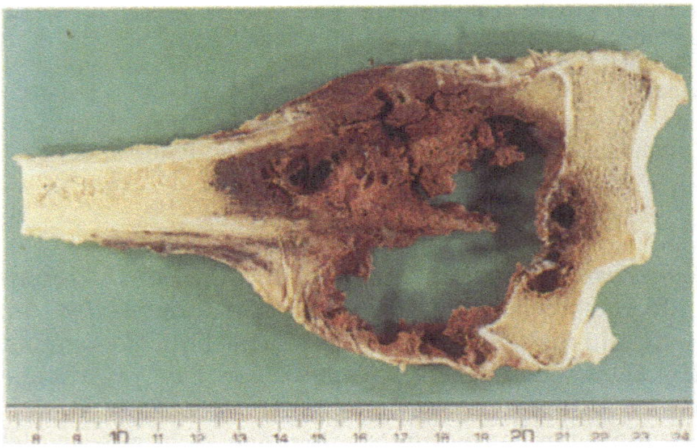

117

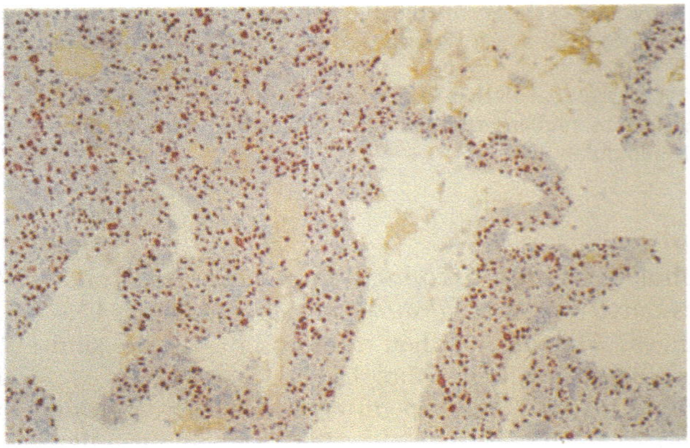

1

Abb. 4.117. Teleangiektatisches Osteosarkom. Fortgeschrittene Destruktion der proximalen Tibia mit pathologischer Fraktur

Abb. 4.118. Ca. 50% der Tumorzellen sind MIB-positiv (sehr hohe Proliferationsrate). Immunhistochemie, 80:1

Klinik, Röntgenbefund. Nach *mehrjähriger Latenzzeit* kommt es zur *allgemeinen Symptomatik* mit *Schmerzen* und *Schwellung* des betroffenen Skelettabschnitts oder zu einer unerwarteten *pathologischen Fraktur.* Im eigenen Untersuchungsmaterial läßt sich bei einem Teil der Fälle *die vorbestehende Osteoradionekrose* noch nachweisen. *Radiologisch* bestehen die gleichen Befunde wie beim Osteosarkom mit *Destruktion der Kortikalis* sowie einem *extraossären teilmineralisierten Tumoranteil.* Bei eingetretener Fraktur wird gerade im MR die Gesamtausdehnung des Tumors scheinbar größer sein, da das umgebende Ödem mit erfaßt wird. Ein Teil der im CT bzw. MR erfaßten Veränderungen entspricht jedoch auch der vorbestehenden Markraumfibrose bzw. Osteoradionekrose.

Morphologie. *Makroskopisch* imponiert je nach Ausmaß der Grundsubstanzbildung entweder eine mehr derb-elastische *(faserhaltige)* oder sehr harte Konsistenz *(Knochenbildung).* Kontaktradiographien des Operationspräparates zeigen eindrücklich das Ausmaß der Grundsubstanzbildung sowie deren Anordnung im Tumor.

Histologisch ist das sekundäre Osteosarkom nicht von der zentralen Form zu unterscheiden.

Verlauf, Prognose. Der Verlauf *entspricht* ebenso wie die *Prognose einem zentralen Osteosarkom.* Allerdings können häufig die etablierten, sehr erfolgreichen Therapieprotokolle nicht eingesetzt werden, da die Patienten älter sind bzw. ungünstige lokale Bedingungen (Radiatio!) im Operationsgebiet bestehen. Damit ist die *Prognose* im *Einzelfall häufig ungünstiger.*

Multifokales Osteosarkom
(ICD-O M-9180/3)

> **Definition.** Das multifokale Osteosarkom ist ein *stark sklerosiertes Osteosarkom,* das entweder *synchron* oder *metachron* an *multiplen Stellen des Skeletts* auftritt.

Epidemiologie, Lokalisation, Klassifikation. Die Häufigkeit des multifokalen Osteosarkoms liegt *unter 1% aller Osteosarkome.* Die Tumoren treten an den *langen Röhrenknochen metaphysär* auf; außerdem kommt es zur Entwicklung von Tumoren *an praktisch allen übrigen Abschnitten des Skelettsystems.* Im Hamburger Knochentumor-Register wurden nur 2 Fälle (Typ I und Typ II) beobachtet. Es werden unterschieden:

- Typ I – *Synchrones* Auftreten bei *jüngeren Patienten*
- *Typ II* – *Synchrones* Auftreten bei *Erwachsenen*[68]
- *Typ III* – *Metachrones* Auftreten bei *Adoleszenten.* Nach Erstmanifestation eines Osteosarkoms treten ein oder weitere Osteosarkome nach Monaten bis Jahren auf[156].

Klinik, Röntgenbefund. Das multifokale Osteosarkom zeigt einen *rasch progredienten Verlauf.* Radiologisch bestehen stark sklerosierte, streifenförmig aufgebaute Tumoren.

Morphologie. Entsprechend dem radiologischen Bild ist *makroskopisch* und *histologisch kein Unterschied* zu den *üblichen sklerosierten zentralen unilokulären Osteosarkomen* zu erheben.

Verlauf, Prognose. Die Prognose ist auch bei Anwendung der bisher üblichen Chemotherapie *ungünstig.*

Kleinzelliges Osteosarkom
(ICD-O M-9185/3)

Definition, Morphologie, Prognose, Therapie. Das kleinzellige Osteosarkom weist neben der *Matrixbildung (Osteoid, Knochen, Knorpel)* eine *kleinzellige Komponente* auf, die *einem Ewing-Sarkom weitgehend gleichen* kann. Trotz radiologisch nachweisbarer Sklerosierungen kann in einer kleinen Biopsie somit der Eindruck eines Ewing-Sarkoms entstehen. In kleinzelligen Osteosarkomen konnte die für Ewing-Sarkome charakteristische *Translokation 11, 22* nachgewiesen werden. Dies war der entscheidende Befund, kleinzellige Osteosarkome nach dem Protokoll der Ewing-Sarkom-Studie (CESS) zu behandeln. Die Lokalisation, Altersverteilung und Prognose unterscheiden sich nicht wesentlich von den übrigen hochmalignen Formen der Osteosarkome[43].

Niedrigmalignes zentrales Osteosarkom (low grade central-Osteosarkom)

> **Definition.** Das low grade central-Osteosarkom ist durch ein *lokal invasives Wachstum* mit Neigung zu *Rezidiven* und *später Metastasierung* charakterisiert. Es weist *mehrere histologische Subtypen* auf. Die Gruppe der low grade central-Osteosarkome gehört derzeit noch zu den wenig bekannten und ungenügend definierten Knochentumoren. Die Rate der Fehlinterpretationen muß daher relativ hoch liegen.

Epidemiologie, Lokalisation. Low grade central-Osteosarkome werden im angelsächsischen Schrifttum mit einer Häufigkeit von *mindestens 5% aller hochmalignen Osteosarkome* angegeben. Die bevorzugten Lokalisationen bei den Fällen des Hamburger Knochentumor-Registers sind *distaler Femur* (30%). *Wirbelsäule* (25%) und *proximale Tibia* (20%) sowie seltener *Humerus, Fibula, Scapula* und *Fußskelett.*

Klinik, Röntgenbefund. Eine spezifische klinische Symptomatik besteht nicht. Eine *uncharakteristische Schmerzsymptomatik* wird meist über Jahre angegeben. *Radiologisch* ist das Bild vom histologischen Subtyp abhängig und reicht von der *Osteolyse* bis zu stark *sklerosierenden Prozessen.*

Morphologie. Alle low grade central-Osteosarkome sind *makroskopisch glatt abgegrenzt*; eine diffuse Infiltration der Muskulatur liegt nicht vor. Der Tumor wächst *extraossär verdrängend.* Die *Schnittfläche* des Tumors reicht in Abhängigkeit von der histologischen Differenzierung von *knorpelartig-derb* bis zu *zystischen* Veränderungen.

Histologisch ähnelt das low grade central-Osteosarkom *unterschiedlichen Knochentumoren* in seinem histologischen Grundmuster. Es werden daher die folgenden *Subtypen* unterschieden:

- ähnlich einer *aneurysmatischen Knochenzyste,*
- ähnlich einem *Chondroblastom,*
- ähnlich einer *fibrösen Dysplasie,*
- ähnlich einem *Osteoblastom,*
- ähnlich einem *Chondromyxoidfibrom,*
- ähnlich einem *parossalen Osteosarkom.*

Diese Vielfalt an morphologischen Grundmustern veranschaulicht die *Schwierigkeiten der Diagnostik.* Bei jeder der aufgeführten 6 Entitäten ist mit der niedrigmalignen Variante zu rechnen. Besonders zu beachten sind *abnorme bzw. ungewöhnliche Varianten in der Grundsubstanzbildung* und *geringe Kernpolymorphien.* Im Einzelfall lassen sich mit der *DNA-Analyse* einzelne *aneuploide Zellen* nachweisen. Häufig wird die Diagnose erst nach mehreren untypischen *Rezidiven* gesichert[10, 77, 123].

Verlauf, Prognose. Bei einer *radikal-chirurgischen Therapie* ist die *Prognose* gut. Je nach Lokalisation des Tumors werden jedoch *Funktionsausfälle* als Folge der Radikalität unvermeidbar sein. Bei wiederholten *Rezidiven* bzw. mehrjährigen Verläufen können *hämatogene Metastasen* in der Lunge beobachtet werden.

Gruppe der juxtakortikalen Osteosarkome

(ICD-O M-9190/3)

Parossales Osteosarkom

(ICD-O M–9190/3)

Definition. Das parossale Osteosarkom nimmt seinen *Ursprung von der äußeren Knochenoberfläche* und hat eine *gestielte,* ca. 10–20 mm betragende Verbindung mit der Oberfläche des tumortragenden Knochens.

Der Tumor weist einen *hohen Differenzierungsgrad* mit überwiegend *sklerotischen* ossären Strukturen auf. Peripher können *chondroide* Formationen vorkommen, so daß die Abgrenzung zu einem Frakturkallus oder einer Myositis ossificans schwierig sein kann.

Epidemiologie, Lokalisation. Das parossale Osteosarkom macht *weniger als 1% aller malignen Knochentumoren* aus. Im Hamburger Knochentumor-Register sind 6% (74 Fälle) aller zentralen hochmalignen Osteosarkome (1259) parossale Formen. Der Tumor ist am *häufigsten am distalen Femur* dorsal lokalisiert. *Osteochondrome kommen dorsal im distalen Femur nicht vor!* Das parossale Osteosarkom tritt zwischen der *2. und 5. Lebensdekade* auf. *Frauen* sind häufiger betroffen.

Klinik, Röntgenbefund. *Klinisch* besteht eine *schmerzhafte Schwellung* in der betroffenen Region. *Röntgenologisch* besteht ein charakteristisches Bild mit einer *gefiederten, knolligen Verschattung* (Abb. 4.119). Die Verbindung zum Knochen ist relativ schmal ausgebildet. *Computertomographisch* läßt sich auch bei fortgeschrittenen Fällen immer ein *schmaler Spaltraum* in weiten Abschnitten *zwischen Tumor* und dem *benachbarten Knochen* nachweisen[132].

Morphologie. *Makroskopisch* ist die Sägeschnittfläche von *grauroter Farbe* mit einer festen Konsistenz. Besonders ist auf die *Kortikalis* zu achten, da in fortgeschrittenen Fällen diese *durchbrochen* sein kann. *30% der Fälle* mit parossalem Osteosarkom des Hamburger Knochentumor-Registers wiesen einen *Markraumeinbruch* auf. Dieser beschränkt sich jedoch in der Regel auf *10–20% des Markraumquerschnittes* unmittelbar auf der endostalen Seite der tumortragenden Kortikalis.

Da die prognostische Bedeutung der Markrauminfiltration noch unklar ist und auf Längsschnitten nur unvollständig erfaßt wird, sollten parossale Osteosarkome ebenso wie die periostalen Formen *in Serienschnitten horizontal aufgetrennt werden* (Abb. 4.120).

Mikroskopisch imponiert der Tumor durch eine *ausgeprägte Bildung reifen Knochengewebes.* Allerdings liegen auf der neugebildeten Knochenoberfläche nur wenige flache Tumorosteoblasten. Die *Markräume* sind *fibrosiert* und in weiten Strecken auffallend *hyalinisiert.* Hier finden sich ab und an *Mitosen.* Vereinzelt sind auch *Riesenzellen* zu beobachten. Herdförmig können *chondroide* oder mehr *fibrotische Differenzierungen* auftreten. In der *Peripherie* kann der Tumor sowohl *zellreicher* sein als auch nur aus *hochdifferenziertem Knochengewebe* bestehen (Abb. 4.121 u. 4.122). In den Fällen eigener Beobachtung besteht keine klassische Schichtung mit abnehmender Zelldichte nach zentral. Parossale Osteosarkome sind hochdifferenziert und somit *Grad-1* und *Grad 2-Tumoren. Knorpelanteile* können besonders in der Peripherie auftreten, so daß bei oberflächlicher Betrachtung des Falles die Verwechslungsmöglichkeit mit einem Osteochondrom besteht. Letztere liegen aber nicht im dorsalen distalen Femur.

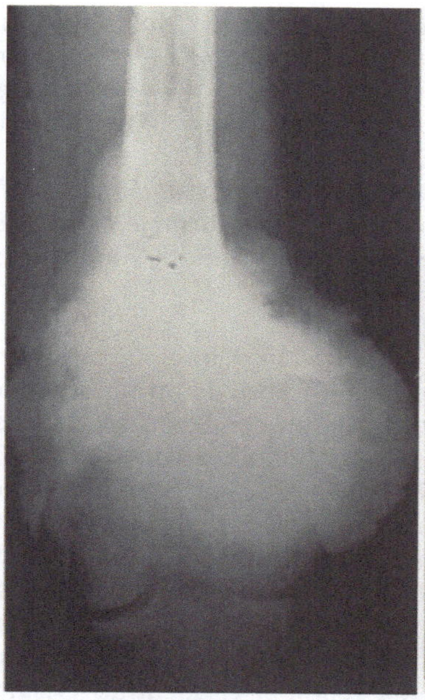

19

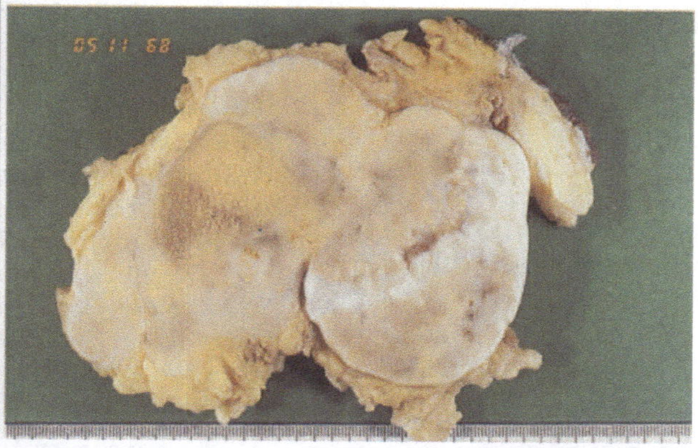

120

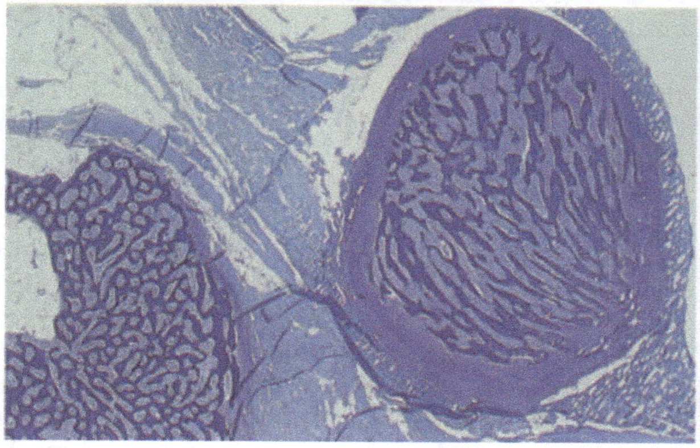

21

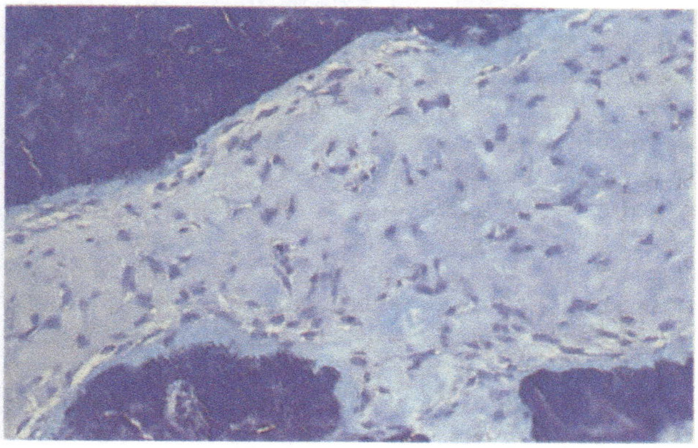

122

Abb. 4.119. Ausgedehntes parossales Osteosarkom. Radiologisch auf der Nativaufnahme nicht zu entscheiden, ob ein intraossärer oder parossaler Tumor vorliegt.

Abb. 4.120. Horizontalebene des parossalen Osteosarkoms (Abb. 4.119). Femurquerschnitt mit Fettmark und Anteilen der Hämatopoese (*bräunlich*). Vom Periost ausgehend ausgedehnter Tumor.

Abb. 4.121. Typisches parossales Osteosarkom mit dichter Knochenbildung und peripherer etwas zellreicherer Komponente. Toluidinblau, 10:1

Abb. 4.122. Parossales Osteosarkom mit hyalinisiertem Stroma und wenigen Tumorzellen. Kaum Kernpolymorphie. Toluidinblau, 250:1

> *Knochenbildende Tumoren des distalen Femurs, die sich nach dorsal entwickeln, sind bis zum Beweis des Gegenteils als parossale Osteosarkome anzusehen.*

Verlauf, Prognose. Aufgrund des langsamen Wachstums des parossalen Osteosarkoms ist therapeutisch eine *En-bloc-Resektion* die Therapie der Wahl. Bei fortgeschrittenen Fällen, d.h. großen Tumoren, ist nach den allgemeinen Erfahrungen häufig mit dem Auftreten von *Rezidiven* zu rechnen, so daß eine *ausgedehnte Resektion* oder evtl. auch *Amputation* für die Langzeitprognose günstiger erscheint. Nach der Gradeinteilung von Huvos sollte eine zusätzliche *Zytostatikatherapie bei Fällen mit Grad 3* vorgenommen werden. Bei unvollständiger Entfernung können auch kleinere Tumoren nach Monaten bis Jahren rezidivieren. Bei sorgfältiger operativer Therapie sind *Heilungen* oder *Verläufe mit Überlebensraten von bis zu 20 Jahren die Regel*[25].

Dedifferenziertes parossales Osteosarkom

(ICD-O M-9190/3)

In einem *parossalen* Osteosarkom können *entdifferenzierte Areale* auftreten. Diese zeigen eine *Kernpolymorphie* und *ossäre Grundsubstanzbildung* wie ein *hochmalignes Osteosarkom*. Wenn sicher ausgeschlossen ist, daß der Tumor *nicht vom Markraum ausgegangen* ist, so wird dieser Tumor als *dedifferenziertes Osteosarkom* bezeichnet. Sein *biologisches Verhalten* ist eher dem eines *zentralen hochmalignen Osteosarkoms* gleichzusetzen[101, 170]. Neben der *operativen Therapie* ist im Einzelfall die *adjuvante* oder *neoadjuvante Chemotherapie* abzuwägen.

Periostales Osteosarkom

(ICD-O M-9190/3)

Definition. Das periostale Osteosarkom ist durch einen *breitbasigen Kontakt mit der Kortikalis* sowie durch die Bildung *überwiegend chondroider Abschnitte* und *meist nur sehr geringer Osteoidanteile* bei geringer bis mittlerer Zelldichte und unterschiedlicher Kernpolymorphie der Tumorzellen charakterisiert.

Epidemiologie, Lokalisation. Die periostalen Osteosarkome machen *2%* (28 Fälle) *aller Osteosarkome* (1259) des Hamburger Knochentumor-Registers aus. Sie treten in der *2. Lebensdekade* auf und sind am häufigsten an der *Tibia- und der Femurdiaphyse* lokalisiert, meist *metadiaphysär* bzw. in der Mitte der Diaphyse (Abb. 4.123). Mit fortschreitendem Wachstum kann eine *Infiltration der benachbarten Kortikalis* sowie eine *Infiltration der angrenzenden Markraumabschnitte* erfolgen. Die Unterscheidung von einem zentralen Osteosarkom wird mit zunehmendem Markraumbefall schwierig bzw. unmöglich. Die Tumoren müssen dann als zentrales Osteosarkom eingeordnet werden (Konsequenz: neoadjuvante Chemotherapie). Da die prognostische Bedeutung der Markrauminfiltration noch unklar ist, sollten periostale Osteosarkome ebenso wie die parossalen Formen *in Serienschnitten horizontal aufgetrennt* werden[24, 25, 56, 174].

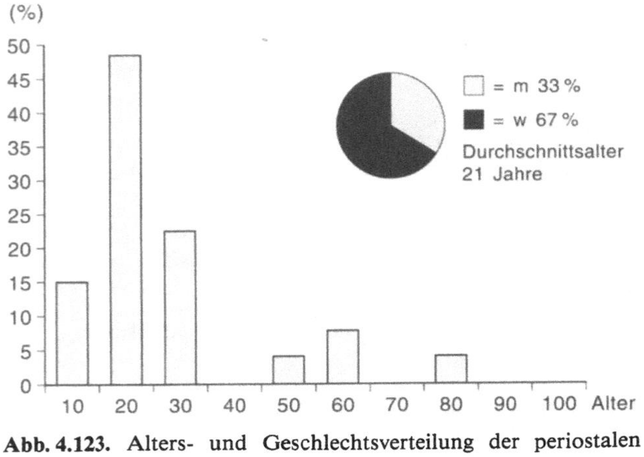

Abb. 4.123. Alters- und Geschlechtsverteilung der periostalen Osteosarkome des Hamburger Knochentumor-Registers

Radiologische Befunde. In der Regel erfolgt die Manifestation des Tumors *ventral* sowie *medial und lateral* (Frühstadien des *parossalen Osteosarkoms* liegen *dagegen dorsal)*. Es besteht ein breitbasiger Kontakt mit der Kortikalis (Abb. 4.124). An den Rändern besteht eine reaktive, dichte *Knochenneubildung (Saucieren – Muster)* und im Zentrum eine muldenförmige Impression der Kortikalis. Im *Zentrum* des Tumors kommt es zu *spiculaeartigen Verschattungen*[69].

Morphologie. *Makroskopisch* imponiert nach Auftrennen des Tumors dieser aufgrund der überwiegenden Knorpelbildung *grau-glasig*, an der Basis fest angeheftet. Die Oberfläche ist relativ glatt begrenzt. Eine diffuse Infiltration der Weichteile liegt nicht vor. Auf den Querscheiben imponiert die *halbmondförmige Manifestation am Periost* (Abb. 4.125). Wichtig ist, daß die dem Tumor *benachbarte Kortikalis* bei einem langsamen Wachstum des Tumors eine erhebliche *Verbreiterung auch proximal und distal des Tumors* zeigen kann. Dieser Befund darf röntgenologisch nicht als Gesamtausdehnung des Tumors interpretiert werden.

Mikroskopisch sind die Tumoren durch die Bildung einer überwiegend *chondroiden Matrix* gekennzeichnet. *Osteoid* und *mineralisierter Knochen* treten aber ebenfalls auf. Der Gehalt an *Tumorzellen* ist unterschiedlich (Abb. 4.126). Periostale Osteosarkome sind *meist Grad 2- und Grad 3-Tumoren*. Das endgültige Grading und dessen Bedeutung für den klinischen Verlauf sind derzeit Gegenstand retro- bzw. prospektiver Studien. Möglicherweise läßt sich auch ein periostales Osteosarkom mit deutlicher Kernpolymorphie und chondroid-myxoider Matrix als am höchsten maligne Variante der periostalen Osteosarkome abgrenzen. *40% der eigenen Fälle* des Hamburger Knochentumor-Registers zeigten bei sorgfältiger Aufarbeitung eine – wenn auch geringe – *Markraumbeteiligung*[9, 63].

Verlauf, Prognose. Bei periostalen Osteosarkomen *Grad 3* wird von einigen Autoren eine *zusätzliche Chemotherapie* empfohlen. Für die Fälle mit *Grad 1 und 2* ist eine *en bloc Resektion* ausreichend. Die *Prognose* der periostalen Osteosarkome ist bei sachgerechter operativer Resektion im Gesunden *günstig*[169]. *Metastasen* (Lunge) wurden *in 10%* der Fälle eigener Beobachtung registriert.

Hochmalignes Oberflächen-Osteosarkom

Dieser Tumor ist *sehr selten*. Im Hamburger Knochentumor-Register wurden 2 derartige Tumoren beobachtet. Der Tumor ist auf der periostalen Seite der langen Röhrenknochen lokalisiert. *Makroskopisches und histologisches Bild gleichen einem hochmalignen zentralen Osteosarkom.* Fortgeschrittenere Formen zeigen einen *Markraumeinbruch*. Die Therapie entspricht der des zentralen Osteosarkoms.

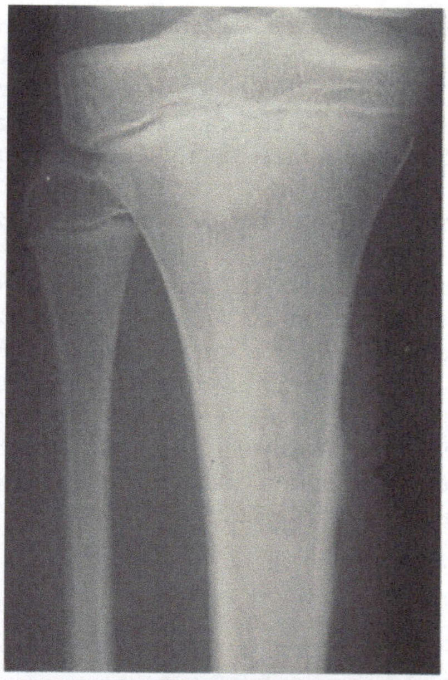
124

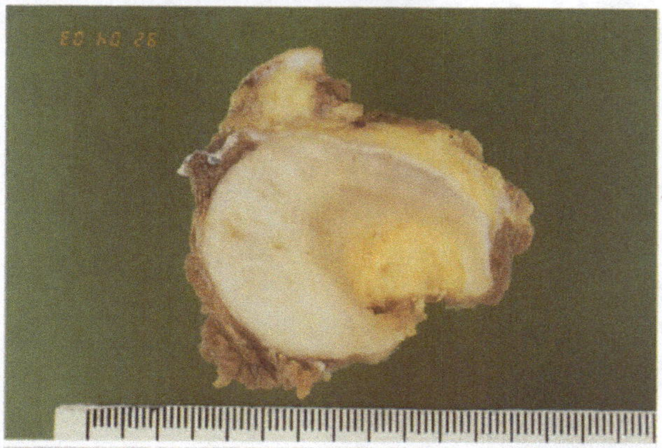
125

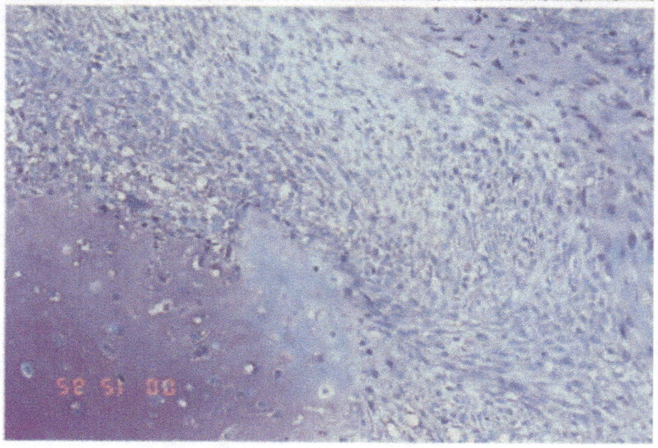
126

Abb. 4.124. Periostales Osteosarkom der proximalen Tibia metadiaphysär

Abb. 4.125. Horizontale Schnittebene durch Fall Abb. 4.124. Marginale Resektion. Halbmondförmige Ausbildung des Tumors mit Infiltration der Kortikalis.

Abb. 4.126. Periostales Osteosarkom mit unruhiger Matrix und zellreicher Komponente (Fall wie Abb. 4.124 u. 4.125). Toluidinblau, 80 : 1

Extraskelettales Osteosarkom
(ICD-O M-9180/3)

2,5% der hochmalignen Osteosarkome des Hamburger Knochentumor-Registers sind extraskelettale Osteosarkome. Es tritt bevorzugt im *höheren Lebensalter* (mittleres Lebensalter bei Manifestation 60 Jahre; 27–78 Jahre) auf. Manifestationsorte sind *Niere, Mamma, Retroperitoneum, Muskulatur.* Der histologische Aufbau und die Prognose entsprechen dem hochmalignen zentralen Osteosarkom.

Fibrogene-histiozytäre Tumoren

Klassifikation. Zu den fibrohistiozytären Tumoren gehören:

- fibröser metaphysärer Defekt (fibröser Kortikalisdefekt),
- multiple fibröse metaphysäre Defekte mit extraossären Besonderheiten (Jaffé-Campanacci-Syndrom),
- ossifizierendes Fibrom,
- desmoplastisches Fibrom,
- Fibrosarkom,
- malignes fibröses Histiozytom.

Fibröser metaphysärer Defekt
(SNOMED M-74940)

Definition. Der fibröse metaphysäre Defekt ist eine *tumorähnliche Läsion* unbekannter *(wahrscheinlich traumatischer) Genese.* Er enthält *Kollagenfasern* in wirbelartiger Anordnung mit dazwischen gelegenen, *spindeligen Zellen,* außerdem *Histiozyten* und *eisenspeichernde Makrophagen* sowie ungleichmäßig verteilte *mehrkernige Riesenzellen.*

Bei der pathogenetischen Vorstellung eines *reaktiven Prozesses* ist die Bezeichnung *„fibröser metaphysärer Defekt"* angebracht. Geht man davon aus, daß ein *Tumor im engeren Sinne* vorliegt, würde synonym der Begriff des *„nicht ossifizierenden Fibroms"* zu verwenden sein.

Epidemiologie, Lokalisation. Die Läsion kommt *fast nur an der unteren Extremität* vor. Der Befall der *oberen Extremität* bzw. des *Beckens* stellt *eine Rarität* dar. Die Läsion wird als Zufallsbefund in der *1. bis 2. Lebensdekade* festgestellt. Bei Reihenuntersuchungen ist eine sehr viel höhere Häufigkeit zu beobachten, da die Läsion *spontan ausheilt.*

Klinik, Röntgenbefund. In Einzelfällen bestehen *passagere Schmerzen,* die Anlaß für eine Röntgenuntersuchung geben. Meist wird die Läsion aufgrund anderer, z. B. Gelenkbeschwerden oder in Verbindung mit einem Trauma, auf einer Röntgenaufnahme entdeckt. *Radiologisch* besteht eine sehr charakteristische, *exzentrisch gelegene, meist 1–7 cm von der Wachstumszone ent-*

fernte Läsion. Die *Länge ist stets größer als die Breite* (Abb. 4.127). Am Übergang zum normalen Knochengewebe ist eine *girlandenartige Sklerosezone* entwickelt. Diese ist so typisch, daß der fibröse metaphysäre Defekt in seiner klassischen Ausprägung zu den wenigen Knochenläsionen gehört, die *eindeutig auch ohne eine Biopsie diagnostiziert* werden können. Eine *operative Ausräumung* ist nur bei Gefährdung der Stabilität des betroffenen Skelettabschnittes indiziert bzw. bei unklaren radiologischen Veränderungen. Fibröse metaphysäre Defekte können als *zwei bzw. drei getrennte Defekte an einem Skelettabschnitt* oder *multipel an zwei getrennten Knochen* auftreten. *Spontanfrakturen* (Abb. 4.128) treten bei großen Defekten auf [131].

Morphologie. *Makroskopisch* besteht eine *intensive, gelbe bis graue Farbe*. Das Gewebe ist weich. *Mikroskopisch* sieht man *längliche Bindegewebszellen*, die *wirbelartig* angeordnet sind. Dazwischen liegen *Histiozyten* mit kleinen Zellkernen und einem *vakuoligen Zytoplasma*. Der Gehalt an *Riesenzellen* ist unterschiedlich. *Immunhistologisch* sieht man bei Darstellung des *Makrophagenantigens PGM 1* ausgedehnte Fortsätze, die auf eine erhebliche Mobilität der Riesenzellen innerhalb des Defektes schließen lassen. In den *Randabschnitten* bestehen *lebhafte Knochenanbau- und Resorptionsvorgänge*. In der Eisenfärbung sieht man zum Teil ausgeprägte *Hämosiderinpigmentspeicherungen*. *Osteoid, Knochen- oder Knorpelgewebe werden nicht gebildet*. In länger bestehenden Läsionen treten regressive Veränderungen auf (Abb. 4.129 u. 4.130).

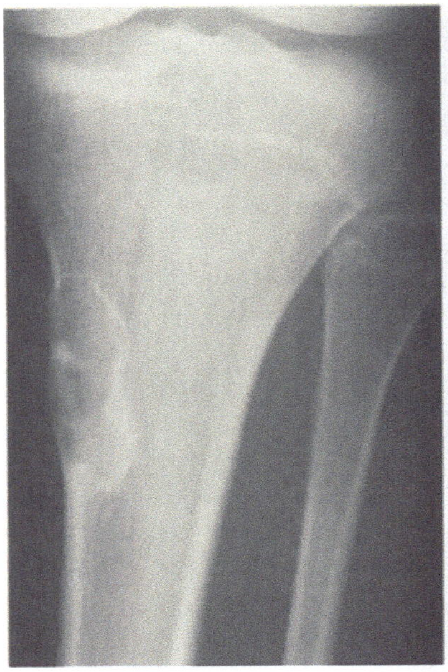
127

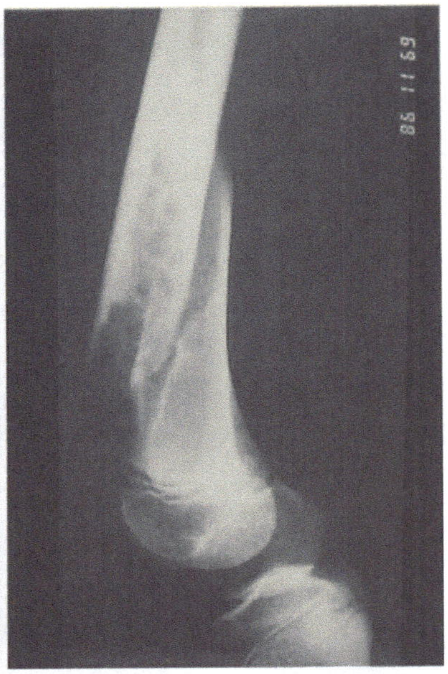
128

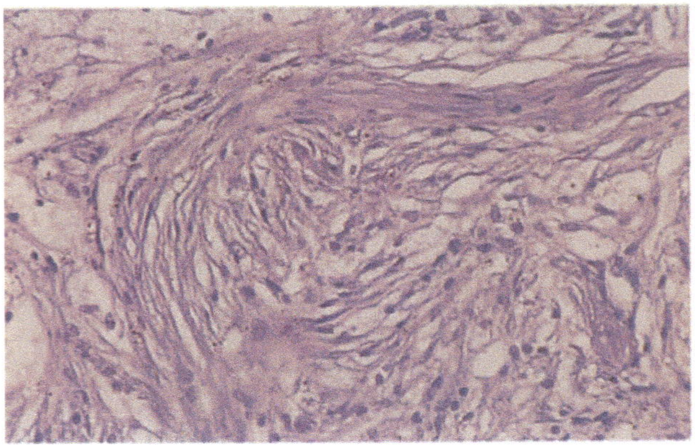
129

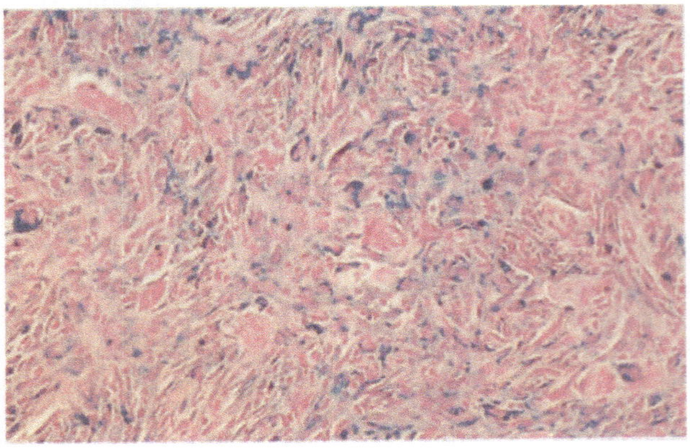

Abb. 4.127. Typischer radiologischer Befund eines fibrösen metaphysären Defektes mit Randsklerose und exzentrischer Lage in der proximalen Tibia

Abb. 4.128. Spontanfraktur bei ausgedehntem fibrösen metaphysären Defekt dist. Fraktur

Abb. 4.129. Wirbelartige Anordnung von Kollagenfasern mit dazwischen gelegenen Schaumzellen bei fibrösem metaphysären Defekt. Toluidinblau, 160 : 1

Abb. 4.130. Fibröser metaphysärer Defekt mit mehrkernigen Riesenzellen und ausgeprägter Eisenpigmentspeicherung. Berliner Blau-Färbung, 70 : 1

Differentialdiagnose. Aufgrund der bizarren Struktur der Riesenzellen ist der *Riesenzelltumor leicht abzugrenzen,* außerdem sind die wirbelartig angeordneten spindeligen Zellen charakteristisch für den fibrösen metaphysären Defekt. In der *fibrösen Dysplasie* finden sich mineralisierte Trabekel. Bei sehr großen Defekten, die radiologisch nur partiell eine Randsklerose aufweisen, ist ein *low grade central-Osteosarkom* ähnlich einem fibrösen metaphysären Defekt in Betracht zu ziehen.

Verlauf, Prognose. Fibröse metaphysäre Defekte werden *spontan im Verlauf von 4 – 7 Jahren in die angrenzenden Weichteile ausgestoßen* und dort *vollständig resorbiert.* Derartige Spontanverläufe lassen sich anhand von sequenziellen Röntgenaufnahmen direkt nachweisen. Bei ausgeprägter klinischer *Schmerzsymptomatik,* radiologisch *unsicherer Diagnose* oder bei *großen Defekten* mit Gefährdung der Stabilität ist eine *operative Ausräumung* indiziert. *Rezidive* treten praktisch *nicht* auf.

Multiple fibröse metaphysäre Defekte mit extraossären Besonderheiten

Definition, Häufigkeit, Morphologie. Multiple metaphysäre Defekte wurden in Kombination mit *Café-au-lait-Flecken* der Haut im Rahmen einer *Neurofibromatose,* sowie weiteren Anomalien *(Hypogonadismus, Haar-Anomalien, Megaureter)* in bisher nicht mehr als 20 Fällen beschrieben. Im Hamburger Knochentumor-Register wurden 2 derartiger Fälle beobachtet. Die *Morphologie* gleicht sowohl makroskopisch als auch histologisch den solitären Formen.

Ossifizierendes Fibrom
(ICD-O M-9262(0))

> **Definition.** Das ossifizierende Fibrom ist ein *seltener gutartiger Tumor* mit Neubildung von *Kollagenfasern* und dazwischen gelegenem *spongiösem Knochengewebe.*

Von einzelnen Autoren wird der Tumor nicht als eigenständiges Krankheitsbild angesehen. Exakte Aussagen über die Häufigkeit sind daher nicht möglich. Überwiegend wurden Tumoren in den *ersten 4–5 Lebensdekaden* beschrieben. Die Hauptzahl der Tumoren wird im *Gesichtskieferbereich* beobachtet.

Morphologie. *Makroskopisch* ist der Tumor auf der Schnittfläche grau und mäßig fest. Der Tumor selbst kann noch mit dem Messer geschnitten werden.

Mikroskopisch sieht man inmitten von Kollagenfasern *fibröse Knochenbälkchen mit Osteoblasten.* Dies ermöglicht differentialdiagnostisch eine Abgrenzung zur fibrösen Dysplasie. Zu prüfen ist weiterhin die Möglichkeit eines *hochdifferenzierten Osteosarkoms.*

Therapeutisch ist die *Resektion des Tumors* vorzunehmen. *Rezidive* sind in bis zu 10% der Fälle beschrieben. *Maligne Entartungen* sind *nicht bekannt.*

Desmoplastisches Fibrom
(ICD-O M-8823/1)

> **Definition.** Das desmoplastische Fibrom ist ein *seltener, kollagenfaserbildender* Tumor mit geringem Zellreichtum sowie einem *lokal begrenzten invasiven Wachstum.*

Epidemiologie. Das desmoplastische Fibrom gehört zu den *seltenen benignen Tumoren* (unter 1% aller Knochentumoren). Es wurde in *allen Lebensdekaden* beobachtet. Eine Geschlechtsdisposition besteht nicht.

Klinik, Röntgenbefund. *Klinisch* treten *leichte Schmerzen* sowie eine *Schwellung* auf. Zum Teil kommt es bei entsprechender statischer Belastung zu einer *Spontanfraktur.* Die Tumoren sind im Bereich der Metaphysen lokalisiert. *Röntgenologisch* besteht eine *Osteolyse* mit unregelmäßiger Begrenzung und ggf. Auftreibung des Knochens. Die Kortikalis kann sehr schmal und bei einzelnen Tumoren durchbrochen sein, so daß die Abgrenzung zu einer malignen Läsion schwierig sein kann. *Differentialdiagnostisch* bereitet vor allem die *Abgrenzung zu hochdifferenzierten Fibrosarkomen* im Einzelfall Probleme.

Morphologie. *Makroskopisch* imponiert das desmoplastische Fibrom als *grauweißer Tumor.* Vereinzelt wurden *Zysten* innerhalb des Tumors beobachtet.

Mikroskopisch sieht man eine *bandartige Anordnung von Kollagenfasern* mit dazwischen gelegenen *Mesenchymzellen.* Diese zeigen eine *intensiv positive Reaktion der alkalischen Phosphatase. Immunhistochemisch* sind die Stromazellen *Vimentin-positiv.* Die Ausdehnung der Mesenchymzellen zwischen den Kollagenfasern kommt bei dieser Form der Darstellung besonders deutlich zum Ausdruck. Die äußere Begrenzung des Tumors ist oft unscharf.

Verlauf, Prognose. *Differentialdiagnostisch* sind die Tumoren vor allem von *hochdifferenzierten Fibrosarkomen* abzugrenzen. Der Tumor *verhält sich in seinem Wachstum wie die invasiven Fibrome der Weichteile (Desmoid der Bauchdecken).* Therapeutisch ist eine *lokale Resektion* anzustreben. *Rezidive* sind in bis zu 25% der Fälle beschrieben.

Fibrosarkom

(ICD-O M-8810/3)

Definition. Das Fibrosarkom ist ein *maligner kollagenfasernbildender Tumor.* Eine Bildung von Osteoid oder Knorpel erfolgt nicht. Der Tumor kommt in *unterschiedlichen Malignitätsgraden* vor und ist *vom desmoplastischen Fibrom abzugrenzen.*

Epidemiologie, Lokalisation. Das Fibrosarkom ist ein *seltener maligner Knochentumor.* Mit der Definition des malignen fibrösen Histiozytoms wird die *Diagnose* eines Fibrosarkoms *nur bei eindeutiger Abgrenzung gegen das MFH* zu stellen sein. Bevorzugte Region für den Befall ist das *Kniegelenk* in Analogie zum Osteosarkom. Metaphysäre und meta-diaphysäre Manifestation werden beobachtet. Nahezu alle übrigen Skelettabschnitte können jedoch betroffen sein. Der Tumor tritt häufiger im *höheren Lebensalter* auf und hat *keine Geschlechtsdisposition*[99].

Klinik, Röntgenbefund. *Klinisch* bestehen *uncharakteristische Schmerzen und* bei Diagnosestellung häufig bereits ein *Durchbruch durch die Kortikalis. Röntgenologisch* besteht eine mäßig scharf begrenzte *Osteolyse.* Die Kortikalis wird destruiert und bei Fortschreiten des Tumors durchbrochen.

Morphologie. *Makroskopisch* zeigt der Tumor eine *grauweiße Farbe.* Die *Konsistenz* ist derb und sehr gut schneidbar. Die Abgrenzung zum Knochengewebe ist relativ scharf.

Mikroskopisch besteht ein *zellreicher Tumor, der Kollagenfasern bildet.* Die Zellkerne können eine erhebliche *Polymorphie* aufweisen. Der Aufbau ist analog den Fibrosarkomen der Weichteile. Abschnittsweise kann der Zellgehalt jedoch auch sehr gering sein. Die Tumorzellen sind *fibroblastenähnlich* strukturiert. Je niedriger der Tumor differenziert ist, um so häufiger bestehen *Mitosen.* Die Kollagenfasern sind z.T. bandartig angeordnet. In einzelnen Tumoren kann die Kollagenfaserbildung gering sein. In den Randabschnitten treten *aktivierte Osteoklasten* auf, die die Destruktion der Kortikalis bewerkstelligen.

Verlauf, Prognose. Die *Therapie* besteht in der *radikalen Resektion* des Tumors. Bei ungenügender operativer Therapie kommt es zu *lokalen Rezidiven.* Eine Strahlentherapie hat keinen Einfluß auf den Verlauf, da der Tumor *weitgehend strahlenresistent* ist. Die *Prognose* des Tumors hängt vom *histologischen Differenzierungsgrad* ab. Es werden *Fünfjahresüberlebensraten von bis zu 35%* angegeben. Die *Prognose* ist besser als beim nicht chemotherapierten Osteosarkom.

Differentialdiagnose. Erhebliche Probleme kann die Abgrenzung hochdifferenzierter Fibrosarkome zum *desmoplastischen Fibrom* bereiten. Hier läßt sich *oft erst anhand des klinischen Verlaufes* (Rezidive und im Spätstadium Metastasen) eine eindeutige Zuordnung vornehmen.

Malignes fibröses Histiozytom

(ICD-O M-8830/3)

Definition. Das maligne fibröse Histiozytom ist durch die *Bildung von Kollagenfasern* und durch *maligne histiozytäre Zellformen* charakterisiert.

Der Tumor wurde 1972 als eigenständiger primärer Knochentumor beschrieben.

Epidemiologie, Lokalisation. Das maligne fibröse Histiozytom macht im Hamburger Knochentumor-Register *10% der zentralen hochmalignen Osteosarkome* aus. Die Tumoren sind überwiegend in den *langen Röhrenknochen* lokalisiert. Es besteht ein Überwiegen für das *männliche Geschlecht* (2:1). Bisher wurde der Tumor für *alle Lebensalter* zwischen der 2.–8. Lebensdekade beschrieben. *Multifokale Formen* wurden vereinzelt beschrieben.

Röntgenbefund. *Röntgenologisch* besteht eine *fleckförmige Osteolyse,* die eine eindeutige Darstellung der tatsächlichen Tumorausdehnung auf konventionellen Röntgenaufnahmen nur bedingt ermöglicht. *Computertomographie* und *MR* ergeben eindeutigere Tumorgrenzen. Das invasive Wachstum ist nach Durchbruch durch die Kortikalis in den Weichteilen sehr ausgeprägt.

Morphologie. *Makroskopisch* ist der Tumor in Abhängigkeit vom Tumorsubtyp *fibrös-grau* bis *grau-gelblich* entsprechend dem Gehalt an histiozytären Zellen (Abb. 4.131).

Mikroskopisch ist der Tumor durch eine *speichenartige* bzw. *wirbelartige Anordnung von Kollagen- bzw. Retikulinfasern* charakterisiert. Dieses Muster wird als „*storiformpattern*" bezeichnet. Die Tumorzellen enthalten *ovaläre, polymorphe Zellkerne.* Das Zytoplasma ist vakuolig aufgehellt. Die Zellgrenzen sind deutlich erkennbar (Abb. 4.132). Vereinzelt finden sich *Tumorriesenzellen.* Umschriebene Osteoidabscheidungen können vorkommen. Außerdem enthält der Tumor auch *Riesenzellen* mit *regelrecht großen Zellkernen,* die damit *nicht zur malignen Komponente des Tumors gehören.* Im Randgebiet kann es zu einer erheblichen *lymphozytären* Reaktion kommmen, so daß Biopsien aus diesem Bereich eine *chronische Entzündung* vortäuschen können.

Immunhistologisch sind neben *Vimentin Makrophagenmarker* in den Tumorzellen positiv. Es besteht eine hohe Proliferationsrate bei Anwendung des Antikörpers *MIB -2* gegen das Proliferationsantigen Ki-67.

Differentialdiagnostisch ist das maligne fibröse Histiozytom vom *Fibrosarkom* und *Osteosarkom* zu unterscheiden. Ob die Abgrenzung immunhistologisch eindeutig erreicht werden kann oder doch nur eine Enti-

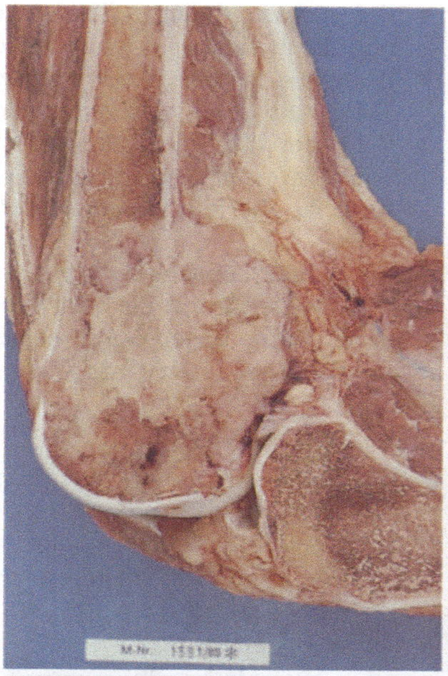

131

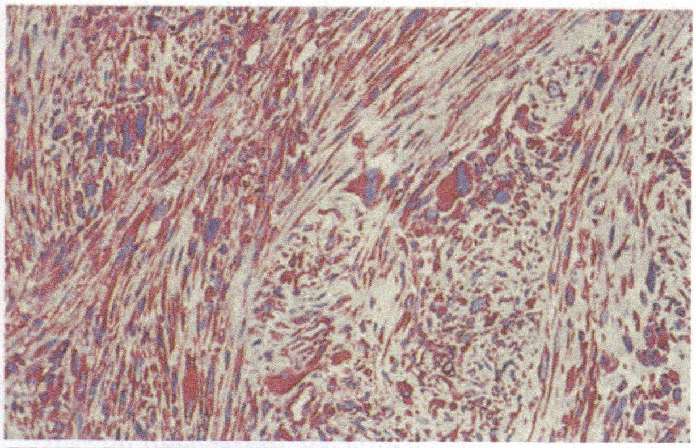

132

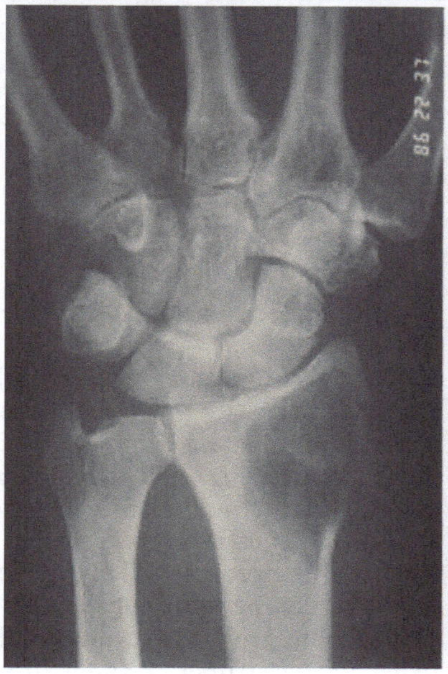

133

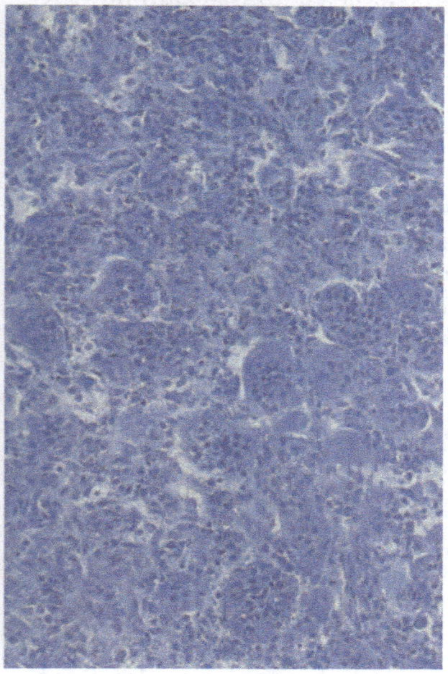

134

Abb. 4.131. Malignes fibröses Histiozytom des distalen Femurs. Tumor mit *grau-gelber* Farbe, ausgedehnter Markrauminfiltration und Tumorausbreitung in die Kniekehle.

Abb. 4.132. Malignes fibröses Histiozytom mit wirbelartiger Formation der Mesenchymzellen (Vimentin). Dazwischen mehrkernige Riesenzellen. Immunhistochemie, Vimentin, 80:1

Abb. 4.133. Riesenzelltumor des distalen Radius, epiphysär gelegen, Auflösung der Kortikalis

Abb. 4.134. Riesenzelltumor mit zahlreichen, dicht beieinander gelegenen, großen mehrkernigen Riesenzellen. Dazwischen mononukleäre Komponente. Toluidinblau, 80:1

tät mit fließenden Übergängen in Subentitäten besteht, ist derzeit Gegenstand wissenschaftlicher Studien[48, 66, 114, 116, 135].

Vorerkrankungen. Auffälligerweise wurde das maligne fibröse Histiozytom gehäuft bei *vorbestehenden Knocheninfarkten,* bei *fibröser Dysplasie,* bei *Osteodystrophia deformans Paget* bzw. *nach vorausgegangener Radiato* beschrieben[33, 136, 144].

Verlauf, Prognose. Nach den bisherigen Erfahrungen wird die *Prognose* durch eine *präoperative (neoadjuvante) kombinierte Chemotherapie* in Analogie zum Osteosarkom *wesentlich verbessert*[84, 172].

Riesenzelltumor

(ICD-O M-9250/1, 9250/3)

Definition. Der Riesenzelltumor ist ein *lokal aggressiv wachsender Tumor*, der durch ein stark *vaskularisiertes Gewebe* mit *mononukleären Zellen* und zahlreichen *diffus verteilten Riesenzellen* charakterisiert ist. Zwischen den Stromazellen sind nur *wenige Kollagenfasern* entwickelt.

Unter der Bezeichnung Riesenzelltumor verbarg sich *früher ein unscharfer Begriff*, der nicht ossifizierende Fibrome, Osteoblastome, Chondroblastome, reparative Vorgänge und Fibroosteoklasien bei metabolischen Knochenerkrankungen beinhaltete. Wegen der *therapeutischen* und *prognostischen* Konsequenzen ist jedoch eine *klare Unterscheidung bei Diagnosestellung gerade dieser Tumorform notwendig.*

Histogenese. Die Histogenese des Riesenzelltumors ist *nicht geklärt*. Wahrscheinlich ist er *histiozytären Ursprungs*. Die *wesentliche Tumorkomponente* ist die *mononukleäre Zellform*, während die *Riesenzellen* als *sekundäres Phänomen* aufgefaßt werden.

Epidemiologie, Lokalisation. 145 Riesenzelltumoren konnten im Hamburger Knochentumor-Register beobachtet werden. Der Riesenzelltumor ist in der *Epiphyse der langen Röhrenknochen* und zwar gehäuft in der *Knieregion (distales Femur, proximale Tibia und Fibula)* lokalisiert.

Bei Kindern bzw. Jugendlichen, also vor dem 16. Lebensjahr, werden Riesenzelltumoren nicht beobachtet. Der *Gipfel* in der Altersverteilung liegt in der *3. Lebensdekade*. Eine Geschlechtsdisposition besteht nicht[60, 72, 80].

Klinik, Röntgenbefund. Radiologisch zeigt das Röntgenbild eine *epiphysär-metaphysär*, meist *exzentrisch* gelegene Aufhellung, die scharf begrenzt ist, aber *keine Randsklerose* aufweist. Die Kortikalis kann papierdünn sein. *Periostreaktionen* treten nicht auf (Abb. 4.133).

Morphologie. *Makroskopisch* ist der Riesenzelltumor auf der *Schnittfläche graurot* und von *Einblutungen* durchsetzt. *Zystische Hohlräume* können vorkommen. Der Übergang zum Knochengewebe ist mäßig scharf.

Mikroskopisch besteht der Tumor aus einer *mononukleären Komponente*. Diese kann von *ovalären Zellen* bis zu *spindelzellartigen Formen* reichen. Dazwischen liegen dicht beieinander *sehr große Riesenzellen* mit einem *hohen Zellkerngehalt (bis zu 100)*. Vereinzelt finden sich dazwischen *phagozytierende Zellen* sowie umschriebene schmale *Osteoidabscheidungen*. *Chondroide Formationen kommen nicht vor.*

- Bei *gleichmäßigen Zellkernen* (Abb. 4.134) der mononukleären Komponente spricht man von *Grad I*.
- Besteht eine *geringe Kernpolymorphie*, so wird der Tumor als *Grad II* bezeichnet.
- Bei einer *deutlichen Kernpolymorphie* und *atypischen Mitosen* liegt ein *Grad III* vor. Diese Tumorform ist aber ein *riesenzellhaltiges Sarkom*.

Das genannte *Grading* ist *umstritten*, da eine ungenügend klare Definition der Morphologie und damit eine schlechte Reproduzierbarkeit besteht. Die *klinische Relevanz für Grad I und Grad II ist ungeklärt* bzw. unbedeutend.

Aus dem Grad lassen sich außerdem keine prognostischen Rückschlüsse ziehen, da *auch bei Grad I-Formen Rezidive* und *Metastasen* beobachtet werden. Die *Proliferationsrate* liegt bei eigenen Fällen (Ki 67-Antigen, MIB-Antikörper) bei 5% der mononukleären Zellen. Etwa 50% der mononukleären Zellen zeigen eine *positive Reaktion für Makrophagen-Marker (PGM)*, in schwächerem Maße auch die mehrkernigen Riesenzellen. *S-100* ist im Gegensatz zum Chondroblastom nur in einigen wenigen Zellen positiv, die *dendritischen Retikulumzellen* entsprechen[1, 21, 139, 146].

Differentialdiagnostisch ist der Riesenzelltumor von allen übrigen riesenzellhaltigen Knochentumoren und tumorähnlichen Läsionen abzugrenzen.

Verlauf, Prognose. Therapeutisch ist eine *operative Entfernung* des Tumors anzustreben, die so radikal und zugleich schonend wie möglich sein soll. Eine *einfache Kürettage* wird *als nicht ausreichend* angesehen. Die *lokale Instillation von Phenol* unter der Vorstellung einer Induktion einer lokal begrenzten Nekrose mit Zerstörung von Tumoreinzelzellen an den Rändern der Kürretage hat sich bewährt, obwohl nach morphologischen Untersuchungen die Wirkung fraglich ist. Um ein *mögliches Rezidiv* früher erfassen zu können, wird der *Defekt mit Palacos aufgefüllt*. Dadurch werden Überlagerungsphänomene von Osteolysen und Osteosklerosen nach sofortiger Spongiosaauffüllung vermieden. In der Regel wird *nach einjähriger Kontrolle* und *Rezidivfreiheit* der *Defekt mit Spongiosa aufgefüllt*[71, 82]. Zur Erfassung umschriebener Rezidive oder umschriebener Tumorreste ist das *Kürretagematerial vom Rand der „Palacosplombe" besonders umfangreich histologisch aufzuarbeiten*. Die *Rezidivhäufigkeit* der Riesenzelltumoren hängt von der gewählten Therapie ab und wird mit bis zu *60% der Fälle* angegeben. *Maligne Entartungen* wurden nach Jahrzehnten beschrieben.

Langerhans-Zell-Histiozytose (Histiocytosis X)
(SNOMED M-77910)

Definition. Unter der Langerhans-Zell-Histiozytose werden
- *solitäre eosinophile Granulome* sowie die
- *generalisierte Hand-Schüller-Christian-Erkrankung* und die
- *Abt-Letterer-Siwe-Erkrankung* zusammengefaßt.

Das *eosinophile Granulom* stellt die lokalisierte Form, die *Abt-Letterer-Siwe-Erkrankung* eine akute disseminierte Form mit extraskeletaler Manifestation und der *Morbus Hand-Schüller-Christian* eine chronische Form dar. Die *Zusammenfassung* dieser drei Erkrankungen unter einem Aspekt ist *bis heute strittig*, da sie eine *völlig verschiedene Prognose* und ein *unterschiedliches morphologisches Bild* aufweisen (▷ auch Bd. 4, Kap. 5).

Eosinophiles Granulom
(SNOMED M-77860)

Epidemiologie, Lokalisation, Radiologie. Die *Häufigkeit* des eosinophilen Granuloms beträgt im Hamburger Knochentumor-Register *2% aller primären Knochentumoren.* Das eosinophile Granulom kann *solitär*, aber auch in Form von *zwei und mehr Herden* auftreten.

Röntgenologisch sind die Herde *scharf begrenzt, ausgestanzt*. In den langen Röhrenknochen kann eine subperiostale Knochenneubildung in der Umgebung auftreten. Multiple Herde neigen dazu, zu konfluieren.

Morphologie. *Makroskopisch* ist Biopsiematerial *weich, zerfließlich* und *intensiv rot* gefärbt.

Mikroskopisch ist das eosinophile Granulom durch die herdförmige Anordnung *histiozytärer Zellen* charakterisiert. Diese sind positiv für alle *Marker dendritischer Retikulumzellen (S 100)*. In der Umgebung ist ein Bindegewebe mit mesenchymalen Zellen sowie zahlreichen Kapillaren entwickelt. Herdförmig betont finden *sich eosinophile Leukozyten* sowie *mehrkernige Riesenzellen.*

Differentialdiagnostisch ist das eosinophile Granulom von einer *eitrigen Osteomyelitis* abzugrenzen. Dies ist heute mit *immunhistologischen Verfahren* und dem *Nachweis des S 100 Proteins* mit ausreichender Sicherheit möglich. Im Einzelfall sind *maligne Lymphome* vom eosinophilen Granulom abzugrenzen. Therapeutisch werden sowohl die *lokale Kürettage* als auch eine *Röntgenbestrahlung* in niedriger Dosierung angewandt[58].

Ewing-Sarkom und primitiver neuroektodermaler Tumor (PNET)
(ICD-O M-9260/3 und ICD-O M-9473/3)

Definition. Unter dem Begriff *Ewing-Sarkom* faßt man heute eine Reihe von Tumoren zusammen, die *neuroektodermalen Ursprungs* sind. Nach der WHO-Definition sind es *rundzellige Tumoren*, die *keine Faserbildung* aufweisen und *PAS-positive Glykogeneinlagerungen* im Zytoplasma aufweisen.

Histogenese. Es wird aufgrund einer Fülle zytogenetischer und molekularbiologischer Befunde überwiegend angenommen, daß das *Ewing-Sarkom neuroektodermalen Ursprungs ist*[79, 100]. Das *Ewing-Sarkom* ist dabei die am wenigsten differenzierte Form, während der *PNET* höher differenziert ist und immunhistologisch die Expression neurogener Marker aufweist. Beiden Tumoren gemeinsam ist die *reziproke Translokation vom langen Arm der Chromosomen 11 und 22.*

Epidemiologie, Lokalisation. Die Häufigkeit des Ewing-Sarkoms ist *geographisch etwas verschieden.* In dem umfangreichen Material der *Mayo Clinic* wird sie mit *6%* aller malignen Knochentumoren angegeben. Im *eigenen Material* liegt sie bei *4%*. Das *männliche Geschlecht* wird dabei etwas bevorzugt. Das Ewing-Sarkom tritt besonders im *Kindesalter* und *frühen Erwachsenenalter* auf. Das *Manifestationsalter liegt zwischen 10 und 30 Jahren. 90% aller Patienten mit Ewing-Sarkomen sind unter 30 Jahre* alt. Dabei wurden Einzelfälle zwischen 5 Monaten und 70 Jahren bei Erstmanifestation beschrieben.
- Das Ewing-Sarkom kann in nahezu *sämtlichen Skelettabschnitten* lokalisiert sein. Es besteht eine *Bevorzugung der Extremitätenknochen.* Aber auch das *Stammskelett,* der *Schädel,* die *Rippen* und der *Beckengürtel* können betroffen sein.
- Ein weitgehend gleiches Verteilungsmuster zeigt der *PNET.* Das *Lebensalter* der Patienten mit PNET kann aber *auch über dem 30. Lebensjahr* liegen und ist damit *im Durchschnitt höher* als beim Ewing-Sarkom.

Klinik, Röntgenbefunde. Klinisch steht vor allen die *Schwellung der betroffenen Region* und die Schmerzsymptomatik im Vordergrund. *Pathologische Frakturen sind selten.* Für einen Großteil der Fälle mit Ewing-Sarkom werden *Fieber*, eine *erhöhte Blutsenkungsgeschwindigkeit*, eine *Anämie* sowie eine *Leukozytose* beschrieben. Dies erschwert die differentialdiagnostische *Abgrenzung zu einer Osteomyelitis.*

Röntgenologisch bestehen je nach Wachstumsgeschwindigkeit des Tumors unterschiedliche Läsionen. Bei einem langsamen Wachstum kommt es zu einer *zwiebelschalenartigen Verdickung der Kortikalis*, die für das Ewing-Sarkom als charakteristisch angesehen wurde. Daneben tritt jedoch *bei rascherem Wachstum* eine *breite Vielfalt von Röntgenveränderungen* auf. Diese können durch eine *subperiostale Knochenneubildung* in radiärer Richtung zum Knochen sogar die Spiculaebildung in einem Osteosarkom vortäuschen. Im Einzelfall wären anhand des Röntgenbefundes *differentialdiagnostisch* eine *chronische Osteomyelitis*, ein *primäres malignes Lymphom, Metastasen*, ein *eosinophiles Granulom* oder *Osteosarkom* zu diskutieren[46, 78, 89, 97, 107].

Morphologie. *Makroskopisch* ist das Ewing-Sarkom durch eine *grauweiße Farbe* mit Destruktion des Knochengewebes und *Infiltration der angrenzenden Weichteile* charakterisiert. Dabei besteht makroskopisch fast eine Ähnlichkeit mit hyalinem Knorpelgewebe. *Einblutungen* im Zentrum sowie *Nekrosen* können vorkommen (Abb. 4.135). Im Gegensatz zum Osteosarkom ist die Abgrenzung gegenüber der Peripherie wesentlich unschärfer.

Für die *mikroskopische* Beurteilung des Tumors ist heute die Anfertigung von *Imprintzytologien* zu fordern. Dabei sind vor allem *große runde Zellen* mit einem *lockeren gleichmäßigen Chromatingerüst* und *nur schmalen Zytoplasmasaum* hervorzuheben. In diesem lassen sich mit der *PAS-Reaktion positive Glykogeneinlagerungen* nachweisen (Abb. 4.136). Daneben kommen jedoch auch solche Formen vor, die *PAS-negativ* sind, also keine Glykogeneinlagerungen aufweisen.

In histologischen Schnittpräparaten besteht der Tumor aus dicht beieinanderliegenden *kleinzelligen Formationen* mit einem *sehr dichten Chromatingerüst* (Abb. 4.137). Das *Zytoplasma* ist *schmal*. Zum Teil sind die Tumorzellen *pseudorosettenartig* angeordnet. Der Tumor wird von *Bindegewebssepten* scheinbar lobuliert. Weite Abschnitte des Tumors können *nekrotisch* sein. In der Peripherie sieht man eine sehr ausgedehnte *Infiltration der Skelettmuskulatur*. Eine Pseudokapsel wie bei einem Osteosarkom ist nicht entwickelt.

Elektronenmikroskopisch[125] konnten *zwei Zelltypen* in Ewing-Sarkomen nachgewiesen werden: einmal eine *hellzellige*, zum anderen eine *mehr dunkle Zellvariante*.

Immunhistologisch ist der Nachweis von *MIC-2 Zelloberflächenprotein* von diagnostischer Bedeutung (Abb. 4.138). Es ist bei *nahezu 100% der Ewing-Sarkome und primitiven neuroektodermalen Tumoren* positiv. Beim *PNET* lassen sich *neurogene* Marker (derzeit werden mindestens 2 gefordert) – wie *Chromogranin* oder *Synaptophysin* – nachweisen. Besonders erschwert wird die Beurteilung von Ewing-Sarkomen bei einer vorangegangenen Bestrahlung und der Frage nach einem lokalen Rezidiv. *Unter Zytostatikatherapie* wurde im eigenen Material in einem Fall eine *erhebliche Entdifferenzierung* mit der Entwicklung polymorpher Zellen beobachtet.

Ausbreitung. *Metastasen* treten vor allem in der *Lunge* sowie in *anderen Skelettabschnitten* auf. *Lymphknotenmetastasen* wurden bei bis zu 20% der erkrankten Patienten beobachtet.

Differentialdiagnose. Primär *maligne Lymphome* des Knochens, *Metastasen undifferenzierter kleinzelliger Tumoren (Neuroblastom, Bronchialkarzinom)* sowie die Gruppe der *kleinzelligen Osteosarkome* sind von diesem Tumor abzugrenzen. Das Ewing-Sarkom bildet *keine Grundsubstanz* wie *Osteoid* oder *Chondroid*. Kaum eine andere Knochentumorgruppe ist mit einer so großen Frequenz an Fehleinschätzungen behaftet wie das Ewing-Sarkom, da der klinische Verlauf, die Röntgenbilder und die Histologie *atypisch* sein können[88].

Therapie, Verlauf, Prognose. Therapeutisch wurde für das Ewing-Sarkom eine *Vorgehensweise analog zum Osteosarkom* entwickelt (CESS – Protokoll: Cooperative Ewing-Sarkom Studie). Mit Einführung der *Zytostatikatherapie* hat sich die *Fünfjahresüberlebensrate* der Patienten mit einem Ewing-Sarkom erheblich gebessert[125, 134]. Aufgrund des diffusen Ausbreitungsmusters und der relativ häufigen Lokalisation an operativ nicht radikal beherrschbaren Regionen (Becken, Wirbelsäule, Schädelskelett) wird die Chemotherapie mit einer *lokalen Strahlentherapie* kombiniert.

Primäres malignes Lymphom

(ICD-O M-9590/3)

Definition. Die primären malignen Lymphome des Knochens stellen *keine einheitliche Tumorform* dar. Sie nehmen ihren Ausgang vom *Markraum*. *Überwiegend* stellen sie *hochmaligne B-Zell-Lymphome* dar. *Niedrigmaligne Formen* sind *weniger häufig*. Eine Generalisierung der Erkrankung mit *Lymphknotenbefall* sowie *Manifestation in weiteren Organen* (z. B. Milz) erfolgt nach einem unterschiedlich langen zeitlichen Intervall. Der *sekundäre Befall* des Skelettsystems bei einem nodalen Non-Hodgkin-Lymphom ist mit ausreichender Sicherheit bei Annahme einer primären Form des Skelettsystems auszuschließen.

Epidemiologie, Lokalisation. Die primären malignen Lymphome machen im eigenen Material des Hamburger Knochentumor-Registers *0,9% aller Knochentumoren* aus. Sie werden *zwischen der 2. und 7. Lebensdekade* beobachtet. Für das *männliche Geschlecht* besteht eine geringere Disposition (1,6 : 1). Für die *Lokalisation* kann eine Häufung in der *unteren* (26%) und *oberen* (24%) *Extremität* sowie im *Becken* (22%) angegeben werden. Alle anderen Knochen *(Wirbelsäule* 14%) können jedoch befallen sein[83].

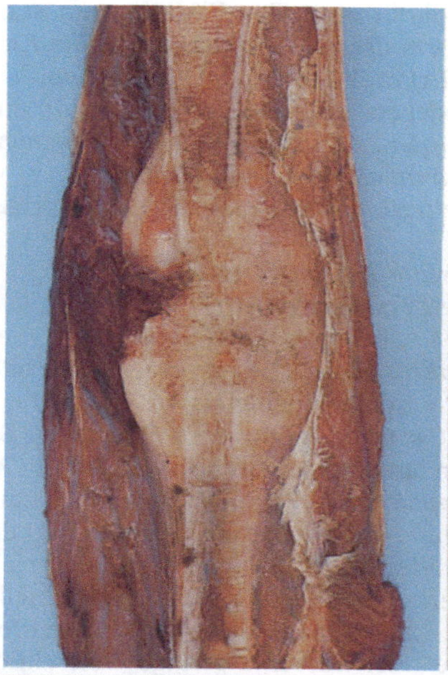

35

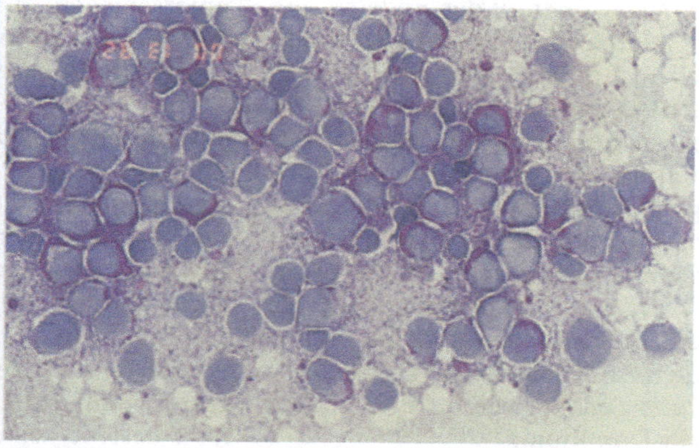

136

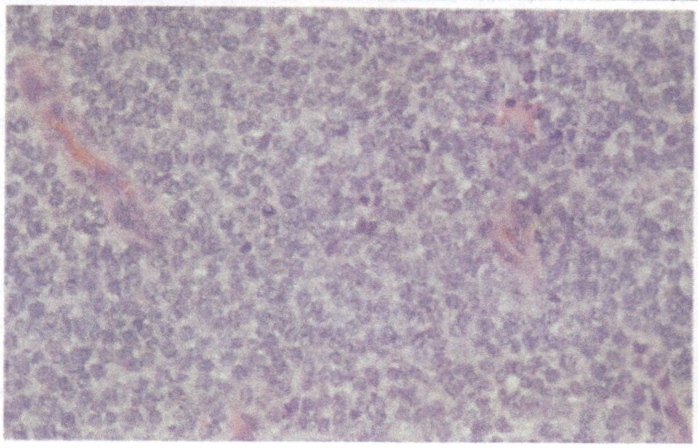

37

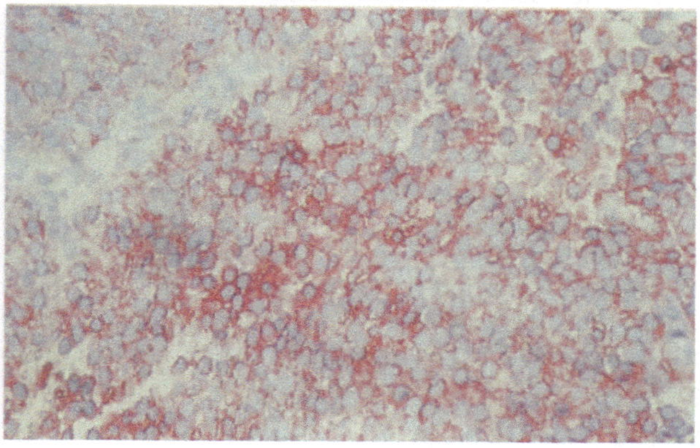

138

Abb. 4.135. Ewing-Sarkom der Femurdiaphyse, ausgedehnte intra- und extraossäre Tumorausbreitung mit proximaler und distaler Periostabhebung

Abb. 4.136. Imprintzytologie eines Ewing-Sarkoms. Glykogendarstellung im Zytoplasma (*rot*). PAS-Reaktion, 200:1

Abb. 4.137. Ewing-Sarkom mit dicht beieinander gelegenen monomorphen Tumorzellen. HE, 80:1

Abb. 4.138. Ewing-Sarkom-Darstellung mit dem spezifischen Antikörper MIC II (*rot*). Immunhistochemie MIC-II, 120:1

Klinik, Röntgenbefund. Klinisch werden *uncharakteristische Symptome (Schmerz, Schwellung)* angegeben. Bei entsprechender Lokalisation leiten vor allem *nervale Symptome* bzw. *Ausfälle* zur Diagnose. *Pathologische Frakturen* können in statisch belasteten Abschnitten (Extremitäten) auftreten.

Röntgenologisch besteht eine *mottenfraßähnliche Destruktion des befallenen Knochens* mit einer im Einzelfall auch sehr ausgedehnten Infiltration des betreffenden Skelettabschnittes. Diese kann sich über nahezu den gesamten Skelettabschnitt (z. B. Femur) erstrecken. Die *Kortikalis* ist *unregelmäßig destruiert* und wird an mehreren Stellen durchbrochen. Der konventionell-radiologisch feststellbare Weichteilschatten entspricht meist nicht der gesamten Tumorausdehnung. Diese ist durch eine *diffuse Infiltration der Umgebung* noch ausgeprägter und sicher nur im MR-Bild zu erfassen. Dies gilt besonders auch für die exakte Bestimmung der Markraumausdehnung. Zusätzliche Formen mit gemischten lytischen und sklerosierenden Veränderungen sowie reinen Osteosklerosen im Röntgenbild erschweren die artspezifische radiologische Diagnose.

Differentialdiagnostisch kommen daher radiologisch eine ganze Reihe von Erkrankungen in Betracht. So müssen *besonders folgende Entitäten* abgegrenzt werden[6, 110]: *Osteomyelitis, Histiocytosis X (eosinophiles Granulom), Plasmozytom, Metastasen, Ewing-Sarkom* (bei Patienten jünger als 25 Jahre).

Morphologie. *Makroskopisch* ist der Tumor *grau bis graurot* und wird von *Nekrosen* durchsetzt. Zentrale Knochennekrosen können eine mehr gelbliche Farbe aufweisen. In 11% wurden *Sequesterbildungen* beschrieben. Der Tumor weist *keine scharfe Abgrenzung* durch eine Randsklerose auf.

Mikroskopisch erfolgt die Zuordnung in Übereinstimmung mit der *Kiel-Klassifikation* der *nodalen und extranodalen Lymphome.* B-Zell-Lymphome (großzellig, anaplastisch), T-Zell-Lymphome (lymphoplasmozytisch) wurden gehäuft beschrieben.

Sowohl Einzelzellen als auch größere Zellkomplexe können von Retikulinfasern umgeben werden. Gerade bei den primär malignen Lymphomen des Knochens kommt es zu einer Überlagerung des morphologischen Bildes mit *Sekundärveränderungen* durch Faserbildungen des Markraumes bzw. Faserknochenbildungen als Reaktion auf Nekrosen, Einblutungen und Interaktionen mit dem umgebenden Knochengewebe. Die *immunhistologische Klassifikation* erfolgt wie für die nodalen malignen Non-Hodgkin-Lymphome[3, 16, 55, 121, 148].

Verlauf, Prognose. Für die Therapie kommen eine *kombinierte neoadjuvante Chemotherapie, lokale Strahlentherapie* und *Resektion* zur Anwendung. Ein einheitliches Konzept besteht allerdings aufgrund der großen Variationsbreite nicht. Im Einzelfall wird sich die Therapie nach dem Malignitätsgrad, der Lokalisation, der Tumorausdehnung und der jeweiligen Erfahrung des behandelnden Zentrums richten. Die *Prognose* hängt von der gewählten Therapie und Therapieerfahrung ab; die *Fünfjahresüberlebensrate erreicht bis zu 70%*[130].

Plasmozytom

(ICD-O M-9731/3)

Das Plasmozytom gehört zu den *Erkrankungen des lymphatischen Systems.* Einige besondere Aspekte der Manifestation im Skelettsystem werden daher an dieser Stelle aufgeführt. Weitere Einzelheiten ▷ Band 1.

Definition. Das Plasmozytom stellt eine *monoklonale neoplastische Proliferation der B-Zellen* dar. Im Knochenmark erfolgt eine *Proliferation monoklonaler Plasmazellen,* die zu einer Verdrängung der Hämatopoese sowie zur Zerstörung des Knochengewebes führen. Die Plasmazellen können *diffus* oder *herdförmig* proliferieren.

Röntgenologisch sind sowohl eine allgemeine „Knochenentkalkung" unter dem Bild einer *Osteoporose* als auch das Auftreten *multipler osteolytischer Herde* möglich. Die *Ätiologie* des Plasmozytoms ist unbekannt. In 3% der Fälle kommt es zu *Osteosklerosen.*

Epidemiologie, Lokalisation. Das Plasmozytom ist die *häufigste Tumorform des Knochenmarks und des Knochens.* Es ist eine Erkrankung des *höheren Lebensalters* und tritt in der Regel erst *nach dem 40. Lebensjahr* auf. Der *Häufigkeitsgipfel* liegt *im 6.–7. Lebensjahrzehnt.* Das Verhältnis *männlich:weiblich* beträgt 60:40.

Nach der *Lokalisation* werden als besondere Formen unterschieden:

- *solitäre intraossäre Plasmozytome,*
- *extramedulläre Plasmozytome.*

Morphologie. *Makroskopisch* besteht eine *diffuse* oder *noduläre Infiltration* des Knochenmarks. Diese Herde sind *graurot, elastisch* und *relativ scharf begrenzt.* Bei den Herden in den langen Röhrenknochen fällt die *Destruktion der Kompakta* auf. Besonders bekannt ist dieses Phänomen unter dem röntgenologischen Begriff des *„Schrotschuß-Schädels".* Diffuse Plasmozytome zeichnen sich vor allem durch eine gleichmäßig verteilte Durchsetzung der Markstränge aus. Bei den Frühformen besteht keine oder nur eine geringe Destruktion des Knochengewebes. Besonders auffällig sind diese Veränderungen in der *Wirbelsäule* mit *Wirbelkörperkompressionsfrakturen* wie bei einer Osteoporose. Vereinzelt wird die Diagnose eines Plasmozytoms bei derartigen Fällen erst histologisch gestellt.

Mikroskopisch besteht das Plasmozytom aus *unterschiedlich differenzierten Plasmazellen.* Diese können *z. T. doppelkernig* sein. Die Zellkerne können denen normaler Plasmazellen sehr ähnlich sein, zum anderen eine *Polymorphie* aufweisen. In den Randabschnitten kommt es zu einer *Stimulation der Osteoklasten,* die den *Knochenabbau* durch eine Produktion osteoklastenaktivierender Faktoren ermöglichen. In der Regel vermag eine Plasmazelle Knochengewebe nicht zu destruieren.

Diagnose, Differentialdiagnose. Die Diagnose eines Plasmozytoms basiert auf dem Nachweis

- einer *monoklonalen Gammopathie,*
- einer *neoplastischen Plasmazellinfiltration im Knochenmark (mehr als 5% aller Zellen),*
- *röntgenologischer Veränderungen (Osteoporose, Osteolysen).*

Die *morphologische Diagnosesicherung* kann im Einzelfall schwierig sein, da Plasmozytome lange Zeit z. B. die Markräume der *Wirbelsäule* lediglich infiltrieren können, aber die Spongiosa dabei nicht destruieren. Die üblichen Zugangsstellen (Sternum, Beckenkamm) sind bei derartigen Fällen nicht oder nur sehr diskret betroffen.

Histologisch ist die *Unterscheidung zu reaktiven Plasmozytosen schwierig. Beweisend für ein Plasmozytom sind Plasmazellanteile von mehr als 5–10% aller kernhaltigen Knochenmarkszellen. Reaktive* Plasmozytosen sind überwiegend *perivaskulär* angeordnet. *Immunhistologisch* lassen sich Plasmozytome heute sowohl an entkalkten als auch an in kunststoffeingebetteten Knochenbiopsien mit spezifischen Antikörpern sowohl gegen Plasmazellen als auch gegen Immunglobuline exakt diagnostizieren.

Komplikationen

- *Plasmozytomniere, Paramyloidose*
- *Panmyelophthise*
- *Wirbelkompressionsfrakturen* mit *Querschnittssyndrom*
- *Pathologische Frakturen der Extremitätenknochen*
- *Hyperkalzämiesyndrom* (Psychosyndrom, Pankreatitis, Magenulkus, Organkalzinosen: Lunge, Niere, Magen).

Prognose. Die *durchschnittliche Überlebensdauer* beim Plasmozytom beträgt *4–5 Jahre nach Auftreten der ersten Krankheitssymptome.* Limitierender Faktor sind häufig die *Niereninsuffizienz* bzw. auftretende *Infektionen mit* Bronchopneumonien oder Pyelonephritiden.

Zysten und zystenähnliche Läsionen

Solitäre Knochenzyste

Epidemiologie, Lokalisation. Die solitären Knochenzysten machen den *Hauptteil der Knochentumoren* aus. Ihre Entstehungsursachen sind unbekannt. Möglicherweise besteht ein Zusammenhang mit einer Störung der Wachstumsplatte. Die Zysten treten gehäuft beim *männlichen Geschlecht in* der *1. und 2. Lebensdekade* auf. Sie sind *unmittelbar metaphysär* lokalisiert.

Klinik, Röntgenbefund. *Klinisch* treten vor allem *Schmerzen* und eine *lokale Schwellung* auf. Häufig wird eine solitäre Knochenzyste erst durch eine *pathologische Fraktur* entdeckt. *Röntgenologisch* besteht eine Auftreibung des Knochens mit Ausbildung einer *papierdünnen Restkortikalis* (Abb. 4.139).

Morphologie. *Makroskopisch* enthält die Lichtung der Zyste in der Regel *seröse Flüssigkeit.* Die Wand des Hohlraumes wird von einer *bindegewebigen Membran* von mehreren Millimetern Dicke gebildet. Innerhalb der Zyste können *Septen* ausgebildet sein, so daß sowohl *multi-* als auch *unikamerale* solitäre Knochenzysten vorkommen.

Mikroskopisch besteht eine *schmale Bindegewebszone,* die von oberflächlichen Mesenchymzellen begrenzt wird. Innerhalb dieser Bindegewebszone kommt es zum Auftreten *kleiner Osteoidabscheidungen* (Abb. 4.140 u. 4.141). Daneben sieht man *Hämosiderinpigment* und unterschiedlich viele *benigne Riesenzellen.* Diese Riesenzellen können die Abgrenzung zur aneurysmatischen Knochenzyste schwierig werden lassen. Innerhalb der Septen kommen Abscheidungen einer *mineralisierten Grundsubstanz* vor. Die Mineralisation innerhalb der Septen hat fälschlicherweise zur Postulierung eines „Zementoms" der langen Röhrenknochen geführt. Es können alle Übergänge von umschriebenen Mineralisationen bis zu einer mineralisierten homogenen Matrix ohne wesentlichen zystischen Anteil beobachtet werden (Abb. 4.142). Letztere Variante der solitären Knochenzyste wurde als *kalzifizierte solitäre Knochenzyste* (CSBC) beschrieben[4, 30, 31, 67, 104]. Die bindegewebige Komponente der solitären Knochenzyste ist nach pathologischen Frakturen besonders ausgeprägt.

Die *differentialdiagnostisch* in Betracht zu ziehenden Möglichkeiten sind in Tabelle 4.38 zusammengefaßt.

Tabelle 4.38. Radiologische und morphologische Differentialdiagnosen der solitären Knochenzyste

- Aneurysmatische Knochenzyste
- Histiocytosis X
- Enchondrom
- Chondromyxoidfibrom
- Nicht ossifizierendes Knochenfibrom
- Fibröse Dysplasie
- Chondrosarkom
- Osteosarkom
- Ewing-Sarkom

Aneurysmatische Knochenzyste

(SNOMED M-33640)

Definition. Die aneurysmatische Knochenzyste ist durch *kavernöse Bluthohlräume* mit dazwischen gelegenen *zellreichen Septen* unter Einschluß von *mehrkernigen Riesenzellen* charakterisiert. Es existieren sog. *teilsolide* und *solide Varianten*[44, 51, 113].

Die aneurysmatische Knochenzyste stellt *keinen Tumor im engeren Sinne* dar. Wurden ursächlich früher spezielle Formen eines Hämangioms bzw. die Folgen einer intraossären Hämorrhagie diskutiert, so steht derzeit die Vorstellung einer *arteriovenösen Fehlbildung* aufgrund *hoher intraläsionaler Blutdrucke* im Vordergrund der Diskussion. Die aneurysmatische Knochenzyste ist häufig als *sekundäre Form assoziiert mit anderen primären Knochentumoren*[137] bzw. *Knochenläsionen* (Chondroblastom, Osteosarkom, fibröse Dysplasie, posttraumatische Blutung, Riesenzelltumor).

Epidemiologie, Lokalisation. Im Hamburger Knochentumor-Register wurden 157 Fälle mit einer aneurysmatischen Knochenzyste (*2,7% aller primären Knochentumoren)* beobachtet (Abb. 4.143). Die aneurysmatische Knochenzyste (AKZ) ist bevorzugt in den *langen Röhrenknochen* und der *Wirbelsäule* lokalisiert (etwa 2/3). Der Rest entfällt auf die *Schädelknochen, Rippen*

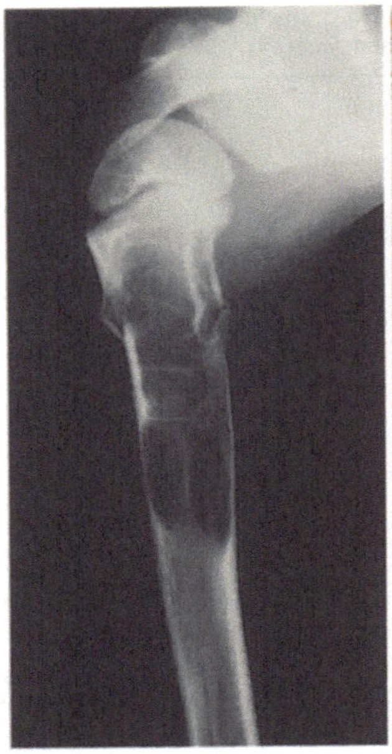

139

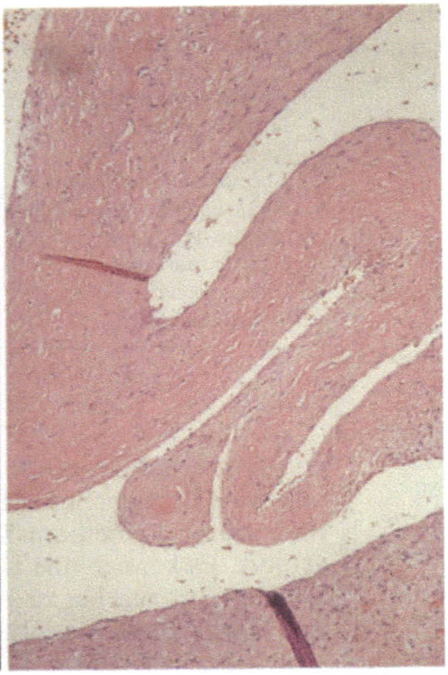

140

Abb. 4.139. Solitäre Knochenzyste des proximalen Humerus, meta-diaphysär. Sehr dünne Kortikalis, Spontanfraktur im *oberen Drittel*

Abb. 4.140. Solitäre Knochenzyste mit faserreicher Membran. Wenige Mesenchymzellen. HE, 30 : 1

Abb. 4.141. Solitäre Knochenzyste mit oberflächlich einzelnen mehrkernigen Riesenzellen. Darunter Knochenneubildung. Toluidinblau, unentkalkt, 40 : 1

Abb. 4.142. Solitäre Knochenzyste mit Bildung einer mineralisierten Matrix (mineralisierende solitäre Knochenzyste). Toluidinblau, unentkalkt, 40 : 1

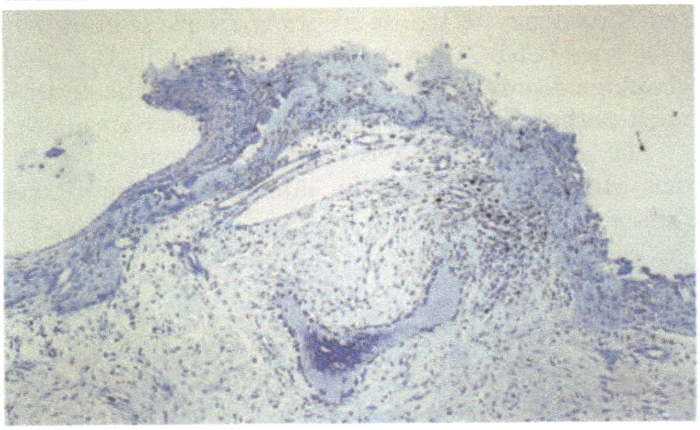

141

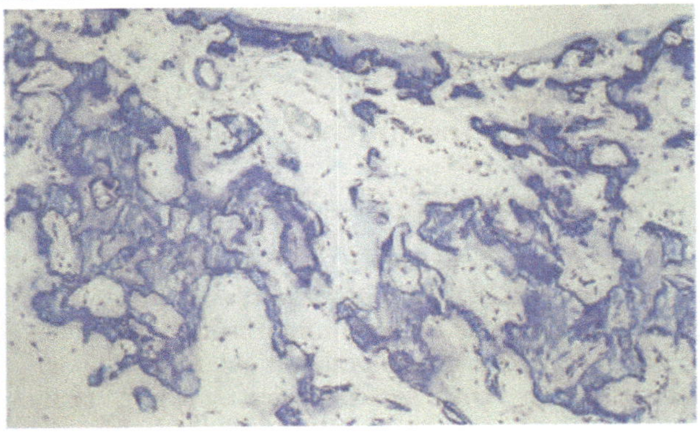

14

und das *Becken.* Eine Geschlechtsdisposition besteht nicht. Die Läsion ist in den ersten 3 Lebensdekaden am häufigsten und *nach der 5. Lebensdekade eher eine Rarität.*

Klinik, Röntgenbefund. Aneurysmatische Knochenzysten können sich *sehr rasch vergrößern*, so daß ein maligner Knochentumor vorgetäuscht wird. Neben unterschiedlich ausgeprägten Schmerzen imponiert vor allem die *Schwellung der betroffenen Regionen*[27, 155].

Radiologisch ist die AKZ typischerweise *metaphysär* lokalisiert, *epiphysäre* und *diaphysäre* Lagen kommen jedoch vor. Die AKZ kann *zentral* bzw. *exzentrisch* gelegen sein. In der Anfangsphase kommt es zu einer *Osteolyse*, die den betroffenen Knochen auftreibt. Die Kortikalis wird papierdünn bzw. entspricht neugebildetem reaktiven Knochen auf der Außenseite. Diese schmale röntgendichte periphere Zone als Ausdruck einer reparativ-reaktiven Knochenneubildung ist radiologisch charakteristisch für die aneurysmatische Knochenzyste (Abb. 4.144). *Distale Kortikalisfragmente („finger-in-the-balloon" Merkmal)* können bei Lokalisation in den langen Röhrenknochen gewissermaßen in die Läsion hineinragen[27].

Morphologie. *Makroskopisch* besteht eine aneurysmatische Knochenzyste aus *zahlreichen Hohlräumen, die mit Blut gefüllt sind.* Die Hohlräume haben einen Durchmesser zwischen wenigen Millimetern und meh-

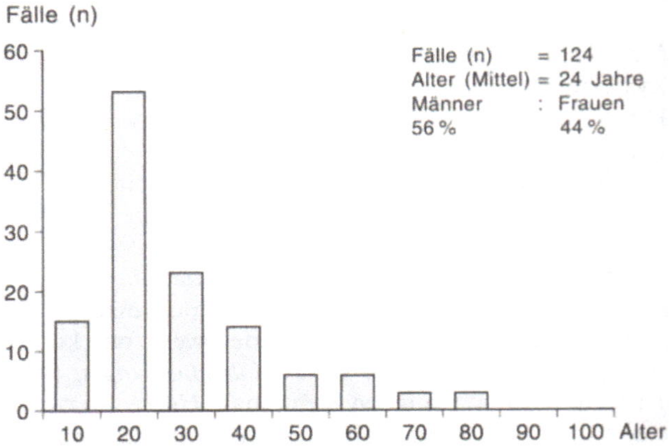

Abb. 4.143. Alters- und Geschlechtsverteilung der Fälle mit aneurysmatischer Knochenzyste des Hamburger Knochentumor-Registers

reren Zentimetern. Das *Stroma* ist *dunkelbraun* verfärbt.

Mikroskopisch finden sich unterschiedlich große *Hohlräume* mit dazwischen gelegenen *Septen* (Abb. 4.145). Diese enthalten zahlreiche *mehrkernige Riesenzellen;* daneben mit unterschiedlicher Zelldichte eine *mononukleäre Komponente*, die runde bis spindelige Zellkerne aufweist, außerdem Ablagerungen von *Eisenpigment* und *reguläre Mitosen.* Neben Osteoidabscheidungen treten in 30% der AKZ's *streifenförmige Matrixbildungen* auf, die mineralisieren. *Diese streifenförmig bis besenreiserartige mineralisierte Matrix ist pathognomonisch für eine AKZ und wurde so in anderen Läsionen bzw. Knochentumoren nicht beobachtet*[122, 144]. Bei Bestimmung der *Proliferationsrate* mit dem Antikörper MIB-2 ergibt sich im Gegensatz zum teleangiektatischen Osteosarkom ein niedriger Prozentsatz (Abb. 4.146).

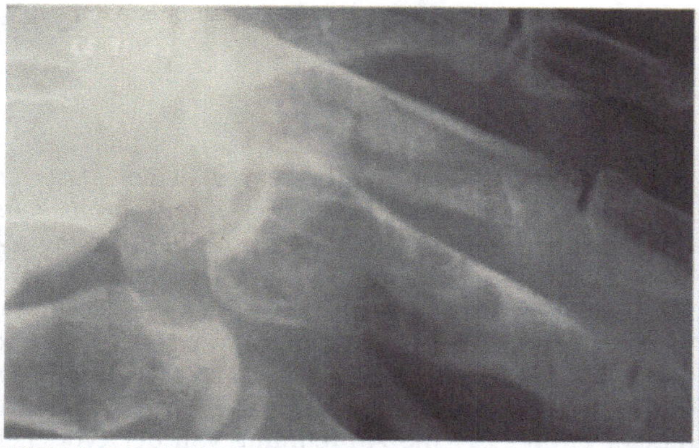

44

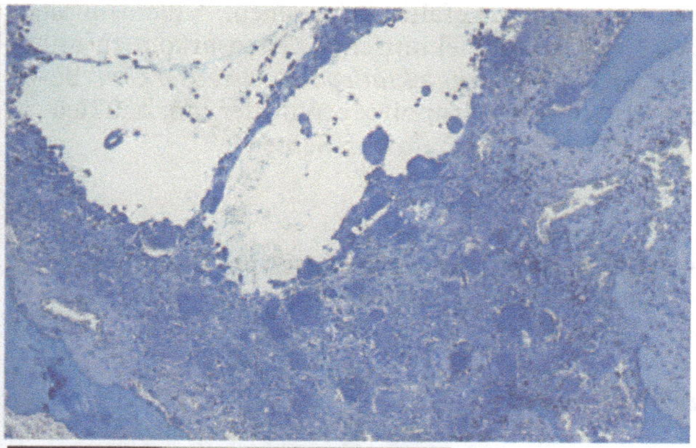

145

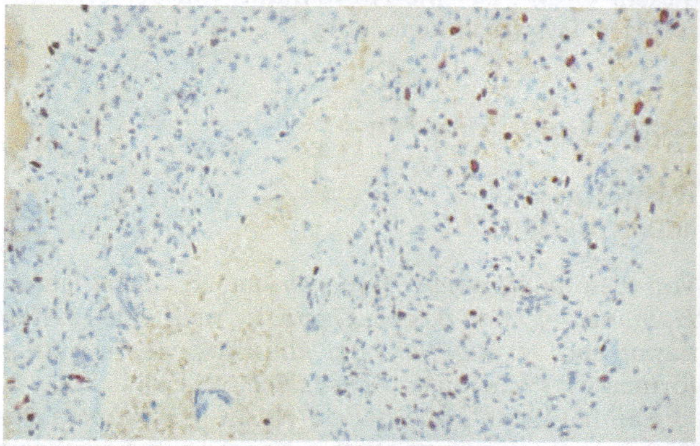

46

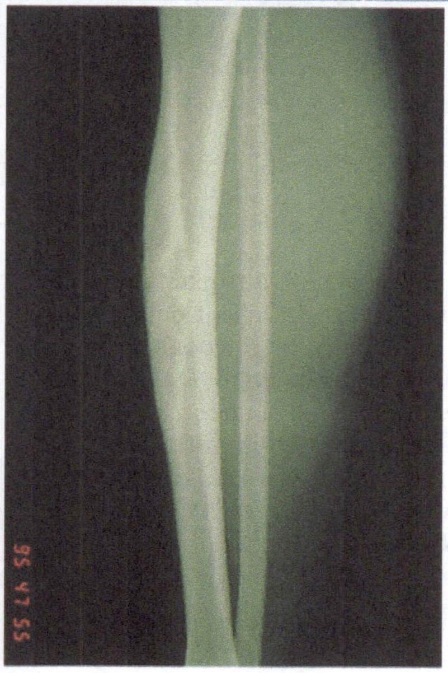

147

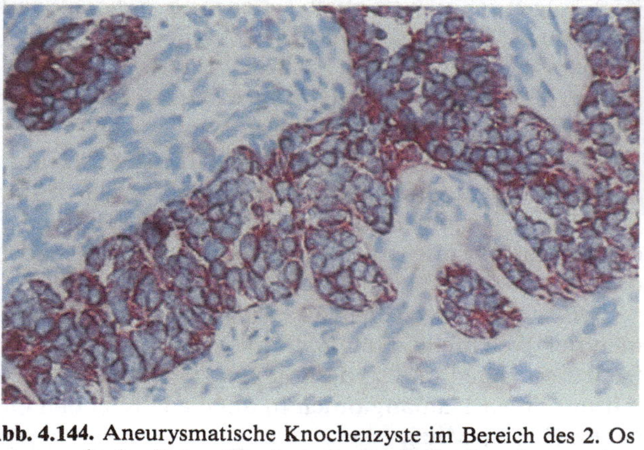

8

Abb. 4.144. Aneurysmatische Knochenzyste im Bereich des 2. Os metacarpale der linken Hand. Auftreibung des Knochengewebes mit Verdünnung der Kortikalis.

Abb. 4.145. Aneurysmatische Knochenzyste mit Hohlraumbildung. Zahlreiche mehrkernige Riesenzellen. Daneben solidere Abschnitte. Toluidinblau, 40 : 1

Abb. 4.146. Mäßige Proliferationsrate in einer aneurysmatischen Knochenzyste. Darstellung des Kernantigens Ki 67 mit dem Antikörper MIB-1. Immunhistochemie, 70 : 1

Abb. 4.147. Adamantinom der Tibia (Tibia-Vorderkante). Sklerosierende Veränderungen mit reaktiver Knochenneubildung

Abb. 4.148. Immunhistologischer Nachweis der Zytokeratin-Expression in den Tumorzellen eines Adamantinoms (Fall Abb. 4.147). Solide Zellkomplexe mit intensiver Reaktion mit dem Antikörper gegen Zytokeratin. Dazwischen negatives fibröses Stroma. Immunhistochemie CK-MNF, 250 : 1

Verlauf, Prognose. Therapeutisch wird eine *sorgfältige Kürettage* als ausreichend angesehen. Allerdings beträgt die *Rezidivquote* aller aneurysmatischen Knochenzysten *bis zu 30%*.

Differentialdiagnose. Das gesamte Kürettagematerial einer AKZ ist besonders unter dem Aspekt einer sog. *sekundären Form* zu untersuchen. Die AKZ stellt *eine der am schwierigsten zu diagnostizierenden ossären Läsionen* dar, da *niedrig maligne zentrale Osteosarkome* das Bild einer aneurysmatischen Knochenzyste vortäuschen können. Deshalb ist jede AKZ unter diesem Aspekt besonders sorgfältig abzuwägen. Außerdem ist die AKZ vom teleangiektatischen Osteosarkom zu unterscheiden. Im *teleangiektatischen Osteosarkom* besteht eine deutliche Kernpolymorphie der mononukleären Komponente innerhalb der Septen[129].

Adamantinom und osteofibröse Dysplasie der Extremitätenknochen

(ICD-O M-9261/3)

Adamantinom

Definition. Das Adamantinom der langen Röhrenknochen zeigt einen *histologischen Aufbau wie die Ameloblastome der odontogenen Tumoren der Kieferregion.* Die histogenetische Entstehung ist unklar. Der Tumor soll unter anderem von Angioblasten ausgehen.

Epidemiologie, Lokalisation. Die Häufigkeit der Adamantinome der Extremitätenknochen liegt bei *0,1% aller Knochentumoren.* Im Hamburger Knochentumor-Register wurden nur 6 Fälle beobachtet. Dabei wurde ein Auftreten zwischen der *1.–7. Lebensdekade* beschrieben. Am häufigsten ist das Adamantinom in der *Tibia, diaphysär und ventral,* lokalisiert. Röntgenologisch (Abb. 4.147) treten *multiple, relativ scharf begrenzte, osteolytische Herde* auf[18, 153].

Morphologie. *Makroskopisch* sind die Tumoren von *grau-weißer Farbe* und *fester Konsistenz.* Das Knochengewebe wird destruiert. Die Tumoren *brechen in die umgebenden Weichteile ein.*

Mikroskopisch besteht eine *epithelartige Differenzierung* in Form unterschiedlich breiter Stränge, in deren Zentrum lockere Zellelemente gelegen sind. Die Zellkerne der Peripherie sind dabei *palisadenartig* angeordnet. *Zystische Differenzierungen* können auftreten. *Immunhistologisch* besteht eine eindeutige positive Reaktion mit *Zytokeratin* (Abb. 4.148). Daneben ist ein *faserreiches Stroma* entwickelt.

Differentialdiagnostisch ist das Adamantinom vor allem von *sekundären Knochengeschwülsten* abzugrenzen. Hierbei kommen vor allen Dingen *niedrig-differenzierte Adenokarzinome* und *solide Karzinome* in Betracht[8, 65; 147].

Verlauf, Prognose. Therapeutisch ist der Tumor als *weite En-bloc-Resektion* zu entfernen. Bei fortgeschrittenen Fällen wird dies nicht möglich sein, so daß eine *Amputation* notwendig ist. Eine frühe Diagnosestellung und suffiziente Therapie führt zur Heilung. Andernfalls kommt es zum Auftreten von *hämatogenen Metastasen,* die das weitere Schicksal bestimmen[37, 119, 154].

In einem Fall der 6 Fälle eigener Beobachtung trat ein lokales *Rezidiv* nach 12 Jahren auf und wenige Monate später entwickelten sich Lungenmetastasen.

Osteofibröse Dysplasie (juveniles Adamantinom?)

Die osteofibröse Dysplasie besteht aus einem *faserreichen Stroma* mit neugebildeten *Knochentrabekeln.* Oberflächlich liegen Osteoblasten. *Immunhistologisch* konnten im Gegensatz zur fibrösen Dysplasie *einzelne Zytokeratin-positive Zellen* bzw. kleinere Zellnester nachgewiesen werden. Die Lokalisation ist überwiegend in der *Tibia.* Es besteht ein *lokal aggressives Wachstum* mit lokalen *Rezidiven* bei marginaler Entfernung. Aus diesem Grund ist eine Abtrennung von der typischen fibrösen Dysplasie notwendig[8, 20].

Angiogene Tumoren

Hämangiom

(ICD-O M-9120/0)

Von den *angiogenen Tumoren* im Knochen ist das *Hämangiom noch das häufigste.* Es stellt einen Gefäßtumor dar, der *kapillär* oder *kavernös* wie die Tumorformen der Weichteile differenziert sein kann.

Die häufigste Lokalisation ist die *Wirbelsäule,* danach folgen schon wesentlich seltener der *Schädel* sowie die *übrigen Skelettabschnitte.*

Hämangiome werden in *allen Altersklassen* beobachtet. Eine Häufung besteht im *mittleren Lebensalter.* Der *klinische Verlauf* kann lange symptomlos sein.

Makroskopisch erkennt man eine intensiv rotbraune Verfärbung des befallenen Knochenabschnitts. In der Umgebung besteht eine *reaktive Knochenneubildung,* die strahlenförmig angeordnet sein kann (Schädeldach!).

Mikroskopisch gleicht der Aufbau den Hämangiomen der Weichteile. Hämangiome können *multipel* im Skelett auftreten und sind dann *Teil einer Angiomatose* mit multiplen Hämangiomen in anderen viszeralen Organen (Leber, Milz).

Weitere seltene maligne Knochentumoren

Nach histogenetischen Kriterien können innerhalb des Knochens *Angiosarkome*, Liposarkome (ICD-O M-8850/3), *Osteoliposarkome*, *maligne Schwannome* (ICD-O M-9560/3) sowie *Leiomyosarkome* (ICD-O M-8890/3) auftreten. Eine sorgfältige *histologische Aufarbeitung* ist ebenso wie eine *immunhistologische Charakterisierung* zur genauen Klassifikation notwendig. Erst bei einer ausreichenden Dokumentation sollte eine Einordnung eines Tumors vorgenommen werden. *Metastasen* oder Tumoren, die sekundär in das Knochengewebe eindringen, sind in jedem Fall auszuschließen.

Zentrales Riesenzellgranulom

(SONMED M-44130)

Definition. Das zentrale Riesenzellgranulom tritt in den *Kieferknochen* auf. Es stellt einen *reparativen Prozeß* dar und wird der sog. soliden *aneurysmatischen Knochenzyste* gleichgestellt [113, 117].

Radiologisch imponiert eine lytische Läsion mit Randsklerose. *Makroskopisch* imponiert ein unterschiedlich festes Bindegewebe.

Mikroskopisch besteht ein *kapillarreiches Granulationsgewebe* mit herdförmig angeordneten mehrkernigen Riesenzellen. Dazwischen können *septenartig neugebildete fibröse Trabekel* auftreten. Die herdförmige Anordnung der Riesenzellen ist neben der Faserbildung ein wichtiges Unterscheidungskriterium zum echten Riesenzelltumor.

Die *Ursachen* der zentralen Riesenzellgranulome sind nur bedingt bekannt. Diskutiert werden *vorausgegangene Traumen* oder *Entzündungen*. *Frauen* sind etwas häufiger befallen als Männer. Hauptmanifestationsalter ist die *zweite bis fünfte Lebensdekade*.

Therapeutisch ist eine vollständige Entfernung vorzunehmen. Bei einfachen Kürettagen treten gehäuft *Rezidive* auf. Eine *maligne Entartung* wurde nicht beschrieben.

Brauner Tumor

Der braune Tumor stellt eine *Parathormon-induzierte herdförmige Fibroosteoklasie* bei primärem oder sekundärem Hyperparathyreoidismus dar. Die Veränderungen sind in den *langen Röhrenknochen* lokalisiert. Beim derzeitigen Stand der Diagnostik des primären Hyperparathyreoidismus mit *sensitiven radioimmunologischen Hormonbestimmungen* werden braune Tumoren *höchstens in 4% aller Fälle mit operativ gesichertem Nebenschilddrüsenadenom* beobachtet (s. oben). Der braune Tumor ist daher differentialdiagnostisch bei riesenzellhaltigen Läsionen als *eher sehr seltene Entität* in Betracht zu ziehen.

Idiopathische lokalisierte Osteolyse

Synonyme: Massive Osteolyse; disappearing oder vanishing bone disease; Morbus Gorham; progressive essentielle Osteolyse

Epidemiologie. Massive Osteolysen aus unbekannter Ursache gehören zu den *sehr seltenen* Erkrankungen. Die *Ursache* ist *ungeklärt*. Zwischen dem *3. und 7. Lebensjahr* wurden umschriebene massive Osteolysen beobachtet. Offenbar besteht eine Häufung im *Kindes- bzw. frühen Erwachsenenalter*. Eine Geschlechtsdisposition besteht nicht.

Lokalisation. Massive idiopathische Osteolysen können *an jeder Stelle des Skeletts* auftreten. *Ausgenommen ist die Schädelkalotte*. Zusammenhänge mit einem Bagatelltrauma werden diskutiert.

Klinik. Klinisch ist vor allem die *Schmerzarmut* im Gegensatz zu den sehr ausgedehnten Knochendestruktionen auffällig. *Pathogenetisch* wurde eine Angiomatose vermutet, die jedoch von zahlreichen anderen Autoren als sekundäres Reparationsphänomen gedeutet wird. Als Ursache für die Knochendestruktion werden *neurovegetative Faktoren*, *tumorähnliche Bindegewebsproliferationen* sowie *unbekannte hormonale Faktoren* diskutiert.

Eine operativ knöcherne Defektüberbrückung führt zu einem *Rezidiv* mit erneuter Resorption des implantierten Materials. Mit der *Implantation von Gelenkendoprothesen* konnte eine ausreichende Stabilisierung erreicht werden.

Morphologie. *Makroskopisch* ist bei der idiopathischen Osteolyse die *betreffende Skelettregion durch Bindegewebe ersetzt*.

Mikroskopisch findet sich ein *sehr gefäßreiches Granulationsgewebe*, das am Übergang zum Knochen zahlreiche *Osteoklasten* enthält.

Differentialdiagnostisch sind vor allem *Metastasen*, *einschmelzende Osteomyeditiden* sowie *primäre lytische Knochentumoren* abzugrenzen.

Ossifizierender Pseudotumor (Myositis ossificans)

(SNOMED M-73410)

Definition. Die Myositis ossificans ist eine *heterotope Knochenneubildung in der Muskulatur bzw. im Fettbindegewebe*. Sie tritt nach akuten und chronischen *mechanischen Schädigungen* auf.

Epidemiologie, Lokalisation. Verknöcherungen werden *in alten Narben (Bauchdecken)* beobachtet. Bei Patienten mit einer *Tetraplegie* kann es zu ausgedehnten *periartikulären Verknöcherungen* kommen. Ähnliche Veränderungen treten *nach Hüftgelenkendoprothesen* in den umliegenden Bindegewebsarealen auf. Wichtig ist das Auftreten nach Traumen, da diese Formen klinisch bei rasch progredienter Größenzunahme den Eindruck eines malignen Tumors erwecken (Abb. 4.149–4.152).

Morphologie. *Makroskopisch* entspricht der neugebildete Knochen einem *ungeordneten spongiösen Knochen.*

Mikroskopisch können je nach Alter der Veränderung verschiedene Bilder beobachtet werden.

In der *frühen Phase* finden sich *Einblutungen* sowie *Bindegewebsproliferationen,* in denen es zur Entwicklung eines gitterförmig angeordneten *Osteoids* bzw. mineralisierten, jedoch fibrös strukturierten Knochengewebes kommt (Abb. 4.153). Im *Zentrum* ist die *Proliferation mesenchymaler Zellen* besonders ausgeprägt. Hier sieht man häufig *Mitosen.* Auch mit *Darstellung des Ki67-Antigens* läßt sich immunhistologisch eine *hohe Proliferationsrate* nachweisen (Abb. 4.154). In der mittleren Zone liegt ein neugebildeter fibröser Knochen und in der Peripherie ein ausgereiftes lamelläres Trabekelwerk. *Metaplastische Knorpelbildungen* können in der mittleren Zone auftreten[26, 62, 93].

Da in den Prozeß die vorhandene *quergestreifte Muskulatur mit einbezogen* wird, entsteht der Eindruck eines invasiven Wachstums, so daß die Myositis ossificans als maligner knochenbildender Tumor, das heißt *als Osteosarkom fehlinterpretiert* wird. Schon die Kenntnis des Röntgenbefundes und die Tatsache, daß die Läsion *extraossär* liegt, kann *differentialdiagnostisch* die Abgrenzung von einem malignen Knochentumor wesentlich erleichtern (Abb. 4.153).

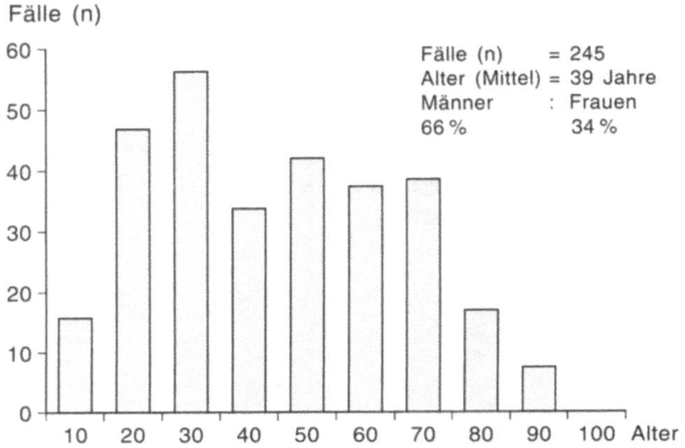

Abb. 4.149. Alters- und Geschlechtsverteilung der Fälle mit sog. Myositis ossificans des Hamburger Knochentumor-Registers

Sekundäre Knochentumoren

(ICD-O M-8000/6)

Das Skelettsystem gehört zu den Organen, in die eine *hämatogene Streuung* von Karzinomen häufig erfolgt. Knöcherne Strukturen, Vaskularisation und Hämatopoese bedingen Besonderheiten. Diese liegen in radiologischen Veränderungen, klinischen Symptomen und einem speziellen morphologischen Substrat.

> Grundsätzlich können unterschieden werden:
> - *osteoblastische* Metastasen,
> - *osteolytische* Metastasen.

Osteoblastische Metastasen

Osteoblastische Metastasen entwickeln sich häufig beim *Prostatakarzinom* sowie bei *einem Teil der Mamma-, Magen- und Schilddrüsenkarzinome*[38].

Die Knochenbildung erfolgt durch *stimulierte Osteoblasten* und *nicht durch Tumorzellen.* Für die *Stimulation der Osteoblasten* werden diskutiert

- *humorale Faktoren,*
- *vaskuläre Einflüsse* (venöse Stauung).

Die Infiltration des Knochengewebes läuft in charakteristischen Stadien ab.

- Zuerst erfolgt eine Tumorabsiedlung in den *Lichtungen der Knochenmarkgefäße,* anschließend kommt es zur *Infiltration durch die Gefäßwand* und des benachbarten Markraumes. In diesem Stadium beginnt eine *Bindegewebsneubildung,* die mit der *Zunahme von Osteoblasten* an der benachbarten Spongiosaoberfläche einhergeht.
- Die Stimulation von Osteoblasten führt zu einer *vermehrten Osteoidbildung* und gesteigerten *endostalen Apposition* an vorhandenen Trabekeln. Später kommt es dann zu einer *Osteoidbildung in radiärer Richtung* in die Markräume. Allmählich erfolgt dann eine *Mineralisation* dieses neugebildeten Osteoids (Abb. 4.155).
- Als *letztes Stadium* kommt es durch eine fortgeschrittene Knochenneubildung zu einer vollständigen *ossären Ummauerung größerer Tumorareale,* so daß diese durch eine verminderte Blutzufuhr *nekrotisch* werden (Abb. 4.156).

Bei vielen Metastasen liegen sowohl osteoblastische als auch osteolytische Prozesse vor. Im Randgebiet von osteolytischen Metastasen kommen auch reaktive Knochenneubildungsprozesse vor.

Osteolytische Metastasen

Bei osteolytischen Metastasen kann man bereits in den *frühen Stadien* der Invasion der Markgefäße und Infil-

Abb. 4.150. Ausgedehnte heterotope Ossifikation im Bereich des Periostes und der angrenzenden Weichteile bei Zustand nach Trauma, Verwechslung mit einem Osteosarkom

Abb. 4.151. Sog. Myositis ossificans mit Mineralisation in der Außenzone und fibrösem Zentrum

Abb. 4.152. Kontaktradiographie des Falles Abb. 4.151

Abb. 4.153. Sog. Myositis ossificans mit unscharfer Abgrenzung gegen die Muskulatur und Einschluß von Muskelfasern. *Dunkelgrün* mineralisiertes Knochengewebe. *Rot* Osteoid bzw. quergestreifte Muskulatur. Goldner, unentkalkt, 15 : 1

Abb. 4.154. Hohe Proliferation in einer sog. Myositis ossificans im Zentrum. Darstellung des Kernantigens Ki 67. Immunhistochemie (MIB-1), 70 : 1

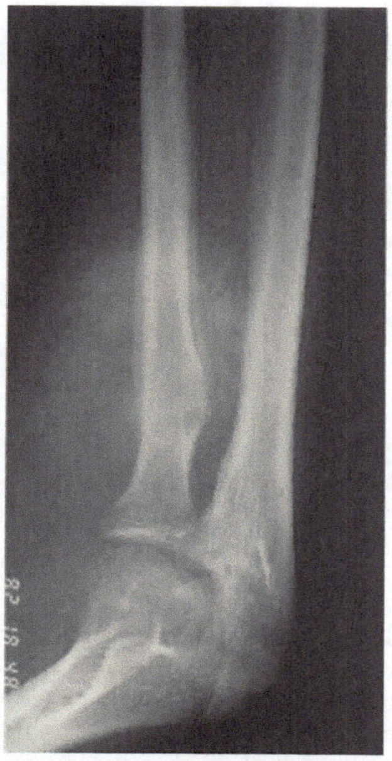

50

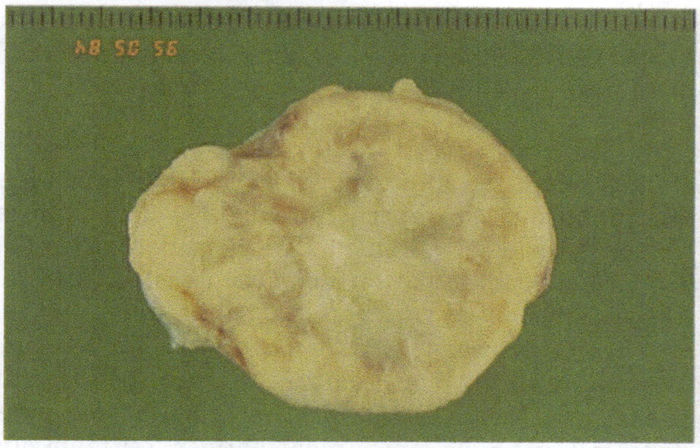

51

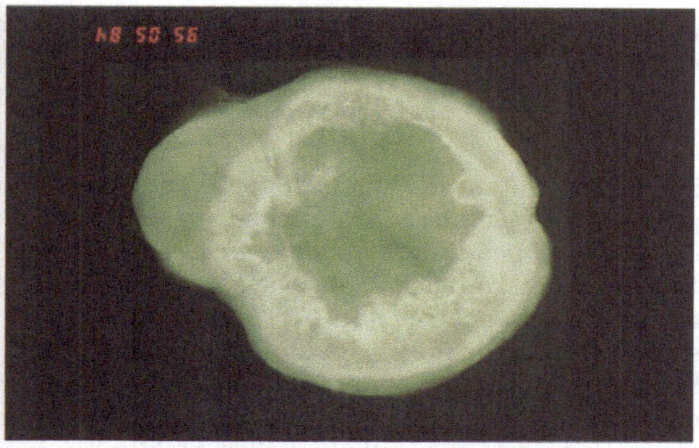

152

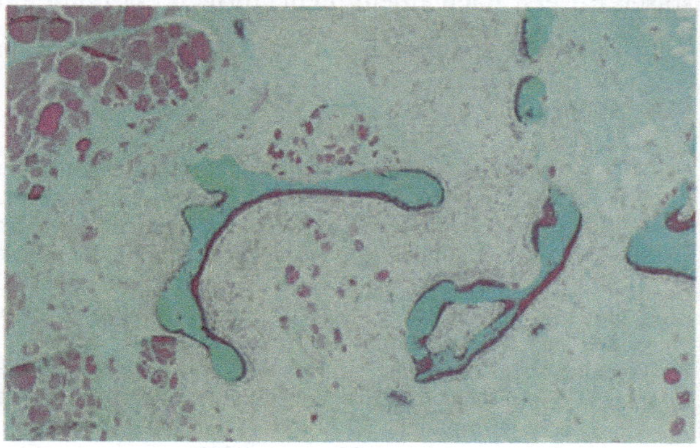

3

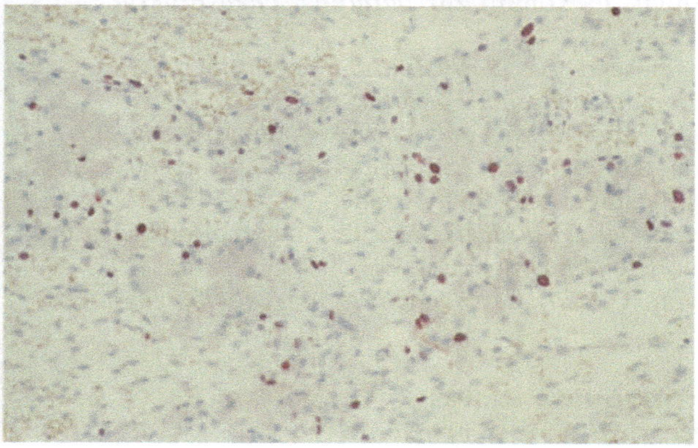

154

tration des angrenzenden Markraumes Veränderungen an den endostalen Umbauoberflächen beobachten. Diese erfolgen bereits zu einem Zeitpunkt, da noch kein direkter Kontakt zwischen Tumorzellen und Knochengewebe besteht. Gerade bei *Plattenepithelkarzinomen* kommt es *frühzeitig* zu einer *Steigerung der osteoklastären Resorption.* Die Zahl der *Osteoklasten* nimmt zu. Die Stimulation erfolgt über größere Abstände. Mit Fortschreiten der Infiltration des Markraumes entwickelt sich eine *Fibrose.* Bei *Nierenkarzinomen* ist die Stimulation der Osteoklasten und die eintretende Osteolyse besonders ausgeprägt (Abb. 4.157 u. 4.158). Geringer erfolgt dies beim *Mammakarzinom*[40, 75].

Komplikationen sekundärer Knochengeschwülste

- Fortgeschrittene Infiltrationen vieler Skelettabschnitte durch osteoblastische Metastasen führen über eine Verdrängung der Hämatopoese zur *Panmyelophthise.*

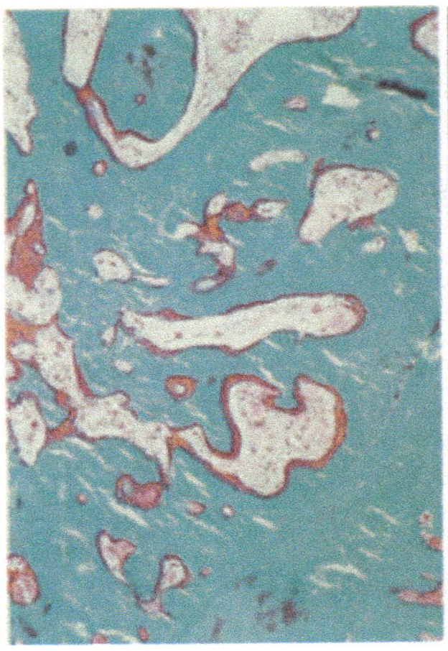

155

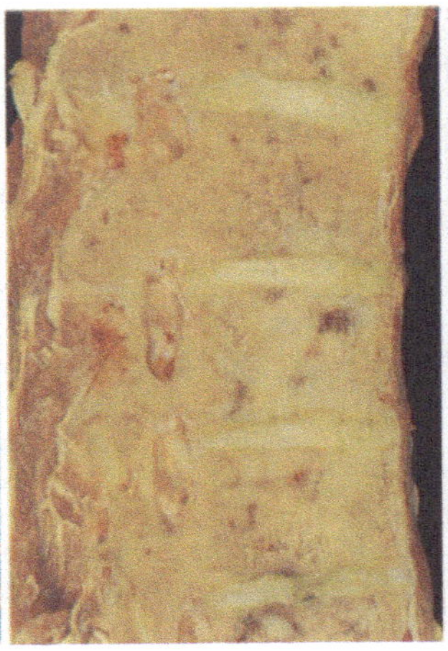

156

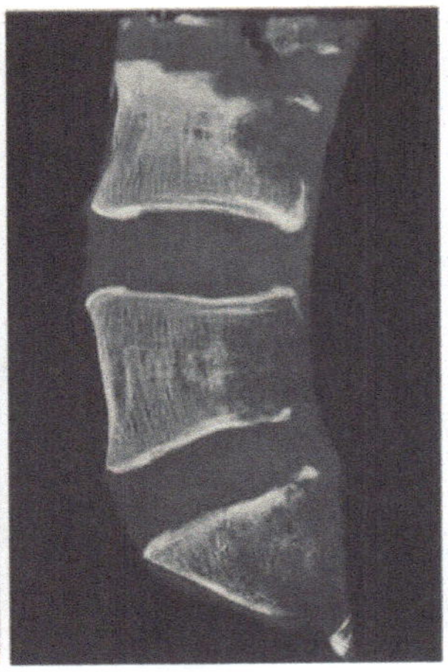

157

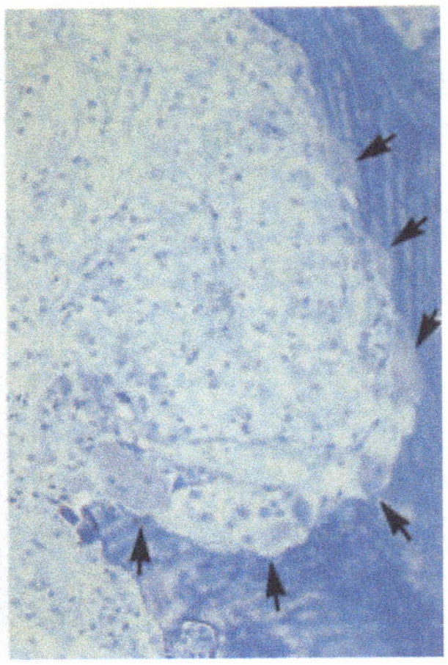

158

Abb. 4.155. Fortgeschrittene Osteosklerose bei Prostata-Karzinom. Ausgedehnte Knochenneubildung (*grün*). Tumorzellen kaum noch nachweisbar. Goldner, unentkalkt, 30:1

Abb. 4.156. Fortgeschrittene osteoblastische Knochenkarzinose eines Prostata-Karzinoms in der Wirbelsäule

Abb. 4.157. Überwiegend osteolytische Metastase mit ausgedehnten Defekten in den dorsalen Abschnitten der Wirbelkörper. Vollständige Aufhebung der Spongiosastruktur bei erhaltenen Zwischenwirbelscheiben (im Gegensatz zur Spondylitis)

Abb. 4.158. Stimulation der osteoklastären Resorption bei Metastasen eines Nierenzellkarzinoms. Toluidinblau, 60:1

- Die Tumorinfiltration kann die Grenzen des jeweiligen Skelettabschnittes überschreiten, so daß es zu *Knochenneubildungen außerhalb der eigentlichen Skelettgrenzen* kommen kann. Die Folge sind *Kompressionen von Gefäßen und Nerven.* Dies spielt besonders bei *Wirbelsäulenmetastasen* eine Rolle.
- Bei osteolytischen Metastasen sind die Komplikationen durch die Destruktion des Knochengewebes bedingt. Es kommt zur *pathologischen Fraktur*[81].

Die einsetzende *Kallusbildung* bei einer Metastase hängt von *mehreren Faktoren* ab:

- der *Wachstumsgeschwindigkeit* der Metastase,
- der *osteogenetischen Potenz* der periostalen bzw. endostalen Mesenchymzellen,
- von der *Vaskularisation* des neugebildeten Kallus und seiner Umgebung,
- vom *Umsatz des benachbarten Knochengewebes.*

Paraneoplastisches Hyperkalziämiesyndrom

▷ auch Bd. 4

Bei *ausgeprägten Osteolysen* entwickeln sich durch eine Mobilisation von Kalzium Hyperkalzämien. Eine derartige tumorinduzierte Hyperkalzämie kann auch bei nur geringen Skelettmetastasen als Folge der *Bildung von Parathormon (PTH)* oder *Parathormonähnlichen Peptiden* (PTH related peptide – PTHrP, Osteoklasten aktivierender Faktor – OAF) bedingt sein[64,111].

Histologisch sieht man in derartigen Fällen eine *deutliche Stimulation der Osteoklasten.* In den Markräumen sind keine Tumorzellen nachweisbar. Im Gegensatz zum primären Hyperparathyreoidismus fehlt meist die sonst bei einer erhöhten Parathormonsekretion zu beobachtende Stimulation der Osteoblasten, d.h. die Aktivierung der gesamten „remodelling unit".

Therapeutisch ist es durch operative Maßnahmen möglich, solitäre Metastasen zu entfernen. Bei hochdifferenzierten *Nierenkarzinomen* treten neuerliche Metastasen oft erst nach einem mehrjährigen Zeitraum auf.

Literatur

1. Abe Y, Yonemura K, Nishida K, Takagi K (1994) Giant cell tumor of bone: analysis of proliferative cells by double-labeling immunohistochemistry with anti-proliferating cell nuclear antigen antibody and culture procedure. Nippon Seikeigeka Gakkai Zasshi 68:407–414
2. Abraham JH, Canoso JJ (1993) Tumors of soft tissues an bone. Curr Opin Rheumatol 5:193–198
3. Agematsu K, Komiyama A (1992) Ki-1 positive large cell anaplastic lymphoma: multiple bone lytic lesions and interleukin-6. Leuk Lymphoma 7:309–315
4. Amling M, Werner M, Pösl M et al. (1995) Calcifying solitary bone cyst. Morphological aspects and differential diagnosis to sclerotic bone tumors. Virchows Arch A Pathol Anat Histopathol (In Press)
5. Assoun J, Railhac JJ, Bonnevialle P et al. (1993) Osteoid osteoma: percutaneous resection with CT guidance. Radiology 188:541–547
6. Bacci G, Picci P, Ruggieri P et al. (1990) Primary chemotherapy and delayed surgery (neoadjuvant chemotherapy) for osteosarcoma of the extremities. The Istituto Rizzoli Experience in 127 patients treated preoperatively with intravenous methotrexate (high versus moderate doses) and intraarterial cisplatin. Cancer 65:2539–2553

7. Bagley L, Kneeland JB, Dalinka MK, Bullough P, Brooks J (1993) Unusual behavior of clear cell chondrosarcoma. Skeletal Radiol 22:279–282
8. Benassi MS, Campanacci L, Gamberi G et al. (1994) Cytokeratin expression and distribution in adamantinoma of the long bones and osteofibrous dysplasia of tibia and fibula. An immunohistochemical study correlated to histogenesis. Histopathology 25:71–76
9. Bertoni F, Boriani S, Laus M, Campanacci M (1982) Periosteal chondrosarcoma and periosteal osteosarcoma. Two distinct entities. J Bone Joint Surg Br 64-B:370–376
10. Bertoni F, Bacchini P, Donati D et al. (1993) Osteoblastoma-like osteosarcoma. The Rizzoli Institute experience. Mod Pathol 6:707–716
11. Bertoni F, Unni KK, Lucas DR, McLeod RA (1993) Osteoblastoma with cartilaginous matrix. An unusual morphologic presentation in 18 cases. Am J Surg Pathol 17:69–74
12. Bertoni F, Unni KK, Beabout JW, Franklin HS (1995) Parosteal Osteoma of Bones Other than of the Skull an Face. Cancer 75 (10):2466–2473
13. Bielack S, Purfürst C, Winkler K et al. (1988) Primäre Chemotherapie des Osteosarkoms. Monatschrift Kinderheilkunde 136:559 (Abstract)
14. Bjornsson J, Wold LE, Ebersold MJ, Laws ER (1993) Chordoma of the mobile Spine. A clinicopathologic analysis of 40 patients. Cancer 71:735–740
15. Blackwell JB (1993) Mesenchymal chondrosarcoma arising in fibrous dysplasia of the femur. J Clin Pathol 46:961–962
16. Blasius S, Edel G, Vestring T et al. (1992) Non-Hodgkin's lymphoma with primary osseous manifestation, from the files of the Bone Tumor Registry of Westphalia. Verh Dtsch Ges Pathol 76:146–150
17. Bohm G, Salzer Kuntschik M, Lintner F (1992) Morphometric analysis of cartilaginous tumors. Pathol Res Pract 188:570–575
18. Bohndorf K, Nidecker A, Mathias K et al. (1992) The radiological findings in adamantinoma of the long tubular bones. Rofo Fortschr Geb Rontgenstr Neuen Bildgeb Verfahr 157: 239–244
19. Boriani S, Capanna R, Donati D et al. (1992) Osteoblastoma of the spine. Clin Orthop 37–45
20. Bosse A, Niesert W, Wuisman P, Roessner A (1993) Fibrous dysplasia versus osteofibrous dysplasia. Morphological, differential diagnostic and clinical aspects. Experiences from the Westfalen bone tumor registry. Z Orthop Ihre Grenzgeb 131:42–50
21. Bridge JA, Neff JR, Mouron BJ (1992) Giant cell tumor of bone. Chromosomal analysis of 48 specimens and review of the literature. Cancer Genet Cytogenet 58:2–13
22. Bridge JA, Persons DL, Neff JR, Bhatia P (1992) Clonal karyotypic aberrations in enchondromas. Cancer Detect Prev 16:215–219
23. Campanacci M (1994) Giant-cell tumor and chondrosarcoma: grading, treatment and results. Recent Results Cancer Res 999:257–261
24. Campanacci M, Ruggieri P (1991) Osteosarcoma. Bull Hosp Jt Dis Orthop Inst 51:1–11
25. Campanacci M, Picci P, Gherlinzona F et al. (1984) Parosteal Osteosarcoma. J Bone Joint Surg Br 66-B:313–321
26. Campbell JT, Kaplan FS (1992) The role of morphogens in endochondral ossification. Calcif Tissue Int 50:283–289
27. Caro PA, Mandell GA, Stanton RP (1991) Aneurysmal bone cyst of the spine in children. MRI imaging at 0.5 tesla. Pediatr Radiol 21:114–116
28. Castresana JS, Barrios C, Gomez L, Kreicbergs A (1992) Amplification of the c-myc proto-oncogene in human chondrosarcoma. Diagn Mol Pathol 1:235–238
29. Chand S, Sangwan SS (1992) Mesenchymal chondrosarcoma of the paraspinal region: a case report. Indian J Cancer 29:37–39
30. Chigira M, Maehara S, Arita S, Udagawa E (1983) The Aetiology and Treatment of Simple Bone Cysts. J Bone Joint Surg Br 65B:633–637
31. Cohen J (1970) Etiology of simple bone cyst. J Bone Joint Surg Am 52:1493–1497
32. Copeland MM, Geschickter CF (1959) The treatment of parosteal osteoma of bone. Surgery, Gynecology & Obstetrics 108:537–548
33. Cossetto D, Nade S, Blackwell J (1992) Malignant fibrous histiocytoma in Paget's disease of bone. A report of seven cases. Aust N Z J Surg 62:52–55
34. Crisafulli JA, Adams D, Sakhuja R (1990) Chondromyxoid fibroma of a metatarsal. J Foot Surg 29:164–168
35. Dahlin DC, Unni KK (1977) Osteosarcoma of bone and its important recognizable varieties. Am J Surg Pathol 1:61–72
36. Declerck GM, Rawlings ID, Hunt AC (1992) Chondromyxoid fibroma in the metacarpal bone of the thumb. Acta Orthop Belg 58:216–220
37. De Keyser F, Vansteenkiste J, Van Den Brande P, Demedts M, Van de Woestijne KP (1990) Pulmonary metastases of a tibia adamantinoma. Case report and review of the literature. Acta Clin Belg 45:31–33
38. Delling G (1982) Morphologie der Skelettmetastasen. In: Wolter D (ed) Osteolysen – Pathologische Frakturen, 1. Paul-Sudeck-Symposium. Georg Thieme Verlag, Stuttgart – New York, pp 15–24
39. Delling G, Dreyer T, Heise U et al. (1990) Therapieinduzierte Veränderungen in Osteosarkomen – qualitative und quantitative morphologische Ergebnisse der Therapiestudie COSS 80 und ihre Beziehung zur Prognose. Tumordiagn u Ther 114:167–174
40. Delling G, Kulenkampff HA, Dreyer T, Welkerling H (1990) Histomorphological analyse of osteoclastic and osteoblastic bone metastase. Second International Congress „Advances in Management of Malignancies" Ascoli, Piceno, Italy, May 28–June 1, 1990 204 (Abstract)
41. Delling G, Pompesius-Kempa M, Welkerling H et al. (1990) Morphological investigation of tumor growth and distribution of viable tumour areas in osteosarcomas after chemotherapy. In: La Chirurgia degli organi di movimento. Cappelli editore, Bologna, pp 45–47
42. Delling G, Wolf E, Welkerling H, Dreyer T (1990) Qualitative und quantitative Befunde bei Osteosarkomen nach präoperativer Chemotherapie. Dtsch Ges f Orthopädie u Traumatologie 20:32 (Abstract)
43. Devaney K, Vinh TN, Sweet DE (1993) Small cell osteosarcoma of bone: an immunohistochemical study with differential diagnostic considerations. Hum Pathol 24:1211–1225
44. Edel G, Roessner A, Blasius S, Erlemann R (1992) „Solid" variant of aneurysmal bone cyst. Pathol Res Pract 188:791–796
45. Edel G, Ueda Y, Nakanishi J et al. (1992) Chondroblastoma of bone. A clinical, radiological, light and immunohistochemical study. Virchows Arch A Pathol Anat Histopathol 421: 355–366
46. Ehara S, Kattapuram SV, Egglin TK (1991) Ewing's sarcoma. Radiographic pattern of healing and bony complications in patients with long-term survival. Cancer 68:1531–1535
47. Ferraro A, Casadei R, Fontana M (1990) Quiz. Clear-cell chondrosarcoma. Chir Organi Mov 75:99–105
48. George E, Niehans GA, Swanson PE, Strickler JG, Singleton TP (1992) Overexpression of the c-erbB-2 oncogene in sarcomas and small round-cell tumors of childhood. An immunohistochemical investigation. Arch Pathol Lab Med 116: 1033–1035
49. Gibas Z, Miettinen M, Sandberg AA (1992) Chromosomal abnormalities in two chordomas. Cancer Genet Cytogenet 58:169–173

50. Gille P, Gross P, Brax P et al. (1990) Osteoid osteoma of the acetabulum: two cases. J Pediatr Orthop 10:416–418
51. Gipple JR, Pritchard DJ, Unni KK (1992) Solid aneurysmal bone cyst. Orthopedics 15:1433–1436
52. Giudici MA, Moser RP, Jr., Kransdorf MJ (1993) Cartilaginous bone tumors. Radiol Clin North Am 31:237–259
53. Greco F, Tamburrelli F, Ciabattoni G (1991) Prostaglandins in osteoid osteoma. Int Orthop 15:35–37
54. Greenspan A (1993) Benign bone-forming lesions: osteoma, osteoid osteoma, and osteoblastoma. Clinical, imaging, pathologic, and differential considerations. Skeletal Radiol 22:485–500
55. Gross SB, Robertson WW, Jr., Lange BJ, Bunin NJ, Drummond DS (1992) Primary Hodgkins's disease of bone. A report of two cases in adolescents and review of the literature. Clin Orthop 276–280
56. Hall RB, Robinson LH, Malawar MM, Dunham WK (1985) Periosteal Osteosarcoma. Cancer 55:165–171
57. Hasegawa T, Hirose T, Sakamoto R et al. (1993) Mechanism of pain in osteoid osteomas: an immunohistochemical study. Histopathology 22:487–491
58. Hefti F, Jundt G (1995) Langerhans cell histiocytosis. Orthopade 24:73–81
59. Heise U, Schäfer B (1991) Morphologische Besonderheiten und Differentialdiagnose des mesenchymalen Chondrosarkoms. Orthopädie Mitteilungen 3:214(Abstract)
60. Hindman BW, Seeger LL, Stanley P et al. (1994) Multicentric giant cell tumor: report of five new cases. Skeletal Radiol 23:187–190
61. Hirabayashi Y, Yoshida MA, Ikeuchi T et al. (1992) Chromosome rearrangements at 12q13 in two cases of chondrosarcomas. Cancer Genet Cytogenet 60:35–40
62. Hirano H, Urist MR (1991) Induced bone development in transplants of fresh human pseudomalignant heterotopic ossification tissue in athymic nude mice. Clin Orthop 113–120
63. Hoogerwerf WA, Hawkins AL, Perlman EJ, Griffin CA (1994) Chromosome analysis of nine osteosarcomas. Genes Chromosom Cancer 9:88–92
64. Ichinose Y, Iguchi H, Ohta M, Katakami H (1993) Establishment of lung cancer cell line producing parathyroid hormone-related protein. Cancer Lett 74:119–124
65. Ishida T, Iijima T, Kikuchi F et al. (1992) A clinicopathological and immunohistochemical study of osteofibrous dysplasia, differentiated adamantinoma, and adamantinoma of long bones. Skeletal Radiol 21:493–502
66. Iwasaki H, Isayama T, Ohjimi Y et al. (1992) Malignant fibrous histiocytoma. A tumor of facultative histiocytes showing mesenchymal differentiation in cultured cell lines. Cancer 69:437–447
67. Jaffe HL, Lichtenstein L (1942) Solitary Unicameral Bone Cyst.X. Arch Surg 44:1004–1025
68. Jones RD, Reid R, Balakrishnan G, Barrett A (1993) Multifocal synchronous osteosarcoma: the Scottish Bone Tumour Registry experience [see comments]. Med Pediatr Oncol 21: 111–116
69. Kenan S, Abdelwahab IF, Klein MJ, Hermann G, Lewis MM (1993) Lesions of juxtacortical origin (surface lesions of bone). Skeletal Radiol 22:337–357
70. Kirchner B, Hillmann A, Lottes G et al. (1993) Intraoperative, probe-guided curettage of osteoid osteoma [see comments]. Eur J Nucl Med 20:609–613
71. Komiya S, Inoue A (1993) Cementation in the treatment of giant cell tumor of bone. Arch Orthop Trauma Surg 112: 51–55
72. Kransdorf MJ, Sweet DE, Buetow PC, Giudici MA, Moser RPJ (1992) Giant cell tumor in skeletally immature patients. Radiology 184:233–237
73. Kreicbergs A, Zetterberg A, Söderberg G (1980) The prognostic significance on nuclear DNA content in chondrosarcoma. Anal Quant Cytol 4:271–278
74. Kribbs S, Munk PL, Vellet AD, Levin MF (1993) Diagnosis of osteoid osteoma using STIR magnetic resonance imaging. Australas Radiol 37:292–296
75. Kulenkampff HA, Delling G (1990) Die Stimulation von Osteoblasten in Skelettmetastasen – eine quantitative Untersuchung –. Z Orthop Ihre Grenzgeb 5:447–452
76. Kurt AM, Turcotte RE, McLeod RA, Unni KK, Sim FH (1990) Chondroblastoma of bone. Orthopedics 13:787–790
77. Kurt AM, Unni KK, McLeod RA, Pritchard DJ (1990) Low-grade intraosseous osteosarcoma. Cancer 65:1418–1428
78. Kuschner SH, Menendez LR, Stephens S, Gellman H (1990) Malignant tumors of the upper extremity in children. Orthop Rev 19:411–417
79. Ladany M, Lewis R, Jhanwar SC et al. (1995) MDM2 and CDK4 gene amplification in Ewing's sarcoma. J Pathol 175:211–217
80. Lane CS, Kuschner SH, Mirra JM (1994) Giant cell tumors in carpal bones. Orthopedics 17:181–185
81. Langendorff HU, Delling G, Sinokowicz R, Jungbluth KH (1986) Die chirurgische Therapie von Skelettmetastasen, Indikation, Möglichkeiten und Ergebnisse. Acta Medica Austriaca Suppl. 35, 13:24(Abstract)
82. Leeson MC, Lippitt SB (1993) Thermal aspects of the use of polymethylmethacrylate in large metaphyseal defects in bone. A clinical review and laboratory study. Clin Orthop 239–245
83. Limb D, Dreghorn C, Murphy JK, Mannion R (1994) Primary lymphoma of bone. Int Orthop 18:180–183
84. Little DG, McCarthy SW (1993) Malignant fibrous histiocytoma of bone: the experience of the New South Wales Bone Tumour Registry. Aust N Z J Surg 63:346–351
85. Loizaga JM, Calvo M, Lopez Barea F, Martinez Tello FJ, Perez Villanueva J (1993) Osteoblastoma and osteoid osteoma. Clinical and morphological features of 162 cases. Pathol Res Pract 189:33–41
86. Lucas D, Tupler R, Enneking WF (1990) Multicentric chondrosarcomas associated with Ollier's disease. Review and case report. J Fla Med Assoc 77:24–28
87. Lucas DR, Unni KK, McLeod RA, OXtXConner MI, Sim FH (1994) Osteoblastoma: Clinicopathologic Study of 306 Cases. Hum Pathol 25:117–134
88. Maas R, Winkler K, Delling G, Heise U (1990) The potential of MRI in preoperative evaluation of chemotherapy-induced necrosis in osteosarcoma and Ewing's sarcoma. In: La chirurgia degli organi di movimento. Cappelli editore, Bologna, pp 41–44
89. Maas R, Haubold-Reuter B, Heyer D et al. (1994) Ewing-Sarkome in der MRT: Morphologie, Signalverhalten und Therapiekontrolle mittels dynamischer Gadolinium Applikation. Zbl Rad 150:29–30
90. Madhuri V, Sundararaj GD, Babu NV, Ponnaiya J, Korula RJ (1993) Multicentric giant cell tumour of bone – a report of two cases. Indian J Cancer 30:135–139
91. Maiorano E, Renzulli G, Favia G, Ricco R (1992) Expression of intermediate filaments in chordomas. An immunocytochemical study of five cases. Pathol Res Pract 188:901–907
92. Malghem J, Vande Berg B, Noel H, Maldague B (1992) Benign osteochondromas and exostotic chondrosarcomas: evaluation of cartilage cap thickness by ultrasound. Skeletal Radiol 21:33–37
93. Maloney WJ, Krushell RJ, Jasty M, Harris WH (1991) Incidence of heterotopic ossification after total hip replacement: effect of the type of fixation of the femoral component. J Bone Joint Surg Am 73:191–193

94. Mandahl N, Heim S, Arheden K et al. (1990) Chromosomal rearrangements in chondromatous tumors. Cancer 65: 242–248
95. Mankin HJ, Cantley KP, Lippiello L, Schiller AL, Cambell C (1980) The biology of human chondrosarcoma. J Bone Joint Surg Am 62:160–176
96. Mark J, Wedell B, Dahlenfors R, Grepp C, Burian P (1992) Human benign chondroblastoma with a pseudodiploid stemline characterized by a complex and balanced translocation. Cancer Genet Cytogenet 58:14–17
97. Maygarden SJ, Askin FB, Siegal GP et al. (1993) Ewing Sarcoma of Bone in Infants and Toddlers. Cancer 71 No. 6: 2109–2118
98. Mayo Smith W, Rosenberg AE, Khurana JS, Kattapuram SV, Romero LH (1990) Chondroblastoma of the rib. A case report and review of the literature. Clin Orthop 230–234
99. McKenna RJ, Schwinn CP, Soong KY, Higinbotham NL (1966) Sarcomata of the Osteogenic Series (Osteosarcomata, Fibrosarcoma, Chondrosarcoma, Parosteal Osteogenic Sarcoma, and Sarcomata Arising in Abnormal Bone. J Bone Joint Surg Br 48–A:1–26
100. McManus AP, Gusterson BA, Pinkerton CR, Shipley JM (1995) Diagnosis of Ewing's Sarcoma and Related Tumours by Detection of Chromosome 22q12 Translocations Using Fluorescence in Situ Hybridization on Tumour Touch Imprints. J Pathol 176:137–142
101. Mellin W, Roessner A, Boeddinghaus D, Grundmann E (1986) Klassifikation und Differentialdiagnose der juxtacorticalen Osteosarkome. Pathologe 7:94–100
102. Merchan EC, Sanchez Herrera S, Gonzalez JM (1993) Secondary chondrosarcoma. Four cases and review of the literature. Acta Orthop Belg 59:76–80
103. Mirra JM (1989) Bone tumors. Clinical, radiologic, and pathologic correlations, 2nd edn. Lea & Febiger, Philadelphia
104. Mirra JM, Bernard GW, Bullough PG, Johnston W, Mink G (1978) Cementum-like Bone Production in Solitary Bone Cysts. So-called XX „Cementoma" of Long Bone. Clin Orthop 135:295–307
105. Mirra JM, Gold R, Downs J, Eckardt JJ (1985) A new histologic approach to the differentiation of enchondroma and chondrosarcoma of the bones. A clinicopathologic analysis of 51 cases. Clin Orthop 201:214–237
106. Mitchell A, Scheithauer BW, Unni KK et al. (1993) Chordoma and Chondroid Neoplasm of the Spheno-Occiput. Cancer 72 (10):2943–2949
107. Moser RP, Jr., Davis MJ, Gilkey FW et al. (1990) Primary Ewing sarcoma of rib. Radiographics 10:899–914
108. Moses MA, Shing Y (1994) Production of matrix metalloproteinases and a metalloproteinase inhibitor by swarm rat chondrosarcoma. Biochem Biophys Res Commun 199: 418–424
109. Muller S, Whitaker SB, Weathers DR (1992) Chondromyxoid fibroma of the mandible. Diagnostic image cytometry findings and review of the literature. Oral Surg Oral Med Oral Pathol 73:465–468
110. Mulligan ME, Kransdorf MJ (1993) Sequestra in primary lymphoma of bone: prevalence and radiologic features. AJR Am J Roentgenol 160:1245–1248
111. Mundy GR (1990) Incidence and pathophysiology of hypercalcemia. Calcif Tissue Int 46 Suppl:S3–10
112. Nelson DL, Abdul Karim FW, Carter JR, Makley JT (1990) Chondrosarcoma of small bones of the hand arising from enchondroma. J Hand Surg Am 15:655–659
113. Oda Y, Tsuneyoshi M, Shinohara N (1992) „Solid" variant of aneurysmal bone cyst (extragnathic giant cell reparative granuloma) in the axial skeleton and long bones. A study of its morphologic spectrum and distinction from allied giant cell lesions. Cancer 70:2642–2649
114. Orndal C, Mandahl N, Carlen B et al. (1992) Near-haploid clones in a malignant fibrous histiocytoma. Cancer Genet Cytogenet 60:147–151
115. Otsuka NY, Hastings DE, Fornasier VL (1992) Osteoid osteoma of the elbow: a report of six cases. J Hand Surg Am 17:458–461
116. Ozaki T, Taguchi K, Sugihara S, Inoue H (1994) Multiple malignant fibrous histiocytoma of bone. A case report. Acta Orthop Scand 65:209–211
117. Panico L, Passeretti U, De Rosa N, D'Antonio A, De Rosa G (1994) Giant cell reparative granuloma of the distal skeletal bones: A report of five cases with immunohistochemical findings. Virchows Archiv 425:315–320
118. Parkin DM, Stiller CA, Nectoux J (1993) International variations in the incidence of childhood bone tumours. Int J Cancer 53:371–376
119. Perez Ordonez B, Bedard YC (1994) Metastatic adamantinoma diagnosed by fine-needle aspiration biopsy of the lung. Diagn Cytopathol 10:347–351
120. Persons DL, Bridge JA, Neff JR (1991) Cytogenetic analysis of two sacral chordomas. Cancer Genet Cytogenet 56: 197–201
121. Pettit CK, Zukerberg LR, Gray MH et al. (1990) Primary lymphoma of bone. A B-cell neoplasm with a high frequency of multilobated cells. Am J Surg Pathol 14:329–334
122. Pfeifer FM, Bridge JA, Neff JR, Mouron BJ (1991) Cytogenetic findings in aneurysmal bone cysts. Genes Chromosom Cancer 3:416–419
123. Picci P (1992) Osteosarcoma and other cancers of bone. Curr Opin Oncol 4:674–680
124. Plate KH, Bittinger A (1992) Value of immunocytochemistry in aspiration cytology of sacrococcygeal chordoma. A report of two cases. Acta Cytol 36:87–90
125. Plougastel B, Zucman J, Peter M, Thomas G, Delattre O (1993) Genomic structure of the EWS gene and its relationship to EWSR1, a site of tumor-associated chromosome translocation. Genomics 18:609–615
126. Pösl M, Amling M, Werner M et al. (1994) Bcl-2 Expression in Osteosarkomen. Pathologe (In Press)
127. Povisil C, Siniukov PA, Fedenko AN (1990) Clear-cell chondrosarcoma of bone. Arkh Patol 52:55–58
128. Present D, Bacchini P, Pignatti G et al. (1991) Clear cell chondrosarcoma of bone. A report of 8 cases. Skeletal Radiol 20:187–191
129. Ratcliffe PJ, Grimer RJ (1993) Aneurysmal bone cyst arising after tibial fracture. A case report. J Bone Joint Surg Am 75:1225–1227
130. Rathmell AJ, Gospodarowicz MK, Sutcliffe SB, Clark RM (1992) Localised lymphoma of bone: prognostic factors and treatment recommendations. The Princess Margaret Hospital Lymphoma Group. Br J Cancer 66:603–606
131. Ritschl P, Lintner F, Pechmann U, Brand G (1990) Fibrous metaphyseal defect. Int Orthop 14:205–211
132. Ritschl P, Wurnig C, Lechner G, Roessner A (1991) Parosteal osteosarcoma. 2 – 23-year follow-up of 33 patients. Acta Orthop Scand 62:195–200
133. Robson AK, Kissin MW, Eltringham WK (1990) Chondrosarcoma arising in an osteochondroma: an unusual cause of an abdominal mass. Eur J Surg Oncol 16:60–62
134. Roessner A, Ueda Y, Bockhorn-Dworniczak B et al. (1993) Prognostic implication of immunodetection of P glycoprotein in Ewing's sarcoma. J Cancer Res Clin Oncol 119: 185–189
135. Roger DJ, Uhl RL, Carl A (1994) Malignant fibrous histiocytoma of the patella. Orthopedics 17:189–192
136. Ruggieri P, Sim FH, Bond JR, Unni KK (1994) Malignancies in fibrous dysplasia. Cancer 73:1411–1424
137. Salzer-Kuntschik M, Delling G, Roessner A, Braun A (1987) The pathomorphologic pattern of aneurysmal bone cyst and

its mimics. SICOT 87, Societe Internationale de Chirurgie Orthopedique et de Traumatologie, XVII World Congress Munich, 16–21 08 1987 148(Abstract)
138. Sanerkin NG (1980) The diagnosis and grading of chondrosarcoma of bone. A combined cytologic and histologic approach. Cancer 45:582–594
139. Sara AS, Ayala AG, el Naggar A et al. (1990) Giant cell tumor of bone. A clinicopathologic and DNA flow cytometric analysis. Cancer 66:2186–2190
140. Schajowicz F (1993) Histological Typing of Bone Tumours. 2nd ed. WHO International Classification of Tumours. Springer Verlag
141. Schmidt RG, Kabbani YM, Mayer DP (1993) Aneurysmal bone cyst. J Am Podiatr Med Assoc 83:595–597
142. Semmelink HJ, Pruszczynski M, Wiersma van Tilburg A, Smedts F, Ramaekers FC (1990) Cytokeratin expression in chondroblastomas. Histopathology 16:257–263
143 Shogry ME, Armstrong P (1990) Case report 630: Reactive bursa formation surrounding an osteochondroma. Skeletal Radiol 19:465–467
144. Siegel SE, Stanley P, Shimada H et al. (1994) Malignant fibrous histiocytoma of bone following primitive neuroectodermal tumor of bone [clinical conference]. Med Pediatr Oncol 22:341–347
145. Singh S, Ng KC, Tan SK (1991) Clear cell chondrosarcoma – a report of 2 cases. Singapore Med J 32:154–157
146. Soueidan A, Gan OI, Gouin F et al. (1995) Culturing of cells from giant cell tumour of bone on natural and synthetic calcified substrata: the effect of leukaemia inhibitory factor and vitamin D3 on the resorbing activity of osteoclast-like cells. Virchows Archiv 426:469–477
147. Sozzi G, Miozzo M, Di Palma S et al. (1990) Involvement of the region 13q14 in a patient with adamantinoma of the long bones. Hum Genet 85:513–515
148. Susnerwala SS, Dinshaw KA, Pande SC et al. (1990) Primary lymphoma of bone: experience of 39 cases at the Tata Memorial Hospital, India. J Surg Oncol 44:229–233
149. Tarkkanen M, Bohling T, Helio H et al. (1993) A recurrent chondromyxoid fibroma with chromosome aberrations ins(5;2)(q13;p21p25) and 2p deletion: a case report. Cancer Genet Cytogenet 65:141–146
150. Tarkkanen M, Wiklund T, Virolainen M, Elomaa I, Knuutila S (1994) Dedifferentiated chondrosarcoma with t(9;22)(q34;q11–12). Genes Chromosom Cancer 9:136–140
151. Terpe H-J, Lorenz G, Lorenz D (1992) Das mesenchymale Chondrosarkom – eine seltene Variante. Chirurg 63: 224–226
152. Ueda Y, Roessner A, Grundmann E (1993) Pathological diagnosis of osteosarcoma: The validity of the subclassification and some new diagnostic approaches using immunohistochemistry. In: Humphrey GB (ed) Osteosarcoma in adolescents and young adults. Kluwer Academic Publishers, Boston, pp 109–124
153. VanderWilde RS, Pritchard DJ (1992) Adamantinoma of the tibia. Orthopedics 15:950–953
154. Van Schoor JX, Vallaeys JH, Joos GF et al. (1991) Adamantinoma of the tibia with pulmonary metastases and hypercalcemia. Chest 100:279–281
155. Vergel De Dios AM, Bond JR, Shives TC, McLeod RA, Unni KK (1992) Aneurysmal bone cyst. A clinicopathologic study of 238 cases. Cancer 69:2921–2931
156. Verghese G, Sarada V, Sundararaj GD, Chandi SM (1992) Multifocal metachronuos osteogenic sarcoma. Australas Radiol 36:257–259
157. Wang L-t, Lui T-c (1993) Clear Cell Chondrosarcoma of Bone. A Report of Three Cases with Immunohistochemical and Affinity Histochemical Observations. Pathol Res Pract 189:411–415
158. Welkerling H, Dreyer T, Hermann B, Steiner D, Delling G (1990) Das Klarzellchondrosarkom – klinisch – pathologischer Bericht eines weiteren Falles. Z Orthop Ihre Grenzgeb 128:657–660
159. Welkerling H, Dreyer T, Wolf E, Röser K, Delling G (1990) Charakteristika verschiedener Chondrosarkomtypen des Hamburger Knochentumorregisters – eine retrospektive Untersuchung. Verh Dtsch Ges Pathol 74:621
160. Welkerling H, Dreyer T, Delling G (1990) Das histologische Grading zentraler Chondrosarkome – eine retrospektive Analyse an 60 Fällen des Hamburger Knochentumor-Registers. Dtsch Ges f Orthopädie u Traumatologie 3:36–37
161. Welkerling H, Dreyer T, Delling G (1991) Morphological typing of chondrosarcoma: a study of 94 cases. Virchows Arch A Pathol Anat Histopathol 418:419–425
162. Welkerling H, Wolf E, Delling G (1993) [Morphologic characteristics and differential diagnosis of central mesenchymal chondrosarcoma – an analysis of 15 cases]. Pathologe 14: 78–83
163. Welkerling H, Dreyer T, Delling G (1994) Morphologie des Chondrosarkoms – eine retrospektive Studie zum histologischen Grading, der Lokalisation, Alters- und Geschlechtsverteilung. Verh Dtsch Ges Pathol 71:633
164. Weston WJ (1993) Soft tissue oedema in osteoid osteoma [letter]. Skeletal Radiol 22:316
165. Winkler K, Delling G, Knop J, Kotz R, Purfürst C (1987) Zur Chemotherapie des Osteosarkoms: 10 Jahre Deutsch-Österreichische Cooperative Osteosarkomstudiengruppe (COSS) der Gesellschaft für Pädiatrische Onkologie (GPO). SICOT 87, Societe Internationale de Chirurgie Orthopedique et de Traumatologie, XVII World Congress Munich, 16 – 21 08 1987 145(Abstract)
166. Winkler K, Beron G, Delling G et al. (1988) Neoadjuvant chemotherapy of osteosarcoma: Results of a randomized cooperative trial (COSS-82) with salvage chemotherapy based on histological tumor response. J Clin Oncol 6:329–337
167. Winkler K, Bielack S, Delling G et al. (1990) Intensified chemotherapy with ifosfamide (IFO) and influence of intraarterial (i. a.) versus intravenous (i.v.) infusion of cisplatinum (DDP). Preliminary results. Chir Organi Mov 54–56
168. Wojno KJ, Hruban RH, Garin Chesa P, Huvos AG (1992) Chondroid chordomas and low-grade chondrosarcomas of the craniospinal axis. An immunohistochemical analysis of 17 cases. Am J Surg Pathol 16:1144–1152
169. Wold LE, Beabout JW, Unni KK, Pritchard DJ (1984) High-grade surface osteosarcomas. Am J Surg Pathol 8:181–186
170. Wold LE, Unni KK, Beabout JW, Sim FH, Dahlin DC (1984) Dedifferentiated Parosteal Osteosarcoma. J Bone Joint Surg Am 66:53–59
171. Woods ER, Martel W, Mandell SH, Crabbe JP (1993) Reactive soft-tissue mass associated with osteoid osteoma: correlation of MR imaging features with pathologic findings. Radiology 186:221–225
172. Yokoyama R, Tsuneyoshi M, Enjoji M, Shinohara N, Masuda S (1993) Prognostic factors of malignant fibrous histiocytoma of bone. A clinical and histopathologic analysis of 34 cases. Cancer 72:1902–1908
173. Young CL, Sim FH, Unni KK, McLeod RA (1990) Chondrosarcoma of bone in children. Cancer 66:1641–1648
174. Zarbo RJ, Regezi JA, Baker SR (1984) Periosteal osteogenic osteosarcoma of the mandible. Oral Surg 57:643–647
175. Zeppa P, Zabatta A, Marino G et al. (1989) A morphometric approach to the grading of chondroid tumours on fine-needle smears. Pathol Res Pract 185:760–763

Kapitel 5 Gelenke, Sehnen und Sehnengleitgewebe, Bursen, Faszien

W. Mohr

Inhaltsverzeichnis

Weiterführende Literatur

1. Bullough PG (1992) Atlas of orthopedic pathology with clinical and radiological correlations, 2nd edn. Gower Medical Publishing, New York London
2. Enzinger FM, Weiss SW (1995) Soft tissue tumors, 3rd edn. Mosby, St. Louis Washington Toronto
3. Gardner DL (1992) Pathological basis of the connective tissue diseases. Edward Arnold, London Melbourne Auckland
4. Höpker W-W (1984) Gelenkzwischenscheiben. In: Doerr W, Seifert G (Hrsg) Pathologie der Gelenke und Weichteiltumoren II. Springer, Berlin Heidelberg New York Tokyo, S. 723–921
5. Mohr W (1984) Gelenkkrankheiten. Diagnostik und Pathogenese makroskopischer und histologischer Strukturveränderungen. Thieme, Stuttgart New York
6. Mohr W (1984) Arthrosis deformans. In: Doerr W, Seifert G (Hrsg) Spezielle Pathologische Anatomie, Bd 18/I. Springer, Berlin Heidelberg New York Tokyo S. 257–372
7. Mohr W (1984) Arthropathien. In: Doerr W, Seifert G (Hrsg) Spezielle pathologische Anatomie. Pathologie der Gelenke und Weichteiltumoren I. Springer, Berlin Heidelberg New York Tokyo, S. 373–547
8. Mohr W (1987) Pathologie des Bandapparates. In: Doerr W, Seifert G (Hrsg) Spezielle pathologische Anatomie, Bd 19. Springer, Berlin Heidelberg New York Tokyo

Anatomisch-physiologische Vorbemerkungen

Unter den möglichen Knochenverbindungen (Abb. 5.1) zeichnen sich die Diarthrosen durch die größte Bewegungsfreiheit aus.

Diarthrosen

Die artikulierenden Partner werden von *hyalinem Knorpel* überzogen, der, abhängig von der Gelenkgröße, zwischen 0,2 mm (distale Gelenke der kleinen Finger und Zehen) und 6,4 mm (Patella) dick ist[33]. In der

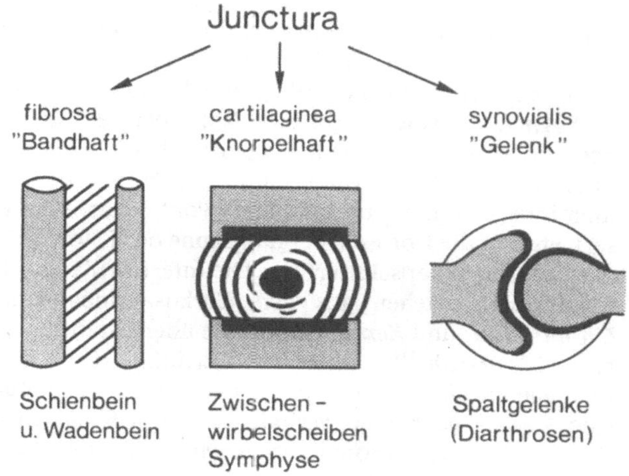

Abb. 5.1. Schematische Darstellung der unterschiedlichen Knochenverbindungen

Übergangszone zur Gelenkkapselinsertion geht der hyaline Knorpel in *Faserknorpel* über. Fibröse Gelenkkapsel und innere Synovialmembran gewährleisten Gelenkverbindungen und synoviales Milieu.

Knorpel

Der komplexe Aufbau des hyalinen Knorpels ist weitgehend bekannt. Fett- und glykogenreiche *Chondrozyten*, reversibel postmitotisch fixierte Zellen[25], die sowohl α- und β-Untereinheiten des S-100 Proteins[15] als auch Vimentin exprimieren, machen etwa 1–10% der organischen Gesamtmasse aus; sie sind verantwortlich für Bildung und Wahrung der *extrazellulären Matrix*, die sich zu 60–80% aus Wasser, 15–20% aus Kollagen und 3–10% aus Proteoglykanen zusammensetzt[18]. Das sich durchflechtende Fibrillenwerk des Kollagens besteht vorwiegend aus Kollagen Typ II mit intrafibrillär gelegenen Typ-XI- und oberflächlich lokalisierten Typ-IX-Molekülen, die evtl. über Proteoglykane verbunden sind und damit die Fibrillenstabilität garantieren (Abb. 5.2). Mehrere nichtkollagene Makromoleküle

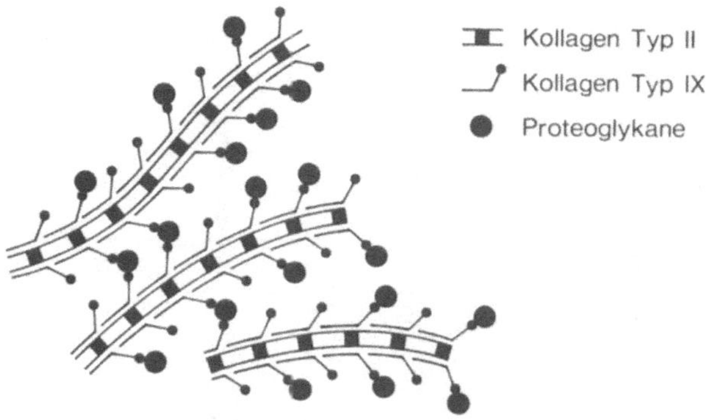

Abb. 5.2. Schematische Darstellung der Hypothese der „Vernetzung" der Typ-II-Kollagenfibrillen im hyalinen Knorpel durch Proteoglykane und Typ-IX-Kollagenfibrillen. (Nach Smith u. Brandt[29])

wurden in den letzten Jahren beschrieben. *Decorin* und *Fibromodulin* sollen die Kollagenfibrillenbildung modulieren, evtl. auch die Kollagenverkalkung verhüten, und *Anchorin* spielt wohl eine Rolle bei der Bindung der Chondrozyten an die Kollagenfibrillen der extrazellulären Matrix[17]. *Oxytalan-* und *Elauninfasern* kommen innerhalb der Knorpelmatrix vor[13]; elastische Fasern enthält die fibröse Übergangszone der Knorpelränder zur Gelenkkapselinsertion. Die interfibrillären Proteoglykane bestehen aus den Glykosaminoglykanen *Chondroitin-* und *Keratansulfat*, die über ein Proteingerüst (*Aggrecan*[25a]) unter Vermittlung des „link"-Proteins an die großen Hyaluronatmoleküle gebunden sind[18]. Das geordnete Verhältnis von Kollagenen zu Proteoglykan-Hyaluronatkomplexen ist Voraussetzung für die *Knorpelelastizität*: Unter Druckeinwirkung werden kollagene Fibrillen und interfibrilläre Matrix komprimiert, Wasser entweicht – im Stadium der Entlastung kehrt Wasser in den Knorpel zurück (Abb. 5.3). Die *Oberfläche des Knorpels* wird von einem Proteinfilm bedeckt, der von den Chondrozyten synthetisiert wird und eine Bindung von Antikollagen-Typ-II-Antikörpern inhibiert[20]. Nishida et al.[23a] nehmen an, daß diese oberflächlichste Zone aus *Fibronektin*, das sowohl Bindungsseiten für Kollagen als auch Glykosaminoglykane und Hyaluronat besitzt, besteht. Über die Tidemark grenzt der hyaline Knorpel an den verkalkten Knorpel an, dem der subchondrale Knochen folgt, ohne daß Fibrillen des verkalkten Knorpels in den subchondralen Knochen einstrahlen[11]. Die Ernährung des Knorpels erfolgt über die *Synovialflüssigkeit*, eine Beteiligung von Gefäßen des subchondralen Markraumes wird immer wieder diskutiert[16].

Synovialmembran

Die Synoviozyten der inneren Auskleidung der Gelenkkapsel, die in phagozytierenden (*A-Zellen*) und synthetisierenden (*B-Zellen*) Typ unterschieden werden, bilden einen nicht geschlossenen ein- bis zweireihigen Zellverband mit diskontinuierlicher Basalmembran[24]; kleinere synoviale Buchten können von einer mehrreihigen Zellage ausgekleidet werden[21]. Aus Beobachtungen an der verbreiterten Synovialzellschicht geht hervor, daß die A-Zellen, denen peripher die B-Zellen folgen, die unmittelbare Grenze zum Gelenkraum bilden[10]. Die A-Zellen entstammen hämatogenen mononukleären Phagozyten[8a] und die B-Zellen stellen spezialisierte Fibroblasten dar[13a], die zur Synthese von Glykosaminoglykanen unter Einschluß des Hyaluronats befähigt sind[34]. Das an die Synoviozyten angrenzende vaskularisierte *Stratum synoviale*, mit oft fenestrierten Kapillaren[20b], wird in Abhängigkeit von der intraartikulären Lokalisation in eine *areoläre* (areolär-fibrös und areolär-adipös[27]), *adipöse* und *fibröse Form* unterschieden[5]. Einzelne T-Lymphozyten sind normalerweise perivaskulär vorhanden[21]. Peripher folgt die *Capsula fibrosa*.

Synovialflüssigkeit

Die visköse Synovialflüssigkeit, ein Ultrafiltrat des Blutes mit hohem Hyaluronatgehalt (1,45–3,12 mg/ml[5]) und nur wenigen mononukleären Rundzellen, ist mit einem speziellen synovialen Protein[20a] für die Reduktion der Reibung (Lubrikation) beim Knorpel-Knorpel-Kontakt verantwortlich.

Gelenkzwischenscheiben

Disken als die gesamte Gelenkfläche bedeckende Scheiben (Kiefer-, Sternoklavikular- und distales Radioulnargelenk) und *Menisken* als nur teilweise bedeckende Scheiben (Kniegelenk) gleichen Inkongruenzen der artikulierenden Gelenkflächen aus. Ihr „Faserknorpel", der als Zellen Fibrochondrozyten („*Meniskozyten*") enthält[32], besteht vorwiegend aus Typ-I-Kollagen und einem geringen Anteil an Proteoglykanen, die denen des hyalinen Knorpels gleichen[26].

Pfannenlippen

Labra stellen Lippen der Gelenkpfannen dar – sowohl Labrum glenoidale als auch acetabulare bestehen größtenteils aus fibrokartilaginärem Gewebe und sind somit den Menisken der Kniegelenke vergleichbar[12].

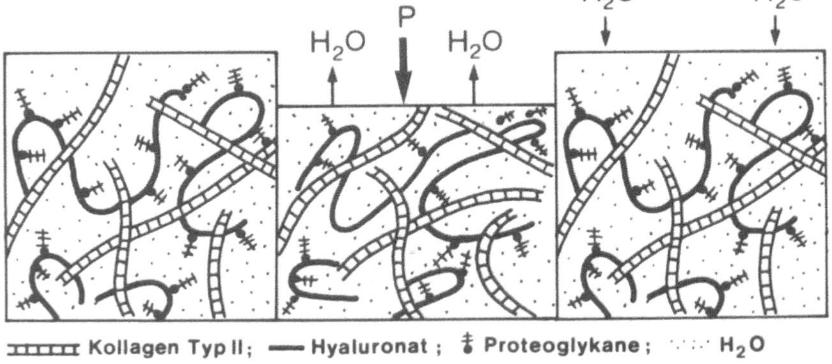

Abb. 5.3. Schematische Darstellung des elastischen Verhaltens des hyalinen Knorpels unter Druckbelastung und Entlastung: Ausströmen von Wasser unter Druck (*P*) und Einströmen von Wasser nach Entlastung (Aus Hesse et al.[18])

Zwischenwirbelscheiben

Die 23 Disci intervertebrales machen etwa ein Vierzehntel der Körperhöhe aus[31]. Sie entwickeln sich aus der *Chorda dorsalis* mit Zellen, die Zytokeratin und Vimentin koexprimieren[30]. Der von diesen Zellen abgeleitete Nucleus pulposus stellt sich beim Föten als recht scharf abgegrenztes Zentrum aus *chondroiden Zellen*, umgeben von konzentrischen Lamellen *faserreichen kollagenen Bindegewebes*, dar. Schon nach dem 4. Lebensjahr ist die Zwischenwirbelscheibe gefäßfrei[31]. Beim Erwachsenen lassen sich *Nucleus pulposus* und *Anulus fibrosus* nicht mehr eindeutig voneinander abgrenzen. Der Nucleus pulposus besteht nun aus Brutkapseln chondroider Zellen umgeben von einer oft granulären Matrix (Abb. 5.4a). Bei älteren Menschen kommen in den Brutkapseln oft nekrotische Chondrozyten vor. Ohne scharfe Grenze folgen die Lamellen des Anulus fibrosus aus breiten Bündeln kollagener Fasern mit wenigen dazwischen gelegenen Zellen (Abb. 5.4b). *Biochemisch* bestehen die zentralen Bereiche aus Kollagen Typ II und Proteoglykanen; das Kollagen Typ II wird zur Peripherie hin immer mehr durch Typ-I-Kollagen mit abnehmendem Proteoglykangehalt ersetzt[31]. Die braune Farbe der zentralen Bereiche findet ihre Erklärung im *Lipofuszinpigment* der Chondrozyten[19]. Über eine Schlußplatte aus hyalinem Knorpel grenzt zentral der Anulus fibrosus an die Wirbelkörper an; peripher strahlen seine kollagenen Fasern in die Randleisten der Wirbelkörper ein.

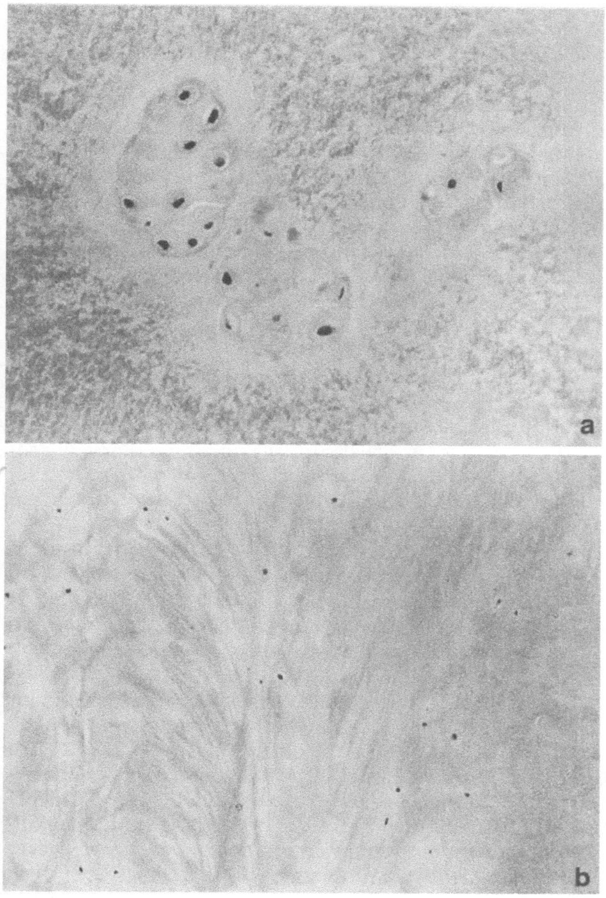

Abb. 5.4a, b. Histologie der Zwischenwirbelscheibe des älteren Menschen. **a** Nucleus pulposus mit Brutkapseln aus teilweise nekrotischen Chondrozyten, umgeben von granulärer Matrix. HE, 220:1. **b** Anulus fibrosus aus lamellenartig angeordneten Bündeln kollagener Fasern mit wenigen Fibrozyten. HE, 85:1

Bursen

Orte besonderer Druckbelastung sind durch Bursen geschützt, deren sehr dünne Wandung und Innenauskleidung der artikulären Synovialmembran gleicht. Der flachen Lage aus *Synoviozyten* der Verschiebespalten folgt locker gefügtes *Fettgewebe*. 78 Bursen kommen beim Menschen auf jeder Körperseite vor, *akzessorische Bursen* können sich im Laufe des Lebens (z.B. „*Exostosis bursata*“[8]) entwickeln. Durch die experimentelle subkutane Luftinjektion können bursaähnliche Strukturen induziert werden[22].

Sehnen

Die die Muskelkraft zum Knochen übertragenden Sehnen inserieren am Knochen unter Vermittlung einer *chondroiden Gewebszone*, der nach einer meist deutlich ausgeprägten Tidemark der *kalzifizierte Faserknorpel* und dann der Knochen folgt (vgl. Abb. 5.82a, b). Periost fehlt an den Sehneninsertionen. Das *Sehnengewebe* besteht aus den gerichteten Fasern des Typ-I-Kollagens; kleine Proteoglykane mit nur ein oder zwei Glykosaminoglykanketten pro Molekül stellen den überwiegenden Anteil der organischen interfibrillären Substanz dar[8]. Blutgefäße erreichen die Sehnen über das *Mesotendineum*.

Sehnengleitgewebe

Sehnenscheiden, die bei Sehnen mit Richtungsänderung vorliegen und bei Sehnen ohne Richtungsänderung (z.B. Achillessehne) fehlen, bestehen aus dem direkt der Sehne anliegenden *viszeralen* und dem *parietalen Blatt* des *Stratum synoviale*. Die Innenauskleidung der Gleiträume, die Synovialflüssigkeit enthalten, gleicht der der Gelenke[8].

Aponeurosen

Sie stellen „*platte Sehnen*“ dar (Aponeurosis palmaris, plantaris und thoracolumbalis).

Faszien

Sie stellen als Muskelbinden die fibröse Oberfläche der Muskelorgane dar, die sich in die Umhüllung der Sehnen fortsetzt.

Altersveränderungen

Abgesehen von *biochemischen Veränderungen* des hyalinen Knorpels (reduzierter Wassergehalt[14]; Zunahme des Fettgehaltes[9]; Veränderung der Zusammensetzung der Proteoglykane[6]) sollen zwei Veränderungen erwähnt werden, die sich mit steigendem Lebensalter einstellen.

Amyloidose. Sowohl im hyalinen Knorpel als auch im periartikulären Gewebe und Faserknorpel der Menisken sowie in den Zwischenwirbelscheiben[30a] treten Amyloidablagerungen auf, die sich im hyalinen Knorpel als oberflächliche schmale kongophile Linien abzeichnen (Abb. 5.5a), und die in der HE-Färbung durch eine starke Eosinophilie gekennzeichnet sind. *Elektronenmikroskopisches Korrelat* sind Amyloidfibrillen, die zwischen den oberflächlichen kollagenen Fibrillen liegen[23] (Abb. 5.5b). Gleichartige Amyloidablagerungen kommen auch bei früh alternden Mäusen vor[28].

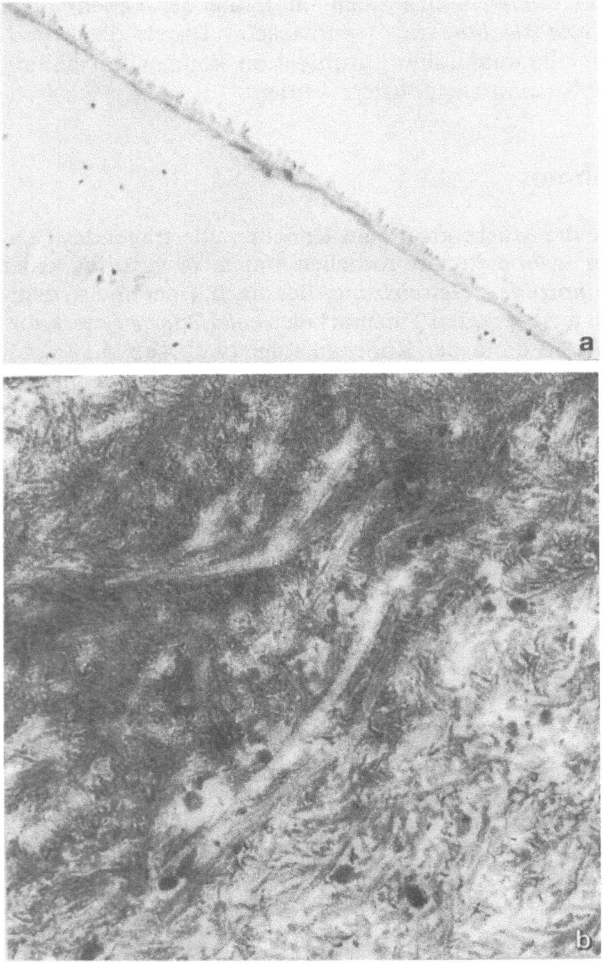

Abb. 5.5a, b. Struktur der Amyloidablagerungen im hyalinen Knorpel. **a** Schmaler kongophiler Saum unmittelbar unter der leicht fibrillierten Knorpeloberfläche. Kongorot, Hämalaun, 130:1. **b** Transmissionselektronenmikroskopische Struktur: Schmale Amyloidfibrillen zwischen den breiten kollagenen Fibrillen. Elektronenmikroskopie, 44000:1

Kalziumpyrophosphatablagerungen. Kalziumpyrophosphatablagerungen, insbesondere im fibrokartilaginären Gewebe, aber auch im hyalinen Knorpel und synovialen Gewebe, werden mit steigendem Lebensalter gehäuft gefunden – sie sind die Grundlage der Kalziumpyrophosphat-Arthropathie (▷ S. 459).

Literatur

1.–8. Weiterführende Literatur (▷ S. 385)
8a. Athanasou NA (1995) Synovial macrophages. Ann Rheum Dis 54:392–394
9. Bonner WM, Jonsson H, Malanos C, Bryant M (1975) Changes in the lipids of human articular cartilage with age. Arthritis Rheum 18:461–473
10. Burmester GR, Locher P, Koch B et al. (1983) The tissue architecture of synovial membranes in inflammatory and non-inflammatory joint diseases. Rheumatol Int 3:173–181
11. Clark JM, Huber JD (1990) The structure of the human subchondral plate. J Bone Joint Surg [Br] 72:866–873
12. Cooper DE, Arnoczky SP, O'Brien SJ et al. (1992) Anatomy, histology, and vascularity of the glenoid labrum. An anatomical study. J Bone Joint Surg [Am] 74:46–52
13. Cotta-Pereira G, Del-Caro LM, Montes GS (1984) Distribution of elastic system fibers in hyaline and fibrous cartilages of the rat. Acta Anat 119:80–85
13a. Edwards JCW (1995) Synovial intimal fibroblasts. Ann Rheum Dis 54:395–397
14. Gardner DL, O'Connor P (1985) The musculoskeletal system – aging of articular cartilage. In: Brocklehurst JC (ed) Textbook of geriatric medicine and gerontology, 3rd edn. Churchill Livingstone, Edinburgh New York London, pp 776–794
15. Haimoto H, Hosoda S, Kato K (1987) Differential distribution of immunoreactive S100-α and S100-β proteins in normal nonnervous human tissues. Lab Invest 57:489–498
16. Havelka S, Motl V, Hess L (1991) Nachweis der subchondralen Ernährungsroute im erwachsenen Gelenkknorpel. Aktuelle Rheumatol 16:10–12
17. Heinegård D, Oldberg Å (1989) Structure and biology of cartilage and bone matrix noncollagenous macromolecules. FASEB J 3:2042–2051
18. Hesse I, Mohr W, Hesse W (1990) Morphologische Veränderungen in frühen Stadien der Arthrose. Orthopäde 19:16–27
19. Ishii T, Tsuji H, Sano A et al. (1991) Histochemical and ultrastructural observations on brown degeneration of human intervertebral disc. J Orthop Res 9:78–90
20. Jasin HE, Noyori K, Takagi T, Taurog JD (1993) Characteristics of anti-type II collagen antibody binding to articular cartilage. Arthritis Rheum 36:651–659
20a. Jay GD (1992) Characterization of a bovine synovial fluid lubricating factor. I. Chemical, surface activity and lubricating properties. Connect Tissue Res 28:71–88

20b. Levick JR, McDonald JN (1995) Fluid movement across synovium in healthy joints: role of synovial fluid macromolecules. Ann Rheum Dis 54:417–423
21. Lindblad S, Hedfors E (1987) The synovial membrane of healthy individuals – immunohistochemical overlap with synovitis. Clin Exp Immunol 69:41–47
22. Mohr W (1986) Morphologie der Neosynovialmembran. In: Weber U, Schmidt KL (Hrsg) Experimentelle Rheumatologie: Experimentelle Arthritis – Neosynovialmembran. Steinkopff, Darmstadt, S 215–224
23. Mohr W, Kuhn C, Linke RP, Wessinghage D (1991) Deposition of amyloid of unknown origin in articular cartilage. Virchows Arch B [Cell Pathol] 60:259–262
23a. Nishida K, Inoue H, Murakami T (1995) Immunohistochemical demonstration of fibronectin in the most superficial layer of normal rabbit articular cartilage. Ann Rheum Dis 54:995–998
24. Pollock LE, Lalor P, Revell PA (1989/90) Type IV collagen and laminin in the synovial intimal layer: an immunohistochemical study. Rheumatol Int 9:277–280
25. Rötzer A, Mohr W (1992) ^{3}H-Thymidin-Inkorporation in Chondrozyten arthrotischen Knorpels. Z Rheumatol 51: 172–176
25a. Roughley PJ, Lee ER (1994) Cartilage proteoglycans: structure and potential functions. Microsc Res Tech 28:385–397
26. Roughley PJ, McNicol D, Santer V, Buckwalter J (1981) The presence of a cartilage-like proteoglycan in the adult human meniscus. Biochem J 197:77–83
27. Schulte E (1993) Entwicklungsgeschichte und topographische Morphologie der Synovialmembran im Kniegelenk. Arthroskopie 6:121–126
28. Shimizu K, Higuchi K, Matsushita M, Yamamuro T, Takeda T (1992) Immunohistochemical studies of age-associated amyloid deposition in the joint of senescence-accelerated mouse (SAM). Z Rheumatol 51:243–248
29. Smith GN, Brandt KD (1992) Hypothesis: can type IX collagen "glue" together intersecting type II fibers in articular cartilage matrix? A proposed mechanism. J Rheumatol 19:14–17
30. Stosiek P, Kasper M, Karsten U (1988) Expression of cytokeratin and vimentin in nucleus pulposus cells. Differentiation 39:78–81
30a. Wagner T, Mohr W (1984) Age distribution of amyloid in intervertebral discs. Ann Rheum Dis 43:663–664
31. Wassilev W, Kühnel W (1992) Struktur und Funktion der Zwischenwirbelscheibe. Ann Anat 174:54–65
32. Webber RJ, Norby DP, Malemud CJ, Goldberg VM, Moskowitz RW (1984) Characterization of newly synthesized proteoglycans from rabbit menisci in organ culture. Biochem J 221:875–884
33. Werner H (1897) Die Dicke der menschlichen Gelenkknorpel. Med Diss, Friedrich-Wilhelms-Universität Berlin
34. Wilkinson LS, Pitsillides AA, Worrall JG, Edwards JCW (1992) Light microscopic characterization of the fibroblast-like synovial intimal cell (synoviocyte). Arthritis Rheum 35:1179–1184

Allgemeine Vorbemerkungen

Aufarbeitung artikulärer Gewebe für die histologische Untersuchung

Artikulierende Gelenkflächen mit Knochen

Kleinere Knochen (*periphere Gelenke*) sowie abgetragene größere Gelenkflächen bei Gelenkersatzoperationen (*Kniegelenke*) werden nach einer ein bis zwei Tage dauernden konventionellen *Säureentkalkung* schneidbar sein. Das *Lamellieren der entkalkten Gewebe* gibt eine Übersicht über Knorpel und subchondralen Knochen. Hüftköpfe sollten vor der Dekalzifikation zu Scheiben zersägt werden; Scheiben mit den wesentlichen pathologischen Substraten sind in ebenfalls ein bis zwei Tagen zu entkalken. Ohne makroskopische Beschreibung wird die fortgeschrittene *ischämische Hüftkopfnekrose* (▷ S. 447) häufig nicht diagnostiziert, da die histologischen Schnittpräparate meist nur chondroides Gewebe der neugebildeten Oberfläche enthalten, das auch in osteochondralen Defekten bei der Arthrose vorkommt. *Sekundäre ischämische Knochennekrosen* und *Pseudozysten* sollten in der makroskopischen Beschreibung erwähnt werden. In speziellen Fällen wird die Entkalkung in *EDTA* (Ethylendinitrilotetraessigsäure, Dinatriumsalz-Dihydrat) empfohlen. Eine semiquantitative Darstellung des Proteoglykangehaltes ist mit der *Safranin-O-Färbung* [13] möglich.

Synoviales Gewebe

Gewebsproben, die bei diagnostischen oder therapeutischen Arthroskopien (arthroskopisches *„Shaving-Verfahren“*) gewonnen werden, erlauben im Rahmen der Grenzen eine Beurteilung, wenn ausreichend *„Gewebsflocken“*, nicht selten in Mullbeuteln eingesandt, eingebettet werden. An Synovialektomiepräparaten größerer Gelenke und auch an Fragmenten der Hüftgelenkkapsel sollten innere Oberfläche und periartikuläres Gewebe makroskopisch beurteilt werden. Es sollten Proben aus verschiedenen Regionen (flache, evtl. fibrinbedeckte und villöse Areale; vgl. Abb. 5.20) zu Schnittpräparaten aufgearbeitet werden. Die Naphthol-AS-D-chlorazetat-Esterase-Reaktion [12] zur Darstellung neutrophiler Granulozyten stellt eine brauchbare Methode zur Beurteilung der *Floridität synovialer Entzündungen* dar.

Menisken

Da auch *Meniskektomien* heute arthroskopisch vorgenommen werden, kommen bevorzugt kleine Gewebsfragmente zur Untersuchung; sie sollten *komplett eingebettet* werden. Bei den selteneren großen *Meniskektomiepräparaten* sollten im Schnittpräparat Querschnitte mit Innenzone und Rißzone vorliegen.

Synovialflüssigkeit

HE-gefärbte Ausstrichpräparate erlauben eine Aussage über *Zellularität* und *Zelltypen* des Gelenkergusses. Es empfiehlt sich, zusätzlich ein Präparat eines *dicken Tropfens* anzufertigen, der nach Eintrocknen, ungefärbt mit nichtwässrigem Einschlußmittel (z. B. Eukitt) eingedeckt, polarisationsoptisch den *Kristallnachweis* (▷ Kalziumpyrophosphat, S. 459, ▷ Natriumurat, S. 400) erlaubt.

Krankheiten der artikulären Gewebe

Häufigkeit von Krankheitssymptomen

Nach den Angaben des statistischen Jahrbuches 1992 für die Bundesrepublik Deutschland fielen 3175650 Arbeitsunfähigkeitsfälle der Pflichtmitglieder der Allgemeinen Krankenversicherung 1988 auf Krankheiten des Skeletts, der Muskeln und des Bindegewebes. Nur gering höher ist die Anzahl der Fälle für die an erster Stelle stehenden Krankheiten der Atmungsorgane. Mitteilungen zur Prävalenz von „Gelenkbeschwerden" sind in Abb. 5.6 zusammengefügt – es geht daraus hervor, daß sie mit steigendem Lebensalter häufiger auftreten, wobei insbesondere die Kniegelenke betroffen sind; Krankheitssymptome an der Wirbelsäule kommen bevorzugt in mittleren Lebensaltern vor, ihre Prävalenz nimmt mit steigendem Lebensalter nicht wesentlich zu.

Klassifikation der Krankheiten

Enge anatomische und funktionelle Beziehungen der verschiedenen Organe des „dynamischen" Bewegungsapparates erklären, daß *der Erkrankung eines „Organs"* oft die *Beteiligung anderer Strukturen folgt*. Dabei ist es manchmal unmöglich, eindeutig zu entscheiden, an welchem Ort die initiale Krankheitsmanifestation lag. Trotz dieser Ungewißheit soll die in Abb. 5.7 dargestellte *Einteilung der Krankheiten* vorgenommen werden, wobei die Zuordnung nach dem in der pathogenetischen Kette initial oder dominant betroffenen Organ bzw. Organanteil erfolgt. Dementsprechend werden unter *Synovialisarthropathien* Krankheiten dargestellt, deren Startort in der Synovialmembran gelegen ist. Unter *Chondroarthropathien* werden Krankheiten zusammengefaßt, bei denen primär der Knorpel (hyaliner Knorpel und Faserknorpel oder Zwischenwirbelscheibe) geschädigt ist. Als *Tendoarthropathien* werden Krankheiten der Sehnen und ihrer knöchernen Insertion sowie vergleichbarer Gewebe (Bänder und Faszien) beschrieben. Bei den *Osteoarthropathien* werden ausschließlich juxtaartikuläre Knochenveränderungen, die Ursache für Arthropathien sein können, betrachtet.

Bewußt wird der „Degenerationsbegriff" vermieden, über den schon Ludwig Aschoff[9] in seiner Abhandlung über den Entzündungsbegriff mitteilt: „Ebenso ungeeignet ist der Ausdruck Degeneration. Er ist ebenfalls einem ganz anderen Betrachtungsgebiet als dem der Pathologie entnommen und bedeutet nichts anderes als Minderwertigkeit". Ein Blick auf Abb. 5.6 möge als Berechtigung herangezogen werden. Es ist sicher unkorrekt anzunehmen, daß bei nahezu 30% der über 85jährigen ein minderwertiger Kniegelenkknorpel vorliegt, der für die Gelenkbeschwerden verantwortlich ist. Damit werden auch die Ausführungen von Höpker[4] verständlich, der der Meinung ist, daß der Begriff der Meniskusdegeneration in die Medizingeschichte gehört. In ähnlicher Weise äußert sich Barrie[11] bei der Betrachtung der Meniskuszysten: „Myxoid degeneration whose nature has never been defined". Es werden somit Begriffe wie hyaline und mukoide oder fettige Degeneration nicht weiter angewandt[8].

Bei der Beurteilung der Krankheiten des Bewegungsapparates ist auch zu bedenken, daß Untersuchungsbefunde von Pathologen (manchmal) Grundlage für *gutachterliche Stellungnahmen* zu Schädigungsfolgen darstellen. Gerade hier ist es empfehlenswert, den Begriff der Degeneration nicht weiter zu verwenden, wenn bedacht wird, daß die überwiegende Anzahl von Läsionen an diesen Organen Folge von *Mikrotraumen* und nicht einer „obskuren" primären Degeneration sind (▷ S. 471). Anstelle von „Degeneration" sollen die Bezeichnungen *mikrotraumatische Schädigung* bzw. *Vorschädigung* treten. Bewußt wird damit die Konfrontation mit gängigen „Lehrmeinungen" herausgefordert.

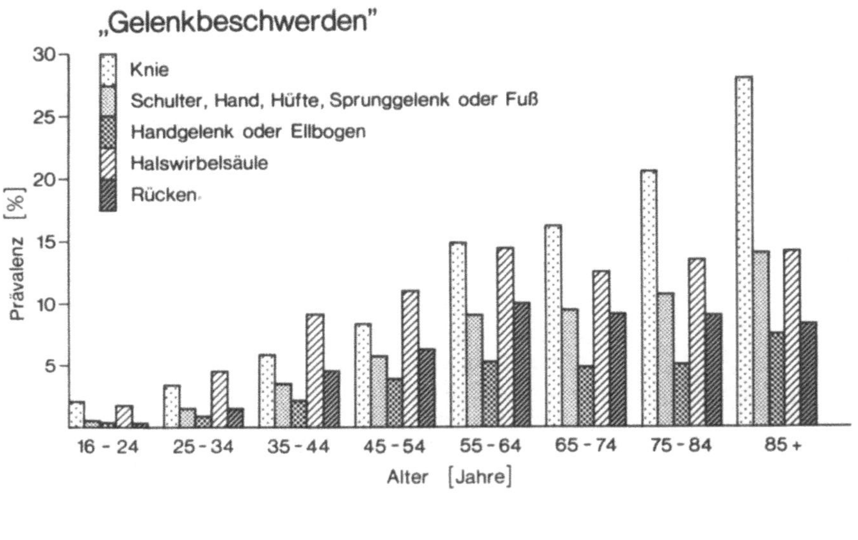

Abb. 5.6. Prävalenz von „Gelenkbeschwerden" unter Berücksichtigung der verschiedenen Gelenke und des Lebensalters. (Nach Badley u. Tennant[10])

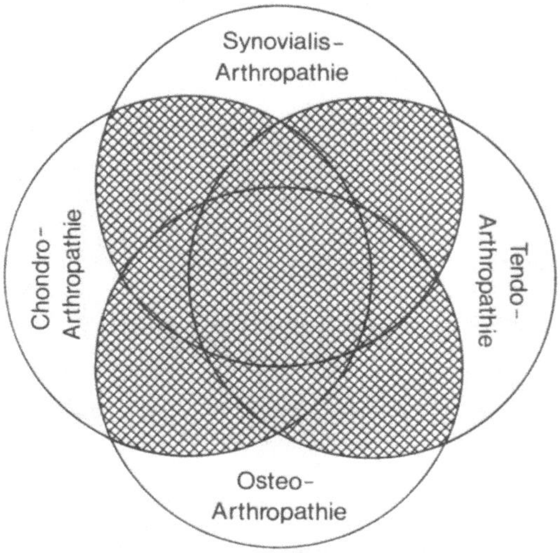

Abb. 5.7. Schematische Zusammenfassung der Wechselbeziehungen von Krankheiten in unterschiedlichen Kompartimenten des Gelenkes als Grundlage für die Einteilung der Gelenkkrankheiten

Erklärung einiger klinischer Begriffe

- *monoartikulär:* Befall eines einzigen Gelenkes
- *pauciartikulär* (synonym mit *oligoartikulär*): Befall von 2 bis 5 Gelenken[11a]
- *polyartikulär:* Befall von mehr als 5 Gelenken

- *Arthritis* = objektiv nachgewiesene Gelenkschwellung mit oder ohne Bewegungseinschränkung, Rötung und Überwärmung
- *Arthralgie* = subjektive Gelenkbeschwerden
- *Arthropathie* = akute und chronische subjektive und/oder objektive Gelenkanomalien[14]

Literatur

1.–8. Weiterführende Literatur (▷ S. 385)
9. Aschoff L (1925) Über den Entzündungsbegriff. Vorträge über Pathologie gehalten an den Universitäten und Akademien Japans im Jahre 1924. Fischer, Jena
10. Badley EM, Tennant A (1992) Changing profile of joint disorders with age: findings from a postal survey of the population of Calderdale, West Yorkshire, United Kingdom. Ann Rheum Dis 51:366–371
11. Barrie HJ (1979) The pathogenesis and significance of menisceal cysts. J Bone Joint Surg [Br] 61:184–189
11a. Halla JT, Hardin JG, Fallahi S (1987) The nature of the onset of rheumatoid arthritis: a reassessment. Rheumatol Int 7:169–171
12. Leder LD (1967) Der Blutmonozyt. Springer, Berlin Heidelberg New York
13. Rosenberg L (1971) Chemical basis for the histological use of safranin-0 in the study of articular cartilage. J Bone Joint Surg [Am] 53:69–82
14. Weibel RE, Benor DE (1996) Chronic arthropathy and musculoskeletal symptoms associated with rubella vaccines. A review of 124 claims submitted to the national vaccine injury compensation program. Arthritis Rheum 39: 1529–1534

Synovialisarthropathien

Entwicklungsstörungen

Plica-Krankheit des Kniegelenkes

Plicae sind synoviale Septen, die in Abhängigkeit von ihrer Größe Funktionsstörungen der Gelenke verursachen können. *Makroskopisch* stellen sie fibröse Falten dar (Abb. 5.8); *histologisch* bestehen sie aus einem fibrösen Zentrum, das von einer schmalen Synovialmembran überzogen wird[5].

Traumatische Schäden

- *Gelenkkontusionen* durch stumpfe Gewalteinwirkung können zu Gelenkkapseleinrissen und Hämarthrose führen.
- *Distorsionen*, vorübergehende Gelenkkapseldehnungen, können intraartikuläre Blutungen verursachen.
- *Luxationen*, Verschiebungen der Gelenkenden gegeneinander, können zu Kapseleinrissen mit intraartikulären Blutungen und Absprengungen von Knorpel und Knochen führen (▷ S. 480).
- *Gelenkperforationen* durch direkte Gewalteinwirkungen (aber auch intraartikuläre Injektionen) können bakterielle Arthritiden folgen (▷ S. 395).

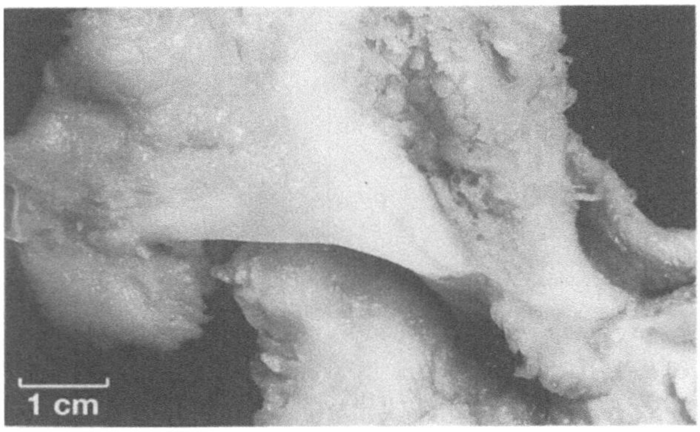

Abb. 5.8. Makroskopisches Erscheinungsbild einer Plica synovialis

Synovialosen

Arthropathie bei Hämophilie

> Definition. Die Arthropathie bei Hämophilie ist Folge rezidivierender intraartikulärer Blutungen.

Epidemiologie. Jeder zehntausendste neugeborene Knabe leidet an einer *Gerinnungsstörung*, etwa 6000 Patienten leben in Deutschland; eine *manifeste Arthropathie* stellt sich bei 80% ein[7].

Ätiologie, Pathogenese. Intrasynoviale Blutungen führen nach Ruptur der Synovialmembran über den Hämatomen zur *Hämarthrose*. Der Organisation des Blutes folgt eine *villöse Hyperplasie* der Synovialmembran mit *Siderose*. Die begleitende *sekundäre Arthrose* ist gekennzeichnet durch einen Knorpelverlust, zurückzuführen auf Chondrozytenschädigungen. Als schädigende Agenzien kommen in den Knorpel diffundiertes *Hämoglobin* sowie daraus entstehendes *intrachondrozytäres* Eisen und evtl. auch *Hämatoidin* in Frage[14]. Folge ist eine herabgesetzte Proteoglykansynthese und damit ein reduzierter Knorpelproteoglykangehalt; dieser Knorpel ist Belastungen gegenüber weniger widerstandsfähig und wird mechanisch zerstört[14].

Morphologie. *Makroskopisch* liegt eine *schokoladenbraun* gefärbte, herdförmig villös-hyperplastische Synovialmembran (Abb. 5.9a) oder eine von *Blutkoageln* bedeckte Gelenkinnenhaut vor. Faserknorpel und weniger hyaliner Knorpel zeigen eine meist geringe braune Verfärbung. Liegen fortgeschrittene arthrotische Veränderungen vor, so fehlt im gewichtbelasteten Bereich der Knorpel (Abb. 5.9c).

Mikroskopisch finden sich schlanke synoviale Zotten mit *starker Siderose* von Synoviozyten und Zellen des Stratum synoviale (Abb. 5.9b). Liegt eine fortgeschrittene Arthrose vor, so können Fragmente aus hyalinem Knorpel und Knochen im synovialen Gewebe inkorporiert sein[14]. Dieser Knorpel kann in nekrotischen Chondrozyten *Hämatoidinkristalle* enthalten. In den Meniskozyten liegen Siderinpigmentablagerungen vor. Der hyaline Knorpel ist von *Fissuren* durchsetzt; in den Chondrozyten der großen Brutkapseln ist Siderinpigment enthalten (Abb. 5.9d).

Verlauf, Prognose. Die Arthropathie, die insbesondere an den unteren Extremitäten auftritt[11], führt zu einer fortschreitenden Gelenkzerstörung.

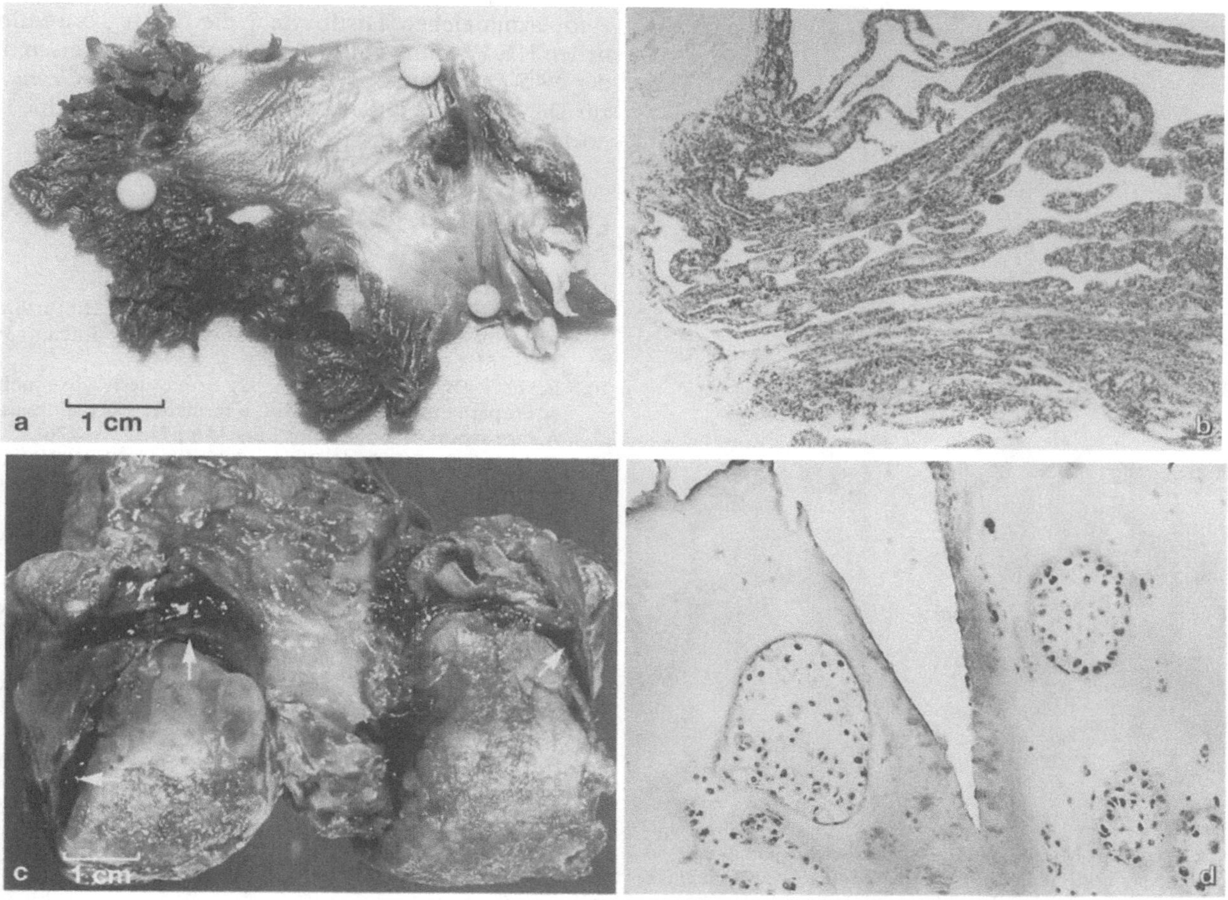

Abb. 5.9a–d. Arthropathie bei Hämophilie. **a** Dunkelbraune Verfärbung der villösen Synovialmembran. **b** Synovialmembran aus schlanken Zotten mit Siderose der Synoviozyten und subsynovialen Zellen. Berlinerblau-Reaktion, Kernechtrot, 35:1. **c** Femurkondylen mit fortgeschrittener Arthrose, adhärent Reste der braun gefärbten Synovialmembran (*Pfeile*). **d** Fissurierter Knorpel mit Brutkapseln aus siderotischen Chondrozyten. Berlinerblau-Reaktion, Kernechtrot, 220:1

Differentialdiagnose. Unterschiedlich ausgeprägte Siderosen können bei *Arthrose* und *chronischer Polyarthritis* sowie *medikamenteninduzierten Störungen* der Blutgerinnung auftreten; wichtigste *differentialdiagnostische* Abgrenzungen sind pigmentierte villonoduläre Synovialitis (▷ S. 424) und Hämangiom (▷ S. 430). Eine eher spärlich ausgeprägte Siderose kann bei der *Hämochromatose* vorkommen[7].

Amyloidose

Sowohl hyaliner Knorpel als auch synoviales Gewebe zeigen mit steigendem Lebensalter Ablagerungen von Amyloid (▷ S. 388). Stärker ausgeprägte Amyloidablagerungen kommen bei *primären Amyloidosen* und *Plasmozytom* sowohl im synovialen Gewebe als auch im Knorpel vor. Abgegrenzt werden muß die bei Dialysepatienten auftretende *β_2-Mikroglobulin-Amyloidose*, die auch in tumoröser Form den gelenknahen Knochen betreffen kann. Im synovialen Gewebe kommen schollige (Abb. 5.10a, b) oder fibrilläre, den kollagenen Fasern assoziierte kongophile Amyloidablagerungen vor (Abb. 5.10c, d). Die Bindung des β_2-Mikroglobulins an die kollagenen Fasern erklärt den bevorzugten Befall von Synovialmembran, Sehnen, Knorpel, Wirbelscheiben und Knochen bei dieser Amyloidoseform[12].

Hämochromatose

Radiologisch als *„deformierende Osteoarthropathien"* beschriebene Handgelenkveränderungen (Hämochromatoseosteoarthropathie[12a]) sollen bei 30–50% der Patienten auftreten.

Zellen der Synovialmembran und Chondrozyten können Siderinpigment enthalten[7]. Es wird vermutet, daß diese Eisenablagerungen zu einer *Arthropathie* führen, die das initiale Symptom der Eisenstoffwechselstörung sein kann. Dennoch ist die von Axford et al.[9] beschriebene Spaltbildung im Knorpel in Höhe der Tidemark sicher kein charakteristisches morpholo-

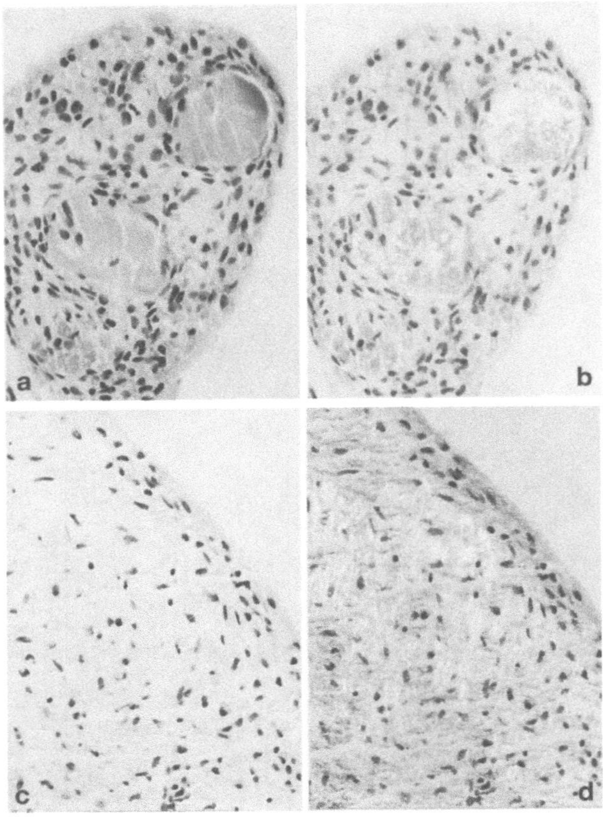

Abb. 5.10a–d. β_2-Mikroglobulin-Amyloid-Arthropathie bei Niereninsuffizienz und Hämodialyse. **a, b** Schollige Amyloidablagerungen in einer synovialen Zotte (**b** = polarisiertes Licht). Kongorot, Hämalaun, 220:1. **c, d** Diffuse Amyloidablagerungen im Stratum synoviale (**d** = polarisiertes Licht). Kongorot, Hämalaun, 220:1

gisches Substrat der Hämochromatose, sondern sie kommt auch bei der „banalen" Arthrose vor (vgl. Abb. 5.51). Ob eine kausale Beziehung zwischen Hämochromatose und Kalziumpyrophosphat-Arthropathie besteht, wie aus klinischen bzw. radiologischen Beobachtungen immer wieder abgeleitet wird[12a], ist nicht eindeutig geklärt.

Morbus Wilson

Menerey et al.[13] wiesen in der Synovialmembran und im Knorpel Kupfer nach. Ob damit eine eigenständige kupferinduzierte Arthropathie vorliegt, die auch zur Ablagerung von Kalziumpyrophosphat-Dihydrat prädestiniert, ist unklar.

α-Mannosidase-Mangel

Die Krankheit ist gekennzeichnet durch eine villöshyperplastische Synovialmembran mit Infiltraten aus zytoplasmareichen Histiozyten, die in der konventionellen HE-Färbung ein helles Zytoplasma aufweisen; in der *PAS-Färbung* kommen *Diastase-resistente Granula* zur Darstellung[2]. Die *Pathogenese* der Arthropathie ist noch nicht eindeutig geklärt[10].

Literatur

1.–8. Weiterführende Literatur (▷ S. 385)
9. Axford JS, Bomford A, Revell P et al. (1991) Hip arthropathy in genetic hemochromatosis. Arthritis Rheum 34: 357–361
10. Eckhoff DG, Garlock JS (1992) Severe destructive polyarthropathy in association with a metabolic storage disease. A case report. J Bone Joint Surg [Am] 74:1257–1261
11. Gamble JG, Bellah J, Rinsky LA, Glader B (1991) Arthropathy of the ankle in hemophilia. J Bone Joint Surg [Am] 73:1008–1015
12. Gaucher AA, Kessler ML, Neiter PA (1992) Dialysis associated arthropathy. Can we prevent it? Can we treat it? J Rheumatol 19:1659–1661
12a. Loreck D, Dörner T (1996) Osteoarthropathien bei Hämochromatose (Hämochromatoseosteoarthropathie). Aktuelle Rheumatol 21:123
13. Menerey KA, Eider W, Brewer GJ et al. (1988) The arthropathy of Wilson's disease: Clinical and pathologic features. J Rheumatol 15:331–337
14. Mohr W (1993) Pathogenese der Arthropathie. In: Scharrer I, Schramm W (Hrsg) 23. Hämophilie-Symposion Hamburg 1992. Springer, Berlin Heidelberg, S 83–94

Synovialitiden

Die im folgenden dargestellten Gelenkentzündungen werden korrekterweise als *Synovialitiden* bezeichnet, bei der überwiegenden Anzahl der Krankheiten hat sich jedoch der klinische Begriff *Arthritis* eingebürgert.

Infektiöse Arthritiden

> Definition. Infektiösen Arthritiden liegt ein *direkter Befall der Gelenke* durch *Krankheitserreger* zugrunde. Viren, Bakterien, Pilze und Parasiten kommen als Ursachen in Frage.

Virale Arthritiden

Mit Virusinfektionen assoziierte Gelenkbeschwerden (*Arthralgien* oder sog. *flüchtige Arthritiden*) sind nicht selten – Angaben zur Inzidenz fehlen. Lediglich für Infektionen mit dem *Rötelnvirus* sind etwas genauere epidemiologische Daten bekannt. So entwickeln 52,2% der Frauen bei einer Infektion mit Wildstämmen des Virus eine *polyartikuläre Arthritis*; bei einer Rötelnschutzimpfung dagegen nur 13,6%. Krankheitsverläufe über 18 Monate sind dabei möglich[29]. *Virusinfektio-*

nen, die mit Arthritiden assoziiert sein können, sowie Mechanismen der Entzündungsinduktion sind in Tabelle 5.1 zusammengefaßt. Aus den wenigen histologischen Befunden ist abzulesen, daß *meist* eine gering ausgeprägte *lymphozytäre Synovialitis* vorliegt[3,5].

Bakterielle Arthritiden

Bakterielle Gelenkinfektionen können *passager* sein, wenn die Bakterien abgebaut werden, oder zu *eitrigen Entzündungen* führen, wenn sie sich intrasynovial vermehren[18]. Im Folgenden werden sie in *uncharakteristische* und *granulomatöse* Formen unterteilt.

Uncharakteristische Arthritiden

Epidemiologie. Etwa 0,02% der Klinikeinweisungen werden auf bakterielle Arthritiden zurückgeführt. Erkrankungen durch *Gonokokken* treten meist in mittleren Lebensjahren auf[23], die Altersverteilung der nicht durch Gonokokken bedingten Arthritiden ist in Abb. 5.11 zusammengefaßt. Häufigste Erreger sind *bei Erwachsenen Gonokokken* und *Staphylokokken*[11a]; *bei Kindern* dominieren als Erreger *Staphylokokken*[28].

Ätiologie, Pathogenese. *Prädispositionen* für die Entwicklung bakterieller Arthritiden sind langdauernde Kortikosteroidtherapie, chronische Polyarthritis nach längerer Krankheitsdauer[11a] (Prävalenz: 0,3–3%[17]), Störungen der Immunabwehr und Gelenkendoprothesen[17]. Die Koexistenz von Kristallarthritiden und bakteriellen Arthritiden ist möglich[11].

Bakterien können über *Gelenkperforationen* (bzw. *intraartikuläre Injektionen* oder *Arthroskopie*[25]: über 40% der Arthritiden sind iatrogen induziert[11a]) direkt

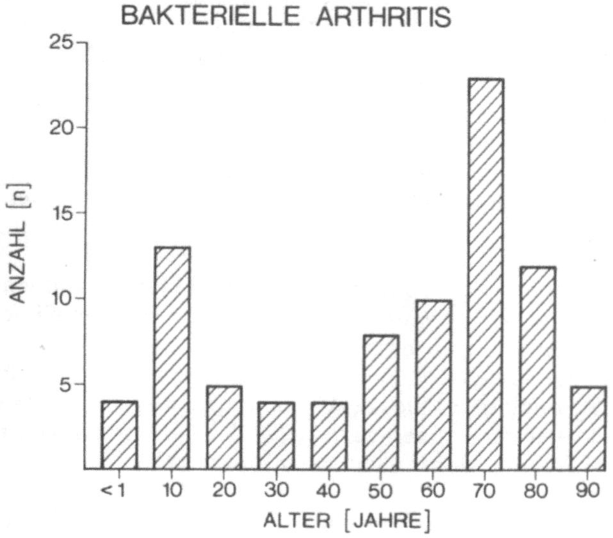

Abb. 5.11. Häufigkeit „uncharakteristischer“ bakterieller Arthritiden (unter Ausschluß der Gonokokken-induzierten) in verschiedenen Lebensaltern (Nach Jessop[20])

Tabelle 5.1. Virusassoziierte Arthritiden und Mechanismen der Gelenkentzündung. (Nach Saag u. Bennett[27] und Mohr[5])

Virus-Typ	Mechanismus
Adenovirus Typ I	Persistenz im Gewebe
Coxsackie B	Immunpathologische Reaktion
Zytomegalie	Persistenz im Gewebe
Echovirus Typ II	Persistenz im Gewebe
Epstein-Barr	Stimulation Immunantwort
Hepatitis B	Immunkomplexe
Herpes-simplex-Virus Typ I	Persistenz im Gewebe
Masern	?
Mumps	Persistenz im Gewebe
Oncornavirus Typ C	Absorption an Gastzellen und Induktion einer Autoimmunreaktion
Parvovirus (B 19, RA-1)	Persistenz im Gewebe
Retrovirus	?
Caprine arthritis – encephalitis	
Andere Lentiviren	
Röteln (+Immunisation)	Persistenz im Gewebe
Vaccinia (Pocken)	Persistenz im Gewebe
Varicella	Persistenz im Gewebe

in die Gelenke gelangen oder auf *hämatogenem* Wege (z. B. Endokarditis[26]) oder über eine *gelenknahe Osteitis* die Gelenke erreichen. Einschmelzungsherde im synovialen Gewebe sprechen dafür, daß sich Bakterien in der Synovialmembran vermehren; eine Bakterienvermehrung kann aber auch in der Synovialflüssigkeit erfolgen, womit die Möglichkeit besteht, daß sie (z. B. Staphylokokken[23]) in die *Knorpelmatrix* eindringen und sich hier vermehren.

Von wesentlicher Bedeutung für das Schicksal des bakteriell infizierten Gelenkes ist die *Knorpelzerstörung*, zu deren Pathogenese zwei Meinungen geäußert werden. Neuere Literaturmitteilungen sprechen dafür, daß *Staphylokokken-„Produkte“* entweder das *Proteingerüst der Proteoglykane direkt abbauen*[12] oder die *Chondrozyten* zur *Synthese degradativer Enzyme* mit nachfolgendem Knorpelabbau stimulieren[31]. Diesen vornehmlich biochemisch erhobenen Befunden stehen ältere Literaturmitteilungen gegenüber, aus denen hervorgeht, daß *neutrophile Granulozyten enzymatisch den Knorpel abbauen*. Belegt werden diese Vorstellungen heute durch den Nachweis einer Infiltration der Knorpelmatrix mit neutrophilen Granulozyten und die Tendenz dieser Zellen, sich an der Grenze zwischen peri- und interzellulärer Knorpelmatrix anzureichern[15a,23].

Vorwiegende Lokalisation. Arthritiden, die durch Gonokokken und andere Erreger ausgelöst werden, zeigen ein unterschiedliches Gelenkbefallsmuster (Tabelle 5.2).

Tabelle 5.2. Verteilung des Gelenkbefalls bei Arthritiden durch Gonokokken und andere Bakterien. („Gerundet“ nach Mohr[23])

Gelenk	Gonokokken (n = 231) [%]	Andere Bakterien (n = 577) [%]
Kniegelenke	30	38
Hüftgelenke	1	22
Schultergelenke	6	9
Sprunggelenke	16	9
Handgelenke	20	7
Ellbogengelenke	8	7
Sternoklavikulargelenke	1	4
Fußgelenke	2	3
Fingergelenke	15	2

Im Gegensatz zu Krankheiten durch andere Erreger verlaufen Gonokokkenarthritiden häufig *polyartikulär* – es ergeben sich damit Überschneidungen zu den reaktiven Arthritiden (▷ S. 405). Bei *Drogenabusern* sollen bakterielle Arthritiden *Sakroiliakal-* und *Sternoklavikulargelenke*[22] bevorzugen.

Morphologie. Nach älteren Literaturangaben werden *Empyem*, *Kapselphlegmone* und *Panarthritis purulenta* unterschieden[23].

Beim *Empyem* enthält die *Synovialflüssigkeit* Eiter (über 50000 Zellen pro mm^3; mehr als 90% neutrophile Granulozyten); geringere Zellzahlen schließen eine bakterielle Arthritis jedoch nicht aus.

Makroskopisch ist die Synovialmembran hyperämisch und ödematös aufgelockert. Synovialektomiepräparate, die wohl erst nach Versuchen einer konservativen antibiotischen Therapie gewonnen werden, bestehen aus einem *fibrinbedeckten Granulationsgewebe*. Der Knorpel kann zerstört sein, *fibröses Pannusgewebe* bedeckt häufig den subchondralen Knochen.

Mikroskopisch sieht man bei floriden Arthritiden eine Umwandlung des synovialen Gewebes in ein von Fibrin bedecktes *zellreiches Granulationsgewebe* mit multiplen senkrecht zur Oberfläche angeordneten Kapillaren, die von dichten Infiltraten *neutrophiler Granulozyten* umgeben sind (Abb. 5.12a, b). Kleinere *Abszedierungsherde* sind im Granulationsgewebe vorhanden. Lymphoplasmazelluläre Infiltrate in geringerer Ausprägung können in tieferen Gewebsabschnitten folgen. Die Beteiligung des Gelenkknorpels zeigt sich in der Entwicklung eines *Pannusgewebes*, das von den Kapselrecessus seinen Ausgang nimmt und sich destruierend auf die Knorpeloberfläche erstreckt (Abb. 5.12c, d), das aber auch unter Durchbrechung der Knochenkortikalis in den subchondralen Markraum eindringt (Abb. 5.12c). Als besonders charakteristisch für die Knorpelbeteiligung ist eine von der Oberfläche des Gelenkknorpels zur Tiefe hin abnehmende *Durchsetzung der Knorpelmatrix mit neutrophilen Granulozyten* (Abb. 5.12e). Eine solche tief in die Knorpelmatrix sich erstreckende Infiltration der pannusfreien Knorpeloberfläche kommt nahezu ausschließlich bei bakteriellen Arthritiden vor; bei der chronischen Polyarthritis sind neutrophile Granulozyten höchstens in oberflächlichsten Knorpelzonen vorhanden[15a,23a] (vgl. Abb. 5.27).

Veränderungen außerhalb des Bewegungsapparates. Beim Syndrom der *disseminierten Gonokokkeninfektion*, das den reaktiven Arthritiden zugeordnet wird[23] (▷ S. 405), kann es zu *Dermatitiden* kommen. Eine *Septikopyämie* kann zu metastatischen Eiterherden führen.

Verlauf, Prognose. Unter antibiotischer Therapie kann die Erkrankung *ausheilen*, sehr früh entwickeln sich allerdings *Knorpeldefekte*, denen eine fibröse *Ankylose* folgen kann.

Granulomatöse Arthritiden

Abgesehen von den seltenen Infektionen mit Brucellen und Pilzen bzw. Infestationen mit Parasiten liegt den granulomatösen Arthritiden in der überwiegenden Anzahl der Fälle eine Infektion mit *Mykobakterien* (insbesondere *M. tuberculosis*) zugrunde.

Tuberkulose

Epidemiologie. Trotz der Abnahme der pulmonalen Tuberkulosehäufigkeit wird aus Dänemark über eine relativ konstante Rate an Skelettuberkulosen bevorzugt bei älteren Menschen und asiatischen Immigranten berichtet[10]. Skelettbeteiligungen der Tuberkulose entwickeln sich zwar nur bei 1,5% der Patienten[30a], sie stellen aber dennoch die *häufigste extrapulmonale Krankheitsmanifestation* dar. Insgesamt werden etwa 1% der infektiösen Arthritiden auf die Tuberkulose zurückgeführt; mit einer recht hohen „Dunkelziffer“ ist allerdings zu rechnen. Durch den Wandel des Manifestationsalters der Tuberkulose tritt die Gelenktuberkulose heute häufiger bei älteren Menschen auf[23]. Die klinische Diagnose *„rasch progrediente Arthritis“* sollte immer an die *Möglichkeit einer Tuberkulose* denken lassen.

Ätiologie, Pathogenese. Tuberkelbakterien können während der *hämatogenen Streuung* in das synoviale Gewebe gelangen oder bei einer *tuberkulösen Osteitis* auf die Gelenke übergreifen[23]. In vielen Fällen stellt die Gelenktuberkulose eine Kombination beider Krankheitsmanifestationen dar, wobei der Ort der primären Lokalisation dann nicht mehr zu ermitteln ist.

Vorwiegende Lokalisation. *Hüft-* und *Kniegelenke* sind bevorzugt befallen, seltener werden *Hand-*, *Ellbogen-*, *Schulter-* und *Sprunggelenke* von der monoartikulären Krankheit betroffen. Oligoartikuläre Verlaufs-

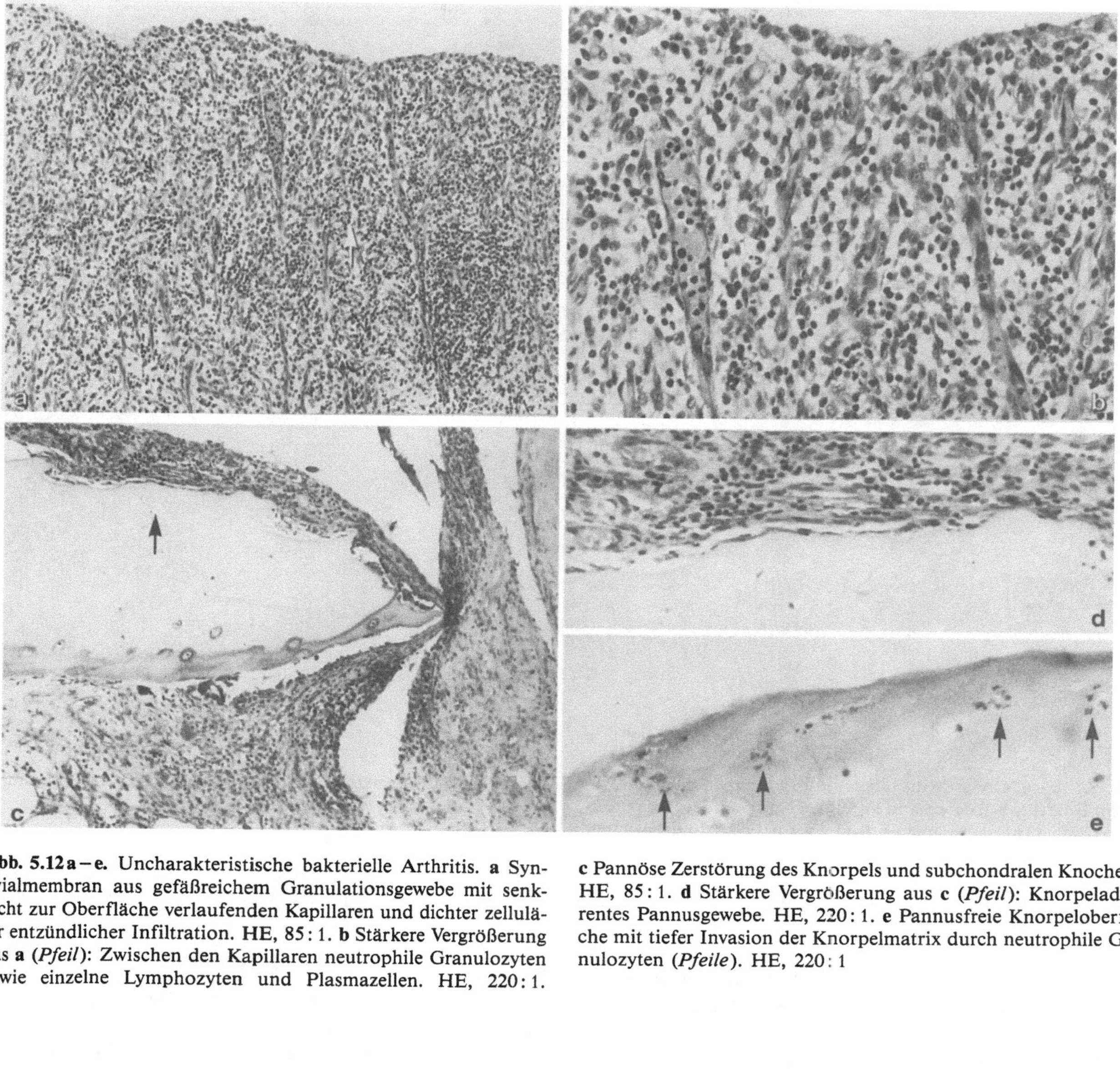

Abb. 5.12a–e. Uncharakteristische bakterielle Arthritis. **a** Synovialmembran aus gefäßreichem Granulationsgewebe mit senkrecht zur Oberfläche verlaufenden Kapillaren und dichter zellulärer entzündlicher Infiltration. HE, 85 : 1. **b** Stärkere Vergrößerung aus **a** (*Pfeil*): Zwischen den Kapillaren neutrophile Granulozyten sowie einzelne Lymphozyten und Plasmazellen. HE, 220 : 1. **c** Pannöse Zerstörung des Knorpels und subchondralen Knochens. HE, 85 : 1. **d** Stärkere Vergrößerung aus **c** (*Pfeil*): Knorpeladhärentes Pannusgewebe. HE, 220 : 1. **e** Pannusfreie Knorpeloberfläche mit tiefer Invasion der Knorpelmatrix durch neutrophile Granulozyten (*Pfeile*). HE, 220 : 1

formen kommen vor[30]. Nur selten manifestiert sich die Gelenktuberkulose in einem von der chronischen Polyarthritis befallenen Gelenk[19].

Morphologie. *Intraoperativ* wird die Synovialmembran als hyperämisch oder verdickt beschrieben. Die granulomatöse Entzündung kann zerstörend auf den marginalen Knorpel übergreifen; zentrale Knorpelbereiche bleiben häufig längere Zeit erhalten[23].

Makroskopisch wird an formalinfixierten Operationspräparaten, die oft von Fibrin bedeckt sind (Abb. 5.13a), der Verdacht auf eine Tuberkulose kaum zu erheben sein.

Mikroskopisch findet man synoviales Gewebe mit *Nekrosen* und *Fibrinexsudaten*, die durch einen Saum von *Epitheloidzellen* mit *Langhans-Riesenzellen* begrenzt werden (Abb. 5.13b, c). Weiter peripher sind in unterschiedlicher Anzahl *Epitheloidzellengranulome* mit oft zentralen Langhans-Riesenzellen gelegen (Abb. 5.13b, d). Die Granulome müssen nicht zentral nekrotisch sein; auch dichtere granulozytäre Infiltrate innerhalb der Granulome, ähnlich einer „retikulohistiozytär-abszedierten" Entzündung, schließen eine Tuberkulose nicht aus. *Da nicht jedes Granulom durch lebende Erreger bedingt sein muß, ist eine polarisationsoptische Untersuchung angebracht, mit der „tuberkuloide" Fremdkörpergranulome ausgeschlossen werden können.* Granulationsgewebe mit Epitheloidzellengranulomen kann von den Kapselrecessus auf den Knorpel übergreifen[5]; bei der begleitenden tuberkulösen Osteitis herrschen häufig ausgedehnte Nekrosen mit nur spärlichen Epitheloidzellengranulomen vor. Fälle mit nur „diskreten" Granulomen in der Synovialmembran werden histologisch nicht selten übersehen. Weil die Gelenktuberkulose nicht immer klinisch diagnostiziert wird, ist ihr *Ausschluß* an einer synovialen Gewebspro-

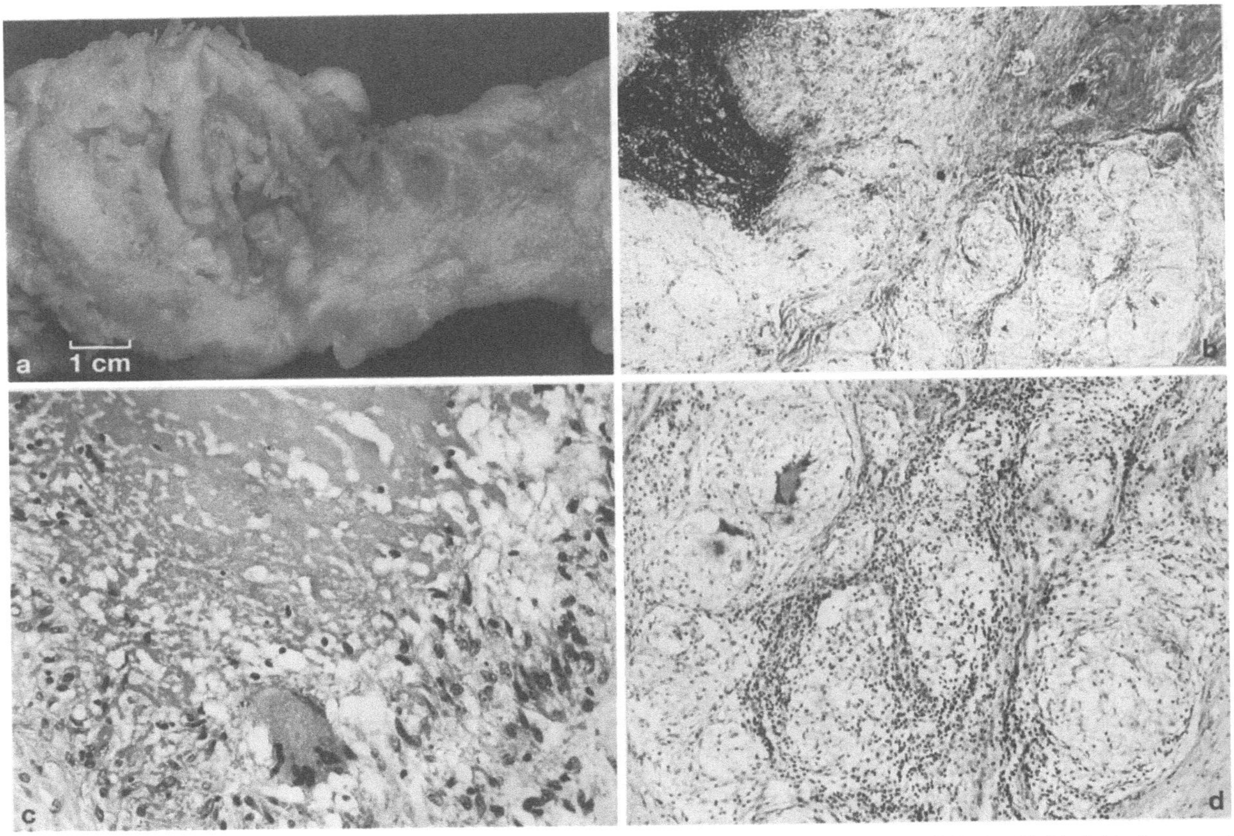

Abb. 5.13 a – d. Gonarthritis tuberculosa. **a** Synovialmembran von Fibrin bedeckt. **b** Angrenzend an Fibrin Epitheloidzellengranulome. Azan, 35 : 1. **c** Angrenzend an Fibrin Epitheloidzellen und Langhanssche Riesenzelle. HE, 220 : 1. **d** Epitheloidzellengranulome in der tiefen Synovialmembran. HE, 85 : 1

be schon ein wesentlicher pathologisch-anatomischer Beitrag zur Beurteilung von Gelenkkrankheiten.

Verlauf, Prognose. Unter tuberkulostatischer Therapie ist eine *Defektheilung* möglich, fortgeschrittene Gelenkzerstörungen können zu *fibröser*[5] oder *ossärer Ankylose* führen. Greift die Entzündung auf die Weichteile über (*Tumor albus*), so kann eine fistelnde Gelenktuberkulose entstehen. *Mischinfektionen* führen zu Eiterungen; *Senkungsabszesse* können die Coxitis tuberculosa begleiten.

Sonderformen der Tuberkulose

Der *Poncet-Rheumatismus* als reaktive Arthritis gegen Tuberkelbakterien wird in der Literatur weiter erwähnt[21].

Atypische Mykobakterien: Differentialdiagnostisch sind Infektionen mit atypischen Mykobakterien abzugrenzen, die in der überwiegenden Anzahl der Fälle zu granulomatösen Entzündungen, insbesondere an den Sehnenscheiden der Hände (▷ S. 441), führen.

Arthritis bei BCG-Sepsis: Atypische kleine Granulome können im synovialen Gewebe auftreten[5].

Brucellose

Zwar ist die Brucellose, an der weltweit jährlich 1/2 Million Menschen erkranken[32], in den Industriestaaten eine seltene Krankheit, dennoch wird befürchtet, daß der weltweite Verkehr in Länder mit endemischer Krankheit zu einer Zunahme der Brucellose-Arthritiden führen kann[9]. *Osteoartikuläre Manifestationen* (Arthritis, Bursitis, Tendinitis, Sakroileitis, Spondylitis und Osteitis) treten bei *30 – 85% der Patienten* auf; die Arthritiden sind bevorzugt an den *unteren Extremitäten* lokalisiert[16] (Hüft- und Kniegelenke[32]).

Makroskopisch findet sich eine verdickte Synovialmembran, der oberflächlich Fibrin adhärent sein kann.

Mikroskopisch stellt sich eine verbreiterte Synovialmembran mit herdförmigen *Fibrinpräzipitaten* und einer oft dichten *lymphoplasmazellulären Infiltration*, begleitet von *wenigen kleinen Granulomen* aus zytoplasmareichen Makrophagen und einzelnen mehrkernigen Riesenzellen, dar (Abb. 5.14 a, b).

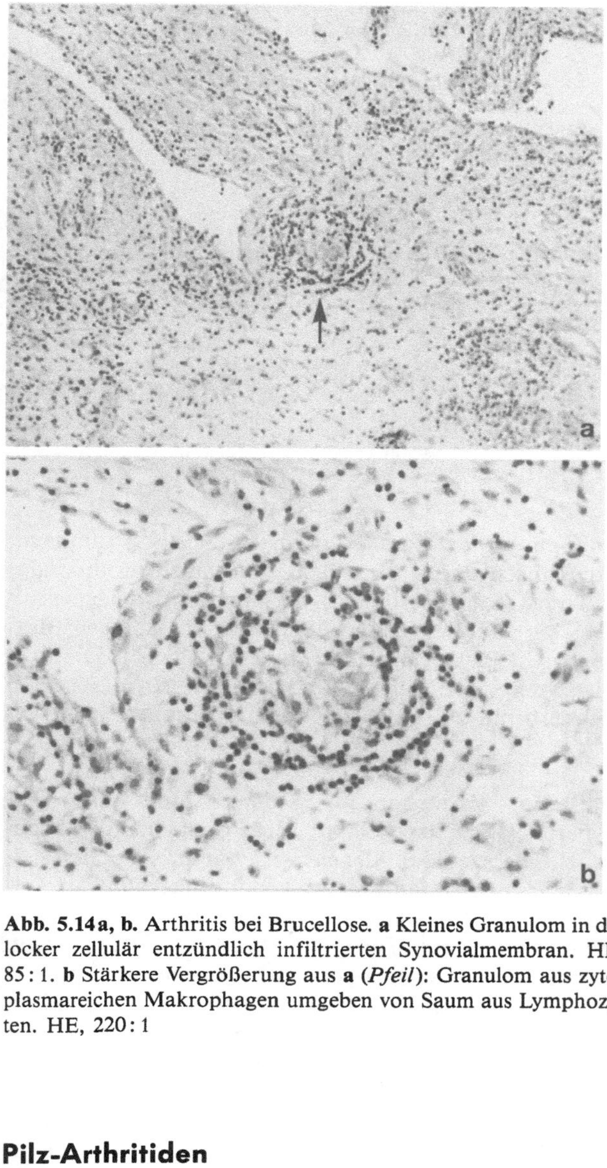

Abb. 5.14a, b. Arthritis bei Brucellose. a Kleines Granulom in der locker zellulär entzündlich infiltrierten Synovialmembran. HE, 85:1. b Stärkere Vergrößerung aus a (*Pfeil*): Granulom aus zytoplasmareichen Makrophagen umgeben von Saum aus Lymphozyten. HE, 220:1

Pilz-Arthritiden

Von den 50000–200000 Pilzspezies sind etwa 100 menschenpathogen. Muskuloskelettale Symptome sind zwar selten, ihre Häufigkeit hat aber in den letzten Jahren zugenommen; Patienten mit Störungen des Immunsystems sind prädisponiert (z.B. Candida-albicans-Arthritis im Sternoklavikulargelenk bei Trägern des humanen Immundefektvirus[14]).

Die *Candidiasis* führt bei lokaler Infektion zur Monarthritis und bei hämatogener Dissemination zu einer Monarthritis oder Oligoarthritis. *Coccidioides immitis* kann bei hämatogener Dissemination zu Arthritiden insbesondere am Kniegelenk führen. *Blastomyces dermatidis* kann hämatogen die Gelenke erreichen und zu einer monoartikulären Arthritis, bevorzugt am Kniegelenk, führen. *Histoplasma capsulatum* kann die Ursache für Arthritiden und Tendosynovialitiden sein. *Sporotrix schenkii* kommt als Ursache für eine chronische mono- oder polyartikuläre Synovialitis der

Tabelle 5.3. Histologische Charakteristika von Pilzarthritiden. (Nach Gardner[3] und Mohr[5])

Gruppe	Morphologie
Candida albicans	Uncharakteristische Synovialitis ohne Granulome, Pilze in Synovialmembran und Knorpel
Coccidioides immitis	Granulomatöse Synovialitis
Blastomyces	Mikroabszesse mit Pilzen, evtl. Epitheloidzellengranulome
Cryptococcus neoformans	Uncharakteristische Synovialitis evtl. mit mehrkernigen Riesenzellen und Epitheloidzellengranulomen
Sporotrix schenkii	Granulomatöse Synovialitis mit verkästen und nicht verkästen Granulomen

Gelenke der unteren Extremitäten in Frage. *Streptococcus neoformans* führt bevorzugt zu einer Osteitis und nur selten zu einer Arthritis, die dann durch ein Übergreifen der Osteitis zu erklären ist. *Aspergillus fumigatus* und *flavus* verursachen nur selten Arthritiden[13]. Histologische Korrelate einiger Pilzarthritiden sind in Tabelle 5.3 zusammengefaßt.

Parasitäre Arthritiden

Parasitäre Erkrankungen werden wohl nur selten von Arthritiden begleitet – erwähnt werden sie bei Infestationen mit *Toxoplasma gondii* und *Schistosomen*[5,15]. Das Übergreifen einer Knochenechinokokkose auf die Gelenke kann zu einer granulomatösen Fremdkörperreaktion um *Echinokokkuslamellen* führen[12a,24].

Literatur

1.–8. Weiterführende Literatur (▷ S. 385)
9. Alarcón GS, Bocanegra TS, Gotuzzo E, Espinoza LR (1987) The arthritis of brucellosis: A perspective one hundred years after Bruce's discovery. J Rheumatol 14:1083–1085
10. Autzen B, Elberg JJ (1988) Bone and joint tuberculosis in Denmark. Acta Orthop Scand 59:50–52
11. Baer PA, Tenenbaum J, Fam AG, Little H (1986) Coexistent septic and crystal arthritis. Report of four cases and literature review. J Rheumatol 13:604–607
11a. Brackertz D (1994) Bakteriell-infektiöse Arthritiden. Rheumatologie in Europa 23:151–157
12. Brand HS, Kampen GPJ van, Korst JK van der (1990) A staphylococcus aureus factor exclusively removes large proteoglycan monomers from explants of articular cartilage. J Rheumatol 17:538–543
12a. Campoy E, Rodriguez-Moreno J, Blanco J del et al. (1995) Hydatid disease. An unusual cause of chronic monarthritis. Arthritis Rheum 38:1338–1339

13. Cuéllar ML, Silveira LH, Espinoza LR (1992) Fungal arthritis. Ann Rheum Dis 51:690–697
14. Edelstein H, McCabe R (1991) Candida albicans septic arthritis and osteomyelitis of the sternoclavicular joint in a patient with human immunodeficiency virus infection. J Rheumatol 18:110–111
15. Fachartz OAB, Kumar V, Hilou MA (1993) Synovial schistosomiasis of the hip. J Bone Joint Surg [Br] 75: 602–603
15a. Gauger M, Mohr W (1995) Cartilage destruction in septic arthritis – electron microscopy and historical consideration. Z Rheumatol 54:241–249
15b. Gauger M, Mohr W (1995) Neutrophile Granulozyten bei der rheumatischen Gewebsdestruktion. VII. Eine licht- und elektronenmikroskopische Studie an der pannusfreien Knorpeloberfläche. Aktuelle Rheumatol 20:49–54
16. Gedalia A, Howard C, Einhorn M (1992) Brucellosis induced avascular necrosis of the femoral head in a 7 year old child. Ann Rheum Dis 51:404–406
17. Goldenberg DL (1989) Infectious arthritis complicating rheumatoid arthritis and other chronic rheumatic disorders. Arthritis Rheum 32:496–502
18. Goldenberg DL, Reed JI (1985) Bacterial arthritis. N Engl J Med 312:764–771
19. Hortas C, Ferreiro JL, Galdo B et al. (1988) Case report. Tuberculous arthritis of peripheral joints in patients with previous inflammatory rheumatic disease. Br J Rheumatol 27:65–67
20. Jessop JP (1991) Septic arthritis. Rheumatology Forum (Pfizer) 9(2):1–8
21. Khoury MI (1989) Does reactive arthritis to tuberculosis (Poncet's disease) exist? J Rheumatol 16:1162–1163
22. Lopez-Longo F-J, Ménard H-A, Carreño L et al. (1987) Primary septic arthritis in heroin users: Early diagnosis by radioisotopic imaging and geographic variations in the causative agents. J Rheumatol 14:991–994
23. Mohr W (1984) Infektiöse Arthritis. In: Doerr W, Seifert G (Hrsg) Pathologie der Gelenke und Weichteiltumoren, Bd 18/1. Springer, Berlin Heidelberg New York Kyoto, S 133–190
23a. Mohr W (1995) Cartilage destruction via the synovial fluid in rheumatoid arthritis. J Rheumatol 22:1436–1437
24. Mohr W, Heymer B, Mutschler W, Swilenov D (1985) Gelenkechinokokkose. Aktuelle Rheumatol 10:102–104
25. Montgomery SC, Campbell J (1989) Septic arthritis following arthroscopy and intraarticular steroids. J Bone Joint Surg [Br] 71:540
26. Roberts-Thomson PJ, Rischmueller M, Kwiatek RA et al. (1992) Rheumatic manifestations of infective endocarditis. Rheumatol Int 12:61–63
27. Saag MS, Bennett JC (1987) The infectious etiology of chronic rheumatic diseases. Semin Arthritis Rheum 17:1–23
28. Speiser JC, Moore TL, Osborn TG, Weiss TD, Zuckner J (1985) Changing trends in pediatric septic arthritis. Semin Arthritis Rheum 15:132–138
29. Tingle AJ, Allen M, Petty RE, Kettyls GD, Chantler JK (1986) Rubella-associated arthritis. Comparative study of joint manifestations associated with natural rubella infection and RA 27/3 rubella immunisation. Ann Rheum Dis 45:110–114
30. Valdazo J-P, Perez-Ruiz F, Albarracin A et al. (1990) Tuberculous arthritis. Report of a case with multiple joint involvement and periarticular tuberculous abscesses. J Rheumatol 17:399–401
30a. Walpert J, Brühl P (1996) Epidemiologie der Skelett- und Urogenitaltuberkulose in Deutschland. Dtsch Ärztebl 93:A-469–470
31. Williams RJ III, Smith RL, Schurman DJ (1990) Septic arthritis. Staphylococcal induction of chondrocyte proteolytic activity. Arthritis Rheum 33:533–541
32. Zaks N, Sukenik S, Alkan M, Flusser D, Neumann L, Buskila D (1995) Musculoskeletal manifestations of brucellosis: A study of 90 cases in Israel. Semin Arthritis Rheum 25:97–102

Mikrokristalline Arthritiden

Gicht

Definition. Die Gicht ist Folge des bei der Hyperurikämie bevorzugt im Bindegewebe kristallin ausfallenden Mononatriumurats (Na-Urat).

Epidemiologie. Wird Hyperurikämie als Serumharnsäurekonzentration über dem Löslichkeitsprodukt des Na-Urats (6,4 mg/100 ml) definiert[25], so leiden etwa 2,6% der weiblichen und 28,6% der männlichen Blutspender in Bayern an einer Hyperurikämie[13]. Die Prävalenz der manifesten Gicht wird bei 30–62jährigen Männern mit 2‰ und gleichaltrigen Frauen mit 0,4‰ angegeben[7].

Ätiologie, Pathogenese. *Primäre* und *sekundäre* Hyperurikämie bzw. Gicht werden voneinander abgegrenzt. Die Ätiologie der *genetisch prädestinierten primären Hyperurikämie* ist weiterhin unbekannt – evtl. liegt ihr eine Störung der Nierenclearance zugrunde[9]. Unter *sekundärer Hyperurikämie* bzw. Gicht werden Krankheiten zusammengefaßt, bei denen nicht primär der endogene Purinstoffwechsel betroffen ist, sondern eine vermehrte Harnsäurebildung aus exogenen oder endogenen Purinen bzw. eine Störung der renalen Ausscheidung vorliegt (Tabelle 5.4).

Ursache des *akuten Gichtanfalles* und der chronischen Gicht ist das Auftreten von Na-Urat-Kristallen im Interstitium des Bindegewebes. Weder die Mechanismen, die dieser Kristallbildung zugrunde liegen (nur eine geringe Anzahl von Menschen mit Hyperurikämie entwickelt einen Gichtanfall[16]), noch die Ursache der Bevorzugung bestimmter Gelenke sind eindeutig abgeklärt. Gängige Hypothesen zur Erklärung der *Kristallentstehung* sind *Traumen*, *niedere Temperaturen*, *unterschiedliche Resorptionsgeschwindigkeit von Na-Urat und Wasser* aus den Gelenken, *enzymatische Proteoglykanolyse*, *reduzierter pH-Wert* und ein *synovialer Faktor*, der die Kristallbildung fördert[17]. Unlösliches Kollagen Typ I und Serumgammaglobuline stellen *Promotoren* der Kristallbildung dar[16].

Detailliertere Vorstellungen existieren zur *Pathogenese der kristallinduzierten Entzündung*, auch wenn die Frage nicht eindeutig beantwortet ist, ob die Kristalle primär im Knorpel, in der Synovialmembran oder der Synovialflüssigkeit entstehen[7].

Tabelle 5.4. Ursachen einer sekundären Gicht (Nach Zöllner u. Kamilli[25], gekürzt)

1. Vermehrte Harnsäurebildung aus exogenen Purinen
   a) Überernährung
   b) Bevorzugung nukleinsäure- bzw. purinreicher Lebensmittel
2. Vermehrte Harnsäurebildung aus endogenen Purinen
   a) Erhöhter Zellumsatz (Polyzythämien, Leukämien, Zytostatika- oder Strahlentherapie)
   b) Erhöhter Purinumsatz bei Störungen der Purinsynthese oder des Nukleotidstoffwechsels (Mangel an Hypoxanthin-Guanin-Phosphoribosyltransferase [Lesch-Nyhan-Syndrom])
   c) Störungen des Kohlehydratstoffwechsels (Glukose-6-phosphatase-Mangel bei Glykogenose Typ I)
3. Verringerte Ausscheidung durch die Nieren
   a) „Chronische Nephropathien mannigfaltiger Genese mit Reduktion der funktionsfähigen Nephronen"
   b) Bleinephropathie
   c) Störungen der Tubulusfunktion (verminderte Sekretion und/oder vermehrte Rückresorption)
   d) Arzneimittel (Salizylate, Saluretika)

Nach der Hypothese von Weissmann[24] werden die extrazellulären Kristalle von *neutrophilen Granulozyten* phagozytiert und als *Phagosomen* in das Zellinnere transportiert. Bei der Verschmelzung von Phagosomen und Lysosomen entstehen *Phagolysosomen*, die evtl. durch die membranolytischen Eigenschaften der Uratkristalle, vielleicht unterstützt durch intrazytoplasmatische Bewegungen, *rupturieren*. Die nachfolgende Zerstörung der Zellmembranen läßt die Freisetzung lytischer Enzyme aus den neutrophilen Granulozyten zu; *Enzyme* und evtl. auch *freie Sauerstoffradikale* werden dann für die Perpetuation der Entzündung verantwortlich gemacht. Die nach der Zellzerstörung freigesetzten Kristalle werden erneut von neutrophilen Granulozyten phagozytiert, womit sich ein *Circulus vitiosus* entwickelt. Damit ergibt sich aber auch die Frage, wie das *Ende des Gichtanfalles*, der wenige Stunden, Tage oder seltener auch Wochen dauern kann, eingeleitet wird. Nach Marcolongo et al.[15] sollen freie Sauerstoffradikale der neutrophilen Granulozyten einerseits die Kristalle auflösen und andererseits über eine *Inhibierung der Synthese chemotaktischer Faktoren* zu einer reduzierten Anzahl neutrophiler Granulozyten führen. Beide Mechanismen bedingen eine *verringerte Anzahl neutrophiler Granulozyten* und damit auch eine herabgesetzte Kristallphagozytose mit einer Minderung der Synthese freier Radikale. Daneben spielen sicher *weitere Faktoren* für die Beendigung des Anfalles eine Rolle – die entzündungsbedingte *höhere Temperatur* kann die Löslichkeit des Na-Urates steigern, eine *erhöhte Gewebsdurchblutung* führt zu seinem vermehrten Abtransport und Na-Urat kann durch die *Leukozytenmyeloperoxydase* zu Allantoin abgebaut werden. Neuerdings wird auch angenommen, daß ein höherer Gehalt an „low-density"-Lipoproteinen in der Synovialflüssigkeit, verursacht durch eine gesteigerte Gefäßpermeabilität bei der Entzündung, den Gichtanfall beenden kann, da in vitro nachgewiesen wurde, daß lipoproteinbedeckte Kristalle eine geringere Tendenz zur Lyse der Granulozyten aufweisen als lipoproteinfreie Kristalle[21].

Nicht immer ist die Anwesenheit von Na-Urat-Kristallen in der Synovialflüssigkeit mit einer Arthritis verbunden – eine gering erhöhte Anzahl neutrophiler Granulozyten deutet jedoch darauf hin, daß hier eine minimale Entzündung (*„low grade inflammation"*[20]) abläuft.

Gichttophi stellen lokale tumorförmige Na-Urat-Ablagerungen dar, die mit Gewebsnekrosen einhergehen. Die Vergrößerung der Tophi wird, wenn auch nicht schlüssig, durch die Anlagerung weiterer Na-Urat-Kristalle erklärt[25]. Nach Palmer et al.[19] sollen Zellen des mononukleären Phagozytensystems Na-Urat aktiv aus der interstitiellen Flüssigkeit in zentrale Zonen kleiner Tophi transportieren.

Lokalisation. Die Lokalisation des ersten Gichtanfalles ist in 53% der Fälle das *Großzehengrundgelenk (Podagra)*; erste Manifestationsorte können aber auch die *großen Körpergelenke* (Knie: 24,9%, Hüfte: 5,2%[23]) sein.

Morphologie

Allgemeines. Die *polarisationsoptisch stark negativ doppelbrechenden Na-Urat-Kristalle* stellen die Schlüsselstruktur der Gicht dar. Sie lassen sich, abgesehen von dicht gepackten Kristallen in Weichteiltophi oder Knochentophi nach Säureentkalkung, *nur dann identifizieren*, wenn das *Gewebe in Alkohol gehärtet* wurde. Nach der Behandlung mit wässrigen Fixativa, aber auch nach vorausgegangener Alkoholhärtung und konventionellen Färbungen, sind die Kristalle herausgelöst, und es bleibt eine *azelluläre amorphe Matrix* mit den Negativbildern der Kristalle zurück. Es ist somit empfehlenswert, *zusätzlich Schnittpräparate* zu erstellen, die *ungefärbt* nach Eindecken mit herkömmlichen nichtwässrigen Einschlußmitteln (z.B. Eukitt) *polarisationsoptisch* beurteilt werden[18].

In histologischen Schnittpräparaten stellen sich Na-Urat-Kristalle als *Büschel großer Nadeln* dar (Abb. 5.15a); in zytologischen Präparaten der Synovialflüssigkeit sind sie intrazellulär nachweisbar. Die eindeutige Identifizierung der Kristalle ist mit Hilfe des Rot-Kompensators erster Ordnung (*Gipsplatte „Rot I"*) möglich, da die negativ doppelbrechenden Na-Urat-Kristalle damit von anderen Kristallen (z.B. plumpe kleine, unregelmäßig angeordnete, positiv doppelbrechende Kalziumpyrophosphat-Dihydrat-Kristalle [Abb. 5.15b]) abgrenzbar sind. Hydroxylapatitkristalle sind nur elektronenmikroskopisch darzustellen (Abb. 5.15c).

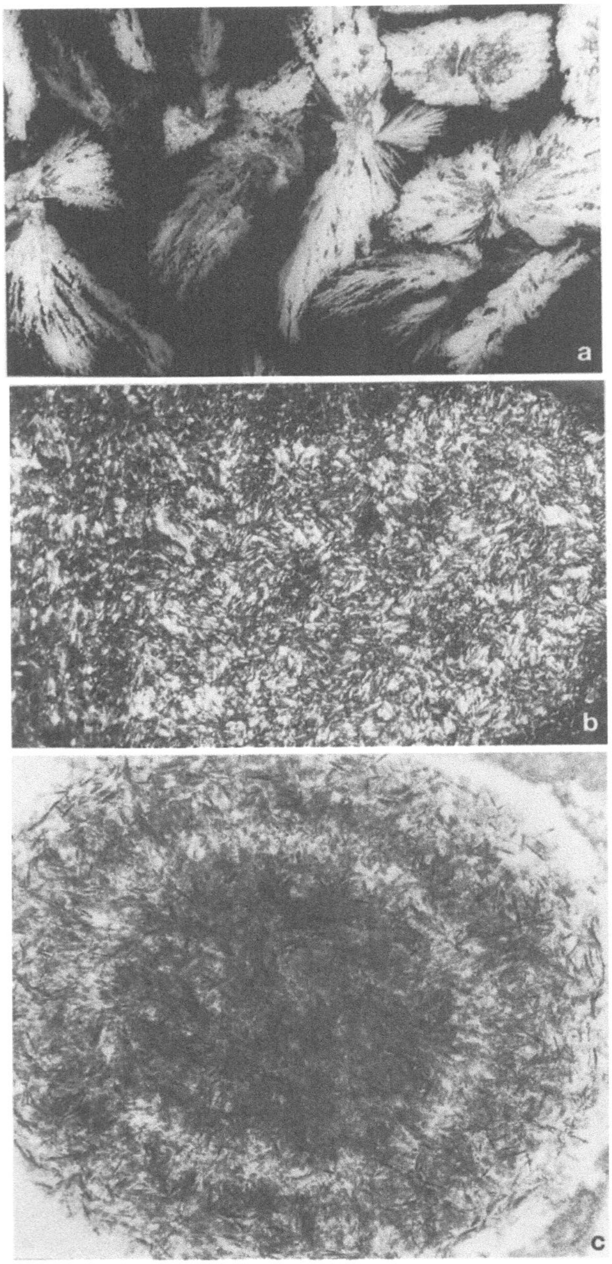

Abb. 5.15a–c. Struktur verschiedener pathogener Kristalle. **a** Büschelförmig angeordnete Natriumuratkristalle. HE, polarisiertes Licht, 220 : 1. **b** Unregelmäßig angeordnete plumpe Kalziumpyrophosphat-Dihydrat-Kristalle. HE, polarisiertes Licht, 220 : 1. **c** Konzentrisch angeordnete kleinste Nadeln aus Hydroxylapatitkristallen (Mikrosphärolith bei kalzifizierter Tendopathie[18b]). Transmissionselektronenmikroskopie, 44000 : 1

Synovialflüssigkeit. Beim *akuten Gichtanfall* wird ein zytologisches Präparat mit *großer Anzahl neutrophiler Granulozyten* gewonnen – in nicht wässrig vorbehandelten (▷ dicker Tropfen, S. 389) Präparaten lassen sich die Kristalle *extra-* und auch *intrazellulär* nachweisen. Extrazelluläre Na-Urat-Kristalle in Ergüssen ohne begleitende zelluläre Reaktion sollen ebenfalls zu Gelenkbeschwerden führen[14].

Gelenke. *Makroskopisch* finden sich in frühen Phasen der Gichtarthropathie im synovialen Gewebe, bevorzugt in adipösen Gewebszonen, kleinste weiße, knapp 1 mm *große Stippchen*[18] (Abb. 5.16a), in fortgeschrittenen Stadien kann eine *fibrinbedeckte* Synovialmembran mit *zottiger Hyperplasie* und herdförmiger Vernarbung vorliegen. Ein grauweißer *Film aus Na-Urat-Ablagerungen* kann den hyalinen Knorpel bedecken.

Mikroskopisch zeigen sich in frühen Phasen in konventionell gefärbten Schnittpräparaten *Mikrotophi* aus einem eosinophilen granulären Präzipitat, das von einem Saum mononukleärer Zellen und wenigen mehrkernigen Riesenzellen umrandet wird[18] (Abb. 5.16b, c). Kristalle werden nur beobachtet, wenn ungefärbte Gewebsschnitte polarisationsmikroskopisch untersucht werden. Man findet nun Mikrotophi, die aus einem *Präzipitat aus Na-Urat-Nadeln* bestehen (Abb. 5.16d). In fortgeschrittenen Stadien können der fibrös umgestalteten Synovialmembran Fibrinpräzipitate aufliegen, unter denen sich die Mikrotophi verbergen. Der hyaline Knorpel zeigt in frühen Stadien in oberflächlichen Zonen einen Schwund der Chondrozyten und umschriebene Kristallherde (Abb. 5.17a); in fortgeschrittenen Fällen kann die *Knorpelmatrix* von *Fissuren* durchsetzt sein. In der Nachbarschaft der Fissuren liegen Brutkapseln aus Chondrozyten vor, am Boden der Fissuren finden sich Na-Urat-Kristalle (Abb. 5.17b).

Paraartikuläre Weichteiltophi. *Weichteiltophi* sind bis zu mehrere Zentimeter große Knoten, die sich bevorzugt an Orten mit präexistenten Bursen entwickeln. Nicht selten stellen deshalb Operationspräparate, die unter der klinischen Diagnose „chronische Bursitis“ eingesandt werden, Gichttophi dar und sind damit erstes Indiz für die Diagnose des Grundleidens.

Makroskopisch bestehen sie aus dicht gepackten Na-Urat-Ablagerungen, die von fibrösen Septen durchzogen werden (Abb. 5.18a).

Mikroskopisch finden sich unterschiedlich große azelluläre Bereiche mit Negativbildern der herausgelösten Na-Urat-Kristalle oder noch nachweisbare Kristallnadeln und eine umgebende Fremdkörperreaktion aus mononukleären Rundzellen und mehrkernigen Riesenzellen (Abb. 5.18b).

Nicht gelenkassoziierte Weichteiltophi treten bevorzugt in Helix und Antihelix des Ohres auf, seltene Lokalisationen sind Fingerspitzen, Handinnenflächen, Fußsohlen und Augenlider[7].

Bursen. Ob die paraartikulären Ablagerungen des Na-Urats in Regionen mit Bursen primär in den *Bursenwandungen* oder primär als *paraartikuläre Weichteiltophi* entstehen, ist nicht eindeutig zu beantworten.

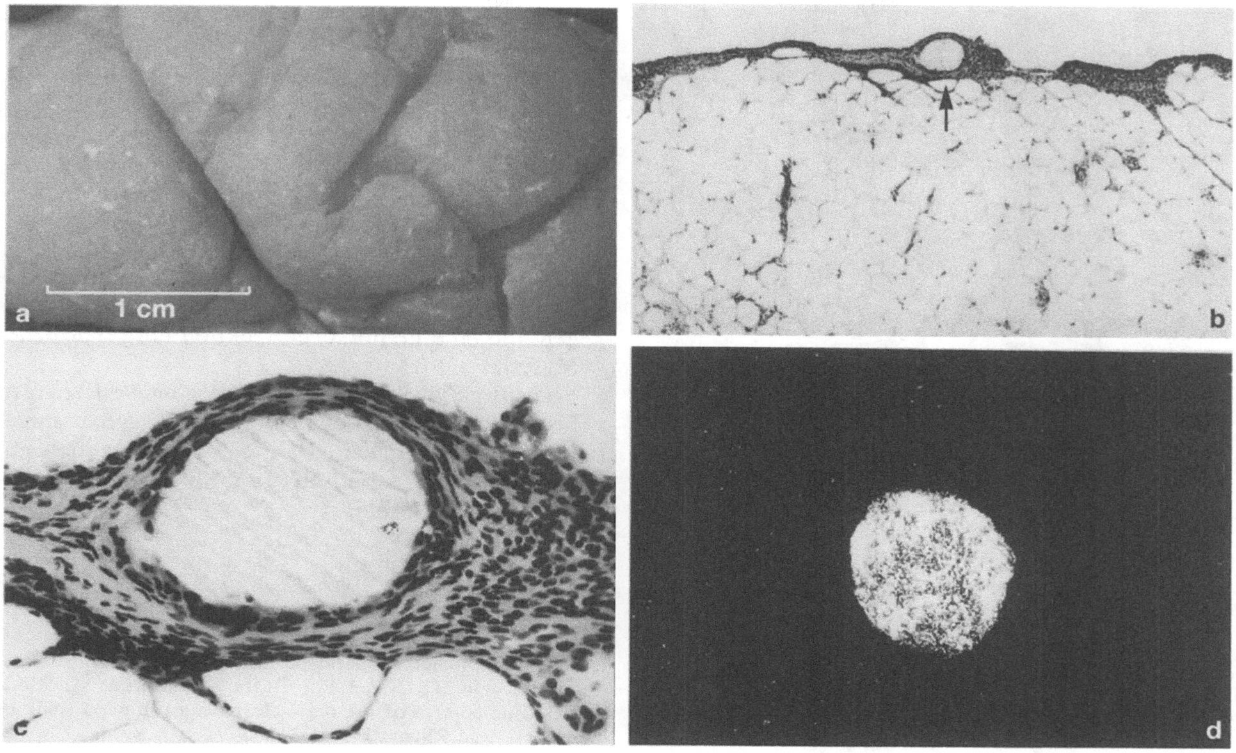

Abb. 5.16 a – d. Gicht. **a** Adipöse Synovialmembran mit kleinen weißen Stippchen aus Urat. **b** Im oberen Stratum synoviale kleines Uratgranulom. HE, 35 : 1. **c** Stärkere Vergrößerung des Granuloms in **b** (*Pfeil*) aus zentralem azellulärem Bereich umrandet von mononukleären Rundzellen. HE, 220 : 1. **d** Uratgranulom in einem nicht gefärbten Schnittpräparat im polarisierten Licht: locker gefügte Uratkristalle. Ungefärbtes Schnittpräparat, 220 : 1

Menisken. Unterschiedlich große Herde aus Na-Urat-Kristallen durchsetzen die Meniskusmatrix.

Sehnen. *Intratendinöse* Na-Urat-Ablagerungen können bei der tophösen Verlaufsform vorkommen[8].

Gichtniere (▷ Kap. 2, S. 166)

Verlauf, Prognose. Rezidivierende Gichtanfälle und Tophi führten *früher* bei unbehandelten Patienten zur *Invalidisierung*; die *Lebenserwartung* behandelter Patienten ist vergleichbar der einer gesunden Normalpopulation[25].

Hydroxylapatit-Synovialitis

In der angloamerikanischen Literatur wird die Hydroxylapatit-Synovialitis als eigenständige Krankheit hervorgehoben und in der deutschen Literatur existiert

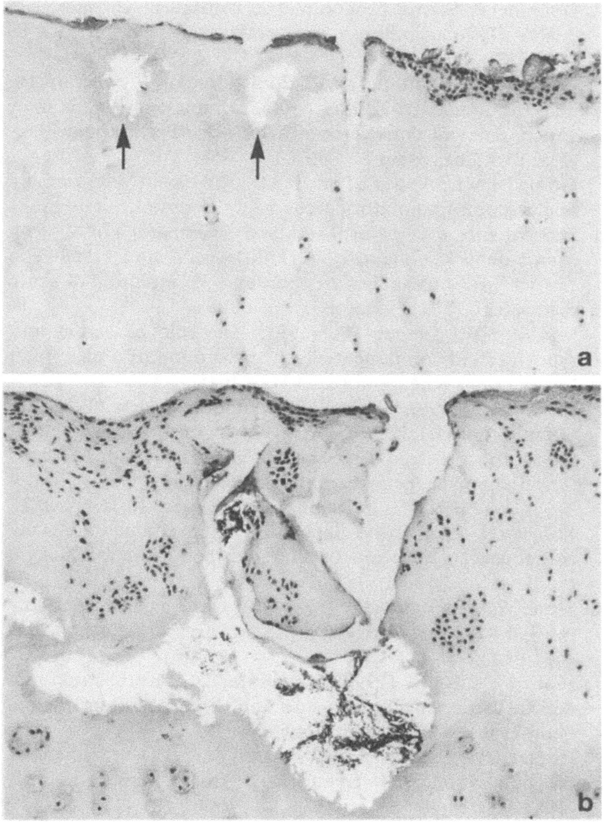

Abb. 5.17 a, b. Hyaliner Knorpel bei Gicht. **a** Herde aus Uratkristallen im oberflächennahen Knorpel (*Pfeile*) mit Chondrozytennekrosen. HE, polarisiertes Licht, 85 : 1. **b** Fissurierter Knorpel mit Brutkapseln und Uratkristalle am Boden der Fissuren. HE, polarisiertes Licht, 85 : 1

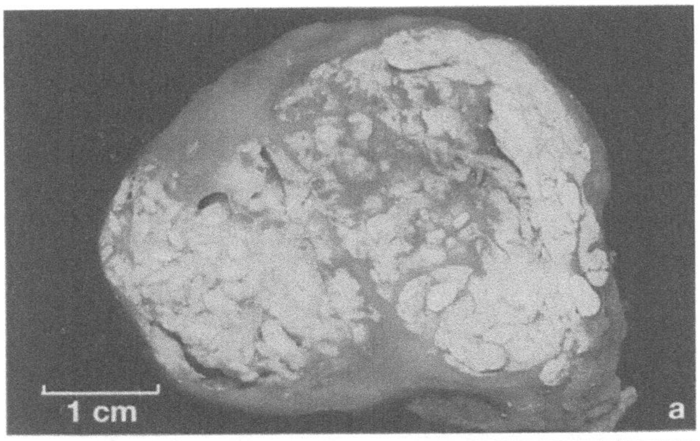

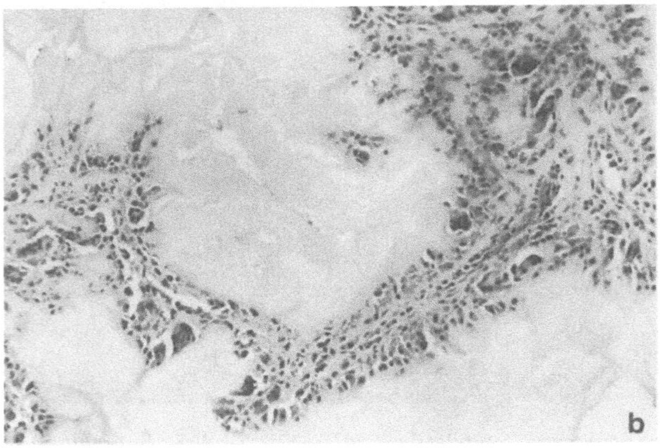

Abb. 5.18a, b. Gichttophus. **a** Makroskopisches Erscheinungsbild. **b** Azelluläre Herde umrandet von fibrösen Septen mit mehrkernigen Fremdkörperriesenzellen an der Grenze zu den jetzt herausgelösten Uratkristallen. HE, 85:1

mittlerweile der Terminus *„Apatit-Rheumatismus"*[11]. Ihre Ursache sind periartikuläre, insbesondere in Sehnen auftretende Verkalkungen, die bei einer Ruptur in das periartikuläre Weichteilgewebe oder in die Gelenke zu einer *akuten Entzündung* führen (▷ S. 474). Krankheitssymptome, die denen eines akuten Gichtanfalls gleichen, können auftreten (*Hydroxylapatit-Pseudopodagra*[12]). Die bei der Detritussynovialitis (▷ S. 412 und 452) auftretenden Hydroxylapatitkristalle entstammen verkalktem Knorpel oder Knochen, die bei Diarthrosenzerstörungen in das synoviale Gewebe gelangen[18a].

Oxalose

Kalziumoxalat-Monohydrat-Kristalle werden als sehr seltene Ursache akuter und chronischer Arthritiden beschrieben[22]. Chondrozyten können Oxalatkristalle enthalten[1].

Cholesterinkristalle

Blutungen oder Gewebsuntergänge bei der fortgeschrittenen chronischen Polyarthritis können mit dem Auftreten von Cholesterinkristallherden und begleitender Fremdkörperreaktion einhergehen. *Subkutane Cholesterintophi* unbekannter Ätiologie werden von Fam[10] sowie Szachnowski und Bridges[20a] beschrieben.

Anhang

Exogenes Fremdmaterial

- *Pflanzendorn-Synovialitis*: Pflanzendorne (Schwarzdorn, Dattelpalme) können in die Gelenke eindringen und eine Fremdkörperreaktion um pflanzliches Material induzieren[5].
- *Seeigelstachel-Synovialitis*: Werden bei Verletzungen Seeigelstacheln in das synoviale Gewebe eingebracht, so kann sich eine Fremdkörperreaktion um das polarisationsoptisch doppelbrechende Fremdmaterial entwickeln[5].

Literatur

1.–8. Weiterführende Literatur (▷ S. 385)
9. Emmerson BT, Nagel SL, Duffy DL, Martin NG (1992) Genetic control of the renal clearance of urate: a study of twins. Ann Rheum Dis 51:375–377
10. Fam AG (1989) Subcutaneous cholesterol crystal deposition and tophus formation. Arthritis Rheum 32:1190–1191
11. Gerster J-C (1989) Apatitrheumatismus. In: Fehr K, Miehle W, Schattenkirchner M, Tillmann K (Hrsg) Rheumatologie in Praxis und Klinik. Thieme, Stuttgart New York, S 9.31–9.33
12. Goupille P, Soutif D, Fouquet B, Amsallem G, Valat J-P (1991) Hydroxyapatite pseudopodagra. J Rheumatol 18: 786–787
13. Gresser U, Gathof B (1991) Epidemiology of hyperuricaemia. In: Gresser U, Zöllner N (eds) Urate deposition in man and its clinical consequences. Springer, Berlin Heidelberg New York Tokyo, pp 82–96
14. Horowitz MD, Abbey L, Sirota DK, Spiera H (1990) Intraarticular noninflammatory free urate suspension (urate milk) in 3 patients with painful joints. J Rheumatol 17:712–714
15. Marcolongo R, Calabria AA, Lalumera M et al. (1988) The "switch-off" mechanism of spontaneous resolution of acute gout attack. J Rheumatol 15:101–109
16. McGill NW, Dieppe PA (1991) The role of serum and synovial fluid components in the promotion of urate crystal formation. J Rheumatol 18:1042–1045
17. Mohr W (1990) Frühe Manifestationen der Gicht am Gelenk. In: Matzkies F (Hrsg) Gicht im interdisziplinären Gespräch. Aktuelle Ergebnisse 1989. Innovations-Verlags-Gesellschaft, Seeheim-Jugenheim, S 47–56
18. Mohr W (1991) Urate deposits in tissues. In: Gresser U, Zöllner N (eds) Urate deposition in man and its clinical consequences. Springer, Berlin Heidelberg New York Tokyo, pp 24–47
18a. Mohr W, Wessinghage D (1981) Zur Ultrastruktur der Detritus-Synovitis („Hydroxylapatit-Synovitis"?). Z Orthop 119: 463–468
18b. Mohr W, Bilger S (1990) Morphologische Grundstrukturen der kalzifizierten Tendopathie und ihre Bedeutung für die Pathogenese. Z Rheumatol 49:346–355
19. Palmer DG, Highton J, Hessian PA (1989) Development of the gout tophus. A hypothesis. Am J Clin Pathol 91: 190–195

20. Pascual E (1991) Persistence of monosodium urate crystals and low-grade inflammation in the synovial fluid of patients with untreated gout. Arthritis Rheum 34:141–145
20a. Szachnowski P, Bridges AJ (1994) Subcutaneous cholesterol nodules. J Rheumatol 21:2391–2392
21. Terkeltaub R, Martin J, Curtiss LK, Ginsberg MH (1990) Glycosaminoglycans alter the capacity of low density lipoprotein to bind to monosodium urate crystals. J Rheumatol 17:1211–1216
22. Voisin L, Bardin T, Bucki B et al. (1991) The arthropathy of primary oxalosis. Arthritis Rheum 34 (Suppl):S145 (Abstr C73)
23. Wallace SL, Robinson H, Masi AT et al. (1978–79) Selected data on primary gout. Bull Rheum Dis 29:992–995
24. Weissmann G (1971) The molecular basis of acute gout. Hosp Pract 6:43–52
25. Zöllner N, Kamilli I (1992) Das Wesen der Gicht. Dtsch Ärztebl 89:B2260-B2265

Reaktive Arthritiden

Definition. Reaktive Arthritiden sind *sterile* Gelenkentzündungen, die mit einer *Infektion an einem gelenkfernen Ort assoziiert* sind[9].

Ätiologie, Pathogenese. Die Definition impliziert einerseits, daß in den Gelenken keine lebenden Erreger vorkommen, und andererseits, daß bakterielle Antigene als Ausdruck einer Antigenpersistenz vorhanden sein können.

Ermittelt wurde bisher die Präsenz von *Salmonellen-Lipopolysacchariden*[15], *Chlamydien-RNA*[27], *Yersinia-Antigenen*[26] sowie *Borrelien-DNA*[21]. Der Weg, den solche bakteriellen Antigene von gelenkfernen Infektionen zu den Gelenken nehmen, ist unbekannt – erwogen wird eine *passagere Bakteriämie mit Abbau der Bakterien in den Gelenken*, oder der *hämatogene Transport bakterieller Antigene* entweder als Antigen-Antikörper-Komplexe oder phagozytiert in neutrophilen Granulozyten bzw. Makrophagen[16].

Zur *Pathogenese* wird angenommen, daß bakterielle Antigene die Entzündung initiieren, daß aber Perpetuation und Verstärkung der Entzündung durch eine *T-Zellen-vermittelte Immunreaktion gegen kreuzreagierende Wirtsantigene* erfolgen, wobei postuliert wird, daß Kreuzreaktionen zwischen dem HLA-B27-Antigen und arthritogenen Bakterien oder zwischen „Heat-Shock"-Proteinen, die vom entzündeten Wirtsgewebe exprimiert werden, und bakteriellen „Heat-Shock"-Proteinen ablaufen[16].

Bakterien, die mit reaktiven Arthritiden häufiger und seltener assoziiert sind, sind in Tabelle 5.5 zusammengefaßt, das Spektrum der klinischen Symptome ist Tabelle 5.6 zu entnehmen.

Morphologie. Da der Diagnose dieser Krankheiten meist nur immunologische Untersuchungsbefunde zugrunde liegen, wird verständlich, daß selten über *histologische* Veränderungen berichtet wird. Aus den wenigen Beschreibungen geht hervor, daß eine mehr oder minder ausgeprägte *lymphoplasmazelluläre Infiltration* der Synovialmembran vorliegt, die unter Umständen das Ausmaß der bei der chronischen Polyarthritis zu beobachtenden Gewebsveränderungen erreicht, so daß eine differentialdiagnostische Unterscheidung nicht möglich ist.

Reaktive Arthritiden können spontan (Yersinia-Arthritis[17]) bzw. unter antibiotischer Therapie ausheilen.

Tabelle 5.5. Bakterien (sog. arthritogene Bakterien: nach Hermann et al.[16]), die mit einer reaktiven Arthritis assoziiert sein können

Bakterien, die *häufig* mit einer reaktiven Arthritis assoziiert sind	Bakterien, die *selten* mit einer reaktiven Arthritis assoziiert sind
Yersinia enterocolitica[b]	Brucella abortus[a]
Yersinia pseudo-tuberculosis	Clostridium difficile
Salmonella typhimurium[b]	β-hämolysierende Streptokokken der Gruppe A[a]
Salmonella enteritidis[b]	Neisseria gonorrhoeae[a, b]
Shigella flexneri[b]	Ureaplasma urealyticum[b]
Campylobacter jejuni[b]	
Chlamydia trachomatis[b]	
Borrelia burgdorferi[a]	

[a] Erreger, die reaktive Arthritiden und auch bakterielle Arthritiden durch direkten Gelenkbefall verursachen können;
[b] Erreger, die zu einem Morbus Reiter führen können.

Tabelle 5.6. Klinische Befunde bei reaktiven Arthritiden. (Nach Hermann et al.[16])

Rheumatologische Symptome	Extraartikuläre, nicht-rheumatologische Symptome
Monarthritis, asymmetrische Oligoarthritis oder Polyarthritis	Konjunktivitis, Iridozyklitis, Urethritis, Prostatitis
Subakuter Beginn	Erythema nodosum *(Yersinia)*
Bevorzugter Befall der unteren Extremitäten	Psoriasiforme Effloreszenzen
Stammskelettbefall möglich (Iliosakralarthritis, Spondylitis)	Pharyngitis
Insertionstendinitis	Diarrhö
	Hepatitis
	Thyreoiditis *(Yersinia)*
	Perimyokarditis
	Pleuritis
	Fieber
	Gewichtsverlust

Sonderformen reaktiver Arthritiden

Bei der Betrachtung von Tabelle 5.5 wird sichtbar, daß bei einzelnen Erregern eine eindeutige Differenzierung zwischen *reaktiver Arthritis* und *direktem bakteriellem*

Gelenkbefall nicht immer möglich ist. Dies gilt insbesondere für Arthritiden, die mit *Borrelien, Brucellen* (▷ S. 398) und *Gonokokken* (▷ S. 396) assoziiert sind.

Rheumatisches Fieber

Das rheumatische Fieber (r. F.) stellt sich als immunpathologische Reaktion nach einer Infektion des oberen Respirationstraktes mit β-hämolysierenden Streptokokken der Gruppe A ein.

> Mit Beginn des 20. Jahrhunderts ist in den *Industriestaaten* die Häufigkeit des r. F. *stark gesunken*. Im Jahre 1981 fielen 35 Todesfälle in der BRD auf diese Krankheit; im statistischen Jahrbuch 1992 für die Bundesrepublik Deutschland ist das r. F. als Todesursache nicht erwähnt. Dennoch ist das r. F. in *Entwicklungsländern* ein *medizinisches Problem*[11], und Beobachtungen aus den USA zeigen, daß es auch in den sog. Industrieländern keineswegs ausgerottet ist[33,34].

Der Infektion des oberen Respirationstraktes folgt *nach etwa 2–3 Wochen* das r. F. Als gesichert wird heute angenommen, daß seiner Entwicklung eine *immunpathologische Reaktion* zugrunde liegt, wobei eine *Kreuzreaktion* von Antikörpern mit Determinanten in Streptokokken und menschlichem Gewebe den pathogenetischen Mechanismus darstellt[10]. Der niedrige Komplementspiegel in der Synovialflüssigkeit kann ein Indiz für eine durch *Immunkomplexe* ausgelöste Synovialitis sein[5].

Morphologie. Sowohl zum makroskopischen als auch mikroskopischen Erscheinungsbild liegen lediglich Angaben aus der älteren Literatur vor[5]. Floride Krankheitsfälle werden von Pathologen heute wohl kaum oder nicht mehr gesehen.

Makroskopisch ist nach diesen Beschreibungen die Gelenkinnenhaut *hyperämisch* und *ödematös* aufgelockert, und sie kann von *Fibrin* bedeckt sein. Der Gelenkknorpel wird nicht in Mitleidenschaft gezogen.

Mikroskopische Befunde sind in frühen Phasen *Hyperämie* und *Ödem* der *Synovialmembran* sowie entzündlich-zelluläre Infiltrate aus *neutrophilen Granulozyten*[3]. Letztere weichen nach Abklingen der akuten Symptomatik perivaskulären *lymphozytären Infiltraten*. *Granulome* mit zentralen fibrinoiden Nekrosen, ähnlich denen der Rheumagranulome, sollen vorkommen[5].

Verlauf, Prognose. Die *Arthritiden* sind nur von untergeordneter Bedeutung für das Schicksal der Patienten („Der Morbus rheumaticus beleckt als wandernde Polyarthritis die Gelenke, beißt sich als Carditis im Herzen fest ...“[24], ▷ Herz, Band 1). *Subkutane Knoten*, die

Tabelle 5.7. Klinische Befunde bei Lyme-Borreliose (79 Patienten, nach Herzer[18], gekürzt)

Klinische Symptome	Häufigkeit
Arthritis	39%
Erythema chronicum migrans	16%
Erythema chronicum migrans und Arthritis	11%
Acrodermatitis chronica atrophicans	11%
Erythema chronicum migrans, neurologische Symptome und Arthritis	9%
Neurologische Symptome	5%

bei etwa 1% der Patienten vorkommen, sollen denen der Rheumagranulome der chronischen Polyarthritis (▷ S. 416) gleichen; ob sie immer von den *Pseudorheumagranulomen* (▷ S. 416) abgegrenzt werden (z. B. Gardner[3]), ist nicht eindeutig zu klären.

Lyme-Krankheit (Borreliose)

Die Lyme-Krankheit, ausgelöst durch Borrelia burgdorferi, kommt weltweit vor, in den USA wird mit einer *Inzidenz* von 1,4 Fällen pro 100000 pro Jahr gerechnet[25] – vier von 100000 Kindern sollen in Deutschland pro Jahr erkranken[18a]. Ihre klinischen Symptome sind in Tabelle 5.7 zusammengefaßt. Die Entstehung der Arthritiden wird einerseits durch eine *direkte Invasion der Spirochäten* in das synoviale Gewebe, in dessen Zellen sie evtl. über längere Zeit persistieren können[14a], und andererseits als *reaktive Arthritis* gedeutet[36].

Mikroskopisches Substrat stellt eine *lymphoplasmazelluläre Synovialitis* mit begleitender fibrinöser und granulozytärer Komponente dar, die nicht von den strukturellen Veränderungen der chronischen Polyarthritis abgrenzbar ist. Spirochäten sollen in einzelnen Fällen mit der *Silberimprägnation nach Dieterle*, allerdings nach langem Suchen mit der Ölimmersion, nachgewiesen worden sein[20]; elektronenmikroskopisch wird über „Borrelia-ähnliche Strukturen“[32] berichtet.

Reiter-Syndrom

Das Reiter-Syndrom ist in der klassischen Ausprägung charakterisiert als *periphere Arthritis* assoziiert mit *Urethritis* bzw. *Zervizitis*[14]. *Hautläsionen* kann eine *leukozytoklastische Vaskulitis* zugrunde liegen, deren Ursache Immunkomplexe mit Chlamydienkomponenten sein können[24a].

Die Krankheit wird als *reaktive Arthritis* angesehen, bei der als Ursache *unterschiedliche Erreger* in Frage kommen (Tabelle 5.5), die bei einem meist HLA-B27-positiven Patienten eine Arthritis auslösen. Erwähnt werden muß, daß ein Reiter-Syndrom auch bei Trägern des *humanen Immundefektvirus* auftreten kann[22] (vgl. Tabelle 5.8).

Die *morphologischen Veränderungen* an den Gelenken mit Synovialitis und Knorpel- und Knochenzerstörung sind *histologisch* nicht von denen der chronischen Polyarthritis abgrenzbar[5]; immunhistologische Parameter zur Differenzierung beider Krankheiten sind nicht bekannt.

Intestinale Arthritiden

Als intestinale Arthritiden werden Krankheiten bezeichnet, die mit *chronischen entzündlichen Darmleiden* (*Colitis ulcerosa*: 4–20%[5]; *Morbus Crohn*: 6–22%[5]; *Morbus Whipple*: 44%[5]; *intestinale Anastomosen*: 7–30%[5]; *Kollagenkolitis*: 7%[28]) assoziiert sind. Die *Pathogenese* der Gelenksymptome ist nicht eindeutig abgeklärt – es wird vermutet, daß partiell abgebaute Bakterien der intestinalen Flora die Gelenke als Antigene erreichen können[12]. Ungeklärt ist aber, ob bei diesen Patienten wirklich eine erhöhte Permeabilität des Darmes vorliegt – Untersuchungen an Patienten mit chronischer Polyarthritis führten zu der Ansicht, daß eine nachgewiesene erhöhte intestinale Permeabilität Folge einer Therapie mit nichtsteroidalen Antiphlogistika ist[19].

Mikroskopische Substrate sind bei der *Colitis ulcerosa* uncharakteristische Synovialitiden, beim *Morbus Whipple* sollen die charakteristischen Whipple-Zellen in der Synovialmembran vorliegen[5], und beim *Morbus Crohn* wird in einzelnen Fällen über das Auftreten von Epitheloidzellengranulomen berichtet[5,16a].

„Arthritis" bei Pankreaskrankheiten

Bei etwa 60 Patienten wurde bisher die *Triade Pannikulitis, Arthritis* und *Pankreaserkrankungen* beschrieben[30]. Synoviale Fettgewebsnekrosen und auch Knochennekrosen können ebenfalls vorkommen. Ursache der Fettgewebsnekrosen ist eine *Hyperlipasämie*. In einer eigenen Beobachtung lag bei einem Mann mit klinisch „unklaren periartikulären Abszessen" eine Hyperlipasämie von 1600 i.E. vor.

Transitorische Synovialitis des Hüftgelenkes

Sie wird als Entzündung unbekannter Ätiologie bei Kindern unter 10 Jahren angesehen (*„Gelenkschnupfen"*[31]); nach serologischen Untersuchungsbefunden von Tolat et al.[31a] kann sie evtl. die Folge unterschiedlicher *viraler Infektionen* sein. Sie stellt eine der häufigsten Ursachen für Hüftschmerzen im *Kindesalter* dar – ihre Diagnose ist eine Ausschlußdiagnose gegenüber bakterieller Arthritis, Osteitis, juveniler chronischer Arthritis, Trauma und Tumoren. In einzelnen Fällen kann sie ein frühes Symptom für einen zum Zeitpunkt der Synovialitis radiologisch noch nicht manifesten *Morbus Perthes* sein[23].

Tabelle 5.8. Rheumatische Symptome bei HIV-infizierten Patienten. (Nach Weyand u. Goronzy[35])

1. Arthralgien
2. Arthritiden
   - Reiter-Syndrom
   - Psoriasisarthritis
   - Spondylarthropathie-ähnliche Syndrome
   - HIV-assoziierte Arthritis
   - Septische Arthritis und Osteitis durch opportunistische Infektionen (Sporotrix schenkii, Cryptococcus neoformans, Salmonellen, Campylobacter fetus, Ureaplasma urealyticum)
3. Myopathien mit Einschluß der Polymyositis
4. Vaskulitiden
5. Sicca-Syndrom

Akquiriertes Immundefektsyndrom (AIDS)

Bei einzelnen Patienten wurden *stark schmerzhafte Arthritiden an den unteren Extremitäten* beobachtet, deren Ursache nicht eindeutig abgeklärt ist. Viren, unter Einschluß des humanen Immundefektvirus (HIV), werden angeschuldigt, wobei von Campbell et al.[13a] nachgewiesen wurde, daß HIV-Viren wohl direkt den Knorpel bzw. die Chondrozyten „infizieren" können. Das *histologische* Erscheinungsbild wird als gering ausgeprägte *lymphoplasmazelluläre Synovialitis* beschrieben[29]. Nach Calabrese et al.[13] sind „rheumatische" Symptome bei HIV-infizierten Patienten ein Zeichen des schnellen Fortschreitens der Grundkrankheit und damit einer schlechten Prognose. Das Spektrum der rheumatischen Syndrome, die bei HIV-infizierten Patienten auftreten können, ist in Tabelle 5.8 wiedergegeben.

Literatur

1.–8. Weiterführende Literatur (▷ S. 385)
9. Arnold MH, Tyndall A (1989) Poststreptococcal reactive arthritis. Ann Rheum Dis 48:686–688
10. Ayoub EM, Kaplan E (1991) Host-parasite interaction in the pathogenesis of rheumatic fever. J Rheumatol (Suppl 30) 18:6–13
11. Bitton Y, Joseph A, Weinhouse E, Moses S (1986) Review of 222 cases of acute rheumatic fever in Southern Israel (1974–1983). Pediatr Cardiol 7:199–201
12. Broek MF van den, Putte LBA van de, Berg WB van den (1988) Crohn's disease associated with arthritis: a possible role for cross-reactivity between gut bacteria and cartilage in the pathogenesis of arthritis. Arthritis Rheum 31:1077–1079
13. Calabrese LH, Kelley DM, Myers A, O'Connell M, Easley K (1991) Rheumatic symptoms and human immunodeficiency virus infection. Arthritis Rheum 34:257–263
13a. Campbell DG, Li P, Oakeshott RD (1996) HIV infection of human cartilage. J Bone Joint Surg [Br] 78:22–25
14. Cats A, Linden SM van der (1990) Spondyloarthropathies: An overview. In: Khan A (ed) Spine: Ankylosing spondylitis and related spondylarthropathies. State of the art reviews, vol 4. Hanley and Belfus, Philadelphia, pp 497–506

14a. Girschik HJ, Huppertz HI, Rüssmann H, Krenn V, Karch H (1996) Intracellular persistence of Borrelia burgdorferi in human synovial cells. Rheumatol Int 16:125–132
15. Granfors K, Jalkanen S, Lindberg AA et al. (1990) Salmonella lipopolysaccharide in synovial cells from patients with reactive arthritis. Lancet 335:685–688
16. Hermann E, Mayet W-J, Poralla T, Fleischer B, Meyer zum Büschenfelde K-H (1991) Neue Aspekte zur Pathogenese der reaktiven Arthritiden. Die gelben Hefte 31:156–163
16.a. Hermans PJ, Fievez ML, Descamps CL, Aupaix MA (1984) Granulomatous synovitis and Crohn's disease. J Rheumatol 11:710–712
17. Herrlinger JD, Asmussen J-U (1992) Long term prognosis in yersinia arthritis: clinical and serological findings. Ann Rheum Dis 51:1332–1334
18. Herzer P (1988) Lyme arthritis in Europe: Comparisons with reports from North America. Ann Rheum Dis 47:789–790
18a. Huppertz H-I, Karch H, Suschke H-J et al. (1995) Lyme arthritis in European children and adolescents. Arthritis Rheum 38:361–368
19. Jenkins RT, Rooney PJ, Jones DB, Bienenstock J, Goodacre RL (1987) Increased intestinal permeability in patients with rheumatoid arthritis: a side-effect of oral nonsteroidal anti-inflammatory drug therapy? Br J Rheumatol 26:103–107
20. Johnston YE, Duray PH, Steere AC et al. (1985) Lyme arthritis. Spirochetes found in synovial microangiopathic lesions. Am J Pathol 118:26–34
21. Karch H, Huppertz H-I (1992) Repeated detection of Borrelia burgdorferi DNA in synovial fluid of a child with Lyme arthritis. Rheumatol Int 12:227–229
22. Kaye BR (1989) Rheumatologic manifestations of infection with human immunodeficiency virus (HIV). Ann Intern Med 111:158–167
23. Landin LA, Danielsson LG, Wattsgard C (1987) Transient synovitis of the hip. Its incidence, epidemiology and relation to Perthes' disease. J Bone Joint Surg [Br] 69:238–242
24. Lind J (1963) Morbus rheumaticus. In: Fanconi G, Wallgren A (Hrsg) Lehrbuch der Pädiatrie. Schwabe Co, Basel Stuttgart, S 540
24a. Magro CM, Crowson AN, Peeling R (1995) Vasculitis as the basis of cutaneous lesions in Reiter's disease. Hum Pathol 26:633–638
25. Matteson EL, Beckett VL, O'Fallon WM, Melton LJ, Duffy J (1992) Epidemiology of Lyme disease in Olmsted County, MN, 1975–1990. J Rheumatol 19:1743–1745
26. Nikkari S, Merilahti-Palo R, Saario R et al. (1992) Yersinia-triggered reactive arthritis. Arthritis Rheum 35:682–687
27. Rahman MU, Cheema MA, Schumacher HR, Hudson AP (1992) Molecular evidence for the presence of chlamydia in the synovium of patients with Reiter's syndrome. Arthritis Rheum 35:521–529
28. Roubenoff R, Ratain J, Giardiello F et al. (1989) Collagenous colitis, enteropathic arthritis, and autoimmune diseases: Results of a patient survey. J Rheumatol 16: 1229–1232
29. Rynes RI, Goldenberg DL, Digiacomo R et al. (1988) Acquired immunodeficiency syndrome-associated arthritis. Am J Med 84:810–816
30. Saag KG, Niemann TH, Warner CA, Naides SJ (1992) Subcutaneous pancreatic fat necrosis associated with acute arthritis. J Rheumatol 19:630–632
31. Thabe H (1989) Andere Arthropathien. In: Fehr K, Miehle W, Schattenkirchner M, Tillmann K (Hrsg) Rheumatologie in Praxis und Klinik. Thieme, Stuttgart New York, S 7.292
31a. Tolat V, Carty H, Klenerman L, Hart CA (1993) Evidence for a viral aetiology of transient synovitis of the hip. J Bone Joint Surg [Br] 75:973–974
32. Valesová M, Trnavsky K, Hulínská D et al. (1989) Detection of borrelia in the synovial tissue from a patient with Lyme borreliose by electron microscopy. J Rheumatol 16: 1502–1505
33. Veasy LG, Wiedmeier SE, Orsmond GS et al. (1987) Resurgence of acute rheumatic fever in the intermountain area of the United States. N Engl J Med 316:421–427
34. Wallace MR, Garst PD, Papadimos TJ, Oldfield EC (1989) The return of acute rheumatic fever in young adults. JAMA 262:2557–2561
35. Weyand CM, Goronzy JJ (1992) HIV infection and rheumatic diseases – autoimmune mechanisms in immunodeficient hosts. Z Rheumatol 51:55–64
36. Zemel LS (1992) Lyme disease. A pediatric perspective. J Rheumatol (Suppl 34) 19:1–13

Chronischer entzündlicher Gelenkrheumatismus

Chronische Polyarthritis

Synonym: Rheumatoide Arthritis

Definition. Die chronische Polyarthritis (c.P.) ist eine *über Jahre* verlaufende *entzündliche* Gelenkkrankheit *unbekannter Ätiologie*, die zu bleibenden Gelenkzerstörungen führen kann, deren *Verlauf* im Einzelfall jedoch nicht voraussagbar ist[28].

Klinische Charakteristika. Die Diagnose chronische Polyarthritis *ist eine klinische Diagnose*. Sie basiert auf Krankheitssymptomen, die in einem *Merkmalskatalog* zusammengefaßt sind. Nach der revidierten Klassifikation[9] liegt eine chronische Polyarthritis vor, wenn *mindestens 4 der 7 in Tabelle 5.9 aufgeführten Kriterien erfüllt* sind. Dabei wird gefordert, daß die Kriterien 1 bis 4 über einen Zeitraum von 6 Wochen vorhanden sind. *Histologische Untersuchungsbefunde spielen bei der Diagnose keine Rolle mehr.*

Orte der *initialen Manifestation* der Krankheit sind in Tabelle 5.10 nach Gelenktyp und Befallsmuster zusammengefaßt.

Epidemiologie. Die c.P. tritt weltweit auf, sie kommt bei *allen Rassen* und in *allen sozialen Schichten* vor und

Tabelle 5.9. Klinische Kriterien für die Diagnose der c.P. (Nach Arnett et al.[9])

1. Morgensteifigkeit
2. Arthritis von mehr als 3 Gelenken
3. Arthritis der Handgelenke
4. Symmetrische Arthritis
5. Rheumaknoten
6. Positiver Serumrheumafaktor
7. Radiologische Veränderungen (Erosionen und subchondrale Dekalzifikation)

Tabelle 5.10. Initiale Manifestationen der chronischen Polyarthritis. (Nach Halla et al.[31])

Gelenktyp:	Kleine Gelenke	31%
	Mittlere Gelenke	16%
	Große Gelenke	28%
	Kombination	25%
Gelenkmuster:	Monoartikulär	21%
	Oligoartikulär	44%
	Polyartikulär	35%

wird in kalten Zonen nicht häufiger als in warmen Zonen der Erde angetroffen[28]. Ihre *Prävalenz* wird mit 0,7% bei Männern und 1,6% bei Frauen angegeben[41]. Etwas detailliertere Aufschlüsselungen zeigen, daß die Prävalenz mit *steigendem Lebensalter* zunimmt und daß *Frauen* häufiger betroffen sind (Abb. 5.19). Alle solchen Zahlenangaben „leiden unter den methodologischen Schwierigkeiten, die Krankheit zu definieren"[28]. Nach neueren Erhebungen wird bei 45- bis 64jährigen Frauen eine geringere Prävalenz mit 1,2% gefunden, was für eine abnehmende Inzidenz spricht[66]. Träger des *HLA-DR4-Histokompatibilitätsantigens* erkranken überzufällig häufig[26].

Familiäre Häufungen sind bekannt, dennoch „schlägt" diese Belastung nur in wenigen Familien durch, da Verwandte ersten Grades von Patienten mit c.P. nur gering häufiger erkranken[23]. Die Konkordanz liegt bei eineiigen Zwillingen bei nur 21% – *Umweltfaktoren* müssen eine auslösende Rolle spielen[11].

Ätiologie, Pathogenese. Die Ätiologie der c.P., die wohl keine Krankheitsentität, sondern eine *„synoviale Reaktion"* auf *unterschiedliche „Krankheitsauslöser"* darstellt, ist weiterhin *verborgen.*

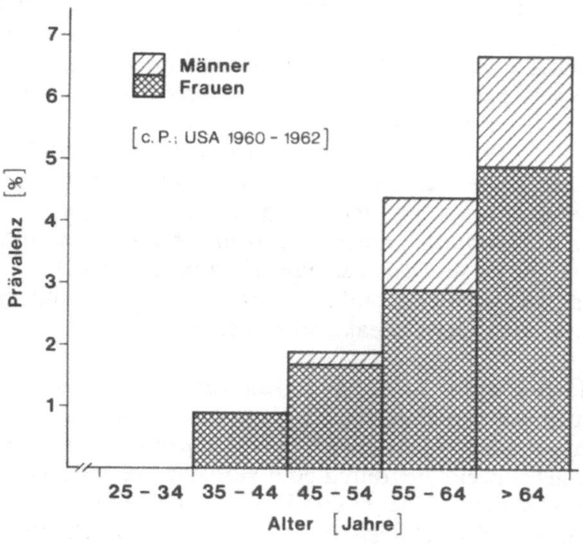

Abb. 5.19. Alters- und Geschlechtsverteilung von Patienten mit chronischer Polyarthritis, USA 1960–1962 (Nach Lawrence et al.[41])

Die Vorstellung, daß sie eine *Autoimmunreaktion gegen körpereigene Substanzen* (IgG bzw. Kollagen) sei, ist wenig gefestigt[32]. *Rheumafaktoren* kommen bei nichtrheumatischen Krankheiten und mit steigendem Lebensalter auch bei gesunden Blutspendern vor[27]. Das Erscheinen von Serumantikörpern gegen *Typ-II-Kollagen* geht dem klinischen Beginn der Krankheit nicht voraus[48]. Auch kommen Anti-Kollagen-Antikörper gegen verschiedene Kollagentypen, wenn auch in geringer Quantität, bei Gesunden vor[22]. Die interessanten experimentellen Befunde über „Kollagenarthritiden" bei Nagetieren können somit nicht auf den Menschen übertragen werden – bedacht werden muß auch, daß bei der Induktion solcher Arthritiden arthritogene Substanzen zusammen mit inkomplettem Freund-Adjuvans appliziert werden – von letzterem ist bekannt, daß es bei einzelnen Rattenstämmen auch ohne Kollagenzusatz eine Arthritis auslösen kann[16].

Der Beweis, daß menschliches *T-Zell-lymphotropes Virus Typ I, Röteln-, Zytomegalie-, Herpesvirus* oder *Mykoplasmen* krankheitsauslösend sind, wurde bisher nicht erbracht[32]. Neuerdings wird mit der Möglichkeit gerechnet, daß *Parvoviren* eine Bedeutung zukommen könnte – Saal et al[62]. wiesen im synovialen Gewebe von Patienten mit c.P. in 65% *Parvovirus-B19-DNS* nach – diese Virus-DNS wurde aber auch bei 16,7% der Patienten ohne c.P. detektiert. Die Autoren folgern daraus, daß *Parvoviren* eine Rolle in der Pathogenese der c.P. spielen *können*, können jedoch nicht ausschließen, daß die entzündete Synovialmembran lediglich einen idealen *Persistenzort* für diese Viren darstellt.

Das Erregerkonzept der c.P. wird weiter verfolgt – nach Burmester[14] ist es in zwei Hypothesen zu zerlegen. Nach seiner *„permanent hit"-Theorie* können Erreger in der Synovialmembran Ursache der Krankheit sein – es ist allerdings bisher aus methodischen Gründen nicht gelungen, das mikrobielle Agens nachzuweisen. Nach der von ihm favorisierten *„hit and run"*-Hypothese* wird angenommen, daß ein mikrobieller Erreger die Krankheit initiiert, dann aber vom Immunsystem eliminiert wird. In der initialen Phase der Auseinandersetzung von Immunsystem mit ursächlichem Agens kann es nun zu einer veränderten Immunantwort gekommen sein, die sich gegen körpereigene Gewebsstrukturen wendet (*molekulares Mimikry* bzw. *Kreuzreaktion*). Dabei ergibt sich die Möglichkeit, daß, vergleichbar den reaktiven Arthritiden (▷ S. 405), eine *Immunreaktion*, die evtl. gegen *bakterielle Heat-shock-Proteine* gerichtet war, fortbesteht und sich gegen körpereigene Heat-shock-Proteine richtet, da zwischen den bakteriellen und animalischen Streßproteinen große molekulare Ähnlichkeiten konserviert wurden[71].

Die pathogenetische Bedeutung der *Rheumafaktoren* wird weiter diskutiert. Mannik[44] ist der Meinung, daß Immunglobulin-M-Rheumafaktoren nach der Bindung mit Immunkomplexen oder aggregiertem Immun-

* (hit and run driver = „Fahrerflucht")

globulin G und Immunglobulin-G-Rheumafaktoren nach ihrer Selbstassoziation zu *Immunkomplexen* über eine Aktivierung des Komplementsystems eine Entzündung auslösen können. Dem steht die Ansicht gegenüber, daß die Synovialitis bei der c.P. nicht durch Immunkomplexe induziert wird, sondern daß sie eine *zellvermittelte Reaktion* darstellt, bei der antigenpräsentierende Zellen, T-Zellen, Makrophagen und Synoviozyten sowie verschiedene Zytokine die dominante Rolle spielen[56]. Als initialer Schritt der Entzündungsinduktion wird von Harris[32] die Präsentation eines bisher unbekannten Antigens von Makrophagen oder dendritischen Zellen der Synovialmembran an T- Lymphozyten angenommen. Der nachfolgenden Stimulierung von T- und B-Zellen folgt ihre Proliferation. Zytokine der T-Lymphozyten werden verantwortlich gemacht für eine Angiogenese und die Adhärenz von Lymphozyten an Endothelzellen der Blutgefäße mit nachfolgender Emigration in das synoviale Gewebe; follikulär angeordnete lymphozytäre Infiltrate sind das Resultat. Die gesteigerte Emigration von Makrophagen trägt zur Verbreiterung der Deckzellschicht bei. Die Reifung der B-Zellen zu Plasmazellen geht mit einer Rheumafaktorsynthese einher. Immunkomplexe können verantwortlich sein für Gefäßschädigungen und daraus resultierendem fokalem Erscheinen neutrophiler Granulozyten, insbesondere in Bereichen von synovialen Ulzerationen mit deckendem Fibrin. Die gesteigerte Gefäßdurchlässigkeit ist Ursache für den begleitenden entzündlichen Gelenkerguß. Eine gesteigerte Synthese extrazellulärer Matrix erklärt zusammen mit der gesteigerten Zellproliferation und den entzündlichen zellulären Infiltraten die synoviale Gewebsvermehrung, die sich makroskopisch häufig in einer villösen Hyperplasie äußert; Verwachsungen der Zotten untereinander verbreitern die Synovialmembran.

Die wohl schon sehr früh im Krankheitsverlauf einsetzende *Zerstörung von Knorpel- und Knochengewebe* ist die Ursache des bei einem Teil der Patienten sich einstellenden Gelenkleidens.

Nach dem Konzept der durch Mediatoren vermittelten *„chondrozytären Chondrolyse"* stimulieren Interleukin 1α und β die Chondrozyten zur Synthese von matrixabbauenden Metalloproteinasen, evtl. unterstützt durch einen Kofaktor der Synovialflüssigkeit[34]. Morphologische Bestätigungen für dieses Konzept wurden bei der c.P. bisher nicht erbracht[51]. Der Hypothese dieser *„intrinsischen" Zerstörung* ist das Konzept der *„extrinsischen" Zerstörung* gegenüberzustellen. Wenn auch nicht unwidersprochen, so darf dennoch angenommen werden, daß die Knorpelzerstörung zumindest teilweise durch Zellen der Synovialflüssigkeit, insbesondere *neutrophile Granulozyten*[38], zustande kommt, auch wenn ein Teil dieser Zellen den programmierten Zelltod (Apoptose) erleidet, und, von Makrophagen phagozytiert, nicht mehr destruktiv wirksam wird[35]. Lokal im Gelenk synthetisiertes Interleukin 1 kann nach Lent et al.[42a] Ursache für einen erhöhten Influx von Zellen in die Gelenkhöhle sein. Vitale neutrophile Granulozyten des Gelenkergusses können an der Knorpeloberfläche adhärieren und hier durch Immunkomplexe aktiviert werden[19,20]. Ein Fibrinfilm, der diese Zellen zum Gelenkraum hin abdeckt, kann verhüten, daß Inhibitoren der Synovialflüssigkeit wirksam werden, so daß ihre lytischen Enzyme wie auch Enzyme adhärenter Makrophagen[72], wobei insbesondere die Elastase in Frage kommt[55], den Knorpel von seiner Oberfläche her abbauen können. Eventuell spielt für die Knorpelzerstörung auch das von aktivierten neutrophilen Granulozyten gebildete *Wasserstoffperoxid* (H_2O_2) eine Rolle, das auf Chondrozyten toxisch wirkt[63], womit es zu einer Reduktion des Knorpelproteoglykangehaltes kommt. Die an der Knorpeloberfläche ablaufenden Veränderungen haben somit eine gewisse Ähnlichkeit mit bakteriellen Arthritiden (▷ S. 396), die Knorpelinvasion durch neutrophile Granulozyten betrifft bei der c.P. allerdings nur *oberflächlichste* Knorpelbereiche[29a,52a].

Als bedeutendster Faktor für die Knorpel- und Knochenzerstörung wird das *Pannusgewebe* angesehen, das sich als proliferierendes Granulationsgewebe von den synovialen Insertionen auf die *Knorpeloberfläche* erstreckt, und das auch von den synovialen Recessus unter Destruktion des kortikalen Knochens in den *subchondralen Markraum* eindringt und hier mit Osteoklasten den Knochen abbaut[52]. Für die fortschreitende Zerstörung des Knorpels kommen somit *Oberflächen-* und *Markpannus* in Frage, die insbesondere in Phasen hoher Floridität durch Säume neutrophiler Granulozyten an der unmittelbaren Pannus-Knorpel-Grenzregion gekennzeichnet sind[5]. *Lytische Enzyme* der neutrophilen Granulozyten, Makrophagen und evtl. auch Fibroblasten sind dann für den fortschreitenden Knorpelabbau verantwortlich.

Die pannöse Destruktion wird bevorzugt an kleinen nicht gewichtbelasteten Gelenken angetroffen – an großen Gelenken wie Knie und Hüfte finden sich häufig die Zeichen der *sekundären Arthrose*. Nicht unterschätzt werden dürfen *ischämische Knochennekrosen*, die sich besonders bei Patienten *unter Kortikosteroidtherapie* entwickeln.

Zur Erklärung der Pathogenese der klinischen Symptome sollte nicht vergessen werden, daß in frühen, sicher aber in späten Phasen sog. *„sekundäre Mediatoren der Entzündung"* wie *Knorpel-* und *Knochensequester* eine fibrinöse *Detritussynovialitis* induzieren, die bei fortgeschrittener Krankheit ganz im Vordergrund der synovialen Gewebsreaktion stehen kann[47].

Morphologie. In Abhängigkeit von der Entzündungsdauer werden unterschiedliche *intraoperative* Erscheinungsbilder beschrieben[68a,69]. Die *proliferative Phase* ist gekennzeichnet durch eine Vermehrung des synovialen Gewebes, begleitet von Ergüssen und Fibrinexsudaten. Der *destruktiven Phase* liegt eine fortschreitende Entwicklung des Pannusgewebes zugrunde, das auf Knorpel und Knochen übergreift, die *ausgebrannte Phase* ist gekennzeichnet durch eine synoviale Fibrose.

Synovialmembran. *Makroskopisch* unterscheiden sich Operationspräparate des synovialen Gewebes in Abhängigkeit von der Größe des Gelenkes und der operativen Technik. Von kleinen und mittelgroßen Gelenken werden meist zottige Gewebsfragmente übersandt; Synovialektomiepräparate der Kniegelenke dagegen bieten eine gute Übersicht über das Ausmaß der synovialen Veränderungen. Solche Präparate bestehen aus *villösen* (Abb. 5.20a) und *flachen*, oft *fibrösen Gewebszonen* (Abb. 5.20d). Die flachen Bereiche werden häufig von *Fibrinpräzipitaten* bedeckt, große Fibrinzotten (Abb. 5.22a) kommen vor, fortgeschritten organisiertes Fibrin bedeckt als Häubchen Zotten aus Granulationsgewebe. Das Lumen kann *Reiskörperchen* enthalten (Abb. 5.23a). Schwierig ist meist die Beurteilung des Kapselgewebes der Hüftgelenke – bei etwas intensiverem Suchen findet man auch hier zottige Bereiche, an denen die Charakteristika der Entzündung nachweisbar sind.

Mikroskopisch bleibt in Ermangelung „harter“ Daten, die zur Diagnose „chronische Polyarthritis“ führen können, nur das Aufzählen von Veränderungen, die mit mehr oder minder großer Wahrscheinlichkeit dafür sprechen, daß *„strukturelle Veränderungen vorliegen, die mit der Diagnose einer chronischen Polyarthritis vereinbar sind“*. Damit findet die „Nichtwürdigung“ des histologischen Befundes im Kriterienkatalog (Tabelle 5.9) eine Begründung.

Bei der histologischen Betrachtung operativ entnommener Gewebe wird immer wieder auffallen, daß Veränderungen vorliegen, die nicht mit den klinischen Angaben korrelieren – trotz fortgeschrittener Gelenkzerstörungen und daraus resultierendem Verlust der Lebensqualität können Synovialektomiepräparate zur Beurteilung kommen, an denen vom *pathologisch-anatomischen* Aspekt her Skepsis an der *klinischen* Diagnose auftreten kann. Der klinisch tätige Kollege wird solche Zweifel jedoch meist mit einem Lächeln quittieren.

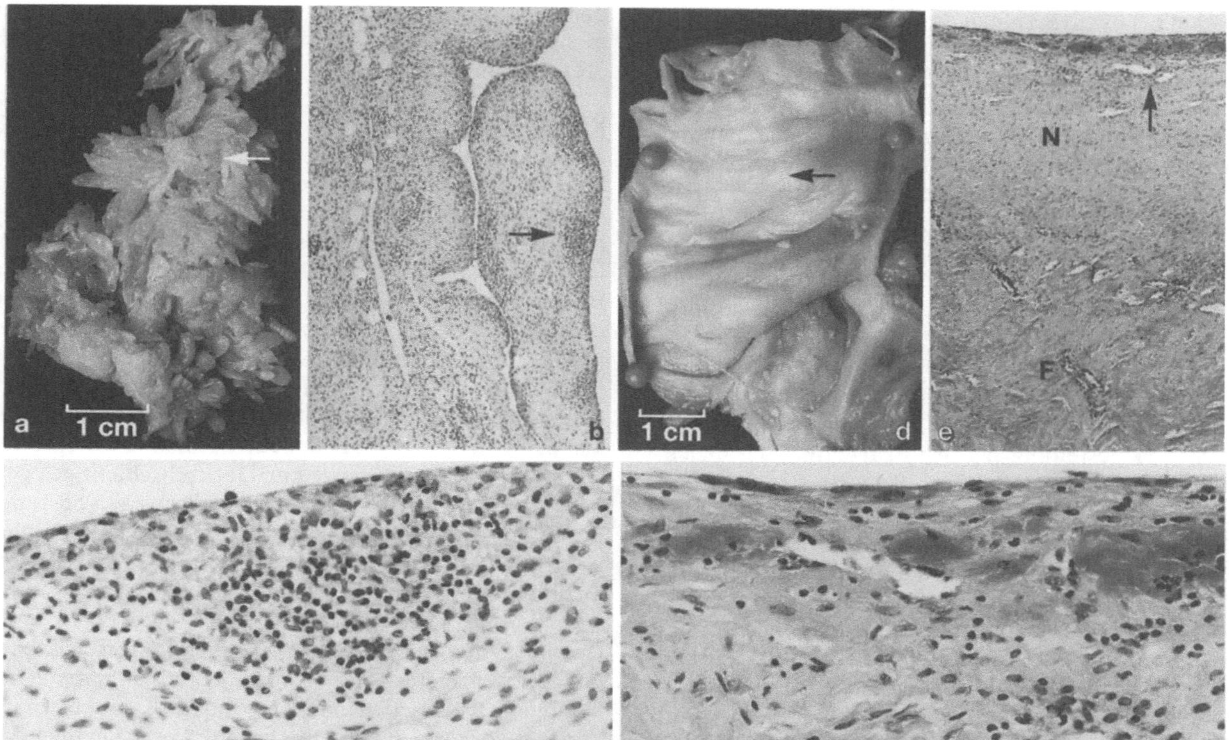

Abb. 5.20a–f. Unterschiedliche strukturelle Veränderungen *eines* Synovialektomiepräparates des Kniegelenkes bei chronischer Polyarthritis (geringe chronische Synovialitis; c.P. seit 9 Jahren). **a** Villöser Bereich. **b** Schnittpräparat aus der in **a** durch *Pfeil* gekennzeichneten Region: Synoviale Zotten mit geringer entzündlich-zellulärer Infiltration. HE, 85 : 1. **c** Stärkere Vergrößerung aus **b** (*Pfeil*): Kleines lymphoplasmazelluläres Infiltrat unter der nicht verbreiterten Deckzellschicht. HE, 220 : 1. **d** Flacher vernarbter Bereich. **e** Schnittpräparat aus der in **d** durch Pfeil gekennzeichneten Region: Synoviales Narbengewebe (*N*), recht gut von der fibrösen Synovialmembran (*F*) abgegrenzt, mit Spuren oberflächlich eingeschlossenen Fibrins. HE, 35 : 1. **f** Stärkere Vergrößerung aus **e** (*Pfeil*): Im Narbengewebe eingeschlossen Reste von Fibrin, darüber neugebildete Deckzellschicht aus fibroblastenähnlichen Zellen. HE, 220 : 1

Das *histologische Erscheinungsbild* ist durch mannigfaltige strukturelle *Veränderungen* gekennzeichnet, die abhängig sind vom *Stadium der Krankheit*, der *Floridität*, der *Funktion* und *Größe des Gelenkes* sowie der *intraartikulären Lokalisation*. Oft bleibt zudem unklar, welche Läsionen Folge der Grundkrankheit und welche Folge diverser intraartikulärer „Therapien“ oder auch begleitender Infektionen sind.

Entsprechend der WHO-Definition der Atherosklerose** können die synovialen Veränderungen zusammengefaßt werden als „variabel ausgeprägte Vermehrung synovialer Zotten mit mehr oder weniger verbreiterter Deckzellschicht unter Einschluß mehrkerniger Riesenzellen sowie unterschiedlich ausgeprägten Fibrinexsudaten oft in zottiger Form, begleitet von fibrinbedeckten synovialen Ulzerationen und zellulären entzündlichen Infiltraten aus Lymphozyten, Plasmazellen, neutrophilen Granulozyten, Makrophagen und Gruppen aus Siderophagen sowie Einschlüsse von Knorpel- und Knochenfragmenten.“ Alle aufgeführten Veränderungen sind oft in einem einzigen Synovialektomiepräparat anzutreffen.

Das mannigfaltige Erscheinungsbild erklärt einerseits unsere mangelnden Kenntnisse über Ätiologie und Pathogenese und erschwert andererseits eine „Klassifizierung“ der synovialen Veränderungen. Eine praktikable *Klassifikation* in folgende Formen der Synovialitiden wird deshalb vorgeschlagen:

- *geringe* chronische Synovialitis,
- *klassische* chronische Synovialitis *ohne* Floridität,
- *klassische* chronische Synovialitis *mit* Floridität,
- Detritussynovialitis.

Diese Einteilung übertreibt nicht die Bedeutung histologischer Befunde, kann aber dennoch dem klinischen Kollegen Hilfestellung bei der Beurteilung der Gelenkläsionen geben.

Auch bei einer solchen Bewertung muß bewußt bleiben, daß die synovialen Veränderungen in unterschiedlichen Regionen des Gelenkes verschieden sind. Während in den *villösen* Gewebsbereichen (Abb. 5.20a) eines einzigen Gelenkes häufig eine *zelluläre entzündliche Infiltration* der Zotten nachweisbar ist (Abb. 5.20b, c), zeigen *flache* Gewebsbereiche (Abb. 5.20d) meist ein *Narbengewebe*, eventuell mit Residuen von Fibrin (Abb. 5.20e, f). Damit wird die Empfehlung zur Untersuchung verschiedener Gewebsregionen (▷ S. 389) verständlich.

** WHO-Definition: Variable Kombination von Intimaveränderungen, bestehend aus herdförmigen Ansammlungen von Lipiden, komplexen Kohlehydraten, Blut und Blutbestandteilen, Bindegewebe und Kalziumablagerungen, verbunden mit Veränderungen der Arterienmedia.

Geringe chronische Synovialitis. Das Gewebe ist gekennzeichnet durch Zotten mit evtl. *leichter Verbreiterung der Deckzellschicht* und *fokalen lymphoplasmazellulären Infiltraten* (Abb. 5.20b, c und 5.22d). Umschriebene *Fibrinpräzipitate* können in fortgeschrittener Organisation vorliegen (Abb. 5.20e, f). Auch wenn in den synovialen Zotten oft nur eine geringfügige zelluläre entzündliche Infiltration vorkommt, kann die etwas deutlichere Vermehrung von Fibroblasten und Kollagen eine Abgrenzung zur synovialen Reaktion bei der Arthrose erlauben, da bei dieser meist ein locker gefügtes hyaluronatreiches Bindegewebe, in der HE-Färbung deutlich basophil, mit wenigen perivaskulären lymphoplasmazellulären Infiltraten, vorliegt (vgl. Abb. 5.60d, e).

Klassische chronische Synovialitis ohne Floridität. Sie ist gekennzeichnet durch eine *villöse Hyperplasie* mit unterschiedlich stark *verbreiterter Deckzellschicht* und evtl. wiederum spärlichen *Fibrinpräzipitaten* an der synovialen Oberfläche. Das synoviale Stroma ist ausgefüllt mit *dichten lymphoplasmazellulären Infiltraten*, wobei Plasmazellen, manchmal mit Russelschen Körperchen, überwiegen können. Keimzentren werden nicht selten in den *Lymphfollikeln* angetroffen (Abb. 5.21a, b und 5.23b).

Klassische chronische Synovialitis mit Floridität. Die strukturellen Veränderungen gleichen weitgehend denen der klassischen Form ohne Floridität. Ein näheres Betrachten wird allerdings einerseits *vermehrte Fibrinexsudationen* mit *synovialen Ulzerationen* erkennen lassen und zum anderen als Zeichen der Floridität der Entzündung eine herdförmige Infiltration des synovialen Gewebes mit *neutrophilen Granulozyten* (Abb. 5.21c, d), die nach Schumacher et al.[63b] in frühen Phasen der Erkrankung häufig vorkommen. Ball[10] bezeichnete diese Herde mit neutrophilen Granulozyten als *„explosive foci“*. Die neutrophilen Granulozyten sind häufig an der Grenze zur Deckzellschicht gelegen, herdförmig wird die *breite Deckzellschicht* von ihnen durchwandert (Abb. 5.21e, f), hin und wieder sind phagozytierte neutrophile Granulozyten in den Deckzellen anzutreffen.

Detritussynovialitis. Als Folge einer fortgeschrittenen Diarthrosenzerstörung werden *Gewebsfragmente* aus hyalinem Knorpel, Knochen und evtl. auch Faserknorpel vorhanden sein, die in der überwiegenden Anzahl der Fälle die Ursache für eine starke Fibrinexsudation sind. Die Gewebsfragmente sind in *fibrinösen synovialen Zotten* anzutreffen (Abb. 5.22b, c), können aber auch Ursache für die Bildung von *Reiskörperchen* sein, die sich häufig in Synovialektomiepräparaten des Schultergelenkes finden (Abb. 5.23c, d). Mit fortschreitender Organisation des Fibrins gelangen diese Gewebsfragmente in das Granulationsgewebe und werden teilweise abgebaut, in vielen Fällen sind Knochenfragmente aber noch in der vernarbten Synovialmembran ent-

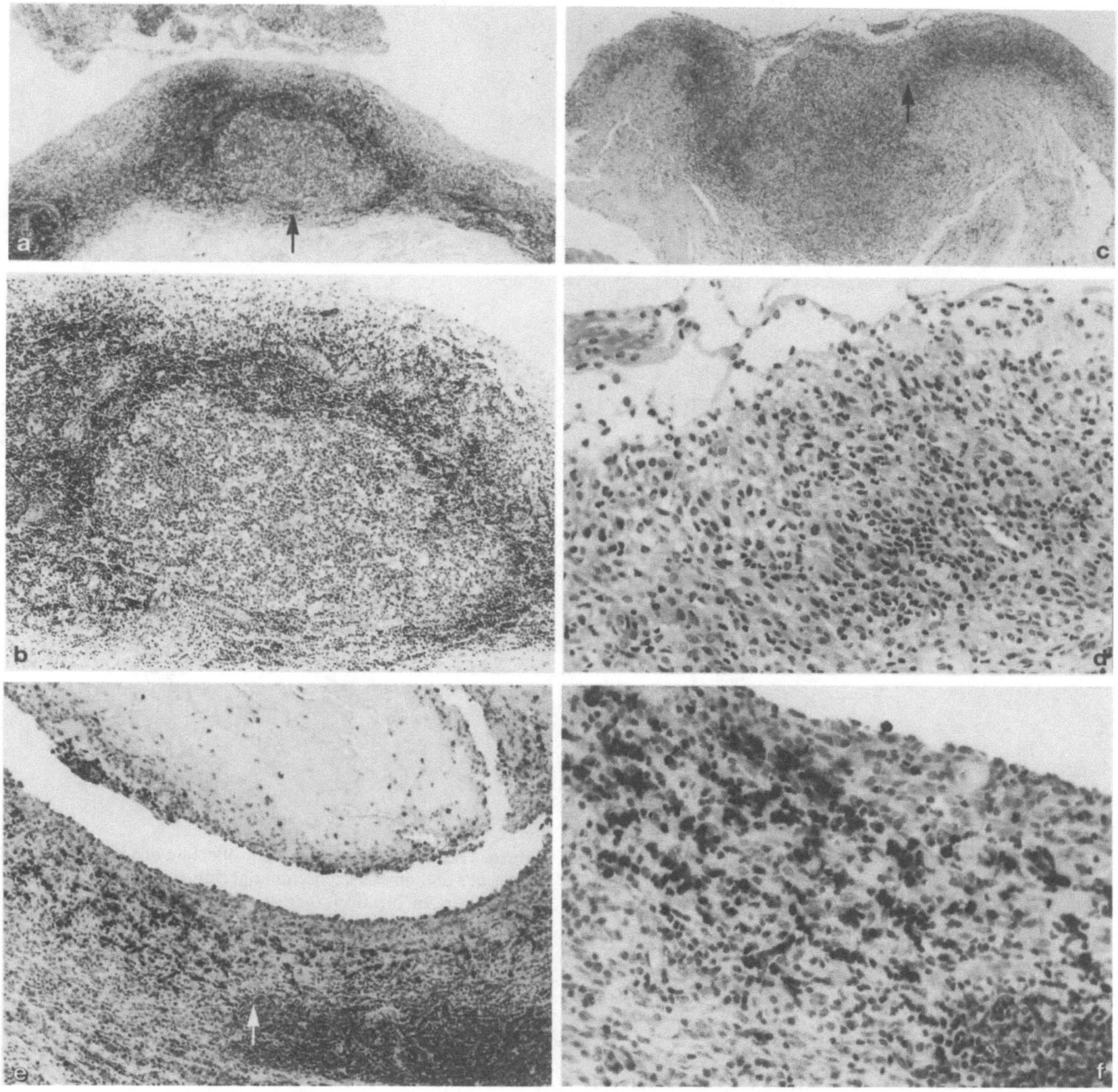

Abb. 5.21 a–f. Unterschiedliche mikroskopische Erscheinungsformen der chronischen Polyarthritis. **a** Klassische chronische Synovialitis ohne Floridität mit Lymphfollikel mit Keimzentrum. HE, 35 : 1. **b** Stärkere Vergrößerung des Lymphfollikels aus **a** (*Pfeil*). HE, 85 : 1. **c** Klassische chronische Synovialitis mit Floridität: Synoviales Gewebe mit Fibrinfäden an der Oberfläche und dichter zellulärer entzündlicher Infiltration. HE, 35 : 1. **d**) Stärkere Vergrößerung aus **c** (*Pfeil*): Durchsetzung des synovialen Gewebes mit neutrophilen Granulozyten. HE, 220 : 1. **e** Klassische chronische Synovialitis mit Floridität: Dichte entzündlich-zelluläre Infiltration in der Synovialmembran mit follikulär angeordneten lymphoplasmazellulären Infiltraten und nicht frischem Fibrinexsudat. Naphthol-AS-D-Chlorazetat-Esterase-Reaktion, Hämalaun, 85 : 1. **f** Stärkere Vergrößerung aus **e** (*Pfeil*): Durchwanderung des synovialen Gewebes von großer Anzahl neutrophiler Granulozyten. Naphthol-AS-D-Chlorazetat-Esterase-Reaktion, Hämalaun, 220 : 1

halten. *Mehrkernige Riesenzellen*, teils vom Typ der Fremdkörperriesenzellen, teils vom Typ der Osteoklasten[70], kommen wohl bevorzugt bei dieser Form der Synovialitis vor. Eine ausgeprägte *Siderose* kann vorliegen. Neben diesen strukturellen Veränderungen können in unterschiedlicher Ausprägung die Zeichen der geringen oder klassischen chronischen Synovialitis vorliegen.

Immunhistologische Untersuchungsbefunde haben zu interessanten Ergebnissen geführt, dennoch gibt es *keine* immunpathologischen Parameter, die die Diagnose einer chronischen Polyarthritis *„beweisen"*. Panayi et al.[56] fassen die immunhistologischen Veränderungen am synovialen Gewebe wie folgt zusammen: „Charakterisiert ist die Synovialmembran durch perivaskuläre Ansammlungen von *vorwiegend CD4-positiven T-Zel-*

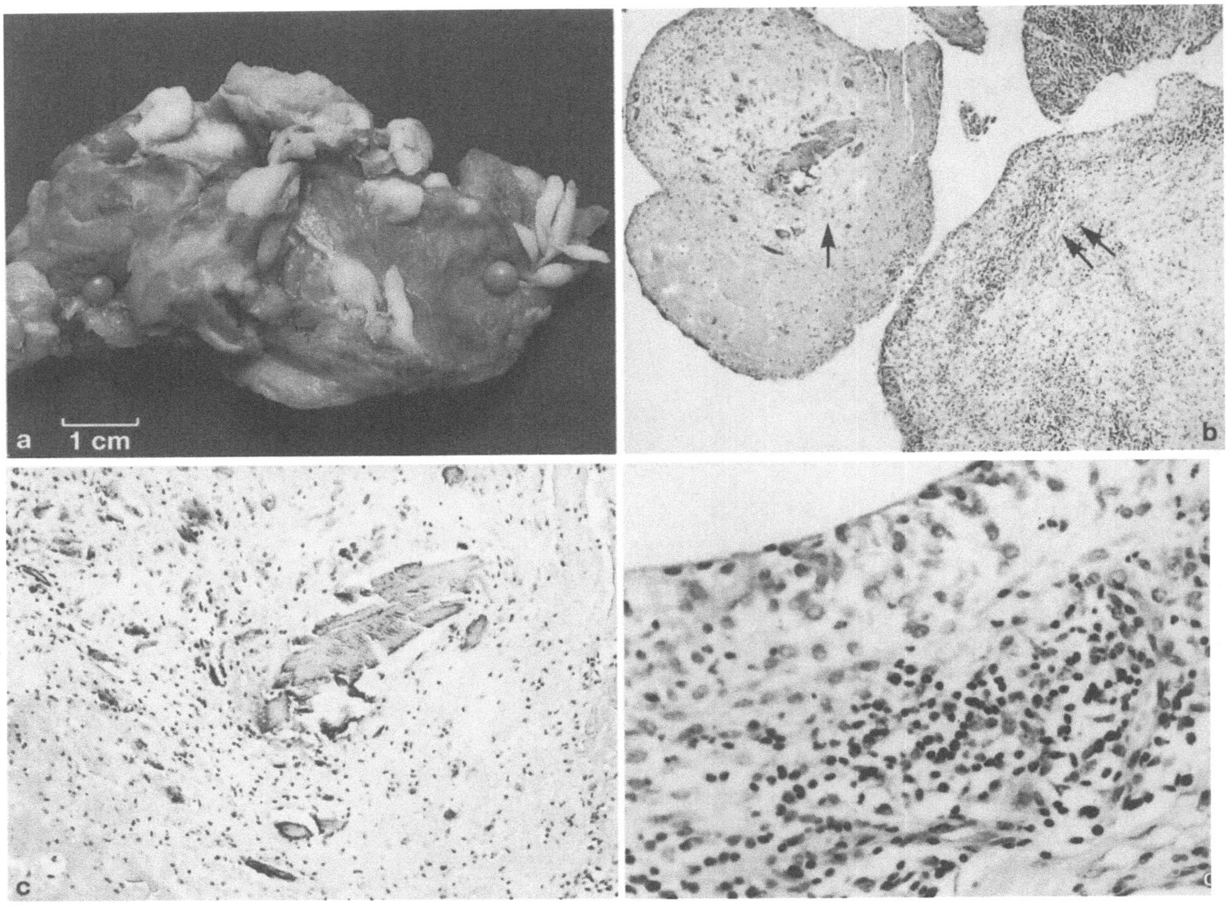

Abb. 5.22a–d. Detritussynovialitis bei chronischer Polyarthritis. **a** Synoviales Gewebe bedeckt von Fibrinzotten. **b** Fibrinzotte mit eingeschlossenen Knochensequestern und angrenzende Synovialmembran mit geringer lymphoplasmazellulärer Infiltration. HE, 35:1. **c** Stärkere Vergrößerung aus **b** (*Pfeil*): Knochensequester im Fibrin. HE, 85:1. **d** Stärkere Vergrößerung aus **b** (*Doppelpfeile*): Unter der breiten Deckzellschicht gering ausgeprägte lymphoplasmazelluläre Infiltration (geringe chronische Synovialitis). HE, 220:1

len und auch *CD8-positiven T-Zellen* sowie *B-Lymphozyten* in der Übergangszone an der Peripherie der follikulär angeordneten lymphozytären Infiltrate. Sowohl Makrophagen als auch T- und B-Zellen sind aktiviert".

Synoviale Rheumagranulome. Operationspräparate großer Gelenke lassen Rheumagranulome meist vermissen; am Kniegelenk stellen sie eine Rarität dar. Häufiger finden sie sich in Präparaten kleiner Gelenke (insbesondere Handgelenke bzw. Sehnenscheiden), entweder als nekrotische Sehnenanteile (vgl. Abb. 5.85), die von Zellpalisaden umgeben werden[3], oder in Form charakteristischer Rheumagranulome (▷ S. 416).

Menisken. *Makroskopisch* sind sie meist fortgeschritten *zerstört* und in *fibrilläres Gewebe* umgewandelt (Abb. 5.24a).

Mikroskopisch finden sich neben *fibrinbedeckten Einrissen* (Abb. 5.24b) auch in der Matrix der zerfurchten Oberfläche einzelne *neutrophile Granulozyten* (Abb. 5.24c). Ihre Lokalisation innerhalb der Meniskusmatrix unterstützt die Vorstellung, daß sie an der entzündlichen Knorpeldestruktion beteiligt sind[53].

Gelenkknorpel. *Makroskopisch* zeigen kleine Gelenke unterschiedlich ausgestanzte *Knorpel-* und *Knochendefekte* (Abb. 5.25a), große Gelenke können herdförmig einen kompletten *Knorpelschwund* aufweisen (Abb. 5.26a).

Mikroskopisch kann eine glatte oder fibrillierte Knorpeloberfläche vorliegen; in Fällen einer floriden Entzündung sind in oberflächlichsten Knorpelzonen, nicht selten unter einem Fibrinfilm, *neutrophile Granulozyten* zu beobachten (Abb. 5.27a, b). An den kleinen Gelenken kann in Bereichen der Defekte *Granulationsgewebe* vorhanden sein, das als Oberflächenpannus und Markpannus Reste des hyalinen Knorpels umschließt (Abb. 5.25b, c). Dieses *Pannusgewebe* besteht in floriden Phasen aus zellreichem Granulationsgewebe, das unterschiedlich tief in den Knorpel eindringt,

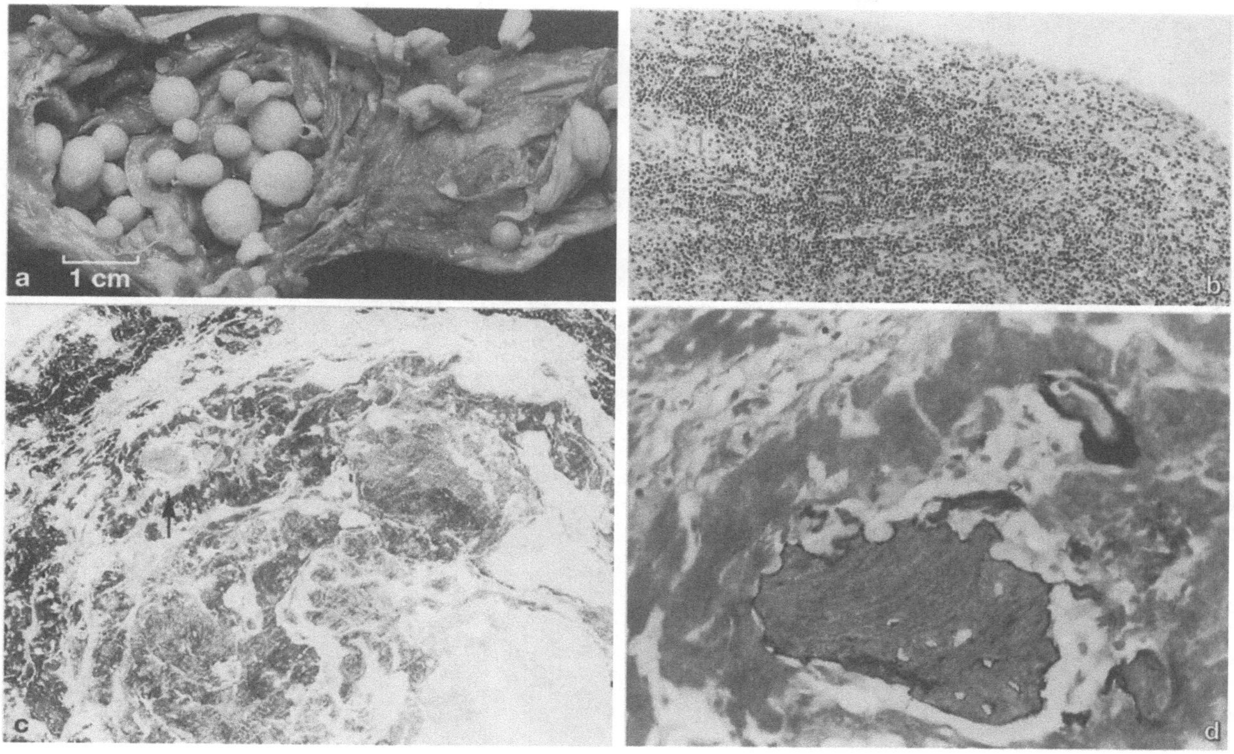

Abb. 5.23a–d. Bursa subdeltoidea bei chronischer Polyarthritis. **a** Im Lumen der Bursa Reiskörperchen. **b** Synovialmembran mit breiter Deckzellschicht und dichter lymphoplasmazellulärer Infiltration (klassische chronische Synovialitis). HE, 85:1. **c** Struktur eines Reiskörperchens aus Fibrin mit eingeschlossenen Knochenfragmenten. HE, 35:1. **d** Stärkere Vergrößerung aus **c** (*Pfeil*): Im Fibrin eingeschlossen Knochenfragment. HE, 220:1

wobei geradezu eine *tunnelierende Resorption* des Knorpels auftreten kann. Blutgefäße in diesem Pannusgewebe zeigen jedoch, daß hier keine chondrozytäre Lyse der Knorpelmatrix vorliegt, sondern daß die Lakunen mit dem vaskularisierten Granulationsgewebe, das von den Gelenkrecessus seinen Ausgang nimmt, in Verbindung stehen (Abb. 5.28a, b).

Große Gelenke (Knie, Hüfte) zeigen seltener eine pannöse Zerstörung – hier herrschen *arthrotische Veränderungen* mit tiefer Fissurierung des Knorpels und Knorpelverlust vor. In einzelnen Fällen wird komplett nekrotisches Knorpelgewebe gesehen, in dem die Chondrozyten fehlen (Abb. 5.26b–d).

Ausheilungsphasen der pannösen Zerstörung zeigen einen Übergang des Granulationsgewebes in *Narbengewebe*, das Residuen von hyalinem Knorpel umschließt, sowie die Entwicklung eines *chondroiden Pannusgewebes* mit Zellen, die das S-100 Protein exprimieren[54].

Gelenknaher Knochen. Die Invasion des subchondralen Knochens erfolgt in der Regel von den *Kapselrecessus* aus. Über „Schwachstellen" im Bereich Haversscher Kanälchen breitet sich das Pannusgewebe unter Knochendestruktion mit Osteoklasten im subchondralen Markraum aus. Zonen einer starken Floridität zeichnen sich als „progressive destruktive Mikromilieus"[51] zumindest herdförmig durch *neutrophile Granulozyten* aus. *Sekundäre ischämische Knochennekrosen* sind bevorzugt am Hüftkopf anzutreffen und hier oft die Ursache für eine stark ausgeprägte Detritussynovialitis. Haben sich *Pseudozysten* entwickelt, die in Zonen kleinerer ischämischer Knochennekrosen mit dem Gelenkraum in Verbindung stehen, enthalten sie oft ein Exsudat mit größerer Anzahl neutrophiler Granulozyten.

Veränderungen am Bewegungsapparat außerhalb der Gelenke

Sehnen (▷ S. 441)

Bursen (▷ S. 440)

Wirbelsäule

Eine Beteiligung der Halswirbelsäule erfolgt bei 50–88% der Patienten. Synovialitiden der *Atlantoaxial-* und *Wirbelbogengelenke* werden beschrieben, Subluxationen der Atlantoaxialgelenke werden auf ein Granulationsgewebe zurückgeführt, das den Processus odontoideus von seiner Basis abheben kann – Hirnstammkompressionen sind die Folge[50].

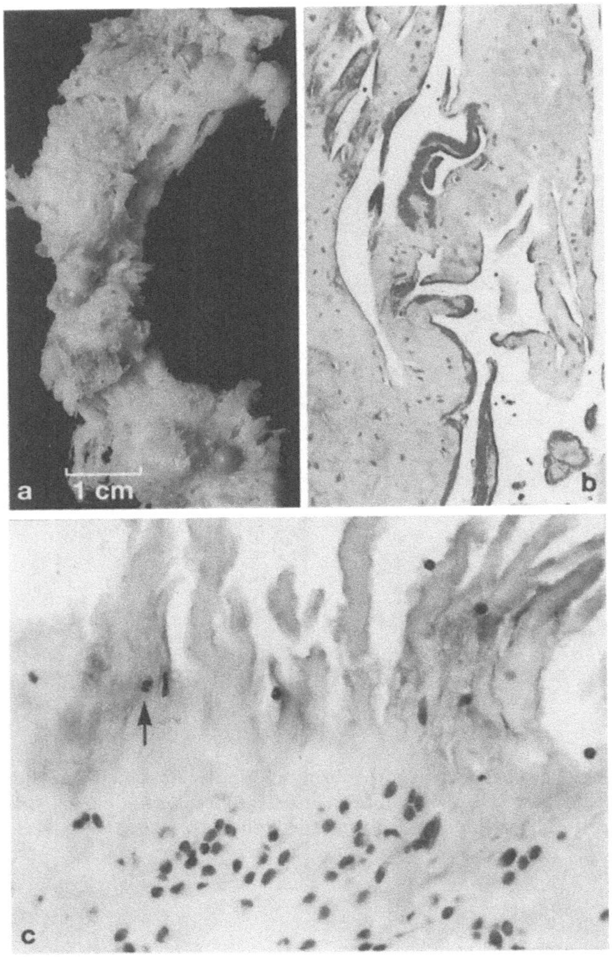

Abb. 5.24 a–c. Meniskus bei chronischer Polyarthritis. **a** „Zerfranster“ Meniskus. **b** Meniskusfragmente mit adhärentem Fibrin. HE, 85 : 1. **c** Feine Fibrillierung der Meniskusmatrix mit Schwund der Meniskozytenzellkerne und Invasion mit einzelnen neutrophilen Granulozyten (*Pfeil*). An der Basis Proliferation der Meniskozyten zu kleinen Brutkapseln. HE, 220 : 1

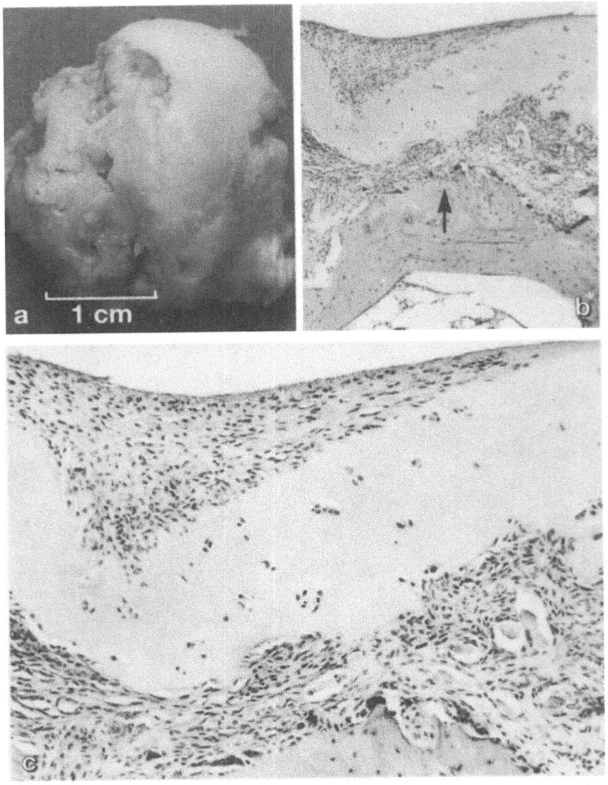

Abb. 5.25 a–c. Pannöse Destruktion eines Zehengrundgliedköpfchens bei chronischer Polyarthritis. **a** Tiefe Erosionen mit Residuen des hyalinen Knorpels. **b** Knorpelgewebe umgeben von Oberflächen- und Markpannus. HE, 220 : 1. **c** Stärkere Vergrößerung aus **b** (*Pfeil*): Pannusgewebe umschließt den hyalinen Knorpel; das subchondrale Pannusgewebe baut mit Osteoklasten den Knochen ab. HE, 85 : 1

Extraartikuläre Manifestationen

Rheumagranulome. Die *Häufigkeit* der Rheumagranulome wird mit etwa 20% angegeben; eine Methotrexat-Therapie fördert anscheinend ihre Entstehung[37]. Es sollte bedacht werden, daß sich hinter der klinischen Diagnose von Rheumaknoten aber auch verschiedene Tumoren verbergen können[61a]. Die *Pathogenese* der Granulome bzw. der ihnen zugrunde liegenden Nekrosen ist noch nicht eindeutig abgeklärt. *Vaskulitiden* können in der Umgebung vorhanden sein, ob sie für die Entstehung der Nekrosen verantwortlich sind, ist unbekannt. Die besondere Lokalisation an Ellbogen-, Finger- und Zehengelenken, über der Achillessehne und im Penis[24a] sowie anamnestische Faktoren (vorausgegangene mechanische Belastung[12]) sprechen dafür, daß *mechanischen Einflüssen*, evtl. zusammen mit einer lokalen Komplementaktivierung[46], eine auslösende Rolle zukommt. Für die Entwicklung von Rheumagranulomen in den Meningen[35a] scheint diese Ansicht allerdings nicht vollständig zu stimmen.

Makroskopisch stellen sich unterschiedlich große *fibröse Knoten* mit Nekrosen oder auch zentralen Hohlräumen dar.

Mikroskopisches Korrelat (Abb. 5.29 a–c) sind *fibrinoide Nekrosen*, in denen fast immer neutrophile Granulozyten vorliegen[5] – umrandet werden die Nekrosen von einer Zellpalisade aus Makrophagen[46] und einzelnen mehrkernigen Riesenzellen.

Differentialdiagnostisch erfordern diese Granulome eine Abgrenzung von *Pseudorheumagranulomen* bzw. subkutanem *Granuloma anulare*, die einen weitgehend gleichartigen Aufbau aus oft kleineren Nekrosezonen umrandet von Granulationsgewebe und breiten Säumen mononukleärer Zellen (Abb. 5.29 d–f) aufweisen. Sie treten meist bei *jüngeren Menschen* (mittleres Lebensalter 19 Jahre[57]) auf. Anamnestische Angaben sind für die Diagnose dieser Pseudorheumagranulome von wesentlicher Bedeutung. *Alter des Patienten und auch Lo-*

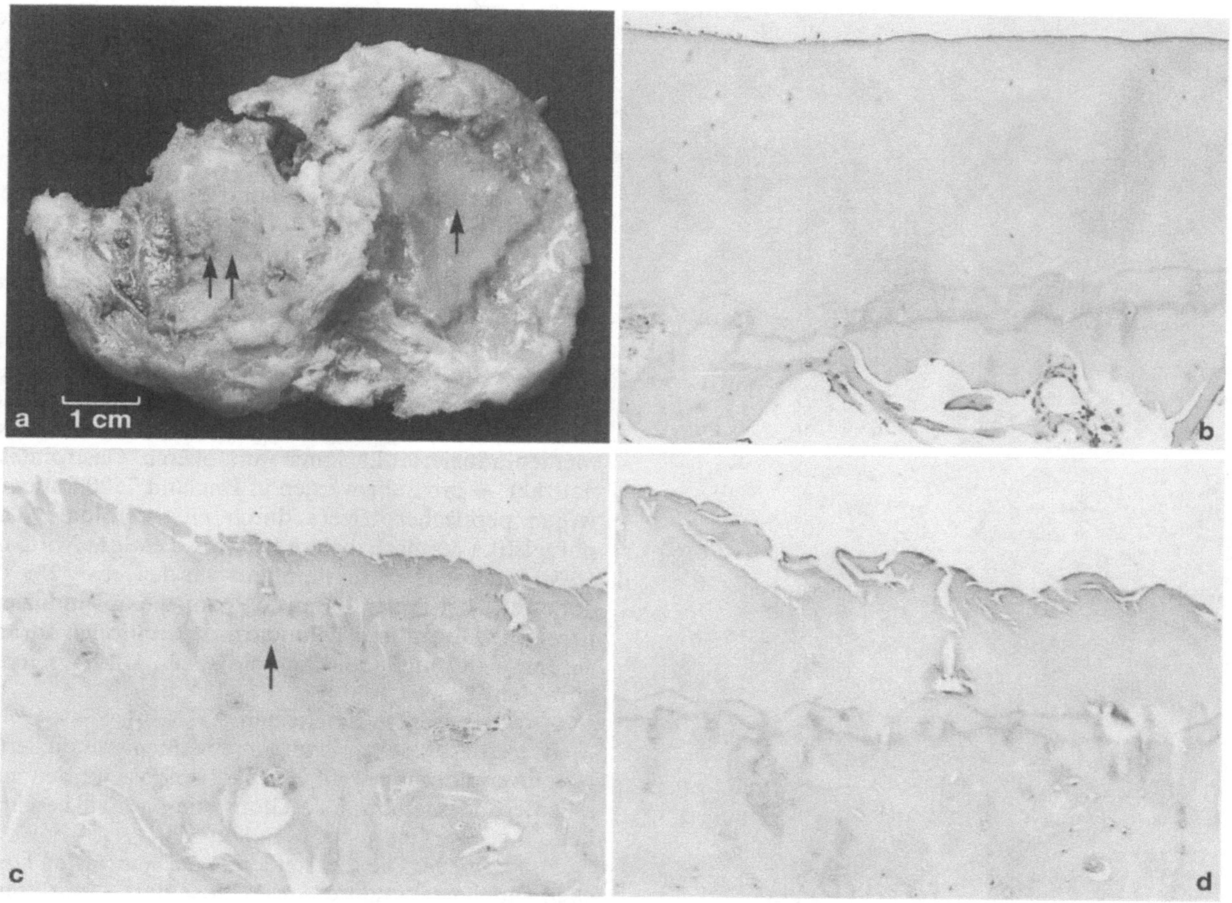

Abb. 5.26 a – d. Knorpelnekrose (Tibiaplateau) bei chronischer Polyarthritis. **a** Nahezu komplett zerstörtes Tibiaplateau mit zentralen Knorpelresten. **b** Schnittpräparat aus der in a durch Pfeil markierten Region: Hyaliner Knorpel mit glatter Oberfläche und nahezu komplettem Schwund der Chondrozyten. HE, 35 : 1. **c** Schnittpräparat aus der in **a** durch *Doppelpfeile* markierten Region: Fibrillierter Knorpel ohne Chondrozyten. HE, 85 : 1. **d** Stärkere Vergrößerung aus **c** (*Pfeil*): Fibrillierter Knorpel mit komplettem Schwund der Chondrozyten. HE, 85 : 1

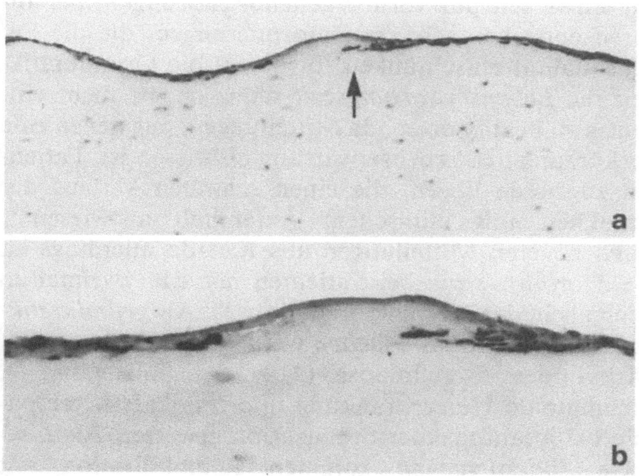

Abb. 5.27. Invasion des oberflächlichen pannusfreien hyalinen Knorpels mit neutrophilen Granulozyten der Synovialflüssigkeit bei chronischer Polyarthritis. **a** Knorpeloberfläche bedeckt von Saum aus neutrophilen Granulozyten. Naphthol-AS-D-Chlorazetat-Esterase-Reaktion, Hämalaun, 85 : 1. **b** Stärkere Vergrößerung aus **a** (*Pfeil*): Infiltration der Knorpeloberfläche durch neutrophile Granulozyten. Naphthol-AS-D-Chlorazetat-Esterase-Reaktion, Hämalaun, 220 : 1

kalisation der Granulome (klassischerweise am Hinterhaupt und über der Tibiavorderkante oder an den unteren Extremitäten im Bereich von Druckbelastungen durch Schuhe) sollten vor der Diagnose einer c.P. schützen. Eine einfache histologische Differenzierung ist sicher nicht immer möglich; ob die von Patterson[57] angegebene stärkere Alcianophilie der Nekrosen sie von den Rheumagranulomen abgrenzen läßt, muß weiter untersucht werden.

Gelenkferner Knochen. Nach klinischen Befunden kann sowohl eine *gelenknahe* als auch *gelenkferne* Osteoporose auftreten. Die gelenknahe „Osteoporose" ist auf eine entzündliche subchondrale pannöse Knochendestruktion (▷ gelenknaher Knochen, S. 415) zurückzuführen. Die Ursache der gelenkfernen Osteoporose ist nicht eindeutig abgeklärt[29] – evtl. ist sie die Folge einer reduzierten physikalischen Aktivität oder einer Kortikosteroidtherapie.

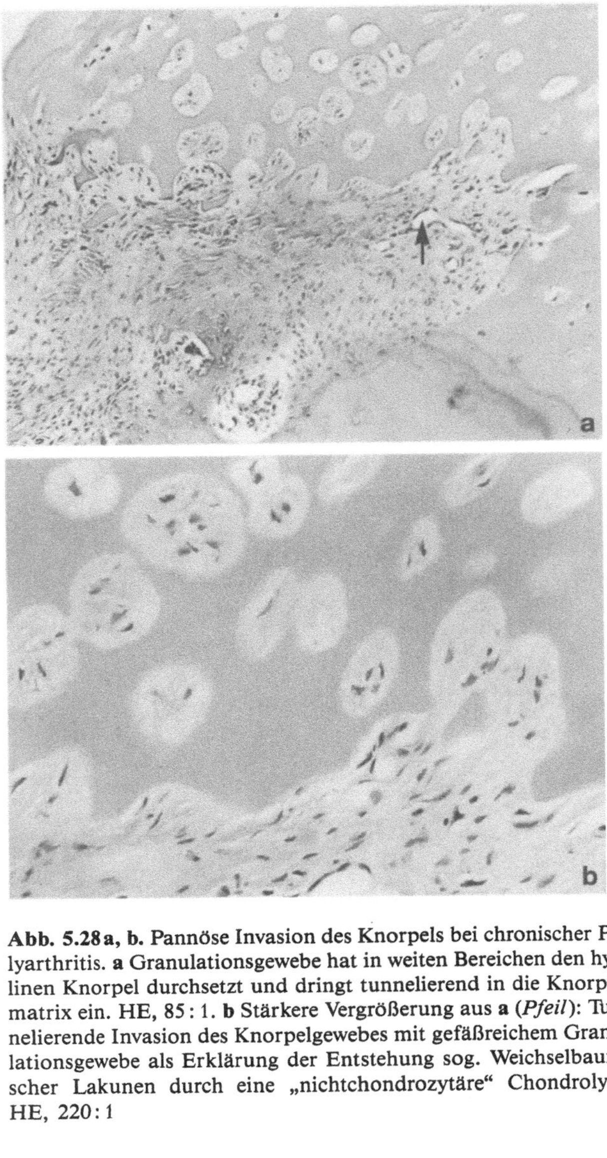

Abb. 5.28 a, b. Pannöse Invasion des Knorpels bei chronischer Polyarthritis. **a** Granulationsgewebe hat in weiten Bereichen den hyalinen Knorpel durchsetzt und dringt tunnelierend in die Knorpelmatrix ein. HE, 85 : 1. **b** Stärkere Vergrößerung aus **a** (*Pfeil*): Tunnelierende Invasion des Knorpelgewebes mit gefäßreichem Granulationsgewebe als Erklärung der Entstehung sog. Weichselbaumscher Lakunen durch eine „nichtchondrozytäre" Chondrolyse. HE, 220 : 1

Muskulatur. Bei etwa 35% der Patienten tritt eine Muskelschwäche auf[60] – interstitielle Myositiden mit perivaskulären entzündlich-zellulären Infiltraten sind vorhanden (▷ Bd. 6, S. 447).

> **Veränderungen außerhalb des Bewegungsapparates.** Nach klinischen Beobachtungen wird die chronische Polyarthritis als generalisierte Krankheit betrachtet, die auch Folgen an Organen außerhalb des Bewegungsapparates hinterläßt.

Herz: Epi-, Endo- und Myokarditis als rheumatoide Herzerkrankung (▷ Bd. 1).

Blutgefäße: Meist leukozytoklastische Vaskulitiden[35c], die gelähmte Körperseiten verschonen können[22a], treten bevorzugt bei Patienten mit langdauernder seropositiver nodulärer c.P. auf[64].

Lymphatisches Gewebe: Die Milz kann leicht vergrößert sein; Lymphknotenschwellungen treten in den Abflußgebieten entzündeter Gelenke auf, sie sind durch eine follikuläre Hyperplasie gekennzeichnet.

Hämatopoese: Normozytäre hypochrome Anämie[3] (▷ Bd. 1).

Lunge: Pleuritiden, Pleurafibrosen, interstitielle Lungenfibrose (▷ Bd. 3).

Leber: Pathologische Leberfunktionsproben kommen vor[3], in den portalen Feldern können lymphozytäre Infiltrate vorliegen.

Gastrointestinaltrakt: Außer den Folgen einer Arteriitis (▷ Bd. 2, S. 552) sind keine charakteristischen Veränderungen bekannt, die auf die Grundkrankheit zurückzuführen sind. Im Vordergrund stehen medikamenteninduzierte Läsionen am oberen Gastrointestinaltrakt – pro Jahr werden in England 2500 Patienten wegen peptischer Ulzera durch nichtsteroidale Antiphlogistika klinisch behandelt; die Letalität wird mit 10% angegeben[67]; in Finnland wurden etwa 2% der Todesfälle bei Patienten mit c.P. auf therapieinduzierte peptische Ulzera und Dünndarmperforationen zurückgeführt[55a]. Unter Goldtherapie sollen Ulzera seltener auftreten[68].

Auge: Passagere Skleritiden (▷ Bd. 6, S. 497).

Niere: Abgesehen von medikamenteninduzierten Nierenveränderungen und der Amyloidose werden mesangiale und membranöse Glomerulopathien beschrieben[39].

Amyloidose: Die c.P. stellt eine der häufigsten Ursachen für die sekundäre Amyloidose dar – die Prävalenz liegt zwischen 5–20%[24]. Im Autopsiegut wird ihre Häufigkeit mit 15–17% angegeben[67].

Verlauf, Prognose. Der Verlauf der c.P. als Gelenkkrankheit ist *nicht voraussagbar* – ein Teil der Patienten entwickelt nur vorübergehende Störungen, bei anderen entstehen schwere Deformierungen, die die Lebensqualität einschränken. Inwieweit die Grundkrankheit die *Lebenserwartungszeit* reduziert, ist nicht eindeutig zu beantworten, da Mitteilungen, aus denen eine Verkürzung der Lebenserwartung abzulesen ist, Patienten zugrunde liegen, die einen schweren Verlauf der Krankheit mit klinischem Aufenthalt aufwiesen[59]. Nach neueren Mitteilungen aus Kanada allerdings ist die *Mortalitätsrate* bei Patienten mit c.P. zweimal so hoch als in der Normalpopulation[71a]. Als *grundkrankheitsbedingte Todesursachen* werden von Reilly et al.[59] Vaskulitiden, Amyloidose (21% der Todesfälle[66a]), rheumatoide Herzerkrankung und zervikale Myelopathie bei atlantoaxialer Subluxation gewertet. Als *indirekte Todesursachen* kommen Immobilisation mit Bronchopneumonien und Sepsis in Betracht[59], letztere tritt auch bei Patienten ohne Steroidtherapie häufiger auf[67].

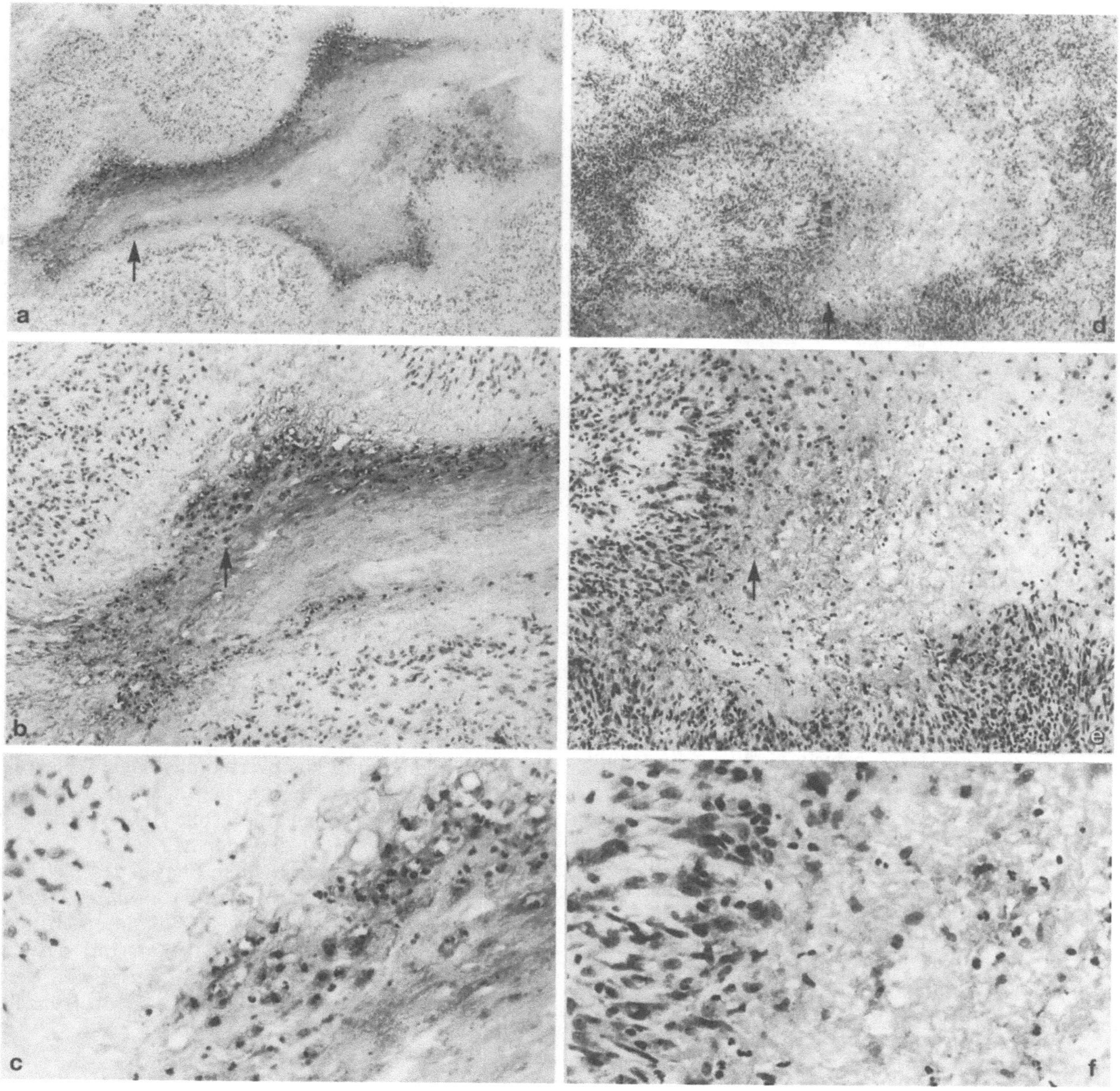

Abb. 5.29 a–f. Rheumagranulom bei chronischer Polyarthritis (*links* **a–c**) und Pseudorheumagranulom (*rechts* **d–f**). **a** Übersichtsvergrößerung: Landkartenartig gestaltete Nekrose. Naphthol-AS-D-Chlorazetat-Esterase-Reaktion, Hämalaun, 35 : 1. **b** Stärkere Vergrößerung aus **a** (*Pfeil*): Am Rand der Nekrose neutrophile Granulozyten und peripher davon Zellpalisade. Naphthol-AS-D-Chlorazetat-Esterase-Reaktion, Hämalaun, 85 : 1. **c** Stärkere Vergrößerung aus **b** (*Pfeil*): Am Rand der Nekrose dichtes Infiltrat aus neutrophilen Granulozyten. Naphthol-AS-D-Chlorazetat-Esterase-Reaktion, Hämalaun, 220 : 1. **d** Übersichtsvergrößerung: Umschriebene fibrinoide Nekrose in zellreichem Gewebe. HE, 35 : 1. **e** Stärkere Vergrößerung aus **d** (*Pfeil*): Fibrinoide Nekrose umgeben von zellreichem Granulationsgewebe. HE, 85 : 1. **f** Stärkere Vergrößerung aus **e** (*Pfeil*): Im nekrotischen Gewebe neutrophile Granulozyten, angrenzend zellreiches Granulationsgewebe. HE, 220 : 1

Sonderformen der chronischen Polyarthritis

Felty-Syndrom

Das Felty-Syndrom stellt eine *schwere Verlaufsform* der c.P. dar, die bei etwa 1% der Patienten auftritt. In seiner ursprünglichen Beschreibung ist es charakterisiert als *chronische Arthritis* mit *Splenomegalie* und *Leukopenie* – rezidivierende Infektionen, Fieber und subkutane Knoten können auftreten. *Todesursache* stellt bei vielen Patienten eine *Sepsis* dar. Die *Pathogenese der Neutropenie* wird auf eine erhöhte Margination und gesteigerten Abbau der neutrophilen Granulozyten in der Milz sowie auf eine reduzierte Granulozytopoese im Knochenmark zurückgeführt[15]. Die *morphologischen Gelenkbefunde* entsprechen denen der c.P.

Juvenile chronische Arthritis

Sie ist definiert als Gelenkentzündung, die *vor dem 16. Lebensjahr* auftritt, und die zumindest über einen Zeitraum von *3 Monaten* verlaufen muß. *Oligoartikuläre* Verlaufsformen, die etwa 50% der Krankheitsfälle ausmachen, werden von *polyartikulären* Verlaufsformen oder *systemischer* Krankheit (*die frühere Still-Krankheit*) abgegrenzt[65]. Die *Prävalenz* der aktiven Krankheit wird mit 57 pro 100000 angegeben, unter Berücksichtigung der inaktiven Fälle und der Krankheitsfälle in Remission wird von einer Prävalenz von 113 pro 100000 Kindern ausgegangen[41].

Ätiologie und *Pathogenese* sind weiterhin unbekannt. Eine *morphologische* Abgrenzung der strukturellen Veränderungen an den Gelenken von denen der chronischen Polyarthritis ist nicht möglich[5]. Etwa 10% der Patienten entwickeln eine *sekundäre Amyloidose*[24].

Arthritis psoriatica

Klinisch ist die Arthritis psoriatica definiert als eine *üblicherweise seronegative* chronische Arthritis, die die Hautpsoriasis begleiten kann oder vor den Hautmanifestationen auftritt. Eine Arthropathie entwickelt sich bei 20–34% der Patienten[62b], ihre *Prävalenz* wird für die Vereinigten Staaten von Amerika mit 0,67% angegeben[41].

Weder Ätiologie der Psoriasis noch die Beziehung zwischen Psoriasis und Gelenkveränderungen sind eindeutig abgeklärt. Die *strukturellen* Veränderungen an den Gelenken mit Gelenkzerstörungen gleichen denen der chronischen Polyarthritis[3,5]. Eine Beteiligung des *Stammskeletts* mit einer Arthritis der Iliosakralgelenke (Spondylitis bzw. Spondyloarthritis psoriatica) kommt vor. Die *Amyloidosehäufigkeit* wird mit 10% angegeben[24].

Spondylitis ankylosans

Synonym: M. Bechterew, Spondylarthritis ankylopoetica

Die Spondylitis ankylosans (Sp.a.) ist definiert als entzündliche Erkrankung, die bevorzugt an den *Sakroiliakalgelenken* beginnt und die *Wirbelsäule* mit einbezieht, wobei es zur knöchernen Fusion von kostovertebralen Gelenken, Wirbelbogengelenken und Zwischenwirbelscheiben kommt. *Periphere* Gelenkbeteiligungen manifestieren sich vorwiegend an Hüfte und Schulter[41].

Die *Prävalenz* wird für die weiße Population mit 0,05–0,23% angegeben; die *jährliche Inzidenzrate* für Männer liegt bei 11,7 pro 100000 und Frauen bei 2,9 pro 100000, das *Manifestationsalter* zwischen dem 25. und 44. Lebensjahr[17].

Die *Ätiologie* ist weiterhin *unbekannt*. Da etwa 95% der Patienten Träger des *HLA-B27-Histokompatibilitätsantigens* sind, wird angenommen, daß eine besondere Reaktion des genetisch prädisponierten Organismus auf unterschiedliche Krankheitsursachen vorliegt; möglicherweise können Menschen mit dem HLA-B27-Histokompatibilitätsantigen gramnegative Bakterien nach einer Primärinfektion weniger effektiv eliminieren, so daß Bakterien oder bakterielle Antigenfragmente nach Erreichen der Gelenke eine *immunpathologisch induzierte Entzündung* auslösen[42b].

Die *formale Pathogenese* wird unterschiedlich gedeutet. Die Veränderung an den Iliosakralgelenken wird von einem Teil der Autoren als *Entzündung*, von anderen als sog. *Knorpelverschmelzung* betrachtet; die Veränderungen an den Wirbelbogengelenken werden teils als *Synovialitis* und teils als *nicht entzündliche Synchondrose* gedeutet. Für die Veränderungen an den Zwischenwirbelscheiben wird von einem Teil der Autoren eine primäre Entzündung mit nachfolgender Ossifikation beschrieben, andere sind der Meinung, daß primär eine Ossifikation vorliegt. Nach Eulderink[25] darf man aber davon ausgehen, daß die *Entzündung* einen *essentiellen Mechanismus* der Pathogenese der morphologischen Veränderungen der Sp.a. darstellt. Mehr Einigkeit herrscht über die Deutung der Veränderungen an den *peripheren Diarthrosen*: Es liegt hier eine *chronische Synovialitis* vor, die auch zur pannösen Destruktion führen kann[49].

Makroskopische Veränderungen sind bevorzugt von der *Wirbelsäule* aus Spätstadien der Krankheit bekannt – eine fortgeschrittene *Ossifikation* hat zur knöchernen Überbrückung der Zwischenwirbelscheiben, Wirbelbogengelenke und kostovertebralen Gelenke geführt (Abb. 5.30a, b). Os ilium und sacrum können knöchern vereinigt sein. Das Erscheinungsbild der Synovialektomiepräparate entspricht dem der c.P.

Mikroskopisch liegt in frühen Phasen der *Zwischenwirbelscheibenläsionen destruktives Granulationsgewebe* mit geringfügiger lymphoplasmazellulärer Infiltration vor[25], in fortgeschrittenen Stadien sind die Zwischenwirbelscheiben insbesondere in peripheren Bereichen *durch Knochen ersetzt*[3]. An den schon frühzeitig

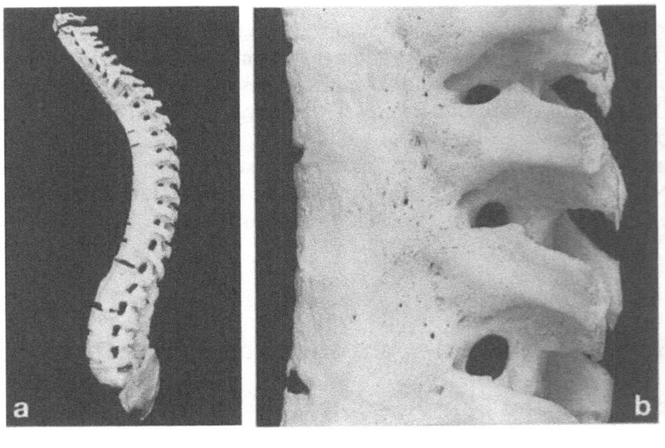

Abb. 5.30 a, b. Wirbelsäule bei fortgeschrittener Spondylitis ankylosans (Mazerationspräparat, Universität Manchester). **a** Übersichtsaufnahme der Bambusstab-Wirbelsäule. **b** Nahaufnahme mit Darstellung der kompletten knöchernen Überbrückung der Zwischenwirbelscheiben und der Wirbelrippengelenke.

befallenen *Sakroiliakalgelenken* wird Granulationsgewebe beschrieben, das vom subchondralen Markraum ausgeht und als *Pannusgewebe* den Knorpel zerstört, nachfolgend kann es zur *knorpeligen Ankylose* kommen[25]. Eine *Synovialitis* mit Pannusbildung wird auch an den *Wirbelbogengelenken* beobachtet[25,49], die Manifestation an den *Diarthrosen der peripheren Gelenke* gleicht der der c.P.[3,49,52b].

Als wesentliche Krankheitsfolgen außerhalb des Bewegungsapparates sind *akute Iridozyklitis*[18], die bei 25% der Patienten[25], und *Aortitis*, die bei 10% der Patienten mit mehr als 30jähriger Krankheitsdauer auftritt[49], zu nennen. Die Häufigkeit der *sekundären Amyloidose* wird mit 4–5% angegeben[24], 13% der Todesfälle werden auf sie zurückgeführt[42].

Sjögren-Syndrom

Das sekundäre Sjögren-Syndrom (Sicca-Syndrom) kann die c.P. und auch andere systemische Bindegewebskrankheiten begleiten – die synovialen Veränderungen entsprechen denen der c.P.[3]

Systemische entzündliche Krankheiten mit „fakultativer" Manifestation an den Gelenken

Systemischer Lupus erythematodes

Arthritiden sind „das sensitivste Frühzeichen des systemischen Lupus erythematodes, etwa 60–70% aller Patienten weisen dieses Symptom auf"[63a]. Die Kenntnis der morphologischen Gelenkveränderungen beruht vorwiegend auf radiologischen Untersuchungsbefunden, aus denen hervorgeht, daß „Abnormitäten" bei 53% der Patienten an den Händen und bei 66,7% an den Füßen vorliegen[58]. Kontrollierte *histologische* Untersuchungsbefunde des synovialen Gewebes fehlen[3]; erwähnt wird in der Literatur eine fibrinöse Synovialitis mit nur geringer lymphoplasmazellulärer Infiltration[5].

Progressive systemische Sklerose

Die Krankheit wird in eine *diffuse Variante* und das *CREST-Syndrom* (Kalzinose [▷ S. 477], Raynaud-Phänomen, Ösophagusdysfunktion, Sklerodaktylie und Teleangiektasien) unterteilt. Wie beim systemischen Lupus erythematodes sind nur wenige *histologische* Untersuchungsbefunde zugänglich, in denen auf eine fokale lymphoplasmazelluläre synoviale Infiltration und Fibrinexsudate hingewiesen wird[3].

Gemischtes Bindegewebserkrankungs-syndrom (Mixed connective tissue disease, Sharp-Syndrom)

Die Erkrankung wird als „chronische Autoimmunkrankheit" angesehen, die *klinisch* Erscheinungen des systemischen Lupus erythematodes, der progressiven systemischen Sklerose, der Polymyositis und der chronischen Polyarthritis aufweist. Sie ist *immunologisch* charakterisiert durch Antikörper gegen Desoxyribonukleinsäure und ein extrahierbares nukleäres Antigen („ENA")[3] – detaillierte *histologische* Untersuchungsbefunde fehlen. Durch eine sorgfältige Analyse kann an Geweben, die bei Synovialektomien dieser Patienten gewonnen werden, evtl. eine fokale leukozytoklastische Vaskulitis nachgewiesen werden.

Panarteriitis nodosa

Bei der Hälfte der Patienten soll eine Gelenkbeteiligung auftreten; histologisch wird eine „nekrotische Gefäßschädigung" der Synovialmembran erwähnt[5].

Dermatomyositis und Polymyositis

Gelenkbeteiligungen sollen bei etwa 50% der Patienten auftreten – eindeutige charakteristische histologische Befunde existieren nicht[5].

Rezidivierende Polychondritis

Bis zum Jahre 1985 sollen 350 Krankheitsfälle dieser seltenen, in *Episoden* verlaufenden *systemischen* Krankheit publiziert worden sein. Sie ist gekennzeichnet durch eine *entzündliche Knorpelzerstörung*, die Ohr-, Nasen-, Laryngotracheal- und Rippenknorpel betrifft; als Rarität wird von Poole et al.[57a] die Einbeziehung eines Enchondroms des Humerus beschrieben. Die Gelenksymptome reichen von Arthralgien bis hin zum klinischen Erscheinungsbild einer chronischen Polyarthritis[45].

Die *Ätiologie* ist unbekannt, es wird vermutet, daß Autoantikörper gegen Typ-II-Kollagen eine wesentliche pathogenetische Bedeutung haben. Eine *immunpathologische Reaktion* soll dann im Grenzbereich zwischen Knorpel und Perichondrium die Entzündung induzieren[45].

Makroskopisches Substrat ist eine Auftreibung der befallenen Knorpelregion.

Mikroskopische Veränderungen sind unmittelbar dem Perichondrium benachbarte und dabei auf den Knorpel übergreifende *zelluläre entzündliche Infiltrate* aus *mononukleären Rundzellen und neutrophilen Granulozyten*; letztere können in die Knorpelmatrix eindringen[45] (Abb. 5.31a und b).

Sarkoidose

Bei der *akuten Sarkoidose*, dem *Löfgren-Syndrom*, treten bevorzugt Schwellungen im Bereich der Sprunggelenke auf, die auf subkutane oder periartikuläre Entzündungen zurückgeführt werden[36]. Als *histologische* Substrate werden eine geringe entzündliche Synovialitis und auch Epitheloidzellengranulome beschrieben[36].

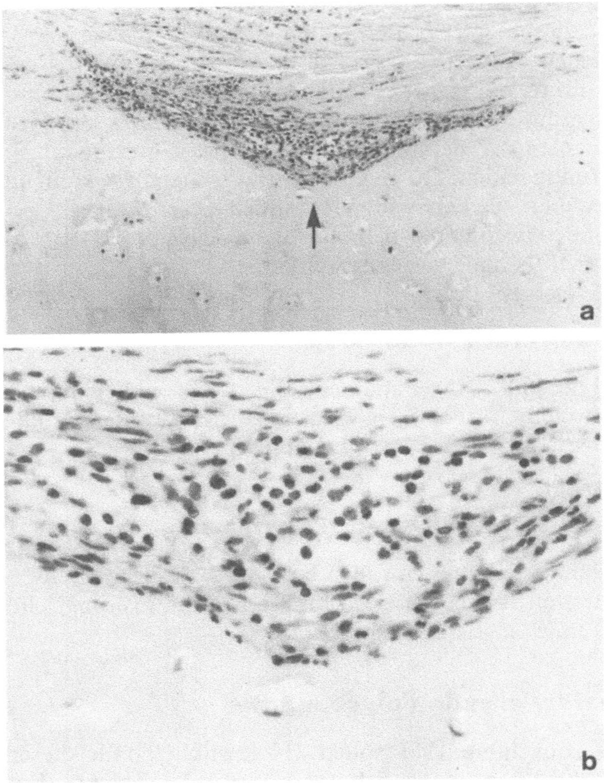

Abb. 5.31a, b. Perichondrium-Rippen-Grenze bei Polychondritis. **a** An den Rippenknorpel angrenzend entzündlich-zelluläres Infiltrat. HE, 85:1. **b** Stärkere Vergrößerung aus **a** (*Pfeil*): Entzündlich-zelluläres Infiltrat aus lymphoiden Zellen und neutrophilen Granulozyten, letztere direkt an der Grenze zum hyalinen Knorpel. HE, 220:1

Nach den Untersuchungsbefunden von Mañá et al.[43a] liegt der periartikulären Schwellung eine nichtgranulomatöse Pannikulitis zugrunde. Bei *Kindern unter 4 Jahren* ist die Sarkoidose charakterisiert durch papuläre Hautexantheme, Iritis und oft symmetrische Arthritiden und Tendosynovialitiden sowie evtl. eine granulomatöse Vaskulitis[61]; eine familiäre Variante[62a] wird als „*Blau-Syndrom*"[13] beschrieben. Die *chronische Sarkoidose* geht mit Epitheloidzellengranulomen in der Synovialmembran einher; Gelenkdestruktionen können sich entwickeln[5].

Morbus Behcet

Die als *Vaskulitis* eingestufte Krankheit mit den Symptomen orale, intestinale und genitale Ulzerationen, Iritis, Meningoenzephalitis, Thromboseneigung und Myositis[40] soll in *25–70% der Fälle* mit einer *Arthritis* einhergehen – die histologischen Veränderungen am synovialen Gewebe können denen der chronischen Polyarthritis mit Entwicklung eines knorpeldestruktiven Pannusgewebes gleichen[5].

Kawasaki-Syndrom

Beim mukokutanen Lymphknotensyndrom[3], dem wie dem Morbus Behçet eine Vaskulitis zugrunde liegt[39a] – etwa 1–2% der meist unter 5jährigen Kinder sterben an einem Herzinfarkt[35b] – können Arthritiden, zu denen jedoch keine histologischen Befunde vorliegen, auftreten.

Polymyalgia rheumatica

Ätiologie und Pathogenese der Krankheit, die oft (22% der nordamerikanischen und 94% der isländischen Patienten[52c]) mit einer Riesenzellenarteriitis der Temporalarterien einhergeht, sind unbekannt. Die Häufigkeit der *begleitenden Synovialitiden* läßt Healey[33] vermuten, daß Polymyalgia rheumatica und seronegative chronische Polyarthritis *ein* Krankheitsbild darstellen. Die Pathogenese der oft schweren Schmerzen ist nicht abgeklärt. Aus wenigen morphologischen Untersuchungsbefunden ist abzuleiten, daß nur eine geringe entzündlich-zelluläre Infiltration der Synovialmembran mit neutrophilen Granulozyten, Lymphozyten und Plasmazellen vorliegt[21].

Familiäres Mittelmeerfieber

Arthritiden treten bei *50% der Patienten*[43] bevorzugt an den unteren Extremitäten auf und sind gekennzeichnet durch *zellreiche Gelenkergüsse*, in denen neutrophile Granulozyten dominieren[30]. Histologische Untersuchungsbefunde fehlen.

Literatur

1.–8. Weiterführende Literatur (▷ S. 385)
9. Arnett FC, Edworthy SM, Bloch DA et al. (1988) The American rheumatism association 1987 revised criteria for the classification of rheumatoid arthritis. Arthritis Rheum 31:315–324
10. Ball J (1969) Pathological aspects of rheumatoid arthritis. In: Hijmans W, Paul WE, Herschel H (eds) Early synovectomy in rheumatoid arthritis. Excerpta Medica, Amsterdam, pp 23–27
11. Bellamy N, Duffy D, Martin N, Mathews J (1992) Rheumatoid arthritis in twins: a study of aetiopathogenesis based on the Australian Twin Registry. Ann Rheum Dis 51: 588–593
12. Ben-Chetrit E, Enk C, Rubinow A (1992) Palmar rheumatoid nodulosis associated with local pressure. Ann Rheum Dis 51:1005–1006
13. Blau EB (1985) Familial granulomatous arthritis, iritis and rash. J Pediatr 107:689–693
14. Burmester GR (1991) Hit and run or permanent hit. Is there evidence for a microbiological cause of rheumatoid arthritis? J Rheumatol 18:1443–1447
15. Campion G, Maddison PJ, Goulding N et al. (1990) The Felty syndrome: A case-matched study of clinical manifestations and outcome, serologic features, and immunogenetic associations. Medicine 69:69–80

16. Cannon GW, Woods ML, Clayton F, Griffiths MM (1993) Induction of arthritis in DA rats by incomplete Freund's adjuvant. J Rheumatol 20:7–11
17. Carbone LD, Cooper C, Michet CJ et al. (1992) Ankylosing spondylitis in Rochester, Minnesota, 1935–1989. Arthritis Rheum 35:1476–1482
18. Cats A, Linden SM van der (1990) Spondyloarthropathies: An overview. In: Khan A (ed) Spine: Ankylosing spondylitis and related spondylarthropathies. State of the art reviews, vol 4. Hanley and Belfus, Philadelphia, pp 497–506
19. Chatham WW, Heck LW, Blackburn WD (1990) Lysis of fibrillar collagen by neutrophils in synovial fluid. Arthritis Rheum 33:1333–1339
20. Chatham WW, Swaim R, Frohsin H et al. (1993) Degradation of human articular cartilage by neutrophils in synovial fluid. Arthritis Rheum 36:51–58
21. Chou C-T, Schumacher HR (1984) Clinical and pathologic studies in polymyalgia rheumatica. Arthritis Rheum 27: 1107–1117
22. Collier DH, Kerwar SS, Garovoy MR, Fye KH, Stobo JD (1984) Anticollagen antibodies and immune response gene products in rheumatoid arthritis. Arthritis Rheum 27: 1201–1209
22a. Dolan AL (1995) Asymmetric rheumatoid vasculitis in a hemiplegic patient. Ann Rheum Dis 54:532
23. Deighton CM, Walker DJ (1991) The familial nature of rheumatoid arthritis. Ann Rheum Dis 50:62–65
24. Dhillon V, Woo P, Isenberg D (1989) Amyloidosis in the rheumatic diseases. Ann Rheum Dis 48:696–701
24a. Essig KM, Mayet WJ, Mottrie AM, Helmreich-Becker I, Meyer zum Büschenfelde K-H (1994) Rheumatoid nodules located in the penis of a methotrexate-treated patient with rheumatoid arthritis. Z Rheumatol 53:314–316
25. Eulderink F (1990) Pathology of ankylosing spondylitis. In: Khan A (ed) Spine: Ankylosing spondylitis and related spondylarthropathies. State of the art reviews, vol 4. Hanley and Belfus, Philadelphia, pp 507–528
26. Fehr K (1989) Ätiologie und Pathogenese der chronischen Polyarthritis. In: Fehr K, Miehle W, Schattenkirchner M, Tillmann K (Hrsg) Rheumatologie in Praxis und Klinik. Thieme, Stuttgart New York, S 7.1–7.68
27. Fehr K (1989) Allgemeine und organbezogene sowie spezielle Labordiagnostik. In: Fehr K, Miehle W, Schattenkirchner M, Tillmann K (Hrsg) Rheumatologie in Praxis und Klinik. Thieme, Stuttgart New York, S 5.21–5.78
28. Fehr K, Böni A (1989) Klinik der chronischen Polyarthritis. In: Fehr K, Miehle W, Schattenkirchner M, Tillmann K (Hrsg) Rheumatologie in Praxis und Klinik. Thieme, Stuttgart New York, S 7.69–7.123
29. Franck H, Ittel TH, Tasch O, Herborn G, Rau R (1992) Osteocalcin in patients with rheumatoid arthritis – effect of anatomical stages, inflammatory activity and therapy. Rheumatol Int 12:207–211
29a. Gauger M, Mohr W (1995) Neutrophile Granulozyten bei der rheumatischen Gewebsdestruktion. VII. Eine licht- und elektronenmikroskopische Studie an der pannusfreien Knorpeloberfläche. Aktuelle Rheumatol 20:49–54
30. Gedalia A, Adar A, Gorodischer R (1992) Familial mediterranean fever in children. J Rheumatol (Suppl 35) 19:1–9
31. Halla JT, Hardin JG, Fallahi S (1987) The nature of the onset of rheumatoid arthritis: a reassessment. Rheumatol Int 7:169–171
32. Harris ED (1990) Rheumatoid arthritis. Pathophysiology and implications for therapy. N Engl J Med 322:1277–1289
33. Healey LA (1992) Polymyalgia rheumatica and seronegative rheumatoid arthritis may be the same entity. J Rheumatol 19:270–272
34. Hollander AP, Dieppe PA, Atkins RM, Elson CJ (1993) Hypothesis: Cartilage catabolic cofactors in human arthritis. J Rheumatol 20:223–224
35. Jones STM, Denton J, Holt PJL, Freemont AJ (1993) Possible clearance of effete polymorphonuclear leucocytes from synovial fluid by cytophagocytic mononuclear cells: implications for pathogenesis and chronicity in inflammatory arthritis. Ann Rheum Dis 52:121–126
35a. Karam NE, Roger L, Hankins LL, Reveille JD (1994) Rheumatoid nodulosis of the meninges. J Rheumatol 21: 1960–1963
35b. Kawasaki T, Kosaki F, Okawa S, Shigematsu I, Yanagawa H (1974) A new infantile acute febrile mucocutaneous lymph node syndrome (MLNS) prevailing in Japan. Pediatrics 54:271–276
35c. Kaye O, Beckers CC, Paquet P, Arrese JE, Piérard GE, Malaise MG (1996) The frequency of cutaneous vasculitis is not increased in patients with rheumatoid arthritis treated with methotrexate. J Rheumatol 23:253–257
36. Kellner H, Späthling S, Herzer P (1992) Ultrasound findings in Löfgren's syndrome. Is ankle swelling caused by arthritis, tenosynovitis or periarthritis? J Rheumatol 19:38–41
37. Kerstens PJSM, Boerbooms AMT, Jeurissen MEC et al. (1992) Accelerated nodulosis during low dose methotrexate therapy for rheumatoid arthritis. An analysis of ten cases. J Rheumatol 19:867–871
38. Kitsis E, Weissmann G (1991) The role of the neutrophil in rheumatoid arthritis. Clin Orthop 265:63–72
39. Korpela M, Mustonen J, Helin H, Pasternack A (1990) Immunological comparison of patients with rheumatoid arthritis with and without nephropathy. Ann Rheum Dis 49:214–218
39a. Kozlik-Feldmann R, Netz H (1995) Immunologie des Kawasaki-Syndroms: Therapie mit Immunglobulinen. Die gelben Hefte 35:161–169
40. Lang BA, Laxer RM, Thorner P, Greenberg M, Silverman ED (1990) Pediatric onset of Behçet's syndrome with myositis: Case report and literature review illustrating unusual features. Arthritis Rheum 33:418–425
41. Lawrence RC, Hochberg MC, Kelsey JL et al. (1989) Estimates of the prevalence of selected arthritic and musculoskeletal diseases in the United States. J Rheumatol 16:427–441
42. Lehtinen K (1993) Mortality and causes of death in 398 patients admitted to hospital with ankylosing spondylitis. Ann Rheum Dis 52:174–176
42a. Lent PLEM van, Loo FAJ van de, Holthuysen AEM et al. (1995) Major role for interleukin 1 but not for tumor necrosis factor in early cartilage damage in immune complex arthritis in mice. J Rheumatol 22:2250–2258
42b. Märker-Hermann E, Sucké B, Meyer zum Büschenfelde K-H (1996) Neue Aspekte zur Pathogenese des Morbus Bechterew. Z Rheumatol 55:4–18
43. Majeed HA, Barakat M (1989) Familial Mediterranean fever (recurrent hereditary polyserositis) in children: analysis of 88 cases. Eur J Pediatr 148:636–641
43a. Mañá J, Gómez-Vaquero C, Salazar A et al. (1996) Periarticular ankle sarcoidosis: a variant of Löfgren's syndrome. J Rheumatol 23:874–877
44. Mannik M (1992) Rheumatoid factors in the pathogenesis of rheumatoid arthritis. J Rheumatol (Suppl 32) 19:46–49
45. Mayer-Schlagintweit S, Mohr W, Luttke G, Albrecht H-J (1993) Polychondritis – Kasuistische Mitteilung. Aktuelle Rheumatol 18:99–103
46. Mellbye OJ, Førre Ø, Mollnes TE, Kvarnes L (1991) Immunopathology of subcutaneous rheumatoid nodules. Ann Rheum Dis 50:909–912
47. Menninger H, Stiegler A, Mohr W, Wessinghage D (1989) Detritussynovialitis bei chronischer Polyarthritis: eine klinische und operationshistologische Auswertung. Z Rheumatol 48:89–94

48. Möttönen T, Hannonen P, Oka M et al. (1988) Antibodies against native type II collagen do not precede the clinical onset of rheumatoid arthritis. Arthritis Rheum 31:776–779
49. Mohr W (1982) Morphologie der ankylosierenden Spondylitis. Aktuelle Rheumatol (Sonderheft) 7:70–78
50. Mohr W (1986) Pathogenese und Morphologie degenerativer und entzündlicher Veränderungen der Halswirbelsäule. Z Phys Med Balneol Med Klim 15:214–236
51. Mohr W (1990) Basismechanismen der Gelenkzerstörung. In: Mohr W, Emmert K-H (Hrsg) Gelenkzerstörung bei entzündlichen rheumatischen Erkrankungen – Basismechanismen und deren Beeinflussung durch Therapie. Steinkopff, Darmstadt, S 21–31
52. Mohr W (1991) Juxtaartikuläre Knochendestruktion bei Arthritiden. In: Werner E, Mathiaß HH (Hrsg) Osteologie – interdisziplinär. Springer, Berlin Heidelberg New York Tokyo, S 161–171
52a. Mohr W (1995) Cartilage destruction via the synovial fluid in rheumatoid arthritis. J Rheumatol 22:1436–1437
52b. Mohr W (1995) Pathomorphologie der Bewegungsorgane bei der Spondylitis ankylosans. Aktuelle Rheumatol 20: 162–170
52c. Mohr W, Negri G (1995) Histomorphologie und Pathogenese der Riesenzellenarteriitis. arthritis+rheuma 15: Heft 3, 44–46
53. Mohr W, Pelster B, Wessinghage D (1985) Polymorphonuclear granulocytes in rheumatic tissue destruction. VI. The occurrence of PMNs in menisci of patients with rheumatoid arthritis. Rheumatol Int 5:39–44
54. Mohr W, Kuhn C, Pelster B, Wessinghage D (1985) S-100 protein in normal, osteoarthrotic, and arthritic cartilage. Rheumatol Int 5:273–277
55. Moore AR, Iwamura H, Larbre JP, Scott DL, Willoughby DA (1993) Cartilage degradation by polymorphonuclear leucocytes: in vitro assessment of the pathogenic mechanisms. Ann Rheum Dis 52:27–31
55a. Myllykangas-Luosujärvi R, Aho K, Isomäki H (1995) Death attributed to antirheumatic medication in a nationwide series of 1666 patients with rheumatoid arthritis who have died. J Rheumatol 22:2214–2217
56. Panayi GS, Lanchbury JS, Kingsley GH (1992) The importance of the T cell in initiating and maintaining the chronic synovitis of rheumatoid arthritis. Arthritis Rheum 35: 729–735
57. Patterson JW (1988) Rheumatoid nodule and subcutaneous granuloma annulare. A comparative histologic study. Am J Dermatopathol 10:1–8
57a. Poole PJ, Caughey DE, Kolbe J, Mercer CJ, Stables SR (1996) Involvement of an enchondroma in relapsing polychondritis. J Rheumatol 23:186–188
58. Reilly PA, Evison G, McHugh NJ, Maddison PJ (1990) Arthropathy of hands and feet in systemic lupus erythematosus. J Rheumatol 17:777–784
59. Reilly PA, Cosh JA, Maddison PJ, Rasker JJ, Silman AJ (1990) Mortality and survival in rheumatoid arthritis: A 25 year prospective study of 100 patients. Ann Rheum Dis 49:363–369
60. Reza MJ, Verity MA (1977) Neuromuscular manifestations of rheumatoid arthritis: A clinical and histomorphological analysis. Clin Rheum Dis 3:565–588
61. Rose AD, Eichenfield AH, Goldsmith DP, Athreya BH (1990) Early onset sarcoidosis with aortitis – "juvenile systemic granulomatosis?" J Rheumatol 17:102–106
61a. Rose C, Mohr W, Kreuzer KB (1994) Subkutane Knoten bei Patienten mit chronischer Polyarthritis sind nicht immer Rheumagranulome. Aktuelle Rheumatol 19:191–196
62. Saal JG, Steidle M, Einsele H et al. (1992) Persistence of B19 parvovirus in synovial membranes of patients with rheumatoid arthritis. Rheumatol Int 12:147–151
62a. Saini SK, Rose CD (1996) Liver involvement in familial granulomatous arthritis (Blau syndrome). J Rheumatol 23: 396–399
62b. Salvarani C, Scocco GL, Macchioni P et al. (1995) Prevalence of psoriatic arthritis in Italian psoriatic patients. J Rheumatol 22:1499–1503
63. Saura R, Matsubara T, Hirohata K, Itoh H (1992) Damage of cultured chondrocytes by hydrogen peroxide derived from polymorphonuclear leukocytes: a possible mechanism of cartilage degradation. Rheumatol Int 12:141–146
63a. Schneider M, Specker C (1996) Lupus und Butterfly. Diagnose und Grenzen der Differentialdiagnose des systemischen Lupus erythematodes. Aktuelle Rheumatol 21:48–61
63b. Schumacher HR, Bautista BB, Krauser RE, Mathur AK, Gall EP (1994) Histological appearance of the synovium in early rheumatoid arthritis. Semin Arthritis Rheum (Suppl 2) 23:3–10
64. Scott DGI, Bacon PA, Tribe CR (1981) Systemic rheumatoid vasculitis: A clinical and laboratory study of 50 cases. Medicine 60:288–297
65. Sieper J, Braun J, Döring E et al. (1992) Aetiological role of bacteria associated with reactive arthritis in pauciarticular juvenile chronic arthritis. Ann Rheum Dis 51:1208–1214
66. Spector TD, Hart DJ, Powell RJ (1993) Prevalence of rheumatoid arthritis and rheumatoid factor in women: evidence for a secular decline. Ann Rheum Dis 52:254–257
66a. Suzuki A, Ohosone Y, Obana M et al. (1994) Cause of death in 81 autopsied patients with rheumatoid arthritis. J Rheumatol 21:33–36
67. Symmons DPM (1988) Mortality in rheumatoid arthritis. Br J Rheumatol (Suppl I) 27:44–54
68. Taha AS, Sturrock RD (1993) The gold plated stomach. Ann Rheum Dis 52:89–90
68a. Wessinghage D (1984) Taschenatlas der Rheumatologie. Thieme, Stuttgart New York
69. Wessinghage D, Mohr W (1988) Entwicklung chronischer Polyarthritiden mit typischen Veränderungen. Schattauer, Stuttgart New York
70. Wilkinson LS, Pitsillides AA, Edwards JCW (1993) Giant cells in arthritic synovium. Ann Rheum Dis 52:182–184
71. Winfield JB (1989) Stress proteins, arthritis, and autoimmunity. Arthritis Rheum 32:1497–1504
71a. Wolfe F, Mitchell DM, Sibley JT et al. (1994) The mortality of rheumatoid arthritis. Arthritis Rheum 37:481–494
72. Xie DL, Meyers R, Homandberg GA (1993) Release of elastase from monocytes adherent to a fibronectin-gelatin surface. Blood 81:186–192

Tumorähnliche Neubildungen und Tumoren

> Primäre Tumoren von Gelenken, Bursen und Sehnenscheiden sind *selten*; häufiger treten tumorähnliche Neubildungen auf.

Tumorähnliche Neubildungen

Pigmentierte villonoduläre Synovialitis

Synonyme: Riesenzellentumor der Synovialmembran bzw. Sehnenscheide; xanthomatöser Riesenzellentumor

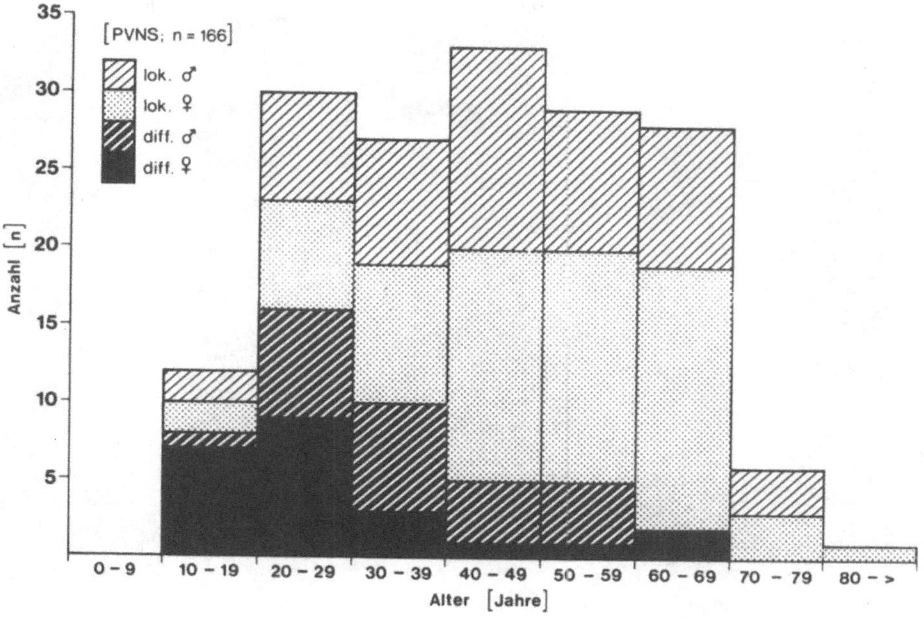

Abb. 5.32. Alters- und Geschlechtsverteilung der verschiedenen Formen der pigmentierten villonodulären Synovialitis (*PVNS; lok.* lokalisierte Form, *diff.* diffuse Form; aus Mohr[21])

> **Definition.** Die pigmentierte villonoduläre Synovialitis (PVNS) ist eine *tumorförmige Gewebsvermehrung*, die im *Gelenkkapsel-, Sehnengleitgewebe* und selten auch in *Bursen* auftritt. Sie wird unterschieden in einen *lokalisierten* und *diffusen Typ*.

Epidemiologie. Etwa 1% der Gelenkkrankheiten sollen durch sie verursacht werden. Für die *lokalisierte Form* an den Händen wird mit einer jährlichen Neuerkrankungsrate von 9,2 pro 1000000 und für die *diffuse Form* von 1,8 pro 1000000 gerechnet[21]. *Alters- und Geschlechtsverteilung* sind in Abb. 5.32 wiedergegeben – es geht daraus hervor, daß die Krankheit, abgesehen vom ersten Dezennium, in *allen Altersstufen* auftreten kann, und daß bei jüngeren Menschen der diffuse Typ überwiegt[21]. Abbildung 5.33 faßt die bevorzugten *Lokalisationen* beider Formen zusammen.

Ätiologie, Pathogenese. Die Mutmaßung, daß die Krankheit Folge einer Cholesterinstoffwechselstörung sei, wurde nicht bewiesen; intraartikuläre Blutungen sind mit an Sicherheit grenzender Wahrscheinlichkeit auszuschließen, da gleichartige Läsionen bei Patienten mit rezidivierenden Gelenkblutungen, wie der Hämophilie, nicht auftreten. Zwar werden Traumen immer wieder als Ursache diskutiert, dennoch wurde diese Ansicht nie bestätigt; unter den „EULAR-Pathologen" herrschte Einigkeit darüber, daß Traumen nicht als prädisponierende Faktoren anzusehen sind[21a]. Die Krankheit kann mit der chronischen Polyarthritis und Arthrose assoziiert sein, eine pathogenetische Beziehung ist daraus jedoch nicht abzuleiten[21].

Zur *Pathogenese* werden *zwei Mechanismen* diskutiert. Von einigen Autoren wird angenommen, daß sie eine *tumoröse Neubildung* darstellt; demgegenüber sind andere der Meinung, daß eine *Reaktion auf ein unbekanntes „Agens"* vorliegt, und sie damit im weitesten Sinne eine *Entzündung* repräsentiert. *Immunhistologische* Untersuchungsbefunde belegen, daß eine große Anzahl der Zellen dem mononukleären Phagozytensystem zuzuordnen ist – ebenso wie in den Riesenzellengeschwülsten des Knochens sind auch die Riesenzellen und Schaumzellen von mononukleären Phagozyten abzuleiten[13]. Eine morphologische Beziehung zu den Zellen der Synovialmembran besteht nicht[1]. Da in dem Gewebe nicht selten auch Kernteilungsfiguren vorkommen, muß angenommen werden, daß nicht eine reine infiltrative Läsion vorliegt, sondern daß auch eine ge-

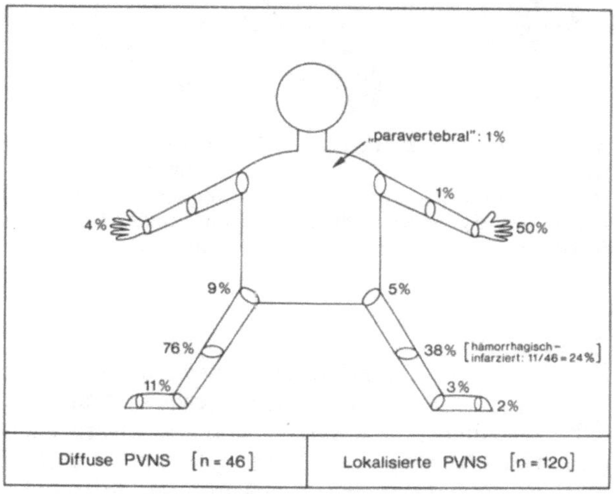

Abb. 5.33. Lokalisationen der verschiedenen Formen der pigmentierten villonodulären Synovialitis (*PVNS*; aus Mohr[21])

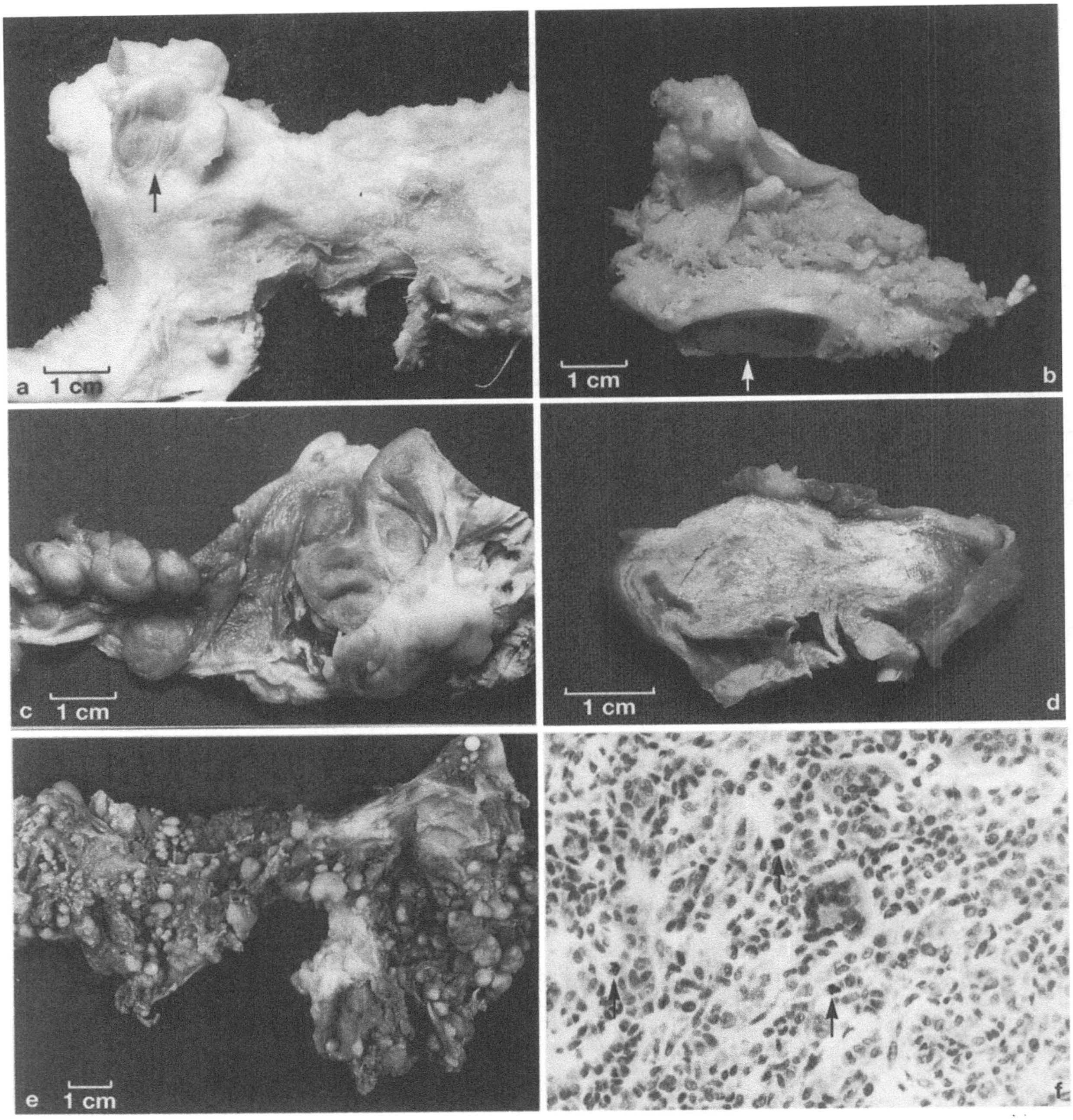

Abb. 5.34 a – f. Artikuläre Formen der pigmentierten villonodulären Synovialitis (PVNS). **a** Intraartikuläre lokalisierte PVNS (*Pfeil*), meniskusnahe gelegen. **b** Periartikuläre lokalisierte PVNS: Unter der Synovialmembran Anschnitt eines Tumorknotens (*Pfeil*). **c** Diffuse Form mit plumper Verdickung der Synovialmembran. **d** Schnittfläche aus *c*: Starke Verbreiterung der Synovialmembran. **e** Diffuse Form aus multiplen Knötchen. **f** Histologisches Erscheinungsbild aus spindelförmigen Zellen und mehrkernigen Riesenzellen mit einzelnen Kernteilungsfiguren (*Pfeile*). HE, 220 : 1

steigerte Zellproliferation zur Gewebsvermehrung beiträgt. Man darf deshalb mit einer gewissen Wahrscheinlichkeit schließen, daß, vergleichbar den Riesenzellentumoren des Knochens, ein Tumorgewebe aus *proliferierenden „fibroblastären" Zellen* mit *reaktiver Infiltration durch Zellen des mononukleären Phagozytensystems* vorliegt[21].

Morphologie. *Makroskopisch* stellen Operationspräparate der *lokalisierten* Form, die bevorzugt Tumoren der Hände entstammen, 0,3 – 3 cm große, glatt begrenzte *Knoten* mit gelb-brauner oder grau-weißer, oft lobulierter Schnittfläche dar. Bei der artikulären Manifestation kommen einerseits etwa 2 – 4 cm große der Synovialmembran adhärente (Abb. 5.34 a) und zum anderen, wenn auch seltener, periartikulär gelegene Knoten vor[21] (Abb. 5.34b). Bei der *diffusen Form* ist die Synovialmembran entweder von *multiplen Knötchen* bedeckt (Abb. 5.34e) oder es liegt eine zottige bzw. plumpe Verdickung vor (Abb. 5.34c, d); die meist rostbraun verfärbte, oft von gelben Herden durchsetzte Gelenkinnenhaut weist eine schwammartige Konsistenz auf.

Mikroskopisch sind beide Formen durch gleichartige Substrate charakterisiert: Es liegt ein Nebeneinander aus *monomorphen mononukleären Zellen, spindelförmigen Zellen* und *mehrkernigen Riesenzellen* vor (Abb. 5.34f); fokal finden sich *Xanthomzellen* und auch *Touton-Riesenzellen*. In unterschiedlicher Häufigkeit sind *Siderophagen* vorhanden. *Kernteilungsfiguren*, herdförmig in größerer Anzahl (Abb. 5.34f), gehören zum histologischen Erscheinungsbild der PVNS und sind kein Indiz für eine maligne Entartung[2,21]. Die *lokalisierte Form* stellt nicht selten als inzipiente PVNS einen histologischen Zufallsbefund dar – es sind in diesen Fällen dann einzelne synoviale Zotten mit einer Stromainfiltration aus den geschilderten Zellen vorhanden. Insbesondere am Kniegelenk erleiden intraartikulär entwickelte noduläre Formen oft eine *hämorrhagische Infarzierung* (Abb. 5.33), so daß nur nekrotisches Gewebe zur Untersuchung kommt. In diesen operativ entfernten Knoten sowie selten auch in Sedimenten hämorrhagischer Gelenkergüsse, lassen sich dann noch die Grundstrukturen an den schattenhaft erkennbaren Riesenzellen identifizieren (Abb. 5.35a, b). Bei der *diffusen Form* liegt eine starke Verbreiterung der Synovialmembran mit *Siderose* von *Synoviozyten* und *subsynovialen Zellen* vor; häufig treten in stärkerem Ausmaß Xanthomzellen und hin und wieder auch lymphoplasmazelluläre sowie eosinophile granulozytäre Infiltrate auf.

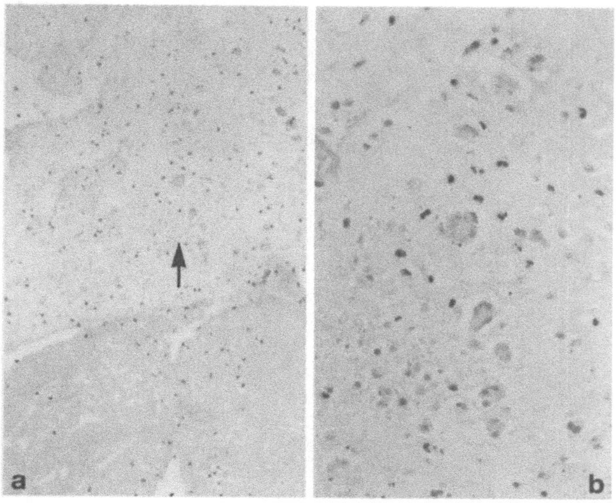

Abb. 5.35a, b. Nekrotische pigmentierte villonoduläre Synovialitis im Schnittpräparat des Sediments eines hämorrhagischen Kniegelenkergusses. **a** Neben Fibrin nekrotisches Gewebe mit wenigen Zellen. HE, 85 : 1. **b** Stärkere Vergrößerung aus **a** (*Pfeil*): Einzelne mehrkernige Riesenzellen, schattenhaft erkennbar. HE, 220 : 1

Sowohl bei der lokalisierten als auch diffusen Form können *Knochenarrosionen* auftreten, bei letzterer ist die Bildung multipler *Pseudozysten* möglich. Die periartikuläre Ausbreitung kann sich bei der diffusen Form bis in die Skelettmuskulatur erstrecken[21].

Verlauf, Prognose. *Rezidive* sind bei beiden Typen möglich, jedoch häufiger bei der diffusen Form. Eine sichere *maligne Entartung* wurde *nicht* beschrieben[21] (▷ jedoch maligner Riesenzellentumor ▷ S. 443).

Differentialdiagnose. Histologisch muß die Krankheit von *synovialen Reaktionen*, die mit *Blutungen* und *Riesenzellenbildungen* einhergehen, abgegrenzt werden. *Detritussynovialitiden*, wie sie bei der chronischen Polyarthritis (▷ S. 412) und der Arthrose (▷ S. 452) auftreten, sind durch den Nachweis der Gewebsfragmente zu erkennen. *Reaktionen bei Endoprothesen* werden durch polarisationsoptisch doppelbrechendes Kunststoffabriebmaterial[2] oder intrazytoplasmatische Metalleinschlüsse ausgeschlossen. Selten wird ein *Hämangiom* die Ursache einer synovialen Siderose sein (▷ S. 430) – kavernöse Blutgefäße in den synovialen Zotten sind ein Wegweiser für die Diagnose. *Eine synoviale Siderose allein berechtigt nicht zur Diagnose der pigmentierten villonodulären Synovialitis*[21]. Weiterhin abgegrenzt werden muß die seltene *synoviale Reaktion beim α-Mannosidase-Mangel* (▷ S. 394). *Synoviale Sarkome* (▷ S. 431) sind mit an Sicherheit grenzender Wahrscheinlichkeit durch ihre andersartigen Strukturen auszuschließen.

Chondromatose (SNOMED M-73670)

Synonyme: Synoviale Chondromatose, synoviale Chondrometaplasie, Osteochondromatose

> **Definition.** Der Krankheit liegt eine *fokale chondroide Metaplasie* des synovialen Gewebes mit nachfolgender Ausbildung von *Knorpel-* und *selten Knocheninseln* zugrunde, die zu freien Körpern in der Synovialflüssigkeit führen.

Epidemiologie. Die Krankheit ist *selten*, so daß Inzidenz und Prävalenz unbekannt sind. Eine größere Anzahl von Literaturmitteilungen erfüllt nach Jaffe[16] nicht die Kriterien für diese Krankheit – in seinem Untersuchungsgut kamen lediglich sechs gesicherte Fälle vor. In der überwiegenden Anzahl dürften klinische und evtl. auch pathologisch-anatomische Diagnosen Ausdruck einer Detritussynovialitis (▷ S. 452) oder freier Körper bei Osteochondrosis dissecans sein (▷ S. 480). Die echte Chondromatose wird im *mittleren Lebensalter* (20.–50. Lebensjahr) angetroffen, *Männer* erkranken häufiger als Frauen[23].

Ätiologie, Pathogenese. Die *Ätiologie* ist *unbekannt* – auch die *Pathogenese* ist nicht eindeutig abgeklärt.

Nach der Theorie von Milgram[20] läuft die Krankheit in *drei Phasen* ab: Einer aktiven synovialen Bildung von Chondromen ohne begleitende freie Körper folgt die Phase der Entwicklung freier Körper mit noch florider Chondrogenese in der Synovialmembran. Im terminalen Stadium enthält lediglich die Synovialflüssigkeit multiple freie Körper; eine Chondrogenese läuft im synovialen Gewebe nicht mehr ab. Beobachtungen an Operationspräparaten zeigen, daß im Stratum synoviale zunächst kleine Gruppen aus *chondroiden Zellen* vorhanden sind, die das S-100 Protein exprimieren. In solchen Zellen können gelegentlich *Kernteilungsfiguren* angetroffen werden, so daß die Vergrößerung der Knorpelinseln durch eine Zellproliferation ihre Erklärung finden kann, allerdings ist das Ki-67 in den Zellen der Chondrome nicht nachweisbar[8a]. Die neu entstehenden Knorpelknötchen können einerseits zu *plattenartigen Knorpelherden* in der Synovialmembran führen oder ihr als *gestielte Chondrome* adhärent sein; aus letzteren entwickeln sich die freien Körper in der Synovialflüssigkeit. Die *freien Körper* können *verkalken*[1]; eine *enchondrale Ossifikation*[27] kann in der Synovialmembran zur Bildung kleiner Knochenknötchen führen.

Nach der Theorie von Kay et al.[17] liegt keine Chondrogenese in der Synovialmembran vor, sondern es sollen *durch Traumen abgelöste Knorpelzellen* in der Synovialflüssigkeit *wie in einer Zellkultur proliferieren* und sich damit zu *multiplen freien Körpern* entwickeln. Die Beziehung zur Synovialmembran wird dann als sekundär angesehen – freie Körper werden, wie auch anderer Detritus, inkorporiert. Die Struktur der sich in der Synovialmembran entwickelnden Knötchen (vgl. Abb. 5.37c, d) spricht allerdings gegen diese Vorstellung.

Lokalisation. Bevorzugt sind Knie-, Ellbogen- und Hüftgelenke, selten Sehnenscheiden und Bursen betroffen[23].

Morphologie. *Makroskopisch* kann die *Synovialflüssigkeit* durch multiple kleinste Chondrome ein milchiges Aussehen aufweisen („*Schneesturmphänomen*"[17]). Das Sediment besteht aus 1–2 mm großen Knorpelknötchen (Abb. 5.36a).

Das *synoviale Gewebe* enthält eine große Anzahl Knorpelknoten, die zu einer „kopfsteinpflasterartigen" Umgestaltung[23] führen können, oder blumenkohlartige Proliferate, teilweise gestielt, die der Synovialmembran adhärent sind (Abb. 5.37a). Große Chondrome können Durchmesser von 2–3 cm erreichen.

Mikroskopisch setzen sich die freien Körper der *Synovialflüssigkeit* aus kleinen Knorpelknötchen zusammen. Die safraninophile Matrix enthält zu Brutkapseln angeordnete Knorpelzellen mit leichten Kerngrößenvarianzen (Abb. 5.36b).

Die *Synovialmembran* enthält *multiple Knötchen* aus hyalinem Knorpel und einzelne Inseln aus Knochen (Abb. 5.37b). Im Stadium der Entwicklung liegen in den synovialen Zotten *kleine zellreiche Inseln aus hyalinem Knorpel* vor, die von Säumen zytoplasmareicher Zellen umgeben sind (Abb. 5.37c, d); voll entwickelte Knötchen bestehen aus einer proteoglykanreichen Matrix mit *Brutkapseln* aus chondroiden Zellen, die teilweise Kerngrößenunterschiede aufweisen, ohne daß dies ein Hinweis für eine maligne Entartung ist[27]. Diese Knötchen „schmiegen" sich an die kollagenen Fasern des Stratum synoviale an (Abb. 5.37e, f). Umschriebene *Verkalkungen* können in den Knorpelherden auftreten.

Differentialdiagnose. Die primäre Chondromatose ist abzugrenzen von der *Detritussynovialitis*, bei der Fragmente aus Knorpel und Knochen im synovialen Gewebe vorliegen (▷ S. 412 und S. 452), und von freien Körpern, die bei der *Osteochondrosis dissecans* (▷ S. 480) entstehen.

Verlauf, Prognose. Die freien Körper können eine *Knorpelschädigung* verursachen. *Rezidive* sollen nach der Synovialektomie auftreten[27]. Über eine *maligne Entartung*, die 11 bis 20 Jahre nach der Diagnose einer Chondromatose erfolgen kann[27a], wird sehr selten berichtet; in der überwiegenden Anzahl der Fälle ist nicht klar zu entscheiden, ob ein primäres Chondrosarkom

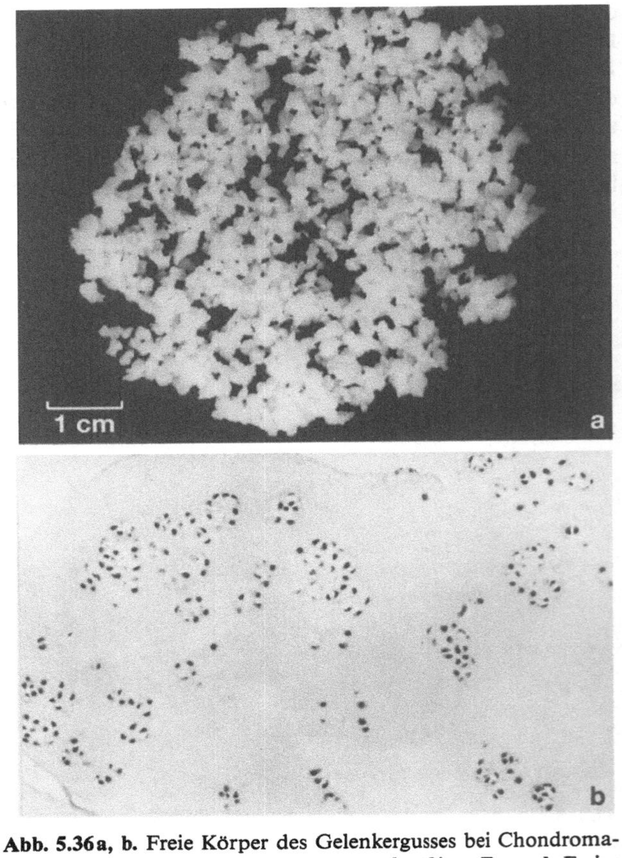

Abb. 5.36a, b. Freie Körper des Gelenkergusses bei Chondromatose. **a** Multiple freie Körper von unregelmäßiger Form. **b** Freier Körper aus hyalinem Knorpel mit Brutkapseln aus Chondrozyten. HE, 85:1

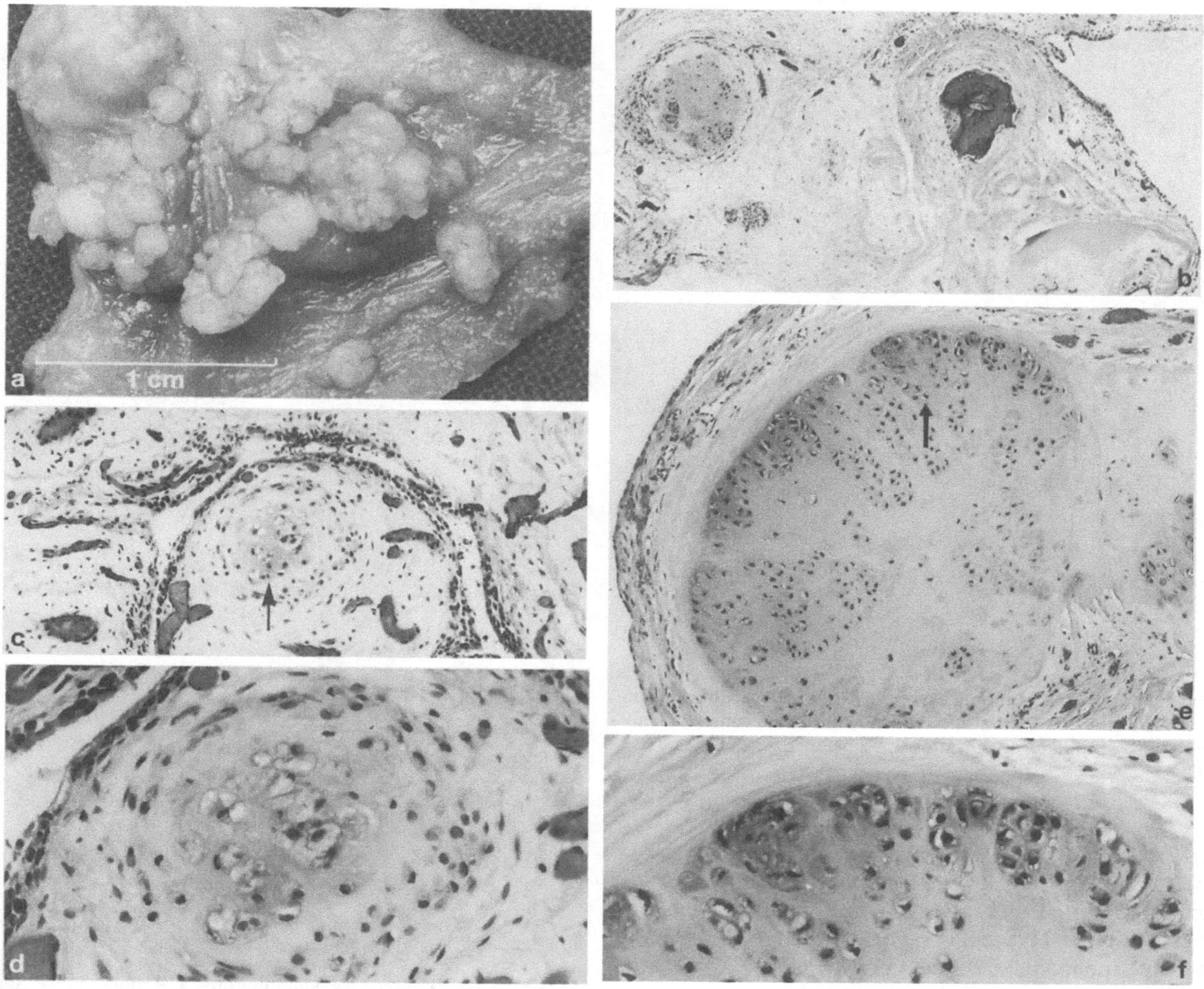

Abb. 5.37 a–f. Chondromatose. **a** Synovialmembran von knotigen Erhabenheiten bedeckt. **b** Knorpel- und Knochenknötchen in der Synovialmembran. HE, 35 : 1. **c** Frühes Entwicklungsstadium eines Knorpelknötchens. HE, 35 : 1. **d** Stärkere Vergrößerung aus **c** (*Pfeil*): Knorpelknötchen umrandet von zytoplasmareichen Zellen. HE, 220 : 1. **e** Ausgereiftes Knorpelknötchen aus homogener Matrix mit Brutkapseln aus Chondrozyten und umgebendem Saum aus kollagenen Fasern des Stratum synoviale. HE, 85 : 1. **f** Stärkere Vergrößerung aus **d** (*Pfeil*): Brutkapseln aus Chondrozyten mit einzelnen größeren hyperchromatischen Zellkernen. HE, 220 : 1

vorliegt oder ob wirklich eine Entartung der synovialen Chondromatose beschrieben wird, da histologisch die Differentialdiagnose zwischen Chondromatose und Chondrosarkom Grad I schwierig ist[27a] (▷ S. 433).

Multizentrische Retikulohistiozytose (Lipoid-dermato-Arthritis)

Die multizentrische Retikulohistiozytose, über die etwa 200 Literaturmitteilungen vorliegen[18a], wird als *Systemkrankheit* betrachtet, die durch eine Proliferation histiozytärer Zellen gekennzeichnet ist; eine histogenetische Abstammung der Tumorzellen von Lymphozyten ist aber ebenfalls möglich[26a]. Das *morphologische Substrat* an der Haut, das dem am synovialen Gewebe gleicht, besteht aus einer Gewebsinfiltration mit teils einkernigen, teils mehrkernigen *histiozytären Zellen mit milchglasartigem Zytoplasma*, die *immunhistologisch* als Abkömmlinge des mononukleären Phagozytensystems identifiziert wurden[15]. Nach Freemont et al[14]. enthalten die sog. Megalozyten PAS-positive, Diastase-resistente *Granula* und zeigen einen positiven Reaktionsausfall für Muramidase und α_1-Trypsin. Bei 25% der Patienten mit dieser Krankheit sollen *andere maligne Erkrankungen* vorliegen[3].

Lipoma arborescens

Dem Lipoma arborescens liegt eine *diffuse adipös-villöse Hyperplasie* der Synovialmembran zugrunde[18] (Abb. 5.38 a, b). Ob es eine eigenständige Krankheit unbekannter Ätiologie oder eine synoviale Reaktion auf

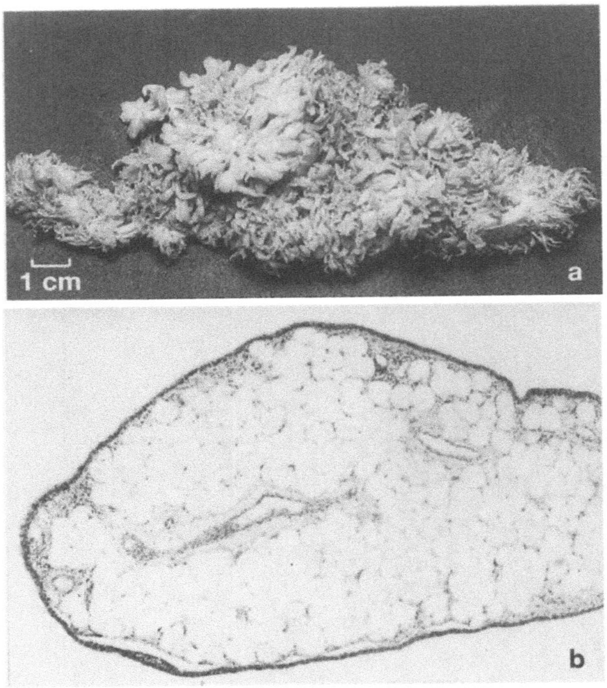

Abb. 5.38 a, b. Sog. „Lipoma arborescens". **a** Villöse adipöse Synovialmembran. **b** Lipomatotische synoviale Zotte mit spärlicher entzündlich-zellulärer Infiltration im oberen Stratum synoviale. HE, 35 : 1

Gelenkdetritus ist, ist nicht eindeutig abgeklärt. Da auch in arthrotischen Gelenken mit Detritussynovialitis eine größere Bereiche der Synovialmembran einnehmende villöse Hyperplasie vorkommt (▷ S. 451), ist eher anzunehmen, daß *keine eigenständige Krankheit*, sondern eine *synoviale Reaktion* vorliegt.

Benigne Tumoren

Lipom (ICD-O M-8850/0)

Lipome aus reifen Adipozyten entwickeln sich bevorzugt im Kniegelenk[25].

Fibrom (ICD-O M-8810/0)

Über das Vorkommen von Fibromen liegen nur wenige Mitteilungen vor[5].

Hämangiom (ICD-O M-9120/0)

> Hämangiome, bevorzugt im Kniegelenk, führen meist bei *Kindern* zu *rezidivierenden intraartikulären Blutungen*.

Makroskopisch findet sich nach längerer Blutungsdauer eine durch schlanke, oft über 1 cm lange schokola-

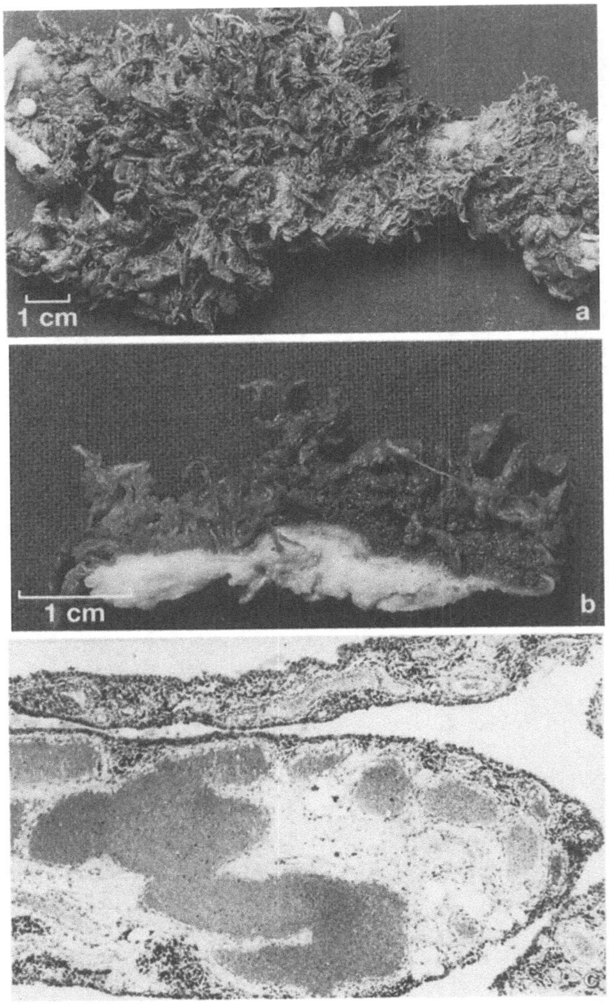

Abb. 5.39 a–c. Kavernöses Hämangiom. **a** Braune villöse Synovialmembran. **b** Schnittfläche des synovialen Gewebes aus Fettgewebe bedeckt von langen braun gefärbten Zotten. **c** Synoviale Zotte mit kavernösen Blutgefäßen, Siderose der Synoviozyten und Zellen des Stratum synoviale. HE, 35 : 1

denbraune Zotten gekennzeichnete Synovialmembran (Abb. 5.39 a, b).

Mikroskopisch liegt ein *villös gestaltetes synoviales Gewebe* mit *Siderose* der Synoviozyten und Zellen des Stratum synoviale vor. Der Nachweis des Hämangioms erfordert meist mehrere Schnittpräparate, wobei dann als charakteristische Struktur ein *kavernöses Angiom* anzutreffen ist (Abb. 5.39 c). *Differentialdiagnostisch* abzugrenzen ist die *pigmentierte villonoduläre Synovialitis* (▷ S. 424).

Juxtaartikuläres Myxom (ICD-O M-8840/0)

Juxtaartikuläre Myxome treten bevorzugt in der Nähe großer Gelenke auf. Die Krankheit ist *selten*, bevorzugt werden Männer betroffen, das *mittlere Lebensalter* beträgt 44 Jahre[2,19]. Die *Ätiologie* ist unbekannt, *Traumen* soll eine auslösende Rolle zukommen[19].

Pathogenetisch stellt die Erkrankung wahrscheinlich einen „proliferativen fibroblastären Prozeß“ mit exzessiver Bildung extrazellulären Hyaluronats dar, vergleichbar der Pathogenese von Ganglien[8] (▷ S. 442).

Überwiegend ist das *Kniegelenk*, seltener sind Schulter-, Ellbogen- und Sprunggelenke sowie Hüftgelenke befallen.

Makroskopisch liegen zwischen 0,6–12 cm große gelatinöse Gewebsknoten vor, die durch einen Saum der Synovialmembran vom Gelenkraum abgegrenzt werden (Abb. 5.40a).

Mikroskopisch gleichen die tumorösen Läsionen in ihrer Zusammensetzung aus *spindelförmigen fibroblastären Zellen*, die in einer *oft schaumigen alcianophilen Matrix* gelegen sind (Abb. 5.40b–e), den intramuskulären und subkutanen Myxomen. Pseudozysten und Blutungen mit ihren Residuen in Form von Hämosiderinablagerungen können vorkommen.

Differentialdiagnostisch sind hyperzelluläre Gewebsbereiche durch das Fehlen plexiformer Kapillaren und intrazytoplasmatischer Fetteinschlüsse vom myxoiden Liposarkom und durch das Fehlen polymorpher Zellen vom *myxoiden malignen fibrösen Histiozytom* abgrenzbar[19]

Von den 29 Patienten, die von Meis u. Enzinger[19] postoperativ weiter verfolgt wurden, entwickelten 34% *Rezidive*.

Maligne Tumoren

Synoviales Sarkom (ICD-O M-9040/3)

Definition. Das synoviale Sarkom entsteht im allgemeinen in der *Nähe von Gelenken, Bursen* und *Aponeurosen*; eine histogenetische Verwandtschaft mit den Synoviozyten ist nicht bewiesen.

Epidemiologie. Die Tumoren treten meist in *jüngeren Lebensaltern* (20–45 Jahre) auf, nur selten werden sie bei unter 10jährigen und über 60jährigen beobachtet[2]. *Männer* sind etwas häufiger als Frauen betroffen[22].

Ätiologie, Pathogenese. Die *Ätiologie* ist *unbekannt*, ob eine kausale Beziehung zu vorausgegangenen Traumen besteht, ist nicht geklärt[2], die Histogenese ist ebenfalls nicht abgeklärt. Die Tumoren sind wohl *nicht von den Synoviozyten abzuleiten*, da einerseits die Tumorverbände in der Synovialmembran fern der Deckzellschicht liegen (Abb. 5.41b), und andererseits die Synoviozyten im Gegensatz zu den Zellen der glandulären Strukturen des synovialen Sarkoms immunhistologisch keine Marker epithelialer Zellen exprimieren. Von einzelnen Autoren wird der Tumor als *Karzinosarkom*

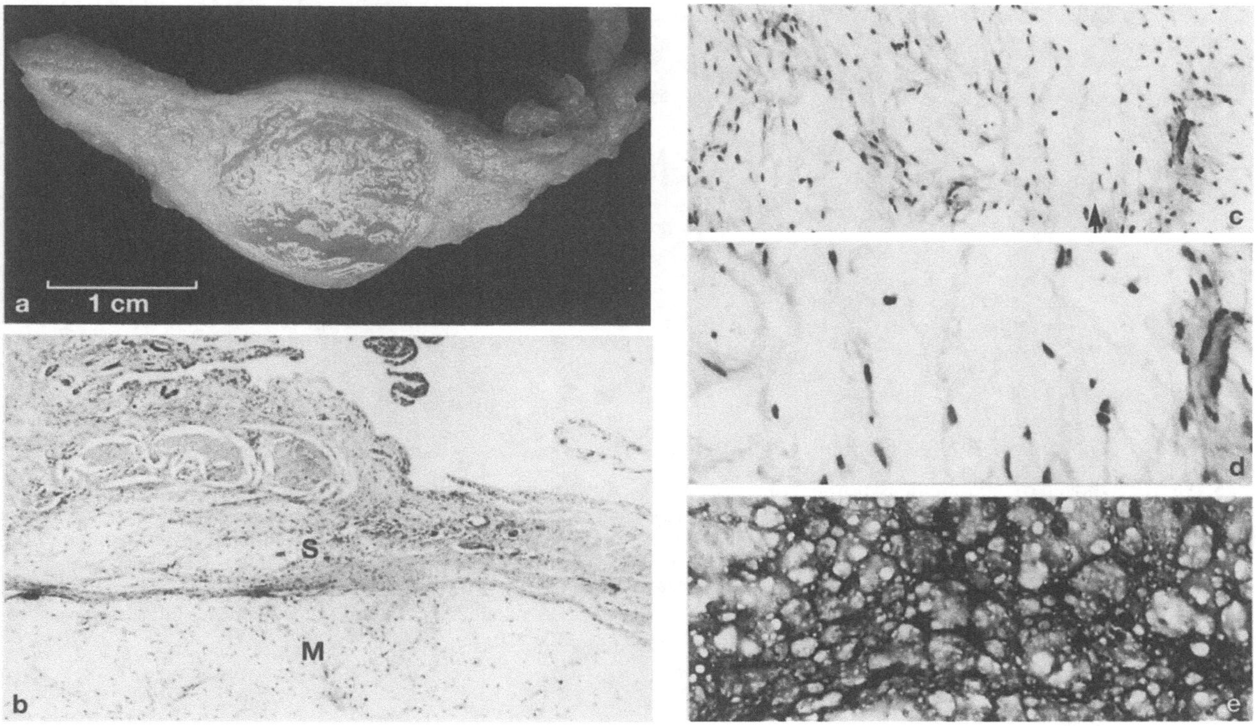

Abb. 5.40a–e. Juxtaartikuläres Myxom. **a** Unter schmalem Saum der intakten Synovialmembran „gelatinöser“ Knoten. **b** Unter der deckenden Synovialmembran (*S*) scharf abgegrenzt Myxomknoten (*M*). HE, 35:1. **c** Zentrum des Myxomknotens aus spindelförmigen Zellen mit umgebender vakuoliger Matrix. HE, 85:1. **d** Stärkere Vergrößerung aus **c** (*Pfeil*): Zwischen spindelförmigen Zellen vakuolige Matrix. HE, 220:1. **e** Vakuolige alcianophile Matrix. Alcianblau, Kernechtrot, 220:1

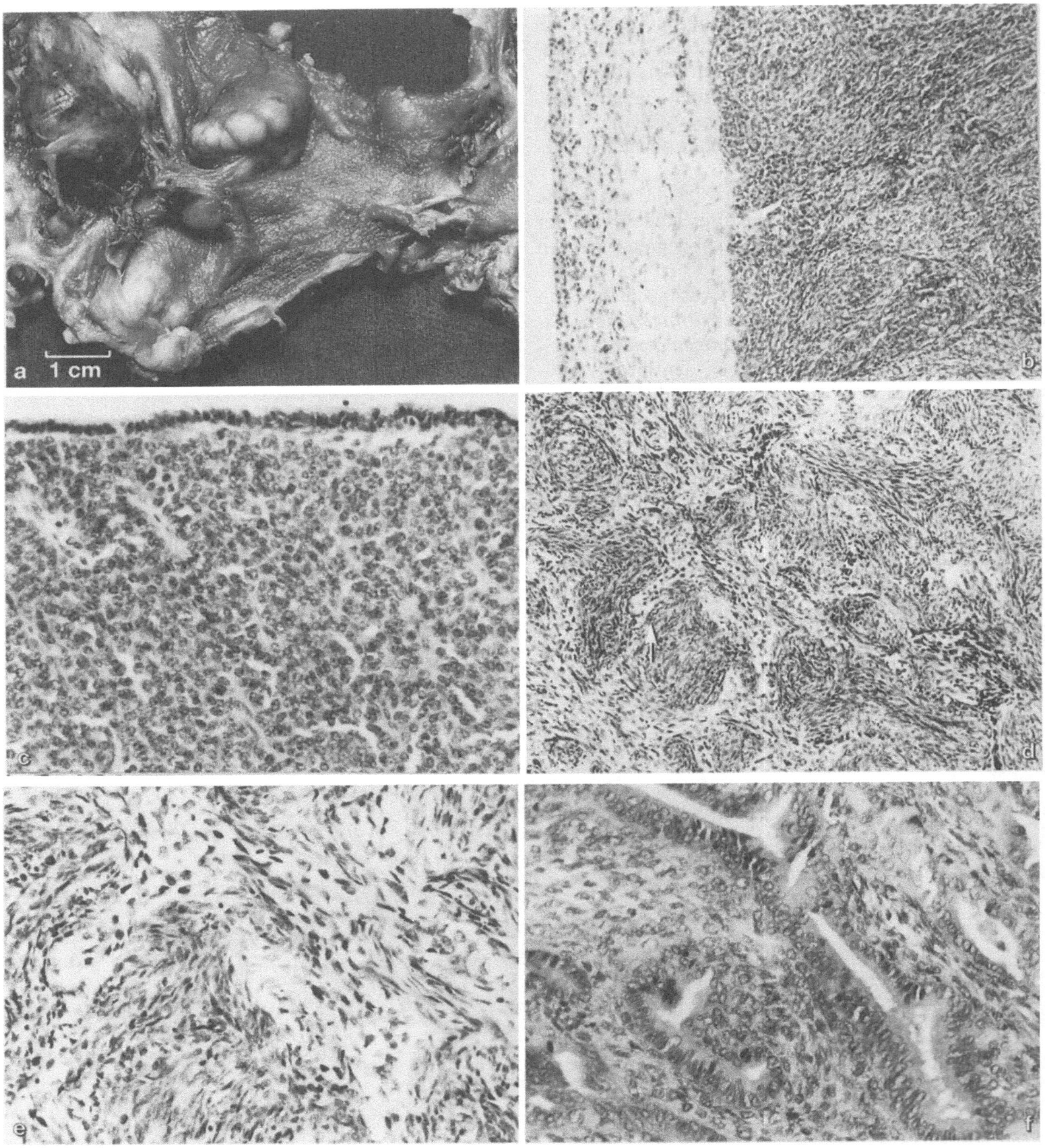

Abb. 5.41a–f. Synoviales Sarkom. **a** Synovialektomiepräparat des Kniegelenks mit multiplen Tumorknoten. **b** Im Stratum synoviale durch breiten fibrösen Saum von der Deckzellschicht abgegrenzt Knoten des monophasischen synovialen Sarkoms (aus **a**). HE, 85:1. **c** Lungenmetastase eines monophasischen synovialen Sarkoms von Bronchialepithel bedeckt. HE, 220:1. **d** Biphasisches synoviales Sarkom aus Knoten spindelförmiger Zellen durchzogen von unterschiedlich breiten Septen aus zytoplasmareichen Zellen. HE, 85:1. **e** Stärkere Vergrößerung aus **d** (*Pfeil*): Knoten aus dunkel angefärbten spindelförmigen Zellen und dazwischen gelagerten Strängen aus blaß angefärbten epithelialen Zellen. HE, 220:1. **f** Biphasisches synoviales Sarkom (Larynx) aus drüsenähnlichen Schläuchen umgeben von zellreichem Stroma. HE, 220:1

interpretiert. Eventuell liegt eine vergleichbare Situation wie bei der Entstehung der Mesotheliome vor, von denen angenommen wird, daß sie unterschiedliche Differenzierungsformen submesothelialer Zellen in Fibroblasten und epitheliale bzw. mesotheliale und intermediäre Zellformen darstellen[24].

Lokalisation. Bevorzugte Lokalisationen sind *untere* und *obere Extremitäten*[2], Raritäten sind Tumoren, die sich im Kopf- und Halsbereich[22] oder auch als Tumoren der vorderen Bauchwand[2] entwickeln. Als viszerale Variante dieser Weichteiltumoren werden von Zeren et al.[28] primäre monophasische *pulmonale* synoviale Sarkome beschrieben.

Morphologie. *Makroskopisch* bestehen die Tumoren meist aus grauweißen weichen Knoten. Bei der seltenen *artikulären* Lokalisation[1] ist das synoviale Gewebe von grauweißen Knoten durchsetzt (Abb. 5.41 a).

Mikroskopisch sind monophasische von biphasischen Tumoren abzugrenzen. *Monophasische* Varianten setzen sich aus spindelförmigen oder runden mononukleären (Abb. 5.41 c) Zellen zusammen. *Biphasische* Varianten können in Form kleiner Knoten aus spindelförmigen Zellen vorliegen, zwischen denen ein Netzwerk aus zytoplasmareichen blaß angefärbten Zellen[2] gelegen ist (Abb. 5.41 d, e); der charakteristische biphasische Tumor ist durch unterschiedlich große drüsige Strukturen gekennzeichnet (Abb. 5.41 f), die durch ein argyrophiles Kollagennetzwerk vom zellreichen Stroma abzugrenzen sind.

Immunhistologische Marker, die in 39 Tumoren nachgewiesen wurden, sind in Tabelle 5.11 zusammengefaßt. Es ergibt sich daraus, daß *Zytokeratin* und das *epitheliale Membranantigen (EMA)* in der epithelialen Komponente vorkommen, daß sie aber auch in den Zellen der monophasischen Sarkome häufig vorhanden sind. Die Autoren empfehlen, im Falle der fehlenden Zytokeratin-Reaktion das epitheliale Membranantigen darzustellen. Es ist jedoch zu bedenken, daß einige *Leiomyosarkome* Keratin und EMA exprimieren, die *differentialdiagnostische* Abgrenzung ist durch den Nachweis von *Aktin* und *Desmin* möglich. *Vimentin* kommt in den Spindelzellen vor. Die immunhistologische Darstellung von *Laminin* und *Kollagen IV* als Komponenten der Basalmembran eignet sich zur Ermittlung des Ausmaßes der epithelialen Differenzierung[24].

Verlauf, Prognose. Für das tendosynoviale Sarkom geben Brodsky et al.[10] eine *5-Jahres-Überlebenszeit* von 59% an – allerdings ist die 5-Jahres-Überlebenszeit abhängig von der *Tumorgröße* (<5 cm: 86%, 5–10 cm: 62%, >10 cm: 22%). Als *prognostisch günstige* Faktoren gelten *geringe Mitosezahl* (<15/10 HPF[26]) sowie Überwiegen der *glandulären Differenzierung*[11]. *Verkalkte* oder *ossifizierte Tumoren* sollen eine bessere Prognose als nicht verkalkte Varianten haben[2].

Chondrosarkom (ICD-O M-9220/3)

Chondrosarkome sind *sehr seltene* Tumoren, die im mittleren Lebensalter in den *Kniegelenken* angetroffen werden. Unterschieden werden sie in *primäre* und *sekundäre* Tumoren, wobei letztere sich aus einer Chondromatose entwickeln sollen (▷ S. 427). Zur *differentialdiagnostischen Abgrenzung* von der *synovialen Chondromatose* sprechen nach Bertoni et al[9] für das Chondrosarkom ein meist nur fokales Auftreten von Brutkapseln aus Chondrozyten und eine vorwiegende Anordnung der Tumorzellen *in Zügen* mit mehr oder weniger ausgeprägten *Kernatypien* und einzelnen *Kernteilungsfiguren*. Chondrosarkome sind darüber hinaus gekennzeichnet durch *myxoide Gewebszonen* sowie *Nekrosen* und *infiltrierendes Wachstum* in den Knochen. Lungenmetastasen können auftreten.

Tabelle 5.11. Immunhistologische Befunde an 39 synovialen Sarkomen: prozentuale Häufigkeit der Expression verschiedener Marker. (Nach Ordóñez et al.[24])

Immunhistologischer Marker	Keratin	EMA	CEA	UEA1	VIM	Leu-7	S-100
Primärtumor (n = 39)							
Biphasisch (n = 15)							
Epitheliale Komponente	100	100	33	87	33	20	7
Spindelzellen	40	33		27	80	7	13
Monophasisch (n = 24)	63	29	4	8	83	25	4
Fernmetastasen (n = 19)							
Biphasisch (n = 3)							
Epitheliale Komponente	100	100		100	67		
Spindelzellen	67	33		67	100		
Monophasisch (n = 16)	25	13		13	81	31	6

Keratin Zytokeratin [AE1/AE3], *EMA* epitheliales Membranantigen, *CEA* Carcinoembryonales Antigen, *UEA* Ulex europaeus, *VIM* Vimentin, *Leu-7* Anti-Leu7, *S-100* S-100 Protein

Tumormetastasen und Infiltrate bei lymphohämatopoetischen Erkrankungen

Selten sind synoviale Gewebe Orte von Metastasen maligner Tumoren[3,5] (vorwiegend sind die *Kniegelenke* betroffen[23a]) oder leukämischer Infiltrate[5] – evtl. wird ihre Häufigkeit jedoch auch unterschätzt[12].

Literatur

1.–8. Weiterführende Literatur (▷ S. 385)
8a. Apte SS, Athanasou NA (1992) An immunohistological study of cartilage and synovium in primary synovial chondromatosis. J Path 166:277–281
9. Bertoni F, Unni KK, Beabout JW, Sim FH (1991) Chondrosarcomas of the synovium. Cancer 67:155–162
10. Brodsky JT, Burt ME, Hajdu SI, Casper ES, Brennan MF (1992) Tendosynovial sarcoma. Clinicopathologic features, treatment and prognosis. Cancer 70:484–489
11. Cagle LA, Mirra JM, Storm FK, Roe DJ, Eilber FR (1987) Histologic features relating to prognosis in synovial sarcoma. Cancer 59:1810–1814
12. Chakravatry KK, Webley M (1992) Monarthritis: an unusual presentation of renal cell carcinoma. Ann Rheum Dis 51: 681–682
13. Doussis IA, Puddle B, Athanasou NA (1992) Immunophenotype of multinucleated and mononuclear cells in giant cell lesions of bone and soft tissue. J Clin Pathol 45:389–404
14. Freemont AJ, Jones CJP, Denton J (1983) The synovium and synovial fluid in multicentric reticulohistiocytosis – a light microscopic, electron microscopic and cytochemical analysis of one case. J Clin Pathol 36:860–866
15. Hofmann C, Landthaler M, Wienands K et al. (1991) Multizentrische Retikulohistiozytose (Lipoiddermatoarthritis). Aktuelle Rheumatol 16:13–21
16. Jaffe HL (1959) Tumors and tumorous conditions of the bones and joints. Lea & Febiger, Philadelphia
17. Kay PR, Freemont AJ, Davies DRA (1989) The aetiology of multiple loose bodies. Snow storm knee. J Bone Joint Surg [Br] 71:501–504
18. Kuhn C, Mohr W, Wessinghage D (1989) Lipoma arborescens. Aktuelle Rheumatol 14:1–5
18a. Liang GC, Granston AS (1996) Complete remission of multicentric reticulohistiocytosis with combination therapy of steroid, cyclophosphamide, and low-dose pulse methotrexate. Case report, review of the literature, and proposal for treatment. Arthritis Rheum 39:171–174
19. Meis JM, Enzinger FM (1992) Juxta-articular myxoma: A clinical and pathologic study of 65 cases. Hum Pathol 23:639–646
20. Milgram JW (1977) Synovial osteochondromatosis. J Bone Joint Surg [Am] 59:792–801
21. Mohr W (1992) Pigmentierte villonoduläre Synovitis – eine Übersicht unter Berücksichtigung von 166 Beobachtungen. Pathologe 13:314–321
21a. Mohr W (1995) Pigmentierte villonoduläre Synovialitis. Rheumatologie in Europa 24:164–165
22. Mohr W, Pirsig W (1984) Synoviales Sarkom des Larynx. Fallbeschreibung und kurze Literaturübersicht. Laryngol Rhinol Otol 63:453–456
23. Mohr W, Sarvestani M (1988) Gelenkchondromatose. Aktuelle Rheumatol 13:103–107
23a. Munn RK, Pierce ST, Sloan D, Weeks JA (1995) Malignant joint effusions secondary to solid tumor metastasis. J Rheumatol 22:973–975
24. Ordóñez NG, Mahfouz S, Mackay B (1990) Synovial sarcoma: An immunohistochemical and ultrastructural study. Hum Pathol 21:733–749
25. Richter R, Mohr W (1985) Gelenklipom. Aktuelle Rheumatol 10:8–10
26. Rööser B, Willén H, Hugoson A, Rydholm A (1989) Prognostic factors in synovial sarcoma. Cancer 63:2182–2185
26a. Samaan SS, Schumacher HR, Villanueva T, Levin R, Atkinson BF (1994) Unusual immunocytochemical and ultrastructural features of synovial fluid cells in multicentric reticulohistiocytosis. A case report. Acta Cytol 38:582–588
27. Villacin AB, Brigham LN, Bullough PG (1979) Primary and secondary synovial chondrometaplasia. Hum Pathol 10: 439–451
27a. Wuisman P, Ozaki T, Bosse A (1995) Chondrosarcoma secondary to synovial chondromatosis. In: Kummer B, Koebke J, Bade H, Pesch H-J (Hrsg) Osteologie aktuell IX. VISU-Verlag, Herzogenaurach, S 326–329
28. Zeren H, Moran CA, Suster S, Fishback NF, Kos MN (1995) Primary pulmonary sarcomas with features of monophasic synovial sarcoma: A clinicopathological, immunohistochemical, and ultrastructural study of 25 cases. Hum Pathol 26:474–480

Therapiefolgen

Systemische Goldtherapie

Synovialmembran, aber auch Knochenmark, enthalten Herde aus mononukleären und selten auch mehrkernigen *„Aureophagen“* (Abb. 5.42a). Im Zytoplasma dieser Zellen finden sich kleine in der Berlinerblau-Reaktion eisennegative *goldgelbe Granula*, die bei stärkerer Vergrößerung im Strahlengang ohne Kondensorlinse als stark lichtbrechende granuläre Einschlüsse zu erkennen sind (Abb. 5.42b). *Elektronenoptisches* Äquivalent sind Aurosomen mit elektronendichten Partikeln, die in linearer Aufreihung oft sichelförmige Strukturen bilden[5] (Abb. 5.42c). Aureophagen kommen auch in *Randbereichen nekrotischen Fettgewebes* bei sog. *„Spritzenabszessen“* nach Applikation goldhaltiger Substanzen vor.

Intraartikuläre Eingriffe

Silikonöl

Selten findet man die Folgen einer intraartikulären Silikonölinjektion, die unter der Vorstellung eines „Schmiermittelersatzes“ vorgenommen wurde. Durch eine dichte Infiltration der Synovialmembran mit Schaumzellen ähnelt das synoviale Gewebe *histologisch* braunem oder weißem Fettgewebe; *„Ölzysten“*, deren Größe häufig mit der Entfernung von der synovialen Oberfläche zunimmt, sind vorhanden[5] (Abb. 5.42d).

Osmiumsäure

Nach intraartikulärer Osmiumsäureinjektion bleiben *tiefschwarze*, *feingranuläre* oder *schollige metallische Osmiumablagerungen* (Abb. 5.42e) im synovialen Ge-

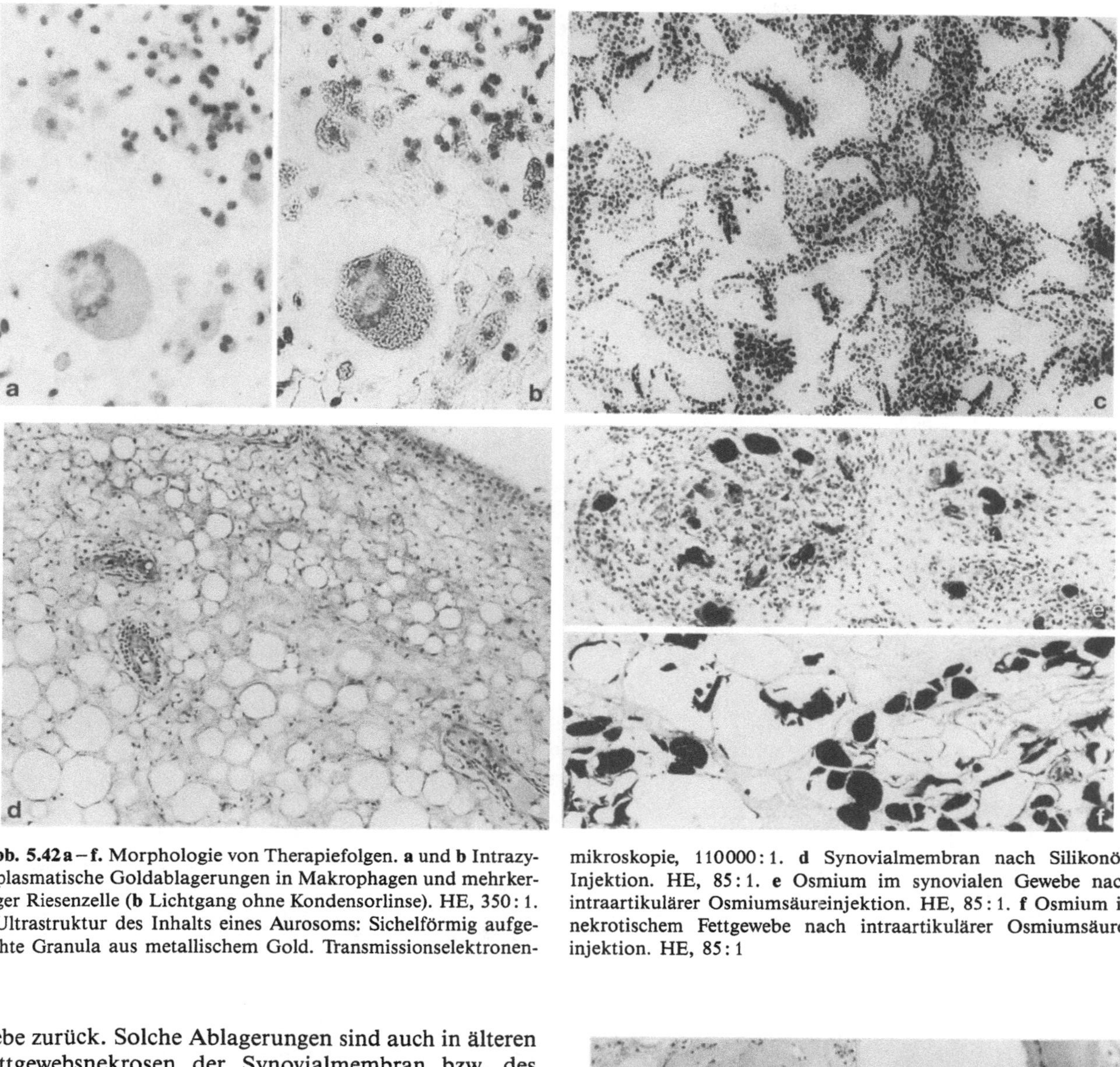

Abb. 5.42a–f. Morphologie von Therapiefolgen. **a** und **b** Intrazytoplasmatische Goldablagerungen in Makrophagen und mehrkerniger Riesenzelle (**b** Lichtgang ohne Kondensorlinse). HE, 350 : 1. **c** Ultrastruktur des Inhalts eines Aurosoms: Sichelförmig aufgereihte Granula aus metallischem Gold. Transmissionselektronenmikroskopie, 110000 : 1. **d** Synovialmembran nach Silikonöl-Injektion. HE, 85 : 1. **e** Osmium im synovialen Gewebe nach intraartikulärer Osmiumsäureinjektion. HE, 85 : 1. **f** Osmium in nekrotischem Fettgewebe nach intraartikulärer Osmiumsäureinjektion. HE, 85 : 1

webe zurück. Solche Ablagerungen sind auch in älteren Fettgewebsnekrosen der Synovialmembran bzw. des periartikulären Gewebes anzutreffen (Abb. 5.42f).

Radioaktive Substanzen (aktinische Synoviorthese)

Gold-198 kann in Form feingranulärer schwarzer Ablagerungen angetroffen werden, *Phosphor-32* ist elektronenmikroskopisch intrazytoplasmatisch nachweisbar[13].

Natrium-Morrhuat

Die immer noch angewandte „Therapie“ mit Natrium-Salzen von Lebertranfettsäuren (Natrium-Morrhuat, Varicocid) kann zu *synovialen Nekrosen* mit Fibrinexsudation und am Grunde der Fibrinexsudate gelegenen *Schaumzellen* und Touton-Riesenzellen führen[5].

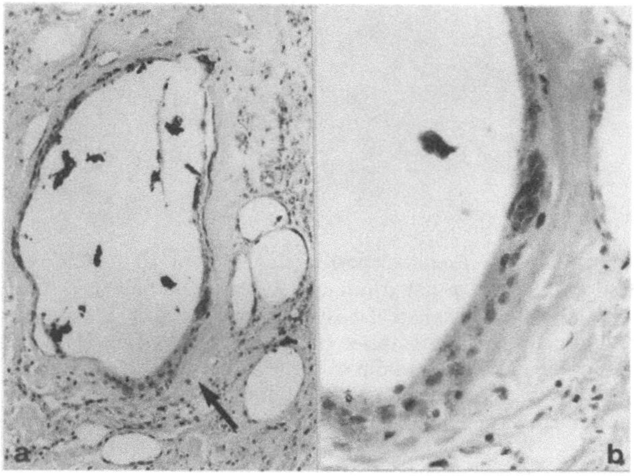

Abb. 5.43a, b. Fremdkörperreaktion auf Knochenzement (Polymethylmethacrylat). **a** Pseudozyste mit granulärem Inhalt aus Zirkoniumdioxid, umrandet von Fremdkörperriesenzellen. HE, 85 : 1. **b** Stärkere Vergrößerung aus **a** (*Pfeil*): Pseudozyste umrandet von mehrkernigen Riesenzellen. HE, 220 : 1

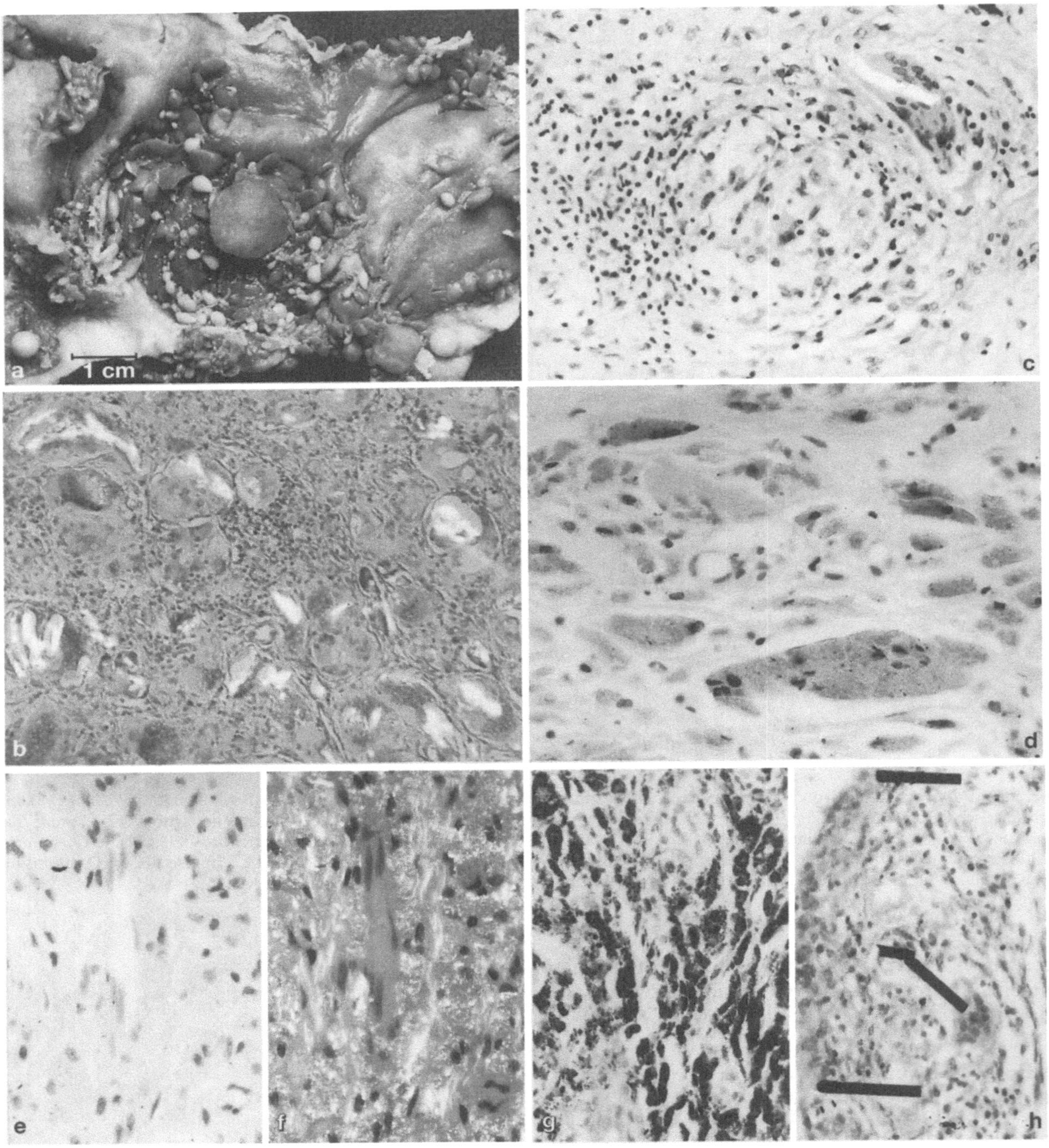

Abb. 5.44a–h. Fremdkörperreaktionen nach Implantation von Endoprothesen. **a** Reaktion auf Kunststoffabrieb; teils plump, teils feinvillös gestaltete Neosynovialmembran. **b** Fremdkörperreaktion um Kunststoffabrieb (Histologie aus **a**). HE, 85 : 1. **c** Sarkoidoseähnliches Granulom in der Nachbarschaft einer Riesenzelle mit Polyäthyleneinschluß. HE, polarisiertes Licht, 220 : 1. **d** In mononukleären Zellen und mehrkernigen Riesenzellen Zirkoniumdioxid-Ablagerungen. HE, 350 : 1. **e** und **f** In zytoplasmareichen Makrophagen neben Spuren von Zirkoniumdioxid reichlich feinste Kunststoffabriebpartikel, die polarisationsoptisch (**f**) als „Sternhimmelphänomen“ zur Darstellung kommen. HE, 350 : 1. **g** Ablagerungen von granulärem und grobscholligem Titanium. HE, 220 : 1. **h** Kohlestäbe in der Synovialmembran nach Implantation einer kohlebeschichteten Hüftpfanne. HE, 220 : 1

Glukokortikosteroide

Folgen intraartikulärer oder paraartikulärer Kortikosteroidinjektionen sind *reaktionslose Nekrosen*[5] oder umschriebene *Verkalkungen* und *Ossifikationen*[14].

Synovialektomie

Nach der operativen Synovialektomie entsteht eine narbige *Neosynovialmembran* mit ausgeprägter *Siderose*[12]. Ihre Entwicklung wird als adaptive Gewebsreaktion angesehen, bei der B-Synoviozyten auftreten, die Hyaluronat synthetisieren und sezernieren[18]. Als Folge der fortschreitenden Diarthrosenzerstörung finden sich in diesem Narbengewebe in sehr großer Anzahl *Knorpel-* und *Knochensequester*[12].

Gelenkersatz-(Endoprothesen-)operationen

In den Vereinigten Staaten von Amerika wurden 1988 etwa 1,6 Mio. Gelenkimplantationen durchgeführt[16]. Morphologische Folgen sind einerseits auf *mangelhaft entfernten Knochenzement* und andererseits auf *Prothesenabrieb* bei Lockerungen und Frakturen zurückzuführen. Neben Knochenzement sind somit zusätzlich Kunststoffpartikel der konkaven Gelenkpfannen und verschiedene Metallpartikel der Legierungen des konvexen artikulierenden Partners zu erwarten.

Häufig finden sich in der Neosynovialmembran ausgedehnte *Nekrosen*, deren Pathogenese nicht eindeutig geklärt ist[9]. In einzelnen Fällen sind Granulome vom Sarkoidosetyp aufzufinden, die erst nach polarisationsmikroskopischer Untersuchung als Folge der Gewebsreaktion auf Prothesenabriebmaterial zu erkennen sind (Abb. 5.44c).

*Knochenzement*residuen stellen sich als Pseudozysten, in denen kleine Granula des Kontrastmittels Zirkoniumdioxid gelegen sind, mit umgebender Fremdkörperreaktion dar (Abb. 5.43a, b).

Kunststoffabrieb, meist Polyäthylen, seltener Polyester oder Polyformaldehyd, induziert oft eine feinvillöse bis knotige *Hyperplasie der Neosynovialmembran*, begleitet von einer ausgeprägten *Siderose* (Abb. 5.44a). Es kommen dabei im Gewebe 0,5–50 μm große polarisationsoptisch *doppelbrechende Partikel* vor. Große Partikel werden von *Fremdkörperriesenzellen* umgeben (Abb. 5.44b, c), kleine Partikel finden sich als polarisationsoptisch doppelbrechende Granula oder Stäbchen im Zytoplasma großleibiger Makrophagen, meist begleitet von kleinsten Metallfragmenten (Abb. 5.44e, f).

Metallabrieb führt zu einer grauen bis schwarzen Verfärbung der Neosynovialmembran, oft begleitet von einer Fibrinexsudation. *Chrom*, *Kobalt* und *Zirkoniumdioxid* finden sich als *intrazytoplasmatisch gelegene schwarze Partikel* (Abb. 5.44d), häufig von polarisationsoptisch doppelbrechenden Kunststoffabriebpartikeln begleitet. *Titan*fragmente (Abb. 5.44g) stellen sich als lichtundurchlässige kleine *intrazytoplasmatisch gelegene Partikel* oder als große *schwarze Schollen* dar, die von Fremdkörperriesenzellen umgeben sind.

„Kohlestäbe" werden angetroffen, wenn die Gelenkpfanne des Implantats mit Kohlenstoff ausgekleidet war. *Fremdkörperriesenzellen*, die *kleinste Kohlefragmente* im Zytoplasma enthalten, oder die in der Nachbarschaft größerer Kohlestäbe gelegen sind, kennzeichnen die synoviale Reaktion (Abb. 5.44h).

Silikon von frakturierten Fingerprothesen („Silastik") stellt sich mikroskopisch bei stärkerer Vergrößerung im Strahlengang mit Kondensorlinse als homogene Ablagerung umgeben von *Fremdkörperriesenzellen* dar (Abb. 5.45a) – im Strahlengang ohne Kondensorlinse wird das *granuläre Fremdmaterial* sichtbar (Abb. 5.45b).

Lymphknotenreaktionen

Nach der Fraktur implantierter Silikonendoprothesen kann eine *Silikonlymphadenopathie* auftreten, bei der feingranuläres Material, umgeben von mehrkernigen Riesenzellen, entsprechend der synovialen Reaktion sichtbar wird[17]. Kunststoffabrieb bei Endoprothesen größerer Gelenke kann zu einer charakteristischen Lymphknotenreaktion, gekennzeichnet durch eine „massive chronische Sinushistiozytose" aus zytoplasmareichen Zellen, führen; polarisationsoptisch läßt sich

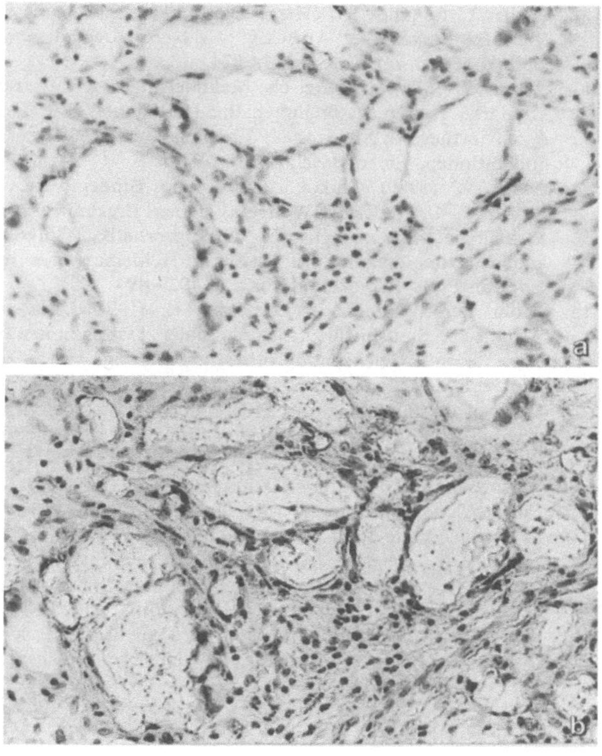

Abb. 5.45a, b. Silastik-Ablagerungen nach Fraktur einer Silastik-Fingerprothese. **a** Im Strahlengang mit Kondensorlinse lediglich optisch leer erscheinende Hohlräume umrandet von mehrkernigen Riesenzellen. HE, 220:1. **b** Im Strahlengang ohne Kondensorlinse Darstellung der granulären, stark lichtbrechenden ungefärbten Kunststoffpartikel. HE, 220:1

in diesen Makrophagen das *feingranuläre doppelbrechende Kunststoffabriebprodukt* nachweisen[15]. Solche Polyäthylenabriebpartikel können bei Endoprothesen der Hüfte in den *ipsi-* und *kontralateralen iliakalen Lymphknoten* auftreten[16a].

Maligne Tumoren
Die Voraussage, daß eine Reihe von Publikationen über die Assoziation von malignen Tumoren mit Gelenkendoprothesen lediglich die Spitze eines Eisberges darstelle[10], hat sich bisher nicht bestätigt – es muß jedoch bedacht werden, daß die Entwicklung maligner Tumoren beim Menschen in Dekaden abläuft, womit ein vorzeitiges Urteil über eventuelle Folgen von Endoprothesen nicht möglich ist[11].

Literatur

1.–8. Weiterführende Literatur (▷ S. 385)
9. Bos I, Löhrs U (1991) Morphologie der Sekundärkapsel bei Hüftgelenkendoprothesen und Bedeutung des Materialabriebs. Pathologe 12:82–88
10. Eckstein FS, Vogel U, Mohr W (1992) Fibrosarcoma in association with a total knee joint prosthesis. Virchows Arch A [Pathol Anat] 421:175–178
11. Goodfellow J (1992) Malignancy and joint replacement. J Bone Joint Surg [Br] 74:645
12. Mohr W (1986) Morphologie der Neosynovialmembran. In: Weber U, Schmidt KL (Hrsg) Experimentelle Rheumatologie: Experimentelle Arthritis – Neosynovialmembran. Steinkopff, Darmstadt, S 215–224
13. Mohr W (1986) Histologische Veränderungen nach intraartikulären Therapiemaßnahmen. In: Hettenkofer H-J (Hrsg) Synoviorthese/Synovektomie: Ergebnisse und Differentialindikationen. Eular, Basel, S 82–106
14. Mohr W (1989) Glukokortikoide und Bindegewebe. In: Willert H-G, Heuck FHW (Hrsg) Neuere Ergebnisse in der Osteologie. Skelettwachstum, Endoprothetik, Glukokortikoide. Osteologia 4. Springer, Berlin Heidelberg New York London Paris Tokyo HongKong, S 482–494
15. Mohr W, Wessinghage D, Kogel H (1991) „Massive" chronische Sinushistiozytose inguinaler Lymphknoten bei Patienten mit Gelenkendoprothesen. Pathologe 12:17–20
16. Moore RM, Hamburger S, Jeng LL, Hamilton PM (1991) Orthopedic implant devices: Prevalence and sociodemographic findings from the 1988 National Health Interview Survey. J Appl Biomater 2:127–131
16a. Morawski DR, Coutts RD, Handal EG et al. (1995) Polyethylene debris in lymphnodes after a total hip arthroplasty. J Bone Joint Surg [Am] 77:772–776
17. Rogers LA, Longtine JA, Garnick MB, Pinkus GS (1988) Silicone lymphadenopathy in a long distance runner: complication of a silastic prosthesis. Hum Pathol 19:1237–1239
18. Saari H, Santavirta S, Nordström D, Paavolainen P, Konttinen YT (1993) Hyaluronate in total hip replacement. J Rheumatol 20:87–90

Besonderheiten der Bursen

Traumatische Schädigungen

Hämatobursa

Als Folge direkter Traumen führen Gefäßrupturen zu Blutungen in Bursa und umgebendes Fettgewebe. *Histologisch* finden sich meist keine Anteile der zartwandigen Bursen, sondern von Blutungen durchsetztes subkutanes Fettgewebe[8].

Die nachfolgende Hämatomorganisation kann die Entwicklung einer *chronischen Bursopathie* (Bursopathia chronica simplex) einleiten. Granulationsgewebe, das die Blutungen organisiert, mit nachfolgender Vernarbung kennzeichnet den Übergang.

Chronische Bursopathie

Der überwiegenden Anzahl der Operationspräparate von Bursen liegen Veränderungen der chronischen Bursopathie zugrunde. Betroffen werden vorwiegend *Bursa praepatellaris* und *olecrani*; Männer mittleren Lebensalters überwiegen[8]. Zur *Pathogenese* wird angenommen, daß Traumen bzw. Scherkräfte zu *rezidivierenden Blutungen* führen, deren Organisation eine Vernarbung der Bursenwandung folgt. Die Zunahme der Bursengröße wird erklärt durch eine Störung der Resorption des Burseninhaltes: Größere Moleküle wie Blutplasma und Zerfallsprodukte der Erythrozyten werden im Lumen zurückgehalten und osmotisch wirksam[8].

Makroskopisch liegt eine fibröse Bursenwandung vor, die von Narbensträngen durchzogen wird (Abb. 5.46a).

Mikroskopisch findet sich als Folge frischer Schädigungen der inneren Oberfläche aufgelagert *Fibrin*, das von *Granulationsgewebe* organisiert wird; ein Nebeneinander von Granulationsgewebsherden und *Narbengewebe*, das peripher an Dichte zunimmt, stellt das Strukturmerkmal dar (Abb. 5.46b, c). Folge der Blutungen sind *Makrophagen* mit *Siderinpigment*.

Neubildung von Bursen

Scherkräfte über harten Gewebsstrukturen können zur Neubildung von Bursen führen (z. B. *Exostosis bursata*: Bursenneubildung als Folge von Druck gegen Haut und Unterhautbindegewebe über einer Knochenprominenz[8]).

Bursitiden

Infektiöse Bursitiden

Als Ursachen kommen *Bakterien*, *Pilze* und sehr selten *Algen* (z. B. Prototheca wickerhamii[8]) in Frage.

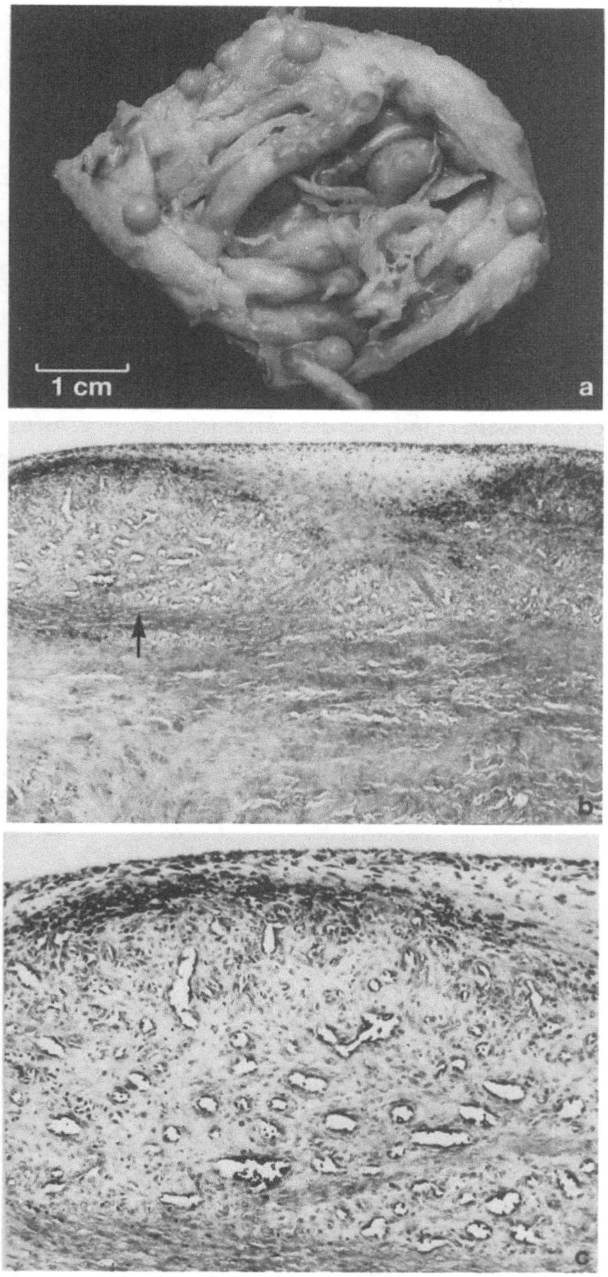

Abb. 5.46a–c. Chronische Bursopathie. **a** Bursa olecrani durchzogen von fibrösen Narbensträngen. **b** Wandung der Bursa aus Granulationsgewebe, Narbengewebe und lumennahen Blutungen. HE, 35 : 1. **c** Stärkere Vergrößerung aus **b** (*Pfeil*): Granulationsgewebsherd mit Erythrozytenextravasaten unter der Deckzellschicht. HE, 85 : 1

Bakterielle Bursitiden

Uncharakteristische Bursitiden

Da subkutane Bursen resistent gegen hämatogene Infektionen sind, erreichen Bakterien sie *über die Haut* bei Follikulitiden, Traumen oder Nadelaspiration der Bursenflüssigkeit, evtl. kombiniert mit einer Kortikosteroidinjektion. Träger des humanen Immundefektvirus sind prädisponiert[9]. Eine eitrige Bursitis dürfte sich erst dann entwickeln, wenn Erreger eine Bursa mit chronischer Bursopathie befallen[8].

Makroskopisches Substrat ist eine fibröse Bursenwandung mit *Eiter* im Lumen.

Mikroskopisch findet sich im Lumen *Fibrin* mit *neutrophilen Granulozyten* durchsetzt und peripher *Granulationsgewebe* mit dichten perivaskulären Infiltraten neutrophiler Granulozyten[8].

Granulomatöse Bursitiden

Sie sind gekennzeichnet durch eine *epitheloidzellig-granulomatöse Entzündung*, die auf Mykobakterien vom Typ tuberculosis oder auf atypische Mykobakterien zurückzuführen ist. Selten wird eine *Brucelleninfektion* zu einer gleichartigen Gewebsreaktion führen[8].

Mikrokristalline Bursitiden

Kalzifizierte Bursopathie

Die *Pathogenese* ist nicht eindeutig abgeklärt – evtl. bestehen Überschneidungen mit der *tumorförmigen Kalzinose* und den Folgen der kalzifizierten Tendopathie[12]. Erstere wird als *familiäre Erkrankung*, die gewöhnlicherweise bei Angehörigen der dunklen Rasse

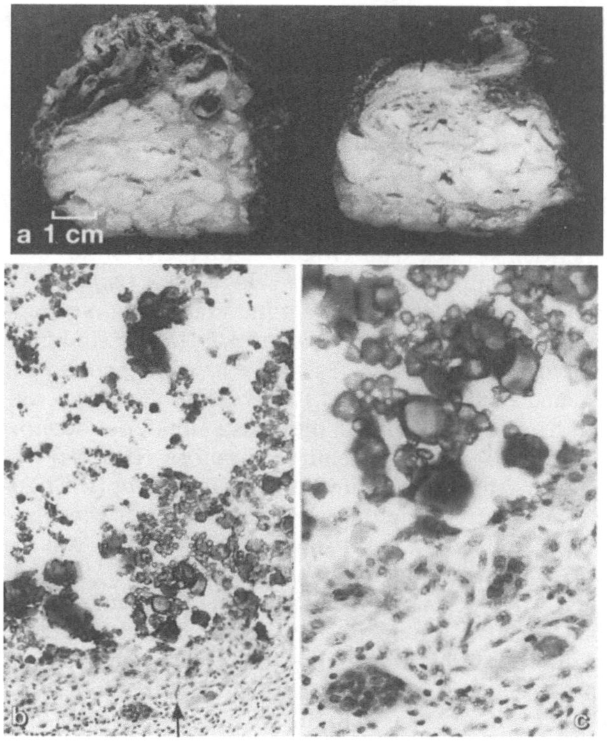

Abb. 5.47a–c. Kalzifizierte Bursopathie. **a** Gewebsknoten von der Schulter eines Patienten mit Niereninsuffizienz bei Alport-Syndrom: Kalkherde umrandet von fibrösem Gewebe. **b** Psammomkörperchen umrandet von Fremdkörperreaktion. HE, 85 : 1. **c** Stärkere Vergrößerung aus **b** (*Pfeil*): Psammomkörperchen mit nachfolgender Fremdkörperreaktion. HE, 220 : 1

auftritt, von der *nicht familiären Krankheit* abgegrenzt, die sich insbesondere bei Patienten mit Nierenversagen und sekundärem Hyperparathyreoidismus einstellt[10a, 13]. Bei letzterer kann es zu *Sehnenrupturen* über den Kalkablagerungen kommen, womit Hydroxylapatitkristalle in die Bursa übertreten und eine Fremdkörperreaktion auslösen.

Makroskopisch liegen *Gewebsknoten* vor, die aus fibrösen Septen bestehen, die unterschiedlich große weiche Kalksalze umschließen (Abb. 5.47a). Sie ähneln damit einem Gichttophus.

Mikroskopisch formieren sich die Kalksalze häufig zu *Psammomkörperchen*, die von einer Fremdkörperreaktion umgeben werden (Abb. 5.47b, c). Elektronenmikroskopisch können in histiozytären Zellen konzentrisch geschichtete Hydroxylapatitkristalle (Mikrosphärolithen[12]) nachgewiesen werden[10a].

Gicht

Makroskopisch liegen mehrere Zentimeter im Durchmesser große *Gewebsknoten* vor, die aus fibrösem Gewebe mit eingeschlossenen *„kalkartigen" Massen* bestehen (vgl. Abb. 5.18a).

Mikroskopisches Erscheinungsbild sind *Uratablagerungen*, umrandet von einer *Fremdkörperreaktion* (vgl. Abb. 5.18b). Die Antwort auf die Frage, ob Gichtbursitis oder paraartikulärer Weichteiltophus sollte eher zugunsten der zweiten Möglichkeit beantwortet werden (▷ S. 402).

Chronischer entzündlicher Gelenkrheumatismus

Chronische Polyarthritis

Bursitiden können frühzeitig im Krankheitsverlauf auftreten oder initiales Symptom sein – bevorzugt befallen sind Bursa olecrani, subacromiodeltoidea, iliopectinea und tendinis calcanei[8]. Zur *Pathogenese* sind *zwei Ansichten* zu erwähnen. Es wird einmal angenommen, daß eine *synoviale Reaktion wie an den Gelenken* vorliegt. Dies trifft wohl für die Bursa subacromiodeltoidea und gastrocnemio-semimembranosa (Baker's- Zyste) zu. Erstere enthält im Lumen makroskopisch häufig Reiskörperchen und Gewebsfragmente der Diarthrose (vgl. Abb. 5.23a, c, d) sowie eine synoviale Auskleidung mit entzündlichen Veränderungen vergleichbar denen der Synovialmembran der Gelenke (vgl. Abb. 5.23b). Letztere ist häufig durch eine fibrinöse Entzündung mit ebenfalls Gewebsfragmenten der Diarthrosen gekennzeichnet. Zum anderen wird die Möglichkeit erwogen, daß die sog. rheumatischen Bursitiden *Folge zentraler Nekrosen von Rheumagranulomen* sind[11]. Dementsprechend findet sich *mikroskopisch* eine fibröse Gewebswandung in der multiple Rheumagranulome gelegen sind. Die Nekrosen können zystisch erweichen, womit dann als innere Auskleidung eine breite Lage aus oft polymorphen „Synoviozyten" zurückbleibt, die von den Zellen abzuleiten sind, die palisadenförmig das nekrotische Gewebe begrenzten.

Baker's-Zyste

Die Baker's-Zyste stellt eine Vergrößerung der zwischen Musculus gastrocnemius internus und Musculus semimembranosus gelegenen Bursa gastrocnemio-semimembranosa dar. Sie ist die *Folge eines Gelenkergusses bei Gonarthrose oder -arthritis*. Dementsprechend findet sich bei der *Gonarthrose makroskopisch* eine fibröse Zystenwandung (Abb. 5.48a), in der *histologisch* Fragmente aus Knorpel (Abb. 5.48b) oder auch Knochen eingebettet sind. Bei der *chronischen Polyarthritis* liegt meist eine Fibrinausfüllung des Zystenlumens vor. Die innere Auskleidung besteht aus Granulationsgewebe, das von einer breiten Lage oft polymorpher Synoviozyten bedeckt ist; Lymphozyten, Plasmazellen und neutrophile Granulozyten sind im auskleidenden Gewebe vorhanden, Gewebsfragmente aus Knorpel und Knochen werden bei fortgeschrittener Kniegelenkszerstörung im Fibrin und in der Wandung angetroffen.

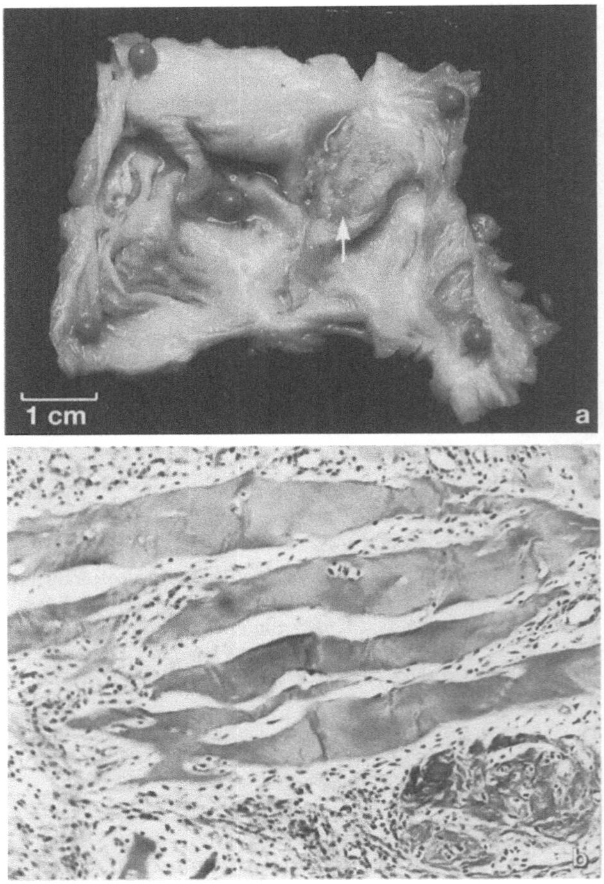

Abb. 5.48 a, b. Baker's-Zyste bei Gonarthrose. **a** Zystenwandung aus derbem Narbengewebe. **b** In der Wandung der Zyste (*Pfeil* in **a**) Knorpelfragmente umgeben von Granulationsgewebe. HE, 85:1

Tumorähnliche Neubildungen und Tumoren

Die *pigmentierte villonoduläre Synovialitis* kann sich in den Bursen manifestieren, nur selten sind *echte Chondromatosen* [10] oder das *synoviale Sarkom* [8]. Über das Auftreten von *Metastasen* gibt es keine Mitteilungen.

Literatur

1.–8. Weiterführende Literatur (▷ S. 385)
9. Buskila D, Tenenbaum J (1989) Septic bursitis in human immunodeficiency virus infection. J Rheumatol 16:1374–1376
10. Ho QH, Desjacques P, Morand-Dusserre I, Musitelli C (1990) A case of primary bursal chondromatosis. Fortschr Röntgenstr 152:233–235
10a. McGregor DH, Mowry M, Cherian R, McAnaw M, Poole E (1995) Nonfamilial tumoral calcinosis associated with chronic renal failure and secondary hyperparathyroidism: report of two cases with clinicopathological, immunohistochemical, and electron microscopic findings. Hum Pathol 26: 607–613
11. Mohr W (1992) Morphologie der Manifestation der chronischen Polyarthritis am Radiusköpfchen und der Bursa olecrani. In: Stahl C, Zeidler H, Koebke J, Lorenz R (Hrsg) Klinische Arthrologie: Diagnostik, Klinik, Behandlung. Handbuch und Atlas für Klinik und Praxis, II-4.4.3. ecomed, Landsberg/Lech, S 1–10
12. Mohr W, Bilger S (1990) Morphologische Grundstrukturen der kalzifizierten Tendopathie und ihre Bedeutung für die Pathogenese. Z Rheumatol 49:346–355
13. Tezelman S, Siperstein AE, Duh Q-Y, Clark OH (1993) Tumoral calcinosis. Controversies in the etiology and alternatives in the treatment. Arch Surg 128:737–745

Besonderheiten der Sehnenscheiden

Tendosynovialosen

Amyloidablagerungen treten bei generalisierten Amyloidosen auf und führen zu Krankheitsbildern wie *Karpaltunnelsyndrom* (▷ S. 472) und *Tendovaginopathia stenosans* (▷ S. 471).

Tendosynovialitiden

Infektiöse Tendosynovialitiden

Uncharakteristische Entzündungen als eitrige Sehnenscheidenentzündungen sind heute selten. Als Erreger wurden in den letzten Jahren vermehrt *Staphylokokken* und seltener *Streptokokken* gefunden. Sie erreichen das Sehnenscheidengewebe *direkt über Verletzungen. Histologisch* liegt Granulationsgewebe mit dichten Infiltraten neutrophiler Granulozyten vor [8]. Längerdauernde Erkrankungen gehen mit *Sehnennekrosen* einher; das Sehnengewebe ist dicht mit neutrophilen Granulozyten durchsetzt.

Granulomatöse Tendosynovialitiden mit Ausbildung von Epitheloidzellengranulomen sind einerseits bei der *Tuberkulose* zu finden und andererseits Folgen der Infektion mit *atypischen Mykobakterien* (Abb. 5.49a, b; M. avium, M. kansasii, M. marinum, M. szulgai, M. terrae [8]). Granulomatöse Entzündungen können auch bei den seltenen *Pilztendosynovialitiden* auftreten (▷ Tabelle 5.3). *Polarisationsoptisch sollten Fremdkörpergranulome ausgeschlossen werden* (▷ S. 397).

Mikrokristalline Tendosynovialitiden

Gicht (▷ S. 403)

Chronischer entzündlicher Gelenkrheumatismus

Chronische Polyarthritis

Tendosynovialitiden stellen ein charakteristisches Symptom der Krankheit dar – die strukturellen Veränderungen gleichen denen der Gelenke, auch wenn die Intensität der entzündlich-zellulären Infiltrate oft geringer ist. *Reiskörperchen* aus Fibrin können den Sehnen-

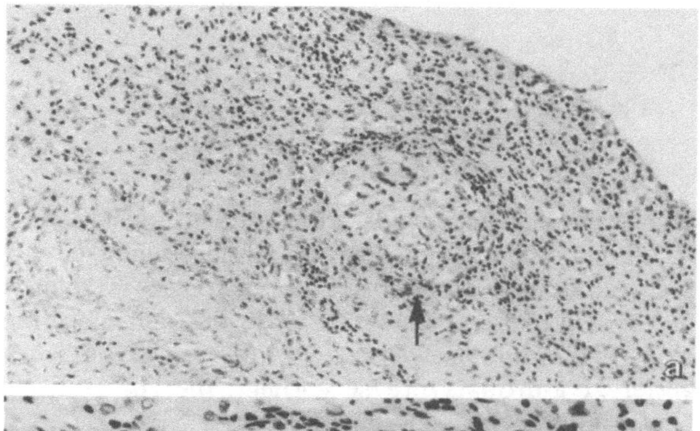

Abb. 5.49 a, b. Mycobacterium-avium-Tendosynovialitis. **a** Im locker entzündlich-zellulär infiltrierten Sehnengleitgewebe kleines Epitheloidzellengranulom. HE, 85:1. **b** Stärkere Vergrößerung des Granuloms in **a** (*Pfeil*): Epitheloidzellen und einzelne mehrkernige Riesenzellen umrandet von Lymphozyten. HE, 220:1

gleitraum ausfüllen; *Sehnennekrosen* gehen mit der Bildung sog. Rheumagranulome einher (vgl. Abb. 5.85a–d).

Systemische entzündliche Krankheiten mit „fakultativer" Manifestation an den Gelenken

Nur wenige Mitteilungen liegen zur Beteiligung des Sehnengleitgewebes bei *systemischem Lupus erythematodes* und *progressiver systemischer Sklerose* vor; bei der *Sarkoidose* können in Sehnenscheiden Epitheloidzellengranulome auftreten[8].

Tumorähnliche Neubildungen und Tumoren

Tumorähnliche Neubildungen

Pigmentierte villonoduläre Synovialitis

Bevorzugt wird an den Händen die *lokalisierte* Form angetroffen (▷ S. 426), nur selten ist die diffuse PVNS zu beobachten – bei einem Befall der Sehnenscheiden im Canalis carpi kann ein Karpaltunnelsyndrom resultieren[8].

Ganglien

> Ganglien gehören zu den *häufigsten benignen Neubildungen* – sie machen etwa 2/3 aller Tumoren der Hände aus und entwickeln sich meist im *jüngeren Lebensalter*[2] – Frauen und Männer werden in gleicher Häufigkeit betroffen[8].

Die Frage zur *Pathogenese* dieser histologisch einfach zu diagnostizierenden Gewebsveränderungen ist noch nicht eindeutig beantwortet – favorisiert werden soll die Möglichkeit, daß, ähnlich wie bei den Myxomen, eine fokale Bindegewebszellenproliferation mit gesteigerter Hyaluronatsynthese vorliegt, die zur zystischen Umwandlung des Gewebes führt[8].

Makroskopisch findet man *zystische Hohlräume* ausgefüllt mit fadenziehendem Hyaluronat (Abb. 5.50a).

Mikroskopisch stellen sich *fibröse Gewebswandungen* dar, die *zystische Hohlräume* ausgefüllt mit „schaumigem" Alcianblau positivem (Abb. 5.50b) und Hyaluronidase sensiblem Hyaluronat umschließen. Einzelne Zellen mit Zytoplasmavakuolen liegen dem „Ufergewebe" an (Abb. 5.50c). Kleine *Tochterganglien* können in der fibrösen Wandung vorkommen; sie bestehen meist aus stern- oder spindelförmigen Zellen eingebettet in eine hyaluronatreiche Matrix. Kernteilungsfiguren, die vereinzelt angetroffen werden, sind ein Indiz für die Ansicht, daß eine gesteigerte Proliferation von fibroblastären Zellen die Ursache der Ganglienbildung darstellt.

Benigne Tumoren

Nur selten werden *benigne Tumoren* beobachtet – das *Lipom* kann zum Karpaltunnelsyndrom führen, *Fibrome*, *Hämangiome* und *Chondrome* können vorkommen[8].

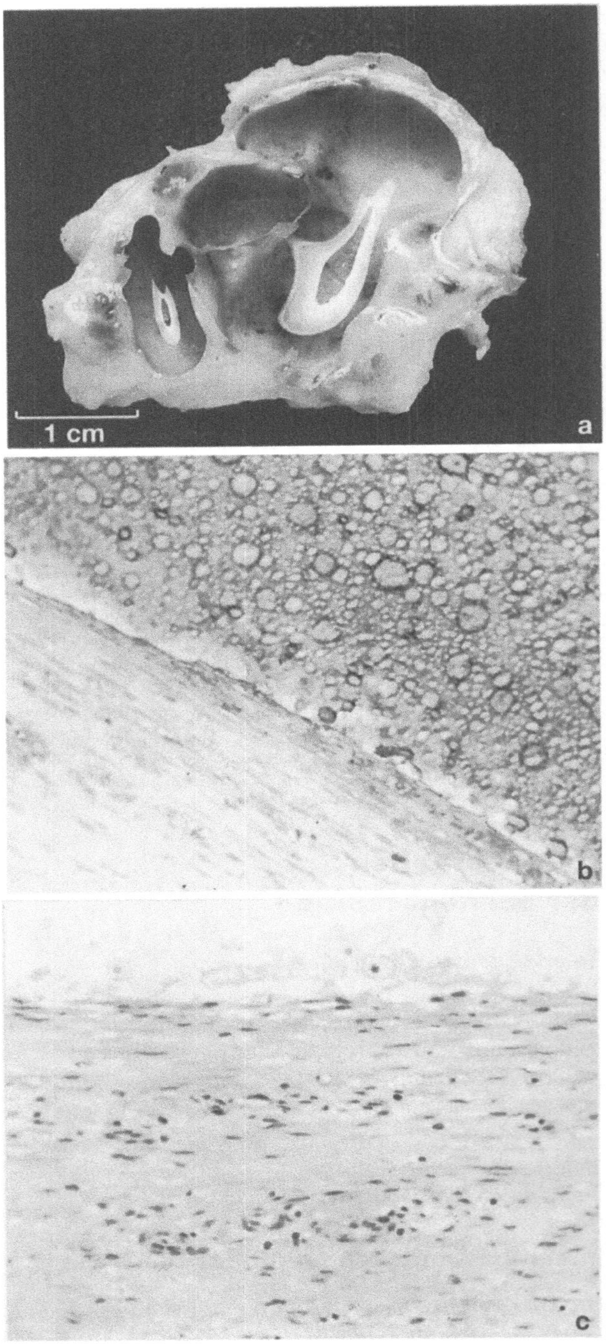

Abb. 5.50a–c. Ganglion. **a** Durch zarte fibröse Septen voneinander getrennte Hohlräume ausgefüllt mit (fadenziehendem) Hyaluronat. **b** Im Lumen des Ganglions schaumiges alcianophiles Hyaluronat, die Wandung besteht aus fibrösem Gewebe. Alcianblau, Kernechtrot, 220:1. **c** Fibröse Wandung des Ganglions mit einzelnen vakuolisierten Zellen am äußeren Rande des Lumens. HE, 220:1

Maligne Tumoren

Synoviales Sarkom (▷ S. 431)

Epitheloides Sarkom (ICD-O M-8804/3)

Epitheloide Sarkome können in den Sehnenscheiden entstehen. Die *Histogenese* der Tumoren ist unbekannt[9], evtl. entwickeln sie sich aus dem *„primitiven Mesenchym"*[10]. Betroffen sind meist Männer mit einem mittleren Lebensalter von 26 Jahren. Die überwiegende Anzahl der Tumoren ist im Bereich der *oberen* und *unteren Extremitäten* lokalisiert[2]. Eine *Metastasierung* erfolgt bevorzugt in Lunge und regionale Lymphknoten[2].

Makroskopisch liegen einzelne oder mehrere Tumorknoten bis zum Durchmesser von 0,5–5 cm vor, die häufig Faszien oder Sehnen adhärent sind[2].

Mikroskopisch findet sich ein von Blutungen und Nekrosen durchzogenes Tumorgewebe aus *plumpen spindelförmigen Zellen* mit großen ovalen oder polygonalen Zellkernen und deutlich ausgeprägtem eosinophilem Zytoplasma. *Immunhistologisch* koexprimieren die Tumorzellen *Vimentin* und nieder- sowie hochmolekulares *Keratin* und epitheliales *Membranantigen*[2,10].

Klarzellensarkom (ICD-O M-9044/3)

Klarzellensarkome entwickeln sich meist in *mittleren Lebensjahren* (Durchschnittsalter 27 Jahre[2]). Untere und *obere Extremitäten* stellen die häufigsten Lokalisationen dar, insbesondere Füße und Kniegelenke sind häufig betroffen[2]. *Lymphknotenmetastasen* können auftreten, *hämatogene Metastasen* erscheinen bevorzugt in Lunge und Knochen[2].

Makroskopisch stellen sich umschriebene grauweiße *Knoten* von fester Konsistenz und oft lobulärer Schnittfläche dar.

Mikroskopisch besteht der Tumor aus *Nestern runder bis spindelförmiger Zellen* mit einem entweder *wasserklaren* oder *vakuolisierten feingranulären Zytoplasma*. Im Zytoplasma liegt *Glykogen* vor. Die oft bläschenförmigen Zellkerne weisen prominente *Nukleolen* auf, bei der melanotischen Form ist in Tumorzellen Melanin enthalten. *Immunhistologisch* exprimieren die Tumorzellen *Vimentin*, das *S-100 Protein* und die Melanom-assoziierten Antigene *P97* und *7KD*[11].

Maligner Riesenzellentumor (ICD-O M-9251/3)

Nach Enzinger u. Weiss[2] wird ein maligner Riesenzellentumor der Sehnenscheiden als Entität akzeptiert, wenn in einer pigmentierten villonodulären Synovialitis maligne Areale vorkommen oder ihr Rezidiv „maligne erscheint".

Literatur

1.–8. Weiterführende Literatur (▷ S. 385)

9. Daimaru Y, Hashimoto H, Tsuneyoshi M, Enjoji M (1987) Epithelial profile of epithelioid sarcoma. An immunohistochemical analysis of eight cases. Cancer 59:134–141
10. Fisher C (1988) Epithelioid sarcoma: The spectrum of ultrastructural differentiation in seven immunohistochemically defined cases. Hum Pathol 19:265–275
11. Mechtersheimer G, Tilgen W, Klar E, Möller P (1989) Clear cell sarcoma of tendons and aponeuroses: Case presentation with special reference to immunohistochemical findings. Hum Pathol 20:914–917

Chondroarthropathien

Störungen der Gelenkmechanik

Arthrose

Definition. Der Arthrose liegt eine *primär nicht entzündliche Zerstörung* des hyalinen Knorpels zugrunde, bei der statische (Gelenkstellung, -geometrie und -stabilität) oder *dynamische* (motorische Aktivität, sensorische Rückkopplung) *Faktoren* als Ursache in Frage kommen[12].

Epidemiologie. Sie kommt bei allen ethnischen Rassen vor, ihre *Prävalenz* nimmt mit *steigendem Lebensalter*, insbesondere bei Frauen[28a], zu; nach radiologischen Befunden sind bevorzugt *Hände, Knie, Füße* und *Hüfte* betroffen[14].

Ätiologie, Pathogenese. Nach älteren und auch neueren Klassifikationen wird in eine *primäre* und *sekundäre Arthrose* unterschieden, wobei die Ursache der primären (idiopathischen) Arthrose als unbekannt angegeben wird (Tabelle 5.12); weiterhin wird bei den idiopathischen Arthrosen eine *lokalisierte* von einer *generalisierten* Form abgegrenzt. Unter sekundären Arthrosen werden teilweise Krankheiten aufgeführt, denen ischämische Knochennekrosen zugrunde liegen (Tabelle 5.12). Um Verwirrungen zu vermeiden, die auf solche Einteilungen zurückzuführen sind[20a], *soll im folgenden unter Arthrose die Krankheit verstanden werden, bei der eine Knorpelzerstörung ohne assoziierte klinisch oder laborchemisch diagnostizierte Krankheiten abläuft.* Einige der in Tabelle 5.12 aufgeführten sog. sekundären Arthrosen sind in separaten Kapiteln dargestellt.

Tabelle 5.12. Einteilung der Arthrosen. (Nach Altman[9], gekürzt). Die mit * versehenen Krankheiten sind in separaten Kapiteln abgehandelt; die mit ** versehenen Krankheiten sind Folgen ischämischer Knochennekrosen

Idiopathisch	Sekundär
Lokalisiert Hände, Füße, Knie, Hüfte, Wirbelsäule, andere Gelenke Generalisiert 3 oder mehr der oben aufgeführten Gelenke	Posttraumatisch Kongenitale Defekte oder Entwicklungsstörungen Lokalisiert: z. B. M. Perthes ** Generalisiert: z. B. Morbus Gaucher **, Hämoglobinopathie **, Ochronose * Kalziumpyrophosphat-Arthropathie * Andere Knochen- und Gelenkkrankheiten: Ischämische Knochennekrose **, chronische Polyarthritis * Andere Krankheiten: Diabetes mellitus *, Caisson-Krankheit **

Ein definierter biochemischer Knorpeldefekt als Ursache wurde bisher nicht nachgewiesen, auch gibt es keine sicheren Hinweise dafür, daß eine Mutation im Genlokus COL2A1 vorliegt, die für die Pathogenese der sog. generalisierten Arthrosen von Bedeutung wäre[31].

In den letzten Jahren mehrten sich Mitteilungen, aus denen hervorgeht, daß *minore Störungen der Gelenkkongruenz* und unterschiedliche Formen von *Überbelastungen* die wesentlichen krankheitsauslösenden Momente darstellen. Aus retrospektiven Betrachtungen der Röntgenaufnahmen von 30 Patienten mit sog. idiopathischer Hüftarthrose geht hervor, daß bei diesen Patienten schon vor Beginn der Krankheit bzw. sehr frühzeitig bei Krankheitsbeginn Gelenkabnormitäten vorlagen, die als pathogenetischer Faktor angesehen werden[40]. *Mechanische Überbelastungen*[13,18,37,38,39] und *Übergewicht*[10] werden als wesentliche Ursachen angesehen, die die Entstehung der Arthrose an den Hüft- und Kniegelenken fördern. Es kristallisiert sich damit wieder die Vorstellung heraus, daß der bedeutendste Faktor in einem Mißverhältnis zwischen Gelenkbelastung und Belastbarkeit des primär nicht geschädigten Knorpels zu suchen ist, wobei als prädisponierende Faktoren für die Arthrose der gewichttragenden Gelenke Übergewicht, Fehlstellungen und unphysiologische Belastungen in den Vordergrund rücken. Ähnliches gilt auch für die Arthrosen an den nicht gewichtbelasteten Gelenken, wie z. B. an den Händen, an denen der funktionelle „Übergebrauch" die häufigste Ursache darstellt[24]. Über welchen Mechanismus die *Osteoporose* vor der Entwicklung einer Arthrose schützt, ist weiterhin unbekannt[20b].

Beruhigend ist es, in Erfahrung zu bringen, daß *Zigarettenrauchen* das Arthroserisiko reduziert[17], was aber von anderen Arbeitsgruppen nicht unbedingt bestätigt wird[20]. Weniger beruhigend dagegen ist, daß *Frauen, die im Frühling geboren* wurden, häufiger eine Gon- und Koxarthrose entwickeln als diejenigen, die im Herbst oder Winter geboren wurden[18b]. Auch sollte bedacht werden, daß *monatliche Telefonkontakte* zwischen Arthrosepatienten und nichtmedizinischem Personal die Schwere der Symptomatik der Krankheit reduzieren[32].

Das *pathogenetische Grundprinzip* besteht in einem fortschreitenden Knorpelverlust, der zur Freilegung des subchondralen Knochens führt. Die Bedeutung biochemischer und biomechanischer Mechanismen wird dabei weiterhin unterschiedlich bewertet[6].

Nach der Ansicht von Dean[15] besteht wenig Zweifel darüber, daß *Metalloproteinasen* der Chondrozyten den Knorpel abbauen (*„chondrozytäre Chondrolyse"*). Als Mediator der gesteigerten chondrozytären Degradation der extrazellulären Matrix wird das *Interleukin 1* angesehen[29], das von Zellen der Synovialmembran gebildet werden kann, und das in oberflächlichen Knorpelregionen immunhistologisch nachweisbar ist[30]. Interleukin 1 soll aber nicht nur eine *gesteigerte Proteolyse* induzieren, sondern auch die *Proteoglykansynthese* durch Chondrozyten *reduzieren*[16] und damit zu einer herabgesetzten Knorpelelastizität führen, der ein fortschreitender Knorpelschwund folgt. Der Möglichkeit, daß eine *fehlerhafte Knorpelmatrix* synthetisiert wird, die sich in einer Produktion des Typ-I-Kollagens oder Typ-X-Kollagens[22] äußern soll, wird in der biochemischen Forschung weiterhin nachgegangen – viele Mitteilungen über das Auftreten von Typ-I-Kollagen im Knorpel bei der Arthrose beruhen nach Aigner et al.[8a] jedoch auf sog. Sammelfehlern.

Das *biomechanische Konzept*, das sich teilweise wie bei der c.P. (▷ S. 410) auf den fehlenden morphologischen Nachweis der chondrozytären Chondrolyse und auf eine große Anzahl klinischer bzw. epidemiologischer Beobachtungen[18a] beruft, ist bisher keineswegs widerlegt. Legt man Untersuchungsbefunde an Nagetieren zugrunde, die im höheren Lebensalter ebenfalls eine Arthrose entwickeln[27], so darf man davon ausgehen, daß die primäre Alteration, die in Knorpelkontaktzonen der Gelenke auftritt, in *Chondrozytennekrosen* (nach neueren Vorstellungen evtl. auch apoptotischer Zelltod[10a]) mit nachfolgendem Schwund der Proteoglykane besteht. Die daraus resultierende *herabgesetzte Elastizität* des Knorpels prädisponiert zum fortschreitenden mechanischen *Knorpelabrieb.* Auch ist bei der Entwicklung der Arthrose zu bedenken, daß nicht nur eine Destruktion in Knorpelkontaktzonen abläuft, sondern daß auch in der Grenzzone zwischen unverkalktem und verkalktem Knorpel Kontinuitätsdurchtrennungen auftreten, die von Radin et al.[31a] auf Scherkräfte zurückgeführt werden. Eine reaktive Chondrozytenvermehrung in der Nachbarschaft dieser Spalten weist darauf hin, daß sie keine Artefakte sondern Folge einer intravital entstandenen Schädigung darstellen (Abb. 5.51 a, b).

Dem Knorpelverlust folgen weitere Veränderungen an den Gelenken. Gehäuft treten *sekundäre ischämische Knochennekrosen* auf[25], denen die Bildung von *Pseudozysten* nachfolgt; nach Rhaney u. Lamb[33] entwickeln sich die Pseudozysten durch Eintritt von Synovialflüssigkeit in den subchondralen Knochen über Defekte der knöchernen Deckplatte; eine Heilung soll damit verhindert werden. Eine subchondrale Hyperostose begleitet häufig den fortschreitenden Knorpelschwund. Die *sekundäre Synovialitis*, deren Ursache in Knorpelabbauprodukten oder in Knorpel- und Knochendetritus gesehen wird, stellt einen pathogenetischen Faktor bei der Entwicklung der *Randexostosen* dar[26].

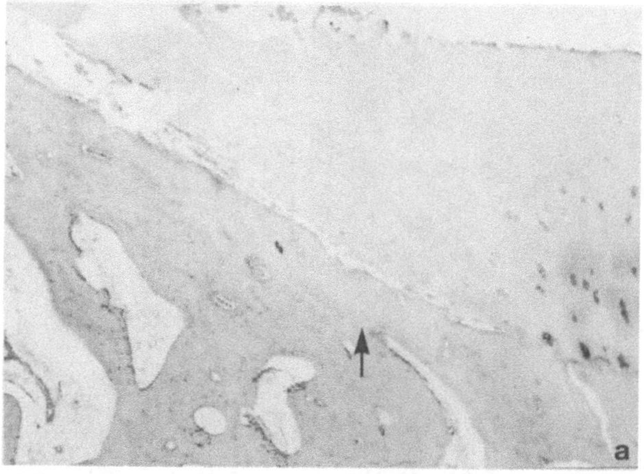

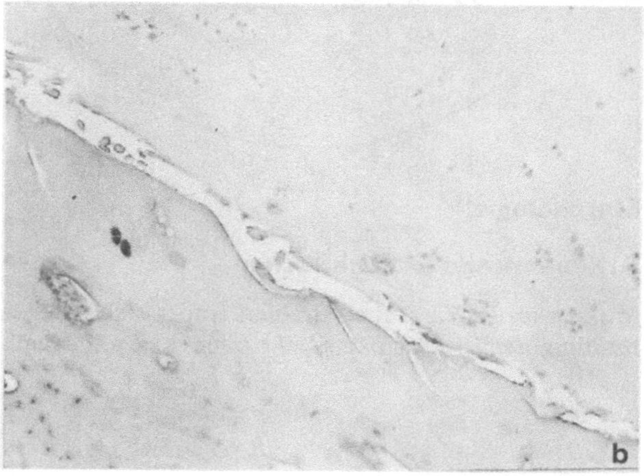

Abb. 5.51 a, b. Arthrose einer Großzehengrundgelenkpfanne bei Hallux valgus. **a** Fissurierte Knorpeloberfläche und Spaltbildung an der Grenze von verkalktem zu unverkalktem Knorpel (Tidemark). HE, 35 : 1. **b** Stärkere Vergrößerung aus **a** (*Pfeil*): In der Nachbarschaft der Spaltbildung Brutkapseln aus Chondrozyten. HE, 85 : 1

Abbildung 5.52 stellt eine *Synopsis ihrer formalen Pathogenese* dar. Dem fortschreitenden Schwund des hyalinen Knorpels folgt die Freilegung des verkalkten Knorpels und Knochens, ischämische Knochennekrosen stellen die Ursache für die Bildung von Pseudozysten dar. Häufig liegt eine leicht ausgeprägte lymphoplasmazelluläre Synovialitis vor, deren Ursache nicht abgeklärt ist; schon in frühen Stadien der Arthrose kann eine zunächst durch Knorpel, später durch Knorpel und Knochen induzierte Detritussynovialitis angetroffen werden, die mit Fibrinexsudation und Fibrinorganisation zu einer Zunahme des synovialen Gewebes oft unter dem Erscheinungsbild einer villösen adipösen Hyperplasie führt (sog. Lipoma arborescens, ▷ S. 429).

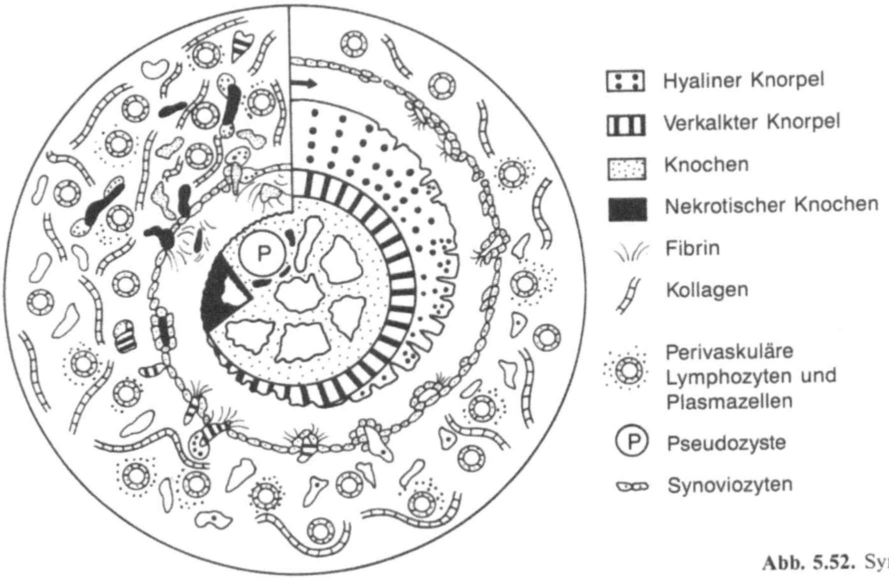

Abb. 5.52. Synopsis der Pathogenese der Arthrose

Morphologie

Artikulierende Gelenkflächen

Makroskopie. In frühen Stadien findet sich eine *Aufrauhung der Knorpeloberfläche* oder es liegen irregulär gestaltete *Matrixeinrisse* vor (Abb. 5.53 a, b); ihr Fortschreiten endet im kompletten *Schwund des hyalinen Knorpels* mit Freilegung der knöchernen Deckplatte (Abb. 5.54 a). Dem Knorpelverlust kann ein *chondroides Ersatzgewebe* folgen, das dann teilweise den Kno-

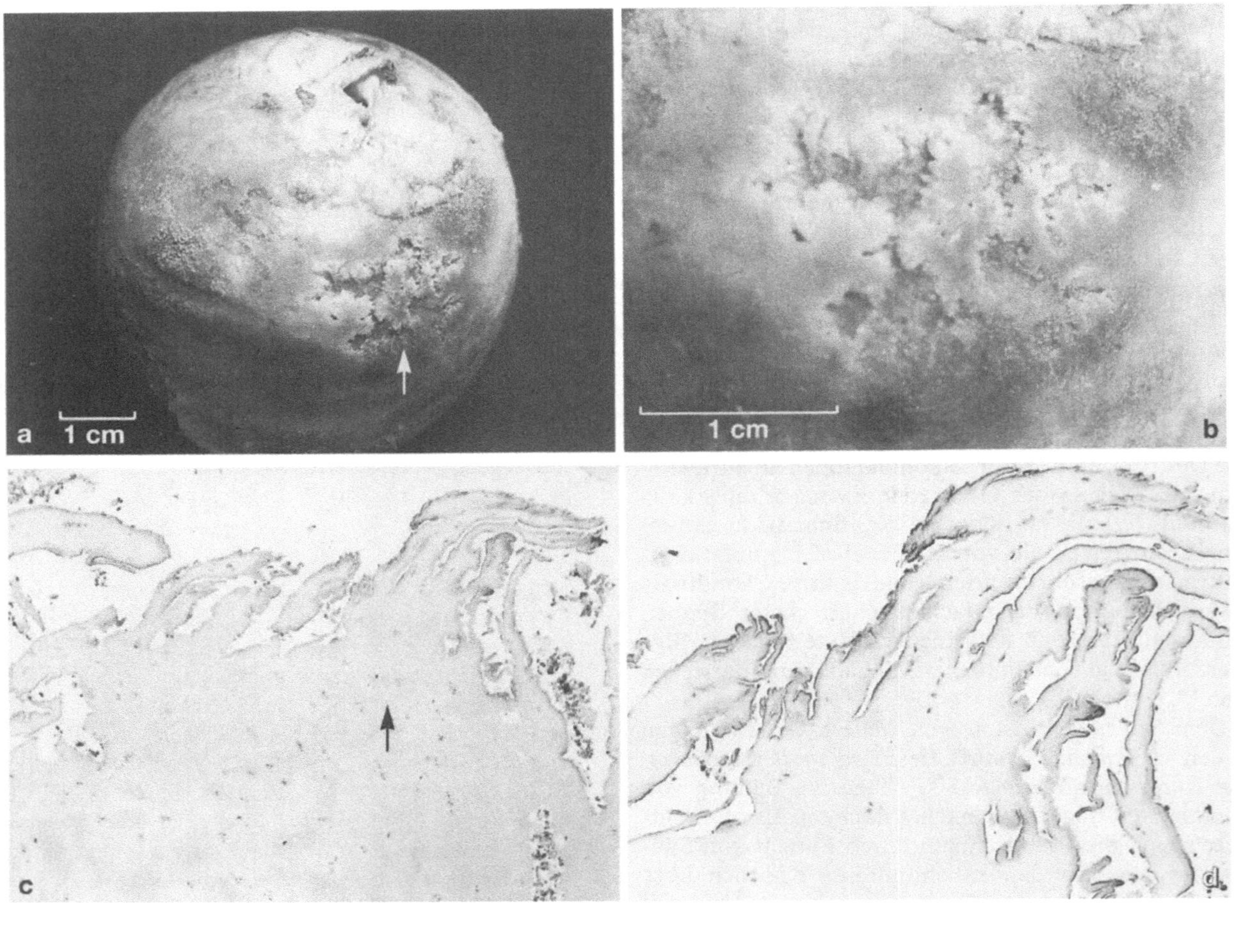

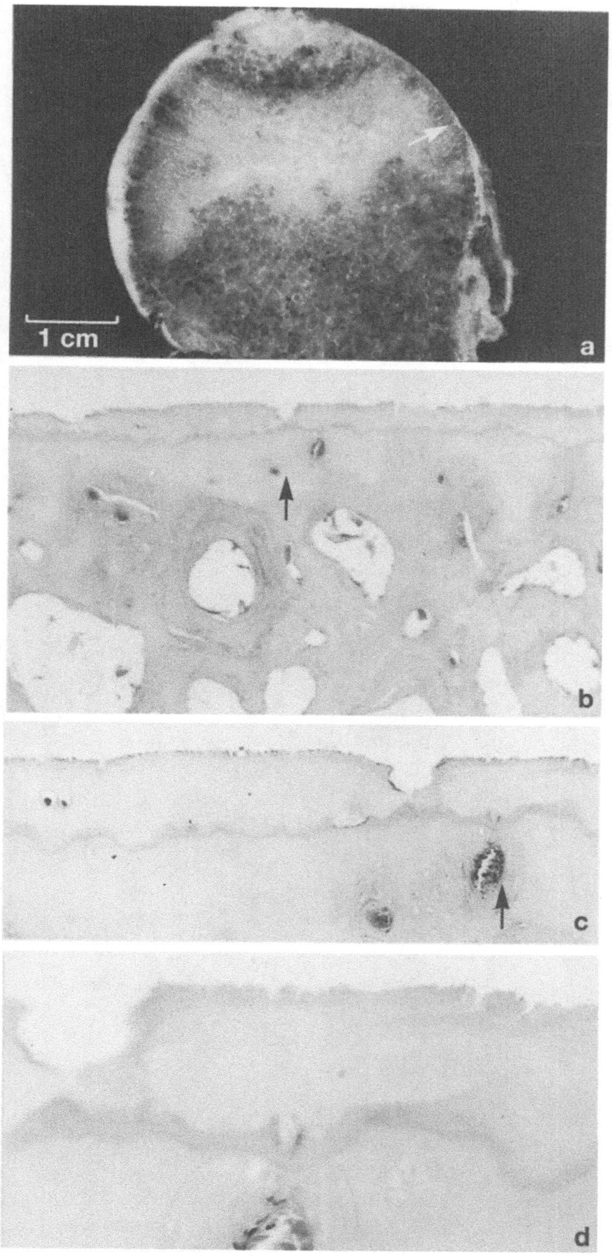

Abb. 5.54a–d. Fortgeschrittene Koxarthrose. **a** Sägefläche des Hüftkopfes mit Knorpelverlust im gewichtbelasteten Bereich. **b** Darstellung der Progressionsfront der Arthrose (*Pfeil* in **a**): Schmaler Knorpelsaum liegt dem verkalkten hyalinen Knorpel auf. HE, 35 : 1. **c** Stärkere Vergrößerung aus **b** (*Pfeil*): Feine Fibrillierung des residualen schmalen Knorpelsaums mit nahezu komplettem Schwund der Chondrozyten, Fehlen der Chondrozytenzellkerne im verkalkten Knorpel. HE, 85 : 1. **d** Stärkere Vergrößerung aus **c** (*Pfeil*): Residuum des fibrillierten Knorpels ohne Chondrozyten. HE, 220 : 1

◄

Abb. 5.53a–d. Frühe Koxarthrose. **a** Unregelmäßige Spaltbildungen im gewichtbelasteten Bereich. **b** Detailaufnahme aus **a** (*Pfeil*): Unregelmäßige Spalten im Knorpel. **c** Tiefe Fissuren im hyalinen Knorpel. HE, 35 : 1. **d** Stärkere Vergrößerung aus **c** (*Pfeil*): Im fissurierten Knorpel fehlen herdförmig die Chondrozytenzellkerne. HE, 85 : 1

chen bedeckt (Abb. 5.55a). Meist sind *Randexostosen* vorhanden, die sich nach proximal oder distal ausdehnen, nicht selten bedecken sie Reste des ehemaligen oberflächenbildenden hyalinen Knorpels (Abb. 5.56a).

Mikroskopie. Die frühen histologischen Veränderungen bestehen in *Fibrillationen* des an Proteoglykanen verarmten Knorpels. In der Nachbarschaft der Fissuren fehlen einerseits die Chondrozytenzellkerne (Abb. 5.53c, d) und andererseits können in unterschiedlichem Ausmaß *Brutkapseln* aus Chondrozyten entwickelt sein (Abb. 5.55b). Die Entstehung der Brutkapseln ist auf eine echte Zellteilung zurückzuführen[34]. In fortgeschrittenen Stadien *fehlt* im gewichtbelasteten Bereich zunächst der *unverkalkte*, dann auch der *verkalkte Knorpel*, der freigelegte subchondrale Knochen ist oberflächennahe durch einen Verlust der Osteozytenzellkerne gekennzeichnet. Dem Bereich des *kompletten Knorpelverlustes* folgt peripher die Zone der Progression der arthrotischen Veränderungen. In unmittelbarer Nähe zum kompletten Knorpelschwund findet sich entweder fissurierter keilförmig gestalteter Knorpel, in dem die Chondrozyten fehlen (Abb. 5.55b), oder es liegt dem verkalkten Knorpel ein schmaler Saum fibrillierten Knorpels mit Verlust der Chondrozytenzellkerne auf (Abb. 5.54b–d). Die Breite dieser Knorpelzone nimmt mit der Entfernung von der freigelegten knöchernen Deckplatte zu, häufig grenzt dann dieser Knorpel an *neugebildeten Faserknorpel der Randexostosen* an (Abb. 5.56b). *Einbrüche der knöchernen Deckplatte* im knorpelentblößten gewichtbelasteten Bereich sind Orte der Entwicklung eines pilzförmigen chondroiden Ersatzgewebes, das von den Markräumen seinen Ausgang nimmt. Diesem Ersatzgewebe fehlt zur Tiefe hin eine scharf begrenzte Tidemark (Abb. 5.55c, d). Randexostosen, die aus Faserknorpel mit großen Brutkapseln aus Chondrozyten bestehen, lassen ebenfalls zur Tiefe hin im Bereich der enchondralen Ossifikation eine lineare Tidemark vermissen (Abb. 5.56c, d). Nicht selten werden diese chondroiden Randexostosen von fibrösem Gewebe oder synovialem Gewebe mit Einschlüssen von kleinen Knorpel- oder Knochenfragmenten überzogen[26].

Subchondraler Knochen

Hyperostose. Weniger makroskopisch als mikroskopisch sichtbar tritt im Bereich der gewichtbelasteten Region eine Zunahme der Knochensubstanz als subchondrale Hyperostose auf, der eine *Neubildung von Geflechtknochen* zugrunde liegt[1].

Sekundäre ischämische Knochennekrosen. Ischämische Knochennekrosen sollen unterteilt werden in die großen *primären Nekrosen*, die häufig in nicht arthrotischen Hüftköpfen 30–60jähriger auftreten[5], aber auch im arthrotischen Gelenk vorkommen können, und in die *sekundären Nekrosen*, die sich als kleine keilförmige Knocheninfarkte in arthrotischen Gelenken dar-

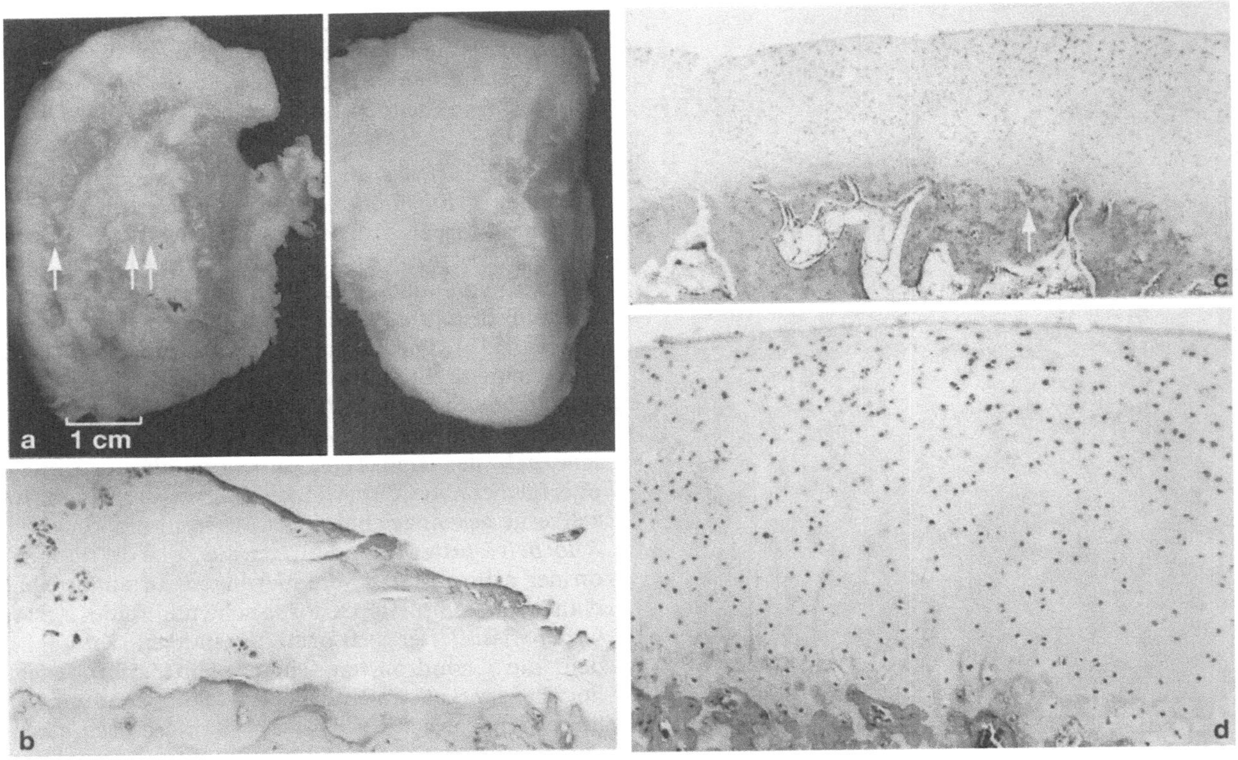
a
1 cm
b
c
d

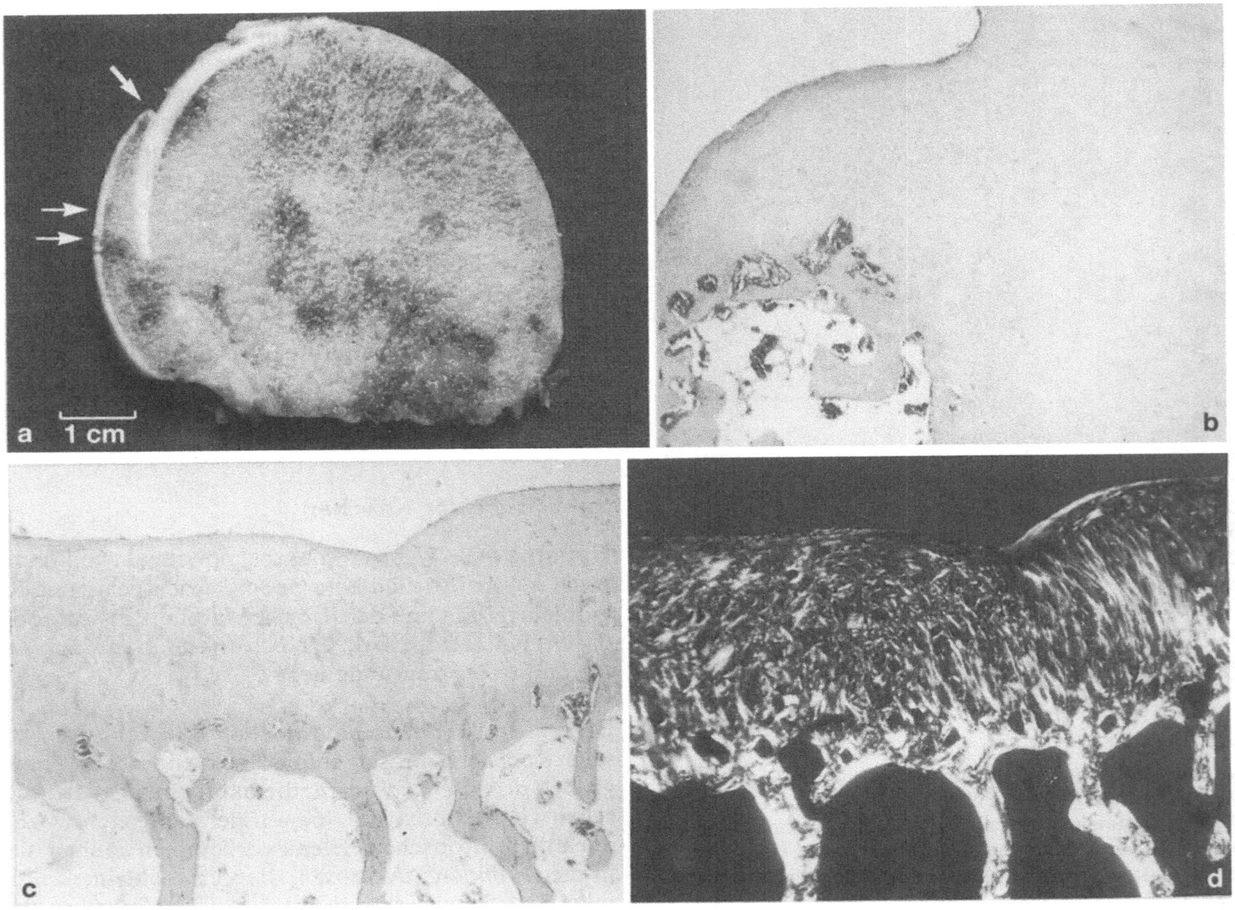
a
1 cm
b
c
d

Abb. 5.55 a–d. Chondroides Ersatzgewebe bei fortgeschrittener Gonarthrose. **a** Laterales Kompartiment des Femurkondylus mit Residuen von randständigem hyalinem Knorpel und zentral unregelmäßig gestaltetes Ersatzgewebe (*links*), mediales Kompartiment mit makroskopisch nur geringfügig verändertem Knorpel (*rechts*). **b** Progressionsfront der Arthrose (*Pfeil* in **a**): Fibrillierter partiell nekrotischer Knorpel mit Brutkapseln und deutlicher Tidemark als Grenze zum verkalkten hyalinen Knorpel. HE, 85 : 1. **c** Chondroides Ersatzgewebe bedeckt den Knorpel (*Doppelpfeile* in **a**). HE, 35 : 1. **d** Zellreiches chondroides Gewebe, das ohne regulär ausgebildete Tidemark in den subchondralen Knochen übergeht (*Pfeil* in **c**). HE, 85 : 1

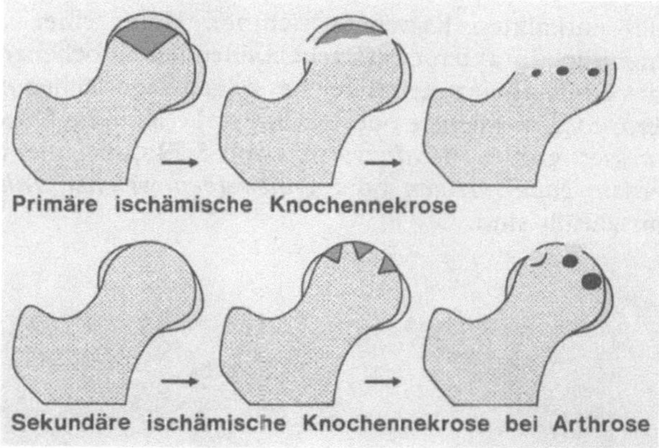

Abb. 5.57. Schematische Darstellung von primärer und sekundärer ischämischer Knochennekrose

stellen (Abb. 5.57). Nach den Beobachtungen von Franchi u. Bullough[19] werden sie in 11,7% der arthrotischen Hüftköpfe gefunden; im eigenen Untersuchungsgut wurden sie in über 80% der Hüftköpfe nachgewiesen[19a].

Makroskopisch sind diese Knochennekrosen von der Oberfläche her als umschriebene *gelbe Bezirke* im knorpelentblößten Knochen erkennbar; Sägeflächen zeigen angedeutet *keilförmige Zonen nekrotischen Knochens* (Abb. 5.58 a).

Mikroskopisch liegen an der Oberfläche unregelmäßig gestaltete *Knochenbälkchen* vor, in denen die Osteozytenzellkerne verschwunden sind (Abb. 5.58 b). Das *Knochenmark* ist in ein granuläres eosinophiles Substrat umgewandelt. An der Grenze zum vitalen Markraum finden sich Zeichen des Abbaus des nekrotischen Gewebes durch *Granulationsgewebe* mit Osteoklasten. Die Grenzzone gleicht somit der, wie sie auch bei den primären ischämischen Knochennekrosen vorliegt.

Die Bedeutung ischämischer Knochennekrosen für das Fortschreiten der Arthrose wird aus Untersuchungsbefunden von Mitrovic u. Riera[23] deutlich, die bei 8 Patienten mit sog. rapid progressiver Arthropathie ischämische Knochennekrosen mit begleitender Detritussynovialitis im Hüftgelenk fanden. Der Nachweis sog. „knochenresorptiver Faktoren" in der Synovialflüssigkeit bei der „rapid destruktiven Hüftarthropathie"[21] ist somit eher Folge der ischämischen Knochennekrose als deren Ursache.

Pseudozysten. Das Ausmaß der Pseudozystenbildung wird insbesondere am Hüftkopf, aber auch an anderen Diarthrosen, erst auf Sägeflächen oder Schnittflächen

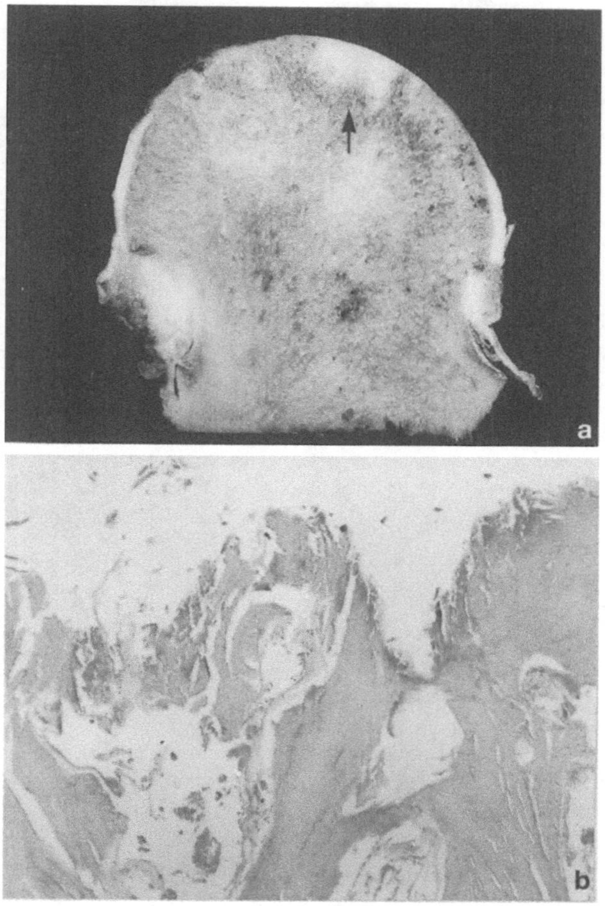

Abb. 5.58 a, b. Sekundäre ischämische Knochennekrose bei fortgeschrittener Koxarthrose. **a** Sägefläche des von Knorpel entblößten Hüftkopfes mit oberflächennahem angedeutet keilförmigem hellerem Bereich (*Pfeil*). **b** Nekrotisches Knochengewebe (*Pfeil* in **a**) bildet die Oberfläche zum Gelenkraum. HE, 35 : 1

Abb. 5.56 a–d. Struktur einer Randexostose bei fortgeschrittener Koxarthrose. **a** Randexostose bedeckt den ehemaligen hyalinen Knorpel. **b** Kuppe der Randexostose (*Pfeil* in **a**): Chondroides Gewebe mit angrenzendem hyalinem Knorpel. HE, 35 : 1. **c** Chondroides Gewebe der Oberfläche der Exostose (*Doppelpfeile* in **a**) grenzt ohne Tidemark an verkalkten Knorpel und nachfolgenden Knochen an. HE, 35 : 1. **d** Identische Region im polarisierten Licht: Faserknorpel (fälschlicherweise als asbestartige „Degeneration" bezeichnet). HE, 35 : 1

des entkalkten Knochens sichtbar. Unter einer vermeintlich intakten oberflächenbildenden Knochenzone des gewichtbelasteten Bereiches zeigen Sägeflächen *makroskopisch* kleinste oder bis hin zu 1–2 cm im Durchmesser große *Pseudozysten* (Abb. 5.59a, b), die mit einem *gallertartigen* oder *grauweißen weichen Inhalt* ausgefüllt sind.

Mikroskopisch finden sich *zystische Hohlräume*, in denen Hyaluronat, Fibrin und Knorpel- und Knochenfragmente gelegen sind (Abb. 5.59c, d). Die Wandung der Pseudozysten besteht aus einem fibrösen Gewebssaum, in dem Reste nekrotischen Knochens liegen (Abb. 5.59e, f), peripher schließt sich neugebildeter Knochen an.

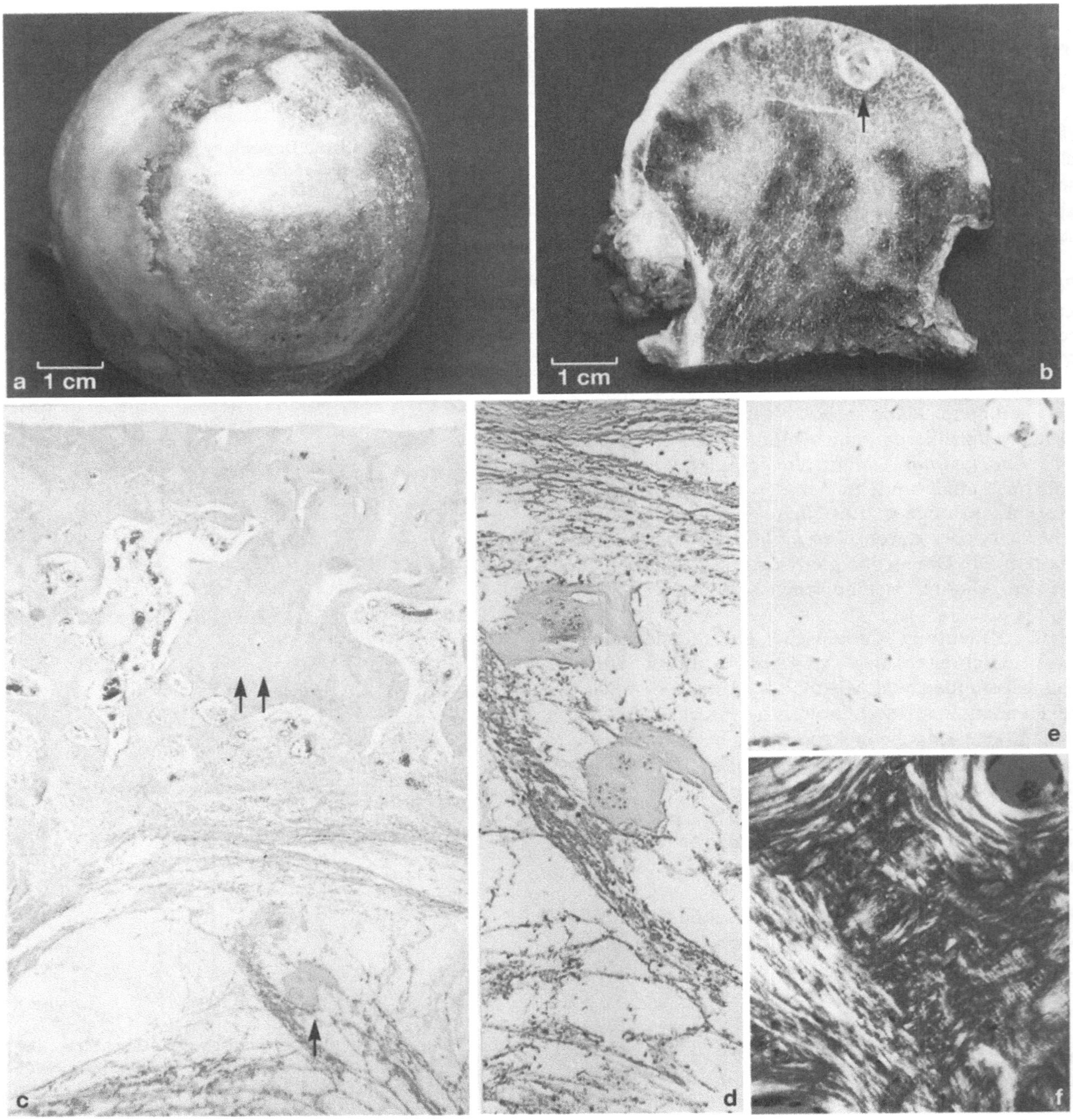

Abb. 5.59a–f. Pseudozyste bei fortgeschrittener Koxarthrose. **a** Hüftkopf mit fortgeschrittenem Knorpelverlust und Freilegung der knöchernen Deckplatte im gewichtbelasteten Bereich. **b** Sägefläche des Hüftkopfes mit solitärer Pseudozyste (*Pfeil*) im knorpelentblößten gewichtbelasteten Bereich. **c** Wandung der Pseudozyste (*Pfeil* in **b**) aus deckendem Knochen und nachfolgendem fibrösem Gewebe, im Lumen Fibrin und Knorpelfragmente. HE, 35:1. **d** Stärkere Vergrößerung aus **c** (*Pfeil*): Fibrinfäden mit eingeschlossenen Knorpelfragmenten im Lumen der Pseudozyste. HE, 85:1. **e** Stärkere Vergrößerung aus **c** (*Doppelpfeile*): Reste nekrotischen Knochens in der Pseudozystenwandung. HE, 220:1. **f** Nekrotischer Knochen aus **e** im polarisierten Licht. HE, 220:1

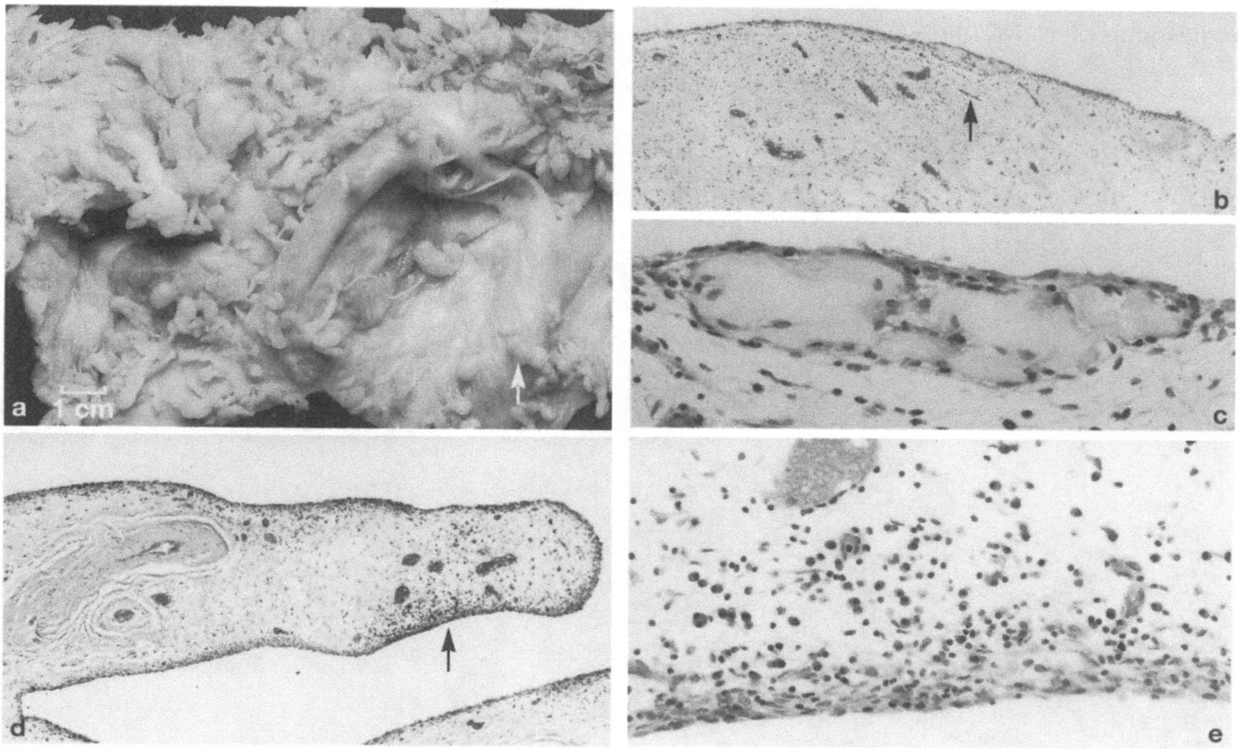

Abb. 5.60 a–e. Arthroseassoziierte lymphoplasmazelluläre Synovialitis und Detritussynovialitis bei Gonarthrose. **a** Teils flache, teils feinvillöse Synovialmembran. **b** Aus *Pfeil* in a: Synoviale Oberfläche mit kleinstem Gewebsfragment. HE, 35 : 1. **c** Stärkere Vergrößerung aus **b** (*Pfeil*): Knorpelfragment im oberflächlichen Stratum synoviale. HE, 220 : 1. **d** Aus *Pfeil* in **a**: Synoviale Zotte mit geringfügiger lymphoplasmazellulärer Infiltration. HE, 35 : 1. **e** Stärkere Vergrößerung aus **d** (*Pfeil*): Unter der nicht wesentlich verbreiterten Deckzellschicht einzelne Lymphozyten und Plasmazellen. HE, 220 : 1

Synovialmembran

Makroskopie. Synovialektomiepräparate zeigen unterschiedliche strukturelle Veränderungen. Eine feingranuläre Innenauskleidung kann vorliegen, häufiger findet sich eine *villöse Hyperplasie* (Abb. 5.60 a), die sich in einigen Fällen als *adipöse Hyperplasie* darstellt (▷ sog. „*Lipoma arborescens*“, S. 429). Eine ausgeprägte Bildung plumper, oft weintraubenartig erscheinender Zotten kann am Rande des Hüftkopfes angetroffen werden. *Fibrinexsudate* bedecken in feinvillöser oder flächenhafter Form das Gewebe. Selten stößt man schon auf makroskopisch sichtbare *Kapselosteome* (Abb. 5.61 a).

Mikroskopie. Arthroseassoziierte lymphoplasmazelluläre Synovialitis und Detritussynovialitis sind voneinander abzugrenzen, beide sind jedoch meist gemeinsam anzutreffen.

Lymphoplasmazelluläre Synovialitis. Schnittpräparate synovialer Zotten zeigen eine nicht wesentlich verbreiterte Deckzellschicht und ein locker gefügtes, oft basophiles proteoglykanreiches Stroma, um dessen Blutgefäße Säume aus Lymphozyten, peripher von Plasmazellen gefolgt, liegen (Abb. 5.60 d, e). Gleichartige zelluläre Infiltrate werden auch in den lipomatösen Zotten angetroffen.

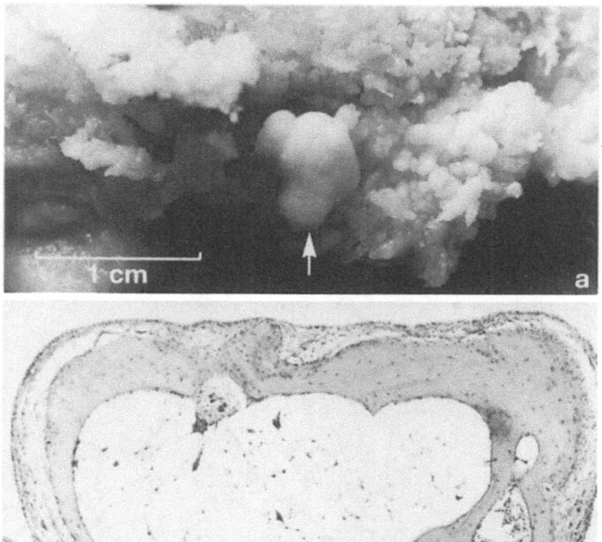

Abb. 5.61 a, b. Kapselosteom bei Gonarthrose. **a** Plump villöse Synovialmembran mit Kapselosteom (*Pfeil*). **b** Histologischer Schnitt durch *pfeilmarkierte* Region in **a**: In den Gelenkraum vorspringendes Kapselosteom. HE, 35 : 1

Detritussynovialitis. Schon in frühen Phasen der Arthrose sind kleine *Knorpelfragmente* (Abb. 5.60b, c) oder auch *Fragmente chondroiden Gewebes von Menisken* oder *Labrum acetabulare* den synovialen Zotten adhärent oder in synovialen Buchten gelegen. Da kleine Fragmente meist erst bei Erstellung mehrerer Schnittpräparate gefunden werden, wird die Mitteilung verständlich, daß sie in frühen Phasen der Gonarthrose häufig fehlen sollen[28].

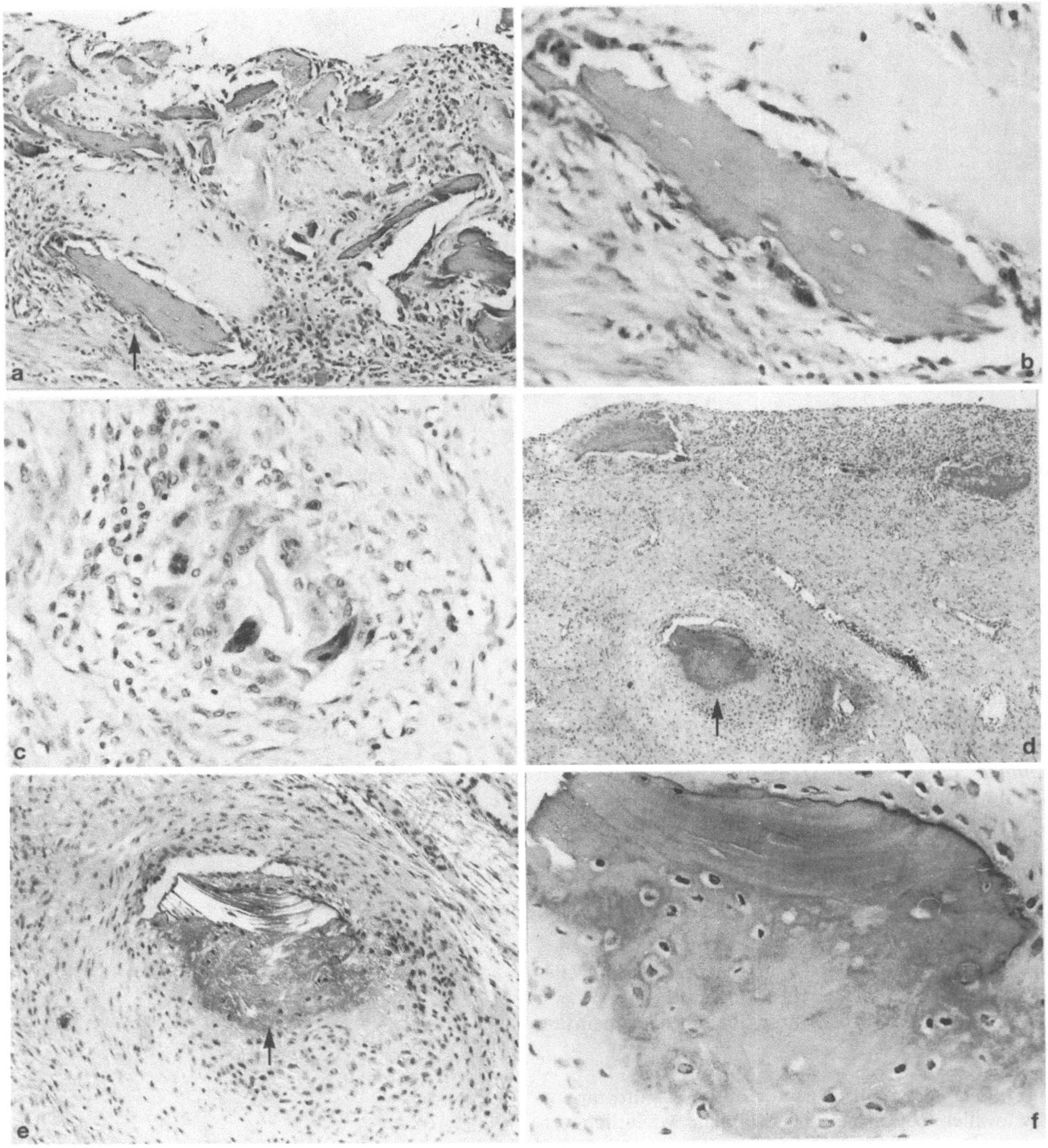

Abb. 5.62a–f. Knochendetritussynovialitis mit Osteoneogenese bei Gonarthrose. **a** Multiple Knochenfragmente in der Synovialmembran. HE, 85 : 1. **b** Stärkere Vergrößerung aus **a** (*Pfeil*): Nekrotischer Knochen von Osteoklasten umgeben. HE, 220 : 1. **c** Kleinstes Knochenfragment umrandet von osteoklastären Riesenzellen. HE, 220 : 1. **d** Knochenfragmente in der vernarbten Synovialmembran. HE, 35 : 1. **e** Stärkere Vergrößerung aus **d** (*Pfeil*): Im polarisierten Licht Lamellenknochen und daran angrenzend Geflechtknochen. HE, 85 : 1. **f** Stärkere Vergrößerung aus **e** (*Pfeil*): Neugebildeter Geflechtknochen angrenzend an nekrotischen Lamellenknochen. HE, 220 : 1

Stärker ausgeprägte Formen der Detritussynovialitis, manchmal in *pseudotumoröser Form*[25], die sich insbesondere bei ischämischen Knochennekrosen entwickeln, zeigen Fibrin und Granulationsgewebe mit Gewebsfragmenten aus Faserknorpel und Bandanteilen sowie hyalinem Knorpel und Knochen (Abb. 5.62a–c). Peripher folgt eine narbig verbreiterte Synovialmembran mit multiplen Einschlüssen von Knochenfragmenten. Diese Fragmente werden von *osteoklastären Riesenzellen* abgebaut (Abb. 5.62b, c); bei einigen Patienten induzieren sie eine *Osteoneogenese*. In diesen Fällen findet man nekrotische Knochenpartikel, die von neugebildetem Geflechtknochen umgeben sind[25] (Abb. 5.62d–f); größere Kapselosteome können die Folge sein (Abb. 5.61b).

> Die *Detritussynovialitiden* werden *häufig übersehen*, wenn nicht ihre *bevorzugte Lokalisation* bedacht wird: z. B. synoviale Recessus und Buchten der Synovialmembran sowie bei der Koxarthrose Umschlagfalten von Labrum acetabulare und Synovialmembran.

Differentialdiagnostische Abgrenzung synovialer Reaktionen bei Arthrose und chronischer Polyarthritis. Die oft gering ausgeprägte arthroseassoziierte lymphoplasmazelluläre Synovialitis kann aufgrund des meist proteoglykanreichen Zottenstromas von der chronischen Polyarthritis geringer Ausprägung abgegrenzt werden. Bei stärkeren lymphoplasmazellulären Infiltraten wird eine Unterscheidung beider Krankheiten nicht immer möglich sein. Die auch bei der c.P. auftretende Detritussynovialitis (▷ S. 412) kann in vielen Fällen durch die gleichzeitig vorhandene stärkere lymphoplasmazelluläre Infiltration abgegrenzt werden.

Labrum acetabulare

Operationspräparate, die bei der Implantation von Hüftendoprothesen gewonnen werden, enthalten häufig Anteile des Labrum acetabulare.

Makroskopisch bestehen diese Gewebe aus chondroiden eingerissenen Gewebsstreifen (Abb. 5.63a), die auf der Schnittfläche oft *schwefelgelbe Herde* aufweisen.

Mikroskopisch findet man chondroides Gewebe mit tiefen *Einrissen*, begleitet von einer *Brutkapselbildung* der chondroiden Zellen (Abb. 5.63b). Intrazytoplasmatische *Fettablagerungen* erklären die makroskopisch gelbe Farbe.

Verlauf, Prognose. Die *morphologisch* diagnostizierte Arthrose muß, wie in Abb. 5.64 für die Gonarthrose dargestellt, *nicht immer mit Krankheitssymptomen einhergehen* – oft besteht sogar eine Diskrepanz zwischen Schwere der morphologisch bzw. radiologisch diagnostizierten Arthrose und den klinischen Symptomen.

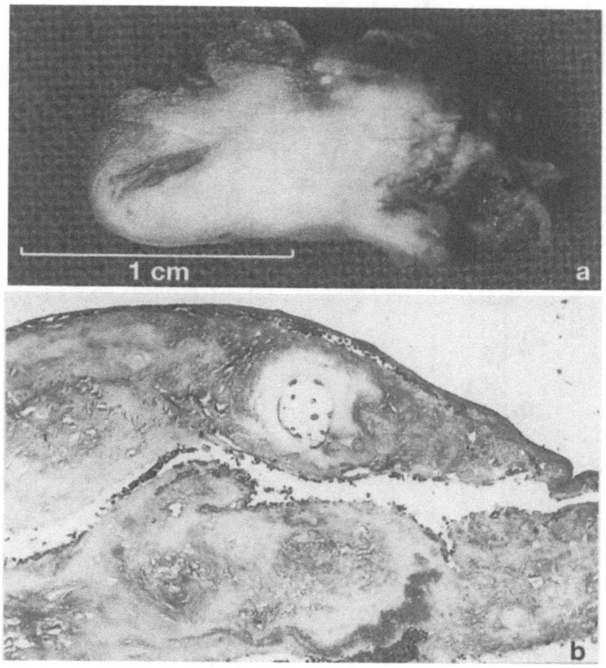

Abb. 5.63a, b. Struktur des Labrum acetabulare bei Koxarthrose. **a** Makropräparat mit Einrissen. **b** Einrisse im chondroiden Gewebe mit Ausbildung einer großen Brutkapsel aus chondroiden Zellen. Azan, 85:1

Die einmal radiologisch diagnostizierte Arthrose, wiederum insbesondere die Gonarthrose, zeigt bei der überwiegenden Anzahl der Patienten radiologisch nur eine sehr *langsame Progredienz*; nur bei einer kleinen Anzahl von Patienten zeichnet sich ein *rapides Fortschreiten* ab[36]. Eventuell ist diese rasche Progredienz Folge ischämischer Knochennekrosen.

Sonderformen der Arthrose

Fingergelenkarthrose

Wegen ihrer Häufigkeit werden die *Fingerendgelenk-* (Heberden-) und *Fingermittelgelenkarthrose* (Bouchard-Arthrose) als besondere Varianten betrachtet, die unter dem Krankheitsbild einer sog. generalisierten Arthrose subsummiert werden. Der pathogenetische Grundprozeß entspricht der Arthroseentwicklung an anderen Gelenken. Kleinere Randexostosen, die sich am Fingergrundgelenk entwickeln, werden als *Heberdensche Knoten* bezeichnet[3], ihr Einfluß auf die Subkutis führt zur Ausbildung kutaner myxoider Zysten[2].

Erosive Arthrose

Die erosive Arthrose, die die Hände von Frauen im mittleren Lebensalter befällt, ist radiologisch durch Erosionen der artikulierenden Gelenkflächen gekennzeichnet. Befallen sind *distale* und *proximale Interphalangealgelenke* sowie die *Metakarpophalangealgelenke*.

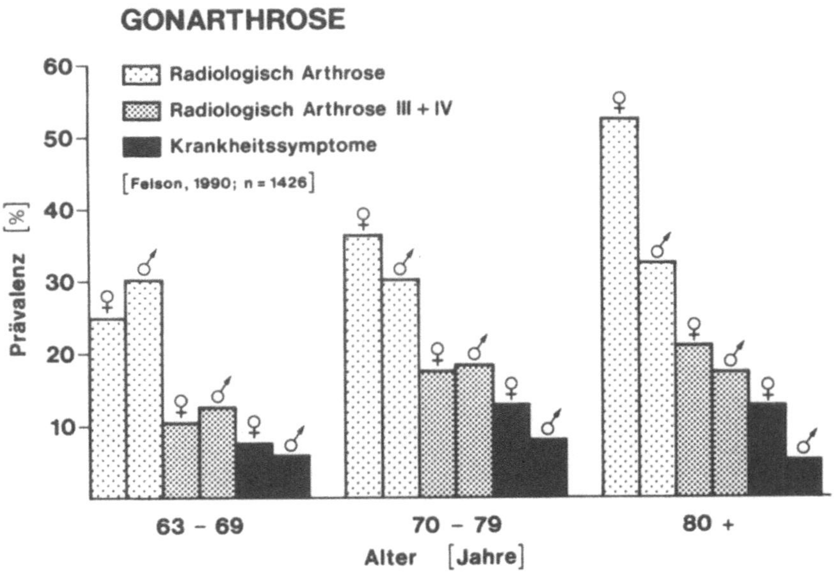

Abb. 5.64. Häufigkeit der Gonarthrose bei älteren Menschen und Häufigkeit von Krankheitssymptomen (Nach Felson[17])

Sie ist nach Cobby et al[11]. als „aggressive" schwer verlaufende Form der Arthrose anzusehen und stellt keine separate Krankheitseinheit dar. Am synovialen Gewebe sind strukturelle Veränderungen vorhanden, die denen der chronischen Polyarthritis gleichen[35]; ein knorpelzerstörendes Pannusgewebe soll ebenfalls vorliegen. Es muß aber die Frage gestellt werden, ob diese entzündlichen Veränderungen nicht lediglich Ausdruck einer Detritussynovialitis wie an den großen Gelenken sind.

Literatur

1.–8. Weiterführende Literatur (▷ S. 385)

8a. Aigner T, Dietz U, Stöß H, Mark K von der (1995) Differential expression of collagen types I, II, III, and X in human osteophytes. Lab Invest 73:236–243

9. Altman RD (1991) Classification of disease: Osteoarthritis. Semin Arthritis Rheum (Suppl 2) 20:40–47

10. Bagge E, Bjelle A, Edén S, Svanborg A (1991) Osteoarthritis in the elderly: clinical and radiological findings in 79 and 85 year olds. Ann Rheum Dis 50:535–539

10a. Blanco FJ, Guitián R, Varcía-Porrúa et al. (1996) Osteoarthritis (OA) chondrocytes death by apoptosis: A possible pathway for OA pathology. Arthritis Rheum 39(Suppl): S 269 (Abstr 1451)

11. Cobby M, Cushnaghan J, Creamer P, Dieppe P, Watt I (1990) Erosive osteoarthritis: Is it a separate disease entity? Clin Radiol 42:258–263

12. Cooke TDV (1985) Pathogenetic mechanisms in polyarticular osteoarthritis. Clin Rheum Dis 11:203–238

13. Croft P, Cooper C, Wickham C, Coggon D (1992) Osteoarthritis of the hip and occupational activity. Scand J Work Environ Health 18:59–63

14. Davis MA (1988) Epidemiology of osteoarthritis. Clin Geriatr Med 4:241–255

15. Dean DD (1991) Proteinase-mediated cartilage degradation in osteoarthritis. Semin Arthritis Rheum (Suppl 2) 20:2–11

16. Dingle JT, Horner A, Sield M (1991) The sensitivity of synthesis of human cartilage matrix to inhibition by IL-1 suggests a mechanism for the development of osteoarthritis. Cell Biochem Funct 9:99–102

17. Felson DT (1990) The epidemiology of osteoarthritis: Results from the Framingham osteoarthritis study. Semin Arthritis Rheum (Suppl 3) 20:42–50

18. Felson DT, Zhang Y, Anthony JM, Naimark A, Anderson JJ (1992) Weight loss reduces the risk for symptomatic knee osteoarthritis in women. The Framingham study. Ann Intern Med 116:535–539

18a. Felson DT, Radin EL (1994) What causes knee osteoarthrosis: are different compartments susceptible to different risk factors? J Rheumatol 21:181–183

18b. Fønnebø V (1995) Arthrosis of the hip and knee: Environmental causes in the first year of life? A study of 1405 cases of arthrosis in North Norway 1984–1989. Arct Med Res 54: 151–154

19. Franchi A, Bullough PG (1992) Secondary avascular necrosis in coxarthrosis: A morphologic study. J Rheumatol 19: 1263–1268

19a. Gabriel JKP (1996) Pseudozysten – Folge primärer und sekundärer ischämischer Hüftkopfnekrosen. Med Diss, Ulm

20. Hart DJ, Spector TD (1993) Cigarette smoking and risk of osteoarthritis in women in the general population: the Chingford study. Ann Rheum Dis 52:93–96

20a. Hart DJ, Spector TD (1995) The classification and assessment of osteoarthritis. Baillière's Clin Rheumatol 9:407–432

20b. Hart DJ, Mootoosamy I, Doyle DV, Spector TD (1994) The relationship between osteoarthritis and osteoporosis in the general population: The Chingford study. Ann Rheum Dis 53:158–162

21. Komiya S, Inoue A, Sasaguri Y, Minamitani K, Morimatsu M (1992) Rapidly destructive arthropathy of the hip. Studies on bone resorptive factors in joint fluid with a theory of pathogenesis. Clin Orthop 284:273–282

22. Mark K von der, Kirsch T, Nerlich A et al. (1992) Type X collagen synthesis in human osteoarthritic cartilage. Indication of chondrocyte hypertrophy. Arthritis Rheum 35:806–811

23. Mitrovic DR, Riera H (1992) Synovial, articular cartilage and bone changes in rapidly destructive arthropathy (osteoarthritis) of the hip. Rheumatol Int 12:17–22

24. Mohr W (1991) Pathologie der Arthrose an der Hand. In: Stahl C, Zeidler H, Koebke J, Lorenz R (Hrsg) Klinische Arthrologie: Diagnostik, Klinik, Behandlung. Handbuch

und Atlas für Klinik und Praxis, III-4.4.2. ecomed, Landsberg/Lech, S 3–17
25. Mohr W (1993) Pathogenese der Arthrose – primäre Ereignisse und Folgen. Med Orthop Tech 113:54–58
26. Mohr W, Regel E (1985) Die Entwicklung der Randexostosen bei der Koxarthrose. Aktuelle Rheumatol 10:119–124
27. Mohr W, Lehmann H (1992) Osteoarthrosis of the ankle joints in old rats. Z Rheumatol 51:35–40
28. Myers SL, Flusser D, Brandt KD, Heck DA (1992) Prevalence of cartilage shards in synovium and their association with synovitis in patients with early and endstage osteoarthritis. J Rheumatol 19:1247–1251
28a. Oliveira SA, Felson DT, Reed JI, Cirillo PA, Walker AM (1995) Incidence of symptomatic hand, hip, and knee osteoarthritis among patients in a health maintenance organization. Arthritis Rheum 38:1134–1141
29. Pelletier JP, Martel-Pelletier J (1989) Evidence for the involvement of interleukin 1 in human osteoarthritic cartilage degradation: Protective effect of NSAID. J Rheumatol (Suppl 18) 16:19–27
30. Pelletier J-P, Faure M-P, McCollum R, Cloutier J-M, Martel-Pelletier J (1990) Synthesis and role of IL-1 and TNF_α in human osteoarthritic (OA) joints. Arthritis Rheum (Suppl) 33:S31
31. Priestley L, Fergusson C, Ogilvie D et al. (1991) A limited association of generalized osteoarthritis with alleles at the type II collagen locus: COL2A1. Br J Rheumatol 30: 272–275
31a. Radin EL, Burr DB, Caterson B et al. (1991) Mechanical determinants of osteoarthrosis. Semin Arthritis Rheum (Suppl 2) 21:12–21
32. René J, Weinberger M, Mazzuca SA, Brandt KD, Katz BP (1992) Reduction of joint pain in patients with knee osteoarthritis who have received monthly telephone calls from lay personnel and whose medical treatment regimens have remained stable. Arthritis Rheum 35:511–515
33. Rhaney K, Lamb DW (1955) The cysts of osteoarthritis of the hip. J Bone Joint Surg [Br] 37:663–675
34. Rötzer A, Mohr W (1992) ^{3}H-Thymidin-Inkorporation in Chondrozyten arthrotischen Knorpels. Z Rheumatol 51: 172–176
35. Smith D, Braunstein EM, Brandt KD, Katz BP (1992) A radiographic comparison of erosive osteoarthritis and idiopathic nodal osteoarthritis. J Rheumatol 19:896–904
36. Spector TD, Dacre JE, Harris PA, Huskisson EC (1992) Radiological progression of osteoarthritis: an 11 year follow up study of the knee. Ann Rheum Dis 51:1107–1110
37. Thelin A (1990) Hip joint arthrosis: An occupational disorder among farmers. Am J Ind Med 18:339–343
38. Vingård E, Hogstedt C, Alfredsson L et al. (1991) Coxarthrosis and physical work load. Scand J Work Environ Health 17:104–109
39. Vingård E, Alfredsson L, Goldie I, Hogstedt C (1991) Occupation and osteoarthrosis of the hip and knee: A register-based cohort study. Int J Epidemiol 20:1025–1031
40. Wedge JH, Wasylenko MJ, Houston CS (1991) Minor anatomic abnormalities of the hip joint persisting from childhood and their possible relationship to idiopathic osteoarthrosis. Clin Orthop 264:122–128

Meniskopathie

Definition. Meniskopathien sind *Folgen makro-* oder *mikrotraumatischer Schädigungen* mit unterschiedlichen Formen von *Rißbildungen.*

Ätiologie, Pathogenese. *Makrotraumen*, meist Unfallereignisse, stellen in der Altersgruppe der 16- bis 30jährigen in 60% *Sportunfälle* (Fußball, Turnen, Skilaufen) und in der Altersgruppe der 31- bis 63jährigen *Berufsunfälle* dar[9]. *Mikrotraumen* sind Folge unphysiologischer Belastungen, die evtl. als Berufskrankheiten anerkannt werden, da nach der Verordnung zur Änderung der Berufskrankheitenverordnung vom 22. März 1988 die Nummer 2102 folgende Neufassung erfahren hat: *„2102 Meniskusschäden nach mehrjährigen andauernden oder häufig wiederkehrenden, die Kniegelenke überdurchschnittlich belastenden Tätigkeiten"*[11]. Darunter sind nach Wittgens u. Pressel[20] folgende Belastungen zu verstehen: *Dauerzwangshaltung*, insbesondere Hocken oder Knien bei gleichzeitiger Kraftaufwendung oder *häufig wiederkehrende erhebliche Bewegungsbeanspruchung* (insbesondere Laufen oder Springen, auch mit Scherbewegung auf grob unebener Unterlage). Überdurchschnittliche Kniebelastungen kommen bei folgenden Tätigkeiten vor: „Bergleute unter Tage, Fliesen- oder Parkettleger, Ofenmaurer, Rangierarbeiter, bestimmte Berufssportler, außerdem bei Tätigkeiten unter besonders beengten Raumverhältnissen"[20]. Die erwähnten Prädispositionen zeigen, daß im wesentlichen *biomechanische Einflüsse* Ursache der Meniskusläsionen sind. Die Beteiligung sog. *konstitutioneller Faktoren*, „bei denen es sich um eine minderwertige Anlage des Meniskus bei allgemeiner Bindegewebsschwäche handeln" kann[16], wird weiterhin postuliert, entbehrt jedoch eines naturwissenschaftlichen Beweises.

Lokalisation. Von Meniskusläsionen betroffen sind bevorzugt *mediale* Menisken, wobei in einem gemischten Krankengut das Verhältnis von *Innen- zu Außenmeniskusläsionen* bei *etwa 8:1* liegt[16].

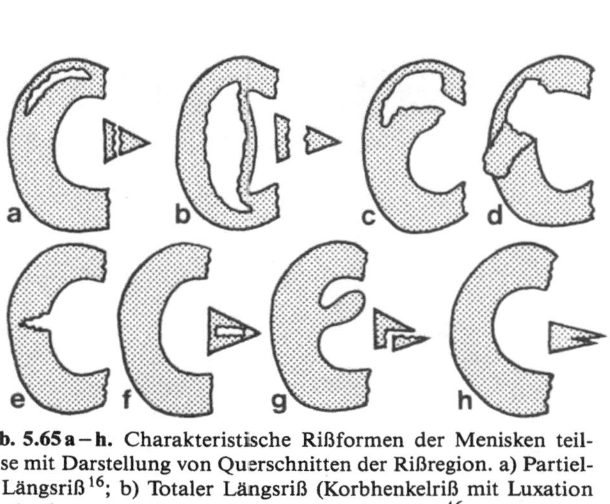

Abb. 5.65a–h. Charakteristische Rißformen der Menisken teilweise mit Darstellung von Querschnitten der Rißregion. a) Partieller Längsriß[16]; b) Totaler Längsriß (Korbhenkelriß mit Luxation des abgelösten Meniskusteils in das Gelenkinnere)[16]; c) Abriß am Vorder- oder Hinterhornansatz (Entwurzelung)[16]; d) Lappenförmiger Riß mit Luxation nach außen[16]; e) Querriß (Papageienschnabelriß)[16]; f) Geschlossener Horizontalriß der Substanz des Faserknorpels ohne Beteiligung der Oberfläche[19]; g) Horizontalriß mit Abriß eines Lappens[19]; h) Haifischmaulriß[14]

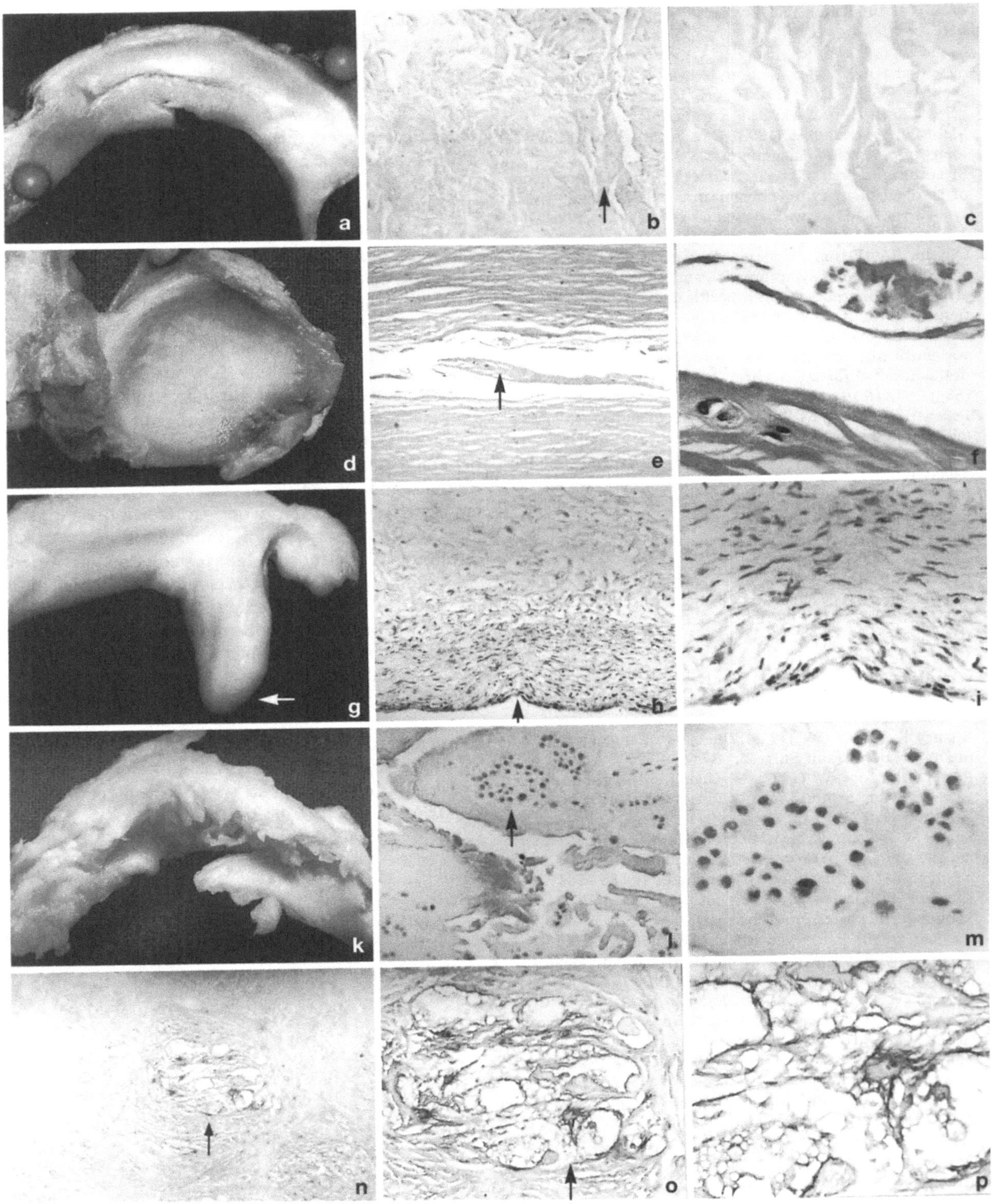

Abb. 5.66a–p. Rißformen in Menisken (makroskopisches Erscheinungsbild und zugehörige Histologie). **a** Frischerer Korbhenkelriß. **b** Fibrillierte Meniskussubstanz. HE, 85:1. **c** Stärkere Vergrößerung aus *b* (*Pfeil*): Fibrillierte Meniskussubstanz ohne Meniskozyten. HE, 220:1. **d** Scheibenmeniskus mit Horizontalriß. **e** Im Querschnitt Rißzone umrandet von fibrillär aufgelockerter Meniskusmatrix. HE, 85:1. **f** Stärkere Vergrößerung aus **e** (*Pfeil*): Im Lumen fibröse Gewebsfragmente mit einzelnen Meniskozyten. HE, 220:1. **g** Älterer Lappeneinriß, abgerundet vernarbt. **h** Kuppe (*Pfeil* in **g**) von vernarbenden „fibroblastären Proliferaten" bedeckt. HE, 85:1. **i** Stärkere Vergrößerung aus **h** (*Pfeil*): Vernarbende „fibroblastäre Proliferate". HE, 220:1. **k** Ältere Meniskuseinrisse mit fortgeschrittener Zerstörung der Meniskusmatrix. **l** Fissurierte Meniskussubstanz mit großen Brutkapseln. HE, 85:1. **m** Stärkere Vergrößerung aus **l** (*Pfeil*): Brutkapsel mit etwas polymorphen Meniskozyten. HE, 220:1. **n** Myxomatose des Meniskus. HE, 35:1. **o** Stärkere Vergrößerung aus **n** (*Pfeil*): Myxomatöse Matrix umrandet von fibrösem Meniskusgewebe. HE, 85:1. **p** Stärkere Vergrößerung aus **o** (*Pfeil*): Schaumiges Hyaluronat in den kleinen zystischen Hohlräumen. HE, 220:1

Morphologie. Das *makroskopische Erscheinungsbild* charakteristischer Läsionen ist in Abb. 5.65 schematisch zusammengefaßt. Es sind somit voneinander abzugrenzen *Längseinrisse*, die bis zum *Korbhenkelriß* fortschreiten oder bei ihrer Lokalisation an Hinter- oder Vorderhorn zum *Meniskusabriß* führen bzw. sich in Form von lappenförmigen Rissen darstellen können. *Querrisse* als *Papageienschnabelrisse* führen zur partiellen Kontinuitätsdurchtrennung der Meniskussubstanz; weniger gewürdigt werden in der deutschsprachigen Literatur die *horizontalen Einrisse*, die sich zunächst als geschlossene Einrisse innerhalb der Meniskusmatrix entwickeln und die fortschreiten zu Einrissen, die auch die Oberfläche einnehmen, und mit der Bildung von *lappenförmigen Einrissen* enden können. Horizontale Einrisse an der Unterseite des Meniskuskernes des lateralen Meniskus sollen nach Glasgow et al.[14] nahezu konstant mit *parameniszealen Zysten* (▷ S. 458) einhergehen.

Die erwähnten „klassischen" Meniskusläsionen werden jetzt in Operationspräparaten seltener gesehen, da entweder Meniskusteilresektionen oder arthroskopische Meniskektomien durchgeführt werden. Anstelle großer Meniskektomiepräparate, die eine topographische Zuordnung der Läsionen erlauben, werden kleinere Meniskusstreifen oder kleinste Fragmente zur Untersuchung übersandt[13].

Die *mikroskopischen* Veränderungen stellen *initial* eine *Strukturzerstörung* mit *Schwund der Meniskozyten* dar (Abb. 5.66a–c). Frischere Horizontalrisse, die in Scheibenmenisken schon in früheren Lebensaltern auftreten können, zeigen eine Kontinuitätsdurchtrennung der Meniskusmatrix mit Fragmentierung der kollagenen Fasern (Abb. 5.66d–f). *Ältere Lappenabrisse* können von *Kuppen „fibroblastärer Proliferate"* mit *Vernarbung* bedeckt sein (Abb. 5.66g–i). Alte Einrisse zeigen häufig eine *Zergliederung der Meniskusmatrix* mit *großen Brutkapseln* aus Meniskozyten in der Nachbarschaft der Spalten (Abb. 5.66k–m). Insbesondere horizontale Einrisse gehen oft mit einer *kleinzystischen myxoiden Umwandlung* des Meniskusgewebes einher (Abb. 5.66n–p), die wohl auf das Einpressen von Synovialflüssigkeit zurückzuführen ist[10]. Zwar vermutet Barrie[10], daß solche mit schaumigem Hyaluronat ausgefüllte Pseudozysten auch ohne oberflächliche Defekte der Meniskussubstanz auftreten können, dennoch ist nicht auszuschließen, daß in diesen Fällen kleine Defekte vorliegen, die als *horizontale „Haifischmaulrisse"* an der Meniskusunterkante nicht immer diagnostiziert werden[14], und über die Synovialflüssigkeit in die Menisken eingepreßt werden kann.

Unter Zugrundelegung von Ergebnissen aus unterschiedlichen Publikationen und eigenen Beobachtungen an Menisken mit approximativer Angabe des Rißalters können annäherungsweise die in Abb. 5.67 zusammengefaßten strukturellen Veränderungen im Zeitablauf der Meniskusläsion erwartet werden. *Meniskozytennekrosen* werden vom 1.–2. Tag bis hin zur 3. Woche angetroffen – sie können aber auch zu späteren Zeitpunkten vorhanden sein. *Fibrinexsudate* sind ebenfalls bevorzugt in den ersten 2 Wochen vorhanden. Eine *Vermehrung von Fibroblasten* im Rißbereich ist bis zum 4. Monat zu erwarten, *Mitosen* in diesen Zellen oder in der benachbarten Meniskussubstanz sind bevorzugt in der 1. Woche zu sehen, ein *zellarmes Narbengewebe* wird vom 2. Monat an angetroffen. Aussagen zur Präsenz der Brutkapseln von Meniskozyten sind unterschiedlich – nach eigenen Befunden können kleinere Brutkapseln am Ende der 1. Woche vorhanden sein, nach anderen Autoren treten sie erst später im Verlauf der Läsion auf. Hervorgehoben wird die *Struktur des Rißrandes*, die bei *frischen Einrissen scharf begrenzt* ist und etwa *ab der 3. Woche als unscharf begrenzte* Läsion auftritt. *Reparationsgewebe* ist in den ersten 5 Wochen

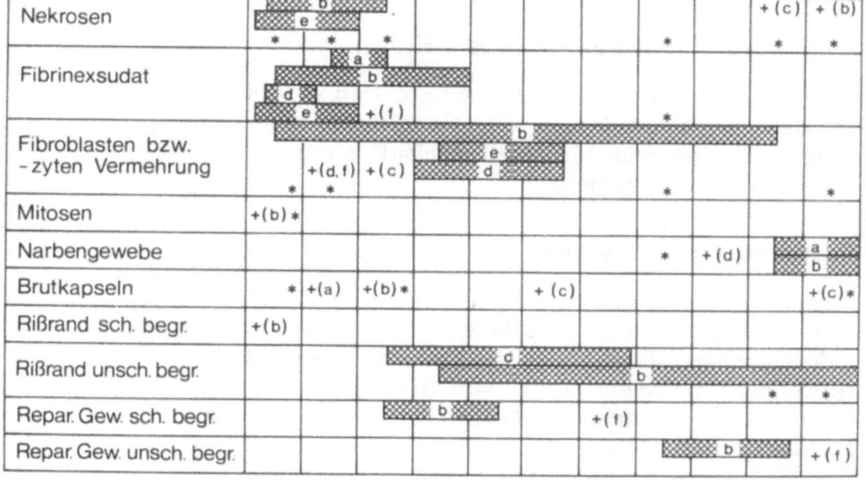

Abb. 5.67. Befunde an Menisken zur Einschätzung des Alters von Einrissen. *a* Ceelen[12]; *b* Aufdermaur[9]; *c* Schareck u. Otto[17]; *d* Könn et al.[15]; *e* Fisseler et al.[13]; *f* Seidlein u. Lorenz[18]; * eigene Untersuchungsbefunde (Sch. begr.: scharf begrenzt; unsch. begr.: unscharf begrenzt; Repar. Gew.: Reparationsgewebe)

ebenfalls scharf abgegrenzt, etwa vom 2. Monat an geht es unscharf fließend in die Textur des Meniskusgewebes über.

Risse in vorgeschädigten Menisken

Stellt man die Frage, was morphologische Zeichen der Vorschädigung sind, so stößt man auf eine *verwirrende Anzahl von Begriffen*. In einer Übersichtsarbeit über Rißreparation im „degenerierten" Meniskusgewebe werden als sog. *„Degenerationsformen"* aufgeführt: „asbestartig, fettig, mukoid, hyalin, Verkalkung, Aufbrauchsschaden, asbestartig-mukoid, asbestartig-hyalin, fettig-mukoid, mukoid-hyalin, hyalin-fettig, fettig-mukoid-asbestartig"[18]. Die Fülle der obsoleten Begriffe erschwert die Beurteilung der Phänomene, die als Vorschädigungen zu werten sind. Analysiert man die von Seidlein u. Lorenz[18] angegebenen Termini, so darf man daraus ableiten, daß *asbestartig* einer Zersplitterung der Meniskusmatrix entspricht, daß *fettig* die zumindest intrazelluläre Lipidansammlung bedeuten soll, die im Knorpelgewebe (▷ S. 385) physiologischerweise auftritt, daß *mukoid* das Auftreten von „Pseudozysten" mit Hyaluronat darstellt, von denen anzunehmen ist, daß sie auf das Einpressen von Synovialflüssigkeit in rupturbedingte Spalten des Meniskusgewebes zurückzuführen sind[10], daß *hyalin* evtl. der Altersamyloidose (▷ S. 388) entspricht, die sich auch an den Menisken einstellt, und daß *Verkalkungen* Ausdruck der Kalziumpyrophosphat-Meniskopathie (▷ S. 459) sind. Der Terminus „Aufbrauchschaden" ist von pathologisch-anatomischer Seite nie eindeutig definiert worden und möge sein Äquivalent im Begriff der Degeneration (▷ S. 390) finden.

Unter Zugrundelegung der Abb. 5.67 können als *Zeichen einer Vorschädigung Narbenbildungen* sowie *Brutkapseln* mit einer großen Anzahl von Meniskozyten in der Nachbarschaft von Einrissen und evtl. Pseudozysten mit Hyaluronat angesehen werden. Große Herde aus *Kalziumpyrophosphat* (▷ S. 459) führen sicher zu einer Strukturschwächung. *Siderinpigment* muß *nicht* vorliegen[17].

Folgen der Meniskektomie am Kniegelenk

Aus tierexperimentellen Untersuchungen wird abgeleitet, daß der Meniskektomie eine Gonarthrose folgen kann – ob dies beim Menschen regelhaft vorkommt, ist nicht eindeutig bewiesen[5].

Parameniszeale Zysten

Parameniszeale Zysten (Pseudozysten) stellen fibrös umrandete polyzystische Hohlräume ausgefüllt mit fadenziehendem Hyaluronat dar. Ihre *Struktur* entspricht der von *Ganglien* (▷ S. 442). Bevorzugt sind sie im Bereich des *lateralen Meniskus* gelegen[14]. Ihre *Pathogenese* erklärt sich nach Barrie[10] und Glasgow et al.[14] als Folge von horizontalen Einrissen der Meniskussubstanz, über die Synovialflüssigkeit mit hohem Hyaluronatgehalt in die Meniskussubstanz eingepreßt wird und dann im peripheren locker gefügten Bindegewebe zur zystischen Erweiterung führt. Der Nachweis von *Knochendetritus* im Lumen oder im umgebenden Gewebe unterstützt diese Vorstellung[10].

Begutachtung der Meniskopathie

Es darf als gesichert angesehen werden, daß *auch nicht vorgeschädigte Menisken* bei *adäquatem Trauma reißen können*. Die *klinische Fragestellung* nach dem Prozentanteil der sog. *„Degeneration"* ist als *nicht sehr sinnvoll* zu betrachten. Histologische Veränderungen, die einen Hinweis für eine *Vorschädigung* geben, sind im Vorausgegangenen kurz skizziert (vgl. Abb. 5.67). Die rechtliche Grundlage ist mit der Neufassung der Nr. 2102 der Berufskrankheitenverordnung[11] (▷ S. 455) geregelt.

Literatur

1.-8. Weiterführende Literatur (▷ S. 385)
9. Aufdermaur M (1971) Die Bedeutung der histologischen Untersuchung des Kniegelenkmeniskus. Schweiz Med Wochenschr 101:1405–1412, 1441–1445
10. Barrie HJ (1979) The pathogenesis and significance of menisceal cysts. J Bone Joint Surg [Br] 61:184–189
11. Bundesrat (1988) Verordnung der Bundesregierung. Verordnung zur Änderung der Berufskrankheiten-Verordnung. Drucksache 33/88
12. Ceelen W (1941) Über histologische Meniscusbefunde nach Unfallverletzungen. Zbl Chir 68:1491–1498
13. Fisseler A, Witt J, Krämer J, Müller K-M (1986) Morphologie arthroskopisch gewonnener Meniskusresektate. Versicherungsmedizinische Aspekte. Pathologe 7:305–309
14. Glasgow MMS, Allen PW, Blakeway C (1993) Arthroscopic treatment of cysts of the lateral meniscus. J Bone Joint Surg [Br] 75:299–302
15. Könn G, Oellig W-P, Willet-Bleich M (1985) Möglichkeiten und Grenzen der histologischen Altersbestimmung von Zusammenhangstrennungen des Kniegelenksmeniskus. Zugleich ein Beitrag über die pathologische Histologie der „zeitlich fortschreitenden" Meniskusrisse. Unfallchirurg 88:1–14
16. Ricklin P, Rüttimann A, Del Buono MS (1980) Die Meniskusläsion. 2. Aufl. Thieme, Stuttgart New York
17. Schareck W, Otto H (1982) Zur Latenzbeurteilung sekundär degenerativer Meniskusveränderungen nach Trauma. Pathologe 3:305–309
18. Seidlein H, Lorenz G (1988) Rißreparation im degenerierten Meniskusgewebe. Beitr Orthop Traumatol 35:16–21
19. Smilie IS (1978) Injuries of the knee joint. Churchill Livingstone, Edinburgh London New York
20. Wittgens H, Pressel G (1987) Die Meniskuserkrankungen unter dem Gesichtspunkt neuer rechtlicher und medizinischer Erkenntnisse. Schriftenreihe Unfallmed Tagungen der Landesverbände der gewerblichen Berufsgenossenschaften 62: 99–107

Mikrokristalline Krankheiten

Kalziumpyrophosphat-Arthropathie

Synonyme: Pseudogicht; Chondrokalzinose (ist unerwünscht, da wie „Kalkgicht" nur radiologisch deskriptiv); Kalkgicht ist obsolet

Definition. *Strukturcharakteristikum* der Kalziumpyrophosphat-Arthropathie (KPPA) ist das Auftreten von *Kristallen aus Kalziumpyrophosphat-Dihydrat (KPPD) im artikulären Gewebe.*

Epidemiologie. KPPD-Ablagerungen gehören zu den *häufigen Gelenkveränderungen*, deren Prävalenz mit steigendem Lebensalter zunimmt. Ein familiär gehäuftes Auftreten ist bekannt[7]. Nach autoptischen Befunden[13] steigt ihre Prävalenz am Kniegelenk von 16,6% bei 60- bis 90jährigen auf 50% bei über 90jährigen an.

Ätiologie, Pathogenese. Die *Ursache* der Entstehung der Mikrotophi aus KPPD ist *nicht eindeutig abgeklärt.* Hyperparathyreoidismus, Hämochromatose und Hypomagnesiämie sollen über gesteigerte synoviale Spiegel anorganischen Pyrophosphats zur Ablagerung von KPPD-Kristallen prädisponieren[11]. Auch bei Menschen mit KPPA *ohne* metabolische Krankheiten wird über einen erhöhten Gehalt der Synovialflüssigkeit an anorganischem Pyrophosphat berichtet, wobei als *Syntheseort* der *Knorpel* in Betracht gezogen wird; anorganisches Pyrophosphat kann aber auch in der *Synovialflüssigkeit* durch die Nukleosid-Triphosphat-Pyrophosphohydrolase, von der mittlerweile drei Isoenzyme bekannt sind[16a], aus ATP entstehen, das bei Patienten mit KPPA ebenfalls in höherer Konzentration in der Synovialflüssigkeit vorhanden ist[17]. Diese Befunde geben aber keine Information über den Mechanismus, der der Bildung der Mikrotophi zugrunde liegt. Howell et al[12]. schließen aus ihren Untersuchungsbefunden, daß die Nukleosid-Triphosphat-Pyrophosphohydrolase als Ektoenzym Nukleotide, die von geschädigten Chondrozyten in den Extrazellularraum abgegeben werden, zu anorganischem Pyrophosphat abbaut, das dann in der Nachbarschaft der Chondrozyten abgelagert wird, wobei früheste Kristallablagerungen parallel zu den kollagenen Fibrillen angeordnet sind[10]. Nicht eindeutig geklärt ist, ob *arthrotischer Knorpel* zur Entstehung der KPPD-Ablagerungen prädisponiert, oder ob die Kristalle Ursache für eine Arthrose sind. Untersuchungen an Hüftköpfen mit Schenkelhalsfrakturen zeigten, daß im nicht arthrotischen hyalinen Knorpel fokal KPPD-Ablagerungen auftreten können[14], so daß eher angenommen werden muß, daß die Mikrotophi in einem zuvor ungeschädigten Knorpel entstehen, und damit zur Entwicklung einer arthrotischen Knorpelzerstörung beitragen. Dafür können auch Untersuchungsbefunde von Sanmarti et al.[17a] sprechen, aus denen hervorgeht, daß bei älteren Menschen die Gonarthrose häufig mit Kalziumpyrophosphatablagerungen assoziiert ist. Nach Sokoloff u. Varma[18] ist es allerdings nicht möglich, statistisch zu ermitteln, ob Arthrose oder kristalline Ablagerungen das initiale Ereignis sind. In der Synovialmembran soll nach den Befunden von Beutler et al.[10] der Kristallbildung eine chondroide Metaplasie synovialer Zellen vorausgehen.

Lokalisation. Nach radiologischen Befunden *dominiert* als Krankheitsort das *Kniegelenk.* Hüft-, Schulter-, und Ellbogengelenke sind seltener betroffen, Sprunggelenke und Handgelenke können ebenfalls KPPD-Ablagerungen aufweisen.

Morphologie. Das pathogenetische Substrat besteht aus polarisationsoptisch positiv *doppelbrechenden* kleinen unregelmäßig gestalteten *Kristallen* (vgl. Abb. 5.15b), die sich *transmissionselektronenmikroskopisch* als plumpe, elektronendichte Strukturen mit zentraler Vakuolisierung darstellen[7].

Synovialflüssigkeit. Beim akuten *Pseudogichtanfall* enthält die Synovialflüssigkeit reichlich *neutrophile Granulozyten*, in denen sich auch im dehydrierten Zustand nach Eindecken in nichtwässrige Einschlußmittel *intrazytoplasmatisch* die *Kristalle* nachweisen lassen. Eine große Anzahl von Kristallen kann im eingetrockneten *dicken Tropfen* (▷ S. 389) *polarisationsoptisch* erkannt werden.

Artikulierende Gewebe. *Makroskopisch* werden minore KPPD-Ablagerungen im Knorpel erst dann gesehen, wenn oberflächliche Knorpelschichten abgetragen werden und damit die meist in *mittleren Knorpelzonen* gelegenen Kristalle zur Darstellung kommen[14] (Abb. 5.68a–c). In fortgeschrittenen Fällen können kleine Kalkherde die Knorpelmatrix durchsetzen.

Mikroskopisch finden sich im *hyalinen Knorpel* in frühen Phasen in mittleren und oberflächlichen Knorpelzonen umschriebene Herde aus KPPD (Abb. 5.68d). In ausgeprägten Fällen können *multiple Herde* den Knorpel durchsetzen. Im *entkalkten Gewebe* bleiben *Pseudozysten* anstelle der Kristallherde zurück. Es ist aus diesem Grunde empfehlenswert, beim Verdacht auf KPPD-Ablagerungen im Knorpel vor der Entkalkung eine Knorpelscheibe abzuschälen und sie nach Lamellieren unentkalkt einzubetten – der Kristallnachweis ist dann polarisationsoptisch möglich.

Menisken. *Makroskopisch* sind die Menisken von unterschiedlich großen Kalkherden durchsetzt (Abb. 5.69a).

Mikroskopisches Substrat sind *basophile kristalline Ablagerungen*, die häufig in unmittelbarer Nachbarschaft von Fissuren angetroffen werden (Abb. 5.69b, c). Nach Brandes und Müller[10a] können *drei Typen* der Meniskusverkalkungen voneinander abgegrenzt werden. Sie bezeichnen als *Typ Ia* eine disseminierte Verkalkung, die der primären „Chondrokalzinose" zuge-

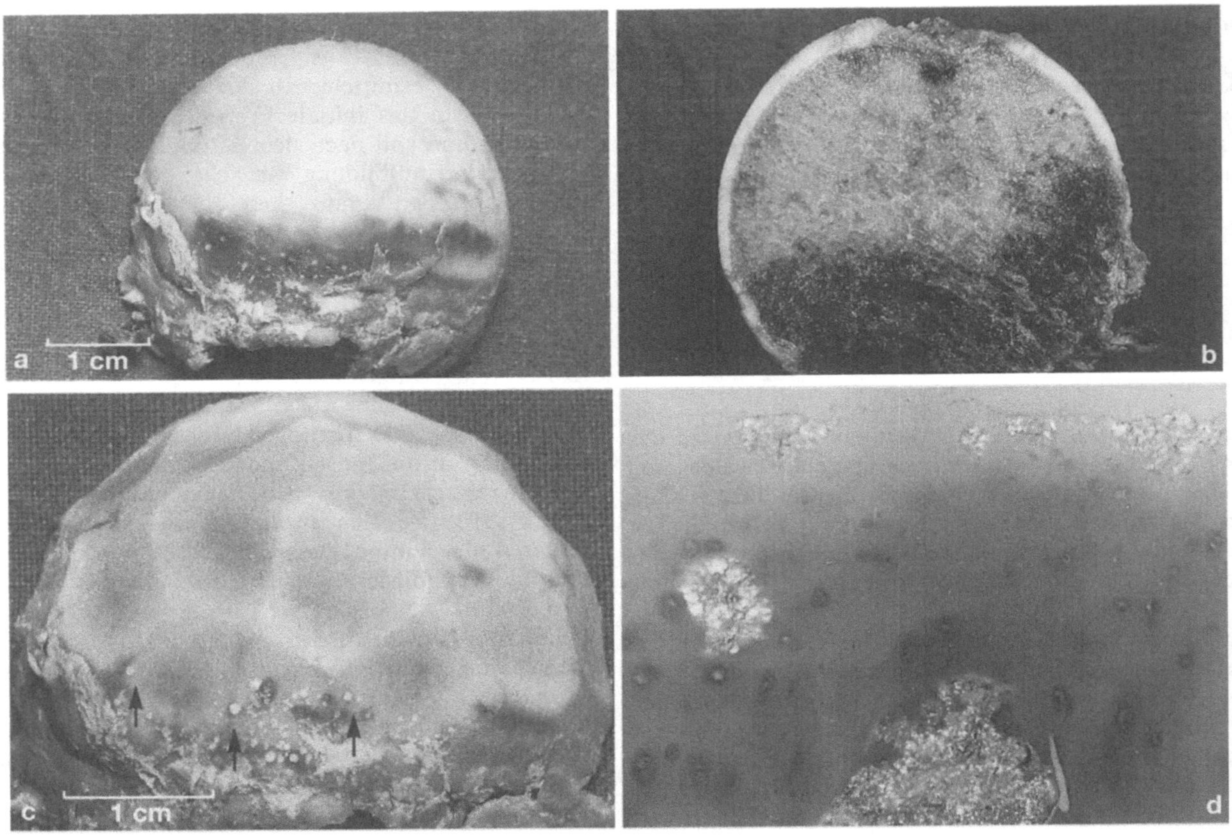

Abb. 5.68a–d. Hüftkopf mit Kalziumpyrophosphat-Dihydrat-Ablagerungen. **a** Runder Hüftkopf mit intaktem hyalinem Knorpel, in Randbereichen weiße Punkte. **b** Sägefläche dieses Hüftkopfes mit intaktem hyalinem Knorpel. **c** Nach Abschälen des hyalinen Knorpels insbesondere in der Randzone (*Pfeile*) kleine „Drusen". **d** Histologischer Schnitt des abgeschälten nicht entkalkten Knorpels: Multiple teils im oberflächlichen Knorpelbereich, teils in mittleren Zonen gelegene Kalziumpyrophosphatherde. Safranin O, polarisiertes Licht, 85 : 1

ordnet wird, als *Typ Ib* eine disseminierte Verkalkung mit fokaler Betonung als Folge einer sekundären „Chondrokalzinose" in traumatischen Gewebsdefekten, und als *Typ II* eine konfluierende Verkalkung, die als Folge einer „Faserknorpelnekrose" gedeutet wird.

Labrum acetabulare. Es ist anzunehmen, daß die frühesten KPPD-Ablagerungen im *Hüftgelenk*, vergleichbar der Situation an den Menisken des Kniegelenkes, im Labrum acetabulare auftreten. *Makroskopisch* findet sich chondroides Gewebe durchsetzt von kleinen kristallinen Herden (Abb. 5.70a), die *mikroskopisch* oft in der Nachbarschaft von Einrissen der chondroiden Matrix liegen (Abb. 5.70b).

Synovialmembran. *Makroskopisch* sind KPPD-Ablagerungen bevorzugt in *synovialen Zotten* gelegen, die sich, insbesondere in *siderotischen* Synovialmembranen, als *schneeweiße Zottenrasen* von dem braunen Gewebe abheben (Abb. 5.71a)

Mikroskopisch finden sich KPPD-Ablagerungen einmal in *fibrosierten Zotten*, in denen chondroid erscheinende fibrozytäre Zellen vorliegen. Zum anderen kommen unterschiedlich große *kristalline Beete* vor, die als Ausdruck der Pseudogicht von mononukleären Rundzellen und mehrkernigen Riesenzellen umrandet werden (Abb. 5.71b–d).

Verlauf, Prognose. Abgesehen von den Fällen, in denen die KPPD-Ablagerungen eine synoviale Fremdkörperreaktion auslösen (Pseudogicht), entspricht der Verlauf im allgemeinen dem der Arthrose.

Extraartikuläre KPPD-Ablagerungen

KPPD-Ablagerungen sind nicht auf die artikulären Strukturen beschränkt, sondern können in *alten Fadengranulomen*[15] und auch im Gewebe der *lokalisierten pigmentierten villonodulären Synovialitis*[16] auftreten. KPPD-Ablagerungen in einem *Weichteilchondrom* wurden von Athanasou et al.[9] beschrieben – die der Publikation beigegebene Abbildung überzeugt jedoch nicht.

Zwischenwirbelscheiben: Bei 55- bis 69jährigen kommen in 10% KPPD-Ablagerungen vor[7].

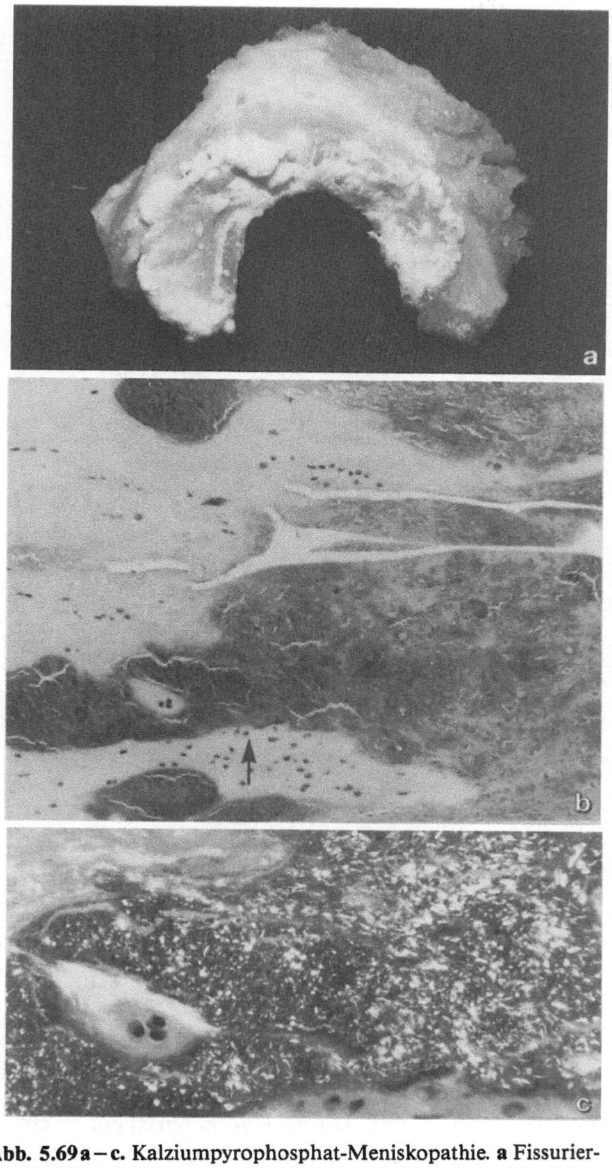

Abb. 5.69 a–c. Kalziumpyrophosphat-Meniskopathie. **a** Fissurierter Meniskus durchsetzt von Kalkherden. **b** Fissurierter Meniskus mit Brutkapseln und ausgedehnten Ablagerungen von basophilen Kristallen. HE, 85 : 1. **c** Stärkere Vergrößerung aus **b** (*Pfeil*) im polarisierten Licht: Kalziumpyrophosphatkristalle in der Meniskusmatrix. HE, 220 : 1

Sehnen: In den Sehnen der Rotatorenmanschette werden KPPD-Ablagerungen angetroffen[8].

Tophöse Pseudogicht: Umschriebene bis 4 cm im Durchmesser große KPPD-Ablagerungen, die klinisch zur Fehldiagnose eines Chondrosarkoms führen können, wurden von Ishida et al.[12a] im Temporomandibular-, Hüft- und Metatarsophalangealgelenk sowie paravertebral beschrieben.

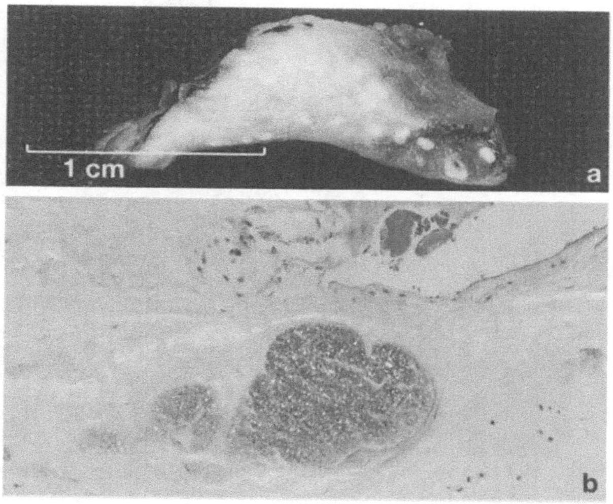

Abb. 5.70 a–d. Labrum acetabulare mit Kalziumpyrophosphatablagerungen. **a** Auf der Schnittfläche kleine rundliche weiße Herde. **b** Chondroides Gewebe mit Herden aus Kalziumpyrophosphatkristallen. HE, 85 : 1

Literatur

1.–8. Weiterführende Literatur (▷ S. 385)

9. Athanasou NA, Caughey M, Burge P, Woods CG (1991) Deposition of calcium pyrophosphate dihydrate crystals in a soft tissue chondroma. Ann Rheum Dis 50:950–952

10. Beutler A, Rothfuss S, Clayburne G, Sieck M, Schumacher HR (1993) Calcium pyrophosphate dihydrate crystal deposition in synovium. Relationship to collagen fibers and chondrometaplasia. Arthritis Rheum 36:704–715

10a. Brandes A, Müller K-M (1995) Kalzinosen des Meniskus. Morphologische und röntgenographische Befunde zur zonalen Gliederung. Pathologe 16:269–277

11. Doherty M, Chuck A, Hosking D, Hamilton E (1991) Inorganic pyrophosphate in metabolic diseases predisposing to calcium pyrophosphate dihydrate crystal deposition. Arthritis Rheum 34:1297–1303

12. Howell DS, Martell-Pelletier J, Pelletier J-P, Morales S, Muniz O (1984) NTP pyrophosphohydrolase in human chondrocalcinotic and osteoarthritic cartilage. II. Further studies on histologic and subcellular distribution. Arthritis Rheum 27:193–199

12a. Ishida T, Dorfman HD, Bullough PG (1995) Tophaceous pseudogout (tumoral calcium pyrophosphate dihydrate crystal deposition disease). Hum Pathol 26:587–593

13. Mitrovic DR, Stankovic A, Iriarte-Borda O et al. (1988) The prevalence of chondrocalcinosis in the human knee joint. An autopsy survey. J Rheumatol 15:633–641

14. Mohr W (1991) Kalziumpyrophosphat-Dihydrat-Ablagerungen im Knorpel von Femurköpfen nach Schenkelhalsfraktur. Aktuelle Rheumatol 16:210–213

15. Mohr W, Hersener J, Richter R, Buchner F (1990) Fadengranulome mit Kalziumpyrophosphat-Ablagerungen. Z Orthop 128:134–138

16. Mohr W, Hersener J, Baltisser I, Stöberl F (1991) Primärer Kalziumpyrophosphat-Dihydrat-Tophus oder lokalisierte pigmentierte noduläre Synovialitis mit sekundären Kalziumpyrophosphat-Dihydrat-Ablagerungen? Aktuelle Rheumatol 16:52–57

16a. Ryan LM, McCarty DJ (1995) Understanding inorganic pyrophosphate metabolism: toward prevention of calcium pyrophosphate dihydrate crystal deposition. Ann Rheum Dis 54:939–941

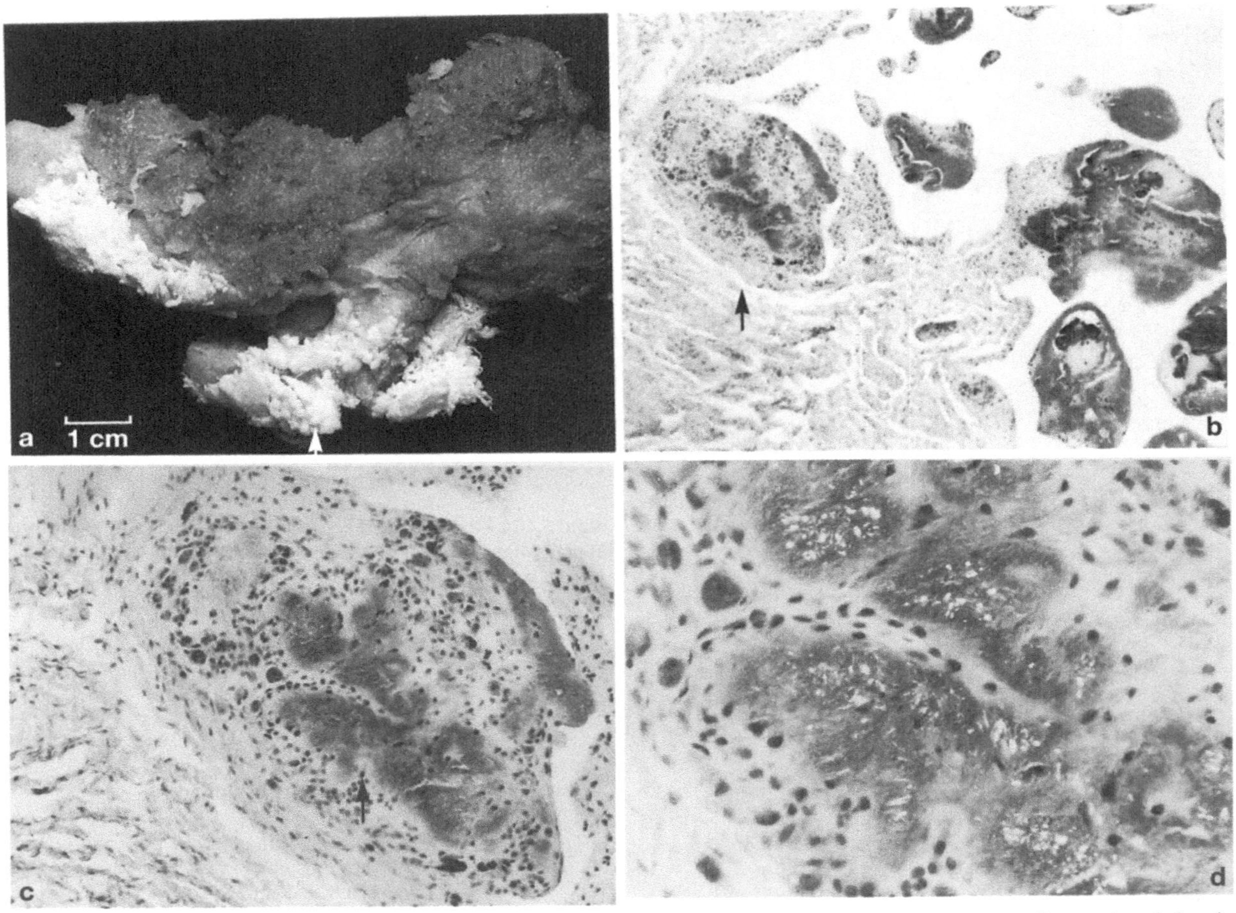

Abb. 5.71 a–d. Kalziumpyrophosphat-Arthropathie mit morphologischen Zeichen der Pseudogicht (Kniegelenk). **a** Synovialmembran mit schneeweißen Zottenrasen. **b** Histologischer Schnitt aus **a** (*Pfeil*): Synoviale Zotten mit kristallinen Ablagerungen. HE, 35 : 1. **c** Stärkere Vergrößerung aus **b** (*Pfeil*): Kristalline Ablagerungen umgeben von mononukleären Zellen und mehrkernigen Riesenzellen. HE, 85 : 1. **d** Stärkere Vergrößerung aus **c** (*Pfeil*) im polarisierten Licht: Kristalle umgeben von mononukleären Rundzellen und mehrkernigen Riesenzellen. HE, 220 : 1

17. Ryan LM, Rachow JW, McCarty DJ (1991) Synovial fluid ATP: A potential substrate for the production of inorganic pyrophosphate. J Rheumatol 18:716–720
17a. Sanmarti R, Kanterewicz E, Pladevall M et al. (1996) Analysis of the association between chondrocalcinosis and osteoarthritis: a community based study. Ann Rheum Dis 55:30–33
18. Sokoloff L, Varma AA (1988) Chondrocalcinosis in surgically resected joints. Arthritis Rheum 31:750–756

Chondropathien bei definierten Krankheiten

Alkaptonurische Ochronose

Definition. Der alkaptonurischen Ochronose liegt ein *hereditärer Enzymdefekt* des *Phenylalanin-Tyrosin-Stoffwechsels* zugrunde.

Epidemiologie. Die *Häufigkeit heterozygoter Träger* des Enzymdefektes liegt bei 1 : 500; *Homozygote* mit manifester Alkaptonurie finden sich im Verhältnis von 1 : 1 000 000. Eine klinisch relevante Arthropathie wird bei 28,6% der Homozygoten beschrieben; *Männer* (71%) sollen häufiger als Frauen (29%) betroffen sein. Die *periphere Arthropathie* entwickelt sich bei Männern um das 46. und bei Frauen um das 53. Lebensjahr[7]. Nicht selten wird auch heute noch die Ochronose erst im Stadium der fortgeschrittenen Arthropathie diagnostiziert[9a].

Ätiologie, Pathogenese. Ursache der Alkaptonurie ist das *Fehlen des Enzyms Homogentisinsäure-Oxydase* in *Leber* und *Nieren*; Tyrosin und Phenylalanin werden nur bis zur *Homogentisinsäure (HGS)* abgebaut, die weitere Metabolisierung zu Maleylacetessigsäure unterbleibt. Die damit vermehrt anfallende HGS wird im *Urin* ausgeschieden – trotz der renalen Ausscheidung kommt es zu einer *schwarzen Verfärbung von hyalinem Knorpel, Faserknorpel* und *straffem kollagenem Binde-*

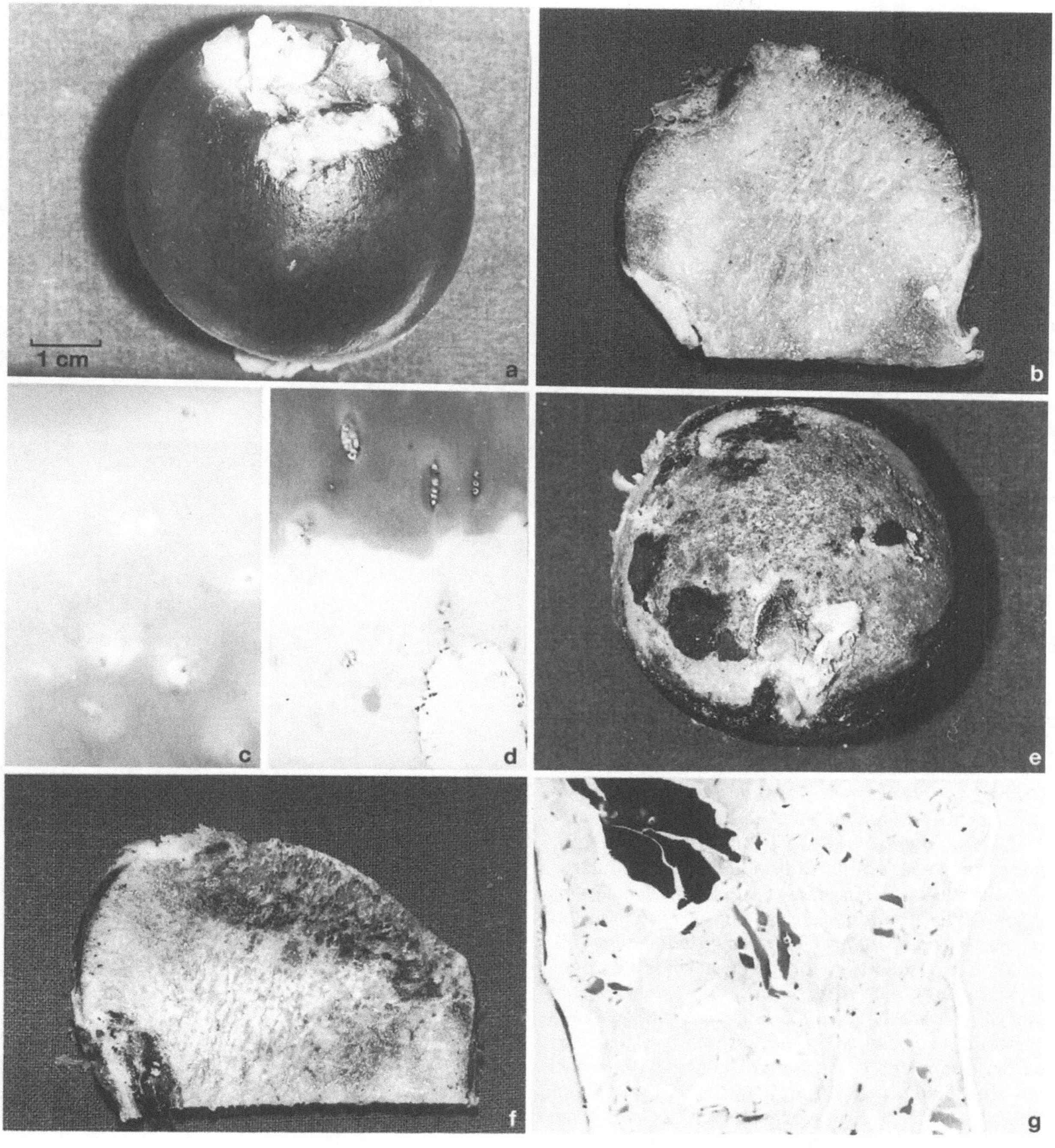

Abb. 5.72a–c. Ochronotische Arthropathie (Hüftkopf). **a** Runder Hüftkopf bedeckt von intaktem schwarzem Knorpel. **b** Sägefläche: Intakter schwarzer Knorpelsaum bedeckt den Hüftkopf. **c** Oberflächennaher Knorpel mit stärkerer „braunroter" Anfärbung in der HE-Färbung, insbesondere in der interzellulären Matrix. HE, 85 : 1. **d** Scharfe Grenze zwischen stark „braunrot" in der HE-Färbung angefärbtem ochronotischem Knorpel und unverfärbtem verkalktem Knorpel. HE, 85 : 1. **e** Ischämische Hüftkopfnekrose: Nahezu komplette Freilegung des subchondralen Knochens und Reste des ochronotischen Knorpels. **f** Sägefläche dieses Hüftkopfes: Abgerundete Oberfläche mit fehlendem Knorpel und eingepreßtem ochronotischem Knorpel bis in tiefe Markraumzonen. **g** Markraum dieses Hüftkopfes: Zwischen den nekrotischen Knochenbälkchen eingepreßte ochronotische Knorpelfragmente. Safranin O, 85 : 1

gewebe, zurückzuführen auf das *Polymerisationsprodukt der HGS*, das unter dem Einfluß der Homogentisinsäure-Polyphenol-Oxydase entsteht[7].

Die Ablagerungen des Polymerisationsproduktes der HGS im hyalinen Knorpel führen zu dessen *reduzierter Elastizität* und *herabgesetzter Resistenz der Belastung gegenüber*, so daß es zum arthrotischen Knorpelschwund kommt[5,7].

Vorwiegende Lokalisation. Von den peripheren Gelenken sind in erster Linie *Knie-*, *Schulter-* und *Hüftgelenk* betroffen.

Morphologie

Artikulierende Gelenkflächen. *Makroskopisch* findet man in Abhängigkeit von der Knorpeldicke eine *rauchgraue bis schwarze Knorpelverfärbung* (Abb. 5.72a und b). Bei der fortgeschrittenen Arthropathie *fehlt* im gewichtbelasteten Bereich der *Knorpel*, die mit den peripheren Resten des schwarzen Knorpels kontrastierende grauweiße *knöcherne Deckplatte* ist *freigelegt*. Liegen gleichzeitig ischämische Knochennekrosen vor, so begrenzt der ehemalige subchondrale Knochen schwarze Knorpelresiduen (Abb. 5.72e), ochronotisches Knorpelgewebe ist bis in die *tiefen Markräume* verlagert (Abb. 5.72f). Solche schweren Arthropathien gehen im allgemeinen mit einer schwarzen Verfärbung des synovialen Gewebes einher.

Mikroskopisch weist der hyaline Knorpel in ungefärbten Schnittpräparaten eine *gelbe Eigenfarbe* auf, deren Intensität von der Knorpeloberfläche zur knöchernen Deckplatte zunimmt, und in der interzellulären Matrix am stärksten ausgeprägt ist. Im *Hämatoxylin-Eosin-gefärbten Präparat* ergibt sich als Summation beider Farben eine *rotbraune Knorpelanfärbung* (Abb. 5.72c, d). Der verkalkte Knorpel weist keine ochronotische Verfärbung auf (Abb. 5.72d). Die *Chondrozyten* sind meist nekrotisch. Liegt eine fortgeschrittene Knorpelzerstörung vor, so können *Fissuren*, vergleichbar denen der „banalen" Arthrose, vorhanden sein, wobei jedoch eine *Brutkapselbildung* der Chondrozyten *unterbleibt*. Bei gleichzeitig vorhandenen *ischämischen Knochennekrosen* sind ochronotische Knorpelfragmente zwischen den nekrotischen Knochenbälkchen gelegen (Abb. 5.72g). Charakteristischerweise zeigt der hyaline Knorpel in der *Safranin-O-Färbung* eine sehr intensive *rote Farbe*.

Ultrastrukturell sind zwischen den kollagenen Fibrillen des hyalinen Knorpels *elektronendichte granuläre Ablagerungen* vorhanden[5,7,10].

Synovialmembran. *Makroskopisch* ist das synoviale Gewebe bei fortgeschrittener Arthropathie *schwarzweiß gesprenkelt* oder lamellenartig aus *grauweißen* und *schwarzen Bändern* zusammengesetzt (Abb. 5.73a).

Mikroskopisch finden sich *multiple ochronotische Knorpelfragmente*, die als Ausdruck der Detritussynovialitis im Gewebe inkorporiert vorliegen[5,7,10,14] (Abb. 5.73b, c). Auch diese Knorpelfragmente zeigen im Gegensatz zu den Fragmenten bei der „banalen" Arthrose oder chronischen Polyarthritis eine *intensive Anfärbung mit dem Farbstoff Safranin O*. Als Zeichen des *Abbaus* werden sie von Makrophagen und mehrkernigen Riesenzellen umgeben; Residuen des Abbaus stellen in diesen Zellen braune granuläre Zytoplasmaeinschlüsse dar[7].

Wirbelsäule. In gleicher Weise wie der Knorpel des peripheren Bewegungsapparates sind die *Zwischenwirbelscheiben schwarz gefärbt*. Es ist anzunehmen, daß eine

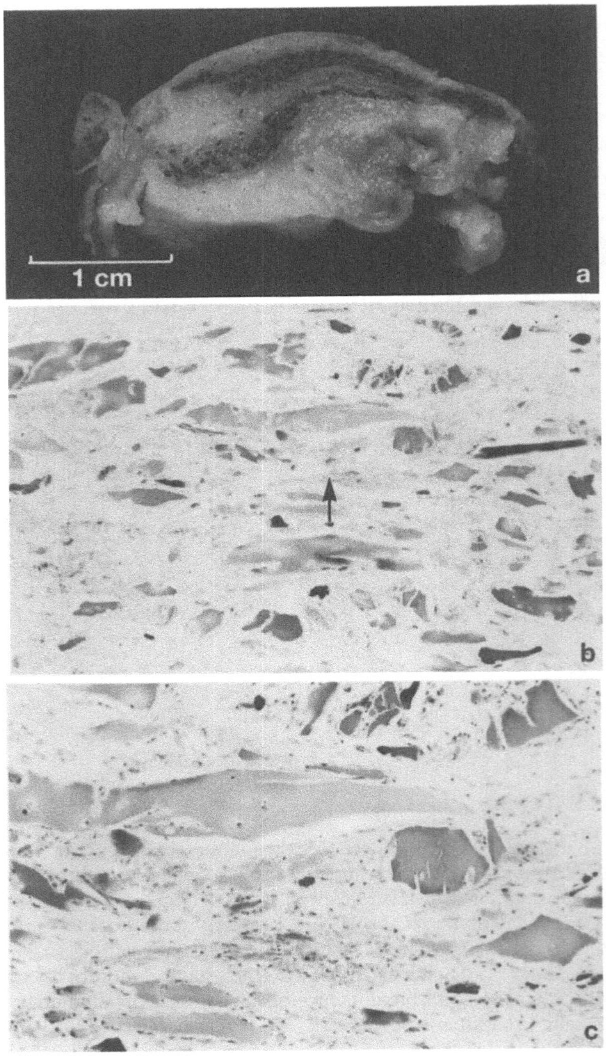

Abb. 5.73a–c. Synovialmembran bei fortgeschrittener ochronotischer Arthropathie des Kniegelenkes. **a** Breite Synovialmembran aus Bändern schwarzen und weißen Gewebes. **b** Multiple ochronotische Gewebsfragmente in der Synovialmembran. HE, 35:1. **c** Stärkere Vergrößerung aus **b** (*Pfeil*): Ochronotische Knorpelfragmente teilweise von Zellen umgeben. HE, 85:1

herabgesetzte Elastizität die Ursache der Diskopathie darstellt.

Veränderungen außerhalb des Bewegungsapparates. Ochronotische Pigmentablagerungen kommen in verschiedenen Bindegeweben vor. Der *Knorpel von Kehlkopf, Trachea, Nase* und *Ohr* sowie das *Sehnengewebe* (▷ S. 472) sind *schwarz verfärbt.* Pigmentablagerungen im *Auge* (Sklera [Fehldiagnose als malignes Melanom ist bekannt [10]]) und im *kardiovaskulären System* (Herzklappen, Endokard, Herzmuskelschwielen, arteriosklerotische Plaques [10]) beeinflussen nicht die Organfunktion.

Neuropathische Arthropathie

Eine reduzierte Schmerzempfindlichkeit bei gleichzeitig ungestörter motorischer Aktivität ist die Ursache für eine *schwere Arthrose,* die mit einer mächtig ausgeprägten Detritussynovialitis einhergeht (*Charcot-Gelenk*) [7].

Akromegalie

Am Bewegungsapparat kann die Akromegalie mit einem *gesteigerten Knorpelwachstum* und einer *Vermehrung des periartikulären Weichteilgewebes* einhergehen. Die Verbreiterung des Knorpels wird als Ursache der assoziierten Arthrose angesehen; die *histologischen* Charakteristika entsprechen denen der „banalen" Arthrose [7].

Hypothyreose

Neuropathie, Myopathie und *Arthropathie* können die Hypothyreose begleiten. Das *Myxödem* wird als Ursache der Arthropathie der kleinen Gelenke von Händen und Füßen angesehen, es können aber auch Veränderungen vergleichbar denen der „destruktiven Arthrose" vorkommen [15] (▷ erosive Arthrose S. 453).

Diabetes mellitus

Die *diabetische Arthropathie,* die bei 0,1–0,5% der Diabetiker auftritt [9], stellt eine *neuropathische* Arthropathie dar, bei der bevorzugt die peripheren Gelenke der unteren Extremitäten betroffen werden. Rezidivierende Mikrotraumen, Überdehnungen des Kapsel- und Bandapparates bei gestörter Oberflächen- und Tiefensensibilität sind die Ursache der arthrotischen Gelenkzerstörung [9].

Kashin-Beck-Krankheit

Die in Ostasien endemische Kashin-Beck-Krankheit führt in der *ersten bis zweiten Lebensdekade* zu einer *Arthrose.* Die Ätiologie der Krankheit ist unbekannt. Chondrozytennekrosen im basalen Knorpel und in den Epiphysenfugen stellen das primäre Ereignis dar [16].

Chondrodysplasie

Bei einer milden Verlaufsform der Chondrodysplasie beschreiben Katzenstein et al. [11] eine in der *2. bis 3. Lebensdekade* auftretende, multiple Gelenke befallende *Arthrose.* Nach Knowlton et al. [13] soll ein *genetischer Defekt* nahe dem Typ II Prokollagen-Gen Ursache der Krankheit sein. Auch die *hereditäre Arthro-Ophthalmopathie (Stickler-Syndrom)* ist gekennzeichnet durch eine früh im Leben einsetzende Arthrose [17], als Ursache der Krankheit wird eine Mutation des COL2A1-Gens [12] angesehen; ob allerdings dieser Stoffwechseldefekt des Kollagens oder Gelenkinkongruenzen Ursache der Arthrose sind, ist nicht abgeklärt.

Literatur

1.–8. Weiterführende Literatur (▷ S. 385)
9. Blaser KU, Aeschlimann A, Gerber B (1990) Diabetische Osteoarthropathie des Fußes. Z Rheumatol 49:224–226
9a. Corrà T, Zaccala M, Galante M (1995) Ochronotic arthropathy: rapid destructive hip osteoarthritis associated with metabolic disease. Clin Rheumatol 14:474–477
10. Gaines JJ (1989) The pathology of alkaptonuric ochronosis. Hum Pathol 30:40–46
11. Katzenstein PL, Malemud CJ, Pathria MN et al. (1990) Early-onset primary osteoarthritis and mild chondrodysplasia. Radiographic and pathologic studies with an analysis of cartilage proteoglycans. Arthritis Rheum 33:674–684
12. Knowlton RG, Weaver EJ, Struyk AF et al. (1989) Genetic linkage analysis of hereditary arthro-ophthalmopathy (Stickler syndrome) and the type II procollagen gene. Am J Hum Genet 45:681–688
13. Knowlton RG, Katzenstein PL, Moskowitz RW et al. (1990) Genetic linkage of a polymorphism in the type II procollagen gene (COL2A1) to primary osteoarthritis associated with mild chondrodysplasia. N Engl J Med 322:526–530
14. Lagier R, Baud C-A, Lacotte D, Cunningham T (1988) Rapidly progressive osteoarthrosis of ochronotic origin. A pathologic study. Am J Clin Pathol 90:95–102
15. Neeck G, Riedel W, Schmidt KL (1990) Neuropathy, myopathy and destructive arthropathy in primary hypothyroidism. J Rheumatol 17:1697–1700
16. Sokoloff L (1990) Acquired chondronecrosis. Ann Rheum Dis 49:262–264
17. Stickler GB, Belau PG, Farrell FJ et al. (1965) Hereditary progressive arthro-ophthalmopathy. Mayo Clin Proc 40: 433–455

Besonderheiten der Wirbelsäule

Aus der komplizierten Struktur des *„Bewegungssegmentes“*[15] in der Wirbelsäule aus Nucleus pulposus, Anulus fibrosus, Knorpelplatte und Längsbändern sowie Wirbelbogengelenken wird verständlich, daß Krankheiten eines Organteiles andere mit einbeziehen. Wie der hyaline Knorpel der Gelenke bei der überwiegenden Anzahl von Gelenkkrankheiten primär betroffen wird, so ist an der Wirbelsäule das *„Halbgelenk“*[15] *Zwischenwirbelscheibe* am häufigsten der *initiale Ort von Krankheiten*. Nachfolgende Veränderungen können sich an der Knorpelplatte, dem Knochen der Wirbelkörper, den *Längsbändern* und den *Wirbelbogengelenken* abspielen.

Nach einem Glossar des „Pathology Committee of the European Ligue against Rheumatism (EULAR)“[9b] und Angaben von Bullough[1] wird für die nicht-entzündlichen Läsionen des Bewegungssegmentes die in Tabelle 5.13 aufgeführte Nomenklatur empfohlen.

Diskopathie

Abgesehen von den Altersveränderungen des Nucleus pulposus, die sich in einem Wasserverlust äußern[10], treten schon frühzeitig im Leben *periphere* und *konzentrische* sowie *radiäre Einrisse* (Abb. 5.74) auf, die als Folgen von Mikrotraumen angesehen werden[12]. Es wird vermutet, daß sie auch eine Rückwirkung auf den Nucleus pulposus haben, und zumindest teilweise seinen *Wasserverlust* und auch *Rißbildungen* erklären – zudem sind sie die Voraussetzung für die Verlagerungen von Zwischenwirbelscheibengewebe.

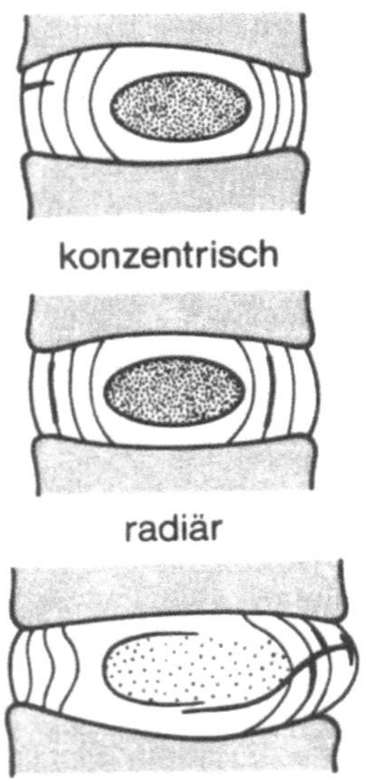

Abb. 5.74. Klassifikation von Einrissen des Anulus fibrosus (Nach Osti et al.[12])

Tabelle 5.13. Glossar zur Nomenklatur der nicht primär entzündlichen Erkrankungen des Bewegungssegmentes der Wirbelsäule. (Nach * Pathology Committee of the European Ligue against Rheumatism [EULAR][9b] und ** Bullough[1])

Chondrose*:	Nicht primär entzündliche Veränderungen an der Knorpelplatte
Diskopathie*:	Nicht primär entzündliche Läsion der Zwischenwirbelscheibe
Herniation**:	Verlagerung des Nucleus pulposus
– Protrusion**:	Verlagerung des Nucleus pulposus in den rupturierten Anulus fibrosus
– Prolaps**:	Verlagerung des Nucleus pulposus durch den rupturierten Anulus fibrosus bis zu den intakten anterioren oder posterioren Längsbändern
– Extrusion**:	Verlagerung des Nucleus pulposus durch den rupturierten Anulus fibrosus und rupturiertes (meist) hinteres Längsband
– Sequestration**:	Verlagerung eines bei der Extrusion entstandenen freien Fragmentes des Nucleus pulposus über den Ort der Ruptur hinaus in den Spinalkanal
Osteochondrose*:	Chondrose begleitet von strukturellen Veränderungen am subchondralen Knochen
Osteophyt*:	Knochenneubildung, die vom Wirbelkörper ausgeht
Spondylarthrose*:	Arthrose der Wirbelbogengelenke
Spondylose*:	Osteophytose der Wirbelsäule

Formen der *Verlagerung von Zwischenwirbelscheibengewebe* sind *Protrusion*, *Prolaps*, *Extrusion* und *Sequestration* (Tabelle 5.13). Am häufigsten kommt die anteriore Dislokation vor (Abb. 5.75), im Alter von 50 Jahren ist sie bei etwa 50% der Frauen und mehr als 60% der Männer zu finden; *posteriolaterale Verlage-*

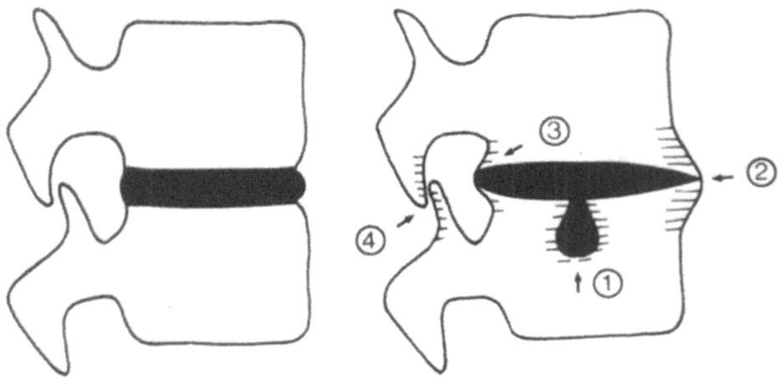

Abb. 5.75. Normales Bewegungssegment der Wirbelsäule (*links*) und Bewegungssegment mit Verlagerungen von Zwischenwirbelscheibengewebe (*rechts*)
(*1* Schmorl-Knötchen, *2* Verlagerung nach ventral mit Hyperostose, *3* Verlagerung nach dorsal mit Hyperostose, *4* Folge der Zwischenwirbelscheibenverschmälerung: Spondylarthrose (*schraffierte Anteile* stellen hyperostotischen Knochen dar). (Nach Vernon-Roberts[16])

rungen werden bei 50% der älteren Menschen gesehen[1]. Wie die anteriore Dislokation ist sie bevorzugt in der *Lendenwirbelsäule* anzutreffen. Posteriore (Abb. 5.75) und posterolaterale Dislokationen können zu einer *Kompression der Nerven* in den Foramina intervertebralia oder zur *Kompression des Rückenmarkes* führen. Eine Herniation durch die knöcherne Deckplatte ist die Grundlage der Bildung von *Schmorl-Knötchen*, die häufig von einer Schale aus neugebildetem Knochen umgeben werden (Abb. 5.75). *Multiple Schmorl-Knötchen*, begleitet von einer Verschmälerung der Zwischenwirbelscheiben, sind die Ursache der *Scheuermann-Krankheit*[1].

Histologische Befunde an Operationspräparaten

Histologische Präparate von Zwischenwirbelscheiben, die in nahezu 60% der Fälle von 30- bis 49jährigen Patienten stammen[20], enthalten *Fragmente der gesamten Zwischenwirbelscheibe* aus Anteilen des *Nucleus pulposus* in Form von granulärer extrazellulärer Matrix und großen Brutkapseln aus Chondrozyten mit oft nekrotischen Zellkernen (Abb. 5.76a) sowie Anteile des *Anulus fibrosus*, in denen die Fasertextur der Kollagenlamellen oft noch recht gut zu identifizieren ist. Fragmente der *fissurierten Knorpelplatte* und evtl. auch *subchondrales Knochengewebe* mit Zeichen des Knochenumbaus oder kleineren ischämischen Knochennekrosen und Anteile der verschiedenen Ligamente sind ebenfalls vorhanden. In Fällen einer *reinen Protrusion* liegen *lediglich Anteile des Anulus fibrosus* mit myxomatösen Herden vor[19]. Weidner und Rice[18] sind der Meinung, daß die Anwesenheit von kleineren *gefäßreichen Granulationsgewebsherden* in Randzonen des chondroiden Gewebes (Abb. 5.76b) ein Hinweis dafür ist, daß es einer prolabierten Zwischenwirbelscheibe entstammt. Sie empfehlen aus diesem Grunde, Gewebe ohne solche randständigen „Neovaskularisationsherde“ als *„Zwischenwirbelscheibengewebe“* und Gewebsproben mit randständigem Granulationsgewebe als *„Zwischenwirbelscheibengewebe vereinbar mit Prolaps“* zu bezeichnen.

Therapiefolgen

Die *Chemonukleolyse* mit Chymopapain führt zu einem Abbau der Proteoglykane, so daß in Operationspräparaten von Zwischenwirbelscheiben lediglich das Kollagengerüst enthalten ist[14].

Spondylose

Die Spondylose ist die Reaktion des Wirbelkörperknochens auf die Verlagerung des Zwischenwirbelscheibengewebes in vertikaler (Schmorl-Knötchen) oder horizontaler (anterior und posterior) Richtung[16] (Abb. 5.75). Das Ausmaß der Knochenneubildung ist nach Vernon-Roberts u. Pirie[17] positiv korreliert mit der Schwere der Veränderungen an den Zwischenwirbelscheiben. Verlagertes Zwischenwirbelscheibengewebe, teilweise nekrotisch, induziert an den Rändern der Wirbelkörper eine *Knochenneubildung*, die zur Ausbildung der *Osteophyten* führt (Abb. 5.77a, b).

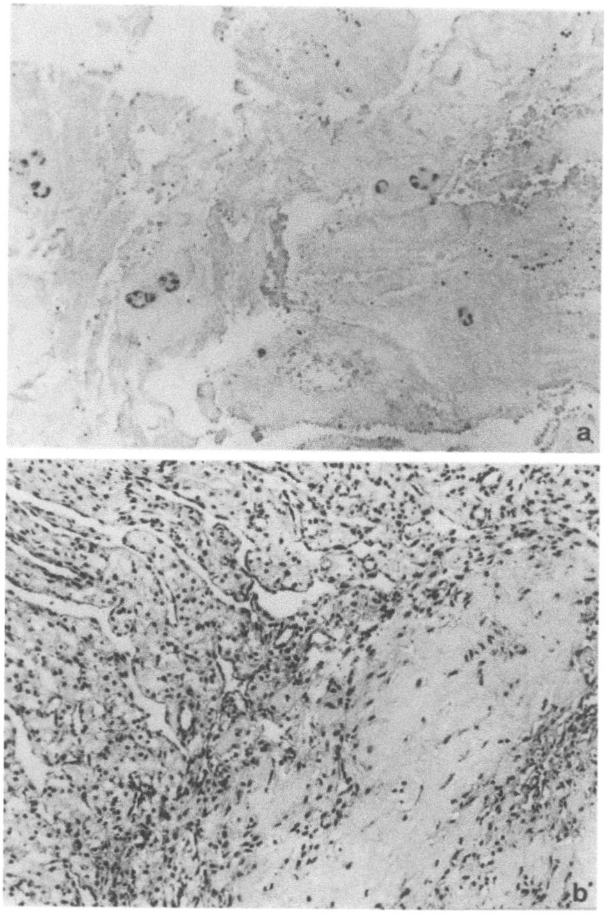

Abb. 5.76a, b. Operationspräparate von Zwischenwirbelscheiben. **a** Fragmente des Nucleus pulposus mit Brutkapseln. HE, 85:1. **b** Fragmente des Anulus fibrosus mit angrenzendem gefäßreichem Granulationsgewebe. HE 85:1

Sonderform der Spondylose: Als eigenständige Krankheit wird, ob mit Recht sei dahingestellt, die *diffuse idiopathische skelettale Hyperostose* (Spondylosis hyperostotica bzw. *Morbus Forestier*) abgegrenzt, bei der mehrere Zwischenwirbelscheiben durch Knochen überbrückt sind (Abb. 5.78a, b). Nach den Befunden von Boachie-Adjei und Bullough[9] kommt sie bei 28% der Leichen vor. Das pathogenetische Grundprinzip der Entwicklung der Osteophyten entspricht dem der einfachen Spondylose[11]. Begleitet werden soll diese Krankheit von „ossifizierenden Tendinosen an Sehnenansätzen“[13] – ob die Krankheit bei *Diabetikern* häufiger auftritt, ist *nicht eindeutig bewiesen*[11] – nach den Untersuchungsbefunden von Daragon et al.[9a] stellt der Diabetes mellitus keinen ätiologischen Faktor für die Entwicklung der Krankheit dar.

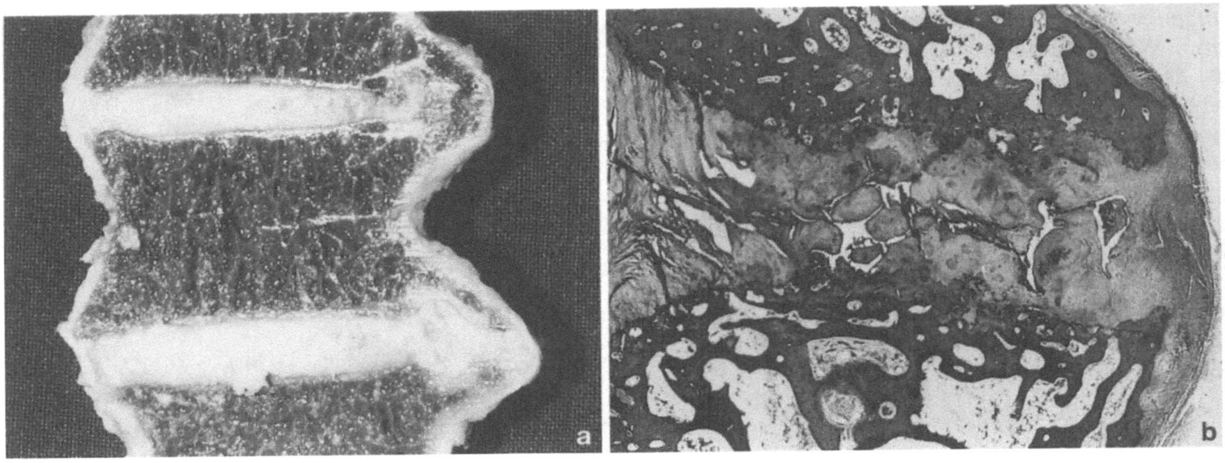

Abb. 5.77 a, b. Randexostosen (Osteophyten) bei Spondylose. **a** Verlagertes Zwischenwirbelscheibengewebe umrandet von neugebildetem Knochen. **b** Fissuriertes Zwischenwirbelscheibengewebe umgeben von Knochenspangen. HE 14:1

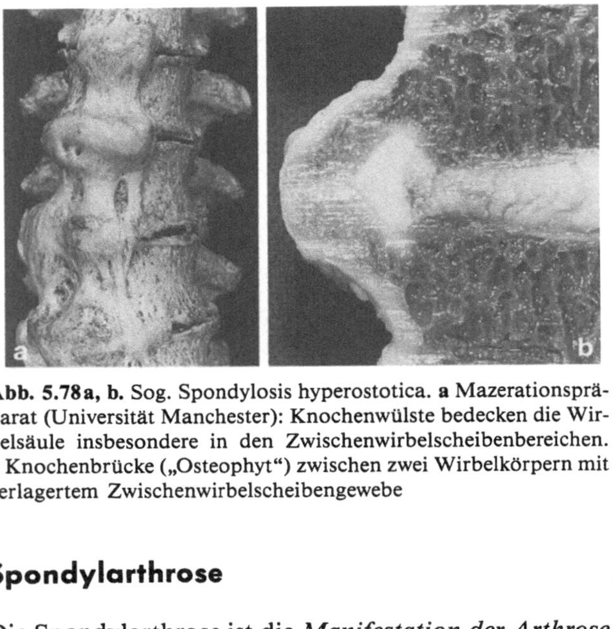

Abb. 5.78 a, b. Sog. Spondylosis hyperostotica. **a** Mazerationspräparat (Universität Manchester): Knochenwülste bedecken die Wirbelsäule insbesondere in den Zwischenwirbelscheibenbereichen. **b** Knochenbrücke („Osteophyt") zwischen zwei Wirbelkörpern mit verlagertem Zwischenwirbelscheibengewebe

Spondylarthrose

Die Spondylarthrose ist die *Manifestation der Arthrose an den Wirbelbogengelenken*; sie ist mit einer fortgeschrittenen *Diskopathie* korreliert[16,17] (Abb. 5.75). Eine Abnahme der Zwischenwirbelscheibenhöhe mit daraus resultierender unphysiologischer Belastung der Wirbelgelenke stellt den pathogenetischen Faktor dar. Die strukturellen Veränderungen können mit *Knorpelfibrillationen* und Knorpelschwund denen der peripheren Gelenke gleichen, häufiger soll nach Vernon-Roberts u. Pirie[17] jedoch eine stärker ausgeprägte *subchondrale Hyperostose*, begleitet von *großen Osteophyten*, vorliegen.

Literatur

1.–8. Weiterführende Literatur (▷ S. 385)

9. Boachie-Adjei O, Bullough PG (1987) Incidence of ankylosing hyperostosis of the spine (Forestier's disease) at autopsy. Spine 12:739–743

9a. Daragon A, Mejjad O, Czernichow P et al. (1995) Vertebral hyperostosis and diabetes mellitus: a case-control study. Ann Rheum Dis 54:375–378

9b. François RJ, Eulderink F, Bywaters EGL (1995) Commented glossary for rheumatic spinal diseases, based on pathology. Ann Rheum Dis 54:615–625

10. Lipson SJ, Muir H (1981) Proteoglycans in experimental intervertebral disc degeneration. Spine 6:194–210

11. Mohr W (1982) Morphologie und Pathogenese der Spondylosis hyperostotica. In: Ott R (Hrsg) Spondylosis hyperostotica. Bücherei des Orthopäden, Bd 30. Enke, Stuttgart, S 17–34

12. Osti OL, Vernon-Roberts B, Moore R, Fraser RD (1992) Annular tears and disc degeneration in the lumbar spine. A post-mortem study of 135 discs. J Bone Joint Surg [Br] 74:678–682

13. Ott VR (1989) Spondylosis hyperostotica. In: Fehr K, Miehle W, Schattenkirchner M, Tillmann K (Hrsg) Rheumatologie in Praxis und Klinik. Thieme, Stuttgart New York, S 13.59–13.71

14. Roggendorf W, Brock M, Görge H-H, Curio G (1984) Morphological alterations of the degenerated lumbar disc following chemonucleolysis with chymopapain. J Neurosurg 60: 518–522

15. Schmorl G, Junghanns H (1957) Die gesunde und die kranke Wirbelsäule in Röntgenbild und Klinik, 4. Aufl. Thieme, Stuttgart

16. Vernon-Roberts B (1987) Pathology of intervertebral discs and apophyseal joints. In: Jayson MIV (ed) The lumbar spine and back pain, 3rd edn. Churchill Livingstone, Edinburgh London Melbourne New York, pp 37–55

17. Vernon-Roberts B, Pirie CJ (1977) Degenerative changes in the intervertebral discs of the lumbar spine and their sequelae. Rheumatol Rehabil 16:13–21

18. Weidner N, Rice DT (1988) Intervertebral disk material: Criteria for determining probable prolapse. Hum Pathol 19:406–410

19. Yasuma T, Makino E, Saito S, Inui M (1986) Histological development of intervertebral disc herniation. J Bone Joint Surg [Am] 68:1066–1072

20. Yasuma T, Koh S, Okamura T, Yamauchi Y (1990) Histological changes in aging lumbar intervertebral discs. Their role in protrusions and prolapses. J Bone Joint Surg [Am] 72:220–229

Tendoarthropathien

Traumatische Schädigungen

Sehnenrupturen

Sehnenrupturen treten als komplette oder inkomplette Rupturen auf.

Komplette Ruptur

Betroffen sind bevorzugt die *großen Körpersehnen* (*Achillessehne*: vorwiegend Männer zwischen dem 20. und 50. Lebensjahr; *Quadrizepssehne*: meist Männer zwischen dem 40. und 50. Lebensjahr)[8].

Ursachen von Achillessehnenrupturen können *direkte Traumen* sein, häufiger jedoch *wiederkehrende Überbelastungen*, die insbesondere dem *Leistungssport* anzulasten sind: „Der schnelle Antritt beim Sprint, der Absprung beim Weit- oder Hochsprung und die plötzliche Belastung beim Auftreten des Fußes auf den Boden nach Beendigung eines Sprunges"[35]. Quadrizepssehnenrupturen sind ebenfalls Folge direkter Gewalteinwirkungen oder wiederholter Traumen.

Zur *Pathogenese* der Sehnenrupturen wird immer noch die Frage diskutiert, ob eine gesunde Sehne reißen kann oder ob Vorschädigungen beteiligt sind. Das sorgfältige Abwägen der verschiedenen Hypothesen führt zur Ansicht, daß *auch gesunde Sehnen reißen können*[8,27]. Als *prädisponierende Faktoren* für die Entstehung „pathologischer" Sehnenrupturen werden systemische oder lokale *Kortikosteroidtherapien* angegeben[21].

Morphologie. *Makroskopie.* Das pathologisch-anatomische Untersuchungsgut entstammt vorwiegend den unmittelbaren Rißzonen der Sehnen, da bei der Operation nur diese entfernt werden. Dementsprechend liegt *ausgefranstes Sehnengewebe* vor, das nach Lawrence et al.[19] bei der Achillessehnenruptur im Operationssitus Ähnlichkeiten mit einer Pferdemähne hat.

Mikroskopie. Die nachweisbaren Veränderungen sind *abhängig vom Alter* der Sehnenruptur. Gewebe *frischer Rupturen*, das vorwiegend in den ersten 2 Tagen nach dem Ereignis operativ gewonnen wird, ist gekennzeichnet durch *aufgelockerte, wellenförmig angeordnete kollagene Fasern*, zwischen denen die Tendozytenzellkerne fehlen; reichlich *neutrophile Granulozyten* liegen zwischen den Sehnenbündeln vor (Abb. 5.79a und b). Solche zellulären Infiltrate sind etwa *bis zum 10. Tage* nachweisbar[8]. *Etwa vom 3.–4. Tage* an setzt perivaskulär eine *Zellproliferation* ein, die zur Ausbildung eines zellreichen *Granulationsgewebes* führt. Einzelne *Tendozytenmitosen* können um den 4.–5. Tag vorhanden sein. *Siderophagen* werden erstmals um den 6. Tag gesehen[8]. Ein noch zellreiches Granulationsgewebe umschließt etwa um die 3. Woche Reste von Sehnenbündeln (Abb. 5.80a, b). Aus tierexperimentellen Befunden ist ableitbar, daß *etwa nach 2 Monaten* ein *Reparationsgewebe* ausgebildet ist, das große Ähnlichkeiten mit der normalen Sehnenstruktur aufweist[26].

Inkomplette Ruptur

Inkomplette Rupturen sind als Folgen traumatischer Schädigungen zu verstehen, bei denen eine komplette Kontinuitätsdurchtrennung ausbleibt. An den großen Körpersehnen resultieren daraus *klinische Krankheitsbilder* wie *„Achillodynie"* oder *„Patellodynie"*. *Pathogenetisch* liegen diesen Symptomen *Mikroeinrisse* der Sehnen mit Blutungen und nachfolgender Granulationsgewebsbildung zugrunde[8].

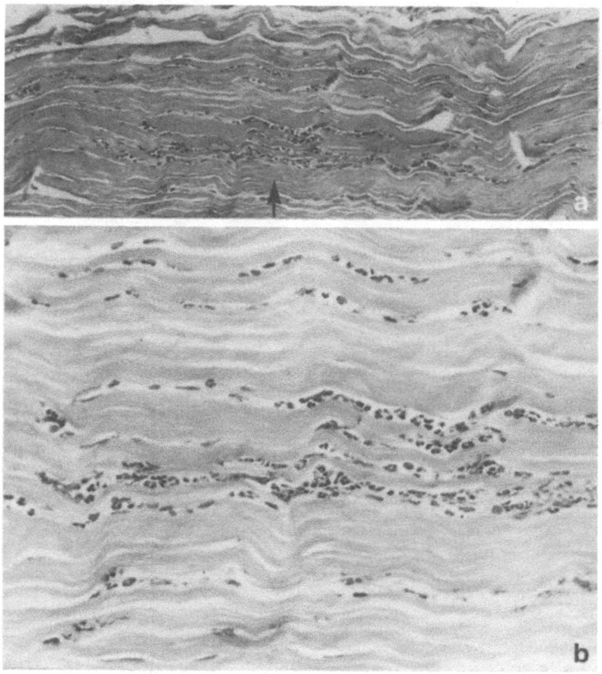

Abb. 5.79. Frischer Achillessehneneinriß (etwa 48 Stunden alt). **a** Sehnengewebe mit interfibrillären Zellinfiltraten. HE, 85:1. **b** Stärkere Vergrößerung aus **a** (*Pfeil*): In den Sehnenbündeln fehlen die Tendozytenzellkerne, an ihrer Stelle liegen dichte Infiltrate aus neutrophilen Granulozyten. HE, 220:1

Makroskopisch findet sich eine *verdickte Sehne*, die auf der Schnittfläche Blutungen oder kleine Granulationsgewebsherde aufweisen kann[8]. Solche Befunde erklären die kernspintomographisch nachgewiesenen „Zysten", die als sog. „mukoide Degeneration" gedeutet werden[33].

Mikroskopische Korrelate sind vernarbte Sehnenanteile mit Mikroblutungen und kleine Granulationsgewebsherde mit Siderophagen (Abb. 5.81 a–d).

Impingement-Syndrom

Unter Impingement wird die *Einklemmung von Sehnen* durch *intratendinöse Veränderungen* oder ihre *Einengung in einem Sulkus* verstanden. Inkomplette Rupturen mit Verdickungen des Sehnengewebes durch Granulationsgewebe können somit zu einem Impingement-Syndrom führen, wie es häufig an der *Rotatorenmanschette* diagnostiziert wird.

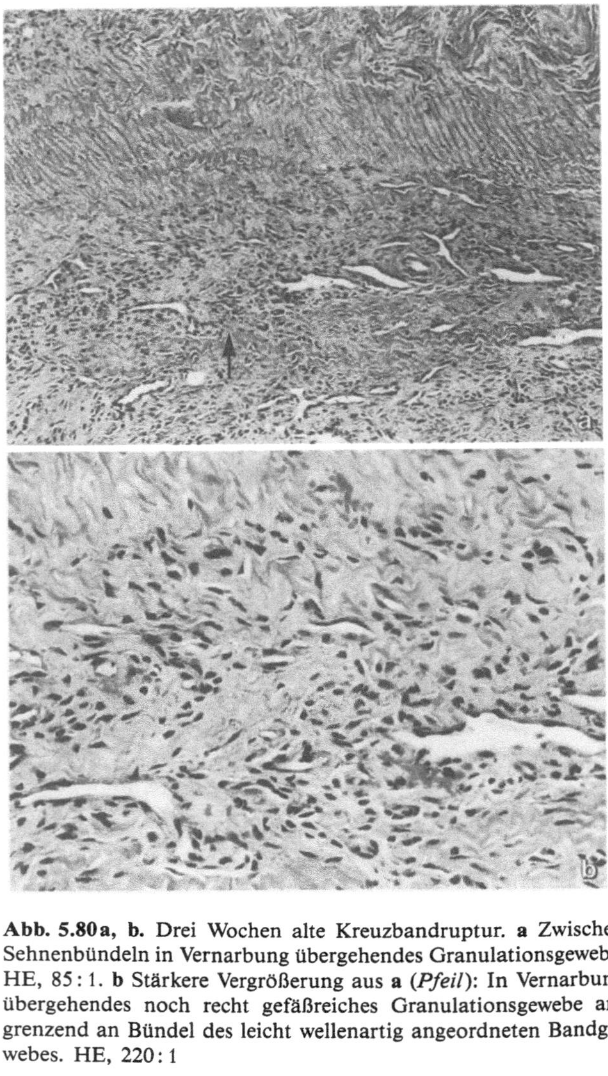

Abb. 5.80 a, b. Drei Wochen alte Kreuzbandruptur. **a** Zwischen Sehnenbündeln in Vernarbung übergehendes Granulationsgewebe. HE, 85 : 1. **b** Stärkere Vergrößerung aus **a** (*Pfeil*): In Vernarbung übergehendes noch recht gefäßreiches Granulationsgewebe angrenzend an Bündel des leicht wellenartig angeordneten Bandgewebes. HE, 220 : 1

Gutachterliche Beurteilung von Sehnenrupturen

Gutachterlichen Fragestellungen liegt das Problem zugrunde, ob eine *„pathologische" Ruptur* mit *Vorschädigung des Sehnengewebes* vorliegt. Da zur histologischen Untersuchung im allgemeinen nur Operationspräparate der unmittelbaren Rißzonen übersandt werden, sollte aus der Präsenz von auseinandergerissenen Fibrillenbündeln und fehlender Tendozytenzellkerne

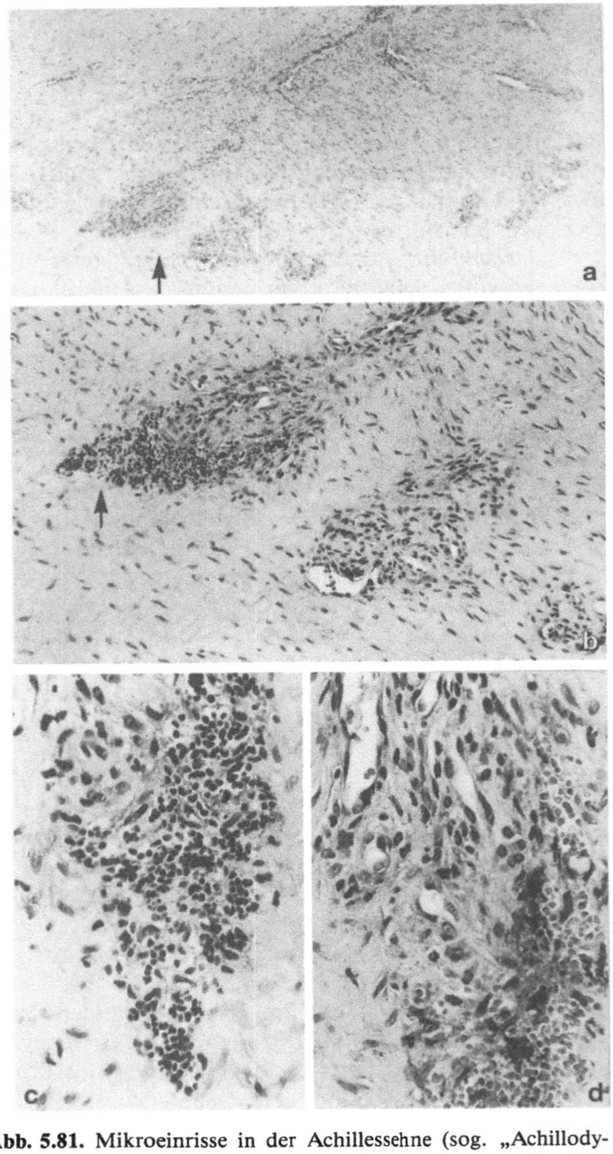

Abb. 5.81. Mikroeinrisse in der Achillessehne (sog. „Achillodynie"). **a** Kleine Granulationgewebsherde und Blutungen im Sehnengewebe. HE, 35 : 1. **b** Stärkere Vergrößerung aus a (*Pfeil*): Von Mikroblutungen umgebenes Granulationsgewebe. HE, 85 : 1. **c** Stärkere Vergrößerung aus **b** (*Pfeil*): Granulationsgewebe mit angrenzenden Erythrozytenextravasaten. HE, 220 : 1. **d** Granulationsgewebe mit einzelnen Makrophagen mit beginnender Siderinpigmentablagerung im Zytoplasma. Berlinerblau-Reaktion, Kernechtrot, 220 : 1

sowie Infiltraten neutrophiler Granulozyten nicht die Diagnose einer sog. „Degeneration" (▷ S. 390) gestellt werden – auf Literaturmitteilungen dieser Art, in der Ursache und Folge frischer Sehnenrisse verwechselt werden (z. B. Dederich et al.[11]), stößt man immer wieder. *Fehlinterpretationen* liegen auch vor, wenn zur klinischen Angabe „Rotatorenmanschettendefekt 5 Monate nach Schultertrauma" die pathologisch-anatomische Diagnose „mikroskopisch sieht man regressiv verändertes Sehnengewebe ohne floriden Entzündungsprozeß. Kein Tumor." formuliert wird, und das histologische Bild eine charakteristische *Sehnennarbe* zeigt[26]. Durch solche Fehldeutungen wird die Bemerkung von Ludolph[20] verständlich: „Die Histologie gehört zwar zu den zu erhebenden Standardbefunden, ist aber selten von praktischer Bedeutung". *Bedacht werden soll, daß die Diagnose „Degeneration" aus dem frischen Rupturbereich einer Sehne zu unnötigen Prozessen führen kann* (Sozialgericht Mainz, AZ S 2 U 152/91). Als *morphologische Korrelate exogener Vorschädigungen*, denen komplette Rupturen folgen können, sollten akzeptiert werden: *chondroide Metaplasie*, *Granulationsgewebe* bzw. *Narbengewebe*, evtl. mit Siderose, sowie *Verkalkung* (Hydroxylapatit oder Kalziumpyrophosphat) und *Verknöcherung*[8]. Hinweise für Vorschädigungen und damit die Basis zur Klärung von „Unfallzusammenhangsfragen" wären gegeben durch eine *Probeentnahme aus der noch „gesunden" Sehne*[28].

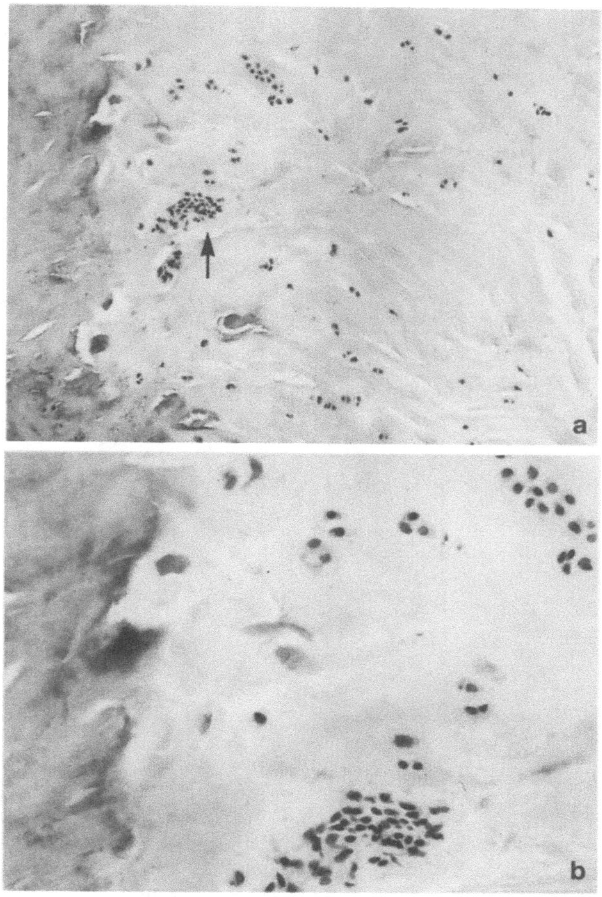

Abb. 5.82. Insertionstendopathie. **a** Verkalkter Knorpel mit inserierender Sehne durchzogen von Fissuren und Ausbildung von Brutkapseln aus chondroiden Zellen. HE, 85 : 1. **b** Stärkere Vergrößerung aus **a** (*Pfeil*): Abrisse des chondroiden Sehnengewebes vom verkalkten Sehnengewebe, im chondroiden Gewebe Fissuren und große Brutkapseln. HE, 220 : 1

Insertionstendopathie

Insertionstendopathien sind *Folge von Überbelastungen*, die bevorzugt am lateralen und medialen *Humeruscondylus*, *Processus styloideus radii* und an der *Achillessehneninsertion* in den Calcaneus lokalisiert sind.

Die Krankheit ist *häufig* – für Schweden wird die Prävalenz des *Tennisellbogens* bei 40- bis 50jährigen mit 19% angegeben; repetitive Bewegungen von Vorarm und Hand werden als Ursache angenommen. Sie heilt im allgemeinen spontan – eine wissenschaftliche Basis für die vielen „Therapieformen" existiert nicht[18].

Histologisch enthalten Operationspräparate Anteile von Sehnen mit chondroidem Übergangsbereich sowie nachfolgendem verkalktem chondroidem Gewebe und evtl. angrenzendem Knochen. Die strukturellen Veränderungen bestehen in *Einrissen des chondroiden und verkalkten chondroiden Gewebes* mit herdförmigen *Nekrosen* und oft reaktiver *Brutkapselbildung* der chondroiden Zellen (Abb. 5.82a, b). *Granulationsgewebe* und *Narbengewebsherde* können sich ausbilden, kleinste abgerissene Fragmente aus Knorpel, verkalktem Knorpel oder Knochen sind im Narbengewebe öfter enthalten.

Tendovaginopathia stenosans

Synonyme: Schnellender Finger, De Quervain-Krankheit

Epidemiologie. Die Krankheit, deren *Prävalenz* bei über 30jährigen mit 2,6% angegeben wird[8], kommt meist in *mittleren* und *höheren Lebensaltern* vor. *Frauen* sind häufiger als Männer betroffen.

Ätiologie, Pathogenese. Die Krankheit wird als *traumatische Läsion* angesehen, wobei *schnelle repetitive Handbewegungen*[29], die wohl zu Mikroeinrissen der Ringbänder mit Heilung durch Fibrose führen, als Ursache in Frage kommen. Es resultiert daraus die Einengung des Sehnenkanals.

Lokalisation. Bevorzugt sind die *Ringbänder am Daumen* betroffen, krankhafte Veränderungen können aber auch an den *Flexoren II–V* vorkommen[8].

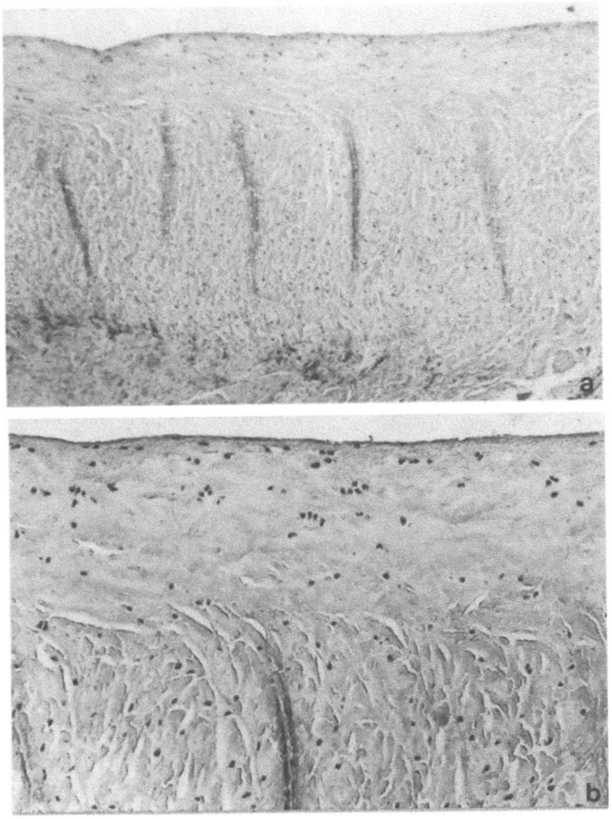

Abb. 5.83 a, b. Struktur des Ringbandes bei Tendovaginopathia stenosans (aus Mohr[8]). **a** Übersichtsaufnahme des verbreiterten Ringbandes. HE, 35:1. **b** Stärkere Vergrößerung aus a mit Darstellung der inneren chondroiden Zone. HE, 220:1

Morphologie. *Makroskopisch* liegt der Krankheit eine *Verbreiterung des Ringbandes* von normalerweise 1 mm auf etwa 2–3 mm zugrunde.

Mikroskopisch findet sich ein *charakteristischer zonaler Aufbau* aus innerer verbreiterter Lage chondroiden Gewebes, dem peripher sehnenartig angeordnetes Kollagen folgt[8] (Abb. 5.83 a, b). Umschriebene *Nekrosen* mit nachfolgenden neugebildeten Blutgefäßen können vorhanden sein, *abgescherte Gewebspartikel* führen zur lokalen „Detritussynovialitis" mit spärlichem Fibrinexsudat.

Differentialdiagnostisch müssen Entzündungen wie chronische Polyarthritis, Fremdkörperreaktionen, Gicht, Amyloidose, Mukopolysaccharidosen, Ochronose und größere Sehnenverletzungen ausgeschlossen werden[8].

Tendinosen

Karpaltunnelsyndrom

Die Krankheit, der eine *Kompression des im Canalis carpi verlaufenden Nervus medianus* zugrunde liegt, kann einerseits unterschiedliche *Ursachen* haben[8], wobei auch eine Therapie mit Interleukin-2 mit interstitiellem Oedem in Frage kommt[28a], und andererseits als *„idiopathisches"* Leiden auftreten. Der Gipfel der *Krankheitshäufigkeit* liegt zwischen dem 40. und 69. Lebensjahr, *Frauen* sind häufiger als Männer betroffen. Die *Ätiologie* der idiopathischen Form ist weiterhin ungeklärt; die Pathogenese wird durch eine fibröse Sehnenscheidenhyperplasie erklärt[8].

Makroskopisch besteht das zur histologischen Untersuchung übersandte Gewebe aus *ödematös* aufgelockert erscheinendem *peritendinösem Gewebe* und fibrösen Streifen des Ligamentum carpi.

Mikroskopisch kann sich bei der idiopathischen Form eine *fibröse Verbreiterung des Ligamentum carpi* abzeichnen, in der überwiegenden Anzahl der Fälle wird am peritendinösen Gewebe *kein* wesentlicher pathologischer Befund zu erheben sein, sieht man von einzelnen Fällen mit minimaler lymphozytärer Infiltration ab[8].

Differentialdiagnostisch sollten *Amyloidablagerungen* und die Manifestation einer *chronischen entzündlichen Gelenkerkrankung* ausgeschlossen werden.

Amyloidose

Als besondere Folgen der Amyloidose sind *Karpaltunnelsyndrom* und die *Tendovaginopathia stenosans* zu nennen, die insbesondere bei der β_2-Mikroglobulin-Amyloidose durch *Niereninsuffizienz und Dialyse*[16] auftreten.

Hyperlipoproteinämie

Hyperlipoproteinämien können mit *Sehnenxanthomen* einhergehen. Ihre Pathogenese ist nicht abgeklärt – da sie gehäuft in Sehnenbereichen auftreten, die Traumen ausgesetzt sind, wird vermutet, daß Sehnenschädigungen die Voraussetzung für ihre Entstehung sind[8].

Bevorzugt sind Flexoren- und Extensorensehnen der Finger, die Patellarsehne und Achillessehne sowie die Trizepssehne betroffen.

Makroskopisch liegen *lobulierte gelbe Knoten* vor, die in der Achillessehne eine Größe bis zu 15×4×3 cm erreichen können[8].

Mikroskopisch finden sich zwischen den auseinandergedrängten kollagenen Fasern *Schaumzellen* (Abb. 5.84 a), größere Xanthomzellenherde und einzelne Touton-Riesenzellen sind in der Nachbarschaft von Cholesterinkristallücken vorhanden (Abb. 5.84 b).

Ochronotische Arthropathie

Makroskopisch liegt eine braune bis schwarze Verfärbung des Sehnengewebes vor; als *mikroskopisches* Korrelat findet man in nicht gefärbten Sehnenschnitten

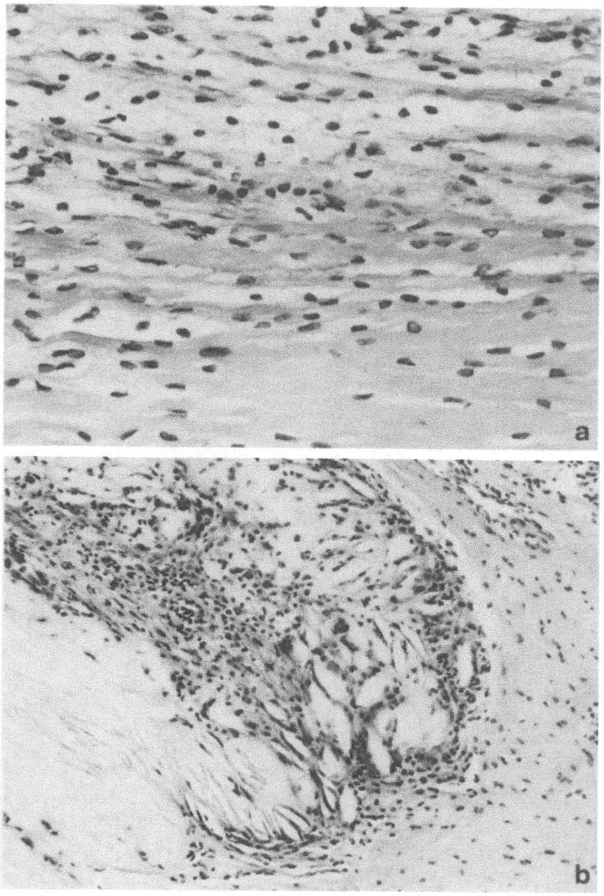

Abb. 5.84a, b. Achillessehnenxanthom bei Hyperlipidämie. **a** Zwischen schmalen Sehnenbündeln Schaumzellen. HE, 220:1. **b** Xanthomherd mit Cholesterinkristallen und Fremdkörperreaktion. HE, 85:1

eine *gelbbraune Eigenfarbe des Sehnengewebes*, in dem häufig nekrotische Tendozyten vorkommen[8].

Tendinitiden

Sehnenrupturen bei chronischer Polyarthritis

Mechanisch und entzündlich bedingte Zerstörungen werden voneinander abgegrenzt, sicher liegen jedoch Überschneidungen beider Möglichkeiten vor. *Mechanische Störungen* sind zu erwarten bei Reibungen der Sehnen an Knochen und Knochenprominenzen, eine *entzündliche Beteiligung* wird auf ein intratendinöses Granulationsgewebe zurückgeführt. Sehnennekrosen werden häufig durch Zellpalisaden nach Art von Rheumagranulomen begrenzt (Abb. 5.85a–d).

Insertionstendinitis

Entzündliche Enthesiopathien bzw. Enthesitiden werden als charakteristisches *Symptom der reaktiven Arthritiden* angesehen (▷ S. 405). Prädilektionsstellen sind *Fersen* (Ansatz der Plantaraponeurose bzw. Achillessehne am Calcaneus), *Sitzbein*, *Intercostalräume* sowie *Finger* und *Zehen*. Nur wenige *histologische* Untersuchungsbefunde liegen vor – entzündliches Granulationsgewebe, das in das Sehnengewebe nahe der Insertion eindringt, kann eines der morphologischen Korrelate darstellen[8].

Mikrokristalline Krankheiten

Kalzifizierte Tendopathie

> **Definition.** Die kalzifizierte Tendopathie ist eine Sehnenläsion, die durch das *fokale Auftreten von Kalziumhydroxylapatit-Ablagerungen* gekennzeichnet ist, und die bevorzugt an den Sehnen der *Rotatorenmanschette*, aber auch an anderen Körpersehnen auftritt[8,23].

Epidemiologie. Bei jedem 5. gesunden Menschen sollen Kalksalzablagerungen in den Sehnen des Schultergürtels vorhanden sein, ohne daß klinische Symptome vorliegen – Obduktionspräparate zeigen Kalzifikationen in 30%. Der *Altersgipfel* der Häufigkeit liegt zwischen dem *40. und 60.* Lebensjahr; aus Operationspräparaten, die von der Schulter gewonnen wurden, ist ablesbar, daß *Frauen* häufiger erkranken[23].

Ätiologie, Pathogenese. Abgesehen von Sehnenverkalkungen, die bei *Stoffwechselerkrankungen* (Urämie und Hämodialyse, Hyperparathyreoidismus) vorkommen, ist die Ätiologie der überwiegenden Anzahl der Fälle *ungeklärt*. Die Bevorzugung der rechten Körperseite und das häufige Auftreten bei Menschen mit Berufen, die den Gebrauch des Armes in Abduktionsstellung erfordern, sprechen dafür, daß *mechanische Einflüsse* die Entwicklung der Läsionen fördern[8]. Eine Assoziation mit Gicht und Diabetes ist nicht belegt.

In der *Supraspinatussehne* kommt nahe der Insertion bei 63% der Untersuchten eine *hypovaskularisierte Sehnenzone* vor, die evtl. anfällig gegen eine *Ischämie* ist[32]. Gleichartige hypovaskularisierte Zonen sind auch in der Infraspinatus- und Subscapularissehne vorhanden (37 bzw. 7%[32]). Es scheinen dies die Orte zu sein, an denen sich die primären strukturellen Veränderungen abspielen, deren Pathogenese noch nicht abgeklärt ist. Uhthoff[36] ist der Meinung, daß die Verkalkung eine *zellvermittelte Reaktion* sei, bei der chondroid umgewandelte Tendozyten über Matrixvesikel die Kalksalzablagerungen produzieren. Dem steht die Ansicht gegenüber, daß in hypovaskularisierten Sehnenzonen *un-*

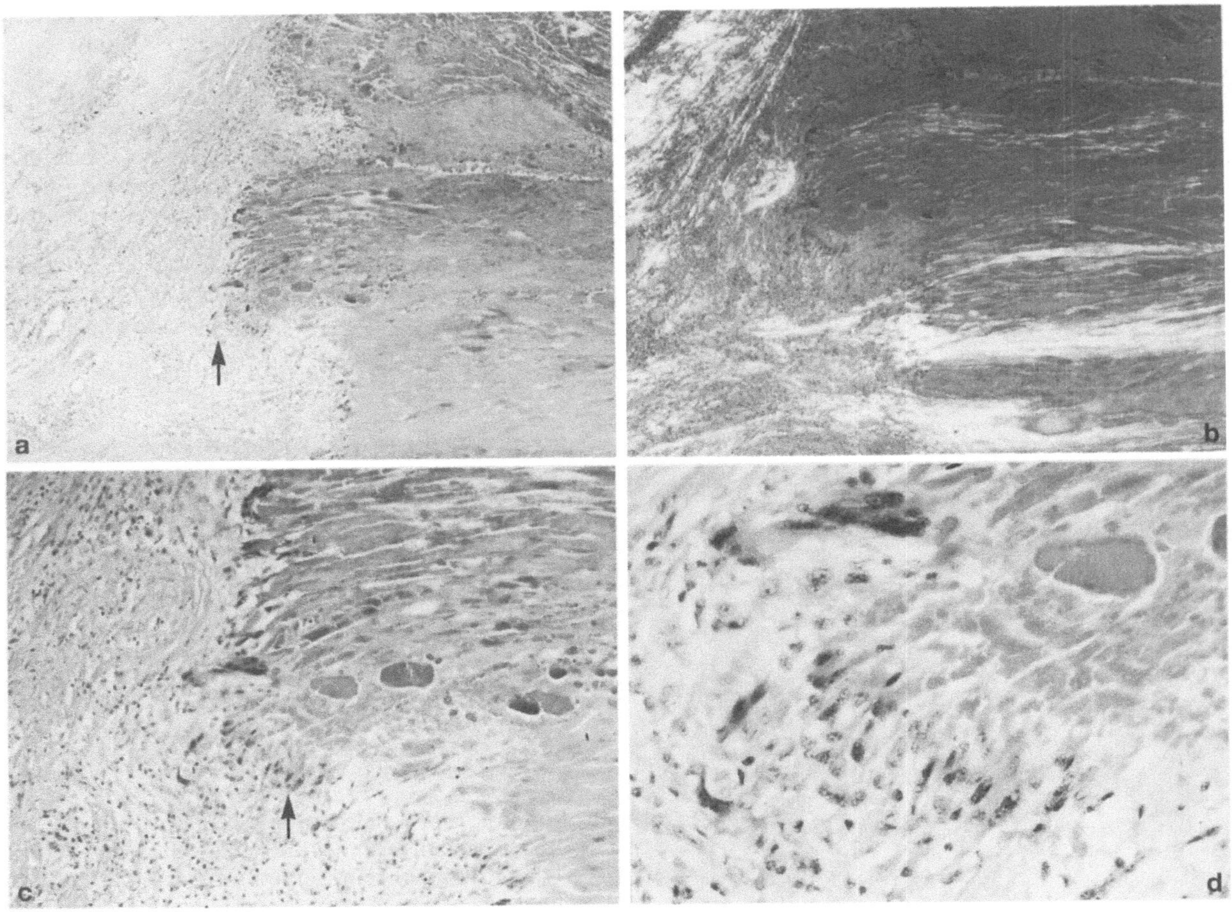

Abb. 5.85a–d. Nekrotische Sehne als Ursache für die Bildung eines sog. Rheumagranuloms. **a** Nekrotisches Sehnengewebe angrenzend an Granulationsgewebe. HE, 35:1. **b** Identische Lokalisation im polarisierten Licht mit Darstellung der teilweise erhaltenen Sehnenbündel. HE, 35:1. **c** Stärkere Vergrößerung aus **a** (*Pfeil*): Grenzbereich zwischen nekrotischem Sehnengewebe und Granulationsgewebe. HE, 85:1. **d** Stärkere Vergrößerung aus **c** (*Pfeil*): Palisadenförmige Begrenzung des nekrotischen Sehnengewebes. HE, 220:1

tergehende Zellen den initialen Kristallisationsort des Hydroxylapatits darstellen[25]. Einbrüche des Kalks in die Bursa subacromialis sind die Ursache für akut auftretende Schmerzen, gleichartige Symptome können auch in anderen Körperregionen auftreten. Die kalzifizierte Tendopathie an den kleinen Fingersehnen führt nach Einbruch in das Gelenk zur Symptomatik einer bakteriellen Entzündung[27] – ihre Lokalisation am Zehengrundgelenk („Hydroxylapatit-Pseudopodagra"[12]) imitiert einen Gichtanfall.

Morphologie. *Makroskopisch* werden in der Supraspinatussehne *kreide*artige oder *pasten*artige Kalksalzablagerungen beschrieben.

Mikroskopisch finden sich in Obduktionspräparaten im Sehnengewebe *kleinste Psammomkörperchen* (Abb. 5.86a, b) aus Hydroxylapatitkristallen (vgl. Abb. 5.15c). Fortgeschrittene Stadien sind gekennzeichnet durch *große Kalksalzbeete*, in denen immer wieder Psammomkörperchen nachweisbar sind, so daß die Diagnose einer Psammomkörperchenverkalkung[15] keine Bedeutung hat. Eine *Ruptur der Kalkherde in Bursen* kann eine *akute Entzündung* induzieren. Im Bursenlumen finden sich dann Kalksalze und Psammomkörperchen umgeben von einer Fremdkörperreaktion (Abb. 5.86c). Gleichartige synoviale Reaktionen können auch an kleinen Gelenken auftreten.

Es wird angenommen, daß die Krankheit *spontan heilen* kann, wobei die Kalksalze resorbiert werden und eine Narbe zurückbleibt.

Gicht (▷ S. 403)

Kalziumpyrophosphat-Dihydrat-Ablagerungen (▷ S. 461)

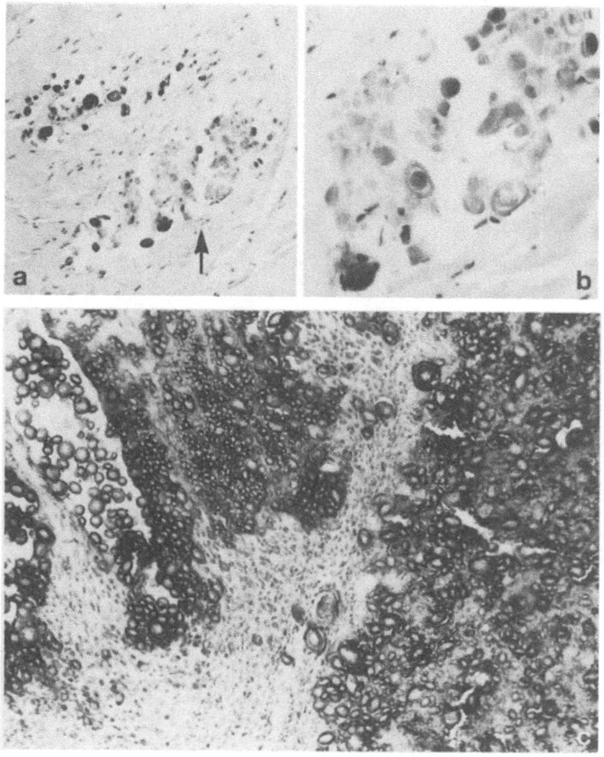

Abb. 5.86 a–c. Kalzifizierte Tendopathie der Supraspinatussehne. **a** Obduktionspräparat (für die Überlassung des Präparates danke ich Herrn Prof. Dr. Harald Hempfling, Murnau): Zwischen Sehnenbündeln kleiner Verkalkungsherd. HE, 85 : 1. **b** Stärkere Vergrößerung aus **a** (*Pfeil*): Psammomkörperchen zwischen Sehnenbündeln gelegen. HE, 220 : 1. **c** Resorptive Reaktion: Psammomkörperchen umrandet von zellreichem Granulationsgewebe. HE, 85 : 1

Besonderheiten der Wirbelsäule

Ossifikation des Ligamentum longitudinale posterius

Diese vorwiegend bei *Japanern*, aber auch bei anderen Rassen[14] auftretende Krankheit kann im Halsbereich zur *Kompression von Nervenwurzeln und Rückenmark* führen. *Morphologisch* liegt Lamellenknochen vor, der sich vom Wirbelkörper in das intraspinale Längsband erstreckt[22] (Abb. 5.87).

Besonderheiten der Aponeurosen

Fibromatose der Palmaraponeurose

Synonyme: Dupuytren-Krankheit, Dupuytren-Kontraktur

Epidemiologie. Weltweit liegt die *Häufigkeit* der Erkrankung *zwischen 1 und 3%* – Angehörige der dunklen Rassen und Orientalen sollen seltener betroffen sein. Bevorzugt erkranken *Männer* mittleren und höheren Lebensalters, Frauen leiden nur selten an dieser die Bewegungsfähigkeit der Hände herabsetzenden Krankheit[8].

Ätiologie, Pathogenese. Die *Ätiologie* ist unbekannt. Die Hypothesen zur Erklärung ihrer Entstehung erstrecken sich über eine *dominante Vererbung*, die das familiäre Auftreten erklären könnte, *angeborene Veranlagung*, *chromosomale Abnormitäten*, *Hypoxämie* mit gesteigerter Bildung von Sauerstoffradikalen bis hin zur Ansicht, daß sie die Folge von *Traumen*, evtl. Vibrationstraumen, sei. Die oft geäußerte Ansicht, daß der Diabetes einen pathogenetischen Faktor darstelle, wurde bisher nicht bewiesen[8].

Das *morphogenetische Grundprinzip* ist eine *gesteigerte Proliferation von Zellen innerhalb der Aponeurose*, die zur Bildung *fibromatöser Herde* führt. Welche Zellen sich in verstärktem Maße vermehren ist unbekannt – evtl. stellen *perivaskuläre Zellen*[24] oder *Myofibroblasten*[8] die Ausgangszellen dar. Nach Baird et al.[8a] zeichnen sich die proliferierenden Zellen durch eine erhöhte Empfindlichkeit verschiedenen mitogenen Stimuli gegenüber aus. Der *initialen Phase* der Hyperzellularität folgt die *Involutionsphase*, der sich die *Residualphase* anschließt. Insbesondere frühe Phasen der Krankheit sind gekennzeichnet durch einen hohen Gehalt an Typ-VI-Kollagen[20a]. Das fokale Vorkommen von umschriebenen *siderotischen Herden* und, wenn auch selten, der Nachweis *kleiner frischer Blutungen* lassen zumindest die Möglichkeit erwägen, daß Mikro-

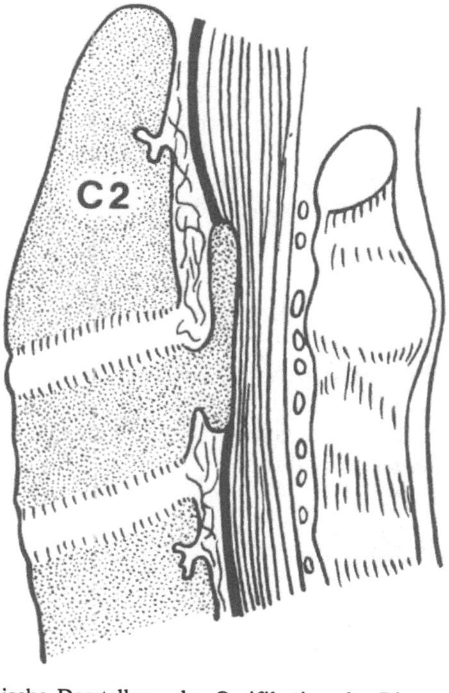

Abb. 5.87. Schematische Darstellung der Ossifikation des Ligamentum posterius (Nach McAfee[22])

traumen mit Blutungen eine auslösende Ursache zukommen könnte.

Morphologie. *Makroskopisch* stellen Operationspräparate sehnenartiges *derbes, knotig verdicktes Aponeurosengewebe* dar.

Mikroskopisches Korrelat ist eine Durchsetzung der Aponeurose mit *zellreichen Herden* aus spindelförmigen Zellen, die in der *floriden* oder *proliferativen Phase* von wenigen kollagenen Fasern umgeben werden (Abb. 5.88a–c). In der *Involutionsphase* findet sich eine gesteigerte Bildung von kollagenen Fasern, die in der *residualen Phase* dominieren. Gehäuft sind in den fibromatösen Herden umschriebene Siderinpigmentablagerungen nachweisbar[24].

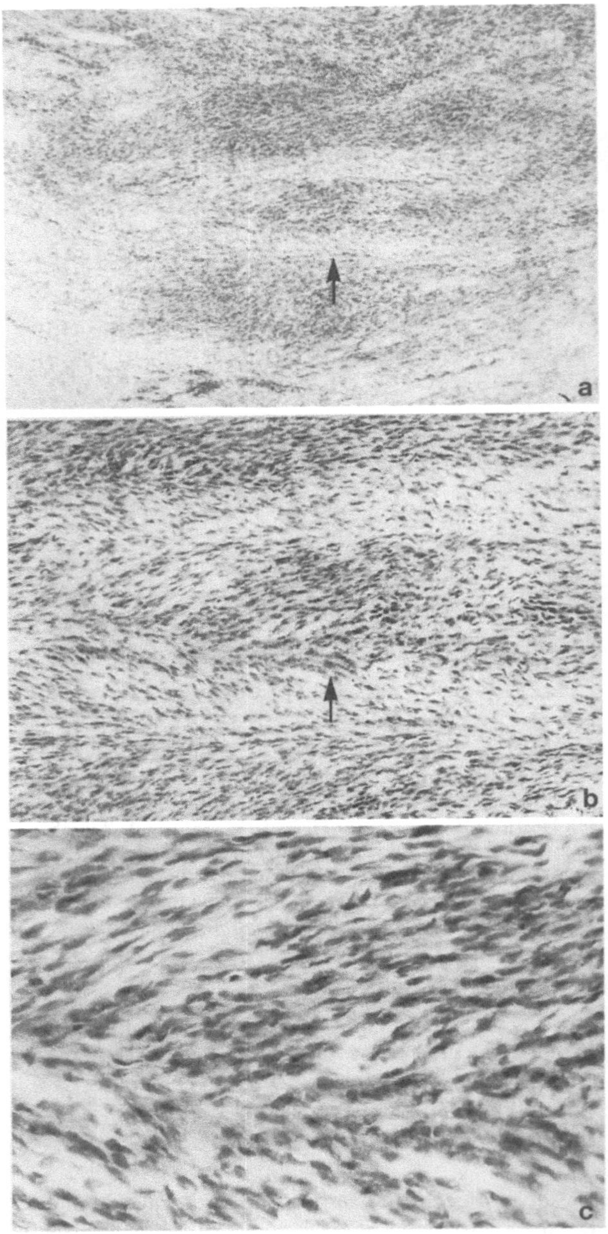

Abb. 5.88a–c. Fibromatose der Palmaraponeurose, floride Phase. **a** Sehnengewebe mit multiplen zellreichen Herden. HE, 35:1. **b** Stärkere Vergrößerung aus **a** (*Pfeil*): Züge aus spindelförmigen Zellen. HE, 85:1. **c** Stärkere Vergrößerung aus **b** (*Pfeil*): Spindelförmige Zellen mit wenigen dazwischen gelegenen kollagenen Fasern. HE, 220:1

Sonderformen der Fibromatosen

Der *Fibromatose der Plantaraponeurose (Morbus Ledderhose)* liegt ein gleichartiges pathologisch-anatomisches Grundphänomen zugrunde.

Dorsale Fingerpolster (Knuckle pads[2]) zeigen als Fibromatosen ein dem Morbus Dupuytren vergleichbares morphologisches Substrat.

Kalzifizierendes Aponeurosenfibrom

Die Läsion ist bevorzugt an *Händen* von *Kindern oder jungen Erwachsenen* lokalisiert. *Makroskopisch* kann ein festes oder gummiartiges grauweißes knotiges Gewebe mit punktförmigen Verkalkungen vorliegen[2]. *Mikroskopisch* finden sich in einem *zellreichen fibrösen Gewebe unterschiedlich große Kalkherde.* Innerhalb dieser Herde und in den Randbereichen liegen *chondroid erscheinende Zellen,* die das S-100 Protein exprimieren, vor. Im entkalkten Zustand entspricht den kalkhaltigen Zonen ein fibröses zellarmes Gewebe. *Ultrastrukturell* wurden die Zellen von Iwasaki et al.[16a] als chondroide Zellen interpretiert.

Besonderheiten der Faszien

Traumatische Schädigungen

Einrisse der Faszien über den Muskeln können zu *Muskelhernien* führen[8].

Fasziitiden

Eosinophile Fasziitis

Als eosinophile Fasziitis wird eine der Sklerodermie ähnliche Krankheit beschrieben, die mit *Bluteosinophilie* und *Hypergammaglobulinämie* einhergeht. Neben einer *idiopathischen* Form wurde sie in den letzten Jahren bei Patienten mit dem *Tryptophan-Syndrom* beobachtet, das auf eine verunreinigte Charge eines L-Tryptophan-haltigen Präparates zurückzuführen ist[37].

Makroskopisch wird neben sklerodermieartigen Hautveränderungen ein *verdicktes Fasziengewebe* beschrieben, in dem *mikroskopisch* eine entzündlich-zelluläre Infiltration vorwiegend aus *Lymphozyten* und

Plasmazellen sowie in unterschiedlicher Anzahl auch *neutrophilen* und *eosinophilen Granulozyten* vorliegt[10].

Nekrotisierende Fasziitis

Sie ist Folge einer *bakteriellen Faszieninfektion*, deren Ursachenspektrum von Hautverletzungen über Folgen kleiner oder großer operativer Eingriffe reicht. Eine herabgesetzte Abwehr soll dazu führen, daß bakterielle Kollagenase, Toxine und proteolytische Enzyme zur Nekrose der oberflächlichen Faszien führen. Die darauf folgende Ischämie begünstigt eine schnelle Ausbreitung der Entzündung mit *Unterminierung der Haut* und *sekundärer Gangrän*[8]. Eine Sonderform stellt die *Fournier-Gangrän (Penis und Skrotum)* dar: „Vous venez d'assister, dans nos salles, à un triste spectacle; il s'agit d'un homme, jeune encore, dont les organes génitaux externes tombent en gangrène"[13].

Das *makroskopische* Erscheinungsbild ist gekennzeichnet durch eine *Nekrose des subkutanen Fettgewebes*, die bis zur Muskulatur reicht. *Mikroskopisch* liegen dichte zelluläre entzündliche Infiltrate vor, die vorwiegend aus *neutrophilen Granulozyten* bestehen und *Mikroabszesse* bilden können; *Gefäßwandnekrosen* und *Thromben* kommen vor[8].

Mikrokristalline Krankheiten

Faszienverkalkung

Systemischer Lupus erythematodes, progressive systemische Sklerose und Dermatomyositis können mit Faszienverkalkungen einhergehen, bei denen Kalkschollen das fibröse Gewebe durchsetzen[8].

Tumorähnliche Neubildungen und Tumoren

Noduläre Fasziitis

Die noduläre Fasziitis wird als eine „sich selbst limitierende reaktive Veränderung"[2] angesehen, der eine *gesteigerte Proliferation von Fibroblasten* zugrunde liegt; *subkutane*, *intramuskuläre* und *fasziale Typen* werden voneinander abgegrenzt[2]. Sie tritt bevorzugt bei 20- bis 35jährigen auf[2].

Makroskopisch bestehen die Läsionen aus bis etwa 2 cm im Durchmesser großen grauweißen recht scharf begrenzten *Knoten*.

Mikroskopisch setzen sie sich aus *zellarmen* und *zellreichen Gewebsarealen* zusammen. Die zellreichen Areale enthalten zwischen den kollagenen Fasern spindelförmige *Fibroblasten*, die oft in Wirbeln angeordnet sind[8] (Abb. 5.89a–c), *Mitosen* können in größerer Anzahl vorhanden sein[2].

Elastofibrom

Elastofibrome entwickeln sich meist *zwischen den unteren Anteilen der Scapula und der Brustwandung*[2]. Bevorzugt betroffen sind *ältere Menschen*; *Frauen* dominieren. Als Ursache wird eine *mechanische Alteration* angegeben, wobei die Reibung zwischen Scapula und Brustwandung den ätiologischen Faktor darstellt. Die Neubildung ist somit als abnorme Antwort des Binde-

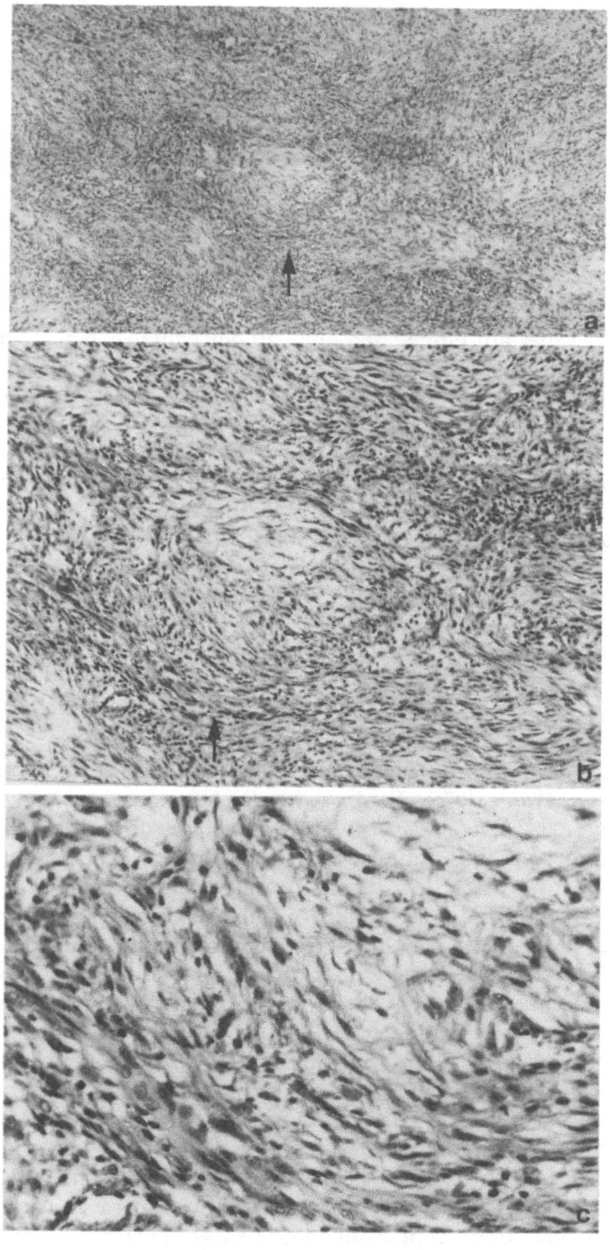

Abb. 5.89a–c. Noduläre Fasziitis. **a** Kleinknotig gestaltetes Granulationsgewebe. HE, 35:1. **b** Stärkere Vergrößerung aus **a** (*Pfeil*): Kleine Knoten aus zellreichem Gewebe. HE, 85:1. **c** Stärkere Vergrößerung aus **b** (*Pfeil*): Spindelförmige Zellen in unterschiedlichen Verlaufsrichtungen angeschnitten. HE, 220:1

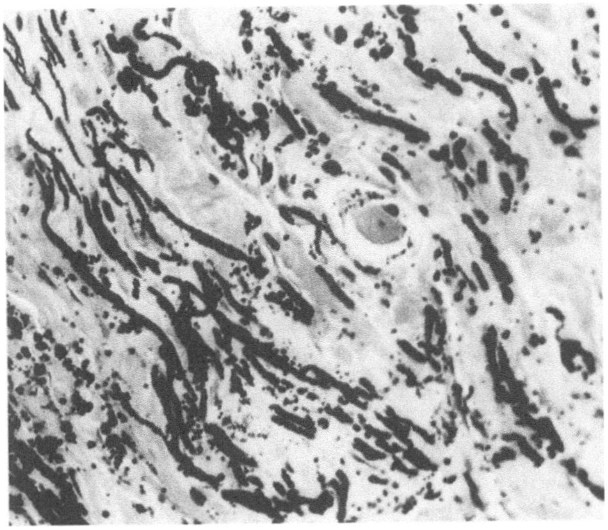

Abb. 5.90. Elastofibroma dorsi mit globulärem und fibrillärem teils sich verzweigendem Elastin. Elastika, 220 : 1

gewebes auf eine Schädigung zu betrachten[8]. Nach den Untersuchungsbefunden von Kumaratilake et al.[17] sollen die Zellen der tumorösen Läsion periostaler Herkunft sein.

Pathogenetisch liegt eine *Proliferation von Fibroblasten* bzw. *Myofibroblasten* vor, die in verstärktem Maße *Elastin produzieren.* Damit ergibt sich das *makroskopische* Erscheinungsbild eines fibrösen fettgewebshaltigen Knotens, in dem *mikroskopisch* Fibroblasten und Kollagen sowie in großer Anzahl sich verzweigende oder globuläre elastische Fasern vorliegen[8] (Abb. 5.90).

Desmoidtumor

Abdominale (49%), *extraabdominale* (43%) und *mesenteriale* (8%) *Formen* werden voneinander abgegrenzt[30]. Die *Neuerkrankungsrate* liegt für abdominale und extraabdominale Formen zusammen pro Jahr bei 2,4–4,3 auf 1 Mio. *Jüngere* und *mittlere Lebensalter* sind bevorzugt betroffen, *Frauen* erkranken häufiger als Männer[8]. Die *Ätiologie* ist unbekannt, auch wenn bei der überwiegenden Anzahl der abdominellen Tumoren eine Beziehung zu vorausgegangenen Geburten besteht. Nach Bridge et al.[9] stellen Desmoide eine echte Neoplasie dar; sie können ein *Teilsymptom des Gardner-Syndroms* (intestinale Adenomatose, Osteome und kutane Zysten[2]), das bei etwa 10% der Patienten mit familiärer adenomatöser Polypose auftritt[33a], sein.

Makroskopisch bestehen die unscharf vom umgebenden Gewebe abgegrenzten Tumoren aus einem trabekulär oder knotig angeordneten grauweißen Gewebe (Abb. 5.91 a).

Mikroskopisch sind abdominale, extraabdominale und mesenteriale Tumoren strukturell gleichartig. Es liegt *faserreiches kollagenes Bindegewebe* mit *spindelförmigen Fibroblasten* vor, die monomorphe Zellkerne enthalten (Abb. 5.91 b, c). Der Tumor kann die benachbarte *Skelettmuskulatur* und das *Fettgewebe infiltrieren*, Knochenerosionen kommen vor. Psammomkörperartige Verkalkungen können in abdominalen Desmoidtumoren auftreten[31].

Da die Zellen des Desmoidtumors *Östrogenrezeptoren* aufweisen, soll eine Anti-Östrogentherapie zur Tumorregression führen[34].

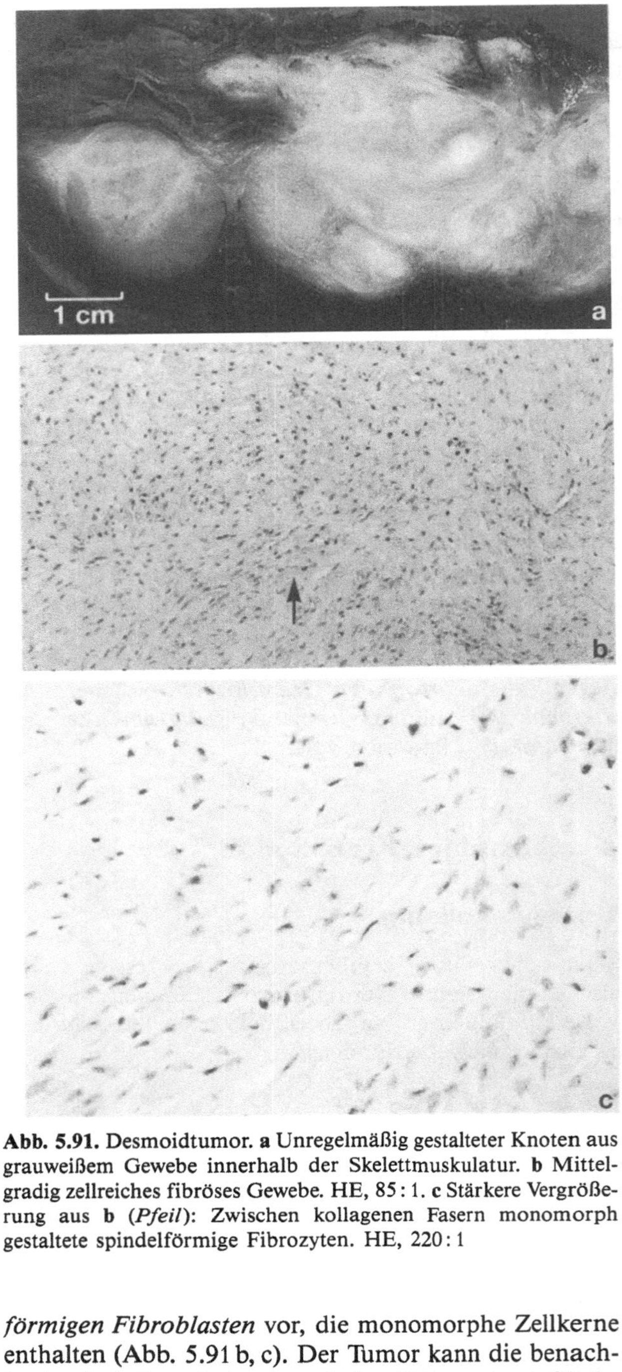

Abb. 5.91. Desmoidtumor. **a** Unregelmäßig gestalteter Knoten aus grauweißem Gewebe innerhalb der Skelettmuskulatur. **b** Mittelgradig zellreiches fibröses Gewebe. HE, 85 : 1. **c** Stärkere Vergrößerung aus **b** (*Pfeil*): Zwischen kollagenen Fasern monomorph gestaltete spindelförmige Fibrozyten. HE, 220 : 1

Literatur

1.–8. Weiterführende Literatur (▷ S. 385)

8a. Baird KS, Crossan JF, Wojciak B (1995) Sensitivity of Dupuytren's fibroblasts to mitogenic stimulation by cytokines. J Bone Joint Surg [Br] (Suppl III) 77:287–288 (abstr)

9. Bridge JA, Sreekantaiah C, Mouron B et al. (1992) Clonal chromosomal abnormalities in desmoid tumors. Implications for histopathogenesis. Cancer 69:430–436

10. Bulpitt KJ, Verity MA, Clements PJ, Paulus HE (1990) Association of L-tryptophan and an illness resembling eosinophilic fasciitis. Clinical and histopathologic findings in four patients with eosinophilia-myalgia syndrome. Arthritis Rheum 33:918–929

11. Dederich R, Bonse H, Hild A, Könn G, Wolf L (1988) Achillessehnenrupturen. Ursachen – Operationstechnik – Ergebnisse – Begutachtungsprobleme. Unfallchirurg 91: 259–269

12. Fam AG, Rubenstein J (1989) Hydroxyapatite pseudopodagra. Arthritis Rheum 32:741–747

13. Fournier (1883) Gangrène foudroyante de la verge. Semaine Médicale 3:345–347

14. Gaucher A, Dellestable F, Blum A, Péré P, Régent D (1993) Ossification of the posterior longitudinal ligament in the cervical spine. Arthritis Rheum 36:273–276

15. Gravanis MB, Gaffney EF (1983) Idiopathic calcifying tenosynovitis. Histopathologic features and possible pathogenesis. Am J Surg Pathol 7:357–361

16. Hermann E, Mayet W-J, Wandel E et al. (1991) Rheumatologische und radiologische Symptome der Dialyse-assoziierten β_2-Mikroglobulin-Amyloidose: Retrospektive Langzeitstudie an 175 chronischen Hämodialysepatienten. Z Rheumatol 50: 160–167

16a. Iwasaki H, Kikuchi M, Eimoto T et al. (1983) Juvenile aponeurotic fibroma: an ultrastructural study. Ultrastruct Pathol 4:75–83

17. Kumaratilake JS, Krishnan R, Lomax-Smith J, Cleary EG (1991) Elastofibroma: Disturbed elastic fibrillogenesis by periosteal-derived cells? An immunoelectron microscopic and in situ hybridization study. Hum Pathol 22:1017–1029

18. Labelle H, Guibert R, Joncas J et al. (1992) Lack of scientific evidence for the treatment of lateral epicondylitis of the elbow. An attempted metaanalysis. J Bone Joint Surg [Br] 74:646–651

19. Lawrence GH, Cave EF, O'Connor H (1955) Injury to the Achilles tendon. Experience at the Massachusetts general hospital, 1900–1954. Am J Surg 89:795–800

20. Ludolph E (1991) Begutachtung von Schulterverletzungen und Schultererkrankungen. In: Stahl C, Zeidler H, Koebke J, Lorenz R (Hrsg) Klinische Arthrologie: Diagnostik, Klinik, Behandlung. Handbuch und Atlas für Klinik und Praxis, I/10.1. ecomed, Landsberg/Lech, S 1–15

20a. Magro G, Colombatti A, Lanzafame S (1995) Immunohistochemical expression of type VI collagen in superficial fibromatoses. Path Res Pract 191:1023–1028

21. Magyar A, Gschwend N (1990) Fallbeispiel einer durch Steroidinfiltration bedingten Peronealsehnenruptur. Aktuelle Rheumatol 15:63–65

22. McAfee PC, Regan JJ, Bohlman HH (1987) Cervical cord compression from ossification of the posterior longitudinal ligament in non-orientals. J Bone Joint Surg [Br] 69: 569–575

23. Mohr W (1991) Pathologie der kalzifizierten Tendopathie am Schultergelenk. In: Stahl C, Zeidler H, Koebke J, Lorenz R (Hrsg) Klinische Arthrologie: Diagnostik, Klinik, Behandlung. Handbuch und Atlas für Klinik und Praxis, I-4.4.2. ecomed, Landsberg/Lech, S 1–17

24. Mohr W (1992) Morphologie der Fibromatose der Palmaraponeurose (Dupuytrensche Krankheit). In: Stahl C, Zeidler H, Koebke J, Lorenz R (Hrsg) Klinische Arthrologie: Diagnostik, Klinik, Behandlung. Handbuch und Atlas für Klinik und Praxis, III-4.4.3. ecomed, Landsberg/Lech, S 1–9

25. Mohr W, Bilger S (1990) Morphologische Grundstrukturen der kalzifizierten Tendopathie und ihre Bedeutung für die Pathogenese. Z Rheumatol 49:346–355

26. Mohr W, Harland U (1992) Pathologische Befunde an der Rotatorenmanschette und Interpretation histopathologischer Veränderungen am Sehnengewebe. Aktuelle Rheumatol 17: 67–73

27. Moyer RA, Bush DC, Harrington TM (1989) Acute calcific tendinitis of the hand and wrist: a report of 12 cases and a review of the literature. J Rheumatol 16:198–202

28. Müller KH, Rehn J (1984) Begutachtung nach Sehnenrupturen. Chirurg 55:11–18

28a. Puduvalli VK, Sella A, Austin SG, Forman AD (1996) Carpal tunnel syndrome associated with interleukin-2 therapy. Cancer 77:1189–1192

29. Reinstein L (1983) De Quervain's stenosing tenosynovitis in a video games player. Arch Phys Med Rehabil 64:434–435

30. Reitamo JJ, Scheinin TM, Häyry P (1986) The desmoid syndrome. New aspects in the cause, pathogenesis and treatment of the desmoid tumor. Am J Surg 151:230–237

31. Roscher R, Gaedicke G, Mohr W (1988) Mesenteriale Fibromatose im Kindesalter. Monatsschr Kinderheilkd 136:393–396

32. Rothman RH, Marvel JP, Heppenstall RB (1975) Anatomic considerations in the glenohumeral joint. Orthop Clin North Am 6:341–352

33. Scranton PE, Farrar EL (1992) Mucoid degeneration of the patellar ligament in athletes. J Bone Joint Surg [Am] 74:435–437

33a. Silva DC de, Wright MF, Stevenson DAJ et al. (1996) Cranial desmoid tumor associated with homozygous inactivation of the adenomatous polyposis coli gene in a 2-year-old girl with familial adenomatous polyposis. Cancer 77:972–976

34. Sportiello DJ, Hoogerland DL (1991) A recurrent pelvic desmoid tumor successfully treated with tamoxifen. Cancer 67:1443–1446

35. Suhr F (1980) Der Achillessehnenriß als Sport- und Arbeitsunfall. Analyse von 198 Verletzungen. Unfallheilkunde 83: 39–41

36. Uhthoff HK (1975) Calcifying tendinitis, an active cell-mediated calcification. Virchows Arch [Pathol Anat] 366: 51–58

37. Wedig MP (1992) Differentialdiagnose der eosinophilen Fasciitis – kritische Anmerkungen zum Fall Stratil/1990. Aktuelle Rheumatol 17:82–83

Osteoarthropathien

Traumatische Schädigungen

Scherkräfte können zu osteochondralen Frakturen führen, deren Formen in Abb. 5.92 zusammengefaßt sind. Die sich damit entwickelnde *traumatische Osteochondrosis dissecans* führt zu freien Körpern („*Gelenkmäuse*").

Struktur freier Körper bei Osteochondrosis dissecans

Makroskopisch bestehen die bei der Osteochondrosis dissecans oder Arthrose auftretenden 1–2 cm großen unregelmäßig gestalteten Körper (Abb. 5.93 a) meist aus einem *Knochenkern* umgeben von *chondroidem Gewebe*, das wulstartig *Reste des hyalinen Knorpels* umschließt.

Mikroskopisch setzen sich die zentralen Partien meist aus *nekrotischem Knochengewebe* zusammen, dem peripher konzentrisch angeordnetes *chondroides Gewebe* folgt. Polarisationsoptisch stellt sich fibrillärer Faserknorpel dar. In charakteristischen Fällen finden sich Streifen des *abgelösten hyalinen Knorpels* mit nekrotischem Knochengewebe und einem umgebenden Wall aus neugebildetem chondroidem Gewebe mit teilweise deckendem *Pannusgewebe*, das fokal in den hyalinen Knorpels eindringen kann (Abb. 5.93 b, c). Damit unterscheiden sich diese freien Körper von denen der primären synovialen Chondromatose (▷ S. 427) durch den zentralen Kern aus nekrotischem Knochen und evtl.

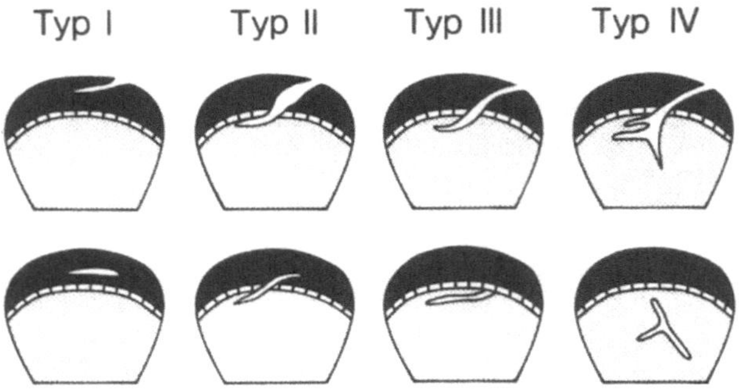

Abb. 5.92. Klassifikation der durch Scherkräfte experimentell induzierten osteochondralen Defekte. *Obere Reihe* offene Defekte. *Untere Reihe* geschlossene Defekte. Typ I Einriß im unverkalkten Knorpel. Typ II Einriß an der subchondralen Deckplatte. Typ III subchondrale Fraktur. Typ IV intraartikuläre Fraktur. (Nach Tomatsu et al.[18])

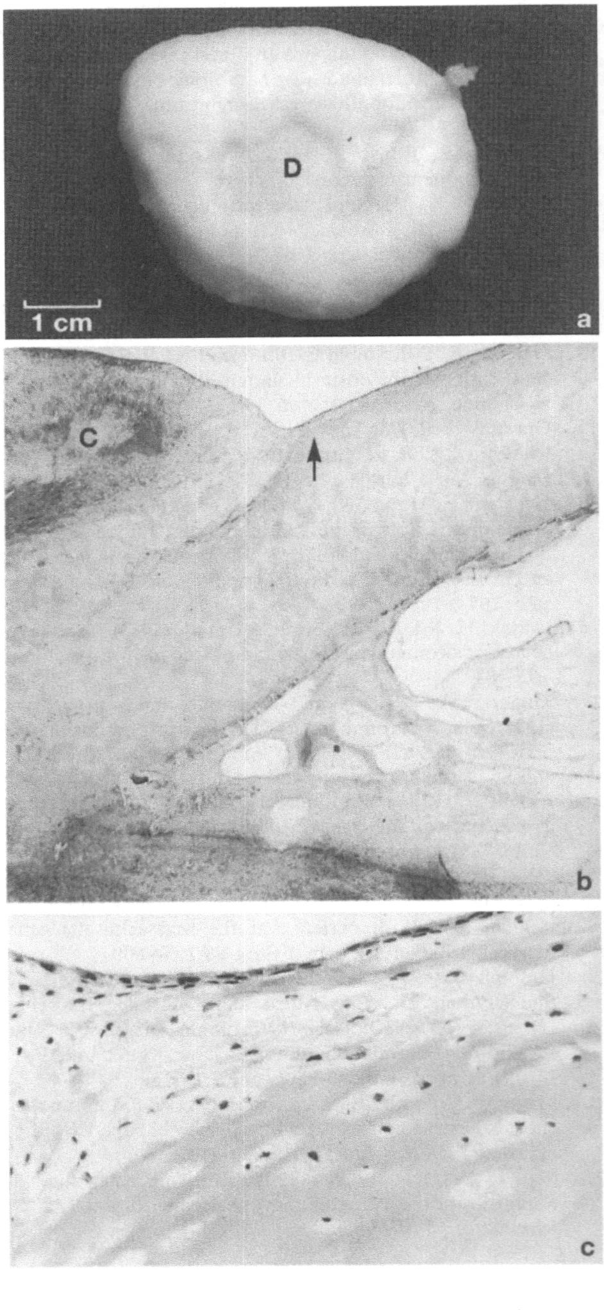

Abb. 5.93 a–c. Freier Körper bei Osteochondrosis dissecans. **a** Großer freier Körper aus zentralem Knorpel-Knochen-Dissektat (*D*) umgeben von chondroidem Randwall. **b** Hyaliner Knorpel mit Anteilen des subchondralen Knochens umrandet von neugebildetem chondroidem Gewebe (*C*). HE, 14:1. **c** Stärkere Vergrößerung aus **b** (*Pfeil*): Verbindungszone zwischen hyalinem Knorpel und pannusartig angeordnetem fibrösem Gewebe, das tunnelierend in die Knorpelmatrix eindringt. HE, 220:1

Resten des deckenden hyalinen Knorpels sowie neugebildetem chondroidem Gewebe (Faserknorpel).

Synovialitiden

Detritussynovialitis bei Knochennekrosen der großen Gelenke

Hüftgelenk, *Schultergelenk* und auch *Kniegelenk* sind Orte *„großer primärer“* (vgl. Abb. 5.57) *ischämischer Knochennekrosen*, die zu einer charakteristischen Detritussynovialitis führen, die geprägt ist durch multiple teils in Fibrin teils im oberen synovialen Stroma gelegene *Knochenfragmente* (sog. Hydroxylapatit-Synovialitis; Abb. 5.94a, b), begleitet von einem *Granulationsgewebe* mit späterer Umwandlung in *Narbengewebe*.

Knochentumoren

Osteoidosteome, deren Schmerzhaftigkeit auf die vom Tumor synthetisierten Prostaglandine (PGE_2) zurückzuführen ist[14], können bei juxtaartikulärer („intrakapsulärer“) Lokalisation zu einer mit Lymphfollikeln einhergehenden *Synovialitis* führen, für deren Entstehung eine „Diffusion“ immunmodulierender Faktoren oder eine Reaktion auf Tumorantigene diskutiert wird[13]. Eine monoartikuläre Arthritis, die klinisch als bakterielle Arthritis gedeutet wurde, beschrieben McGirr und Edmonds[15] beim *Ewing-Sarkom*.

Knochenmetastasen: Eine fibrinöse lymphozytäre Synovialitis wird von Gerster et al.[11] bei Metastasen maligner Tumoren beschrieben.

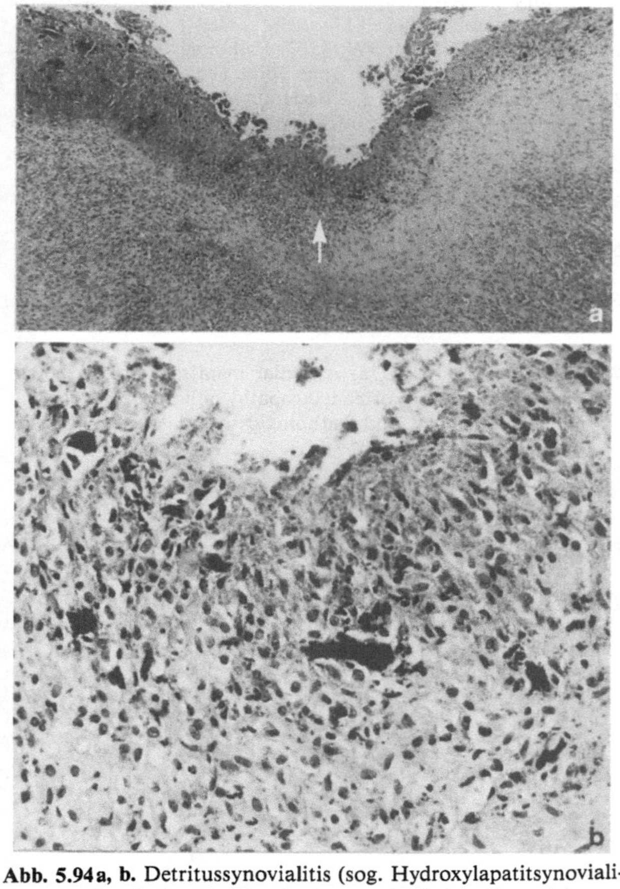

Abb. 5.94a, b. Detritussynovialitis (sog. Hydroxylapatitsynovialitis) bei ischämischer Hüftkopfnekrose. **a** Zellreiche Synovialmembran mit multiplen Knocheneinschlüssen. HE, 35:1. **b** Stärkere Vergrößerung aus **a** (*Pfeil*): Im oberflächlichen synovialen Gewebe unterschiedlich große Knochenfragmente. HE, 220:1

Hypertrophe pulmonale Osteoarthropathie

Schmerzhafte Gelenkergüsse mit geringer Zellzahl können auftreten, das synoviale Gewebe zeigt eine nur geringfügige lymphozytäre Infiltration und organisierte Thromben[17].

Krankheiten periartikulärer Gewebe

Hyperparathyreoidismus

Sogenannte *destruktive Arthropathien* als Folge eines gesteigerten subchondralen Knochenabbaus können bei primärem und sekundärem Hyperparathyreoidismus auftreten[9].

Sternoklavikuläre Hyperostose

Die Erkrankung soll als *entzündliche Enthesiopathie mit nachfolgender Zerstörung des Sternoklavikulargelenkes* beginnen – eine komplette Ankylose kann folgen. Bei einzelnen Patienten liegen *kutane Veränderungen* wie Psoriasis vulgaris oder Pustulosis palmaris et plantaris vor, Erreger wurden im Sternoklavikulargelenk bisher nicht nachgewiesen[10]. *Histologisch* wird eine „uncharakteristische“ Entzündung (Osteitis) mit Knochenneubildung beschrieben[16]. Eventuell ergeben sich Überschneidungen mit dem *Tietze-Syndrom* („schmerzhafte Anschwellung der Gegend der oberen Rippenknorpel ... [und] ... Gegend des Sternoklavikulargelenkes“[8a]). Nach Aeschlimann und Kahn[17a] können nichteitrige Schwellungen in der Region auch Manifestationen einer *seronegativen chronischen Arthritis* oder *chronischen Polyarthritis* sein.

Paraartikuläre Ossifikation

Paraartikuläre Knochenneubildungen finden sich bei Patienten mit *traumatischen Paraplegien* oder sind Folge *vorausgegangener Gelenkendoprothesenimplanta-*

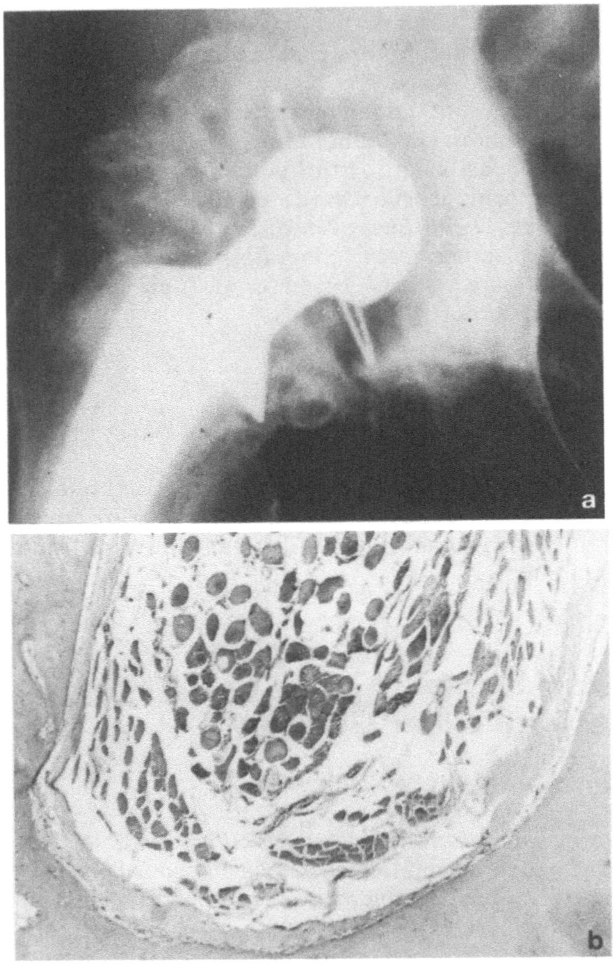

Abb. 5.95 a, b. Paraartikuläre Ossifikation. **a** Röntgenbild der paraartikulären Ossifikation nach Implantation einer Hüftendoprothese mit nahezu „vollständiger Einmauerung der Prothese nach 5 Jahren“ (für die Überlassung der Röntgenaufnahme danke ich Herrn Prof. Dr. G. Köhler, Hessing-Kliniken, Augsburg). **b** Von Lamellenknochen umgeben Muskelbündel. HE, 35 : 1

tionen. Bei Patienten mit Paraplegie tritt eine Knochenneubildung in den Muskelgruppen auf, deren Nervenversorgung unterhalb der Höhe der zentralen neurologischen Läsionen gelegen ist[12]. Die *Pathogenese* der durch Gelenkendoprothesen induzierten Knochenneubildung ist nicht abgeklärt. Evtl. liegt, vergleichbar der Osteoneogenese der Synovialmembran bei der Detritussynovialitis (▷ S. 453), eine durch Knochenfragmente induzierte Knochenneubildung vor. In fortgeschrittenen Fällen können die *Gelenke durch neugebildeten Knochen „ummauert“* sein (Abb. 5.95 a). Operationspräparate, die meist zum Zeitpunkt der nicht mehr progressiven Knochenneubildung gewonnen werden, stellen *makroskopisch* Knochenfragmente dar, die *mikroskopisch* aus Lamellenknochen bestehen, der Fettmark in den Markräumen enthalten kann und fokal Muskulatur umschließt (Abb. 5.95 b). Herdförmig können noch Zeichen der enchondralen Ossifikation vorliegen.

Literatur

1.–8. Weiterführende Literatur (▷ S. 385)

8a. Aeschlimann A, Kahn MF (1990) Tietze's syndrome: a critical review. Clin Exp Rheumatol 8:407–412

9. Duncan IJS, Hurst NP, Disney A, Sebben R, Milazzo SC (1989) Is chronic renal failure a risk factor for the development of erosive osteoarthritis? Ann Rheum Dis 48:183–187

10. Fritz P, Baldauf G, Wilke H-J, Reitter I (1992) Sternocostoclavicular hyperostosis: its progression and radiological features. A study of 12 cases. Ann Rheum Dis 51:658–664

11. Gerster JC, Jaquier E, Ribaux C (1987) Nonspecific inflammatory monoarthritis in the vicinity of bony metastases. J Rheumatol 14:844–847

12. Hardy AG, Dickson JW (1963) Pathological ossification in traumatic paraplegia. J Bone Joint Surg [Br] 45:76–87

13. Lafforgue P, Senbel E, Boucraut J et al. (1992) Elbow synovitis related to an intraarticular osteoid osteoma of the humerus, with immunologic and histochemical studies. J Rheumatol 19:633–636

14. Makley JT, Dunn MJ (1982) Prostaglandin synthesis by osteoid osteoma. Lancet II:42

15. McGirr EE, Edmonds JP (1984) Ewing's sarcoma presenting as monoarthritis. J Rheumatol 11:534–536

16. Prevo RL, Rasker JJ, Kruijsen MWM (1989) Sternocostoclavicular hyperostosis or pustulotic arthroosteitis. J Rheumatol 16:1602–1605

17. Schumacher HR (1976) Articular manifestations of hypertrophic pulmonary osteoarthropathy in bronchogenic carcinoma. A clinical and pathologic study. Arthritis Rheum 19:629–636

17a. Tietze A (1921) Über eine eigenartige Häufung von Fällen mit Dystrophie der Rippenknorpel. Berl Klin Wochenschr 58: 829–831

18. Tomatsu T, Imai N, Takeuchi N, Takahashi K, Kimura N (1992) Experimentally produced fractures of articular cartilage and bone. The effects of shear forces on the pig knee. J Bone Joint Surg [Br] 74:457–462

Kapitel 6 Haut

H. H. Wolff, M. Tronnier, Waltraud Anemüller

Inhaltsverzeichnis

Weiterführende Literatur

1. Ackerman AB (1978) Histologic diagnosis of inflammatory skin diseases. A method by pattern analysis. Lea & Febinger, Philadelphia
2. Ackerman AB et al. (1982–1993) Differential diagnosis in dermatopathology, vol I–IV. Lea & Febinger, Philadelphia
3. Ackerman AB, Guo Y, Vitale P (1992) Clues to diagnosis in dermatopathology. American Society of Clinical Pathologists, Chicago
4. Burgdorf WHC, Nasemann T, Jänner M et al. (1984) Dermatopathology. Springer, Berlin Heidelberg New York Tokyo
5. Braun-Falco O, Plewig G, Wolff HH (1995) Dermatologie und Venerologie, 4. Aufl., Springer, Berlin Heidelberg New York Tokyo
6. Champion RH, Burton JL, Ebling FJG (eds) (1992) Rook/Wilkinson/Ebling: Textbook of dermatology, 5th edn (4 vol). Blackwell, Scientific Publications, Oxford
7. Fitzpatrick TB, Eisen AZ, Wolff K, Freedberg JM, Austen KF (eds) (1993) Dermatology in general medicine, 4th edn (2 vol). McGraw-Hill, New York
8. Gans O, Steigleder GK (1955, 1957) Histologie der Hautkrankheiten. Springer, Berlin
9. Graham JH, Johnson WC, Helwig EB (eds) (1972) Dermal pathology. Harper & Row, Philadelphia
10. Korting GW (Hrsg) (1979–1981) Dermatologie in Praxis und Klinik, in 4 Bänden. Thieme, Stuttgart
11. Lever WF, Schaumburg-Lever G (1990) Histopathology of the skin, 7th edn. Lippincott, Philadelphia
12. MacKie RM (1984) Milne's Dermatopathology. Arnold, London
13. Mehregan AH, Hashimoto K (1991) Pinkus' Guide to dermatopathology, 5th edn. Appleton & Lange, Norwalk
14. Nasemann T, Jänner M, Schütte B (1982) Histopathologie der Hautkrankheiten. Springer, Berlin
15. Schmöckel Ch (1994) Lexikon und Differentialdiagnose der klinischen Dermatologie, 2. Aufl. Thieme, Stuttgart
16. Schnyder UW (1979) Histopathologie der Haut, Teile 1 und 2. (Spezielle pathologische Anatomie, Bd 7). Doerr, Seifert, Uehlinger: Springer, Berlin Heidelberg New York

Anatomisch-physiologische Vorbemerkungen

Allgemeines

Das Hautorgan unterliegt abhängig von Alter, Geschlecht, Konstitution, ethnischer Herkunft und Umgebungsfaktoren außerordentlicher Variabilität. Farbe, Glanz, Behaarung, Elastizität, Faltenbildung sowie Stärke und Verteilung des subkutanen Fettpolsters bestimmen ihre makroskopische Qualität, die sich in verschiedenen Körperregionen stark unterscheidet [19,28,42,52].

- Die *Hautoberfläche* beträgt beim Erwachsenen etwa 2 m^2; genauer läßt sie sich in Nomogrammen aus Körperlänge und Körpergewicht ermitteln [19].
- Die *Dicke* und das *Gewicht* der Haut sind individuell so unterschiedlich, daß sich Durchschnittswerte verbieten; die Haut gehört mit einem Gewicht von 3,5–10 kg zu den größten Organen des Körpers [19].
- Die *Hautfarbe* ist im wesentlichen abhängig vom Melaningehalt der Epidermis und vom Blutgehalt der arteriellen und venösen Gefäße der Dermis; daneben wird die feinere Tönung bestimmt von der Eigenfarbe der karotinhaltigen Hornschicht und von der Fettung und Reflexwirkung der Oberfläche [19].

Epidermis und Dermis (= Korium) bilden zusammen die Kutis, darunter folgt das Fettgewebe der Subkutis.

Epidermis

Die *Epidermis* [11,19] besteht aus einem mehrschichtigen verhornenden Plattenepithel, dessen Dicke vor allem von der Lokalisation abhängt und beispielsweise am Rücken mit 43 µm, am Arm mit 61 µm, am Oberschenkel mit 54 µm und an der Fingerbeere mit 369 µm angegeben wird. Ziel der epidermalen Differenzierung ist die Bildung des Keratins der Hornschicht (Keratinisierung); daher die Bezeichnung der Epidermiszellen als Keratinozyten.

Die *Keratinozyten* teilen sich im Rahmen der Epidermopoese

- im *Str. basale* (= Str. germinativum) mitotisch, nur bei dickerer Epidermis (palmoplantar), regenerativen oder neoplastischen Prozessen auch suprabasal. Die Steuerungsmechanismen der fein abgestimmten Epidermopoese sind nicht genau bekannt. Eine Vielzahl von Zytokinen, die als Wachstumsfaktoren wirksam sind, wurden z. B. bei der Wundheilung oder In-vitro-Experimenten identifiziert, so als erster der „epidermal growth factor" (EGF).
- Im *Str. spinosum* beginnt die Differenzierung, in deren Verlauf 2–3 Zellagen unter der Hornschicht mit Auftreten der basophilen Keratinhyalingranula
- das *Str. granulosum* erreicht wird. Der Übergang in
- das *Str. corneum* ist abrupt. An Palmae und Plantae sind die untersten Zellagen der Hornschicht als helleres *Str. lucidum* ausgeprägt.

Biochemisch ist der Vorgang der Keratinisierung (Verhornung) ein hochkomplexer Vorgang [5,7]; etwa 30 verschiedene Keratine sind bekannt [27,38], die aufgrund ihrer Molekülgröße und ihres isoelektrischen Punktes (basisch-neutral-sauer) eingeteilt werden. In der Basalschicht werden die Keratine 5 und 14, suprabasal 1 und 10 synthetisiert; sie können auch immunzytologisch dargestellt werden. Im *Str. granulosum* wird das histidinreiche *Profilaggrin* gebildet, dessen Umwandlungsprodukt *Filaggrin* in der Hornschicht als intrazelluläre Matrix dem Zusammenhang der Keratinfilamente dient. Wichtige Proteine bei der Bildung der Hornzellmembran sind u. a. *Involucrin* und *Loricrin.* Unter den zahlreichen Komponenten der Desmosomen sind u. a. die Polypeptide *Plakoglobin* und *Desmoplakin I* und *II* von Interesse. Genetische Defekte für deren Synthese oder die Bildung von Autoantikörpern gegen solche

Strukturbestandteile führen zu Verhornungsstörungen oder bullösen Dermatosen. Auch die Bildung von Lipiden spielt eine wichtige Rolle im Rahmen der epidermalen Differenzierung[37], an deren Ende die als „Ziegel-und-Mörtel-Modell" beschriebene Barriere der Hornschicht steht. Die proteinreichen hydrophilen Korneozyten (Hornzellen) werden als Ziegelsteine durch die lipidreichen (u. a. Sphingolipide) hydrophoben Lamellen als Mörtel zusammengehalten. An der Oberfläche beträgt der pH-Wert der Haut etwa 5,7: „Säuremantel der Haut" als Teil der protektiven Funktion gegenüber Mikroorganismen.

Elektronenmikroskopisch[23,40,58] sind die Keratinozyten v. a. durch intrazelluläre *Tonofilamentbündel* (= Tonofibrillen) und die *Desmosomen* charakterisiert. Letztere sind Haftplatten der Zellwände benachbarter Keratinozyten, in denen die Tonofilamente inserieren. An der dermalen Seite der Basalzellen zur Basalmembran entsprechen ihnen *Halbdesmosomen.* Außer den üblichen Zellorganellen finden sich im oberen *Str. spinosum* und im *Str. granulosum* noch spezielle lamellierte Körperchen von 0,06 – 0,2 µm Durchmesser, die *Keratinosomen* („Odland bodies"); sie werden als spezielle lipidreiche Lysosomen angesehen und sind für den Zusammenhalt der Hornzellen und die normale Desquamation bedeutsam. Neben den Keratinozyten enthält die Epidermis ca. 10% andere Zellen, nämlich *Melanozyten, Merkelzellen* und *Langerhans-Zellen.*

- *Melanozyten*[7,28] wandern während der Fötalzeit aus der Neuralleiste in die Epidermis ein. Sie liegen ohne Desmosomenkontakte in der Basalzellschicht; wegen ihres *lichtmikroskopisch* hellen Zytoplasmas werden sie auch als Klarzellen bezeichnet. In normaler Haut beträgt die Dichte etwa 1155 – 1560/mm^2, im histologischen Schnitt ist etwa jede 10. Zelle der Basalzellschicht ein Melanozyt. Sie sind durch die Tyrosinase-Reaktion oder *immunzytologisch* (S-100 Protein, Vimentin) gut darstellbar.
  Elektronenmikroskopisch lassen sich 4 Stadien der Melanogenese erkennen: zunächst entstehen im Golgi-Apparat tyrosinasehaltige Vesikel, die einzelne Melanofilamente mit einer Periodik von 7 nm erkennen lassen, dann zunehmende Dichte erhalten und schließlich über Dendriten von den umliegenden Keratinozyten nach Art einer Phagozytose aufgenommen werden (*epidermale Melanineinheit*). Das Melanin ist hier in Form von membranumgebenen Melanosomenkomplexen – bei schwarzer Haut in einzelnen Melaningranula – überwiegend supranukleär gelagert. *Biochemisch* erfolgt die Melaninsynthese aus der Aminosäure Tyrosin mittels Tyrosinase über Dopa zu Eumelaninen, Phaeomelaninen und Trichromen. Die individuelle *Fähigkeit zur Pigmentierung* ist genetisch determiniert (Hauttypen I – VI), gesteuert wird sie endokrin (u. a. MSH, ACTH) und vor allem direkt durch UV-Licht.
- *Merkelzellen*[7] sind *lichtmikroskopisch* nur schwer, *elektronenmikroskopisch* an 700 – 1500 Å großen membranumgebenen Granula („dense core granules") zu erkennen. Die Merkelzellen liegen in der Basalschicht und besonders zahlreich im Bereich der Haarscheiben. Wegen ihrer Assoziation zu Neuriten werden sie als Rezeptoren für taktile Reize angesehen.
- *Langerhanszellen*[50,54] sind dendritische Zellen, die zwischen den suprabasalen Karatinozyten gelegen sind. *Lichtmikroskopisch* wurden sie durch Metallsalzimprägnierung oder die ATPase-Reaktion nachgewiesen, heute am besten aber *immunzytologisch* (S-100-Protein); *elektronenmikroskopisch* werden sie an den charakteristischen intrazellulären tennisschläger- oder stäbchenförmigen Langerhanszellgranula (Birbeck-Granula) erkannt. Sie gehören nach Herkunft und Funktion dem *monozytär-histiozytären System* an und stellen den periphersten Vorposten des Immunsystems dar. Besonders bedeutsam sind sie für die Pathogenese der kontaktallergischen Dermatitis, bei der sie das Antigen aufnehmen, prozessieren und den T-Lymphozyten präsentieren.

Dermoepidermale Junktionszone

Lichtmikroskopisch ist die Basalmembran mit der PAS-Färbung als scharfe Linie erkennbar, die unter pathologischen Bedingungen fehlen oder verwaschen-verbreitert sein kann.

Elektronenmikroskopisch[30,33] erkennt man die Zellwand der basalen Keratinozyten mit den umschriebenen Verdickungen der *Hemidesmosomen,* an deren intrazellulären *Attachment-Plaques* die Tonofilamentbündel inserieren. Extrazellulär finden sich die „subbasal dense plates". Die eigentliche Basalmembran besteht auf der epidermalen Seite aus der ca. 400 Å breiten *Lamina lucida,* die von Verankerungsfilamenten überbrückt wird, und zur Dermis hin der *Lamina densa,* die ihrerseits durch quergestreifte *Verankerungsfibrillen* im dermalen Kollagenfasernetz fixiert ist.

Biochemisch entsprechen diese Strukturen einer Vielzahl von inzwischen identifizierten Komponenten, deren immunzytologischer Nachweis z. T. für die Diagnostik von hereditären Epidermolysen und Autoimmundermatosen der Pemphigoid-Gruppe bedeutsam ist: u. a. *Laminin, Nidogen, BP-Antigen, Typ-IV-* und *Typ-VII-Kollagen.* Bei genetischen Defekten der molekularen Synthese führt das Fehlen bestimmter Komponenten zu unterschiedlichen Störungen der Kohärenz zwischen Epidermis und Dermis, ebenso wie beim Auftreten bestimmter Autoantikörper. Beispiele sind das Fehlen von Typ-VII-Kollagen und damit der Verankerungsfibrillen bei Epidermolysis bullosa hereditaria dystrophica und die junktionale Blasenbildung bei Antikörpern gegen das in der oberen Lamina lucida lokalisierte BP-Antigen beim bullösen Pemphigoid.

Hautadnexe

- *Haare*[5,22,25,26,39,41,49,57]. Das fetale feine *Lanugohaar* (Flaumhaar) wird nach der Geburt durch das nicht pigmentierte *Vellushaar* (Wollhaar) ersetzt. Mit der Pubertät entwickelt sich das dickere, oft markhaltige und stärker pigmentierte *Terminalhaar*. Der Haarfollikel vereint die bindegewebige Papille mit dem sie umschließenden epithelialen Bulbus, der die mitotisch hochaktive Haarmatrix enthält. Hier entstehen durch Verhornung die 3 Anteile des Haarschaftes: *Mark* (Medulla), *Rinde* (Cortex) und die äußere, dachziegelartig abdeckende *Kutikula*. Die Matrix enthält außerdem die pigmentliefernden Melanozyten. Das Haar steht im Follikelkanal, in dem das verhornende Epithel der Hautoberfläche modifiziert fortgeführt wird. In den Kanal münden die Talgdrüsen, in bestimmten Körperregionen auch die apokrinen Schweißdrüsen. Unterhalb des kurzen Talgdrüsenausführungsganges setzt der *Musculus arrector pili* an.

  Elektronenmikroskopisch sieht man im Haarkortex längs gerichtete Keratinfilamente von 8 nm Durchmesser, die kabelstrangartig zu Fibrillen und Fibrillenbündeln geordnet sind.

  Biochemisch besteht das Haar aus Keratin mit dem besonders hohen Zystingehalt von 20%, wobei die parallel liegenden kettenförmigen Moleküle durch zahlreiche Disulfidbrücken, Salz- und Wasserstoffbindungen verbunden werden, die dem Haar die hohe Festigkeit verleihen.

  Jedes Haar wächst asynchron zu den Nachbarfollikeln zyklisch, wobei sowohl im histologischen Schnitt als auch am epilierten Haar (Trichogramm)[22,25,26] die Wachstums- oder *Anagenphase*, die Übergangs- oder *Katagenphase* und die Ruhe- oder *Telogenphase* unterschieden werden können und Aufschluß über die Funktion der einzelnen Haarfollikel bzw. krankhafte Veränderungen geben.

  Die Matrixzellen teilen sich etwa alle 24 h; beim Kopfhaar dauert die Anagenphase ca. 3–6 Jahre, das Haar wächst etwa 0,35 mm pro Tag. Die Katagenphase dauert nur wenige Tage, die Telogenphase 3–4 Monate. Am Ende der Telogenphase fällt das Haar aus. Eine neue Haarzwiebel entsteht durch Proliferation von einem Strang undifferenzierter Epithelzellen (Bulge) in Höhe des Ansatzes des Haarbalgmuskels aus. Die Steuerung jedes Haarfollikels ist genetisch determiniert; so wirken z. B. Androgene stimulierend auf Bart- und Körperhaare des Mannes, sind aber gleichzeitig (mit)verursachend für die Regression der Follikel bei Entwicklung der männlichen Glatze in den typischen Regionen der Kopfhaut. Bei Transplantation von Haarfollikeln aus dem Randbereich des Kapillitiums in ein Areal mit androgenetischer Alopezie bleibt die ursprüngliche Programmierung erhalten („Donordominanz").
- Die *Nägel*[17,43,56] wachsen dagegen kontinuierlich, durchschnittlich 0,12 mm/24 h, wobei der Nachschub aus der Nagelmatrix von proximal und gleichzeitig von unten, vom Nagelbett aus erfolgt.
- *Ekkrine Schweißdrüsen*[47] kommen am gesamten Integument außer an Glans penis, Klitoris, kleinen Labien und Präputium vor. Nach der Geburt bilden sich keine neuen Schweißdrüsen, so daß ihre Dichte mit dem Wachstum abnimmt. *Histologisch* sind mit Myoepithelzellen versehene Drüsenendstücke, der intradermale und der intraepidermale Ausführungsgang (Akrosyringium) unterscheidbar. Die ekkrinen Schweißdrüsen werden im Rahmen der Thermoregulation besonders in Kopf- und Rumpfhaut durch Wärme aktiviert, in der Achselhöhle und palmoplantar dagegen durch emotionalen Streß.
- *Apokrine Schweißdrüsen*[47] finden sich in folgenden Regionen: Axilla, Brustwarzenhof, Brustwarze, Mons pubis, Labien, Skrotum und Analtrichter und spezialisiert als *Zeruminaldrüsen* im Ohrkanal sowie als Moll-Drüsen in den Lidern. Gelegentlich kommen sie aber auch in anderen Hautregionen vor. Sie münden in Follikelkanäle und entwickeln sich erst in der Pubertät unter dem Einfluß von Androgenen zur Funktionstüchtigkeit. Ein Teil der Sekretgranula enthält Lipofuszin.
- *Talgdrüsen* kommen überwiegend follikelgebunden vor; Handflächen und Fußsohlen sind frei. In bestimmten Körperregionen findet man freie („ektopische") Talgdrüsen ohne Follikelbindung, so an Lippen, Präputium, kleinen Labien. In der holokrinen Drüse lassen sich ein differenzierter und ein undifferenzierter Zellpool unterscheiden. Die Differenzierung und Funktion der Talgdrüsen wird ebenfalls vor allem durch Androgene gesteuert.

Dermis

Komponenten des dermalen Bindegewebes[34] sind
- *Zellen:* Fibroblasten (Fibrozyten), Mastzellen;
- *Fasern:* Kollagen, Elastika, Retikulumfasern und
- *Grundsubstanz:* Proteoglykane, Mukopolysaccharide, Salze, Wasser.
- *Fibroblasten* sind die Produzenten sowohl aller Fasertypen als auch der sie umhüllenden Grundsubstanz (Matrix).
- *Mastzellen*[18] sind potente Effektorzellen des Immunsystems, die nach Stimulation über den hochaffinen IgE-Rezeptor außer Histamin auch eine Vielzahl von weiteren, teils präformiert gespeicherten, teils neusynthetisierten, Mediatoren (Proteasen, Arachidonsäuremetabolite, Zytokine) freisetzen.
- *Kollagen*[31,32,53] ist das wichtigste Strukturprotein aller Bindegewebstypen. Man kennt z. Z. ca. 17 verschiedene Kollagentypen, die in Untergruppen eingeteilt werden: Interstitielle fibrillenbildende Kollagene (Typen I, II, IV und V), Basalmembrankollagene (Typen IV und VII); Typ VI stellt als Bestandteil der Mikrofibrillen eine eigene Entität dar; die FACIT-Kollagene („fibril associated collagens with in-

terrupted triplehelices“) haben große globuläre Domänen, sind an die Oberflächen der Kollagenfibrillen assoziiert und wahrscheinlich für die Kontrolle der Fibrillogenese bedeutsam. Typ-VIII-Kollagen wird von Endothelzellen produziert. Die interstitiellen Kollagene sind Polypeptidketten von ca. 1000 Aminosäuren, von ca. 300 nm Länge und 1,4 nm Durchmesser. Ihre besondere Stabilität beruht darauf, daß jede 3. Position der Aminosäuresequenz durch Glycin und jede 5. Position durch Prolin bzw. Hydroxyprolin besetzt wird. Jeweils 3 Peptidketten werden noch intrazellulär zu einer Tripelhelix verdrillt (*Prokollagen*). Nach Ausschleusung aus den Zellen werden N- und C-terminale Prokollagenpeptide abgespalten, danach kann extrazellulär die Aggregation zu Fibrillen und die weitere Stabilisierung durch Quervernetzungen erfolgen. Die verschiedenen Typen von Kollagen entstehen durch unterschiedliche Zusammensetzung der Grundketten; Typ I-Kollagen besteht z. B. aus zwei identischen α_1-Ketten und einer α_2-Kette, Typ III aus drei identischen Ketten. *Histologisch* ist Kollagen eosinophil und schwach PAS-positiv, die Typen können mittels Immunfluoreszenz unterschieden werden.

Elektronenmikroskopisch ist eine Querstreifung mit der Periodenlänge von ca. 70 nm erkennbar.

- *Elastika:*[5,45] Die verzweigten elastischen Fasersysteme bestehen aus dem unlöslichen Protein Elastin. Die Kenntnisse über Genese und molekulare Struktur sind lückenhaft. *Histologisch* werden die elastischen Fasern mit speziellen Elastikafärbungen dargestellt, *elektronenmikroskopisch* sieht man zwei Komponenten, ein mikrofibrilläres Material und das amorphe Elastin ohne Querstreifungsmuster. Löslicher Vorläufer von Elastin ist das *Tropoelastin*, ein einziges Polypeptid aus 95% nichtpolaren Aminosäuren. Die Biosynthese erfolgt außer in Fibroblasten auch in glatten Muskelzellen. Ein wichtiges Protein der Mikrofibrillen ist das *Fibrillin*, das offenbar für die Pathogenese des Marfan-Syndroms bedeutsam ist.
- *Retikulumfasern:* Sie finden sich in Basalmembranen und umspinnen als feinste Geflechte Haarfollikel und Drüsen. Sie sind mit Silberimprägnationsmethoden darstellbar, daher auch die Bezeichnung argyrophile Fasern. Sie sind mikromorphologisch definiert, ihre molekulare Zusammensetzung ist nicht genau bekannt.
- *Grundsubstanz:*[46,51] Die amorphe Matrix, in die die Bindegewebsfasern eingebettet sind, wird in ihrer biomechanisch-funktionellen Funktion eher unterschätzt. Sie besteht aus *neutralen* und *sauren Mukopolysacchariden*, die mit Proteinen gekoppelt sind (*Proteoglykane*). *Wasser*, *Salze*, *Glykoproteine* und *weitere Proteine* werden zusätzlich gebunden. Über die Regulation ihrer Bildung und die Wechselwirkungen zwischen den einzelnen Komponenten ist bisher wenig bekannt.

Schichten der Dermis

- Das *Str. papillare,* eine dünne subepidermale Schicht, besteht aus Fibroblasten, lockeren, unregelmäßig angeordneten feinen Kollagenfaserbündeln, feinsten elastischen Fasern und reichlich Grundsubstanz. Es setzt sich zur Tiefe um die Hautadnexe fort.
- Das *Str. reticulare* stellt den Hauptanteil der Dermis, der aus großen, einander durchflechtenden Kollagenfaserbündeln besteht. Der Zell- und Grundsubstanzgehalt ist geringer als im *Str. papillare.*
- Die *Dicke der Dermis* wechselt je nach Körperregion sehr stark; sie ist im Augenlid am geringsten, am Rücken am größten. Insgesamt ist die Dermis 15–40mal dicker als die Epidermis.

Gefäßversorgung

Das dreidimensionale Netz der Hautblutgefäße besteht aus einem

- *subpapillären (oberflächlichen) dermalen Plexus,* aus dem Kapillarschlingen für die einzelnen Bindegewebspapillen zwischen den Reteleisten der Epidermis entspringen, und dem
- *tiefen dermalen Plexus* aus dem Grenzbereich zur Subkutis, von dem Verbindungsgefäße zum oberflächlichen Plexus sowie zur Versorgung der Adnexe abzweigen. Neben der *metabolischen Versorgung* hat das Gefäßsystem eine wichtige Aufgabe bei der *Temperaturregulation*, woraus sich eine gewisse Überdimensionierung erklärt. Die Durchblutung wird neural gesteuert, einmal über die Beeinflussung der Wandmuskulatur der Versorgungsgefäße selbst, zum anderen vor allem über die akral gelegenen arteriovenösen Anastomosen.
- Die *Lymphgefäße*[21,24,44] bilden in der Dermis ein feines Netz, das in der subpapillären Region beginnt; sie sind im Routinepräparat normaler Haut wenig auffällig. Ihre Wandung ist dünn, das Endothel flach, gelegentlich sieht man Klappen. In der unteren Region der Dermis und subkutan zeigt die Wand auch Muskulatur, so daß die Lymphgefäße den Venen ähneln.
- *Subkutis:* Das subkutane Fettgewebe[35] wird in seiner Gesamtheit auch als *Panniculus adiposus* bezeichnet. Es wird durch Bindegewebssepten in Läppchen gegliedert, die eine reiche Blutversorgung besitzen, so daß jede einzelne Fettzelle (Lipozyt) durch Kapillaren erreicht wird. Fettzellen können bis zu 100 µm Durchmesser zeigen; der Kern wird durch eine große Fettvakuole an den Rand gedrängt, wodurch Siegelringform entsteht. Die Dicke der Fettschicht wechselt sehr stark nach Alter, Geschlecht, genetischer Prägung, Lokalisation, endokrinen und metabolischen Bedingungen. Kein subkutanes Fett findet sich im Bereich der Augenlider und des männlichen Genitales.

Literatur

1.–16. Weiterführende Literatur (▷ S. 485)
17. Alkiewiecz J, Pfister R (1976) Atlas der Nagelerkrankungen. Pathophysiologie, Klinik und Differentialdiagnose. Schattauer, Stuttgart
18. Amon U, Wolff HH (1994) Mastzellen – weit mehr als nur ein Speicher für Histamin. Allergologie 8: 350–354
19. Bandmann H-J (1980) Makroskopische Anatomie der Haut. In: Korting GW (Hrsg) Dermatologie in Praxis und Klinik, Bd I. Thieme, Stuttgart, S 1.1–1.13
20. Bischof J, Großmann K, Scholz A (1988) Phlebologie. Von der Empirie zur Wissenschaft. VEB Gustav Fischer, Jena
21. Bollinger A, Partsch H, Wolfe JHN (eds) (1985) The initial lymphatics. New methods and findings. Thieme, Stuttgart
22. Braun-Falco O, Heilgemeir GP (1985) The trichogram. Structural and functional basis, performance, and interpretation. Semin Dermatol 4:40–52
23. Breathnach AS (1971) An atlas of the ultrastructure of human skin. Development, differentiation, and post-natal features. Churchill, London
24. Daroczy J (1988) The dermal lymphatic capillaries. Springer, Berlin Heidelberg New York Tokyo
25. Ferriman D (1971) Human hair growth in health and disease. Thomas, Springfield
26. Hamm H, Steijlen PM (1988) Diagnostik von Haarkrankheiten. In: Macher E, Knop J, Bröcker EB (Hrsg) Jahrbuch der Dermatologie 1987. Regensberg & Biermann, Münster, S 27–48
27. Heidenbluth I, Conrad K (1990) Zytokeratine – Überblick über das Vorkommen in normaler und kranker Haut. Dermatol Monatsschr 176:77–95
28. Horstmann E (1957) Die Haut. In: v. Möllendorff W, Bargmann W (Hrsg) Handbuch der mikroskopischen Anatomie des Menschen, Bd II/3. Springer, Berlin Göttingen Heidelberg
29. Kappert A (1989) Lehrbuch und Atlas der Angiologie, 12. Aufl. Huber, Bern
30. Katz SI (1984) The epidermal basement membrane zone – structure ontogeny, and role in disease. J Am Acad Dermatol 11:1025–1037
31. Kivirikko KJ (1993) Collagens and their abnormalities in a wide spectrum of diseases. Ann Med 25:113–126
32. Krieg Th, Aumailley M (1990) Connective tissue diseases in the skin – From molecules to symptoms. J Dermatol 17:67–84
33. Krieg Th, Kulozik M, Kurzhals G (1988) Die Basalmembran und ihre Bedeutung bei angeborenen und erworbenen Erkrankungen der Haut. Z Hautkr 63:833–839
34. Kühn K, Krieg Th (eds) (1986) Connective tissue; biological and clinical aspects. Karger, Basel
35. Kühnel W (1990) Struktur und Funktion des Fettgewebes. In: Braun-Falco O, Ring J (Hrsg) Fortschritte der praktischen Dermatologie und Venerologie, Bd 12. Springer, Berlin Heidelberg New York Tokyo, S 147–153
36. Marinkovich MP (1993) The molecular genetics of basement membrane diseases. Arch Dermatol 129:1557–1565
37. Melnik BC (1990) Biochemie and Pathobiochemie des epidermalen Lipidstoffwechsels. Thieme, Stuttgart
38. Moll R, Franke WW, Schiller DL, Geiger B, Krepler R (1982) The catalog of human cytokeratins: patterns of expression in normal epithelia, tumors and cultured cells. Cell 31:11–24
39. Olsen EA (ed) (1994) Disorders of the hair growth. McGraw-Hill, New York
40. Orfanos CE (1972) Feinstrukturelle Morphologie und Histopathologie der verhornenden Epidermis. Thieme, Stuttgart
41. Orfanos CE (Hrsg) Haar und Haarkrankheiten. Fischer, Stuttgart New York
42. Pinkus H (1964) Die makroskopische Anatomie der Haut. In: Marchionini A (Hrsg) Handbuch der Haut- und Geschlechtskrankheiten, Bd I/2. Ergänzungswerk. Springer, Berlin Göttingen Heidelberg New York
43. Runne U, Orfanos GE (1981) The human nail. Curr Probl Dermatol 9:102–149
44. Ryan TJ, Mortimer PS, Jones RL (1986) Lymphatics of the skin neglected but important. Int J Dermatol 25:411–419
45. Rosenbloom J (1987) Elastin: An overview. Meth Enzymol 144:172–196
46. Rouslahti E (1988) Structure and biology of proteoglycans. Ann Rev Cell Biol 4:229–255
47. Sato KT (1989) Biology of sweat glands and their disorders. I. Normal sweat gland function. J Am Acad Dermatol 20: 537–564
48. Schoop W (1988) Praktische Angiologie, 4. Aufl. Thieme, Stuttgart
49. Sperling LC (1991) Hair anatomy for the clinician. J Am Acad Dermatol 25:1–17
50. Stingl G, Hauser C, Wolff K (1993) Langerhans Cells. In: Fitzpatrick TB et al. (eds) Dermatology in general medicine, 4th edn. vol 1. McGraw-Hill, New York, pp 172–181
51. Uitto J, Perejda AJ (eds) (1987) Connective tissue disease molecular pathology of the extracellular matrix. The biochemistry of disease series, vol 12, Dekker, New York
52. Urmacher C (1992) Normal Skin. In: Sternberg S (ed) Histology for pathologists. Raven Press, New York, pp 381–397
53. Weiss JB, Javson MIV (eds) (1982) Collagen in health and disease. Churchill Livingstone, Edinburgh
54. Wolff K (1972) The Langerhans cell. Curr Probl Derm 4:79–145
55. Yurchenco PD, O'Rear JJ (1994) Basal lamina assembly. Curr Opin Cell Biol 6:674–681
56. Zaias N (1990) The nail in health and disease, 2nd edn. Appleton and Lange, Norwalk
57. Zaun H (1968) Histologie und Wachstumsdynamik des Haarfollikels. In: Jadassohn J (Hrsg) Handbuch der Haut- und Geschlechtskrankheiten, Bd I/1, Ergänzungswerk. Springer, Berlin Göttingen Heidelberg New York
58. Zelickson AS (1967) Ultrastructure of normal and abnormal skin. Lea & Febinger, Philadelphia

Hauteffloreszenzen

Definition. *Effloreszenzen* sind die makroskopisch-klinisch erkennbaren Einzelelemente einer Dermatose. Sie können den Erfahrenen in ca. 80% zur Diagnose führen. Für die eindeutige Beschreibung und Analyse eines Hautbefundes ist die Kenntnis der Effloreszenzen unentbehrlich[5,17–20].

Allgemeines. Anzugeben sind bei Hautveränderungen stets

- *Lokalisation* (z. B. generalisiert, solitär, an lichtexponierter Haut, palmoplantar, am behaarten Kopf, intertriginös),
- *Verteilung* (symmetrisch, bilateral, einseitig, systematisiert, gruppiert, disseminiert = ausgesäte Einzelherde mit dazwischenliegender gesunder Haut, diffus = einheitlich flächenhaft veränderte Haut),

- *Begrenzung* (scharf, unscharf),
- *Konfiguration* (rund, oval, polyzyklisch, anulär, gyriert, landkartenartig),
- *Herdaufbau* (kokardenartig, zentral betont, randbetont).

Primärreffloreszenzen

Viele Dermatosen beginnen mit *Primäreffloreszenzen,* bei manchen entwickeln sich diese zu *Sekundäreffloreszenzen* weiter. Für die Diagnostik ist die Beachtung beider Effloreszenzentypen wichtig.

Das Gesamtbild phasenhaft auftretender multipler Effloreszenzen heißt *Exanthem,* an der Schleimhaut *Enanthem.*

- *Makel* (Fleck, Macula) = Umschriebene Farbveränderung im Hautniveau.

  Rötung kann entstehen durch ein *Erythem* (umschriebene Hyperämie), eine *Purpura* (Erythrozytenextravasate) oder dichtstehende *Teleangiektasien.* Ein Erythem ist im Gegensatz zur Purpura mit dem Glasspatel wegdrückbar. Aktive Hyperämie ist hellrot, passive Stauung blaurot (Zyanose). *Ätiologisch* kommen für das *Erythem* physikalische Ursachen wie Reibung, Druck, Wärme, Strahlen, chemische Noxen, bakterielle oder virale Schädigung (Erysipel, Masern) und vegetative Reize (Erythema e pudore = „Schamröte") in Frage. Eine *Purpura* entsteht durch Thrombopathien, Koagulopathien oder Vaskulopathien.

  Braune Flecke sind meist durch Melanin- oder Hämosiderinablagerung (Eisenfärbung!), *weiße Flecke* durch Minderdurchblutung (Naevus anaemicus) oder Melaninmangel (z. B. Vitiligo) bedingt; im Verlauf einer entzündlichen Hauterkrankung entstehende Hyperpigmentierungen heißen *Melanodermien* oder im Gesicht auch *Melasma,* sekundäre Depigmentierungen *Leukoderme.* Auch exogene Pigmente können zur Verfärbung der Haut führen (Schmutz-, Schmucktätowierung, Amalgam, Silber, Medikamente). *Mikroskopisch* sieht man Gefäßerweiterung, Erythrozytenextravasate oder Pigmentablagerung.

  Klinisch sind für die Blutaustritte unterschiedliche Bezeichnungen üblich: *Petechien* sind kleine vereinzelte Blutaustritte, *Sugillationen* sind münzgroß, *Ekchymosen* oder *Suffusionen* flächenhaft. Als *Hämatom* wird eine massive Blutung in die Haut oder tiefere Gewebe bezeichnet. Durch Abbau des Hämoglobins über Hämosiderin entsteht der typische Farbwechsel von rot über rotblau zu gelbgrün und gelb.
- *Quaddel* (Urtica) = Flüchtige, juckende, beetartige Erhabenheit der Haut. Sie entsteht durch Serumaustritt als Folge einer örtlichen Histaminwirkung, wird *exogen* (Brennessel, Insektengifte, physikalische Reize wie Licht, Kälte, Wärme, Druck) oder *endogen* (Allergien vom anaphylaktischen Typ oder sog. Intoleranzreaktionen bzw. Pseudoallergien) ausgelöst. *Mikroskopisch* finden sich eine Gefäßerweiterung, ein Ödem und oft Eosinophile.
- *Bläschen* und *Blase* (Vesicula, Bulla) = mit Flüssigkeit gefüllte Hohlräume in der Haut. Nach ihrem *Inhalt* sind sie serös oder hämorrhagisch, nach *ihrer histologischen Lage intraepidermal* (auch subkorneal, suprabasal) oder *subepidermal;* elektronenmikroskopisch läßt sich bei letzterer Form eine junktionale Blasenbildung innerhalb der Lamina lucida abtrennen.

  Die *Ätiologie* der Blasenbildung umfaßt u. a. genetische (hereditäre Epidermolysen), mikrobielle (Virusbläschen, Impetigo), physikalische (mechanische, kalorische Traumen, UV- und Röntgenstrahlen) und immunologische Mechanismen (allergische Kontaktdermatitis, Pemphigusgruppe). *Histologie, Immunfluoreszenzmikroskopie* und *Elektronenmikroskopie* enthüllen u. a. folgende *Pathomechanismen:* Spongiose, Akantholyse, ballonierte Degeneration, Basalzelldegeneration, Strukturdefekte an Halbdesmosomen und Verankerungsfibrillen, epidermale Nekrolyse, die jeweils auf bestimmte Diagnosen hinweisen.
- *Pustel* (Pustula) = Eitergefüllter Hohlraum. Er entsteht *primär* durch leukotaktische Vorgänge (primäre Pustulosis, z. B. Psoriasis pustulosa) oder *sekundär* durch Eintrübung eines Bläschens bei Einwanderung von Leukozyten (Herpes simplex, Varizellen, Herpes zoster). Die gruppierte Anordnung von Bläschen oder Pusteln heißt „herpetiform".
- *Papel* (Papula), *Knötchen* und *Knoten* (Nodulus, Nodus) = Feste Erhabenheiten durch *umschriebene Vermehrung ortsständigen* Gewebes (Epidermisverdickung, Bindegewebsvermehrung) oder *Ansammlung von Fremdzellen* (Entzündungs-, Tumorzellen). Je nach mikromorphologischer Lokalisation der Gewebsvermehrung unterscheidet man *epidermale* Papeln (z. B. Verruca vulgaris), *kutane* Papeln (Lichen ruber planus) und *gemischte* Papeln (Prurigopapeln).
- *Zyste* (Cysta) = Entsteht durch *Retention* von Talg, Schweiß oder Horn in den entsprechenden erweiterten Drüsengängen bzw. in bestimmten Anteilen des Haarfollikels.

Sekundäreffloreszenzen

Sie entwickeln sich gesetzmäßig aus Primäreffloreszenzen (Erosion und Kruste aus Blasen) oder auf primär vorgeschädigter Haut (Gangrän auf arterieller Durchblutungsstörung). Zu nennen sind:

- *Erosion* (Erosio) = Verlust des Oberflächenepithels, meist nach Blasenbildung, Exkoriation, Mazeration oder sonstiger oberflächlicher Hautschädigung; die Abheilung erfolgt ohne Narbe.
- *Kruste* (Crusta): Eingetrocknetes Sekret; serös, eitrig oder hämorrhagisch.

- *Schuppe* (Squama): Lockere Auflagerung vermehrter Hornlamellen; pathogenetisch durch *Proliferationshyperkeratose* (vermehrte Hornbildung) oder *Retentionshyperkeratose* (verminderte Abschilferung) bedingt. *Mikroskopisch:* Ortho- oder Parahyperkeratose. Eine festhaftende, nicht abschilfernde Hornschicht wird klinisch als *Keratose* (oder *Keratoma*) bezeichnet.

  Die Art der Schuppung ist differentialdiagnostisch bedeutsam:
  - *pityriasiforme Schuppung* ist kleie- oder mehlartig (z. B. bei einfachen Kopfschuppen),
  - *psoriasiforme Schuppung* zeigt weiße, nichtkohärente spanartige silbrige Schuppung (wie bei Psoriasis vulgaris),
  - *kleinlamellöse Schuppung* besteht aus kleinsten Hornlamellen (z. B. bei Ekzemen),
  - *ichthyosiforme Schuppung* ist durch festhaftende, große Hornlamellen charakterisiert und erinnert an Fisch- oder Reptilienhaut (Ichthyosen),
  - *exfoliative Schuppung* zeigt große flächenhafte lamelläre Ablösung (wie nach Scharlach),
  - *colleretteartige Schuppung* umgibt einen Herd halskrausenartig (z. B. bei Pityriasis rosea).
- *Geschwür* (Ulkus) = In die Dermis oder tiefer reichender Defekt in *vorgeschädigter* Haut mit schlechter Heilungstendenz. Man beschreibt dabei den Ulkusgrund (frische Granulation, speckig, Fibrin- oder Eiterbeläge), den Ulkusrand (ausgestanzt, unterminiert) und die Ulkusumgebung (reaktionslos, entzündlich gerötet, nässend, infiltriert).

  Defekte in normaler Haut, z. B. nach Trauma oder operativen Eingriffen, werden als Wunde (Vulnus) bezeichnet.
- *Hautriß* (Rhagade, Fissur) = Einriß durch Dehnung krankhaft veränderter, spröder Haut.
- *Schorf* (Nekrose) = *Trocken* als Mumifikation, *feucht* als Gangrän bezeichnetes abgestorbenes Gewebe.

  Ätiologisch wird die Nekrose bei Gefäßprozessen durch Verengung oder Embolie, allergisch-entzündliche (Vasculitis allergica), physikalisch-chemische (Verbrennung) oder mikrobiell-entzündliche Gewebsschädigung (nekrotisierendes Erysipel) ausgelöst.
- *Narbe* (Cicatrix) = Gewebeersatz nach tiefreichendem Substanzverlust. Man unterscheidet im Hautniveau liegende *ideale* von *atrophen* und *hypertrophischen* Narben. Beim *Keloid* greift die Narbenbildung tumorartig über den Bereich der ursprünglichen Verletzung hinaus. Manche Narben lassen Rückschlüsse auf die ursprüngliche Erkrankung zu: *varioliforme* (schüsselförmige) Narben finden sich nach schweren Varizellen oder Herpes zoster (früher auch nach Variola vera), *Brücken-* und *Zipfelnarben* zeugen von Akne conglobata oder Halslymphknotentuberkulose.

Literatur

1.–16. Weiterführende Literatur (▷ S. 485)

17. Fischer E (1980) Effloreszenzenlehre. In: Korting GW (Hrsg) Dermatologie in Praxis und Klinik, Bd I. Thieme, Stuttgart, S 8.1 – 8.6
18. Leider M, Rosenblum M (1976) A dictionary of dermatological words, terms and phrases. Dome Laboratories, West Haven
19. Marghescu S, Wolff HH (1982) Untersuchungsverfahren in Dermatologie und Venerologie, 3. Aufl. Bergmann, München
20. Winkelmann RK (ed) (1987) Glossary of basic dermatological lesions (English, German, French, Spanish). The International League of Dermatological Societies, Committee on Nomenclature. Acta Derm Venereol (Stockh) Suppl 130

Dermatohistopathologische Grundbegriffe

Die Hauthistopathologie benutzt eine spezielle Nomenklatur, deren Kenntnis für das Erstellen wie für das Verständnis der Befunde unerläßlich ist[5,11–14,17]. Die wichtigsten Begriffe werden im folgenden definiert und durch einzelne Beispiele belegt.

Grundsätzlich können sich die histologisch erkennbaren pathologischen Veränderungen in der Epidermis, ihren Adnexen (Hautanhangsgebilde wie Haare, Nägel, Drüsen), in der Dermis und in der Subkutis abspielen. In Frage kommen Fehlfunktionen (wie Verhornungsstörungen, Störungen der Pigmentierung), Aplasien und Hyperplasien, Fehlbildungen, Zysten, Entzündungen (Ödem, Entzündungszellen), Kontinuitätstrennungen (intra- und subepidermale Blasenbildung) sowie benigne und maligne Tumoren der mannigfaltigen Komponenten der Haut.

Die Kenntnis der normalen Histologie der Haut ist wichtig, insbesondere auch des unterschiedlichen Aufbaus je nach Lokalisation[1], Lebensalter, ethnischer Herkunft, individueller Konstitution und Umweltbelastung. So zeigt die Palmoplantarhaut eine kompakte, dicke Hornschicht (die hier lokalisationstypisch ist und nicht als Hyperkeratose interpretiert werden darf), während Haarfollikel und Talgdrüsen fehlen. Auf den ersten Blick erkennbar sind u. a. auch die talgdrüsenreiche Gesichtshaut, die adnexreiche Axillarregion, die Außen- und Innenseiten der Lippen. Hoher Melaningehalt kann ebenso eine Hyperpigmentierung wie die normale Farbe eines Dunkelhäutigen bedeuten.

- Hyperkeratose, *Orthohyperkeratose:* Relativ verdickte, meist kompakte (im Gegensatz zu normaler „korbgeflechtartiger") Hornschicht.
- Als *Retentionshyperkeratose* mit schmalem Str. granulosum entsteht sie durch verminderte Abschilferung (z. B. bei Ichthyosis vulgaris), als *Proliferationshyperkeratose* mit dickem Str. granulosum durch vermehrte und beschleunigte Hornbildung (z. B. bei Kallus).

- *Hypokeratose:* Verdünnung der Hornschicht, z. B. bei Alters- und sonstiger Atrophie. Dabei ist meist auch das Str. granulosum reduziert.
- *Parakeratose:* Inkomplette bzw. abnorme Verhornung mit Erhaltenbleiben der Zellkerne im Str. corneum, bei gleichzeitiger Verdickung als *Hyperparakeratose* bezeichnet (Ekzem, Psoriasis vulgaris). Hier fehlt meist das Str. granulosum.
- *Dyskeratose:* Vorzeitige, abnorme Einzelzellverhornung in Form eosinophiler Schollen (Dyskeratosis follicularis Darier, Morbus Bowen).
- *Apoptose:* Sie wird von der Dyskeratose abgetrennt und bezeichnet den programmierten individuellen Zelltod. Die Einzelzellen (*Civatte-* oder *Kolloidkörperchen*) werden als homogen-eosinophile nekrotische Zellen in die Dermis abgestoßen (z. B. bei Lupus erythematodes oder Lichen ruber planus).
- *Akanthose:* Verdickung der lebenden Epidermisschicht; dabei wird entweder das gesamte Rete Malpighii durchgehend akanthotisch, oder es kommt lediglich zur Verlängerung, manchmal auch Verbreiterung, der Retezapfen (wie bei Psoriasis vulgaris).
- *Spongiose:* Schwammartige Auflockerung der Epidermis durch ein interzelluläres Ödem (allergisches Kontaktekzem).
- *Spongiforme Pustel:* Einlagerung von neutrophilen Granulozyten in den oberen Schichten der hier schwammartig aufgelockerten Epidermis (bei Psoriasis pustulosa).
- *Akantholyse:* Verlust der Kohärenz im Str. spinosum unter Verschwinden der desmosomalen Zellverbindungen und Abrundung der einzelnen Keratinozyten (Pemphigus vulgaris), aber auch in Virusbläschen und bei manchen epithelialen Tumoren.
- *Ballonierende Degeneration:* Schwellung der Keratinozyten durch ein intrazelluläres Ödem mit meist nachfolgender Akantholyse (Herpes-, Varizellen-Zoster-Bläschen).
- *Pigmentinkontinenz:* Melaninspeicherung im oberen Korium, meist nach Schädigung der Basalzellschicht, in Makrophagen (= *Melanophagen*). Der Begriff „Melanophoren" ist in der menschlichen Histo(patho)logie nicht mehr üblich, da er pigmenttragenden Dendritenzellen niederer Wirbeltiere vorbehalten ist.
- *Exozytose:* Einwanderung von Entzündungszellen aus der Dermis in die Epidermis (Lymphozyten, Monozyten, Neutrophile). Entstehen können dabei *Mikroabszesse*, die diagnostisch bedeutsam sind: Neutrophile in der parakeratotischen Hornschicht bei Psoriasis (*Munro-Abszesse*), atypische T-Lymphozyten bei Mycosis fungoides (*Pautrier-Abszesse*).
- *Papillomatose:* Verlängerung, manchmal Verzweigung des Papillarkörpers (z. B. bei Verrucae vulgares).
- *Aktinische (solare) Elastose:* Ansammlung von basophilem scholligem Material in chronisch lichtexponierter Haut, das sich wie Elastika anfärbt. Daher auch „basophile Degeneration" oder „elastotisches Material".

Literatur

1.–16. Weiterführende Literatur (▷ S. 485).
17. Wolff K, Hönigsmann H (1980) Allgemeine Pathologie der Haut. In: Korting GW (Hrsg) Dermatologie in Praxis und Klinik, Bd I. Thieme, Stuttgart, S 8.7–8.48

Genodermatosen[25]

Hereditäre Keratosen

Bei den hereditären Verhornungsstörungen lassen sich unterscheiden (Tabelle 6.1):

- Hereditäre Ichthyosen,[23,24,31,32]
- Palmoplantare Keratosen,[5–7,33]
- Follikuläre Keratosen,[5,34]
- Erythrokeratodermien,[5,21]
- umschriebene Keratosen ohne Follikelbindung.

Neben *quantitativer* Verdickung der Hornschicht (Keratose) sind mit histologischen, elektronenmikroskopischen und biochemischen Methoden auch *qualitative* Abweichungen im Verhornungsvorgang nachweisbar. Grundsätzlich kann für die pathologische Hyperkeratose eine verstärkte Bildung (= *Proliferationshyperkeratose*) oder eine verminderte Abstoßung von Hornzellen (= *Retentionshyperkeratose*) verantwortlich sein.

Ichthyosis vulgaris[23,31,32]

Epidemiologie. Häufigste erbliche Hauterkrankung, geschätzt 1 : 1000; ungenaue Zahlenangaben, da viele abortive Fälle mit fließendem Übergang zur Norm bestehen.

Pathogenese. Autosomal-dominanter Erbgang. Autoradiographisch normale epidermale Proliferationsrate (Retentionshyperkeratose).

Klinik. Die Krankheit beginnt in *früher Kindheit,* im Verlauf des Lebens zeigt sich eine Neigung zu *Spontanremissionen.* Der Hautbefall ist *symmetrisch* und betrifft besonders den Rumpf und die Streckseiten der Extremitäten mit auffälliger Aussparung der großen Beugen. Die empfindliche ichthyotische Haut neigt zu toxisch-degenerativen und kontaktallergischen Ekzemen → *Eczema in ichthyotico.* Subjektive Beschwerden aber meist gering.

Mikromorphologie. Mikroskopisch findet sich eine Orthohyperkeratose bei fehlendem Str. granulosum. *Elektronenmikroskopisch* nur wenig und strukturell abnormes Keratohyalin.

Tabelle 6.1. Wichtigste hereditäre Keratosen

I. Hereditäre Ichthyosen [23,24,31,32]	
a. Ichthyosis vulgaris	
– Autosomal-dominante Ichthyosis vulgaris	Häufig: Näheres ⊳ Text.
– X-chromosomal-rezessive Ichthyosis vulgaris	Häufig: Näheres ⊳ Text.
– Refsum-Syndrom	Sehr selten. Phytansäurespeicherkrankheit, mit Neuropathie.
b. Ichthyosis congenita	⊳ Text.
– Harlekinfetus	Sehr selten. Autosomal-rezessiv. Schwerste Strukturproteindefekte des Keratins. Intrauterin oder in den ersten Lebenswochen letal.
– Kollodiumbaby	Klinisches Bild bedingt durch unterschiedliche Verhornungsstörungen (meist lamelläre Ichthyosis). Mortalität ca. 10%, meist aber Desquamation und weitgehende Normalisierung innerhalb von Wochen.
– Autosomal-rezessive lamelläre Ichthyose	Selten (1 : 50000 bis 1 : 100000). Biochemisch heterogene Gruppe; Proliferationshyperkeratose.
– Autosomal-dominante lamelläre Ichthyose	Nur Einzelfälle beschrieben. Lipideinschlüsse in Hornschicht.
– Sjögren-Larsson-Syndrom	Sehr selten. Autosomal-rezessiv, Ichthyosis congenita mit Oligophrenie und spastischer Quadriplegie.
– Comèl-Netherton-Syndrom	Sehr selten. Serpiginöse Herde (Ichthyosis linearis circumflexa), Haarschaftveränderungen: Trichorrhexis invaginata (Bambushaar), Immundefekte.
– Neutrallipidspeicherkrankheit	Extrem seltener Defekt im Fettsäurekatabolismus, an der Haut ichthyosiforme Erythrodermie.
– X-chromosomal-dominante Chondrodysplasia punctata	Sehr selten. X-chromosomal-dominant, nur beim weiblichen Geschlecht. Ichthyosiforme Erythrodermie mosaikartig (Blaschko-Linien), vernarbende Alopezie.
– Ichthyosis und Trichothiodystrophie	Selten, autosomal-rezessives ektodermales Dysplasiesyndrom: Ichthyosis, Haarbrüchigkeit und psychomotorische Retardierung. Haare zeigen polarisationsoptisch „Tigerschwanzmuster“.
c. Epidermolytische Ichthyosen	
– Erythrodermia ichthyosiformis congenitalis bullosa	Näheres ⊳ Text.
– Ichthyosis bullosa (Siemens)	Selten, autosomal-dominant. Keratosen in den Beugen, kein Erythem, im Sommer intrakorneale Blasenbildung, Akanthokeratolyse.
d. Ichthyosis hystrix	Klinisch „stachelschweinartige“ schwerste Keratosen.
– (Typen Lambert, Curth-Macklin, Rheydt, Bäfverstedt)	
e. Differentialdiagnose	Näheres ⊳ Text.
– Erworbene (symptomatische) Ichthyosen	
II. Palmoplantare Keratosen [33]	
a. Diffuse palmoplantare Keratosen	Allgemeines ⊳ Text.
– Keratosis palmoplantaris diffusa (Unna-Thost und Vörner)	Dominant; nur palmoplantar, scharf begrenzt mit rotem Randsaum.
– Keratosis palmoplantaris diffusa transgrediens et progrediens (Greither)	Rezessiv; auf Dorsalseite übergreifend.
– Keratosis palmoplantaris diffusa transgrediens et progrediens (Mal de Meleda)	Dominant, sehr selten; nach dorsal und proximal übergreifend.
– Keratosis palmoplantaris diffusa mit Periodontopathie (Papillon-Lefèvre-Syndrom)	Rezessiv; Kombination mit Parodontose und Zahnverlust.
– Keratosis palmoplantaris mutilans (Vohwinkel)	Dominant, extrem selten; Warzenartige Keratosen, später Finger- und Zehenmutilationen, Taubheit.
– Keratosis palmoplantaris diffusa (Clarke-Howel-Evans-McConnell)	Dominant, selten; Kombination mit Ösophaguskarzinom um das 50. Lebensjahr.

Tabelle 6.1 (Fortsetzung)

~~b~~. *Papulöse palmoplantare Keratosen*	
– Keratosis palmoplantaris papulosa = Keratoma palmoplantare dissipatum (Buschke-Fischer-Brauer)	Dominant; klavusartige keratotische Papeln palmoplantar, Manifestation im frühen Erwachsenenalter.
– Keratosis palmoplantaris circumscripta (Richner-Hanhart)	Rezessive Tyrosinämie II, Palmoplantarkeratosen mit Korneodystrophien und Oligophrenie. Deletion bei 19q22.1 – 16q22.3
III. Erythrokeratodermien	
– Erythrokeratodermia figurata variabilis (Mendes da Costa)	Näheres ⊳ Text.
– Erythrokerytodermia congenitalis progressiva symmetrica (Gottron)	Dominant, sehr selten. Im Kindesalter beginnend; braunrote keratotische Herde an den Extremitäten.
– Erythrokeratodermia progressiva mit Hörstörung und Keratitis	„KID"-Syndrom = Keratitis, Ichthyosis, Deafness. Jedoch *keine* Ichthyosis, sondern Erythrokeratodermie. Wahrscheinlich kein einheitliches Krankheitsbild.
IV. Follikuläre Keratosen	
– Keratosis follicularis	Vielleicht X-chromosomal-dominant. Harmlose Hyperkeratose in Haarfollikeln der Extremitätenstreckseiten und glutaeal. Synonym: Lichen pilaris.
– Dyskeratosis follicularis (Darier)	Nicht rein follikulär! Näheres ⊳ Text.
V. Umschriebene Keratosen ohne Follikelbindung	
– Acrokeratosis verruciformis Hopf	Wahrscheinlich Manifestation des Morbus Darier. Näheres ⊳ Text.
– Porokeratotis Mibelli	Näheres ⊳ Text.
– Porokeratotis palmaris, plantaris et disseminata	Näheres ⊳ Text.
– Porokerasotis superficialis disseminata actinica (Chernosky-Freeman)	Näheres ⊳ Text.

X-Chromosomal rezessive Ichthyosis[23,31,32]

Epidemiologie und Klinik. Das nur beim *männlichen Geschlecht* mit einer Morbidität von ca. 1:6000 vorkommende Vollbild ähnelt *klinisch* der Ichthyosis vulgaris, jedoch sind auch die Beugen befallen.

Pathogenese. Ein genetischer Defekt bedingt das Fehlen der Steroidsulfatase, die für das Ausschleusen von Lipiden in den Interzellularraum der Hornschicht und damit für die normale Desquamation bedeutsam ist. Der Defekt besteht in partieller oder kompletter Deletion von Xp22.3 auf dem kurzen Arm des X-Chromosoms.

Mikromorphologie. *Mikroskopisch* ist die Epidermis einschließlich des Str. granulosum normal, die Hornschicht aber um das zehnfache verdickt (*Retentionshyperkeratose*). *Elektronenmikroskopisch* finden sich nur quantitative Veränderungen.

Assoziierte Symptome. Bei ca. 20% Kryptorchismus, bei bis zu 50% beidseits Hornhauttrübungen; bei Konduktorinnen bedingt durch den plazentaren Steroidsulfatasemangel Geburtsverzögerung oder -stillstand. Daher ist die biochemische oder molekularbiologische Diagnostik des Konduktorinnenstatus bei weiblichen Verwandten von Genträgern empfehlenswert.

Ichthyosis congenita[23,31,32]

Es handelt sich um eine genetisch heterogene Gruppe von *angeborenen* Ichthyosen, zu denen heute *autosomal-rezessive* Formen und ein *autosomal-dominanter* Typ gerechnet werden. Die verwirrende, historisch bedingte Nomenklatur unterscheidet die Ichthyosis congenita gravis-mitis-tarda [= Riecke I (Abb. 6.1a), II, III]. Typ I entspricht dem Harlekinfetus, Typ II den lamellären Ichthyosen.

Erythrodermia ichthyosiformis congenitalis bullosa[23,31,32]

Nomenklatur. Vor allem durch die Blasenbildung wird diese Form abgetrennt von der Ichthyosis congenita (⊳ oben), die früher auch als nichtbullöse Erythrodermia ichthyosiformis congenita bezeichnet wurde.

Epidemiologie. *Sehr selten*; unregelmäßig dominante Vererbung mit relativ häufigen Spontanfällen.

Klinik. Neugeborene zeigen das Bild des „verbrühten Kindes" mit großflächigen Blasen. Im Laufe des Lebens tritt die schubweise Blasenbildung zurück, während Rötung und trockene, z. T. streifige Hyperkeratosen in den „Blaschko-Linien" in den Vordergrund treten.

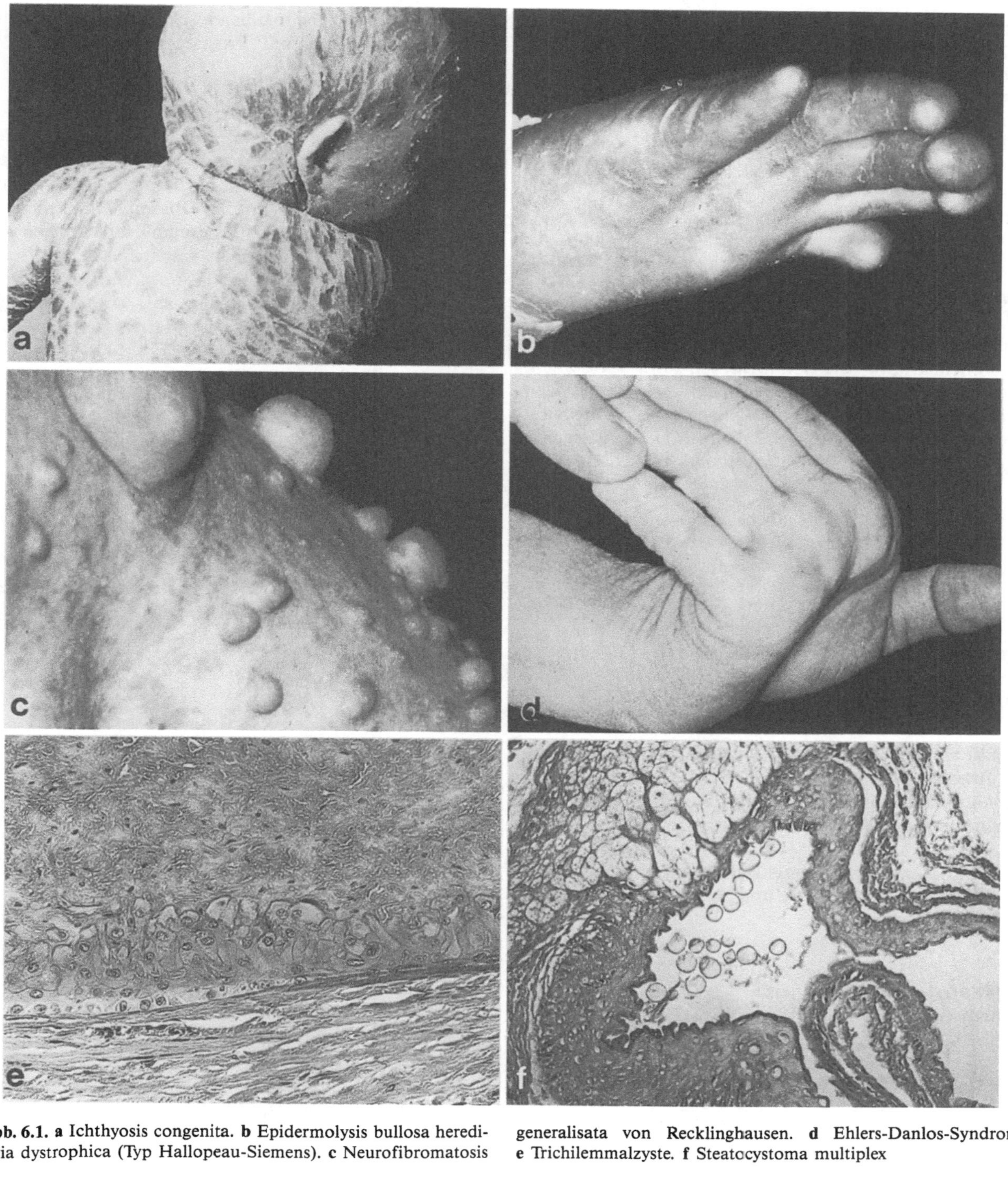

Abb. 6.1. **a** Ichthyosis congenita. **b** Epidermolysis bullosa hereditaria dystrophica (Typ Hallopeau-Siemens). **c** Neurofibromatosis generalisata von Recklinghausen. **d** Ehlers-Danlos-Syndrom. **e** Trichilemmalzyste. **f** Steatocystoma multiplex

Mikromorphologie. Sehr charakteristisch ist die *Akanthokeratolyse* (= epidermolytische Hyperkeratose) mit schollig-netziger Veränderung des Str. granulosum („*granulöse Degeneration*"), manchmal akantholytische Blasenbildung und Ortho-, z. T. Parahyperkeratose. *Ultrastrukturell* findet sich eine ebenfalls charakteristische Verklumpung und Schalenbildung der Tonofilamentbündel.

Erworbene Ichthyosen

Sie werden besser als *symptomatische ichthyosiforme Hautveränderungen* bezeichnet und aus differentialdiagnostischen Gründen hier angeführt. *Klinisch* und *histologisch* sind sie oft nicht von Ichthyosis vulgaris zu unterscheiden. Sie entstehen *fast physiologisch bei alten Menschen* mit *sebostatischem Hauttyp* und *über-*

triebenen Badegewohnheiten, nach bestimmten *Medikamenten* (Nikotinsäure, Allopurinol, Cimetidin), *paraneoplastisch* (bei Morbus Hodgkin, Mycosis fungoides, anderen malignen Lymphomen sowie viszeralen Karzinomen), bei *Infektionskrankheiten* (Lepra, Tuberkulose, Typhus, AIDS), bei *Mangelernährung* (A-Hypovitaminose, Pellagra), bei *Dialysepatienten*, *Morbus Crohn*, *Hypothyreose* und *neurotrophischen Störungen*.

Palmoplantare Keratosen[5–7,33]

Die hereditäre Verhornungsstörung betrifft bei dieser Krankheitsgruppe die *Handflächen* und *Fußsohlen*. Die einzelnen Krankheitsbilder unterscheiden sich nach Erbgang und der genaueren Lokalisation und Intensität der Keratosen (Näheres ▷ Tabelle 6.1). Die Begriffe „Keratoma" und „Keratosis" werden synonym benutzt.

Erythrokeratodermia figurata variabilis[5–7]
(Mendes da Costa)

Definition. *Seltene*, autosomal-dominant vererbte Dermatose mit figurierten, wandernden Erythemen und stationären Keratosen. Genlokus wahrscheinlich auf dem kurzen Arm von Chromosom 1.

Klinik, Verlauf. Beginn in *früher Kindheit*. Am gesamten Integument mit Bevorzugung der distalen Extremitätenabschnitte finden sich Keratosen und ständig wandernde serpiginöse landkartenartige Erytheme.

Mikroskopie. Uncharakteristisch: Hyperkeratose, fokale Parakeratose, Akanthose und Papillomatose der Epidermis.

Dyskeratosis follicularis[5–7]
Synonyme: Morbus Darier (-White);
engl.: Keratosis follicularis

Definition. *Seltene, familiäre*, im Laufe des Lebens meist zunehmende Verhornungsstörung, die klinisch durch keratotische Papeln, histologisch durch Dyskeratose gekennzeichnet ist.

Epidemiologie. Die Morbidität soll bei 1 : 100000 liegen. Beide Geschlechter sind betroffen, möglicherweise das männliche etwas bevorzugt.

Ätiologie, Pathogenese. Es handelt sich um eine *autosomal-dominante* Verhornungsstörung, die nach elektronenmikroskopischen Untersuchungen im Bereich der Tonofilament-Desmosomen-Differenzierung (Desmoplakin-3-Defekt?) lokalisiert ist. *Spontanfälle* sind nicht selten, manchmal Exazerbationen unter UV-Licht.

Klinik, Verlauf. *Prädilektionsstellen* sind die Halsseiten, die intertriginösen und seborrhoischen Gebiete. Dort finden sich einzelne, gruppierte oder zu Plaques konfluierende schmutzigbraune keratotische Papeln. Intertriginös Mazeration, selten Blasen. *Pathognomonisch* sind grübchenartige Leistenunterbrechungen an den Fingerkuppen. Flache, warzenartige keratotische Papeln an den Akren wurden als *Akrokeratosis verruciformis Hopf* abgetrennt, stellen aber wahrscheinlich nur eine besondere Manifestation der Dyskeratosis follicularis dar.

Die Hauterscheinungen werden meist um die Pubertätszeit manifest. Der *Krankheitsverlauf* ist chronisch-progredient.

Mikroskopie. Charakteristisch ist die *fokale akantholytische Dyskeratose*[1,5–7,11–13], die im Gegensatz zur Krankheitsbenennung *keineswegs auf die Follikel beschränkt* ist. Die zahlreich vorkommenden dyskeratotischen Keratinozyten oberhalb der suprabasalen Spaltbildungen werden auch als *„Corps ronds"* und in den oberen Epidermisschichten als *„Grains"* bezeichnet.

Porokeratosis Mibelli[5–7,11–13]

Definition. Unregelmäßig autosomal-dominante oder spontan auftretende *multifokale epidermale Differenzierungsstörung*, bei Männern häufiger (2 : 1).

Klinik. Beginn in *jedem Lebensalter*; bevorzugt an den Extremitäten vergrößern sich zirzinäre oder girlandenartige Herde aus zaunartig erhabenen Hornlamellen. *Langsame Progredienz*; spontane Abheilung unter leichter Atrophie ist möglich.

Mikroskopie. Charakteristische schlotartige Parakeratose (*„kornoide Lamelle"*), umschrieben fehlendes Str. granulosum und Verlust des normalen Schichtenbaus der Epidermis mit leichten Basalzellatypien. Im oberen Korium geringes lymphozytäres Infiltrat.

Porokeratosis palmaris, plantaris et disseminata. Seltene Sonderform der letztgenannten Dermatose; autosomal-dominant, Beginn mit palmoplantaren Papeln. Histologisch ebenfalls die typische kornoide Lamelle.

Porokeratosis superficialis disseminata actinica. Nicht seltene, wahrscheinlich ebenfalls autosomal-dominante Variante, klinisch und histologisch der Porokeratosis Mibelli gleichend; jedoch bevorzugt in chronisch lichtexponierten Arealen wie Gesicht, Hand- und Unterarmrücken, Unterschenkel, insbesondere bei Frauen.

Hereditäre Epidermolysen[5-7,18]

Definition. Hereditäre Epidermolysen sind *monomer* vererbte Krankheiten, die mit einer Neigung zu lokalisierter oder generalisierter Blasenbildung der Haut nach mechanischen Bagatelltraumen einhergehen. Insgesamt *selten* bis *extrem selten.*

Die klinisch als Unterformen eines Krankheitsbildes, der *Epidermolysis bullosa hereditaria,* imponierenden Krankheiten stellen genetisch verschiedene Entitäten dar. Zur Zuordnung eines individuellen Falles müssen u. a. berücksichtigt werden:

- *Erbgang:* dominant, rezessiv, X-chromosomal rezessiv;
- *Klinik:* Verlauf, Verteilung (generalisiert, lokalisiert),
- *Abheilungsmuster* (narbenlos, mit Atrophie, mit Dystrophie);
- *Histologie:* intraepidermale, subepidermale Blasenbildung; Lokalisierung der Spaltbildung auch immunhistologisch (Nachweis von u. a. BP-Antigen, Laminin, Typ-IV-Kollagen);
- *Elektronenmikroskopie:* epidermolytische, junktionale, dermolytische Blasenbildung; Nachweis spezi-

Tabelle 6.2. Hereditäre Epidermolysen (Auswahl)[5-7,18]

Epidermolytische Epidermolysen	
I. Autosomal-dominant	
1. Epidermolysis bullosa hereditaria (E. b. h.) simplex (Köbner)	Morbidität ca. 1:50000. Männliches Geschlecht bevorzugt. Generalisiert; histologisch und ultrastrukturell Basalzellzytolyse
2. E. b. ▷ (Weber-Cockayne)	Fast ausschließlich an den Füßen, gefördert durch Hitze (= Bullous summer eruption of the feet). Sonst wie 1
3. E. b. ▷ (Ogna)	Selten; ca. 100 Fälle einer großen Sippe in Norwegen. Gesamte Haut mit Bevorzugung der Akren befallen
4. E. b. herpetiformis (Dowling-Meara)	Selten, dabei oft Neumutation. Ultrastrukturell spezifischer Nachweis von Tonofibrillenverklumpung im Str. basale
II. X-Chromosomal-rezessiv	
E. b. maculata (Typ Amsterdam)	Extrem selten. Generalisierte Blasenbildung, Haar- und Nagelanomalien, Korneadystrophie, Oligophrenie. Einordnung unsicher
Junktionale Epidermolysen	
I. Autosomal-rezessiv	
1. E. b. atrophicans generalisata (gravis, letalis, Herlitz)	Schon bei Geburt ausgedehnte Blasen und Erosionen, Auslösung durch Minimaltraumen. Auch Befall der Schleimhäute (Mund, Trachea). Abgrenzung zu Typ Hallopeau-Siemens (s. unten) elektronenmikroskopisch und immunhistologisch: Blasenbildung in der Lamina lucida, Hypoplasie oder Fehlen der Hemidesmosomen
2. E. b. atrophicans generalisata mitis (Typ Disentis)	Histologie und Ultramorphologie wie 1., aber wesentlich günstigerer Verlauf
Dermolytische Epidermolysen	
I. Autosomal-dominant	
1. E. b. dystrophica (E. b. d.) albopapuloidea (Pasini)	Überwiegend akral, atrophisch und hypopigmentiert vernarbend. Ultrastrukturell Hypoplasie der Verankerungsfibrillen
2. E. b. d. localisata (Cockayne-Touraine)	Selten, milder als 1.
3. E. b. „and congeniral absence of skin" (Bart)	Einzelfälle, Zuordnung unsicher. Spontane Abheilung innerhalb von Monaten
4. E. b. d. neurotrophica (Gedde-Dahl)	Mit Nageldystrophie, zunehmender neurogener Taubheit
II. Autosomal-rezessiv	
1. E. b. d. gravis (Hallopeau-Siemens)	Morbidität auf 1:200000 geschätzt. Häufig Konsanguinität. Wiederholungsrisiko für Kinder heterozygoter Eltern 25%; im Laufe des Lebens Entwicklung schwerster Mutilationen mit Dystrophie und Synechien der Finger und Zehen (Abb. 6.1). Mitbefall der Schleimhäute, Gefahr von Stenosierungen und maligner Entartung. Ultrastrukturell Fehlen der Verankerungsfibrillen
2. E. b. d. mitis	Milder als 1. Dystrophie oder Atrophie der Nägel. Ähnelt phänotypisch der dominanten Form

Tabelle 6.3. Sonstige wichtige Genodermatosen

Xeroderma pigmentosum[5–7]	Autosomal-rezessiv, sehr selten (1–2 Fälle/1 Mio.). 8 Typen (A–G und „Variant"-Typ, verschiedene Gendefekte mit Verlust des DNS-Repairmechanismus; daher schon in der Kindheit schwerste Lichtschäden mit Karzinomen und Mutilation in unbedeckten Körperarealen
Neurofibromatosus generalisata[19,26–28] (von Recklinghausen)	Hereditäre, polysymptomatische neuroektodermale Systemerkrankung. Zirka 8 unterschiedliche Syndrome, am besten definiert und am häufigsten der periphere Typ (NF-1) und der zentrale Typ (NF-2). Die Prävalenz der NF-1 beträgt 1 : 3000 (bis 5000), die NF-2 ist 10-bis 20mal seltener. Beide Typen werden autosomal-dominant vererbt, Defekte bei NF-1 auf Chromosom 20, bei NF-2 auf 22. NF-1: 30–50% Neumutationen. Bei NF-1 an der Haut Café-au-lait-Flecken (>5, Durchmesser >15 mm), axilläre „Sommersprossen", Neurofibrome (>2) oder ein plexiformes Neurofibrom. Irishamartome = Lisch-Knötchen. Zahlreiche weitere Organdefekte möglich. NF-2: Keine Lisch-Knötchen. Obligat Akustikusneurinome, meist im Alter von 20–30 Jahren
Kongenitale Hautatrophien und Poikilodermien	Progerien (u.a. Werner-Syndrom), Rothmund-Thomson-Syndrom, Marghescu-Braun-Falco-Syndrom
Teleangiectasia hereditaria haemorrhagica (Rendu-Osler)	Autosomal-dominant; selten. Klinisch Teleangiektasien und Angiomknötchen vor allem im Kopfbereich (Nasenschleimhaut, Lippen, Wangen), an Händen und Füßen. Mikroskopisch papillär und subpapillär gelegene dünnwandige gewundene Gefäßerweiterungen. Neigung zu Nasenbluten, auch gastrointestinale, renale, pulmonale Beteiligung. Gehäuft Leberzirrhose
Morbus Pringle	Adenoma sebaceum (irrtümliche Benennung, eigentlich Fibroangiome), schmetterlingsförmig im Gesicht; daneben Café-au-lait-Flecken, parunguale Fibrome (= Koenen-Tumoren). Fakultativ interne Manifestationen: Netzhauttumoren, Nieren- und ZNS-Anomalien. Kombination mit tuberöser Hirnsklerose: Morbus Bourneville-Pringle
Pseudoxanthoma elasticum[20,29,30]	Autosomal-rezessiv. Selten (1 : 160000–1 : 1 Mio.). Seltenere dominante Form beschrieben. Genetischer Defekt der Elastika-Synthese. In der Haut (oft Erstsymptom!) gelbliche Einlagerungen, histologisch Elastorrhexis mit Kalziumniederschlägen. Entscheidend die internen Folgen der Elastikafehlbildung, vor allem am Auge (Angioid streaks; Erblindung) und am Herzkreislaufsystem (Verschlüsse, Aneurysmen, Herzinfarkt)
Ehlers-Danlos-Syndrom[5,17,22,29]	Sehr selten. Klinisch derzeit 10 Untergruppen der Erkrankung, teils dominant, teils rezessiv vererbt. Überdehnbarkeit der Haut (Cutis hyperelastica) (Abb. 6.2), Wundheilungsstörungen, Überstreckbarkeit der Gelenke. Ätiologisch genetische Defekte der Kollagenbiosynthese bei einigen Formen nachgewiesen (Typ IV: Defekt bei Typ-III-Kollagen, Typ V: Lysinoxydasemangel, Typ VI: Lysinhydroxylasemangel, Typ VII: Prokollagenpeptidasemangel, Typ IX: Störung im Kupferstoffwechsel, Typ X: Fibronektindefekt?)
Pemphigus benignus chronicus familiaris Hailey-Hailey	▷ Blasenbildende Dermatosen, S. 517
Angiokeratoma corporis diffusum Fabry	X-chromosomal-rezessiver Mangel der Ceramidtrihexosidase (α-Galaktosidase A); Vollbild fast nur bei männlichem Geschlecht. An der Haut punkt- bis linsenförmige Angiokeratome, in den Gefäßwänden licht- und elektronenmikroskopisch Lipideinlagerungen (Sphingoglykolipide). Hautherde auffällig, Innenorganbefunde aber entscheidend: Kardiovaskuläres System, Niere, ZNS; Tod meist mit 40–50 Jahren. Frühsymptom Cornea verticillata

eller Strukturdefekte (Tonofibrillen, Halbdesmosomen, Verankerungsfibrillen).

Bei einem Teil der hereditären Epidermolysen ist pränatale Diagnostik möglich. Die wichtigsten der derzeit ca. 20 Genotypen sind in der Tabelle 6.2 zusammengestellt. In der Nomenklatur und Zuordnung einzelner Fälle besteht bisher kein voller Konsens.

Sonstige Genodermatosen (▷ Tabelle 6.3)

Literatur

1.–16. Weiterführende Literatur (▷ S. 485)

17. Beighton AP (1970) The Ehlers-Danlos-Syndrome. Heinemann, London
18. Fine JD, Bauer EA, Briggaman RA et al. (1991) Revised clinical and laboratory criteria for subtypes of inherited epidermolysis bullosa. A consensus report. J Am Acad Dermatol 24:119–135
19. Froster-Iskenius UG, Wolff HH (1991) Neurofibromatose – neue klinische und molekularbiologische Aspekte. Hautarzt 42:279–283
20. Hertl M, Wiedemann P (1993) Pseudoxanthoma elasticum. Z Hautkr 68:63–64

21. Itin P, Levy CA, Sommakal-Schopf D, Schnyder UW (1992) Familienuntersuchung zur Erythrokeratodermia figurata variabilis. Hautarzt 43:500–504
22. Krieg TH, Ihme A, Meigel WN, Müller PK (1980) Das Ehlers-Danlos-Syndrom. Heterogenität und molekulare Ursachen des Krankheitsbildes. Hautarzt 31:366–371
23. Marks R, Dykes PJ (ed) (1978) The Ichthyoses. MTP, Lancaster
24. Moll I, Traupe H, Voigtländer V, Moll R (1988) Das Zytoskelett der hereditären Ichthyosen. Hautarzt 39:82–90
25. Moss C, Savin J (1995) Dermatology and the new genetics. Blackwell, Oxford
26. Riccardi VM (1981) Von Recklinghausen neurofibromatosis. N Engl J Med 305:1617–1627
27. Riccardi VM, Eichner JE (1981) Neurofibromatosis: phenotype, natural history and pathogenesis. John Hopkins University Press, Baltimore
28. Riccardi VM, Mulvihill JJ, Wade WM (eds) (1981) Neurofibromatosis (von Recklinghausen disease). Genetics, cell biology, and biochemistry. Raven, New York (Advances in Neurology)
29. Royce PM, Steinmann B (1993) Connective Tissue and its Heritable Disorders. Wiley-Liss, New York
30. Stutz SB, Schnyder UW, Vogel A (1985) Zur Klinik und Genetik des Pseudoxanthomas elasticum (PXE). Hautarzt 36: 265–268
31. Traupe H (1986) Die Ichthyosen: Auf dem Weg vom Phän zum Gen. In: Macher E, Czarnetzki BM, Knop J (Hrsg) Jahrbuch der Dermatologie 1986. Regensburg, Münster, S 35–48
32. Traupe H (1989) The Ichthyoses. Springer, Berlin Heidelberg New York Tokyo
33. Voigtländer V, Schnyder UW (1980) Palmoplantarkeratosen. In: Korting GW (Hrsg) Dermatologie in Praxis und Klinik, Bd II. Thieme, Stuttgart New York, S 21.26–21.36
34. Voß M (1991) Keratosis follicularis – neue genetische Aspekte. Hautarzt 42:319–321

Nävoide Fehlbildungen

Definition. Eine allgemein akzeptierte Definition des Nävusbegriffes liegt nicht vor.

> Gewöhnlich versteht man unter Nävi sichtbare umschriebene Fehlbildungen der Haut, die *embryonal* oder *im Laufe des Lebens manifest* werden und *meist unverändert* bestehen bleiben[5,23].

Der Volksmund nennt sie „Male“, „Muttermale“, manche Arten „Leberflecke“. Die Abgrenzung einiger Nävi von benignen Geschwülsten ist schwierig (z. B. Naevus flammeus – Hämangiom). Nävoide Systemerkrankungen werden als *Phakomatosen*[19] bezeichnet.

Einteilung. Man unterscheidet (Tabelle 6.4):

- *Melanozytäre Nävi:* Umschriebene Hyperpigmentierungen der Haut durch eine vergrößerte Zahl und/oder Aktivität *epidermaler* oder *dermaler Melanozyten*[11,12].
- *Nävuszell-Nävi:* Sie enthalten einen besonderen Zelltyp, die *Nävuszelle* (*Nävozyt*). Wegen ihrer Beziehung zum malignen Melanom werden sie im Tumorkapitel dargestellt, ⊳ S. 563.
- *Organoide Nävi:* Lokalisierte *Störungen im Mischungsverhältnis ansonsten normaler Hautstrukturen:* Benennung nach dem vorherrschenden Gewebstyp (z. B. Talgdrüsen-Nävus)[5,20].

Naevus coeruleus

> **Definition.** Blauschwarzes flaches Knötchen, bedingt durch pigmentbildende Melanozyten in der Dermis[5–7,17,18,24] (Abb. 6.2 a).

Mikroskopisch unterscheidet man trotz klinisch einheitlichen Bildes drei Varianten[11–13] (vgl. S. 565):

- beim *einfachen Typ* dendritische und spindelige pigmentreiche Melanozyten in einem fibrosierten Areal (Abb. 6.2 b);
- beim *kombinierten Typ* treten Nävuszellnester hinzu;
- beim seltenen *zellulären Typ* finden sich neben den Melanozyten dichtgepackte epitheloide oder neuroide Nävuszellen[12].

Die *klinische Bedeutung* liegt in der Abgrenzung vom malignen Melanom, die histologisch meist leicht ist. *Maligne blaue Nävi* sind extrem selten[17].

Naevus verrucosus

Makroskopisch finden sich papillomatös-hyperkeratotische Bildungen (Abb. 6.2 c) mit verschiedenen histologischem Bild[28,29]:

- *Papillomatöser weicher epidermaler Nävus:* Histologisch Akanthose, Papillomatose und Orthohyperkeratose, ähnlich einer Verruca seborrhoica;
- *Keratotischer Naevus verrucosus* mit starker Orthohyperkeratose und schlotförmiger Parakeratose (Porokeratosismus);
- *Systematisierter Naevus verrucosus unius lateris:* Histologisch Akanthokeratolyse[15] („granulöse Degeneration“) (Abb. 6.2 d); wahrscheinlich lokalisierte Form der Erythrodermia ichthyosiformis congenitalis;
- *Inflammatorischer linearer verruköser epidermaler Nävus* (= Ilven, Kunstwort aus den Anfangsbuchstaben): Klinisch und histologisch psoriasiformes Bild[31].

Naevus sebaceus

Er besteht aus einer umschriebenen, massiven Vermehrung von Talgdrüsenläppchen (Abb. 6.2 e), daneben oft auch weiterer epithelialer Strukturen, und liegt meist im

Tabelle 6.4. Nävi

Pigmentzellnävi	
● *Epidermale melanozytische Nävi*	Umschriebene Vermehrung bzw. Aktivitätssteigerung normaler epidermaler Melanozyten
Café-au-lait-Fleck	Hellbrauner, scharf begrenzter Fleck unterschiedlicher Größe. Mehr als 5 größere derartige Flecke weisen auf ▷ Neurofibromatose von Recklinghausen hin
Naevus spilus[25]	Selten; großflächig, auffällige Sprenkelung. In den Melanozyten häufig Riesenmelanosomen
Lentigo simplex	Sehr häufig; harmlos. Wenn zahlreich = Lentiginosis. Histologisch Verlängerung und Hyperpigmentierung der Retezapfen, Vermehrung der Melanozyten
Syndrome mit Lentigines	Lentiginosis profusa, Lentiginosis perigenitoaxillaris, Leopard-Syndrom, Lentiginosis centrofacialis, Peutz-Jeghers-Syndrom
● *Dermale melanozytische Nävi*	
Naevus coeruleus	Näheres ▷ Text
Mongolenfleck	Graublaue Verfärbung im Kreuzbeinbereich, bis zur Pubertät Rückbildung. Histologisch pigmentbeladene Melanozyten im mittleren Korium
Naevus Ota[30]	Dermale Melanozytenansammlung einseitig im Bereich des Nervus trigeminus I und II
Naevus Ito	Wie oben, aber im Bereich von Schulter und Brust
● *Nävuszellen-Nävi*	Näheres ▷ Tumorkapitel S. 563
Naevus naevocellularis	
Dysplastischer Nävus	
Halo-Nävus	
Neurokutane Melanose	
Naevus Spitz	
● *Organoide Nävi*	
– *Epitheliale Nävi*	
Naevus verrucosus	Verschiedene histologische Typen. Näheres ▷ Text
Naevus sebaceus	Näheres ▷ Text
Schweißdrüsennävi	Umschriebene Vermehrung von ekkrinen Schweißdrüsen, sehr selten
Haar-Nävi[20]	Umschriebene Vermehrung normaler Haarfollikel oder von Kräuselhaarfollikeln; auch in Kombination mit Nävuszellnävi
– *Bindegewebs-Nävi*	
Lumbosakraler Bindegewebsnävus	Pflastersteinartige Bindegewebsvermehrung
Grobknotig-disseminierter Bindegewebsnävus	Sehr selten.
Naevus elasticus	Umschriebene Vermehrung von Elastika
Naevus lipomatosus[30]	Fettgewebsläppchen reichen ins obere Korium
– *Blutgefäß-Nävi*	
Naevus flammeus	Hell- bis blaurotes diffuses Erythem, wegdrückbar. Meist fissural („Storchenbiß") oder halbseitig (Abb. 6.2f). Keine Rückbildungstendenz
Phakomatosen mit Gefäßnävi	Angiomatosis encephalotrigeminalis = Sturge-Weber-Syndrom. Angiomatosis cerebelli et retinae = von Hippel-Lindau-Syndrom
Naevus araneus	Sternchenangiom, Spider-Nävus. Arterielle Gefäßneubildungen, d.h. keine echten Nävi. Gehäuft bei Lebererkrankungen und bei progressiver Sklerodermie am Rumpf
Naevus anaemicus	Weißer Herd, in dem Kapillaren weitgehend fehlen; auch bei Reibung keine Rötung
Naevus vascularis mixtus[21]	Seltene Kombination eines Naevus teleangiectaticus mit einem benachbarten Naevus anaemicus

Kopfbereich[5,32]. Im Laufe des Lebens entwickeln sich nicht selten *Trichoblastome*, *Basaliome* oder *Stachelzellkarzinome* in einem Naevus sebaceus, deshalb müssen Exzisate histologisch genau durchgemustert werden.

Literatur

1.–16. Weiterführende Literatur (▷ S. 485)

17. Ackerman AB, Cerroni L, Kerl H (1994) Pitfalls in histopathologic diagnosis of malignant melanoma. Lea & Febinger, Philadelphia
18. Barnhill RL, Fitzpatrick TB, Fandry K et al. (1995) Color atlas and synopsis of pigmented lesions. McGraw-Hill, New York

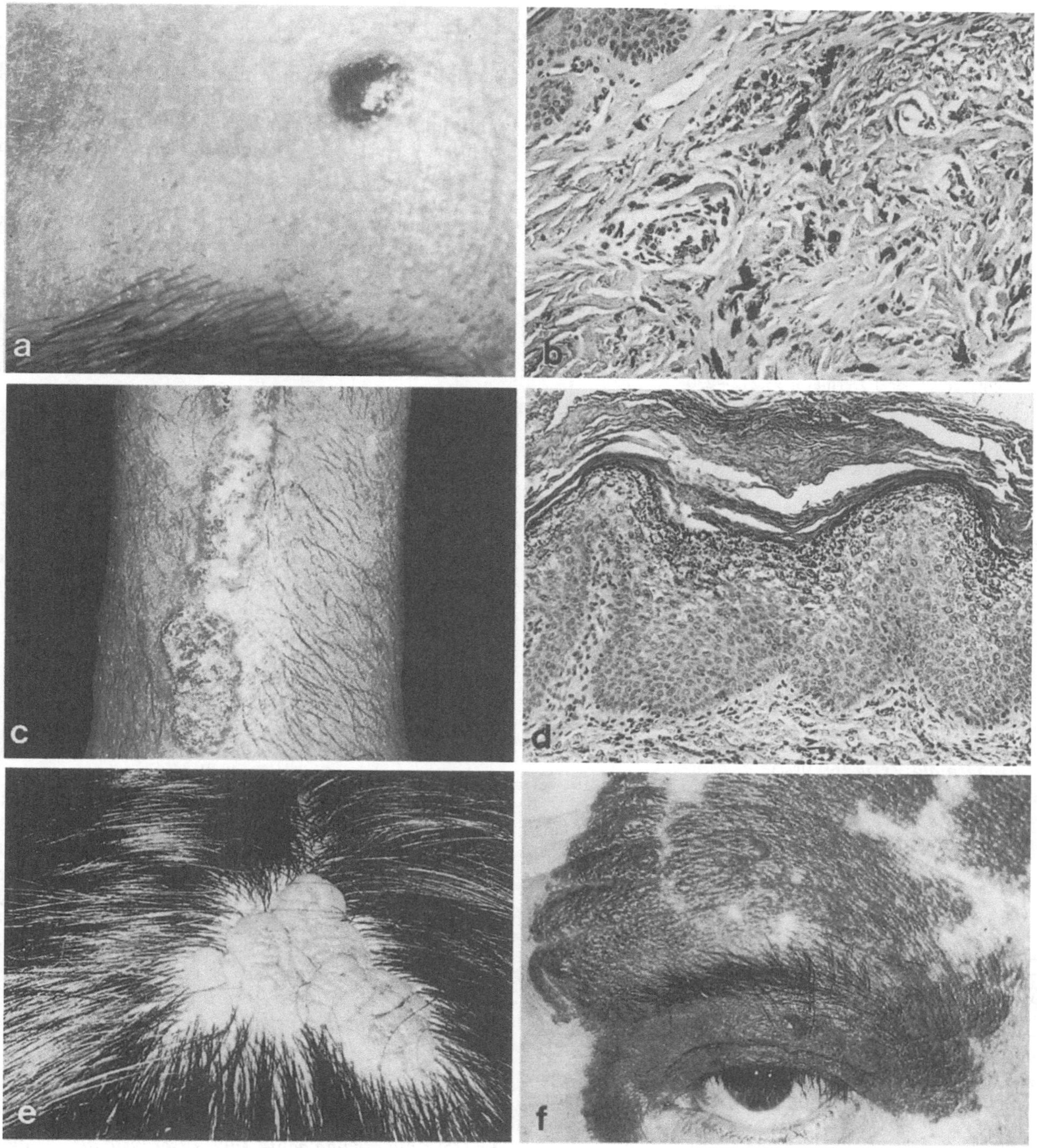

Abb. 6.2. **a** Naevus coeruleus. **b** Naevus coeruleus, histologisch einfacher Typ. **c** Naevus verrucosus. **d** Naevus verrucosus, histologisch Akanthokeratolyse. **e** Naevus sebaceus. **f** Naevus flammeus

19. Christophers E (1979) Phakomatosen. In: Korting GW (Hrsg) Dermatologie in Praxis und Klinik, Bd III. Thieme, Stuttgart New York, S 36.1–36.7
20. Gibbs RC, Berger RA (1970) Straight hair nevus. Int J Dermatol 15:438–440
21. Hamm H, Happle R (1986) Naevus vascularis mixtus. Bericht über 4 Beobachtungen. Hautarzt 37:388–392
22. Happle R (1990) Akanthokeratolytischer epidermaler Nävus: Vererbbar ist die Akantholyse, nicht der Nävus. Hautarzt 41:117–118
23. Happle R (1995) What is a Nevus? A proposed definition of a common medical term. Dermatology 191:1–5
24. Hofmann U, Schacht B, Magahed M (1992) Gruppiert angeordnete und kombinierte blaue Nävi. Hautarzt 43:517–519
25. Konrad K, Hönigsmann H, Wolff K (1974) Naevus spilus – ein Pigmentnaevus mit Riesenmelanosomen. Klinik, Histologie und Ultrastruktur. Hautarzt 25:585–593
26. Meister HP, Wolff HH (1988) Dysplastischer Naevus. Pathologe 9:235–239

27. Raque CJ, Wood MG (1970) Connective-tissue nevus. Arch Dermatol 102:390–396
28. Rogers M, McCrossin I, Commens C (1989) Epidermal nevi and epidermal nevus syndrome. J Am Acad Dermatol 20:476–488
29. Su WDD (1982) Histopathologic varieties of epidermal nevus. Am J Dermatopathol 4:161–170
30. Ueki H, Tsuda N, Kohda M, Nakagawa S (1991) Erworbener, bilateraler Naevus Ota. Hautarzt 42:584–586
31. Welch M, Smith KJ, Skelton HG et al. (1993) Immunhistochemical features in inflammatory verrucous epidermal nevi suggest a distinctive pattern of clonal dysregulation of growth. J Am Acad Dermatol 29:242–248
32. Wilson Jones E, Heyl T (1970) Naevus sebaceus. Br J Dermatol 82:99–117
33. Wilson Jones E, Marks R, Pongsehirun D (1975) Nevus superficialis lipomatosus. A clinicopathological report of twenty cases. Br J Dermatol 93:212–230
34. Wolff HH, Hantschke M (1993) Der dysplastische Nävus aus heutiger Sicht. In: Braun-Falco O, Plewig G, Meurer M (Hrsg) Fortschritte der praktischen Dermatologie, Bd 13. Springer, Berlin Heidelberg New York Tokyo, S 238–243

Zysten

Histogenese. Zysten der Haut leiten sich je nach ihrem Wandepithel und Inhalt von *Epidermis, Haarfollikel, ekkrinen/apokrinen Schweißdrüsen* und *Talgdrüsen* ab [17]. Die Abgrenzung von nävoiden Fehlbildungen und benignen zystischen Tumoren ist unscharf.

Die *häufigsten* Zysten [17] (Zahlenangaben nach eigenen Untersuchungen, 1219 Fälle) sind (Tabelle 6.5):

- *Epidermale Zyste* (69,9%),
- *Trichilemmale Zyste* (23,8%),
- *Steatocystoma multiplex* (1,6%),
- *ekkrines und apokrines Hidrokystom* (4,7%).

Tabelle 6.5. Zysten der Haut

Zystenart	Häufigste Lokalisation	Wand	Inhalt
Epidermale Zyste	Unbehaarter Kopf, Rumpf	Mehrschicht. Plattenepithel mit Str. granulosum	Zwiebelschalenartige Hornlamellen
Trichilemmale Zyste	Behaarter Kopf	Mehrschicht. kubisches Epithel	Homogenes Keratin, oft Verkalkung
Steatocystoma multiplex	Brust, Axillen	Buchtenartig, verhornendes Plattenepithel mit Talgdrüsen	Hornzellen, Talg, Haare
Hidrokystom	Periorbital	Zweischichtig, flach oder kubisch	Feingranulär
Mukoide dorsale Fingerzyste	Finger-Zehen-endglied dorsal	Fehlt (Pseudozyste)	Mukus

Epidermale Zyste

Sie findet sich meist am *unbehaarten Kopf* (47%). Abgeleitet wird sie von der Epidermis oder vom Akroinfundibulum des Haarfollikels. Manchmal ist sie pigmentiert [22]. *Ruptur* und *Fremdkörperreaktion* sind nicht selten.

Mikroskopisch besteht die *Wand* aus mehrschichtigem, verhornendem Plattenepithel mit typischem Str. granulosum, der *Inhalt* aus zwiebelschalenartig geschichteten Hornlamellen.

Ein besonderes Krankheitsbild sind die multiplen epidermalen Zysten am *Skrotum* (*Skrotalzysten*; falsche Benennung "Sebocystomatosis scroti"). Sie werden bis 10 mm groß, ihr Inhalt kann verkäsen oder verkalken.

Milien [19]

Sie sind den epidermalen Zysten eng verwandt, sind aber nur grießkorngroß. Sie entstehen *anlagebedingt primär-eruptiv* oder *sekundär* nach subepidermalen Blasen (Verbrühung, Pemphigoid, Porphyrie, dystrophische Epidermolysis bullosa).

Trichilemmale Zyste

Weitaus am häufigsten ist sie am *behaarten Kopf* lokalisiert (72%). Diese Zyste wird vom Infrainfundibulum des Haarfollikels abgeleitet [17,21].

Mikroskopisch enthält die Wand ein mehrschichtiges Epithel ohne Str. granulosum, das sich zur Oberfläche nicht abflacht und zum Zysteninhalt sägezahnartig erscheint (▷ Abb. 6.1 e). In der Zyste findet sich *homogenes Hornmaterial* mit Neigung zur *Verkalkung*. Die Art der Verhornung entspricht der Keratinisation im Isthmus des Haarfollikels in der Katagenphase (daher auch *„Isthmus-Katagen-Zyste"*).

Die klinisch oft als *Atherom* bezeichnete Zyste ist *keine Talgretentionszyste!* [11,13].

Steatocystoma multiplex

Es stellt die *einzige echte Talgdrüsenzyste dar* [23]; insgesamt selten, jeweils multipel als familiäre nävoide Fehlbildung vorkommend. Selten solitär [18].

Mikroskopisch typisch sind unregelmäßig-buchtenartige Form und in die dünne verhornende Wand eingelassene Talgdrüsenläppchen [12,15] (▷ Abb. 6.1 f).

Hidrokystome [24]

Sie finden sich häufig *periorbital*. Die *Wand* besteht aus einem meist zweischichtigen kubischen Epithel, der *Inhalt* ist flüssig oder feingranulär. Zeichen einer *apokri-*

nen Sekretion sind histologisch nur selten sicher erkennbar.

Mukoide dorsale Fingerzyste

Auf der Dorsalseite einzelner Finger- oder Zehenendglieder entsteht spontan eine weiche, bläulich-transparente Zyste von mehreren (bis 5–10) mm Durchmesser. Bei Eröffnung entleert sich fadenziehender Schleim. Es handelt sich um *keine echte Zyste*, da eine epitheliale Wand fehlt. Histologisch *fokale mukoide Degeneration* des Bindegewebes (Tabelle 6.5).

Literatur

1.–16. Weiterführende Literatur (▷ S. 485)

17. Bode V, Plewig G (1980) Klassifikation follikulärer Zysten: Epidermalzysten einschließlich Sebocystomatosis Günther, Steatocystoma multiplex und Trichilemmalzysten. Hautarzt 31:1–9
18. Brownstein MH (1982) Steatocystoma simplex. A solitary steatocystoma. Arch Dermatol 118:409–411
19. Epstein W, Kligman AM (1956) The pathogenesis of milia and benign tumors of the skin. J Invest Dermatol 26:1–11
20. Kligman AM (1964) The myth of the sebaceus cyst. Arch Derm (Chic) 89:253–256
21. Pinkus H (1969) "Sebaceus systs" are trichelemmal cysts. Arch Derm (Chic) 99:544–555
22. Plewig G (1976) Pigmentierte Zysten. Pigmentierte epidermale Zysten und pigmentierte Trichelemmalzyste. Hautarzt 27:340–343
23. Plewig G, Wolff H, Braun-Falco O (1982) Steatocystoma multiplex. Anatomical reevaluation, electron microscopy, autoradiography. Arch Derm Research 272:363–380
24. Smith JD, Chernoski ME (1973) Hydrocystomas. Arch Derm (Chic) 108:676–679

Pigmentierungsstörungen[5–7,18,19,24,25]

Herdförmige oder diffus generalisierte Hyper- und Hypopigmentierungen durch Vermehrung oder Verminderung bzw. das völlige Fehlen von Melanin können angeboren sein oder im Laufe des Lebens entstehen: *Hypermelanose*, *Hypo-* oder *Amelanose*, sekundär speziell nach Entzündungen auch als *Melanodermie* oder *Leukoderm* bezeichnet. Einlagerungen anderer körpereigener oder exogener Pigmente nennt man *Dyschromien*.

Umschriebene Hyperpigmentierungen[20]

Epheliden (Sommersprossen)

Sommersprossen sind häufige, allgemein bekannte, sonnenabhängige hellbraune Flecke in belichteten Arealen, besonders bei hellhäutigen, rötlich-blonden Menschen; stimuliert durch UV-Licht.

Mikroskopisch[5,11–13] besteht eine Hyperpigmentierung der Basalzellen, ansonsten normale Haut bei normaler Zahl, jedoch erhöhter Aktivität der Melanozyten.

Besonderheiten. Periorale und periorbitale sommersprossenartige Flecken finden sich beim autosomal-dominanten *Peutz-Jeghers-Syndrom* in Kombination mit Dünndarmpolypose. *Axilläre „Sommersprossen"* sind typisch bei → Neurofibromatose.

Lentigo simplex (Leberfleck)

Linsengroße hellbraune Flecke, nicht lichtabhängig. Bei multiplem Auftreten spricht man von *Lentiginose*. *Mikroskopisch* sind die Reteleisten verlängert, die Melanozyten vermehrt, die Basal- und Suprabasalzellen hyperpigmentiert. Es bestehen Übergänge zum Naevus incipiens. Bei profuser Lentiginosis ist an das sehr seltene *Leopard-Syndrom* zu denken.

Lentigo solaris (= Lentigo senilis, Altersfleck)

Sie sind *sehr häufig*, besonders im Gesicht und auf den Handrücken älterer Menschen. *Mikroskopisch* entspricht das Bild der Lentigo simplex oder (häufig) einer flachen, pigmentierten Verruca seborrhoica (▷ S. 557).

Melanosis naeviformis (Becker-Nävus)

Relativ selten (1:4000 dermatologische Patienten). Wahrscheinlich überwiegen Männer 4:1.

Makroskopisch sieht man größere landkartenartige, behaarte Pigmentflecke, meist im Schulterbereich, die in der Pubertät auftreten.

Mikroskopisch zeigt die Epidermis verlängerte und verzweigte, hyperpigmentierte Retezapfen ohne Nävuszellen.

Melasma (Chloasma)[26]

Die großfleckige Pigmentierung im Gesicht wird entweder *hormonell* (Gravidität, Kontrazeptiva) oder *exogen* (Kosmetika oder intern angewandte Medikamente wie Hydantoin oder Chlorpromazin) ausgelöst, die *Pathogenese* ist unklar, UV-Licht hat aber zumindest eine verstärkende Wirkung (phototoxische Reaktion mit postinflammatorischer Hyperpigmentierung?). Ähnliche Krankheitsbilder werden unter verschiedenen Bezeichnungen beschrieben (*Melanodermitis toxica*, *Riehl-Melanose*, *Melanosis periorbitalis et peribuccalis*). Es handelt sich wahrscheinlich um phototoxische Reaktionen auf Bestandteile von Kosmetika. *Mikroskopisch* ist die Epidermis hyperpigmentiert, bei wahrscheinlich normaler Melanozytenzahl.

Hyperpigmentierung nach phototoxischer Dermatitis[5–7]

Nach exogenem Kontakt mit phototoxisch wirksamen Stoffen (Furocumarine in Pflanzen wie der „Herkulesstaude" oder Bestandteile von Parfüms) bei gleichzeitiger Sonnenexposition entsteht eine *bullöse Dermatitis (Wiesengräserdermatitis, Berloque-Dermatitis)*, die mit oft bizarren postinflammatorischen Hyperpigmentierungen abheilt.

Mikroskopisch finden sich zahlreiche Melanophagen im oberen Korium.

Diffuse generalisierte Melanosen

Am wichtigsten ist die Hyperpigmentierung bei
- *Morbus Addison;* typisch ist dabei die Schleimhautbeteiligung. Selten bei Akromegalie, Morbus Cushing, Hyperthyreose.

Selten sind Melanosen ferner bei
- anderen *Stoffwechselstörungen* (Lebererkrankungen, Porphyria cutanea tarda, Morbus Wilson),
- durch *Arzneimittel*[5,21] (u.a. Chlorpromazin, Chloroquin),
- bei *metastasierendem Melanom.*

Hypopigmentierungen

Albinismus

Es handelt sich um einen *angeborenen, autosomal-rezessiv* vererbten (Rarität: dominante Fälle) *okulokutanen, generalisierten Melaninmangel.* Albinismus ist kein einheitliches Krankheitsbild, da ihm verschiedene *Störungen der Melaninsynthese* (mit oder ohne Nachweis von Tyrosinasemangel) und wahrscheinlich auch des *Melanintransfers* zugrunde liegen können (ca. 10 Varianten). Die Angaben über die *Häufigkeit* der beiden wichtigsten Formen liegen zwischen 1:28000 und 1:39000 (rezessiver, Tyrosinase-negativer, okulokutaner Albinismus) bzw. 1:15000 und 1:68000 (rezessiver, Tyrosinase-positiver, okulokutaner Albinismus).

Piebaldismus

Sehr seltener (Prävalenz ca. 1:20000), dominant vererbter *partieller* Albinismus, oft mit charakteristischer *weißer Stirnlocke.*

Hypomelanotische Flecke bei tuberöser Sklerose

Ihnen soll eine verminderte Melaninsynthese zugrunde liegen.

Vitiligo[5–7,27,29]

Definition. Man versteht unter Vitiligo eine *erworbene*, meist *progrediente*, landkartenartige Depigmentierung.

Epidemiologie. Die Inzidenz beträgt 1–2%, in 30–40% wird eine positive Familienanamnese angegeben.

Ätiopathogenese. Diskutiert werden 3 Hypothesen:
- Die *Autoimmunhypothese* nimmt Zerstörung der Melanozyten nach deren Schädigung und Freisetzung von Antigenen durch zytotoxische Autoantikörper an.
- Die *neurale Hypothese* postuliert einen neurochemischen Mediator, der die Melanozyten zerstört.
- In der *Selbstzerstörungshypothese* wirkt ein toxischer Metabolit der Melaninsynthese bei Versagen der zellulären Selbstschutzmechanismen.

Klinik. Beginnend im *jungen Erwachsenenalter*, meist an den *Akren*, entwickeln sich scharf begrenzte depigmentierte Herde, fokal lokalisiert, generalisiert oder universell das ganze Hautorgan umfassend. Der Verlauf ist unberechenbar, jedoch *meist progredient*. Eine teilweise Repigmentierung von den Haarfollikeln aus wird manchmal unter UV-Exposition beobachtet.

Histologie. In progredienten Herden findet sich ein lymphozytäres Infiltrat, die Melanozyten zeigen degenerative Veränderungen, werden Tyrosinase-negativ und verschwinden schließlich völlig.

Chemisch induzierte Depigmentierungen

Sie entstehen durch *zytotoxische*, oft irreversible Schädigung der Melanozyten. Die wichtigsten Noxen sind *Hydrochinon-Monobenzoläther*, der auch als Lokaltherapeutikum gegen Hyperpigmentierungen dient, und *Phenolderivate*, die als Desinfizientien oder bei der Kunststoffherstellung verwendet werden.

Depigmentierungen bei Hauterkrankungen

Manche Dermatosen heilen mit Depigmentierung und Atrophie ab, so die *Capillaritis alba (Atrophie blanche)* im Knöchelbereich bei chronischer Veneninsuffizienz der Unterschenkel oder der *Lichen sclerosus et atrophicus*. Nach *Röntgenbestrahlung* tritt Poikilodermie oder Depigmentierung auf.

Dyschromien

Endogene Dyschromien

Ablagerung von körpereigenen Pigmenten findet man bei Hämosiderose (Veneninsuffizienz oder hämorrhagische Erkrankungen), Ikterus (Bilirubin), Karotinose (Karotin aus der Nahrung oder aus Medikamenten) und Ochronose (bei Alkaptonurie, Ablagerung von Homogentisinsäure)[23].

Exogene Dyschromien[5]

Sie entstehen u.a. durch Ablagerung von Metallen: *Argyrose* (Silber aus Medikamenten oder bei beruflicher Exposition), *Aurantiasis* (Gold nach Goldtherapie), *Hydrargyrose* (früher verwendete quecksilberhaltige Bleichcremes gegen Sommersprossen). *Schmutztätowierungen* entstehen nach Eindringen von Pulverschmauch (Explosionen, Feuerwerkskörper) oder Straßenstaub (Unfälle). Bei *dekorativen Tätowierungen* werden Farbpartikel in die Haut eingestochen. In allen Fällen ist der mikroskopische Nachweis der Partikel möglich, bei letzteren kommt es manchmal auch zu sarkoiden oder Fremdkörpergranulomen.

Literatur

1.–16. Weiterführende Literatur (▷ S. 485)
17. Bolognia JL, Pawelek JW (1988) Biology of hypopigmentation. J Am Acad Dermatol 19:217–255
18. Fitzpatrick TB, Wick MW (1984) Biology and Pathophysiology of the Melanin Pigmentary System. In: Soter NA, Baden H (eds) Pathophysiology of dermatologic diseases. McGraw-Hill, New York, pp 223–226
19. Frenk E (1979) Melaninpigmentanomalien. In: Korting GW (Hrsg) Dermatologie in Praxis und Klinik, Bd III. Thieme, Stuttgart, S 25.1–25.37
20. Fulk CS (1984) Primary disorders of hyperpigmentation. J Am Acad Dermatol 10:1–16
21. Granstein RD, Sober AJ (1981) Drug- and heavy metal-induced hyperpigmentation. J Am Acad Dermatol 5:1–18
22. Hönigsmann H, Konrad K, Wolff K (1973) Argyrose (Histologie und Ultrastruktur). Hautarzt 24:24–30
23. Hortobágyi J, Schneider J, Sebök B, Klujber L (1992) Eine seltene Stoffwechselerkrankung: Alkaptonurie-Ochronose. Hautarzt 43:580–582
24. Mosher DB, Fitzpatrick TB, Hori Y, Ortonne JP (1993) Disorders of pigmentation. In: Fitzpatrick TB, Eisen AZ, Wolff K et al. (eds) Dermatology in general medicine, 4th edn. McGraw-Hill, New York, pp 903–995
25. Prota G (1988) Progress in the chemistry of melanin and chemistry of melanin and related metabolites. Med Res Rev 8:525–526
26. Sanchez NP, Pathak MA, Sato S et al. (1981) Melasma: a clinical, light microscopic, ultrastructural, and immunofluorescence study. J Am Acad Dermatol 4:698–710
27. Schallreuther KV (1992) Klinik und Pathogenese der Vitiligo. In: Macher E, Kolde G, Bröcker EB (Hrsg) Jahrbuch der Dermatologie 1991/1992. Biermann, Zülpich, S 121–140
28. Stolz W (1993) Hypo- und Depigmentierungen. In: Braun-Falco O, Plewig G, Meurer M (Hrsg) Fortschritte in praktischer Dermatologie und Venerologie, Bd 13. Springer, Berlin Heidelberg New York Tokyo, S 36–42
29. Thiele B (1991) Klinik und Therapie der Vitiligo. Dtsch Med Wochenschr 116:1025–1029
30. Witkop CJ Jr, Quevedo WC Jr, Fitzpatrick TB (1983) Albinism and other disorders of pigment metabolism. In: Stanbury JB, Wyngaarden JB, Fredrickson DS et al. (eds) The metabolic basis of inherited disease, 5th edn. McGraw-Hill, New York, pp 301–346

Altersveränderungen

> Man unterscheidet *endogene* und *exogene* Altersveränderungen (engl. „intrinsic“ und „extrinsic“ aging) der Haut[18,21,22,24–26,29].

Die auffälligsten Altersveränderungen der Haut sind nicht eigentlich *alters-*, sondern *exogen lichtbedingt*, treten sie doch ausschließlich in lichtexponierter Haut auf. Die Stärke ihrer Ausprägung ist von der Summe der *lebenslang akkumulierten Lichtenergie* sowie vom *individuellen Hauttyp* (Pigmentierungsfähigkeit) abhängig.

Solare (aktinische) Keratose[5–7,17,27]

Das Synonym *„senile“* Keratose trifft, wie oben ausgeführt, nicht das Wesen der Veränderung.

Klinisch sind wenig Pigmentierte (Hauttyp I, II) bevorzugt. Prädilektionsstellen sind *Gesicht* (Stirn, evtl. Glatze, Nasenrücken, obere Wangenpartien) und *Handrücken*. Man findet in *atrophischer Haut* umschriebene Rötung, leichte Infiltration und Keratose. *Mikroskopisch* bestehen Zellatypien im Str. basale, seitlich an den Follikeln herunterreichend, manchmal suprabasale akantholytische Spaltbildungen und darüber eine Hyperparakeratose.

Charakteristischerweise sind die *Follikel selbst* schlotförmig *ausgespart*. Bowenoide und lichenoide Varianten kommen vor. Die aktinische Keratose kann sich zum *spinozellulären Karzinom* weiterentwickeln, sie stellt eine *Präkanzerose*[23] bzw. bereits ein *Carcinoma in situ* dar.

Aktinische Elastose[19,20,28]

Sie zeigt die gleiche Prädilektion wie oben, bei Männern auch im *Nacken* als *Cutis rhomboidalis nuchae*.

Klinisch findet man Atrophie und feine gelbliche Einlagerungen, *mikroskopisch* basophile Schollen oder wirbelig angeordnete grobe Fasern im oberen und mittleren Korium (*„basophile Degeneration“*), die sich *histochemisch und elektronenmikroskopisch* wie Elastika verhalten, daher *Elastose.* Es handelt sich aber um ein wahrscheinlich aus Kollagen entstehendes Degenerationsprodukt. Offenbar ist das langwellige Ultraviolett (UVA) verantwortlich.

Sonstige Altersveränderungen

Hierzu zählen eine mäßige Atrophie aller Hautschichten und der Hautadnexe, Verrucae seborrhoicae (▷ S. 556), Lentigo senilis (▷ S. 570), eruptive („senile") Angiome, zirkumskripte Talgdrüsenhyperplasien, Alopezie und Poliosis.

Literatur

1.–16. Weiterführende Literatur (▷ S. 485)
17. Ackerman AB, Reed RJ (1973) Epidermolytic variant of solar keratosis. Arch Dermatol 107:104–106
18. Beauregard S, Gilchrest BH (1987) Syndromes of premature aging. Dermatol Clin 5:109–121
19. Braun-Falco O (1969) Die Morphogenese der senil-aktinischen Elastose. Arch klin exp Dermatol 235:138–160
20. Braverman JM, Fonferko E (1982) Studies in cutaneous aging. I. The elastic fiber network. J Invest Dermatol 78: 434–443
21. Gilchrest BA (1989) Geriatric dermatology. Geriatrics clinics, vol 5, No 1. Saunders, Philadelphia
22. Gilchrest BA (1993) Aging of skin. In: Fitzpatrick TB et al. (eds) Dermatology in general medicine, 4th edn, vol I. McGraw-Hill, New York, pp 150–157
23. Hundeiker M (1981) Präkanzerosen und Pseudokanzerosen. In: Korting GW (Hrsg) Dermatologie in Praxis und Klinik, Bd IV. Thieme, Stuttgart, S 41.49–41.80
24. Kligman AM, Kligman LH (1993) Photoaging. In: Fitzpatrick TB et al. (eds) Dermatology in general medicine, 4th edn, vol II. McGraw-Hill, New York, pp 2972–2979
25. Kligman AM, Takase Y (1988) Cutaneous aging. University of Tokyo Press, Tokyo
26. Korting GW (1972) Die Haut im Alter und ihre Krankheiten. Schattauer, Stuttgart
27. Marks R (1990) Solar keratoses. Br J Dermatol 122 (Suppl 35): 49–60
28. Uitto J, Ryhänen L, Abraham PA et al. (1982) Elastin in diseases. J Invest Dermatol 79, Suppl 1:1605–1685
29. Wolff K, Hönigsmann H (1980) Allgemeine Pathologie der Haut. In: Korting GW (Hrsg) Dermatologie in Klinik und Praxis, Bd I. Thieme, Stuttgart, S 8.7–8.48

Entzündungen der Haut

Vorbemerkungen

Physiologische und pathologische Entzündungsformen. Entzündliche Veränderungen sind Manifestationen eines komplizierten Regelsystems, das primär der *Ausschaltung einer die Gewebshomöostase störenden Noxe* dient. Ziel der beim Entzündungsprozeß ablaufenden vaskulären, zellulären, humoralen und biochemisch-metabolischen Veränderungen ist die Wiederherstellung und Erhaltung der Organ- bzw. Körperintegrität (Beispiel: Wundheilung).

Diesem grundsätzlich positiven, überlebenswichtigen Aspekt des Entzündungsgeschehens stehen negative Aspekte gegenüber, die sich im wesentlichen aus dem Versagen oder dem unvollkommenen Zusammenspiel der modulierenden Kontrollmechanismen des Entzündungsprozesses herleiten. Solche *Fehlregulationen* können auftreten:

- im *fehlerhaften Erkennen einer Noxe* (Beispiel: Autoimmunerkrankungen wie Pemphigus vulgaris, Lupus erythematodes)
- in der *Unfähigkeit, eine erkannte Noxe vollständig zu eliminieren* (Beispiel: chronische, granulomatöse Entzündungen, Spätlues)
- in einem *Überschießen der Gewebsdestruktion bei der Elimination der Noxe* (Beispiel: Pyodermien, nekrotisierende Vasculitis allergica, Acne conglobata)
- in einem *überschießenden Reparations/Regenerationsprozeß* (Beispiel: Keloid, Psoriasis vulgaris).

Entzündungszeichen an der Haut. Die hervorstechenden Zeichen der Entzündung an der Haut sind:

- das *Erythem,* als Folge der Weitstellung der oberflächlichen Blutgefäße,
- das *Ödem,* als Zeichen der lokalen Vasopermeabilitätssteigerung, welche im Extremfall bis zur Blasenbildung an der Haut führen kann,
- die *zelluläre Infiltration* durch Granulozyten, Lymphozyten und Histiozyten als Folge einer chemotaktischen Anlockung an den Krankheitsherd.

Die Vielzahl der unterschiedlichen auslösenden Noxen, die zu *makromorphologisch* sehr ähnlichen Krankheitsbildern, beispielsweise der Gruppe der blasenbildenden Erkrankungen (▷ Tabelle 6.8) führen können, zeigt, daß nur eine begrenzte Zahl von makromorphologischen Ausdrucksformen der Entzündung an der Haut zur Verfügung steht.

Mikroskopisch hingegen zeigt sich, daß die, auf wenige essentielle Reaktionsmechanismen rückführbaren, entzündlichen Veränderungen an der Haut eine Vielfalt *histologisch differenzierbarer Reaktionsmuster* am Hautorgan hervorrufen[1]. Diese krankheitstypischen histopathologischen Reaktionsmuster entstehen infolge einer differenzierten Reizbeantwortung durch die *funktionellen Reaktionseinheiten der Haut.*

Reaktionseinheiten der Haut in diesem Sinn sind:

- der *Epidermis-Papillarkörper-Gefäßkomplex* mit den Untereinheiten Epidermis, Junktionszone, Papillarkörper und subpapillärer Gefäßkomplex,
- das *Korium* mit Stratum reticulare und den Hautanhangsgebilden,
- die *Subkutis.*

Ackerman[1] unterscheidet bei der histomorphologischen Befundbeschreibung von entzündlichen Hauterkrankungen *neun Hauptklassen histologischer Reaktionsmuster.* Diese können mit Hilfe zusätzlicher histomorphologischer Kriterien weiter differenziert werden und ermöglichen die diagnostische Zuordnung (Tabelle 6.6).

In Anbetracht der guten Zugänglichkeit des Hautorgans für Untersuchungen aller Art ist es überraschend, daß nur in einer Minderzahl der entzündlichen Hauterkrankungen die verursachende Noxe bekannt ist. Eine Klassifikation der entzündlichen Hauterkrankungen nach rein *ätiologischen* Gesichtspunkten ist daher nicht möglich, so daß in aller Regel zur diagnostischen Einordnung der dermatologischen Krankheitsbilder, bei denen Entzündungsvorgänge im Vordergrund stehen, *makromorphologische* sowie *histopathologische* Kriterien herangezogen werden.

Dermatitis und Ekzem

Terminologie. Dermatitiden und Ekzeme stellen im dermatologischen Krankengut mit 16–25% die am häufigsten vertretene Krankheitsgruppe dar[92]. Man hat die verschiedenen Varianten auch unter dem Begriff *epidermale Intoleranzreaktion* zusammengefaßt.

Gerade der Ekzembegriff ist aber ein klassisches Negativbeispiel für die durch qualitativ unvereinbare Klassifikationskriterien sich ergebende Begriffsunschärfe. Extremvarianten für die Definition des Ekzembegriffs sind die Aussage Hebras: *„Ein Ekzem ist, was wie ein Ekzem aussieht"* und die Meinung Ackerman's, der den Begriff Ekzem durch die histopathologische Bezeichnung *„spongiotic dermatitis"* ersetzt haben will[1,18].

Bezüglich der Nomenklatur besteht sowohl im deutschen Schrifttum als auch international keine Übereinstimmung. In der angloamerikanischen Literatur wird z.T. ausschließlich der Begriff „Dermatitis" benutzt, „Ekzem" ist weniger gebräuchlich. Sowohl in der angloamerikanischen als auch in der deutschen Dermatologie werden die Begriffe „Dermatitis" und „Ekzem" vielfach synonym verwendet.

> Wir halten daran fest, die *akute* Verlaufsform, die durch *exsudativ-entzündliche* Vorgänge mit Rötung, Schwellung, Bläschenbildung, Nässen oder Krustenbildung gekennzeichnet ist, als *„Dermatitis"* zu bezeichnen. Die *chronische* Verlaufsform nennen wir *„Ekzem"*; sie ist gekennzeichnet durch *proliferativ-entzündliche* Vorgänge mit Rötung, Schuppung und/oder Lichenifikation. Naturgemäß gibt es Überlappungen beider Verlaufsformen[5].

Im klinischen Alltag werden Dermatitiden bzw. Ekzeme pragmatisch je nach den vorherrschenden Gegebenheiten des Einzelfalles benannt: so z.B.

- nach der *Akuität* (akute, subakute Dermatitis, chronisches Ekzem),
- nach der *Morphe* (vesikulöse, dyshidrosiforme Dermatitis, hyperkeratotisch-rhagadiformes, lichenifiziertes Ekzem),
- der *Lokalisation* (Kopfekzem, Handekzem, Unterschenkelekzem, Analekzem, Windeldermatitis),
- oder *Pathogenese* (allergisch, irritativ, photoallergisch, atopisch),
- manchmal auch nur nach dem *Lebensalter* (Säuglingsekzem, Altersekzem).

> **Definition.** Der Überbegriff *Dermatitis (Ekzem)* umfaßt *entzündliche, nicht kontagiöse*, im wesentlichen mit epidermalen Veränderungen einhergehende Dermatosen unterschiedlicher Ätiologie. Häufig ist der Verlauf *schubhaft* bzw. *chronisch*.

Klinik. Klinische Zeichen sind

- *Rötung,*
- *Ödem,*
- Auftreten von *Papeln, Vesikeln* und *Kratzexkoriationen,*
- Bildung von *Schuppen* und *Schuppenkrusten* und bei längerem Bestehen
- *Lichenifikation* und Auftreten von *Fissuren.*
- Subjektiv besteht häufig starker *Juckreiz.*

Mikroskopie. Trotz unterschiedlicher Ätiologie und Pathogenese zeigen die verschiedenen Dermatitisformen ein *nahezu uniformes histologisches Reaktionsmuster* entsprechend ihrer Akuität und Lokalisation.

- Im *akuten Stadium* zeigt die Epidermis spongiotische *Mikro- bis Makrovesikulation* (Abb. 6.3f); hinzu tritt eine *Vasodilatation* der subepidermalen Gefäße mit einem beginnenden *mononukleären Zellinfiltrat* und *Exozytose* in die Epidermis.
- Im *subakuten Stadium* nimmt die Spongiose ab, die Epidermis verbreitert sich (*Akanthose*), die Hornschicht ist *parakeratotisch* verdickt und zeigt Serumeinschlüsse mit Resten von *Entzündungszellen.*
- Bei der *chronischen Verlaufsform* treten *Akanthose* und *Hyperparakeratose* in den Vordergrund, während das *entzündliche Infiltrat* ein überwiegend perivaskuläres Verteilungsmuster in der oberen Dermis annimmt.

  Sekundär können *Erosionen* und *Superinfektion* durch pyogene Bakterien oder Candida auftreten, worauf neutrophile Granulozyten in der Hornschicht hinweisen. Die Abgrenzung von der Psoriasis kann dadurch erschwert werden.

Differentialdiagnose. Tabelle 6.7 faßt die klinische Differentialdiagnose zusammen, die teils *ätiopathogenetisch*, teils *morphologisch-deskriptiv* orientiert ist. So ist z.B. das *nummuläre Ekzem* durch münzförmige Effloreszenzen gekennzeichnet, welche ohne erkennbare Ursache entstehen können, aber auch als Variante des atopischen Ekzems. Das *dyshidrosiforme Hand- und/oder Fußekzem* ist durch sagokornartige Bläschen ausschließlich an Handinnenflächen und Fußsohlen gekennzeichnet, eine Morphe, die man sich mit der dicken Hornschicht und dem Fehlen von Follikeln erklärt. Die-

Tabelle 6.6. Einteilung der entzündlichen Hauterkrankungen auf der Grundlage histologischer Reaktionsmuster. (Nach Ackerman[1])

Hauptklassen histologischer Muster	Unterklassen histologischer Muster	Weitere Differenzierungskriterien (Auswahl)	Klinische Beispiele
● Oberflächliche perivaskuläre Dermatitis	Oberflächliche perivaskuläre Dermatitis	Lymphohistiozytäres Infiltrat Gemischtes Infiltrat Monomorphes Infiltrat	Einige Virusexantheme Urtikaria Urticaria pigmentosa (Mastozytose)
	Junktionale Dermatitis	Vakuolärer Typ	Erythema exsudativum multiforme
		Lichenoider Typ	Lichen ruber planus
	Spongiotische Dermatitis		Akute allergische Kontaktdermatitis
	Psoriasiforme Dermatitis Spongiotische psoriasiforme Dermatitis		Psoriasis vulgaris Subakute allergische Kontaktdermatitis
● Oberflächliche und tiefe perivaskuläre Dermatitis	Vorwiegend perivaskuläre Dermatitis	Lymphohistiozytäres Infiltrat	Sklerodermie, entzündliches Stadium
		Gemischtes Infiltrat, vorherrschend Neutrophile	Akute febrile neutrophile Dermatose
		Gemischtes Infiltrat, vorherrschend Eosinophile	Insektenstichreaktionen
	Junktionale Dermatitis	Lymphohistiozytäres Infiltrat	Lupus erythematodes chronicus discoides
		Gemischtes Infiltrat	Syphilis, Stadium II
	Spongiotische Dermatitis		phototoxische Kontaktdermatitis
	Psoriasiforme Dermatitis		Pityriasis rosea
● Vaskulitis	Neutrophile Vaskulitis	Leukozytoklastische Vaskulitis Nichtleukozytoklastische Vaskulitis	Purpura Schönlein-Henoch Septische Vaskulitis
	Lymphozytäre Vaskulitis		Pityriasis lichenoides et varioliformis acuta
	Histiozytäre Vaskulitis (granulomatöse Vaskulitis)	Befall kleiner Gefäße Befall größerer arterieller Gefäße	Necrobiosis lipoidica Wegener-Granulomatose
	Verschiedenartige Vaskulitiden	Befall kleiner Gefäße	Livedo-Vaskulitis
	Thrombosen ohne Vaskulitis	Befall kleiner Gefäße	Disseminierte intravasale Gerinnung
		Befall größerer venöser Gefäße	Phlebothrombose
● Noduläre und diffuse Dermatitis	Noduläre Dermatitis	Vorherrschen von Neutrophilen	Abszeß
		Vorherrschen von Histiozyten (granulomatös, tuberkuloid)	Lupus vulgaris, Syphilis Stadium III, Leishmaniasis, Lepra
		Vorherrschen von Histiozyten (granulomatös, sarkoid)	Sarkoidose
		Vorherrschen von Histiozyten (granulomatös, palisadenartig)	Granuloma anulare Necrobiosis lipoidica
	Diffuse Dermatitis	Vorherrschen von Neutrophilen	Pyoderma gangraenosum
		Vorherrschen von Neutrophilen und Histiozyten	Tiefe Mykosen
		Vorherrschen von Histiozyten mit schaumigem oder granulärem Zytoplasma	Xanthom, Histiozytom
		Vorherrschen von Plasmazellen	Syphilitischer Primäraffekt
		Gemischtes Infiltrat mit atypischen mononukleären Zellen	Pseudolymphom, Langerhans-zell-Histiozytose

Tabelle 6.6 (Fortsetzung)

Hauptklassen histologischer Muster	Unterklassen histologischer Muster	Weitere Differenzierungskriterien (Auswahl)	Klinische Beispiele
• Intraepidermale vesikulöse Dermatitis	Spongiotische vesikulöse Dermatitis	Lymphozytäre Spongiose	Akute allergische Kontaktdermatitis
		Eosinophile Spongiose	Pemphigus vulgaris
	Ballonierende vesikulöse Dermatitis	Oberflächliches Infiltrat Oberflächliches und tiefes Infiltrat	Herpes simplex, Zoster, fixes Arzneiexanthem
	Akantholytische vesikulöse Dermatitis	Suprabasal im Stratum spinosum subkorneal	Pemphigus vulgaris Herpesinfektion Impetigo contagiosa
	Intraepidermale vesikulo-pustulöse Dermatitis	Oberflächliches Infiltrat	Toxische Kontaktdermatitis
		Oberflächliches und tiefes Infiltrat	Septische Vaskulitis
	Intraepidermale pustulöse Dermatitis	Spongiforme Pustel Subkorneale Pustel	Psoriasis pustulosa Subkorneale Pustulose
• Subepidermale vesikulöse Dermatitis	Wenig oder kein entzündliches Infiltrat		Porphyria cutanea tarda
	Lymphohistiozytäres Infiltrat	Oberflächlich perivaskulär, vakuolig Lichenoid Oberflächlich und tief, perivaskulär	Erythema exsudativum multiforme Bullöser Lichen ruber Polymorphe Lichtdermatose
	Zahlreiche Eosinophile		Bullöses Pemphigoid
	Zahlreiche Neutrophile		Dermatitis herpetiformis
	Zahlreiche Mastzellen		Bullöse Urticaria pigmentosa
• Follikulitis und Perifollikulitis	Perifollikulitis	Vorwiegend lymphozytäres Infiltrat	Lichen planopilaris, Lupus erythematodes chronicus discoides
		Vorwiegend histiozytäres (granulomatöses) Infiltrat	Rosazea
	Follikulitis, oberflächlich	Infektiös	Oberflächliche Trichophytie
		Nichtinfektiös	Acne vulgaris
	Follikulitis, tief	Infektiöse papulonoduläre Follikulitis	Furunkel, tiefe Trichophytie
		Nichtinfektiöse papulonoduläre Follikulitis	Acne conglobata
		Nicht vernarbende entzündliche Alopezie	Alopecia areata
		Vernarbende entzündliche Alopezie	Sklerodermie, Lupus erythematodes chronicus discoides
• Fibrosierende Dermatitis	Fibrose	Hypertrophe Fibrose Atrophische Fibrose	Keloid Atrophische Narben
	Sklerose	Hypertrophe Sklerose	Sklerodermie, sklerotisches Stadium
		Atrophische Sklerose	Lichen sclerosus et atrophicus
	Fibrohistiozytäre Proliferationen		Histiozytom, Xanthogranulom
• Pannikulitis	Septale Pannikulitis	Mit Vaskulitis	Vasculitis allergica, Erythema nodosum
		Ohne Vaskulitis	Necrobiosis lipoidica
	Lobuläre Pannikulitis	Mit Vaskulitis	Noduläre Vaskulitis
		Ohne Vaskulitis	Pankreatische Pannikulitis

Tabelle 6.7. Klassifikation bzw. Differentialdiagnose des Dermatitis(Ekzem)-Formenkreises

	Klinische Diagnose	Lokalisation	Pathomechanismus
1.	Akute irritative (toxische) Dermatitis Kumulativ-toxisches Ekzem	Exponierte Haut	Physikalisch-chemische Hautirritation
1a.	Phototoxische Kontaktdermatitis (Abb. 6.3b)	Licht und Noxe exponierte Haut	Hautirritation durch Substanzen, die nach Lichtexposition toxisch wirken
2.	Akute allergische Kontaktdermatitis Chronisches allergisches Kontaktekzem	Exponierte Haut und herdferne Streureaktionen	Bindung einer niedermolekularen Substanz (Hapten) an Langerhanszellen, die eine Antigen-spezifische T-Helfer-Zell-Aktivierung induzieren (zellvermittelte Reaktion = Typ IV-Immunreaktion)
2a.	Photoallergische Kontaktdermatitis	Licht und Noxe exponierte Haut, Streureaktionen möglich	Zellvermittelte Immunreaktion nach Lichtexposition
2b.	Hämatogenes Kontaktekzem	Keine Prädilektion, Aufflammen alter Ekzemherde	Zellvermittelte Immunreaktion, endogen ausgelöst
3.	Atopisches Ekzem (Abb. 6.3e)	Gelenkbeugen, Hände, Gesicht, Stamm, behaarter Kopf	Vermehrung von IgE-Rezeptor-tragenden Langerhans-Zellen, die T-Helfer-Zellen (TH2) aktivieren, erhöhte IgE-Produktion, vermehrt Eosinophile, vermehrte Histaminausschüttung aus Mastzellen
4.	Lichen simplex chronicus (Vidal)	Bevorzugt Nacken, Unterarmstreckseiten, Unter- und Oberschenkel, Knöchel, Genitalbereich	Lichenifikation als Folge exzessiven Scheuerns bei chronischem Juckreiz
5a.	Seborrhoisches Ekzem des Erwachsenen	Kapillitium, Gesicht, Gehörgang, retroaurikulär, Brust- und Rückenmitte, intertriginöse Bereiche, anal/genital	Besiedlung reifer Talgdrüsen mit Pityrosporum ovale
5b.	Seborrhoisches Ekzem des Säuglings (in den ersten 6 Lebensmonaten)	Kopfhaut, Hautfalten und Windelregion	Nicht bekannt; das Risiko, später an einer atop. Dermatitis oder (seltener) an einer Psoriasis zu erkranken, soll erhöht sein
6.	Nummuläres Ekzem	Bevorzugt Streckseiten der distalen Extremitäten	Nicht bekannt
7.	Stauungsekzem (Unterschenkelekzem)	Unterschenkel	Trophische Störungen der Haut bei chronischer Veneninsuffizienz
8.	Dyshidrosiforme Dermatitis (akut), Keratotisch-rhagadiformes Ekzem (chronisch)	Handteller, Fußsohlen, seitliche Fingerpartien	Kein Zusammenhang mit Erkrankung der Schweißdrüsen. Manifestation im Rahmen anderer Ekzemformen (allergisch, atopisch, toxisch) oder selten einer Tinea

ses Bild kann sowohl im Rahmen einer toxisch-irritativen als auch einer allergischen oder atopischen Dermatitis auftreten. *Differentialdiagnostisch* ist die dyshidrosiforme Tinea abzugrenzen (histologisch Pilznachweis in der PAS- oder Grocottfärbung). Auch die Psoriasis pustulosa palmoplantaris kann als *klinische* und auch *histologische Differentialdiagnose* in Frage kommen (histologisch „spongiforme Pustel“ wegweisend).

Akute irritative Dermatitis und kumulativ-toxisches Ekzem

Epidemiologie. Die akute irritative Dermatitis (Kontaktdermatitis) und das kumulativ-toxische Ekzem sind mit einem Anteil von ca. 40% *unter den Ekzemformen am häufigsten* vertreten[100].

Ätiologie, Pathogenese. Die *akute irritative Dermatitis* entwickelt sich als eine akute entzündliche Reaktion nach äußerlichem Kontakt mit *primär obligat-toxischen*, die Haut schädigenden Noxen bei *normaler* Hautempfindlichkeit.

So interferieren *UV-Strahlen* mit dem DNS-Stoffwechsel, *Detergenzien* lösen Lipide aus der Hornschicht und führen in höheren Konzentrationen zu Membranschäden lebender epidermaler Zellen, *organische Lösungsmittel* erzeugen Vasodilatation und intravasale Thromben, *Krotonöl* und einige *Detergenzien* wirken chemotaktisch auf neutrophile Leukozyten. Als exemplarisch kann die *Windeldermatitis*, die verbreitetste toxische Kontaktdermatitis im Kindesalter, gelten[144]. Hierbei wird die empfindliche Säuglingshaut durch den beim

Abbau von Harnstoff freigesetzten Ammoniak und im Stuhl vorhandene Proteasen entzündlich gereizt, wobei Wärme und Feuchtigkeitsstau unter den Okklusivbedingungen von Windeln, mechanische Reibung und der direkte Kontakt mit Bakterien- oder Candida-kontaminiertem Stuhl und Urin für das Ausmaß der Hautschädigung entscheidende Kofaktoren sind.

Im Gegensatz dazu entwickelt sich das *kumulativtoxische Ekzem* als Folge *langdauernder oder wiederholter* Einwirkung von Kontaktnoxen in geringer Konzentration bei gegebener Ekzembereitschaft. Es erkranken daher nur einzelne Personen innerhalb einer Gruppe, die den gleichen Schädigungen der Haut ausgesetzt sind[5].

Typisch hierfür ist das *Exsikkationsekzem.* Durch eine zu häufige und mittels Badezusätzen übertrieben intensiv durchgeführte Reinigungsprozedur der Haut kommt es zur Zerstörung des natürlichen Hautfettfilms, dann trocknet die Haut aus, es entstehen *Mikrorisse* (*Eczema craquelé*), *Juckreiz* tritt auf, und schließlich entstehen *erythemato-squamöse Krankheitsherde.* Kumulativtoxische Handekzeme sind häufig *berufsbedingt,* als Folge der ständigen Hautbelastung z. B. bei *Friseurinnen, Reinigungskräften, Krankenpflegepersonal* und auch bei *Hausfrauen.*

Verlauf. Die *akute toxische Kontaktdermatitis* (Abb. 6.3 a) ist scharf begrenzt auf den Ort der einwirkenden Noxe und bildet sich nach deren Ausschaltung rasch zurück. Persistiert dagegen das auslösende Agens, entwickelt sich ein *chronisch-toxisches* oder *kumulativ-toxisches Kontaktekzem* (Synonym: *toxisch-degeneratives Ekzem*). Bei Personen, die beruflich starken toxischen Summationsreizen ausgesetzt sind (z. B. als Friseure, Metallarbeiter), entwickelt sich als Endstadium der chronisch-toxischen Kontaktdermatitis an den exponierten Händen ein von Rhagaden durchzogener, hyperkeratotischer lichenifizierter Hautzustand (*tylotisch-rhagadiformes Handekzem,* Abb. 6.3 d)[136]. Sekundär kann dann durch Sensibilisierung auch eine *allergische Kontaktdermatitis* oder ein *allergisches Kontaktekzem* entstehen.

Differentialdiagnose. Von großer praktischer Bedeutung ist die Abgrenzung gegenüber der *allergischen Kontaktdermatitis.* Entscheidende klinische Kriterien hierbei sind:

- anamnestische Angaben,
- negative Epikutan-Testergebnisse,
- Fehlen von Streuherden.

Phototoxische Dermatitis

Es handelt sich um einen *„Sonnenbrand"*, der durch *Photosensibilatoren* und *gleichzeitige UV-Einwirkung* induziert wird. Solche Photosensibilatoren können *endogen* vermehrt entstehen und in die Haut gelangen (*Porphyrine* bei Porphyrien), aber auch *exogen* zugeführt werden. Beispiele hierfür sind systemisch oder örtlich verwendete *Medikamente* (z. B. Tetrazykline, Sulfonamide, Psoralene) oder die Haut von außen erreichende *Umweltsubstanzen* (Teer, Farbstoffe, Psoralene).

- Die *akute phototoxische Dermatitis* (Abb. 6.3 b) tritt nur an belichteten Hautarealen auf. Ein häufiges Beispiel ist die *Wiesengräserdermatitis.* Bestimmte Pflanzen (z. B. die „Herkulesstaude") enthalten Furocumarine, und ihr Saft erzeugt auf der Haut bei gleichzeitiger Sonnenexposition eine bizarr konfigurierte bullöse Dermatitis, die meist mit nachfolgender Hyperpigmentierung abheilt.

Histologisch sieht man *Veränderungen wie beim Sonnenbrand:* In der mittleren und oberen Epidermis finden sich *„sunburn cells"*, eosinophile, nekrotische Keratinozyten mit geschrumpftem Kern. Die fokale Zellnekrose kann größere Epidermisbereiche erfassen bis hin zur *Blasenbildung* und zur *Vakuolisierung der Basalzellen*[11].

Allergische Kontaktdermatitis – allergisches Kontaktekzem

Epidemiologie. Im Prinzip treten kontaktallergische Reaktionen (Abb. 6.3 c, d) bei *Männern* und *Frauen* mit der gleichen relativen Häufigkeit auf. *Im Einzelfall* aber ist der *Sensibilisierungsgrad* gegenüber einer Substanz innerhalb einer Population direkt *abhängig vom Expositionsgrad,* d. h. von Faktoren wie Beruf, Geschlecht, Alter und geographischer Lage.

Von den theoretisch zahllosen Substanzen, welche eine Allergisierung nach Kontakt über die Haut verursachen können, sind praktisch nur 20–30 für die überwiegende Zahl der manifesten kontaktallergischen Erkrankungen von Bedeutung. *Häufigste Allergene* sind *Metalle* (Dichromat häufiger bei Männern, Nickel häufiger bei Frauen), *Duftstoffe, Lokaltherapeutika, Farbstoffe, Gummibegleitstoffe, Konservierungsmittel* und *Pflanzen*[51].

Pathogenese. Die allergische Kontaktdermatitis bzw. das allergische Kontaktekzem ist eine *Überempfindlichkeitsreaktion,* die durch eine überschießende Reaktion des Immunsystems bei der Elimination über die Haut eindringender körperfremder Antigene verursacht wird. Sie gilt als Prototyp einer zellvermittelten Immunreaktion (*„Immunreaktion vom verzögerten Typ"*, *Typ-IV*-Immunreaktion nach Gell u. Coombs[53]). Der klinischen Manifestation geht eine unterschiedlich lange, *klinisch stumme Phase der Sensibilisierung* mit dem auslösenden Agens voraus. Entscheidend für die allergisierende Wirkung einer Substanz bei Kontakt mit einem Individuum sind folgende Kriterien:

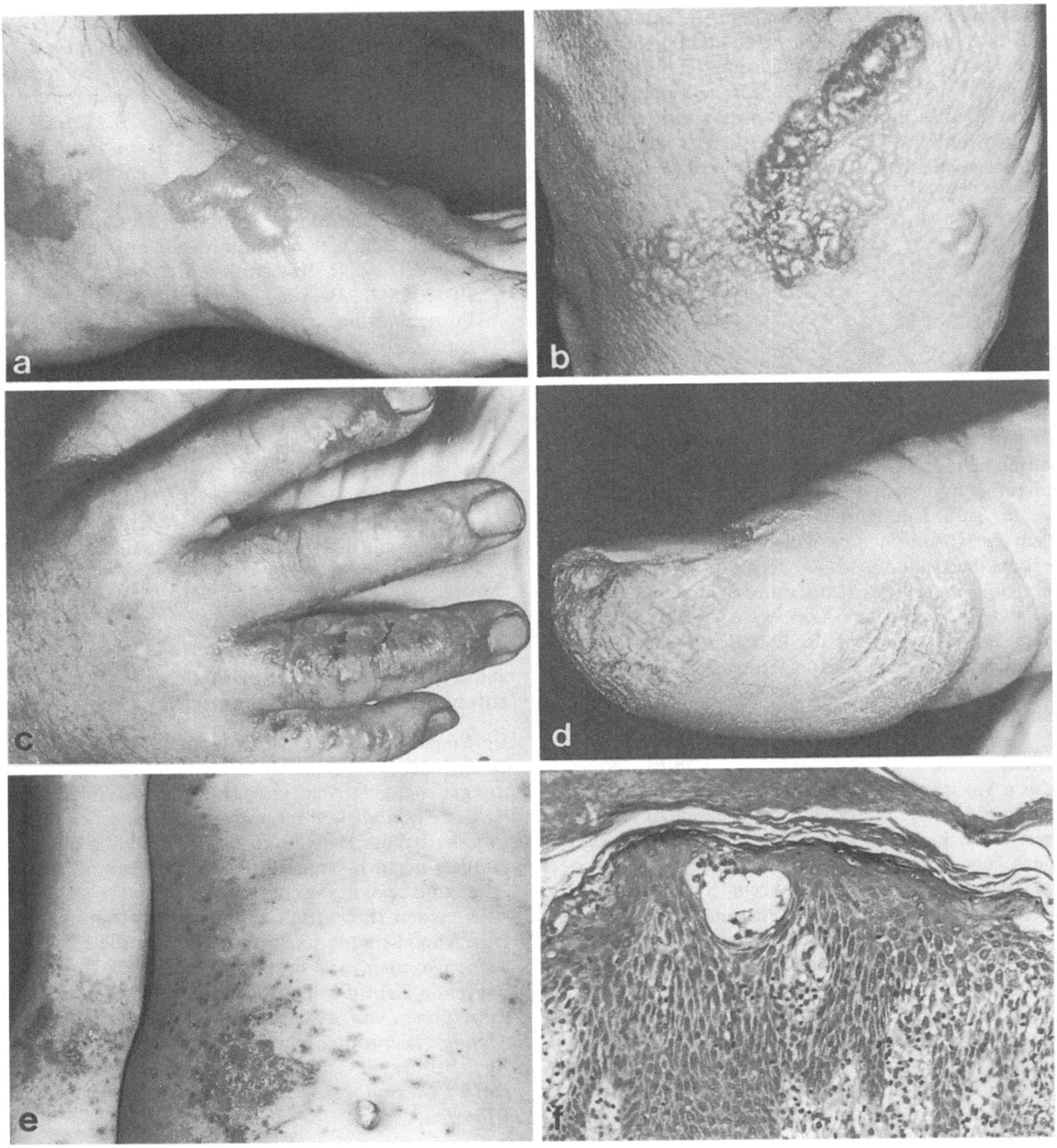

Abb. 6.3. a Toxische Kontaktdermatitis. **b** Phototoxische Kontaktdermatitis (Wiesengräserdermatitis). **c** Akute allergische Kontaktdermatitis (dyshidrosiforme Bläschen). **d** Chronische allergische Kontaktdermatitis (tylotisch-rhagadiformes Handekzem). **e** Atopisches Ekzem. **f** Akute Dermatitis, histologisch spongiotische Bläschenbildung

- Die *genetische Prädisposition:* Art und Ausmaß individueller Intoleranzreaktionen werden von *„Immune-response"-Genen* gelenkt. Diese sind eng assoziiert mit Genen des *„Major Histocompatibility Complex" (MHC)* im Bereich des Chromosoms 6 beim Menschen.
- Die *Hautpenetration der Substanz:* Je besser eine Substanz penetriert (z. B. niedriges Molekulargewicht, lipophile Eigenschaften), aber auch als Folge einer Vorschädigung der Haut, um so leichter findet eine Allergisierung statt.
- Die *Bindung der niedermolekularen Substanz* (Hapten) zusammen mit Proteinen *an Langerhanszellen* in der Epidermis. Diese wandern zur nächsten *Lymphknotenstation,* wo eine Antigen-spezifische T-Helfer-Zell-Aktivierung einsetzt.

- Die *Sekretion von verschiedenen Zytokinen*, insbesondere Interleukin-2 und Gamma-Interferon durch die *T-Helfer-Zellen* führt zur Induktion von *Adhäsionsmolekülen* (ICAM-1, ELAM-1) im betroffenen Hautareal, zur Produktion von *TNF* („tumor necrosis factor") und zur Aktivierung von *„natural killer cells"*, *zytotoxischen T-Zellen* und *Makrophagen*. Letztgenannte Zellen werden z. T. für die typischen histologischen Merkmale der Dermatitis, Spongiose und dermales Infiltrat, verantwortlich gemacht[7].

Obwohl die *Kontaktsensibilisierung lokal* erfolgt, erstreckt sich der *Zustand der Allergisierung* – vermittelt durch die zirkulierenden, spezifisch geprägten T-Lymphozyten – auf das *gesamte Hautorgan*.

Diagnostisch macht man von diesem Phänomen bei der Epikutantestung Gebrauch. Auch Krankheitsbilder wie das hämatogene Kontaktekzem z. B. nach Medikamenteneinnahme oder auch die typischen Streuherde in der Umgebung des primär ekzematisierten Hautareals sind darauf zurückzuführen.

Verlauf, Prognose. Nach erfolgter Sensibilisierung sind im wesentlichen die *Dauer und Häufigkeit der Exposition* gegenüber dem Allergen für den Verlauf der Erkrankung maßgebend. Ob die bei sehr lange anhaltender Exposition zuweilen beobachtbare Besserung der Hauterscheinungen – als *„Hardening"* bezeichnet – auf eine tatsächliche immunologische Desensibilisierung zurückgeht, ist umstritten. Weitaus häufiger erfolgt jedoch eine Ausweitung des Spektrums der sensibilisierenden Allergene, welche dann im typischen Fall das *chronische Ekzem* (Abb. 6.3 d) unterhalten.

Photoallergische Kontaktdermatitis

Im Gegensatz zur phototoxischen Dermatitis, die jeden Exponierten betreffen kann, bedarf es bei der photoallergischen Kontaktdermatitis einer *spezifischen Sensibilisierung*. Licht scheint entweder das Hapten zu verändern oder dessen Fähigkeit zu erhöhen, an das Carrier-Protein gebunden zu werden[6].

Wie bei der phototoxischen Dermatitis kann das Allergen *intern* (häufig Phenothiazine und nichtsteroidale Antiphlogistika) zugeführt werden oder *extern* (Sonnenschutzmittel, Desinfektionsmittel und Duftstoffe) appliziert werden. Allerdings ist das Auftreten von *echten photoallergischen Reaktionen* im Gegensatz zu phototoxischen Reaktionen *sehr selten* (5%)[68].

Histologie. Entsprechend der Akuität findet sich das Bild einer *akuten Dermatitis* oder eines *chronischen Ekzems*. Im Gegensatz zur phototoxischen Dermatitis finden sich kaum *„sunburn-cells"*.

Hämatogenes Kontaktekzem

Es handelt sich um ein *endogen ausgelöstes allergisches Kontaktekzem* nach vorheriger Sensibilisierung der Haut. Typisch für diese Ekzemform ist das *symmetrische* und *disseminierte Auftreten der Ekzemherde*, ohne daß ein Ausgangsherd ausgemacht werden kann. Bekannt ist dies bei *medikamentösen Kontaktallergenen* (wie z. B. Antibiotika). Umstritten ist, ob nickelhaltige Konservenkost bei gegen Nickel sensibilisierten Patienten zu einer Verschlechterung des Ekzems und disseminierten hämatogenen Streuherden führt.

Histologie. Die Histologie entspricht der *Kontaktdermatitis* oder dem *Kontaktekzem*.

Atopisches Ekzem

Synonyme: Atopische Dermatitis, endogenes Ekzem, Neurodermitis diffusa

> **Definition.** Der von Coca[39] geprägte *Begriff der Atopie* umfaßt eine Gruppe von Krankheitsbildern, die
> - *genetisch geprägt* sind,
> - häufig *gemeinsam* bei einem Individuum oder innerhalb einer Familie auftreten und sich
> - *immunpathologisch* durch eine *fehlgesteuerte IgE-Immunreaktion* und *Mastzelldegranulation* auszeichnen.

Zum Formenkreis der Atopie zählen neben dem atopischen Ekzem das *allergische Asthma*, die allergische Rhinitis (*„Heuschnupfen"*) und die *allergische Konjunktivitis*.

Epidemiologie. Das atopische Ekzem tritt meist bereits im *frühen Kindesalter* auf (ca. 80% der Erstmanifestationen vor der Pubertät). Dabei ergeben sich in etwa 70% der Fälle aus der *Familienanamnese* Hinweise auf Krankheiten aus dem atopischen Formenkreis. Fünfzig Prozent der Patienten mit atopischem Ekzem entwickeln gleichzeitig oder alternierend mit den Hauterscheinungen *Bronchialasthma* und/oder eine *allergische Rhinitis*[7].

> Die *Prävalenz* atopischer Erkrankungen hat in den letzten Jahren deutlich zugenommen. Sie wird auf über 10% eingeschätzt. Dies wird u. a. auf eine erhöhte Belastung mit *schädlichen Umweltstoffen* und evtl. auch auf vermehrt angewandte *hautbelastende Reinigungsmaßnahmen* zurückgeführt[78, 111].

Ätiologie, Pathogenese. Die Ätiologie des atopischen Ekzems ist *multifaktoriell*. Zentraler Defekt ist eine *Dysregulation insbesondere des dermalen Immunsystems*, welche von genetischen Faktoren, von Umweltfaktoren (inhalative Allergene, nutritive Allergene, mikrobielle Allergene, Kontaktallergene, Irritantien, Klima), von psychischen Faktoren und von Stoffwechselstörungen (Linolsäuremetabolismus) beeinflußt wird.

Typisch für das atopische Ekzem sind ein *erhöhtes Gesamt-IgE* und *vermehrt Eosinophile* im Blut von Patienten. Charakteristisch ist ferner eine *Abwehrschwäche* gegenüber bakteriellen, viralen und mykotischen Hautinfektionen.

Eine Schlüsselrolle bei der atopischen Dermatitis nehmen die *Langerhanszellen* ein, bei denen *IgE-Rezeptoren* nachgewiesen wurden, und die als Antigen-präsentierende Zellen auch auf typische inhalative Allergene wie z. B. Hausstaub reagieren. Sie aktivieren T-Helferzellen, die hauptsächlich zu Th2-Zellen differenzieren. Diese fördern über *Interleukin 4* die für die atopische Dermatitis typisch erhöhte IgE-Produktion, aktivieren über *Interleukin 5* die Eosinophilen und *unterdrücken über Interleukin 10 die Th1-Zellen.* An der Hemmung von Th1-Zellen sind auch aktivierte Mastzellen und Monozyten beteiligt. Th1-Zellen sind die Vermittler der verzögerten Immunantwort. Ihre verminderte Präsenz in der Haut von „Atopikern" erklärt einerseits die *verminderte Sensibilisierbarkeit* gegenüber klassischen Typ-IV-Kontaktallergenen (außer Nickel), andererseits die *verminderte Abwehr* gegenüber den mikrobiellen Erregern. Auf die vermehrte Besiedlung der Haut mit Keimen reagieren die Patienten mit einer spezifischen IgE-Antwort, die die atopische Dermatitis wiederum triggert. Von *Staphylococcus aureus* ist bekannt, daß einige seiner Toxine (*Superantigene*) die T-Zellaktivierung ohne spezifische Antigen-Antikörperbindung fördern[40].

Klinik, Verlauf. Der Verlauf der Erkrankung zeigt in den verschiedenen Altersabschnitten eine unterschiedliche Ausprägung.

- Sie beginnt beim *Säugling* als *Milchschorf* (*Crusta lactea*) mit Bevorzugung der lateralen Gesichtsanteile.
- In der *Kindheit* treten dann das charakteristische *Beugenekzem* (Abb. 6.3e) und ekzematöse Veränderungen an *Handrücken* und *Handgelenken* auf. Dabei imponieren vor allem die durch den heftigen Juckreiz induzierten *Kratz-* und *Scheuereffekte,* Lichenifikation der Haut und bakterielle Superinfektionen (*Impetiginisation*).
- *Nach dem 20. Lebensjahr* klingt das atopische Ekzem häufig ab, jedoch bleibt zeitlebens eine Neigung zu trockener und „empfindlicher" Haut bestehen, die eher zur Entwicklung anderer Ekzeme neigt.
- Selten gibt es *im Alter* auch eine sogenannte *Spätmanifestation des atopischen Ekzems*[7].

Komplikationen. Patienten mit atopischem Ekzem sind besonders häufig von *viralen* (Eccema herpeticatum, molluscatum, verrucatum) und *bakteriellen Superinfektionen* betroffen. Eine wichtige extrakutane Krankheitsmanifestation ist die bei schweren Verlaufsformen manchmal zu beobachtende Linsentrübung (*Cataracta syndermatotica*).

Histologie. Histologisch sieht man Veränderungen eines *chronischen Ekzems.* Bei mit Steroiden vorbehandelter Haut, in der die Spongiose nicht mehr deutlich ist, kann die Abgrenzung zur Mycosis fungoides schwierig sein. Beide Erkrankungen weisen ein *lymphozytäres Infiltrat* mit einer hohen CD4–CD8-Ratio auf[127].

Lichen simplex chronicus (Vidal)

Synonyme: Zirkumskripte Neurodermitis, Lichen Vidal

> **Definition.** *Einzeln* stehender *chronisch lichenifizierter* Ekzemherd, der *sehr stark juckt* und durch Kratzen und Reiben weiter unterhalten wird. Häufig bei Patienten mit atopischer Diathese. Frauen sind häufiger betroffen.

Klinik. *Prädilektionsstellen* sind Nacken, Unterarm- und Unterschenkelstreckseiten, Oberschenkelinnenseiten, Sakralregion, Skrotum und Vulva. Die Erkrankung beginnt in Form von *juckenden Papeln,* die durch ständiges Kratzen und Scheuern zu einer *verdickten Plaque* konfluieren können.

Histologie. *Histologisch* sieht man das Bild eines chronischen Ekzems, jedoch ist die Epidermis ausgeprägt akanthotisch, die Reteleisten sind sehr stark verplumpt und die Hornschicht immens verdickt. Im Korium können die Fibroblasten vermehrt sein und im Stratum papillare fibrotische Areale bestehen[11].

Seborrhoisches Ekzem des Erwachsenen

Definition, Klinik. Häufig bei Männern vorkommendes Ekzem in talgdrüsenreichen Arealen. Im Kapillitium tritt es in Form von *übermäßiger Rötung und Schuppung* auf, an den übrigen Lokalisationen wie zentrofazial, sternal und interskapulär in Form *roter Ekzemherde* mit *gelblicher Schuppung.*

Die *Inzidenz* liegt bei 3–5% der jungen Erwachsenen, wobei die Inzidenz bei HIV-positiven Patienten so deutlich erhöht ist (36%), daß das seborrhoische Ekzem ein *frühzeitiger Hautmarker für die HIV-Infektion* ist[24].

Ätiologie, Pathogenese. Die Besiedlung vermehrt aktiver Talgdrüsen mit *Pityrosporum ovale* wird als mögliche Ursache für das seborrhoische Ekzem angesehen.

Histologie. Die Histologie zeigt die Charakteristika des *chronischen Ekzems,* ist aber oft schwer von der Psoriasis abzugrenzen, da auch beim seborrhoischen Ekzem neutrophile Granulozyten in der Hornschicht vorkommen können und die Akanthose mit ausgezogenen Reteleisten psoriasiform anmutet. Wegweisend für das seborrhoische Ekzem ist die *Spongiose*, die bei der Psoriasis normalerweise nicht anzutreffen ist.

Seborrhoisches Ekzem des Säuglingsalters

Definition, Klinik. *Ekzematöse Veränderungen* (Rötung, gelbliche Schuppung) an Kopfhaut, Stirn, in Hautfalten und Windelregion, die in den ersten Lebensmonaten auftreten und nach einigen Wochen wieder abklingen. Das seborrhoische Säuglingsekzem ist prognostisch günstiger zu beurteilen als die atopische Dermatitis, die in der Regel erst ab dem 6. Lebensmonat auftritt.

Ätiologie. *Unklar.* Möglicherweise spielt die durch *mütterliche Androgene* noch stimulierte Talgdrüsensekretion eine Rolle. Die Besiedlung der Haut und/oder des Darms mit *Hefepilzen* (Candida albicans) ist bei den betroffenen Kindern deutlich häufiger als bei gesunden Säuglingen[28, 107]. Schließlich wird ein *Mangel an essentiellen Fettsäuren* diskutiert, die eine wichtige Rolle bei der Barrierefunktion der Epidermis spielen (Gammalinolensäure und Arachidonsäure). Der Mangel wird durch eine passagere Verminderung des Enzyms *Delta-6-Desaturase* erklärt[133].

Das Risiko der erkrankten Kinder, später an einem atopischen Ekzem oder an einer Psoriasis zu erkranken, scheint erhöht zu sein[6].

Histologie. Sie entspricht der subakuten Dermatitis[129].

Nummuläres Ekzem

Synonym: Mikrobielles Ekzem

Definition, Klinik. Eigenständiger Ekzemtyp, der durch *münzförmige Ekzemherde* an den Streckseiten der Extremitäten, z. T. auch am Stamm, gekennzeichnet ist. In der Regel sind *Männer* zwischen dem 50. und 70. Lebensjahr betroffen. Der *Verlauf* der Erkrankung ist *chronisch.*

Ätiologie, Pathogenese. Die Ätiologie ist *unbekannt.* Gehäuft auf Ekzemherden gefundene Staphylokokken und Streptokokken wurden früher als Verursacher der Erkrankung angesehen („mikrobiell"), da die Patienten häufig keine anderen Stigmata (Atopie, Allergie) aufwiesen. Möglicherweise ist die *bakterielle Besiedlung* verantwortlich für die *Chronizität der Erkrankung.*

Histologie. Die Histologie entspricht der *subakuten Dermatitis: Spongiose* und von Serum durchsetzte *parakeratotische Hornschicht,* in der sich vereinzelt auch *neutrophile Granulozyten* nachweisen lassen (Tinea mittels PAS- oder Grocottfärbung ausschließen).

Stauungsekzem

Durch chronische Stauung im Rahmen einer chronischen Veneninsuffizienz entstehendes Ekzem zumeist am *Unterschenkel.* Ursächlich wird eine Verschiebung der Bakterienflora auf dem *Stauungsödem* diskutiert, welche zu einer Sensibilisierung gegen diese Bakterien führt. Zusätzlich können der durch das Ödem entstehende *Juckreiz* und die *Sebostase* zu einem vermehrten Kratzen und Scheuern führen. Häufig pfropfen sich *Kontaktallergien* auf das Unterschenkelstauungsekzem auf[80].

Histologie. Subakutes bis chronisches Ekzem.

Dyshidrosiforme Dermatitis

Es handelt sich um die Variante der akuten Dermatitis an *Palmae* und *Plantae,* die durch juckende, schnell platzende, serös gefüllte Bläschen gekennzeichnet ist. Sie tritt *bei 5–20% der Handekzeme* auf[6]. Die Maximalvariante mit konfluierenden großen Blasen wird auch als *Cheiropomphylix* (*Hände*) oder *Podopomphylix* (*Füße*) bezeichnet. Pathogenetisch ist diese Form meist als *allergische Kontaktdermatitis* oder als *atopische Dermatitis* einzuordnen. Die Dicke der Hornschicht an Händen und Füßen sowie das Fehlen von Haarfollikeln bewirkt, daß das in die Epidermis eindringende Serum zu besonders großen *spongiotischen Blasen* führt[79, 84]. Bei sehr chronischem Verlauf kommt es zu stark *verhornenden, gering entzündlichen Herden,* z. T. mit tiefen Rhagaden, dem keratotisch-rhagadiformen Ekzem, welches aber auch noch schubweise zusätzlich dyshidrosiforme Bläschen aufweisen kann.

Histologie. *Akute bis subakute Dermatitis* mit deutlichen intraepidermalen spongiotischen Bläschen in der lokalisationstypischen *palmoplantaren Haut.* Im Gegensatz zur Benennung *keine* Beziehung zu den Schweißdrüsen oder deren Ausführungsgängen. Beim *keratotisch-rhagadiformen Ekzem* können sich neben den ausgeprägten Veränderungen des chronischen Ekzems (Akanthose, Parahyperkeratose) auch noch spongiotische Bläschen zeigen.

Blasenbildende Dermatosen

Sehr viele ätiologisch völlig verschiedene dermatologische Erkrankungen wie hereditäre Defekte, Infektionen, physikalisch-chemische Schädigungen, Autoimmunreaktionen, Arzneimittelreaktionen können – insbesondere in der Maximalvariante ihrer klinischen Manifestation – zur Blasenbildung an der Haut führen.

Für die Beurteilung und differentialdiagnostische Einteilung haben sich
- die *Topologie der Blasenbildung,*
- die *Immunfluoreszenzdiagnostik* und
- die *Salt-Split-Methode*

als wertvollste Kriterien herauskristallisiert (Tabelle 6.8).

Bei der *„Salt-Split"-Methode* (Kochsalz-Trennung) wird Normalhaut oder paraläsionale Haut im Bereich der Lamina lucida getrennt. Die so getrennte Normalhaut wird *mit Patientenserum inkubiert* (*indirekter Nachweis*), oder die paraläsionale Haut des Patienten wird auf in vivo gebundene *Antibasalmembran-Antikörper* hin untersucht (*direkter Nachweis*)[140]. Die Lokalisierung der Antikörper auf der epidermalen oder dermalen Seite erleichtert die Unterscheidung, z. B. zwischen bullösem Pemphigoid (*epidermale* IgG-Ablagerungen) und Epidermolysis bullosa acquisita (*dermale* IgG-Ablagerungen). Darüber hinaus lassen sich mit dieser Methode zirkulierende Antikörper im Patientenserum empfindlicher nachweisen als mit herkömmlichen Methoden.

Pemphigus-Erkrankungen

Definition. Die Gruppe der Pemphigus-Erkrankungen besteht aus *3 Hauptgruppen,* die sich klinisch, histologisch und entsprechend ihren Zielantigenen voneinander abgrenzen lassen:
- *Pemphigus vulgaris*
  Pemphigus vegetans
- *Pemphigus foliaceus*
  Pemphigus erythematosus
  Pemphigus brasiliensis
- *Paraneoplastischer Pemphigus.*

Gekennzeichnet sind alle diese Pemphigusarten durch eine *chronisch rezidivierende akantholytische Blasenbildung,* die durch IgG-Antikörper gegen desmosomale Adhäsionsmoleküle verursacht wird.

Im Gegensatz dazu handelt es sich beim *Pemphigus chronicus benignus familiaris* (*Hailey-Hailey*) um eine *Genodermatose* (▷ S. 498), bei der solche Autoantikörper nicht nachweisbar sind.

Epidemiologie. Pemphiguserkrankungen können in jedem, vorwiegend aber im *mittleren* und *höheren Lebensalter,* auftreten. Männer und Frauen werden gleich häufig befallen. Über ein vermehrtes Auftreten in *jüdischen Bevölkerungsgruppen* wurde berichtet[11]. Eine bisher ungeklärte endemische Häufung unter dem Bild des Pemphigus foliaceus wurde in einigen Gebieten *Brasiliens* beobachtet (*Pemphigus brasiliensis, „Fogo selvagem"*).

Pathogenese[148]. Die intraepidermale Blasenbildung beim Pemphigus beginnt mit einer elektronenoptisch nachweisbaren Auflösung der desmosomalen Zellverbindungen der Keratinozyten (*Akantholyse*). Dadurch kommt es innerhalb der Epidermis zur *Spaltbildung.* Die aus dem epidermalen Zellverband herausgelösten Keratinozyten zeichnen sich durch ein stark eosinophiles Zytoplasma, einen pyknotischen Kern und eine perinukleäre Aufhellung aus. Als *„Tzanck-Zellen"* waren sie vor der Einführung der heute gebräuchlichen Immunfluoreszenztests von ausschlaggebender diagnostischer Bedeutung.

Bei allen Pemphigusarten werden *immunfluoreszenzmikroskopisch IgG-Antikörper* im Serum sowie interzellulär gebunden in der läsionalen Epidermis nachgewiesen.

- Beim *Pemphigus vulgaris* und *Pemphigus vegetans,* bei denen die Akantholyse in den mittleren und unteren Abschnitten der Epidermis lokalisiert ist, reagieren die Antikörper mit *Desmoglein,* einem Desmosomenbestandteil, der zu den transmembranen Glykoproteinen zählt (130 kD), und mit *Plakoglobin,* einem anderen Desmosomenbestandteil (85 kD)[23,60].
- In der *Pemphigus-foliaceus-Gruppe* reagieren die Antikörper mit *Desmoglein I,* einem 160 kD-Antigen, oder einem 50 kD-Spaltprodukt von Desmoglein I. Die Akantholyse bei den Pemphigus-foliaceus-Arten findet in der oberen Epidermis statt, entweder im Stratum granulosum oder direkt darunter[37,43]. Beim Pemphigus brasiliensis, der endemisch in einigen Waldregionen Brasiliens auftritt und hauptsächlich Heranwachsende befällt, wird die *Übertragung eines infektiösen Agens durch einen Vektor* diskutiert. Beim *Pemphigus erythematosus* werden in sonnenexponierten Läsionen auch IgG und Komplement an der Basalmembran nachgewiesen, dies weist auf eine Beziehung des Pemphigus erythematosus zum systemischen Lupus erythematodes hin.

  Bei *allen Pemphigusarten* scheint die Bindung der Antikörper an die Zelloberfläche die Plasminogenaktivator-Synthese zu erhöhen. Die daraus resultierende Umwandlung von Plasminogen zu Plasmin führt zu einem *Verlust der Zelladhäsion.* Komplement und Entzündungszellen spielen bei diesem Prozeß eine fragliche Rolle. Allerdings wird in läsionaler Haut auch *Komplement* nachgewiesen, und besonders in frischen Läsionen finden sich auch *eosinophile Granulozyten.*
- Der *paraneoplastische Pemphigus* unterscheidet sich klinisch, histologisch und immunhistochemisch vom Pemphigus vulgaris, bei dem allerdings ebenfalls gehäuft Neoplasien gefunden werden[32,149].

  Beim paraneoplastischen Pemphigus werden Antikörper gegen 250- und 210-kD-Antigene entsprechend *Desmoplakin I und II,* gegen das *Bullöses-Pemphigoid-Antigen (230 kD)* und gegen ein *190-kD-Antigen* gefunden. Diese zirkulierenden An-

Tabelle 6.8. Differentialdiagnose blasenbildender Hauterkrankungen

Topologie der Blasenbildung	Mechanismus der Blasenbildung	Immunfluoreszenzdiagnostik	Klinische Diagnose
Subkorneale Blasenbildung	Ablösung des Stratum corneum	Negativ	Impetigo Subkorneale pustulöse Dermatose
Intrakorneal bis Stratum spinosum	Mechanische Obstruktion der Schweißdrüsenausführungsgänge	Negativ	Miliaria crystallina Miliaria rubra
Obere Epidermis	Intrazelluläre Degeneration	Negativ	Blasen durch mechanische Reibung, Erythrodermia ichthyosiformis congenitalis bullosa
Spongiotische Bläschen im Stratum spinosum	Interzelluläres Ödem	Negativ	Dermatitis, Dyshidrosis, Incontinentia pigmenti
Intraepidermale akantholytische Blasenbildung	Fehlfunktion und Auflösung der interzellulären desmosomalen Haftung	IgG-Antikörper gegen desmosomale Glykoproteine in läsionaler Epidermis	Pemphigus vulgaris, Pemphigus foliaceus, paraneoplastischer Pemphigus
		Negativ	Pemphigus benignus familiaris (Hailey-Hailey), Dyskeratosis follicularis (Darier), Transitorische akantholytische Dermatose (Grover)
Virusinduzierte intraepidermale Bläschen	Akantholyse durch ballonierende Zelldegeneration	Nachweis der viralen Antigene	Herpes simplex, Herpes zoster, Varizellen
Intrabasale Blasenbildung (Basalzellschicht)	Degeneration der Basalzellschicht	Negativ	Epidermolysis bullosa hereditaria simplex
		IgM, C3 und Fibrin, lineär an Basalmembran und „colloid-bodies“	Lichen ruber pemphigoides
		Bandförmige IgG- (weniger IgM, IgA) und C3-Ablagerungen an Basalmembran	Lupus erythematodes
Subepidermale Blasenbildung (dermo-epidermale Verbundzone)	Schädigung im Bereich der dermo-epidermalen Verbundzone	Negativ	Epidermolysis bullosa hereditaria (junktionale und dystrophische Formen ⊳ S. 497), Urticaria pigmentosa, Urticaria bullosa, Toxische epidermale Nekrolyse, Fixes Arzneiexanthem, Hitze/Kälte-Schaden
		IgG- und C3-Anlagerungen lineär an Basalmembran (salt-split: Ablagerungen am Blasendach)	Bullöses Pemphigoid, vernarbendes Schleimhautpemphigoid, Herpes gestationis
		IgG-Ablagerungen lineär an Basalmembran (salt-split: Ablagerungen am Blasenboden)	Epidermolysis bullosa acquisita
		IgG- und C3-Ablagerungen lineär an Basalmembran (salt-split: Ablagerungen am Blasenboden)	Bullöse Eruption bei Lupus erythematodes
		Lineäre IgA-Ablagerungen an Basalmembran (salt-split: Ablagerungen Blasendach oder Blasenboden)	Lineäre IgA-Dermatose (Lamina-lucida-Typ, Sublamina-densa-Typ)
		Granuläre IgA-Ablagerungen in den Papillenspitzen	Dermatitis herpetiformis (Duhring)
		IgM und C3 an nekrotischen Keratinozyten, C3 auch perivaskulär (nicht diagnostisch)	Erythema multiforme
		IgG an Basalmembran, in und um Gefäße	Belichtete Haut bei Porphyrieerkrankungen

tikörper werden auch am Zylinderepithel und an Übergangsepithelien gebunden. Dies wird als diagnostischer Test herangezogen (*Immunfluoreszenz* an der Rattenblase). Die Rolle des Neoplasmas bei dieser Pemphigus-Gruppe wird dadurch verdeutlicht, daß bei Patienten mit benignen Neoplasmen nach Exzision des Tumors der Pemphigus abheilte, während die Patienten mit malignen Tumoren am Pemphigus verstarben[20,70].

Klinik. Die Hautläsionen bei Pemphigus vulgaris beginnen in mehr als der Hälfte der Fälle als *schmerzhafte Erosionen* an den *Schleimhäuten* von Mund und Genitale. Bei der schubartigen Ausbreitung auf die übrige

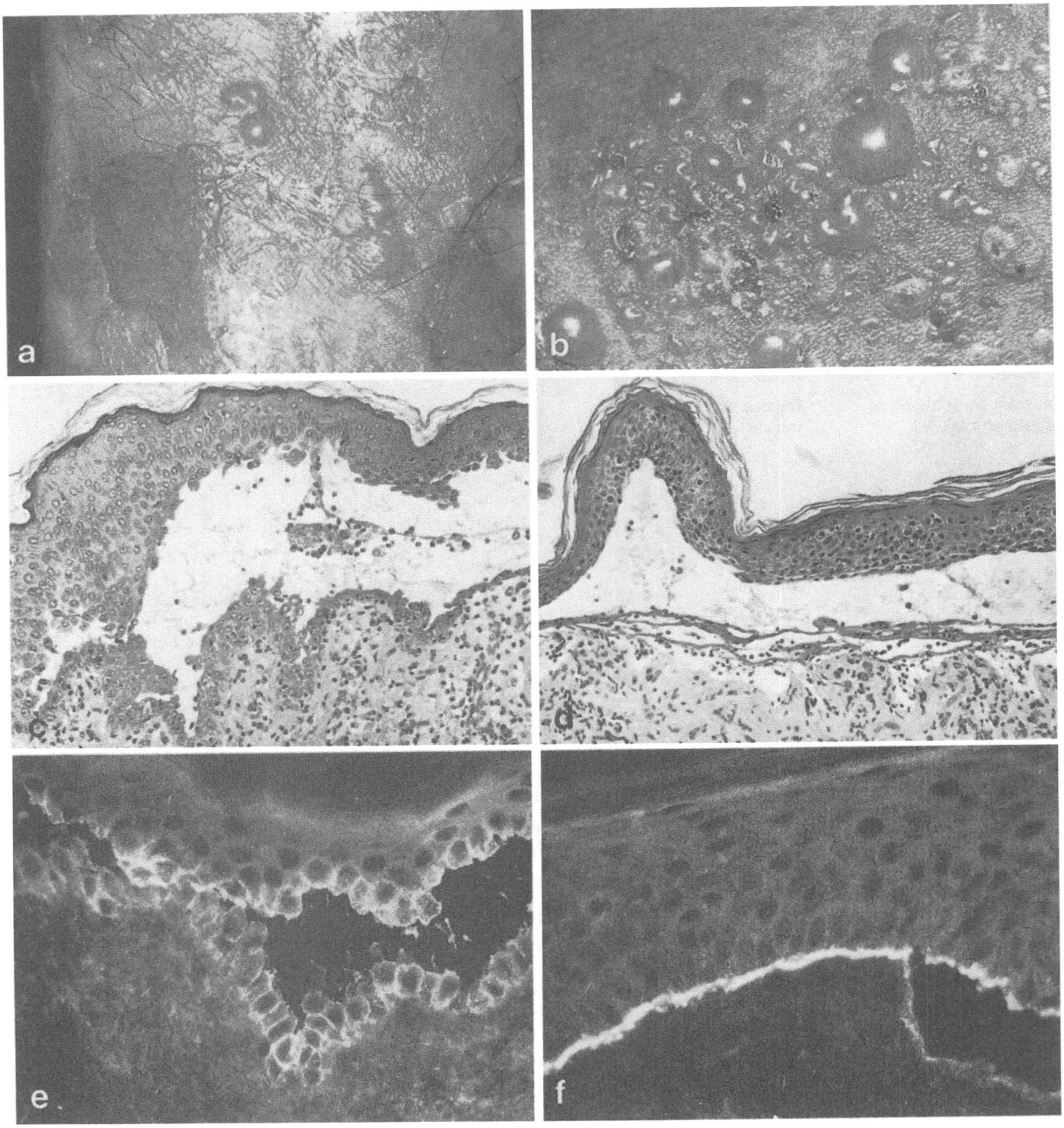

Abb. 6.4. a Pemphigus vulgaris. **b** Bullöses Pemphigoid. **c** Pemphigus vulgaris, histologisch suprabasale akantholytische Blasenbildung. **d** Bullöses Pemphigoid, histologisch subepidermale Blasenbildung mit Gewebseosinophilie. **e** Pemphigus vulgaris, direkter immunfluoreszenzmikroskopischer Nachweis antiepidermaler Antikörper. **f** Bullöses Pemphigoid, direkter immunfluoreszenzmikroskopischer Nachweis von Antibasalmembranantikörpern

Haut sind *schlaffe Blasen* (Abb. 6.4a) auf normaler Haut charakteristisch, wobei durch Druck die Blase in der Epidermis weiterwandert (*Nikolski-Phänomen*). Das Platzen der dünnen Blasendecke führt zu ausgedehnten Erosionen mit Auflagerungen von Serumkrusten und möglicher Sekundärinfektion durch Bakterien oder Candida.

- Beim *Pemphigus vegetans* treten insbesondere in den intertriginösen Bereichen auf dem erodierten Blasengrund Wucherungen von *Granulationsgewebe* auf.
- Beim *Pemphigus foliaceus* und *Pemphigus brasiliensis* findet man auf ödematösem gerötetem Grund oberflächliche *Blasen,* die sich zentrifugal ausbreiten und plaqueartige *Erosionen* sowie von *Schuppen und Schuppenkrusten* bedeckte Hautläsionen hinterlassen. Als Maximalvariante wird eine Erythrodermie mit Auflagerung blätterteigartiger Schuppung beobachtet.
- Beim *paraneoplastischen Pemphigus* finden sich schmerzhafte therapieresistente *Mundschleimhauterosionen,* Lippenrot und Konjunktiven sind häufig mitbeteiligt. Die Hautveränderungen sind vielfältig und oft uncharakteristisch, sie reichen von lichenoiden Papeln über multiforme Erytheme bis hin zu Bläschen und Erosionen.

Mikroskopie. Das charakteristische histologische Bild zeigt als Folge der Akantholyse eine *intraepidermale Spaltbildung* – bei *Pemphigus vulgaris* und *Pemphigus vegetans* oberhalb der Basalzellschicht (Abb. 6.4c), bei *Pemphigus foliaceus, Pemphigus brasiliensis* und *Pemphigus erythematosus* in den obersten Lagen des Stratum spinosum.

Neben den aus dem Zellverband gelösten *Keratinozyten* sind im Blaseninhalt *eosinophile Granulozyten* häufig in größerer Anzahl zu beobachten. Subepidermal findet man, besonders ausgeprägt beim *Pemphigus vegetans,* entzündliche Infiltrate mit *Lymphozyten, Histiozyten* und *Eosinophilen.*

Beim *paraneoplastischen Pemphigus* zeigt sich die Akantholyse oberhalb der Basalzellschicht, dazu finden sich in der Epidermis dyskeratotische Keratinozyten und an der dermoepidermalen Junktionszone eine ausgeprägte Basalzellvakuolisierung (*„Interface Dermatitis“*).

Immunfluoreszenz. Untersuchungen mit Hilfe der Immunfluoreszensmikroskopie haben sich als *verläßlichstes differentialdiagnostisches Kriterium* gegenüber allen anderen mit akantholytischer Blasenbildung einhergehenden Hauterkrankungen (Tabelle 6.8) bewährt. In vivo gebundene Immunglobuline meist vom IgG-Typ lassen sich in nahezu 100% in der Nachbarschaft von frischen Läsionen auf der Zelloberfläche der Keratinozyten nachweisen (Abb. 6.4e).

In der direkten Immunfluoreszenz finden sich IgG-Ablagerungen in den interzellulären Regionen läsionaler Haut.

- Bei der *Pemphigus-vulgaris-Gruppe* sind die Ablagerungen eher in den unteren Epidermislagen,
- bei der *Pemphigus-foliaceus-Gruppe* eher in der oberen Epidermislage zu finden. Zusätzlich können auch C1q, C3, C4, Properdin und Faktor B gefunden werden.
- Beim *Pemphigus erythematosus* finden sich zusätzlich Ablagerungen von Komplement und IgG in der dermoepidermalen Junktionszone von belichteten Läsionen.
- Beim *paraneoplastischen Pemphigus* finden sich IgG und Komplement-Ablagerungen entlang der Basalmembranzone und/oder in den Interzellulärräumen der Epidermis.

In der *indirekten Immunfluoreszenz* finden sich bei 90% aller Erkrankten *Antikörper gegen die Interzellularsubstanz der Epidermis.* Die Zielantigene sind bei den drei Pemphigusgruppen unterschiedlich und lassen sich mit Hilfe des Immunoblots differenzieren (▷ Pathogenese). Die Höhe des Antikörpertiters korreliert mit der Krankheitsaktivität.

Verlauf, Prognose. Bei den Pemphigus-Erkrankungen handelt es sich um *chronische Leiden* mit *spontanen Remissionen* und *Rezidiven.* Unbehandelt kommt es infolge von Kachexie und Sekundärinfektionen innerhalb von Monaten bis wenigen Jahren zum Tod.

Entscheidend gebessert wurde die *Prognose* durch den Einsatz von *Kortikosteroiden* und *Immunsuppressiva.* Dadurch könnte z. B. beim *Pemphigus vulgaris* die Letalität auf 8% gesenkt werden[82]. Beim paraneoplastischen Pemphigus hängt die Prognose mit der Therapierbarkeit des zugrunde liegenden Tumors zusammen. Die Prognose dieser Pemphigusart ist insgesamt deutlich schlechter als die der Pemphigus-vulgaris-Gruppe oder der Pemphigus-foliaceus-Gruppe.

Bullöses Pemphigoid

Definition. Bullöse Dermatose mit *subepidermaler Blasenbildung* und zirkulierenden sowie in vivo gebundenen *Autoantikörpern gegen Basalmembranantigene* der Haut.

Epidemiologie. Im Vergleich zum Pemphigus tritt das bullöse Pemphigoid etwa doppelt so häufig auf, in über 80% der Fälle bei Patienten älter als 60 Jahre (*„Alterspemphigus“*)[6] und zeigt keine Geschlechts- oder Rassenbevorzugung. Bei Patienten mit malignen Tumoren kommt es gehäuft vor und zählt daher zum Formenkreis der Paraneoplasien.

Pathogenese. Beim bullösen Pemphigoid lagern sich *Antikörper hauptsächlich von Typ IgG4* in der Lamina lucida der Basalmembran ab. Sie reagieren mit *zwei Antigenen,* die auf den *Hemidesmosomen* der basalen Keratinozyten lokalisiert sind. Ein 230 kD-Antigen ist auf der intrazellulären Region der Hemisdesmosomen lokalisiert, ein 180 kD-Antigen an der Plasmamembran des Hemidesmosomen-Komplexes[54,97]. Die *Blasenbildung des bullösen Pemphigoids* ist aber im Gegensatz zum Pemphigus *komplementabhängig*. Es werden *C3, C4* und *Properdin* in der Basalmembranzone nachgewiesen. Die Freisetzung von C3a und C5a wirkt chemotaktisch auf Leukozyten und degranuliert Mastzellen. *Lysosomale Enzyme* führen zu Schädigung der Basalmembran und nachfolgender Kontinuitätstrennung. Zirkulierende IgG-Antikörper werden in 70% der Patienten nachgewiesen, im Gegensatz zum Pemphigus korreliert der Titer aber nicht mit dem Krankheitsverlauf.

Klinik. Die Erkrankung beginnt häufig mit *urtikariell elevierten Erythemen,* welche über Wochen bestehen können, bevor Blasen auftreten. Nach diesem *Prodromalstadium* folgt häufig ein Schub mit generalisierter Ausbildung von *prallen Blasen* unterschiedlicher Größe sowohl auf entzündlich geröteter als auch normaler Haut (Abb. 6.4b). Schleimhautläsionen können vorwiegend in der Mundhöhle vorkommen, sind aber seltener als beim Pemphigus.

Histologie. Es findet sich eine *subepidermale Blase mit intakter Epidermis als Blasendach* (Abb. 6.4d). Der Blasenboden wird durch die Lamina densa der Basalmembran gebildet[86]. Bezüglich des entzündlichen subepidermalen Infiltrates lassen sich *zwei Typen* unterscheiden[1]:

- *infiltratarme, monomorphe Form* vorwiegend mit Papillenödem,
- *infiltratreiche polymorphe Form* mit dichtem Infiltrat aus Lymphozyten, Histiozyten, Eosinophilen und Neutrophilen.

Direkte Immunfluoreszenz. *IgG-* und *C3-Ablagerungen* finden sich *lineär* an der Basalmembran in läsionaler und periläsionaler Haut. In nicht betroffener Haut kann man die Ablagerungen in 60% der Fälle nachweisen. Weniger häufig werden *IgA, IgM* und *C1q* gefunden. In läsionaler Haut mit Blase finden sich die Ablagerungen hauptsächlich im Blasendach, ebenso wie mit der „Salt-Split"-Methode lassen sich die Immunglobulinablagerungen epidermal nachweisen[106,137].

Vernarbendes Pemphigoid

Synonym: Zikatrisierendes Pemphigoid

Diese seltene bullöse Dermatose manifestiert sich vorwiegend im Bereich der *Schleimhäute,* insbesondere der *Konjunktiven* (Befall in 75%). *Mikroskopisch* und *immunologisch* besteht am ehesten *Verwandtschaft zum bullösen Pemphigoid. Klinisch* bestehen deutliche Unterschiede zum bullösen Pemphigoid, da die Läsionen im Gegensatz zum bullösen Pemphigoid narbig abheilen. Dies kann im Bereich der Konjunktiven zu *Erblindung* (bei 25% der Patienten), im Bereich des Larynx und des Ösophagus zu Strikturen führen. Eine *sehr seltene lokalisierte vernarbende Form* wurde 1957 von Brunsting u. Perry beschrieben[30]. Sie ist durch Blasen und Erosionen im Gesicht, im Kapillitium, im Nacken und selten in der Mundschleimhaut charakterisiert.

Histologie und Immunhistologie. Die histologischen und immunhistologischen Veränderungen *entsprechen* denen des *bullösen Pemphigoids.* Allerdings finden sich in der indirekten Immunfluoreszenz nur in 15–20% zirkulierende Antikörper.

Mit der Methode des Immunoblots wurden Antigene gefunden, die sich von denen des bullösen Pemphigoids unterscheiden, und die das vernarbende Pemphigoid in zwei Gruppen trennen: in eine *okuläre Form* mit einem 45 kD-Antigen und in eine *Epiligrin-Form* mit einem 170 kD-Antigen, 145 kD-Antigen und 135 kD-Antigen[35,44,122].

Herpes gestationis

Synonym: Pemphigoid gestationis

Seltene Autoimmunerkrankung in der Schwangerschaft (Inzidenz 1:40000 Schwangerschaften), die zwischen der 9. Woche bis zu einer Woche post partum auftreten kann. Sie beginnt mit *urtikariellen Plaques,* die später in Blasen übergehen. Nach der Entbindung können sich die Hauterscheinungen verstärken und bis zu Monaten anhalten. Die klinische Abgrenzung von den *„pruriginösen urtikariellen Papeln und Plaques in der Schwangerschaft" (PUPPP)* ist schwer. Die *Diagnose* wird mit Hilfe der *Immunhistologie* gestellt. In *folgenden Schwangerschaften rezidiviert* die Erkrankung. Das *Risiko für den Feten* besteht in *Frühgeburt* und *Untergewicht.* Auffällig ist eine Häufung von *assoziierten Autoimmunerkrankungen* bei den Patientinnen, ein C4-Null-Allel bei 90% der Patientinnen und die Existenz von Anti-HLA-Antikörpern[25,120,121].

Histologie. Histologisch ist die Erkrankung nicht vom bullösen Pemphigoid zu unterscheiden.

Immunhistologie. In der Immunhistologie finden sich *bandförmige C3-Ablagerungen* in der Lamina lucida. IgG, insbesondere IgG1 wird nur zu 30–40% nachgewiesen, scheint aber ursächlich für die C3-Ablagerungen zu sein[137]. In der *indirekten Immunfluoreszenz* werden nur in 10–20% der Fälle *IgG-Antikörper* nachgewiesen, obwohl fast alle Seren von Erkrankten C3 an die Basalmembran normaler Haut zu binden vermögen. Anscheinend ist der IgG1-Antikörper, früher auch Herpes-Gestationis-Faktor genannt, in so geringer Konzentration vorhanden, daß er in den routinemäßig durchgeführten Untersuchungen nicht erkennbar wird. Neugeborene von erkrankten Müttern können vorübergehend Blasen entwickeln und immunhistologisch C3-Ablagerungen an der Basalmembran aufweisen[137].

Lineäre IgA-Dermatose

Definition. Die lineäre IgA-Dermatose *ähnelt* klinisch der *Dermatitis herpetiformis* oder seltener dem *bullösen Pemphigoid. Immunhistologisch* sind *lineäre IgA-Ablagerungen an der Basalmembran* typisch.

Klinik. *Klinisch* können *zwei Gruppen* unterschieden werden.

- Eine Gruppe ist identisch mit der „benignen chronischen bullösen Dermatose des *Kindesalters*", hier ist die Schleimhautbeteiligung selten.
- Die *Erwachsenenform* kommt häufiger bei Frauen vor, zumeist mit Schleimhautbeteiligung. Eine glutensensitive Enteropathie findet sich bei beiden Gruppen nicht. *Autoimmunerkrankungen, Neoplasien* und *Medikamente* wurden als Auslöser der linearen IgA-Dermatosen beschrieben[56,77].

Histologie. Die Histologie ist nicht *charakteristisch.* Es findet sich eine *subepidermale Blasenbildung* mit *neutrophilen Granulozyten* in den Papillenspitzen wie bei der Dermatitis herpetiformis. Einige Formen weisen aber auch zusätzlich die Charakteristika des bullösen Pemphigoids mit einem *eosinophilen Infiltrat* im oberen Korium auf[90].

Immunfluoreszenz. Charakteristisch sind *lineäre IgA-Ablagerungen* an der Basalmembran. *Immunelektronenmikroskopisch* lassen sich *zwei Typen* unterscheiden: Ablagerungen in der *Lamina lucida* oder unterhalb der *Lamina densa.* In der indirekten Immunfluoreszenz lassen sich zirkulierende Antikörper vom IgA-Typ in einem hohen Prozentsatz (50–90%) nachweisen, insbesondere mit der *„Salt-split-Methode"*[38]. Die *IgA-Antikörper* richten sich gegen ein 285 kD- und ein 97 kD-Antigen in der Lamina lucida und möglicherweise gegen ein 290 kD-Antigen beim Sublamina-densa-Typ[141].

Epidermolysis bullosa acquisita (EBA)

Definition. Erkrankung mit *subepidermaler Blasenbildung* infolge von *Autoantikörperbildung* gegen Basalmenbranstrukturen. Die Blasen werden durch Minimaltraumen induziert und heilen unter *Narbenbildung* ab.

Pathogenese. Die Erkrankung tritt im *Erwachsenenalter* auf. Es finden sich Blasen an Extremitäten und in der Mundschleimhaut.

Immunoblotuntersuchungen haben gezeigt, daß das EBA-Antigen ein 290 kD-Antigen ist, welches *elektronenmikroskopisch* den Verankerungsfibrillen der Basalmembran, *biochemisch* dem Typ-VII-Kollagen entspricht[131].

Histologie. Allein durch Nachweis der subepidermalen Blasenbildung ist die EBA nicht vom bullösen Pemphigoid abzugrenzen. Beim bullösen Pemphigoid überwiegen die Eosinophilen im Infiltrat im oberen Korium[11].

Immunfluoreszenz. In der *direkten Immunfluoreszenz* finden sich lineäre IgG-Ablagerungen an der Basalmembran, ähnlich wie beim bullösen Pemphigoid. In *„Salt-Split-Skin"* lagern sich die Antikörper jedoch am Blasenboden ab, beim bullösen Pemphigoid am Blasendach. In der *indirekten Immunfluoreszenz* werden in ca. 30% zirkulierende Antibasalmembranantikörper gefunden[29,106,137].

Immunelektronenmikroskopie. Die Immunglobulinablagerungen sind unterhalb der Lamina densa lokalisiert, im Bereich der Veränderungsfibrillen.

Dermatitis herpetiformis

Definition. *Chronisch rezidivierende,* mit brennendem *Juckreiz* verbundene, *symmetrisch* verteilte, *polymorphe* Dermatose mit gruppierten *Bläschen* und *Blasen,* urtikariellen *Erythemen, Papeln* und *Exkoriationen* (Abb. 6.5a).

Bei der überwiegenden Mehrheit der Patienten besteht eine *asymptomatische glutensensitive Enteropathie.* Charakteristisch ist das gute therapeutische Ansprechen auf Sulfone und die Besserung der Erkrankung durch eine Gluten-freie Diät[49].

Epidemiologie. *Seltene* Erkrankung (ca. 1 Fall pro 800 dermatologische Patienten). Tritt vorwiegend im *mittleren Lebensalter* auf und bevorzugt das *männliche Geschlecht* (2:1).

Ätiologie, Pathogenese. Die Ätiologie der Erkrankung ist *unbekannt,* allerdings wird vermutet, daß die Dermatitis herpetiformis ein *potentielles Teilsymptom der glutensensitiven Enteropathie* darstellt. Auffällig ist die hohe Assoziation mit HLA-B8/DR3/DQw2 sowohl bei Patienten mit Dermatitis herpetiformis als auch bei Patienten mit glutensensitiver Enteropathie. Charakteristisch sind *IgA-Ablagerungen* in den *Papillenspitzen* der betroffenen Hautareale. Wogegen sich diese Antikörper genau richten, konnte noch nicht geklärt werden, nach immunelektronenmikroskopischen Untersuchungen finden sie sich an *Mikrofibrillen* in den Papillenspitzen. Daneben wurden *C3, Faktor P* und *Faktor B* in den Papillen gefunden, was auf eine Aktivierung von Komplement über den alternativen Weg hinweist. In der indirekten Immunfluoreszenz fin-

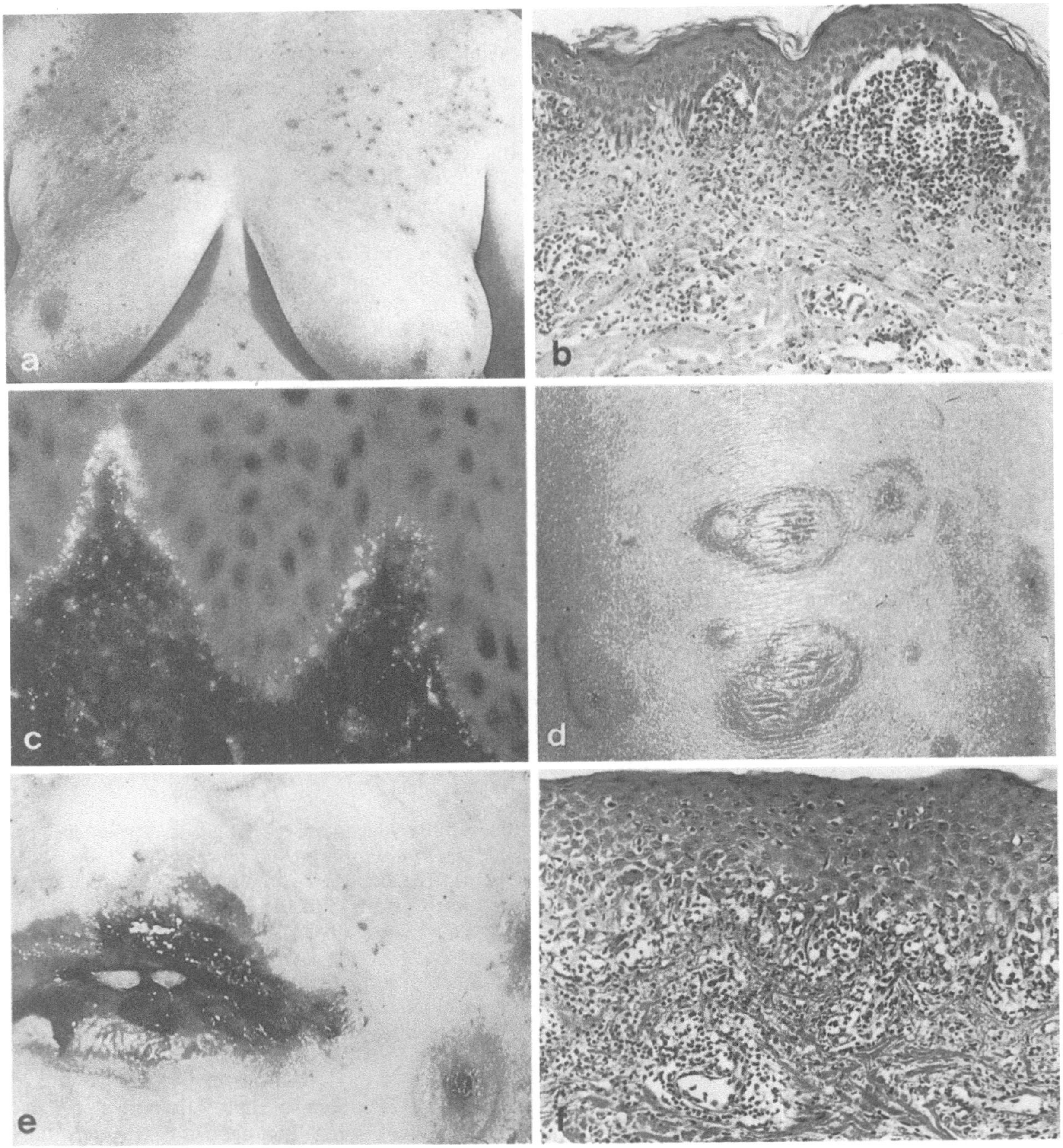

Abb. 6.5. **a** Dermatitis herpetiformis Duhring. **b** Dermatitis herpetiformis Duhring, histologisch Papillenabszesse und subepidermale Blasenbildung. **c** Dermatitis herpetiformis Duhring, direkter immunfluoreszenzmikroskopischer Nachweis von IgA-Niederschlägen subepidermal in den Papillenspitzen. **d** Erythema multiforme. **e** Stevens-Johnson-Syndrom. **f** Erythema multiforme, histologisch „Interface dermatitis".

den sich keine zirkulierenden Antikörper gegen die Papillenspitze. Allerdings werden bei einem Viertel der Patienten zirkulierende IgA-Immunkomplexe nachgewiesen, daneben gelegentlich *antithyroideale Antikörper, Antireticulin-, Antigluten- oder Antigliadin-Antikörper.* Bei Patienten mit glutensensitiver Enteropathie und Dermatitis herpetiformis wurden *Antiendomysium-Antikörper* gefunden, deren Titerhöhe mit dem Ausmaß der Zottenatrophie im Dünndarm korrelierte[36,49].

Histologie. Typisch sind *„Mikroabszesse" mit Neutrophilen* (und Eosinophilen) in den dermalen Papillen (Abb. 6.5b). Im Bereich der Papillenspitzen kommt es zur *Ödematisierung*, zur Zerstörung der dermoepidermalen Verbundzone und letztendlich zur *subepidermalen Blasenbildung.*

Immunfluoreszenz. Die *granulären IgA-Ablagerungen* in den Papillenspitzen erlauben eine sichere Diagnose (Tabelle 6.8, Abb. 6.5c).

Erythema multiforme

Synonym: Erythema exsudativum multiforme

Definition. Das Erythema multiforme ist ein akutes *extremitätenbetontes Exanthem*, das auch *rezidivierend* auftreten kann. Es weist kaum Schleimhautbeteiligung auf und *heilt komplikationslos* ab. Bei schwerem Verlauf kommt es zu ausgeprägter Schleimhautbeteiligung und an der Haut zu Blasen und Nekrosen. Diese Form wird auch als Erythema multiforme maior (*Stevens-Johnson-Syndrom*) bezeichnet[22].

Inzidenz, Epidemiologie. *Relativ häufige* Erkrankung, die ca. 1% der ambulanten dermatologischen Patienten ausmacht. Bei 20% von diesen handelt es sich um die *Maiorvariante.* Die Erkrankung tritt häufig *zwischen dem 20. und 50. Lebensjahr* auf und zeigt eine *jahreszeitliche Häufung* im Herbst und im Frühjahr[7].

Ätiologie. *Vorausgehend* ist oft eine *Herpes-simplex-Infektion*, auch andere Infekte oder evtl. *Medikamente* (Sulfonamide, nichtsteroidale Antiphlogistika, Phenytoin u.a.), kommen in Frage[115,118].

Pathogenese. Die Pathogenese ist *unklar.* Vermutet wird eine T-Zell-vermittelte Immunreaktion.

Klinik. Charakteristisch sind *kokardenförmige Effloreszenzen*, d.h. münzgroße, erhabene erythematöse Herde, die sich *zentrifugal* ausbreiten und sich zentral *blasig* oder *nekrotisch* umwandeln (Abb. 6.5d). Sie sind meist *symmetrisch* an den Streckseiten der Extremitäten und im Gesicht zu finden. Bei der *Maiorvariante* (*Stevens-Johnson-Syndrom*), fühlen sich die Patienten schwer krank. Die Effloreszenzen konfluieren großflächig. Gleichzeitig besteht ein *massiver Schleimhautbefall* (Lippen, Mundschleimhaut, Genitale).

Histologie. Typische Kennzeichen sind:

- *Nekrose von Keratinozyten,*
- *Ödem* und *vakuolige Umwandlung* im Bereich der dermoepidermalen *Verbundzone („Interface Dermatitis“)*,
- lockeres *perivaskuläres Infiltrat* aus Lymphozyten und Histiozyten (Abb. 6.5f).

Durch das Konfluieren der Vakuolen kommt es zur subepidermalen Blasenbildung. Die Nekrose individueller Keratinozyten kann insbesondere beim Erythema multiforme maior zur völligen Epidermisnekrose fortschreiten. *Histologisch* und *ätiopathogenetisch* besteht *Ähnlichkeit mit der toxischen epidermalen Nekrolyse* (Lyell, s. unten), bei der aber im oberen Korium keinerlei Entzündungszellen zu sehen sind[146].

Immunfluoreszenz. In der *direkten Immunfluoreszenz* werden häufig IgM oder C3 im Bereich der nekrotischen Keratinozyten sowie C3 perivaskulär und entlang der Basalmembran nachgewiesen; diese Veränderungen sind aber *nicht diagnostisch*[137].

Toxische epidermale Nekrolyse (TEN)

Synonyme: Lyell-Syndrom, „Syndrom der verbrühten Haut“

Definition. Konfluierendes *morbilliformes* Exanthem, manchmal auch *großflächige Erytheme* mit fokaler Ablösung der nekrotischen Epidermis (mehr als 10% der Körperoberfläche)[115], die *Schleimhautbeteiligung* ist stark ausgeprägt.

Inwieweit es sich bei dieser Erkrankung um die Maximalvariante des Erythema multiforme maior handelt, ist Gegenstand der Diskussion[7,113,118].

Epidemiologie. TEN tritt vorwiegend bei *älteren weiblichen Patientinnen* auf, die *Inzidenz* liegt bei 1–2 Fällen jährlich pro 1 Mio. Einwohner[115].

Ätiologie. Die *Medikamentengruppen*, die im Zusammenhang mit dem Erythema multiforme maior gesehen werden, werden auch beim TEN als Auslöser vermutet. Seltener werden *Infekte* oder andere *Substanzen* als Verursacher angesehen.

Pathogenese. Immunhistochemische Untersuchungen von CD8-Zellen lassen eine *Verwandtschaft zur Graft-versus-host-Reaktion vermuten.* Es wird diskutiert, daß Arzneimittel Keratinozyten in ihrer Antigenstruktur verändern können, und daß es über TNF-α zu deren Nekrose kommt[64].

Klinik. Ähnlich wie das Erythem multiforme maior, jedoch sind die Haut- und Schleimhauterscheinungen schmerzhafter. *Nekrosen* sind von Anbeginn der ersten Hauterscheinungen sichtbar, die *Ausbildung weiterer großflächiger Nekrosen* ist *rasant* (*1–2 Tage*). Eine Beteiligung des Respirations- und Gastrointestinaltraktes ist möglich. Das Bild ähnelt einer großflächigen Verbrühung (*„Scalded Skin Syndrome“*), die *Prognose* ist ernst.

Histologie. *Großflächige Nekrose der Epidermis* mit Abhebung vom Korium („Nekrolyse“); im Gegensatz zum Stevens-Johnson-Syndrom erscheint das obere Korium „nackt“, d.h. ohne entzündliches Infiltrat[146].

Differentialdiagnostisch wichtig ist die Abgrenzung vom „Staphylococcal Scalded Skin Syndrome", bei dem es zur hohen intraepidermalen Spaltbildung ohne Nekrose der Keratinozyten kommt. *Immunfluoreszenzmikroskopisch* finden sich im Gegensatz zum Erythema multiforme keine Immunglobulin- oder Komplementablagerungen in dermalen Blutgefäßen in läsionaler Haut[64].

„Staphylococcal Scalded Skin Syndrome" (SSSS)[46]

Synonym: „Dermatitis exfoliativa neonatorum" Ritter von Rittershain, staphylogenes Lyell-Syndrom

Epidemiologie. Epidemiologische Daten fehlen, da keine Meldepflicht besteht, jedoch heutzutage *seltene* Erkrankung. Betroffen sind *zumeist Kinder* unter 5 Jahren, selten *Erwachsene* mit Immundefekt oder Niereninsuffizienz.

Ätiologie. Verursacht wird die Erkrankung durch ein von bestimmten *Staphylococcus-aureus*-Stämmen produziertes *Toxin*.

Klinik. Exanthem mit großflächiger Ablösung der oberflächlichen Epidermis ohne Schleimhautbeteiligung. *Schweres Krankheitsbild*, einhergehend mit *hohem Fieber.*

Histologie. Spaltbildung unterhalb des Stratum granulosum, manchmal *akantholytische Zellen* im Spalt. Die basalen Epidermisschichten erscheinen nicht alteriert, die Dermis ist frei von Entzündungsquellen. Möglich ist die *Schnellschnittdiagnostik* des Blasendaches nach Auslösen des Nikolski-Phänomens zur Abgrenzung der TEN: bei SSSS nur Stratum granulosum mit Stratum corneum, bei TEN gesamte, nekrotische Epidermis.

Urtikaria und Quincke-Ödem

Definition. *Exanthemartiges* Auftreten von flüchtigen, juckenden *Quaddeln* (*Urticae*) an der Haut, bedingt durch eine temporär gesteigerte, histaminvermittelte Gefäßpermeabilität im oberen Korium (Abb. 6.6a). Bei der Lokalisation der ödematösen Schwellungen in tieferen, subkutan gelegenen Weichteilbezirken spricht man von *„Quincke-Ödem"* (*Synonyme:* angioneurotisches Ödem, Angioödem) (Abb. 6.6b).

Epidemiologie. Die *jährliche Inzidenz* ist mit ca. 2% für Urtikaria bei der Gesamtbevölkerung *sehr hoch.* Gleichzeitiges Auftreten bzw. fließende Übergangsformen von Urtikaria und Quincke-Ödem findet man bei 40–50% aller Urtikariafälle[34]. Aufgrund der Dauer der Krankheit wird zwischen der *akuten* und der *chronischen Urtikaria* unterschieden. Sistiert die Urtikaria spontan innerhalb von 6 Wochen, spricht man von akuter Urtikaria. Dies ist bei 90% der Patienten der Fall. Die akute Urtikaria manifestiert sich bevorzugt im Kindesalter, während chronische Urtikariaformen eher im Erwachsenenalter auftreten[71]. Im Kindesalter ist keine geschlechtsspezifische Bevorzugung erkennbar, im Erwachsenenalter erkranken Frauen häufiger.

Ätiologie, Pathogenese

- Bei etwa 50% der *akuten Urtikaria* sind *IgE-abhängige Reaktionen* auslösend, häufige Ursachen sind weiterhin *virale Infekte, pseudoallergische Reaktionen* auf *Medikamente* und *biogene Amine* in Nahrungsmitteln[95].
- Bei der *chronischen Urtikaria* finden sich in bis zu 50% der Fälle *IgE-unabhängige Auslöser* (Nahrungsmitteladditiva, bakterielle Foci, Tumoren, Autoantikörper, Hormonstörungen u.a.). Etwa 15–25% der chronischen Urtikaria werden durch *physikalische Reize* provoziert. Dabei lösen Stimuli wie Kälte, Wärme, Druck, Licht und Wasser lokalisiert oder generalisiert Quaddeln aus[73]. In vielen Fällen bleibt die Ursache unklar (*„idiopathische Form"*).

  Nur 0,4% der chronischen Urtikariafälle werden von dem *hereditären angioneurotischen Ödem* eingenommen, bei dem es, bedingt durch einen angeborenen C1-Esterase-Inhibitormangel, zum Quincke-Ödem mit z.T. lebensbedrohlichem Larynxödem kommt. Die *Letalität* dieser Erkrankung konnte durch die Substitution von C1-Inaktivator im akuten Anfall deutlich minimiert werden.

Bei allen Urtikariaformen ist die *Histaminfreisetzung aus Mastzellen* neben der Freisetzung anderer Mediatoren hauptverantwortlich für die *gesteigerte Gefäßpermeabilität* mit nachfolgendem *Ödem* des umgebenden Bindegewebes. Beim angioneurotischen Ödem sind zusätzlich *Mediatoren des Komplement-Kinin-* und des *intrinsischen Gerinnungssystems* beteiligt.

Klinik. *Makroskopisch* besteht ein *monomorphes Bild* mit scharf begrenzten elevierten Erythemen, die innerhalb von Minuten entstehen und innerhalb von Stunden verschwinden. *Entwickeln sich Quaddeln auch nach 24 h nicht zurück, muß an eine Urtikariavaskulitis gedacht werden.* Eine *Ausnahme* bildet die *Druckurtikaria*, die erst 4–8 h nach Auslösung einsetzt und zusätzlich durch allgemeines Krankheitsgefühl gekennzeichnet ist.

Histologie. *Massives Ödem* im Stratum reticulare und Weitstellung der kutanen Blutgefäße. *Perivaskulär* findet sich ein lockeres Infiltrat aus Lymphozyten, Histiozyten, Mastzellen und häufig Eosinophilen.

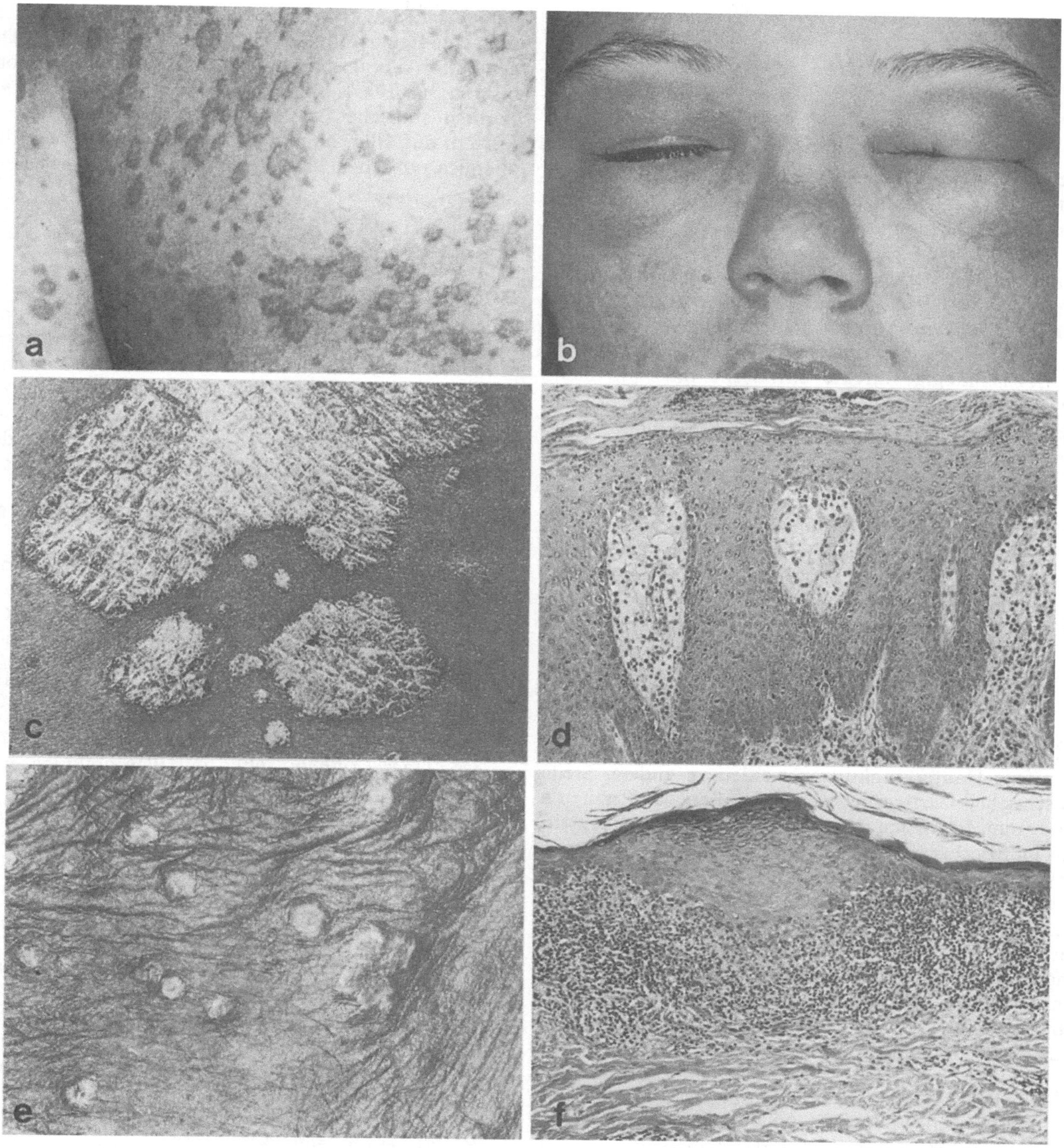

Abb. 6.6. **a** Urtikaria. **b** Quincke-Ödem. **c** Psoriasis vulgaris. **d** Psoriasis vulgaris (histologisches Bild). **e** Lichen ruber planus. **f** Lichen ruber planus (histologisches Bild).

Arzneiinduzierte entzündliche Dermatosen

Häufigkeit. Unerwünschte Arzneireaktionen an der Haut zählen nicht zuletzt wegen ihrer leichten Objektivierbarkeit zu den am häufigsten beobachteten Medikamentennebenwirkungen. *Nahezu jedes Medikament vermag bei einer mehr oder minder großen Zahl von entsprechend prädisponierten Patienten unerwünschte Hautreaktionen hervorzurufen.* Ein und dasselbe Medikament kann bei unterschiedlichen Individuen morphologisch und pathophysiologisch gänzlich verschiedene Reaktionsformen an der Haut auslösen.

> Medikamente mit einem *besonders hohen Nebenwirkungsrisiko* für die Haut sind: *Penicilline, Sulfonamide, orale Antidiabetika, Analgetika* und *Barbiturate*[26].

Echte Arzneimittelallergien, d.h. *immunologisch* bedingte Reaktionen, machen nur 1/4 aller Arzneimittel-Unverträglichkeiten aus[110].

Pathogenese. Bei den entzündlichen Arzneireaktionen an der Haut lassen sich im Prinzip *vier verschiedene Pathomechanismen* unterscheiden:

- *Toxische bzw. phototoxische Reaktionen:* konzentrationsabhängige direkte chemische oder physikalische Schädigung der Haut.
- *Allergische bzw. photoallergische Reaktionen:* Überempfindlichkeitsreaktionen vom Typ I, III oder IV nach Gell u. Coombs[53]. Nicht selten kombinierte Wirkung von Infekt plus Medikament.
- *Nichtimmunologische Intoleranzreaktionen:* Unverträglichkeitsreaktionen bei konstitutionell prädisponierten Individuen (z.B. hereditärer Enzymdefekt, eingeschränkte Leber- oder Nierenfunktion).
- *Medikamentöse Provokation einer latenten Dermatose:* z.B. Induktion eines latenten Lupus erythematodes oder einer latenten Psoriasis vulgaris durch β-Rezeptorenblocker.

Viele unter anderem auch durch Medikamente hervorgerufene Hauterkrankungen werden an anderer Stelle beschrieben: Urtikaria, Vasculitis allergica, Erythema nodosum, Erythema multiforme, die auch medikamentös induzierbaren Autoimmunerkrankungen wie Lupus erythematodes, Pemphigus und Pemphigoid sowie die medikamentös induzierte Psoriasis. Diesen Erkrankungen sieht man weder klinisch noch histologisch an, ob sie durch Medikamente, Infekte oder andere Mechanismen hervorgerufen werden. Hier kann nur der Kliniker anhand einer exakten Anamnese, von Laboruntersuchungen oder Testungen entscheiden, ob die Erkrankung medikamentös induziert ist.

Klinik. Die *„klassischen Arzneiexantheme"* sind morphologisch äußerst *vielgestaltig.* Sie können Virusexantheme imitieren, sind in der Regel disseminiert und symmetrisch verteilt und können die Schleimhäute befallen: Es gibt *skarlatiniforme, morbilliforme, rubeoliforme, urtikarielle, hämorrhagische, erythematovesikulöse, multiforme* (an Erythema multiforme erinnernd) und *erythematobullöse Arzneiexantheme.* Sie können innerhalb von 3 Wochen zu jedem Zeitpunkt nach Beginn der Arzneimittelzufuhr auftreten.

Histologie. Im *oberen Korium* finden sich perivaskulär *lymphozytäre Infiltrate,* meist mit *Ödem.* Im Infiltrat können eosinophile oder neutrophile Granulozyten vereinzelt vorkommen, und die betroffenen Gefäße können eine *Endothelzellschwellung* aufweisen[5]. Insbesondere bei den *vesikulösen* und *bullösen Formen* sieht man eine Beteiligung der Epidermis mit vakuoliger Degeneration an der dermoepidermalen Junktionszone bis hin zur Blasenbildung. Bei den *hämorrhagischen Formen* sind die Erythrozytenextravasate im oberen Korium auffällig, ohne daß man die für die Vasculitis allergica typischen Veränderungen (▷ dort) sieht.

Sonderformen

- *Lichenoide Arzneiexantheme* sind von den klassischen Arzneiexanthemen abzugrenzen, da sie in der Regel *erst Wochen bis Monate nach Beginn der Arzneimittelzufuhr* auftreten, der Pathomechanismus also ein anderer sein muß. Die Einzeleffloreszenzen sind nicht vom Lichen ruber abzugrenzen, doch sie finden sich im Gegensatz zum Lichen ruber an den Streckseiten der Extremitäten und am Rücken, dazu ist eine Schleimhautbeteiligung selten.

  Histologisch finden sich zusätzlich zu dem für Lichen ruber typischen lymphozytären, lichenoiden Infiltraten an der dermoepidermalen Junktionszone *vermehrt Eosinophile* und ein oft tiefer reichendes und gefäßbezogenes *lymphozytäres Infiltrat.* Im Gegensatz zum Lichen ruber finden sich in der Hornschicht Bereiche mit *fokaler Parakeratose* und *fokaler Unterbrechung der Granularzellschicht*[101,138].
- *Das fixe toxische Arzneiexanthem* ist ein meist bis münzgroßes *solitäres,* manchmal auch *multilokuläres livides Erythem,* selten mit Blasenbildung, welches nach Einnahme eines Medikamentes stets an der gleichen Stelle auftritt. Die *Latenzzeit* zwischen Einnahme des Medikamentes und Auftreten des Erythems liegt *zwischen 30 min und 8 h. Hände, Füße, Genitalien* und *Mundschleimhaut* sind bevorzugte Lokalisationen. Treten wiederholt Schübe auf, kommt es zu einer Hyperpigmentierung der Herde. An den Schleimhäuten findet sich häufig eine ausgeprägte *Erosion.* Bei Dunkelhäutigen sieht man zumeist nur eine *umschriebene Hyperpigmentierung.*

  Pathogenetisch wird eine *zellvermittelte Immunreaktion* vermutet. Es scheint eine Beziehung zum HLA-B22 und Cx1-Antigen zu bestehen[102]. Epikutanteste an den betroffenen Stellen haben positive Reaktionen gezeigt[124].

  Die *Histologie* ähnelt der des Erythema multiforme. Melaninablagerungen im oberen Korium, Neutrophile und Eosinophile im Infiltrat erleichtern jedoch die Differenzierung.
- *Akneiforme Exantheme* sind nicht allergischer Natur, sondern bedingt durch *direkte Einwirkung der Medikamente* (jod- und bromhaltige Medikamente, Steroide, Vitamine B6, B12) auf den Haartalgdrüsenfollikel. Sie treten bevorzugt bei *Erwachsenen* auf und zeigen monomorphe Papeln oder Papulopusteln, sekundär können Komedonen entstehen. *Histologisch* findet sich fast immer eine asymmetrisch beginnende Follikelepithelnekrose mit Ruptur

des Infundibulums, einem granulozytenreichen Abszeß, Fremdkörperriesenzellen und Einkapselung des Abszesses durch Follikelepithelausläufer[105].

Erythematosquamöse und papulöse Dermatosen

Psoriasis vulgaris

Definition. Chronisch-entzündliche erythematosquamöse Dermatose mit *pathologisch gesteigerter Epidermisproliferation* und *Störung der Keratinisation* bei *genetisch fixierter Krankheitsprädisposition.*

Epidemiologie. Die *Psoriasismorbidität* ist in Abhängigkeit von geographischer Lage und ethnischer Zusammensetzung der Bevölkerung stark schwankend. In *Mitteleuropa* leiden ca. 2% der Bevölkerung an einer manifesten Psoriasis. Weit geringer ist die Psoriasisinzidenz bei der *schwarzen US-Bevölkerung* (0,75%). Bei Individuen rein *indianischer* Abstammung (nord- und südamerikanische Indios, Eskimos) tritt die Erkrankung offenbar nie auf[45].

Beide *Geschlechter* sind gleich häufig betroffen. Der Gipfel der Erstmanifestation liegt im *Adoleszenten-* und *frühen Erwachsenenalter.*

Ätiologie, Pathogenese. Die Ätiologie und Pathogenese der Psoriasis sind nicht erschöpfend geklärt. Jedoch scheint eine *Vielzahl von Mediatorsubstanzen* (Eicosanoide, Zytokine, Interferone, Interleukine, Adhäsionsmoleküle), die von verschiedenen Zellen stammen (Keratinozyten, T-Zellen, Langerhanszellen) kaskadenartig die psoriatische Läsion auszulösen[69]. Viele Charakteristika der Psoriasis können immunologischen Befunden zugeordnet werden:

- *Heredität:* Die Bereitschaft, Psoriasis zu entwickeln (latente Psoriasis), ist genetisch fixiert. Bei ca. 30–40% der Psoriasispatienten läßt sich eine *positive Familienanamnese* erheben. Bei *eineiigen Zwillingen* fand sich eine Erkrankungskonkordanz von 72%, bei *zweieiigen Zwillingen* von 22%[47]. Man unterscheidet einen Typ I mit Beginn im jungen Alter (17–19 Jahre) und Assoziation mit den HLA-Antigenen Cw6, B13 und Bw57 von einem Typ II mit später Manifestation (ca. 57 Jahre). Bei letzterem findet sich eine Assoziation zu Cw2 und B27[65].
- *Steigerung der epidermalen Zellproliferation:* psoriatische Herde weisen in der Epidermis 6mal *mehr Mitosen* auf als normale Haut. Folge: Epidermishyperplasie (Akanthose). Zahlreiche mitosestimulierende Zytokine wie Interleukin 8 wurden in psoriatischer Haut nachgewiesen[93].
- *Verhornungsstörung:* die Transitzeit der Epidermiszellen vom Stratum basale zur Hornschicht ist von normal 26–28 Tagen auf 3–4 Tage verkürzt. Folge: unvollständige Differenzierung der Keratinozyten mit *Hyper- und Parakeratose.*
- *Entzündliche Exoserose und Exozytose:* Bildung von *subkornealen Pusteln* (*Munro-Mikroabszessen*) aus neutrophilen Granulozyten. Eine wichtige Rolle spielt dabei die Interaktion zwischen aktivierten Lymphozyten und Keratinozyten, die Interleukine freisetzen und damit neutrophile Granulozyten anlocken[57].
- *Provozierbarkeit der Hauterscheinungen:* Experimentell und klinisch durch Traumen (Köbner-Phänomen), Infekte (AIDS!), Sonnenlicht, endokrine und metabolische Faktoren, Alkohol, Streß, Medikamente, β-Blocker; Lithium, Chloroquin u. a.[69].

Klinik. *Monomorphes Bild* mit erythematosquamösen Herden, d. h. *Rötung mit silbrig glänzenden Schuppen* (Abb. 6.6c). Ausgehend von stecknadelkopfgroßen initialen Herden breiten sich die Hautveränderungen peripher aus. Nach Zahl, Ausdehnung und Wachstumsdynamik der Herde unterscheidet man eine *„eruptiv-exanthematische"* und eine *„chronisch-stationäre" Psoriasis.*

Prädilektionsstellen sind behaarter Kopf, Ellenbogen, Knie, Rima ani, Sakralregion. Befall der Finger- und Fußnägel („Tüpfelnägel", „Ölfleck", subunguale Hyperkeratose, Nageldystrophie) ist häufig (15–30%).

Sonderformen

- *Psoriatische Erythrodermie:* tritt bei 1–2% der Patienten bei starkem Eruptionsdruck oder iatrogener Reizung auf: Rötung und Schuppung des gesamten Integumentes.
- *Psoriasis arthropathica:* seronegative chronische Polyarthritis bei ca. 7% aller Psoriasispatienten.
- *Psoriasis pustulosa:* Zunahme und Konfluenz der Munro-Mikroabszesse zu Pusteln. Man unterscheidet folgende Formen:
  1. *Akrodermatitis suppurativa continua (Hallopeau),* akral lokalisiert;
  2. *Psoriasis pustulosa palmaris et plantaris (Typ Barber-Königsbeck),* palmoplantar;
  3. *Psoriasis pustulosa generalisata (Zumbusch)* mit generalisierter Pustelbildung;
  4. *Impetigo herpetiformis (Hebra-Kaposi):* generalisierte Pustulose bei Hypokalzämie (*Psoriasis pustulosa hypocalcaemica*) zumeist in der 2. Schwangerschaftshälfte auftretend.

Histologie. *Mikroskopisch* variiert das Bild der Psoriasis vulgaris je nach dem Alter der Effloreszenz. Das *klassische Bild der voll entwickelten psoriatischen Hautveränderung* (Abb. 6.6d) zeigt folgende Charakteristika:

- *epidermale Hyperplasie* mit stark verlängerten Retezapfen,
- *Para- und Hyperkeratose* mit Verlust des Stratum granulosum,
- innerhalb der parakeratotischen Hornschicht Mikroabszesse aus Neutrophilen (*Munro-Abszesse*),
- herdförmige Ansammlungen einzelner Neutrophiler zwischen den Keratinozyten des oberen Stratum spinosum (*spongiforme Kogoj-Pustel),*
- *Verlängerung* und *Ödem der Papillen,*
- *Erweiterung* und *Schlängelung der Kapillaren* in den Papillen,
- *entzündliches lymphohistiozytäres Infiltrat* im oberen und mittleren Korium.

Differentialdiagnose. Die wichtigsten klinischen und histologischen Differentialdiagnosen der Psoriasis vulgaris sind:

- stark schuppende *Mykosen* (PAS-Färbung: Nachweis von Hyphen in der Hornschicht);
- *seborrhoische Dermatitis* und *psoriasiforme Ekzeme,* (Spongiose, histologisch manchmal schwierige Differentialdiagnose);
- *Pityriasis rosea* (Spongiose, Erythrozytenextravasate, manchmal Eosinophile);
- *Pityriasis lichenoides chronica* (perivaskuläres oberflächliches lymphohistiozytäres Infiltrat mit einzelnen Erythrozytenextravasaten, Spongiose);
- *sekundäre Lues* (Plasmazellen im Infiltrat).

Verlauf. Die Psoriasis ist eine *lebenslange, quoad vitam gutartige* Erkrankung mit individuell stark unterschiedlichem Verlauf, geprägt durch den Wechsel von partiellen bis totalen *Remissionen* und ebenso spontanen *Exazerbationen.* Nur ca. 40% der Psoriasispatienten sind nach der Erstmanifestation kurz- oder längerfristig völlig frei von Hauterscheinungen.

Lichen ruber planus

Synonym: Lichen planus

> **Definition.** *Chronisch* entzündliche, *juckende* Dermatose, die *charakteristische polygonale Papeln* als Primäreffloreszenzen aufweist und in 50% der Fälle auch die *Schleimhäute* befällt.

Epidemiologie. Die Erkrankungshäufigkeit beträgt unter 1% der Bevölkerung, im mitteleuropäischen Raum um 0,2% der Bevölkerung. *Frauen* sind häufiger betroffen als *Männer, Kinder selten* (2–3% der Patienten mit Lichen ruber)[27].

Ätiologie, Pathogenese. Die Ätiologie ist *ungeklärt.* Vermutet wird eine *zellvermittelte Autoimmunreaktion.* Auffällig ist, daß Patienten mit chronischer Graft-versus-host-Reaktion häufig Lichen-ruber-ähnliche Hautveränderungen aufweisen. *Psychogener Streß* wird als Manifestationsfaktor anerkannt, ein neurogener Ursprung ist dagegen unwahrscheinlich.

Klinik. An Beugeseiten der Unterarme, insbesondere im Handgelenksbereich, in der Lumbalregion, an Unterschenkeln, insbesondere Knöchelregion, treten *lividrote Papeln* mit einer netzartigen weißlichen Oberflächenzeichnung (*„Wickham-Zeichnung“*) auf (Abb. 6.6e). Die stecknadelkopf- bis reiskorngroßen Papeln können zu *Plaques* oder *figurierten Hauterscheinungen (Lichen ruber anularis)* konfluieren. Manchmal entwickeln sich *warzenartige Hyperkeratosen (Lichen ruber verrucosus).* Treten herdförmig angeordnete hyperkeratotische follikuläre Papeln auf, spricht man vom *Lichen ruber follicularis.* Bei Befall des Kapillitiums kommt es zu einer vernarbenden Alopezie (*Graham-Little-Syndrom*)[87].

In der Hälfte der Fälle sind die *Schleimhäute* (Mund, Genitale) beteiligt. Man findet dort eine *weißliche, netzartige Zeichnung,* in ausgeprägten Fällen auch schmerzhafte *Erosionen.* In 15% der Fälle werden ausschließlich Schleimhautveränderungen beobachtet[6].

Sonderformen

- *Lichen ruber ungium:* Nagelbefall in ca. 8% der Fälle mit Wachstumsstörungen bis zum Nagelverlust[135].
- *Lichen ruber pemphigoides:* subepidermale Blasenbildung bei stark exsudativer Reaktionsform. An der Haut selten, an der Schleimhaut häufig. Immunfluoreszensmikroskopisch IgM, C3 und Fibrin lineär an der Basalmembran[85].
- *Lichen ruber pigmentosus:* starke, lang anhaltende Hyperpigmentierung der abheilenden Herde.
- *Lichen ruber actinicus:* lichtinduzierter Lichen ruber in sonnenlichtexponierten Arealen der Haut, vorwiegend in tropischen Regionen[116].

Histologie. Das mikroskopische Bild des Lichen ruber ist sehr charakteristisch:

- *Orthohyperkeratose,*
- fokale *Verbreiterung des Stratum granulosum,*
- unregelmäßige *sägezahnartige Akanthose,*
- *Liquefaktionsnekrose der Basalzellschicht* mit *Pigmentinkontinenz* und Ausbildung von homogenen eosinophilen *„colloid bodies“* (*Civatte-Körperchen*),
- *Vakuolenbildung* im Bereich der dermoepidermalen Verbundzone,
- *„lichenoides“ Infiltrat* im oberen Korium: der Epidermis anliegendes, dichtes, bandförmiges lymphohistiozytäres Infiltrat mit Melanophagen.

Beim *Lichen ruber follicularis* finden sich neben den obengenannten Veränderungen ein perifollikuläres lymphhistiozytäres Infiltrat mit lichenoider Infiltration der Follikelwand und eine Dilatation des Akroinfundibulums mit keratotischem Pfropf[87]. Die Entzündung endet mit narbiger Follikelatrophie, bei der lediglich der M. arrector pili erhalten bleibt (*Pseudopelade*).

Immunfluoreszenz. An der Basalmembran und in den Civatte-Körperchen finden sich *IgM, C3* und *Fibrinablagerungen.* Beim Lupus erythematodes, der histologisch abzugrenzen ist, finden sich linäre IgG-Ablagerungen[94].

Verlauf. Die Erkrankung verläuft *zumeist subakut bis chronisch* über Monate bis zu mehreren Jahren. Innerhalb von 15 Monaten sollen 2/3 aller Fälle *abgeheilt* sein. Auf sehr langfristig bestehenden Schleimhautveränderungen kann sich in seltenen Fällen (<1%) ein *Plattenepithelkarzinom* entwickeln. Die Abheilung erfolgt unter verschieden stark ausgeprägter Atrophie der Haut und Hyperpigmentierung. Bei Befall des behaarten Kopfes kann es zum permanenten fokalen Haarverlust kommen (*Pseudopelade*).

Akutes Auftreten (*Lichen ruber exanthematicus*) ist möglich nach Provokation, z. B. medikamentös (Gold-, Arsenpräparate) oder bei psychogenem Streß. Die exanthematische Form klingt häufig spontan nach Wochen bis Monaten ab. Rezidive sind selten.

Lichen nitidus

Seltene Erkrankung mit umschriebenen, bräunlichen kleinen Papeln an Penis, Armen und Abdomen.

Histologisch umschriebenes Infiltrat aus Lymphozyten, Histiozyten und Epitheloidzellen direkt unter der kuppelförmig vorgewölbten Epidermis[11].

Graft-versus-host-Krankheit der Haut

Definition. Durch *immunkompetente allogene Lymphozyten* vermittelte Entzündungsreaktionen an Haut und inneren Organen. Auftreten *nach Knochenmarkstransplantation* oder *Transfusion unbestrahlten Blutes bei immunsupprimierten Patienten.*

Klinik

- Die *akute Graft-versus-host-Krankheit* kann *innerhalb der ersten 100 Tage* nach Knochenmarkstransplantation auftreten. Am häufigsten wird sie zwischen dem 14. und 21. Tag beobachtet. Seit der Verwendung von Cyclosporin sind Inzidenz und Schwere geringer. Sie ist durch ein *makulopapulöses Exanthem* charakterisiert, das mit Erythemen palmoplantar und retroaurikulär beginnt. Die Abgrenzung von viralen oder medikamentös induzierten Hautreaktionen sowie von Bestrahlungsfolgen kann sehr schwer sein.
- Die *chronische Graft-versus-host-Reaktion* ist eine *Multisystemerkrankung,* wobei die Haut mit 90% am häufigsten betroffen ist. Die Hautveränderungen ähneln am häufigsten dem Lichen ruber[117], auch mit Befall der Haarfollikel. Primär oder im Verlauf können sie klinisch und histologisch auch dem Lichen sclerosus oder der Sklerodermie entsprechen[139].

Histologie

- Bei der *akuten Form* unterscheidet man an der Haut histologisch 4 Schweregrade:
  - *Grad I:* Vakuolisierung der basalen Keratinozyten;
  - *Grad II:* zusätzlich Dyskeratose einzelner Keratinozyten und Exozytose von Lymphozyten;
  - *Grad III:* beginnende Spaltbildung in der Basalmembranzone;
  - *Grad IV:* Nekrose der gesamten Epidermis wie bei der toxischen epidermalen Nekrolyse. In der Dermis findet sich nur ein spärliches, vorwiegend perivaskulär gelegenes Infiltrat[81].
- Bei der *chronischen Form* sieht man auch histologisch die typischen Veränderungen des Lichen ruber in der Epidermis, jedoch ist das zelluläre Infiltrat mononukleärer Zellen in der Dermis im Vergleich zum idiopathischen Lichen ruber wesentlich geringer ausgeprägt.

Pityriasis rosea

Relativ häufig auftretendes *rumpfbetontes Exanthem* mit rötlich-schuppenden münzgroßen Herden (1–2% der Patienten in dermatologischen Kliniken). Beginn mit einem größeren solitären Herd, dem sog. *Primärmedaillon.* Die Hauterscheinungen heilen spontan nach 3–4 Wochen ab. Die *Ätiologie* ist unbekannt, eine *virale Genese* wird vermutet[128].

Histologisch findet man eine fleckförmige *Parakeratose,* eine *spongiotische,* leicht verbreiterte Epidermis und ein geringfügiges *lymphozytäres Infiltrat* im oberen Korium mit Ödem im Papillarkörper. Der *histologische Befund entspricht weitgehend einer subakuten Dermatitis.* Typisch für die Pityriasis rosea sind aber *Erythrozytenextravasate* in den dermalen Papillen und der Epidermis sowie dyskeratotische, eosinophile Keratinozyten[11].

Pityriasis lichenoides et varioliformis acuta

Synonym: Morbus Mucha-Habermann

Definition. *Schubartig* auftretendes disseminiertes Exanthem mit kleinfleckigen, z. T. schuppenden *Erythemen,* zentral nekrotischen *Papeln* oder seltener hämorrhagischen *Bläschen* an Stamm und Extremitäten.

Während die einzelnen Läsionen innerhalb von Wochen abheilen, kann die Erkrankung *über Monate bis Jahre* anhalten. Die *Ätiologie* ist unbekannt. Aufgrund des klinischen und histologischen Bildes kann die Erkrankung auch den Vaskulitiden zugeordnet werden.

Histologisch finden sich in der *Epidermis* vakuoläre Degeneration von Basalzellen, Spongiose und herdförmig Nekrose, in der Hornschicht Neutrophile. Im *oberen Korium* Ödem mit perivaskulär orientierten lymphohistiozytären Infiltraten und Erythrozytenextravasaten. Die Gefäße zeigen Endothelzellschwellung und gelegentlich Fibrinniederschläge [11]. *Immunhistologisch* können IgM und C3 nachgewiesen werden.

Pityriasis lichenoides chronica

Synonym: Parapsoriasis guttata (Juliusberg)

Sie wird als *milde Variante der Pityriasis lichenoides et varioliformis acuta* angesehen. Es finden sich *rötliche, schuppende Herde* oder braunrote Papeln, besonders am Stamm und proximal an den Extremitäten, innerhalb von einigen Wochen abheilend.

Histologisch ähnlich der Pityriasis lichenoides et varioliformis acuta, jedoch keine Vaskulitis; die Veränderungen der Epidermis sind weniger stark ausgeprägt, jedoch schichtförmige Parakeratose. Die Abgrenzung zur Pityriasis rosea kann schwierig sein.

Akute febrile neutrophile Dermatose

Synonym: Sweet-Syndrom

Seltene, akut fieberhafte Hauterkrankung, die zwischen dem 4. und 7. Lebensjahrzehnt überwiegend bei *Frauen* auftritt (5:1). Eine *infektallergische Genese* wird vermutet, da der Erkrankung ca. 2 Wochen zuvor zumeist ein Infekt vorausgeht. Nach dem Intervall kommt es zu hohem Fieber, BSG-Erhöhung, Leukozytose mit 50–70% Neutrophilen und zu scheibenförmigen, infiltrierten schmerzhaften Erythemen im Gesicht, im oberen Rumpfbereich und an den Extremitäten [123].

Ein Teil der Fälle (bis zu 20%) sind mit einem *malignen Tumor* oder *akuter myeloischer Leukämie* assoziiert. In der Mehrzahl der Fälle geht das Sweet-Syndrom der Leukämie voraus [7].

Histologisch finden sich im oberen und mittleren Korium *massenhaft neutrophile,* z.T. zerfallende *Granulozyten* perivaskulär und periglandulär, aber auch herdförmig verteilt, ohne eine leukozytoklastische Vaskulitis. In der *Epidermis* kann es zu *spongiformen Pusteln* kommen, die Hornschicht ist herdförmig *parakeratotisch* [89].

Granulomatöse Entzündungen der Haut unbekannter Ätiologie

Dermatosen, die histologisch eine granulomatöse Entzündungsreaktion zeigen, können nur in einem Teil der Fälle auf bekannte Ursachen zurückgeführt werden. Solche „spezifischen" Granulome findet man bei ▷ Hauttuberkulose (▷ S. 532), Lepra, Syphilis (▷ S. 535), Leishmaniasis, tiefen Mykosen (▷ S. 541), Fremdkörpergranulomen. Dagegen ist bei der Sarkoidose (▷ s.u.), Cheilitis granulomatosa, Granuloma anulare (▷ S. 531) und Necrobiosis lipoidica (▷ S. 531) die Ursache der Granulombildung unbekannt.

Sarkoidose der Haut

> **Definition.** Spezifische Hauterscheinungen, die bei ca. 1/4 der an Sarkoidose Erkrankten auftreten. *Histologisch* sind diese Herde durch *epitheloidzellige nicht verkäsende Granulome* charakterisiert.

Epidemiologie. Die *Häufigkeit* der Sarkoidose in westlichen Industrienationen liegt bei 10:100000 [72]. Bevorzugt erkranken *Erwachsene* zwischen 20 und 40 Jahren. 1/4 der Patienten mit Sarkoidose innerer Organe weisen spezifische Hauterscheinungen auf. Andererseits läßt sich bei 1/4 der Patienten mit spezifischen Hauterscheinungen keine interne Beteiligung nachweisen [11].

Ätiologie, Pathogenese. Die Ätiologie der Erkrankung ist *unbekannt.* Vermutet wird eine *T-Zell-vermittelte Immunantwort* auf ein Antigen, welches durch Makrophagen prozessiert und präsentiert wird [7].

Auffällig ist eine *Abschwächung der zellulären Immunantwort vom Spättyp,* z.B. gegen Tuberkulin, Candidin und Trichophytin. Die Sensibilisierbarkeit mit Kontaktallergenen ist herabgesetzt. Eine polyklonale *Vermehrung der Immunglobuline* wird bei der Hälfte der Patienten gefunden. *Zirkulierende Immunkomplexe* werden bei 50% der Patienten mit akuter Sarkoidose gefunden.

Klinik. *Makroskopisch* manifestiert sich die Sarkoidose der Haut als:

- *großknotige Form:* blaurote bis pflaumengroße derbe Knoten. Sonderform: *Lupus pernio* mit rotvioletter Infiltration von Nase und Wangen.
- *Kleinknotig-disseminierte Form:* papulöse, lichenoide, exanthemartig verteilte Effloreszenzen, häufig bei Schwarzen auftretend.
- *flächenhaft-infiltrierte Form:* plattenartige, blaurote infiltrierte Herde.
- *Narbensarkoidose:* braunrote Plaques innerhalb einer präexistenten Narbe, in jedem Stadium der Sarkoidose auftretend, möglicherweise einzige Manifestation (Abgrenzung vom sarkoiden Fremdkörpergranulom).

Prädilektionsorte für die Hautsarkoidose sind Gesicht und Extremitäten. Im Frühstadium der Sarkoidose, insbesondere der akuten Verlaufsform, wird vor allem bei jungen Frauen häufig ein

- *Erythema nodosum* beobachtet. Das *Löfgren-Syndrom* zeichnet sich aus durch doppelseitige Hiluslymphknotenschwellung, Gelenkschmerzen und Erythema nodosum.

Histologie. *Mikroskopisch* zeigen die Sarkoidoseherde der Haut vorwiegend im Korium, seltener in der Subkutis, *Epitheloidzelltuberkel* mit Langhans-Riesenzellen und einem schmalen Lymphozytensaum. Die Sarkoidose-Granulome sind von retikulären Bindegewebsfasern umscheidet und zeigen nur selten eine zentrale fibrinoide Nekrose. Häufig findet man in Makrophagen und Riesenzellen *intrazelluläre Einschlüsse* (Asteroide, Schaumann-Körper, doppeltbrechende Kristalle).

Verlauf, Prognose. Art und Umfang des Organbefalls und insbesondere der Lungenbeteiligung bestimmen die Prognose der Sarkoidose als Systemkrankheit. Die Hautmanifestationen können spontan nach Monaten bis Jahren unter Hinterlassung von Atrophien und Pigmentverschiebungen abheilen.

Cheilitis granulomatosa

Synonym: Melkersson-Rosenthal-Syndrom

Zunächst *rezidivierende,* später *stationäre* Schwellung im *Lippenbereich* bei jüngeren Erwachsenen. Die *Symptomentrias Cheilitis granulomatosa, periphere Fazialisparese* und *Lingua plicata* charakterisieren das Vollbild der Erkrankung. Die Schwellungen können auch seltener in anderen Gesichtsregionen oder extrafazial auftreten (Wange: *Pareitis*; Stirn: *Metopitis granulomatosa*).

Mikroskopisch finden sich vorwiegend perivaskulär *lymphohistiozytäre Zellansammlungen,* oft mit Plasmazellen, später entwickeln sich sarkoide *Granulome.* Die Infiltrate können in die *Muskulatur* reichen und lassen sich auch in betroffenen Lymphknoten nachweisen [11].

Granuloma anulare

Herdförmig *weißliche* bis *hautfarbene derbe Papeln,* besonders an Hand- und Fußrücken. Es gibt jedoch auch *generalisierte Formen,* die am gesamten Integument auftreten. Durch peripheres Wachstum entstehen *anuläre bzw. polyzyklische Figuren* (Abb. 6.7 a). Der *Verlauf* ist *primär chronisch,* mit spontaner Remission nach unterschiedlich langer Krankheitsdauer. Befallen werden vorwiegend *Kinder* und *junge Erwachsene.* Die Ätiologie ist unbekannt.

Histologisch findet man im Korium Herde mit Degeneration von Kollagenfasern („*Nekrobiose*") und Ablagerung von *muzinösem, basophilem Material* (Abb. 6.7b). Diese Herde sind *palisadenartig* von *Histiozyten* umgeben. Gelegentlich finden sich mehrkernige *Riesenzellen,* Eosinophile und Plasmazellen, die sonst eher Charakteristika der Necrobiosis lipoidica sind [31]. Zusätzlich findet man ein oberflächliches und tiefes lymphohistiozytäres Infiltrat. Die Epidermis zeigt keine Veränderungen.

Necrobiosis lipoidica

Dieses Krankheitsbild tritt überwiegend (2/3 – 1/4 aller Fälle) bei Patienten mit *manifestem Diabetes mellitus* auf. Allerdings sind nur etwa 3 von 1000 Diabetikern davon betroffen. Auch können die Hauterscheinungen der Entwicklung eines Diabetes mellitus um Jahre vorausgehen.

Die primär chronisch verlaufende Erkrankung beginnt meist im *frühen* bis *mittleren Erwachsenenalter. Frauen* erkranken bevorzugt (80%).

Klinische Manifestationen sind bräunlich-gelbe, zum Rand hin rot-violette *sklerodermiforme Herde* mit zentraler Atrophie und Teleangiektasien. Vereinzelt können *Ulzerationen* auftreten. *Prädilektionsort* sind die *Streckseiten der Unterschenkel,* vereinzelt sind auch obere Extremitäten, Stamm, Stirn und Kapillitium betroffen.

Histologie. Histologisch besteht *Ähnlichkeit zum Granuloma anulare,* jedoch reichen die granulomatösen Entzündungsherde bis ins subkutane Fettgewebe, und in den Herden mit Kollagennekrobiose werden *statt Muzin Lipoide* (Cholesterin, Phospholipide) abgelagert. Im *Infiltrat* finden sich regelhaft mehrkernige Riesenzellen, Plasmazellen und Eosinophile. Auch treten *mikroangiopathische Gefäßveränderungen* (Gefäßwandverdickung, Endothelproliferation, Gefäßokklusion) stärker in Erscheinung. Die *Epidermis* ist im Gegensatz zu Granuloma anulare atrophisch [31].

Eine *Variante* der Necrobiosis lipoidica, die *Granulomatosis disciformis* (*Miescher*), zeigt histologisch kaum Kollagennekrobiose und Lipidablagerungen, jedoch prominente Riesenzellen.

Rheumaknoten

Subkutane Knoten, erbsgroß, besonders in der *Nähe von Gelenken,* bei rheumatoider Arthritis, seltener bei rheumatischem Fieber und Morbus Still.

Mikroskopisch findet sich eine stark eosinophile *fibrinoide Degeneration* des kollagenen Bindegewebes, die von *Histiozyten in Palisadenstellung* umgeben ist. In der weiteren Umgebung findet sich *Granulationsgewebe* [67,75].

Bakterielle Entzündungen der Haut

Unspezifische bakterielle Entzündungen der Haut

Ätiologie, Pathogenese. Die überwiegende Zahl der bakteriellen Hauterkrankungen, darunter insbesondere der Pyodermien, sind durch *Staphylokokken* und *Streptokokken* bedingt. *Eintrittspforten* für die Erreger sind Haarfollikel und Schweißdrüsenausführungsgänge sowie Epidermisläsionen. Allgemein *prädisponierende Faktoren* sind *erworbene oder hereditäre Defekte in der*

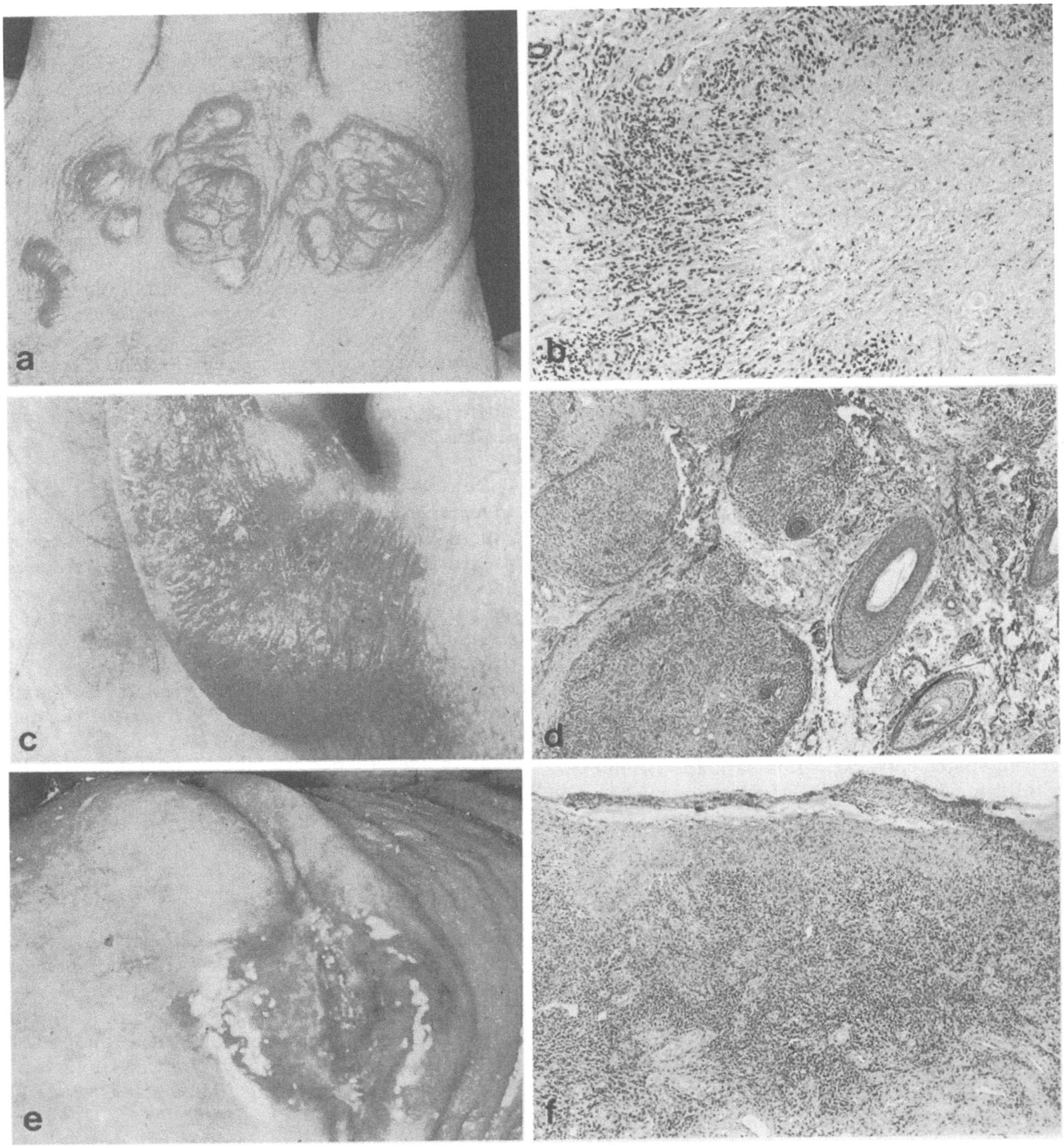

Abb. 6.7. **a** Granuloma anulare. **b** Granuloma anulare, Histologie. **c** Lupus vulgaris (Ohrläppchen). **d** Lupus vulgaris, histologisch Epitheloidzellgranulome mit zentraler Nekrose. **e** Syphilitischer Primäreffekt (Ulcus durum) im Sulcus coronarius. **f** Syphilitischer Primäraffekt, Histologie

systemischen (AIDS, Atopie, Diabetes, Tumoren, Kortikoidtherapie, immunsuppressive Therapie, Mangelernährung) *oder lokalen Infektabwehr* (Ekzem, Ulkus, Durchblutungsstörungen, Lymphödem). In Tabelle 6.9 sind die bakteriellen Infektionen der Haut in Übersichtsform dargestellt.

Spezifische bakterielle Entzündungen der Haut

Tuberkulose der Haut

Epidemiologie. Bis 1987 wurde sowohl in den *USA* als auch in weiten Teilen Europas eine ständige Abnahme der Tuberkulose, auch der Haut, verzeichnet. Dieser

Tabelle 6.9. Bakterielle Infektionen der Haut

Klinische Diagnose/Synonyma	Erreger	Charakteristika der Erkrankung
Impetigo contagiosa	Meist Staphylokokken, seltener Streptokokken oder Mischinfektion	Subkorneale Blasenbildung. Leichtes Platzen der dünnen Blasendecke. Bei Kleinkindern hochinfektiös. Komplikationen: streptogene Nephritis, staphylogenes Lyell-Syndrom (▷ S. 524)
Erysipel	β-hämolysierende Streptokokken	Fieberhafte Entzündung von Haut und Unterhaut mit zungenartig auslaufendem Erythem. Extremvarianten: Erysipelas bullosum, Erysipelas gangraenosum
Follikulitis	Meist Staph. aureus, selten Streptokokken oder Hospitalismuskeime (insbes. auch gram-negative Erreger)	Eitrige Entzündung im Bereich des Follikeleingangs (Ostiofollikulitis). Bei Befall des gesamten Follikels mit follikulärer und perifollikulärer Nekrose: *Furunkel*. Bei Befall mehrerer benachbarter Follikel: *Karbunkel*
Hidradenitis suppurativa	Meist Staphylokokken	Entzündung der apokrinen Schweißdrüsen, meist chronisch rezidivierend. Auftreten im Erwachsenenalter
Ekthyma	Meist hämolysierende Streptokokken	Ausgestanzte Ulzera vor allem der Unterschenkel bei allgemeiner Abwehrschwäche (Mangelernährung)
Erysipeloid (Rotlauf)	Erysipelothrix rhusiopathiae	Entzündliche Rötung und Schwellung meist im Handbereich nach Kontakt mit infiziertem Fleisch oder Fisch
Anthrax (Milzbrand)	Bacillus anthracis	Pustula maligna: hämorrhagische Blase, nachfolgend Infiltration (*Milzbrandkarbunkel*), Lymphangitis, evtl. Milzbrandsepsis
Hauttuberkulose	Mycobacterium tuberculosis	Unterschiedliche Verlaufsformen je nach Immunitätslage (▷ Text, S. 534)
Lepra	Mycobacterium leprae	Unterschiedliche Verlaufsformen: – Lepra lepromatosa (Lepra tuberosa) *anergische* infektiöse Verlaufsform – Lepra tuberculoides (Lepra maculo-anästhetica) *hypererge*, kaum infektiöse Verlaufsform – Übergangsformen
Atypische Mykobakteriosen	Mycobacterium marinum, kansasii, chelonei, fortuitum, ulcerans	Akral lokalisierte Knötchen z.T. mit keratotischer Oberfläche, z.T. ulzerierend oder abszedierend. Am häufigsten *Schwimmbadgranulom* (▷ Text, S. 534), sonst eher bei Immunsupprimierten
Syphilis (Lues)	Treponema pallidum	Stadienhaft ablaufende venerische Erkrankung (▷ Text, S. 535)
Borreliosen	Borrelia-Burgdorferi, Übertragung durch Zeckenbiß	Unterschiedliche Verlaufsformen (Erythema chronicum migrans, Lymphadenosis cutis benigna, Acrodermatitis chronica atrophicans, ▷ Text, S. 536)
Ulcus molle (weicher Schanker)	Haemophilus Ducrey	Venerische Erkrankung. Beginn mit einer Papulopustel, Umwandlung in ein schmerzhaftes Ulkus mit weichem Rand
Gonokokkensepsis	Neisseria gonorrhoeae	Diagnostische Trias von Fieber, Gelenkschmerzen und hämorrhagischen Pusteln (bedingt durch septische Vaskulitis)
Meningokokkensepsis	Neisseria meningitidis	Septische Vaskulitis. Maximalvariante: *Waterhouse-Friderichsen-Syndrom* als Ausdruck eines endotoxinbedingten generalisierten Shwartzman-Phänomens

Trend hat sich besonders in den USA seit 1987 geändert, in *Deutschland* wird zur Zeit lediglich eine Abschwächung der Verringerung der jährlichen Inzidenz (20/100000) beobachtet. Dies wird einerseits auf die Zunahme der *HIV-Erkrankungen*, andererseits auf die Zunahme von *Zuwanderern* aus Ländern mit schlechten sozioökonomischen Bedingungen zurückgeführt[62].

Pathogenese, Klinik. Auf der Basis der Pathogenese läßt sich eine Einteilung der *vielfältigen Erscheinungsformen der Hauttuberkulose* vornehmen. Erfolgt die Erstinfektion am Hautorgan, so entwickelt sich ein *tuberkulöser Primärkomplex der Haut* (*Tuberculosis cutis primaria*): Ulzeriertes Knötchen an der Eintrittspforte, Entzündung der regionalen Lymphknoten. Ein im Prinzip gleicher, aber wesentlich abgeschwächter Reaktionsablauf erfolgt bei der BCG-Impfung.

Bei einer *Reinfektion* der Haut mit Mykobakterien entscheidet die individuelle Immunitätslage über die Reaktionsform der Haut.

Anerge Immunitätslage
(z. B. Kachexie durch fortgeschrittene Tuberkulose der inneren Organe) führt zur

- *Tuberculosis miliaris ulcerosa.* Infektion der Haut meist durch Autoinokulation mit erregerhaltigen Körperausscheidungen. Ulzerationen der Haut und Schleimhäute, die massenhaft Erreger enthalten.

Normerge Immunitätslage

- *Lupus vulgaris* (*Tuberculosis cutis luposa*) (Abb. 6.7 c). *Häufigste Form* der Hauttuberkulose. *Infektion* der Haut durch *Inokulation von außen* oder *hämatogen* bzw. *lymphogen* bei Bestehen anderer Körperherde. Die Primäreffloreszenz ist ein braunrötliches, nahezu im Hautniveau liegendes Knötchen. Sehr langsames peripheres destruierendes Wachstum, narbige Abheilung mit Mutilationen. Die Hauterscheinungen sind sehr erregerarm.
- *Tuberculosis cutis colliquativa* (*Skrofuloderm*). Ausgehend von einem einschmelzenden hautnahen tuberkulösen Granulom (meist Lymphknoten) bildet sich eine *Fistelöffnung* zur Haut hin. *Abheilung* mit trichterförmig eingezogener Narbe.
- *Tuberculosis cutis verrucosa* (*Tuberculum anatomicum*). Inokulation von myobakterienhaltigem Material (z. B. bei *Leichensektion*). Bräunliche Papeln, meist an den Händen, auf denen sich *warzenartige Hyperkeratosen* entwickeln.

Hypererge Immunitätslage
Diese Reaktionsformen der Haut werden als *Tuberkulide* zusammengefaßt. Man vermutete, daß sie nach hämatogener Verbreitung von *Mykobakterienantigenen* (z. B. auch nach BCG-Impfung) *symmetrisch* und *disseminiert* auftreten. Erreger konnten bei keinem dieser Formen kultiviert werden, mit der PCR-Methode konnte jedoch in einigen Fällen mykobakterielle DNA nachgewiesen werden.

Folgende Formen werden unterschieden:

- *Tuberculosis cutis lichenoides,* Exanthem bestehend aus follikulären Papeln.
  Mikroskopisch: epitheloides Infiltrat periadnexiell zumeist ohne Verkäsung[112].
- *Papulonekrotisches Tuberkulid,* zentral ulzerierende Papeln vorwiegend an den Extremitäten, die rezidivierend auftreten. *Mikroskopisch*: tuberkuloides Granulom mit Nekrose und initial leukozytoklastischer Vaskulitis. Mittels PCR konnte in einem Fall mykobakterielle DNA nachgewiesen werden[42,141].
- *Erythema induratum Bazin* (auch nodöse Vaskulitis, Seite 544), an Unterschenkeln dorsal erythematöse Knoten, die häufig ulzerieren, mittels PCR wurde mykobakterielle DNA nachgewiesen[42]: *Mikroskopisch* lobuläre Pannikulitis und Vaskulitis manchmal mit tuberkuloiden Granulomen[96].
- *Tuberculosis miliaris disseminata faciei,* bläulichrote Papeln im Gesicht. Ein Zusammenhang zur Tuberkulose wird meist abgelehnt, eher nimmt man Beziehungen zur lupoiden Rosacea an. *Mikroskopisch* finden sich jedoch tuberkuloide Infiltrate mit zentraler Verkäsung.

Histologie. Charakteristisch für den Lupus vulgaris sind *tuberkuloide Granulome* im *oberen Dermisbereich* (Abb. 6.7 d). Dabei handelt es sich um eine umschriebene Ansammlung epitheloidzelliger Histiozyten, meist mit Langhans-Riesenzellen. Die epitheloidzelligen Tuberkel sind von einem dicken Wall vorwiegend aus Lymphozyten sowie Fibroblasten in unterschiedlicher Zahl umgeben. Eine zentrale *verkäsende Nekrose* im Bereich der Tuberkel kommt bei Lupus vulgaris vor (Abb. 6.7 d). Tuberkuloide Granulome findet man auch bei *kutaner Leishmaniasis* und *tuberkuloider Lepra.* Wegen der Erregerarmut der Läsionen bei Lupus vulgaris können die säurefesten Stäbchen histologisch auch bei Spezialfärbung (Ziehl-Neelsen, Fluoreszenzfärbung mit Auramin oder Rhodamin) meist nicht nachgewiesen werden. Der Nachweis ist mit PCR möglich. Er kann auch durch Kulturverfahren und ggf. im Tierversuch erfolgen (unfixiertes Material).

Schwimmbadgranulom

Synonym: Aquariumgranulom

Seltene, nach Bagatellverletzungen beim Reinigen von Aquarien auftretende *„atypische" Mykobakteriose,* in warmen Ländern auch Infektionen in Schwimmbädern möglich. *Erreger* sind *Mycobacterium marinum s. balnei* oder *Mycobacterium ulcerans.* Klinisch finden sich akral lividrote *Knoten* oder *Plaques* zumeist mit keratotischer Oberfläche, selten *ulzerierend,* die sich wie bei der Sporotrichose entlang Lymphgefäßen linear anordnen können. Die Läsionen heilen nach mehreren Monaten spontan ab[74].

Histologisch findet sich abhängig vom Alter der Läsion *zunächst ein unspezifisches Infiltrat* aus Neutrophilen, Monozyten und Makrophagen in der Dermis; in diesem Stadium können häufig noch *säurefeste Stäbchen* nachgewiesen werden. Im Verlauf von Monaten entwickeln sich dann *tuberkuloide Granulome,* vereinzelt auch mit zentraler Nekrose. Im Unterschied zum Lupus vulgaris sind meist *herdförmige Abszesse* mit neutrophilen Granulozyten nachweisbar. Der histologische Nachweis von säurefesten Stäbchen gelingt in diesem Stadium nur noch selten. Die Epidermis weist *Papillomatose* und *Hyperkeratose* auf[11].

Syphilis

Epidemiologie. In den *USA* hat die Erkrankungshäufigkeit in den letzten Jahren deutlich zugenommen. Von 1985–1990 nahm die geschätzte Neuerkrankungsrate (primäre und sekundäre Syphilis) von 28,5 auf 53,8 pro 100000 Einwohnern zu[7]. Dies wird in erster Linie auf Prostitution und soziale Verwahrlosung in Zusammenhang mit Drogen zurückgeführt. So hat auch die Inzidenz der konnatalen Syphilis zugenommen.

Die Bedeutung der Syphilis ist nicht an dem vergleichsweise seltenen Auftreten zu messen, sondern an der Notwendigkeit, diese Erkrankung differentialdiagnostisch auszuschließen, da ihre Hautmanifestationen von der Morphologie her zahlreiche andere Dermatosen nachahmen können.

Morphologie, Verlauf. Das Eindringen von Treponema pallidum löst eine *chronische*, in Stadien ablaufende Infektionskrankheit aus.

- *Stadium I. Primäraffekt* (*Ulcus durum*) (Abb. 6.7e, f) mit *Lymphangitis* und in der Regel nicht schmerzhafter *regionärer Lymphknotenschwellung.* Mittels Dunkelfeld- und Phasenkontrastmikroskopie können die lebenden Erreger aus der Gewebeflüssigkeit vom Ulkusgrund (Reizserum) direkt nachgewiesen werden.

  Histologisch findet man ein dichtes lymphohistiozytäres *dermales Infiltrat* mit vielen Plasmazellen, ein ausgeprägtes *Ödem*, ggf. ein Ulkus und viele neutrophile Granulozyten.
- *Stadium II: 8–10 Wochen nach Ansteckung.* Zeichen der Allgemeininfektion (Abgeschlagenheit, Kopf- und Gelenkschmerzen, Polyskleradenitis). Auftreten von zunächst *makulösen* (Roseola), später *papulösen Exanthemen* mit symmetrischem Verteilungsmuster. In intertriginösen Körperbereichen, insbesondere in der Anogenitalregion, Auftreten von nässenden, treponemenreichen Papeln (*Condylomata lata*). An der Mundschleimheut weißlich opaleszierende *„Plaques muqueuses"*, an der Zungenoberfläche glatte, papillenfreie *„Plaques lisses"*, dazu häufig eine *Angina specifica* sowie kleinfleckiger, partieller Haarausfall (*Alopecia specifica*). Die Hauterscheinungen bei der sekundären Syphilis können wegen ihrer Vielfältigkeit zahlreiche häufige Dermatosen wie Psoriasis vulgaris, Arzneimittelexantheme, Lichen ruber, seborrhoisches Ekzem oder Akne vulgaris nachahmen.

  Entscheidend bei differentialdiagnostischen Fragestellungen sind die *treponemenspezifischen serologischen Untersuchungen.* Die Hauterscheinungen der sekundären Syphilis heilen in der Regel narbenlos ab, hinterlassen aber häufig lebenslang fortbestehende Depigmentierungen (*syphilitisches Leukoderm*).

  Auch das *mikroskopische Bild* der Syphilis II kann stark variieren. Am ehesten als typisch anzusehen sind ein oberflächliches lichenoides, zusammen mit einem tiefen perivaskulären Infiltrat, welches in 3/4 der Fälle zahlreiche Plasmazellen enthält. Allerdings finden sich in 10% keine Plasmazellen, in 15% nur wenige[17].
- *Stadium III: 3–5 Jahre nach Infektionsbeginn.* Im Gegensatz zur sekundären Syphilis sind die Hauterscheinungen erregerarm, asymmetrisch verteilt, entwickeln sich langsam über Monate und heilen mit Narbenbildung und Atrophie ab.
  - Eine Manifestationsform ist das *tuberoserpiginöse Syphilid*, das klinisch kleinknotige bogig angeordnete Infiltrationen zeigt. *Histologisch* finden sich kleine *Granulome ohne Nekrose* zwischen vielen Lymphozyten, Histiozyten und Plasmazellen in der Dermis mit vereinzelten mehrkernigen Riesenzellen. Endothelzellproliferation und -schwellung sind regelmäßig anzutreffen[103].
  - Die zweite Manifestationsform ist das *subkutane Syphilid* (*Gumma*), ein meist solitärer mit Haut und Subkutis verbackener Knoten, der im Verlauf ulzeriert. *Histologisch* ist eine subkutan gelegene zentral verkäsende granulomatöse Entzündung mit zahlreichen Epitheloidzellen und mehrkernigen Riesenzellen typisch. Zahlreiche *Plasmazellen* und *Gefäßwandveränderungen* sind diagnostisch für die Gummen.

Komplikationen. *Syphilitische Gummen* können außer an der Haut auch in zahlreichen anderen Körperorganen wie *Gefäßsystem, Knochen, Muskeln, Milz, Pankreas, Nieren, Hoden, Lunge, Leber* und *Gehirn* vorkommen und bestimmen wegen der damit verbundenen Parenchymzerstörung die Krankheitsprognose einer unbehandelten Syphilis.

Aus den retrospektiv gesammelten Daten der „Osloer Studie"[55] geht hervor, daß bei nur 40% der unbehandelten Syphilispatienten Zeichen einer tertiären Syphilis auftraten. 15% der Patienten entwickelten kutane Manifestationen einer Syphilis III, 14% der männlichen und 7,6% der weiblichen Patienten zeigten kardiovaskuläre Krankheitssymptome, eine Neurolues trat bei 9,6% der männlichen bzw. 5% der weiblichen Patienten auf.

Die seit Mitte der 80er Jahre zunehmenden *HIV-Infektionen* können den *Verlauf der Syphilis beeinflussen.* Es finden sich atypische und schwere Verlaufsformen, die Stadienabfolge und Reaktivierung ist schneller, die Neurosyphilis kann sehr viel früher auftreten und die Syphilisserologie kann untypisch sein[88].

Borreliose

> **Definition.** Durch *Borrelia burgdorferi* verursachte Erkrankungen, die durch Zeckenbiß übertragen werden. Zu den Hautborreliosen zählen das *Erythema migrans*, die *Lymphadenosis cutis benigna* und die *Acrodermatis chronica atrophicans*. Umstritten ist noch die Bedeutung für den *Lichen sclerosus* und die *zirkumskripte Sklerodermie*[52].

Klassifikation

- *Stadium I (1–8 Wochen nach Zeckenbiß)*: Allgemeinsymptome wie bei Grippe, in den USA häufiger im Rahmen der *Lyme-Erkrankung* gefunden.
  - *Erythema migrans:* hauptsächlich an Beinen oder Stamm lokalisiertes Erythem, das sich zentrifugal ausdehnt und nach Wochen bis Monaten spontan abheilt.
  - *Lymphadenosis cutis benigna:* solitärer rötlicher Knoten, manchmal mehrere aggregierte Knötchen, zumeist an Ohrläppchen, im Gesicht und an den Extremitäten. Die Lokalisation steht nicht zwingend im Zusammenhang mit einem erinnerten Zeckenstich.
- *Stadium II (8 Wochen–1 Jahr nach Zeckenbiß)*: Karditis, Meningo-Polyneuritis, Arthralgien, Myalgien, Iritis.
- *Stadium III (1–10 Jahre nach Zeckenbiß)*:
  - *Acrodermatitis chronica atrophicans* (Herxheimer): Betroffen sind hauptsächlich die Beine (59%), weniger die Unterarme (25%), initial mit einer entzündlichen Phase mit Ödem und teigiger Schwellung, die dann nach Monaten bis Jahren in ein atrophisches Stadium übergeht[114].

Histologie

- *Erythema migrans:* Perivaskulär im oberen und unteren Korium *lymphohistiozytäre Infiltrate* mit einzelnen Plasmazellen und eosinophilen Granulozyten. Der Erregernachweis mittels Warthin-Starry-Silberfärbung ist manchmal möglich.
- *Lymphadenosis cutis benigna:* Dichtes *lymphozytäres Infiltrat* in der Dermis, bestehend aus Zellen mit kleinen dunklen Kernen und Zellen mit großen blaß gefärbten Kernen, die in follikulärer Anordnung orientiert sind. Es besteht *kein Epidermotropismus*, eosinophile Granulozyten, Plasmazellen und Makrophagen mit dendritischen Ausläufern sind dem lymphozytären Infiltrat beigemengt (▷ auch Pseudolymphome S. 585).
- *Acrodermatitis chronica atrophicans:* Im *initialen Stadium* finden sich lediglich *perivaskulär lymphozytäre Infiltrate* mit Plasmazellen, *später* kommt es zu *Atrophie der Epidermis*, ausgeprägtem *Ödem* in der Dermis und im *Endstadium* zur *Atrophie auch der Dermis* und des subkutanen Fettgewebes. Haarfollikel und Talgdrüsen atrophieren früh, im Gegensatz zu den Schweißdrüsen, die im späten Stadium der Erkrankung dicht an die Epidermis gerückt scheinen[11,114].

Viruserkrankungen der Haut

Klassifikation. Virusinfektionen, die mit Hauterscheinungen einhergehen, können eingeteilt werden in:

- *Viruserkrankungen mit Begleitexanthem:* Masern, Röteln, infektiöse Mononukleose, Zytomegalie, Echo-, Coxsackie-, ARBO-, Hepatitis B-Virusinfektionen, infantile papulöse Akrodermatitis, akute HIV-Erkrankung;
- *entzündliche Viruserkrankungen mit epidermaler Virusreplikation:* Herpes-, Varizellen und Herpes-zoster-Erkrankungen (Herpesviren, ▷ Text), Melkerknoten und Ecthyma contagiosum (Pockenviren, ▷ Text);
- *proliferative Viruserkrankungen mit epidermaler Virusreplikation:* Warzen und Kondylome (Humane Papillomviren, ▷ Text), Molluscum contagiosum (Pockenviren, ▷ Text);
- *Hautveränderungen*, die bei *HIV-Infektion* provoziert werden (▷ Tabelle 6.10).

Entzündliche Viruserkrankungen

Herpes simplex

Ätiologie, Pathogenese. Der *Herpes-Virus Typ I* erzeugt vorwiegend Infektionen im *Gesicht* und *Auge*, der *Herpes-Virus Typ II* ist überwiegend Erreger des *Herpes genitalis*. Bereits im Kindesalter besteht ein hoher Durchseuchungsgrad mit Typ I-Virus. Die Erstinfektion führt nur in 1% der Fälle zu einer manifesten Erkrankung (*Gingivostomatitis herpetica, primärer Herpes simplex, Herpessepsis der Neugeborenen*). Nach der Erstinfektion Latenz der Viren in Ganglienzellen, aus denen heraus bei Aktivierung (UV-Licht, Fieber, Streß) eine *Rezidivmanifestation* erfolgen kann. Häufige Rezidive (*Herpes simplex recidivans*) sind auf eine *verminderte immunologische Abwehrleistung* insbesondere der zellgebundenen Immunität zurückzuführen.

Histologie. *Mikroskopisch* findet man in den Hautläsionen:

- ein *intrazelluläres Ödem* der infizierten Epidermiszellen („*ballonierende Degeneration*")
- ein *extrazelluläres Ödem* und *Blasenbildung* in der Epidermis (Abb. 6.8 a)
- *mehrkernige Riesenzellen* und *eosinophile Kerneinschlüsse*
- ein *neutrophiles Infiltrat* in Epidermis und oberer Dermis.

Ein *direkter Virusnachweis* kann elektronenoptisch (Negativstaining von Blasenausstrichpräparaten, Abb.

Tabelle 6.10. Hautveränderungen bei HIV-Infektion. Die Anordnung folgt der Häufigkeitskorrelation und dem Wahrscheinlichkeitsgrad eines Kausalzusammenhanges. (Aus Rasokat[109])

Assoziiert			Korreliert	Koinzident
HIV-bedingt	über den Immundefekt	über eine Immundysregulation	aufgrund besonderer Exposition	unklarer pathogenetischer Zusammenhang
Akutes HIV-Exanthem	*Viral* Herpes simplex Zoster/Varizellen Orale Haarleukoplakie CMV-Ulzera Mollusca contagiosa *Mykotisch* Kandidosen Dermatophytosen Pityriasis versicolor Pityrosporum-Follikulitis Kryptokokkose *Andere Infektionen* ANUG 1) Demodex-Follikulitis Epitheloide Angiomatose *Tumoren* Kaposi-Sarkom Maligne Lymphome *Andere* Seborrhoische Dermatitis	*Hyperergisch* Psoriasisexazerbation Prurigoerkrankungen Eosinophile Follikulitis Hypereosinophiliesyndrom Erythema nodosum Pyoderma gangraenosum Arzneimittelreaktionen *Vaskulopathien* Teleangiektasien Hyperalgetische Pseudothrombophlebitis *Andere* Granuloma anulare Hyperpigmentierungen Xerosis Ichthyosis Diffuse Alopezie Porphyria cutanea tarda	*STD 2)-Erkrankungen* Syphilis Condylomata acuminata *Infestationen* Skabies *Therapiebedingt* Arzneiexantheme Nagelverfärbungen Bleomycindermatitis Glucan-Keratoderm ddC-Aphthose	Alopecia areata Anetodermie Atopische Dermatitis Bullöses Pemphigoid Dermatitis herpetiformis Dermatomyositis Eruptive Nävi Lichen planus Lichen spinulosus Morbus Behçet Morbus Grover Morbus Reiter Pannikulitiden Pityriasis rubra pilaris Psoriasis Rosacea Sjögren-Syndrom Vitiligo

1) Akut nekrotisierende ulzerierende Gingivitis
2) Sexually transmitted diseases

6.8b), immunfluoreszenzoptisch im Blasenausstrich, mittels Viruskultur, durch Enzymimmunoassay oder mittels PCR erfolgen.

Komplikationen und Sonderformen

- *Neugeborenensepsis:* generalisierte, oft tödlich verlaufende Infektion mit Typ-II-Virus.
- *Eccema herpeticatum:* Herpesinfektion auf ekzematös veränderter Haut (vorwiegend bei atopischer Dermatitis).
- *Chronisch-ulzerierender Herpes* im Gesicht, Mund oder Anogenitalbereich bei AIDS oder anderen immunsupprimierten Patienten.
- *Postherpetisches Erythema multiforme* (▷ S. 523).

Herpes zoster

Infektionen mit dem Varizellen-Zoster-Virus führen

- als *Erstinfektion* bei Nichtimmunen zur Erkrankung an Varizellen (Windpocken),
- als *Zweitinfektion* bei Vorimmunisierten zum Herpes zoster.

Nach der Erstinfektion *persistiert das Virus in sensiblen Nervenganglien.* Bei einer *Minderung der Immunitätslage* (immunsuppressive Therapie, AIDS, Alter, Streß, konsumierende Erkrankungen) kann es zu einer *Reaktivierung der Viren* kommen, die zu herpetiformen Bläschen und Neuralgien in einem Dermatom führen. Bei ausgeprägter Immunsuppression kann es zu einem *generalisierten Hautbefall* kommen.

Histologisch entsprechen die Hauterscheinungen der Varizellen und des Herpes zoster weitgehend denen bei Herpes simplex.

Melkerknoten

Durch *Paravaccinia-Viren* hervorgerufene bläulich-rote Knoten an den Händen von Melkern[119].

Histologisch ballonierte Zellen in der Epidermis, multilokuläre Bläschenbildung mit vielen eosinophilen Granulozyten. In der Dermis gefäßreiches Granulationsgewebe.

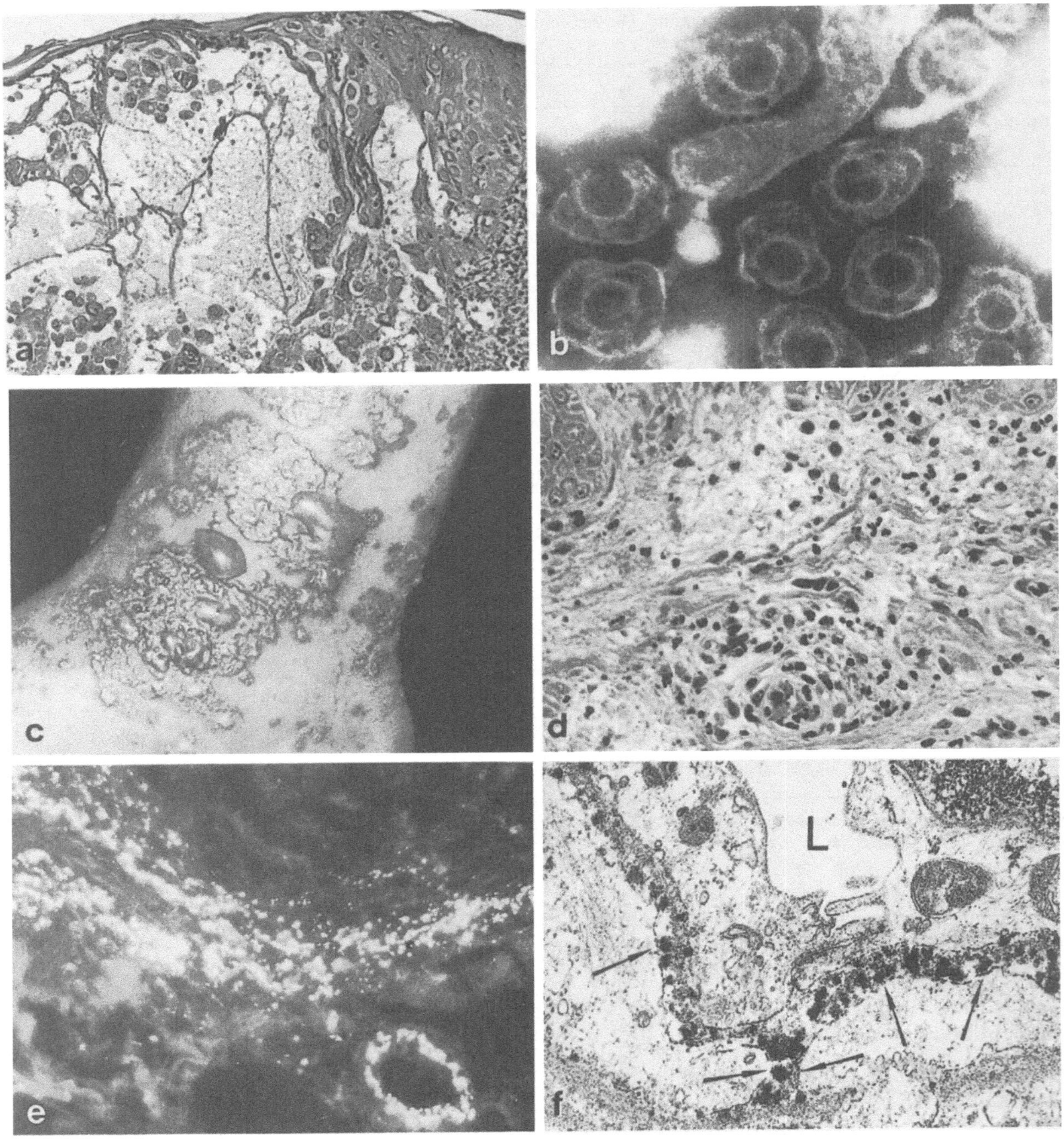

Abb. 6.8. a Herpes-simplex-Bläschen (Histologie). **b** Herpesviren, elektronenmikroskopische Aufnahme nach Negativstaining eines Blasenausstriches. Ca. 80000:1. **c** Vasculitis allergica, polymorphnodulärer Typ. **d** Vasculitis allergica, histologisch leukozytoklastische Vaskulitis. **e** Vasculitis allergica, immunfluoreszenzmikroskopischer Nachweis von Komplement C3 in Gefäßwänden. **f** Vasculitis allergica, immunelektronenmikroskopischer Nachweis von Immunkomplexen (Pfeile) in der Gefäßwand (L = Lumen)

Ecthyma contagiosum

Synonym: Orf

Unter *Schafzüchtern* relativ häufiges Krankheitsbild: meist an den *Händen ulzerierende erbsengroße Papel* mit hämorrhagischer Kruste, durch ein Quadervirus aus der Gruppe der *Parapoxviren* hervorgerufen.

Histologisch sieht man eine pseudoepitheliomatöse *Hyperplasie der Epidermis* und intranukleäre und intrazytoplasmatische *Einschlußkörper* in vakuolig aufgelockerten Keratinozyten. Im oberen Korium lymphohistiozytäres Infiltrat mit neutrophilen Granulozyten[33].

Proliferative Viruserkrankungen

Durch *humane Papillomviren* (HPV), DNS-Viren der Picorna-Gruppe, werden folgende z. T. spontan rückbildungsfähige Papillome induziert (derzeit 50 verschiedene Typen molekularbiologisch identifiziert)[7]:

- *Verruca vulgaris* (HPV 1, 2, 4),
- *Verruca palmoplantaris* (HPV 1, 2, 4),
- *Verruca plana juvenilis* (HPV 3, 10),
- *Condyloma acuminatum* (HPV 6, 11, 16, 18, 31, 33, 35),
- *Riesenkondylom* (*Typ Buschke-Löwenstein*) HPV 6, 11),
- *Epidermodysplasia verruciformis* (HPV 5, 8, 9, 12, 14, 15, 17, 19–24),
- *Bowenoide Papulose* (HPV 16, 18, 31, 32, 33, 34, 39, 42, 48, 51–54).

Durch ein Virus der *Pockengruppe* wird das *Molluscum contagiosum* hervorgerufen.

Verruca vulgaris

Besonders bei *Kindern* auftretende Warzen an *Händen* und *Füßen;* gehäuft bei Atopie, Akrozyanose oder sonstiger Abwehrschwäche (AIDS, immunsuppressive Therapie).

Histologisch sieht man eine *Papillomatose, Akanthose* mit Vakuolisierung der Zellen im oberen Str. spinosum (*Koilozyten*) mit basophilen Kerneinschlüssen, massive *Hyperkeratose* sowie *Parakeratosekegel* und *Hämorrhagien* über den Papillenspitzen (Abb. 6.9c). In den Papillen *dilatierte Kapillaren.*

Immunzytologisch lassen sich *HPV* in den Kernen der Koilozyten nachweisen.

Elektronenmikroskopisch enthalten Kerne (Abb. 6.9e) und Zytoplasma der vakuolisierten Zellen reichlich *Viruspartikel.*

Verruca plantaris

Sehr häufig als *Dornwarzen endophytisch wachsend, schmerzhaft, klinisch mit Clavi verwechselbar. Oft in großer Zahl = Mosaikwarzen.*

Histologisch ähnelt das Bild dem der Verruca vulgaris, jedoch sind die vakuolisierten Zellen zahlreicher, und neben basophilen Kerneinschlüssen finden sich z. T. auch eosinophile Granula im Zytoplasma.

Verruca plana juvenilis

Flache Papeln, die besonders bei *Kindern* auf den Handrücken und im Gesicht vorkommen.

Histologisch ähneln sie den Verrucae vulgares, haben jedoch eine *geringer ausgeprägte Papillomatose;* der Virusgehalt ist geringer.

Condyloma acuminatum

Die Condylomata acuminata gehören zu den *sexuell übertragenen* Krankheiten, der Häufigkeitsgipfel liegt daher zwischen 20 und 30 Jahren, die Lokalisation im *Genitoanalbereich.* Prädispositionsfaktoren sind chronische Entzündungen wie Balanitis, Urethritis, Kolpitis, Analekzeme.

Histologisch sieht man eine ausgeprägte *Papillomatose* und *Akanthose,* vereinzelt *Mitosen,* die Schichtung der epithelialen Zellen ist jedoch geordnet. Charakteristisch sind wie bei den Verrucae vulgares Zellen mit perinukleärer Vakuolisierung (*Koilozyten*), allerdings in geringerer Zahl.

Riesenkondylom (Typ Buschke-Löwenstein)[104,145]

Riesenkondylom am *Penis* oder im *Analbereich,* welches *invasiv wächst* und *selten metastasiert.* Es wird den *verrukösen Karzinomen* zugerechnet (▷ S. 563).

Histologisch findet man im Gegensatz zum Condyloma acuminatum *kaum Vakuolisierung der Keratinozyten,* jedoch ein *ausgeprägtes invasives Wachstum* wie beim spinozellulären Karzinom. Im Gegensatz zu diesem findet sich jedoch eine *regelhafte Basalzellschicht.*

Epidermodysplasia verruciformis[7]

Seltene, autosomal rezessiv vererbte Erkrankung, bei der im *Kindesalter* beginnend, disseminiert Verrucae planae auftreten, die durch *Papillomviren* induziert sind (häufig HPV 3 oder 10). In einem Drittel der Fälle treten besonders in belichteten Arealen im Erwachsenenalter Karzinome auf, in denen besonders HPV 14 und 17 gefunden wurde (*Morbus Bowen, spinozelluläre Karzinome, Basaliome*).

Histologisch zeigen die Warzen und Tumoren keine Besonderheiten.

Bowenoide Papulose

Multifokal auftretende *pigmentierte Papeln* an der *anogenitalen Schleimhaut* von jungen Patienten. Klinisch ist die Verwechslung mit Kondylomen möglich. Läsionen, die durch HPV 16, 18 oder 33 induziert sind, bergen das höchste *Risiko einer malignen Entartung* (Morbus Bowen, spinozelluläres Karzinom).

Ohne klinische Informationen sind die *histologischen* Veränderungen von einem Morbus Bowen (▷ S. 560) mit deutlichen Kern- und Zellatypien und Verlust der normalen Zellschichtung des Epithels nicht zu unterscheiden. Wichtig ist, daß *Podophyllin-behandelte Condylomata acuminata* ein *ähnliches histologisches Bild* aufweisen können.

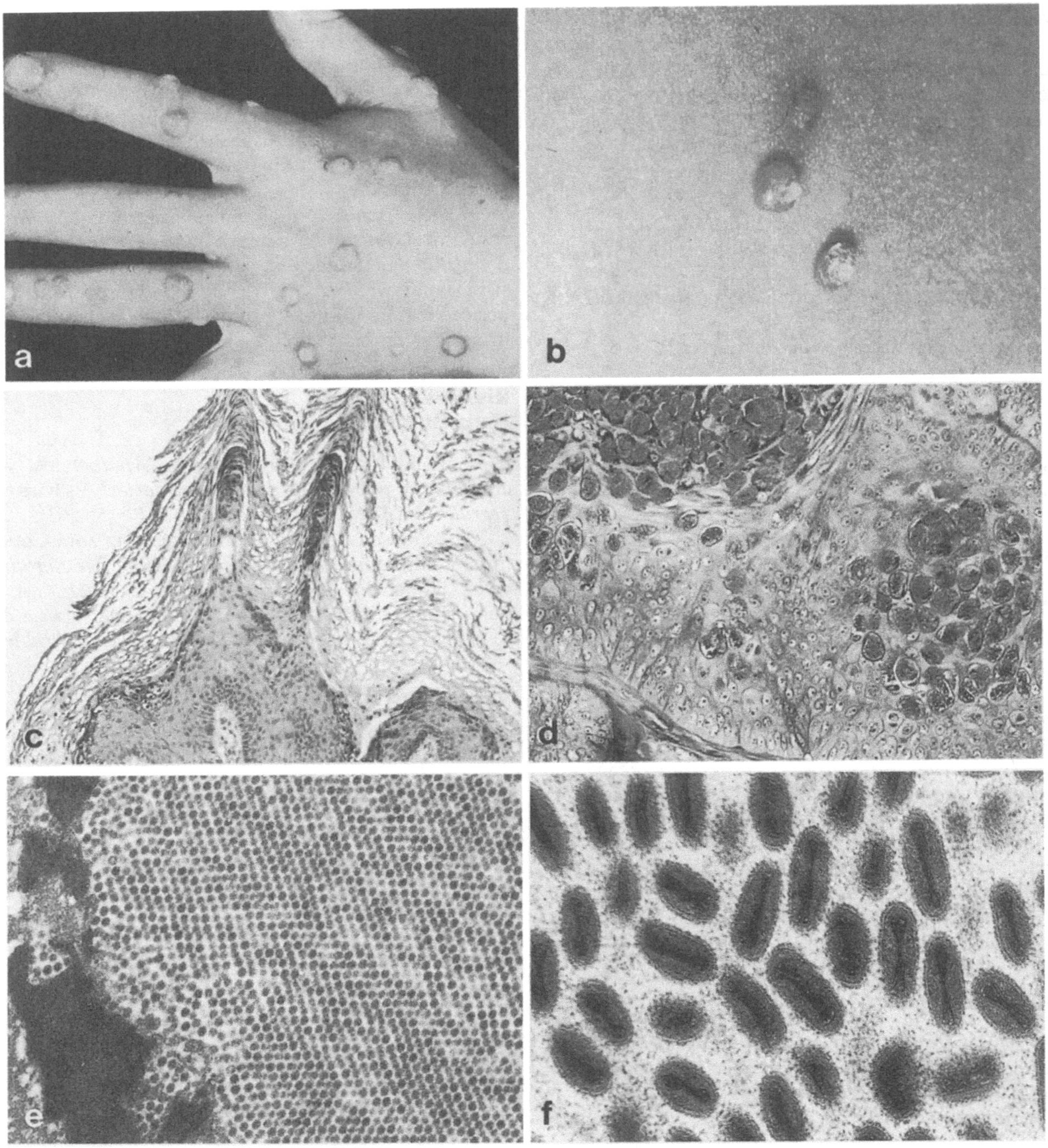

Abb. 6.9. **a** Verrucae vulgares. **b** Mollusca contagiosa. **c** Verruca vulgaris (Histologie). **d** Molluscum contagiosum (Histologie). **e** Warzenviren (humane Papillomviren), elektronenmikroskopische Aufnahme eines Gewebeschnittes. Ca. 42000 : 1. **f** Molluscum-contagiosum-Viren, Elektronenmikroskopie. Ca. 50000 : 1

Molluscum contagiosum

Dellwarzen, die besonders bei *Kindern*, (vermehrt bei atopischer Diathese) manchmal in kleinen Endemien auftreten. Bei Erwachsenen deutet multiples Vorkommen auf einen *Immunmangelzustand* hin, insbesondere gelten Mollusca contagiosa als früher Hinweis und prognostisch ungünstiges Zeichen bei AIDS.

Die *Histologie* ist *spezifisch*. Man sieht eine läppchenartige, teils endo-, teils exophytische Epidermishyperplasie mit zur Oberfläche zunehmender Abrundung und Basophilie der Keratinozyten (Abb. 6.9d). Im Ausstrich von Molluscumexprimat lassen sich diese Zellen leicht erkennen: *Molluscumkörperchen.* Die Molluscumkörperchen erweisen sich elektronenmikroskopisch (Abb. 6.9f) als mit den Molluscumviren vollgestopfte *rundliche Hornzellen.*

Hautmykosen

Klassifikation. Pilzinfektionen lassen sich klinisch einteilen in:

- *Dermatomykosen* (epidermale und follikuläre Mykosen),
- *tiefe Mykosen* (dermale Mykosen),
- *Systemmykosen.*

Eine Aufschlüsselung der wichtigsten durch Pilze verursachten Hauterkrankungen nach dem Erregertyp ist in Tabelle 6.11 dargestellt.

Epidemiologie. Pilzerkrankungen der Haut und Schleimhäute gehören zu den *häufigsten dermatologischen Erkrankungen.* Die Häufigkeit z.B. von Tinea pedum wird auf 15–30% der Bevölkerung in Deutschland geschätzt.

Pathogenese. Erreger der Dermatomykosen sind *Dermatophyten* und *Hefen. Schimmelpilzarten* sind bedeutsam als Erreger tiefer Mykosen und Systemmykosen. Fast alle Pilzinfektionen entstehen auf *vorgeschädigter Haut* und bei lokaler oder allgemeiner *Abwehrschwäche.*

Diagnostik. Die Verdachtsdiagnose einer Hautmykose läßt sich meist aus dem morphologischen Aspekt der Hauterscheinungen stellen. Die Diagnose wird durch den *Pilznachweis* (*Nativpräparat, Pilzkultur*) bestätigt.

Tabelle 6.11. Einteilung der wichtigsten Hautmykosen nach dem Erregertyp

Klinische Diagnose/Synonyma	Häufigste Erreger in Mitteleuropa	Charakteristika der Erkrankung
Dermatophytosen		
Tinea capitis	Trichophyton mentagrophytes	Oberflächliche (aphlegmatische) und tiefe (phlegmatische) Trichophytie. Extremvariante: Kerion Celsi
Mikrosporie	Microsporum audouinii Microsporum canis	Hoch infektiös, fast ausschließlich bei Kindern. Hauptlokalisation: behaarter Kopf. Pityriasiforme Schuppung, geringe Rötung, Abbrechen der Haare
Tinea barbae	Trichophyton mentagrophytes	Tiefe Trichophytie der Barthaare mit eitrigen Follikulitiden
Tinea corporis	Trichophyton rubrum Trichophyton mentagrophytes	Häufigste Infektionsquelle: Haustiere; randbetonte Herde (Bläschen, Pusteln, Schuppung) mit zentrifugaler Ausbreitung und zentraler Abheilung
Tinea manuum, Tinea pedum	Trichophyton rubrum Trichophyton mentagrophytes Epidermophyton floccosum (selten)	Klinische Erscheinungsformen: – squamös-hyperkeratotisch – erosiv-mazerativ – dyshidrosiform – Nagelmykose (Onychomykose)
Dermatomykosen durch Hefepilze		
Kandidosen (Soor): Stomatitis candidomycetica Candida-Vulvovaginitis Candida-Balanitis Candida-Intertrigo Candida-Windeldermatitis	Candida albicans	Wegbereitung der Infektion durch lokale Resistenzminderung (Wärme- und Feuchtigkeitsstau mit Hautmazeration, Waschschäden) oder allgemeine Abwehrschwäche (Diabetes mellitus, Säuglingsalter, schwere Allgemeinerkrankungen, Therapie mit Zytostatika, Kortikosteroiden, Antibiotika). Maximalvariante: chronische mukokutane Kandidose
Pityriasis versicolor	Pityrosporum furfur	Prädisposition: Hyperhidrosis bei Seborrhö. Prädilektion: vordere und hintere Schweißrinne. Pityriasiforme Schuppung ohne Entzündungszeichen. Nicht vor der Pubertät
Tiefe (dermale) Mykosen		
Granuloma trichophyticum	Alle Trichophyton-Arten	Granulomatöse Entzündung von Haut und Subkutis, meist ausgehend von einer oberflächlichen Trichophytie
Candida-Granulom	Candida albicans	Allgemeine oder lokale Abwehrschwäche
Sporotrichose	Sporothrix schenkii	Infektion durch traumatische Inokulation der Erreger. Vorkommen: tropische und subtropische Gebiete
Systemmykosen		
Kryptokokkose Blastomykose Histoplasmose Kokzidiomykose	Cryptococcus neoformans Blastomyces dermatitidis Histoplasma capsulatum Coccidioides immitis	Primär Befall innerer Organe (meist Lunge), sekundär granulomatös-ulzeröse Haut- und Schleimhautmanifestationen
Candida-Sepsis	Candida albicans	Nur bei schwerer allgemeiner Abwehrschwäche

In der *Histologie* sollte bei Dermatitis-ähnlichen Befunden und Vorkommen von neutrophilen Granulozyten in der Hornschicht sowie bei granulomatösen Infiltraten mit neutrophilen Granulozyten mittels der *PAS-* oder *Grocottfärbung* eine Mykose bestätigt oder ausgeschlossen werden.

Entzündliche Gefäßerkrankungen der Haut

Klassifikation. Eine Klassifikation der Gefäßentzündungen der Haut kann nach einer Vielzahl unterschiedlicher Kriterien erfolgen:

- *primäre* oder *sekundäre Vaskulitis*, letztere z. B. bei Arzneiexanthemen, rheumatoider Arthritis oder Lupus erythematodes;
- *Art* und *Kaliber der befallenen Gefäße;*
- *vorherrschendes Infiltrat* (neutrophil, lymphozytär, granulomatös);
- *Ausmaß der Entzündung* (lediglich Endothelzellschwellung, Fibrinablagerung oder Gefäßwandnekrose);
- *Pathogenese* (Immunkomplex-vermittelte, Autoantikörper-vermittelte oder z. B. septische Vaskulitis);
- *Beschränkung auf Gefäße der Haut* oder *systemische* Formen.

Die klassischen immunologisch vermittelten nekrotisierenden Vaskulitiden werden in Tabelle 6.12 zusammengefaßt. Bei allen diesen Vaskulitiden können Hauterscheinungen in einem unterschiedlichen Prozentsatz auftreten. Zu den systemischen Vaskulitiden mit Hautbeteiligung kann man noch den *Morbus Behçet*, die

Tabelle 6.12. Systemische Vaskulitiden. (Mod. nach Gross)[58, 59]

Vaskulitis großer Gefäße	
Riesenzellarteriitis	Granulomatöse Arteriitis der Aorta und ihrer größeren Äste, ältere Patienten betreffend. Es besteht häufig eine Assoziation zur Polymyalgia rheumatica. Die Temporalarterie ist häufig betroffen. Leitsymptom: Kopfschmerz, manchmal Nekrose im Versorgungsgebiet der A. temporalis. Bei Befall der A. temporalis finden sich umschriebene Abschnitte mit Durchsetzung der Arterienwand mit Neutrophilen, Intimaproliferation und Fragmentierung der Elastica interna.
Takayasu-Arteriitis	Granulomatöse Entzündung der Aorta und ihrer Hauptäste, Patienten jünger als 40. An der Haut werden selten Veränderungen wie beim Erythema nodosum oder Erythema induratum, nekrotische Papeln an den Fingern oder Ulzerationen im Kopf- und Nackenbereich beobachtet.
Vaskulitis mittelgroßer Gefäße	
Panarteriitis nodosa	Nekrotisierende Entzündung der mittelgroßen oder kleinen Arterien ohne Glomerulonephritis und ohne Vaskulitis der Arteriolen, Kapillaren und Venolen. Häufig mit Hepatitis-B-Infektion assoziiert. Keine Assoziation mit Antikörpern gegen Granulozyten (ANCA). Immunkomplexvaskulitis.
Kawasaki-Erkrankung	Arteriitis der großen, mittelgroßen oder kleinen Arterien, häufig assoziiert mit dem mukokutanen Lymphknotensyndrom. Koronararterien sind häufig betroffen; tritt üblicherweise bei Kindern auf. Konjunktivitis, Mundschleimhautentzündung, Rötung und Schwellung der Hände und Füße mit periungualer Desquamation, urtikarielles Exanthem?
Vaskulitis der kleinen Gefäße	
Wegener-Granulomatose	Granulomatöse Entzündung des Respirationstraktes und nekrotisierende Vaskulitis kleiner bis mittelgroßer Gefäße. Gewöhnlich besteht eine nekrotisierende Glomerulonephritis. Wichtigster serologischer Parameter: ANCA. Bei der Hälfte der Patienten Hautbeteiligung in Form von Exanthemen, Nekrosen oder Ulzerationen. Histologisch nekrotisierende Vaskulitis mit intra- oder extramuralen Granulomen.
Churg-Strauss-Syndrom	Eosinophilenreiche und granulomatöse Entzündung des Respirationstraktes und nekrotisierende Vaskulitis der kleinen und mittelgroßen Arterien, die mit Asthma und einer Bluteosinophilie assoziiert ist. Schubweise intra- und subkutane Knoten, in den Gefäßen finden sich meist intra- und extramurale, zentral basophil nekrotisierende Palisadengranulome mit Riesenzellen und zahlreichen Neutro- und Eosinophilen,reichlich Kernstaub.
Mikroskopische Polyangiitis (mikroskopische Panarteriitis)	Nekrotisierende Vaskulitis kleiner Gefäße mit keinen bzw. minimalen Immundepots in situ. Eine nekrotisierende Arteriitis der mittelgroßen Arterien kann vorliegen. Eine nekrotisierende Glomerulonephritis liegt in der Regel vor, pulmonale Kapillaritis ist häufig. Diese Form ist im Gegensatz zur klassischen Panarteriitis nodosa zu 60% p-ANCA-assoziiert. 1/3 der Patienten haben papulo-urtikarielle Exantheme, Livedo-racemosaartige Hautveränderungen mit Ulzera oder nodöse Erytheme. Histologisch sieht man im akuten Stadium eine fibrinoide Nekrose aller Gefäßwandschichten mit Durchsetzung durch Neutrophile und Eosinophile, evt. thrombot. Verschluß, später Übergang in ein granulomatöses und fibrotisches Stadium.
Periarteriitis nodosa cutanea benigna	Wie mikroskopische Polyangiitis, jedoch keine systemische Beteiligung und keine ANCA-Assoziation.
Vasculitis allergica	▷ Text.

Papulosis maligna atrophicans (Degos) und die *lymphomatoide Granulomatose* zählen.

Bei den folgenden Dermatosen sind histologische Zeichen einer Vaskulitis vorhanden, ihre Zuordnung zu den Vaskulitiden wird diskutiert: *Pityriasis lichenoides et varioliformis acuta* (▷ S. 529), *Pyoderma gangraenosum* (▷ Text); *Erythema nodosum* (▷ Text), *Erythema induratum Bazin* (▷ Text), *Livedo racemosa* (▷ Text).

Vasculitis allergica

Synonyme: Anaphylaktoide Purpura, allergische nekrotisierende Vaskulitis, leukozytoklastische Vaskulitis

Definition. Immunkomplexvaskulitis der *kleinen Gefäße* im *oberen Korium;* klinisch symmetrisches Exanthem mit Hämorrhagien an den druckbelasteten Körperregionen. Die Beteiligung *innerer Organe* (Niere, Magen-Darm-Trakt, Lunge, ZNS) bestimmt die Prognose.

Epidemiologie. Innerhalb des dermatologischen Krankengutes *häufige* Erkrankung, die in *jedem Lebensalter* auftritt. Bei Kindern ist als Sonderform die Purpura Schönlein-Henoch am häufigsten.

Pathogenese. Bei der Vasculitis allergica handelt es sich um eine *Immunreaktion vom Typ III* nach Gell u. Coombs[53]: Lösliche, nicht phagozytierte zirkulierende Immunkomplexe aktivieren Komplement. Insbesondere die Faktoren C3a und C5a induzieren die Ausschüttung gefäßerweiternder Substanzen aus Basophilen, Thrombozyten und Mastzellen (Histamin) und besitzen eine stark chemotaktische Wirkung auf neutrophile Granulozyten. *Immunkomplexe* bleiben in den hämodynamisch ungünstigen Regionen des Kapillarnetzes hängen. *Neutrophile Granulozyten* durchwandern das Endothel, phagozytieren die Immunkomplexe und setzen dabei *zytotoxische Substanzen* (Sauerstoffradikale, Proteasen) frei, die zur Endothelzellzerstörung mit Aktivierung des Gerinnungssystems führen. Darüberhinaus werden auch *Zytokine* freigesetzt, die die Chemotaxis weiterer Entzündungszellen bewirken und die Expression von *Adhäsionsmolekülen* durch die Endothelzellen induzieren.

Als *antigene Bestandteile* der in der Gefäßwand abgelagerten Immunkomplexe kommen in Frage: *Medikamente,* Antigene aus *Bakterien, Viren, Protozoen, Helminthen, Tumorantigene, Kryoglobuline, Nahrungsmittelallergene* und *Autoantigene* (z.B. antinukleäre Antikörper bei Kollagenosen). In ca. 1/3 der Fälle geht der Vasculitis allergica ein *Infekt* voraus[147].

Klinik. Insbesondere an den *Beinen* und an anderen druckabhängigen Körperpartien treten *purpurische, papulo-nekrotische, polymorph-noduläre* (Abb. 6.8c) oder *urtikarielle Effloreszenzen* auf. Neben einer *Gelenkbeteiligung* (40%) muß eine Beteiligung der *Nieren* (30%), des *gastrointestinalen Traktes* (30%), des *Respirationstraktes* (20%), des *ZNS* (10%) sowie des *Herzens* (2%) durch klinische Untersuchungen abgeklärt werden.

Folgende Untergruppen, die histologisch alle eine leukozytoklastische Vaskulitis zeigen, können differenziert werden:

- *Klassische Vasculitis allergica:* vermittelt durch *IgG- oder IgM-haltige Immunkomplexe* nach Infekt, Medikamenteneinnahme oder „idiopathisch".
- *Vasculitis allergica* auf dem Boden von *chronischen Erkrankungen* (Kryoglobulinämie, Kollagenosen, Malignome).
- *Purpura Schönlein-Henoch:* besonders bei *Kindern* auftretende Sonderform, die durch IgA-haltige Immunkomplexe vermittelt wird, in der Regel nach einem *Streptokokkeninfekt* auftritt und häufig mit Arthralgien, Darmkoliken und Hämaturie einhergeht.
- *Urtikariavaskulitis:* Sonderform, die durch länger als 24 h bestehende Quaddeln gekennzeichnet ist; häufig werden positive ANA-Titer und eine Hypokomplementämie gefunden.
- *Erythema elevatum et diutinum:* charakteristisch sind jahrelang bestehende rote Knoten, z.T. gelblich durch Cholesterinablagerung, über den Streckseiten der Extremitäten.

Histologie (Abb. 6.8d). Im *oberen Korium* finden sich *perivaskulär dichte Infiltrate,* die aus neutrophilen Granulozyten, Kernstaub zerfallener Granulozyten und Erythrozytenextravasaten bestehen. Das Gefäßendothel ist geschwollen von Fibrin durchsetzt oder zerstört (*leukozytoklastische Vaskulitis*).

Immunfluoreszenzmikroskopisch lassen sich in frischen Läsionen Ablagerungen von *Komplement C3* (Abb. 6.8e), *Immunglobulinen* (Abb. 6.8f) und in einigen Fällen auch *Antigene* nachweisen[99, 143].

Verlauf. Je nach der Persistenz der auslösenden Noxe kann der Verlauf *akut* und einmalig, *chronisch rezidivierend* oder *chronisch* sein.

Die Schwere der Erkrankung wird in erster Linie vom Befall innerer Organe bestimmt.

Morbus Behçet

Synonym: Maligne Aphthose

Chronisch oder schubweise verlaufende *Systemerkrankung* mit *oro-genitalen Aphthen.* Gelegentlich kommt es zu Hauterscheinungen in Form von *Erythema nodosum, Pyodermien, Thrombophlebitis migrans* oder sterilen Pusteln, an den *Augen* kann eine Konjunktivitis, Iridozyklitis, Hypopyoniritis oder Uveitis auftreten.

Selten sind Myo- und Arthropathien, Urethritis, Epididymitis, Peri- und Myokarditis, Pleuritis oder ZNS-Beteiligung.

Histologisch sieht man in Hautläsionen entweder eine *leukozytoklastische* oder *lymphozytäre Vaskulitis.*

Papulosis maligna atrophicans

Synonyme: Morbus Degos, tödliches kutanointestinales Syndrom

Seltene *systemische vaso-okklusive Erkrankung* mit *hoher Letalität* (ca. 50%). *Endangiitis* der Haut mit Entwicklung von Papeln und nachfolgender porzellanartiger Atrophie. Das zusätzliche Vorkommen von schweren Darmläsionen führt zum Tod. Die *Ätiologie* ist unbekannt.

Histologisch findet sich in den Arteriolen der mittleren und unteren Dermis eine Durchsetzung der Gefäßwand und -umgebung mit *Neutrophilen* und *Rundzellen*, nachfolgend ein *thrombotischer Verschluß*, gefolgt von einer keilförmigen *Hautnekrose*, die mit Muzinose und Sklerose abheilt.

Pyoderma gangraenosum [108]

Chronisch verlaufende Hautgangrän, die häufig an den *unteren Extremitäten* lokalisiert und oft mit inneren Erkrankungen assoziiert ist (*Colitis ulcerosa, Morbus Crohn, rheumatoide Arthritis, Lungenabszeß, chronische Bronchitis, chronische Zystitis, malignes Lymphom*); auch postoperatives Vorkommen wird beschrieben. *Es handelt sich nicht um eine Pyodermie*, sondern um eine immunologisch auf noch unbekannte Weise ausgelöste *nekrotisierende Vaskulitis.* So ist denn auch eine antibiotische Therapie wirkungslos, während eine hochdosierte Steroidtherapie rasch Besserung bringt. *Histologisch* finden sich im Randbereich des Ulkus initial eine blasige Abhebung des Epithels und eine *nekrotisierende Vaskulitis* der kleinen dermalen Gefäße, später kommt es zur Durchsetzung der gesamten *Dermis* bis hin zur *Subkutis* mit einem *neutrophilen Infiltrat*, daneben finden sich Lymphozyten, Plasmazellen, Histiozyten und Fremdkörperriesenzellen.

Erythema nodosum

Insbesondere an den *Streckseiten der Unterschenkel*, selten in anderen Körperregionen auftretende kutansubkutan gelegene, schmerzhafte *livide Knoten.* Auslösende Ursache sind häufig ein Infekt, manchmal auch Medikamenteneinnahme, chronische Magen-Darm-Erkrankungen oder andere systemische Erkrankungen wie z. B. Sarkoidose (Löfgren-Syndrom) oder Morbus Behçet.

Histologisch findet man eine *septale lymphohistiozytäre Pannikulitis*, bei der die Gefäße von dem entzündlichen Infiltrat durchsetzt sind und es auch zu Erythrozytenextravasaten kommen kann. In chronischen Fällen lassen sich vermehrt *nicht verkäsende Granulome* nachweisen. Nie kommt es zur Fettgewebsnekrose und Ulzeration.

Erythema induratum Bazin

Synonym: nodöse Vaskulitis

Vorwiegend bei *Frauen* an den *Unterschenkelbeugeseiten* auftretende *livide Knoten*, die im Verlauf ulzerieren können. Wegen verkäsender Granulome wurde die Erkrankung dem Formenkreis der Tuberkulide zugeordnet. Heute scheint die Tuberkulose als Auslöser selten zu sein (Nachweis von Erreger-DNA durch PCR)[42,96].

Histologisch findet sich eine *lobuläre granulomatöse Pannikulitis mit Verkäsung*, die im Verlauf auch auf das untere Korium übergreift und ulzerieren kann. Es findet sich eine ausgeprägte *Vaskulitis der kleinen* und *mittleren Arterien* und *Venen* z. T. mit Thrombosierung.

Livedo racemosa [48]

Synonyme: Livedo reticularis (anglo-amerikanische Lit.; im Deutschen entspricht die Livedo reticularis der Cutis marmorata, einer kältebedingten netzartigen Gefäßzeichnung)

Bizarr geformte, *blitzfigurenartige, grobnetzige Gefäßzeichnungen* bevorzugt an *Beinen, Oberarmen, Gesäß* und *Rücken*, die selten ulzerieren. Man unterscheidet *idiopathische Formen* (u. a. Livedo racemosa generalisata = *Sneddon-Syndrom*) von *symptomatischen Formen* (z. B. bei Polyarthritis, Antiphospholipid-Syndrom, Kollagenosen). Als Sonderform wurde die *Livedovaskulitis* beschrieben, die zusätzlich zur Livedozeichnung durch schmerzhafte, rezidivierende Ulzera und Atrophie blanche gekennzeichnet ist[50].

Die *Histologie* von Biopsaten aus erythematösen Arealen erscheint unauffällig, während ausreichend *tiefe Biopsien* aus dem hellen Zentrum an der kutan-subkutanen Grenze, *Gefäße mit segmental verdickten Wänden* oder *thrombosierte Gefäße* zeigen können. Ist die „symptomatische" Livedo racemosa noch mit anderen klinischen Hautveränderungen kombiniert, finden sich entsprechende histologische Korrelate[150].

Entzündliche Bindegewebserkrankungen der Haut („Kollagenosen")

Terminologie. Die Bezeichnung „Kollagenose" bzw. „Kollagenerkrankung" wurde 1942 von Klemperer als Krankheitsbegriff geprägt. Als *gemeinsamer Nenner* dieser Erkrankungen gelten *generalisierte Bindegewebsveränderungen.* Die Bezeichnung „Kollagenose" muß als überholt angesehen werden, da bei keiner der Erkrankungen eine primäre Störung des Kollagens nachgewiesen wurde. Auch der heute übliche Begriff der *„Bindgewebserkrankungen"* („connective tissue diseases") ist *unbefriedigend*, da die pathologischen Veränderungen in der Regel nicht auf das Bindegewebe beschränkt sind.

Folgende Erkrankungen werden den Kollagenosen im engeren Sinne zugeordnet:
- *Lupus erythematodes,*
- *Sklerodermie,*
- *Polymyositis* und *Dermatomyositis,*
- *Sjögren-Syndrom,*
- *Mischkollagenosen* (*Sharp-Syndrom*).

Alle Kollagenosen kommen bei *Frauen* häufiger vor. Die *genetische Disposition*, erkennbar an bestimmten HLA-Mustern, spielt bei allen Erkrankungen eine Rolle. Pathogenetisch handelt es sich um *Autoimmunerkrankungen.*

Lupus erythematodes (LE)

Terminologie. Man unterscheidet heute *drei klinische Formen* von LE, die als Repräsentanten eines kontinuierlichen Spektrums aufgefaßt werden können:
- *Lupus erythematodes chronicus discoides (DLE),*
- *subakut-kutaner Lupus erythematodes (SCLE),*
- *systemischer Lupus erythematodes (SLE).*

Lupus erythematodes chronicus discoides (DLE)[5]

Definition. Chronisch verlaufende, oft im *Gesicht* lokalisierte entzündliche Dermatose mit *scharf begrenzten, erythematokeratotischen scheibenförmigen Plaques*, die mit *Atrophie* abheilen (Abb. 6.10a).

Epidemiologie. Insgesamt seltene Erkrankung, von allen LE-Formen ist der DLE jedoch am häufigsten. Die Krankheit beginnt zumeist zwischen dem *20. und 40. Lebensjahr, Frauen* überwiegen im Verhältnis 3:1–3:2.

Ätiologie. *Unbekannt.* Genetische Disposition und Sonnenlichtexposition scheinen eine Rolle zu spielen.

Klinik. Zumeist ist das *Gesicht* betroffen, seltener der *behaarte Kopf* (Endzustand: vernarbende herdförmige Alopezie = Pseudopelade), der *Brustausschnitt* und das übrige *Integument* (= disseminierter DLE). Einzeleffloreszenzen sind charakterisiert durch die Trias *Erythem, Keratose* und *Atrophie.* Auffällig ist auch die Hyperästhesie der Herde. Ein *Übergang von DLE in SLE* wird in etwa 5% der Fälle beschrieben. Häufiger kann ein DLE gleichzeitig mit einem SLE oder SCLE bestehen (ca. 15–20% der Fälle); bei SLE treten DLE-typische Hautveränderungen meist disseminiert und häufig zusammen mit Arthritis und Raynaud-Symptomatik (paroxysmale Gefäßspasmen der Finger) auf.

Histologie
- *Atrophische Epidermis* mit kompakter Orthohyperkeratose und follikulärer Keratose. Das Stratum basale zeigt *hydropische Degeneration*, die *Basalmembran (PAS)* ist *verdickt.*
- Im *oberen Korium* finden sich ein *Ödem, Muzinablagerungen* und später *Sklerose.* Die *Gefäße* des Koriums sowie die Adnexe sind von einem dichten kleinzelligen lymphozytären Infiltrat umgeben, innerhalb dessen die kollagenen und elastischen Fasern zugrunde gehen (Abb. 6.10b).
- *Lymphozytäre Infiltrate* können sich auch im *subkutanen Fettgewebe* finden.

Immunhistologie.
- *Direkte Immunfluoreszenz:* Biopsien aus befallener Haut zeigen in 90–95% der Fälle im Bereich der *dermoepidermalen Grenzzone* bandförmige, feingranuläre bis grobschollige Ablagerungen (= *Lupusbandtest*) von *Immunglobulinen* (meist IgG, aber auch IgM und IgA) (▷ Abb. 6.10d) und *Komplement* (meist C3). In frischen Veränderungen oder in mit Steroiden vorbehandelten Läsionen kann dieser Lupusbandtest *falsch-negativ*, bei Rosacea und Teleangiektasien *falsch-positiv* ausfallen. In Biopsien aus unbefallener Haut ist der Lupusbandtest bei DLE immer negativ.
- *Indirekte Immunfluoreszenz: Antinukleäre Antikörper* werden beim DLE in bis zu 25%, bei disseminierten Formen in 50–70% nachgewiesen (Abb. 6.10e). *Antikörper gegen Doppelstrang-DNS* werden *nicht* nachgewiesen, sie würden auf beginnende oder gleichzeitig bestehende Systembeteiligung hinweisen.

Verlauf. Der Verlauf ist *chronisch*, die Abheilung der Herde erfolgt mit *Atrophie*, gelegentlich kommt es dabei zu schlecht heilenden *Ulzerationen*, auf deren Boden sich ein *spinozelluläres Karzinom* entwickeln kann.

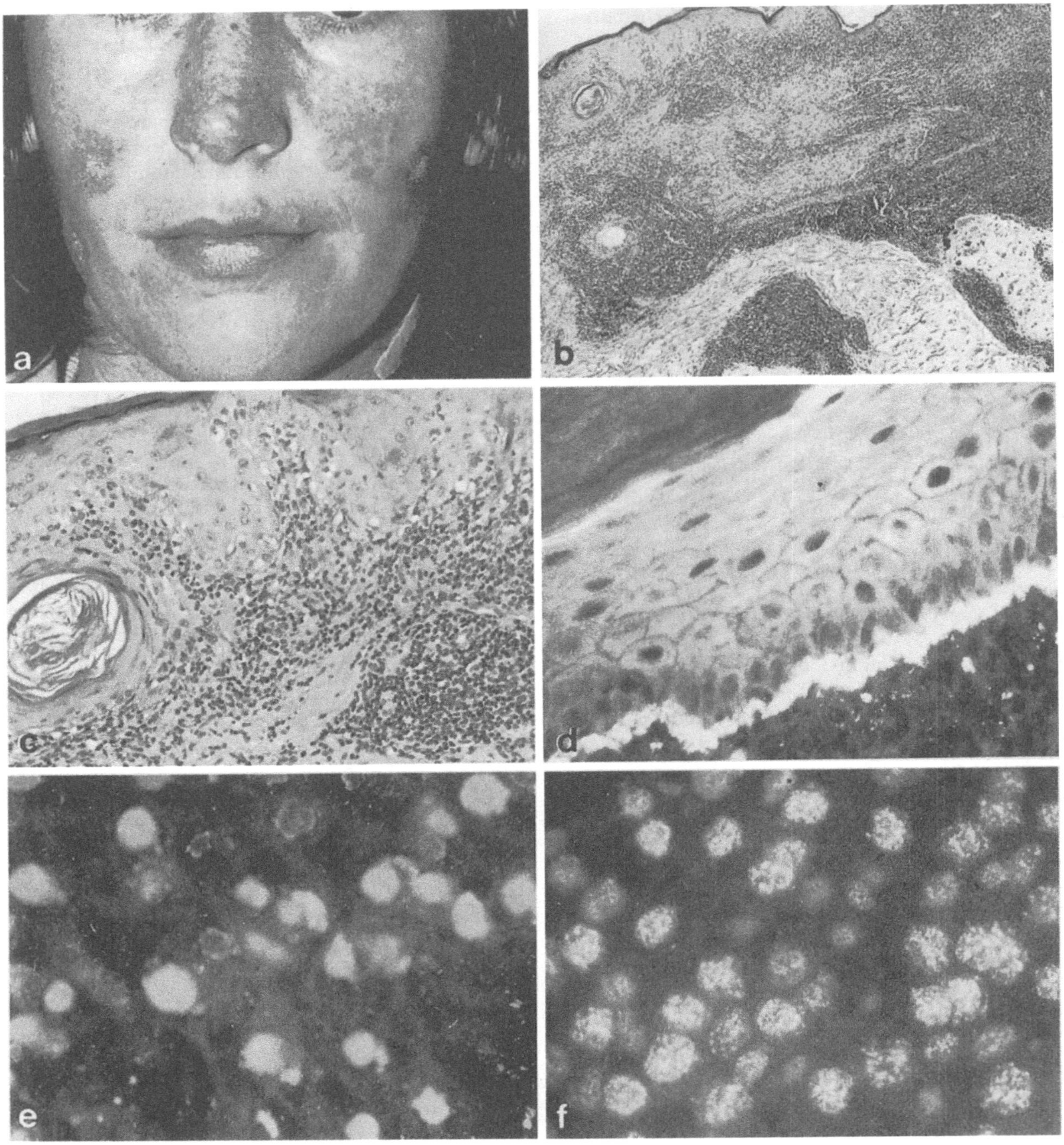

Abb. 6.10. a Lupus erythematodes chronicus discoides. **b** Lupus erythematodes, histologische Übersicht. **c** Lupus erythematodes, dermoepidermale Verbundzone. **d** Lupus erythematodes, direkter immunfluoreszenzmikroskopischer Nachweis von Immunglobulinablagerungen in der dermoepidermalen Verbundzone („LE-Band"). **e** Nachweis von antinukleären Antikörpern (homogenes Muster) auf Rattenleberschnitten bei LE. **f** Nachweis von antinukleären Antikörpern (kleinfleckiges Muster) bei einem Patienten mit Sharp-Syndrom

Subakut kutaner Lupus erythematodes (SCLE)[5]

> **Definition.** Der SCLE ist eine *Sonderform des LE*, die *zwischen der systemischen und der kutanen Form* steht; charakteristisch sind erhöhte Lichtempfindlichkeit, rasch auftretende, *symmetrisch-disseminierte Hautveränderungen*, die *ohne Narbenbildung* abheilen sowie verschiedene *Organmanifestationen*.

Epidemiologie. Der SCLE wird bei ca. *10% aller LE-Patienten* gesehen, bevorzugt bei Frauen im jüngeren und mittleren Lebensalter[132].

Ätiologie. *Unbekannt.* Ähnliche Mechanismen wie beim DLE werden diskutiert.

Klinik. Vorzugsweise wird die *lichtexponierte Haut* im *Schulterbereich*, an *Brust* und *Rücken* sowie an den *Streckseiten der Arme* von psoriasiformen oder anulären schuppenden *entzündlichen Infiltraten* befallen. Diese heilen *ohne Narbenbildung* mit Hypopigmentierung ab. Im Gegensatz zum DLE bestehen in akuten Krankheitsstadien auch *immer systemische Symptome* mit Fieber und Schwäche. Die Organbeteiligung ist geringer als beim SLE. Dazu gehören *Arthralgien* und *Myalgien*, ein *Sicca-Syndrom* und/oder eine *Vasculitis allergica*, vor allem bei HLA-B8, DR3-positiven Patienten.

Histologie. Die histopathologischen Veränderungen sind *geringer ausgeprägt als beim DLE*. Die *Epidermis* ist verdünnt, die Hornschicht kompakt, die basalen Keratinozyten weisen eine vakuolige Degeneration auf. Die *Basalmembran* ist nicht verdickt. In der *oberen Dermis* finden sich nur spärliche perivaskuläre lymphozytäre Infiltrate.

Immunhistologie.

- *Direkte Immunfluoreszenz:* Der *Lupusbandtest* ist nur in 50–60% der Fälle in befallener Haut positiv. *Diagnostisch wegweisend* sind vor allem *IgG-Niederschläge an der dermoepidermalen Verbundzone*, die auch in 40–50% in gesunder, aber lichtexponierter Haut und in 20–30% in gesunder lichtgeschützter Haut nachweisbar sind.
- *Indirekte Immunfluoreszenz:* 90% zeigen *ANA*, in 60–70% finden sich *Antikörper gegen das Ro(SSA)-Antigen*, häufig zusammen mit Antikörpern gegen La(SSB)-Antigen. Antikörper gegen *Doppelstrang-DNS* sind in niedrigen Titern bei 30–40% der Patienten nachweisbar, der *Rheumafaktor* in 20%.

Verlauf. Der Verlauf ist *chronisch* und *schubweise*, wobei etwa 50% der Patienten im Verlauf mehr als 4 ARA-Kriterien (▷ S. 548) entwickeln und in eine *milde Verlaufsform des systemischen LE*, ohne ZNS- oder Nierenbeteiligung übergehen.

Systemischer Lupus erythematodes

> **Definition.** *Chronisch-entzündliche Systemerkrankung* des Gefäßbindegewebes mit *Hautbeteiligung* und *Möglichkeit des Befalles fast aller Organe. Charakteristisch* sind zelluläre und humorale Autoimmunphänomene, v.a. *antinukleäre Antikörper.*

> **Epidemiologie.** Der SLE ist die *häufigste Bindegewebserkrankung* mit einer Inzidenz von 50,8 auf 100000 Personen über 17 Jahre[7]. *Frauen* sind 8- bis 10mal häufiger betroffen als *Männer.* Eine *familiäre Häufung* der Erkrankung besteht, eine *Assoziation zu bestimmten HLA-Gruppen* ist beschrieben (B8, DR2, DR3, Drw52, DQw1 und DQw2). Der SLE kann in der *Schwangerschaft* auf den Fetus übertragen werden und sich bei *Neugeborenen* als neonataler LE manifestieren.

Ätiologie. *Unbekannt.* Noch nicht genau definierte *genetische Defekte* scheinen zu einem Ungleichgewicht zwischen B- und T-Lymphozyten zu führen. Wird der Patient *zusätzlichen Noxen* (Licht, Medikamente, Infektionen oder unbekannte Stimuli) ausgesetzt, kommt es zu einer *Hyperaktivität von B-Lymphozyten*, die eine Reihe von unterschiedlichen *Autoantikörpern* produzieren.

Klinik. Von dem American College of Rheumatology (früher American Rheuma Association) wurden *diagnostische Leitlinien* entwickelt (ARA-Kriterien ▷ Tabelle 6.13)[130]. Nach dieser Aufstellung wird ein SLE diagnostiziert, wenn *mindestens 4 der Kriterien bei einem Patienten gleichzeitig oder nacheinander* vorhanden sind. 80% der Patienten zeigen Hauterscheinungen. Am häufigsten sind ein *Schmetterlingserythem* im Gesicht, *Erytheme* und *Keratosen* im Bereich der Finger und Zehenendglieder sowie *Alopezien* (diffus oder umschrieben). Auch Exantheme ähnlich wie Arzneiexantheme und Vaskulitiden können auftreten. Die *Mundschleimhaut* ist in 40% der Fälle in Form von Erythemen, *Erosionen* oder *Ulzerationen* beteiligt. Rezidivierende *Thrombosen* oder *Thrombophlebitiden* und großflächige Hautulzerationen sind v.a. bei Patientinnen Hinweis auf ein sekundäres *Antiphospholipidsyndrom*[91].

Außer den bei den ARA-Kriterien genannten Symptomen und Befunden können u.a. noch noduläre *Lungeninfiltrate, Hepatosplenomegalie*, entzündliche Veränderungen im *Magen-Darm-Trakt* und aseptische *Knochennekrosen* (allerdings auch als Nebenwirkungen der Steroidtherapie) auftreten[5].

Tabelle 6.13. Diagnostische Leitlinien des SLE (ARA-Kriterien)[5,130]

- Schmetterlingserythem im Gesicht
- Kutaner LE (DLE oder SCLE)
- Erhöhte Lichtempfindlichkeit
- Schleimhautulzerationen
- Deformierende Polyarthritis, Arthralgien, Gelenkergüsse
- Serositis (Pleuritis, Perikarditis, Peritonitis)
- Nierenbeteiligung (Proteinurie > 0,5 g/24 h oder pathologisches Sediment)
- ZNS-Beteiligung
- Anämie, Leukopenie oder Thrombozytopenie
- Autoantikörper gegen DNS, Sm oder falsch positive Syphilistests
- Antinukleäre Antikörper

Histologie. Die Veränderungen sind *weniger spezifisch als beim DLE.*

- An der *Epidermis* können *Atrophie, Orthohyperkeratose* oder *Parakeratose* sowie *Basalzelldegeneration* bestehen. Auffällig ist die verwaschene Verbreiterung der Basalmembran.
- Im *oberen Korium* findet sich oft ein *massives Ödem* bis hin zu *subepidermaler Blasenbildung.* Blut- und Lymphgefäße sind stark erweitert. Das Bindegewebe zeigt *fibrinoide Degeneration,* daneben Einlagerung neutraler und saurer *Mukopolysaccharide.* Im *oberen* Korium findet sich ein schütteres *lymphozytäres Infiltrat,* welches um die Adnexe verdichtet ist und tiefer reicht. Es können auch Veränderungen einer *leukozytoklastischen Vaskulitis* auftreten.

Immunfluoreszenz

- *Direkte Immunfluoreszenz:* In 50–90% der Fälle finden sich *bandförmige Niederschläge von IgG und/oder IgM,* selten *IgA* und *Komplementkomponenten* entlang der Basalmembranzone. Dieser *„Lupusbandtest"* kann allerdings in frischen Läsionen oder Biopsaten aus Rumpfhaut *falsch negativ* ausfallen. *Falsch positiv* kann er bei anderen entzündlichen Läsionen v. a. im Gesichtsbereich sein: Rosacea, Pseudolymphom, polymorphe Lichtdermatose. Deshalb ist der *Lupusbandtest an unbefallener lichtgeschützter Haut diagnostisch aussagekräftiger.* Beim SLE lassen sich hier in *40–80% der Fälle bandförmige IgG-Präzipitate* nachweisen.
- *Indirekte Immunfluoreszenz:* Charakteristisch für SLE ist das Vorkommen einer *Vielzahl von Autoantikörpern,* die diagnostische oder pathogenetische Bedeutung haben. Der Nachweis *antinukleärer Antikörper* (ANA) dient hierbei als Screening-Test. Über 90% aller SLE-Patienten haben einen erhöhten ANA-Titer. Die Spezifität dieses Testes ist jedoch nicht hoch, da es bei vielen anderen Erkrankungen auch zu erhöhten ANA-Titern kommt. Erst die *Aufschlüsselung der Antigenspezifität* erlaubt eine korrekte Diagnose und läßt Rückschlüsse auf SLE-Form und Akuität zu. Besonders spezifisch für SLE sind hierbei *Antikörper gegen Doppelstrang-DNS* (bei 40%–90% der Patienten) und *Anti-Sm-Antikörper* (10–30% der Fälle, insbesondere schwere Verläufe mit Nieren- oder ZNS-Beteiligung). Bedeutung hat der Nachweis von *Ro(SSA)* und *La(SSB)-Antikörpern* bei *schwangeren Patientinnen* (auch klinisch erscheinungsfreien), da diese Antikörper *diaplazentar* in der Frühschwangerschaft übertragen werden und einen *neonatalen LE* induzieren können.

  Antikörper gegen Histone werden bei bis zu 70% der SLE-Patienten gefunden; sie sind *nicht spezifisch für den SLE, jedoch charakteristisch* für *den medikamentös induzierten LE,* bei dem in der Regel keine Antikörper gegen Doppelstrang-DNS nachgewiesen werden. Bei Absetzen der entsprechenden Medikamente verschwinden die Krankheitssymptome.

Verlauf, Prognose. Die Erkrankung verläuft zumeist *schubweise,* selten *foudroyant.* Die *Prognose* hängt vom Ausmaß der Organbeteiligung ab, sie ist letztlich *ernst.*

Sklerodermie

> **Definition.** Chronische entzündliche Bindegewebs- und Gefäßerkrankung *unbekannter Ätiologie,* die zu *Sklerosierung* und *Hautatrophie* führt.

Man unterscheidet zwei unterschiedliche Formen:

- die auf das Hautorgan beschränkte *zirkumskripte Sklerodermie,*
- die mit innerer Organbeteiligung einhergehende *systemische Sklerodermie.*

Zirkumskripte Sklerodermie

Synonym: Morphea

Epidemiologie. Tritt vor allem bei *jüngeren Erwachsenen* auf (Altersgipfel 20–40 Jahre), nicht selten auch bei *Kindern* (Erstmanifestation in 15% bei Kindern unter 10 Jahren). Das Verhältnis der Erkrankungshäufigkeit *weiblich/männlich* ist 3 : 1[6].

Ätiologie, Pathogenese. *Unbekannt.* Es wurden in einigen Fällen Beziehungen zu einer *Borrelia-burgdorferi-Infektion* gesehen[125].

Klinik. *Makroskopisch* beginnt der Krankheitsprozeß mit einem Herd oder multiplen entzündlich *geröteten Herden* an der Haut. Während sich die lokale Entzündung zentrifugal in Form eines charakteristischen *rotvioletten Randsaums* (*„Lilac-Ring"*) ausbreitet, kommt es zentral zu einer *plattenartigen elfenbeinfarbenen Sklerosierung* der Haut (Abb. 6.11 a).

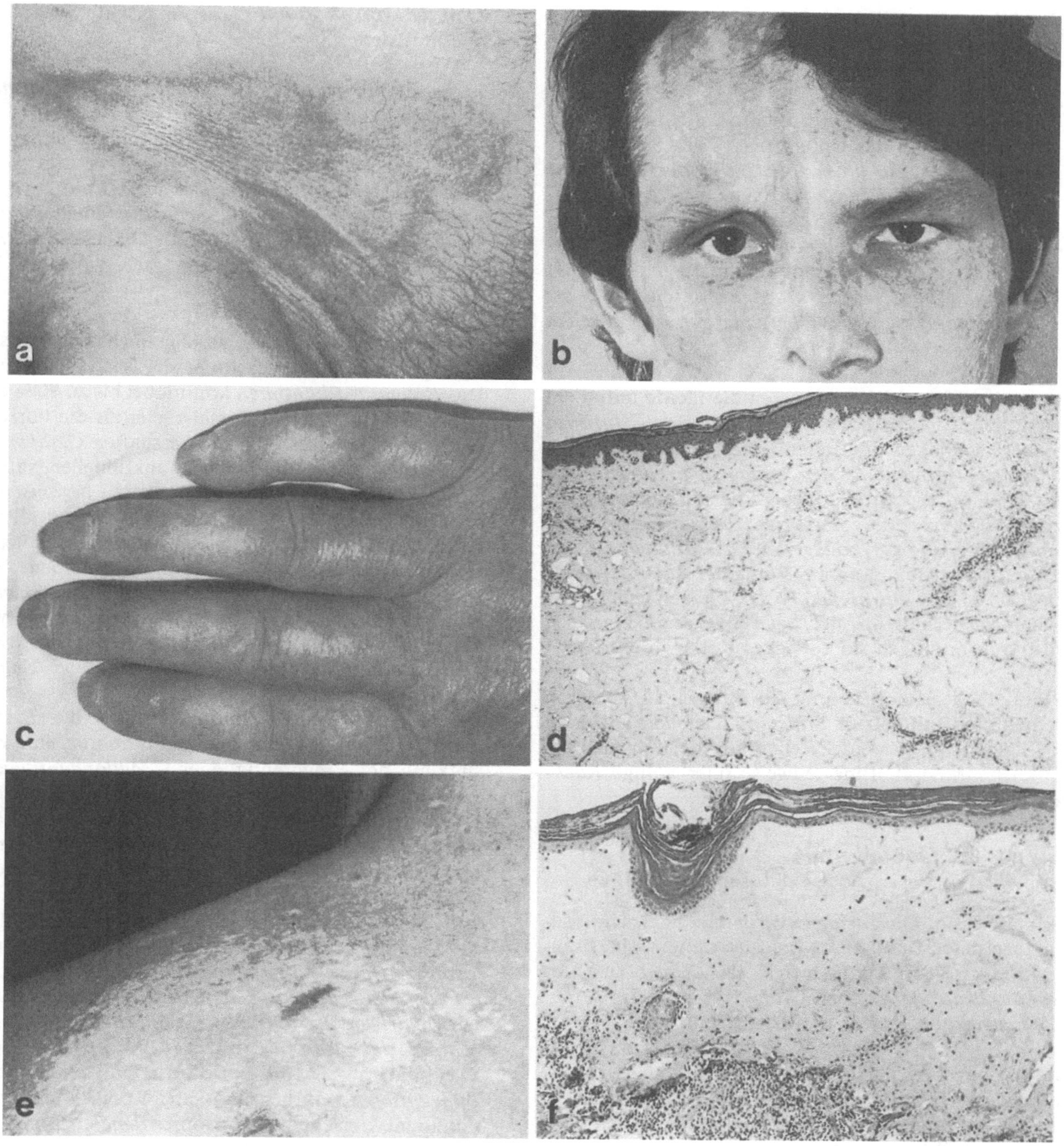

Abb. 6.11. **a** Zirkumskripte Sklerodermie (Morphea). **b** „Sclérodermie en coupe de sabre". **c** Systemische Sklerodermie (Akrosklerose). **d** Sklerodermie, sklerotisches Stadium (Histologie). **e** Lichen sclerosus et atrophicus. **f** Lichen sclerosus et atrophicus (Histologie)

Nach der Zahl und Form sowie nach der Tiefenlokalisation der Krankheitsherde unterscheidet man morphologisch mehrere Formen der zirkumskripten Sklerodermie[5]:

- *Herdförmige zirkumskripte Sklerodermie:* rumpfbetonte vereinzelte münzartige Herde.
- *Lineare zirkumskripte Sklerodermie:* extremitätenbetont, Atrophie von Haut, Fettgewebe und häufig auch *Muskel-* und *Knochenschwund.* Sonderform bei Lokalisation paramedian am Kopf: *„Sclerodermie en coup de sabre"* (Abb. 6.11 b), lateral *„Hemiatrophia faciei"*.
- *Erythematöse zirkumskripte Sklerodermie:* oberflächlich gelegene Herde mit nur geringer Sklerosierung (*„Atrophodermia idiopathica et progressiva"*).

- *Noduläre zirkumskripte Sklerodermie:* keloidartige, knotige Herde.
- *Subkutane zirkumskripte Sklerodermie:* wegen der Tiefenlokalisation kein Lilac-Ring.
- *Sklerofaszie:* Lokalisierter Befall der Faszie, v. a. an den Beugeseiten des Unterarms.
- *Disseminierte zirkumskripte Sklerodermie:* Diese Form zeigt am ehesten – wenn auch *selten* – *Übergang in die systemische Sklerodermie.* Laborindizien dafür sind der Nachweis von antinukleären Antikörpern und Hypergammaglobulinämie.
- *„Disabling pansclerotic morphea of childen":* extrem selten, progressiv, *Übergang zur systemischen Form.*

Histologie. *Makroskopisch* zeigen die Herde initial ein entzündliches *perivaskuläres lymphozytäres Infiltrat* des oberflächlichen und tiefen Gefäßplexus sowie eine *ödematöse Verquellung der kollagenen Fasern.* Anschließend an die entzündliche Phase kommt es zur *Atrophie der Epidermis sowie der Hautadnexe,* zu einer *Homogenisierung der kollagenen Faserbündel* und zur Einengung der Gefäßlumina (*Phase der Sklerosierung*) (Abb. 6.11 d). Die *elastischen Fasern* bleiben charakteristischerweise erhalten. Auch das subkutane Fettgewebe wird durch homogen sklerotisches Kollagen ersetzt.

Verlauf. In der Regel kommt die Krankheit innerhalb von mehreren Jahren zum *Stillstand.* Das Verschwinden des Lilac-Ringes ist ein Zeichen für den Verlust der Krankheitsaktivität. Eine teilweise oder völlige *Rückbildung der Skleroseherde* ist möglich.

Systemische Sklerodermie

Synonym: Progressive oder diffuse Sklerodermie

Epidemiologie. Die *Inzidenz* variiert je nach Untersuchung zwischen 2 und 20/1 Mio. Einwohner/Jahr. Frauen erkranken 3- bis 9mal häufiger als Männer. Das *Manifestationsalter* zeigt einen Gipfel zwischen der 3. und 5. Lebensdekade.

Ätiologie, Pathogenese. Die Ursache ist *unbekannt.* In der *Pathogenese* spielen eine herausragende Rolle:

- *Gefäßveränderungen,* dabei charakteristisch das Raynaud-Phänomen;
- ein *gestörter Kollagenmetabolismus* mit der *Akkumulation von Kollagen* in der Dermis und Subkutis sowie
- eine *abnormale Immunreaktion* mit entzündlichen Veränderungen. Mindestens 90% der Patienten haben *antinukleäre Antikörper* mit einem weiten Antigenspektrum. Die Aufschlüsselung dieses Spektrums ist zur Klassifzierung und zur Abschätzung der Prognose wichtig. Wie bei anderen „Kollagenosen" scheint auch ein bestimmter *Genotyp* eine Prädisposition für die Entwicklung der systemischen Sklerodermie zu bieten (*gehäuft HLA B8* und *Chromosomenveränderungen*). Darüberhinaus kann eine *Langzeitexposition mit Quarz* eine echte Sklerodermie induzieren[63].

Klinische Einteilung. Man unterscheidet *zwei Formen* der systemischen Sklerodermie[125]:

- *Diffuse systemische Sklerodermie* (dSSc): zeigt eine relativ *rasche und schwere Progression* und weist *Antikörper gegen DNS-Topisomerase I* auf.
- *Limitierte Sklerodermie* (*lSSc*), zeigt einen *milden Verlauf* und weist in 20–40% der Fälle *antizentromere Antikörper* auf.

Klinik

- *Prodromalerscheinungen* können uncharakteristisch sein (Müdigkeit, Kopfschmerzen, leichtes Fieber). Das *Raynaud-Phänomen* kommt bei bis zu 90% der Patienten vor und tritt zumeist eher als die übrigen Hautsymptome auf. Die schmerzhaften *Gefäßspasmen* der Akren sind zunächst funktioneller Natur.
- Erst im *weiteren Verlauf* kommt es zu *organischen* Gefäßveränderungen. Nach dem Auftreten des Raynaud-Phänomens kommt es an befallener Haut der Extremitäten und/oder des Stammes zu einem derben *Ödem* und später zu straffer weißlicher *Sklerose.* Daneben entwickeln sich *Teleangiektasien* (vor allem im Gesicht) und Störungen in der Funktion der Hautanhangsorgane (Schweißdrüsen, Nagel- und Haarwachstum).
- Im *fortgeschrittenen Stadium* zeigen die *Finger* häufig eine *krallenartige Beugekontraktur,* eine Zuspitzung der Fingerendglieder (*„Madonnenfinger"*, Abb. 6.11 d) und *Ulzerationen* an den Fingerspitzen. Durch den Verlust der Mimik erhält das Gesicht ein *maskenhaftes Aussehen,* charakteristisch sind ferner die *Mikrostomie* und die Verhärtung des Zungenbändchens. Durch Kalkeinlagerungen in der Haut und Subkutis entsteht die *Calcinosis cutis.* Die *Kombination Calcinosis cutis, Raynaud-Phänomen, Ösophagusmotilitätsstörung, Sklerodaktylie* und *Teleangiektasien* wird als *CREST-Syndrom* bezeichnet.
- Die *häufigste extrakutane Manifestation* ist eine *Fibrose des Ösophagus-Magen-Darm-Traktes,* die zweithäufigste Manifestation ist eine *interstitielle Lungenfibrose* mit der möglichen Entwicklung einer pulmonalarteriellen Hypertonie. *Renale Komplikationen* stellen die häufigste Todesursache dar. Durch Intimaschwellung der Aa. interlobulares bis hin zur Okklusion kommt es zur Minderperfusion der Nierenrinde mit konsekutiver Aktivierung des Renin-Angiotensin-Systems und Entwicklung einer *malignen arteriellen Hypertonie.* Am *Herzen* kann es zu einer fleckförmigen *Myokard-* und *Perikardfibrose* kommen. Ein *Sjögren-Syndrom* tritt bei ca. 17% der Patienten auf. Die *Muskulatur* ist selten in Form einer *Myositis* beteiligt, diese ist kaum von einer Polymyositis zu differenzieren. Häufig sind *Arthritiden,* während *neurologische Symptome* in Form eines Karpaltunnelsyndroms oder einer Trigeminusneuralgie selten sind.

Histologie. Die Histologie des Hautbiopsates entspricht derjenigen der *zirkumskripten Sklerodermie* (▷ S. 550). Manchmal bestehen noch ausgeprägte Gefäßwandveränderungen (Hyalinisierung mit Lumeneinengung)[11].

Immunfluoreszenz

- *Direkte Immunfluoreszenz:* Keine diagnostisch verwertbaren Befunde.
- *Indirekte Immunfluoreszenz:* In 90% der Fälle *antinukleäre Antikörper,* deren Charakterisierung hinsichtlich Diagnose und Therapie wichtig sind[125].

Verlauf, Prognose. Die Krankheit entwickelt sich *unaufhaltsam progredient* über Jahre und Jahrzehnte. Selten sind *fulminante entzündliche Formen,* die innerhalb von Monaten zum Tod führen. Die *Prognose* wird durch das Ausmaß der Organbeteiligung bestimmt.

Differentialdiagnose. Zirkumskripte Sklerodermie, Überlappungssyndrome, eosinophile Fasziitis (Shulman-Syndrom), Eosinophilie-Myalgie-Syndrom, chronische Graft-versus-host-Erkrankung, Skleromyxödem, Werner-Syndrom, Porphyria cutanea tarda und die chemisch induzierten Pseudosklerodermien nach Kontakt mit Monomeren von Kunststoffen, Lösungsmitteln und Medikamenten[63].

Dermatomyositis

> **Definition.** Seltene *systemische Autoimmunerkrankung* mit Bevorzugung der *Skelettmuskulatur* und der *Haut;* die Beteiligung *weiterer Organsysteme* und Überlappung mit anderen autoimmunen Bindegewebserkrankungen ist möglich. Nicht selten sind *klinische Verlaufsformen ohne Hautmanifestationen* (*Polymyositis*; ▷ Bd. 6).

Epidemiologie. Inzidenz 5–10 Erkrankungen/1 Mio./Jahr. Die *juvenile Dermatomyositis* hat einen Gipfel zwischen 8 und 10 Jahren, das *männliche* Geschlecht überwiegt[66,98]. Die *adulte Form* hat einen Gipfel zwischen 40 und 60 Jahren, wobei *Frauen* 2- bis 3mal häufiger betroffen sind.

Ätiologie. *Unbekannt.* Als Kausalfaktoren werden *Infekte, starke körperliche Belastung* und *Streß* diskutiert, die bei entsprechender *genetischer Disposition* die Erkrankung über die Bildung spezifischer Autoantikörper auslösen. Bedeutsam ist das gemeinsame Auftreten von *Dermatomyositis* und *malignen Tumoren* bei der adulten Form der Dermatomyositis. Bei Männern sind *Darm-* und *Bronchialkrebs,* bei Frauen *Brust-* und *Ovarialkrebs* am häufigsten assoziiert[21,41,126].

Klinik. Neben den klinischen Leitsymptomen der *Muskelschwäche* imponieren als Hautsymptome:

- fliederfarbene, häufig ödematöse *Erytheme* (bevorzugt Gesicht, Extremitäten),
- *Teleangieektasien* (bevorzugt periungual),
- *poikilodermatische Veränderungen,*
- *Calcinosis cutis.*

Die Gelenke sind in Form von Arthralgien bei 25% betroffen. Von den inneren Organen sind am ehesten das Herz in Form einer Myokarditis und die Lunge mit fibrotischen Veränderungen betroffen.

Histologie. *Mikroskopisch ähneln* die Veränderungen an der Haut initial einem *systemischen Lupus erythematodes (Basalzelldegeneration, verdickte Basalmembran, perivaskuläre lymphozytäre Infiltrate).* Hinzu kommen ein *Ödem* und charakteristische *Muzinablagerungen* in der Dermis. In späteren Stadien *ähnelt* das histologische Bild eher einer *Sklerodermie (Epidermisatrophie, Homogenisierung der Kollagenbündel, Verdickung und Sklerosierung der Hautgefäße).* Zur Sicherung der Diagnose ist eine *tiefe Muskelbiopsie* wichtig. Dort sieht man abhängig von der Akuität herdförmig segmentale Nekrosen von Muskelfaszikeln neben interstitiellen oder perivaskulären Infiltraten, die aus Lymphozyten und Makrophagen bestehen[7].

Immunfluoreszenz

- *Direkte Immunfluoreszenz* aus Läsion: nicht diagnostisch.
- *Indirekte Immunfluoreszenz: ANA* werden in 40–60% der Patienten nachgewiesen. Spezifisch ist das *nukleäre Mi-2 Antigen,* es wird jedoch nur in 10–20% der Fälle gefunden[5].

Prognose, Verlauf. Bei *foudroyantem* Verlauf kann die Krankheit in kurzer Zeit *letal* enden; ein sehr milder Verlauf kann sich über 30 Jahre erstrecken. Die *Letalität* wird bei Erwachsenen mit 10–20%, bei Kindern mit 5–15% angegeben; die schlechteste Prognose haben Patienten mit assoziierten Tumoren.

„Mixed connective tissue disease"

Synonyme: gemischte Bindegewebserkrankung, Sharp-Syndrom

Überlappungssyndrom, das klinisch durch das gleichzeitige oder konsekutive Auftreten von *Symptomen verschiedener Kollagenosen,* v. a. der systemischen Sklerodermie, der Dermatomyositis und des Lupus erythematodes gekennzeichnet ist. Es befällt vor allem *Frauen im mittleren Lebensalter,* aber auch *Kinder.* In der *indirekten Immunfluoreszenz* ist der sehr hohe Titer von antinukleären Antikörpern mit kleinfleckigem Muster charakteristisch (Abb. 6.10f). Diese sind gegen „extractable nuclear antigen" (ENA) aus Kalbsthymuszellen, und zwar gegen den U_1RNP-Anteil gerichtet.

In der *direkten Immunfluoreszenz* findet sich in 33% ein positives *Lupusband* in gesunder Haut und eine *epidermale Kernfluoreszenz* von geflecktem Muster durch Bindung von U_1RNP-Antikörper vom IgG-Typ[61].

Fast immer finden sich eine BSG-Erhöhung, Hypergammaglobulinämie, Erhöhungen der Muskelenzyme und zirkulierende Immunkomplexe im Serum. Die *Letalitätsrate* wurde in Langzeitstudien mit 4–36% angegeben, ist also nicht ganz so günstig wie früher angenommen[61].

Lichen sclerosus et atrophicus

Dermatose *unklarer Ätiologie. Männer* erkranken vorwiegend in der 3.–4. Lebensdekade, während *Frauen* in der 7. Dekade ihren Morbiditätsgipfel haben; selten sind *weibliche Kleinkinder* betroffen. *Klinisch* imponieren kleinfleckige, manchmal zu größeren Herden konfluierende *Hautatrophien* mit follikulären Keratosen (Abb. 6.11 e). Die Erkrankung manifestiert sich zu zwei Dritteln im *Anogenitalbereich*, wird in einem Drittel der Fälle ausschließlich *extragenital* gefunden[19]. Im Bereich des Lichen sclerosus der Vulva entwickeln sich häufig *Leukoplakien* mit dem Risiko der Entstehung eines *Plattenepithelkarzinoms.*

Mikroskopisch findet sich anfangs ein *lichenoides lymphohistiozytäres Infiltrat*, später eine charakteristische *Hyalinisierung* des subepidermalen Bindegewebes mit darunterliegendem lymphohistiozytärem Infiltrat (Abb. 6.11 f). Im Gegensatz zur Sklerodermie werden dabei auch die elastischen Fasern zerstört. Die *Epidermis* zeigt eine unregelmäßige *Akanthose*, später *Atrophie* mit kompakter Hyperkeratose. Die *Basalzellschicht* weist eine erhebliche *vakuolige Degeneration* auf.

Entzündungen der Hautanhangsgebilde

Haarfollikel, Nägel und Schweißdrüsen der Haut sind natürliche Erregereintrittspforten und bieten Bakterien und Pilzen relativ günstige Wachstumsbedingungen. Infektionen durch *Bakterien und Pilze* machen daher den größten Teil der Entzündungen dieser Hautanhangsgebilde aus: *Follikulitis* (▷ S. 533); *Hidradenitis suppurativa* (▷ S. 533); *Onychomykose*; *Paronychie.* Im Gegensatz dazu sind bei den Entzündungen der Talgdrüsenfollikel *konstitutionelle Faktoren* für die Pathogenese meist bedeutsamer als infektiöse Organismen.

Acne vulgaris[105]

Epidemiologie. Die Acne vulgaris tritt *bei nahezu allen Jugendlichen* und *jungen Erwachsenen* in einer mehr oder minder stark ausgeprägten Form auf. Es gibt sie bei *allen Rassen,* und *beide Geschlechter* sind gleichermaßen betroffen. Lediglich die Extremvarianten der Akne wie die *Acne conglobata* bevorzugen eindeutig das männliche Geschlecht oder sind, wie die *Acne fulminans,* fast nur dort anzutreffen.

Ätiologie, Pathogenese. Die Größe und Aktivität der Talgdrüse, des entscheidenden „Organs" der Akne, ist *genetisch determiniert.* Allerdings handelt es sich um einen *polygenen Vererbungsmodus.* Bei der Ausprägung der Akne spielen sowohl *endogene* als auch *exogene Faktoren* eine Rolle:

- eine *Verhornungsstörung der Follikelinfundibula* mit der Ausbildung eines Hornpfropfs (*Komedo*);
- eine *follikuläre Reaktionsbereitschaft,* auf bestimmte endo- oder exogene *akneigene Substanzen* mit entzündlichen Papeln und Pusteln zu reagieren;
- die *Seborrhö* als unerläßlicher Faktor. *Hormonelle Einflüsse (Androgene) auf die Talgdrüsenproduktion* treten hier aggravierend in Erscheinung;
- die *Anwesenheit von Propionibacterium acnes* in den Talgdrüsenfollikeln, das sowohl *komedogen* als auch *entzündungs*stimulierend wirkt.

Ein Teil dieser Faktoren ist *erblich* festgelegt (autosomal dominanter Erbgang), insgesamt bestimmt die Summe der Faktoren den Schweregrad der Manifestationen von Acne vulgaris. *Exogene Faktoren* wie das Einwirken akneigener Substanzen können verschlimmernd hinzutreten (*Chlorakne, Teerakne, Kosmetikakne*).

Morphologie. *Makroskopisch* unterscheidet man drei Formen entsprechend dem Schweregrad der Akne:

- *Acne comedonica:* offene und geschlossene Komedonen, kaum Entzündungszeichen
- *Acne papulopustulosa:* polymorphes Bild mit entzündlichen Papeln, Pusteln und Knoten, offenen und geschlossenen Komedonen sowie Narben und postinflammatorischer Hyperpigmentierung
- *Acne conglobata:* schwere destruierende Dermatose mit Komedonen, Papeln, Pusteln, abszedierenden Knoten, Fistelgängen, Zysten; hypertrophische und atrophische Narben.

Mikroskopisch ist die früheste erkennbare histopathologische Veränderung bei der Akne eine *verstärkte Keratinisation* im Bereich der Follikelinfundibula. Erst im weiteren Verlauf kommt es zum Auftreten eines *entzündlichen Infiltrates* und nicht selten zur *Abszeßbildung* innerhalb des Follikellumens mit Ruptur des Follikels. Das Austreten von Talg und Keratin in die umgebende Dermis verstärkt die entzündliche Reaktion.

Verlauf, Prognose. Hinweise auf den zu erwartenden Schweregrad einer Acne vulgaris ergeben sich aus der *Familienanamnese.* Wegen der Vielzahl der möglichen therapeutischen Angriffspunkte (Schälmittel, Antibiotika, Antiphlogistika, Retinoide, Hormone) ist die Acne vulgaris gewöhnlich eine *gut behandelbare Erkrankung.* Die Krankheitsaktivität *erlischt in der Regel* *spontan im frühen Erwachsenenalter.* Lediglich die Acne conglobata bleibt bis ins spätere Erwachsenenalter, unter Umständen sogar lebenslang, aktiv.

Komplikationen, Sonderformen

- *Aknetetrade:* Kombination von Acne conglobata mit Perifolliculitis abscedens et suffodiens, Acne keloidalis nuchae, Hidradenitis-suppurativa-artiger Entzündung im Axillar- und Inguinalbereich sowie Pilonidalsinus („Steißbeinfistel").
- *Acne fulminans:* sehr seltenes, akut verlaufendes, schweres Krankheitsbild mit Fieber, starken Gelenkschmerzen und ulzerativer Acne conglobata; möglicherweise Immunkomplex-vermittelt.
- *Akneiforme Exantheme:* meist medikamentös (Tetrazykline, Vitamine B_6, B_{12}, Glukokortikosteroide, Isoniazid, Antikonvulsiva, Brom, Jod) ausgelöste Entzündung der Follikel in Form von Papeln und Pusteln, primär keine Komedonen.

Literatur

1.–16. Weiterführende Literatur (▷ S. 485)

17. Abell E, Marks R, Wilson-Jones E (1975) Secondary syphilis: a clinico-pathological review. Br J Dermatol 93:53–61
18. Altekrueger I, Ackerman AB (1994) "Eczema" revisited: a status report upon current textbooks of dermatology. Am J Dermatopath 16:517–522
19. Altmeyer P, Bacharach-Buhles M (1990) Zirkumskripte Sklerodermie versus Lichen sclerosus et atrophicus. In: Braun-Falco O, Ring J (Hrsg) Fortschritte der praktischen Dermatologie und Venerologie, Bd 12. Springer, Berlin Heidelberg New York Tokyo, S 61–67
20. Anhalt GJ, Kim SC, Stanley JR et al. (1990) Paraneoplastic pemphigus: an autoimmune mucocutaneous disease associated with neoplasia. N Engl J Med 323:1729–1735
21. Basset-Seguin N, Roujeau JC, Gheradi R et al. (1990) Prognostic factors and predictive signs of malignancy in adult dermatomyositis. Arch Dermatol 126:633–637
22. Bastuji-Garin S, Rzany B, Stern RS et al. (1993) Clinical classification of cases of toxic epidermal necrolysis, Stevens Johnson-syndrome and erythema multiforme. Arch Dermatol 129: 92–96
23. Bauer JW (1993) Antikörper und Antigliadin-Dermatosen. In: Braun-Falco O, Plewig G, Meurer M (Hrsg) Fortschritte der praktischen Dermatologie und Venerologie, Bd 13. Springer, Berlin Heidelberg New York Tokyo, S 841–842
24. Berger RS (1988) Cutaneous manifestations of early human immunodeficiency virus exposure. J Am Acad Dermatol 19:298–303
25. Black MM (1994) New observations of pemphigoid "herpes" gestationis. Dermatology 189 S 1:50–51
26. Bork K (1985) Kutane Arzneimittelnebenwirkungen. Unerwünschte Wirkungen systemisch verabreichter Medikamente an Haut und hautnahen Schleimhäuten bei Erwachsenen und Kindern. Schattauer, Stuttgart
27. Boyd AS, Neldner KH (1991) Lichen planus. J Am Acad Dermatol 25:593–619
28. Broberg A, Faergemann J (1989) Infantile seborrhoeic dermatitis and pityrosporum ovale. Br J Dermatol 120:359–362
29. Bruckner-Tuderman L (1993) Die Dermo-epidermale Junktionszone. Neuere Aspekte der Pathophysiologie. Hautarzt 44:1–4
30. Brunsting LA, Perry HO (1957) Benign pemphigoid? A report of seven cases with chronic, scarring, herpetiform plaques about the head and neck. Arch Dermatol 75:489–501
31. Burg G, Ziffer S (1990) Granuloma anulare-Necrobiosis lipoidica-Sarkoidose. In: Braun-Falco O, Ring J (Hrsg) Fortschritte der praktischen Dermatologie und Venerologie, Bd 12. Springer, München Berlin New York, S 73–78
32. Camis C, Helm TN (1993) Paraneoplastic pemphigus is a distinct neoplasia-induced autoimmune disease (Editorial). Arch Dermatol 129:883–886
33. Candiani JO, Soto GR, Lozano WO (1993) Orf nodule: Treatment with cryosurgery. J Am Acad Derm 29:256–257
34. Champion RH, Roberts SOB, Roger JH (1969) Urticaria and angio-oedema. A review of 554 patients. Brit J Derm 81: 588–597
35. Chan LS, Yancey KB, Hammerberg S, Soong HK (1993) Immune-mediated subepithelial blistering diseases of mucous membranes: Pure ocular cicatricial pemphigoid is a unique clinical and immunopathological entity distinct from bullous pemphigoid. Arch Dermatol 129:448–455
36. Chorzelski TP, Beutner EH, Suleij J (1984) IgA antiendomysium antibody. A new immunological marker of dermatitis herpetiformis and celiac disease. Br J Dermatol 111: 395–402
37. Chorzelski TP, Hashimoto T, Nishikasa T et al. (1994) Unusual acantholytic bullous dermatosis associated with neoplasia and IgG and IgA antibodies against bovine desmocollins I and II. J Am Acad Dermatol 31:351–355
38. Chorzelski TP, Jablonska S, Beutner EH, Wilson BD (1987) Linear IgA bullous dermatosis. In: Beutner EH, Chorzelski TP, Kumar V (eds) Immunopathology of the skin, 3rd edn. Wiley, New York, pp 421–429
39. Coca AF, Cooke RA (1923) On the classification of the phenomena of hypersensitiveness. J Immunol 8:163
40. Cooper KD (1994) Atopic Dermatitis: Recent trends in pathogenesis and therapy. J Invest Dermatol 102:128–137
41. Cox NH, Lawrence CM, Langtry JA, Ive FA (1990) Dermatomyositis. Disease associations and an evaluation of screening investigations for malignancy. Arch Dermatol 126:61–65
42. Degitz K, Steidl M, Thomas P, Plewig G, Volkenandt M (1993) Aetiology of tuberculids. Lancet 341:239–240
43. Diaz L, Sampaio SA, Rivitti AE et al. (1989) Endemic pemphigus foliaceus (fogo selvagem) I. Clinical features and immunopathology. J Am Acad Dermatol 20:657–669
44. Domloge-Hultsch N, Gammon WR, Briggaman RA et al. (1992) Epiligrin, the major human keratinozyte integrin ligand, is a target in both an acquired autoimmune and an inherited subepidermal blistering skin disease. J Clin Invest 90:1628–1633
45. Eckes L, Ananthakrishan (1975) Zur geographischen Verteilung der Psoriasis. Hautarzt 26:563–567
46. Elsner L (1990) Exfoliative Toxine und Hauterkrankungen. In: Braun-Falco O, Ring J (Hrsg) Fortschritte der praktischen Dermatologie und Venerologie, Bd 12. Springer, Berlin Heidelberg New York Tokyo, S 465–466
47. Farber EM, Nall ML, Watson W (1974) Natural history of psoriasis in 61 twin pairs. Arch Dermatol 109:207–211
48. Fleischer AB, Resnick SD (1990) Livedo reticularis. Dermatol Clin 8:347–354
49. Fritsch PO (1993) Dermatitis herpetiformis – eine Systemkrankheit? In: Braun-Falco O, Plewig G, Meurer M (Hrsg) Fortschritte der praktischen Dermatologie und Venerologie, Bd 13. Springer, Berlin Heidelberg New York Tokyo, S 222–225
50. Fritsch PO, Zelger B (1995) Livedo-Vasculitis. Hautarzt 46:215–224
51. Frosch PJ, Pilz B (1993) Kontaktallergen 1992. In: Braun-Falco O, Plewig G, Meurer M (Hrsg) Fortschritte der prakti-

schen Dermatologie und Venerologie, Bd 13. Springer, Berlin Heidelberg New York Tokyo, S 110–117
52. Garbe C (1991) Borreliosen der Haut-Fortschritte der Kenntnis seit der Entdeckung der Lyme-Krankheit. Hautarzt 42:356–365
53. Gell PGH, Coombs RRA (1968) Clinical aspects of immunology. Blackwell, Oxford
54. Giudice GJ, Wilske KC, Anhalt GJ et al. (1994) Development of an ELISA to detect anti-BP 180 autoantibodies in bullous pemphigoid and herpes gestationis. J Invest Dermatol 102: 878–881
55. Gjestland T (1955) Oslo study of untreated syphilis: epidemiologic investigation of natural course of syphilitic infection based upon restudy of Boeck-Bruusgaard material. Acta Derm Venereol (Stockholm) 34 (Suppl 35):1–368
56. Godfrey K, Wojnarowska F, Leonard J (1990) Linear IgA disease of adults: association with lymphoproliferative malignancy and possible role or other triggering factors. Br J Dermatol 123:447–452
57. Gottlieb AB (1990) Immunologic mechanisms in psoriasis. J Invest Dermatol 95:18S–19S
58. Gross WL (1995) Vaskulitiden. Neues zu Klassifikation. Pathogenes und Therapie. DÄ 92, B-1019–1027
59. Gross WL, Schmitt WH (1995) ANCA-assoziierte Vaskulitiden. Hautarzt 46:511–524
60. Hashimoto T, Konohana A, Nishikawa T (1991) Immunoblot assay as an aid to the diagnosis of unclassified cases of pemphigus. Arch Dermatol 127:843–847
61. Haustein UF (1990) Überlappungssyndrome bei Kollagenosen. In: Braun-Falco O, Ring J (Hrsg) Fortschritte der praktischen Dermatologie und Venerologie, Bd 12. Springer, Berlin Heidelberg New York Tokyo, S 79–87
62. Haustein UF (1994) Gibt es eine Renaissance der Hauttuberkulose? Akt Dermatol 20:159–162
63. Haustein UF, Ziegler V, Herrmann K (1992) Chemisch induzierte Sklerodermie. Hautarzt 43:469–474
64. Heng CY, Allen SG (1991) Efficacy of cyclophosphamide in toxic epidermal necrolysis. J Am Acad Dermatol 25:778–786
65. Henseler T, Christophers E (1985) Psoriasis of early and late onset: characterization of two types of psoriasis vulgaris. J Am Acad Dermatol 13:450–456
66. Hertl M, Michalk C, Schädlich H, Krieg T (1990) Dermatomyositis des Kindesalters. Juvenile Dermatomyositis. H+G 68:450–453
67. Higaki Y, Yamashita H, Sato K, Higaki M, Kawashima M (1993) Rheumatoid papules: A report on four patients with histopathologic analysis. J Am Acad Dermatol 28:406–411
68. Hölzle E, Neumann N, Hausen B et al. (1991) Photopatch testing: The 5-year experience of the German, Austrian, and Swiss Photopatch Test Group. J Am Acad Dermatol 25:59–68
69. Hönigsmann H (1993) Provokationsmechanismen der Psoriasis vulgaris. In: Braun-Falco O, Plewig G, Meurer M (Hrsg) Fortschritte der praktischen Dermatologie und Venerologie, Bd 13. Springer, Berlin Heidelberg New York Tokyo, S 303–306
70. Horn TD, Anhalt GJ (1992) Histologic features of paraneoplastic pemphigus. Arch Dermatol 128:1091–1095
71. Illig L (1977) Moderne Aspekte der Urticariapathogenese. Unter besonderer Berücksichtigung des Intoleranzphänomens. Hautarzt 28:102–110
72. James DG (1988) Sarcoidosis around the world. Postgrad Med J 64:177–179
73. Jeep S, Czarnetzki BM (1994) Urtikarieller Dermographismus, Urticaria factitia, Druckurtikaria. Allergologie 17: 12–16
74. Jünger H, Witzani R (1981) „Schwimmbadgranulom“ – Eine Hautinfektion mit Mycobacterium marinum. Z Hautkr 56:16–18
75. Kerl H (1972) Knotige rheumatische Hautmanifestationen und ihre Differentialdiagnose. Z Hautkr 47:193–208
76. Korting GW (1980) Endogenes Ekzem. In: Korting GW (Hrsg) Dermatologie in Praxis und Klinik, Bd II. Thieme, Stuttgart New York, S 11.63–11.70
77. Kuechle MK, Stegemeir E, Maynard B et al. (1994) Drug-induced linear IgA bullous dermatosis: Report of six cases and review of the literature. J Am Acad Dermatol 30:187–192
78. Kunz B, Ring J (1991) Are allergies increasing? In: Ring J, Przybilla B (Hrsg) New trends in allergy III. Springer, Berlin Heidelberg New York Tokyo, S 53
79. Kutzner H, Wurzel H, Wolff HH (1986) Are acrosyringia involved in the pathogenesis of dyshidrosis? Am J Dermatopathol 8:109–116
80. Landes E, Metz B (1975) Das Unterschenkelekzem. Differentialdiagnose, Ursache und Therapie. Hautarzt 26:79–80
81. Lerner KG, Kao GF, Storb R (1974) Histopathology of graft-versus-host reaction (GVHR) in human recipients of marrows form HLA-matched sibling donors. Transpl Proc 6:367–371
82. Lever WF (1972) Methotrexate and prednisone in pemphigus vulgaris: therapeutic results obtained in 36 patients between 1961 and 1970. Arch Derm 106:491–497
83. Liebow AA, Carrington CRB, Friedman PJ (1972) Lymphomatoid granulomatosis. Hum Pathol 3:457–458
84. Lodi A, Betti R, Charelli G, Urbani CE, Crosti C (1992) Epidemiological, clinical and allergological observations on pompholyx. Contact Dermatitis 26:17–21
85. Maceyko RF, Camis C, Bergfeld WF, Valenzuela R (1992) Oral and cutaneous lichen planus pemphigoides. J Am Acad Dermatol 27:889–892
86. Maciejewski W, Braun-Falco O, Scherer R (1979) Immunoelectronmicroscopical localization of in vivo bound complement C3 in bullous pemphigoid with the use of the peroxidase-antiperoxidase multistep technique. Arch Derm Res 266:205–211
87. Mehregan DA, Van Hale HM, Muller SA (1992) Lichen planopilaris: Clinical and pathologic study of forty-five patients. J Am Acad Dermatol 27:935–942
88. Meigel WN (1993) Die HIV-Infektion aus venerologischer Sicht. In: Braun-Falco O, Plewig G, Meurer M: Fortschritte der Praktischen Dermatologie und Venerologie, Bd 13. Springer, Berlin Heidelberg New York Tokyo, S 226–232
89. Mensing H, Kowalzick L (1991) Acute febrile neutrophilic dermatosis (Sweet's Syndrome) caused by minocycline. Dermatologica 182:43–46
90. Meurer M, Schmoeckel C, Braun-Falco O (1984) Dermatitis herpetiformis Duhring mit lineären Ablagerungen von IgA (lineäre IgA-Dermatose). Hautarzt 35:230–239
91. Meurer M (1994) Das Antiphospholipid-Syndrom. Hautarzt 45:729–738
92. Miescher G (1962) Ekzem. Histopathologie, Morphologie, Nosologie. In: Marchionini A (Hrsg) Handbuch der Haut- und Geschlechtskrankheiten, Bd II/1. Jadassohn J, Ergänzungswerk. Springer, Berlin Göttingen Heidelberg, S 1–113
93. Mrowietz U, Christophers E (1995) Pathogenese der Psoriasis. In: Plewig G, Korting HC (Hrsg) Fortschritte der praktischen Dermatologie und Venerologie, Bd 14. Springer, Berlin Heidelberg New York Tokyo, S 39–44
94. Nieboer C (1984) The diagnostic significance of immunofluorescence method in comparison with histopathology in discoid lupus erythematosus (DLE) and lichen planus (LP). Br J Dermatol 110:144–145
95. Nürnberg W (1994) Ist die chronische Urtikaria eine Autoimmunkrankheit? Allergologie 17:21–23
96. Ollert MW, Thomas P, Korting HC, Schraut W, Braun-Falco O (1993) Erythema induratum of Bazin. Arch Dermatol 129:469–473
97. Onodera Y, Shimizu H, Hashimoto T, Ishiko A, Ebihara T et al. (1994) Difference in binding sites of autoantibodies

against 230- and 180-kd bullous pemphigoid antigens on salt-split skin. J Invest Dermatol 102:686–690
98. Pachman LM (1990) Juvenile dermatomyositis. A clinical overview. Pediatr Rev 12:117–125
99. Parish WE (1980) Microbial antigens in vasculitis. In: Wolff K, Winkelmann RK (Hrsg) Vasculitis. Lloyd.Luke (Medical Books) LTD London S 129–150
100. Partsch H (1980) Häufigkeit und Verteilung der Ekzeme in der Praxis. In: Ekzem in der Praxis. Hygiene, Wien, S 2–6
101. Patterson JW (1991) The spectrum of lichenoid dermatitis. J Cutan Pathol 18:67–74
102. Pellicano R, Ciavarella G, Lomuto M, Di Giorgio G (1994) Genetic susceptibility to fixed drug eruption: Evidence for a link with HLA-B22. J Am Acad Dermatol 30:52–54
103. Pembroke AC, Michell PA, McKee PH (1980) Nodulo-squamous tertiary syphilide. Clin Exp Dermatol 5:361–364
104. Piepkorn M, Kumasaka B, Krieger JN, Burmer GC (1993) Development of human papillomavirus-associated Buschke-Löwenstein penile carcinoma during cyclosporine therapy for generalized pustular psoriasis. J Am Acad Derm 29: 321–325
105. Plewig G, Kligman AM (1993) Acne and Rosacea. Springer, New York Heidelberg Berlin
106. Pohla-Gubo G, Becker E, Romani V, Fritsch P, Hintner H (1993) Diagnostik bullöser Autoimmundermatosen mit subepidermaler Blasenbildung-Untersuchungen an Kochsalzgetrennter Haut („Spalt-Split"-Methode) H+G 68:573–580
107. Podmore P, Burrows D, Eedy DJ, Stanford CF (1986) Seborrhoeic dermatitis-a disease entity, or a clinical variant of atopic eczema? Br J Dermatol 115:341–350
108. Prystowsky JH, Kahn SN, Lazarus GS (1989) Present status of pyoderma gangrenosum. Review of 21 cases. Arch Dermatol 125:57–64
109. Rasokat H (1993) Provozierte Dermatosen bei HIV-Infektion. In: Braun-Falco O, Plewig G, Meurer M (Hrsg) Fortschritte der Praktischen Dermatologie und Venerologie, Bd 13. Springer, Berlin Heidelberg New York Tokyo, S 78–85
110. Ring J (1988) Pseudo-allergische Arzneimittelreaktionen. In: Fuchs E, Schulz K-H (Hrsg) Manuale allergologicum. Dustri Verlag Dr. Karl Feistle, München, V 4
111. Ring J (1993) Umweltstoffe und Allergie. In: Braun-Falco O, Plewig G, Meurer M (Hrsg) Fortschritte der praktischen Dermatologie und Venerologie, Bd 13. Springer, Berlin Heidelberg New York Tokyo, S 99–109
112. Rongioletti F, Clavarino M, Gortan C, Rebora A (1988) Papules on the lower limbs of a woman with cervical lymphadenopathy. Arch Dermatol 124:1421
113. Roujeau JC (1994) The spectrum of Stevens-Johnson-syndrome and Toxic epidermal necrolysis: A clinical classification. J Invest Dermatol 102:28–30
114. Rufli T, Gilli L (1993) Hautborreliosen. In: Braun-Falco O, Plewig G, Meurer M (Hrsg) Fortschritte der praktischen Dermatologie und Venerologie, Bd 13. Springer, Berlin Heidelberg New York Tokyo, S 16–22
115. Rzany B, Mockenhaupt M, Baur S, Stocker U, Schöpf E (1993) Schwere Hautreaktionen. Toxische epidermale Nekrolyse, Stevens-Johnson Syndrom, Erythema exsudativum multiforme majus und generalisiertes bullöses fixes Arzneimittelexanthem. Hautarzt 44:549–54
116. Salman SM, Kibbi AG, Zaynoun S (1989) Actinic lichen planus. J Am Acad Dermatol 20:226–233
117. Saurat JH, Gluckman E, Bussel A, Didierjean L (1975) The lichen planus-like eruption after bone-marrow transplantation. Br J Derm 92:591–592
118. Schöpf E, Stühmer A, Rzany B et al. (1991) Toxic epidermal necrolysis and Stevens-Johnson Syndrome. Arch Dermatol 127:839–842
119. Schuler G, Hackl JM (1982) Multiple atypische Melkerknoten in Verbrühungsarealen. Hautarzt 33:388–390
120. Shornick JK, Artlett CM, Jenkins RE et al. (1993) Complement polymorphism in herpes gestationis: Association with C4 null allele. J Am Acad Dermatol 29:545–549
121. Shornick JK, Jenkins RE, Briggs DG et al. (1993) Anti-HLA antibodies in pemphigoid gestationis. Br J Dermatol 129: 257–259
122. Smith EP, Taylor TB, Meyer LJ, Zone JJ (1993) Identification of a basement membrane zone antigen reactive with circulating IgA antibody in ocular cicatricial pemphigoid. J Invest Dermatol 101:619–623
123. Smolle J, Kresbach H (1990) Akute febrile neutrophile Dermatose (Sweet Syndrom). Hautarzt 41:549–556
124. Smoller BR, Luster AD, Krane JF et al. (1991) Fixed drug eruptions: evidence for a cytokine-mediated process. J Cutan Pathol 18:13–19
125. Sollberg S, Krieg T (1995) Systemische Sklerodermie. Hautarzt 46:587–601
126. Sterry W (1993) Pathomechanismen kutaner paraneoplastischer Erkrankungen. In: Braun-Falco O, Plewig G, Meurer M (Hrsg) Fortschritte der praktischen Dermatologie und Venerologie, Bd 13. Springer, Berlin Heidelberg New York Tokyo, S 179–185
127. Sterry W (1989) Histologie des atopischen Ekzems. In: Braun-Falco O, Ring J (Hrsg) Fortschritte der praktischen Dermatologie und Venerologie, Bd. 12. Springer, Berlin Heidelberg New York Tokyo, S 114–119
128. Strauß T, Kuhn A, Steigleder GK (1988) Vesikuläre Pityriasis rosea. Hautarzt 39:524–526
129. Taieb A, Legrain V, Palmier C et al. (1990) Topical ketokonazole for infantile seborrhoic dermatitis. Dermatologica 181:26–32
130. Tan EM, Cohen AS, Fries JH et al. (1982) The 1982 revised criteria for the classification of systemic lupus erythematosus. Arthritis Rheum 25:1271–1277
131. Tanaka T, Matsuyoshi N, Furukawa F, Imamura S (1994) Production of monoclonal antibodies against the N-terminal noncollagenous domain for Type VII collagen encoded by epidermolysis bullose acquisita antigen cDNA. Dermatology 189(S 1):42–45
132. Tebbe B, Hoffmann S, Orfanos CE (1994) Verlauf und Prognose des subakut-kutanen Lupus erythematodes. Hautarzt 45:690–695
133. Tolleson A, Frithz A, Berg A, Karlman G (1993) Essential fatty acids in infantil seborrhoic dermatitis. J Am Acad Dermatol 28:957–961
134. Tong MM, Cooke B, Barnetson RSTC (1992) Lymphomatoid granulomatosis. J Am Acad Dermatol 27:872–876
135. Tosti A, Peluso AM, Fanti PA, Piraccini BM (1993) Nail lichen planus: Clinical and pathologic study of twenty-four patients. J Am Acad Dermatol 28:724–733
136. Tronnier H (1992) Die Abnutzungsdermatose. Dermatosen 40:7–11
137. Ueki H, Yaoita H (1989) A colour atlas of dermato-immunohistocytology. Wolfe, London
138. Van den Haute V, Antoine JL, Lachapelle JM (1989) Histopathologic discriminant criteria between lichenoid drug eruption and idiopathic lichen planus: retrospective study of selected samples. Dermatologica 179:10–13
139. Volc-Platzer B (1992) Graft-versus-host disease (GvHD). Hautarzt 43:669–676
140. Willsteed E, Bhogal BS, Black MM, McKee P, Wojnarowska F (1990) Use of 1 M NaCl split skin in the indirect immunofluorescence of the linear IgA bullous dermatoses. J Cutan Pathol 17:144–148
141. Wilson-Jones E, Winkelmann RK (1986) Papulo-necrotic tuberkulid: a neglected disease in western countries. J Am Acad Dermatol 14:815–826
142. Wojnarowska F, Whitehead P, Leigh IM, Bhogal BS, Black MM (1991) Identification of the target antigen in chronic

bullous disease of childhood and linear IgA disease of adults. Br J Dermatol 124:157–162
143. Wolff HH, Maciejewski W, Scherer R, Braun-Falco O (1978) Immunoelectronmicroscopical examination of early lesions in histamine induced immune complex vasculitis in man. Brit J Derm 99:13–24
144. Wolff HH (1980) Windeldermatitis. Pädiat Prax 24:469–479
145. Wolff HH (1981) Virus und Haut. Klinische und dermatopathologische Aspekte. Verh Dt Ges Path 65:328–338
146. Wolff HH, Anemüller W (1990) Toxische epidermale Nekrolyse und Erythema exsudativum multiforme. In: Braun-Falco O, Ring J (Hrsg) Fortschritte der praktischen Dermatologie und Venerologie, Bd 12. Springer, Berlin Heidelberg New York Tokyo, S 47–50
147. Wolff HH, Amon U, Winzer M (1994) Vasculitis allergica. In: Fuchs E, Schulz K-H (Hrsg) Manuale allergologicum. Dustri Verlag Dr. Karl Feistle, München, V 13, 1–12
148. Wolff K (1995) Pathogenese bullöser Autoimmunerkrankungen. In: Plewig G, Korting HCV (Hrsg) Fortschritte der praktischen Dermatologie und Venerologie, Bd 14. Springer, Berlin Heidelberg New York Tokyo, S 71–77
149. Younus J, Razzaque AA (1990) The relationship of pemphigus to neoplasia. J Am Acad Dermatol 23:498–502
150. Zelger B, Plörer A, Sepp N, Fritsch PO (1995) Differentialdiagnose der Livedosyndrome. Hautarzt 46:369–379

Tumoren und tumorartige Proliferationen der Haut

Verruca seborrhoica (SNOMED M-72750)

Synonyme: Verruca senilis, seborrhoische Keratose

Ätiologie, Epidemiologie. Verrucae seborrhoicae sind sehr häufige benigne Neubildungen des *höheren Lebensalters;* gelegentlich treten sie aber schon im *jungen Erwachsenenalter* auf[6]. Männer und Frauen sind gleich häufig betroffen. Ein *autosomal dominanter Vererbungsmodus* bei *multiplen* Verrucae seborrhoica wird diskutiert. Die Ausbildung eines genetischen Mosaiks nach einer somatischen Mutation mit Prädisposition nur bestimmter Hautareale könnte das beschriebene eruptive Auftreten von Verrucae seborrhoicae nach entzündlichen Dermatosen und in Assoziation mit Malignomen (*Leser-Trélat-Zeichen*) erklären[6]. Ob tatsächlich ein kausaler Zusammenhang zwischen dem Auftreten multipler Verrucae seborrhoicae und einer zugrundeliegenden Tumorerkrankung im Sinne eines paraneoplastischen Syndroms besteht, wird angezweifelt.

Klinik, Morphologie. Die Anzahl der Einzelherde kann stark variieren. *Hauptlokalisationen* sind das *Gesicht* sowie der *obere Rumpfbereich.*

Makroskopisch besteht eine *erhebliche Variationsbreite,* von beetartig flachen bis zu papillomatösen und keratotischen Gebilden, von hautfarben bis braun und schwarz (Abb. 6.12a). *Mikroskopie:* Es finden sich zumeist eine unterschiedlich ausgeprägte *Akanthose* und *Papillomatose* der Epidermis mit korbgeflechtartiger oder lamellierter *Orthohyperkeratose.* Bei gering verstärkter mitotischer Aktivität zeigt sich ein monomorphes Zellbild ohne Atypien. Lediglich bei *irritierten Läsionen* kann bei Spongiose des Epithels und gemischtzelligen Entzündungsinfiltraten eine geringe Zellpolymorphie der Keratinozyten vorkommen. Die *Pigmentierung* schwankt in Abhängigkeit von der Anzahl der Melanozyten und dem Ausmaß der Melaninproduktion. Typischerweise zeigen vollausgebildete Läsionen

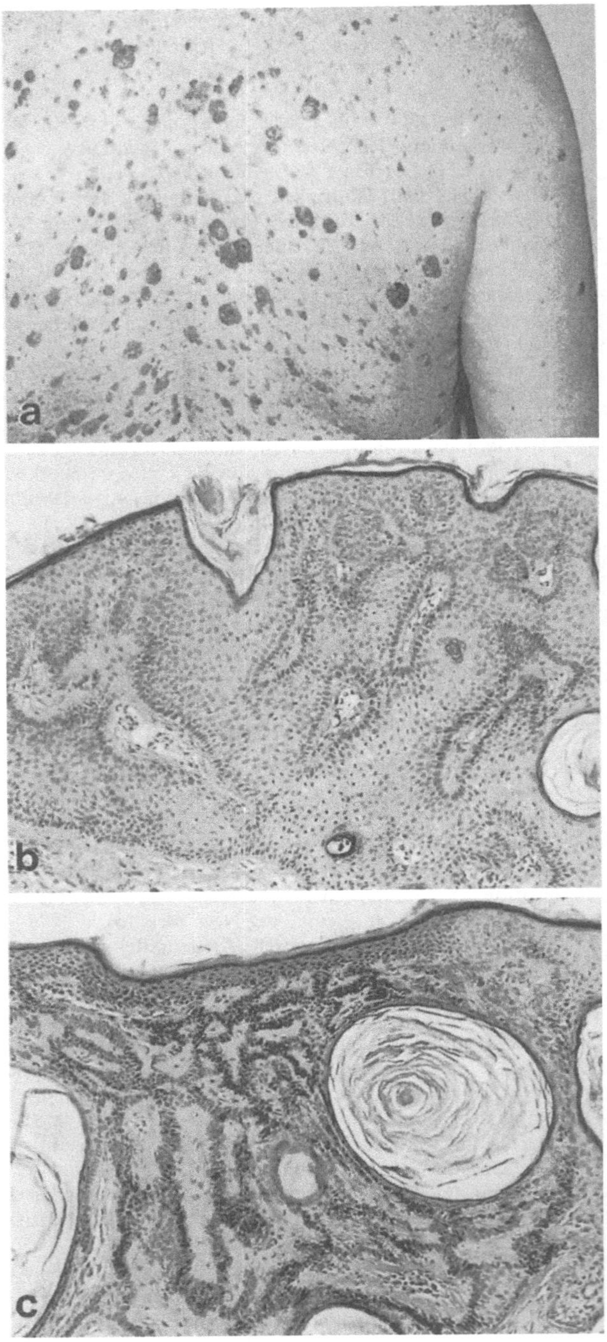

Abb. 6.12. a Verrucae seborrhoicae. **b** Verruca seborrhoica, histologisch keratotisch-akanthotischer Typ. **c** Verruca seborrhoica, histologisch adenoider Typ

Pseudohornzysten und meistens ein *exophytisches Wachstum.*

Mikroskopisch werden
- der *keratotisch-akanthotische* (Abb. 6.12b) und
- der *adenoide* Typ (Abb. 6.12c)

der Verruca seborrhoica unterschieden.

Als weitere Sonderform gilt die *'aktivierte' Verruca seborrhoica,* von Lund 1957 als *basosquamöses Akanthom* beschrieben. Hier finden sich intraepithelial wirbelige, z.T. auch nestförmige Aggregationen von stellenweise vermehrt keratinisierenden Keratinozyten sowie *Hornperlen ('squamous eddies')*. Die intraepitheliale Ausbildung kleinerer Zellkolonien wird als *Borst-Jadassohn-Phänomen* bezeichnet, welches auch bei anderen epithelialen Neubildungen beobachtet werden kann (Morbus Bowen, Hidroacanthoma simplex u. a.).

Sonderformen

- *Melanoakanthom* – schwarz-braune bis schwarze Pigmentierung (klinische DD: malignes Melanom)
- *Stukkokeratosen* – leicht elevierte, kleinfleckige weißliche Keratosen überwiegend an den Extremitäten. *Histologisch*: Spitzzipfelige Akanthose mit Orthohyperkeratose (mikroskopische DD: Verruca vulgaris)
- *Lentigo senilis* – Flache Verruca seborrhoica ohne wesentliche epitheliale Hyperplasie. Bei lichtgeschädigter Haut mit polymorphen Melanozyten kann gelegentlich die auch klinische *DD einer Lentigo maligna* schwer abzugrenzen sein.

Keratoakanthom [118]
(SNOMED M-72860)

Definition. Klinisch benigner, zur *Spontanregression* neigender verhornender Tumor mit drei typischen Eigenarten:
- *kurze Entstehungszeit* (wenige Wochen),
- *makroskopisch* (Abb. 6.14c) regelmäßiger Aufbau aus einem *Knoten mit zentralem Hornkrater* (90% der Fälle),
- *mikroskopisch regelmäßige Architektur,* jedoch *im Detail identisch mit einem hochdifferenzierten spinozellulären Karzinom* (Abb. 6.14d).

Ätiologie, Epidemiologie. Im *höheren Lebensalter* relativ häufiger, bei *Kindern* und *jungen Erwachsenen* sehr seltener Tumor. Überwiegend Auftreten in *lichtexponierter* bzw. *lichtgeschädigter Haut.* Kontakt zu kanzerogenen Stoffen (Teere, Mineralöle) begünstigt das Auftreten. Der Nachweis einer Virusinduktion konnte nicht geführt werden. Der Tumor wird dem *suprasebogladulären Haarfollikelabschnitt* zugeordnet. Bei beschriebenen Übergängen von einem Keratoakanthom in ein spinozelluläres Karzinom dürfte es sich primär um ein spinozelluläres Karzinom gehandelt haben.

Klinik, Morphologie. Häufigste *Lokalisation* des Tumors sind *Gesicht* und *Handrücken.* Als seltene ungewöhnliche Lokalisation sind das *Nagelorgan* und die *Schleimhaut* zu erwähnen. Der Tumor erreicht meist eine *Größe* von 10–20 mm, selten ist er größer. Man unterteilt drei klinische Stadien: *proliferatives* Stadium, Stadium der *voll ausgebildeten Läsion,* Stadium der *Rückbildung* [118]. *Initial* zeigt sich eine derbe *Papel* mit rascher horizontaler und vertikaler Wachstumsphase. Im *Zentrum* eines vollausgebildeten Tumors findet sich ein *mit Horn gefüllter Krater.* Im aufgeworfenen *Randwall* zeigen sich *Teleangiektasien.* Eine spontane Regression des Tumors erfolgt zumeist in 3–4 Monaten. *Keine Metastasierung.*

Mikroskopie: Bei Untersuchung einer *kleinen Teilbiopsie* ist die Unterscheidung vom reifen Stachelzellkarzinom unmöglich. Daher ist die *Exzisionsbiopsie* oder ein Querschnitt durch den gesamten Tumor ratsam; so wird die *symmetrische Gesamtarchitektur* mit *Hornkrater* und seitlicher *Lippenbildung*, die gleichmäßige Anordnung der atypischen Stachelzellverbände und ggf. die *Regression* in Form zunehmender Verhornung, Durchsetzung des Tumors mit Rundzellen und Neutrophilen erkennbar. Im Zuge der *Regression* kommt es zu einer zunehmenden Fibrosierung des subläsionalen Bindegewebes [29]. *Die Kenntnis von kurzer Anamnese und klinischem Bild gibt in Zweifelsfällen zusätzliche Sicherheit.*

Sonderformen

- *Familiäre Keratoakanthome* („multiple selfhealing epithelioma", Ferguson-Smith): autosomal dominante Vererbung. Die Patienten entwickeln im *jugendlichen Alter multiple Läsionen* auch im Bereich der *Handflächen* und *Fußsohlen.* Spontane Rückbildung.
- *Eruptive Keratoakanthome* [62] – Plötzliches Auftreten von *sehr zahlreichen* bis etwa 3 mm großen Keratoakanthomen. Die *Schleimhaut* kann mitbetroffen sein.

Basaliom (ICD-O M-8090/3)
Synonyme: Im englischsprachigen Schrifttum sind auch Basalzell*epitheliom* und Basalzell*karzinom* üblich

Definition. Das Basaliom ist ein *„semimaligner"* fibroepithelialer, von den Hautadnexen abgeleiteter Tumor geringer Reife, der *lokal destruierend* wächst, aber *praktisch nicht metastasiert.* Epithel und Stroma des Basalioms stehen im Verhältnis einer geordneten Interdependenz.

Ätiologie, Epidemiologie. Das Basaliom ist bei *hellhäutigen Rassen* der *häufigste Tumor der Haut*[50,130].

Es besteht ein Zusammenhang mit der *Sonnenexposition*, jedoch entsprechen die bevorzugten Lokalisationen nicht denen mit der maximal erhaltenen UV-Dosis. Entsprechend der UV-Induktion ist die Prävalenz *von Hauttyp, Haarfarbe, Haar-* und *Augenfarbe abhängig.* Weitere prädisponierende Faktoren sind *ionisierende Strahlen, Arsenexposition* und *flächige Narben* (Verbrennungen). *Immunologische Mechanismen* wie eine abgeschwächte T-Zell-Aktivität und/oder eine gestörte „natural killer cell"-Aktivität spielen bei der Erkrankung eine Rolle. Als ursprüngliche *Ausgangszelle* des Basalioms wird eine pluripotente epitheliale Stammzelle mit langsamem Zellzyklus, aber hohem Proliferationspotential vermutet[98]. *Männer* sind häufiger als *Frauen* betroffen; 75% der betroffenen Patienten sind älter als 40 Jahre, im *Kindesalter* ist der Tumor extrem selten.

Klinik, Morphologie. Zirka *80–90% der Basaliome sind im Gesicht* (am häufigsten an Nase, Schläfe, innerem Augenwinkel), *5–15% am Rumpf* lokalisiert; palmoplantar und anogenital kommen sie fast nie vor.

Morphologie. Die wichtigsten *makroskopischen* Formen sind:

- das *noduläre* bzw. *nodulär-ulzerative Basaliom* (Abb. 6.13a),
- das *Basalioma terebrans* (*Ulcus terebrans*) – eine Form mit tiefreichendem destruierendem Wachstum,
- *das sklerodermiforme* (*fibrosierende*) *Basaliom* (ICD-O M-8092/3) (Abb. 6.13c),
- das *oberflächliche Basaliom* (*Rumpfhautbasaliom*) (Abb. 6.13e),
- das *pigmentierte Basaliom.*

Die klinische Vielfalt entspricht einer großen *mikroskopischen* Variationsbreite[73,120].

- Das *solide Basaliom* (Abb. 6.13b) zeigt von der Epidermis ausgehende Konglomerate basaloider Epithelzellen mit randständiger *Palisadenstellung.* Bei der *Fixierung* entstehen die typischen *Spalträume* zwischen epithelialem Anteil des Tumors und dem tumoreigenen Stroma (DD zu benignen Adnextumoren; hier liegt der Spalt im *umliegenden* Bindegewebe). Häufig findet sich ein gemischtzelliges *Entzündungsinfiltrat.* Die klinisch und auflichtmikroskopisch charakteristischen *Teleangiektasien* sind als randständige oberflächliche dilatierte Kapillaren zu erkennen. Die *Tumorzellverbände* können in unterschiedlichem Ausmaß folgende *Differenzierungsformen* aufweisen:
  - *ekkrine* Differenzierung,
  - *follikuläre* (*trichoepitheliomatöse*) Differenzierung,
  - *sebozytäre* Differenzierung,
  - *adamantinoide* Differenzierung (ähnlich dem Adamantinom).
- Das *zystische Basaliom* entsteht durch Degeneration im Zentrum der Tumorzellkonglomerate.
- Das *fibrosierende* (*sklerodermiforme*) *Basaliom* (ICD-O M-8092/3) weist schmale, häufig vermehrt eosinophile Tumorstränge auf (Abb. 6.13d). Die typische Palisadenstellung am Rande kann fehlen. Dieser Tumortyp zeigt eine *ausgeprägte Stromareaktion.* Die immunhistologische Markierung der Tumorstränge mit Antikörpern gegen Keratine erleichtert die Beurteilung der Invasivität.
- das *multizentrische Basaliom* (ICD-O M-8091/3) ist ein Tumor mit überwiegend oberflächlich lokalisierten, mit der Epidermis in Verbindung stehenden Tumorzapfen (Abb. 6.13f). Durch das *multifokale Wachstum* kann die Aussage über die Vollständigkeit der Exzision gelegentlich erschwert sein.
- Der *fibroepitheliale Tumor* (*Pinkus-Tumor*) (ICD-O M-8093/3) zeigt eine *ausgeprägte Stromareaktion* mit lediglich sehr schmalen, oft netzförmigen Epithelzapfen.

Das relativ langsame Wachstum der Tumorzellen bei einer *Zellzykluszeit,* welche mit etwa 9 Tagen sich von Epidermiszellen kaum unterscheidet, läßt sich durch eine *relativ hohe apoptotische Aktivität* und die Tatsache, daß lediglich randständige Tumorzellen aktiv proliferieren, erklären. Die *Spaltbildung* liegt z.T. *im Bereich der Basalmembran* (*echte Retraktion*) oder *unmittelbar außerhalb der Basalmembran.* Ursächlich für die Spaltbildung innerhalb der Basalmembran sind eine deutliche Reduktion der Hemidesmosomen sowie eine veränderte Zusammensetzung der Basalmembran[96]. Die *Spaltbildung* zwischen Stroma und Basalmembran läßt sich durch eine *verminderte Anzahl von anchoring fibrils,* durch eine *vermehrte,* durch einen Interleukin-1 ähnlichen Mediator induzierte *Kollagenaseproduktion* der Stroma- und Tumorzellen sowie die *vermehrte Produktion* von *Mukopolysacchariden* der peritumoralen Fibroblasten erklären[97]. Im muzinösen peritumoralen Stroma finden sich Hyaluronsäure und vermutlich Dermatansulfat, welches zumindestens zu einem großen Teil von den Tumorzellen produziert wird. Die Tumorzellen exprimieren überwiegend *Keratin 5* und *14,* andere Keratine waren z.T. ebenfalls nachweisbar[97].

Fast alle Basaliomtypen können *durch Melanozyten kolonisiert* werden und dann makro- und mikroskopisch als *pigmentierte Basaliome* imponieren. Läsionale *Verkalkungsareale* werden häufig bei fibrosierenden Basaliomen wie auch bei Basaliomen mit follikulärer Differenzierung (hier DD: Trichoepitheliom) gefunden.

Elektronenmikroskopisch zeigen Basaliomzellen viele Charakteristika der Keratinozyten, insbesondere *Tonofilamente* wie auch *Hemidesmosomen.* Hemidesmosomen und Desmosomen sind jedoch im Tumor rarefiziert. Fibrosierende Tumoren zeigen eine diskontinuierliche Basalmenbran.

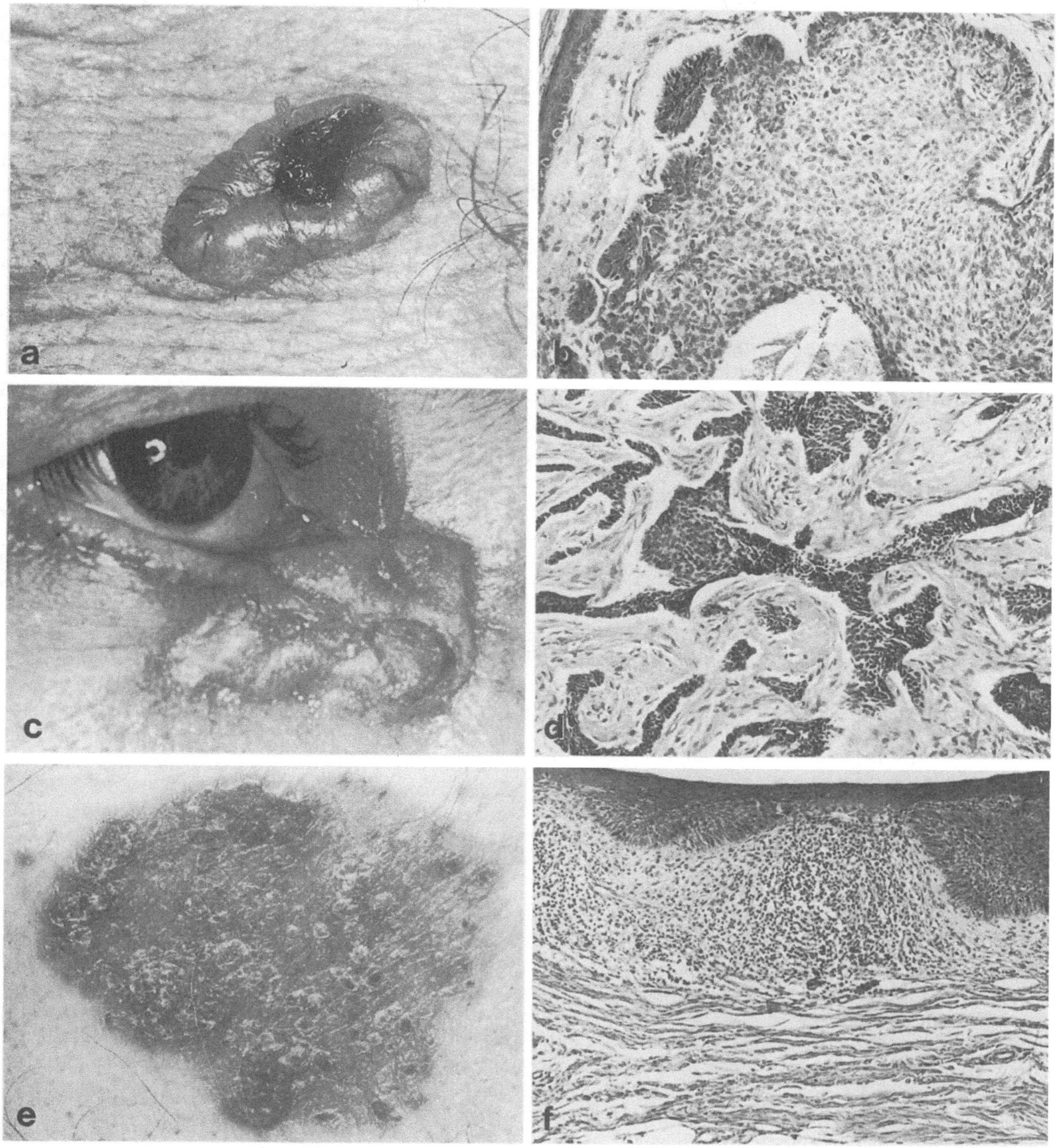

Abb. 6.13. a Ulzeriertes noduläres Basaliom. **b** Basaliom, histologisch solider Typ. **c** Noduläres, z. T. sklerodermiformes Basaliom. **d** Fibrosierendes (sklerodermiformes) Basaliom. **e** Oberflächliches Basaliom (Rumpfhautbasaliom). **f** Multizentrisches oberflächliches Basaliom

Sonderform

- *Basalzellnävussyndrom* (*Gorlin-Goltz-Syndrom*): Es handelt sich um eine *autosomal dominante nävoide Systemerkrankung* mit multiplen Tumoren, histologisch Basaliomen entsprechend, welche schon ab der Kindheit auftreten. Die Tumoren sind *häufig assoziiert mit Knochenanomalien* (Kieferzysten, Gabelrippe, Syndaktylie u. a.). Die Handflächen und Fußsohlen zeigen grübchenförmige Einsenkungen, welche histologisch z. T. Basaliomen entsprechen.
- *Bazex-Syndrom: Genetisch* determinierte Erkrankung mit follikulärer Atrophodermie assoziiert mit *multiplen Basaliomen.*

Prognose. Etwa 95% aller Basaliome sind mit der Operation oder Radiotherapie *rezidivfrei* beseitigt. Rezidivgefahr besteht wegen des eisbergartigen Wachstums bei[38]

- *ungünstiger anatomischer Lokalisation* (Nasenaugenwinkel),
- *großen Basaliomen* (>2 cm Durchmesser),
- *langer Bestandsdauer* (>5 Jahre),
- *sklerodermiformem* (histologisch fibrosierendem) *Basaliomtyp* wegen der makroskopisch/klinisch unscharfen Begrenzung,
- bereits vorliegendem *Rezidiv*.

Wird hier die *mikroskopische kontrollierte Chirurgie*[38] am *Gefrierschnitt*, d.h. die lokalisationsgerechte histologische Kontrolle durch lückenlose horizontale Serienschnitte oder die in der Beurteilung einfachere *histologische Schnittrandkontrolle* (*3-D-Histologie*)[34] angewendet, kann auch bei diesen ungünstigen Fällen in *96% Rezidivfreiheit* erzielt werden. Nur in *Einzelfällen*, z.B. beim Basalioma terebrans, ist der Tumor die *Todesursache*. *Metastasierung* ist *extrem selten*[53,77], nach Literaturangaben kommt sie bei 0,0028–0,1% der Basaliome vor.

Metatypisches Basaliom (ICD-O M-8095/3)

Ohne Frage gibt es *Übergangsformen zwischen Basaliom und spinozellulärem Karzinom*. Das histologische Bild zeigt in verschiedenen Arealen Charakteristika beider Tumoren. *Metastasierung* ist möglich[77,81].

Morbus Bowen (ICD-O M-8081/2)

Ätiologie, Epidemiologie. Genaue Zahlenangaben fehlen. In einer Hamburger Statistik wurde 1977 bei 103175 dermatologischen Patienten über 648 Basaliome, 231 spinozelluläre Karzinome und 53 Fälle von Morbus Bowen[85] berichtet. Bei *heller Haut* ist der Morbus Bowen *viel häufiger als bei Dunkelhäutigen*, vor dem 50. Lebensjahr tritt er nur ausnahmsweise auf, mit dem *Alter* nimmt seine Häufigkeit zu (33%, 60–70 Jahre; 40% über 70 Jahre)[69].

Sehr häufig ist der Morbus Bowen bei *früherer Arseneinnahme*[69] (Medikamente wie Fowler-Lösung, Psorintern, bestimmte Mineralquellen; früher berufliche Exposition der Winzer; in manchen Ländern arsenhaltige Trinkwasser), dabei kann eine Kombination mit Arsenkeratosen, multiplen Rumpfhautbasaliomen, spinozellulären Karzinomen und – klinisch besonders wichtig – internen Karzinomen bestehen. Die *Latenzzeit* beträgt über 20 Jahre. Arsenhaltige Medikamente und Schädlingsbekämpfungsmittel werden heute nicht mehr angewandt.

UV-Licht stellt einen ätiologisch begünstigenden Faktor dar. In etwa 3/4 aller Tumoren konnte eine *Überexpression des Apoptosesuppressorproteins bcl-2* beobachtet werden[100]. *P53-Protein* wird ebenfalls vermehrt in Läsionen eines Morbus Bowen exprimiert, wobei keine sichere Korrelation zwischen immunhistologischem Nachweis und einer vorhandenen Mutation des Wildtyps besteht[89,128].

Klinik, Morphologie. Der Morbus Bowen kann *an jeder Körperstelle*, auch an den Schleimhäuten, auftreten. Läsionen am Unterschenkel werden häufig und fast ausschließlich bei *Frauen* beobachtet, während bei *Männern* als Prädilektionslokalisation der Kopfbereich beschrieben wird[46,83]. *Überwiegend* handelt es sich um *solitäre Läsionen*.

Makroskopisch finden sich scharf begrenzte, erythematöse, schuppig-krustöse *Plaques* (Abb. 6.14a).

Die *klinische DD* beinhaltet Erkrankungen der *Ekzemgruppe* (nummuläres Ekzem, Lichen simplex chronicus), *Psoriasis vulgaris*, die *aktinische Keratose* sowie das *oberflächliche Basaliom*.

Bei ulzerierten Läsionen handelt es sich bereits um ein invasiv wachsendes *Bowen-Karzinom* mit der Möglichkeit einer Metastasierung. An *Präputium* und *Glans penis* wird der Morbus Bowen als *Erythroplasia Queyrat* bezeichnet.

Mikroskopisch zeigen sich ein *intraepitheliales Plattenepithelkarzinom* mit Aufhebung der regulären epidermalen Zellschichtung, eine *Zellpoly-* und *Kernpleomorphie* der Keratinozyten, *mitotische Figuren* sowie häufig *dyskeratotische Zellen* (Abb. 6.14b). Die Hornschicht weist eine meist flächige *Parakeratose* auf.

Als *histologische DD* sind bei pagetoidem Wachstum vor allem der *Morbus Paget* und das (*pagetoide*) *superfiziell-spreitende Melanom* zu nennen. Eine Abgrenzung erfolgt durch die *Immunhistologie* (CEA, S 100-Protein). Daneben sind vor allem *maligne ekkrine Schweißdrüsentumoren* abzugrenzen (*malignes Hidroakanthoma simplex*). Bei Invasion atypischer Zellverbände in das Stratum reticulare ist der Übergang in ein *Bowen-Karzinom* (*spinozelluläres Karzinom*) vollzogen.

Prognose. Bei *Früherkennung* und *vollständiger Entfernung* (Operation, Kryotherapie, Radiotherapie, photodynamische Lasertherapie) ist die *Prognose gut*, bei bereits *invasiven Karzinomen* mit Metastasierung *schlecht*.

Bowenoide Papulose der Genitoanalregion

Es handelt sich um eine durch *humane Papillomviren* (*HPV*) verursachte Dermatose im Anogenitalbereich *junger Erwachsener* (vgl. S. 539), welche histologisch ein dem Morbus Bowen sehr ähnliches Bild aufweist[134,139]. Häufigster Erreger ist *HPV 16*[52], zahlreiche *andere Subtypen* wurden ebenfalls beschrieben.

Klinisch finden sich bräunliche oder hautfarbene *Papeln* oder *Plaques*. Eine prädisponierende Abwehrschwäche wird diskutiert. Beobachtet wird ein gehäuftes Auftreten in der *Schwangerschaft* und in Assoziation mit *Herpes-simplex-Infektionen* und *Condylomata*

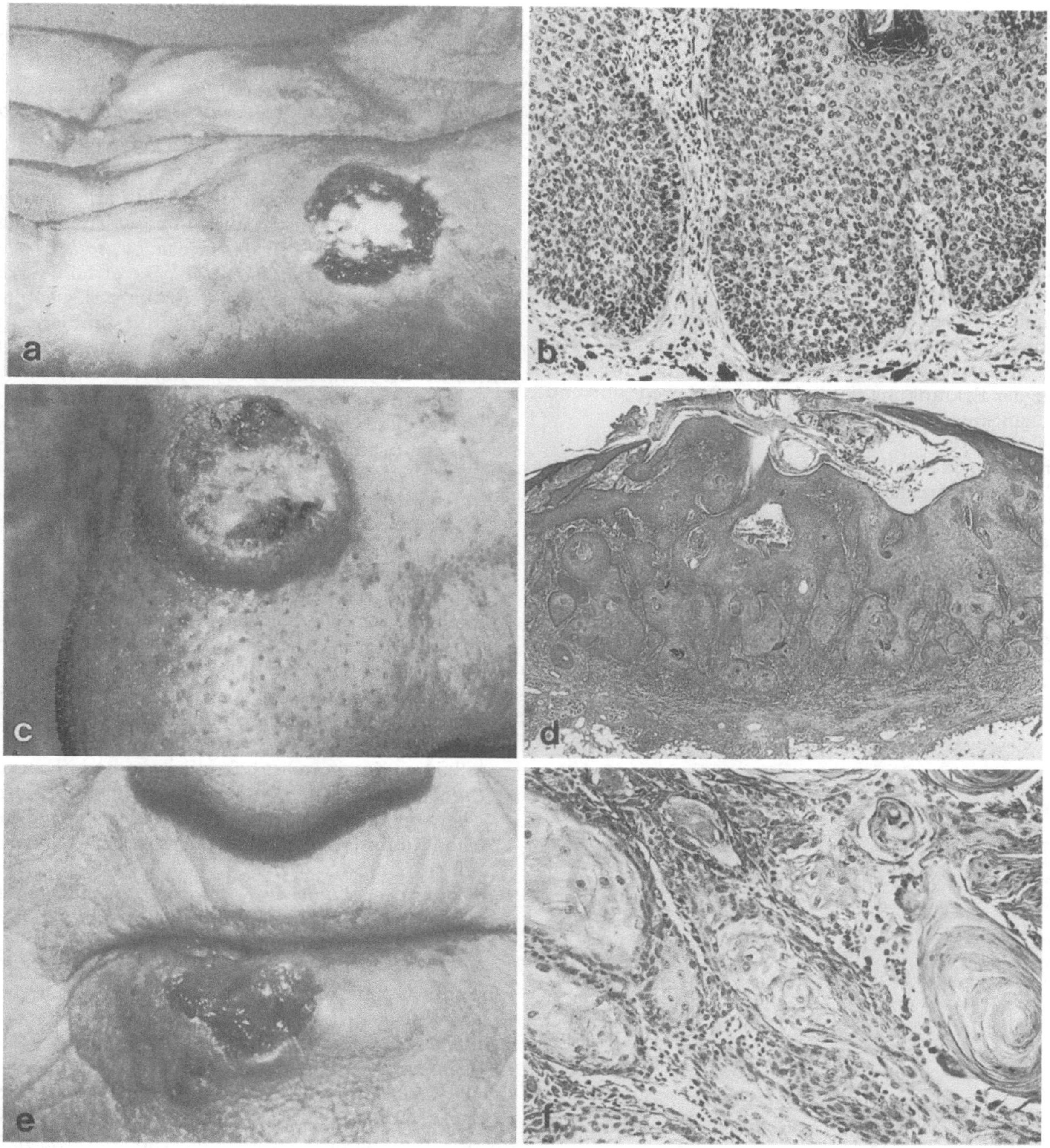

Abb. 6.14. **a** Morbus Bowen an der Hand. **b** Morbus Bowen (Histologie). **c** Keratoakanthom. **d** Keratoakanthom, Histologie-Übersicht. **e** Spinozelluläres Karzinom der Unterlippe. **f** Verhornendes spinozelluläres Karzinom

acuminata. Meist verläuft die Erkrankung *persistierend, Spontanheilungen* sind beschrieben, ein lediglich geringes *Entartungsrisiko* wird diskutiert.

Das *mikroskopische* Bild mit atypischen Keratinozyten, Mitosen und Dyskeratosen ist in aller Regel *diskreter als beim Morbus Bowen.* Der Follikelapparat zeigt keine Mitbeteiligung.

Histologische DD sind: mit zytostatischen Wirkstoffen *anbehandelte Condylomata acuminata* und der *Morbus Bowen.* Ein *rein immunhistologischer Virusnachweis* (z. B. mit Antikörpern gegen HPV common antigen) ist *meist unergiebig.* Der Virusnachweis erfolgt *molekularbiologisch* (in-situ-Hybridisierung, PCR).

Aktinische Keratose (SNOMED M-72850)

Synonym: Solare Keratose

Definition. Es handelt sich um eine bei *hellhäutigen* Menschen häufige, in *lichtexponierten* Arealen auftretende *Präkanzerose.*

Ätiologie, Epidemiologie. Zwischen dem Auftreten aktinischer Keratosen und *chronischer UV-Exposition* besteht ein direkter *dosisabhängiger Zusammenhang.* Hellhäutige, UV-Licht-„empfindliche" Patienten in sonnenreichen Gebieten der Erde sind besonders häufig betroffen. *Ionisierende Strahlen, Arbeiten mit Pech oder Teeren* sind weitere auslösende Faktoren. Die *Inzidenz* der Erkrankung wird ab dem 40. Lebensjahr und mit zunehmendem Lebensalter deutlich höher.

Klinik, Morphologie. *Klinisch* finden sich häufig multiple, in Hautarealen maximaler UV-Einstrahlung (Gesicht, Hände) mäßig scharf begrenzte *Erytheme* mit einer festhaftenden weißlichen oder gelblichen *Keratose* (Abb. 6.15 a). Bei *initialen Läsionen* zeigen sich häufig lediglich ein geringes Erythem, kleinere Teleangiektasien und eine rauhe Oberfläche der Haut. *Klinische DD sind: chronischer diskoider Lupus erythematodes, Morbus Bowen,* flache (irritierte) *Verruca seborrhoica* sowie *oberflächliche Basaliome.*

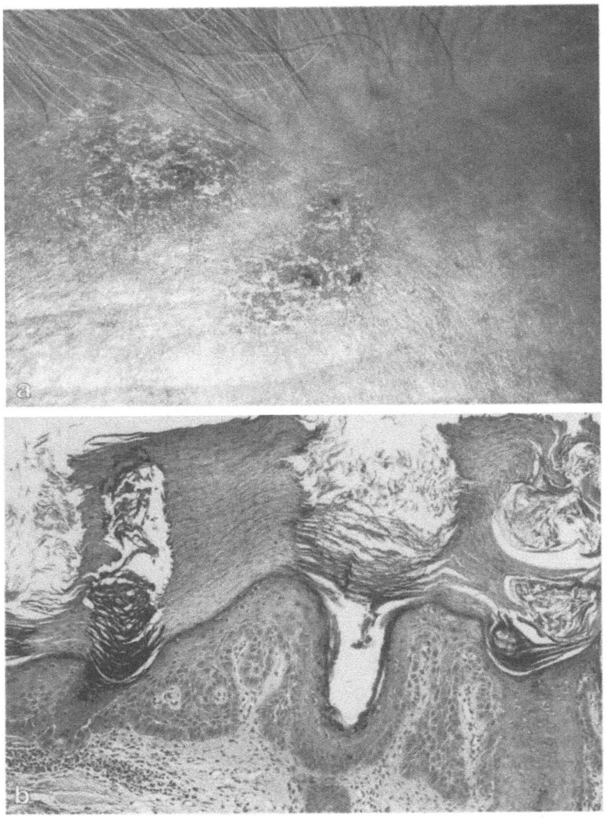

Abb. 6.15 a, b. a Aktinische Keratose. **b** Histologie

Makroskopische Sonderformen:
- *aktinische Keratosen* mit Ausbildung eines *Cornu cutaneum* (DD: Verruca vulgaris),
- *pigmentierte aktinische Keratose,*
- *aktinische Cheilosis* (*Cheilitis abrasiva praecancerosa*) – Leukoplakie des Lippenrotes, z. T. mit Erosionen.

Mikroskopisch findet man meist schon in der niedrigsten Vergrößerung, zumeist auch in kürettiertem Material, im Bereich der Hornschicht eine *Ortho(hyper)keratose im Wechsel mit Parakeratose.* Die orthohyperkeratotischen Areale liegen über den Akrosyringien und Follikelostien, wo die UV-Strahlung die proliferierenden Epithelzellen nicht erreicht. Im Bereich der Basalzellschicht der Epidermis sind *polymorphe Keratinozyten* mit vermehrten Mitosen lokalisiert (Abb. 6.15 b). Verbände dieser polymorphen Keratinozyten stülpen sich zapfenförmig ins Korium vor. Häufig zu beobachten sind *parafollikuläre Zapfen* ohne Beteiligung des Follikelepithels. Entsprechend der Ätiopathogenese zeigt sich im *oberen Korium* eine *aktinische Elastose.*

Mikroskopische Sonderformen sind:
- *bowenoide aktinische Keratose* – hier werden in unregelmäßiger Zellschichtung auch höhere epidermale Lagen mit atypischen Keratinozyten durchsetzt. DD: Morbus Bowen;
- *hypertrophe aktinische Keratose* – breite, relativ weit ins Korium vordringende Zapfen polymorpher Keratinozyten. Der Übergang zum initialen spinozellulären Karzinom ist lichtmikroskopisch fließend. *Immunzytochemisch* läßt sich bei vollzogenem Übergang in ein Karzinom ein selektiver Verlust von Chondroitin-6-phosphat der Basalmembran beobachten[75];
- *atrophische aktinische Keratose* – flaches, relativ glatt ausgestrichenes Epidermisband mit basalen Atypien ohne Zapfenbildung.

Prognose. Für die *individuelle Läsion* einer aktinischen Keratose ist das *Risiko der Umwandlung in ein spinozelluläres Karzinom* mit relativ niedrigem Metastasierungspotential *gering.* Bei in aller Regel *multipel vorkommenden Läsionen* liegt das Risiko, auf dem Boden einer aktinischen Keratose innerhalb von 10 Jahren ein invasives Karzinom zu entwickeln, schon bei *etwa 10%.* In etwa einem Viertel aller aktinischen Keratosen wird eine *spontane Regression* beobachtet[49,95].

Spinozelluläres Karzinom

(ICD-O M-8071-3)

Synonyme: Spinaliom, Stachelzellkarzinom, verhornendes Plattenepithelkarzinom der Haut

Ätiologie, Epidemiologie. Die *Ätiopathogenese* des spinozellulären Karzinoms ist *multifaktoriell.* Neben *endogenen Faktoren* wie Alter, Hauttyp, Haar- und Augenfarbe, Immunstatus und genetische Disposition spielen die folgenden *exogenen Faktoren* bei der Tumorentstehung eine große Rolle:

- *chronische Belastung durch UV-Licht,*
- *ionisierende Strahlen,*
- *Industrie- bzw. Umweltnoxen* (Teer, Tabakrauch),
- *vorbestehende granulomatöse und vernarbende Dermatosen* (Lupus vulgaris, dystrophische Epidermolysis bullosa, Lepra, Verbrennungsnarben, etc.),
- *Viren* (HPV → Condylomata acuminata vom Typ Buschke-Löwenstein)[139].

Die *Inzidenz* des Tumors hat in den letzten Jahren weltweit zugenommen. Epidemiologische Daten aus sonnenreichen Gegenden liegen *zwischen 40–200 Fällen/100000/Jahr*[90]. Die Häufigkeit der Erkrankung steigt mit dem *Alter* linear an, der *Altersgipfel* liegt zwischen dem 70. und 80. Lebensjahr. *Männer* erkranken 3–5mal häufiger.

Klinik, Morphologie. Zumeist entsteht ein spinozelluläres Karzinom nicht auf unauffälliger Haut, sondern im Bereich von aktinisch geschädigter Haut mit Pigmentverschiebungen, Teleangiektasien und Keratosen. *Bevorzugte Lokalisationen* sind *chronisch lichtexponierte Hautareale,* wie *Kopf* (85%), *Handrücken* und *Unterarme.*

Makroskopisch findet sich *initial* oft nur eine geringe Infiltration mit *warzenartiger Keratose,* später ein unregelmäßig konfigurierter, *teils endo-, teils exophytisch wachsender* eisbergartiger *Knoten* mit oft *verruköser Oberfläche* und häufiger *Ulzeration* (Abb. 6.14e).

Mikroskopisch finden sich Verbände *atypischer Stachelzellen* (Abb. 6.14f), die wechselnde Größe und Form, hyperchromatische Kerne, atypische Mitosen, Dyskeratose und Segregation zeigen können. Der Reifegrad, d.h. die Verhornungstendenz, kann sehr stark variieren, auch innerhalb eines Tumors. Nach Broders[35] kann der Reifegrad je nach der Zahl der entdifferenzierten Zellen (bis 25% – Grad I, d.h. relativ reifer Tumor; bis 50% – II, bis 75% – III, bis 100% – IV, d.h. entdifferenzierter Tumor) und damit der *Malignitätsgrad* abgeschätzt werden, ein jedoch subjektives Verfahren.

Perineural invasives Wachstum wird gelegentlich beobachtet. *Immunhistologisch* zeigt der Tumor eine verstärkte Expression von *bcl-2-Protein* und *p53-Protein*[100].

Histologische DD sind vor allem die *pseudoepitheliomatöse Hyperplasie* (mitotische Aktivität ohne wesentliche Zellatypien) und das *Keratoakanthom* (regelmäßige Architektur). Bei entdifferenzierten Tumoren sind das *maligne fibröse Histiozytom* und das *atypische Fibroxanthom* abzugrenzen.

Wichtige *histologische Varianten:*

- das *adenoide* (*pseudoglanduläre*) spinozelluläre Karzinom, (ICD-O M-8075/3)
- das *spindelzellige spinozelluläre Karzinom* (ICD-O M-8074/3) (DD: Spindelzellsarkome, spindelzellige Melanome – immunhistologische Diagnostik erforderlich),
- das *klarzellige spinozelluläre Karzinom* (ICD-O M-8051/3) (DD: trichilemmales Karzinom).

Sonderformen

Verruköses Karzinom (*Ackerman*)[22] – Hoch differenziertes spinozelluläres Karzinom mit fraglich viraler Genese. Bevorzugte Lokalisation: *Mundhöhle, Anogenitalregion.* Das verruköse Karzinom an den Extremitäten (v.a. plantar) wird als Epithelioma cuniculatum (Carcinoma cuniculatum) bezeichnet. *Klinisch* zeigt sich ein *exophytischer, verruziformer,* gelegentlich *ulzerierter Tumor* mit *lokal invasivem Wachstum* und *geringem Metastasierungspotential.*

Prognose. Bei Früherkennung und guter Zugänglichkeit der Tumoren beträgt die *Fünfjahresheilungsrate* 97%[37a]. *Prognostisch ungünstig* sind ein histologisch nachweisbares *perineurales Wachstum* und *folgende Lokalisationen: anogenital, Lippen und Zunge.* Ein *Metastasierungsrisiko* von 45% besteht bei einer *Tumordicke* >4 mm (gegenüber 6,7% bei einer Tumordicke <4 mm)[112].

Melanozytäre/nävozytäre Nävi (Pigmentzellnävi)

(ICD-O M-8720/0)

Definition. Unter dem Begriff Nävus versteht man eine überwiegend nicht vererbte *angeborene embryonale Entwicklungsstörung* oder eine *erworbene Fehlbildung* (vgl. S. 499). Dem Nävusbegriff werden somit *Hamartome* wie auch *gutartige Tumoren* zugeordnet. Wegen der Beziehung zum malignen Melanom werden die Pigmentzellnävi gemeinsam mit den Tumoren besprochen. Pigmentzellnävi lassen sich wie folgt einteilen:

- *melanozytäre Nävi* (Leitzelle ist der epidermale Melanozyt),
- *Nävuszellnävi* (Leitzelle ist die Nävuszelle).

Obwohl zwischen epidermalen Melanozyten und Nävuszellen eine enge Verwandtschaft besteht und die Nävuszelle vermutlich eine Differenzierungsform der Melanozyten darstellt, hat sich diese überwiegend morphologisch begründete Unterscheidung bewährt.

Melanozytäre Nävi

Pigmentläsionen mit vermehrter basaler Pigmentierung und Vermehrung der epidermalen Melanozyten.

- *Café-au-lait-Fleck* – homogene, scharf begrenzte hell- bis mittelbraune Maculae, welche solitär vorkommen können und *in größerer Anzahl* (>5) ein

Hinweis auf das Vorliegen einer *Neurofibromatosis v. Recklinghausen Typ I* (S. 498) sind[55]. Pigmentierung und Melanozytenzahl in der Basalzellschicht sind gering vermehrt. *DD:* Meist segmentale Hyperpigmentierungen beim *Albright-Syndrom* (zusätzlich polyostotische fibröse Dysplasie und Pubertas praecox).

- *Naevus spilus* – relativ seltener, meist großflächiger hellbrauner Pigmentfleck mit vielen kleinen, etwa stecknadelkopfgroßen dunklen Einsprengungen (Abb. 6.16a). Der Fleck, der meist bei *Geburt* vorhanden ist, entspricht *klinisch* und *histologisch weitgehend einem Café-au-lait-Fleck.* Bei den Einsprengungen handelt es sich um Nävuszellnävi vom junktionalen oder Compound-Typ (Abb. 6.16b). *Elektronenmikroskopisch* finden sich häufig *Riesenmelanosomen.* Sehr selten entsteht auf einem Naevus spilus ein malignes Melanom[87].
- *Melanosis naeviformis Becker* (*Becker-Nävus*) – sich meist in der Adoleszenz nach UV-Exposition manifestierende *landkartenartige Hyperpigmentierung* im *Rumpf-* oder *Oberarmbereich* mit *Hypertrichose. Mikroskopisch:* epidermale Hyperpigmentierung mit Verlängerung der Reteleisten, nicht sichere Vermehrung epidermaler Melanozyten und oberflächliche Melanophagen. Vermehrung von nicht haarfollikelassoziierten Muskelbündeln.
- *Lentigo simplex* – Kleine, scharf begrenzte, gelegentlich bizarr konfigurierte braun bis braunschwarze *Maculae. Mikroskopisch* zeigen sich eine *gleichmäßige Ausziehung* der *Retezapfen,* starke basale und suprabasale *Pigmentierung,* gelegentlich mit transepidermaler Pigmentausschleusung. *Melanozyten* im Bereich der Basalzellschicht sind *vermehrt.* Im Korium finden sich zumeist *Melanophagen.* Der Übergang in einen initialen Nävuszellnävus vom junktionalen Typ (Naevus incipiens) kann fließend sein. *Sonderform: Retikuläre schwarze solare Lentigo*[30] – reversible UV-induzierte sehr dunkel pigmentierte Lentigo.
- Im Rahmen einer Photochemotherapie (PUVA) treten mit gewisser Latenzzeit *PUVA-Lentigines* auf (Abb. 6.17a), welche neben einer Hyperpigmentierung eine Vermehrung *polymorpher Melanozyten* in der Basalzellschicht aufweisen[117] (*histologische DD*: Melanoma in situ, Lentigo maligna) (Abb. 6.17b).
- *Melanozytischer Fleck der Mukosa* – Im Bereich der Lippen, der Mundschleimhaut sowie anogenital finden sich gleichmäßig *braunschwarz* pigmentierte,

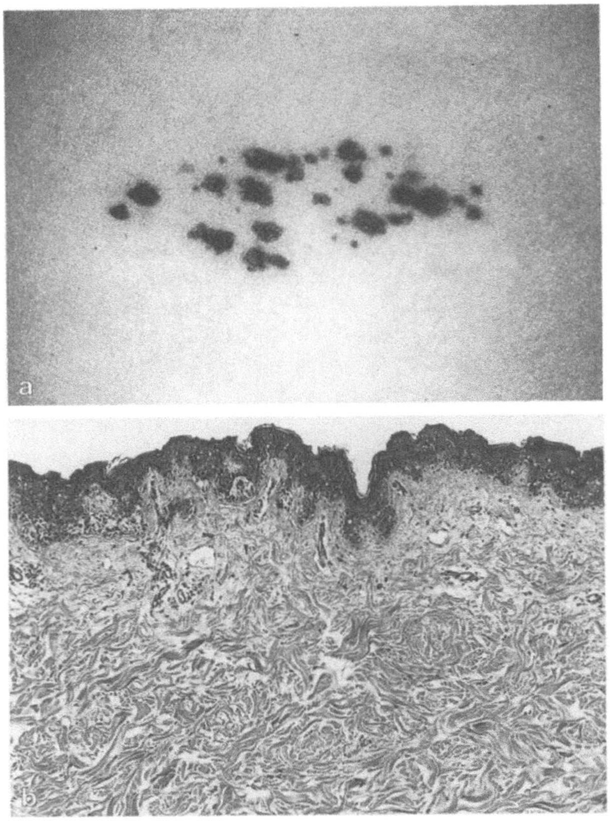

Abb. 6.16a, b. Naevus spilus. **a** Bizarr konfigurierte fleckförmige Pigmentierungen auf hellbrauner Macula. **b** Histologie. Basale Pigmentierung mit diskreter Vermehrung der basalen Melanozyten und einem junktionalen Naevuszellnaevus (*links*)

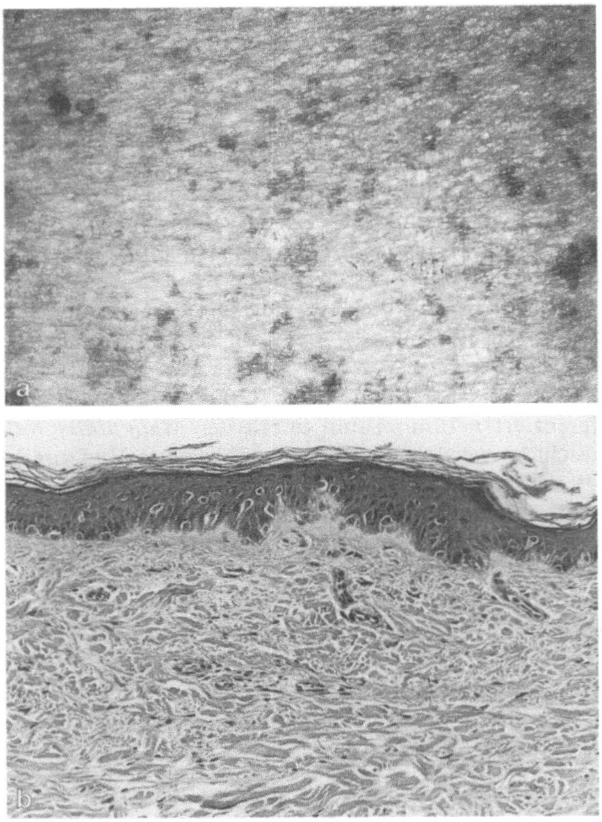

Abb. 6.17a, b. PUVA-Lentigines. **a** Zahlreiche bizarr konfigurierte braun-schwarze Maculae nach langzeitiger Photochemotherapie. **b** Histologie. Vermehrung einzelstehender polymorpher Melanozyten basal und z. T. suprabasal

z. T. auch großflächigere *Maculae. Klinisch* ist ein initiales Melanom oder Melanoma in situ nur schwer abzugrenzen. *Mikroskopisch* zeigt sich eine *starke basale Pigmentierung,* Melanophagen im oberen Korium sowie eine normale bis geringgradig erhöhte Melanozytenzahl[70, 72].

Pigmentläsionen mit Vermehrung der dermalen Melanozyten

- *Naevus coeruleus* (*blauer Nävus, Naevus bleu*) (vgl. Abb. 6.2a). Blau- bis grauschwarze gering elevierte Knötchen. *Histologische Subtypen* bei klinisch weitgehend einheitlichem Bild:
  - *‚Einfacher' oder zellarmer Naevus coeruleus (vgl. Abb. 6.3b).*
    Spindelige und dendritische, unterschiedlich stark pigmentierte Melanozyten sowie Melanophagen finden sich zwischen kompakt aggregierten kollagenen Faserbündeln.
  - *Zellulärer Naevus coeruleus* (*seltenere Form*).
    Es finden sich gruppierte, mehr rundlich bis epitheloide pigmentierte Melanozyten sowie Melanophagen im Korium. *Histologische DD:* Pigmentierter dermaler Nävus Spitz, malignes Melanom.
  - *Kombinationsnävus.* Hier zeigen sich sowohl Anteile eines oberflächlichen Nävuszellnävus als auch Anteile eines Naevus coeruleus.
  - *Tief penetrierender Nävus* ('deep penetrating nevus', 'plexiform spindle cell nevus')[45]. Seltene Sonderform mit tiefreichenden relativ dicht aggregierten spindelförmigen, gelegentlich auch vermehrt epitheloiden pigmentierten Melanozyten mit faszikulär-plexiformer Verteilung. Die Melanozyten sind fokal gering bis deutlich atypisch, Mitosen können beobachtet werden. In etwa 50% assoziierter Nävuszellnävus. *Differentialdiagnostisch* z. T. sehr schwer vom malignen Melanom bzw. malignen blauen Nävus abzugrenzen.

  Die *Prognose* des Naevus coeruleus ist gut. Außerordentlich selten werden maligne blaue Nävi (überwiegend im Kopfbereich) beschrieben[60].
- *Mongolenfleck.* Graublaue verwaschene Pigmentierung *über dem Kreuzbein.* Gewöhnlich bilden sich die Veränderungen, die bei über 90% der Mongolen beobachtet werden, bis zur Pubertät zurück. *Persistenz* wie auch *atypische Lokalisationen* wurden beschrieben. *Histologisch* zeigen sich im mittleren und unteren Korium spindelige pigmentierte Melanozyten sowie Melanophagen.
- *Naevus fuscocoeruleus ophthalmomaxillaris* (*Naevus Ota*). Einseitige schwarzbläuliche Pigmentierung im Versorgungsgebiet des 1. und 2. Trigeminusastes. Augenbeteiligung. *Histologie* wie bei Mongolenfleck.
- *Naevus fuscocoeruleus deltoideoacromialis* (*Naevus Ito*). Schwarzbläuliche Pigmentierung im Bereich der Schulter und im Brustbereich. *Histologie* wie bei Mongolenfleck.

Umschriebene dermale Melanozytosen treten auch bei *Subtypen der Phacomatosis pigmentovascularis* auf.

Nävuszellnävi

> Nävuszellnävi sind *sehr häufig,* zeigen *keine Geschlechtsbevorzugung* und kommen bei *allen Rassen* vor. Man unterscheidet kongenitale, d. h. *konnatale,* bei Geburt vorhandene und *erworbene* Nävuszellnävi.

Epidemiologie. Die Prävalenz erworbener Nävuszellnävi variiert interindividuell und ist abhängig vom *Lebensalter.* Im *Kleinkindesalter* sind sie selten, entwickeln sich meist im *Kindesalter*[106] und im *jungen Erwachsenenalter* (bis etwa zum 35. Lebensjahr), erreichen dann eine konstante Zahl und nehmen im *Alter* wieder ab.

Ätiologie. Für die Entstehung von Nävuszellnävi sind verschiedene Faktoren von Bedeutung:

- *genetische Faktoren*[28],
- *hormonelle Faktoren* (Pubertät, Schwangerschaft),
- *Immunsuppression,*
- *UV-Licht*[82, 125].

Die *Sonnenexposition* vor allem im Kindesalter spielt bei der Nävogenese eine große Rolle. Dabei kommt einer *intermittierenden* Sonnenexposition bei der solaren Nävogenese eine besondere Bedeutung zu[25]. Hohe kumulative UV-Gesamtdosen scheinen aber wiederum auch für die Rückbildung von erworbenen Nävuszellnävi mitverantwortlich zu sein[66].

Klinik, Morphologie[63]. Nävuszellnävi können *an jeder Stelle des Integumentes* und der *hautnahen Schleimhäute* auftreten. Die meist unter 10 mm Durchmesser großen Läsionen können *makulös, erhaben, gestielt* oder *papillomatös* sein (Abb. 6.18a). Kongenitale Nävi können große Flächen des Integumentes einnehmen und weisen häufig eine *verstärkte Behaarung* auf ('*Tierfellnävus*'). Die Pigmentierung der Nävuszellnävi variiert von *hautfarben* bis *schwarzbraun.*

Mikroskopie. Mikroskopische Nävuszelltypen sind:

- *epitheloider* Zelltyp, Typ A (ICD-O M-8771/0)
- *lymphoider* Zelltyp, Typ B,
- *spindeliger, neuroider* Zelltyp, Typ C (ICD-O M-8772/0)

seltene Typen:

- *Ballon-Nävuszellen,*
- *mehrkernige Nävusriesenzellen.*

Je nach *Lage* der überwiegend zu Nestern aggregierten Nävuszellen unterscheidet man:

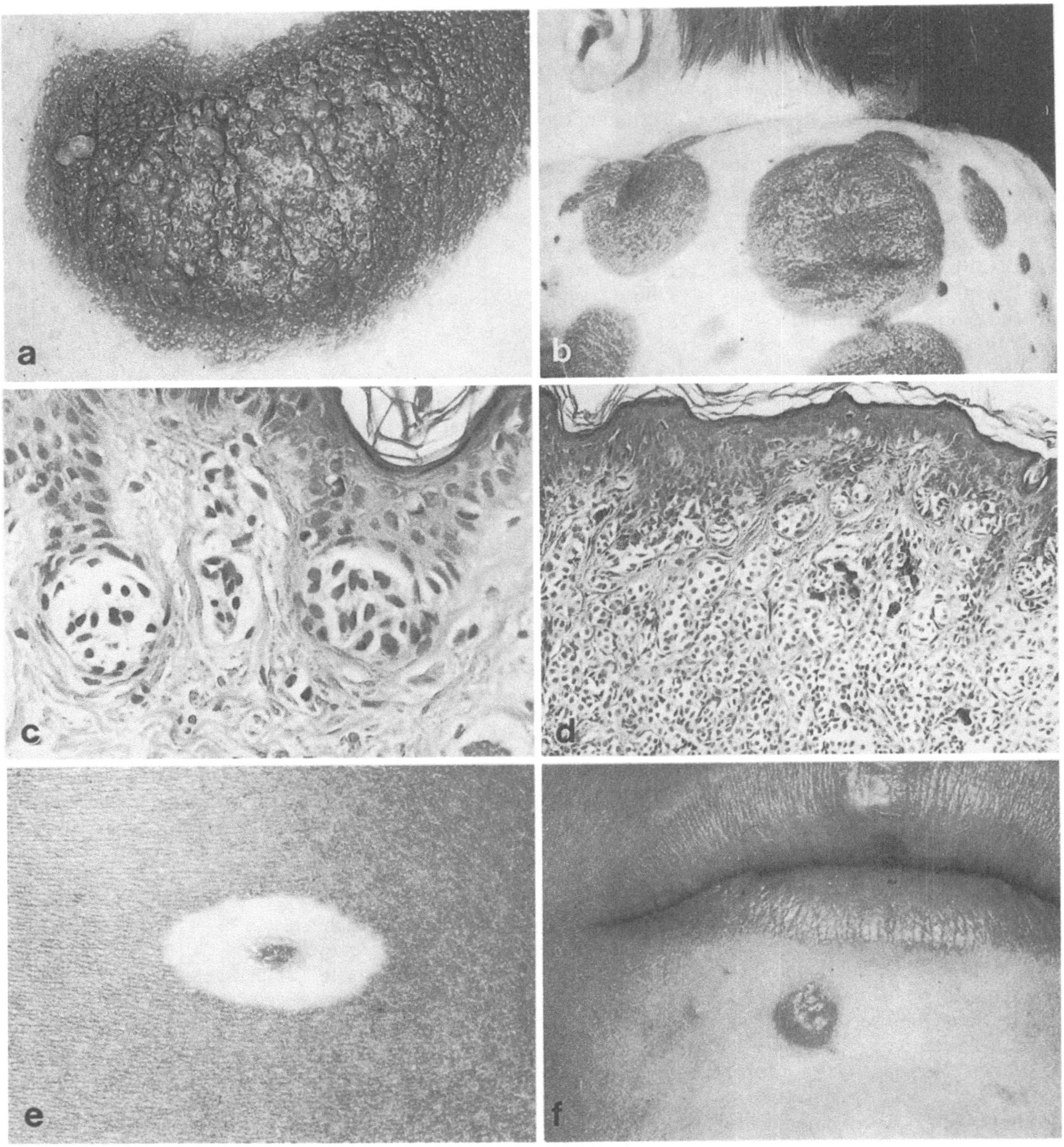

Abb. 6.18. **a** Papillomatöser Nävuszellnävus. **b** Multiple Riesenpigmentnävi bei Melanosis neurocutanea Touraine. **c** Junktionaler Nävuszellnävus. **d** Nävuszellnävus vom Compoundtyp. **e** Halo-Nävus. **f** Nävus Spitz (Spindel- und/oder Epitheloidzellnävus)

- *junktionale* Nävuszellnävi (ICD-O M-8740/0): Einzelzellen und Nester im Bereich der dermoepidermalen Junktionszone (Abb. 6.18c);
- *Nävuszellnävi vom Compoundtyp* (ICD-O M-8760/0): junktionaler Nävus mit dermalen Nävuszellaggregationen (Abb. 6.18d);
- *dermale Nävuszellnävi* (ICD-O M-8750/0): Nävuszellen nur oder überwiegend im Korium.

Bei kongenitalen Nävuszellnävi liegen die Nävuszellen oft tiefer im Korium, mit einer perivaskulären und periadnexiellen Orientierung.

Unter den ‚normalen' Nävuszellnävi lassen sich eine Reihe *histologischer Sonderformen* aufführen, deren histologisch-differentialdiagnostische *Abgrenzung zum malignen Melanom sehr schwierig* sein kann, was zu der Bezeichnung *‚Pseudomelanome'* oder *‚Melanomsimulatoren'* geführt hat[20]:

- *‚dysplastischer' Nävus,* (ICD-O M-8727/0)
- *Naevus recurrens,*
- *genitaler Nävus,*
- *akraler Nävus (palmoplantar),*
- *Nävus bei Neugeborenen,*
- *irritierter Nävus,*
- *Halo-Nävus (Sutton-Nävus),* (ICD-O M-8723/0)
- *UV-bestrahlter Nävus*[132],
- *Nävus Spitz,*
- *Nävus mit unterschiedlichen Zellpopulationen,*
- *ancient nevus.*

‚Dysplastischer' Nävus (ICD-O M-8727/0). Der 1978 von Clark und Mitarbeitern geprägte Begriff beinhaltet folgende histologische Kriterien[42]:
- *Atypische Melanozytenhyperplasie* – Vermehrung meist einzelner Melanozyten in der Basalzellschicht sowie gelegentlich in den suprabasalen Zellschichten der Epidermis. Die Melanozyten weisen Zeichen der Atypie auf.
- *‚Schulterbildung'*; d. h. der junktionale Anteil der Läsion geht zu den lateralen Seiten über den dermalen Anteil hinaus.
- *‚Konzentrische'* und *‚lamelläre' Fibroplasie.*
- *Lymphozytäres Entzündungsinfiltrat.*

Diese Kriterien sind jedoch sehr unscharf definiert, so daß der Anteil der als dysplastisch bezeichneten Nävi in den Routinediagnosen verschiedener Labors um den Faktor 10–15 schwanken kann. Aus diesem Grunde empfahlen 1992 die Teilnehmer der NIH Consensus Conference, den Begriff ‚dysplastischer Nävus' zu vermeiden[101], konnten allerdings mit der Bezeichnung ‚nevus with architectural disorder' mit dem Zusatz über das Ausmaß der zellulären Atypie keine akzeptable Alternative für die tägliche Praxis anbieten. Die von Ackerman[20] vorgeschlagene Bezeichnung *‚Clark's nevus'* für alle makulösen oder flach erhabenen Nävuszellnävi berücksichtigt nicht die durchaus vorhandenen Unterschiede bezüglich der Atypie einzelner Läsionen.

Daher wird der Begriff ‚dysplastischer Nävus' trotz seiner Unschärfe vielfach weiterhin verwendet[144], da es sinnvoll erscheint, eine Diagnose für einen benignen Pigmenttumor zur Verfügung zu haben, der in dem Spektrum melanozytärer/nävozytärer Neoplasien zwischen dem ‚gewöhnlichen' Nävuszellnävus und dem malignen Melanom steht. *Histologische* ‚Dysplasie' läßt sich *klinisch* nur unzureichend voraussagen[111]. Eine *familiäre Häufung* ‚dysplastischer' Nävi, auch in Kombination mit malignen Melanomen als *‚familial atypical mole-malignant melanoma (FAMMM) syndrome'* ist bekannt[43], jedoch ist der exakte Vererbungsmodus noch unklar.

Als *DD* des dysplastischen Nävus sind zu nennen:
- *„Normaler" Nävuszellnävus.* Melanozyten sind meist zu Nestern aggregiert, keine Zellatypien.
- *Nävus-Spitz,* besonders der junktionale Typ. Hier finden sich meist *epitheloide* und/oder *spindelzellige Melanozyten.* Die Abgrenzung vom dysplastischen Nävus wie auch zum Melanoma in situ kann außerordentlich schwierig sein.
- *Melanoma in situ.* Deutlichere Atypien der Melanozyten. Meist auch vermehrt Melanozyten in den suprabasalen Zellschichten der Epidermis.

Akrale Nävi, Nävi von Neugeborenen. Sie zeigen als wesentliches ‚Pseudomelanom'-Kriterium eine *erhöhte Anzahl* von einzelnen und z. T. auch gruppierten suprabasalen *Melanozyten ohne wesentliche Zellatypien.* Ähnliche Veränderungen können auch nach einer einmaligen experimentellen UV-Bestrahlung, die einem leichten Sonnenbrand entspricht, induziert werden[132].

Halo-Nävus (Sutton-Nävus, perinävische Vitiligo) (ICD-O M-8723/0). Gelegentlich kommt es bei einem pigmentierten Nävuszellnävus zur Entwicklung eines umgebenden *depigmentierten Hofes* (*„Halo"*, Abb. 6.18 e). Manchmal zeigt sich das Phänomen gleichzeitig bei mehreren Nävi eines Patienten. Der Nävus selbst kann dabei schließlich völlig verschwinden. Assoziierte Vitiligo (▷ S. 504) ist selten, aber bei bereits etablierter Vitiligo sind Halo-Nävi nicht ungewöhnlich.

Pathogenetisch handelt es sich um einen *Autoimmunvorgang,* der zur Zerstörung des Nävus und von normalen Melanozyten in seiner Umgebung führt.

Mikroskopisch finden sich *Reste des früheren Nävus,* die von einem dichten, überwiegend *lymphozytären Infiltrat* und *Melanophagen* durchsetzt sind. Die *Differentialdiagnose zum malignen Melanom* ist wegen der Entzündungsreaktion histologisch manchmal schwierig.

Spitz-Nävus (Spindel- und/oder Epitheloidzell-Nävus; alte Bezeichnung: benignes juveniles Melanom) (ICD-O M-8770/0). *Benigner,* überwiegend bei *Kindern* und *jungen Erwachsenen* vorkommender, fast immer solitärer, bis etwa erbsgroßer bräunlich-rötlicher Pigmenttumor mit bevorzugter Lokalisation im *Gesicht*[39] (Abb. 6.18 f). Während *klinisch*-differentialdiagnostisch oft kein Melanomverdacht besteht, kann die *histologische* Abgrenzung zum malignen Melanom außerordentlich schwierig sein[103].

Folgende *histologische Kriterien* sind beim Nävus Spitz typischerweise erfüllt:

- *Symmetrie* der Gesamtläsion,
- meist *Akanthose* der Epidermis,
- *scharfe seitliche Abgrenzung,*
- *Melanozytennester* zeigen eine *ähnliche Form* und *Größe,*
- *Spaltbildungen* zwischen Melanozytennestern und Epidermis,
- *„Maturation" dermaler Melanozyten* zur *Tiefe* der Läsion,
- *mitotische Aktivität,* wenn vorhanden, *selten* basisnah,
- *entzündliches Infiltrat* mit fleckförmiger Verteilung,
- *Kamino-bodies* (intraepidermales eosinophiles Material).

Die Morphologie der Einzelzellen zeigt oft eine *deutliche Zellpolymorphie* mit *spindeligen* und *epitheloiden Melanozyten* mit hohem Zytoplasmaanteil und großen unterschiedlich konfigurierten Zellkernen. Die *Pigmentierung* ist meist gering, kann jedoch erheblich variieren. Der *pigmentierte Spindelzelltumor* (*Reed*) ist eine relativ stark pigmentierte, überwiegend spindelzellige Pigmentläsion, welche als Variante des Spitz-Nävus angesehen wird. Hier liegt der Altersgipfel im zweiten Lebensjahrzehnt[115].

Prognose der Nävuszellnävi. Die Prognose der Nävuszellnävi ist *meist günstig.*

Jedoch *entstehen mindestens 20–30% der malignen Melanome im Bereich eines präexistenten Nävuszellnävus*[123]. Durch die Proliferation atypischer Melanozyten können jedoch die Nävusanteile vollständig zerstört oder maskiert werden, so daß der Anteil Nävus-assoziierter Melanome *höher* sein dürfte.

Der *dysplastische Nävus* ist sicher nicht als obligater Melanomvorläufer oder eine Frühform des Melanoms zu betrachten. Patienten mit *vielen Nävuszellnävi,* und vor allem mit *vielen dysplastischen Nävuszellnävi,* haben jedoch ein *deutlich höheres Risiko,* an einem *Melanom* zu erkranken[57].

Melanosis neurocutanea

Synonyme: Neurokutane Melanose Touraine; neurokutanes Melanoblastose-Syndrom

Klinisch finden sich bei dem *sehr seltenen* Krankheitsbild kongenitale ausgedehnte behaarte pigmentierte Nävuszellnävi (*Riesenpigmentnävi*), daneben *kleinere Nävuszellnävi* in dichter Aussaat (Abb. 6.18b). Ansammlungen gleichartiger pigmentbildender Nävuszellen bestehen in *Meningen,* im *Gehirn* und *Rückenmark* und führen manchmal zu *Hydrozephalus.*

Prognose. Sie ist *schlecht,* da zu den zentralnervösen Erscheinungen schon in der Kindheit metastasierende *Melanome* hinzukommen. Etwa die Hälfte der Kinder stirbt bereits im 1. Lebensjahr[58].

Malignes Melanom (ICD-O M-8720/3)

Epidemiologie. Die *Inzidenz* maligner Melanome hat weltweit in den letzten Jahren zugenommen. Bei *hellhäutigen* Menschen rechnet man mit einer *Zuwachsrate der Erkrankungshäufigkeit von etwa 5% pro Jahr.* Verschiedene Faktoren sind für den dramatischen Anstieg der Inzidenz verantwortlich. Hier spielt neben einem *veränderten Freizeitverhalten* in den letzten Jahrzehnten mit *vermehrter Sonnenexposition* auch die *zunehmende Erkennung von Frühformen* aufgrund gezielter Aufklärungskampagnen eine wichtige Rolle[32].

Die Inzidenz des Melanoms in *Deutschland* liegt bei etwa 10–12/100000 mit einem *Altersgipfel* um 50 Jahre[57]. *Weltweit* schwankt die Erkrankungshäufigkeit erheblich mit Zahlen <1/100000 vor allem im asiatischen Raum und einer *extrem hohen Inzidenz in Australien* (Queensland, 43,5/100000)[54,61]. Für diese deutlichen Unterschiede sind *ethnische Faktoren* wie auch die jeweilige *Intensität der Sonnenstrahlung und -exposition* verantwortlich. *Hellhäutige, rotblonde,* Menschen mit lichtempfindlicher Haut sind häufiger betroffen als mediterrane Hauttypen.

Die *Geschlechtsverteilung* unterliegt geringen geographischen Unterschieden, in *Deutschland* ist sie etwa 1:1[54]. Die Tumordicke der Melanome zum Zeitpunkt der Diagnosestellung hat, bedingt durch den Erfolg der Aufklärungskampagne in den letzten Jahren, signifikant abgenommen[57].

Ätiologie. Ätiologisch sind folgende Faktoren bedeutsam:

- *Sonnenlicht.* Klinisch-epidemiologische und experimentelle Hinweise sind hierfür:
  - *Lichtempfindliche Menschen* erkranken häufiger (Hauttyp 1, helle Augenfarbe, rotblondes Haar),
  - die Inzidenz der Erkrankung nimmt mit der *Nähe zum Äquator* zu,
  - die *Tumorlokalisation* ist vielfach in Körperregionen mit *intermittierender UV-Exposition,*
  - *Sonnenbrände* in der Kindheit erhöhen signifikant das Erkrankungsrisiko,
  - ein etwa 2000fach erhöhtes Erkrankungsrisiko besteht bei Patienten mit *Xeroderma pigmentosum* (genetischer Defekt des Repair-Mechanismus von UV-induzierten DNS-Schäden),
  - UV-Licht erwies sich im Mausmodell sowohl als *Initiator* als auch *Promotor* bei der Tumorentstehung,

- der *Überstand von UV-bestrahlten Keratinozyten stimuliert die Proliferation von Melanozyten* in vivo und in vitro,
- *UV-induzierte Immunsuppression* verstärkt das Tumorwachstum,
- *tierexperimentell* wurde die Beteiligung von *UVA-* und *sichtbarem Licht* bei der *Tumorinduktion* nachgewiesen[119].

- *Genetische Faktoren.* Auf die ethnischen Unterschiede (Hauttypen) wurde bereits hingewiesen. *Familiäre Häufung* ist nicht selten.
- *Anzahl der Nävuszellnävi*[88]. Das relative Risiko, an einem Melanom zu erkranken, steigt um das 33fache bei Männern mit mehr als 20 Nävuszellnävi am Stamm gegenüber Männern mit weniger als 4 Nävuszellnävi.
- *Hormonelle Faktoren.* Ein kausaler Zusammenhang ist *fraglich*[56]. Bekannt ist die Stimulation von Pigmentnävi in *Schwangerschaft* und *Pubertät.*
- *Immunsuppression.*

Klinik, Morphologie. *Einteilung der Melanomtypen nach Clark.* Sie hat sich aus praktischen Gründen bewährt, wenngleich die Unterformen auch als Exponenten eines kontinuierlichen Spektrums angesehen werden können[19].

- *Lentigo-maligna-Melanom*
- *Superfiziell spreitendes Melanom*
- *Noduläres Melanom*
- *Akrolentiginöses Melanom*
- *Schleimhautmelanom*
- *Unklassifizierbares Melanom*

Klinische und histologische Klassifikation. Eine Klassifikation maligner Melanome erfolgt den Empfehlungen des American Joint Committee on Cancer/Union Internationale contre le cancer (AJCC/UICC) zufolge mit dem *pTMN-System*[23]. Für die pTMN-Bestimmung sind folgende histologische Befunde erforderlich:

Eindringtiefe. Clark et al. unterscheiden folgende Eindringtiefen („*Levels*", „levels of invasion")[41]:

- *Eindringtiefe I:* Tumorzellen nur in der *Epidermis* (= *Melanoma in situ*);
- *Eindringtiefe II:* Tumorzellen durchbrechen die Basalmembran und dringen ins *Str. papillare* ein;
- *Eindringtiefe III:* Tumorzellen füllen das *Str. papillare stellenweise voll* aus, buchten das Str. reticulare manchmal nach unten aus;
- *Eindringtiefe IV:* Tumorzellen im Str. reticulare;
- *Eindringtiefe V:* Tumorzellen im *subkutanen Fettgewebe.*

Tumordicke. Breslow[33] mißt die *maximale Tumordicke* mittels Okularmikrometer, und zwar *vom Stratum granulosum der Epidermis* oder, bei *ulzerierten* Tumoren, von der *Tumoroberfläche bis zur tiefstgelegenen Tumorzelle* (*Serienschnitte* erforderlich).

Tabelle 6.14. pTMN-Klassifikation des malignen Melanoms (AJCC/UICC, 1988)[23]. Bei Nichtübereinstimmung von Eindringtiefe und Tumordicke wird die Tumordicke für die Stadieneinteilung verwendet

Primärtumor (pT)		
pTX		Primärtumor kann nicht beurteilt werden
pT0		Kein Anhalt für Primärtumor
pTis		Melanoma in situ
pT1		Tumordicke <0,75 mm, Clark Level II
pT2		Tumordicke 0,75<X<1,5 mm, Clark Level III
pT3		Tumordicke 1,5<X<4 mm, Clark Level IV
	pT3a	Tumordicke 1,5<X<3 mm
	pT3b	Tumordicke 3<X<4 mm
pT4		Tumordicke >4 mm, Clark Level V, Satelliten im Abstand von 2 cm zum Primärtumor
	pT4a	Tumordicke >4 mm, Clark Level V
	pT4b	Satelliten im Abstand von 2 cm zum Primärtumor
Lymphknoten (N)		
NX		Regionale LK können nicht beurteilt werden
N0		Keine Metastasen in den regionalen LK
N1		Metastasen bis 3 cm im Durchmesser in regionalen LK
N2		Metastasen >3 cm im Durchmesser in regionalen LK, In-transit-Metastasen
	N2a	Metastasen >3 cm im Durchmesser in regionalen LK
	N2b	In-transit-Metastasen
	N2c	Beides, N2a und N2b
Fernmetastasen		
MX		Fernmetastasierung kann nicht untersucht werden
M0		Keine Fernmetastasen
M1		Fernmetastasen
	M1a	Metastasen der Haut und des Fettgewebes, Lymphknotenmetastasen in weiteren Stationen des Lymphsystems (außer regionale LK)
	M1b	Viszerale Metastasen

Tabelle 6.15. Stadieneinteilung nach der pTMN-Klassifikation (AJCC/UICC)[23]. Bei Nichtübereinstimmung von Eindringtiefe und Tumordicke wird die Tumordicke für die Stadieneinteilung verwendet

Stadium	Kriterien
IA	pT ≤0,75 mm, Clark Level II (pT1), N0, M0
IB	pT 0,76<X<1,5 mm, Clark Level III (pT2), N0, M0
IIA	pT 1,5<X<4 mm, Clark Level IV (pT 3), N0, M0
IIB	pT >4 mm, Clark Level V, N0, M0
III	Metastasen regionale LK, In-transit-Metastasen (jedes pT, N1 oder N2, M0)
IV	Fernmetastasen (jedes pT, jedes N, M1)

Prognostischer Index. Schmoeckel et al.[116] errechnen einen prognostischen Index, indem sie das *Produkt aus Tumordicke (in mm)* und *Mitoseindex* bilden. Nach den Untersuchungen dieser Autoren wurde dadurch eine im Vergleich mit Eindringtiefe (Clark) und Tumordicke (Breslow) *höhere Treffsicherheit* der Aussagen über das Metastasierungsrisiko erzielt.

Weiterhin werden *Lymphknotenbeteiligung* und *Fernmetastasen* berücksichtigt (Tabelle 6.14). Mit Hilfe der pTMN-Klassifikation werden *inzwischen 4 gegenüber vormals drei Stadien* unterschieden (Tabelle 6.15).

Für die Praxis sollte der *Histologiebefund* bei der Diagnose eines Melanoms folgende Angaben enthalten:
- *Tumortyp,*
- *Tumordicke* nach Breslow,
- *Eindringtiefe* nach Clark,
- wenn vorhanden, *Regression,*
- wenn vorhanden, *Ulzeration,*
- wenn vorhanden, *Nävusanteile,*
- wenn vorhanden, *Gefäßeinbrüche.*

Lentigo maligna (LM) (ICD-O M-8742/2)

Synonyme: Melanoma in situ in lichtgeschädigter Haut, Lentigo praemaligna, Melanosis praecancerosa Dubreuilh, engl.: melanotic freckle of Hutchinson

Ätiologie, Epidemiologie. *Nicht seltene* Erkrankung. *Frauen* erkranken häufiger als Männer. Der *Altersgipfel* liegt bei etwa 65 Jahren. Die Lentigo maligna und das Lentigo-maligna-Melanom sind die einzigen Tumorformen des malignen Melanoms, die einen *direkten Zusammenhang zwischen der kumulativen UV-Exposition und der Erkrankungshäufigkeit* aufweisen.

Klinik, Morphologie. Typisch ist die *lange Anamnese* von Jahren bis Jahrzehnten, in der sich der meist solitäre Herd allmählich vergrößert. *Lokalisation* ist fast ausschließlich die *lichtexponierte Haut,* zu über 90% der *obere Gesichtsbereich.*

Makroskopisch findet sich ein *makulöser Herd (keine palpable Erhöhung!)* von ungleichmäßiger, scheckiger, heller bis schwarzbrauner Farbe, mit unregelmäßiger, oft verwaschen in die Umgebung auslaufender Begrenzung (Abb. 6.19a). Wenn kein Verdacht auf Übergang in malignes Melanom besteht, ist eine Probeexzision gestattet. Die wichtigsten *klinischen Differentialdiagnosen* sind Lentigo senilis, pigmentierte Verruca seborrhoica, pigmentiertes Basaliom, LMM und SSM.

Mikroskopisch finden sich fast immer eine *Atrophie der Epidermis* und eine *aktinische Elastose* der Dermis als Ausdruck der chronischen Lichtexposition. In der Basalschicht der Epidermis, an den Follikeln und Schweißdrüsengängen in die Tiefe reichend, finden sich *atypische Melanozyten* in unregelmäßiger Verteilung (Abb. 6.20b), mit Neigung zur Bildung kleiner Aggregationen. Die atypischen Melanozyten zeigen eine *Polymorphie,* sind meist größer als normale Melanozyten, von dreieckiger oder bizarrer mehrzipfliger Form, ihre *Kerne* sind hyperchromatisch. Allenfalls ganz vereinzelt treten sie bei der Lentigo maligna in den suprabasalen Epidermisschichten auf. In der oberen Dermis findet sich meist ein *lockeres bandförmiges lymphohistiozytäres Infiltrat mit Melanophagen.*

Eine wichtige *histologische Differentialdiagnose* zur Lentigo maligna, vor allem bei deren Abgrenzung zur umliegenden Haut, sind *Melanozyten in chronisch lichtgeschädigter Haut* (‚melanocytes in sun-damaged skin'[2], aktinische Melanozytenpolymorphie). Bei z. T. ausgeprägter Polymorphie zeigt sich hier aber *keine wesentliche Vermehrung* der Melanozyten oder *Nestbildung* bei etwa konstanter Entfernung der Einzelzellen zueinander.

Prognose. Als Melanoma in situ hat die Lentigo maligna *bei vollständiger operativer oder radiotherapeutischer Entfernung eine sehr gute Prognose.* Bei langer Bestandsdauer kann der *Übergang zum invasiven Melanom (Lentigo-maligna-Melanom)* vollzogen werden.

Lentigo-maligna-Melanom (LMM)
(ICD-O M-8742/3)

Klinik, Morphologie. *Makroskopie:* In der typischen Lentigo maligna (s. oben) sind meist nach jahrelangem Bestand tastbare *Knötchen* oder größere *Knoten* entstanden (Abb. 6.19b), die schließlich *ulzerieren* können. Ihre Farbe ist schwarz, aber auch geringere Pigmentierung kommt vor.

Mikroskopisch findet man, daß die zu größeren Nestern aggregierten *atypischen Melanozyten* aus der Epidermis *durch die Basalmembran in die Dermis* vorgedrungen sind (Abb. 6.20a). Dabei ändert sich meist der Charakter der atypischen Melanozyten, in der Dermis liegt oft ein spindeliger Zelltyp vor. Auffälligerweise kann das *entzündliche Infiltrat* in diesen Bereichen *gering* sein. Die Pigmentierung der Tumorzellen ist unterschiedlich, zwischen ihnen sind nicht selten Melanophagen gelegen.

Superfiziell spreitendes Melanom (SSM)
(ICD-O M-8743/3)

Epidemiologie. Es macht etwa 55–65% aller Melanome aus; bevorzugt ist das *mittlere Erwachsenenalter.* Vielleicht ist das *weibliche Geschlecht* etwas häufiger betroffen (1,4 : 1)[58].

Klinik und Morphologie. Die *Anamnese* ist *wesentlich kürzer als bei dem Lentigo-maligna-Melanom,* sie beträgt etwa 1–5 Jahre. *Lokalisation* kann jede Körper-

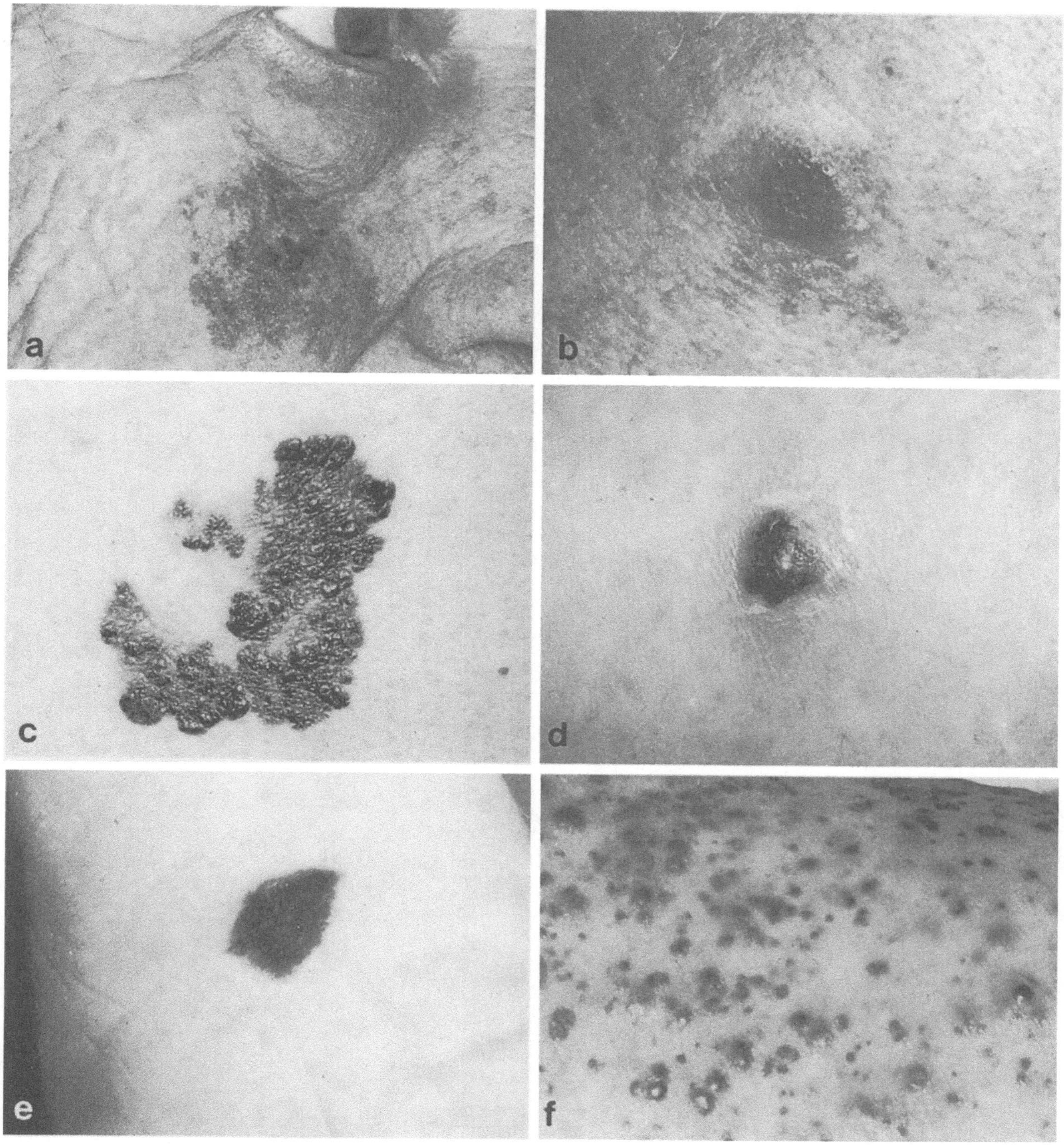

Abb. 6.19. **a** Lentigo maligna (LM). **b** Lentigo-maligna-Melanom (LMM). **c** Superfiziell spreitendes Melanom (SSM). **d** Noduläres Melanom (NM). **e** Akrolentiginöses Melanom (ALM) an der Fußsohle. **f** Multiple Melanommetastasen in der Haut

stelle sein; relativ häufig sind der obere Rumpf und bei Frauen der Unterschenkel betroffen.

Makroskopisch (Abb. 6.19c) findet man einen linsen- bis handtellergroßen, meist münzgroßen, rundlich-ovalen, *flach erhabenen Herd* mit gegen die Umgebung scharf abgesetzter, infolge zungenförmiger Ausläufer *polyzyklischer Begrenzung*. Typisch ist die *wechselnde Pigmentierung* mit schwarz- bis hellbraunen, bläulichen und rötlichen Farbtönen, mit dazwischenliegenden atrophischen hautfarbenen oder gräulichen Bezirken, die auf *spontane Regression* von Tumoranteilen hinweisen.

Mikroskopisch ist die Epidermis meist *akanthotisch* verdickt; sie ist *in allen Etagen* einschließlich der Hornschicht von einzeln oder in kleinen Nestern liegenden, rundlichen, zytoplasmareichen *atypischen Melanozyten* durchsetzt, die oft feinkörniges Pigment enthalten (Abb. 6.20c). Das Bild erinnert an einen Morbus Paget, daher auch *„pagetoides Melanom"*. Nach zunächst rein intraepidermaler Ausbreitung (*horizontale* bzw. *radiale*

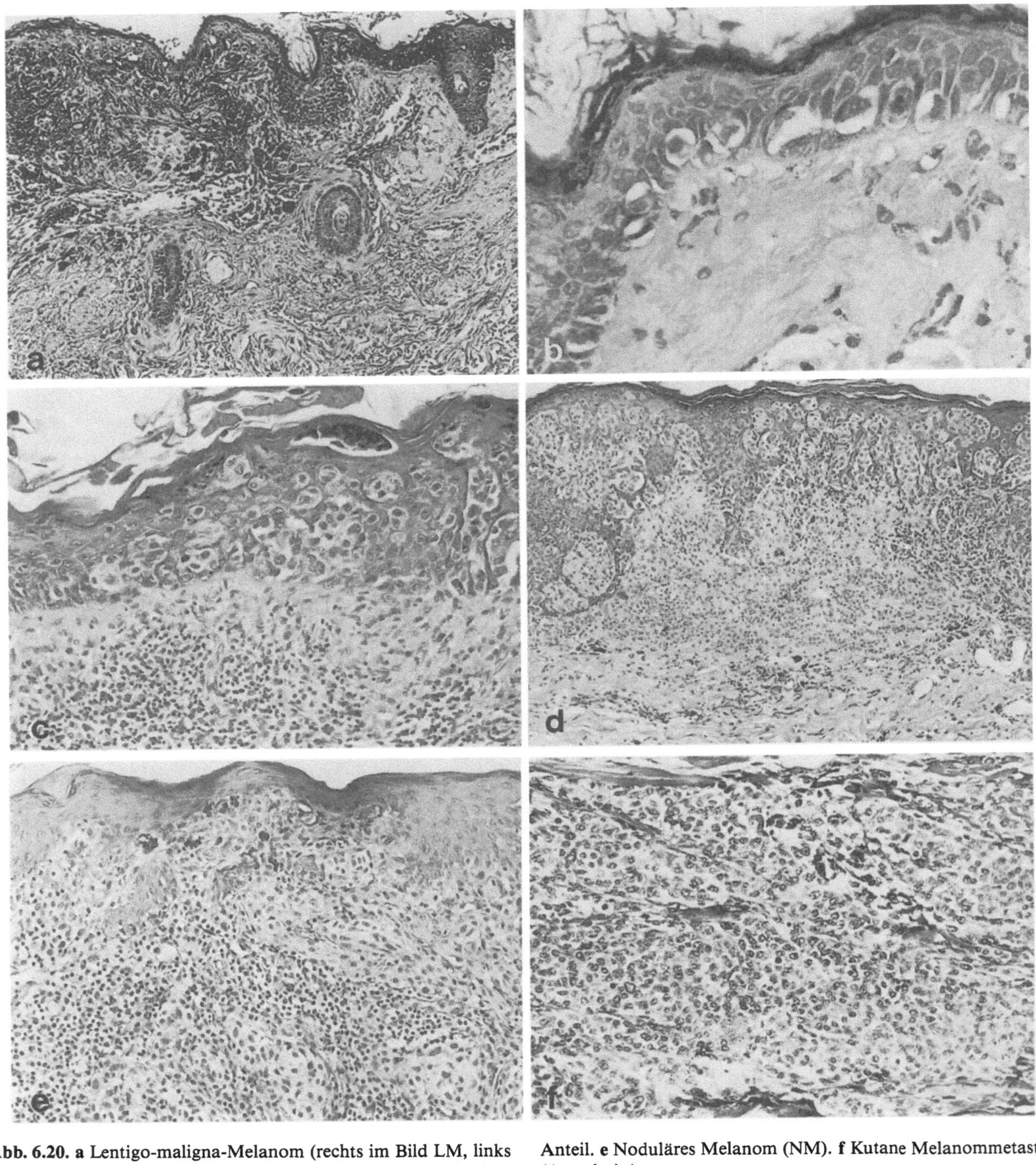

Abb. 6.20. a Lentigo-maligna-Melanom (rechts im Bild LM, links LMM). **b** Lentigo maligna (Detail). **c** Superfiziell spreitendes Melanom (SSM). **d** Superfiziell spreitendes Melanom mit nodulärem Anteil. **e** Noduläres Melanom (NM). **f** Kutane Melanommetastase (Ausschnitt)

Wachstumsphase) kommt es rascher als bei der Lentigo maligna zur Durchbrechung der Basalmembran mit Eindringen von Tumorzellkomplexen in die Dermis (*vertikale Wachstumsphase*), d. h. aus dem intraepidermalen superfiziell spreitenden Melanom (*SSM in situ*) wird ein *invasives* Melanom (Abb. 6.20 d). Sind klinisch oder histologisch keine Anteile eines SSM mehr nachweisbar, gleicht es dem nodulären Melanom.

Noduläres Melanom (NM)

(ICD-O M-8721/3)

Epidemiologie. Sein Anteil beträgt 20–30% aller Melanome, das *Durchschnittsalter* der Patienten 40–50 Jahre, *ohne Geschlechtsbevorzugung.*

Klinik, Morphologie. Die *Anamnese ist meist relativ kurz,* sie beträgt Wochen – Monate – 2 Jahre. *Lokali-*

sation kann *jede Körperstelle* sein. Das NM entwickelt sich auf normaler Haut oder auch im Bereich eines pigmentierten Nävuszellnävus, wobei die Zahlenangaben hierzu stark variieren (um 20–30%).

Makroskopisch findet sich ein breitbasig aufsitzender oder eisbergartiger *Knoten* von meist relativ gleichmäßiger blauschwarzer Farbe und glatter Oberfläche (Abb. 6.19d), nach *Ulzeration* von *Krusten* bedeckt. Verruköse und pilzförmig gestielte Tumoren sind seltener. Besondere diagnostische Schwierigkeiten bestehen beim unpigmentierten *amelanotischen Melanom.*

Mikroskopisch (Abb. 6.20e) ist die über dem Tumor vorgewölbte *Epidermis oft verdünnt* oder fehlt bei erodierten bzw. ulzerierten Melanomen, seitlich ist sie eher hyperplastisch, manchmal faßt sie den Tumor kolleretteartig ein. Aber auch eine *akanthotisch-hyperkeratotische Epidermishyperplasie* kommt vor, besonders ausgeprägt bei der verrukösen Variante des nodulären Melanoms. Die *atypischen Melanozyten* sind *epitheloid* (*globoid*), *spindelzellig,* seltener *kleinzellig-nävoid;* auch *Ballonzellen* und *Riesenzellen* kommen vor. Die einzeln und in unregelmäßig konfluierenden Nestern liegenden Tumorzellen durchsetzen typischerweise die Epidermis und die Adnexe destruktiv in allen Etagen. In der Dermis können verschiedene Zellpopulationen nebeneinander auftreten. Die *Pigmentbildung* variiert stark, auch innerhalb eines Tumors. Eine Ausreifung zur Tiefe wie beim Nävuszellnävus unterbleibt. Häufige *Mitosen* sind ein prognostisch ungünstiges Zeichen, ihr Fehlen spricht aber nicht gegen die Melanom-Diagnose. Eine seltene Variante des spindelzelligen Melanoms ist das *desmoplastische Melanom*[24,58] mit starker Bindegewebsneubildung zwischen den Tumorzellen. Das mit Melanophagen durchmischte lymphohistiozytäre entzündliche Infiltrat in der Umgebung der Melanome kann in seiner Dichte stark variieren, ohne daß daraus sichere prognostische Schlüsse abzuleiten sind.

Akrolentiginöses Melanom (ALM)

(ICD-O M-8744/3)

Die Eigenständigkeit des ALM ist strittig, aus klinischen Gründen erscheint die Herausstellung dieser Melanome in *sub-* und *parungualer* sowie *palmoplantarer Lokalisation* (Abb. 6.19e) gerechtfertigt[76]. Sie vereinen klinisch und histologisch Charakteristika der Lentigo maligna, des superfiziell-spreitenden und schließlich des nodulären Melanoms.

Schleimhautmelanome

Maligne Melanome kommen in den Schleimhäuten von *Mund, Nase, Ösophagus* und *Anogenitalregion* vor, sich klinisch als zunächst pigmentierte Makulae, später als ulzerierende Knoten darstellend. Sie sind bei *Farbigen* (Schwarzen, Orientalen) häufiger als bei Weißen. Die *Prognose* ist ungünstig.

Unklassifizierbares Melanom

Bei strenger Auslegung der dargestellten Kriterien ergeben sich Varianten, die den genannten Formen nicht zugeordnet werden können.

Melanom-Metastasen

Gelegentlich ist die histologische Unterscheidung einer Melanommetastase (v. a. epidermotrope Metastase) von einem Primärtumor (Zweitmelanom) sehr schwierig. *Abwesenheit eines entzündlichen Infiltrates favorisiert das Vorliegen einer Metastase.* Bei unbekanntem Primärtumor muß klinisch und anamnestisch nach einem vollständig regressiven Melanom gesucht werden[91].

Hereditäres malignes Melanom

Die *Inzidenz* maligner Melanome bei weiteren Erkrankungsfällen in der Familie wird mit *etwa 10%* angegeben. Zytogenetische Untersuchungen ergaben einen Zusammenhang mit *Gendefekten auf unterschiedlichen Chromosomen* und somit Hinweise für eine *genetisch determinierte Melanomerkrankung*[27].

Immunhistologische und immunologische Befunde beim malignen Melanom

Die Immunhistologie kann in der manchmal schwierigen Differentialdiagnose zwischen Melanomen (z. B. amelanotische, spindelzellige oder desmoplastische Melanome) und nicht melanozytären Tumoren hilfreich sein. Häufig eingesetzte Marker in der Melanomdiagnostik sind Antikörper gegen *S 100-Protein, Vimentin* und *HMB-45.* HMB-45 ist ein Aktivitätsmarker der *Melanozyten,* der in unreiferen Formen der *Melanosomen* lokalisiert ist.

> Neben malignen Melanomen werden auch *benigne* melanozytäre Tumoren (z. B. blauer Nävus, Nävus Spitz u. a.) mit dem Antikörper gegen HMB-45 angefärbt[122]. Zudem können *spindelzellige Melanome negativ* sein. Somit ist mit dem Antikörper gegen *HMB-45 die sichere Beurteilung der Dignität eines melanozytären Tumors nicht möglich.* Auch Proliferations- oder DNS-Reparations-assoziierte Antikörper (*Ki-67, PCNA*) lassen nur *bedingt* Rückschlüsse auf die Dignität zu.

Die Expression verschiedener *Adhäsionsmoleküle* (*ICAM-1, Integrine*) wie auch der *Histokompatibilitätsantigene der Klasse II* korreliert z. T. mit der Tumorprogression[65,71]. Die peritumoralen und Tumorinfiltrierenden Entzündungszellen sind zunächst überwiegend CD4+ (T-Helfer-Zellen), später finden sich auch vermehrt CD8+ (T-Suppressor-Zellen) sowie ‚memory'-T-Zellen[127].

Metastasierung der malignen Melanome

Die Metastasierung der malignen Melanome kann sehr frühzeitig – auch bei kleinsten Primärtumoren – *lymphogen* und/oder *hämatogen* erfolgen. Das Risiko nimmt besonders mit steigender Eindringtiefe bzw. Dicke des Primärtumors zu (weitere prognostische Parameter, s. u.). Das *Metastasierungsmuster* hängt vor allem vom *Sitz des Primärtumors* ab, ist aber außerordentlich variabel und im Einzelfall, auch in seinem zeitlichen Verlauf, unberechenbar. Die nicht seltenen oberflächlichen oder tiefen Hautmetastasen (Abb. 6.20) in unmittelbarer Tumornähe werden als *Satelliten,* solche zwischen dem Ort des Primärtumors und den regionalen Lymphknoten als *„In-transit-Metastasen"* bezeichnet. Jedes Organ kann Sitz von Melanommetastasen sein, nach den *regionalen Lymphknoten* sind *Lunge, Leber,* sonstiger *Intestinaltrakt, Zentralnervensystem* und *Haut* am häufigsten befallen.

Prognose[26]. Eine Vielzahl von Parametern beeinflußt die Prognose der malignen Melanome. Der Verlauf der Erkrankung kann außerordentlich variabel sein, so daß die angegebenen, meist untereinander nicht unabhängigen Parameter lediglich ein *Anhalt* für die individuelle Prognose sein können:

- *Anamnese: Lange Anamnese* sowie *Blutung* aus dem Tumor gelten als *prognostisch ungünstig.*
- *Geschlecht:* In der Gesamtheit aller Erkrankungsfälle haben *Frauen* eine deutlich *bessere Prognose als Männer.* Dabei sind die Melanome bei Frauen häufiger an den Extremitäten lokalisiert, meist dünner und seltener ulzeriert. Aber auch bei gleicher Lokalisation und Tumordicke ist die Prognose bei Frauen etwas günstiger.
- *Lokalisation:* Tumoren an den *Extremitäten* (außer Hände und Füße) haben eine *bessere Prognose als Melanome am Rumpf und im Kopf- und Halsbereich.* Im Bereich des Kopfes sind Tumoren des *behaarten* Kopfes prognostisch besonders ungünstig.
- *Tumorgröße:* Die 5-Jahresüberlebensrate betrug nach einer Literaturauswertung bei einem Tumordurchmesser unter 2,0 cm 63%, über 2,0 cm dagegen nur 17%[126].
- *Chirurgische Behandlung:* Bei gewissen Untergruppen haben Patienten mit einer elektiven Lymphknotendissektion einen Überlebensvorteil gegenüber Patienten, bei denen lediglich der Primärtumor mit Sicherheitsabstand entfernt wurde.
- *Melanomtyp:* Die 10-Jahresüberlebensrate des *SSM* und des *NM* sind bei gleicher Tumordicke nahezu identisch. Das *LMM* hat eine dagegen vergleichsweise bessere, das *ALM* eine schlechtere Prognose.
- *Tumordicke:* Die Bestimmung der Tumordicke nach Breslow[33] gilt als *wichtigster prognostischer Faktor.* Bei einer Tumordicke *unter 0,75 mm* liegt die 10-Jahresüberlebensrate bei etwa 95%, bei einer Tumordicke *0,76–1,49 mm* bei etwa 85%, bei einer Tumordicke *1,5–2,49 mm* bei etwa 75%, bei einer Tumordicke *2,5–3,99 mm* bei etwa 55%, bei einer Tumordicke *4,0–7,99 mm* bei etwa 45% und sinkt bei Tumoren >8 mm auf etwa 30%.
- *Eindringtiefe:* Die Eindringtiefe nach Clark[42] korreliert meist mit der Tumordicke und ist somit ebenfalls ein wichtiger prognostischer Faktor, welcher bei der histologischen Begutachtung maligner Melanome berücksichtigt werden sollte.
- *Ulzeration:* Ulzerierte Melanome, welche aber auch in der Regel eine größere Tumordicke aufweisen, haben eine *schlechtere Prognose.*
- *Entzündungsinfiltrat* und *Regression:* Das Ausmaß der entzündlichen Reaktion ist statistisch umgekehrt proportional zur Tumordicke. Melanome mit *weniger Entzündungsinfiltrat* sind somit in der Regel dicker und haben eine *schlechtere Prognose.* Histologische Zeichen der *Regression* sind *Epidermisatrophie* mit fokal fehlenden oder reduzierten Tumorzellen, *Fibrose des oberflächlichen Bindegewebes* mit Gefäßvermehrung sowie *Melanophagen.* Diese Kriterien werden nicht immer einheitlich bewertet. In Bezug auf die Prognose zeigte sich in verschiedenen Studien bei *Regression* sowohl eine *unveränderte* wie auch *verschlechterte Prognose.*
- *Prognostischer Index:* Das von Schmoeckel et al.[116] errechnete Produkt aus Tumordicke und Mitoseindex ergab für Werte *unter 1* ein *Metastasierungsrisiko von 5,4%,* bei Werten *über 13* ein Risiko der Metastasierung von *80,7%.*
- *Klinisches Stadium* (vgl. Tabelle 6.15): Im *Stadium I und II* der Erkrankung beträgt die 10-Jahresüberlebensrate etwa 75%, im *Stadium III* nur noch etwa 30%. Im *Stadium IV* ist die Prognose infaust. Die *mittlere Überlebensdauer* bei nichtviszeraler Fernmetastasierung ist hierbei signifikant höher als die bei viszeraler Metastasierung.

Merkelzell-Karzinom

(ICD-O M-8247/3)
Synonyme: Neuroendokrines Karzinom der Haut, trabekuläres Karzinom

Ätiologie, Epidemiologie. Merkelzell-Karzinome sind *seltene* Tumoren, die überwiegend bei *älteren Menschen* in *lichtexponierten Arealen* auftreten[108]. Die *Histogenese* des Tumors ist letztlich noch nicht sicher geklärt. Diskutiert wird eine Entstehung des Tumors aus *normalen Merkelzellen* der Epidermis oder der Haarfollikel, aus *dermalen neuroendokrinen Zellen,* welche aus der Neuralleiste ausgewandert sind, sowie eine Zugehörigkeit des Tumors zur *APUD-Zellgruppe.* Weiterhin erscheint eine Tumorentwicklung aus *undifferenzierten epidermalen Stammzellen* möglich. Die intraepitheliale Entstehung normaler Merkelzellen gilt inzwischen als gesichert[99].

Klinik, Morphologie. Klinisch handelt es sich in der Regel um einen *halbkugelig vorgewölbten, schnell wachsenden, rötlichen* bis *violetten Knoten* mit prominenten *Teleangiektasien* und gelegentlicher *Ulzeration* (Abb. 6.21 a).

Mikroskopisch findet sich ein *relativ monomorphes Infiltrat* überwiegend ohne epidermale Beteiligung (*Epidermotropismus*) (Abb. 6.21 b). Meistens findet man neben dem *klassischen trabekulären Aufbau* des Tumors Areale mit *soliden Nestern mittelgroßer Zellen* ('intermediate cell type'). Beim *kleinzelligen Typ* zeigt sich eine diffuse flächige Infiltration der Tumorzellen. Der mittlere Durchmesser der Zellen liegt bei 12–25 µm, der *Kern* ist meist rundlich bis oval mit relativ gleichmäßig verteiltem *Chromatin*, die *Zellgrenzen* sind unscharf bei dicht aggregierten Tumorzellen. Man findet häufig *Nekroseareale, apoptotische Zellen* und zahlreiche *Mitosen.*

Elektronenmikroskopisch lassen sich die charakteristischen *neuroendokrinen Granula* (*'dense core granules'*) und paranukleär angeordnete *Intermediärfilamente* nachweisen.

Immunhistologisch finden sich in den Tumorzellen *niedermolekulare Zytokeratinpolypeptide* (*Keratin 8, 18, 19, 20*). Das Keratin erscheint lichtmikroskopisch als punktförmige intensive kernnahe Färbung (Abb. 6.21 c). Weitere positive Marker (z. T. mit variablem Muster): *Neuronspezifische Enolase, Neurofilament-Protein, Chromogranin A, S 100-Protein.*

Histologische DD: Lymphom, Melanom, entdifferenziertes Karzinom, Metastasen (kleinzelliges Bronchialkarzinom).

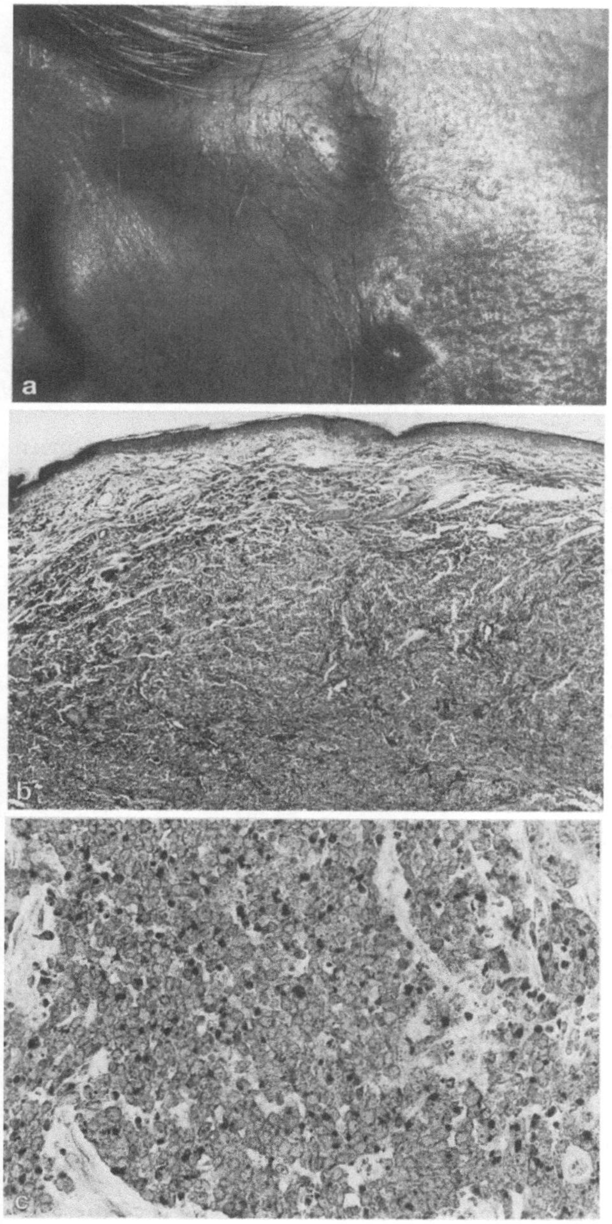

Abb. 6.21 a – c. a Merkelzell-Karzinom. **b** Histologie, Übersicht. In der Dermis monomorphe Zellaggregationen. **c** Immunhistologie. Darstellung fleckförmiger paranukleärer Aggregationen von Keratin-Intermediärfilamenten (Keratin 20)

Prognose. *Lokalrezidive* sowie *Metastasierung* sind häufig. Die *3-Jahresüberlebensrate* wird in der Literatur mit etwa 55% angegeben[68].

Adnextumoren[11, 15, 18, 21, 136]

(ICD-O M-8390/0)

Man unterscheidet Tumoren der *ekkrinen* und der *apokrinen Schweißdrüsen,* des *Haarfollikels* und der *Talgdrüsen.* Die Abgrenzung 'echter' Tumoren von Hamartomen und organoiden Nävi kann schwierig sein.

Schweißdrüsentumoren[15, 18]

(ICD-O M-8400/1)

Es handelt sich um eine Gruppe von seltenen Tumoren, die entsprechend ihrer Differenzierung in Richtung der verschiedenen Anteile der normalen ekkrinen oder apokrinen Schweißdrüse unterschieden und klassifiziert werden. Die sichere Unterscheidung einer ekkrinen von einer apokrinen Differenzierung kann schwierig sein und wird für einige der Tumoren sehr kontrovers diskutiert. *Hinweis für eine apokrine Differenzierung* ist die (*apokrine*) *Dekapitationssekretion.* Als weiterer Hinweis für apokrine Differenzierung gilt die *Koinzidenz mit Follikeltumoren* (*apokrin/follikuläre Einheit*). Klinisch werden die meisten Schweißdrüsentumoren nicht diagnostiziert.

- **Benigne Schweißdrüsentumoren** ICD-O M-8400/0)

zystisch:

– Hidrozystom (ekkrin und apokrin), (ICD-O M-8404/0)

ekkrin – solide:
- Hidroacanthoma simplex,
- Syringoakanthom,
- Porom,
- ‚dermal duct tumor',
- poroides Hidradenom,
- Syringom,
- ekkrines papilläres Adenom,
- ekkrines Syringofibroadenom,
- muzinöse Syringometaplasie,
- syringolymphoide Hyperplasie,

apokrin – solide:
- klarzelliges Hidradenom,
- Syringocystadenoma papilliferum,
- Hidradenoma papilliferum,
- apokrines (tubuläres) Adenom,
- apokrines Syringofibroadenom,
- Spiradenoma (ekkrin?),
- Zylindrom (ekkrin?).

- **Schweißdrüsenkarzinome:**

- mammärer und extramammärer Morbus Paget (apokrines Karzinom),
- malignes Syringoakanthom,
- Porokarzinom,
- Hidradenokarzinom,
- Spiradenokarzinom,
- malignes Zylindrom,
- ekkrines (syringomatöses) Karzinom,
- mikrozystisches Adnexkarzinom,
- ekkrines und apokrines Adenokarzinom.

Das *histologische* Bild kann je nach Differenzierungsform und -grad sehr unterschiedlich sein. *Immunhistologisch* kann eine Untersuchung auf Antikörper gegen ‚carcinoembryonic antigen' (*CEA*), ‚epithelial membrane antigen' (*EMA*), *Keratine des Schweißdrüsenepithels* (*Cam 5.2*) und *S 100-Protein* hilfreich sein.

Die *Prognose* der *benignen* Schweißdrüsentumoren ist gut, die *malignen* Formen zeigen eine relativ rasche Metastasierung.

Follikeltumoren [15,21]

Auch die Follikeltumoren werden nach ihrer Differenzierung in Richtung der unterschiedlichen Anteile des normalen Haarfollikels unterschieden und klassifiziert.

- Die wichtigsten **gutartigen Formen** sind:

- Trichoepitheliom,
- desmoplastisches Trichoepitheliom,
- Tumor des follikulären Infundibulums,
- Trichilemmom,
- Trichoadenom,
- Trichofollikulom,
- Trichodiskom,
- Pilomatrikom (Epithelioma calcificans Malherbe),
- Trichoblastom,
- Trichogerminom,
- kutanes Lymphadenom.

- Die wichtigsten **malignen Formen** sind:

- trichilemmales Karzinom,
- malignes Pilomatrikom,
- proliferierende Trichilemmalzyste.

Tumoren mit Talgdrüsendifferenzierung
(ICD-O M-8410/3)

Als ‚echte' Tumoren unterschieden werden das *Talgdrüsenadenom, -follikulom, -epitheliom* und *-karzinom.*

Tumoren der Dermis und Subkutis

Histiozytom und Dermatofibrom
(ICD-O M-8832/0)

Definition. Es handelt sich um *zwei Varianten des gleichen Tumors,* der mit möglichen Übergangs- und Mischformen einmal mehr *histiozytär,* einmal mehr *fibrozytisch-kollagenfaserbildend* differenziert ist. Reaktive Entstehung, z. B. nach Insektenstich, ist nicht selten nachweisbar.

Lokalisation sind vor allem die Beine, daneben auch Stamm, Arme und Gesicht.

Makroskopisch handelt es sich um meist bis linsengroße, hautfarbene oder bräunliche, pastillenartig in die Haut eingelassene flache derbe Knötchen.

Mikroskopisch findet sich unter einer oft *akanthotischen Epidermis* ein *unscharf abgesetzter Knoten* aus Histiozyten mit relativ wenig Faserbildung oder aus Fibroblasten zwischen reichlich, in einander durchflechtenden Bündeln angeordneten Kollagenfasern. In Histiozyten kommt *Lipid- und/oder Hämosiderinspeicherung* vor, manchmal entstehen *Riesenzellen,* auch vom Touton-Typ.

Die *Prognose* ist gut.

Xanthom und Xanthelasma
(SNOMED M-55300)

- *Xanthom:* Die bei Hyperlipoproteinämieformen vorkommenden Xanthome der Haut bestehen aus Ansammlungen von *Xanthomzellen* (= *Schaumzellen*) in ihren verschiedenen Entwicklungsstadien, von *Histiozyten* bis hin zu *Riesenzellen vom Fremdkörper- und Touton-Typ.* Das histologische Bild erlaubt keine Rückschlüsse auf den Typ der Fettstoffwechselstörung, während das klinische Bild, je nach Lokalisation, Größe und Form der Tumoren, Hinweise gibt.
- *Xanthelasmen* sind *flache Xanthome der Lider,* die histologisch *disseminierte Xanthomzellen* im hier lockeren Bindegewebe erkennen lassen. Nur in einem Teil der Fälle ist eine *Hyperlipoproteinämie* oder ein *Diabetes mellitus* nachweisbar.

Juveniles Xanthogranulom
(SNOMED M-44040)

Das *Synonym* Nävoxanthoendotheliom sollte verlassen werden.

Makroskopisch finden sich meist bei Kleinkindern (seltener auch bei Erwachsenen) oft *multiple, derbe, gelbbraune, etwa erbsgroße Knötchen,* die *spontaner Regression* unterliegen.

Mikroskopisch zeigt sich ein *buntes Infiltrat* aus überwiegend Histiozyten, Xanthomzellen und Touton-Zellen mit dazwischenliegenden Lymphozyten und nicht seltenen Eosinophilen [143].

Die *Prognose* ist gut, sie kann allenfalls durch das mögliche Vorkommen *extrakutaner Manifestationen* (z. B. im Auge) [143] kompliziert werden.

Hämangiome
(ICD-O M-9120/0)

Die klinische und histologische Diagnose von *planen, tuberösen, eruptiven* Angiomen ist einfach.

Granuloma teleangiectaticum
(SNOMED M-44440)
Synonyme: Granuloma pediculatum,
Granuloma pyogenicum

Klinik. Das Granuloma teleangiectaticum ist ein gestieltes, eruptives Hämangiom, das sich – manchmal nach Minimaltraumen – vor allem bei jüngeren Menschen *überwiegend in akralen Lokalisationen* rasch entwickelt.

Makroskopie: Typisch ist eine den Tumor bzw. den Tumorstiel umfassende Epithelkrause (*Collerette*). Wegen seiner leichten Verletzlichkeit blutet der meist etwa erbsgroße Tumor leicht und neigt zur *Sekundärinfektion* (*Granuloma „pyogenicum“*). Die *klinisch* manchmal schwierige differentialdiagnostische Abgrenzung vom amelanotischen malignen Melanom ist mikroskopisch leicht möglich.

Mikroskopisch finden sich in dem gestielten Tumor überwiegend blutgefüllte, endothelausgekleidete kavernöse Kapillarerweiterungen, dazwischen lockeres Bindegewebe und bei entzündlicher Veränderung Neutrophile. Eine Sonderform mit multiplen Satelliten ist sehr selten. Die *Prognose* ist gut.

Glomustumor
(ICD-O M-8711/0)

Der auch als *Glomangiom* bezeichnete Tumor (▷ Bd. 1, Kap. 4) leitet sich von den *arteriovenösen Anastomosen* ab. Er ist daher oft *akral lokalisiert.* Neben *solitären* Glomustumoren kommen *disseminiert* oder *regional multiple,* als Hamartombildung aufgefaßte Glomustumoren vor [142].

Makroskopisch handelt es sich um bläulich durchschimmernde Knötchen, die oft druckschmerzhaft sind.

Mikroskopisch werden eine *solide* (*epitheloide*) und eine *angiomatöse Form* unterschieden, letztere ist für die multiplen Glomustumoren typisch. Diagnostisch entscheidend ist das Vorkommen der die Gefäßlumina in Strängen umgebenden hellen *epitheloiden Glomuszellen,* bei denen es sich nach *elektronenmikroskopischen* Untersuchungen um *modifizierte Muskelzellen* handelt, was auch immunhistologisch nachgewiesen werden kann (Antikörper gegen *Aktin* und *Desmin*).

Leiomyom
(ICD-O M-8890/9)

Es geht von den *Mm. arrectores pilorum* oder der *Gefäßwandmuskulatur* aus. Nicht allzu selten werden *multiple* Leiomyome beobachtet, vereinzelt *familiär,* mit dominanter Vererbung.

Makroskopisch handelt es sich um derbe, spontan oder auf Druck schmerzempfindliche hautfarbene Knötchen.

Mikroskopisch bestehen sie aus einander durchflechtenden Bündeln glatter Muskelfasern, deren Erkennung bei van-Gieson- oder Azanfärbung erleichtert wird. Beteiligen sich Gefäße am Aufbau der Leiomyome, werden sie als *Angioleiomyome* bezeichnet.

Man unterscheidet drei Formen der Leiomyome der Haut.
- Piloleiomyom,
- genitales Leiomyom,
- Angioleiomyom.

Piloleiomyome und genitale Leiomyome lassen sich nicht sicher histologisch unterscheiden, bei den Angioleiomyomen finden sich intratumorale großlumige Gefäße.

Neurofibrom
(ICD-O M-9540/0)

Im Gegensatz zu anderen neuralen Tumoren (Ganglioneurome, fibrilläre Neurome, Rankenneurome, Neurinome) ist das *Neurofibrom* der Haut nicht selten [109]. Es tritt *solitär* oder im Rahmen der *Neurofibromatosis generalisata v. Recklinghausen* (s. S. 498) auf.

Makroskopisch finden sich weiche, breitbasig aufsitzende und gestielte Tumoren unterschiedlicher Größe bis hin zu wammenartigen, lappigen Gebilden.

Mikroskopisch sind *diffuse, plexiforme* (meist gekapselte) Neurofibrome und solche mit *organoiden Strukturen* unterscheidbar, die auch kombiniert sein können. Stets bestehen sie, wie auch *elektronenmikroskopische* Untersuchungen gezeigt haben, aus *Abkömmlingen der Schwann-Zellen* und aus *kollagenfaserbildenden Fibroblasten,* die vom Endoneurium abgeleitet werden.

Die *Prognose* der Neurofibrome ist gut; extrem selten wurde eine *maligne Entwicklung* im Sinne eines Neurofibrosarkoms beobachtet.

Granularzelltumor
(ICD-O M-9580/0)
Synonyme: Granularzellmyoblastom: Abrikossoff-Tumor; granuläres Neurom Feyrter

Lokalisation des insgesamt *seltenen Tumors* ist in 40–50% der Fälle die *Zunge*, ansonsten kommt er an *beliebiger Körperstelle*, überwiegend im *mittleren Lebensalter* vor.

Makroskopisch handelt es sich um einen meist *solitären*, derben, rundlichen *Knoten* von rötlicher Farbe und 0,5–2 cm Durchmesser. Die Diagnose kann nur histologisch gestellt werden.

Mikroskopisch besteht der die Dermis und oft teilweise die Subkutis durchsetzende Tumor aus in Nestern und Strängen dicht liegenden *blasigen epitheloiden* oder *spindeligen Zellen* mit zentral gelegenen Kernen und *auffälligen, groben, azidophilen und PAS-positiven Granula im Zytoplasma.* Die über dem Tumor gelegene Epidermis ist meist *akanthotisch* verdickt. Der Tumor wird nach überwiegender Ansicht von den *Schwann-Zellen* abgeleitet, wofür auch *histochemische* und *elektronenmikroskopische Befunde* sprechen.

Immunhistologisch zeigt sich meist eine Expression von *S 100-Protein, Neuronspezifischer Enolase* und *Vimentin.*

Die *Prognose* ist gut. Äußerst selten sind *maligne* Granularzelltumoren[59]. *Rezidive* sind bei inkompletter Exzision möglich.

Lipom
(ICD-O M-8850/0)

Lipome kommen *solitär* oder *multipel* vor, letztere (Lipomatose) oft autosomal dominant vererbt. Die subkutan palpablen, seltener gestielten, weichen gelappten Tumoren bestehen *mikroskopisch* aus *Läppchen reifen Fettgewebes,* die sich von normaler Subkutis kaum unterscheiden lassen. Bei reichlich entwickelten Bindegewebs- oder Gefäßanteilen spricht man von *Fibrolipom* bzw. *Angiolipom.*

Hibernom
(ICD-O M-8880/0)

Der *sehr seltene* (ca. 20 beschriebene Fälle) *benigne Tumor* wird vom *„braunen" plurivakuolären Fettgewebe* abgeleitet. Er wurde überwiegend bei *Frauen* am *Rumpf* beschrieben. *Mikroskopisch* finden sich Fettzellen mit multiplen Lipidvakuolen und zentral gelegenen Kernen, dazwischen vereinzelt normale reife Fettzellen.

Maligne Tumoren

Dermatofibrosarcoma protuberans
(ICD-O M-8832/3)

Definition. Der aus Fibroblasten unterschiedlicher Reife bestehende Tumor wächst *örtlich aggressiv-destruierend,* neigt zu *Rezidiven, metastasiert* aber nur in Ausnahmefällen (z. B. bei histologischem Nachweis von fibrosarkomatösen Anteilen). Der Tumor steht daher an der Grenze zur Malignität.

Klinik. Der Tumor ist *relativ selten,* kann bei *beiden Geschlechtern,* bevorzugt in jüngerem bis mittlerem *Erwachsenenalter,* auftreten. *Prädilektion* ist der Rumpf, er kommt aber auch am Kopf und proximal an den Extremitäten vor.

Morphologie. *Makroskopisch* findet sich ein eisbergartig in die Tiefe reichender, lividroter bis brauner, derber, oft plattenartiger, an der Oberfläche *vielhöckriger Tumor,* der *nur selten ulzeriert.* Er entwickelt sich *schubweise* in Monaten bis wenigen Jahren.

Mikroskopisch gleicht der Tumor einem *zellreichen Fibrom,* erstreckt sich aber bis tief in die *Subkutis.* Die *mäßig polymorphen Spindelzellen* sind *faszikulär, wirbelig* und *radspeichenartig* angeordnet und bilden relativ wenig Kollagen.

Ultrastrukturell sind labyrinthartige Kerneinfaltungen charakteristisch.

Immunhistologisch sind die Tumorzellen im Vergleich zu anderen fibrohistiozytären Läsionen *CD34 positiv*[43].

Prognose. Die *Rezidivquote* beträgt 50–80%, bei Mehrfachrezidiven nach unvollständigen Exzisionen wurden – sehr selten – *Metastasen* beobachtet. Die Exzision der Tumoren muß daher weit im Gesunden erfolgen.

Sarkome

Weichteilsarkome

Die Weichteilsarkome der Haut[51,78] – *Fibrosarkom, Fibromyxosarkom, malignes fibröses Histiozytom, Liposarkom, Leio-* und *Rhabdomyosarkom,* sowie das genetisch unklare *alveoläre Weichteilsarkom* und das *Epitheloidsarkom* – sind insgesamt *sehr selten.*

Angiosarkom
(ICD-O M-9120/3)

Unter den insgesamt seltenen malignen Gefäßtumoren ist das *Angiosarkom der Kopfhaut*[110] am wichtigsten.

Makroskopisch tritt es, bei *Männern* 2 : 1 bevorzugt, im *Gesicht* oder am *Kapillitium* zunächst als flächenhafte kontusiforme Hämorrhagie, bald als knotige, blutig ulzerierende Tumormasse in Erscheinung.

Mikroskopisch finden sich von atypischen Endothelien ausgekleidete blutgefüllte Hohlräume und solide spindelzellige Anteile.

Prognose: Auch bei Frühoperation ist sie *schlecht;* die *Fünfjahresüberlebensrate* liegt unter 10%, nach einer anderen Untersuchung starben 26 von 42 Patienten

(62%) innerhalb von zwei Jahren nach Krankheitsbeginn.

Kaposi-Sarkom (ICD-O M-9140/3)

Synonyme: Morbus Kaposi, Sarcoma idiopathicum multiplex haemorrhagicum

Definition. Es handelt sich um eine *multizentrische, systemische Angiosarkomatose.* Man unterscheidet im wesentlichen drei Subtypen:
- *‚klassisches'* Kaposi-Sarkom,
- *endemische (afrikanische)* Form,
- Kaposi-Sarkom bei *Störungen der Immunität (v. a. AIDS).*

Ätiologie, Epidemiologie[129]. Diskutiert wird, ob es sich beim Kaposi-Sarkom um einen *echten malignen Tumor* oder vielmehr um ein *reaktives Geschehen* handelt. Das Fehlen von aneuploiden Zellen und das multizentrische Auftreten von Läsionen favorisiert die Theorie einer reaktiven Erkrankung.

Das *klassische* Kaposi-Sarkom wird überwiegend bei älteren südeuropäischen Männern (50–80 Jahre, Geschlechtsverhältnis m : w = 10–15 : 1) an den unteren Extremitäten beobachtet.

Die *ostafrikanische endemische Form* betrifft Erwachsene im Alter von 25–40 Jahren. Eine zugrundeliegende Immundefizienz konnte nicht nachgewiesen werden.

Bei den Fällen von *Kaposi-Sarkom bei Störung der zellulären Immunität* spielt das *AIDS-assoziierte Kaposi-Sarkom* eine bedeutende Rolle. Betroffen sind fast ausschließlich *homosexuelle Männer* (Geschlechtsverhältnis m : w = 106 : 1). Diese Tatsache wie auch eine geographische Häufung unterstützt die Theorie eines *sexuell übertragbaren Agens* (*Herpes-Virus Typ 8?*).

Klinik, Morphologie. *Makroskopisch* handelt es sich um *rote* bis *rötlich-violette* oder *blau-schwarze Makulae, Plaques* oder *Tumorknoten* mit gelegentlicher *Ulzeration*, die bei der klassischen Form an den *Unterschenkeln* lokalisiert sind und bei den *AIDS-assoziierten Fällen disseminiert* mit mukokutaner und viszeraler Beteiligung auftreten können.

Mikroskopisch[44] finden sich
- im *makulösen Stadium* der Erkrankung oft nur sehr diskrete Veränderungen mit einer Vermehrung von meist *oberflächlich gelegenen bizarr konfigurierten schlitzförmigen Kapillaren* sowie *Erythrozytenextravasate* (Abb. 6.22a).
- Im *Plaque-Stadium* kommt es zu einer Verdichtung der Gefäße und einer Betonung der *spindelzelligen Komponente.* Häufig zeigen sich *Hämosiderin* und kleine *hyaline Globuli* (*Erythrozytenfragmente*). Vermehrt apoptotische Endothelzellen.

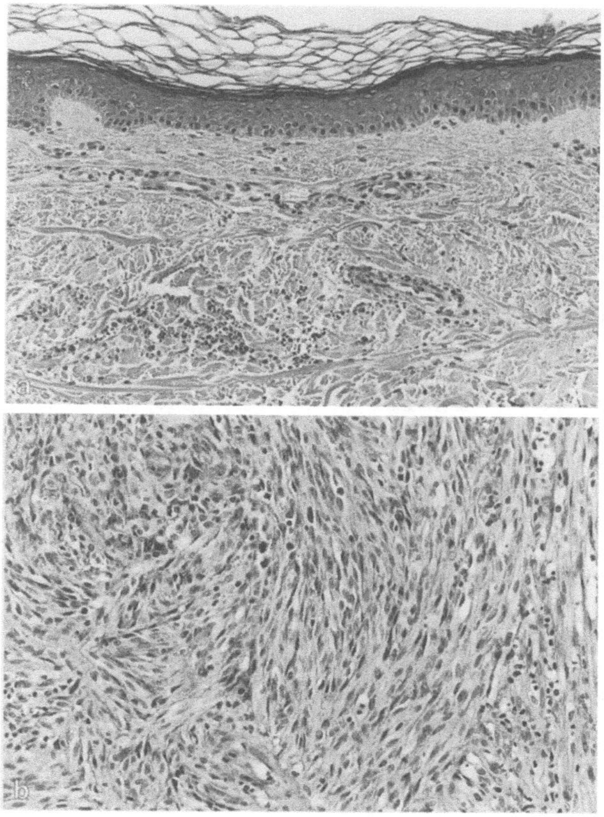

Abb. 6.22 a, b. Kaposi-Sarkom. Histologie. **a** Initiales Patch-Stadium. Diskrete Formation bizarr konfigurierter Gefäßhohlräume und Erythrozytenextravasate. **b** Kompakt aggregierte Spindelzellen im Tumorstadium

- Im *Tumorstadium* finden sich *tiefreichende Knoten* mit deutlicherer Ausprägung obengenannter Kriterien (Abb. 6.22b).

Elektronenmikroskopisch[135] finden sich *bizarre kapilläre Strukturen* mit oder ohne Lumen- und Spaltbildungen. Die *Spindelzellen* zeigen außen eine Basallamina und stellen somit wahrscheinlich modifizierte Endothelzellen dar, die Erythrozyten phagozytieren können. *Immunhistologisch* zeigen die Spindelzellen eine Expression von *Vimentin. Ulex-europaeus-Agglutinin* markiert beim Kaposi-Sarkom zuverlässiger die Endothelien als Antikörper gegen *Faktor VIII-related antigen.*

Prognose. Die *klassische Form* hat meist einen *chronischen Verlauf* über viele Jahre. Die Prognose der *AIDS-assoziierten Formen* ist abhängig von weiteren Manifestationen der HIV-Erkrankung wie opportunistische Infektionen und der Anzahl der T-Helfer-Zellen. Die mittlere *Überlebensdauer* bei AIDS-Patienten mit Kaposi-Sarkom beträgt *etwa 17 Monate*[129].

Hautmetastasen

(ICD-O M-8000/6)

Epidemiologie[36,47]. Hautmetastasen kommen bei *1–3% der viszeralen Karzinome* vor; die Zahlenangaben sind sehr unterschiedlich. Bei der *Frau* sind der Häufigkeit nach das Mamma-, Kolon-, Bronchus-, Ovarial-, Uterus-, Pankreas- und Nierenkarzinom der Primärtumor; beim *Mann* Bronchus-, Magen-, Dickdarm-, Mundhöhlen-, Nieren-, Ösophagus-, Harnblasen- und Prostatakarzinom. Die Haut kann *per continuitatem, lymphogen* oder *hämatogen* befallen werden.

Klinik. Die *Zeitdauer* zwischen Erkennung des Primärtumors und der Hautmetastase beträgt bei 1/3 der Fälle <6 Monate, bei etwa der Hälfte <1 Jahr[36,47]. Die Metastase ist aber nicht selten auch ein *erster Hinweis auf das interne Karzinom*[131]. 25% der Primärtumoren lassen sich klinisch nicht verifizieren, in 10% auch nicht bei der Autopsie.

Morphologie. *Makroskopisch* lassen sich *nodöse, sklerotische* (*szirrhöse*) und *erysipelartige* Hautmetastasen unterscheiden. Das klinische Bild und die Lokalisation sind nur bedingt diagnostisch aufschlußreich.

Mikroskopisch können entsprechend der Vielfalt der möglichen Primärtumoren sehr unterschiedliche Befunde erhoben werden, wobei der *Zelltyp* und der *Differenzierungsgrad nicht immer mit dem Primärtumor übereinstimmen* müssen.

Maligne Lymphome und reaktive lymphoproliferative Läsionen (Pseudolymphome) der Haut

▷ auch Bd. 1

Definition

- *Maligne Hautlymphome* sind relativ unscharf definiert als ein Sammelbegriff für tumorförmige oder systemische, letztlich progressiv-irreversible *autonome Neoplasien* von lymphatischen Zellen mit primärer oder vorwiegender Manifestation in der Haut[79]. Der Begriff hat sich international gegenüber der älteren Nomenklatur weitgehend durchgesetzt. Die *Ätiologie* ist unbekannt, der *Malignitätsgrad* sehr variabel.
- *Pseudolymphome* sind lokalisierte, *reaktive, rückbildungsfähige entzündliche* Prozesse der Haut, deren histologische Bilder malignen Lymphomen ähneln. Die histologische Abgrenzung kann in Einzelfällen sehr schwierig sein und Verlaufkontrollen erfordern.

Klassifikation kutaner Lymphome. Maligne Lymphome werden in der Routinediagnostik nach unterschiedlichen Kriterien und daraus abgeleiteten Klassifikationen benannt und eingeteilt. Durch die *differente Nomenklatur* und *Einteilung der Lymphome* sind epidemiologische und klinisch-therapeutische Studien erschwert. Besonders in der Diagnostik maligner Lymphome sind in den letzten Jahren mit der Ergänzung der klassischen Morphologie durch immer differenziertere *immunhistologische* und *molekularbiologische Techniken* außerordentliche Fortschritte erzielt worden. Jedoch konnte eine weltweit akzeptierte Klassifikation trotz zahlreicher Vorschläge bislang nicht gefunden werden. Während in Europa im wesentlichen mit der revidierten Form der *Kiel-Klassifikation*[80,93] gearbeitet wird, werden in den USA die Lymphome meist nach der *Working Formulation*[102], der *Lukes-Collins-Klassifikation*[94] oder der *Rappaport-Klassifikation*[107] eingeteilt. Auf der Basis dieser unterschiedlichen Klassifikationen hat die International Lymphoma Study Group 1994 versucht, eine international konsensfähige Einteilung zu erstellen (*REAL = Revised European-American Lymphoma-Classification*)[64].

Die genannten Klassifikationen berücksichtigen jeweils in unterschiedlichem Ausmaß klassisch-morphologische, immunologisch-immunhistologische sowie klinisch-prognostische Faktoren. *Nicht ohne weiteres sind jedoch die kutanen Lymphome den nodalen Lymphomen gleichzusetzen.* Hautspezifische Faktoren wie der *Tropismus* von T-Lymphozyten für epitheliale Strukturen, Rezirkulation, *‚Homing'-Phänomene* wie auch das sog. *‚SALT'* (*skin associated lymphoid tissue*) müssen bei der Einteilung berücksichtigt werden[80]. Kerl und Mitarbeiter schlagen folgende *Modifikation der aktualisierten Kiel-Klassifikation* für die *Einteilung kutaner Non-Hodgkin-Lymphome* vor[80]:

- Kutane T-Zell-Lymphome
  - Lymphoblastisches Lymphom, T-Typ
  - Periphere T-Zell-Lymphome
    - Mycosis fungoides, Sézary-Syndrom
    - Chronische lymphozytische Leukämie, T-Typ
    - Pleomorphe T-Zell-Lymphome
    - Immunoblastische Lymphome
    - Großzellig-anaplastische Lymphome, T-Typ
  - Seltene/nicht klassifizierbare T-Zell-Lymphome

- Kutane B-Zell-Lymphome
  - Lymphoblastisches Lymphom, B-Typ
  - Lymphozytische Lymphome
    - Chronische lymphozytische Leukämie, B-Typ
    - Lymphoplasmozytisches/lymphoplasmozytoides Lymphom (Immunozytom)
  - Plasmozytisches Lymphom (Plasmozytom)
  - Keimzentrumslymphome
    - Zentroblastisch/zentrozytisches (follikulä Lymphom
    - Zentrozytisches Lymphom
    - Zentroblastisches Lymphom
  - Immunoblastisches Lymphom, B-Typ
  - Seltene/nicht klassifizierbare B-Zell-Lymphome.

Die ausschließliche Verwendung einer Klassifikation unter dermatohistopathologischen Gesichtspunkten erschwert allerdings wiederum die Einordnung einzelner Krankheitsbilder mit rein nodalem oder kutanem Befall oder einem kombiniert kutanen und systemischen Befall, so daß in diesen Fällen zusätzlich eine weitere Zuordnung nach der weithin akzeptierten revidierten Kiel-Klassifikation oder der REAL-Klassifikation erfolgen sollte.

Diagnostik bei kutanen Lymphomen

Histologie: Die klassische Histologie hat nach wie vor den größten Stellenwert in der Diagnostik kutaner Lymphome.

> Entscheidend für die Beurteilung ist eine im Vorfeld sorgsam entnommene, *ausreichend große und tiefreichende Probebiopsie.* An Präparaten mit *Quetschartefakten* oder *zu kleinen Biopsien* sollte keine Diagnose gestellt werden. Der häufigste technische Fehler, welcher eine eindeutige Beurteilung erschwert, ist eine *unsachgemäße Fixierung* und *Einbettung des Materials.* Zur histologischen Beurteilung sollten neben einer *H&E-Färbung* eine *PAS-* und eine *Giemsa-Färbung* dienen. Zur Abgrenzung von Mastzellen und Zellen der myeloischen Reihe kann eine *Chlorazetatesterase-Reaktion* hilfreich sein.

Folgende morphologischen Punkte sind zu analysieren[79]:
- *Architektur* der Infiltrate,
- *zelluläre Zusammensetzung* der Infiltrate,
- *Zytomorphologie,*
- *Epidermisveränderungen,*
- *Stromareaktion,*
- Beteiligung von *Adnex- und Nervenstrukturen,*
- *Gefäßveränderungen.*

Immunhistologie: Die immunhistologische Untersuchung lymphozytischer Infiltrate hat inzwischen auch für die Routinediagnostik eine große Bedeutung erlangt. Die meisten Antigene können am Paraffinmaterial dargestellt werden.

Folgende Untersuchungen sind in der Lymphomdiagnostik wichtig:
- *Unterscheidung von T- und B-Zell-Populationen* sowie deren *Subpopulationen* (z.B. CD4+ oder CD8+);
- Expression von *Immunglobulinleichtketten Kappa/Lambda, Monoklonalitätsnachweis,*
- *Proliferationsrate* (Ki-67, PCNA),
- Expression von *CD30* (Ki-1),
- Verteilung der Zellen des *Histiozyten/Makrophagen-Systems.*

Molekulargenetische Untersuchungen: Diese Untersuchungen dienen dem Nachweis einer *monoklonalen lymphozytischen (Sub)Population.* Monoklonalität ist zwar nicht beweisend, aber dringend verdächtig auf das Vorliegen eines malignen Lymphoms. *Vor allem bei Frühformen der T-Zell-Lymphome* mit weitgehend „unspezifischen" histologischen Veränderungen ist der Nachweis eines identischen Rearrangement-Musters der T-Zell-Rezeptorengene für die Beurteilung der Dignität wichtig. Als Methoden stehen hierfür die *Southern-Blot-Analyse* und die *Polymerasekettenreaktion* zur Verfügung[133].

Kutane T-Zell-Lymphome[64,80,93]
(ICD-O M-9709/3)

Zu unterscheiden sind
- *Lymphome der Vorläuferzellen der T-Lymphozyten,* (lymphoblastische(s) Lymphom/Leukämie)
- von den *peripheren T-Zell-Lymphomen.*

Das prognostisch sehr ungünstige lymphoblastische Lymphom betrifft selten, und dann meist sekundär, die Haut.

Mycosis fungoides (ICD-O M-9700/3)

Klassifikationen
- *Kiel-K.:* niedriger Malignitätsgrad: kleinzelliges, zerebriformes Lymphom.
- *REAL-K.:* Mycosis fungoides/Sézary-syndrome.
- *Working Formulation:* Mycosis fungoides.
- *Lukes-Collins-K.:* cerebriform T-cell lymphoma.
- *Rappaport-K.:* Mycosis fungoides/Sézary-syndrome.

Ätiologie, Epidemiologie. Die Mycosis fungoides ist das *häufigste kutane Lymphom.* Die *Inzidenzrate* wird mit 1–2 Fällen/1 Mio. Einwohner/Jahr angegeben. Ethnische, familiäre, geographische, berufliche Bezüge sind nicht erkennbar. Das *männliche Geschlecht* ist bevorzugt (2:1; bis 4:1). Der *Altersgipfel* liegt im höheren Erwachsenenalter, wobei die Zeit zwischen Beginn von Hauterscheinungen und endgültiger Diagnose 6 Monate bis 5 Jahre (im Mittel 3,8 Jahre) beträgt[79].

Die *Ätiologie* der Erkrankung ist *unklar.* Diskutiert wird eine *chronische Immunstimulation* z.B. bei Kontaktsensibilisierung.

Klinik, Morphologie. Die klassische Einteilung der klinischen Hauterscheinungen umfaßt nach Alibert-Bazin folgende Stadien:
- *prämykosides (ekzematoides)* Stadium (Makula-Patch),
- *infiltratives Stadium* (Plaque),
- *Tumorstadium.*

Schwierig zu beurteilen sind die *fraglichen Frühformen* bzw. *Vorläufererkrankungen* der Mycosis fungoides aus der *Parapsoriasisgruppe.* Hier können die oben angegebenen molekulargenetischen Untersuchungen weiterhelfen. Verschiedene *Stadieneinteilungen* der Mycosis fungoides sind gebräuchlich. Die *TNM-Klassifikation* sowie die *TNM-angelehnte Stadieneinteilung* werden *kontrovers diskutiert.* Tabelle 6.16 folgt einem Vorschlag von Kerl und Kresbach[79, 84].

Makroskopisch finden sich im

- *Stadium 1 a* fleckförmige, meist schuppende Erytheme, manchmal leicht infiltriert, die an Ekzeme, Mykosen oder Psoriasis vulgaris erinnern. Im
- *Stadium 1 b* treten stärkere flächenhafte oder papulöse Infiltrationen hinzu, im
- *Tumorstadium* (Abb. 6.23 a) Knoten und unterschiedlich große, nicht selten zerfallende Tumoren. In jeder Phase sollen sich einzelne Läsionen *spontan zurückbilden* können. Die Erkrankung bleibt meist lange Zeit auf die Haut beschränkt, der Zeitraum bis zum Befall der *Lymphknoten* und *innerer Organe* ist im Einzelfall unberechenbar, er kann Jahre bis Jahrzehnte betragen.

Mikroskopisch lassen sich ebenfalls die klinischen Stadien der klassischen Alibert-Bazin-Form abgrenzen:

- Das *prämykoside Stadium* zeigt oft das Bild einer *subakuten* oder *chronischen Dermatitis* mit *psoriasiformer Akanthose* der Epidermis und *oberflächlichen lymphozytären Infiltraten.* Für die Verdachtsdiagnose einer beginnenden Mycosis fungoides sprechen ein dichteres lichenoides und/oder perivaskuläres Infiltrat mit dem Vorkommen einiger atypischer Lymphozyten, die auch einzeln oder in kleineren Nestern in der nicht spongiotisch aufgelockerten Epidermis zu finden sind (*Pautrier-Abszesse*). Als diagnostisch wichtig wird auch der Nachweis von lymphoiden Zellen mit einem hellen Hof (*„Halo"-Zellen*) in verschiedenen Epidermisetagen angesehen[114].
- Das *Plaque-Stadium* (Abb. 6.23 b) ist durch ein relativ *dichtes, bandartiges lichenoides* und *perivaskuläres polymorphes Infiltrat* charakterisiert, das oft auch fleckförmig tiefere Etagen der Dermis erfaßt. Es enthält neben kleinen Lymphozyten, Immunoblasten und Histiozyten häufig auch Eosinophile und Plasmazellen, wechselnd häufig Neutrophile und Mastzellen. Wichtig ist vor allem der *Nachweis atypischer Lymphozyten mit ausgeprägten Kernmembraneinfaltungen, der sog. Lutzner-Zellen oder Sézary-Zellen.* Man kann diese Zellen besonders gut im *Semidünnschnitt* nachweisen. Auch große Zellen vom *Typ der Hodgkin-Zellen* kommen vor. *Epidermotropismus* der atypischen Lymphozyten mit Ausbildung Pautrierscher Mikroabszesse ist besonders charakteristisch.
- Im *Tumorstadium* kann der *polymorphe* Charakter des Infiltrates bestehen bleiben; aber auch ein *mehr monomorphes* Bild mit zunehmendem Überwiegen von Lymphoblasten ist möglich, das dann den Übergang in einen höheren Malignitätsgrad anzeigt.

Tabelle 6.16. Klinische Ausbreitungsstadien der Mycosis fungoides (M. f.) (Klassifikation nach Kerl u. Kresbach[79, 84])

Stadium	Hautveränderungen		Zusätzliche Befunde
Stadium I	Kutane M. f.	a) erythematös, ekzematoid, Plaques, Papeln b) Tumoren mit oder ohne Plaques und Papeln c) Erythrodermie	
Stadium II	Kutane M. f.	Ia, Ib, Ic	Dermatopathische Lymphadenitis
Stadium III	Kutane M. f.	Ia, Ib, Ic	M. f. in peripheren Lymphknoten
Stadium IV	Kutane M. f.	Ia, Ib, Ic	Viszerale M. f.
Stadium 0	*Prämykotische* Veränderungen Histologie: keine M. f.		
Stadium 1/2	*Protomykotische* Veränderungen Histologie: mit M. f. vereinbar		
Stadium L	Leukämische Phase = *Sézary-Syndrom*		

Elektronenmikroskopie: Sie ermöglicht insbesondere die Darstellung der labyrinthartigen Kernmembraneinfaltungen bei Lutzner-(Sézary)-Zellen.

Immunphänotypisierung: CD2+, CD3+, etwa 30% CD7+, die meisten Fälle sind CD4+, CD8+-Fälle sind aber auch beschrieben. Es finden sich S 100+ und CD1a+ ‘interdigitating cells’ und Langerhans-Zellen.

Prognose. Sie ist trotz manchmal jahrzehntelangen Verlaufes *ungünstig.* Die *mittlere Überlebenszeit* nach histologischer Diagnosestellung beträgt <5 Jahre, bei Hauttumoren, Ulzeration und palpablen Lymphknoten <2,5 Jahre, bei Nachweis viszeraler Beteiligung <1 Jahr.

Varianten, Sonderformen und verwandte Krankheitsbilder: Sézary-Syndrom[137]
(ICD-O M-9701)

Es wird als *leukämische Variante der Mycosis fungoides* angesehen und kommt vorwiegend im *höheren Lebensalter* bei *Frauen* vor.

Makroskopisch findet sich das Bild einer *Erythrodermie,* d. h. generalisierte Rötung und Schuppung der Haut, ähnlich wie bei einer generalisierten chronischen Kontaktdermatitis; dabei bestehen *Lymphknotenschwellungen* und *Juckreiz.*

Mikroskopisch gleicht das Bild grundsätzlich der Mycosis fungoides mit besonders betontem Epidermo-

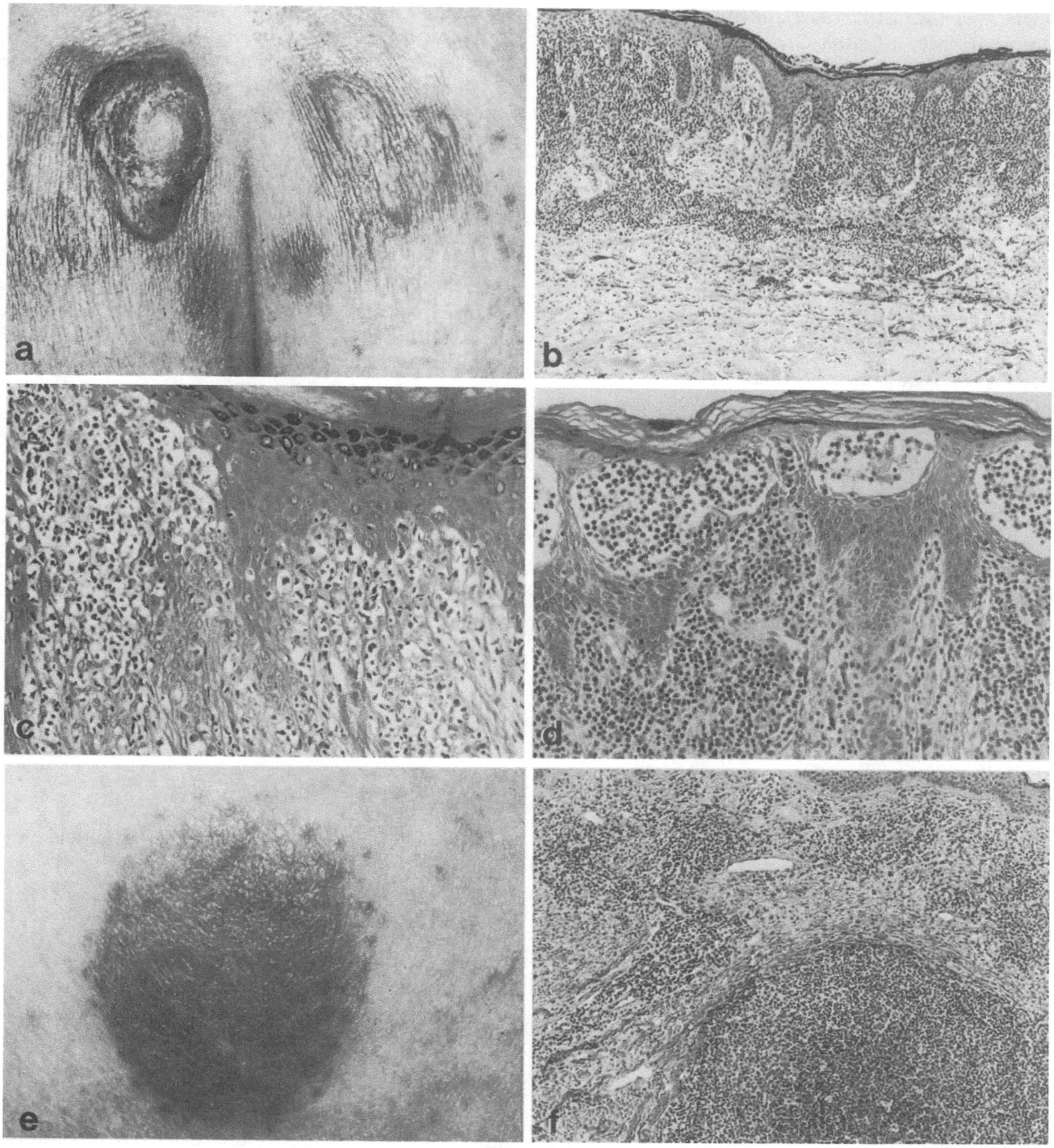

Abb. 6.23. **a** Mycosis fungoides, Tumorstadium. **b** Mycosis fungoides. **c** Pagetoide Retikulose. **d** Sézary-Syndrom. **e** Pseudolymphom. **f** Pseudolymphom der Haut mit angedeuteter Lymphfollikelbildung

tropismus (Abb. 6.23 d) des Infiltrates und häufigem Vorkommen der *Sézary* (*Lutzner*)-*Zellen.*

Entscheidend für die Diagnose ist der Nachweis von > 10% Sézary-Zellen im peripheren Blut. Die Zahl der Leukozyten und der Lymphozyten ist meist, aber nicht immer erhöht.

Die *Prognose* ist wegen des höheren Lebensalters und der generalisierten Krankheitsform *ungünstiger* als durchschnittlich bei der Mycosis fungoides. Die *Überlebenszeit* wird mit 18 Monaten bis 5 Jahren angegeben[84].

Pagetoide Retikulose (Woringer-Kolopp)

Es handelt sich um eine *seltene Variante der Mycosis fungoides* mit zumeist einer *solitären Plaque*, häufig am Unterschenkel lokalisiert[31]. Es liegt ein *ausgeprägter Epidermotropismus großer atypischer Lymphozyten* vor. Die *Prognose* ist *zumeist günstig.* Fälle mit disseminierten Herden (*Ketron-Goodman*-Typ) sind wohl der klassischen Mycosis fungoides mit besonders betontem Epidermotropismus gleichzusetzen.

Kutanes elastolytisches Lymphom („granulomatous slack skin")

Seltene Variante mit *erythematösen Plaques* zunächst in der *Axillen-* und *Leistenregion.* Später finden sich schlaff herabhängende *atrophische Hautfalten. Histologisch* sind *tuberkuloide Granulome* im Korium und in der Subkutis typisch.

Pleomorphe T-Zell-Lymphome

(ICD-O M-8706/3, M-8707/3)

Klassifikationen

- *Kiel-K.:* pleomorphes (klein-, mittel und großzelliges) Lymphom.
- *REAL-K.:* „peripheral T-cell-lymphoma".
- *Working Formulation:* „diffuse small cleaved cell, diffuse mixed small and large cell lymphoma".
- *Lukes-Collins-K.:* „T-immunoblastic lymphoma".
- *Rappaport-K:* „diffuse poorly differentiated lymphocytic, diffuse mixed lymphocytic-histiocytic lymphoma".

Pleomorphe T-Zell-Lymphome können entweder *primär* in der Haut oder *im Rahmen einer bestehenden Mycosis fungoides* entstehen[124]. *Klinisch* finden sich schnell wachsende Plaques und z.T. ulzerierende Tumoren. *Histologisch* zeigt sich ein relativ monomorphes Zellbild mit pleomorphen Kernformen. Das Zytoplasma der Zellen ist meist relativ blaß (‚*Klarzellen*‘). *Epidermotropismus* findet sich in etwa 50% der Fälle.

Zu dieser Gruppe gezählt werden auch die *pleomorphen Lymphome,* die mit einer *HTLV-1 Retrovirusinfektion* assoziiert sind und in Südostasien und in der Karibik beobachtet werden (*Adulte(s) T-Zell-Lymphom/Leukämie*).

Immunhistologisch: Expression der T-Zell-assoziierten Antigene *CD2, CD3, CD5, CD4* und/oder *CD8.* In etwa 20% der Fälle bei mittel- und großzelligen Formen kommt es zum partiellen *Verlust der T-Zell-Antigene.* HTLV-1-assoziierte Fälle weisen eine *Interleukin-2-Rezeptorexpression* auf (CD25+). Die *Prognose* der pleomorphen T-Zell-Lymphome ist *schlecht.*

Großzellig anaplastisches Lymphom (T- und Null-Zell-Typ)

Klassifikationen

- *Kiel-K.:* T-Zell großzellig anaplastisches (Ki1+) Lymphom,
- *REAL-K.:* w.o.
- *Working Formulation:* nicht aufgeführt.
- *Lukes-Collins-K.:* „T-immunoblastic sarcoma."
- *Rappaport-K.:* nicht aufgeführt.

Großzellig anaplastische Lymphome können *primär in der Haut* oder *auf dem Boden einer Mycosis fungoides* entstehen oder sekundär bei nodalen Manifestationen die Haut mitbefallen. *Klinisch* zeigen sich schnell wachsende Knoten mit überwiegender Lokalisation an den *Extremitäten* und im *Kopf-Hals-Bereich.* Der Tumor tritt meist bei *älteren Erwachsenen* auf, wird jedoch auch im *Kindesalter* beobachtet. *Histologisch* finden sich nicht epidermotrope *kohäsive Infiltrate großer Tumorzellen,* die einen hohen Zytoplasmaanteil und unregelmäßige Kerne mit prominenten Nukleoli aufweisen[86]. *Immunhistologisch* charakteristisch ist die *CD30-Expression.* Die meisten Fälle zeigen T-Zell-assoziierte Antigene, andere exprimieren sowohl B- wie T-Zellantigene, weniger Fälle ausschließlich B-Zell-Antigene. Die *Prognose* bei primär kutanem Befall ist im Gegensatz zur sekundären Hautbeteiligung *relativ gut,* Fälle mit disseminierter Erkrankung mit *Todesfolge* sind aber beschrieben.

Kutane B-Zell-Lymphome[64,80,93]

B-Zell-Lymphome sind Neoplasien von immunkompetenten B-Lymphozyten mit zumeist nachweisbarer *Produktion von Immunglobulinen* (etwa 70%). B-Zell-Lymphome sind mit *etwa 25% aller Lymphome nicht selten.*

Lymphoblastisches Lymphom, B-Typ

(ICD-O M-8695/3)

Klassifikationen

- *Kiel-K.:* w.o.
- *REAL-K.:* „Precursor B-lymphoblastic leukemia/lymphoma",
- *Working Formulation:* w.o.
- *Lukes-Collins-K.:* „undefined cell lymphoma",
- *Rappaport-K.:* w.o.

Es handelt sich um den *Tumor der B-Lymphozyten-Vorläuferzellen,* meist in Form einer *akuten lymphoblastischen Leukämie, B-Typ. Histologisch* zeigt sich ein *mitosereicher Tumor* mit mittelgroßen Zellen, die einen runden oder gyriformen Kern aufweisen. Eine Abgrenzung zu den T-Lymphozyten-Vorläuferzellen ist nur immunzytologisch möglich. Unter *Chemotherapie* werden *komplette Remissionen* beobachtet.

Lymphoplasmozytisches/lymphoplasmazytoides Lymphom (Immunozytom)

(ICD-O M-9671/3)

Klassifikationen

- *Kiel-K.:* w.o.
- *Real-K.:* „Lymphoplasmacytoid lymphoma/immunocytoma",
- *Working Formulation:* „small lymphocytic, plasmacytoid, diffuse mixed small and large cell lymphoma",

- *Lukes-Collins-K.:* „plasmacytic-lymphocytic lymphoma",
- *Rappaport-K.:* „well-differentiated lymphocytic, plasmacytoid, diffuse mixed lymphocytic and histiocytic lymphoma".

Es handelt sich um eine *monoklonale Proliferation Immunglobulin-produzierender B-Lymphozyten.* Häufig findet sich eine lediglich kutane Manifestation mit *rötlich-braunen Tumoren* und *Plaques* mit Prädilektionsstellen an den *Extremitäten,* am *Stamm* und *periokulär. Histologisch* zeigen sich zahlreiche kleine Lymphozyten neben lymphoplasmazytoiden Lymphozyten (Zellen mit reichlich basophilem Zytoplasma und Lymphozyten-typischem Kern) sowie Plasmazellen. Häufig, jedoch nicht immer, finden sich *PAS-positive Einschlüsse im Kern* (*‚Dutcher bodies'*) und *im Zytoplasma* (*‚Russell-Körperchen'*).

Immunhistologisch: *Immunglobuline* (meist IgM) oberflächlich und intrazytoplasmatisch, B-Zell-assoziierte Antigene: *CD19, CD20, CD22, CD79a.* Die Zellen sind *CD5-negativ* (Abgrenzung zur B-CLL).

Keimzentrumslymphome

Hier werden die Lymphome erfaßt, welche von Keimzentrumszellen gebildet werden:

- *Zentrozyten* – kleine bis mittelgroße Lymphozyten mit gekerbten pleomorphen Kernen,
- *Zentroblasten* – große Lymphozyten mit blassem Zellkern und randständigen Nukleoli.

Folgende Unterformen sind zu unterscheiden:

- *zentrozytisch-zentroblastisch, follikulär,* (ICD-O M-9692/3)
- *zentrozytisch-zentroblastisch, diffus,* (ICD-O M-9676/3)
- *zentroblastisch, follikulär,* (ICD-O M-9697/3)

Lymphome mit ausschließlich zentrozytischen bzw. zentrozytoiden Zellen werden neuerdings nicht den Keimzentrumzellen, sondern den *follikulären Mantelzellen* zugeordnet und als *Mantelzell-Lymphom* (*REAL-Klassifikation*) bezeichnet[63].

Klassifikationen

- *Kiel-K.:* zentroblastisch/zentrozytisch follikuläres, zentroblastisch follikuläres Lymphom.
- *REAL-K.:* „Follicle center lymphoma, follicular and subtype diffuse (w. o.), ev. cytologic grading".
- *Working formulation:* „follicular, small cleaved, mixed, or large cell lymphoma".
- *Lukes-Collins-K.:* „small cleaved, large cleaved or non-cleaved follicular center cells, follicular lymphome".
- *Rappaport-K.:* „nodular poorly differentiated lymphocytic, mixed lymphocytic-histiocytic, or histiocytic lymphoma".

> Bei diesen Tumoren handelt es sich um das *neoplastische Äquivalent der Keimzentren. Das zentrozytisch/zentroblastische Lymphom ist das häufigste B-Zell-Lymphom der Haut.*
>
> *Klinisch* wie auch *histologisch* kann die Abgrenzung zu einem Pseudolymphom außerordentlich schwierig sein.

Klinisch zeigen sich *solitär noduläre* oder auch *papulöse* rötliche Herde, häufig im Kopfbereich oder am *Rücken. Histologisch* zeigen sich Zentrozyten und Zentroblasten in unterschiedlicher Anzahl mit variabel ausgeprägter Follikelbildung.

Immunhistologie: *Immunglobulinnachweis* (IgM > IgG > IgA), *B-Zell-assoziierte Antigene: CD19, CD20, CD22, CD79a.* Innerhalb der Follikel zeigen sich zahlreiche *dendritische Retikulumzellen.*

In etwa 70–95% der Fälle liegt eine *Translokation* (*t(14;18)*) vor, was zu einer immunhistologisch nachweisbaren *Expression des bcl-2 Proteins* führt.

Die *Prognose* bei primär kutanem Befall ist *relativ gut.*

Reaktive lymphoproliferative Läsionen (Pseudolymphome)

(SNOMED M-72290)

Es handelt sich hier um eine *sehr heterogene Gruppe* von Krankheitsbildern *unterschiedlicher Ätiologie.* Als Gemeinsamkeit weisen diese Erkrankungen die klinische und vor allem histologische Differentialdiagnose zu malignen Lymphomen und einen *gutartigen Verlauf* auf. Als *wichtige Erkrankungen* sind zu nennen:

- *Lymphadenosis benigna cutis* (*Lymphozytom, Morbus Bäfverstedt*). *Borrelia burgdorferi* ist der ursächliche Erreger[17]. Auftreten mit anderen Borrelien-assoziierten Erkrankungen ist möglich. Klinisch handelt es sich um *meist solitäre derbe rötliche Knoten* mit *Spontanregression* oder rascher Abheilung unter Antibiose.
- *Lymphocytic infiltration (Jessner-Kanof).* Immunhistologisch *heterogenes* Krankheitsbild mit *kleinzelligen lymphozytären Infiltraten* und z. T. sehr enger Beziehung (Vorläuferläsionen) zum chronischen diskoiden Lupus erythematodes und zur polymorphen Lichtdermatose[40].
- *Lymphomatoide Papulose* (*Macaulay*)[74] *Seltene langverlaufende Erkrankung* mit rezidivierendem Auftreten von erythematösen Papeln mit zentraler Hämorrhagie und Nekrose. *Histologisch* zeigt sich ein *keilförmiges Infiltrat* aus *atypischen Lymphozyten, neutrophilen* und *eosinophilen Granulozyten* und *normalen mononukleären Entzündungszellen.* Zu unterscheiden sind *zwei Unterformen der atypischen Zellen,* die jeweils ausschließlich oder in variablem Verhältnis zueinander vorkommen können:

Typ A und *B*.
- *Typ A* ist etwa 25–40 µm groß mit pleomorphen Kernstrukturen und meist prominenten Nukleoli, auch zweikernige Reed-Sternberg-artige Zellen kommen vor.
- Beim *Typ B* zeigen sich kleinere atypische Lymphozyten wie bei Mycosis fungoides.

Vor allem Typ A-Zellen, aber auch Typ B-Zellen exprimieren CD30. In *molekulargenetischen Untersuchungen* findet sich häufig eine *Monoklonalität* des Infiltrates. In etwa 10–20% der Fälle wird ein *Übergang in ein malignes Lymphom (Morbus Hodgkin, Mycosis fungoides, großzellig anaplastisches Lymphom)* beobachtet.

Die Einschätzung dieser Erkrankung als Pseudolymphom wird daher kontrovers diskutiert.

- *Persistierende Insektenstichreaktionen. Histologisch* häufig *zahlreiche Eosinophile.*
- *Aktinisches Retikuloid.*
- *Retikuläre erythematöse Muzinose (REM-Syndrom)*. Kleinzellige lymphozytäre Infiltrate mit Muzinablagerungen. Beziehung zum Lupus erythematodes möglich.
- *Angiolymphoide Hyperplasie mit Eosinophilie.*

Morbus Hodgkin (Lymphogranulomatose Paltauf-Sternberg)

(ICD-O M-9650/3)

In allen Stadien der Erkrankung können Manifestationen im Bereich der Haut beobachtet werden[84]:

- *Unspezifische Hauterscheinungen:* Juckreiz, Blässe, Melanodermie, ichthyosiforme Schuppung und Sebostase, urtikarielle Exantheme, Prurigoknötchen (Prurigo lymphogranulomatotica), psoriasiforme Läsionen, multiforme und nodöse Erytheme;
- *Begleiterscheinungen an der Haut:* Herpes zoster und andere Viruserkrankungen als Zeichen der Immundefizienz, elephantiastische Lymphödeme bei Lymphabflußstörungen im Einzugsgebiet erkrankter Lymphknoten;
- *Spezifische Hautveränderungen:* Knötchen, plattenartige Infiltrate und Tumorknoten mit möglicher Ulzeration, jeweils mit spezifischem histologischen Substrat[138]. Sie sind *insgesamt sehr selten,* ihr Vorkommen als primäre Hautmanifestationen des M. Hodgkin ist beschrieben[121].

Maligne monozytär/histiozytäre Erkrankungen der Haut

Unter diesen insgesamt *sehr seltenen* Erkrankungen sind zu nennen:

- spezifische Infiltrate bei *Monozytenleukämien,*
- *maligne Histiozytose* (nur 10% zeigen kutane Manifestationen),
- *Langerhanszell-Histiozytose (Histiocytosis X).*

Langerhanszell-Histiozytose

(SNOMED M-77910; akut progressiv: ICD-O M-9722/3)
Synonym: Histiocytosis X

Die Zusammengehörigkeit der drei klinischen Formen

- Morbus Letterer-Siwe,
- Morbus Hand-Schüller-Christian,
- Eosinophiles Granulom

ist weitgehend akzeptiert.
Hauterscheinungen sind bei *Morbus Letterer-Siwe* fast stets in Form von schuppenden, oft hämorrhagischen Papeln und Plaques, bei *Morbus Hand-Schüller-Christian* in 1/3 der Fälle in Form von keratotischen Papeln und erosiv-ulzerativen Infiltrationen nachweisbar.

Mikroskopisch finden sich dichte Infiltrate von *atypischen Histiozyten* mit großen gelappten oder nierenförmigen Kernen und häufiger Lipidspeicherung, durchmischt mit *Eosinophilen, Neutrophilen, Plasmazellen* und *Lymphozyten*. Die atypischen Histiozyten zeigen *Epidermotropismus,* liegen einzeln oder bilden manchmal kleine Nester in der Epidermis. Im Verlauf lassen sich dabei *proliferative* (Morbus Letterer-Siwe), *granulomatöse* (eosinophiles Granulom) und *xanthomatöse* (Morbus Hand-Schüller-Christian) *Reaktionen* unterscheiden.

Zu den Langerhanszell-Histiozyten wird auch die *kongenitale selbstheilende Retikulohistiozytose* und die *indeterminierte Zell-Histiozytose gerechnet*[37b].

Immunhistologisch wird die Diagnose mit Hilfe von Antikörpern gegen *S 100-Protein* bestätigt. Für Einzelfälle vorbehalten, aber beweisend ist der *elektronenmikroskopische Nachweis* von *Birbeck-Granula* in den Langerhanszellen[140,141]. Die *Prognose der Unterformen* der Langerhanszell-Histiozytosen ist *unterschiedlich:*

- Der *Morbus Letterer-Siwe* hat einen *akuten malignen* Verlauf,
- der *Morbus Hand-Schüler-Christian* zeigt ohne Therapie eine *relativ hohe Letalität.*
- Das *eosinophile Granulom* hat einen chronischen Verlauf mit *guter Prognose.*

Mastozytosen der Haut

> **Definition.** Mastozytosen stellen ein Spektrum von *klinisch heterogenen Krankheitsbildern* mit *abnormer benigner, selten auch maligner Proliferation von Mastzellen* dar.

Klinische Formen. Hier lassen sich unterscheiden[48,92]:

- *Isoliertes Mastozytom* (ICD-O M-9740/1): bei Geburt vorhandene oder bei Kleinkindern entstehende, *einzelne,* flache gelbliche *Knoten;* beim Reiben anschwellend, seltener Blasenbildung (Histaminfreisetzung – *Darier-Zeichen*).

- *Makulo-papulöse Form,* Xanthelasmoidea-Form, Teleangiectasia macularis perstans: *seltene makulöse Variante.*
- *Urticaria pigmentosa.* Dabei entstehen am *gesamten Integument multiple* bräunliche *Flecke.* Sie bilden sich bei der *juvenilen Form* in der Pubertät zurück, bei der selteneren *adulten Form* besteht keine spontane Rückbildungstendenz.
- *Diffuse (erythrodermatische) Mastozytose:* bei Kindern starker Juckreiz, Pachydermie, *Blasenbildung: spontane Rückbildung* vom 2. Lebensjahr an.
- *Systemische Mastozytosen.* Systemische Beteiligung (*Lymphknoten, Knochen*) soll bei etwa 10% der kutanen Mastozytosen vorkommen, vor allem bei *adulten Formen.* Ausgedehnte Formen grenzen an die sehr seltene
- *maligne Mastozytose* ICD-O M-9741/3) („*Mastzellenretikulose*“, „*Mastzellenleukämie*“) mit Beteiligung zahlreicher Organe und *sehr schlechter Prognose.*

Mikroskopie. Das histologische Substrat aller kutanen Mastozytosen besteht in einer *abnormen Akkumulation von Mastzellen in der Dermis,* je nach klinischem Bild in *tumorartigen* dichten Ansammlungen oder in *lockeren* perivaskulären Infiltraten.

Ein *negativer histologischer Befund* kann auf *Abgabe der Mastzellengranula* bei der mechanischen Traumatisierung durch die Biopsie oder auf *unzweckmäßiger Färbetechnik* beruhen. *Bewährt* sind die Giemsa-Färbung, Metachromasiefärbungen (Toluidinblau) und die Naphthol-AS-D-Chlorazetat-Esterasereaktion.

Bei malignen Mastozytosen finden sich atypische Mastzellen und Mitosen.

Paraneoplastische Syndrome der Haut

Definition. Paraneoplastische Syndrome sind *nicht-metastatische Hautveränderungen,* die an die Existenz einer *viszeralen* oder *lymphoproliferativen malignen Neoplasie gebunden* sind. Mit der Beseitigung der Neoplasie verschwinden sie, ihr Wiederauftreten bedeutet Rezidiv oder Metastasierung.

Jede Tumorart kann prinzipiell jede Form der kutanen Paraneoplasie hervorrufen[67]. Insgesamt sind sie jedoch selten. Man unterscheidet *obligate* und *fakultative paraneoplastische Syndrome.* Die wichtigsten Syndrome sind[104, 105]:

- *Acanthosis nigricans maligna* – Abgrenzung zur benignen Form der Acanthosis nigricans nicht immer leicht. *Klinisch* zeigen sich *Verdickung* und *Hyperpigmentierung* der Haut in den *Beugen* und *intertriginösen Arealen* mit späterer Ausbildung kleinerer *Papillome.* Spätes Manifestationsalter, Schleimhautbeteiligung und eine Pachydermatoglyphie der Fingerspitzen sprechen für die maligne Form, welche häufig mit gastrointestinalen Adenokarzinomen assoziiert ist.

  Etwa 60% der Fälle entwickeln sich *zeitgleich mit dem Malignom,* etwa 17% der Fälle manifestieren sich *vor Nachweisbarkeit eines Tumors.* Tumoreigene epitheliale Wachstumsfaktoren werden bei der Entstehung diskutiert.
- *Erythema necrolyticum migrans* – assoziiert mit *Glukagon-sezernierenden Pankreastumoren.* Klinisch zeigen sich konfluierende Papeln und Plaques mit Erosionen und Schuppung. Klassische Histologie mit *flächiger Nekrose der oberen Epidermisschichten.*
- *Paraneoplastische Akrokeratose (Bazex)* – assoziiert mit *Plattenepithelkarzinomen. Klinisch* zeigen sich überwiegend digital, an Nase und Ohren erythematöse psoriasiforme Plaques. Häufig *Nageldystrophie.*
- *Erythema gyratum repens* – assoziiert vor allem mit *Lungenkarzinomen,* aber auch anderen Tumoren. Klinisch finden sich irreguläre zentrifugal wachsende *urtikarielle Erytheme* mit diskreter randständiger Schuppung. *Tägliche Gestaltänderung.*
- *Hypertrichosis lanuginosa acquisita* – assoziiert mit Karzinomen. Auftreten vermehrter Lanugobehaarung.
- *Genodermatosen* und *Syndrome:*
  - *Bloom-Syndrom,*
  - *Dyskeratosis congenita,*
  - *Werner-Syndrom,*
  - Erkrankungen mit *primärer Immundefizienz.*

Literatur

1.–16. Weiterführende Literatur (▷ S. 485)
17. Abele DC, Anders KH (1990) The many faces and phases of borreliosis II. J Am Acad Dermatol 23:401–410
18. Abenoza P, Ackerman AB (1990) Neoplasms with eccrine differentiation. Lea&Febiger, Philadelphia London
19. Ackerman AB (1980) Malignant melanoma. A unifying concept. Human Pathol 11:591–595; Am J Dermatopathol 2:309–313
20. Ackerman AB, Cerroni L, Kerl H (1994) Pitfalls in histopathologic diagnosis of malignant melanoma. Lea & Febinger, Philadelphia
21. Ackerman AB, De Viragh PA, Chongchitant N (1993) Neoplasms with follicular differentiation. Lea&Febiger, Philadelphia London
22. Ackerman LV (1948) Verrucous carcinoma of the oral cavity. Surgery 23:670–678
23. American Joint Committee on Cancer (1988) Manual for staging cancer, 3rd edn. JB Lippincott, Philadelphia, pp 143–144
24. Anstey A, Cerio R, Ramnarain N et al. (1994) Desmoplastic malignant melanoma: an immunocytochemical study of 25 cases. Am J Dermatopathol 16:14–22
25. Augustsson A, Stierner U, Rosdahl I, Suurküla M (1992) Regional distribution of melanocytic nevi in relation to sun exposure, and site-specific counts predicting total number of naevi. Acta Derm Venereol (Stockh) 72:123–127

26. Balch CM, Soong S, Shaw HM, Urist MM, McCarthy WH (1992) An analysis of prognostic factors in 8500 patients with cutaneous melanoma. In: Balch CM, Houghton AN, Milton GW, Sober AJ, Soong S (eds) Cutaneous melanoma. JB Lippincott, Philadelphia, pp 165–187
27. Bale SJ, Dracopoli NC, Tucker MA (1992) The genetics of human cutaneous malignant melanoma. In: Balch CM, Houghton AN, Milton GW, Sober AJ, Soong S (Hrsg) Cutaneous melanoma, 2nd edn. JB Lippincott, Philadelphia, pp 93–100
28. Barnhill RL (1993) Melanocytic nevi and tumor progression: perspectives concerning histomorphology, melanoma risk and molecular genetics. Dermatology 187:86–90
29. Blessing K, Al Nafussi A, Gordon PM (1994) The regressing keratoacanthoma. Histopathology 24:381–384
30. Bolognia JL (1992) Reticulated black solar lentigo. Arch Dermatol 128:938–940
31. Braun-Falco O, Schmoeckel C, Burg G, Ryckmanns (1979) Pagetoid reticulosis. A further case with a review of the literature. Acta Derm Venereol (Stockh) (Suppl) 85:11–29
32. Breitbart EW, Weichenthal M, Roser M et al. (1992) Aufklärungskampagne zur Prävention und Früherkennung von Hautkrebs. In: Meigel W, Lengen W, Schwenzer G (Hrsg) Diagnostik und Therapie maligner Melanome, Diesbach Berlin, S 110–122
33. Breslow A (1975) Tumor thickness, level of invasion and node dissection in stage I melanoma. Ann Surg 182: 572–575
34. Breuninger H, Rassner G, Schaumburg-Lever G, Steitz A (1989) Langzeiterfahrungen mit der Technik der histologischen Schnittrandkontrolle (3-D-Histologie). Hautarzt 40: 14–18
35. Broders AC (1932) Practical points on the microscopic grading of carcinoma. NY Med J 32:667
36. Brownstein MH, Helwig EB (1972) Spread of tumors to the skin. Arch Dermatol 107: 80; Metastatic tumors of the skin. Cancer 29:1298–1307
37a. Burg G (1981) Spinozelluläre Karzinome der Haut. In: Korting GW (Hrsg) Dermatologie in Klinik und Praxis, Bd IV. Thieme, Stuttgart New York, S. 41.1–41.20
37b. Burg G (1992) Histiozytosen. In: Braun-Falco O, Plewig G, Meurer M (Hrsg) Fortschritte der praktischen Dermatologie und Venerologie, Bd 13. Springer, Berlin Heidelberg New York Tokyo, S 3–9
38. Burg G, Konz B, Weismann L, Bönninger-Beckers F (1981) Mikroskopisch kontrollierte (histiographische) Chirurgie der Basaliome nach Mohs: Methode und Indikation. In: Eichmann F, Schnyder UW (Hrsg) Das Basaliom. Springer, Berlin Heidelberg New York, S 113–120
39. Casso EM, Grin-Jorgensen CM, Grant-Kels JM (1992) Spitz nevi. J Am Acad Dermatol 27:901–913
40. Cerio R, Oliver GF, Wilson Jones E, Winkelmann RK (1990) The heterogeneity of Jessner's lymphocytic infiltration of the skin. J Am Acad Dermatol 23:63–67
41. Clark WH, From I, Bernardino EA, Mihm MC (1969) The histogenesis and biologic behavior of primary human malignant melanoma of the skin. Cancer Res 29:705–729
42. Clark WH, Reimer RR, Greene M, Ainsworth AM, Mastrangelo MJ (1978) Origin of familial malignant melanomas from heritable melanocytic lesions. "The B-K mole syndrome". Arch Dermatol 114:732–738
43. Cohen PR, Rapini RP, Farhood AI (1992) Expression of the human hematopoietic progenitor cell antigen CD34 in vascular and spindle cell tumors. J Cutan Pathol 20:15–20
44. Chor PJ, Santa Cruz DJ (1991) Kaposi's sarcoma. A clinicopathologic review and differential diagnosis. J Cutan Pathol 19:6–20
45. Cooper PH (1992) Deep penetrating (plexiform spindle cell) nevus. J Cutan Pathol 19:172–180
46. Cox NH (1994) Body site distribution of Bowen's disease. Br J Dermatol 130:714–716
47. Delacrétaz J, Perroud (1981) Metastatische Karzinome der Haut. In: Korting GW (Hrsg) Dermatologie in Praxis und Klinik, Bd IV. Thieme, Stuttgart New York, S 41.107–41.117
48. Desmons F (1980) Kutane Manifestationen der Mastozytosen beim Kind anhand von 18 Beobachtungen. Hautarzt 81:56–62
49. Dodson JM, DeSpain J, Hewett JE, Clark DP (1991) Malignant potential of actinic keratoses and the controversy over treatment. Arch Dermatol 127:1029–1031
50. Eichmann F, Schnyder UW (1981) Das Basaliom. Der häufigste Tumor der Haut. Springer, Berlin Heidelberg New York
51. Enzinger FM, Weiss SW (1995) Soft tissue tumors, 3rd edn. Mosby, St. Louis Baltimore Berlin Boston
52. Fang BS, Gueses AC, Munoz LC, Villa LL (1993) Human papillomavirus type 16 variants isolated from vulvar bowenoid papulosis. J Med Virol 41:49–54
53. Farmer ER, Helwig EB (1980) Metastatic basal cell carcinoma. Cancer 46:748–757
54. Franceschi S, Cristofolini M (1992) Cutaneous malignant melanoma: epidemiological considerations. Sem Surg Oncol 8:345–352
55. Froster-Iskenius UG, Wolff HH (1991) Neurofibromatose – neue klinische und molekulargenetische Aspekte. Hautarzt 42:279–283
56. Garbe C (1993) Schwangerschaft, Hormonpräparate und malignes Melanom. Hautarzt 33:347–352
57. Garbe C, Orfanos CE (1992) Epidemiology of malignant melanoma in central Europe: risk factors and prognostic predictors. Results of the Central Malignant Melanoma Registry of the German Dermatological Society. Pigment Cell Res. Suppl 2:285–294
58. Gartmann H (1981) Pigmentzellengeschwülste der Haut. In: Korting GW (Hrsg) Dermatologie in Praxis und Klinik, Bd IV. Thieme, Stuttgart New York, S 41.174–41.209
59. Gokaslan ST, Terzakis JA, Santagada EA (1994) Malignant granular cell tumor. J Cutan Pathol 21:263–270
60. Goldenhersh MA, Savin RC, Barnhill RL, Stenn KS (1988) Malignant blue nevus. J Am Acad Dermatol 19:712–722
61. Grin-Jorgensen CM, Rigel DS, Friedman RJ (1992) The worldwide incidence of malignant melanoma. In: Balch CM, Houghton AN, Milton GW, Sober AJ, Soong S (eds) Cutaneous melanoma, 2nd edn. JB Lippincott, Philadelphia, pp 27–39
62. Grzybowski M (1950) A case of peculiar generalized epithelial tumors of the skin. Br J Dermatol 62:310–313
63. Haneke E (1991) Klinik und Histologie der Pigmentzellnaevi. In: Meigel W, Lengen W, Schwenzer G (Hrsg) Diagnostik und Therapie maligner Melanome. Diesbach, Berlin, S 14–20
64. Harris NL, Jaffe ES, Stein H et al. (1994) A revised European-American classification of lymphoid neoplasms. A proposal from the International Lymphoma Study Group. Blood 84:1361–1392
65. Hart IR, Birch M, Marshall JF (1991) Cell adhesion receptor expression during melanoma progression and metastasis. Cancer Metast Rev 10:115–128
66. Harth Y, Friedman-Birnbaum R, Linn S (1992) Influence of cumulative sun exposure on the prevalence of common acquired nevi. J Am Acad Dermatol 27:21–24
67. Herzberg JJ (1980) Cutane neoplastische Syndrome. Perimed, Erlangen
68. Hitchcock CL, Bland KI, Laney RG et al. (1988) Neuroendocrine (Merkel cell) carcinoma of the skin: its natural history, diagnosis, and treatment. Ann Surg 207:201–207
69. Hoede N (1981) Morbus Bowen. In: Korting GW (Hrsg) Dermatologie in Praxis und Klinik, Bd IV. Thieme, Stuttgart New York, S. 41.81–41.95

70. Horlick HP, Walther RR, Zegarelli DJ, Silvers DN, Eliezri YD (1988) Mucosal melanotic macule, reactive type: a simulation of melanoma. J Am Acad Dermatol 19:786–791
71. Houghton AN, Herlyn M, Ferrone S (1992) Melanoma antigens. In: Balch CM, Houghton AN, Milton GW, Sober AJ, Soong S (eds) Cutaneous melanoma, 2nd edn. JB Lippincott, Philadelphia, pp 130–143
72. Ho KKL, Dervan P, O'Loughlin S, Powell FC (1993) Labial melanotic macule: a clinical, histopathologic, and ultrastructural study. J Am Acad Dermatol 28:33–39
73. Hundeiker M (1981) Die histologische Variabilität der Basaliome. In: Eichmann F, Schnyder UW (Hrsg) Das Basaliom. Springer, Berlin Heidelberg New York, S 41–54
74. Karp DL, Horn TD (1994) Lymphatoid papulosis. J Am Acad Dermatol 30:379–395
75. Kazama T, Fujiwara K, Ito M (1994) Selective loss of chondroitin 6-phosphate from basement membrane during progression from actinic keratosis to squamous cell carcinoma. Arch Dermatol Res 286:130–132
76. Kerl H, Hödl S (1981) Das akrolentiginöse Melanom. Eine klinisch-morphologische Studie. Hautarzt Suppl V, S 43–46
77. Kerl H (1981) Können Basaliome metastasieren? In: Eichmann F, Schnyder UW (Hrsg) Das Basaliom. Springer, Berlin Heidelberg New York, S 29–40
78. Kerl H (1981) Sarkome der Haut. In: Korting GW (Hrsg) Dermatologie in Praxis und Klinik, Bd IV. Thieme, Stuttgart New York, S 41.118–41.145
79. Kerl H, Kresbach H (1979) Lymphoreticuläre Hyperplasien und Neoplasien der Haut. Myeloproliferative Erkrankungen der Haut. Mastzellenkrankheiten. In: Schnyder UW (Hrsg) Histopathologie der Haut. Springer, Berlin Heidelberg New York. Doerr, Seifert, Uehlinger, Spezielle pathologische Anatomie, Bd 7, Teil 2, S 351–502)
80. Kerl H, Volkenandt M, Cerroni L (1994) Maligne Lymphome der Haut. Hautarzt 45:421–443
81. Kleinberg C, Penetrante RB, Milgrom H, Pickren JW (1982) Metastatic basal cell carcinoma of the skin. J Am Acad Dermatol 7:655–659
82. Kopf AW, Gold RS, Rogers GS et al. (1986) Relationship of lumbosacral nevocytic nevi to sun exposure in dysplastic nevus syndrome. Arch Dermatol 122:1003–1006
83. Kossard S, Rosen R (1992) Cutaneous Bowen's disease. J Am Acad Dermatol 27:406–410
84. Kresbach H (1981) Retikulogranulomatosen. In: Korting GW (Hrsg) Dermatologie in Praxis und Klinik, Bd IV. Thieme, Stuttgart New York, S. 39.26–39.56
85. Kreysel HW, Schulte-Hermann N (1977) Die Tumoren der Haut. Med Welt 28:233–243
86. Krishnan J, Tomaszewski MM, Kao GF (1993) Primary cutaneous CD30-positive anaplastic large cell lymphoma. Report of 27 cases. J Cutan Pathol 20:193–202
87. Kröhn G, Thoma E, Peter RU (1992) Zwei superfiziell spreitende Melanome auf Naevus spilus. Hautarzt 43:32–34
88. Krüger S, Garbe C, Büttner P et al. (1992) Epidemiologic evidence for the role of melanocytic nevi as risk markers and direct precursors of cutaneous malignant melanoma. J Am Acad Dermatol 26:920–926
89. Kubo Y, Urano Y, Yoshimoto K et al. (1994) p53 gene mutation in human skin cancers and precancerous lesions: comparison with immunohistochemical analysis. J Invest Dermatol 102:440–444
90. Kwa RE, Campana K, Moy RL (1992) Biology of cutaneous squamous cell carcinoma. J Am Acad Dermatol 26:1–26
91. Landthaler M, Braun-Falco O (1981) Maligne Melanome mit unbekanntem Primärtumor. Hautarzt 32:339–344
92. Langer K, Wolff K (1990) Das klinische Spektrum der Mastozytosen. Hautarzt 41:188–195
93. Lennert K, Feller AC (1990) Histopathology of Non-Hodgkin's lymphomas, 2nd edn. Springer, New York Berlin Heidelberg
94. Lukes R, Collins R (1974) Immunologic characterization of human malignant lymphomas. Cancer 34:1488–1503
95. Marks R (1991) The role of treatment of actinic keratoses in the prevention of morbidity and mortality due to squamous cell carcinoma. Arch Dermatol 127:1031–1033
96. McArdle JP, Roff BT, Muller HK (1984) Characterization of retraction spaces in basal cell carcinoma using an antibody to type IV collagen. Histopathology 8:181–194
97. Miller SJ (1991) Biology of basal cell carcinoma (Part I). J Am Acad Dermatol 24:1–13
98. Miller SJ (1991) Biology of basal cell carcinoma (Part II). J Am Acad Dermatol 24:161–175
99. Moll I (1994) Die Merkel-Zelle. Hautarzt 45:352–358
100. Nakagawa K, Yamamura K, Maeda S, Ichihashi M (1994) bcl-2 expression in epidermal keratinocytic diseases. Cancer 74:1720–1724
101. National Institute of Health (1992) Diagnosis and treatment of early melanoma. NIH Consensus Development Panel on Early Melanoma. JAMA 268:1314–1319
102. Non-Hodgkin's lymphoma classification project (1982) National Cancer Institute sponsored study for classifications of non-Hodgkin's lymphomas: summary and description of a Working Formulation for clinical usage. Cancer 49: 2112–2135
103. Paniago-Pereira C, Maize JC, Ackerman AB (1978) Nevus of large and/or epitheloid cells (Spitz's nevus). Arch Dermatol 114:1811–1823
104. Poole S, Fenske NA (1993) Cutaneous markers of internal malignancy. I. Malignant involvement of the skin and the genodermatoses. J Am Acad Dermatol 28:1–13
105. Poole S, Fenske NA (1993) Cutaneous markers of internal malignancy. II. Paraneoplastic dermatoses and environmental carcinogens. J Am Acad Dermatol 28:147–164
106. Pope DJ, Sorahan T, Marsden JR, Ball PM, Grimley RP (1992) Benign pigmented nevi in children. Arch Dermatol 128:1201–1206
107. Rappaport H (1966) Tumors of the hematopoietic system. Atlas of Tumor Pathology, Sect III, fascile 8. Armed Forces Institute of Pathology, Washington DC, pp 97–161
108. Ratner D, Nelson BR, Brown MD, Johnson TM (1993) Merkel cell carcinoma. J Am Acad Dermatol 29:143–156
109. Requena L, Sangüeza OP (1995) Benign neoplasms with neural differentiation: a review. Am J Dermatopathol 17:75–96
110. Rosai J, Sumner HW, Kostianovsky M, Perez-Mesa C (1976) Angiosarcoma of the skin. Human Pathol 7:83–109
111. Roush GC, Dubin N, Barnhill RL (1993) Prediction of histologic melanocytic dysplasia from clinical observation. J Am Acad Dermatol 29:555–562
112. Rowe DE, Caroll RJ, Day CL (1992) Prognostic factors for local recurrence, metastasis, and survival rates in squamous cell carcinoma of skin, ear, and lip. J Am Acad Dermatol 26:976–990
113. Rupec M, Kint A, Himmelmann GW, Brühl R (1975) Zur Ultrastruktur des soliden Basalioms. Dermatologica 151: 288–295
114. Sanchez JL, Ackerman AB (1979) The patch stage of mycosis fungoides-criteria for histologic diagnosis. Am J Dermatopathol 1:5–26
115. Sau P, Graham JH, Helwig EB (1993) Pigmented spindle cell nevus: a clinicopathologic analysis of ninety-five cases. J Am Acad Dermatol 28:565–571
116. Schmoeckel C, Braun-Falco O (1978) Prognostic index in malignant melanoma. Arch Dermatol 114:871–873
117. Schneider B, Vogel A, Zisiadis S, Panizzon R, Groh V (1982) Hyperpigmented small spots induced by long-term PUVA therapy. Dermatologica 165:330–341

118. Schwartz RA (1994) Keratoacanthoma. J Am Acad Dermatol 30:1 – 19
119. Setlow RB, Grist E, Thompson K, Woodhead AD (1993) Wavelengths effective in induction of malignant melanoma. PNAC 90:6666 – 6670
120. Sexton M, Jones DB, Maloney ME (1990) Histologic pattern analysis of basal cell carcinoma. J Am Acad Dermatol 23:1118 – 1126
121. Sioutos N, Kerl H, Murphy SB, Kadin ME (1994) Primary cutaneous Hodgkin's disease: unique clinical, morphologic, and immunophenotypic findings. Am J Dermatopathol 16:2 – 8
122. Skelton III HG, Smith KJ, Barrett TL, Lupton GP, Graham JH (1991) HMB-45 staining in benign and malignant melanocytic lesions. A reflection of cellular activation. Am J Dermatopathol 13:543 – 550
123. Stadler R, Garbe C (1991) Nävus-assoziierte maligne Melanome – diagnostische Sicherung und Prognose. Hautarzt 42:424 – 429
124. Sterry W, Korte B, Schubert C (1989) Pleomorphic T-cell-lymphoma and large-cell anaplastic lymphoma of the skin. Am J Dermatopathol 11:112 – 123
125. Stierner U, Augustsson A, Rosdahl I, Suurküla M (1991) Regional distribution of common and dysplastic naevi in relation to melanoma site and sun exposure. A case-control study. Melanoma Res 1:367 – 375
126. Storck H (1970) Zur Klinik und Therapie des malignen Melanoms. Hautarzt 21:187 – 194
127. Strohal R, Marberger K, Pehamberger H, Stingl G (1994) Immunohistological analysis of anti-melanoma host responses. Arch Dermatol Res 287:28 – 35
128. Szekeres G, De Giacomoni P (1994) Ki-67 and p53 expression in cutaneous Bowen's disease: an immunohistochemical study of fixed-embedded tissue sections. Acta Derm Venereol 74:95 – 97
129. Tappero JW, Conant MA, Wolfe SF, Berger TG (1993) Kaposi's sarcoma: J Am Acad Dermatol 18:371 – 395
130. Tritsch H (1984) Basaliome und Karzinome. Klinik. In: Petres J, Kunze J, Müller RPA (Hrsg) Onkologie der Haut. Grosse, Berlin, S 11 – 22
131. Tronnier M, Winzer M, Wolff HH (1991) Cutaneous metastases from follicular thyroid carcinoma: histology, immunohistology, and electron microscopy. Dermatologica 183:286 – 289
132. Tronnier M, Wolff HH (1995) UV-irradiated nevi may simulate melanoma in situ. Am J Dermatopathol 17:1 – 6
133. Volkenandt M, Soyer HP, Kerl H, Bertino JR (1991) Development of a highly specific and sensitive molecular probe for the detection of cutaneous lymphoma. J Invest Dermatol 97:137 – 140
134. Wade TR, Kopf AW, Ackerman AB (1967) Bowenoid papulosis of the genitalia. Arch Dermatol 115:306 – 308
135. Waldo E (1979) Subtle clues to diagnosis by electron microscopy: Kaposi's sarcoma. Am J Dermatopathol 1:177 – 180
136. Wick MR, Swanson PE (1991) Cutaneous adnexal tumors. ASCP Press, Chicago
137. Wieselthier JS, Koh HK (1990) Sézary syndrome: diagnosis, prognosis, and critical review of treatment options. J Am Acad Dermatol 22:381 – 401
138. Winzer M, Müller W, Arnholdt H (1991) Spezifische Hautinfiltrate bei Morbus Hodgkin. Hautarzt 42:648 – 651
139. Wolff HH (1981) Virus und Haut. Klinische und dermatopathologische Aspekte. Verh Dtsch Ges Pathol 65:328 – 338
140. Wolff HH, Braun-Falco O (1972) Zur Diagnostik und Therapie des Morbus Hand-Schüler-Christian. Hautarzt 23:163 – 169
141. Wolff HH, Janka GE (1978) Morbus Abt-Letterer-Siwe. Zur Diagnose und Therapie. Monatsschr Kinderheilkd 126:425 – 430
142. Wolff HH, Korting HC, Vigl RE (1981) Multiple Glomustumoren. Hautarzt 32:354 – 358
143. Wolff HH, Vigl E, Braun-Falco O (1975) Juveniles Xanthogranulom und Organmanifestationen. Hautarzt 26:268 – 272
144. Wolff HH, Hantschke M (1993) Der dysplastische Naevus aus heutiger Sicht. In: Braun-Falco O, Plewig G, Meurer M (Hrsg) Fortschritte der praktischen Dermatologie, Bd 13. Springer, Berlin Heidelberg New York, S 238 – 243

Sachverzeichnis

Halbfett gedruckte Zahlen verweisen auf die Seite, auf der der Begriff im Text schwerpunktmäßig erläutert ist.

B

I

J

M

P

Liebe Leserin, lieber Leser,

wie können wir unsere Bücher noch besser machen?

Um das Konzept des Handbuches noch besser auf Ihre Belange zuzuschneiden, sind wir auf Ihre Mithilfe angewiesen. Hätten Sie Verbesserungsvorschläge und Wünsche, entspricht die inhaltliche Ausgestaltung Ihren persönlichen Ansprüchen?

Bitte nehmen Sie sich für das Ausfüllen der Antwortkarte ein paar Minuten Zeit.

Für Ihre Mühe möchten wir uns bedanken. Wir verlosen je 10 Exemplare untenstehender Sachbücher unter allen Rücksendern, deren Karten bis zum 31. 10. 1997 bei uns eingegangen sind. Seien Sie aller Maßnahmen hinsichtlich des Datenschutzes versichert.

Welches Buch möchten Sie gewinnen?
(bitte auf der Karte vermerken)

W. Flitsch, Wein
J. Riederer, Echt und falsch
L. Krüger, Wetter und Klima
H. Hölder, Naturgeschichte des Lebens
K.-H. Plattig, Spürnasen und Feinschmecker
R. Taschner, Das Unendliche
G. Gniech, Essen und Psyche

Übrigens: Sie können uns auch über e-mail erreichen: heinz@springer.de
oder über Fax: (0)6221-487639

Wir freuen uns auf Ihre Nachricht!

Springer-Verlag

Wie beurteilen Sie diesen Band?

	ausgezeichnet				schlecht
Inhalt	☐	☐	☐	☐	☐
Qualität der Abbildungen/Tabellen	☐	☐	☐	☐	☐
Verständlichkeit	☐	☐	☐	☐	☐
Praktische/klinische Relevanz	☐	☐	☐	☐	☐
Nachschlagemöglichkeiten	☐	☐	☐	☐	☐
Layout	☐	☐	☐	☐	☐

Haben Sie Verbesserungsvorschläge für die nächste Auflage? ja ☐ nein ☐

Wenn ja, welche: ____________________

____

____

Welche Themen der Pathologie interessieren Sie besonders?

____

____

____

Haben Sie Zugang zu einem PC? ja ☐ nein ☐ demnächst ☐

Wenn ja, hat dieser PC:
- ein CD-ROM Laufwerk ☐
- einen Online-Anschluß ☐
- Anschluß an ein lokales Netzwerk ☐

Steht dieser PC:
- am Arbeitsplatz ☐
- auf der Etage ☐
- im Gebäude ☐
- ____________ ☐

Remmele, Pathologie Bd. 5

Absender:

____

____

____

Ich bin
- ☐ Niedergelassener Arzt, Fachrichtung __________
- ☐ Arzt im Krankenhaus, Fachrichtung __________
- ☐ Arzt im Praktikum
- ☐ sonstiges __________

Mein Alter: ____ Jahre

Mein Buchwunsch __________

Vielen Dank!

Porto
zahlt
Empfänger

Antwort

An den
Springer-Verlag
z. Hd. Frau Dr. Agnes Heinz
Programmplanung Pathologie
Tiergartenstraße 17

D-69121 Heidelberg

GPSR Compliance

The European Union's (EU) General Product Safety Regulation (GPSR) is a set of rules that requires consumer products to be safe and our obligations to ensure this.

If you have any concerns about our products, you can contact us on ProductSafety@springernature.com

In case Publisher is established outside the EU, the EU authorized representative is:

Springer Nature Customer Service Center GmbH
Europaplatz 3
69115 Heidelberg, Germany